Pharmazeutisches
Wörterbuch

Curt Hunnius

PHARMAZEUTISCHES WÖRTERBUCH

unter Mitarbeit von

Heinz Walter

5. völlig neubearbeitete und erweiterte Auflage

1975

Walter de Gruyter · Berlin · New York

Autoren: Curt Hunnius
Apotheker

1 Berlin 41
Goßlerstraße 7

Dr. Heinz Walter
Apotheker

8 München 21
Josef-Schick-Straße 41

Das Buch enthält 55 Abbildungen und 20 Tabellen

ISBN 3 11 001631 1

 — Satz: Walter de Gruyter & Co., Berlin — Druck: Druckerei Georg Wagner, Nördlingen — Einband: Lüderitz & Bauer, Berlin — Printed in Germany

Vorwort zur 5. Auflage

Die vorliegende 5. Auflage des *Pharmazeutischen Wörterbuches* wurde grundlegend überarbeitet, wesentlich erweitert und dem aktuellen Wissensstand angepaßt. Das reichhaltige und zum Teil neue Tabellenmaterial dürfte den Benutzern besonders willkommen sein.

Die neuen nomenklatorischen und gesetzlichen Änderungen wurden gebührend berücksichtigt, desgleichen die seither entstandenen neuen wissenschaftlichen und praktischen Arbeitsgebiete und Fächer anhand ihres eigenen neuen Wortschatzes. Es sei hier nur hingewiesen auf die Umstellung des DAB 7 auf deutsche Monographiebezeichnungen, auf die neulateinischen Artikelnamen des Europäischen wie des Internationalen Arzneibuches, auf die Freinamen, die Enzymnomenklatur-Empfehlungen, die neuen gesetzlichen Maße und Einheiten, sowie auf die Begriffe der Biopharmazie, Pharmazeutischen Technologie und Biochemie.

Indessen wurde bei einigen Stichwörtern die alte lateinische Schreibweise beibehalten (z. B. Aqua, Bismutum, Hydrargyrum, Ferrum u. a.), um hierunter alle diesbezüglichen Präparate (des DAB 7, DAB 6, Erg.Buch 6) sowie sonstigen galenischen Präparate und Trivialbezeichnungen zusammenfassen zu können. Auch bei einigen Stammpflanzen der Drogen wurden die bisherigen Bezeichnungen beibehalten, da sie in der Praxis (Apotheke, Klinik, Industrie) noch in weitem Umfange gebräuchlich sind.

Es ist mir ein herzliches Bedürfnis, Herrn Apotheker Dr. Heinz Walter, München, für seine wertvolle und unermüdliche Mitarbeit auch an dieser Stelle meinen Dank abzustatten.

Ebenso danke ich für ihre Mitarbeit, Hinweise und Informationen den Herren Prof. Dr. G. M. Schulze, Berlin
Prof. Dr. G. K. Schulze-Menz, Berlin
Prof. Dr. Karl Schriever, Hennef/Sieg, Bonn
Apotheker Dr. Martin Negwer, Berlin
Oberarzt Dr. med. Jürgen Veit, Berlin
sowie meiner Tochter Frau Apothekerin
Hannelore Repp, Berlin.

Besonderer Dank gebührt schließlich dem Verlag Walter de Gruyter & Co., der die Entstehung dieser Auflage wiederum in hervorragender Weise unterstützt und gefördert hat.

Berlin, Herbst 1974 Curt Hunnius

Benutzungshinweise

1. Vor Benutzung des Buches mache man sich mit den Abkürzungen vertraut.

2. Die Reihenfolge der Stichworte richtet sich nach dem ABC.

3. Was unter „c" nicht gefunden wird, ist unter „k" oder „z" nachzulesen und umgekehrt.

4. Die Laute ä, ö, ü, äu sind so eingereiht, wie es der Schreibweise ae, oe, ue, aeu entspricht.

5. Für die Betonung lateinischer Wörter gilt folgendes:
   a) zweisilbige Wörter werden auf der vorletzten Silbe betont;
   b) mehrsilbige Wörter werden auf der drittletzten Silbe betont, außer wenn die vorletzte Silbe lang ist;
   c) als lang gelten alle Silben, auf die zwei oder mehr Konsonanten folgen.

6. Geschützte Warenbezeichnungen sind mit ® (= Registriertes Warenzeichen) gekennzeichnet, jedoch ohne Gewähr dafür, daß dies bei allen geschehen ist. Etwa bestehende Patente und Gebrauchsmuster sind nicht angegeben; es kann also bei den genannten Herstellungsverfahren nicht ohne weiteres angenommen werden, daß diese frei sind und zur Herstellung benutzt werden dürfen.

7. Die Tabellen „Vergiftungen und Antidota" und „Entgiftungszentralen und Kliniken europäischer Länder" (S. 829 bis S. 876) wurden auf grünem Papier gedruckt, damit sie in dringendem Bedarfsfalle schnell aufgeschlagen werden können.

Abkürzungen

*	=	das betreffende Wort ist an der ihm in der alphabetischen Reihenfolge zukommenden Stelle nachzulesen
DAB	=	Deutsches Arzneibuch
ERG	=	Ergänzungsbuch zum Deutschen Arzneibuch, 6. Ausgabe
HOM	=	Homöopathisches Arzneibuch
®	=	Registriertes Warenzeichen
s. Abb.	=	siehe Abbildung

A.	=	Äthylalkohol, Äthanol
aa	=	ana partes
Å	=	Ångström
$(\alpha)_D^{20°}$	=	Spezifische Drehung bei 20° im Natriumlicht
$\alpha_D^{20°}$	=	Drehungswinkel im 100-mm-Rohr bei 20° und im Natriumlicht
absol. A.	=	absoluter Alkohol
Acid.	=	Acidum
Ae.	=	Aether
äth.	=	ätherisch
äuß.	=	äußerlich
alkal.	=	alkalisch
am.	=	amorph
Antid.	=	Antidotum
Anw.	=	Anwendung
Aq.	=	Aqua
asym.	=	asymmetrisch
AtG.	=	Atomgewicht
atm.	=	Atmosphäre
AZ	=	Alkoholzahl
b.	=	bei, beim
bakt.	=	bakteriologisch
bas.	=	basisch
Bé	=	Baumé
bes.	=	besonders
Best.	=	Bestandteil(e)
bot.	=	botanisch
Bzl.	=	Benzol
bzw.	=	beziehungsweise
C	=	Celsius
ca.	=	zirka
ccm	=	Kubikzentimeter
chem.	=	chemisch
Chlf.	=	Chloroform
chron.	=	chronisch
cl	=	Centiliter
cm	=	Zentimeter
Cort.	=	Cortex
cP	=	Centipoise
cSt	=	Centistokes
D.	=	Dichte bzw. Spezifisches Gewicht, bei der Temperatur von 20°, bezogen auf Wasser v. 4°, wenn nicht anders angegeben
d-	=	rechts-(drehend)
Darst.	=	Darstellung
Dest.	=	Destillation
dil.	=	dilutus (a, um)
Dos.	=	Dosierung
dos. let.	=	Dosis letalis
E.	=	Erstarrungspunkt
ED	=	Einzeldosis
Einw.	=	Einwirkung
elektr.	=	elektrisch
Entw.	=	Entwicklung
ext.	=	extern
Extr.	=	Extractum
EZ	=	Esterzahl
F.	=	Schmelzpunkt
Fam.	=	Familie
farbl.	=	farblos
fl.	=	flüssig
Fl.	=	Flüssigkeit
Flor.	=	Flores
Fol.	=	Folia
Fruct.	=	Fructus
g	=	Gramm
Geh.	=	Gehalt
gel.	=	gelöst
gelbl.	=	gelblich
Gem., gem.	=	Gemisch, gemischt
geruchl.	=	geruchlos

Gesch. = Geschichte
Gew. = Gewinnung
gew. = gewonnen
glänz. = glänzend
Glyz. = Glyzerin

Heim. = Heimat
heim. = heimisch
Herb. = Herba
Herst. = Herstellung
hom. = homöopathisch
hygr. = hygroskopisch

i.m. = intramuskulär
inn. = innerlich
int. = intern
i.v. = intravenös

JZ = Jodzahl

Konz. = Konzentration
konz. = konzentriert
Kp. = Kochpunkt, Siedepunkt
Kr. = Kristalle
kr. = kristallinisch
kult. = kultiviert

l. = löslich
ll. = leicht löslich
l- = links-(drehend)
Lax. = Laxans
Lign. = Lignum
Liq. = Liquor
Lsg. = Lösung

m- = meta-
max. = maximal
med. = medizinisch
MD, MED = Maximal-Einzel-Dosis
ml = Milliliter
Mod. = Modifikation
Mol. = Molekulargewicht
MTD = Maximal-Tages-Dosis

Nat. = in der Natur
nat. = natürlich
Ndschlg. = Niederschlag

o- = ortho-
Od. = Ordnung
off. = offizinell
Ol. = Oleum
opt. = optisch
organ. = organisch

P = Poise
p- = para-
Pfl. = Pflanze
pflanzl. = pflanzlich
pharmak. = pharmakologisch
pharmaz. = pharmazeutisch
phys. = physikalisch
physiol. = physiologisch
pp = pro parte
pur. = purus (a, um)
Pv. = Pulver
pv. = pulverisiert

Rad. = Radix
Red. = Reduktion
Rhiz. = Rhizoma

s. = siehe
s. a. = siehe auch
sc. = scilicet, nämlich
s. c. = subkutan
Schwk. = Schwefelkohlenstoff
Schwfs. = Schwefelsäure
Schwfwst. = Schwefelwasserstoff
Sem. = Semen
sied. = siedend
sll. = sehr leicht löslich
Spec. = Species
Spirit. = Spiritus
SS = Säuren
ssp. = subspecies, Unterart
St = Stokes
Std. = Stunde, Stunden
Stip. = Stipites
Stpfl(n). = Stammpflanze(n)
swl. = sehr schwer löslich
sym. = symmetrisch
Syn. = Synonym
synth. = synthetisch
SZ = Säurezahl

T. = Teil, Teile
Tbc. = Tuberkulose
Tct. = Tinctura
techn. = technisch
tgl. = täglich
Tr. = Tropfen
tw. = teilweise

Ungt. = Unguentum
unl. = unlöslich

Verbdg. = Verbindung
Verd. = Verdünnung
verd. = verdünnt
verschd. = verschieden
Verw. = Verwendung
vet. = veterinärmedizinisch
vgl. = vergleiche

volkst.	= volkstümlich	z.	= zum
Vork.	= Vorkommen	zerfl.	= zerfließlich
VZ	= Verseifungszahl	Zers.	= Zersetzung
		zers.	= zersetzlich
wl.	= schwer löslich	Zstzg.	= Zusammensetzung
wäß.	= wäßrig	zus.	= zusammen

Verzeichnis der Abbildungen

Verzeichnis der Tabellen

A

A.: *phys.* Ampere.

Å: (auch ÅE) Angström-Einheit*.

α-Strahlen: Alphastrahlen, eine der von radioaktiven Stoffen ausgehenden Strahlenarten, bestehen aus elektropositiven Heliumkernen, s. Radioaktivität.

aa: ana partes, zu gleichen Teilen.

A.A.R.: Antigen-Antikörper-Reaktion*.

Abbes Beleuchtungsapparat: Kondensor, s. Mikroskop.

Abdampfen: Entfernung einer Fl. durch Verflüchtigung zur Gewinnung des Rückstands. **Abdampfschalen:** Flache Porzellanschalen zum Eindampfen von Lösungen.

Abdichten von Glasschliffen: 1. durch Fett, am besten wasserfreie Vaseline, da andere Fette ranzig werden; 2. durch in Glyzerin gelösten Zucker, falls mit fettlöslichen Substanzen gearbeitet wird; 3. bei besonders hohen Temperaturen durch Graphit (Bleistift). **A. von Korkstopfen:** durch Bestreichen mit Chromgelatine, Wasserglas, Kollodium, Acetonlack, Paraffin.

Abdomen: Bauch, Unterleib. **abdominalis:** zum Bauch gehörig.

Abdunsten: Verdunsten eines Lösungsmittels, um die darin gelöste Substanz zur Kristallisation zu bringen.

Abele: Alber, Populus alba, s. Populus-Arten.

Abelmoschus moschatus: Hibiscus abelmoschus*.

Aberration: „Abirrung", die ungenaue Wiedervereinigung der von einem Punkt ausgehenden Lichtstrahlen nach Brechung durch Linsen. **Sphärische A.** (Bildfeldkrümmung) beruht auf der Verschiedenheit der Vereinigungsweite der Achsenstrahlen (weiter Brennpunkt) und Randstrahlen (naher Brennpunkt). **Chromatische A.** (farbige Ränder) beruht auf der verschiedenen Brechbarkeit der verschiedenen Farbenstrahlen, s. Dispersion.

Abführmittel: Einteilung 1. nach der Stärke ihrer Wirkung: Aperitiva (mild), Laxantia (mittelstark), Drastica (stark); 2. nach ihrer pharmakologischen Wirkung: a) resorptionshindernde u. sekretionsfördernde Mittel: z. B. salinische Wässer und Salze, Natriumsulfat, Magnesiumsulfat, Kaliumbitartrat, Manna, Kalomel, zitronensaure Alkalien; b) die Peristaltik anregende Mittel: z. B. Ol. Ricini, Ol. Crotonis, Tubera Jalapae, Podophyllinum, Fol. Sennae, Rhiz. Rhei, Aloe, Sulfur (Brustpulver); c) Gleitmittel: z. B. Paraffin. liquidum; d) auf den Mastdarm wirkende Mittel: z. B. Glyzerin, Sapo; e) krampflösende Mittel (Spasmolytica): z. B. Belladonna, Papaverin.

Abies alba: (Pinus picea, Abies pectinata) Edeltanne, Weißtanne, Fam. Pinaceae (mittleres Europa), Stpfl. v. **Oleum Pini piceae:** Edeltannenöl, Weißtannenöl, Silbertannenöl, das durch Dest. mit Wasserdampf aus den Nadeln u. Zweigspitzen gew. äth. Öl, farblos u. angenehm balsamisch riechend, D. 0,867—0,886. Best.: Pinen, Limonen, l-Bornylacetat, Laurinaldehyd (Gew. erfolgt hauptsächl. im Schwarzwald, Thüringer Wald, Schweiz, Tirol). Anw.: zu Einreibungen bei Rheumatismus und Muskelschmerzen, zu Brusteinreibungen bei Husten, Keuchhusten, Bronchitis; zu Tannenduftessenzen, Badeessenzen usw. **Oleum templinum:** Templinöl, Edeltannenzapfenöl (fälschl. auch Ol. Pini silvestris), das aus den Fruchtzapfen gew. äth. Öl. Best. u. Anw. wie Ol. Pini piceae. D. 0,851—0,870. Von Abies alba stammt ferner **Straßburger Terpentin** (Terebinthina argentoratensis), s. unter Terebinthina.

Abies balsamea: Stpfl. v. **Balsamum canadense** ERG*.

Abies canadensis HOM: s. Tsuga canadensis.

Abies pectinata: Abies alba*.

Abies sibirica: Fam. Pinaceae (Nordostrußland, Zentralasien, Mongolei, Amurgebiet, Kamtschatka). Stpfl. v. **Oleum Pini sibiricum** ERG: Sibirisches Fichtennadelöl, das äth. Öl aus den

Nadeln und jungen Zweigspitzen; farbl. bis schwach gelbl.-grüne Fl.; opt. aktiv ($\alpha_D^{20°}$ = —37° bis —45°); D. 0,894—0,924. Best.: α-Pinen, β-Pinen, Camphen, Phellandren, Dipenten. l-Bornylacetat, Ester. Anw. med.: wie Latschenkiefernöl zu Einreibungen; techn. zu Lacken, Desinfektionsmitteln usw.

Abietinsäure: $C_{20}H_{30}O_2$, Mol. 302,46, gelbe Massen oder Blättchen; ll. i. Ae., u. Benzol, l. i. A., Aceton, Methanol, wl. in Petroläther, unl. i. Aq. F. 173—175°. Anw. in der Lack-, Seifen- u. Kunststoffindustrie, zur Herst. v. Estern, ferner find. sie Anw. bei der Milch- u. Buttersäure-Gärung, da sie das Wachstum dieser Bakterien fördert.

Abkochung: Decoctum.

ABO-Blutgruppen: s. Blutgruppen.

Abomasus: Labmagen, vierter Kälbermagen, aus dem das Lab* gewonnen wird.

Abortivum (a): Abtreibemittel.

Abortus: Fehlgeburt.

Abraumsalze: Die über Steinsalzlagern (Staßfurt) lagernden Calcium-, Kalium-, Magnesiumsalze, die erst „abgeräumt" werden müssen, um an das Steinsalz zu gelangen. Früher als wertlos beseitigt, jetzt Hauptausgangsprodukte zur Gewinnung von Kaliumsalzen (Kalidünger), ferner zu Badesalzen (Staßfurter Badesalz).

Abrotin: Abrotanin, Alkaloid aus dem Kraute von Artemisia abrotanum*, Herzgift.

Absinkdauer: Die Bestimmung der Absinkdauer dient zur Feststellung d. Saugfähigkeit von Watte und Verbandmull (s. d.).

Absinth: Artemisia absinthium*.

Absinthin: $C_{30}H_{40}O_6$. Glykosid aus den Blättern von Artemisia absinthium*. Weiße glänzende Kr. von sehr bitterem Geschmack, l. in A. und Ae., Bzl; F. 68°. Anw. med.: als Tonicum und Amarum. Dos. 0,1 bis 0,25 g; zur Aromatisierung von alkohol. Getränken.

Absolute Temperatur: Während man nach oben keine Temperaturschranke kennt, hat man theoretisch errechnet, daß es keine tiefere Temperatur als —273,15° C geben kann, bei der keine Bewegung d. Moleküle mehr möglich ist u. es kein Volumen mehr gibt. Man bezeichnet diesen Temperaturgrad als absoluten Nullpunkt und zählt von diesem Punkt an die absoluten Temperaturen, die man mit „°K" (Grad Kelvin) bezeichnet; die Temperatur T = 0° K ist der **absolute Nullpunkt.** (Kelvin, nach Lord Kelvin (W. Thomson), 1824—1907, der die „thermodynamische" Temperaturskala einführte.)

Absolutes Maßsystem: C-G-S (Zentimeter-Gramm-Sekunde-) Maßsystem. Einheit = 1 Dyn = die Kraft, die der Masse von 1 Gramm die Beschleunigung von 1 cm in der Sekunde erteilt.

Absorbentium (a), Absorbens: Aufsaugendes Mittel.

Absorption: Aufnehmen (d. h. Eindringen) von Gasen durch Flüssigkeiten und feste Stoffe, vgl. Adsorption.

Absorptionsbasen: Gemische, die imstande sind, möglichst viel Wasser unter Bildung von haltbaren Emulsionen aufzunehmen. Sie bestehen meist aus Ceresin, Paraffinöl, Vaseline, Sojaöl, Baumwollsaatöl u. ähnl. mit einem Wasser-in-Öl-Emulgator (z. B. Lanolin, Oleate, Stearate usw.). Sie werden hauptsächlich zur Herstellung von kosmetischen Präparaten (Hautcremes, Sonnenschutzmitteln usw.) verwendet (z. B. bindet eine Mischung von 3% Cholesterin u. 97% Paraffin. molle ca. 280% Aq.), s. auch Spans u. Tweens u. Bentonite.

A.s-Spectrum, s. Spektrum.

Abstinyl®: s. Tetraaethylthiuramdisulfid.

Abusus: Mißbrauch.

Abwehrfermente: Abwehr—Proteinasen (nach Emil A. Abderhalden, Halle, Zürich, 1877—1950). Fermente, die sich im Blut bilden, wenn blutfremde Stoffe, bes. Eiweiß, parenteral dem Körper zugeführt werden, und die dazu dienen, diese blutfremden Stoffe abzubauen: Diese Fermente sind spezifisch auf diejenigen Proteine eingestellt, die ihre Bildung veranlaßt haben. Die Abwehrfermente werden durch den Urin ausgeschieden u. können im Urin nachgewiesen werden. Sie sind daher bisweilen eine Stütze der klinischen Diagnose (wenn z. B. Lebereiweiß aus zerfallenen Leberzellen ins Blut übertritt), vgl. Anaphylaxie, Antigene, Schwangerschaftsnachweis.

Ac: *chem.* Actinium*; **ac.:** Präfix in der organ.-chem. Nomenklatur = alizyklisch.

Acacia-Arten: Fam. Leguminosae. **A. catechu** (Vorder- u. Hinterindien, Ceylon) und **A. suma** (Bengalen, östl. trop. Afrika). Stpfl. v. **Catechu:** Katechu, Pegu-Katechu, der getrocknete Extrakt aus dem Kernholz der Bäume. Dunkelbraune, bisweilen löcherige Stücke von muscheligem Bruch; geruchlos, von zusammenziehendem bitterem, zuletzt süßlichem Geschmack, l. in sied. Aq. u. A. Best.: Katechine (2—12%), Katechingerbstoffe (25—40%), ferner Quercetin, Quercitrin, Katechurot, Schleim, Asche max. 6%. Anw. med.: als Adstringens bei Diarrhöe, Ruhr, ferner zu Mundwässern; techn. zum Gerben. HOM: Catechu. Pegu-Katechu enthält kein Fluoreszin zum Unterschied von **Gambir-Katechu** (s. Uncaria gambir), (grüne Färbung beim Schütteln mit Benzin oder Ae.). **A. senegal (A. verek), A. arabica, A. horrida:** Stpfln. v. Gummi arabicum*.

Acajoubaum: Anacardium occidentale*.

Acalypha indica: Fam. Euphorbiaceae, Indisches Brennkraut (Ostindien, Ceylon, China, Abessinien). Stpfl. v. **Herba Acalyphae indicae:** Indisches Brennkraut. Best.: Acalyphin (Alkaloid), äth. Öl, Gerbsäure, Harz. Anw. als Expectorans u. Diureticum, äuß. bei Hautausschlägen. HOM: *Acalypha indica,* die ganze frische Pflanze.

ACC 76®: Accelerin-Convertin-Gemisch (Faktor VI und VII) aus menschl. Plasma (s. Blutgerinnung). Anw. i.v. bei inneren Blutungen, hämorrhag. Diathese, Hämophilie.

ACD-Stabilisator: Zur Konservierung von Spenderblut. Zstzg.: Acid. citr. 0,5, Natr. citr. 2,0, Dextr. anhydr. 2,45, Aq. dest. ad 100,0. Die sterilis. Lösung wird im Verhältnis 1 (Stab.) + 4 (Blut) verwendet.

ACE: Alkohol(1)-Chloroform(2)-Äther(3)-Gemisch zur Narkose.

Acedicon®: Dihydrocodeinon-enolacetat-hydrochlorid, Acetyldimethyldihydrothebain-hydrochlorid (Acetyldihydrocodeinon), $C_{20}H_{23}NO_4 + HCl$; weiß. kr. Pv., ll. i. Aq., A., Chlf.; Narcoticum und Analgeticum mit ähnlicher Wirkung wie Morphin (besonders zur Hustenstillung); Dos. 2,5 mg, Kinder 1,25 mg; unterliegt der Betäubungsmittelverordnung; vgl. Dihydrocodeinonhydrogentartrat.

Acer: scharf.

Acer negundo: (Acer fraxinifolium, Acer aceroides) Fam. Aceraceae, Eschenblättriger Ahorn. Heim. Nordamerika, dort auch kultiv. zur Gewinnung von Ahornsaft und Ahornzucker. Der frische Saft enth. 2,5 bis 3% Saccharose, der eingedampfte Saft etwa 95%. HOM: *Acer Negundo,* die frische Stamm- und Zweigrinde.

Acetaldehyd: Äthylaldehyd, Äthanal, CH_3CHO. Farbl. Fl. v. stech. (in kleinen Mengen angenehmem) Geruch. ll. i. Aq., A., Bzl., Ae., entst. bei der alkoholischen Gärung. Polymerisiert leicht z. Paraldehyd* u. Metaldehyd*. Darst.: Durch Oxidation von Äthylalkohol mit Braunstein oder Natriumdichromat und Schwefelsäure; durch Dehydrierung von Alkohol über Silber oder Kupfer bei 600° oder durch Anlagerung von H_2O an Acetylen bei Gegenwart von Hg-Sulfat. D. 0,81; F. —120°, Kp. 22°. Nachweis durch die übl. Aldehyd-Reaktionen (Reduktion von ammoniakal. Silbernitratlsg. u. v. Fehlingscher Lsg.). Anw.: zur Herst. von Fruchtäthern, zur Essigsäurefabrikation, zur Herst. von Chloroform usw., ferner als Lösungsmittel für Harze u. Öle, Kautschuk, Kunststoffe (A. entdeckt 1774 von Scheele).

Acetale: Kondensationsprodukte aus Aldehyd u. Alkohol. Häufige Nebenprodukte bei der Oxidation von Alkoholen, so entstehen sie z. B. beim Altern von Weinen. Farblose Flüssigkeiten von angenehmem, blumigem Geruch, sie destillieren ohne Zersetzung und werden von Alkalien nicht angegriffen; durch Kochen mit wäßrigen SS werden sie wieder in Aldehyd u. Alkohol zerlegt. Äthylidendiäthyläther (Acetalum) war früher als Hypnoticum gebräuchlich. Acetale finden heute hauptsächlich in der Parfümerie Verwendung, sie sind ferner wichtig für die präparative Chemie.

Acetamid: Essigsäureamid, CH_3CONH_2, weiße Kr., ll. i. A. u. Aq. Anw.: techn. als Lösungsmittel, Weichmacher u. Stabilisierungsmittel.

Acetamino-hydroxyphenylarsonsäure: Acidum acetylamino-oxyphenyl-arsonicum, Acetarsol, 3-Acet-

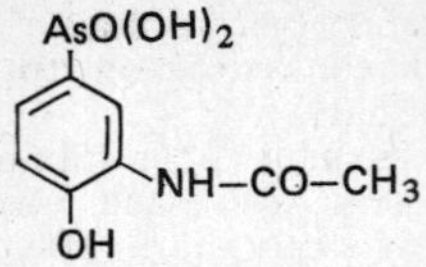

amino-4-hydroxy-benzol-1-arsonsäure; $C_8H_{10}AsNO_5$, Mol. 275,1; Gehalt an As 27,0—27,5% berechnet auf getrocknete Substanz. Lockeres, weißes bis fast weißes Pv. von schwach bitterem Geschmack; swl. in Aq. (etwa 1:1500), wl. in Äthanol 90%, l. in verdünnten Alkalilaugen, Natriumhydrogencarbonatlösung, Ammoniaklösung (unter Salzbildung). Aufbewahrung: sehr vorsichtig und vor Licht geschützt. Anw. med.: wie Salvarsan. MD. 0,5 g, MTD 1,0 g.

Acetanhydrid: Essigsäureanhydrid

$$CH_3—CO—O—CO—CH_3$$

95,0—100,5% $C_4H_6O_3$; klare, farblose, stechend riechende Fl., l. i. A., Ae., Chlf., ll. i. heiß. Aq. Siedetemp. 136° bis 138°; D. 1,079—1,082.

Acetanilid: Antifebrin, Phenylacetamid

$$C_6H_5NH(CO \cdot CH_3).$$

Mol. 135,17; F. 116°; Kp. 304°. Darst.: Durch Kochen von Anilin mit Essigsäure. Weiße glänz. Kr.; l. in 230 Aq., in 22 sied. Aq., ll. in A., Chlf., Ae. Anw. med.: als Antipyreticum, Antineuralgicum, MD. 0,5 g; MTD. 1,5 g kaum noch gebräuchlich, weil es die roten Blutkörperchen schädigt.

Acetarsol®: s. Acetaminohydroxyphenyl-arsonsäure (DAB 7).

Acetate: Essigsaure Salze.

Acetatseide: s. Kunstseide unter Kohlenhydrate.

Acetessigester: Aether acetico-aceticus ERG, s. Acetessigsäure-äthylester.

Acetessigsäure-äthylester: Aethylium acetico-aceticus ERG, β-Ketobuttersäure-äthylester:

$$CH_3—CO—CH_2—CO_2—C_2H_5$$

Mol. 130,14; F. —44°, Kp. 180° bis 184°, D. 1,027. Ein Gemisch der Keto- und Enolform (vgl. Tautomerie). Farblose obstartig riechende Fl., ll. i. Aq., mischbar mit Ae., A., Chlf., Bzl. Anw.: bei Synthesen organ. Verbindungen sowie in der Chromatographie als Steigflüssigkeit.

Acetmethylanilid: Methylacetanilidum*.

Acetobacter aceti: Essigbakterien, s. Acetum.

Aceton: Dimethylketon, Propanon, Essiggeist, $CH_3—CO—CH_3$; C_3H_6O (Mol. 58,08). Siedetemp. 55,5—56,5°; D. 0,790—0,792. Brech.index: $n_D^{20°}$ = 1,358—1,360. DAB 7. Klare farblose, aromatisch riechende und scharf schmeck., leicht entzündl. Fl., ll. i. Aq., A., Ae., Chlf. Vork. in Holzessig u. im Harn Zuckerkranker. Darst. früher durch trockene Dest. von Calciumacetat (Graukalk), durch frakt. Dest. aus Holzessig, durch bakterielle Zersetzung von Kohlenhydraten; heute durch Dehydrierung von Isopropylalkohol oder durch Überleiten von Acetylen und Wasserdampf über ZnO bei 400°. Anw. techn.: als Lösungsmittel für Fette, Harze, Zelluloid, Schießbaumwolle, Kampfer, Asphalt, Schellack, Acetatcellulose; zur Herst. von Chloroform, Jodoform, zur Synthese von Sulfonal, zur Entwässerung mikroskop. Präparate, zur Gelatinierung von Nitrocellulose (rauchloses Pulver), zur Herst. von Klebmitteln. Aufbewahrung: Vor Licht geschützt, feuersicher und gut verschlossen.

Acetonchloroform: s. Trichlorbutylalkohol, tertiär.

Acetonitril: s. Nitril.

Acetonkörper: Ketonkörper, s. Ketonurie.

Acetonurie: Ketonurie*: Auftreten von Aceton im Harn (bei Diabetes mellitus). Nachweis s. Tabelle „Harnuntersuchung".

Acetopyrin®: Phenyldimethylpyrazolonum acetylosalicylicum*.

Acetostearine: dienen zum Überziehen von Lebensmitteln (Fleisch, Wurst, Käse, Früchten usw.), da sie einen eßbaren, nichtfettenden, Geruch, Feuchtigkeit u. Schimmel fernhaltenden Überzug bilden. Sie werden durch Acetylierung von Stearinen mit Essigsäureanhydrid hergestellt.

2-Acetoxy-benzoesäure: Acetylsalicylsäure*.

21-Acetoxy-17α-hydroxy-4-pregnen-3,11,20-trion: Cortisonacetat, s. Cortison.

21-Acetoxy-4-pregnen-3,20-dion: Desoxycorticosteronacetat, s. Cortison.

DL-6-Acetoxy-2,5,7,8-tetramethyl-2-(4',8',12' - trimethyl - tridecyl) - chroman: s. Tocopherolacetat.

Acetphenetidin: Phenacetinum.

Acetum: s. Essig.

Acetum concentratum: Acidum aceticum dilutum, s. Essigsäure.

Acetum plumbicum: Liquor Plumbi subacetici DAB 6, s. Bleiacetat.

Acetum pyrolignosum: s. Holzessig.

Acetum pyrolignosum crudum DAB 6: s. Holzessig.

Acetum Sabadillae DAB 6: Sabadillessig, Läuseessig. Darst.: Durch Kochen von Semen Sabadillae mit Aq. u. Zufügen von A. u. verd. Essigsäure. Anw. med.: gegen Kopfläuse (nicht auf die verletzte Kopfhaut bringen!).

Acetyl: Einwertiges Radikal der Essigsäure. CH_3—CO—.

Acetylaceton: $CH_3COCH_2COCH_3$, farblose, brennbare Fl.; D. 0,972 bis 0,974, F. —23°, Kp. 138—139°; kommt in zwei tautomeren Formen vor. Anw. in d. Lack- und Farbenindustrie, als Insektizid, als Steigflüssigkeit in d. Papierchromatographie sowie als Lösungsmittel für Celluloseacetat.

Acetylcellulose: s. Celluloseacetat*.

Acetylchlorid: Acetylum chloratum, Essigsäurechlorid, Aethanylchlorid, CH_3COCl; Mol. 78,50; Kp. 51—52°; D. 1,13; farbl. Fl. von stechendem Geruch, an feuchter Luft rauchend, mischbar mit Aceton, Chloroform, Äther, Eisessig, Petroläther, Schwefelkohlenstoff, Benzol, Toluol; zersetzt sich mit Aq. u. Alkoholen; feuergefährlich, reizt die Augen. Anw. in d. analyt. Chemie zur Bestimmung von Hydroxylgruppen in organ. Verbindungen und zur Unterscheidung tertiärer Amine von primären und sekundären Aminen; in der synth. Chemie als Acetylierungs- und Chlorierungsmittel.

Acetylcholinchlorid: Acetylcholin chloratum, β-Acetoxy-äthyl-trimethylammoniumchlorid:

$$C_7H_{16}ClNO_2;$$

weiß. Pv., ll. i. A. u. Aq., l. i. Chlf., wl. i. Ae. Anw. med.: Zur Gefäßerweiterung, bei Zirkulationsstörungen (Antagonist des Adrenalins). Dos. 0,02 bis 0,2 g subcutan oder i.m.; oral ist es unwirksam; s. auch Cholin.

Acetyldihydrocodeinon: Acedicon®*.

Acetylen: Äthin, HC≡CH, brennbares Kohlenwasserstoffgas. Darst.: Durch Zersetzg. von Calciumcarbid mit Aq. D. 0,90; giftig.

Acetylene: Ungesättigte Kohlenwasserstoffe von der Formel C_nH_{2n-2}.

Acetylierung: Substitution eines H-Atoms durch Acetylgruppe.

Acetylin®: s. Acetylsalicylsäure.

Acetyl-p-aminophenylarsinsaures Natrium: Natrium acetylarsanilicum DAB 6.

Acetylsalicylsäure DAB 7: (Acidum acetylosalicylicum) 2-Acetoxy-benzoe-

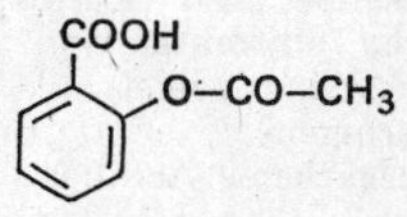

säure, $C_9H_8O_4$, Mol. 180,2; Gehalt mind. 99,0%, berech. auf getrocknete Substanz; farblose Kr. oder weiß. kr. Pv. von saurem Geschmack, geruchlos oder fast geruchlos; ll. i. Aethanol 90%, l. i. Ae. und Chlf., wl. i. Aq. F. 141—144°; Aufbewahrg.: dicht verschlossen. Darst.: Durch Einwirkung von Essigsäureanhydrid auf Salicylsäure. Anw. med.: als Analgeticum, Dos. 0,5—1,0 g mehrmals täglich (Aspirin®, Acetylin® u. a.). Nach DAB 7 dürfen Acetylsalicylsäure-Tabletten, berechnet auf das Durchschnitts-Gewicht, um höchstens ±5,0% vom deklarierten Gehalt abweichen.

Acetylum chloratum: Acetylchlorid*.

Achaene: *bot.* Frucht der Kompositen, s. Fruchtformen.

Achelkraut: Arctostaphylus uva-ursi*.

Achillea millefolium: Fam. Compositae, Schafgarbe, Feldgarbe, Achillesgarbe, Grundheil (fast ganz Europa). Stpfl. von **Herba Millefolii: Schafgarbenkraut.** Best.: Äth. Öl (0,1 bis 0,4, mind. 0,15%, enth. 10% Cineol u. Azulen), Achillein (Bitterstoff), Akonitsäure, Asparagin, Harz. Asche max. 10%. Anw. volkst.: bei Hämorrhoidal- und Gebärmutterblutungen, Menstruationsstörungen, bei Magen- und Leberleiden. **Flores Millefolii: Schafgarbenblüten:** Best.: Äth. Öl (mind.

0,2%), Bitterstoff. Asche max. 8%. Anw. volkst.: wie Herba M. HOM: *Millefolium*, das frische, z. Z. der Blüte gesammelte Kraut.

Achillea moschata: Fam. Compositae, Moschusschafgarbe, Bisamgarbe, Ivakraut (Europa, Alpen). Stpfl. von **Herba Ivae moschatae** ERG (Herba Genippi veri): Moschusschafgarbenkraut, Ivakraut, Genippkraut, Bisamkraut. Best.: Äth. Öl. (mind. 0,4%), Bitterstoff. Asche max. 15%. Anw. volkst.: als Aromaticum. **Oleum Ivae moschatae:** Ivaöl, das äth. Öl aus dem Kraut. Anw.: i. d. Likörindustrie.

Achillea ptarmica: Fam. Compositae, Wiesenbertram (Europa). Stpfl. von **Herba ptarmicae** und **Rhizoma ptarmicae.** Anw. volkst.: als Tonicum und Adstringens.

Achillesgarbe: Achillea millefolium*.

Achlamydische Blüte: *bot.* Blüte ohne Blütenhülle, s. Blüte.

Acholie: Fehlen bzw. Versagen der Gallensekretion.

Achromatisch: Ohne chromatische Aberration*.

Achromycin®: s. Tetracyclin.

Achroodextrine: s. Dextrine.

Achylie: Achylia gastrica, Fehlen d. Magensaftes, Salzsäuremangel.

Acidimetrie: Maßanalyt. Verfahren, bei d. d. Konzentr. v. SS durch Titration mit KOH od. NaOH bestimmt wird; den ermittelten Säuregrad bezeichnet man mit **Acidität.**

Acidosis: Abnorm hohe Säurebildung im Blut, z. B. beim Diabetes mellitus.

Acidum(a): Säure(n).

Acidum aceticum: s. Essigsäure*.

A. aceticum anhydricum ERG: s. Acetanhydrid (= Essigsäureanhydrid; nicht mit wasserfreier Essigsäure [s. Essigsäure] verwechseln!).

A. aceticum dilutum DAB 6: Acetum concentratum, verdünnte Essigsäure, Gehalt 29,7—30,6% Essigsäure. D. 1,037—1,038.

Acidum aceticum glaciale: s. Essigsäure.

A. acetrizoicum, Acetrizoesäure, 2,4,6-Trijod-3-acetylaminobenzoesäure; Na-Salz (Natrii acetrizoas), Methylglukaminsalz u. Mischg. daraus Anw. als Rö.kontrastmittel.

Acidum acetylamino-oxyphenylarsonicum: s. Acetamino-hydroxyphenyl-arsonsäure.

Acidum acetylosalicylicum: s. Acetylsalicylsäure.

Acidum aconiticum: s. Aconitsäure.

Acidum agaricinicum: s. Agaricinsäure.

Acidum aminoaceticum: s. Glycocoll (Glycin).

Acidum aminobenzoicum: s. Aminobenzoesäuren.

Acidum amygdalicum: s. Mandelsäure.

Acidum anthranilicum: s. o-Aminobenzoesäure.

Acidum arsanilicum: s. Arsanilsäure.

Acidum arsenicicum: s. Arsensäure.

Acidum arcenicosum: s. Arsentrioxid.

Acidum ascorbicum: s. Ascorbinsäure.

Acidum asparaginicum: s. Asparaginsäure.

Acidum atropicum: s. Atropasäure.

Acidum azoticum: s. Salpetersäure.

Acidum barbituricum: s. Barbitursäure.

Acidum benzoicum: s. Benzoesäure.

Acidum boricum: s. Borsäure.

Acidum butyl-bromallyl-barbituricum: s. Butyl-bromallyl-barbitursäure.

Acidum butyricum: s. Buttersäure.

Acidum camphoricum: s. Camphersäure.

Acidum carbolicum: s. Phenol.

Acidum chinicum: s. Chinasäure.

Acidum chloricum: s. Chlorsäure.

Acidum chloronitrosum: s. Königswasser.

Acidum chromicum: s. Chromsäure (Chrom(VI)-oxid).

Acidum cinnamylicum: s. Zimtsäure.

Acidum citricum: s. Citronensäure.

Acidum diaethylbarbituricum: s. Diäthylbarbitursäure.

Acidum folicum: Folsäure, s. Vitamine.

Acidum formicicum: s. Ameisensäure.

Acidum formicicum anhydricum: Wasserfreie Ameisensäure, s. Ameisensäure.

Acidum fumaricum: s. Fumarsäure.

Acidum gallicum: s. Gallussäure.

Acidum gallotannicum: s. Tannin.

Acidum gluconicum: s. Gluconsäure.

Acidum glutaminicum: Glutaminsäure, s. Glutamin.

Acidum glycerinophosphoricum: s. Glycerinphosphorsäure.

Acidum hippuricum: s. Hippursäure.

Acidum hydrobromicum: s. Bromwasserstoffsäure.

Acidum hydrochloricum: s. Salzsäure.

Acidum hydrocyanicum: Blausäure, s. Cyanwasserstoff.

Acidum hydrofluoricum: Fluorwasserstoffsäure, s. Fluor.

Acidum hydrojodicum: s. Jodwasserstoffsäure.

Acidum hydrosiliciofluoricum: s. Hexafluoro-kieselsäure.

Acidum hypophosphorosum: s. Unterphosphorige Säure.

Acidum 5-isonitrosobarbituricum: s. Violursäure.

Acidum isopropylaceticum: s. Isovaleriansäure.

Acidum isopropyl-bromallyl-barbituricum: s. Isopropyl-bromallyl-barbitursäure.

Acidum isovalerianicum: s. Isovaleriansäure.

Acidum jodicum: s. Jodsäure.

Acidum jod-oxychinolin-sulfonicum: s. Jod-hydroxychinolin-sulfonsäure.

Acidum kakodylicum: s. Kakodylsäure.

Acidum lacticum: s. Milchsäure.

Acidum maleinicum: s. Maleinsäure.

Acidum malicum: s. Äpfelsäure.

Acidum malonicum: s. Malonsäure.

Acidum meconicum: s. Mekonsäure.

Acidum metaphosphoricum: s. Phosphorsäure.

Acidum methyl-cyclohexenyl-methyl-barbituricum: s. Methyl-cyclohexenyl-methyl-barbitursäure.

Acidum methyl-phenyl-aethyl-barbituricum: s. Methyl-phenyl-äthylbarbitursäure.

Acidum monochloraceticum: s. Monochloressigsäure.

Acidum muriaticum: s. Salzsäure.

Acidum naphthalinsulfonicum: s. Naphthalinsulfonsäure.

Acidum nicotinicum: s. Nicotinsäure.

Acidum nitricum: s. Salpetersäure.

Acidum nitro-hydrochloricum: s. Königswasser.

Acidum nitroso-nitricum: Acidum nitricum fumans, s. Salpetersäure.

Acidum nucleinicum: s. Nukleinsäure.

Acidum oleinicum: s. Ölsäure.

Acidum osmicum: Osmiumtetroxid, s. Osmium.

Acidum oxalicum: s. Oxalsäure.

Acidum para-aminosalicylicum: s. p-Aminosalicylsäure.

Acidum perchloricum: s. Überchlorsäure.

Acidum phenolicum: s. Phenol.

Acidum phenolsulfonicum: s. Phenolsulfonsäure.

Acidum phenylaethylbarbituricum: s. Phenyläthylbarbitursäure.

Acidum phenylchinolincarbonicum: s. Phenylchinolincarbonsäure.

Acidum phosphoricum: s. Phosphorsäure.

Acidum phosphorosum: s. Phosphorige Säure.

Acidum phosphowolframicum: Wolframatosphosphorsäure, s. Wolframsäure.

Acidum phthalicum: s. Phthalsäure.

Acidum picrinicum: s. Pikrinsäure.

Acidum picronitricum: s. Pikrinsäure.

Acidum propionicum: s. Propionsäure.

Acidum pyrogallicum: s. Pyrogallol.

Acidum pyrophosphoricum: s. Pyrophosphorsäure.

Acidum pyrouvicum: s. Brenztraubensäure.

Acidum rosolicum: s. Rosolsäure.

Acidum salicylicum: s. Salicylsäure.

Acidum salicylosum: Salizylige Säure, s. Salicylaldehyd.

Acidum sozojodolicum: s. Sozojodolsäure.

Acidum spiricum: s. Salicylsäure.

Acidum stearinicum: s. Stearinsäure.

Acidum succinicum: s. Bernsteinsäure.

Acidum sulfanilicum: s. Sulfanilsäure.

Acidum sulfosalicylicum: s. Sulfosalicylsäure.

Acidum sulfuricum: s. Schwefelsäure.

Acidum sulfurosum: s. Schweflige Säure.

Acidum tannicum: s. Tannin.

Acidum tartaricum: s. Weinsäure.

Acidum taurocholicum: s. Taurocholsäure.

Acidum thioglycolicum: s. Thioglykolsäure.

Acidum trichloraceticum: s. Trichloressigsäure.

Acidum undecylenicum: s. Undecylensäure.

Acidum uricum: s. Harnsäure.

Acidum uvicum: s. Traubensäure.

Acidum valerianicum: s. Baldriansäure.

Acidum violuricum: s. Violursäure.

Acidum wolframicum: s. Wolframsäure.

Acidum zooticum: Blausäure, s. Cyanwasserstoff.

Acipenser-Arten: s. Ichthyocolla*.

Ackergauchheil: Anagallis arvensis*.

Ackerleinkraut: Linaria vulgaris.

Ackerschachtelhalm: Equisetum arvense*.

Ackerskabiose: Knautia arvensis*.

Ackerwinde: Convolvulus arvensis*.

Acne vulgaris: s. Akne.

Acocanthera: s. Ouabain.

Aconin: Alkaloid aus den Knollen v. Aconitum napellus*.

Aconitin: Akonitin, Aconitinum ERG, Alkaloid aus Aconitum napellus*. $C_{34}H_{47}NO_{11}$ (and. Eisenhutarten enth. verwandte Aconitine, sie sind sämtlich Ester von Alkaminen (Aconinen) mit Essig-, Benzoe- oder Veratrumsäure). Farbl. Kr., l. in A. u. Ae., fast unl. i. Aq., ll. i. Chlf. u. Benzol; F. 198°; für eine 2%ige Lsg. in Benzol ist $[\alpha]_D^{20°} = -35°$ bis $-37°$. Eines der stärksten pflanzl. Gifte. Anw. med.: inn. u. äuß. als Antineuralgicum sowie als schweißtreibend. Mittel. MD. 0,0002 g; MTD. 0,0006 g (diese Dosen dürfen auch bei äuß. Anw. nicht überschritten werden, da A. auch leicht von der Haut u. bes. durch Wunden aufgenommen wird). Dos. let. 1—5 mg; 3%ige Akonitinsalbe nur in kleinster Menge einreiben (Gummifingerling!). Antid.: Magenspülung, Analgetica; s. a. unter Aconitum napellus; Aufb.: vor Licht geschützt.

Aconitsäure: Propentricarbonsäure-(1, 2, 3)
CH₂(COOH) · C(COOH) : CH(COOH)
$C_6H_6O_6$; Mol. 174,11; gelbl. krist. Pv., ll. i. Aq., wl. i. Ae.; kommt in zwei isomeren Formen vor. Nat. in versch. Pflanzen (Aconitum napellus, Equisetum-, Achillea-Arten, Delphinium consolida, Beta vulgaris u. a.). Entsteht beim Erhitzen von Citronensäure auf 175°, in den Pflanzen wahrscheinlich durch Einwirkg. eines Ferments auf Citronensäure.

Aconitum napellus: Fam. Ranunculaceae, Blauer Eisenhut, Sturmhut (gemäßigtes Europa, Böhmen, Franken, Alpen). Stpfl. v. **Tubera Aconiti** (Radix Aconiti) ERG: **Akonitknollen,** Teufelswurzel; Best.: Aconitin* (mind. 0,8%), und Nebenalkaloide (Mesaconitin, Hypaconitin, Neopellin), Aconine, Spartein, Saccharose. Asche max. 6%. Anw. med.: bei Neuralgien, Gicht, Rheuma, Angina, Laryngitis u. a. Dos. 0,025—0,1 g mehrmals tägl.; MD. 0,02 g; MTD. 0,06 g (s. a. Aconitin!); äuß. zu Einreibungen u. Umschlägen. **Herba Aconiti** (Folia Aconiti, Herba Napelli): **Eisenhutkraut,** Eisenhutblätter, Apollonienkraut. Best. u. Anw. wie Tubera Aconiti. Die Knollen (Tubera Aconiti japonici, Bishiknollen, Kusauzuknollen) von **A. ferox** (Wilder Sturmhut, Himalaja), **A. fischeri** u. **A. japonicum** (Japan) haben einen höheren Alkaloidgehalt u. werden besonders zur Gewinnung der Alkaloide benutzt; desgleichen die Knollen von **A. lycoctonum** Gelber Eisenhut, Wolfseisenhut (Mitteleuropa, Nordrußland, Sibirien, China, Himalaja). Best.: die akonitinähnl. Alkaloide Lykaconitin u. Myoktonin, die bei d. Spaltung Lykoktonin u. Lykoktoninsäure liefern. HOM: *Aconitum* (von Aconitum napellus), die ganze frische, wildwachsende Pflanze; *A. napellus e radice,* die frischen Wurzelknollen mit anhängenden Wurzeln; *Aconitum anthora* (Gelber Sturmhut), die frische blühende Pflanze; *Aconitum cammarum,* Blauer Sturmhut, frische Wurzelknollen mit den daranhängenden Wurzeln; *A. ferox,* der frische Wurzelstock; *A. japonicum,* der frische Wurzelstock; *A. lycoctonum,* Wolfs-Eisenhut, das frische zur Zeit der beginnenden Blüte gesammelte Kraut (Aufbewahrung: Ur-Tinktur, 1., 2., 3., Dez.-Pot. sämtlicher Akonitum-Arten: vorsichtig).

Acorinum: Acorin, Bitterstoff aus Acorus calamus*.

Acorus calamus: (Calamus aromaticus) Fam. Araceae, Kalmus, Deutscher Ingwer (heim. Ostasien, Europa). Stpfl. v. **Rhizoma Calami** DAB 6: (Rhizoma Acori, Radix Calami aromatici), Kalmus, der getrocknete Wurzelstock. Best.: mind. 2,5% äth. Öl (Ol. Calami, enth. 7—8% Asaron, ferner Eugenol, Calameon, Kampfer, Terpene u. a.), Methylamin, ein Bitterstoff (Acorin), Cholin, Gerbstoff, Stärke, Zucker, Harz. Asche max. 6%. Anw. med.: als Amarum, Stomachicum; äuß. zu Bädern u. Umschlägen (DAB 6 Tinctura Calami, Extractum Calami). **Oleum Calami** DAB 6: Kalmusöl, das äth. Öl aus dem Rhizom; dickflüssig, gelb bis gelbbräunlich, von würzigem kampferartigem Geruch u. würzig-bitterlich brennend. Geschmack. Best.: Pinen, Camphen, Calamen (Sesquiterpen), Calamenol (Sesquiterpenalkohol), Calameon, Asarylaldehyd; 7—8% Asaron, Eugenol u. a., D. 0,96—0,97, mit 90%igem A. in jed. Verhältnis mischbar; opt. aktiv ($\alpha_D^{20°}$ = +9° bis +31°). Anw.: wie Rhiz. Calami, ferner zu Likören. HOM: *Calamus aromaticus*, der geschälte, getrocknete Wurzelstock.

Acridin: Ein Anthrazenabkömmling, in geringer Menge im Steinkohlenteer, synth. durch Erhitzen von Diphenylamin mit Ameisensäure u. Chlorzink.

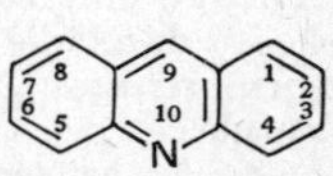

farbl. Kr.-Nadeln mit charakteristischem Geruch, deren Lösung blau fluoresziert. F. 111°; Kp. 346°. Mit starken Mineralsäuren bildet es gelbe gut kristallisierende Salze. Acridin ist der Grundstoff zahlreicher Farbstoffe, die z. T. auch in der Medizin als Chemotherapeutica verwendet werden, so Acriflavin (Trypaflavin®, Panflavin®), Aethacridin (Rivanol®), Mepacrin (Atebrin®) u. a.

Acrium(a): Scharfes, reizendes Mittel.

Acrolein: Akrolein,

$$CH_2{=}CH{-}CH{=}O$$

wasserklare Fl. von unerträgl. Geruch, D. 0,839; F. 52,4°; es entst. beim Erhitzen von Glycerin mit wasserentziehenden Mitteln (z. B. Kaliumbisulfat) sowie beim Verbrennen von Fetten, worauf deren scharf beizender Geruch beruht. Da A. leicht polymerisiert (wie Acrylsäure) wird es zur Herst. von Kunststoffen verw., ferner ist es von Bedeutung bei der Herst. von Methionin, Pyrimidin u. a.; auch als Tränengas u. Warngas findet es Verwendung; brennbar.

Acrylsäure: (Aethylencarbonsäure, Propensäure)

$$CH_2{=}CH{-}COOH$$

stech. riech., farbl. Fl., D. 1,062; F. 13°; Kp. 141°; mit Aq. mischbar. Herst. aus Aethylenchlorhydrin. Acrylsäure polymerisiert sehr leicht u. wird zur Herstellg. von Kunststoffen verwendet.

Actaea racemosa: Cimicifuga racemosa*.

Actaea spicata: Fam. Ranunculaceae, Christophskraut (Mitteleuropa). Stpfl. v. **Radix Actaeae,** Christophskrautwurzel. Best.: Anemonol. Anw. med.: gegen Asthma. HOM: *Actaea*, der frische vor der Blüte gesammelte Wurzelstock mit anhängenden Wurzeln. (Aufbewahrung: Ursubst., 1., 2., 3. Dez.-Pot. vorsichtig.)

ACTH: Adrenocorticotropes Hormon*.

Actinide: Actiniumreihe; die Elemente 89 bis 103: Actinium, Thorium, Protactinium, Uran, Neptunium, Plutonium, Americium, Curium, Berkelium, Californium, Einsteinium, Fermium, Mendelevium, Nobelium, Lawrencium.

Actinium: Ac, AtG. [227], radioaktives, seltenes Erdmetall, in geringen Mengen in den Uranerzen. Zerfällt nacheinander in Radioactinium, Actinium, Actiniumemanation, Actinium A-C u. geht zuletzt in Actiniumblei (AtG. 207) über.

Actinoide: Gruppe der Elemente 90 (Thorium) bis 103 (Lawrencium); synonym mit Actinide*.

Actinomyces: s. Actinomycetales.

Actinomycetales: Aktinomyzeten. Strahlenpilz-Ordg. (wegen ihrer äuß. Ähnlichkeit mit Pilzen: *ακτίς* = Strahl, *μύχης* = Pilz); fadenförmige, sich verzweigende, oft kettengliederartig zerfallende B., unbeweglich, fast alle grampositiv. Hierzu gehören die Familien: 1. **Mycobacteriaceae** (*Mycobacterium tuberculosis*, s. Tuberkelbakterien, *Mycobacterium leprae*, Erreger der Lepra); 2. **Actinomycetaceae** (*Actinomyces bovis* u. *A. israeli*, d. Erregern der Aktinomykose*; Strahlenpilzkrankheit); 3. **Streptomycetaceae** (Gatt. *Streptomyces*, s. die Antibiotika Streptomycin, Aureomycin, Chloromycetin, Neomycin, Terramycin, Actinomycin).

Actinomycin C: Antibioticum aus *Streptomyces chrysomallus*, entd. 1949 von Brockmann u. Grubhofer, Göttingen. Orangerotes kr. Pv., l. i. Aceton, wl. i. Chlf., Methanol, Bzl., swl. i. A., unl. i. Ae. u. Aq. A. wirkt zytostatisch u. bakteriostatisch, es findet bes. bei Lymphogranulomatose, chronisch lymphatischer Leukämie sowie zusätzl. bei der Carcinombehandlung Anwendung. ED. tägl. ca. 200 μg i.v. (Sanamycin®).

Actinomycin D: Dactinomycin, Meractinomycin, Cosmegen®. Antibioticum gleicher Herkunft wie A. C; Anw. als Cytostaticum, bes. bei Lymphogranulomatose.

Acyclische Verbindungen: s. Kohlenwasserstoffe.

Adalin: s. Bromdiäthylacetylcarbamid.

Adamwurzel: Langer Allermannsharnisch, Bulbus victorialis longus, s. Allium victorialis.

Adaptation: Anpassungsvermögen eines Organs oder Reizempfängers (z. B. der Nerven). **Adaptation des Auges:** Anpassungsvermögen des Auges an die Reize der Lichteinwirkung durch Veränderung d. Pupillen u. entsprechende Reaktion des Sehpurpurs.

Adde: (auf Rezepten) Füge hinzu.

Addisonsche Krankheit: Bronzehaut-Krankheit, beruht auf fehlender oder mangelhafter Produktion von Nebennierenrinden-Hormon, s. Hormone.

Adenin: 6-Aminopurin, $C_5H_5N_5$, entd. 1885 v. Kossel, sehr verbreitete Purinbase, in zahlreichen Pflanzen, u. a. in Zuckerrüben, Hopfen, Tee, Bakterien, Pilzen (Hefe), in Muskeln, Placenta, Leber, Harn; vgl. Nucleoproteide.

Adenitis: Drüsenentzündung.

Adenosin: Adenin-[D-ribofuranosid]-9, $C_{10}H_{13}N_5O_4$, weiß. Pv., ll. i. heiß. Aq, unl. i. A.

Adenosindiphosphorsäure: ADP, Zwischenglied bei den Phosphorylierungsprozessen beim Kohlenhydratstoffwechsel, vgl. Adenylsäure.

Adenosin-3'-phosphorsäure: Adenosin-3'-monophosphat (AMP-3'), Hefeadenylsäure, $C_{10}H_{14}N_5O_7P$; ll. i. heiß. Aq., wl. i. A. Vork. i. Hefe.

Adenosin-5'-phosphorsäure: AMP-5', Muskeladenylsäure, $C_{10}H_{14}N_5O_7P$; ll. i. heiß. Aq., wl. i. A., unl. i. Ae.

Adenosin-triphosphorsäure: ATP, $C_{10}H_{16}N_5O_{13}P_3$; weiß-schwach gelbl. Pv., ll. i. heiß. Aq. Anw. bei peripheren Durchblutungsstörungen, zur Gefäßerweiterung bei Coronarinsuffizienz; vgl. Nucleotide, Adenylsäure.

Adenylpyrophosphorsäure: Adenosintriphosphorsäure*.

Adenylsäure: Adenosinmonophosphorsäure („AMP"); 3 Formen dieses Mononucleotids: Adenosin-2'-, -3'- oder -5'-phosphorsäure (s. dort). AMP entsteht im Körper aus der Adenosintriphosphorsäure (ATP) durch Abspaltung v. 2 Mol. Phosphorsäure. Sie ist im Körper an den Phosphorylierungsprozessen beim Kohlenhydratabbau beteiligt. Die synthet. Muskel-A. (AMP-5') findet med. Anw. als Kreislaufmittel, da sie eine stark gefäßerweiternde Wirkung besitzt. Hefe-A. (AMP-3') unterscheidet sich von d. Muskel-A. durch die 3'-Stellung des Phosphorsäurerestes, vgl. Adenosin u. Nucleotide.

Adeps: Fett. **A. benzoatus** DAB 6: Benzoeschmalz. Durch Schmelzen v. 2 T. Benzoeharz u. 6 T. Natr. sulfuric. in 100 T. A. suillus. Wird nicht so schnell ranzig wie A. s. wegen des Koniferylbenzoates, das im Benzoeharz enthalten ist.

Adeps Lanae anhydricus: s. Wollwachs.

Adeps solidus: s. Hartfett.

Adeps suillus: s. Schweineschmalz.

Adermin: Vitamin B_6, s. Vitamine.

ADH-Methode: Methode zur Bestimmung von Alkohol im Blute mittels spez. Ferment-Reaktionen (ADH = Alkoholdehydrogenase).

Adhäsion: Kraft, durch die Körper aneinanderhaften.

Adiantum aureum HOM: s. Polytrichum commune.

Adiantum capillus-veneris: Fam. Adiantaceae, Venushaar, Frauenhaar, Frauenfarn (Südeuropa, Mittelmeergebiet). Stpfl. v. **Herba Capilli veneris** ERG (Folia Capilli, Folia Adianti): Venushaar. Best.: Gerbstoff, Bitterstoff, äth. Öl. Asche max. 10%. Anw. volkst.: als Expectorans. HOM: *Adiantum capillus veneris*, die frische Pflanze.

Adipinsäure: Butandicarbonsäure, Hexandisäure,

$$HOOC \cdot (CH_2)_4 \cdot COOH.$$

Weiß. Kr., F. 153°, D. 1. 360; wl. i. Aq., leichter in heiß. Aq., l. i. Aceton, ll. i. A., entst. bei d. Oxidation v. Fetten (Adeps, daher der Name) u. cyclohexanreich. russ. Erdölen. Anw.: als Ersatz von Weinsäure i. d. Backpulver- u. Limonadenindustrie, vor allem aber zur Herst. der Nylon-Faser. Ihre Ester dienen als Gelatinierungsmittel u. a. i. d. Gerberei.

Adipositas: Fettsucht, Fettleibigkeit.

Adiuretin: Hormon des Hypophysenhinterlappens, s. Hormone.

Adjuvans: Unterstützender Bestandteil einer Arznei.

Ad l.: Ad libitum, nach Belieben.

Ad m.m.: ad manus medici = zu Händen des Arztes; **ad usum proprium:** zu eigenem Gebrauch des Arztes.

Adoniskraut: Herba Adonidis vernalis ERG, s. Adonis vernalis.

Adonisröschen: Adonis vernalis*.

Adonis aestivalis: Fam. Ranunculaceae, Feuerröschen, Blutauge (Süd- u. Mitteleuropa). Stpfl. v. **Herba Adonidis aestivalis:** Feuerröschenkraut. Best.: ähnliche, aber viel weniger wirksame Glykoside wie A. vernalis. Anw. volkst.: als Herzmittel u. Diureticum.

Adonis vernalis: Fam. Ranunculaceae, Frühlingsadoniskraut, Frühlingsteufelsauge, Adonisröschen, Teufelsauge (Südöstl. u. Mitteleuropa). Stpfl. v. **Herba Adonidis vernalis** ERG: Adoniskraut. Best.: Adonidosid u. Adonivernosid, Cymarin, Adonitoxin (digitalisähnl. wirk. Glykoside, zus. ca. 1%). Flavone, Akonitsäure, Adonit (Pentasaccharid), Cholin, Harz, Fett u. a. (nach neueren Untersuch. sind keine Saponine enth.). Asche max. 10%. Anw. med.: wie Fol. Digitalis, Adonis wirkt schneller, aber weniger nachhaltig. Kumulation tritt nicht ein. MD. 1,0 g; MTD. 3,0 g. HOM: *Adonis vernalis*, die frische, ganze Pflanze. (Aufbewahrung: Ursubst., 1., 2., 3., Dez.-Pot. vorsichtig.)

ADP: Adenosindiphosphorsäure*.

Adrenalin DAB 7: L-1-(3′, 4′-Dihydroxy-phenyl)-2-methylamino-äthan-1-ol; Levorenin.

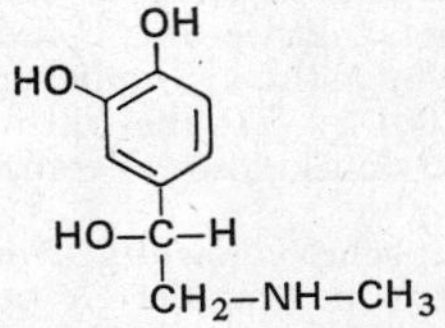

$C_9H_{13}NO_3$; Mol. 183,2; Gehalt mind. 95,0%, berechnet auf die getrocknete Substanz. Weißes bis schwach bräunlich-weißes, kr. Pv. von bitterem Geschmack, ohne Geruch; swl. i. Aq., praktisch unl. i. A., Ae., Chlf., Aceton, l. i. verdünnt. SS u. Alkalilaugen. F. 253—254°; $[\alpha]_D^{20°}$ = —50 bis —53°. (Suprarenin®, Epinephrin®, Paranephrin®, Takamina®.)

Adrenalin ist das Hormon des Nebennierenmarks (s. Hormone). Es wurde 1901 von *Jokichi Takamine* (1854—1922) isoliert, 1904 synth. dargest. von *Friedrich Stolz* (1860 bis 1936); Herst. heute haupts. synthetisch.

Adrenalin ist in Form des trockenen Pulvers haltbar, dagegen zersetzen sich wäß. Lsgen. bei neutraler u. alkalischer Reaktion sehr leicht. Um vom Glas abgegebenes Alkali zu binden, setzt man den Lsgen. Salzsäure zu (einige Tropfen verd. HCl auf 100 ml). Um eine Oxidation des A. (Rotfärbung) zu vermeiden, kann man eine Spur Natriumsulfit zufügen. Neben reinem A. werden auch *Adrenalin-hydrochlorid* (1,2 g = 1 g Adrenalin) und *Adrenalin-hydrogentartrat* (1,82 g = 1 g Adrenalin) verwendet. Anw. med.: Adrenalin wirkt spezifisch erregend auf den Nervus sympathicus, kontrahiert d. Blutgefäße, verstärkt d. Herztätigkeit, erweitert d. Pupillen, wirkt kontrahierend auf den Uterus, dagegen erschlaffend auf die Magen- u. Darmbewegungen u. auf die Bronchialmuskulatur. Es erhöht die Zuckerausscheidung ins Blut u. ist daher der Antagonist des Insulins. A. ist ein bedeutendes Analepticum für den Kreislauf u. kann bei Kollaps, Narkosevergiftungen, Asphyxie Neugeborener usw. lebensrettend wirken (vgl. Sympatol). Es wird den Lsgen. der Anästhetica (Novokain) zur Infiltrations- u. Leitungsanästhesie zugesetzt u. dient auch zur lokalen Blutstillung, indem Wattetampons m. einer Lsg. 1:2000 getränkt werden. Ferner findet es Anw. b. Asthma, Heufieber u. dgl. MD.: 0,001 g; MD. bei intravenöser und intramuskulöser Verabreichung 0,00015 g.

Aufb.: sehr vorsichtig, vor Licht geschützt, in evakuierten oder mit einem indifferenten Gas gefüllten Ampullen.

Adrenalin-Lösung DAB 7: (1 : 1000) Eine mit Hilfe von Salzsäure hergest. wäßrige Lsg. von Adrenalin, die 0,1000 g Adrenalin in 100,0 ml enth. Herst.: 0,1000 g Adrenalin wird in 5,50 ml 0,1 n-Salzsäure gelöst. Die Lsg. wird auf 100,0 ml verdünnt. Der Zusatz v. Stabilisatoren sowie von Stoffen zur Herst. blutisotonischer Lsgen. ist gestattet. Gehalt: 0,090 bis 0,110 g $C_9H_{13}NO_3$ in 100,0 ml Lsg. Klare, farblose bis nahezu farblose Lsg., die sich am Licht u. an d. Luft allmählich verfärbt.

MD.: 1,0 g; MD. bei intravenöser und intramuskulärer Gabe 0,15 ml.

Adrenocorticotropes Hormon: Corticotropin (Int. Bez.), ACTH (adrenocorticotropic hormon), Hormon des Hypophysenvorderlappens, wirkt spezifisch auf die Nebennierenrinde und regt diese zu vermehrter Produktion von Cortison an. Fehlen dieses Hormons führt zu Atrophie der Nebennierenrinde. Hauptindikationen sind: Akuter u. subakuter Gelenkrheumatismus, chron. Polyarthritis, Gicht, Asthma bronchiale, anaphylaktischer Schock u. a. Kontraindiziert bei Tbc. u. Poliomyelitis, vgl. Cortison. 1951 wurde v. d. UNO ein Standard für ACTH-Präparate festgelegt, dieser entspricht 1 mg eines internat. Standardpräparates (Armourstandard). ACTH wird i. m. inj.; peroral ist es unwirksam, da es als Proteohormon durch Trypsin zerstört wird.

Adrenomimetika: s. Sympathikomimetika.

Adrenotropes Hormon: Adrenocorticotropes Hormon.

Adsorption: Anlagerung v. Gasen oder gelösten Stoffen a. d. **Oberfläche** v. festen Körpern (vgl. Absorption).

Adsorptionsanalyse: s. chromatographische Analyse.

Adsorptionskohle: s. Carbo animalis*.

Adsorptionsspektrum: s. Spektrum.

Adstringentium (a): Adstringens, „zusammenziehendes" Mittel, z. B. zur Blutstillung (Alaun, Eisenchlorid), zur Wundgranulation (Wismutsalze), gegen Durchfall (Gerbsäure, Heidelbeeren), zur Entzündungshemmung (essigsaure Tonerde, Phenol, Bleisalze, Kalkwasser). Die Wirkung beruht auf Koagulation der Eiweißstoffe der Zellen u. oberflächlicher Gerbung (z. B. der Darmschleimhaut).

Adulsion®: Tylose®. Fettersatzstoff aus Celluloseäther; quellbar, nicht reizend, gibt mit Aq. kolloidale Lösungen. Anw.: zu Salben, als Emulgier-, Verdickungs- u. Bindemittel, vgl. Carboxymethylcellulose u. Methylcellulose.

Adumbran®: Int. Bez. Oxazepam, 1,4-Diazepinderivat, vgl. Ataraktika.

Ad usum proprium: Zu eigenem Gebrauch (des Arztes).

Adventivknospen: *bot.* Knospen, die nicht in den Blattachseln, sondern an ungewöhnlichen Stellen, z. B. an Blättern, Wurzeln, Sproßteilen, auch an abgeschnittenen Stammteilen, Wurzelstücken oder abgeschnittenen Blättern entstehen. **Adventivpflanzen:** *bot.* Ausländische Pflanzen, die sich durch Verschleppung vor allem in Hafenorten, an Eisenbahndämmen u. dgl. ansiedeln.

Adynamie: Körperschwäche, Altersschwäche.

ÅE: (oder Å) Ångström-Einheit*.

A.E.: Antitoxin-Einheit, Immunitäts-Einheit*.

ÄDTA: s. Aethylendiamin-tetraessigsäure.

AeDTA: s. Aethylendiamin-tetraessigsäure, Dinatriumsalz.

AeDTE: s. Aethylendiamin-tetraessigsäure.

AEE: Apoerythein-Einheit, s. Vitamin B_{12}.

Aegle marmelos: Fam. Rutaceae, Modjobaum (heim. Himalaja, kult.

in Ostindien, Sundainseln). Stpfl. v. **Fructus Belae indicae:** Belafrüchte, Baelfrüchte, Marmelosfrüchte. Best.: Marmelosin, Zucker, Gerbstoff. Anw.: als Adstringens bei Diarrhöe, Dysenterie.

Aegopodium podagraria: Fam. Umbelliferae, Geißfuß, Giersch (fast ganz Europa, Kleinasien, Kaukasus, Sibirien). Stpfl. v. **Herba Aegopodii podagrariae:** Geißfußkraut (Herba Podagrariae). Best.: Äth. Öl. Anw. volkst.: gegen Gicht, Rheuma. HOM: *Aegopodium Podagraria,* die frische, blühende Pflanze.

Ährchen: *bot.* s. Blütenstand.

Ähre: *bot.* s. Blütenstand.

Äpfelsäure, Apfelsäure: Acidum malicum, Monohydroxybernsteinsäure

$$CH_2(COOH) \cdot CH(OH) \cdot COOH.$$

Weiße, zerfließende Kr.-Nadeln v. saurem, angenehmem Geschmack, ll. in Aq. u. A., l. in Ae. F. 100°. Mit 1 asym. C-Atom, daher 2 optisch aktive (1 lks.- u. 1 rechtsdrehende) u. 1 optisch inaktive (razemische) Mod. Die nat. Säure ist linksdrehend. Anw. med.: früher in Form ihrer Eisensalze (Extract. Ferri pomati u. Tinct. Ferri pomati), nicht mehr gebräuchl.

Äquimolekular heißen Lösungen, die in gleichen Mengen des Lösungsmittels die gleiche Anzahl Moleküle der gelösten Stoffe enthalten.

Äquivalentgewichte: Verbindungsgewichte für Elemente, Radikale u. Moleküle, bezogen auf (einwertigen) Wasserstoff (= 1,008). 1 Grammäquivalent ist die dem Äquivalentgewicht numerisch entsprechende Gramm-Menge = 1 Val. 1 Val in 1 l gelöst = 1n Lösung (Normallösung).

Äquivalenz: Gleiche chemische Wertigkeit.

Aerobacter: Bakterien-Gattung, gramnegative kurze Stäbchen, spalten Traubenzucker u. Milchzucker unter Säure- u. Gasbildung.

Aerobier: Bakterien, die zum Leben Sauerstoff brauchen, vgl. Anaerobier. Man unterscheidet obligate u. fakultative Aerobier.

Aerosole: s. Kolloide; **Aerosoltherapie:** Inhalation kleinster Medikamententeilchen (Größe ca. 0,5 bis 5 Tausendstel Millimeter) in Nebelform.

Bei den **Aerosol-Zerstäubern,** die in der Kosmetik u. Technik ausgedehnte Anwendung finden, werden die Wirkstoffe mittels Treibmittel (Gase, Kohlensäure, Stickstoff, besonders durch fluorierte Chlorkohlenwasserstoffe wie Frigene, Freone u. a.) unter Druck von 3—6 at durch Druck auf den Knopf des Behälters herausgesprüht. Die Behälter bestehen aus Kunststoff, Glas, Metall. Anw. zur Zerstäubung von Parfüms, Sonnenschutzmitteln, Cremes, Desodorantia, Haarlacken, Antischweißmitteln usw. Techn. für Insektenvertilgungsmittel, Feuerlöschmittel, Polituren, Kunstharze usw. Ferner werd. mit **Aerosol** synthetische, oberflächenaktive Netzmittel bezeichnet, z. B. Sulfobernstein- u. Naphthalinsulfonatderivate (Aerosol OT); diese werd. auch i. d. Tablettenfabrikation verwendet, um eine bessere Zerfallbarkeit der Tabl. zu erzielen.

Aerugo: Cuprum subaceticum, s. Kupfer(II)-acetat, basisch.

Aeschrion excelsa: s. Picrasma excelsa.

Aesculin: $C_{15}H_{16}O_9 + \frac{1}{2}$ Aq. Hydroxycumaringlykosid (fluoresziert blau), aus der Rinde u. Samen von Aesculus hippocastanum; weiße, bitter schmekkende Kr.-Nadeln, l. in heiß. Aq. u. A.; F. 205°, in wäß. Lsg. blau fluoreszierend. Anw. med.: bei Lupus sowie in Salben als Lichtschutz gegen ultraviolette Strahlen, ferner als Nährbodenzusatz in der Bakteriologie zur Differenzierung von Kokken.

Aesculus hippocastanum: Fam. Hippocastanaceae, Roßkastanie (heim. Persien, Nordindien, Gebirge Nordgriechenlands, kult. in Europa, Asien). Stpfl. v. **Cortex Hippocastani:** Roßkastanienrinde. Best.: Hydroxycumaringlykoside Aesculin, Fraxin, Scopolin u. deren Aglykone Aesculetin, Fraxetin, Scopoletin, ferner Quercitrin (Flavonolglykosid) u. sein Aglykon Quercetin, das Saponinglykosid Aescin sowie Allantoin, Katechingerbstoff, Phytosterine, etwas fett. Öl. Anw. volkst.: als Fiebermittel, Adstringens, bei Hautleiden (Lupus). **Flores Hippocastani:** Roßkastanienblüten. Best.: Kämpferol (Flavonolglykosid), Isoquercitrin, Rutin, Aescin (Saponinglykosid) sowie die Aminopurine Adenin, Adenosin, Guanin, Harnsäure. Anw.: als Antirheumaticum u. Tonicum. HOM: *Aesculus Hippocastanum e floribus,* die frischen Blüten. **Semen Hippocastani** (Semen Castaneae equinae): Roßkastaniensamen. Best.: Stärke (50%), Eiweiß (5%), Bitterstoff, fett. Öl (1,5%), Eiweiß, Gummi, Gerbstoff. Anw. med.: bei Krampfadern, Hämorrhoiden, Würmern; techn.: zur Gewinnung v. Stärke u. Saponin. Das Samenpulver ist ferner Bestandteil des „Schneeberger Schnupftabak". HOM: *Aesculus*, die frischen, geschälten Samen. **Folia Hippocastani:** Roßkastanienbl. Best.: Oxycumaringlykoside, Aesculin, Fraxin, Scopolin (ohne Aglykone, s. Cortex H.), ferner Quercitrin, Kämpferol, Violaxanthin (Carotinoid), Aescin (Saponinglykosid), Gerbstoff, Vitamin K_1, Phytosterine, Aminopurine, Adenin, Adenosin, Guanin u. Harnsäure. Anw. volkst.: bei Keuchhusten (vgl. Castanea sativa). Extrakte (Gesamtauszüge) aus Aes. h. werd. med. verwend. bei Durchblutungsstörungen, Veneninsuffizienz, Thrombosen, Thrombophlebitiden usw.

Äthacridinlactat DAB 7: Rivanol®; 2-Äthoxy-6,9-diaminoacridinlactat (s. Acridin); $C_{18}H_{21}N_3O_4 \cdot H_2O$. Mol. 361,4 (wasserfrei: Mol. 343,39). Gelb. kr. Pv., l. in Aq., wl. in A. Anw. med.: als Antisepticum bei Wundinfektionen, Angina, Pyodermien, Erysipel, Konjunktivitis usw. (Rivanoletten zur oralen Behandl. infektiöser Darmerkrankungen.)

Äthan: Äthylwasserstoff, C_2H_6, Kohlenwasserstoff der Paraffinreihe. Farb- u. geruchloses Gas, l. i. A., wenig l. i. Aq., brennt mit schwach leuchtender Flamme; nat.: i. Erdöl.

Äthanal: Acetaldehyd*.

Äthandisäure: s. Oxalsäure.

Äthanol: Äthylalkohol, Alcohol aethylicus, Aethylium, Spiritus, Weingeist, Alkohol; C_2H_5—OH; Mol. 46,07; **Äthanol** DAB 7: Gehalt mind. 96,0% (ml/ml) = mind. 93,9% (g/g) C_2H_6O; klare, farbl., brennend schmeckende, leicht entzündliche Fl., die m. schwach bläulicher, nicht rußender Flamme brennt, mischbar mit Aq., Ae., Chlf. (Selbstentzündungstemp. ca. 425°); D. 0,803—0,808; Kp. 78,0—79,0°. **Äthanol-Wassergemische** DAB 7: Äthanol 90% (ml/ml) = 85,7% (g/g), D. 0,827—0,831; Äthanol 80% (ml/ml) = 73,5% (g/g), D. 0,858—0,860; Äthanol 70% (ml/ml) = 62,4% (g/g), D. 0,885 bis 0,887 (Spiritus dilutus); Äthanol 45% (ml/ml) = 37,8% (g/g), D. 0,939 bis 0,940. **Äthanol absol.** (Alcohol absolutus) R/DAB 7, mind. 99,8% (ml/ml) = mind. 99,7% (g/g) C_2H_6O, D. 0,7903 bis 0,7894, Kp. 78—79°.

Bestimmung des Äthanolgehaltes nach DAB 7: 20,00 ml Substanz werden, falls nichts anderes angegeben ist, in einem 150-ml-Fraktionierkolben mit 30,0 ml Wasser verdünnt. Nach Zusatz einiger Siedesteinchen werden langsam 40—45 ml überdestilliert. Nach dem Auffüllen mit Wasser wird die Dichte der Flüssigkeit bestimmt. Aus der Anlage II ist der der Dichte entsprechende Äthanolgehalt in Volumprozent zu entnehmen. Dieser Wert ergibt bei Verwendung von 20,00 ml Substanz nach Multiplikation mit 2,5 den Äthanolgehalt der untersuchten Substanz in Volumprozent. (Anlage II des DAB 7 enthält die „Übersicht über die Beziehungen zwischen Dichte, Volumprozent und Gewichtsprozent bei Äthanol-Wasser-Mischungen".) In der zu untersuchenden Fl. dürfen keine flüchtigen Bestandteile, wie aeth. Öle, flüchtige SS usw. enthalten sein, die in das Destillat übergehen und dessen Dichte beeinflussen können; sie müssen daher vorher abgetrennt werden (durch Wasserzusatz, Extrahieren mit Petroläther, Aussalzen, SS durch Neutralisieren usw.).

Die Apparatur zur Bestimmung des Äthanolgehalts nach Ziffer 59/DAB 7 ist nicht exakt definiert. Im Dampfraum des Kahlbaumaufsatzes (s. Campherspiritus) tritt leicht eine Fraktionierung auf, die sich besonders nachteilig beim Nachweis von Methanol (Ziff. 60/DAB 7) u. von Isopropanol (Ziff. 61) bemerkbar machen würde. Die nachstehend gezeigte **Apparatur** ist eine Modifikation der in der Lebensmittelchemie üblichen Geräte und entspricht in ihren wesentlichen Merkmalen dem Europäischen Arzneibuch. Vertrieb: WEPA, 541 Höhr-Grenzhausen).

Alkohol schädigt alle Organismen. Bakterien werden durch 70%igen A. abgetötet oder in ihrer Entwicklung gehemmt. Das Blut enthält normalerweise 0,025—0,06 g A. im Liter; nach A.-Genuß kann der Gehalt im Blut bis zu 1—3 g pro Liter ansteigen, bei 2‰ treten erhebliche Störungen, bei 3—4‰ schwere Erschöpfungszustän-

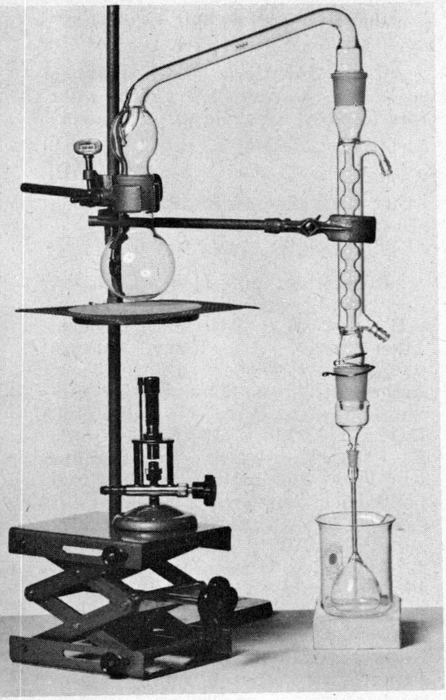

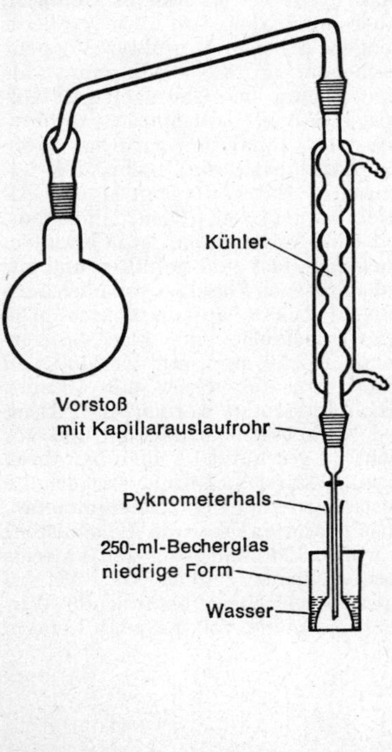

de auf, 7—8‰ sind tödlich. **Blutalkohol** wird nach *Widmark* bestimmt, indem man den Blutalkohol überdestilliert, von konz. Schwefelsäure absorbiert u. durch Kaliumdichromat zu Essigsäure oxidiert; der Überschuß an Kaliumdichromat wird jodometrisch bestimmt und aus der für die Oxidation des A. verbrauchten Menge von Kaliumdichromat der A.-Gehalt berechnet. Ein weiteres Verfahren ist die *ADH-Methode*, wobei mittels Fermentreaktionen der Blutalkohol bestimmt wird. **Darst.:** Durch Vergärung von Zuckerarten mit Hefe (Rohrzucker muß erst invertiert werden); techn. fast ausschl. aus Kartoffeln, wobei die Stärke erst durch die Diastase* der hinzugesetzten, gekeimten Gerste in Maltose verwandelt u. diese dann durch das Enzym der Hefe (Zymase) vergoren wird, während das durch Abbau der Aminosäuren entstehende Fuselöl zurückbleibt (s. Amylalkohol). Der Rückstand der Maische, die Schlempe*, dient als Futtermittel. Aus der vergorenen Maische mit ca. 10% Alkoholgehalt wird durch Rektifikation reiner Alkohol gewonnen; synthet. durch Verseifung v. Äthylschwefelsäure (gew. aus Äthylen mit Schwefelsäure) oder indem man an Acetylen Wasser anlagert (unter Benutzung von Quecksilbersalzen als Katalysatoren) u. den gebildeten Acetaldehyd katalytisch mit H u. Nickel zu Äthylalkohol reduziert; s. Alkohole. **Feststellung des A.-Gehaltes** in Alkohol-Wasser-Gemischen erfolgt mittels Senkspindel (Alkoholmeter*). Beim Vermischen von A. mit Wasser tritt eine Volumenverminderung (Kontraktion) ein.

A. ist ein gutes Lösungsmittel für Harze, äth. Öle, Wachse, Fettsäuren und zahlr. andere Substanzen, er ist mit Wasser und allen organischen Lösungsmitteln in jedem Verhältnis mischbar. Er findet in Pharmazie und Industrie ausgedehnte Anwendung, in größtem Umfang zur Herst. alkohol. Getränke. HOM: *Weingeist*. Das HOM schreibt Weingeist in 4 Stärken vor: 1. 90%igen (Vol.-%); 2. 70%igen (Gew.-%); 3. 60%igen (Gew.-%); 4. 45%igen (Gew.-%). **Spiritus denaturatus:** Denaturierter Weingeist,

Brennspiritus, vergällter Branntwein. Alk.-Gehalt 92,4 Gew.-% = 95,0 Vol.-%. Als amtliches Vergällungsmittel diente früher eine Mischg. von 9 T. rohem, acetonhalt. Holzgeist und 1 T. Pyridinbasen, die zu 2% dem Branntwein zugesetzt wurde. Statt dessen wurde ab 15. 3. 1962 Methyläthylketon (2-Butanon) als allgemeines u. vollständiges Vergällungsmittel (also auch für Brennspiritus) eingeführt, u. zwar 0,75 Lit. auf 100 Liter Weingeist unter Zufügung von Pyridinbasen. Methyläthylketon ist toxikologisch unbedenklich (letale Dosis oral 50 g). Auch dürfte bei äußerlicher Anwendung eine Sensibilisierung nicht eintreten, s. Methyläthylketon. Für die Herst. v. Heilmitteln sind zur Vergällung zugelassen (auf je 100 Liter Weingeist): 0,5 kg Kampfer, 0,5 kg Thymol, 0,3 kg Chloroform, 0,2 kg Jodoform, 0,5 kg Chloräthyl, 0,3 kg Bromäthyl, 1 Liter Terpentinöl, 1 Liter verfl. Karbolsäure, 1 Liter rohes Kresol, 2 Liter Toluol, 2 Liter gereinigtes Lösungsbenzol, 1 kg Fichtenkolophonium, 0,4 kg Fichtennadel-, Kiefernnadel- oder Latschenkiefernöl, 2 kg Birkenteer od. Buchenholzteer, 5 kg Kaliseife, 5 Lit. KOH 15% oder 2 Lit. 50%ig; für Riech- u. Schönheitsmittel 1 Lit. Phthalsäurediaethylester oder 0,5 kg Thymol. (Unter Sekunda-Sprit versteht man einen wenig gereinigten A., der noch Fuselöle, Säuren u. Aldehyde enth. u. für technische Zwecke verwendet wird.) **Gesch.:** Durch Gärung erzeugte alkoholische Getränke (Obstwein, Honigwein) waren schon in der Steinzeit bekannt. Aristoteles kannte „brennbare Dämpfe", die bei Erhitzung aus starken Weinen entwichen; Griechen u. Babylonier kannten den Palmwein u. die Bierherstellung. Alkoholgewinnung im 11. Jahrh. in Italien (Salerno). Cardanus erwähnt erstmalig 1554 reinen (absoluten) Alkohol (u. Äther). 1787 fand Lavoisier, daß bei der Gärung aus Zucker Alkohol u. CO_2 entsteht. 1796 erfolgte erstmalig die Darst. von absolut. A. durch Tobias Lowitz (geb. 1757 in Göttingen, gest. als Hofapotheker u. Prof. in St. Petersburg).

Äthansäure: s. Essigsäure.

Äthanylchlorid: Acetylchlorid*.

Äthenol: Vinylalkohol,

$CH_2{=}CHOH$.

Äther: Anhydride der Alkohole, entstehen, wenn sich 2 gleiche oder verschiedene Alkohole unter Wasseraustritt verbinden, z. B.: C_2H_5 O|H|

C_2H_5 |OH|

Äther mit 2 gleichen Radikalen heißen einfache Äther, z. B.

$C_2H_5{-}O{-}C_2H_5$

= Äthyläther, mit 2 verschiedenen Radikalen gemischte Äther (z. B. $C_2H_5{-}O{-}CH_3$ = Äthylmethyläther). **Äther** DAB 7, **Äther zur Narkose** DAB 7: Äthyläther, Diäthyläther, Aether aethylicus, Schwefeläther, Aether sulfuricus, $C_2H_5{-}O{-}C_2H_5$. Mol. 74,12; D. 0,713—0,715; Kp. 34—35°; F. —113°. Klare, farbl., flüchtige Fl., sehr leicht entzündbar, an Luft und Licht leicht oxidierend; mischbar mit Äthanol 90%, Chlf., Benzin, fetten u. aeth. Ölen. 100 g Äther nehmen bei 20° ca. 1,3 g Wasser auf. MAK = 400 cm^3 pro m^3 Luft. Darst.: Durch Dest. von Äthylalkohol mit konzentr. Schwefelsäure (deshalb früher „Schwefeläther" genannt). Ätherdämpfe sind schwerer als Luft u. bilden mit atmosphär. Luft ein explosives Gemisch, daher muß das Umfüllen größerer Mengen Äther mit größter Vorsicht geschehen! Anw. med.: inn. als Analepticum bei Ohnmachten, Kollaps, Hysterie (DAB: Spiritus aethereus); zur Inhalationsnarkose sowie zur Lokalanästhesie; techn. als Lösungs- u. Extraktionsmittel von Alkaloiden, Harzen, Ölen, Phosphor, Jod usw. **Narkoseäther** ist in braunen, trockenen, fast ganz gefüllten und gut verschlossenen Flaschen von höchstens 150 ml Inhalt aufzubewahren. Die zum Verschließen der Flaschen verwend. Korke sind mit Zinnfolie zu unterlegen, die vorher mit absolut. Alkohol gereinigt worden sind. Äther und Narkoseäther sind kühl und vor Licht geschützt aufzubewahren (DAB). Darst.: Durch wiederholte Dest. von Äther über Natriummetall. (Äther kannten schon die Alchemisten; er wurde 1540 erstmalig von Valerius Cordus/Nürnberg als Ol. Vitrioli dulce beschrieben; betäubende Wirkung erstmalig von Faraday/London

1818 entdeckt, die erste Äthernarkose erfolgte 1846 durch Morton/Boston, USA.)

Aether acetico-aceticus: s. Acetessigsäure-äthylester.

Aether aethylicus: s. Äther.

Aether aceticus: s. Essigsäureäthylester.

Aether benzoicus: s. Benzoesäureäthylester.

Aether bromatus: s. Äthylbromid.

Aether butyricus: s. Buttersäureäthylester.

Aether chloratus: s. Äthylchlorid.

Aether formicicus: s. Ameisensäureäthylester.

Aether isoamylicus: s. Isoamyläther.

Aether isopropylicus: s. Isopropyläther.

Aether jodatus: s. Äthyljodid.

Äther-Narkose: s. Narkose-Arten.

Aether nitrosus: Äthylium nitrosum, s. Äthylnitrit.

Äther, peroxidfreier: Äther zur Narkose DAB 7: s. Äther.

Aether Petrolei: s. Petroläther.

Aether pro narcosi: Narkoseäther, s. Äther.

Aether salicylicus: s. Salicylsäureäthylester.

Aether spirituosus: Spiritus aethereus DAB 6.

Aether sulfuricus: s. Äther.

Ätherische Oele: Öle, Ätherische.

Ätherweingeist: s. Spiritus aethereus DAB 6.

Äthin: s. Acetylen.

Aethiops antimonialis HOM: Spießglanzmohr (Hydr. stibiato-sulfuratum), Gemenge von schwarz. HgS, Sb_2S_3, metall. Hg und Schwefel. **A. mercurialis:** Hydrargyrum sulfuratum nigrum ERG*. **A. mineralis:** Hydrargyrum sulfuratum nigrum ERG*. **A. per se:** s. Hydrargyrum. **A. vegetabilis:** s. Fucus vesiculosus*.

2-Äthoxy-6,9-diamino-acridinlactat: s. Äthacridinlactat.

4-Äthoxy-acetanilid: s. Phenacetin.

Äthoxy-aniline: Phenetidine*.

Aethusa cicuta: Aethusa cynapium*.

Aethusa cynapium: (Aethusa cicuta) Fam. Umbelliferae, Hundspetersilie, Gartenschierling (Europa). Stpfl. v. **Herb. Aethusae:** Hundspetersilienkraut. Best.: Coniin (jedoch in weit geringerer Menge als in Conium maculatum), äth. Öl. Anw. volkst.: gegen Krämpfe (Vorsicht, stark giftig!). HOM: *Aethusa*, die frische, blühende Pflanze. (Aufbewahrung: Ur-Substanz 1., 2., 3., Dez.-Pot. vorsichtig.)

Äthyl: Einwertiges Radikal des Äthans C_2H_5.

Äthylacetat: Aether aceticus, s. Essigsäure-äthylester.

Äthyläther: s. Äther DAB*.

Äthylaldehyd: Acetaldehyd*.

Äthylalkohol: s. Äthanol.

Äthylamin: Primäres Amin (s. Amine), $CH_3—CH_2—NH_2$. Nach NH_3 riechende Fl.; D. 0,7; F. —84°; Kp. 18°.

Äthylbromid: Aether bromatus, Aethylium bromatum, Bromäthyl, Monobromäthan, C_2H_5Br, Mol. 108,98, Kp. 36—38,5°; klare, farblose, äth. riech. Fl., unl. i. Aq., mischbar mit A., Ae., Chlf.; MAK: 200 cm^3 pro m^3 Luft. Anw. med.: inn. bei Kardialgie, Angina pectoris, sowie als lokales Anästheticum und als Inhalationsnarcoticum (Rauschnarkose). Vorsicht vor Verwechselungen mit d. giftigeren Äthylenbromid.

Äthylchlorid DAB 7: Aether chloratus, Aethylium chloratum, Chloräthyl, Monochloräthan, $C_2H_5—Cl$; Mol. 64,52, D. 0,9214, Kp. 12—12,5°; klare, farbl. Fl. von stechendem Geruch u. brennendem Geschmack, mischbar mit Äthanol (90%), Ae., Chlf., wl. i. Aq. MAK: 1000 cm^3 pro m^3 Luft. Darst.: Durch Einwirkung von Chlorwasserstoff auf Äthanol. Aufbew. in zugeschmolzenen Glasröhren oder in Spritz-Ampullen. Anw. med.: als lokales Kälte-Anästheticum u. Inhalationsnarcoticum bei kleinen Operationen; techn. zur Kälteerzeugung.

5-Äthyl-5-(1′-cyclohexenyl)-barbitursäure: Cyclobarbital, Phanodorm®, $C_{12}H_{16}N_2O_3$, Mol. 236,27, F. 174°; weiß. kr. Pv., swl. i. Aq., etwas leichter in heiß. Aq., l. in 5 A. sowie in 20 Ae. Anw. med.: als Hypnoticum (Schlaf tritt nach ca. 1 Std. ein und hält 6—7 Std. an, etwas weniger wirksam u. weniger giftig als Luminal). MD. 0,4 g; MTD. 1,2 g; mittl. Dos. 0,2 g.

Äthyl - cyclohexenyl - barbitursaures Calcium: Cyclobarbital-Calcium, Phanodorm-Calcium®, $C_{24}H_{30}CaN_4O_6$, Mol. 510,6; DAB 7: Gehalt mind.

99,0%, berechn. auf die getrocknete Substanz; weiß. kr. Pv. von bitterem Geschmack, l. i. ca. 200 T. Aq., prakt. unl. i. A. Vorsichtig aufzubewahren, vor Licht geschützt. MD. 0,4 g, MTD. 1,2 g; Anw. med.: als Durchschlafmittel (Wirkungsdauer ca. 6 bis 8 Stunden).

Äthylen: $H_2C = CH_2$, Mol. 28,05; süßl. riech. Gas, brennbar, wl. i. Aq., l. i. A. u. Ae., Kp. —101°, krit. Temp. +13°, bildet mit Sauerstoff (Luft) explosive Gemische; Anw. med.: zur Inhalationsnarkose; techn. zur Herst. von Kunststoffen (Polyaethylenen, Kunstfasern, Schmierstoffen, Waschmitteln), ferner zur Ausreifung unreif geernteter Früchte, wie Bananen, Tomaten, Apfelsinen, Zitronen.

Äthylenbromid: Aethylenum bromatum, Äthylendibromid, 1,2-Dibromäthan, $CH_2Br—CH_2Br$, Mol. 187,89. Farblose chloroformartig riechende u. brennend schmeckende Fl., swl. i. Aq., mischbar mit A. u. Ae., D. 2,179, Kp. 131,4°. Anw. med.: selten, bei Epilepsie, Dos. 0,1—0,3 g; techn. als Lösungsmittel für Harze, Celluloid, Gummi usw.

Äthylenchlorid: Aethylenum chloratum, Äthylendichlorid, Elaylum chloratum, 1,2-Dichloräthan,

$$CH_2Cl—CH_2—Cl,$$

Mol. 98,97, D. 1,255, Kp. 83,5—86°; farblose, nach Chlf. riechende Fl. von süßlich-brennendem Geschmack; swl. i. Aq., mischbar mit A., Aceton., Ae., Chlf.; Darst.: durch Vereinigung von Äthylen u. Chlorgas. Anw. med.: inn. als Anaestheticum und Antispasmodicum. Dos. 3mal tägl. 5—20 Tropfen i. Ae. oder A. MD. 1,0 g, MTD. 3,0 g. Äuß. zu Einreibungen; techn. als Lösungsmittel für Harze, Fette, Kautschuk, Öle; als Schädlingsbekämpfungsmittel; Vorsicht! Feuersicher aufbewahren.

Äthylendiamin: 1,2-Diamino-äthan, $H_2N \cdot CH_2 \cdot CH_2 \cdot NH_2$, Mol. 60,10; nach Ammoniak riech., farblose, an der Luft rauchende Fl., mischbar mit Aq., D. 0,9, F. 10,8°, Kp. 116,5°; Darst.: Aus Äthylenchlorid und alkohol. Ammoniak. Anw.: als Schädlingsbekämpfungsmittel, zur Herst. von Kunstharzen u. -wachsen. Von ihm leiten sich ferner zahlreiche Histamine ab (s. Histamin).

Äthylendiamin-tetraessigsäure: ÄDTA, EDTA, AeDTE, Komplexon II®, Titriplex II®, Idranol II®; $C_{10}H_{16}N_2O_8$; bildet mit mehrwertigen Kationen wasserlösliche Chelate. Wird hauptsächl. als Dinatriumsalz verwendet (s. nachstehend).

Äthylendiamin-tetraessigsäure, Dinatriumsalz: Natrium-Ädta DAB 7: AeDTA—Na_2 (Versene®, Idranal III®, Komplexon III®, Titriplex III®, Trilon®

$C_{10}H_{14}N_2Na_2O_8 \cdot 2\,H_2O$ (372,2), 98,5 bis 100 5% $C_{10}H_{14}N_2Na_2O_8$ (336,2), berechnet auf die getrocknete Substanz. Weiß. kr. Pv., l. i. ca. 11 T. Aq., unl. i. organ. Lösungsmitteln. Anw. med.: lokal bei Verletzungen d. Auges durch Kalk; intravenös bei Hypercalcaemie, bei Kalkmetastasen der Herzkranzgefäße, bei Digitalisüberdosierung; Spülungen zur Auflösung von Nierensteinen (nicht bei Nierenschäden!); techn. zur Wasserenthärtung, zur titrimetrischen Bestimmung von Calcium und anderen Metallionen, mit denen es nicht ionisierende Metallkomplexe bildet („Chelate" s. d.), zur Beseitigung von radioaktiven Metallsalzen, auch in Spuren (vgl. Chelate, Titriplexe).

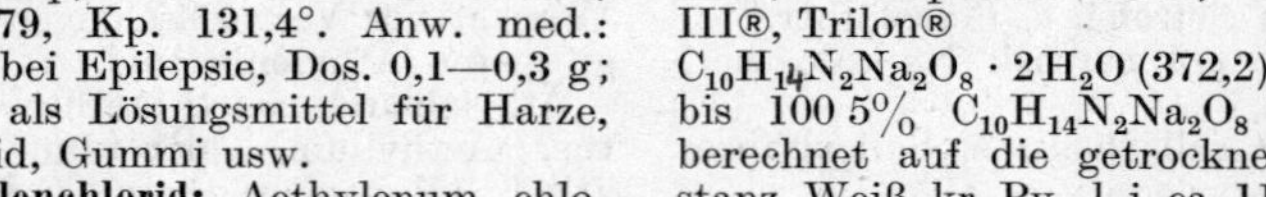

Äthylendiamin-tetraessigsäure, Dinatriumsalz

Äthylenglykol: Glykol, Äthan-1,2-diol,

$$HO—CH_2—CH_2—OH$$

Mol. 62,07; farbl. sirupartige süß schmeckende giftige Fl. D. 1,111 bis 1,13; Kp. 196—198°; Brech.index: $n_D^{20°}$ = 1,430—1,433; mischbar mit Aq., Äthanol (96%), mit Glycerin, Aceton, wl. i. Ae. und Benzin; Anw. techn.: als Gefrierschutzmittel, in der Kunstharz- u. Zellglasindustrie als

Weichmacher, auch zur Raumdesinfektion, da stark bakterizid wirkend (Scharlach, Masern usw.). Als Glycerinersatz für med. u. kosmetische Zwecke sowie in der Lebensmittelherstellung darf Glykol nicht verwendet werden! (Unterscheidung von Glycerin s. unter Glycerin.)

Äthylenoxid: [—CH_2—CH_2—]=O; ätherisch riech., giftige Fl., ll. i. Aq., Kp. +12,5°. Anw.: zur Schädlingsbekämpfung (T-Gas). Durch Polymerisation gelangt man zu Stoffen, die als Emulgatoren, Waschmittel, Weichmacher, Kunststoffe, Wachse, Lederöle usw. Verwendung finden (s. Postonal®).

Äthylentetrachlorid: s. Perchloräthylen.

Äthylentrichlorid: s. Trichloräthylen.

Aethylenum bromatum: s. Äthylenbromid.

Aethylenum chloratum: s. Äthylenchlorid.

Aethylenum trichloratum: s. Trichloräthylen.

Äthylformiat: s. Ameisensäureäthylester.

Äthylhydrokuprein: s. Optochin ERG.

Äthylhydrokupreinhydrochlorid: s. Optochin hydrochloricum ERG.

Äthylidenchlorid: Aethylidenum chloratum, 1,1-Dichloräthan, $CH_3 \cdot CHCl_2$; farblose, nach Chlf. riech. Fl., sll. i. Äthanol u. Ae., wl. i. Aq. Anw. med.: früher als Inhalationsanästheticum, äuß. als Analgeticum.

Äthylidendiäthyläther: s. Acetale.

Äthylidenmilchsäure: s. Milchsäure.

5-Äthyl-5-isoamyl-barbitursäure: Acidum isoamylaethylbarbituricum, 5-Äthyl-5-(3′-methylbutyl)-barbitursäure, $C_{11}H_{18}N_2O_3$, Mol. 226,28; weiß. kr. Pv. von schwach bitterem Geschmack, ll. i. Äthanol, Ae., Chlf.; F. 156—158°. Anw. med.: als Sedativum u. Hypnoticum, Dos. 0,2 bis 0,3 g (Amytal, Amobarbital, Pentymal, Stadadorm®).

Aethylium: Äthylalkohol, s. Äthanol.

Aethylium acetico-aceticum: s. Acetessigsäure-äthylester.

Aethylium aceticum: Aether aceticus DAB 6, s. Essigsäureäthylester.

Aethylium bromatum: Aether bromatus DAB 6, s. Äthylbromid.

Aethylium chloratum: Aether chloratus DAB 6, s. Äthylchlorid.

Aethylium formicicum: s. Ameisensäure-äthylester.

Aethylium jodatum: s. Äthyljodid.

Aethylium nitrosum: s. Äthylnitrit unter Salpetersäure.

Aethylium p-aminobenzoicum: p-Aminobenzoesäure-äthylester, s. Anästhesin.

Aethylium p-oxybenzoicum: s. 4-Hydroxy-benzoesäure-äthylester.

Aethylium salicylicum: s. Salicylsäure-äthylester.

Äthyljodid: Aether jodatus, Aethylium jodatum, Jodäthyl, Monojodäthan, C_2H_5J, Mol. 156,0; ERG: Gehalt 99,0%, D. 1,916—1,926, Kp. 72°, farbl., beim Aufbewahren sich bräunende bis rot färbende Fl., swl. i. Aq., mischbar mit A., Ae., Chlf.; Aufbew. in kleinen, braunen, gut verschloss. Flaschen; Anw. med.: früher bei Keuchhusten, Bronchitis, Asthma; äußerl. bei Hautaffektionen.

Äthylmorphinhydrochlorid: Aethylmorphinum hydrochloricum, Dionin®, $C_{19}H_{24}ClNO_3 + 2\,H_2O$, Mol. 385,90; DAB 7: Gehalt mind. 99,0%, berechn. auf d. getrockn. Substanz. Weiß. kr. Pv. von bitterem Geschmack, l. i. etwa 12 T. Aq., i. etwa 25 T. A. (90%), prakt. unl. i. Ae. u. Chlf. Spez. Drehung: $[\alpha]_D^{20°}$ = —102 bis —105° (c = 2,0); F. 122—124°; Anw. med.: bei Husten, Keuchhusten, Asthma bronchiale, MD. 0,1 g, MTD. 0,3 g; äußerl. i. d. Ophthalmologie bei Hornhauttrübungen (2—5%ige Lösungen); unterliegt der Betäubungsmittel-Verschreibungs-Verordnung.

Äthylnitrit: s. bei Salpetrige Säure unter Salpetersäure.

5-Äthyl-5-phenyl-barbitursäure: s. Phenyläthylbarbitursäure.

1-Äthylpiperidin: $C_7H_{15}N$, Mol. 113,2; DAB 7: Gehalt 99,5—100,5%;

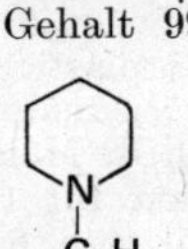

farbl. Fl. von charakterist. Geruch, l. i. Aq., mischbar mit A. und Isoamylacetat; D. 0,822—0,825, Kp. 127

bis 130°; Brech. Index: $n_D^{20°} = 1,442$ bis 1,444; Anw.: zur Gehaltsbestimmung von Penicillinsalzen.

Äthylsalicylat: Aether salicylicus ERG, s. Salicylsäureäthylester.

Ätiologie: Lehre von den Krankheitsursachen.

Aetioporphyrin: s. Porphin u. Porphyrine.

Ätiotrop: Auf die Ursachen einer Krankheit gerichtet, kausal, im Gegensatz zur symptomatischen Behandlung.

Ätzalkalien: Die Hydroxyde von Kalium (KOH), Natrium (NaOH), Calcium ($Ca(OH)_2$), s. d.

Ätzbaryt: s. Bariumoxid.

Ätzkali: Kali causticum fusum, s. Kaliumhydroxid.

Ätzkalk: Gebrannter Kalk, Calcaria usta, s. Calciumoxid.

Ätzmittel: Causticum*.

Ätznatron: Natrium hydroxydatum, s. Natriumhydroxid.

Ätzstifte: Styli caustici, bestehen aus Kupfersulfat oder Silbernitrat; s. Arzneiformen.

Afebril: Fieberlos.

Affinität: chem. Verwandtschaft oder Anziehungskraft unter den Atomen.

Affodill: Asphodelus albus*.

Ag: *chem.* Silber.

Agar: Agar Agar, Agartang, Japanischer Fischleim, Chinesische oder Japanische Gelatine; die getrocknete Schleimsubstanz verschied. (je nach Herkunft: Japan, Ceylon, Makassar, Südafrika, Neuseeland, auch aus nordischen Kulturen stammender) Gelidium-Arten (Rhodophyceae). 20 bis 60 cm lange, 1,5—10 mm breite und 0,1 mm breite weiße bis gelbliche Streifen oder 3—4 cm breite vierkantige Stäbe oder gelbliches Pv., geruch- und geschmacklos, in sied. Aq. löslich, in kalt. Aq. aufquellend; Best.: Polysaccharidschwefelsäureester. Asche max. 6,5%. Anw. med.: als Laxans (Kotplasticum); techn. zur Herst. v. Bakteriennährböden, als Dikkungsmittel in d. Marmeladefabrikation, als Ersatz für Gelatine, in d. Stoffdruckerei; ®/DAB 7: Prüflösung: 2,00 Substanz werd. unter Erwärmen auf d. Wasserbad zu 100 ml gelöst.

Agaricinsäure: Acidum agaricinicum, Agarizin, α-Cetyl-zitronensäure, $C_{22}H_{40}O_7 + 1\frac{1}{2}H_2O$. Mol. 443,5, F. ca. 140°. Gew. aus dem Lärchenschwamm, Fomes officinalis*. Weiß. kr. Pv. oder Blättchen. l. in 180 A. u. 10 sied. A., quillt in heiß. Aq. auf und löst sich in sied. Aq., ll. in Essigsäure u. heiß. Terpentin. Anw. med.: gegen den Schweiß d. Phthisiker. Dos. 0,02 bis 0,06 g; MD. 0,1 g (Dos. über 0,2 g wirken bereits lähmend, Tod erfolgt durch Atemstillstand).

Agaricinum: Acidum agaricinicum, s. Agaricinsäure.

Agaricus HOM: s. Amanita muscaria.

Agaricus albus: Fungus Laricis ERG, Lärchenschwamm, s. Fomes officinalis.

Agaricus emeticus HOM: Russula emetica*.

Agaricus muscarius: Amanita muscaria*.

Agaricus phalloides HOM: s. Amanita phalloides.

Agarizinsäure: Acidum agaricinicum, s. Agaricinsäure.

Agartang: Agar Agar.

Agathis dammara: Stpfl. v. Copal*.

Agave americana: (Agave virginia) Agave, hundertjährige Aloe. Fam. Amaryllidaceae (heim trop. Mittel- u. Südamerika, angeb. Mittelmeergebiet). In Mexiko wird der vergorene Saft (ca. 9% Zucker) als berauschendes Nationalgetränk („Pulque") seit ältesten Zeiten benutzt. Die frischen Blätter dienen als Nahrungsmittel u. liefern außerdem die Pitahanffasern. Die Wurzeln, die Saponin enth., dienen dort als Ersatz für Sarsaparille (bei Lues). HOM: *Agave americana*, die frischen Blätter.

Ageusie: Fehlen des Geschmacksvermögens.

Agglutination: Zusammenballung von Zellen, z. B. von Blutkörperchen oder Bakterien.

Agglutinine: Stoffe im Blutserum, die Agglutination* bewirken.

Agglutinogene: Stoffe, die im Körper die Bildung v. Agglutininen* anregen.

Aggregatzustände der Stoffe: fest, flüssig, gasförmig. Die moderne Chemie kennt außerdem noch den amorphen und glasartigen Zustand sowie den Zustand der anisotropen Flüssigkeit oder flüssigen Kristalle.

Aggressine: Von Bakterien gebildete Stoffe, die die nat. Schutzstoffe des Körpers (Alexine*) neutralisieren (lähmen).

Aglanduläre Hormone: Gewebshormone, s. Hormone.

Aglobulie: Verminderung der Zahl der roten Blutkörperchen.

Aglukone: Aglykone*.

Aglykone: Die Nichtzuckeranteile der Glykoside*.

Agnus castus HOM: Keuschlamm, s. Vitex agnus castus.

Agon: Co-Ferment, s. Fermente.

Agonie: Todeskampf.

Agrimonia eupatoria: Fam. Rosaceae, Odermennig (Europa, Nordamerika, Asien). Stpfl. v. **Herba Agrimoniae** ERG: Odermennigkraut. Best.: Gerbstoff, Bitterstoff, äth. Öl. Kieselsäure, Nikotinsäureamid. Asche max. 12%. Anw. volkst.: gegen Leber- und Gallenleiden, Enuresis nocturna; auch bei Lungentuberkulose; äußerl. bei Hautleiden, zum Gurgeln bei Rachenkatarrh.

Agropyron repens: (Triticum repens) Fam. Gramineae, Quecke (ganz Europa, Nordasien, Nordamerika). Stpfl. v. **Rhizoma Graminis: Queckenwurzelstock,** Graswurzel. Best.: Triticin (dem Inulin ähnl. Kohlenhydrat), Fruchtzucker, Saponin, äth. Öl, Kieselsäure, Vanillinglykosid, Vitamine A u. B. Asche max. 5%; das äth. Öl enth. Agropyren, das antibiotische Wirkung besitzt, bes. eine starke Hemmwirkung auf Hautpilze (Trichophyton und Epidermophyton). Anw. med.: als Diureticum, mildes Laxans u. Mucilaginosum; volkst. als Blutreinigungsmittel, ferner bei Drüsenschwellungen, Leberkrankheiten, Gicht; hom. bei Cystitis, Urethritis, Pollakisurie. HOM: *Triticum repens*, die frische Wurzel (Wurzelstock).

Agrostemma githago: Fam. Caryophyllaceae, Kornrade (Heim. Mittelmeergebiet; verbreitet auf Getreidekulturland). Giftig! (Kopfschmerzen, Delirien, evtl. Krämpfe, Kreislaufschädigung.) Stpfl. v. **Herba Agrostemmae:** Kornradenkraut. Best.: Saponine (im Samen bis zu 6%), Githaginglucosid u. dessen Progenin Githagin. Anw. volkst.: als Diureticum. HOM: *Agrostemma Githago*, die reifen Samen.

Agrumen: Bezeichnung für die Citrusgewächse und deren Früchte (Apfelsine, Pomeranze, Citrone, Mandarine, Bergamotte), s. Citrus-Arten.

Agrypnie: Schlaflosigkeit.

Agt-Stein: Bernstein, Succinum*.

AHG: Abkz. für Antihämophiles* Globulin.

Ahlbeeren: Fructus Ribis nigri, s. Ribes nigrum*.

Ahlkirsche: Prunus padus*.

Ahorn, Eschenblättriger: Acer negundo*.

Ahornsaft, Ahornzucker: s. Acer negundo.

Ailanthus glandulosa: Fam. Simarubaceae, Chinesischer Sumach, Götterbaum (China, Japan, Indien). Stpfl. v. HOM: *Ailanthus glandulosa*, die frischen Sprossen, Blüten und die junge Rinde zu gleichen Teilen. Best.: Quassein, Ailanthin; in der Rinde Bitterstoff u. Gerbstoff. Anw.: als Amarum u. Anthelminticum.

Airol®: s. Wismut-hydroxy-jodidgallat.

Ajmalicin (Raubasin): $C_{21}H_{24}N_2O_3$, kr., farbl. bis gelbl. Pv., unl. i. Aq., ll. i. Chlf., wl. i. A., unl. i. Ae. Alkaloid aus Rauwolfia serpentina*. Anw.: periphere Durchblutungsstörungen, arterielle Spasmen, Krampfadern, auch bei Depressionen. Dos. oral etwa 2—6 mg pro die.

Ajmalin: Alkaloid aus Rauwolfia serpentina u. and. Rauwolfia-Arten, $C_{20}H_{26}N_2O_2$; Mol. 326,44; F. 160°.

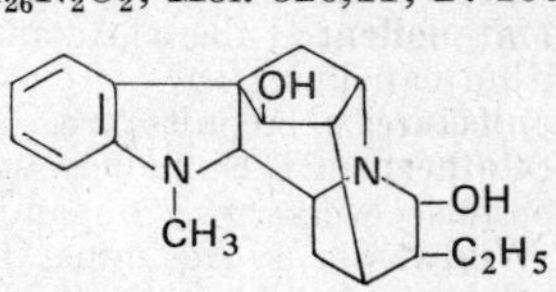

Weißes bis gelbl. feinkristallines Pv. ohne Geruch, v. bitterem Geschmack; ll. i. Chlf., Aceton, verd. SS, l. i. Äthanol u. Methanol, wl. i. Ae. Anw. med.: Angina pectoris, anfallsweise Tachykardie, zur Koronarerweiterung, bei Kollaps- u. Stresszuständen. Dos. 3mal tägl. 50 mg per os, auch intramuskulär od. intravenös.

Ajowanfrüchte: Fructus Ajowan, s. Carum ajowan.

Ajowanöl: Oleum Ajowan, s. Carum ajowan.

Akajunüsse: Fructus Anacardii occidentalis, s. Anacardium occidentale.

Akazie: s. Robinia pseudacacia.

Akazienblüten: Flores Acaciae, s. Prunus spinosa.

Akaziengummi: Gummi arabicum, s. Gummi.

Akelei: Aquilegia vulgaris*.

Akinesia: Akinesie. Unbeweglichkeit, motorische Lähmung.

Akkomodation: Anpassungsvermögen, z. B. des Auges f. nah und fern.

Akkomodationsbreite: Größtmögliche Akkomodation*; Mehrarbeit, die ein Herz äußerstenfalls leisten kann.

Akkumulator: „Kraftsammler". Bleiakkumulatoren bestehen aus zwei Bleiplatten, die in verd. Schwfs. hängen. Bei Stromdurchgang wird die positive Platte in Bleidioxyd verwandelt, die negative Platte bleibt unverändert. Danach stellt der Akkumulator ein galvanisches Element mit ca. 2 Volt Spannung dar, das nunmehr in entgegengesetzter Richtung (nach Stromabschaltung) Strom abgibt (sog. Sekundärstrom), wobei die Oberflächen beider Platten in Bleioxyd verwandelt werden, das sich m. d. Schwfs. zu Bleisulfat verbindet. Nach Entladung kann der Akk. wieder von neuem geladen werden.

Akne: Acne vulgaris, Acne juvenilis. Hauterkrankung mit Pustel- oder Knötchenbildung, Finnenausschlag.

A-Kohlen: s. Aktivkohle.

Akonitase: s. Fermente.

Akonitin: s. Aconitin.

Akonitknollen: Tubera Aconiti, s. Aconitum napellus.

Akonitsäure: s. Aconitsäure.

Akratothermen: Einfache warme Quellen (griech. ἄκρατος, ungemischt, rein), Wildwässer, s. Aq. minerales.

Akrolein: s. Acrolein.

Akrylsäure: s. Acrylsäure.

Aktedron: s. Benzedrin u. Weckamine.

Aktiniden: s. Actiniden.

Aktinomorphe Blüten: *bot.* Radiäre Blüten, regelmäßige Blüten; s. Blüte.

Aktinomykose: Strahlenpilzkrankheit; schwere, häufig tödlich verlaufende Infektionskrankheit, die durch die anaeroben Pilze Actinomyces bovis sowie Actinomyces israeli hervorgerufen wird. Die Erreger finden sich normalerweise in der Mundschleimhaut von Mensch u. Rind, von wo sie bei geeigneter Situation (Resistenzschwäche des Körpers, erhöhte Virulenz der Pilze, Schleimhautwunden) in das Gewebe eindringen (endogene Infektion). Es bilden sich rötlich-gelbe Granulationen mit Sekretabsonderung, während die umgeb. Gewebe bretthарte Infiltrationen aufweisen. Die frühere Annahme, daß die Aktinomykose durch Kauen von Grashalmen, Strohhalmen od. Getreideähren übertragen würde, hat sich als irrig erwiesen, da die sich auf diesen befindl. Pilze anderen Arten angehören u. im allgem. harmlos sind.

Aktinomyzeten: s. Actinomycetales.

Aktivatoren: (Promotoren) Substanzen, die in geringster Menge katalytische Reaktionen beschleunigen, ohne jedoch selbst Katalysatoren zu sein. Sie verstärken die Wirksamkeit von Katalysatoren und Fermenten. Sie spielen bei der Fermentwirkung eine Rolle (z. B. ist Thrombokinase* ein Aktivator) und sind bei großtechnischen Prozessen von Wichtigkeit, z. B. bei der Ammoniaksynthese.

Aktivkohle: Nach besond. Verfahren hergestellte Kohle mit großer innerer Oberfläche und daher besonders großem Adsorptionsvermögen. Bei den durch gewöhnliche Verkohlung gew. Kohlen sind die feinen Poren durch den mitentstehenden Teer verstopft, so daß sie keine Gase adsorbieren können. Um die Poren wieder freizumachen, behandelt man die Kohlen mit Chlorzinklauge oder mit Phosphorpentoxid oder mit Wasserdampf u. a. Bedeut. Anw. findet die Aktivkohle i. d. Technik u. Industrie; med. Anw. s. Medizinische Kohle unter Carbo. Man bezeichnet Kohlen, die zur Entfärbung u. Reinigung dienen, einschl. der medizin. Kohlen, als **E-Kohlen,** die Adsorptionskohlen für Gase u. Dämpfe als **A-Kohlen.**

Akut: Schnell, frisch, heftig auftretend, im Gegensatz zu chronisch.

Akzessorisch: Unterstützend, hinzutretend; Akzessorische Nährstoffe.

Akzidentell: Zufällig auftretend, d. h. nicht zur Krankheit gehörig; akzidentelle Vergiftungen = unwissentliche Vergiftungen, z. B. bei Kindern.

Al: *chem.* Aluminium*.

Alabaster: Calcium sulfuricum, s. Calciumsulfat.

Alanin: α-Aminopropionsäure,

$$CH_3—CH\,(NH_2)—COOH;$$

wichtige Aminosäure, die in vielen Eiweißkörpern vorkommt. Farbl., in Aq. ll., süßschmeckende Kr.-Nadeln, optisch aktiv; s. Aminosäuren. **β-Alanin** (β-Aminopropionsäure) ist ein Bestandteil der Pantothensäure, s. Vitamine.

Alant: Inula helenium*.

Alantkampfer: s. Helenin.

Alantöl: Ol. Helenii.

Alantolacton: s. Helenin.

Alantstärke: s. Inulin.

Alantwurzelstock: Rhiz. Helenii ERG, s. Inula helenium.

Alaun: Alumen, Aluminium-Kalium sulfuricum sowie **A., Gebrannter:** Alumen ustum, s. Kaliumalaun.

Alaune: Doppelsalze von Aluminiumsulfat mit einem Alkalisulfat; das Al kann aber auch durch ein anderes dreiwertiges Metall vertreten sein. Die allgemeine Formel für Alaune ist

$$Me^{I}Me^{III}(SO_4)_2 \cdot 12H_2O\,.$$

Me^{I} kann Na, K, Rb, Cs, Tl u. Me^{III}, kann Al, Cr, Fe, V, Ga sein. Alle Alaune kristallisieren in Oktaedern oder Würfeln und mit 12 Mol. Kristallwasser. Hauptvertreter der Alaune ist das Kalium-Aluminiumsulfat, Alumen des DAB, s. Aluminium-Kalium sulfuricum.

Albargin®: Gelatosesilber. Verb. v. Argentum nitric. mit Gelatine. Hellbräunl. glänz. Pv., ll. in Aq. Gehalt an Silber ca. 15%. Anw. med.: zur Injektion in die Harnröhre bei Gonorrhöe (Albarginflecken s. Tabelle „Flecken-Entfernung").

Albedo Aurantii: Das schwammige Endokarp aus Pericarpium Aurantii, das zu Riechkissen u. Räucherpulvern verwendet wird; s. Pericarpium Aurantii unter Citrus-Arten.

Alber: Abele, Silber- oder Weißpappel, s. Populus-Arten.

Albucid®: s. Sulfonamide.

Albumen: Eiweiß, s. Eiweißkörper u. Ei.

Albumen Ovi recens: Frisches Eiereiweiß, gew. aus den Eiern v. **Gallus domesticus,** Haushuhn. Dickfl., klebrig, farb- u. geruchl.; Anw. med.: zu Stärkungsmitteln, s. Eiweißkörper u. Ei.

Albumen Ovi siccatum: s. Ei.

Albumen sanguinis: Blutalbumin, Serumalbumin. Anw. techn. i. d. Färberei.

Albuminate: Alkaliverbindungen der Eiweißkörper*.

Albumine: s. Eiweißkörper.

Albuminimeter: Graduiertes Reagenzglas zur Bestimmung der Eiweißmengen im Harn.

Albuminoide: Nicht mehr gebräuchlicher Name für die Gerüsteiweißstoffe, s. Eiweißkörper (Skleroproteine).

Albuminurie: (Proteinurie) Ausscheidung v. Eiweiß im Harn; Nachweis s. Tabelle „Harnuntersuchung".

Albumosen: Neben den Peptonen* Zerfallsprodukte der Eiweißkörper.

Albumosesilber: Argentum proteinicum, s. Silberproteinat.

Albumosurie: Ausscheidung von Albumosen* im Harn.

Alchemie: Das Wort leitet sich wahrscheinlich von dem griech. „chemeia" ab, das möglicherweise auf die altägyptische Hieroglyphe „kême" zurückgeht, die „schwarzes Land", also Ägypten, bedeutet. Nach Ruska von griech. „Chyma" = Metallguß. Die Araber setzten später, als sie nach Ägypten kamen, den Artikel „al" vor das Wort und bezeichneten mit „al-Kimia" die „schwarze" oder „ägyptische" Kunst. Denn die Wiege der Alchemie ist Alt-Ägypten, wo sie aus den Tempelwerkstätten hervorgegangen ist, in denen Metalle, Edelsteine, Farben und sonstige natürliche Rohstoffe in großem Umfange für sakrale, später auch für profane Zwecke verarbeitet und auch gefälscht wurden. Von den Ägyptern erlernten die Griechen die chemische Praxis, von diesen die Araber, durch die schließlich die Alchemie in das Abendland gelangte. Sie wurde als „geheime" Kunst mit Mystik, Magie u. philosoph. Lehren verbrämt. Die Lehre der A. fußte auf der Theorie von der Möglichkeit, die Metalle in andere umzuwandeln, vor allem unedle Metalle in Gold. Dazu sollte der geheimnisvolle „Stein der Weisen" dienen, das „Große Magisterium", das „Elixier", das außerdem imstande sein sollte, das Leben um viele hundert Jahre zu verlängern bzw. zu verjüngen. Trotz aller Mystik sind die wahren Alchemisten keine Schwindler gewesen, als die man sie oft hinstellt, sondern ernsthafte Forscher, denen die Chemie und Medizin viele grundlegende Entdeckungen verdankt, z. B. Schwefelsäure, Salpetersäure, Königswasser (bereits Geber bekannt), Phosphor (Brand 1669), Bernsteinsäure (Agricola 1540), Traubenzucker aus Honig (Oliver de Serres 1600), Benzoesäure (Nostradamus 1556) u. viele andere. Viele Beobachtungen wurden freilich von ihnen falsch gedeutet u. viele gestellte Ziele waren für sie auf Grund des damaligen Wissens u. mit den damaligen Mitteln nicht erreichbar (Elementumwandlung). Der berühmteste Alchemist des Mittelalters war der sog. „Geber", wahrscheinlich ein Pseudonym, jedoch hat sich die Annahme, daß es sich bei Geber um den arabischen Alchemisten Dschâbir handelt, als irrtümlich erwiesen. „Geber" ist der Verfasser der grundlegenden Schriften der abendländischen Alchemie (Summa perfectionis magisterii). Die Gelehrten u. Forscher des Mittelalters hingen fast alle der Alchemie an und glaubten an die Möglichkeit der Metallumwandlung, wobei sie keinerlei materielle Ziele verfolgten, sie betrieben die A. ernsthaft als Wissenschaft, so Albertus Magnus (1193—1280), Baptist van Helmont (1577 bis 1644), Andreas Libavius (1540—1616), Johann Rudolf Glauber (1604—1670), Johann Kunckel von Löwenstern (1630 bis 1703) u. a. Vielfach wurden ihnen mystische alchemistische Schriften fälschlich untergeschoben. Die Blütezeit der Alchemie waren das 12. bis 14. Jahrhundert, während i. 16. u. 17. Jahrh. die Al. haupts. in Schwindel u. Hochstapelei ausartete. Noch bis 1819 bestand in Deutschland eine alchemist. Gesellschaft.

Alchemilla vulgaris: Fam. Rosaceae, Frauenmantel, Marienmantel, Sinau (Europa). Stpfl. v. **Herba Alchemillae:** (Herba Leontopodii) Frauenmantelkraut, Alchemistenkraut, Marienmantelkraut. Best.: Gerbstoff, Glykoside, Ellagsäure, Phytosterin. Asche max. 6%. Anw. volkst.: als Adstringens u. Blutreinigungsmittel sowie zu Bädern.

Alchemistenkraut: Herba Alchemillae, s. Alchemilla vulgaris.

Alcohol absolutus: Äthylalkohol, wasserfrei, s. Äthanol.

Alcohol aethylicus: s. Äthanol.

Alcohol allylicus: s. Allylalkohol.

Alcohol amylicus: s. Amylalkohol.

Alcohol benzylicus: s. Benzylalkohol.

Alcohol butylicus: s. Butylalkohol.

Alcohol cetylicus: s. Cetylalkohol.

Alcohol cetylstearylicus: s. Cetylstearylalkohol.

Alcohol cetylstearylicus emulsificans: Emulgierender Cetylstearylalkohol, s. Cetylstearylalkohol.

Alcohol cinnamylicus: s. Zimtalkohol.

Alcoholes Lanae: s. Wollwachsalkohole.

Alcohol isopropylicus: s. Isopropylalkohol.

Alcohol methylicus: s. Methanol.

Alcohol propylicus: s. Propylalkohol.

Alcohol sulfuris: s. Schwefelkohlenstoff.

Alcohol tetrahydrofurfurylicus: s. Tetrahydrofurfurylalkohol.

Alcohol trichlorbutylicus: s. Trichlorbutylalkohol, tertiär.

Aldehyde: Erste Oxidationsprodukte primärer Alkohole, indem aus der $CH_2(OH)$-Gruppe 2 H austreten (Alcohol **dehyd**rogenatus), so daß die einwertige Aldehydgruppe CHO entsteht, die bei weiterer Oxidation in die Carboxylgruppe COOH übergeht. Starke Reduktionsmittel.

Aldohexosen: Monosaccharide mit 6 C-Atomen u. einer endständigen CHO-Gruppe, $CH_2OH \cdot (CHOH)_4 \cdot CHO$. Infolge ihrer 4 asymmetr. C-Atome treten sie in mindestens 16 verschiedenen Formen auf, wegen Tautomerie ist die Mannigfaltigkeit noch größer.

Aldolase: s. Fermente.

Aldosen: Monosaccharide mit einer Aldehydgruppe; s. Ketone u. Zuckerarten. Je nach der Zahl der C-Atome unterscheidet man Biosen, Triosen, Tetrosen, Pentosen, Hexosen usw. Wichtige Aldosen: Galaktose, Glukose, Mannose; vgl. Aldohexosen.

Aldosteron: (früher „Electrocortin" genannt), ein 1954 entdecktes Hormon der Nebennierenrinde, Mineralcorticoid mit 25 bis 30mal stärkerer Wirkung als Desoxycorticosteron, s. Hormone.

Aldoxime: Entstehen durch Einw. von Hydroxylamin auf Aldehyde, sie sind teils kristallisiert, teils flüssig, und vermögen sich sowohl mit SS wie mit Basen zu verbinden, vgl. Ketoxime unter Keton.

Aleppogallen: s. Gallen.

Aletris farinosa: Fam. Liliaceae (heim. Nordamerika). Stpfl. v. **Rhizoma (Radix) Aletris farinosae.** Sternwurzel, Runzelwurzel, Leuchtsternwurzel. Best.: Abführend wirkendes Harz, Bitterstoffe. Anw. volkst.: als Stomachicum, Laxans, Diureticum, Tonicum; HOM: *Aletris farinosa,* die frische Wurzelknolle (knollig-zylindrischer Wurzelstock mit zahlreichen Faserwurzeln). Hom. Anw. bei Anämie mit Obstipation, Dysmenorrhoe, Schwangerschaftsbeschwerden.

Aleuronkörner: Proteinkörner, Eiweißkörner, nur in Pfl.samen (hauptsächlich Getreide), meist zus. mit Stärkekörnern, eiförmig od. polygonal, vielfach mit Einschlüssen von Globoiden* u. Calciumoxalat. Zum Nachweis der Aleuronkörner in Drogen dient Jodglycerin (3 g Jod + 10 g Kaliumjodid + 52 g Glycerin zu

100 ml Aq.). Aleuronkörner färben sich dunkelgelb, mit Ausnahme der Globoide.

Alexine: Eiweißartige Schutzstoffe im normalen Blutserum, die imstande sind, Bakterien aufzulösen, s. Komplement u. Ambozeptor.

Alexipharmaka: Aus der Antike stammende Bezeichnung (in der Toxikologie des Nikander, um 135 v. Chr.) für Schutz- und Gegenmittel gegen die in Speisen u. Getränken zugeführten Gifte. (Vgl. Theriaca.) Im Mittelalter auch für die sog. „Giftanzeiger" gebraucht.

Alfenide: Kupferlegierung, versilbertes Neusilber.

Algen: (Algae), meist Wasser bewohnende Pflanzen. Einzellig oder mehrzellig, Kolonien oder Zellverbände bildende, fädige oder flächige Formen. Chlorophyll- u. farbstoffhaltig, z. B. **Chlorophyceae** (Grünalgen), **Phaeophyceae** (Braunalgen), **Cyanophyceae** (Blaualgen), **Rhodophyceae** (Rotalgen) u. a.

Algarottpulver (nach Vittorio Algarotto, ital. Arzt, gest. 1604). Antimonoxychlorid, SbOCl (auch $SbCl_3$ + Sb_2O_3. Zstzg. nicht konstant), s. Stibium chloratum.

Algarroba: Algarrobilla, die walzenförmigen Früchte v. **Caesalpinia brevifolia.** Anw. techn.: zum Gerben.

Alginate: Salze der Alginsäure, die in den Algen zu ca. 30% enthalten ist. (Alginsäure besteht, ähnlich wie die Pektine*, aus einer Kette von glykosidisch verknüpften Mannuronsäuren.) Die Alginate sind wasserlöslich u. dienen als Emulgatoren; i. der Technik zur Herst. v. Appreturmitteln, Leimen, Geliermitteln, auch als Kesselsteinmittel sowie zur Herst. v. Kunststoffen, Kunstfasern usw. i. d. Zahntechnik. Neuerdings werden Alginate als Entfettungsmittel benutzt, da sie im Magen aufquellen und so ein Sättigungsgefühl hervorrufen ohne nährenden Effekt.

Alginsäure: s. Alginate.

Alicyclische Verbindungen: s. Kohlenwasserstoffe.

Alimentär: Zur Ernährung gehörig, durch Nahrung hervorgerufen, z. B. alim. Fieber.

Aliphatische Verbindungen: Verbindungen mit offenen, geraden oder verzweigten Kohlenstoffketten (im Gegensatz zu den alicyclischen V.). Zu ihnen gehören die Fette u. Öle (daher der Name), Wachse, Zucker, Stärke, Seifen, Cellulose usw.

Alipotrope Faktoren: s. Lipotrope Stoffe.

Alisma plantago: Froschlöffel, Wegerich-Froschlöffel, Wasserwegerich. Stpfl. v. HOM: *Alisma Plantago*, die frische Wurzel (Best.: scharf schmekkendes Harz, äth. Öl, Gerbstoff).

Alizarin: 1,2-Dihydroxy-anthrachinon, $C_{14}\ H_8\ O_4$

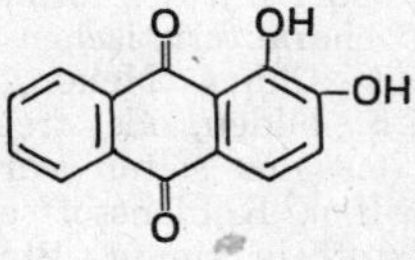

der Farbstoff der Krappwurzel (s. Rubia tinctorum), in der es als Glykosid (Ruberythrinsäure) enthalten ist. Rotes bis braungelbes Pv. oder Kr., unl. in Aq., l. in Alkalien oder alkalihaltigem Aq. mit violetter Farbe; durch Säuren wird es in gelben Flokken ausgefällt. Anw.: in der Maßanalyse als Indikator; techn.: i. d. Färberei u. Tintenfabrikation.

Alizarin-sulfonsäure-(3), Natriumsalz:

$$C_{14}H_7NaO_7S$$

orangegelb. Pv., l. i. Aq., wl. i. A. Anw.: als Reagenz zum Nachweis v. Aluminium, Fluor, Zirkonium.

Alkaleszenz: Alkal. Reaktion, Gehalt an Alkali, alkal. Eigenschaft.

Alkalien: Die Hydroxide u. kohlensauren Salze der Alkalimetalle sowie auch andere alkal. reagierende Salze.

Alkalimetalle: Lithium, Kalium, Natrium, Rubidium, Caesium u. Francium.

Alkalimetrie: Quantitative Bestimmung des Alkaligehaltes einer Fl., s. Maßanalyse.

Alkalische Erden: Oxide von Barium, Calcium, Strontium, Magnesium.

Alkalisch-erdige Wässer: s. Aquae minerales.

Alkalisch-muriatische Wässer: s. Aquae minerales.

Alkalischmelze: Verfahren zur Umwandlung von aromatischen Sulfosäuren in die entsprechenden Phenole durch Erhitzen mit Ätzalkalien. Eine Methode, die techn. besonders zur Herst. organ. Farbstoffe (Indigosynthese) viel angewandt wird.

Alkaloide (d. h. von alkaliähnlichem Charakter): Komplizierte basische stickstoffhaltige Kohlenstoffverbindungen, die sich in d. Pfl. vorfinden u. eine größtenteils sehr starke physiologische Wirkung besitzen. Sie kommen meist als Salze vor, die sie mit den gewöhnlichen Pflanzensäuren, wie Äpfel-, Wein-, Essig-, Oxal-, Citronensäure usw. oder mit den für bestimmte Pflanzen charakteristischen Säuren, wie Aconit-, China-, Mekon-, Fumarsäure u. ä. bilden, als freie Basen kommen sie nur selten vor. Neben Wasserstoff u. Kohlenstoff enthalten sie Stickstoff in ringfg. Bindung u. Sauerstoff. Manche sind sauerstofffrei (z. B. Coniin, Nikotin, Spartein). Sie verbinden sich leicht m. Säuren (mit Ausnahme von Colchicin). Meist opt. aktiv, u. zwar linksdrehend (rechtsdrehend Coniin, Chinidin, Cinchonin, Pilokarpin; opt. inaktiv sind Piperin, Papaverin, Berberin, Atropin). In reinem Zustande sind es meist feste kr. Substanzen (flüssig Nikotin u. Coniin). Sie gehören den verschiedensten chemischen Gruppen an und enthalten meist komplizierte stickstoffhaltige Ringsysteme (heterocyclische Alkaloide). Man kennt Derivate des Pyrrols u. Pyrrolidins, des Pyridins u. Piperidins, des Indols (z. B. Secale-Alkaloide) sowie Chinolin-, Isochinolin-, Imidazol- und Pyrimidinalkaloide u. Alk. mit kondensierten Ringsystemen, so z. B. mit Pyrrolidin- u. Piperidinringen (Atropin, Skopolamin), mit kondens. Pyridinringen (Spartein), einige gehören den aromatischen Aminen an (Tyramin, Ephedrin). Glyko-Alkaloide (Steroid-A.) zerfallen bei der Hydrolyse in Basen u. Zucker (Solanin). Von vielen Alk. ist die Konstitution noch unbekannt. Sie sind lösl. in A., Benzol, Chlf., Amylalkohol, Ae. (ausgenommen Morphin u. Narcein), wl. u. unl. in Aq. (ausgenommen Nikotin). Darst.: Durch Ausziehen der Pfl.teile m. verd. Salzsäure u. Dest. der flüchtigen Alkaloide m. Ätzalkalien. Bei nichtflüchtigen Alk. werden zunächst Gerbstoffe, Glykoside u. Farbstoffe durch Bleiacetat gefällt, darauf die Alk. durch Ätzalkalien gefällt, Ndschlg. in A. gel. u. umkristallisiert. Erkennungsreaktionen: Farbenreaktionen (nicht immer spezifisch!), z. B. m. konz. Schwfs., Salpetersäure, Molybdänschwfs. (Fröhdes Reagenz), konz. Schwfs. mit Salpetersäure (Erdmanns Reagenz), Vanadinschwfs.; Fällungsreaktionen: Gerbsäure (weißes, gerbsaures Salz, dient daher auch als Antid.), Phosphorwolframsäure (weiß. kr. Ndschlg., sehr empfindl.), Pikrinsäure (gelber Ndschlg.), Jodjodkalium (sehr dunkler, flockiger Ndschlg.), Kaliumquecksilberjodid (Mayers Reagenz) (weiß. bis gelbl. Ndschlg., in Aq. u. verd. Säure unl.), Phosphormolybdänsäure (hellgelber bis bräunlichgelber Ndschlg., z. T. in NH_3 mit blauer oder grüner Farbe l.). Die einzelnen Alkaloide s. unter den betr. Stichworten bzw. unt. d. betr. Stammpflanzen.

Alkalose: Vermehrung von Basen im Blut, d. h. eine Steigerung der Alkalireserve u. Mangel an Säuren, entsteht durch übermäßige Zufuhr v. Alkalien (basenreiche Nahrung) oder infolge Versagens der Nieren oder durch große Salzsäureverluste, z. B. durch Erbrechen, kann zum Ausbruch tetanischer Krämpfe führen, vgl. Acidosis.

Alkane: Gesättigte Kohlenwasserstoffe, s. Kohlenwasserstoffe.

Alkanna tinctoria (Anchusa tinctoria): Fam. Boraginaceae (Kleinasien, Südeuropa). Stpfl. v. **Radix Alkannae** ERG (Radix Anchusae tinctoriae): Alkannawurzel, Färberkrautwurzel. Best.: Alkannin, Alkannarot, Anchusin, Alkannasäure, Gerbstoff. Asche max. 14%. Anw. volkst.: als Adstringens; haupts. techn.: als Färbemittel, zur Herst. v. Alkannin* (Alkannarot).

Alkannin: Alkannarot (Extractum Alkannae). Extrakt aus der Wurzel von **Alkanna tinctoria***; grünlichschwarze Masse, ll. in Ae., Bzl., Fetten, fetten u. ätherischen Ölen mit tiefroter Farbe; in Ammoniakfl. lösl. mit blauer Farbe. Anw.: zum Rotfärben von Tinkturen, Fetten, Ölen, Likören usw., ferner in der Analyse als Indikator.

Alkekengi: Physalis alkekengi*.

Alkene: Ungesättigte Kohlenwasserstoffe, s. Kohlenwasserstoffe.

Alkermesbeeren: Fructus Phytolaccae, s. Phytolacca americana*.

Alkermeskörner: Coccionella, s. Coccus cacti.

Alkine: Ungesättigte Kohlenwasserstoffe, s. Kohlenwasserstoffe.

Alkohol: s. Äthanol, Alkohole.

Alkoholate: *chem.* Verbindungen der Alkohole mit Metallen, worin das H-Atom der OH-Gruppe durch ein Metallatom ersetzt ist, s. Alkohole; *pharm.:* alkohol. Destillate von Drogen.

Alkoholbestimmung im Blut: s. Äthanol.

Alkohole: Kohlenwasserstoffe, in denen ein od. mehrere Wasserstoffatome durch d. Hydroxylgruppe OH ersetzt sind; danach unterscheidet man ein- u. mehrwertige A. (z. B. C_2H_5OH Äthylalkohol einwertig, $C_3H_5(OH)_3$ Glyzerin dreiwertig). Ferner unterscheidet man: primäre A. mit der Gruppe $—CH_2OH$, sekundäre A. mit der Gruppe —CHOH—, tertiäre A. mit der Gruppe =COH. Bei der Oxid. ergeben die A. Säuren, wobei die primären A. zuerst zu Aldehyden*, die sekundären zuerst zu Ketonen* oxidiert werden, während die tertiären A. sofort zu Säuren v. niedrigerem Kohlenstoffgehalt übergeführt werden. A. + Säuren bilden unter H_2O-Abspaltung Ester*; 2. A. bilden unter Wasseraustritt Äther*; mit Leichtmetallen bilden die A. Alkoholate*. Die A. sind elektrolytisch nicht dissoziierbar. Darst.: Durch trockene Dest. d. Holzes, alkoholische Gärung, Reduktion v. Aldehyden u. Ketonen, Verseifung d. Ester.

Alkoholische Gärung: s. Gärung.

Alkoholometer: Aräometer*, mit dem der A.gehalt einer Fl. bestimmt wird. Skalaeinteilung nach Volumen- (Tralles) oder Gewichts- (Richter) Prozenten. **Alkoholometrie:** Bestimmung des A.gehaltes einer Fl.

Alkoholprobetrunk: 300 ml 5%iger Äthylalkohol mit Zusatz von 0,05% Natr. salicyl. u. 2 Tr. Methylenblaulsg.; nach 30 Min. Ausheberung. Dient bei Magenuntersuchungen zur Feststellung der Säureproduktion.

Alkoholzahl: s. Äthanol.

Alkosole: s. Kolloide.

Alkylamine: s. Amine.

Alkyle: Einwertige Radikale der Kohlenwasserstoffe, nicht frei existierend, sondern nur in Verbindungen, z. B. CH_3 = Methyl, C_2H_5 = Äthyl, C_4H_9 = Butyl.

Alkylene: Ungesättigte Kohlenwasserstoffe, s. Kohlenwasserstoffe.

Alkylphosphate: Alkylthiophosphate, Phosphorsäureester, s. E 605, Kontaktinsektizide u. Tab. „Vergiftungen u. Gegenmittel".

Allantoin: 5-Ureidohydantoin, Glyoxylsäurediureid, $C_4H_6N_4O_3$

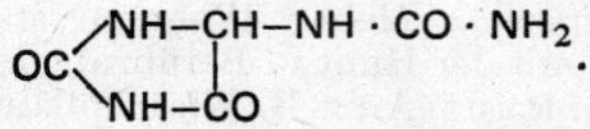

farbl. Kr.-Blättchen od. -Prismen od. kr. Pv., ohne Geruch u. Geschmack. Mol. 158,12; F. 231—238° (unt. Zersetzg.); l. i. Aq. zu 0,5%, in heiß. Aq. bis zu 4%, i. A. zu 0,2%, sowie in Glycerin, Sorbitlösg., Alkalilaugen. Darst.: Durch Erhitzen von Harnstoff mit Dichloressigsäure. A. ist in tier. u. pflanzl. Organismen weit verbreitet. Bei den meisten Säugetieren (nicht beim Menschen) ist es Endprodukt des Purinstoffwechsels, wobei die Harnsäure durch das Ferment Uricase zu Allantoin abgebaut wird. Ferner nat. in Schwarzwurzeln (Symphytum officinale), in der Rinde der Roßkastanien, in Weizenkeimen sowie in den Ausscheidungen der Fliegenmaden u. im Harn der Hunde. Auf Allantoin-Wirkung beruhen die Erfolge von Schwarzwurzelabkochungen u. von Fliegenmaden bei der Wundbehandlung. A. entfernt nekrotisches Gewebe, fördert die Zellproliferation u. Epithelisierung (es wirkt indessen nicht antiseptisch). Anw. med.: äußerlich zur Wundbehandlung (Schnitt- u. Brandwunden, Geschwüre, Röntgenschäden, Ekzeme usw.), meist in 2%igen Salben u. Umschlägen. Auch in der Kosmetik zu Hautkremen, Sonnenschutzmitteln, Rasierwässern u. Anthidrotica.

Allergene: Stoffe, die allergische Krankheiten hervorrufen, s. Allergie.

Allergie: (von griech. ἄλλος = anders u. ἐνέργεια = Wirkung) Krankheitserscheinung, veränderte Reaktionslage des Organismus auf Grund einer Antigen-Antikörper-Reaktion*, nachdem eine Sensibilisierung* mit einem Allergen vorausgegangen ist; bei erneuter Einwirkung des gleichen oder eines ähnl. Allergens tritt die Reaktion ein, wahrsch. infolge erhöhter Produktion von Histamin. Allergie kann angeboren (Idiosynkrasie) oder erworben sein.

Bei den **Allergenen** kann es sich um Eiweißkörper (Bakterien) oder um an Eiweiß gebundene Nichtproteine, aber auch um völlig eiweißfreie Stoffe handeln. Sie können eingeatmet werden (Inhalations-A.: z. B. Gräserpollen, Pilzsporen, Mehl, Wohnungsstaub) oder mit der Haut in Berührung kommen (Haut-A.: z. B. Wiesenpflanzen, Primeln, Seide, Wolle, Teer); sie können durch den Mund in den Körper gelangen (Nahrungsmittel- oder Arznei-A.: z. B. Milch, Eier, Erdbeeren, Krebs- od. Fischfleisch, Jod, Brom, Quecksilbersalze) oder sie können mittels Injektionen dem Körper zugeführt werden (Injektions-A.: artfremdes Eiweiß, vgl. Anaphylaxie u. Serumkrankheit).

Die durch A. hervorgerufenen Krankheitserscheinungen nennt man **Allergosen,** z. B. Heuschnupfen, Bindehautkatarrh, Asthma bronchiale, Nesselsucht, Ekzeme, Ödeme, Magen- u. Darmstörungen usw.

Allergosen: Allergische Krankheiten, s. Allergie.

Allermannsharnisch, Langer: (Adamwurzel) Bulbus victorialis longus, s. Allium victorialis.

Allermannsharnisch, Runder: (Evawurzel) Bulbus victorialis rotundus, s. Gladiolus communis u. Glad. palustris.

Allerweltsheilwurzel: Radix (Rhizoma) Caryophyllatae, s. Geum-Arten.

Allicin: s. Allium sativum.

Allihnscher Kühler: K., bei dem das Kühlrohr kugelförmige Erweiterungen besitzt (Kugelkühler), s. Kühler.

Allium cepa: Zwiebel (Ursprungsland nicht bekannt, wahrscheinlich Vorderasien). Stpfl. v. **Bulbus Cepae:** Zwiebel. Best.: scharfes äth. Öl (enth. ein Disulfid, Rhodanallyl, Rhodanwasserstoff), Saccharose, Quercetin, Inulin, Pektin, Vitamin C, Glukokinine sowie 2 Stoffe mit Herzwirkg., i. d. gefärbten Schalen Brenzkatechin. Anw. med.: als Magenmittel, Hustenmittel sowie als Diureticum u. Antidiabeticum, da die Zwiebel infolge ihres Gehaltes an Glucokininen blutzuckersenkend wirkt; Anw. volkst.: als Blutreinigungsmittel. HOM: *Cepa.* (Aufbewahrung: Urtinktur, 1. u. 2. Dez.-Pot., im Raume für Penetrantia.)

Allium sativum: Knoblauch (heim. Dsungarei, kult. in Südosteuropa u. Mittelmeergebiet). Stpfl. v. **Bulbus Allii sativi** ERG: Knoblauchzwiebel. Rundl. bis eiförmige zusammenges. Zwiebel von ca. 3 cm Durchm. mit eigenart. scharf-widerlichem Geruch. Neben der Hauptzwiebel sitzen mehrere ca. 1—2,5 cm lange eckige Nebenzwiebeln. Best.: äth. Öl (bis 0,36%, mind. 0,2%, infolge Einwirkung von Alliinase auf das Glykosid Alliin durch Hydrolyse frei werdend), mehrere Fermente (Oxidasen, Katalasen, Dehydrasen) u. Vitamine (A, B_1, B_2, C, Nikotinsäureamid) sowie die genuine Substanz Alliin und deren Spaltprodukt Allicin, das den Geruch bedingt (zur Geruchsbeseitigung dient Tierkohle, Trockenmilch oder einige Tropfen Angelikaöl, der unangenehme Geruch der Ausatmungsluft wird jedoch hierdurch nicht beseitigt). Anw. med.: bei Arteriosklerose, hohem Blutdruck, akutem, chronischem u. infektiösem Darmkatarrh, Leber- u. Gallenleiden, als Klysma bei Oxyuriasis. HOM: *Allium sativum,* die im Juni bis August gesammelten frischen Zwiebeln. (Aufbewahrung: Urtinktur, 1. u. 2. Dez.-Pot., im Raume für Penetrantia.) **Knoblauchöl** (Oleum Allii sativi), das durch Dest. gew. äth. Öl v. A. sativum. Hauptbest.: Allyldisulfid (ca. 60%), Diallyltrisulfid (ca. 20%), Diallyltetrasulfid (ca. 10%), Allylpropyldisulfid (ca. 6%) sowie Allicin, ein Spaltprodukt des Alliins. Das Öl

$$CH_2{=}CH{-}CH_2{-}S{-}\underset{\underset{O}{\|}}{S}{-}CH_2{-}CH{=}CH_2$$

Allicin

wirkt stark hemmend auf das Wachstum bestimmter Bakterien u. tötet Protozoen, fäulnis- u. gärungswidrig. Die Wirkung im Darm beruht anscheinend darauf, daß die Bakterienflora verändert u. die Coli-Vegetation in ihrer Abwehr pathogener Keime gestärkt wird (Ruhr, Cholera, Typhus, Paratyphus). Anw.: wie Bulbus Allii sativi.

Allium ursinum: Bärenlauch, Zigeunerlauch (durch ganz Europa, Sibirien bis Kamtschatka). Stpfl. v. **Herba Allii ursini:** Bärenlauch, Zigeunerlauch. Best.: äth. Öl (Hauptbest. Divinylsulfid). Anw. med.: bei Dyspepsien, Blähungen, Arteriosklerose wie Allium sativum.

Allium victorialis: Langer Allermannsharnisch, Lange Siegwurz (Mitteleuropa, Sibirien bis Kamtschatka, Himalaja, China, Japan, westl. Nordamerika). Stpfl. v. **Bulbus Victorialis longus** (Radix Victorialis longa): Langer Allermannsharnisch, Lange Siegwurz, Adamwurzel. Best.: äth. schwefelhaltiges Öl. Anw. volkst.: als Diureticum u. Anthelminticum. **Bulbus Victorialis rotundus:** Evawurzel, stammt von **Gladiolus communis*** u. **Gladiolus palustris*** (Iridaceae).

Allobarbital: s. 5,5-Diallyl-barbitursäure.

Allocaine: Französ. Bezeichnung für Novocainum hydrochloricum*.

Allopathie: Von S. Hahnemann geprägter Ausdruck für die der Homöopathie* entgegengesetzte Heilweise, die sog. „Schulmedizin".

Allotropal®: s. Methylpentinol u. Ataraktika.

Allotropie: Fähigkeit mancher Elemente, in mehreren Modifikationen aufzutreten, die sich chemisch u. physikalisch verschieden verhalten, z. B. Schwefel (rhombischer S., monokliner S., amorpher plastischer S., amorpher fester S.) oder Kohlenstoff (Ruß, Graphit, Diamant).

Alloxan: Mesoxalylharnstoff

$$C_4H_2N_2O_4 + 4\,H_2O$$

Farbl. bis gelbl. zerfl. Kr., Mol. 214,14; Zers. bei 170°, wasserfrei bei 256°, ll. in Aq., Aceton, A., wl. in Chlf. u. Toluol, unl. in Ae. Anw.: i. d. Analyse zum Nachweis von Cyanid bzw. freier Blausäure (mikrochem. Kristallreaktion). Die wäß. Lsg. färbt die Haut rotbraun infolge Reduktion zu Alloxantin, daher Anw. zu Schminkmitteln („Sonnenbraun"-Krems); diabetogen im Tierversuch.

Allyl: Das zweiwertige Radikal C_3H_5.

Allylaldehyd: Akrolein*.

Allylalkohol: Propen-(1)-ol(3)

$$CH_2{:}CH \cdot CH_2 \cdot OH,$$

wichtigster ungesättigter Alkohol: Darst. aus Allylchlorid oder Glyzerin. Farbl. Fl. von stechendem Geruch, brennbar, mischbar mit Aq., Chlf., A., Ae. D. 0,854, Kp. 97°. Anw.: als Antisepticum; zur Unkrautvertilgung, zur Herst. v. Kunststoffen; als Lösungsmittel.

5-Allyl-5-isobutyl-barbitursäure:

$$C_{11}H_{16}N_2O_3$$

Anw.: med. als Sedativum u. Hypnoticum (Dos. 0,1—0,2 g).

5-Allyl-5-isopropyl-barbitursäure:

$$C_{10}H_{14}N_2O_3$$

Anw.: med. als Sedativum u. Hypnoticum, zusammen mit Pyrazolonderivaten als Analgeticum (Dos. 0,03 bis 0,12 g, mehrmals tägl.).

Allyl-isothiocyanat: Oleum Sinapis artificiale, s. Allylsenföl.

N-Allylmorphin: Nalorphin-hydrochlorid.

Allylsenföl: Allyl-isothiocyanat, Allylum isosulfocyanatum, Ol. Sinapis,

$$CH_2{=}CH{-}CH_2{-}NCS$$

C_4H_5NS; Mol. 99,16; DAB 7: Gehalt mind. 92%, klare, farblose bis gelbl. Fl. von scharfem, zu Tränen reizendem Geruch, auf der Haut blasenziehend; mischbar mit Ae., Chlf., l. i. A., wl. i. Aq. D. 1,015—1,020, Kp. 148—154°, Brech.index: $n_D^{20°}$ = 1,526—1,532; *Natürliches Allylsenföl:* s. Brassica nigra.

Allylthioharnstoff: Thiosinaminum.

Allylum isosulfocyanatum: s. Allylsenföl.

Almèn's Reagens: 1. Zum Nachweis von Blut (Hämoglobin, Hämatin) im Harn; s. Guajakprobe u. Tabelle „Harnuntersuchung"; 2. zum Glucosenachweis (entspr. Nylander).

Alnus: Fam. Betulaceae. **A. glutinosa,** Schwarzerle (Mitteleuropa). Stpfl. v. **Cortex Alni:** Erlenrinde. Best.: Gerbstoff (20%), Fett, Öl, Farbstoff, Emodin, Alnulin. Anw. volkst.: bei Wechselfieber; zum Gurgeln bei Angina, als Klysma bei Darmblutungen; techn.: zum Gerben. **A. serrulata:** Haselerle (heim. Nordamerika, Europa hier u. da kult.). HOM: *Alnus serrulata sive rubra*, die frische Rinde.

Aloe: Succus Aloes inspissatus, Bärengalle, der bis zur Trockne eingedickte Saft der Blätter einiger Arten der Gattung Aloe mit der Handelsbezeichnung *Kap-Aloe* oder *Curacao-Aloe*. Gehalt: Bezogen auf die getrocknete Droge mind. 18% Anthracenderivate, berechnet als wasserfreies Aloin ($C_{21}H_{22}O_9$). Aloe ist von eigenartigem Geruch u. von stark bitterem Geschmack, wl. i. Aq. v. 20°, fast ohne Rückstand l. i. siedend. Aq.

Kap-Aloe (Aloe lucida) stammt von Aloe ferox, Aloe africana (Nord- u. Zentralafrika); glänzend dunkelbraune, meist grünlich bestaubte Stücke mit muscheligem Bruch u. scharfkantigen, rötlichen bis hellbraunen Splittern, das Pulver ist grünlichgelb.

Curacao-Aloe (Barbados-Aloe) stammt von Aloe vera (Aloe vulgaris), Kanarische Inseln, Mittelmeergebiet; schwarzbraune, mattglänzende, vielfach bräunlich bestaubte Stücke u. hell- bis dunkelbraune Splitter, das Pulver ist hellbraun. Ferner sind noch im Handel: *Sokotra-Aloe* (von Aloe Perryi, Insel Sokotra), *Natal-Aloe* (Aloe candelabrum, Südostküste Afrikas), *Zanzibar-Aloe*, eine Abart der Sokotra-Aloe, von leberfarbenem Aussehen (Aloe hepatica) u. eine Reihe anderer Sorten. Best. der Aloe sind (je nach Herkunft ist der Gehalt verschieden): Aloin (Barbaloin), Aloe-Emodin, Harz, Hauptwirkstoff ist das *Aloin* ($C_{21}H_{22}O_9$). Anw. med.: als Laxans (Dos. 0,1 bis 0,25 g), als Bittermittel 0,05—0,1 g. Aloe erzeugt starke Hyperaemie i. d. Unterleibsorganen u. ist daher bei Menstruation, Schwangerschaft, Hämorrhoiden, Nierenentzündung kontraindiziert. Vet.: bei Verstopfung (Dos. Hunde 0,3—3 g, Katzen 0,2 bis 1 g, Pferde 20—40 g). HOM: Aloe (Kap-Aloe).

Aloeextrakt DAB 7: Bezogen auf den getrockn. Extrakt mind. 22% Anthracenderivate, berechnet als wasserfreies Aloin.

Aloe, Hundertjährige: s. Agave americana.

Aloepillen, Eisenhaltige DAB 6: Pilulae aloëticae ferratae.

Aloetinktur, Zusammengesetzte DAB 6: Tinctura Aloës composita.

Aloin: Aloinum, Barbaloin, glykosid. Bitterstoff d. Aloe, $C_{21}H_{20}O_9$, gelbl. kr. Pv., l. i. Aq., A., Aceton, wl. i. Ae. (1:100); spalt. b. d. Hydrolyse i. Aloe-Emodin u. d-Arabinose. Anw. med.: gegen Obstipation. Dos. 10—60 mg.

Alopecia: Krankhafter Haarausfall. **A. areata:** Kreisförmiger Haarausfall.

Alpenrose, Goldgelbe: Rhododendron chrysanthum*. **A., Rostblättrige:** Rhododendron ferrugineum*.

Alpen-Sede: Sedum alpestre, s. Sedum acre.

Alpenveilchen: Cyclamen purpurascens*.

Alphastrahlen: s. α-Strahlen.

Alphita: Ein umfangreiches Drogen-Verzeichnis der Salernitaner; die Handschrift stammt etwa aus dem XIII. Jahrhundert und enthält sämtliche damals gebräuchlichen Arzneimittel, Drogen, Chemikalien, Mineralien, tierische Produkte, daneben auch medizinische Fachausdrücke, Namen der Krankheiten sowie medizinische und pharamazeutische Utensilien (sie heißt „Alphita", nach dem griechischen Wort „alphiton" = Gerstenmehl, weil die Liste mit diesem Wort beginnt.)

Alpinia officinarum: Fam. Zingiberaceae, Galgant (Südchina, Hainan, Hinterindien). Stpfl. **Galgantwurzel (Rhizoma Galangae),** Fieberwurzel; ca. 1 m lange und 1—2 cm dicke, reich verzweigte Rhizome, die im Handel in 5 bis 10 bis 15 cm lange Stücke zerschnitten sind, von mattbrauner Farbe, stark würzigem Geruch und brennend-würzigem Geschmack. Best.: Alpinol, Galangin, Gerbstoff, mind. 0,5%, äth. Öl (mit Pinen, Cineol, Sesquiterpenen). Asche max. 6%. Anw. med.: als Stomachicum. HOM: *Galanga*, d. getrocknete Wurzelstock.

Alraunwurzel: Radix Mandragorae, s. Mandragora officinarum*.

Alsem: Artemisia absinthium*.

Alsidium helminthochorton: Fam. Rhodomelaceae, Korsikanisches Wurmmoos, Wurmtang (Küsten des Mittelmeers, Korsika, Sizilien), im Handel meist mit anderen Algen vermischt. Stpfl. von **Helminthochorton,** Muscus corsicanus; Korallenmoos, Wurmmoos. Best.: Brom, Jod, Harz. Anw. volkst.: gegen Würmer, veraltet. HOM: *Helminthochorton,* die getrocknete Alge.

Alstonia constricta: Fam. Apocynaceae, Fieberbaum (in Neusüdwales, Queensland). Stpfl. v. **Cortex Alstoniae constrictae:** Alstoniarinde, Bitterrinde, Fieberrinde. Best.: Alstonin, Reserpin u. andere Alkaloide. Anw.: als Fiebermittel, Stimulans. HOM: *Alstonia constricta,* die getrocknete Rinde.

Alterans(tia): „Umstimmendes" Mittel, s. Reizkörpertherapie.

Althaea officinalis: Fam. Malvaceae, Eibisch (Mitteleuropa, Westasien, kult. in Nordbayern, Belgien, Frankreich). Stpfl. v. **Eibischwurzel** DAB 7 (**Radix Althaeae,** Altheewurzel, Heilwurzel, Bismalvawurzel). DAB 7: die getrockneten, ungeschälten oder geschälten Wurzeln. Best.: Rohrzucker (ca. 10%), Pektin (10%), Stärke (ca. 35%), Asparagin (2%), Schleim (ca. 35%), Betain, Lecithin, Eiweiß, Enzyme, Phosphate, Gerbstoff, ca. 1% fett. Öl. Asche max. 6% (geschälte Droge), max. 7% (ungeschälte Droge). Anw. med.: als Mucilaginosum bei Katarrhen der Atmungsorgane, als Geschmackskorrigens, bei Magen- u. Darmkatarrh sowie als Roborans. HOM: *Althaea,* die frische Wurzel. **Flores Althaeae:** Eibischblüten. Best.: Äth. Öl, Zucker, Schleim. Anw. volkst.: wie Rad. Althaeae. **Folia Althaeae:** Eibischblätter. Best.: Schleim, Spuren äth. Öl. Asche max. 16%. Anw. med.: als reizmilderndes Mittel bei Husten, zu Umschlägen.

Althaea rosea, Alcea rosea: Fam. Malvaceae, Pappelrose, Stockrose (Balkan, Rußland). Stpfl. v. **Flores Malvae arboreae** ERG: (Flores Alceae) Stockrosenblüten, schwarze Malven. Best.: Schleim, Gerbstoff, Anthocyanglykoside. Asche max. 14%. Anw. volkst.: als Schleimmittel bei Katarrhen u. Entzündungen; techn.: zum Färben von Weinen.

Alt-Tuberkulin: Original-Tuberkulin v. *Robert Koch* (1890). Abkürzg.: TOA (Tuberkulin-Original-Koch), s. Tuberkuline.

Alumen: Alaun, s. Kaliumalaun; HOM: Aluminium-Kalium sulfuricum.

Alumen ammoniatum: Aluminium-Ammonium sulfuricum, s. Ammoniumalaun.

Alumen chromicum: s. Chromalaun.

Alumen kalicum: Aluminium-Kalium sulfuricum, s. Kaliumalaun.

Alumen plumosum: s. Asbest.

Alumen ustum: Gebrannter Alaun, Kalium-Aluminium-sulfat entwässert, s. Kaliumalaun.

Alumina HOM: Aluminium oxydatum hydricum, s. Aluminiumhydroxid.

Aluminium: Al, AtG. 26, 9815, dreiwertig. D. 2,68, F. 659°, Kp. 2270°. Ordnungszahl 13. Silberglänzendes, dehnbares Metall, l. in Laugen und heiß. SS (außer HNO_3). An der Luft überzieht sich Al mit einer Oxidschicht, die das darunterliegende Metall vor weiterer Oxidation schützt. Bei Berührung mit Quecksilber wird Al schnell amalgamiert und zerfällt dann an feuchter Luft unt. Bildung von Al-oxidhydrat (daher dürfen zur Verarbeitung v. Quecksilbersalzen keine Al-Geräte benutzt werden). Pulveris. Al-Metall ist leicht brennbar. Eine Mischung v. Eisenoxid u. Aluminiumgrieß ergibt beim Entzünden mittels Magnesiumband in wenigen Sekunden höchste Temperaturen, bis 2400°, und dient als „**Thermit**" zum Schweißen von Eisen u. zur Reindarstellung von Schwermetallen (Goldschmidtsches Thermitverfahren, „Aluminothermie"). Feinverteiltes Al verbrennt beim Erhitzen an d. Luft oder in Sauerstoff unter glänzender Lichterscheinung zu Aluminiumoxid („Vakublitz"). Al ist das meistverbreitete Metall auf der Erde. Nat. in Granit, Gneis, Porphyr, Basalt, Feldspat, Glimmer, Ton, Schmirgel; ferner in vielen Edelsteinen (Korund, Saphir, Rubin, Smaragd, Topas). Zur Gewinnung von Al dienen Bauxit, AlO(OH) u. Kryolith* (Eisstein), AlF3+3NaF. Darst.: Durch Elektrolyse einer Lsg. von Aluminiumoxid in geschmolzenem Kryolith. Al entdeckt von Wöhler 1827, elektrolyt. gew. von Bunsen 1854. Anw. techn.: haupts. zu Legierungen: **Magnalium** (Aluminium-Magnesium-Leg., 10—30% Mg), **Hydronalium** (3—12% Mg), **Silumin** (Al—Si-Leg., 12—14% Si), **Duralumin** (Al—

Kupfer-Leg., 2,5—5,5% Cu, 0,5—2% Mg, 0,5—1,2% Mn, 0,2—1,0% Si).

Nachweis von Aluminium-Verbindungen: 1. Mit Kobaltosalzlsgen auf Kohle erhitzt, geben sie blaues Kobaltoaluminat $Co(AlO_2)_2$, Thénards Blau. 2. Ammoniak od. Ammoniumsulfid fällen weißes Aluminiumhydroxid, unl. im Überschuß des Fällungsmittels. 3. NaOH u. KOH fällen weißes Aluminiumhydroxid, ll. in überschüss. Lauge.

Aluminiumacetat: Aluminium aceticum, Basisches Aluminiumacetat, Aluminiumsubacetat, Essigsaure Tonerde, $(CH_3COO)_2\,Al(OH)$. *Aluminiumacetatlösung, Liquor Aluminii acetici* DAB 6: Gehalt 8,5% basisches Aluminiumacetat, D. 1,042.

Aluminiumacetat-tartrat-Lösung DAB 7: Liquor Aluminii acetico-tartarici: 30 T. Aluminiumsulfat, 10,9 T. Essigsäure, 13,5 T. Calciumcarbonat, 160 T. Aq., Weinsäure nach Bedarf. Das Al.-sulfat wird in 135 T. Aq. gelöst und in die Lösung das Calciumcarbonat unter ständ. Umrühren eingetragen. Nach Beendigung der Gasentwicklung wird die Mischung aus Essigsäure und d. restl. Aq. zugesetzt und das Gemisch unter ständ. Umrühren 3 Tage lang stehengelassen, bis keine Gasentwicklung mehr erfolgt und der Niederschlag sich abgesetzt hat. In je 100 T. des Filtrats werden 3,5 T. Weinsäure gelöst. Gehalt: 1,30 bis 1,45% Al; 4,3—4,9% Essigsäure; D. ϱ^{20} = 1,042—1,056. Klare, farbl. bis schwach gelbl., nach Essigs. riech. Fl. Wird Aluminiumacetatlösung oder essigsaure Tonerde verordnet, ist Aluminiumacetat-tartratlösung abzugeben. Anw. med.: zu adstringierenden und entzündungswidrigen Umschlägen (1 Eßlöffel voll auf ¼ Liter Wasser), wirkt nicht antiseptisch; inn. (3—5 Tropfen) und in Klistieren (1 Teelöffel auf 1 Liter Aq.) gegen Madenwürmer.

Aluminium aceticum: s. Aluminiumacetat.

Aluminium-Ammonium sulfuricum: s. Ammoniumalaun.

Aluminiumborat: Aluminium boricum, $Al_2(B_4O_7)_3$. Weiß. Pv., unl. i. Aq., l. i. SS. Anw.: als Antisepticum.

Aluminiumbronze: Legierung von Kupfer mit 5—10% Aluminium, sehr widerstandsfähig gegen chem. Einflüsse.

Aluminium chloratum: s. Aluminiumchlorid.

Aluminiumchlorid: Aluminium chloratum, Chloraluminium, $AlCl_3 + 6\,H_2O$, Mol. 241,44; weiß. kr., sehr hygrosk. Pv., ll. i. Aq. u. A., l. i. Ae. u. Glyc. Darst.: Durch Erhitzen von Al-Abfällen im Chlor- oder Chlorwasserstoffstrom. *Aluminiumchlorid, wasserfrei*, $AlCl_3$, entst. beim Auflösen von rein. Al oder Al-oxid in HCl., weiße, kr. Masse, die an d. Luft raucht und sich mit Wasser explosionsartig verbindet. Anw.: in d. Industrie (als Katalysator, Desinfektionsmittel, zur Wasserreinigung).

Aluminiumhydroxid: Aluminium hydroxydatum, Alumina hydrata, Tonerdehydrat,

$$Al(OH)_3$$

Mol. 77,99, weiß. Pv., unl. i. Aq. und A., l. i. SS und Alkalilaugen. Anw. med.: innerl. als Antacidum (Dos. 0,1 bis 0,5 g), äußerl. als Streupulver bei nässenden Ekzemen; techn.: als Klär- und Entfärbungsmittel, zur Herstellung von Keramik- und Porzellanfarben. Aluminiumhydroxid ist ein amphoterer Körper, der sich in Basen zu Aluminaten, in SS zu Al-Salzen löst. Aus Aluminatlösungen wird durch SS, aus Salzlösungen durch Basen (Ammoniak) wieder Hydroxid ausgefällt. Natürl. Hydroxide sind Hydrargillit und Bauxit.

Aluminium hydroxydatum: s. Aluminiumhydroxid.

Aluminiumkaliumsulfat: Aluminium-Kalium sulfuricum, s. Kaliumalaun.

Aluminiumnitrat: Aluminium nitricum, Salpetersaure Tonerde,

$$Al(NO_3)_3 + 9\,H_2O$$

Mol. 375,13; weiße, zerfließ. Kr., ll. i. Aq. u. A., l. i. Aceton. Anw.: als Beize in der Färberei.

Aluminium nitricum: s. Aluminiumnitrat.

Aluminiumoxid: Aluminium oxydatum, Tonerde, Al_2O_3, Mol. 101,94; weiß. Pv., unl. i. Aq., l. i. starken SS, kommt in mehreren Modifikationen vor. Nat. krist. als Korund, Saphir, Rubin, Topas, Amethyst, Schmirgel. F. ca. 2050°. Al-oxid ist nach Diamant der härteste Stoff (Härte 9 der Härteskala). Darst.: Durch Elektrolyse einer Al-oxid-Lösung in geschmolzenem Kryolith ($Na_3[AlF_6]$). Anw. techn.: zur Herst. synth. Edelsteine, in d. Glas- u. Porzellanindustrie chromatograph. Adsorptionsmittel DAB 7: bas., neutrales u. saur. A.; HOM: *Alumina*, reines geglühtes Aluminiumoxid.

Aluminiumsilikate: Nat. meist verbreitet als Ton, Bimsstein, Feldspat, Kaolin, Basalt, Porphyr, Syenit, Quarz u. a. *Bolus alba*, Weißer Ton DAB 7 (Argilla alba), wasserhaltiges Aluminiumsilikat von wechselnder Zusammensetzung, fast weißes bis gelblich. feines Pv., das mit wenig Wasser angerührt, eine plastische Masse ergibt. (Nach DAB 7 muß Weißer Ton außer auf Identität auch auf Reinheit, Wasserbindevermögen und Adsorptionsvermögen geprüft werden). Darst.: Durch Reinigen des nat. Tons mit HCl und Sterilisieren (um evtl. Bakterien, bes. Tetanus abzutöten). Anw. med.: innerl. wie Kohle bei Darmerkrankungen, äußerl. bei Hauterkrankungen. *Bolus rubra* (Argilla rubra, Bolus Armenia, Roter Ton) mit Eisenoxid gefärbtes Aluminiumsilikat; Anw. techn.: als Malerfarbe, zur Herst. von Kitten, als Poliermittel.

Aluminiumsulfat: Aluminium sulfuricum, Schwefelsaures Aluminium, Schwefelsaure Tonerde

$$Al_2(SO_4)_3 + 18 H_2O$$

Mol. 666,4; DAB 7: Gehalt mind. 99%, farbl. Kr. oder weißes kr. Pv. von saurem, zusammenziehendem Geschmack, ll. i. Aq. (in etwa 2 T.), prakt. unl. i. Äthanol 96%; F. 86,5° unt. Zersetzg. Darst.: Durch Auflösen von frisch gefällt. Aluminiumhydroxid in Schwefelsäure. *Anw. med.*: innerl. als Adstringens bei Diarrhoe, äußerl. als Antisepticum bei eiternden Wunden, in 1—5%iger Lösung bei Fluor vaginalis; *techn.*: in d. Färberei, zum Wasserdichtmachen von Geweben u. zum Feuerfestmachen.

Aluminium sulfuricum: s. Aluminiumsulfat.

Aluminon: s. Aurintricarbonsäure.

Aluminothermie: Thermitverfahren, s. Aluminium.

Alveolen: Lungenbläschen.

Alveolarpyorrhoe: s. Pyorrhoe.

Alypin hydrochloricum DAB 6: Alypinhydrochlorid, Benzoyl-äthyl-tetramethyl - diamino - isopropanolhydrochlorid, Amydricain

$$\begin{array}{c} CH_2N(CH_3)_2\text{-}HCl \\ \cdot \\ C_2H_5 \cdot CO(CO \cdot C_6H_5) \\ \cdot \\ CH_2N(CH_3)_2\text{-}HCl \end{array}$$

Mol. 314,7; F. 169°. Weißes kr. Pv., sll. in Aq., ll. in A., Chlf., wl. in Ae. Anw. med.: als Lokalanästheticum.

Alypinhydrochlorid: Alypin hydrochloricum.

Alypinnitrat: Alypin nitricum.

Alypin nitricum DAB 6: Alypinnitrat, Benzoyl-äthyl-tetramethyldiamino-isopropanolnitrat. Mol. 341,2; F. 163°. Weißes kr. Pv., ll. in Aq., A., Chlf., wl. in Ae. Anw. med.: als Lokalanästheticum, bes. in Verbindung mit Silbersalzen.

Am: *chem.* Americium*.

Amalgam: Legierung eines Metalls mit Quecksilber.

Amanita muscaria: (Agaricus muscarius) Fam. Amanitaceae, Fliegenpilz (auf der ganzen nördl. Halbkugel). Best.: Muscarin (Alkaloid) und Muscaridin sowie Cholin, als zentral-wirksame toxische Substanzen die 3-Hydroxyisoxazolderivate Ibotensäure, Muscimol sowie Muscazon, dem vermutlich die fliegentötende Wirkung zukommt und das im getrockneten Pilz nicht mehr enthalten ist. Nur der frische Pilz wirkt fliegentötend. Der Pilz ist giftig, aber je nach dem Standort von verschied. Toxizität, so wird er in Frankreich u. Rußland jung u. nach Abzug der Oberhaut gegessen (häufig handelt es sich um Verwechslung mit dem in Südeuropa häufigen Kaiserling (*Amanita caesarea*), der eßbar u. von vorzüglich. Geschmack ist). Jedoch ist die viel verbreitete Annahme, daß das Gift in der roten Oberhaut u. besonders in den darauf befindlichen weißen Warzen konzentriert sei, ein Irrtum, vielmehr befinden sich die Toxine im gesamten Pilzkörper. Bei d. fernöstl. Völkern (Samojeden, Kamtschadalen, Tungusen u. a.) wird aus dem Pilz („Mumochor") volkstüml. Arznei u. ein berauschendes Getränk bereitet; HOM: *Agaricus*, der frische oberirdische Fruchtkörper. (Aufbewahrung: Urtinktur, 1., 2., 3. Dez.-Pot. vorsichtig.)

Amanita phalloides: (Agaricus phalloïdes) Fam. Amanitaceae. Grüner Knollenblätterpilz, Gift-Wulstling, gefährlichster Giftpilz. Die Wirkung beruht auf den außerordentlich giftigen Cyclopeptiden Amanitin (α- u. β-Amanitin) und Phalloidin. Das Hauptgift ist α-Amanitin (100 g frische Pilze enth. ca. 8 mg α-A., 5 mg β-A. u. 10 mg Phalloidin). Die Gifte werden durch Kochen, Braten u. Trocknen nicht zerstört! Untrüglichstes Unterscheidungsmerkmal vom Champignon (s. Psalliota): der Knollenblätterpilz hat weiße Lamellen, der Champignon stets blaßrosa bis schokoladenbraun gefärbte Lamellen (Futter); der Hut des Kn. ist grünlich-weiß, der des Champignons weiß-seidenhaarig bis grau u. bräunlich; der Champignon hat an der Stielbasis keine Knolle, jedoch in der Mitte des Stiels ebenfalls eine Manschette wie der Kn. Vergiftungserscheinungen: Leibschmerzen, Erbrechen, choleraähnliche Durchfälle, Schweißausbruch, Kreislaufkollaps; am 2. Tage Bewußtseinsstörungen und Krämpfe; am 3. Tage Leberschwellung, Ikterus. Die Erscheinungen treten erst nach 6—20 Stunden ein und führen in 70% aller Fälle nach weiteren 2 Tagen zum Tode. 1—2 Pilze wirken beim Erwachsenen unbedingt tödlich, bei Kindern meist schon wenige Stückchen vom Pilzhut. Antid. **Anti-Phalloidin-Serum** (Pasteur-Institut Paris): Dos. 100 ml für Erwachsene (70—80 kg) möglichst rasch je 50 ml i.m. u. s.c. (1 Amp. = 20 ml); i.v. Zuckerlösg. infundieren, Corticoide; stets Arzt bei Vergiftungen verständigen! HOM: *Agaricus phalloides*, der frische Pilz. (Aufbewahrung: vorsichtig.)

Amanitin: s. Amanita phalloides.

Amarum(a): Bittermittel.

Amaurosis: (griech. ἀμαυρός = dunkel, blind) völlige Erblindung, schwarzer Star (weil die Augenlinse klar u. ungetrübt ist); vgl. Glaukoma und Katarakt.

Ambarum: Ambra*.

Amber: Ambra* (engl. Amber = Bernstein).

Amberkraut: Herba Mari veri, s. Teucrium marum.

Amberlite®: Kunstharze, s. Ionenaustauscher.

Ambocillin®: Penicillin-Dihydrostreptomycin-Kombination, Anw.: bes. bei Mischinfektionen; vgl. Penicillinum u. Dihydrostreptomycinum sulfuricum.

Ambodryl®: Brombenzhydryl-dimethylamino-äthanol-äther-hydrochlorid; Anw.: als Antihistaminicum und Antiallergicum, s. Histamin.

Ambozeptoren: (lat. ambo = beide, capio = ergreife) Lysine, Immunkörper im Serum von Mensch u. Tier, die imstande sind, eingedrungene Bakterien (Bacteriolysine) oder Blutzellen (Hämolysine) aufzulösen. Die Ambozeptoren haben (nach Ehrlich) zwei haptophore Gruppen, deren eine das Antigen*, die andere das Komplement* bindet.

Ambra: Amber, Ambarum, Ambra ambrosiaca, Ambra grisea, Graue Ambra. Graue bis schwarze, bisweilen durch weiße Streifen marmorierte, fettartige, undurchsichtige Massen v. wachsartiger Konsistenz. D. 0,905 bis 0,92; F. ca. 60°. Herkunft noch unsicher, wahrscheinlich Exkremente des Pottwals **Physeter macrocephalus,** die man auf dem Meere schwimmend findet. Unlösl. in Aq., wl. in A., mit angenehmem, eigenartigem Geruch, verbrennt angezündet m. heller Flamme. Best.: das an sich geruchlose Ambrain (ca. 25—45%), Koprosterin, Epikoprosterin, Ambraporphyrin, Pristan (KW). Anw. med.: als Stimulans, Stomachicum, Aphrodisiacum, Antispasmodicum; ferner in der Parfümerie. HOM: *Ambra.*

Ambrain: s. Ambra.

Ambrettekörner: Moschuskörner, Semen Abelmoschi, s. Hibiscus abelmoschus.

Ambulant: Behandlungsform, bei der die Kranken nicht im Bett zu liegen brauchen, sondern im „Umhergehen", d. h. nicht stationär (in Arztpraxis, Poliklinik oder **Ambulatorium**) behandelt werden.

Ameiseneier: Ova formicarum, s. Formica rufa.

Ameisensäure: Acidum formicicum, Methansäure, HCOOH, Mol. 46,03; reine, wasserfreie Ameisensäure ist eine farbl., klare, stech. riechende Fl., mit A., Aq., Ae., Glyc. in jedem Verhältnis mischbar. Kp. 100—101°. Nat. sehr verbreitet (Ameisen, Bienenstachel, Brennessel, im Schweiß). Darst.: Durch Dest. von Ameisen, Oxidation von Methylalkohol, durch Zerlegen von Natriumformiat mit Schwefel- oder Salzsäure. **Verdünnte Ameisensäure** DAB 7: Gehalt 24,0 bis 25,0% CH_2O_2; D. 1,057—1,061, mit Aq. u. Äthanol 90% mischbar, mit Ae. u. Chlf. nicht mischbar. **Wasserfreie Ameisensäure** DAB 7: Acidum formicicum anhydricum, Gehalt mind. 98,0% CH_2O_2, mit Aq., Ae., Chlf. mischbar; Kp. 100—102°, D. 1,215 bis 1,221. Anw. med.: zu Einreibungen bei Rheuma, Neuralgien usw. (Spirit. formicarum DAB 6); techn.: zur Konservierung. HOM: *Acidum formicicum.*

Ameisensäure-äthylester: Aether formicicus, Aethylium formicicum, Äthylformiat, Ameisensäure-Äther, Rumäther, $HCO_2 \cdot C_2H_5$, Mol. 74,08, D. 0,92, Kp. 54°; mischbar mit A. und Ae., mit Aq. 1:10. Brennbar! Anw.: zur Herst. von Fruchtessenzen, Rum- und Arrakessenzen; als Lösungsmittel für Acetyl- und Nitrocellulose.

Ameisensäureamid: s. Formamid.

Ameisensäure-isoamylester: Amylium formicicum, Isoamylformiat, $C_6H_{12}O_2$, Mol. 116,16, D. 0,871; farbl. fruchtartig riechende Fl., mischbar mit A. u. Ae., wl. in Aq. Anw.: als Fruchtaroma; als Lösungsmittel für Harze.

Ameisensäure-methylester: Methylium formicicum, Methylformiat, $C_2H_4O_2$, Mol. 60,05; farbl., brennbare Fl., mischbar mit Aq. u. A., D. 0,965 bis 0,975; MAK: 100 cm³ pro m³ Luft. Anw. techn.: als Lösungsmittel für Öle und Fette, Acetylcellulose, Collodium-Wolle, Celluloid.

Amenorrhöe: Ausbleiben der monatlichen Blutungen.

Amenyl®: s. Schwangersch.nachw.

Americium: Am, künstl. durch Beschießung von Uran-238 mit α-Teilchen gewonn. Element (1944). AtG. [241] [243].

Amerikanischer Nachtschatten: Phytolacca americana (Phytolacca decandra)*.

Amerikanisches Wurmkraut: Chenopodium ambrosioides var. anthelminticum*.

Ames-Schnellreagenzien: analyt. Teststäbchen od. -tabletten für med.-chem. Schnell-Untersuchungen, s. Tabelle „Harnuntersuchung".

AMG: Abkzg. für „Arzneimittelgesetz".

Amidasen: Desaminasen*.

Amide: Derivate des Ammoniaks, dessen H-Atome bei Säureamiden durch einwertige Säureradikale ersetzt sind, z. B. Acetamid,

$$CH_3—CO \cdot NH_2.$$

Man unterscheidet primäre, sekundäre u. tertiäre Amide, je nachdem 1, 2 od. 3 H-Atome ersetzt sind. Die H-Atome können auch durch Metalle ersetzt werden (Metallamide, z. B. Calciumamid).

Amidone: Methadone, s. Polamidon.

Amidopyrin®: s. Dimethylaminophenyldimethylpyrazolon.

Amidosulfonsäure: s. Sulfaminsäure.

Amikronen: s. Kolloide.

Amine: Verbindungen des Ammoniaks, bei denen die H-Atome ganz od. teilweise durch Kohlenwasserstoffreste (Alkyle oder Aryle) ersetzt sind: primäre, sekundäre od. tertiäre Amine, z. B. Trimethylamin = $N(CH_3)_3$. **Biogene Amine:** Im Körper aus Aminosäuren erzeugte Amine (z. B. Histamin).

4-Aminoacetophenon DAB 7: C_8H_9NO, Mol. 135,2; Blaßgelbe Kr. oder kr. Pv., ll. in sied. Aq., Chlf., Äthanol 90%, l. in Ae.; F. 104° bis 106°; Anw. als Reagenz, entweder als **Lösung** DAB 7: 1,00 g Aminoacetophenon werden in 12,50 ml konzentrierter Salzsäure u. Wasser zu 100 ml gelöst. Dient zum Nachweis phenolischer Alkaloide (Cephaelin) in Emetindihydrochlorid - oder zur Herstellung von

Acetophenon - 4 - diazoniumchlorid-Lösung DAB 7: Die Lösung v. 25 mg Natriumnitrit zu 5,0 ml wird mit 10,0 ml 4-Amoniacetophenon-Lösung vermischt und nach 10 Minuten mit Wasser zu 100 ml verdünnt. Bei Bedarf frisch herzustellen.

Aminoazobenzol-azo-β-naphthol: Ceresinrot, Sudan III, $C_{22}H_{16}N_4O$, rötl.-braunes Pv., ll. in Ae., Aceton,

Chlf., wl. in A., unl. in Aq. Anw. med.: als epithelbildendes Mittel zur Wundbehandlung; techn.: zum Färben von Wachsen, Ölen und Spirituslacken; mikroskop. zur Vitalfärbung*.

o-Aminobenzoesäure: 2-Aminobenzoesäure, Acidum anthranilicum, Anthranilsäure $C_6H_4(NH_2)$ COOH; Mol. 137,13, farbl. Kr. oder gelbes kr. Pv. von süßl. Geschmack; F. 145°; ll. in A. u. Ae., wl. in Aq. Anw.: in der Analyse zum Nachweis u. Bestimmung v. Metallen; zur Synthese von Indigo, Azo- u. Anthrachinon-Farbstoffen.

p-Aminobenzoesäure: 4-Aminobenzoesäure, Acidum p-aminobenzoicum, PAB, Vitamin H′ $C_7H_7NO_2$; gelbl. Kr. v. säuerlich-bitterem Geschmack, ll. in A. u. Ae., wl. in Aq., einige ihrer Ester sind wichtige Lokalanästhetica (Anästhesin®, Novocain®).

p-Aminobenzoesäureäthylester: 4-Amino-benzoesäure-äthylester, Aethylium p-aminobenzoicum (Benzocain, Anästhesin®).

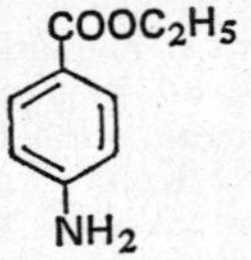

$C_9H_{11}NO_2$, Mol. 165,2; DAB 7: Gehalt mind. 99,0%, berechnet auf getrocknete Substanz; farbl. Kr. od. weißes kr. Pv., schwach bitterer Geschmack; ll. in Äthanol 90%, Ae., Benzol, Chlf., wl. in fetten Ölen, swl. in Aq.; F. 89—92°; Kp. ca. 310°. Anw. med.: als Lokalanästheticum ohne Reizerscheinungen; inn. bei Husten, Magenschmerzen, Ulcus ventriculi (Dos. 0,5 g); äußerl. in Puder (10%) bei Decubitus u. Wundlaufen, in Salben (5—20%) bei Pruritus, in Supposit. bei Hämorrhoiden (0,3g pro dos.).

4-Amino-benzoesäure-(2′-diäthylamino-äthyl)-ester-hydrochlorid: s. Procainhydrochlorid.

Aminobenzol: s. Anilin.

4-Amino-benzol-sulfonsäure: s. Sulfanilsäure.

p-Aminobenzoyl-diäthylamino-äthanol-hydrochlorid: s. Procainhydrochlorid.

Aminobernsteinsäure: Asparaginsäure, s. Aminosäuren.

Aminoessigsäure: s. Glykokoll.

Aminoglucose: s. Glucosamin.

α-Amino-glutarsäure: s. Glutaminsäure.

6-Aminopenicillansäure: s. Penicillin.

Aminophenazon: Pyramidon®, s. Dimethylamino-phenyldimethylpyrazolon.

4-Aminophenol: p-Aminophenol, 4-Amino-1-hydroxy-benzol, C_6H_7NO; Mol. 109,13; braune Kr. (graubraun bis violettbraun), l. i. absol. A., wl. i. Aq.; Anw. techn.: zum Färben von Haaren u. Pelzen, als photograph. Entwickler (Rodinal®).

Aminoplaste: Künstliche Harze (Harnstoff-Formaldehyd-Harze).

Aminopyrin: s. Dimethylamino-phenyldimethylpyrazolon.

Aminosäuren: Carbonsäuren, bei denen mindestens ein an C befindl. H durch die Aminogruppe —NH_2 ersetzt ist (mit Ausnahme bei Prolin u. Hydroxyprolin).

Allgemeine Strukturformel:

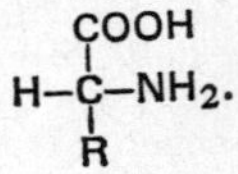

Besteht „R" aus einem Fettsäurerest, so bezeichnet man die S. als **aliphatische A.,** z. B. Alanin, Zystin, Glykokoll, Leucin; besteht „R" aus einem oder mehreren Benzolringen, so heißen die S. **aromatische oder zyklische A.,** z. B. Phenylalanin, Tryptophan. Die A. sind lebenswichtige Stoffe, da aus ihnen, u. zwar aus den **α-Aminosäuren** (bei denen sich also die NH_2-Gruppe an dem der COOH-Gruppe unmittelbar benachbarten C-Atom befindet) die Eiweißkörper aufgebaut sind. Sie kommen in der Natur auch frei u. z. T. als Bausteine anderer Naturstoffe vor u. man konnte auch zahlreiche A. künstlich aufbauen. Es sind farbl. kr. Substanzen, die in Aq. ll. sind (ausgen. Zystin, Tyrosin, Leucin). Man kennt z. Z. ca. 30 nat. A., die (außer Glykokoll) opt. aktiv sind u. amphoter reagieren. Pflanzen können alle A. aufbauen, Tiere nur 12, die anderen müssen als essentielle A. (s. unten) m. d. Nahrung zugeführt werden. Man gewinnt d. A. durch Hydrolyse d. Eiweißstoffe mittels SS oder Fermenten. Die synth. A. sind stets opt. inaktiv. Durch Verkettung v. A. gelang es Emil Fischer, eiweißartige Körper, die Peptide*, herzustellen. Unter essentiellen Aminosäuren versteht man solche A., die dem Körper von außen (also mit der Nahrung, daher auch exogene A. genannt) zugeführt werden müssen, da sie der Körper nicht selbst aufbauen kann. Nachstehende A. sind f. den Menschen u. alle Säugetiere **essentiell** (nicht aber für andere Tierklassen):

Valin, Leucin, Isoleucin, Threonin, Methionin, Phenylalanin, Lysin, Histidin, Tryptophan.

Nicht essentielle A. sind:

Glykokoll, Alanin, Serin, Zystin, Tyrosin, Asparaginsäure, Glutaminsäure, Prolin, Hydroxyprolin, Arginin.

Unter glukoplastischen A. versteht man A., die in der Leber Zucker (z. B. Glykokoll, Zystin, Prolin), unter ketoplastischen solche, die in der Leber Aceton bilden (z. B. Tyrosin, Phenylalanin).

p-Aminosalicylsäure: Acidum paraaminosalicylicum, 4-Amino-2-hydroxybenzoesäure

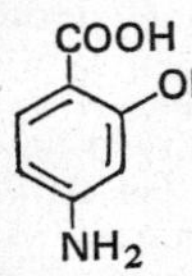

$C_7H_7NO_3$, Mol. 153,1; DAB 7: Gehalt mindestens 99,0%; weißes bis gelblichweiß. Pv. von schwach säuerl. Geschmack, spaltet beim trockenen Erhitzen Kohlendioxid ab. L. i. Äthanol 90%, wl. i. Ae. u. Aq., swl. i. Chlf., prakt. unl. i. 3 N-Salzsäure; in verdünnt. Alkalilaugen, Natriumhydrogencarbonatlösungen sowie in Ammoniaklsg. unter Salzbildg. lösl. Aufbewahrg.: Dicht verschlossen u. vor Licht geschützt. Vorsichtig aufzubewahren.

p-Aminosalicylsäure = PAS ist ein Chemotherapeuticum mit tuberkulostatischer Wirkung (eingeführt von Lehmann u. Bernheim) und hat sich bei verschiedenen Formen u. Stadien der Tuberkulose erfolgreich erwiesen, außer bei Nierentuberkulose. Vielfach wird sie mit Streptomycin* oder Isonikotinsäurehydrazid* kombiniert. Es werden Tagesdosen von 10—15 g mehrere Wochen hindurch (bis zu 6 Monaten) verabreicht. Bei magenempfindlichen Patienten verabfolgt man vorher Milch oder Schleimsuppen. PAS kann auch lokal appliziert werden (Injektion, Instillation), zu örtlicher Therapie verwendet man PAS-Natriumlösung. **p-Aminosalicylsaures Natrium:** Natrium para-aminosalicylium, $C_7H_6NNaO_3 + H_2O$, Mol. 211,2; DAB 7: Gehalt mindestens 98,0%, berechnet auf die getrocknete Substanz; weißes bis gelbl.-weiß., feinkr. Pv. von süß-salzigem Geschmack, ll. i. Aq., in Äthanol 90% in ca. 30 Teil., Aufbewahrung: dicht verschlossen, vor Licht geschützt, vorsichtig aufzubewahren (Aminox®, Pasalon®, PAS-Casella, PAS-Heyl).

Aminozucker: Aminoderivate der Zucker, s. Glucosamin u. Mucopolysaccharide.

Amitose: Direkte Zellkernteilung durch Einschnürung, s. Mitose.

Ammi majus: Wirksame Best. sind Ammidin u. Ammoidin. Anw. med.: bei Vitiligo.

Ammi visnaga: (Daucus visnaga) Fam. Umbelliferae, Khellakraut (Ägypten, bes. Nildelta, Syrien, Palästina, Marokko, Persien, Transkaukasien). Stpfl. v. **Fructus Ammi visnagae:** Khellafrüchte; Best.: Khellin* (bis 1%), Khellinin (Khelloglykosid), Visnagin, Visnagan, Khellinon, Visnaginon, Khellol, Flavonglykoside, fettes Öl. Anw. med.: als Spasmolyticum, als Diureticum, bei Harn- u. Blasenleiden, bei koronaren Durchblutungsstörungen (das isolierte **Khellin*** wird infolge seiner dilatatorischen Wirkung auf die Coronararterien bei Angina pectoris angew.) sowie auch gegen Würmer. **Tinctura Ammi visnagae** 1 + 10 Spirit. dil.

Ammoniacum: Ammoniakgummi, s. Dorema ammoniacum*.

Ammoniak: Ammoniakgas, NH_3. D. 0,596; Mol. 17. Farbl. Gas von charakteristisch stechendem Geruch, bei —33,5° fl., bei —77,7° zu weißen, durchscheinenden Kr. erstarrend, ll. in Aq. (Ammoniaklsg., wäßrige; s. unten), ferner l. in A. u. Ae. u. and. organ. Lösungsmitteln. MAK: 100 cm³ pro m³ Luft. (1,5—2,5 g NH_3-Gas pro m³ Luft wirkt innerhalb 1 Stunde tödlich.) Nat. i. d. Luft, im Regenwasser, Vulkangasen, im Erdboden, beim Verwesen stickstoffhaltiger organ. Substanzen, Eiweißstoffen (Darmgase), Harn, Guano, Kamelmist, ferner in Form seiner Salze als Nitrat, Sulfat, Nitrit, Carbonat u. a. Darst.: Als Nebenprodukt bei der Steinkohlendest. (Gasanstalt), hauptsächliche Darst. jetzt aus den Elementen (Ammoniaksynth. n. Haber-Bosch) unter Mitwirkung feinverteilter Metalle als Katalysatoren; im Labor durch Erhitzen v. Ammoniumchlorid mit Calciumhydroxid (so schon 1773 v. Joseph Priestley dargest.). Anw. chem.: zur Darst. der Ammoniumsalze, techn.: zur Kälteerzeugung (Lindesche Eismaschine), flüssiges Ammoniak als Lösungsmittel für zahlreiche Stoffe, bes. für Salze. *Nachweis* s. unter Ammonium. **Ammoniaklösung** DAB 7: Liquor Ammonii caustici, Salmiakgeist, Hirschhorngeist; DAB 7: Gehalt 9,7—10,3% NH_3; D. 0,955—0,959. Klare, farbl. Fl. v. stechendem Geruch. Darst.: Durch Einleiten v. NH_3 in Aq. Anw. med.: äuß. zu Einreibungen, als Ätzmittel, als Riechmittel bei Ohnmachten, bei Insektenstichen; techn.: als Reinigungsmittel. Wirkt auf die Schleimhäute stark ätzend. Antid.: verdünnte SS, Milch, Öl, s. Tabelle „Gegenmittel bei Vergiftungen". Gibt mit Brom u. Chlor explosive Verbindungen, s. Tabelle „Unverträgliche Arzneimischungen". HOM: *Ammonium causticum* (Aufbewahrung: Ursubstanz im Raume für Penetrantia). **Ammoniaklösung, Weingeistige:** (Spiritus Dzondii, Liquor Ammonii caustici spirituosus); Lösung von NH_3 in Äthanol, Gehalt 9,5—10,0% NH_3; klare, farblose, brennbare Fl. von durchdringend stechendem Geruch. Anw. wie wäßrige A.-Lösung. Med. innerl. 3—6 Tropfen, als Einreibung 10%ig. **Anisölhaltige Ammoniakflüssigkeit:** (Liquor Ammonii anisatus) Anisade, Anisliquor, Anisammoniak (1 Ol. Anisi, 24 Spirit., 5 Liquor Amm. caust.); D. 0,861—0,865. Anw. med.: als sekretlösendes Expectorans.

Ammoniakalaun: s. Ammoniumalaun.

Ammoniakalische Silbernitratlösung: Zum Haarfärben, s. Silbernitrat.

Ammoniakflüssigkeit: Liquor Ammonii caustici, s. Ammoniak.

Ammoniakflüssigkeit, Anisölhaltige: Liquor Ammonii anisatus, s. Ammoniak.

Ammoniakgas: s. Ammoniak.

Ammoniakgummi: Ammoniacum, s. Dorema ammoniacum.

Ammoniaklsg., Konz.: Reagens DAB 7 (25—28,5% NH_3).

Ammoniak-Magnesia, Phosphorsaure: Ammonium-Magnesiumphosphat*.

Ammoniaksoda: Nach dem Solvayverfahren hergest. Soda, s. Natrium carbonicum.

Ammoniakweinstein: Kalium-Ammonium tartaricum, s. Kalium-Ammoniumtartrat.

Ammonium: NH_4, einwertige Radikalatomgruppe, frei nicht bekannt, verbindet sich wie einwertige Metallatome mit SS zu den **Ammoniumsalzen** (Salze des Ammoniaks), sie sind mit den Kalium- u. Natriumsalzen isomorph. Der metallische Charakter des Radikals NH_4 wird durch die Existenz des **Ammoniumamalgams** bestätigt (voluminöse metall. Masse, die entsteht, wenn man Natriumamalgam mit Ammoniumchloridlösung übergießt).

Nachweis von Ammoniumverbindungen: 1. In Lsgen. erzeugt **Neßlers Reagens*** auch bei Anwesenheit nur geringster Spuren v. Ammoniak u. Ammoniumsalzen eine braune Fällung od. Trübung infolge Bildg. v. Oxydimercuriammoniumjodid. 2. Alle A.verbindungen sind i. d. Hitze flüchtig (Geruch!). 3. Die Hydroxide der Alkali- u. Erdalkalimetalle machen aus A.verbindungen NH_3 frei, erkenntlich am Geruch sowie an der Bräunung darüber gehaltenen feuchten Kurkumapapiers; Salzsäuretropfen, am Glasstab darüber gehalten, erzeugen weiße Nebel. 4. Platinchlorid erzeugt Niederschläge. 5. Ammoniumvergleichslsg. nach der Niederländischen Pharmakopoe: 3 mg A.chlorid (= 1 mg NH_4) in 1000 ml Aq. Zur Prüfung werden 20 ml der erforderlichenfalls alkalisch gemachten 10%igen Lsg. mit 3 T. Neßlers Reagens versetzt u. nach 15 Minuten i. d. Standardlsg., die ebenfalls mit Neßlers Reagens versetzt wurde, verglichen. Ist die auftretende orangegelbe Färbung nicht stärker als die der Vergleichslsg., so ist das Arzneimittel frei v. A.salzen.

Ammoniumacetat: Ammonium aceticum, Essigsaures Ammonium,

$$CH_3COO \cdot NH_4;$$

Mol. 77,08; D. 1,073; F. 113—114°; weiße hygroskop. Kr. von schwachem Geruch nach Essigsäure, sll. i. Aq. u. Äthanol 90%. **Ammoniumacetatlösung:** (Liquor Ammonii acetici, Spiritus Mindereri) 15%ige wäßrige Lösung. Anw. med.: früher als Diureticum, äuß. zu Umschlägen bei Quetschungen, als Gurgelwasser. Techn.: i. d. Textilfärberei, als Reagens, zur Konservierung von Fleisch.

Ammonium aceticum: s. Ammoniumacetat.

Ammoniumalaun: Aluminium-Ammoniumsulfat, A. A. sulfuricum. Alumen ammoniatum, Ammoniakalaun.

$$NH_4Al(SO_4)_2 + 12H_2O,$$

Mol. 453,33; weiß. kr. Pv., ll. i. Aq. u. Glycerin, unl. i. A. Anw. med.: wie Kali-Alaun; techn.: i. d. Färberei.

Ammonium, Ameisensaures: s. Ammoniumformiat.

Ammonium amygdalicum: s. Ammoniummandelat.

Ammoniumbenzoat: Ammonium benzoicum, Benzoesaures Ammonium,

$$C_6H_5 \cdot COONH_4$$

Mol. 139,15; D. 1,26; F. 198°; weiße Kr. od. kr. Pv. von salzigem, hinterher scharfem Geschmack und schwachem Geruch nach Benzoesäure, ll. i. Aq., l. i. A. u. Glycerin. Darst.: Durch Auflösen v. Benzoesäure in Ammoniakfl. Anw. med.: bei Bronchialkatarrh u. Asthma alter Leute; techn.: als Konservierungsmittel für Leime. HOM: *Ammonium benzoicum.*

Ammonium, Benzoesaures: s. Ammoniumbenzoat.

Ammoniumbicarbonat: s. Ammoniumhydrogencarbonat.

Ammonium bicarbonicum: Ammoniumbicarbonat, s. Ammoniumhydrogencarbonat.

Ammoniumbichromat: s. Ammoniumdichromat.

Ammonium bifluoratum: s. Ammoniumhydrogenfluorid.

Ammoniumbifluorid: Ammoniumbifluoratum, s. Ammoniumhydrogenfluorid.

Ammoniumbioxalat: Ammoniumbioxalicum, s. Ammoniumhydrogenoxalat.

Ammoniumbiphosphat: Ammoniumbiphosphoricum, s. Ammoniumphosphat primär.

Ammonium bisulfuratum: s. Ammoniumdisulfid.

Ammoniumbituminosulfonat: Ammonium bituminosulfonicum. Durch trockene Destillation bituminöser Schiefer gewonnenes, mit Schwefelsäure sulfuriertes u. mit Ammoniak neutralisiertes Teeröl. DAB 7: Mind. 50,0 und höchstens 56,0% Trockenrückstand; mindestens 2,5 und höchstens 3,5% Gesamtammoniak; mindestens 9,0 und höchstens 11,0% Gesamtschwefel; mindestens 1,2 und höchstens 1,5% Sulfatschwefel; mindestens 5,0% Sulfidschwefel. Teerartige, in dünner Schicht braune, in dicker Schicht schwarze Flüssigkeit von charakteristischem Geruch, mit Fetten und Vaselinen mischbar. ll. in Aq., Glyzerin, i. A. u. Ae. nur teilw. lösl. (Ammonium sulfoichthyolicum, Ichthyol®, Karwendol®). Darst.: Durch trockene Dest. bituminösen Schiefers (Seefeld, Tirol; Ichthyolwerk) gewonnenes **Ichthyol-Rohöl** wird mit konz. Schwefelsäure erhitzt u. dann mit Ammoniakfl. neutralisiert u. zu Sirupdicke eingedampft. Anw. med.: äuß. bei Ekzemen, Dermatosen, Thrombosen, Frostschäden, Venenentzündung, Furunkeln, Phlegmonen in 10- bis 50%igen Salben, auch in Form v. Suppositorien bei Hämorrhoiden, inn. selten bei Acne rosacea sowie bei Magen- u. Darmkatarrh, bei Erkrankungen der Atmungsorgane, bei Nephritis u. Hydrops (mehrmals tägl. 15—20 Tropfen). (Unverträglich mit zahlreichen anderen Stoffen, s. Tabelle „Unverträgliche Arzneimischungen".)

Ammonium bromatum: s. Ammoniumbromid.

Ammoniumbromid: Ammonium bromatum, Bromammonium. NH_4Br, Mol. 97,95; DAB 7: Gehalt mind. 99,5% NH_4Br, berechnet auf die getrock. Substanz; farblose Kr. od. weiß. kr. Pv. von scharfem, salzigem Geschm.;

sll. i. Aq., l. i. A. Darst.: durch Eintragen v. Brom in gekühlte Ammoniaklsg. u. Eindampfen od. durch Umsetzen v. Bariumbromid mit Ammoniumsulfat. Anw. med.: wie Kaliumbromid als Sedativum, meist zusammen mit Kalium- u. Natriumbromid (*Erlenmeyersche Mixtur*), Dos. 0,5 bis 1,0 g, mehrmals tägl.

Ammoniumcarbonat: Ammonium carbonicum, Kohlensaures Ammonium Sal volatile, Hirschhornsalz,

$$(NH_4)_2CO_3 + H_2O,$$

Mol. 114,11. Darst.: früher durch trockene Destillation tierischer Stoffe, heute durch Sublimation eines Gemisches von Ammoniumchlorid, Calciumcarbonat u. Holzkohle. Das handelsübliche Hirschhornsalz ist kein reines Ammoniumcarbonat, sondern ein Gemisch von Ammoniumhydrogencarbonat u. Ammoniumcarbamat ($H_2N \cdot COO \cdot NH_4$). Es entspricht etwa d. Formel $NH_4HCO_3 + NH_2COONH_4$; Gehalt an Ammoniak ca. 21—33%. Farbl. harte kr. Stücke oder weiß. kr. Pv., l. i. Aq. Anw. med.: früher als Antispasmodicum u. Diaphoreticum, heute nur noch äuß. als Riechmittel (mit Ol. Lavandulae) bei Ohnmachten; haupts. als Backpulver (zerfällt beim Erhitzen ohne Rückstand in NH_3, Wasser und CO_2); HOM: *Ammonium carbonicum.*

Ammonium carbonicum: s. Ammoniumcarbonat.

Ammonium causticum solutum: Liquor Ammonii caustici, s. Ammoniak.

Ammoniumcer(IV)-sulfat: Cer(IV)-Ammoniumsulfat.

Ammonium chloratum: s. Ammoniumchlorid.

Ammoniumchlorid: Ammonium chloratum, Ammonium hydrochloricum, Salmiak, Sal ammoniacum.

$$NH_4Cl,$$

Mol. 53,50; farblose, durchscheinende, kristallinische, geruchlose Stücke od. weiß. kr. Pv., ll. i. Aq. u. Glycerin, wl. i. A.; Darst.: Durch Sublimation eines Gemisches von Ammoniumsulfat u. Natriumchlorid. Anw. med.: als Expectorans, Dos. 0,2—1 g mehrmals tägl. (Mixtura solvens, Salmiakpastillen), ferner als Diureticum sowie bei Coliinfektionen der Harnwege. HOM: Ammonium muriaticum; techn.: *A. chloratum sublimatum* in Stücken zum Löten (Lötstein), zum Verzinnen u. Verzinken, zur Füllung galvan. Elemente, i. d. Färberei u. Druckerei.

Ammoniumchromat: Ammonium chromicum, Chromsaures Ammonium, $(NH_4)_2CrO_4$, Mol. 152,09; gelbl. Kr., ll. i. Aq., unl. i. A. Anw. techn.: i. d. Analyse.

Ammoniumcitrat: s. Ammoniumhydrogencitrat.

Ammonium citricum: Ammoniumcitrat, s. Ammoniumhydrogencitrat.

Ammoniumdichromat: Ammoniumbichromat, Ammonium dichromicum, Ammoniumpyrochromat, $(NH_4)_2Cr_2O_7$, Mol. 252,10; gelbe bis rötliche Kr., l. i. Aq. u. A., entflammbar! Anw. techn.: i. d. Feuerwerkerei, Glasindustrie, Färberei, Photographie.

Ammoniumdisulfid: Ammonium bisulfuratum, Zweifach-Schwefelammonium, $(NH_4)_2S_2$; nur in Lösung bek. (Liquor Ammonii sulfurati), gelbe Fl. v. unangenehmem Geruch, entwickelt mit Salzsäure Schwefelwasserstoff (im *Kipp*schen Apparat). Anw. als Reagens i. d. analyt. Chemie.

Ammonium, Doppeltkohlensaures: Ammoniumbicarbonat, s. Ammoniumhydrogencarbonat.

Ammoniumeisen(III)-citrat: Eisen-(III)-Ammoniumcitrat, Ferriammoniumcitrat. Von wechselnder Zstzg.: *Braunes Ammoniumeisen(III)-citrat*, Ferrum citricum ammoniatum fuscum: hellrotbraune, durchscheinende, hygrosk. Blättchen von salzigem, später schwach eisenartigem Geschmack, sll. i. Aq., swl. i. A., Gehalt an Eisen ca. 14,5%. *Ammoniumeisen (III)-citrat grün*, Ferrum citricum ammoniatum viride: gelbgrüne durchscheinende dünne Blättchen von mildem Eisengeschmack, sll. i. Aq., Gehalt an Eisen mind. 12,85%. Anw. med.: innerlich als milde Eisenmittel, Dos. 0,1—1,0 g.

Ammoniumeisen(II)-cyanid: Ammonium ferrocyanatum, Ammoniumhexacyanoferrat(II),

$$(NH_4)_4[Fe(CN)_6] + 3H_2O,$$

Mol. 338,17; gelb. kr. Pv., das sich an der Luft blau färbt; ll. i. Aq., prakt. unl. i. A. Anw. techn.: in der qualitat. Analyse (Tüpfelreagens).

Ammoniumeisen(II)-sulfat: Eisen-(II)-Ammoniumsulfat, Ferro-Ammonium sulfuricum, Mohrsches Salz,

$$(NH_4)_2Fe(SO_4)_2 + 6H_2O,$$

Mol. 392,16; hellbläulichgrüne Kr., ll. i. Aq., unl. i. A., Anw. techn.: in d. analyt. Chemie, in d. Photographie. Lichtempfindlich.

Ammoniumeisen(III)-sulfat: Ferriammoniumsulfat, Ferri-Ammonium sulfuricum, Ferrum sulfuricum oxydatum ammoniatum, Eisenammoniumalaun,

$$NH_4Fe(SO_4)_2 + 12H_2O,$$

Mol. 482,2; blaßviolette, durchsichtige Kr., ll. i. Aq., unl. i. A. Anw. med.: als Hämostaticum u. Adstringens. techn.: als Indikator in d. Maßanalyse; in d. Färberei.

Ammonium, Essigsaures: s. Ammoniumacetat.

Ammonium ferrocyanatum: s. Ammoniumeisen(II)-cyanid.

Ammonium fluoratum: s. Ammoniumfluorid.

Ammoniumfluorid: Ammonium fluoratum, Fluorammonium, NH_4F; farbl. Kr., sll. i. Aq. Anw. techn.: zum Glasätzen, zur Holzkonservierung; in d. Analyse wie Flußsäure zum Aufschließen von Silikaten.

Ammonium-hepta-molybdat:

$$3(NH_4)_2O \cdot 7\,MoO_2 + 4H_2O,$$

Mol. 1235,95; grünlich bis bläulich gefärbte monokline Kr., l. i. Aq., unl. i. A.; Anw. techn.: in d. Analyse als Reagens auf Alkaloide; zur Fällung von Aureomycin; in d. Keramik.

Ammoniumhexacyanoferrat: s. Ammoniumeisen(II)-cyanid.

Ammoniumhydrogencarbonat: Ammonium bicarbonicum, Ammoniumbicarbonat, Doppeltkohlensaures Ammonium, $NH_4 \cdot HCO_3$, Mol. 79,06, weißes kr. Pv., ll. i. Aq., unl. i. A., von kühlend-salzigem Geschmack. Zersetzt sich bei 60°. Anw. techn.: als Backpulver, in d. Gummi- u. Kunststoffindustrie.

Ammoniumhydrogencitrat: Ammonium citricum, Citronensaures Ammonium, Ammoniumcitrat.

$$(NH_4)_2C_6H_5O_7 + \tfrac{1}{2}H_2O,$$

Mol. 235,2, weiß. Pv., ll. i. Aq., wl. i. A. Anw. med.: als Diureticum bei Blasenleiden (Dos. 1—3 g mehrmals tägl.), bei Kopfschmerzen, als Kochsalzersatz.

Ammoniumhydrogenfluorid: Ammonium bifluoratum, Ammoniumbifluorid, Mattsalz. $NH_4F \cdot HF$, Mol. 57,05; weiße Kr., ll. i. Aq. Anw. techn.: in d. Galvanotechnik, zur Rostfleckenentfernung, zum Konservieren v. Holz, zum Mattätzen v. Glas, z. Aufschließen v. Silikaten.

Ammoniumhydrogenoxalat: Ammonium bioxalicum, Ammoniumbioxalat, $HO_2C \cdot CO_2NH_4 + H_2O$, Mol. 126,08; weiße Kr., l. i. Aq., wl. i. A. Anw. techn.: zur Tintenfleckenentfernung (Eisengallustinte).

Ammoniumhydrogensulfid: Ammoniumsulfhydrat, Ammonium hydrosulfuratum, Ammonium hydrogenium sulfuratum, $NH_4 \cdot HS$, Mol. 51,11; farblose, hygrosk. Kr., ll. i. Aq. u. A. Anw. techn.: in d. Analyse, kosmet. als Enthaarungsmittel.

Ammonium hydrosulfuratum: s. Ammoniumhydrogensulfid.

Ammoniumhyposulfit: s. Ammoniumthiosulfat.

Ammonium jodatum: s. Ammoniumjodid.

Ammoniumjodid: Ammonium jodatum, Jodammonium, NH_4J, Mol. 144,96; weißes, zerfließend. kr. Pv., sll. i. Aq., ll. i. A. u. Glycerin; Anw. med.: inn. bei Arteriosklerose, Syphilis, Bronchitis, Dos. 0,1—0,5 g, äuß. zu Einreibungen in Salben u. Glycerin bei Psoriasis (10%ig). HOM: *Ammonium jodatum* (Aufbewahrung: Ursubstanz, 1.—3. Dez.-Pot vorsichtig, vor Licht u. Feuchtigkeit geschützt).

Ammonium, Kohlensaures: s. Ammoniumcarbonat.

Ammoniummandelat: Mandelsaures Ammonium, Ammonium amygdalicum, Ammonium mandelicum.

$$C_6H_5 \cdot CH(OH) \cdot COONH_4,$$

Mol. 169,18; weiß. hygrosk. kr. Pv., sll. i. Aq. u. A. Anw. med.: bei Coli-Infektionen der Harnwege (Dos. 3 g mehrmals tägl.), vgl. Mandelsäure.

Ammonium mandelicum: s. Ammoniummandelat.

Ammonium, Mandelsaures: s. Ammoniummandelat.

Ammonium, Molybdänsaures: s. Ammoniummolybdat.

Ammoniummolybdat: Ammonium molybdaenicum, Molybdänsaures Ammonium, $(NH_4)_6\,Mo_7O_{24} \cdot 4\,H_2O$, Mol. 196,03 farbl. glänzende Kr. od. kr. Pv.; Anw. techn.: als Reagens.

Ammoniummonovanadat: Ammoniummetavanadat, Ammonium monovanadinicum, NH_4VO_3, Mol. 116,99; weiß. kr. Pv., l. i. Aq. Anw. techn.: in d. Keramik, als photogr. Entwickler, in d. Färberei.

Ammonium muriaticum HOM: s. Ammoniumchlorid.

Ammonium-Nickel(II)-sulfat: Niccolum-Ammonium sulfuricum,

$$(NH_4)_2Ni(SO_4)_2 + 6\,H_2O,$$

Mol. 394,99; blaugrüne Kr., ll. i. sied. Aq., l. i. kalt. Aq., unl. i. A. Anw. techn.: zu Vernickelungen.

Ammoniumnitrat: Ammonium nitricum, Salpetersaures Ammonium, Ammonsalpeter, NH_4NO_3, Mol. 80,05; F. 169,5°; farbl. bis schwach gelbl. hygrosk. Kr. od. kr. Massen, sll. i. Aq. unter starker Temperaturerniedrigung, wl. i. absolut. A., unl. i. Ae. Darst.: Durch Neutralisieren von Salpetersäure mit Ammoniakfl. u. Eindampfen zur Kristallisation. Anw. med.: Als Diureticum u. Diaphoreticum; techn.: zu Kältemischungen, zu Sicherheitssprengstoffen, zur Darst. von Lachgas (N_2O), zu Feuerwerkskörpern, als Düngemittel.

Ammonium nitricum: s. Ammoniumnitrat.

Ammoniumnitrit: Ammonium nitrosum, Salpetrigsaures Ammonium,

$$NH_4NO_2;$$

farblose Kr., die sich schon an warmer Luft zersetzen; bei Gewittern in Spuren in der Luft enthalten.

Ammoniumoxalat: Ammonium oxalicum, Oxalsaures Ammonium,

$$(NH_4)_2C_2O_4 + H_2O,$$

Mol. 142,12; farbl. Kr., l. i. Aq. (1:20); Anw. techn.: als Reagens, in d. Sprengstoffindustrie, in d. Galvanotechnik, in d. Färberei.

Ammonium oxalicum: s. Ammoniumoxalat.

Ammoniumperoxy-disulfat: Ammonium persulfuricum, Ammoniumpersulfat, Überschwefelsaures Ammonium, $(NH_4)_2S_2O_8$, Mol. 228,2; farbl. Kr., sll. i. Aq., sich bei normaler Temperatur allmählich zersetzend; Anw. med.: als Desinfiziens u. Desodorans; techn.: zum Bleichen u. Oxidieren, in d. Photogr. als Abschwächer von Negativen, zum Entfernen von Pyrogallolflecken, zum Reinigen von Hefe, als Reagens auf Mangan.

Ammoniumpersulfat: s. Ammoniumperoxy-disulfat.

Ammonium persulfuricum: s. Ammoniumperoxy-disulfat.

Ammoniumphosphat, primär: Ammonium biphosphoricum, Ammoniumbiphosphat, Ammoniumdihydrogenphosphat, Monoammoniumphosphat, $NH_4H_2PO_4$, Mol. 115,03; weiße Kr., ll. in Aq., wl. in A.

Ammoniumphosphat, sekundär: Ammonium phosphoricum, Diammoniumphosphat, Diammoniumhydrogenphosphat, Phosphorsaures Ammonium, $(NH_4)_2HPO_4$, Mol. 132,07. Darst.: Durch Zusammenbringen von Phosphorsäure mit Ammoniak-Flüssigkeit u. Eindampfen. Anw. med.: inn. bei Gicht u. Rheumatismus; techn.: als Lötmittel, als Düngemittel, als Flammenschutzmittel (bei Stärkeappreturen, um Gewebe schwer entzündbar zu machen). HOM: *Ammonium phosphoricum.*

Ammoniumphosphat, tertiär: Ammonium phosphoricum tribasicum, Triammoniumphosphat, Tertiäres Ammoniumphosphat, $(NH_4)_3PO_4 + 3\,H_2O$, Mol. 203,15; weiße nach NH_3 riechende Kr., ll. in Aq.

Ammonium phosphoricum: s. Ammoniumphosphat, sekundär.

Ammonium phosphoricum tribasicum: s. Ammoniumphosphat, tertiär.

Ammonium, Phosphorsaures: Ammonium phosphoricum, s. Ammoniumphosphat, sekundär.

Ammonium picronitricum: s. Ammoniumpikrat.

Ammoniumpikrat: Ammonium picrinicum, Ammonium picronitricum, Pikrinsaures Ammonium.

$$C_6H_2(NO_2)_3O\,NH_4;$$

gelbe nadelförmige Kr. von sehr bitterem Geschmack, l. in Aq. u. A.; *Äußerst explosiv!*

Ammoniumpolysulfid-Lsg.: Reagens DAB 7.

Ammoniumpyrochromat: s. Ammoniumdichromat.

Ammoniumrhodanid: Ammon. rhodanatum, Rhodanammonium, Ammoniumsulfocyanid, Ammoniumthiocyanat, NH_4SCN, Mol. 76,12, D. 1,3, F. 149°; sll. in Aq. u. A., bei 170° zersetzt es sich unter Entwicklung von Schwefelwasserstoff, Schwefelkohlenstoff u. Ammoniak. Anw. chem.: in d. Maßanalyse zum Nachweis von Fe^{3+}-Ionen (blutrote Färbung durch Ferrirhodanid, ferner zur Bestimmung von Ag, Cu, Cl u. Hg.; techn.: zur Herstellung von Kaliumcyanid, Kaliumferrocyanid, Guanidin, Thioharnstoff; in d. Kunstharzindustrie, Textilindustrie, Photographie.

Ammoniumsalicylat: Ammonium salicylicum, Salicylsaures Ammonium

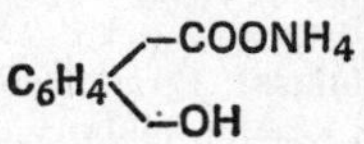

Mol. 155,15; weiße, geruchlose, glänz. Kr.-Schuppen von salzig-süßem Geschmack, sll. in Aq. u. A.; vor Licht u. Feuchtigkeit geschützt aufbewahren (bräunt leicht). Anw. med.: wie Natriumsalicylat b. Gicht u. Rheumatismus, auch als Antipyreticum und Cholagogum (mittl. Dos. 1 g).

Ammonium salicylicum: s. Ammoniumsalicylat.

Ammonium, Salicylsaures: s. Ammoniumsalicylat.

Ammonium, Salpetersaures: s. Ammoniumnitrat.

Ammonium, Schwefelsaures: s. Ammoniumsulfat.

Ammonium, Schwefligsaures: s. Ammoniumsulfit.

Ammonium subsulfurosum: s. Ammoniumthiosulfat.

Ammoniumsulfaminat: Ammonium sulfaminicum, $NH_4SO_3NH_2$, Mol. 114,13; farbl. Kr., sll. in Aq.; Anw. techn.: zum Sulfonamidnachweis im Blut; zum Feuerfestmachen von Textilien u. Papier, zur Herst. v. Unkrautvertilgungsmitteln.

Ammoniumsulfat: Ammonium sulfuricum, Schwefelsaures Ammonium, $(NH_4)_2SO_4$. Mol. 132,14; farbl. Kr., ll. in Aq., unl. in A.; Anw. techn.: als Düngemittel, als Nährstoff für Hefe, als Flammschutzmittel.

Ammoniumsulfhydrat: s. Ammoniumhydrogensulfid.

Ammoniumsulfid: Ammonium sulfuratum, Ammonium-Monosulfid, $(NH_4)_2S$; farblose hygrosk. Kr., die an der Luft in *Ammoniumsulfhydrat* ($NH_4 \cdot HS$) übergehen; Anw.: in der Analyse, kosmet. zur Enthaarung.

Ammoniumsulfit: Ammonium sulfurosum, schwefligsaures Ammonium, $(NH_4)_2SO_3 + H_2O$; Anw. med.: bei Hautkrankheiten, bei Gärungsdyspepsie; techn.: als Ammoniumsulfitlösung (Ammonium sulfurosum liquidum) in d. Papierfabrikation.

Ammoniumsulfobituminat: s. Ammoniumbituminosulfonat.

Ammoniumsulfocyanid: s. Ammoniumrhodanid.

Ammonium sulfuratum: s. Ammoniumsulfid.

Ammonium sulfuricum: s. Ammoniumsulfat.

Ammonium sulfurosum: s. Ammoniumsulfit.

Ammoniumtetrarhodanato - diaminchromat: s. Reinecke-Salz.

Ammoniumthiocyanat: s. Ammoniumrhodanid.

Ammoniumthiosulfat: Ammonium thiosulfuricum, Ammonium subsulfurosum, Ammoniumhyposulfit, $(NH_4)_2S_2O_3$, Mol. 148,21; farbl. Kr., ll. in Aq., unl. in A. u. Ae. Anw.: med. u. techn. wie Natriumthiosulfat.

Ammonium thiosulfuricum: s. Ammoniumthiosulfat.

Ammonium, Tumenolsulfonsaures®: Ammonium tumenolicum®, sulfoniertes Dest.-Produkt aus bituminös. Schiefer; braune sirupartige Fl., mischbar mit Aq., A., Glycerin, mit Fetten u. Ölen; Anw. med.: bei Ekzemen, Pruritus, Erosionen, in 2- bis 10%igen Lösungen, Salben, Pinselungen.

Ammonium, Überschwefelsaures: s. Ammoniumperoxy-disulfat.

Ammoniumurat, Saures: Ammonium uricum acidum, saures harnsaures Ammonium, $NH_4C_5H_3N_4O_3$, Mol. 185,15; weiß. kr. Pv., swl. in Aq., l. in Alkalilaugen u. konz. Schwefelsäure. Anw. med.: innerl. nicht mehr verwendet, äußerlich bei Ekzemen und Impetigo.

Ammonsalpeter: s. Ammoniumnitrat.

Amnesie: Verlust des Erinnerungsvermögens.

Amobarbital: 5-Äthyl-5-isoamylbarbitursäure.

Amöben: Protozoen ohne bestimmte Gestalt, Fortbewegung durch Pseudopodien (Scheinfüßchen). Man unterscheidet pathogene u. nichtpathogene A. **Amöbenruhr:** Amöbendysenterie. Erreger: *Entamoeba histolytica* (E. dysenteriae), Tropenkrankheit. **Amöbiasis:** Durch Amöben hervorgerufene Erkrankung.

Amorph: „gestaltlos", Körper ohne bestimmte äußere Form, im Gegensatz zu den Kristallen*.

AMP: Adenosinmonophosphorsäure = Muskeladenylsäure, s. Adenylsäure.

Ampere: Elektr. Maßeinheit (A); sie bezeichnet die Stärke des Stromes, der beim Durchgang durch eine wäß. Lsg. v. Silbernitrat an der Kathode in einer Sekunde 1,118 mg Silber niederschlägt. 1 Milliampere (mA) = 10^{-3}A; s. Coulomb.

Ampfer, Krausblättriger: Rumex crispus*.

Amphetamin: s. Benzedrin und Weckamine.

amphi: (griech.) Vorsilbe: beiderseits, ringsum.

Ampholyte: Amphotere Elektrolyte, s. Amphotere Stoffe.

Amphomycin: Antibioticum aus *Streptomyces canus*, ein Polypeptid, das bakterizid gegen grampositive Bakterien wirkt; Anw.: nur lokal gegen Hautinfektionen in 0,5%iger Salbe. (Ecomytrin-Salbe®, eine Amphomycin-Neomycinkombination.

Amphotere Stoffe: Chem. Verbindungen, die sich je nach dem pH ihrer Lösungen, wie schwache Basen oder Säuren verhalten, also als Kation oder als Anion auftreten können. Da sie imstande sind, Säuren sowohl wie Laugen ohne Reaktionsänderung zu binden, dienen sie zur Pufferung*. **A. Elektrolyte** = **Ampholyte** sind E., die sowohl H- wie OH-Ionen abspalten können.

Amphotericin®: Amphotericin B, Antibioticum (Heptaen-Struktur) aus einem Streptomyces nodosus-Stamm, gelb., amphotere Substanz, unl. in Aq. Antimykoticum mit breitem fungistat. Wirkungsspektrum (resistent sind alle Bakterien, Viren, fast alle Protozoen); Anw.: intravenöse Infusion; auf nephrotox. Nebenwirkgn. achten.

Ampillicin: s. Penicillin.

Ampullae: Ampullen, Einschmelzgläschen (erf. 1886 von Limousin). Wichtig ist, daß Ampullenglas kein Alkali abgibt, da dadurch der Inhalt, bes. Alkaloidlösungen, zersetzt werden kann. Am besten ist das Jenaer Fiolax-Glas (mit braunem Streifen). A. kommen in den verschiedensten Formen und Bezeichnungen (Amphiolen, Karpülen, Serülen, Majolen u. a.) in den Handel.

Amselbeeren: Fructus Rhamni cathartici, s. Rhamnus catharticus.

Amygdalae amarae: Bittere Mandeln, s. Prunus amygdalus var. amara.

Amygdalae dulces: Süße Mandeln s. Prunus amygdalus var. sativa.

Amygdalae virides: Semen Pistaciae, s. Pistacia vera*.

Amygdalase: Enzym der bitteren Mandeln, s. Amygdalin.

Amygdalin: Amygdalinum, Mandelnitrilgentiobiosid,

$$C_{20}H_{27}NO_{11} + 3\,H_2O.$$

Glykosid der bitteren Mandeln, Pfirsichkerne, Aprikosenkerne u. a. Farb- u. geruchl. Kr., l. in Aq., sll. in sied. Aq., swl. in A., unl. in Ae. F. 214° bis 216° unter Zersetzung. Amygdalin kommt nat. sowohl in optischaktiver (D- u. L-) wie auch in razemischer Form (Isoamygdalin) vor. Bei Gegenwart von Aq. wird Amygdalin durch das Enzym **Amygdalase** in Traubenzucker und Mandelsäurenitrilglukosid zerlegt. Letzteres zerfällt unter dem Einfluß des Enzyms **Prunase** in Traubenzucker und **Benzaldehydzyanhydrin*** und dieses durch **Oxynitrilase** in **Bittermandelöl** und **Blausäure.** Die drei Enzyme werden unter dem Sammelnamen **Emulsin** zusammengefaßt. Darst. des Amygdalins durch Auskochen der Preßkuchen der Kerne mit A. Med. nicht mehr verwendet.

Amygdalus communis: Prunus amygdalus, s. Prunus-Arten.

Amyl: Pentyl, das Radikal C_5H_{11}.

Amylacetat: Amylium aceticum, Essigsäure-isoamylester, Birnenäther;

$$CH_3 \cdot CO_2 \cdot CH_2 \cdot CH_2 \cdot CH(CH_3)_2.$$

Mol. 130,19; D. 0,869—0,872, Kp. 142,5°; l. in A., Ae., Amylalkohol, Essigsäure, Benzol, swl. in Aq.; farbl. Fl. von birnenartig. Geruch u. Geschmack. Anw. techn.: zur Herst. von Fruchtessenzen, zum Auflösen v. Nitrocellulose, Celluloid, Kampfer, Lacken, zur Speisung der Hefner-Lampe, zur Reinigung von Penicillin.

Amylalkohol: Alcohol amylicus, Gärungsamylalkohol Pentanol-(1), $C_5H_{11}OH$, Mol. 88,15, D. 0,810 bis 0,815; Kp. 129—132°; farbl. unangenehm riechende, brennbare Fl. Nebenprodukt bei der alkohol. Görung von Getreide u. Kartoffeln (aus dem Fuselöl, das durch anaeroben Abbau der Eiweiß-Aminosäuren entsteht). Anw. techn.: zur Herst. von Fruchtäthern, in d. Parfümerie, als Lösungsmittel für Fette und Öle; **tertiärer A.:** s. Amylenhydrat.

Amylasen: Stärke abbauende Fermente (Diastase); α-Amylase (im Speichel, Pankreassekret, Leber) spaltet Stärke in Dextrine u. schließlich zu Maltose; β-Amylase (nur in Pflanzen) baut Polysaccharide sofort zu Maltose ab. Vgl. Fermente.

Amylenhydrat: Amylenum hydratum, Tertiärer Amylalkohol, Dimethyläthylcarbinol,

$$(CH_3)_2\,C(OH){-}CH_2{-}CH_3;$$

D. 0,810, Kp. 102°; klare, farbl. Fl. von brennendem Geschmack und fruchtartig. Geruch, brennbar; l. in Aq.; mit A., Ae., Chlf., Glycerin und fetten Ölen in jedem Verhältnis mischbar. Anw. med.: früher als Hypnoticum, Antiepilepticum, Normaldos. 2 g, MD 4 g, MTD 8 g.

Amylium aceticum: s. Amylacetat.

Amylium butyricum: s. Buttersäure-isoamylester.

Amylium formicicum: s. Ameisensäure-isoamylester.

Amylium nitricum: Salpetersäure-isoamylester.

Amylium nitrosum: Amylnitrit, s. Salpetrigsäure-isoamylester.

Amylium salicylicum: s. Salicylsäure-isoamylester.

Amylium valerianicum: s. Isovaleriansäure-isoamylester.

Amylnitrat: s. Salpetersäure-isoamylester.

Amylnitrit: s. Salpetrigsäure-isoamylester.

Amylocain-hydrochlorid: Benzoesäure-dimethylaminoisopropanolester-hydrochlorid, Stovaine®;

$$C_{14}H_{21}NO_2 + HCl;$$

weiß. kr. bitter schmeckend. Pv., ll. in Aq. u. absolut. A., unl. in Ae. Anw. med.: zur Infiltrations- u. Lumbalanästhesie (0,02—0,1 g in 3—10%iger Lösung).

Amylogen: Amylum solubile ERG*.

Amyloid: Kolloidale Cellulose, die durch Aq. aus einer Lsg. v. Cellulose in konz. Schwfs. gefällt wird (Herst. v. Pergamentpapier*). Med. versteht man unter Amyloid (nach Virchow) einen im Bindegewebe ausgefällten Eiweißkörper (Antikörperglobulin), der durch Lugolsche Lsg. braun gefärbt wird, Umschlag in blau bei Zusatz von H_2SO_4; mit Kongorot ergibt A. rote Färbung.

Amylopektin: s. Amylum.

Amylose: s. Amylum.

Amylsalicylat: s. Salizylsäureisoamylester.

Amylum: Stärke, Stärkemehl, Assimilationsprodukt u. wichtigstes Reservekohlenhydrat der Pflanzen. Als mikroskopische Körnchen von verschiedensten Formen in den Pfl.zellen: rundl. oder elliptische, geschichtete, eckige oder nadelförmige Körner von verschied. Größe (s. Abb.). *Chem.*: Kohlenhydrat, Polysaccharid von der Formel $(C_6H_{10}O_5)\,x$, s. Kohlenhydrate*. Stärke ist keine einheitliche Substanz, sondern läßt sich in **Amylopektin** u. **Amylose** zerlegen: Amylopektin in d. Hülle des Stärkekorns, es quillt nicht in kalt. Aq., verkleistert aber mit heiß. Aq. bzw. beim Kochen d. Stärke, es färbt sich mit Jod violett. Amylose im Innern d. Stärkekorns, quillt in kalt. Aq. u. bildet mit heiß. Aq. eine kolloidale (nicht kleisterige) Lsg., mit Jod färbt sich Amylose blau. Gew.: Durch Auswaschen der stärkehaltig. Pfl.teile (Früchte, Knollen, Wurzeln, wie Kartoffeln, Reis, Mais, Bohnen usw.; s. nachst. die verschied. Stärkesorten). Stärke quillt in koch. Aq. auf zu Kleister, Lsg. erfolgt bei läng. Kochen unter Druck od. bei Behandlung mit Lsgsmitteln: KOH,

NaOH, Chloralhydrat, Chlorzink. Durch Hydrolyse geht die Stärke in **Dextrin** (s. Dextrine), dann in **Maltose*** u. **Dextrose*** über. Im allgemeinen enthalten die Stärkearten 80—85% reine Stärke, 12—20% Aq., 0,1—0,15% Eiweißstoffe (Kleber). DAB 7: Maisstärke (Amylum Maydis), Kartoffelstärke (Amylum Solani), Reisstärke (Amylum Oryzae), Weizenstärke (Amylum Tritici). Zur Erkennung der Stärke dient Jod (Jodwasser oder Jodjodkaliumlösg.*). **Mehl** besteht aus d. vollständ. zermahlenen Getreidekörnern, es enthält also neben Stärkekörnern auch Zellelemente (des Speicherparenchyms, der Frucht und der Samenschalen), die in der Müllerei zum größten Teil als **Kleie** vom Mehl abgetrennt werden. Der Ausmahlungsgrad eines Mehles wird (bes. bei Roggen und Weizen) nach Mehltypen bezeichnet, die sich vom Aschengehalt pro kg Mehl (× 1000) ableiten, Mehltype 574 bedeutet z. B., daß das betr. Mehl einen Aschengehalt von 0,574% aufweist, bezogen auf die Trockenmasse des Mehles.

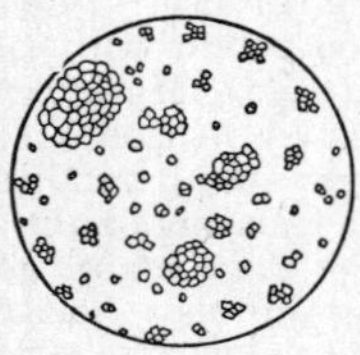
Reisstärke

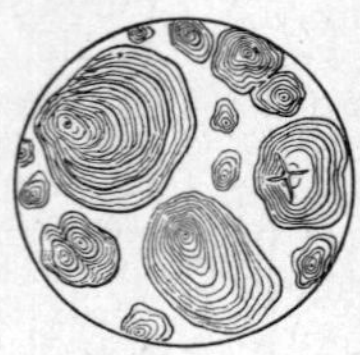
Kartoffelstärke

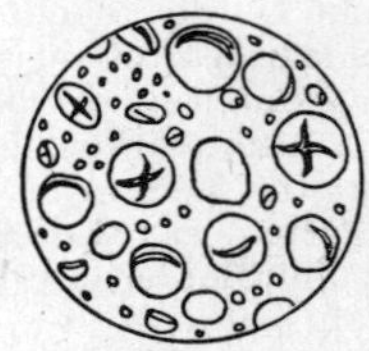
Roggenstärke

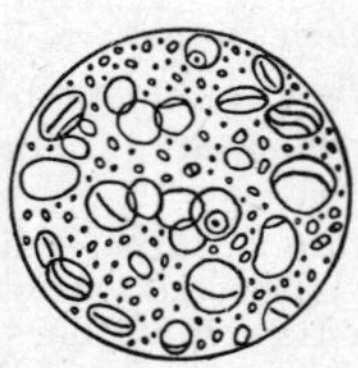
Weisenstärke

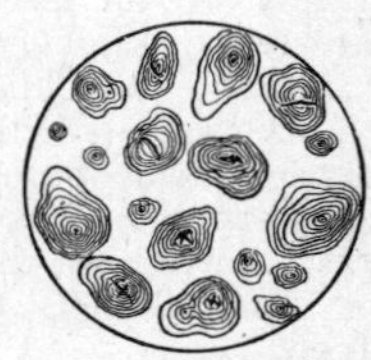
Marantstärke

Amylum Avenae: Haferstärke aus den Früchten v. **Avena sativa,** Fam. Gramineae; rein selten, meist als Hafermehl (Farina Avenae).

Amylum Batatae: Batatenstärke, Brasilianisches Arrowroot, aus den Knollen v. **Ipomoea batatas,** Fam. Convolvulaceae (Zentral- u. Südamerika, bes. in subtrop. Gebieten angebaut).

Amylum Cannae: Cannastärke, Queensland- oder Neu-Südwales-Arrowroot, Afrikanisches Arrowroot, Tolomanstärke, aus den Rhizomen verschiedener Canna-Arten, Fam. Cannaceae, bes. von **Canna indica** (Trop. Zentralamerika, Westindien, Südbrasilien, Peru, Chile), **Canna edulis** (Trop. Südamerika, Westindien).

Amylum Curcumae: Kurkumastärke, Ostindisches Arrowroot; aus dem Rhizom von **Curcuma angustifolia, Curcuma rubescens** u. a. Curcuma-Arten, Fam. Zingiberaceae (Indien).

Amylum Hordei: Gerstenstärke; aus den Früchten von **Hordeum vulgare,** Fam. Gramineae (Europa).

Amylum jodatum: Jodstärke. Herst. (nach Dietrich): Man löst 2 T. Jod in 75 T. Ae., mischt diese Lösung mit 100 T. Weizenstärke u. trocknet. In dunklen Standgefäßen aufzubewahren. Anw. med.: inn. 0,5—2,0 g, 3- bis 4mal tgl.

Amylum Lentis: Linsenstärke; aus dem Samen von **Lens culinaris** (Lens esculenta). Vorderasien, Süd- und Mitteleuropa.

Amylum Manihot: Manihotstärke, Tapiokastärke, Kassavamehl, Mandiokastärke, Bahia-Arrowroot, Brasilianisches Arrowroot; aus den Wurzelknollen von **Manihot esculenta,** Fam. Euphorbiaceae (in allen Tropenländern angebaut).

Amylum Marantae ERG: Marantastärke, Pfeilwurzelmehl, Maranta-Arrowroot, Westindisches Arrowroot, das eigentliche Arrowroot d. verschiedenen Arzneibücher; aus dem Rhizom von **Maranta arundinacea,** Fam. Marantaceae (heim. Westindien, kult. in allen Tropenländern). HOM: *Maranta arundinacea,* der getrocknete Wurzelstock von Maranta arundinacea.

Amylum Maydis: Maisstärke, Starch: DAB 7: Stärke aus dem Endosperm der Früchte von **Zea mays** (Gramineae), Asche max. 0,5%.

Amylum Musae: Bananenstärke; aus dem Fruchtfleisch von **Musa paradisica,** Fam. Musaceae (Tropen).

Amylum Oryzae DAB 7: Reisstärke; aus dem Endosperm der Früchte von **Oryza sativa,** Fam. Gramineae (Südasien u. alle tropischen Länder). Muß vor dem Aufbewahren über gebranntem Kalk getrocknet werden. Asche max. 0,5%.

Amylum Phaseoli: Bohnenstärke; aus den Samen von **Phaseolus vulgaris,** Fam. Leguminosae (heim. Südamerika, kult. in Europa).

Amylum Pisi: Erbsenstärke; aus den Samen von **Pisum sativum,** Fam. Leguminosae.

Amylum Sagi: Sagostärke, Sago, Perlsago, Palmenstärke; aus dem Grundparenchym des Stammes von **Metroxylon rumphii** (Sagus rumphii) und **Metroxylon laeve** (Sagus laevis), Fam. Palmae (Sunda-Inseln, Molukken).

Amylum Secalis: Roggenstärke; aus den Früchten von **Secale cereale,** Fam. Gramineae.

Amylum Solani DAB 7: Kartoffelstärke, Kartoffelmehl, aus den Knollen von **Solanum tuberosum,** Fam. Solanaceae (heim. Südamerika, Anden, kult. in allen Ländern d. gemäßigten Zone). Der durch Trocknen bei 100° festgestellte Wassergehalt darf nicht mehr als 20% betragen. Asche max. 0,5%.

Amylum solubile ERG: Lösliche Stärke, Amylogen; entsteht aus der gewöhnlichen Stärke durch längeres Kochen mit Aq. oder durch Einwirkung von verdünnt. SS oder Alkalilaugen. Löst sich klar in sied. Aq.

Amylum Tritici: Weizenstärke aus dem Endosperm der Früchte von **Triticum aestivum** (Triticum sativum), Fam. Gramineae. Asche max. 0,5%.

Amylvalerianat: Amylium valerianicum: s. Isovaleriansäure-isoamylester.

Amyrin: Ein Triterpen, $C_{30}H_{49}\cdot OH$. Best. des Elemiharzes, s. Canarium luzonicum.

Amyris gileadensis HOM: s. Balsamum de Mecca*.

ana: (ana partes) abgek. „āā" = zu gleichen Teilen (auf Rezepten).

Anabole Wirkstoffe: „Aufbauende", v. a. eiweißaufbauende Stoffe, z. B. gewisse Steroide.

Anacamptis pyramidalis: Fam. Orchidaceae, eine der Stammpflanzen von **Tubera Salep,** s. Orchis morio.

Anacardium HOM: s. Semecarpus anacardium.

Anacardium occidentale: Fam. Anacardiaceae, Acajoubaum, Nierenbaum (Westindien, Brasilien, kult. in den Tropen). Stpfl. v. **Fructus Anacardii occidentalis:** (Nuces Acajou), Westindische Elefantenläuse, Kaschunüsse, Akajounüsse; Best.: Cardol, Anacardsäure, fettes Öl, Harz. Anw.: volkst. äuß. gegen Zahnschmerzen. Vgl. **Semecarpus anacardium.** HOM: *Anacardium occidentale,* die reifen Früchte (Aufbewahrung: Droge, Urtinktur, 2. und 3. Dez.-Pot. vorsichtig).

Anacidität: Fehlen „freier" Salzsäure im Magensaft.

Anacyclus officinarum: Fam. Compositae, Deutscher Bertram (Mittelmeergebiet). Stpfl. v. **Radix Pyrethri germanici:** Pyrethrumwurzel, Deutsche Bertramwurzel. Best.: Pyrethrine, Inulin, äth. Öl. Harz. Anw. volkst: gegen Rheuma, Zahnschmerzen. HOM: *Pyrethrum,* d. getrocknete Wurzel.

Anacyclus pyrethrum: (Anthemis pyrethrum) Fam. Compositae, Römischer Bertram (Südl. Mittelmeergebiet, Marokko bis Arabien). Stpfl. von **Radix Pyrethri (romani)** ERG: Römische Bertramwurzel, Franzosenwurzel. Best.: Pyrethrine, äth. Öl, Harz, Inulin. Asche max. 6%. Anw. volkst.: bei Zahnschmerzen, als Kaumittel.

Anaemia: Anämie, Blutarmut, d.h. Verminderung des Blutfarbstoffes u. der roten Blutkörperchen; tritt in zahlreichen Formen auf.

Anaemia perniciosa: Biermersche Krankheit, gekennzeichnet durch gesteigerten Blutzerfall (Therapie: Leberpräparate, Vitamin B_{12}).

Anaerobenkultur: s. Nährboden.

Anaerobier: Obligate A.: Mikroorganismen, die sich nur bei Abwesenheit von Sauerstoff entwickeln können („Muß-A.“); fakultative A.: Mikr., die sowohl mit als auch ohne Sauerstoff leben können, wie die meisten Bakt. Pathogene anaerobe Sporenbazillen sind z. B.: *Clostridium tetani* (Erreger des Wundstarrkrampfes), *Clostridium botulinum* (Erreger des Botulismus), *Cl. perfringens* (Erreger des Gasbrandes); nichtpathogen: z.B. *Clostridium butyricum* (Bacillus butyricus) Buttersäurebazillus; s. Bacteria.

Anaerobier-Serum: Heilserum gegen Tetanus u. Gasbrand; s. Serum.

Anästhesie: 1. Unempfindlichkeit, 2. Schmerzbetäubung. (Zentrale A. s. Narkose-Arten; örtliche A. = Lokalanästhesie.)

Anästhesin: s. p-Aminobenzoesäureäthylester.

Anaestheticum(a): Schmerzstillendes Mittel.

Anagallis arvensis: Fam. Primulaceae, Gauchheil, Ackergauchheil (Kosmopolit). Stpfl. v. **Herba Anagallidis arvensis:** Gauchheilkraut. Best.: Saponine, Cyclamin, Gerbstoff, Bitterstoff, ein Enzym. Anw. volkst.: als Diureticum sowie bei Leberleiden, Hämorrhoiden. HOM: *Anagallis arvensis*, die frische blühende Pflanze.

Anakusis: Taubheit.

Anal: Zum Anus gehörig, den After betreffend.

Analepticum(a): (Excitantium, Stimulantium). Belebendes, die Herztätigkeit u. den Kreislauf anregendes Mittel.

Analgesie: syn. Analgie (griech. *ἄλγος* = Schmerz), Aufhebung der Schmerzempfindung.

Analgesinum: s. unter Phenyldimethylpyrazolonum.

Analgeticum(a): Schmerzlinderndes Mittel.

Anallergisch: Keine Allergie erzeugend.

Analysator: s. Polarisation.

Analyse: Untersuchung, Zerlegung; **Chemische A.** unterteilt in **Qualitative A.** (stellt die Art der Bestandteile der zu untersuchenden Substanz fest) u. **Quantitative A.** (bestimmt die Menge der Bestandteile). **Harnanalyse** s. Tabelle „Harnuntersuchung“.

Analytische Waage: s. Waagen.

Anamirta cocculus: (A. paniculata) Fam. Menispermaceae (Indisch-malaiisches Gebiet). Stpfl. v. **Fructus Cocculi** (Semen Cocculi indici): Kokkelskörner, Fischkörner. Best.: Picrotoxin (1,5%), Harz, Gummi, Säuren. Anw.: als Läusemittel, gegen Krätze sowie als Fischgift (Vorsicht! Picrotoxin ist ein Krampfgift; Antid.: Brechmittel). HOM: *Cocculus*, die reifen, getrockneten Früchte.

Anamnese: Vorgeschichte einer Krankheit.

Anaphrodisiacum(a): Mittel, das den Geschlechtstrieb herabsetzt.

Anaphylaxie: (griech. = Schutzlosigkeit) Überempfindlichkeit, speziell gegen parenterale Zufuhr artfremden Eiweißes (Eiweißanaphylaxie), kann zum anaphylaktischen Schock führen. Vgl. Allergie und Serumkrankheit.

Anastigmatisch: Ohne Astigmatismus* u. ohne sphärische Aberration*.

Anastomose: Verb. von Blut- oder Lymphgefäßen oder Nerven untereinander.

Anatherum muricatum HOM: s. Vetiveria zizanioides (Andropogon muricatus)*.

Anatomie: Lehre von Form und Aufbau der Körper. **A. der Pflanzen** umfaßt die Zellenlehre oder Zytologie und die Gewebelehre oder Histologie.

Anatoxine: s. Toxoide.

Anchusa officinalis: Fam. Boraginaceae, Ochsenzunge (Ost- u. Mitteleuropa). Stpfl. von **Herba Anchusae** (Herba Buglossi): Ochsenzungenkraut. Best.: die Alkaloide Cynoglossin, Consolidin, Consolicin sowie Cholin, Schleim, Gerbstoff, Allantoin. Anw. volkt.: als Expectorans und Sedativum.

Anchusa tinctoria: Alkanna tinctoria*.

Ancylostoma duodenale: s. Ankylostoma.

Andira araroba: Fam. Leguminosae, Goa-Baum (Brasilien). Stpfl. von **Chrysarobin:** Goa-Pulver, Araroba depurata. Die durch Umkristallisieren aus Benzol gereinigten Ausscheidungen aus den Holz- und Markstrahlen des Baumes. Gelbes, leichtes kr. Pv. (mikroskop. aus Nadeln, Prismen, Kristallplättchen bestehend); l. in ca. 300 sied. A., in ca. 45 Chlf., Zstzg. nicht völlig geklärt, nach Moritz Best. wahrscheinlich: Anthron der Chrysophansäure (30%), Monomethyläther des Rheum-emodin-anthrons (ca. 20%), Monomethyläther des Dehydrorheumemodinanthranols (ca. 30%), methoxylhaltige Chrysophansäure (2—3%), Rheum-Emodin (ca. 2—3%). Nach Karrer ist Ch. ein Methyldioxyanthranol. Asche max. 3%. Anw. med.: äuß. in Form von Salben gegen Psoriasis, Dermatomykosen und andere Hautkrankheiten, auch gegen Rheumatismus. Bei der Verwendung von Chr. ist größte Vorsicht geboten, da es von der Haut leicht resorbiert wird und Nierenreizungen, Albuminurie u. Gastroenteritiden hervorruft. Innerl. wirken bereits wenige Zentigramm stark giftig. HOM: *Araroba*, Chrysarobinum.

Andira inermis: Fam. Leguminosae (Brasilien, Westindien). Stpfl. v. **Cortex Andirae inermis** (Cortex Geoffroyae): Jamaika-Wurmrinde, Geoffroyrinde. Best.: Methyltyrosin, Berberin, Stärke, Fett, Harz. Anw. volkst.: als Wurmmittel. HOM: *Andira inermis*, die getrocknete Rinde.

Andorn, Schwarzer: Ballota nigra*.

Andorn, Weißer: Marrubium vulgare*.

Androcorticoide: Androsterone, androgene Hormone (der Nebennierenrinde), s. Hormone.

Androeceum: *bot.* Gesamtheit der Staubblätter in einer Blüte*.

Androgamone: s. Gamone.

Androgene: Männliche Geschlechtshormone (Steroide), s. Hormone.

Andrographis paniculata: Fam. Acanthaceae (Ostindien, Java, Ceylon). Stpfl. v. **Herba Andrographidis:** Andrographiskraut. Best.: Andrographid (Bitterstoff), Kaliumsalze. Anw.: als Tonicum sowie gegen Nierensteine.

Andromeda arborea: Oxydendron arboreum*.

Andromedotoxin: Giftstoff in verschied. Ericaceen-Arten (Andromeda), bisweilen im Bienenhonig; wirkt Aconitin-ähnlich: rauschartige Zustände, Krämpfe und Herzlähmung.

Andropogon citratus: Cymbopogon citratus*.

Andropogon muricatus: Vetiveria zizanioides*.

Andropogon nardus: Cymbopogon nardus*.

Andropogon schoenanthus: Cymbopogon martini var. motia*.

Andropogon sorghum, Cymbopogon sorghum: Fam. Gramineae (heim. Indien, angebaut in Afrika, Mittelmeergebiet), Mohrenhirse, Negerkorn, Milokorn, Kaffernhirse, Durrha-Durrha; Hirseart, die im Nährwert etwa dem Mais entspricht (ca. 70% Stärke, 10% Eiweiß, 2—4% Zucker, 3% Fett). Anw. als Viehfutter u. Lebensmittel.

Andropogon squarrosus: s. Vetiveria zizanioides.

Androstanolon: synthet. Dihydrotestosteron; anaboles Steroidhormon.

Androsteron: Androgenes Steroidhormon, s. Hormone.

Androtermon: s. Termone.

Anemone hepatica, Hepatica nobilis: Fam. Ranunculaceae, Leberblümchen (Europa, Nordamerika). Stpfl. v. **Herba Hepaticae nobilis:** Leberkraut, Leberblümchenkraut. Best.: Protoanemonin (Anemonol*), Hepatrilobin (Glykosid), Emulsin, Gerbstoff. Anw. volkst.: als Tonicum u. bei Leberleiden. HOM: *Hepatica triloba*, die frischen Blätter.

Anemone nemorosa: Fam. Ranunculaceae, Buschwindröschen (Süd- u. Mitteleuropa, Asien, Nordamerika). Stpfl. v. **Herba Anemone nemorosae.** Best.: Protoanemonin (Anemonol*) u. Anemonin (beide gehen beim Trocknen in die unwirksame Anemoninsäure über). Anw. volkst.: das frische Kraut als Rubefaciens u. Vesicans bei Rheuma, Zahnschmerzen usw. hom. innerl.: bei Pemphigus, Ekzemen usw. HOM: *Anemone nemorosa*, die frische, vor der Blüte gesammelte Pflanze. (Aufbewahrung: Droge, Urtinktur, 1., 2., 3. Dez.-Pot. vorsichtig.)

Anemone pulsatilla (Pulsatilla vulgaris) u. Anemone pratensis (Pulsatilla pratensis): (Mitteleuropa bzw. Südöstl., mittleres u. nördliches Europa). Stpfl. v. **Herba Pulsatillae** ERG: Küchenschellenkraut. Best.: Protoanemonin (Anemonol*) u. Anemonin (beide gehen beim Trocknen in die unwirksame Anemoninsäure über), Bitterstoff, Gerbstoff, im Wurzelstock Saponin. Asche max. 12%. Anw. volkst.: als Diureticum bei Nieren- u. Blasenleiden, bei Gicht, Rheumatismus sowie als Sedativum bei Keuchhusten u. als Antispasmodicum, besonders bei schmerzhaft. Spasmen der weibl. Genitalsphäre; äußerl. volkst.: als Rubefaciens u. Vesicans. Wirksam sind nur die frischen Pflanzen. Sehr giftig, Arzt bei Vergiftungen unerläßlich! Vgl. Anemonol. HOM: *Pulsatilla*, die frische, zur Blütezeit gesammelte ganze Pflanze.

Anemonenkampfer: Anemonol*.

Anemonin: Wirkstoff in Ranunculaceen-Arten, vgl. Anemonol.

Anemonol: Protoanemonin, Lacton der Methylenoxycrotonsäure, früher fälschlich als Anemonenkampfer bezeichnet; von außerordentlich heftiger Reizwirkung auf die Haut und Schleimhäute, innerlich führt es zu Erregung u. Lähmung des Zentralnervensystems. Außerdem besitzt es eine stark bakterizide Wirkung. Inhaltsstoff vieler Ranunculaceen, wie Anemone hepatica, Anemone nemorosa, Anemone pulsatilla, Ranunculus ficaria u. a. Zerfällt beim Trocknen der Pflanzen in Anemonin u. Anemoninsäure, die praktisch ungiftig sind.

Anethol: Anetholum ERG, p-Methoxy-propenylbenzol,

$$C_6H_4 \begin{matrix} \diagup CH:CH\cdot CH_3 & [1] \\ \diagdown OCH_3 & [4] \end{matrix}$$

farbl. Kr.-Blättchen; Mol. 148,2; D. 0,99; Kp. 233°; F. 21—22°, unl. in Aq., l. in organ. Lsgsmitteln. Best. d. Anis-, Sternanis- u. Fenchelöls; kr., nach Anisöl riech. u. schmeckende Masse. Anw.: wie Anisöl.

Anethum graveolens: Fam. Umbelliferae, Dill, Gurkenkraut (heim. im Orient, Mittelmeerländern, kult. in Bayern, Thüringen, Rumänien). Stpfl. v. **Fructus Anethi:** Dillfrüchte, Dill, Bergkümmel, Dollensamen. Best.: Äth. Öl (bis 4%, mind. 2,5%), ferner Dill-Apiol u. ca. 18% fett. Öl. Asche max. 8%. Anw. med.: als blähungstreibendes Mittel u. als Diureticum, als Gurkengewürz. **Oleum Anethi** ERG: Dillöl, das äth. Öl der Samen; farbl., bald gelb werdende Fl. von kümmelöllähnlichem Geruch; opt. aktiv ($\alpha_D^{20°}$ = +70° bis +82°); D. 0,890—0,912; l. i. 90%igem A. Best.: Carvon (mind. 40%), Phellandren, d-Limonen, Terpinen u. a. Anw. med.: als Carminativum u. Diureticum; äuß. zu Einreibungen, als Gewürz u. zu Likören.

Aneurinchloridhydrochlorid: s. Vitamin B_1.

Aneurinnitrat: s. Vitamin B_1.

Aneurysma: Erweiterung einer Arterie.

Angelica archangelica: (Archangelica officinalis) Fam. Umbelliferae, Angelika, Engelwurz, Erzengelwurzel (nördl. Europa, kult. in Thüringen, Sachsen, Nordbayern, Erzgebirge, Riesengebirge). Stpfl. v. **Radix Angelicae: Angelikawurzel,** Engelwurzel, Brustwurzel. Best.: Äth. Öl (Oleum Angelicae*) bis 1%, Angelikasäure, Baldriansäure, Angelicin, Osthol, Osthenol (fluoreszierende Furocumarine), Xanthoxol, Imperatorin, Harz, Gerbstoff, Phytosterin, Zucker, Stärke. Asche max. 14%. Anw. med.: als Stomachicum, Amarum, Diureticum. HOM: *Angelica Archangelica*, die getrocknete Wurzel der wildwachsenden Pflanze. **Oleum Angelicae: Angelikaöl,** das äth. Öl der Wurzeln. Gelbl. bis bräunl. Fl. von aromat. Geruch u. würzigem Geschmack. D. 0,848—0,913; opt. aktiv ($\alpha_D^{20°}$ = +16° bis +41°), l. i. 90%ig. A. Best.: Terpene (d-Phellandren, Pinen, ein Sesquiterpen, Cymol), Valeriansäure, Ester der Methyläthylessigsäure, Oxypentadecylsäure-lakton u. a. Das Öl wirkt in schwachen Dosen zentral erregend, in größeren Dosen betäubend. Anw. med.: äußerl. zu hautreizenden Einreibungen (Spiritus Angelicae compositus); innerl. als Stomachicum u. Spasmolyticum; ferner in der Likörfabrikation.

Angelikaöl: Oleum Angelicae, s. Angelica archangelica.

Angelikaspiritus, Zusammengesetzter: Spiritus Angelicae compositus*.

Angelikawurzel: Radix Angelicae, s. Angelica archangelica.

Angiitis: Entzündung eines Gefäßes.

Angina pectoris: Stenokardie, Herzbräune, „Engbrüstigkeit"; schmerzhafte, von Todesangst begleitete Beklemmungsgefühle in der Herzgegend.

Angina tonsillaris: Tonsillitis, Mandelentzündung.

Angiologie: Lehre, die sich mit den Gefäßen u. deren pathologischen Erscheinungen befaßt.

Angiospermae: *bot.* Bedecktsamige Pflanzen. Die Samen(anlagen) liegen in geschlossenen Fruchtblättern, s. Blüte.

Angostura: s. Cusparia trifoliata.

Angraecum fragans: Fam. Orchidaceae (Mauritius, Réunion). Stpfl. v. **Folia Faham:** Fahamtee, Bourbontee. Best.: Cumarin, o-Oxyzimtsäure. Anw. volkst.: gegen Lungenleiden, als Ersatz d. chines. Tees.

Angriffsstoffe: Aggressine*.

Ångström-Einheit: Abkzg. Å oder ÅE, Maßeinheit für Lichtwellenlängen, der zehnmillionste Teil eines Millimeters (10^{-10} m). (Ångström, schwedischer Physiker, 1814—74).

Angustura HOM: s. Cusparia trifoliata.

Anhalonium lewinii: s. Lophophora lewinii.

Anhidrosis: s. Anidrosis.

anhydricus: wasserfrei.

Anhydride: Wasserfreie Verbdgen. (Oxide), die mit Wasser Säure bilden können bzw. die durch Wasserentzug aus Säuren entstehen (Säure-Anhydride), z. B. ist SO_3 das Anhydrid der Schwefelsäure, H_2SO_4.

Anhydrit: $CaSO_4$, wasserfreier Gips.

Anhydro-hydroxymercurisalicylsäure: s. Hydrargyrum salicylicum.

Anhydroorthosulfaminbenzoesäure: Saccharin*.

Anidrosis: Verminderte Schweißabsonderung.

Anilide: Anilinabkömmlinge, bei denen ein oder beide H-Atome der NH_2-Gruppe des Anilins durch Säureradikale ersetzt sind, z. B. Acetanilid,

$$C_6H_5\text{—}NH(CH_3CO).$$

Anilin: Anilinum, Aminobenzol, Phenylamin,

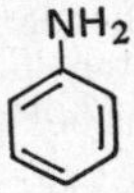

C_6H_7N, Mol. 93,13; klare, farbl. bis schwach gelbl., ölige, sich schnell rötl.-braun färbende, stark lichtbrechende Fl. von eigenartigem Geruch, leicht mischbar mit A., Ae., Schwk., fett. u. aeth. Ölen, wl. i. Aq.; DAB 7: D. 1,021—1,023, Kp. 182—185°; Brech.-Ind.: $n_D^{20°}$ = 1,585—1,586.

Anilin bildet wie alle Aminbasen mit Säuren Salze. Anilin ist ein starkes Blutgift. Der Dampf ist eingeatmet giftig (MAK = 19 mg pro m^3 Luft). Anw.: Zum Nachweis von Furfurol in Äthanol sowie zur Isonitrilreaktion bei der Identitätsprüfung v. Chloroform u. Trichloressigsäure; techn.: in der Farbstoffindustr., zur Herst. v. Kunstharzen, Arzneimitteln, Riechstoffen usw.

Gesch.: 1826 wurde Anilin von Otto Unverdorben (von ihm als „Kristallin" bezeichnet) bei der Dest. von Indigo entdeckt. 1834 erhielt Friedlieb Ferdinand Runge Anilin aus Steinkohlenteer, das er „Kyanol" nannte, da es beim Erwärmen mit HCl u. Kaliumdichromat einen blauen Niederschlag gab. Karl Julius v. Fritzsche (1808—1871) stellte Anilin durch Erhitzen von Indigo mit KOH her u. gab ihm den Namen Anilin (nach portug. „Anil" = Indigo).

Anilinacetat: Anilinum aceticum, Essigsaures Anilin,

$$C_6H_5 \cdot NH_2 + CH_3COOH.$$

Gelbe Fl. Anw. chem.: als Reagens.

Anilinhydrochlorid: Anilinum hydrochloricum. Salzsaures Anilin, Anilinsalz, $C_6H_5 \cdot NH_2 + HCl$. Weiße Kr., die sich an der Luft grünl. färben, ll. i. Aq. u. A., D. 1,22; F. 198°; Kp. 245°; Anw. chem.: als Reagens; gibt auf holzhaltigem (Lignin) Papier Gelbfärbung.

Anilinsulfat: Anilinum sulfuricum, Schwefelsaures Anilin,

$$(C_6H_5NH_2)_2 + H_2SO_4.$$

Farbl. Kr., ll. i. Aq., wl. i. A. Anw. med.: früher bei Epilepsie u. Krebs; chem. Reagens: Chlorsäure, Lignin.

Anilinsulfonsäure: s. Sulfanilsäure.

Anilinum aceticum: s. Anilinacetat.

Anilinum hydrochloricum: s. Anilinhydrochlorid.

Anilinum sulfuricum: s. Anilinsulfat.

Anilinwasser-Gentianaviolettlösung: Für die Gramsche Färbung: 5 ml Anilin werden mit 100 ml Aq. einige Minuten geschüttelt, durch ein mit Aq. angefeuchtetes Filter filtriert u. 11 ml einer gesättigten Lösung von Gentianaviolett in absol. A. zugesetzt.

Animales Nervensystem: Teil des Nervensystems, das die sog. animalischen (Bewegungs-) Funktionen vollzieht, vgl. vegetatives N.

Animal-Protein-Faktor: abgek. APF, s. Vitamin B_{12}.

Anionen: negativ geladene Ionen (wandern zur Anode); s. Ionen.

Anionenaustauscher: s. Ionenaustauscher.

Anionenaustauscher, stark basischer DAB 7: ein synthetischer, organischer Polyelektrolyt (Kunstharz-Ionenaustauscher) mit fixierten, quartären Ammoniumgruppen u. austauschbaren Anionen; gelbbraune bis rotbraune, leicht aneinander haftende Körnchen v. etwa 0,5 mm Durchmesser; prakt. unl. i. Aq., verdünnt. Laugen u. SS sowie A. absol. *Austauschkapazität:* mind. 3,0 Milliäquivalente/Gramm, berechnet auf d. 3 Stunden lang bei 105° getrock. Substanz. *Austauschaktivität:* mind. 75% der Austauschkapazität; vgl. Ionenaustauscher. Der Austauscher dient zur Gehaltsbestimmung v. Cholin- u. Dimethylcarbaminoyl-oxyphenyl-trimethylammonium-Salzen. Wird die Lösung eines solchen Salzes durch den Austauscher geschickt, so wird das Säureanion gegen ein Hydroxyl-Ion ausgetauscht. Das Eluat enthält dann die freie Base, die nach Zugabe v. 2 Tropfen Methylrotlösung u. 1 Tropfen Methylenblaulösung mit 1/10 Normal-Salzsäure titriert wird.

Anis: Fructus Anisi, s. Pimpinella anisum* u. Illicium verum.

Anisade: Liq. Ammon. anisatus, s. Ammoniak.

Anisaldehyd: (Aubépine) Methyläther d. p-Hydroxybenzaldehyds,

$$H_3CO—C_6H_4—CHO.$$

D. 1,123; F. +2°. Farbl. kumarinähnl. riech. Öl, ll. i. A. u. Ae., wl. i. Aq., nat. im Anis-, Sternanis-, Fenchelöl sowie i. Cassiablüten; techn.: durch Oxidation v. Anethol mit Salpeters. od. Chroms. Anw.: in d. Parfümerie.

Anisammoniak: Liq. ammon. anisatus, s. Ammoniak.

Anisliquor: Liquor Ammonii anisatus, s. Ammoniak.

Anisöl: Oleum Anisi, s. Pimpinella anisum.

Anisometropie: Ungleiche Brechkraft beider Augen.

Anisotropie: Eigenschaft bestimmter Körper, in verschied. Richtungen verschied. Verhalten aufzuweisen, z. B. hinsichtlich der Festigkeit, Härte, Elastizität, Wärmeleitung, Lichtfortpflanzung usw. Anisotrop sind alle Kr. außer denen des regulären Systems. Anisotrope Körper ergeben durch Brechung vollständig polarisiertes Licht, vgl. Isotrop.

Anistropfen: Anisölhaltige Ammoniakflüssigkeit, Liquor Ammonii anisatus, s. unter Ammoniak.

Anisum HOM: s. Pimpinella anisum.

Anisum stellatum HOM: s. Illicium verum.

Ankylostoma duodenale: Hakenwurm, Erreger der *Ankylostomiasis,* Tropenkrankheit, Wurmkrankheit der Tunnelarbeiter u. Bergleute.

Annelida: Ringelwürmer, 4. Klasse der Würmer. Hierzu gehören die Blutegel, **Sanguisuga officinalis*** u. **S. medicinalis***.

Annuelle Pflanzen: *bot.* Einjährige Pfl., durchlaufen ihr Leben (Keimen, Wachsen, Blühen, Fruchten, Absterben) in wenigen Monaten.

Anode: Die positive Elektrode, vgl. Kathode.

Anodenstrahlen: Elektropositive Strahlen, die v. d. Anode ausgehen.

Anodynin®: s. Phenyldimethylpyrazolon.

Anodynum(a): Schmerzstillendes Mittel.

Anona odorata: s. Cananga odorata.

Anopheles: Gabelmücke, Stechmücke, Fiebermücke; Stechmückengattg. m. über 400 (Unter-)Arten; Malariaüberträger; s. Plasmodium.

Anoplura: Läuse*.

Anorexia: Anorexie, Appetitlosigkeit.

Anorganisch: Nicht organisch, unbelebt. **A.e Chemie:** Lehre v. den chem. Elementen u. ihren Verbindungen m. Ausnahme der Kohlenstoffverbdg.

Anotto: s. Bixa orellana.

Anoxie: Völliger Sauerstoffmangel (im Gewebe).

Antabus®: Tetraäthylthiuramdisulfid*.

Antacidum(a): Mittel gegen Hyperazidität (Übersäuerung), säurebindendes Mittel.

Antalgicum(a): Schmerzstill. Mittel.

Antaphrodisiacum(a): Anaphrodisiacum*.

Antarthriticum(a): Mittel gegen Gicht.

Ante cenam: (auf Rezepten) vor d. Essen.

Ante mortem: Vor dem Tode.

Ante partum: Vor der Geburt.

Antemeticum(a): Mittel gegen Erbrechen.

Antennaria dioica: (Gnaphalium dioicum) Fam. Compositae, Katzenpfötchen (Nord- u. Mitteleuropa, Sibirien, Kaukasien, Armenien, Nordamerika). Stpfl. v. **Flores Gnaphalii** (Flores Pedis cati); Weiße oder rote Katzenpfötchen. Weiße od. rote Immortellen. Best.: Äth. Öl, Gerbstoff. Anw. volkst.: bei Husten, Magenkatarrh, Durchfall, Gallenleiden.

Antepilepticum(a): Mittel gegen Epilepsie.

Antergan®: Antihistaminicum, s. Histamin.

Anthelmint(h)icum(a): Wurmmittel.

Anthemis nobilis: Fam. Compositae, Römische Kamille, Doppelkamille (heim. südl. u. westl. Europa, teilweise kult. im mittl. Europa). Stpfl. v. **Flores Chamomillae romanae** ERG: **Römische Kamillen,** Doppelkamillen. Best.: 0,8—1% äth. Öl, (Ol. Chamomillae romanae, Ol. Anthemidis ERG, mind. 0,6%), Bitterstoffe, Quercitrin u. Apiin (Flavonglykoside) u. deren Aglykone Quercetin u. Apigenin, Taraxsterin, Cholin, Inosit, Zucker, Dioxyzimtsäure, Sitosterin-d-Glykosid u. a. Das blaue, durch Licht- u. Lufteinfluß allmählich in Grün und Braungelb umschlag. äth. Öl enthält Azulen, Ester d. Angelikasäure, Isobuttersäure, Metacrylsäure, ferner Isoamylalkohol, Butylalkohol, Anthemol (Terpenalkohol) u. Anthemen. Asche max. 6%. Anw. med.: als krampfstillendes Mittel; volkst.: als Emmenagogum u. Abortivum; zum Haarwaschen („Waschkamille"); HOM: *Chamomilla romana,* die bei Blühbeginn gesammelte Frischpflanze.

Anthemis pyrethrum: Anacyclus pyrethrum*.

Anthere: *bot.* Pollensack, Staubbeutel: pflanzl. Organe, die den Pollen enthalten, s. Blüte.

Antheridien: *bot.* Organe, in denen bewegliche männliche Geschlechtszellen (Spermatozoiden) entstehen, bei Algen, Moosen, Farnen.

Anthidroticum(a): Mittel gegen übermäßiges Schwitzen.

Anthion: Kaliumpersulfat, s. Kalium persulfuricum*.

Anthocyane: Die roten, violetten, blauen Farbstoffe d. Blumen, Früchte u. Blätter. Es sind Glykoside, die den gelb. Farbstoffen d. Flavon- u. Flavonolreihe sowie den Catechinen nahestehen. Sie spalten beim Kochen mit SS od. durch Wirkung v. Fermenten in Zucker u. Anthocyanidine, von denen man bisher 4 Grundtypen kennt: Pelargonidin (orangefarb. Dahlie, Scharlachpelargonie, rote Salvia, Goldmelisse, Sommerastern). Cyanidin (Mohn, rote Rosen, Kornblumen, Kirschen, Pflaumen, Preiselbeeren, Brombeeren, Winterastern). Delphinidin (Rittersporn, violette Stiefmütterchen, weinrote Wicken). Gesnerin (Apigenidin, i. d. Blüten v. Gesnera fulgens). Es handelt sich um stickstoffreie Verbindgn., die aus mehreren Benzolkernen bestehen. Basissubstanz der A. ist das Pyryliumradikal, sie sind also Derivate des α-Pyrons(I) u. des γ-Pyrons(II).

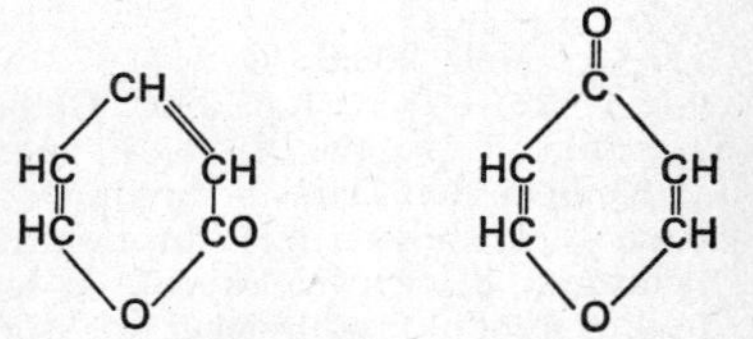

I II

Sie treten als Oxoniumsalze (rot), als Alkalisalze (blau) od. als freie Anthocyanidine (violett) auf. Bei manchen Blütenfarbstoffen handelt es sich um Methyläther d. Anthocyanidine (z. B. Paeonin, Malvin, dem Weinfarbstoff Oenin). Die zahlreich. Farbabstufungen d. Blüten beruhen auf Mischungen der verschieden. A. u. auch darauf, ob der Farbstoff in saurem, alkalischem od. neutralem Zellsaft eingelagert ist, auf evtl. Verbindg. mit Gerbstoffen, gelben Flavonen oder sog. Co-Pigmenten. Auch der Eisengehalt d. Zellsaftes spielt möglicherweise eine Rolle. Viele Anthocyanidine konnten synth. dargestellt werden (Synthesen nach Willstätter u. Robinson).

Anthocyanidine: s. Anthocyane.

Anthophylli: Mutternelken, s. Syzygium aromaticum*.

Anthophyta: *bot.* Embryophyta siphonogama*.

Anthoxanthum odoratum: Fam. Gramineae, Wohlriechendes Ruchgras (Europa), enth. Cumaringlykosid, das beim Verwelken Cumarin abspaltet u. den Heuduft bedingt. HOM: *Anthoxanthum odoratum,* die frische blühende Pflanze.

Anthracen: Anthrazen, $C_{14}H_{10}$; D. 1,25; F. 218°; Kp. 351°. Farbl., violett fluoreszierende Schuppen, ll. i. heißem Bzl., wl. i. A. u. Ae., unl. i. Aq. Vork. in den höchstsiedenden Teilen des Steinkohlenteers, dem Anthrazenöl (zu 0,5—2%). Anw. techn.: in d. Farbstoffindustrie. Ausgangsmaterial für die Darst. der Alizarin- u. Indanthrenfarbstoffe.

Anthrachinon: 9,10-Dioxo-dihydroanthracen,

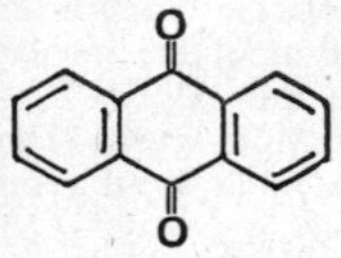

$C_{14}H_8O_2$, Mol. 208,2, D. 1,42; F. 284—285°; Kp. 380°. Gelbe Kr., unl. i. Aq., wl. i. A. u. Ae., ll. i. heißem Bzl. Darst.: Durch Oxidation v. Anthracen mit Chromsäure (Bichromat u. Schwefelsäure). A. ist Ausgangsprodukt zahlreicher wichtig. Teerfarbstoffe (Alizarine, Purpurin, Flavopurpurin usw.). In vielen Abführdrogen kommen Derivate des Trihydroxyanthrachinons (die Emodine*) vor.

Anthracokali HOM: Gemisch von Ätzkali und Steinkohle. Anw.: als Flechtenmittel.

Anthraglykosennin: Sammelname für die in d. Sennesblättern enthaltenen Glykoside, s. Cassia-Arten.

Anthraglykoside: Die in Rhiz. Rhei, Aloe, Cort. Frangulae u. a. vorkommenden Anthrachinonabkömmlinge, z. B. die Glykoside: Rheochrysin, Frangula-Emodin, Aloe-Emodin.

Anthrakose: Kohlenstaublunge.

Anthranilsäure: s. o-Aminobenzoesäure.

Anthrarobin: Anthrarobinum, 3,4-Dihydroxy-anthranol, Desoxyalizarin, Leukoalizarin, Red.produkt des Alizarins, $C_{14}H_{10}O_3$. Mol. 226,22. Gelbes bis braunes Pv., geruch- u. fast geschmacklos, l. i. heißem Aq., Ae., A., ll. i. verd. Alkalien. Anw. med.: äuß. b. Hautkrankheiten, Ekzemen, Pilzerkrankungen usw. anstelle v. Chrysarobin, da es milder wirkt (*Tinct. Arning RF:* Anthrarobinum 1,0, Tumenol-Ammonium 4,0, Äther 10,0, Tct. Benzoes 15,0).

Anthrax: Milzbrand. **A.-Bazillen:** Milzbrandbazillen (*Bacillus anthracis*).

Anthrazen: Anthracen*.

Anthrazit: s. Carboneum.

Anthriscus cerefolium: Fam. Umbelliferae, Kerbel (heim. Südeuropa). Stpfl. v. **Herba Cerefolii:** Kerbel. Best.: Äth. Öl (mit Methylchavicol), fett. Öl, Apiin. Anw. volkst.: als Diureticum, zu Frühjahrskuren, bei Skrofulose, haupts. als Gewürz.

Anthrophore: Arzneistäbchen; Bacilli, s. Arzneiformen.

Antiarthriticum(a): Mittel gegen Gicht.

Antiasthmaticum(a): Mittel gegen Bronchialasthma.

Anti-Baby-Pille: s. Antikonzeptionelle Mittel.

Antiberiberi-Vitamin: Vitamin B_2, s. Vitamine.

Antibioticum(a): Biologischer Wirkstoff, der aus lebenden Zellen von Mikroorganismen, Bakterien, Pilzen, Flechten, Algen oder von höheren Pflanzen od. als deren Stoffwechselprodukt aus dem Substrat isoliert wurde und der imstande ist, andere Mikroorganismen, Bakterien, Viren, Pilze abzutöten od. in ihrem Wachstum zu hemmen. Es sind bisher Tausende von A. entdeckt worden, von denen jedoch nur verhältnismäßig wenige in der Therapie verwendet werden, da die meisten entweder zu giftig oder zu wenig wirksam sind. Wie bei den Sulfonamiden wurde auch bei den A. eine bisweilen sehr schnell stattfindende Resistenz der Mikroorganismen festgestellt. A. finden auch in der Tierzucht zur Beschleunigung der Mast oder zum Eindämmen der Sterblichkeit Verwendung, ferner dienen sie zur Konservierung von Nahrungsmitteln. Die chem. Struktur der bisher verwendeten A. ist geklärt, und eine Reihe von ihnen sind synth. darstellbar, s. die einzelnen Antibiotica unter den betr. Stichworten.

Geschichtl.: Pasteur erkannte bereits das Phänomen der „Antibiose" (1879), die Tatsache, daß das Wachstum gewisser Bakterien durch andere Keime gehemmt wird. Und er erkannte auch den ungeheuren Wert dieser Tatsache für die Therapie der Infektionskrankheiten. 1899 stellten zwei deutsche Forscher (Emmerich u. Loew) aus dem Stoffwechselprodukt des Bacillus pyocyaneus (worauf schon zehn Jahre vorher Freudenreich aufmerksam gemacht hatte), dem Erreger des blaugrünen Eiters, ein Präparat her, die „Pyocyanase", die auf verschiedene Krankheitserreger (Typhus, Milzbrand, Diphtherie u. a.) wachstumhemmend einwirkte, aber trotz der Erfolge in Vergessenheit geriet; 1928 fand Fleming das Penicillin auf, Florey u. Chain führten es 1940 in die Therapie ein.

Antichlor: Jedes chem. wirkende Mittel zur Entfernung v. Chlor aus Geweben, Papier usw., z. B. Natriumthiosulfat.

Antidermatitis-Faktor: s. Vitamin B_6.

Antidiabeticum(a): Mittel zur Behandlung von Zuckerkrankheit. **Orale Antidiabetica:** Neben Insulin, das nur parenteral einverleibt werden kann, haben seit einigen Jahren auch peroral wirkende Stoffe an Bedeutung gewonnen: N^1-Sulfanyl-N^2-n-butylcarbamid (Nadisan®, Invenol®, **Carbutamid**) und N-(4-Methyl-benzolsulfonyl)-N-butylcarbamid (Artosin®, Rastinon®, **Tolbutamid**), ferner **Chlorpropamid** (Diabenese®), **Glycodiazin** (Redul®), **Glisoxepid** (Pro-Diaban®), **Biguanide** (Buformin, Phenformin, Diapar®); Anw. v. a. b. ält. Pat. Auch in Pflanzen kommen blutzuckersenkende Stoffe vor, die Glukokinine* u. Guanidin*-Derivate, z. B. in Galega off., Phaseolus vulg., Vaccinium Myrtillus u. in der Hefe (s. Faex).

Antidotum(a): Gegenmittel.

Antidotum Arsenici ERG: Gegenmittel der arsenigen Säure. Frisch gefälltes Eisenhydroxid. Man stellt es her durch Vermischen verd. Eisenchlorid- od. Ferrisulfat-Lsgn. m. einer Aufschwemmung v. Magnesia usta in Aq. (nach ERG: 15 T. Gebrannte Magnesia, 100 T. Ferrisulfatlösung, 500 Aq.). Stets frisch zu bereiten, sonst wirkungslos. Alle 10 Minuten 2 Eßlöffel voll, dann Magenspülung. Ferrihydroxid geht m. arseniger Säure eine unl. Verb. ein, während das gebildete Magnesiumsulfat gleichzeitig als Abführmittel wirkt; s. Tabelle „Gegenmittel bei Vergiftungen".

Antidysentericum(a): Mittel gegen Ruhr.

Antifebrilium(a): Fiebermittel.

Antifebrin: s. Acetanilid.

Antifermente: Stoffe (Proteide, die sich im Blutserum vorfinden u. Fermente unwirksam machen bzw. ihre Wirkung hemmen (z. B. Antidiastase, Antiurease).

Antiformin: Natriumhypochloritlösung mit ca. 5% wirksamem Chlor u. ca. 7,5% überschüssigem Natriumhydroxid. Darst. durch Einleiten von 50—60 g Chlor in 1000 g 15%ige Natronlauge. Bakterien werden durch A. sofort abgetötet, mit Ausnahme v. Tuberkelbakterien u. Milzbrandsporen. Dient bei Sputum-Untersuchungen zur Anreicherung der Tuberkelbakterien, i. d. Zahnheilkunde zur Desinfektion, mit gleichen Teilen Aq. zu verdünnen.

Antigene: Abkürzung für „Antisomato-gene"; Stoffe, die i. Körper d. Bildung von Gegenstoffen, die „Antikörper" (Immunkörper) hervorrufen. Bei letzteren handelt es sich um Globuline*. Vgl. Immunisierung, Allergene, Serum.

Antigen-Antikörper-Reaktion: abgek. A.A.R.; Vorgang, der sich beim Zusammentreffen eines Antigens mit einem Antikörper abspielt; diese Vorgänge können in vitro (zu diagnost. Zwecken) oder im Körper von Mensch u. Tier (zum Schutz gegen krankmachende Antigene) ablaufen. Es kann hierbei ein Präzipitat oder eine Agglutination od. eine Lysis eintreten (z. B. Neutralisierung d. Toxine durch Antitoxine, Auflösung von Bakterien durch Bakteriolysine).

Anti-Graue-Haare-Faktor: Pantothensäure, s. Vitamine.

Antihämophiles Globulin: Abk. „AHG"; im Blutplasma vorhand. Globuline (Globulin A = Faktor VIII, Globulin B = Faktor IX, Globulin C = Faktor X), die den Gerinnungsprozeß aktivieren; sie fehlen bei Blutern.

Antihämorrhagisches Vitamin: Vitamin K, s. Vitamine.

Antihidroticum(a): Mittel gegen übermäßige Schweißabsonderung.

Antihistamine: s. Histamin.

Antihypertonicum(a): Den Blutdruck herabsetzendes Mittel.

Antiinfektiöses Vitamin: Vitamin A*.

Antiklopfmittel: s. Benzin, verbleites.

Antikörper: s. Antigene.

Antikonzeptionelle Mittel: Empfängnisverhütende Mittel; 1. mechanisch: beim Mann mittels Kondom, bei der Frau mittels Okklusiv- u. Intrauterin-Pessar; 2. chemisch: mittels in die Scheide od. in die Gebärmutter eingebrachter Salben od. Lösungen, die angeblich die Spermien abtöten sollen; 3. biologisch: durch Unterdrückung der Ovulation (Ovulationshemmer; hormonelle Kontrazeptiva).

Antimetaboliten: s. Metaboliten.

Antimon: Stibium, Sb, AtG. 121,75, III- u. V-wertig; Ordnungszahl 51; D. 6,69; F. 630,5°; Kp. 1635°; Härtegrad 3; unl. i. HCl u. verd. H_2SO_4, l. i. Salpetersäure unt. Bildg. von antimoniger Säure (Sb_2O_3) od. Antimonsäure (Sb_2O_5). Silberweiß., sprödes, leicht pulverisierbares Metall, das ähnl. wie Arsen u. Phosphor in mehreren Modifikationen vorkommt. Nat.: Meist als Grauspießglanz (Antimonglanz, Antimonit, Stibnit) Sb_2S_3, als Weißspießglanz (Antimonblüte, Senarmontit) Sb_2O_3, Rotspießglanz (Antimonblende, Antimonzinnober) Sb_2OS_2, Antimonocker Sb_2O_4, ferner in den Rotgüldig- u. Fahlerzen (im Erzgebirge, Harz, Ungarn, Japan, Westfalen). Darst.: Hüttenmäßig durch Rösten v. Grauspießglanzerz. Bereits seit etwa 2500 v. Chr. bekannt (bei den Babyloniern, Ägyptern u. Chinesen): Paracelsus, 1493—1541, u. Basilius Valentinus (Pseudonym, etwa 1575) beschrieben. Antimonverbindungen. **„Gelbes Antimon"** (fragl. Eigenart) entsteht beim O_2-Einleiten in flüss. SbH_3 unterhalb —90°, ist labil u. geht oberhalb —80°, im Licht sofort, in das ebenso nichtmetall. **Schwarze Antimon** über. Anw. techn.: zum Härten von Legierungen.

Nachweis von Antimonverbindungen: 1. Beim Erhitzen v. Antimonwasserstoff (s. Nachweis v. Arsen) bildet sich analog dem As ein Antimonspiegel, der sich vom Arsenspiegel durch dunklere Farbe u. seine Unlöslichkeit in Natriumhypochloritlsg. unterscheidet. 2. Lösl. Antimonsalze geben m. Aq. weiße Niederschläge v. bas. Antimonsalzen, die in Weinsäure l. sind (z. Unterschied v. Wismutsalzen). 3. Schwefelwasserstoff fällt aus Lsgen v. Antimonsalzen orangerotes Antimontrisulfid Sb_2S_3 od. Antimonpentasulfid Sb_2S_5, beide l. i. Alkali- od. Antimonsulfidlsgen, aus denen sie durch SS wieder als orangerotes Sb_2S_5 ausgefällt werden.

Antimonate: Salze der Antimonsäure.

Antimon-bisbrenzkatechin-disulfonsaures Natrium: Natrium-Stibium-bisbrenzkatechin-disulfonicum, Pentanatrium-(bis-brenzkatechin-3,5-disulfonyl)-antimonat(III), **Stibophen.** $C_{12}H_4Na_5O_{16}S_4Sb \cdot 7\,H_2O$; Mol. 895,2; DAB 7: Gehalt 13,0—13,8% Sb; weiß., kr. geruchl. Pv. von schwachsalzigem Geschmack; ll. i. Aq., unl. i. Äthanol, Ae., Chlf., Aceton. Aufbew.: vor Licht geschützt in alkalifreien Gläsern (Kontakt mit Eisen vermeiden). Anw. med.: bei tropischen Wurminfektionen (Bilharziose, Filariose) sowie bei Trichinose, intramuskulär. MED 0,1 g, MTD 0,3 g (Stibophen, Fuadin®).

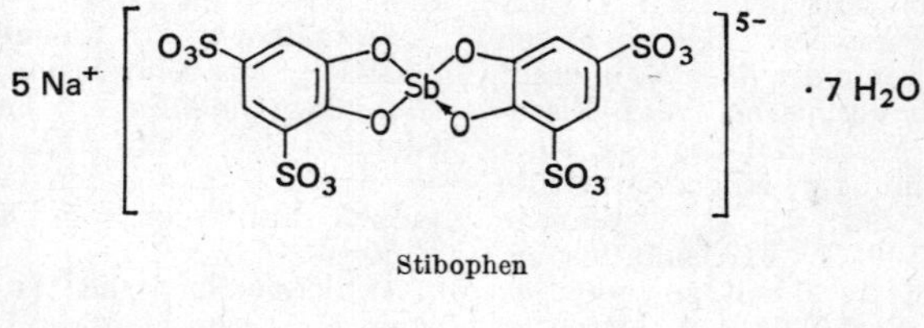

Stibophen

Antimonblüte: s. Antimontrioxid.

Antimonbutter: s. Antimontrichlorid.

Antimon(III)-chlorid: s. Antimontrichlorid.

Antimon(V)-chlorid: s. Antimonpentachlorid.

Antimonchlorür: s. Antimontrichlorid.

Antimonigsäureanhydrid: s. Antimontrioxid.

Antimonit: Grauspießglanzerz, s. Antimon.

Antimon(III)-oxid: s. Antimontrioxid.

Antimonium arsenicosum HOM: Gemenge gleicher Teile v. Antimonpentoxid u. Arsentrioxid. (Aufbew.: Ursubstanz, 1., 2., 3., Dez.-Pot. sehr vorsichtig.)

Antimonium crudum HOM: Stibium sulfuratum nigrum, s. Antimontrisulfid.

Antimonium sulfuratum aurantiacum HOM: Stibium sulfuratum aurantiacum, s. Antimonpentasulfid.

Antimonoxid: s. Antimontrioxid.

Antimonpentachlorid: Antimon(V)-chlorid, Stibium perchloratum, $SbCl_3$; gelbe, ölige, rauchende, hygrosk. Fl.; l. i. verdünnt. Salzsäure u. Weinsäurelsg. Anw. techn.: als Katalysator bei Chlorierungen.

Antimonpentasulfid: Stibium sulfuratum aurantiacum, Antimon(V)-sulfid, Goldschwefel, Sb_2S_5, Mol. 403,85; orangerotes Pv., unl. i. Aq., ll. i. heiß. Ammoniaklsg., Alkalien u. Alkalisulfiden. Darst.: durch Versetzen einer Lsg. v. Natriumsulfantimonat (*Schlippesches* Salz) mit Salz- od. Schwefelsäure. Anw. med.: als Expectorans Dos. 0,01—0,03 g (größere Dosen wirken brechenerregend); techn.: zur Vulkanisation u. Rotfärbung v. Kautschuk; i. d. Feuerwerkerei; zur Schädlingsbekämpfung. HOM: *Antimonium sulfuratum aurantiacum.* (Vor Licht geschützt aufbewahren.)

Antimonperchlorid: s. Antimonpentachlorid.

Antimonpersulfid: s. Antimonpentasulfid.

Antimonsulfid, Rotes: s. Antimonpentasulfid.

Antimonsulfid, Schwarzes: s. Antimontrisulfid.

Antimontrichlorid: Stibium chloratum, Antimon(III)-chlorid, Antimonchlorür, Antimonbutter, Butyrum Antimonii, $SbCl_3$, Mol. 228,13; farbl. bis schwach gelbl., kr.-blättrige, weiche Masse. D. 3,6; F. 73,4°; Kp. 223°, l. i. wenig Aq., bei weiterer Zugabe von Aq. schneiden sich Oxychloride (SbOCl) ab, s. unten. Darst.: Durch Auflösen v. feingepulv. Grauspießglanz in heiß. konz. Salzsäure. Anw. zumeist in Form v. **Liquor Stibii chlorati** ERG: Antimonchlorürlösung, Spießglanzbutter, Flüssige Antimonbutter. Darst.: 1 T. pv. Schwefelantimon wird mit 5 T. Salzsäure erhitzt, bis keine Einwirkung mehr stattfindet, dann durch Asbest filtr. u. dest., bis die übergehenden Tr. Wasser milchig trüben. Der Rückstand in d. Retorte wird mit verd. Salzsäure bis zur Dichte 1,336—1,356 verdünnt (od. durch Auflösen v. Antimontrichlorid in Salzsäure). Ölige, farbl. Fl. Aq. fällt aus dieser Lsg. **Antimonoxychlorid,** SbOCl, **Algarottpulver,** ein am., weiß. Pv., das früher med. verwendet wurde. Anw.: Liq. Stibii chlorati wird als Ätzmittel verwendet; techn.: z. Brünieren, als Textilbeize; Reagens zum Vit. A-Nachweis.

Antimontrioxid: Stibium oxydatum, Antimon(III)-oxid, Antimonigsäureanhydrid, Antimonblüte, Antimonweiß, Sb_2O_3; weiß. kr. Pv., unl. i. Aq.; Anw.: als Malerfarbe u. Beizmittel.

Antimontrisulfid: Stibium sulfuratum nigrum, Antimon(III)-sulfid, Grauspießglanz, Schwarzes Schwefelantimon, Sb_2S_3; grauschwarzes Pv. od. kr. Stücke. Darst.: durch Ausseigern des nat. Grauspießglanzes (Antimonit); Anw. nur vet. als Expectorans u. um die Freßlust anzuregen; techn. in d. Feuerwerkerei (Zündhütchen), als Reibflächen für Zündhölzer.

Antimonweiß: s. Antimontrioxid.

Antimonyl-Kaliumtartrat: Tartarus stibiatus, Brechweinstein, Tartarus emeticus $K[(SbO)C_4H_4O_6] + \frac{1}{2} H_2O$. Darst.: Durch Erhitzen einer Mischg. v. Antimontrioxid u. Weinstein m. Aq. u. Auskristallisierenlassen. Farbl. Kr. od. farbl., kr. Pv., ll. i. Aq., unl. i. A. Anw. med.: als Emeticum, Dos. 0,03—0,05 g; als Expectorans, Dos. 3—5 mg; MD. 0,1 g; MTD 0,3 g. Bei der Verw. d. Brechweinsteins ist größte Vorsicht zu beachten, da bereits Dosen von 0,2 g bei Erwachsenen tödlich wirken können. Äuß. wurde Brechweinstein früher bei

Hautleiden u. als „Pockensalbe" verwendet, er ruft schwere pustulöse Ausschläge, die bis zu Knochennekrosen führen können, hervor. Unguentum Tartari stibiati, die 20% Brechweinstein enthält, wird nicht mehr verwendet. HOM: *Tartarus stibiatus.*

(**Tartarus stibiatus praecipitatus:** Gefällter Brechweinstein. Darst.: Durch Eingießen einer heiß. wäß. Brechweinsteinlsg. i. A. u. Auswaschen der Kr. Anw.: Zur Herst. von Salben.)

Antimycoticum(a): Mittel gegen krankheitserregende Pilze.

Antineuralgicum(a): Schmerzstillendes Mittel.

Antineuritisches Vitamin: Vitamin B_1, s. Vitamine.

Antioxidantien: (Antioxygene, Inhibitoren) Stoffe, die durch ihre Gegenwart (in Spuren) die Autooxidation hemmen, z. B. Hydrochinon, Diphenylamin, Alkohol, Phenol u. a.; ein biologisch wichtiges Antioxidans ist Tokopherol (s. Vitamin E). Techn. verwendet man A., natürliche oder synthetische, zur Haltbarmachung v. Nahrungsmitteln (für Speisefette, z. B. Propylgallat).

Antioxygene: s. Antioxidantien.

Antipellagra-Vitamin: Faktor der Vitamin-B-Gruppe, s. Vitamine.

Antiperniziosa-Faktor: Vitamin B_{12}, s. Vitamine.

Antiphlogisticum(a): Mittel zur örtlichen Behandlung v. Entzündungen.

Antipoden: *bot.* Drei — auch als „Gegenfüßler" bezeichnete — Zellen im unteren Teil des Embryosacks*; *chem.* s. Enantiomorphie.

Antipruriginosum(a): Juckreizstillendes Mittel (z. B. Anästhesin).

Antipyreticum(a): Fieber herabsetzendes Mittel.

Antipyreticum compositum: Phenyldimethylpyrazolonum cum Coffeino citrico ERG*.

Antipyrin®, Antipyrinum: s. Phenyldimethylpyrazolon.

Antipyrinum cum Coffeino citrico: Phenyldimethylpyrazolonum cum Coffeino citrico ERG: s. Phenyldimethylpyrazolon.

Antipyrinum salicylicum: Phenyldimethylpyrazolonum salicylicum, s. Phenyldimethylpyrazolonsalicylat.

Antirachitisches Vitamin: Vitamin D, s. Vitamine.

Anti-reticulo-(endotheliales-) cytotoxisches Serum (ACS): Ein von Bogomoletz (1925 UdSSR) erf. Serum, das eine Gewebsregeneration bewirken u. damit die Abwehrkraft des Organismus u. die allgemeine Leistungsfähigkeit erhöhen soll. Das Serum soll eine Reizwirkung auf das reticulo-endotheliale System (RES)* und dadurch eine Vitalisierung bzw. Reaktivierung ermüdeter Zellen herbeiführen. Nach Bogomoletz wird das ACS gew., indem man Kaninchen mit gemischten Suspensionen von menschlichem Knochenmark und Milzgewebe (von frisch. Unfall-Leichen entnommen) hyperimmunisiert. Da das Serum stark cytotoxisch wirkt, wird es nur in kleinsten Dosen verabreicht. Anw.: bei Abbau- u. Alterserkrankungen aller Art, bei Ulcera gastroduodenalia u. neuro-vegetativen Störungen. (Wirkung bisher wissenschaftlich umstritten.)

Antirheumaticum(a): Mittel gegen rheumatische Erkrankungen.

Antiscabiosum(a): Mittel gegen Krätze.

Antiseborrhoisches Vitamin: Vitamin H, s. Vitamine.

Antisepsis: Antiseptik, Verminderung der Infektionserreger (in Wunden oder an Instrumenten) durch chem. Mittel, z. B. Sublimat, Zephirol, Phenol (Bedeutung zuerst ca. 1847 erkannt von Ignaz Ph. Semmelweis, Wien 1818—1865, eingeführt v. Jos. Lister, Glasgow 1827—1912); antiseptisch = keimwidrig, bakteriostatisch; vgl. Asepsis.

Antisepticum(a): Mittel gegen Sepsis, gegen Wundinfektion.

Antiskorbutisches Vitamin: Vitamin C, s. Vitamine.

Antispasmodicum(a): Krampfstillendes Mittel.

Antisterilitäts-Vitamin: Vitamin E, s. Vitamine.

Antisyphiliticum(a): Mittel gegen Syphilis.

Antithrombin: Gerinnungshemmende Substanz im Blutplasma.

Antitoxine: Die im Blutserum gebildeten spezifischen Antikörper, die die in den Körper eingeführten Gifte (Toxine) bakteriellen, pflanzlichen od. tierischen Ursprungs unschädlich machen (neutralisieren), s. Serum. **Antitoxineinheit:** A.E. bezeichnet die Wirkungsstärke eines antitoxischen Serums u. ist gleich **Immunitätseinheit***, gemessen an einem Standardserum, s. Serum und Immunisierung.

Antivitamine: s. Vitamine.

Antixerophthalmisches Vitamin: Vitamin A, s. Vitamine.

Anurie: Versagen der Harnabsonderung, Harnverhaltung.

Anus: After.

Aorta: Die große Körperschlagader.

6-APA: Abkzg. für 6-Aminopenicillansäure, s. Penicillinum.

Apathie: Krankhafte Teilnahmslosigkeit.

Aperitivum(a): 1. Appetitanregendes Mittel, 2. „Eröffnendes" Abführmittel.

Apertase®: s. Hyaluronidase.

Apertura: *med.* Öffnung.

Apetal: *bot.* s. Blüte.

APF: Abkzg. für Animal-Protein-Faktor, s. Vitamin B_{12}.

Apfelbaum: Malus silvestris (Pirus malus)*.

Apfelsäure: s. Äpfelsäure.

Apfelsaure Eisentinktur: Tinctura Ferri pomati DAB 6.

Apfelschale: Cortex Piri mali fructus, s. Malus silvestris.

Apfelsinenschale: Cortex Aurantii dulcis. **Apfelsinenschalenöl:** Oleum Aurantii dulcis, s. Citrus sinensis.

Aphis chinensis: s. Gallae chinenses.

Aphonie: Stimmlosigkeit.

Aphrodin: Yohimbinum*.

Aphrodisiacum(a): Den Geschlechtstrieb anregendes Mittel.

Aphthen: Kleine, gelbe Beläge (Bläschen) auf der Schleimhaut (Mund, Genitale); meist (virusbedingtes) Begleitsymptom verschied. Krankheiten.

Apigenidin: s. Anthocyane.

Apiin: $C_{26}H_{28}O_{14}$, Flavon-Glykosid in Apium graveolens*, Petroselinum crispum*, Anthemis nobilis* u. a., farbl. Kr., l. in heiß. Aq. u. A.

Apiol: Apiolum, Petersilienkampfer, Hauptbest. des äth. Öls der Petersilienfrüchte; $C_{12}H_{14}O_4$ (1-Allyl-2,5-dimethoxy-3,4-methylendioxy-benzol), reines Apiol bildet farbl. Kr., die in A., Ae., Bzl., Ölen lösl. sind, unl. in Aq. D. 1,25—1,35; F. ca. 30°; Kp. 249° (im Handel meist als alkohol. od. öliger Auszug aus Petersiliensamen). Starkes Diureticum, Emmenagogum und Abortivum (Vorsicht, führt zu Nierenreizung und Leberschädigung, Kreislaufstörungen und zu zentraler Lähmung); mittl. Dos. 0,1 g.

Apis mellifica: Honigbiene, Od. Hymenoptera; liefert Bienengift (s. Apisinum*; pro Biene ca. 0,07 mg), Wachs (s. Cera) u. Gelée royale; HOM: *Apis mellifica,* aus Arbeitsbienen. (Aufbewahrung: Urtinkt., 2. und 3. Dez.-Pot. vorsichtig.)

Apisinum: Bienengift, aus der Giftblase der Honigbiene, Apis mellifica*, gelb., meist wenig getrübte, sauer reagierende Fl., getrocknet gelbl.-bräunl. Pv.; die Wirkung beruht besonders auf Melittin, einem dem Schlangengift ähnl. Polypeptid sowie der ebenfalls hämolysierenden Phospholipase A, weiteren Peptiden (v. a. Apamin; zentral erregendes Neurotoxin), Enzymen (Hyaluronidase) u. Histamin. Anw.: zur unspez. Reiztherapie, bei rheumatischen Erkrankungen, Ischias, Neuralgien. HOM: *Apisinum,* das frische Sekret aus der Giftblase. (Aufbewahrung: 2. u. 3. Dez.-Pot. vorsichtig.)

Apium graveolens: Fam. Umbelliferae, Sellerie (Europa, Westasien bis Ostindien, Nord- u. Südafrika, Südamerika, als Gemüse viel angebaut). Stpfl. v. **Herba Apii:** Selleriekraut. Best.: Apiin* (Glykosid), äth. Öl, Mannit, Vitamin C. **Radix Apii graveolentis:** Selleriewurzel. Best.: Asparagin, Cholin, Mannit, Tyrosin, Alloxurbasen, Pentosane, Fett, Stärke, Glutamin, äth. Öl, Vitamin C. **Semen Apii graveolentis:** Selleriesamen. Best.: äth. Öl (bis 3%). Anw. aller Pflanzenteile volkst.: als Diureticum, auch gegen Gicht, Husten, Nervenschwäche, Blähungen sowie als Gewürz; zur Gewinnung des Öles, das für Suppenwürzen verwendet wird. Seit alten Zeiten gelten die Knollen als Aphrodisiacum, eine derartige Wirkung kommt ihnen indessen kaum zu. HOM: *Apium graveolens,* die reifen Samen.

Apnoë: Atemstillstand, Atemlähmung, vgl. Dyspnoe.

Apocodeinhydrochlorid: Apocodeinum hydrochloricum, Salzsaures Apocodein, Apomorphin-3-methyläther-hydrochlorid, $C_{18}H_{19}NO_2 + HCl$. Graues Pv., ll. in Aq. u. A. Darst.: Durch Erhitzen von Codeinhydrochlorid mit Zinkchlorid. Anw. med.: wie Apomorphin: als Expectorans, Sedativum, Hypnoticum, auch als Laxans (subkutan).

Apocynamarin: Cymarin, s. Apocynum.

Apocynum androsaemifolium: Fam. Apocynaceae, Kanadische Hanfwurzel (heim. Nordamerika). Der Wurzelstock enthält Cymarin u. äth. Öl. Stpfl. v. HOM: *A. androsaemifolium*, der frische Wurzelstock. (Aufbewahrung: Urtinkt., 1., 2., 3., Dez.-Pot. vorsichtig.)

Apocynum cannabinum: Fam. Apocynaceae, Hanfartiger Hundswürger, Amerikanischer Hanf (Heim. Nordamerika, Kanada usw.). Stpfl. von **Radix Apocyni cannabini.** Best.: (auch in der Rinde) Cymarin (Apocymarin, ein starkes Herzgift), das in Cynamarigenin (Apocynamarin) u. Cymarose spaltet. Anw. med.: bei Herzleiden u. als Diureticum. HOM: *Apocynum*, der frische Wurzelstock. (Aufbewahrung: Urtinkt., 1., 2., 3., Dez.-Pot. vorsichtig.)

Apoerythein: abgek. „AEE", Intrinsic-Factor, s. Vitamin B_{12}.

Apo-Ferment: s. Fermente.

Apoferritin: s. Ferritin.

Apokarpie: *bot.* Fruchtblätter nicht verwachsen; jedes Fruchtblatt wird für sich zu einem Fruchtknoten (z. B. Ranunculaceae), s. Blüte.

Apollonienkraut: Herba Aconiti, s. Aconitum napellus.

Apomorphinhydrochlorid: Apomorphinum hydrochloricum*, Salzsaures Apomorphin, DAB 7: Gehalt mind. 99,0%, berechn. auf d. getrock. Substanz. Weiß. bis grauweißes kr. Pv., das sich a. d. Luft allmählich grün färbt; l. in ca. 50 T. Aq u. 90%ig. A. Spez. Drehung $[\alpha]_D^{20°}$ = —49° bis —52° nach der Vorschrift d. DAB 7.

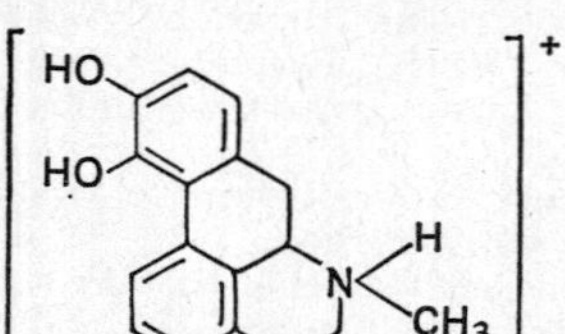

$C_{17}H_{18}ClNO_2$; Mol. 303,8

Darst.: Durch Behandlung von Morphin mit Salzsäure, wobei 1 Molekül H_2O austritt. Anw. med.: als Emeticum (stärkstes Brechmittel!), Expectorans, Hypnoticum; inn. 0,001 bis 0,003 g (Kinder 0,0003 bis 0,0005 g). MD 0,02 g; MTD 0,06 g; subkutan als Brechmittel 0,005 bis 0,01 g, als Hypnoticum 0,002—0,003 g. Vor Licht geschützt aufbewahren! HOM: *Apomorphinum hydrochloricum*. Aufbewahrung: Ursubstanz 1., 2., 3. Dez.-Pot. vorsichtig. Vor Licht geschützt.)

Apoplexia: Apoplexie, Schlaganfall; Apoplexia cerebri: Gehirnschlag.

Apothecium(ien): *bot.* Becher- od. schüsselförmiger Fruchtkörper (Sporenbehälter) vieler Schlauchpilze und Flechten.

Apotheke: (vom griech. „αποτιδημι" = „ablegen, beiseite legen") Arzneiniederlage. Staatlich zugelassene u. überwachte Anstalt zur Herst. u. z. Abgabe v. Arzneimitteln. Man unterscheidet die „*privilegierte*", das ist eine vom Staate bzw. vom Landesherrn verliehene, vererbliche u. veräußerliche A. (seit 1810 nicht mehr verliehen) u. die „*konzessionierte*" (vom Staat einem Apotheker verliehene A., die nach dessen Abgang neu verliehen wird, „Personal-Konzession"). Unter *Realkonzessionen* versteht man verkäufliche Konzessionen (im ehemal. Preußen die während der franz. Besetzung aufgehobenen Privilegien sowie die nach 1811—1894 neuerteilten Konzessionen). Hierbei konnte vom Konzessionsinhaber bzw. dessen Erben dem Staat ein Nachfolger präsentiert werden, der, sofern die berufl. Voraussetzungen erfüllt waren, vom Staat bestätigt werden mußte. *Lizenz-A.* sind auf Grund der Gewerbefreiheit im Apothekenwesen ab 20. 1. 1949 im amerikan. Besatzungsgebiet errichtete A. Eine Lizenz z. Errichtung einer neuen oder z. Fortführung einer bestehend. A. mußte jedem A. erteilt werden, der die persönl. Voraussetzungen (Approbation usw.) erfüllte. Am 16. 6. 1952 wurde dieses Gesetz dahin geändert, daß Lizenzen nur noch auf Grund der örtlichen Voraussetzungen, d. h. nach Bedarf erteilt werden sollten. Am 22. 11. 1956 stellte das Bundesverfassungsgericht in einer Entscheidung fest, daß ein gesetzlicher Konkurrenzschutz für Apotheken mit dem Artikel 12 des Bundesgesetzes, das die freie Wahl des Berufes und des Arbeitsplatzes garantiert, nicht vereinbar sei. Damit wurde die unbeschränkte Niederlassungsfreiheit für Apotheker proklamiert, eine der größten Umwälzungen in der Apothekengeschichte.

Geschichtliches: Ursprünglich, in der Antike u. im Mittelalter, in manchen Fällen noch bis Anfang des 19. Jahrhunderts, war d. Tätigkeit v. Arzt u. Apotheker in einer Person vereinigt (Galen, der die nach ihm benannten „Galenika" selbst herstellte). Die erste öffentliche Apotheke wurde Ende des 8. Jahrhunderts unter dem Kalifen Almansor (Al-Mansur) in Bagdad gegründet. Als erste amtliche Regelung des Apothekenwesens auf europäischem Boden ist die Ärzte- u. Apothekerordnung der südfranzösischen Stadt Arles zu betrachten („Statuta sive Leges Municipales Arelatis", ca. 1170). Dieser Erlaß trennte bereits die Medizin v. d. Pharmazie; er schrieb den Apothekern einen Diensteid vor u. verbot den Ärzten das Halten v. eigenen Apotheken. Zugleich setzte er Strafbestimmungen für Apotheker u. Ärzte fest. Diese „Leges Arelatis" sind offensichtlich auch d. Grundlage f. d. Medizinalordnung des Kaisers Friedrich II. (1240), in der erstmalig eine Erlaubniserteilung (Konzession) durch den Landesherrn festgesetzt wird. In den nachfolgenden Jahrhunderten wird Einrichtung, Betrieb, Ausbildung, Befugnisse des Apothekers sowie Preise der Arzneimittel u. Vorschriften der Arzneimittelherst. durch einzelne Erlasse der Städte u. später der Länder geregelt, z. B. Medizinalordnung des Kaisers Karl IV. „Breslauer Handschrift" 1351, „Apothekerordnung des Rats der Reichsstadt Regensburg" 1397, die „Baseler Apothekerordnung" 1423, die „Churfürstliche Brandenburgische Medicinal-Ordnung und Taxa" vom Jahre 1693, die dadurch besonders interessant ist, daß die darin erlassenen Vorschriften über Aufbewahrung usw. v. Giften (Giftschein) zum Teil noch heute gültig sind, s. a. Arzneibuch und Arzneitaxe. Für die berufl. Ausbildg. ist in der BRD die Approbationsordnung vom 23. 8. 1971 gültig.

Apothekerprimel: Primula veris*.

Apozema: In Frankreich gebräuchl. Bez. f. Decoct. (Apozémes).

Appendicitis: Wurmfortsatzentzündung (Blinddarmentzündung).

Appetitzügler: Man bezeichnet damit eine Reihe von zentralen Stimulantien, Weckamine oder ihnen nahestehende chemische Substanzen (Benzedrin, Ephedrin, Preludin®, Ritalin®), da diese neben ihrer stimulierenden Wirkung gleichzeitig eine appetithemmende Eigenschaft besitzen. Unkontrollierte Anwendung solcher „Appetitzügler" zu Entfettungskuren gefährl., s. Weckamine.

Aprikose: Prunus armeniaca*.

Aqua: Wasser, H_2O; reines Wasser ist geruch- und geschmacklos, klar, durchsichtig, in dünner Schicht farblos, in Schichten von 5—8 m deutlich blau; es besteht aus 88,865 Gewichtst. Sauerstoff u. 11,136 Gew.T. Wasserstoff bzw. aus 1 Volumen Sauerstoff u. 2 Volumen Wasserstoff; bei 0° C erstarrt das W. zu Eis, bei 100° C u. unter 760 mm Druck siedet es unter Bildung von Wasserdampf. D. bei 4° C = 1,000000, unter und über 4° C nimmt die D. wieder ab. Beim Übergang von dem flüssigen in den festen Zustand (Gefrieren) dehnt sich das W. zum Unterschied von den meisten anderen Fl. aus. (D. des flüssigen W. bei 0° = 0,9998, D. des Eises bei 0° = 0,9168, d. h. 1 Raumteil flüss. W. nimmt als Eis 1,0906 Raumteile ein.) 1 ccm W. von 4° C wiegt ein Gramm (g), dies ist die Grundlage aller spez. Gewichte. Die Wärmemenge, die erforderlich ist, um 1 g W. von 14,5° auf 15,5° zu erwärmen, dient als Wärmeeinheit, sie wird als 1 Grammcalorie (cal) bezeichnet (s. Kalorie). 1 Liter gesättigter Wasserdampf wiegt bei 0° C u. 760 mm Druck = 0,5974 g; seine krit. Temp. beträgt 374,1°, der krit. Druck = 217,5 at., die krit. D. 0,324. Natürliches Wasser ist niemals chem. rein, es enthält gelöste Salze, haupts. Calcium- u. Magnesiumverbindungen, gelöste Gase (Stickstoff, Sauerstoff, Kohlensäure) sowie evtl. Verunreinigungen wie Staub, Bakterien, organ. u. aufgeschwemmte Stoffe. Regenwasser ist relativ am reinsten. Nach dem Gehalt an Ca- u. Mg-Salzen (Calciumhydrogencarbonat, Calciumsulfat, Magnesiumhydrogencarbonat) bestimmt man die **„Härte"** des W. Ein an Ca-Salzen reiches W. nennt man „hartes Wasser", ein Ca-freies od. -armes W. bezeichnet man als „weiches Wasser". Ca- und Mg-hydrogencarbonat, die beim Kochen des W. als Carbonate ausfallen, bilden die „vorübergehende" oder „temporäre Härte" (auch als „Bicarbonat-Härte" bezeichnet). Die zurückbleibende, auf d. Gehalt v. Ca.sulfat beruhende Härte nennt man „bleibende" oder „permanente" Härte. Temporäre u. permanente Härte ergeben zus. die „Gesamthärte". Gemessen wird diese in **Härtegraden.** 1 mval/l (1 Milligrammäquivalent je Liter) bezeichnet die Härte eines Wassers, wenn in 1 l soviel Milligramm Ionen eines Erdalkalimetalls gelöst sind, wie dessen Äquivalentgewicht angibt. 1 mval/l = 2,8° d; 1 Deutscher Härtegrad (1° d) entspricht 10 mg CaO in 1 l Wasser oder 0,357 mval Erdalkali-Ionen in 1 l. Der Menge von 10 mg CaO entsprechen 7,19 mg MgO oder 18,48 mg SrO oder 27,35 mg BaO. 1 Englischer Härtegrad (1° e) = 0,285 mval/l = 0,798° d. 1 Französischer Härtegrad (1° f) = 0,200 mval/l = 0,560° d.

0°— 4° d	sehr weiches Wasser
4°— 8° d	weiches Wasser
8°—12° d	mittelhartes Wasser
12°—18° d	ziemlich hartes Wasser
18°—30° d	hartes Wasser
über 30° d	sehr hartes Wasser

Enthärtung des Wassers erfolgt durch Zusatz von Kalkmilch oder Kalkwasser (zur Ausfällung der Hydrogencarbonate) und durch weiteren Zusatz von Soda (zur Ausfällung des Calciumsulfats) oder durch Destillation. Am meisten werden heute zur Bindung störender Ionen die Ionenaustauscher verwendet (Permutite, Wofatite usw.), s. Ionenaustauscher. **Trinkwasser** (Aqua fontana, Aqua communis) soll etwa 600 mg Ca- und Mg-Salze im Liter enthalten, es soll farb- u. geruchlos u. von erfrischendem Geschmack sein sowie frei von gesundheitsschädigenden organischen Bestandteilen (Bakterien, Schmarotzer, Fäulnisstoffen) und keine schädlichen chem. Stoffe (Phenol, Blei, Arsen usw.) enthalten. Es darf sich innerhalb 24 Stunden nicht trüben u. keinen Bodensatz bilden. Temperatur 8—11°, Härtegrad 8—12° d. **Trinkwasserbereitung:** Falls das W. lediglich suspendierte Stoffe enthält, genügt einfache Filtration durch Filtrierpapier. Größere Mengen läßt man über Sandfilter laufen, die aus verschiedenen Schichten von Steinen, Kiesel, Kies, Sand u. Kohle bestehen. Dieses Filter wirkt nicht nur mechanisch, sondern auch wesentlich biologisch, da die auf Sandkörnern angesiedelten Protozoen die im Wasser befindlichen Mikroorganismen vernichten. Entseuchung des W. erfolgt in kleinen Mengen am sichersten durch 20minütiges Kochen. Ferner benutzt man Sterilfilter (Entseuchungsfilter), die sämtliche Keime (außer Viren) zurückhalten. Die Filterporen sollen nicht größer als 2,5 μm (= 0,0025 mm) sein. Solche Filter bestehen aus gebrannt. **Kieselgur** (Berkefeld), **Porzellanerde** (Chamberlandkerzen), **Tonerde** (Pukallfilter), aus **Glassinter** (Jenaer Glasfilter) oder aus **Asbest, Zellulose** (Seitz-EK-Filter), **Zelluloseestern.** Während die gewöhnlichen Berkefeldfilter kleine Mengen von Silikaten an das Wasser abgeben, liefern mit Silber behandelte Berkefeldfilter Wasser von großer chemischer Reinheit. Auch das **Katadyn**-Verfahren hat sich sehr bewährt, das auf der Wirkung von feinstverteiltem Silber (oligodynamische Wirkung) beruht. Vgl. Sterilisation. In den Wasserwerken setzt man dem W. Chlorgas zu (0,2—0,5 g pro cbm), das sich im W. zu unterchloriger Säure löst. Letztere zerfällt bei Berührung m. organ. Substanzen (z. B. Bakterien) in HCl u. Sauerstoff, der die Bakterien abtötet (nicht aber Bazillensporen, Wurmeier, Tb-Bakterien). An Stelle von freiem Chlor wird auch Chlorkalk, Chlorwasser, Natriumhypochlorit, Chloramin u. ä. benutzt oder auch Ozon. Das DAB versteht unter Wasser ausschließlich destilliertes oder demineralisiertes Wasser, s. Aqua destillata. Meerwasser s. unter Aqua marina; Mineralwässer s. Aqua minerales.

Aqua amygdalarum amararum DAB 6: Bittermandelwasser; hergest. früher durch Dest. bitterer Mandeln mit Wasser (nach DAB einfach durch Auflösen v. Benzaldehydzyanhydrin* in verd. A. 5,5 B., 250 A. [90 Vol.-%], Wasser ad 1000; Gehalt 0,1% HCN). Farbl., klare bis schwach weißl. trübe Fl., die nach Benzaldehyd riecht und schmeckt. D. 0,967—0,977. Vor Licht geschützt in braunen Flaschen aufbewahren. Anw. med.: inn. b. starkem Hustenreiz, Asthma, Keuchhusten (da es die Sensibilität u. Reflextätigkeit herabsetzt); Dos. 10—30 Tr., Kinder soviel Tr., als sie Jahre zählen); MD 2,0 g; MTD 6,0 g; Dos. let. 50 ml. Äuß. bisweilen zu Augenwässern.

Aqua bromata: Bromwasser, gesättigte Lösung von Brom in Aq. (Gehalt ca. 3% Brom). **Erlenmeyers Bromwasser*** ist eine Lsg. von Bromsalzen in natürl. kohlensaur. Wasser.

Aqua Calcariae DAB 6: Kalkwasser, eine gesättigte Lsg. von Calciumhydroxid in Aq., Gehalt 0,15—0,17% $Ca(OH)_2$. Darst.: 1 T. gebrannter Kalk wird mit 4 T. Aq. gelöscht und mit 50 T. Aq. in einem verschlossenen Gefäß geschüttelt; nach Klärung wird die überstehende Fl. beseitigt und der Bodensatz erneut mit 50 T. Aq. durchgeschüttelt, absetzen lassen u. filtriert. Kalkwasser ist klar, farblos, bläut Lackmuspapier u. trübt sich an der Luft infolge Ausscheidung von Calciumcarbonat. Anw. med.: inn. als Antacidum bei Magen- u. Darmgeschwüren, Diarrhöen; äuß. zur Verflüssigung zäher Sekrete, zu Umschlägen bei Verbrennungen (Linimentum Calcariae*).

Aqua carbolisata: Aqua phenolata.

Aqua carminativa: (F.M.) Blähungtreibendes Wasser, Windwasser: Ol. Cort. Aurant., Ol. Carvi, Ol. Citri, Ol. Coriandri, Ol. Foeniculi, Ol. Menth.-pip. aa 0,1, Spirit. vini 15,0, Aq. Chamomill. 135,0.

Aqua chlorata ERG: Solutio Chlori, Chlorwasser, Gehalt ca. 0,4—0,5% Chlor. Darst.: Durch Einleiten von Chlor in Aq. 1 Liter Aq. nimmt ca. 2,5 Lit. Chlor auf. HOM: *Chlorum* (Aufbewahrung: Vorsichtig im Raume für Penetrantia, vor Licht geschützt.)

Aqua Cinnamomi DAB 6: Zimtwasser. Darst.: Eine Lsg. von 1 T. Zimtöl in 99 T. A. wird mit 900 T. Aq. geschüttelt und nach mehrtägigem Stehen filtriert.

Aqua cresolica DAB 6: Kresolwasser; Mischung v. 1 T. Kresolseifenlösung mit 9 T. Aq.; für Heilzwecke ist destilliertes, für Desinfektionszwecke gewöhnliches Aq. zu verwenden. (Zum Auswaschen von Wunden mit 5 Teilen Wasser verdünnen!)

Aqua demineralisata: Demineralisiertes Wasser DAB 7: Mittels Ionenaustauscher (die aus Kunstharzstoffen bestehen) aus hygienisch einwandfreiem Wasser hergestellt. Es muß den Reinheitsvorschriften des „Destillierten Wassers“ entsprechen. *Zur Herstellung von Injektions- u. Infusions-Lösungen sowie zur Herstellung von Augentropfen darf „Demineralisiertes Wasser“ nicht verwendet werden* (s. a. Abb. S. 63, 64).

Aqua destillata: Destilliertes Wasser DAB 7: Destilliertes Wasser ist ein Destillat von hygienisch einwandfreiem Wasser, das im Bedarfsfall einer geeigneten Vorreinigung unterworfen werden kann (nach DAB 7 erfolgt die Prüfung auf Reinheit nach sauer und alkalisch reagierenden Verunreinigungen, Schwermetall-, Eisen-, Calcium-, Ammonium-, Nitrat-, Chlorid-, Sul-

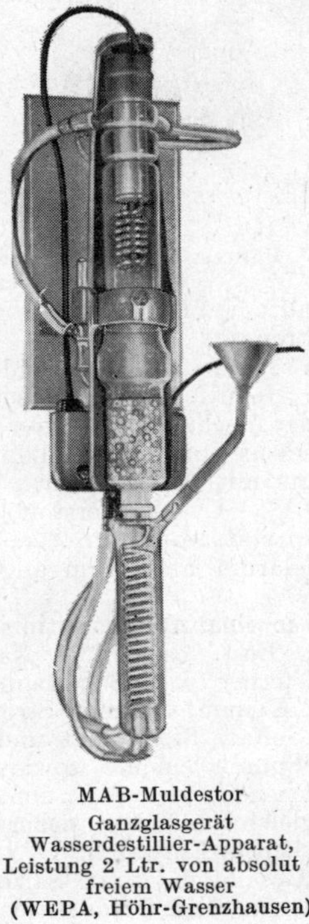

MAB-Muldestor
Ganzglasgerät
Wasserdestillier-Apparat,
stündl. Leistung 2 Ltr. von absolut pyrogenfreiem Wasser
(WEPA, Höhr-Grenzhausen)

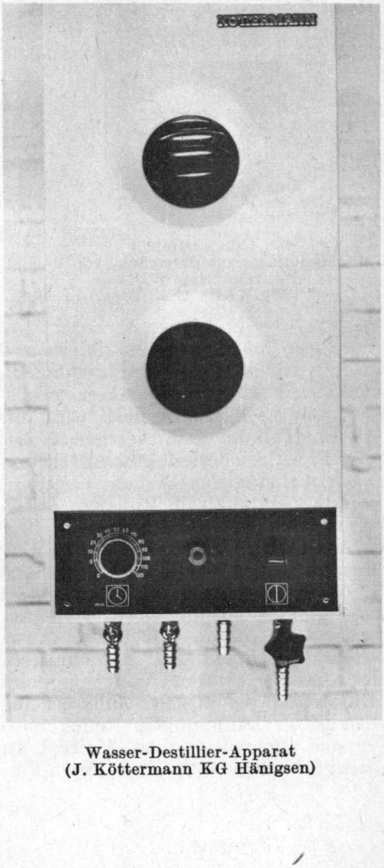

Wasser-Destillier-Apparat
(J. Köttermann KG Hänigsen)

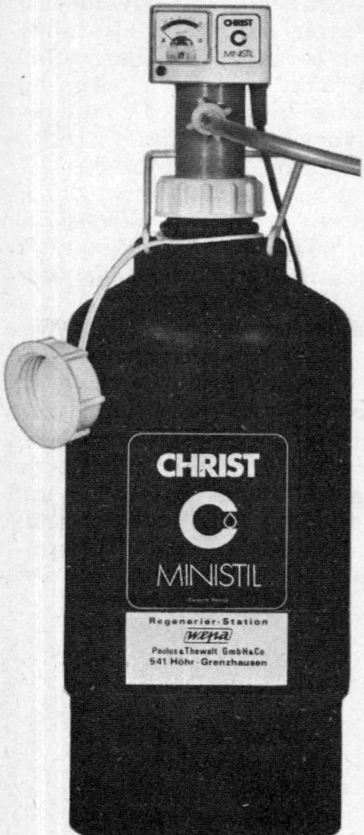

ChristMinistil
Mischbettanlage zur Herstellung von Demineralisiertem Wasser
(Vertrieb WEPA Höhr-Grenzhausen)

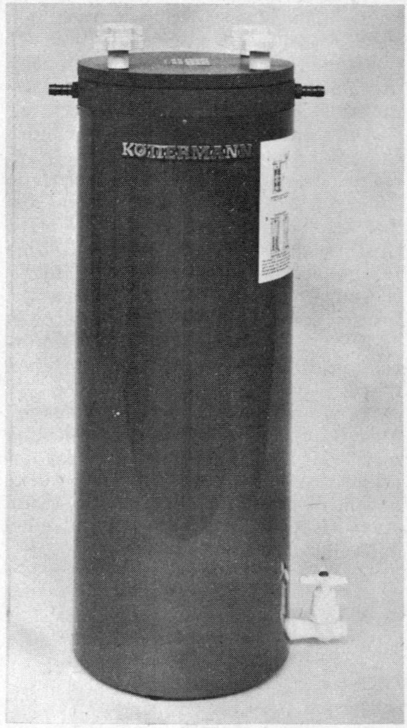

Labor-Wasservollentsalzer
(J. Köttermann KG, Hänigsen)

fat-Ionen, auf organische Substanzen u. nichtflüchtige Verunreinigungen).

Aqua Foeniculi DAB: Fenchelwasser. Darst.: 1 T. Fenchelöl wird mit 10 T. Talkum fein verrieben, mit 999 T. Aq. wiederholt geschüttelt und nach mehrtägigem Stehen filtriert.

Aqua fontana: Quellwasser, Trinkwasser, s. Aqua.

Aqua hydrosulfurata: Schwefelwasserstoffwasser, Aq. sulfhydrica: eine gesättigte Lsg. v. Schwefelwasserstoff in Aq. durch Einleiten v. Schwefelwasserstoff in Aq. 0,4—0,5%. Anw. chem.: zur Prüfung v. Arzneimitteln auf Schwermetalle. Vorsicht beim Riechen an der Flasche, außerordentlich giftig! (Lähmung der Reflexbewegungen, Bewußtlosigkeit, Exitus). In dicht schließenden, paraffinierten Flaschen aufbewahren; s. Hydrogenium sulfuratum.

Aqua Laurocerasi: Kirschlorbeerwasser. Herst.: Durch Wasserdestillation der frischen Blätter von **Prunus laurocerasus** und Einstellung des Destillats mit Aq. auf einen Gehalt von 0,1% Cyanwasserstoff. Nach DAB kann statt Aqua Laurocerasi Aqua Amygdalarum amararum abgegeben werden.

Aqua marina: Aqua maritima, Meerwasser; Best. ca. 2,7% Natriumchlorid, ferner ca. 0,38% Magnesiumchlorid, Kalium, Calcium, Strontium, Brom, Sulfat, Bicarbonat und zahlreiche Spurenelemente sowie wahrscheinlich noch viele z. Z. unfeststellbare, gleichwohl aber sicher wirksame, kleinste Entitäten.

Der Gesamtgehalt an Salzen (rd. 3,5%) ist in allen Ozeanen fast kon-

Zusammensetzung des Meerwassers

Kationen	g/kg Meerwasser	Anionen	g/kg Meerwasser
Natrium (Na^+)	10,752	Chlor (Cl^-)	19,345
Kalium (K^+)	0,39	Brom (Br^-)	0,066
Magnesium (Mg^{2+})	1,295	Fluor (F^-)	0,0013
Calcium (Ca^{2+})	0,416	Sulfat (SO_4^{2-})	2,701
Strontium (Sr^{2+})	0,013	Bicarbonat (HCO_3^-)	0,145
		Borsäure ($B(OH)_3$)	0,027

stant. Bei den Binnenseen liegen andere Verhältnisse vor (Ostsee z. B. nur ca. 1%, Rotes Meer über 4%, Totes Meer ca. 30% Gesamtsalzgehalt). Das Verhältnis der Mineralstoffe im Meereswasser gleicht annähernd dem im menschlichen Serum u. in d. Gewebesäften (Abderhalden). Zu Trinkzwecken wird das M. aus großen Tiefen (Nordsee) entnommen u. kalt filtriert (am besten Seitz-EK-Filter), wodurch es gleichz. entbittert wird. Zu Injektionszwecken wird es pasteurisiert. Anw. med.: haupts. zur Konstitutionstherapie, zur Transmineralisation, zur allgemeinen Kräftigung, ferner bei Magen-, Darm-, Leberleiden, Stoffwechselerkrankungen, innersekretorischen Störungen usw.; äuß.: bei juckenden Hauterkrankungen. M. soll nur verdünnt angewend. werden, etwa 2—3 Eßlöffel voll auf ein Glas Wasser, im Laufe des Tages zu trinken.

Aqua Menthae piperitae DAB 6: Pfefferminzwasser. Herst.: 1 T. Pfefferminzöl wird mit 10 T. Talkum fein verrieben, mit 999 T. Aq. mehrmals durchgeschüttelt und nach mehrtägigem Stehen filtriert.

Aquametrie: Quant.-chem. Wasserbestimmung, s. Karl-Fischer-Reagens*.

Aqua ophthalmica: Augenwasser.

Aqua Petroselini ERG: s. Petroselinum crispum.

Aqua phenolata DAB 6: (Aqua carbolisata) Phenolwasser, Karbolwasser. Mischung von 11 T. verflüssigtem Phenol mit 489 T. Aq.

Aqua Plumbi DAB 6: Bleiwasser, Mischung von 1 T. Bleiessig mit 49 T. Aq.

Aqua Plumbi „Goulard„ ERG: Goulardsches Bleiwasser. Mischung von 2 T. Bleiessig, 90 T. Aq. u. 8 T. Spiritus dil.

Aqua pro injectione, Wasser für Injektionszwecke DAB 7: Herst. erfolgt durch Destillation von einwandfreiem Trinkwasser. Gechlortes Trinkwasser ist so zu behandeln, daß ein Übergehen von Chlor in das Destillat unmöglich ist. Es ist, sofern es nicht sofort nach der Herstellung verwendet wird, in keimdicht verschlossenen Gefäßen aufzubewahren oder in Ampullen abzufüllen und zu sterilisieren. Zusatz von Konservierungsmitteln ist nicht statthaft. *Zur Herst. von Injektions- und Infusionslösungen sowie zur Herst. von Augentropfen darf nur „Wasser für Injektionszwecke" verwendet werden.*

Aqua redestillata sterilisata: (Bisdestillata) zweimal destilliertes und sterilisiertes Aq. Wird in gläsernen Destillierapparaten hergestellt. Wichtig ist, daß das redestill. Aq. auch wirklich keimfrei aufgefangen wird, auch das Auffanggefäß muß daher sterilisiert sein, s. *Aqua pro injectione.*

Aqua regis: Aqua regia, Acidum nitro-hydrochloricum, s. Königswasser.

Aqua Rosae DAB 6: Rosenwasser. Herst.: 4 Tr. Rosenöl werden mit 1000 g Aq. von 35—40° einige Zeit geschüttelt und nach dem Erkalten filtriert.

Aqua silicata HOM: s. Silicium.

Aqua sulfhydrica: Aqua hydrosulfurata*.

Aqua vulneraria spirituosa: Arquebusade, Weiße*.

Aquacillin®: Verstärktes Depot-Penicillin, s. Penicillin.

Aquae aromaticae DAB: Aromatische Wässer, mit oder ohne Zusatz von Weingeist bereitete Lösungen von ätherischen Ölen in Aq.

Aquae minerales: Mineralwässer, natürl. Quellwässer, die in 1 Liter mind. 1 g gelöste Salze oder 250 mg freies Kohlendioxid enthalten. Man unterscheidet: **Alkalische M.,** Hauptbest.: Natriumhydrogencarbonat (z. B. Fachingen, Gießhübel, Salzbrunn), **Alkalisch-salinische M.** (Glaubersalzw.) Hptbst.: Natriumsulfat, daneb. Kochsalz u. Natron (z. B. Karlsbad, Marienbad); **Alkalisch-muriatische M.,** Hauptbest.: Kochsalz, Kohlensäure, Natron (Ems, Selters); **Bitterwasser:** Hptbst.: Magnesiumsulfat, häufig daneben auch Glaubersalz u. Kochsalz (z. B. Friedrichshaller, Saxlehner, Apenta); **Muriatische M.** (Kochsalzquellen), Hauptbest.: Natriumchlorid, Kochsalz-Säuerlinge, enth. daneben noch über 1 g Kohlensäure (z. B. Kissinger, Sodener, Wiesbadener); **Halothermen** (Kochsalzthermen) sind warme Kochsalzw. (z. B. Wiesbaden); **Eisen-** (mit Eisensulfat) oder **Stahl-M.** (mit Eisencarbonat): Hptbest.: Eisen Fe^{2+} und Fe^{3+} (mind. 0,01 g = 10 mg Eisen in 1 kg), enth. sie daneben noch über 1 g Kohlensäure, heißen sie *Eisen-Säuerlinge* (z. B. Pyrmont, Elster, Schwalbach); **Arsen-w.:** Hauptbest.: Arsenige S. (z. B. Eugenquelle Kudowa mit 0,67 mg, Kasimirquelle Liebenstein m. 0,5 mg, Roncegno, Eisensulfatqu. mit 0,42 mg pro l); **Jodw.:** Kochsalzquelle mit mind. 1 mg Jod in 1 kg (z. B. Heilbrunner, Tölzer); **Schwefelw.:** Hpt.-best.: Schwefelwasserstoff od. Hydrosulfide od. beide, mind. 1 mg in 1 kg (z. B. Aachener, Bockleter, Aix-les-Bains); **Erdig-alkalische M.,** Hptbst.: Kalk- u. Magnesiumcarbonate, Kohlensäure (z. B. Wildungen, Reinerz); **Einfache Säuerlinge:** mit mind. 1 g freiem nat. Kohlendioxid u. weniger als 1 g gel. Salze i. Liter (z. B. Apollinaris, Harzer Sauerbrunnen); **Wildw.** (Akratothermen) sind einfache warme Qu. m. wenig gel. Best., jedoch m. Temp. über 20° C, häufig radioaktiv (z. B. Badenweiler, Gastein); **Solen:** nat. salzreiche W. oder durch W.entzug angereicherte M.; **Radioaktive M.:** mit Radiumemanation (stärkste deutsche Quelle Brambach m. 2000 ME im ml, Oberschlema, s. Radium). **Künstl. M.** werden durch einfache Auflösung von analyt. den natürl. M. entsprechenden Mengen von Salzen hergestellt und evtl. mit Kohlensäure versetzt.

Aquilegia vulgaris: Fam. Ranunculaceae, Akelei (Süd- u. Mitteleuropa, Nordafrika, gemäßigtes Asien). Stpfl. v. **Semen Aquilegiae:** Akeleisamen u. **Herba Aquilegiae:** Akeleikraut. Best.: ein amygdalinartiges Glykosid, fett. Öl, Harz. Anw. volkst.: bei Gelbsucht und Skorbut. HOM: *Aquilegia*, die frische, blühende Pflanze.

Aquo-Cobalamin: s. Vitamin B_{12} unter Vitamine.

Ar: *chem.* Argon*.

ar: Präfix der org.-chem. Nomenklatur = aromatisch.

Arabinose: Pentose, $C_5H_{10}O_5$. Farbl., süßschmeckende Kr., F. 158° bis 160°; sll. in Aq., wl. in A. u. Ae. Arabinose kommt in D(—)- u. L(+)-Form in Gummi arabicum u. Kirschgummi (L-Arabinose) vor, s. Kohlenhydrate.

Arabisches Gummi: s. Gummi arabicum.

Arachidonsäure: $C_{20}H_{32}O_2$, ungesättigte (essentielle) Fettsäure*.

Arachinsäure: Höhere Fettsäure,

$$C_{19}H_{39}COOH.$$

Nat. in Pflanzenölen (Erdnußöl, Rapsöl u. a.), u. im Milchfett.

Arachis hypogaea: Fam. Leguminosae, Erdnuß (heim. trop. Südamerika, kult. fast überall in d. Tropen u. Subtropen). Stpfl. v. **Semen Arachidis: Erdnuß,** Aschantinuß, Arachissamen, Peanut. Best.: 20—50% fettes Öl, 20 bis 35% Eiweiß. **Erdnußöl, Oleum Arachidis** DAB 7: Das aus den Samen gewonnene, raffinierte Öl. Klares, blaß gelbes Öl von mildem Geschmack, geruchlos oder von schwach nußartigem Geruch; mischbar mit Ae., Chlf. Benzin, wl. in A.; D. 0,912 bis 0,917, JZ 83—107, VZ 184—195, SZ max. 1,0, Brech.index: $n_D^{20°}$ = 1,468—1,472. Unverseifbares höchstens 1%. Best.: Glyzeride d. Öl-, Palmitin-, Stearin-, Arachin-, Linolsäure. Anw. med.: als Salbengrundlage; s.

Olea pinguia. **Oleum Arachidis hydrogenatum:** Gehärtetes Erdnußöl. Fast weißes, weiches Fett, das im geschmolzenen Zustand in 1 cm dicker Schicht durchsichtig ist. Schmelzpunkt: 36—38°. 5 T. Subst. müssen b. Verreiben 1 T. Aq. aufnehmen. JZ 63—75, SZ höchstens 0,5, VZ 189 bis 195. Aufbewahrung: Gut verschlossen und vor Licht geschützt. (Gehärtetes E. besitzt infolge der teilweisen Absättigung der ungesättigten SS bessere Haltbarkeit und erhöhte Wasseraufnahmefähigkeit.)

Arachisöl: Erdnußöl, s. Arachis hypogaea.

Aräometer: Senkspindeln zur Bestimmung des SpG (Dichte); beruhen auf dem Prinzip, daß ein schwimmender Körper so tief in eine Fl. einsinkt, daß die v. ihm verdrängte Fl. ebensoviel wiegt wie er selbst. Zylindrisch geformter Glaskörper (Schwimmer), unten verdickt u. mit Quecksilber od. Schrot gefüllt; im engen Hals befindet sich eine Skala, vielfach auch ein Thermometer. An der Skala (abgelesen wird d. Teilstrich, der mit d. Fl.-Oberfläche zus. fällt) kann unmittelbar d. SpG (Dichte) od. der Prozentgehalt der Fl. abgelesen werden. Je leichter die Fl., desto tiefer sinkt das A. ein. Man unterscheidet A. mit gleichteiliger Skala (Volumeter nach Gay-Lussac, Aräometer n. Baumé, s. Baumé-Grade) und mit ungleichteiliger Skala (Densimeter), ferner **Alkoholmeter** (zur Bestimmung des Alkoholgehaltes, s. dort) **Saccharometer** (zur Bestimmung des Zuckergehaltes), **Urometer** (zur Bestimmung des SpG des Harns), **Laktometer** (s. Milchbestimmung). Wichtige Richtlinien b. Gebrauch des A.: A. muß absolut trocken u. rein sein; langsam eintauchen; A. darf nicht an d. Glaswand anstoßen; beim Ablesen Meniscus unberücksichtigt lassen; Temperatur der Fl. berücksichtigen. Vgl. Spezifisches Gewicht.

Aralia racemosa: Fam. Araliaceae, Amerikanische Narde (Nordamerika). Stpfl. v. **Radix Araliae racemosae:** Traubige Araliawurzel. Best.: Äth. Öl. Harz. Anw. volkst.: als Diureticum u. Antirheumaticum. HOM: *Aralia racemosa*, der frische Wurzelstock.

Araliawurzel, Traubige: Radix Araliae racemosae, s. Aralia racemosa.

Aranea avicularis HOM: Vogelspinne (Mygale avicularis), Fam. Araneae, Mittelamerika. Größte aller Spinnen, etwa mausgroß. Bereit.: Das betäubte u. zerquetschte Tier wird zur Tinktur nach homöop. Vorschrift durch Mazeration mit 90%igem A. aufbereitet. Aufbewahrung: Urtinktur, 2. u. 3. Dez.-Pot. vorsichtig.

Aranea diadema HOM: Kreuzspinne (Araneus diadematus, Epeira diadema, Fam. Araneae). Verbreitet in ganz Europa. Bereit.: Das mittels 90%igem A. getötete Tier wird zerrieben u. zur Tinktur nach homöop. Vorschrift durch Mazeration mittels 90%igem A. bereitet. Die Kreuzspinne enth. nicht nur in den Giftdrüsen, sondern im ganzen Körper starke Gifte (Erythrozyten-Agglutinine, Epeiratoxin, Epeiralysin, Epeiratrypsin u. a.). Anw. hom.: bei intermittierendem Fieber, Neuralgien (bes. d. Zähne), Fersensporn (Calcaneus). Aufbewahrung: Urtinktur, 2. u. 3. Dez.-Pot. vorsichtig.

Araneus diadematus: Kreuzspinne, s. Aranea Diadema HOM.

Araroba: s. Andira Araroba.

Araroba depurata: Chrysarobin, s. Andira araroba.

Arbutin: Arbutinum, Ursin, Glykosid aus den Blättern v. Arctostaphylos uva-ursi, Hydrochinon-β-glukosid, $C_{12}H_{16}O_7$, Mol. 272,3. Weiße, geruchl., seidigglänz. Nadeln v. bitterem Geschmack, l. i. 8 kalten u. 1 siedenden Aq., in 16 A. zu neutralen Lsgen; F. 195—200°. A. wird im Körper in Glukose u. Hydrochinon gespalten. Anw. med.: inn. wie Fol. Uvae-ursi bei Blasenkatarrh u. als Diureticum bei Nierenleiden; Dos. 1—2 g; s. Arctostaphylos uva-ursi.

Arbutus uva-ursi: Arctostaphylos uva-ursi*.

Archangelica officinalis: Angelica archangelica*.

Archegoniatae: *bot.* s. Embryophyta asiphonogama.

Archegonium: *bot.* Mehrzelliger Behälter, der die weiblichen Geschlechtszellen, die Eizellen, einschließt, z. B. bei Moosen, Farnen.

Archimedisches Gesetz: (A. Prinzip). Der Auftrieb (oder scheinbare Gewichtsverlust) eines in eine Flüssigkeit eingetauchten Körpers ist gleich dem Gewicht eines gleich großen Volumens der Fl. Anwendg. b. Aräometer.

Arctium-Arten: Fam. Compositae, Klette. **A. lappa** (Lappa major), **A. minus** (Lappa minor) u. **A. tomentosum** (Lappa tomentosa) (Europa, Nordasien, Nordamerika). Stpfln. v. **Radix Bardanae** ERG: Klettenwurzel. Die bis zu 30 cm lange, zylindrische, fingerdicke, etwas gedrehte, schwärzlich- od. graubraune Pfahlwurzel von süßl.-schleimigem Geschmack. Best.: Inulin (A. Lappa 45%, A. tomentosum bis 27%, A. minus bis 19%), ferner Säuren, Phytosterin, Gerbstoffe, Zucker u.a. in A. lappa, ferner etwas äth. Öl. Asche max. 6%. Anw. volkst.: als Blutreinigungsmittel; äuß. in Form eines öligen Auszugs (Klettenwurzelöl) als Haarwuchsmittel. HOM: *Arctium Lappa*, die frische, von einjährigen Pflanzen gesammelte Wurzel der drei obigen Arten.

Arctostaphylos uva-ursi: (Arbutus uva-ursi) Fam. Ericaceae, Bärentraube, Achelkraut (Heide- u. Gebirgsgegenden des nördlichen Europas, Asiens, Amerikas). Stpfl. v. **Bärentraubenblätter** (Folia Uvae ursi), DAB 7: Gehalt mindestens 6,0% Hydrochinon-Derivate, berech. als wasserfreies Arbutin ($C_{12}H_{16}O_7$); Asche max. 4,0%. Neben Arbutin u. Methylarbutin sind noch Gerbstoffe, Quercitrin, Myricitrin, Urson u. a. enthalten. Anw. med.: bei Cystitis u. Pyelitis, auch bei Enuresis nocturna. Wirksam jedoch nur in alkalischem (ammoniakalischem) Harn, nicht bei akutem Blasenkatarrh, evtl. Harn durch Einnehmen von Natriumbicarbonat alkalisieren. Anw.: am besten als Mazerat (etwa 1 Teelöffel voll auf 1 Tasse Wasser), weil hierbei weniger Gerbstoffe in den Auszug übergehen. Wirkung beruht auf der Spaltung des Arbutins in Glukose u. Hydrochinon. Harn färbt sich olivgrün bis braun, vgl. Arbutinum. HOM: *Uva ursi*, die frischen Blätter.

Ardil®: Kunstfaser aus Erdnuß-Protein, s. Kunstseide unter Kohlenhydrate.

Areca cat(h)echu: Fam. Palmae, Betelnußpalme (Tropisches Asien). Stpfl. v. **Semen Arecae** (fälschl. Nuces Arecae): Arecasamen, Arecanuß, Betelnuß. Best.: Arecolin, Arecain, Arecaidin u. andere Alkaloide, 14—18% Fett, Gerbsäure, Cholin, Zucker, äth. Öl. Gesamtalkaloidgehalt mind. 0,4%. Asche max. 2,5%. Anw. med.: als Anthelminticum, besonders vet. Dient zusammen mit Betelblatt u. Kalk als Genußmittel. (Näheres s. Piper betle.)

Arecain, Arecaidin: Alkaloide aus den Samen von Areca cat(h)echu*.

Arecanuß, Arecasamen: Semen Arecae, s. Areca cathecu.

Arecolin: Alkaloid aus dem Samen von Areca cat(h)echu*. **Arecolinhydrobromid:** Arecolinum hydrobromicum, $C_8H_{13}NO_2 + HBr$. Mol. 236,12. Weiße Kr.-Nadeln; F. 170—171°; ll. i. Aq. u. A., wl. in Ae. u. Chlf. Anw. med.: als Anthelminticum, Dos. 0,004 bis 0,006 g; äuß.: als Mioticum. In gleicher Weise wird **Arecolinhydrochlorid** ($C_8H_{13}NO_2 + HCl$) gebraucht.

Arenaria rubra: Spergularia rubra*.

Argentan: Neusilber; Legierung aus Kupfer, Nickel, Zink (Alpakka: versilbertes Neusilber).

Argentum: s. Silber.

Argentum aceticum: s. Silberacetat.

Argentum albumino-acetylotannatum: s. Silbereiweiß-Acetyltannat.

Argentum bromatum: s. Silberbromid.

Argentum chloratum: s. Silberchlorid.

Argentum citricum: s. Silbercitrat.

Argentum cyanatum: s. Silbercyanid.

Argentum filum: Silberdraht, $\varnothing$ = 0,18—1,9 mm.

Argentum fluoratum: s. Silber(I)-fluorid.

Argentum jodatum: s. Silberjodid.

Argentum jodicum: s. Silberjodat.

Argentum lacticum: s. Silberlactat.

Argentum nitricum: s. Silbernitrat.

Argentum nitricum cum Kalio nitrico: s. Silbernitrat, Salpeterhaltiges.

Argentum oxydatum: s. Silberoxid.

Argentum perchloricum: s. Silberperchlorat.

Argentum proteinicum: s. Silberproteinat.

Argentum sulfophenolicum: s. Silberphenolsulfonat.

Argentum vivum: s. Quecksilber.

Argilla alba; Argilla rubra: Weißer bzw. Roter Bolus, s. Aluminiumsilikate.

Arginase: Eine Desaminase*, ein für den Stoffwechsel wichtiges Ferment (haupts. in Leber, Nieren, Thymus), es zerlegt Arginin* in Harnstoff und Ornithin.

Arginin: Eine Aminosäure, δ-Guanidino-α-amino-valeriansäure. Sie ist in fast allen Eiweißkörpern enthalten u. ist wichtig für die Harnstoffbildung in der Leber.

Argon: Ar, Edelgas. AtG. 39,948, Ordnungszahl 18. F. —189,4°, Kp. 185,87°; l. i. 25 T. Aq. In der Luft sind 0,9325 Vol.-% enth., auch in Erdgasen. Techn. Gew. aus flüssiger Luft.

Argyrie: Graue Verfärbung der Haut u. mancher inn. Organe durch Ablagerung von Silbersulfid bei langer Darreichung von Silberpräparaten.

Arhythmia: Arhythmie, Unregelmäßigkeit der Herztätigkeit.

Ariboflavinose: Lactoflavin-Avitaminose, s. Vitamin B_2.

Arillus: *bot.* Samenmantel, fleischige Wucherung des Samenanlagestieles (Funiculus) nach der Befruchtung; z. B. bei Taxus baccata, Myristica fragrans.

Arillus Myristicae: Macis, s. Myristica fragrans.

Arisaema dracontium: Grüne Drachenwurz. Fam. Araceae, heim. Nordamerika. Stpfl. v. **Arum Dracontium** HOM: die frischen, vor der Blüte od. nach der Reife gesammelt. Rhizome. Aufbewahrung: Urtinktur, 1., 2. u. 3. Dez.-Pot. vorsichtig.

Arisaema triphyllum: (A. atrorubens) Zehrwurzel, Fam. Araceae, heim. China, kult. i. Nord- u. Südamerika. Stpfl. von **Arum triphyllum** HOM: der frische, vor der Entwicklung der Blätter gesammelte Wurzelstock. Aufbewahrung: Urtinktur, 1., 2. u. 3. Dez.-Pot. vorsichtig. Anw. hom.: bei Stomatitis, Pharyngitis, Heufieber.

Aristamid®: s. Sulfonamide.

Aristocillin®: Kombination von 150000 I.E. gepuffert. Penicillin G + 0,5 g Aristamid; Anw. gegen grampositive u. gramnegative Erreger.

Aristol®: Thymolum bijodatum ERG*, s. Thymolbijodid.

Aristolochia-Arten: Fam. Aristolochiaceae. **Aristolochia clematitis:** Osterluzei, Biberwurzel (Europa). Stpfl. v. **Radix (Rhizoma) Aristolochiae vulgaris** (Rhizoma Clematitidis): Osterluzeiwurzel, Biberwurzel. Best.: Aristolochiasäure*, äth. Öl, Harze, Zucker, Stärke, Clematitin (Bitterstoff). **Herba Aristolochiae:** Osterluzeikraut. Best.: wie Rad. Arist. Anw. volkst.: äußerl. als Wundheilmittel, innerl. als Emmenagogum sowie bei Rheuma u. Gicht. HOM: *Aristolochia Clematitis*, das frische, blühende Kraut. HOM: *Aristolochia rotunda*, der getrocknete Wurzelstock von **Aristolochia rotunda** (Südl. Europa). **Aristolochia serpentaria:** (Nordamerika). Stpfl. v. **Radix Serpentariae virginianae:** Virginische Schlangenwurzel. Best.: Aristolochiasäure, äth. Öl, Bitterstoff. Anw. volkst.: als Stimulans, im Heimatland gegen Schlangenbisse. HOM: *Serpentaria*, die getrocknete Wurzel.

Aristolochiasäure: 3,4-Methylen-8-methoxy-10-nitrophenanthren-carbonsäure-1; gelbe Kr., swl. i. Aq. Anw. med.: bei chronischen Eiterungen, Furunkulose, Fisteln. Dos. 3mal tägl. 0,15 mg oral (Tardolyt®).

Arkebusade: s. Arquebusade.

Armenischer Ton: Roter Bolus, s. Aluminiumsilikate.

Armoracia rusticana: Cochlearia armoracia, A. lapathifolia, Nasturtium armoracia, Fam. Cruciferae, Meerrettich (Europa, in Deutschland kult.). Stpfl. v. **Radix Armoraciae:** Meerrettich, Mährrettich, Kren. Best.: Glykosid Sinigrin, das mit d. gleichfalls vorhand. Enzym Myrosin Allylsenföl liefert, Asparagin, Glutamin, Arginin, Saccharose, Rhodanverbindungen, organ. Schwefelverbindungen, reich an Vitamin C. Anw. volkst.: als Diureticum, bei Gallensteinkolik, Magenbeschwerden, Blähungen, Husten usw.;

äußerl.: frisch zerrieben als Breiumschlag bei Neuralgien, Ischias, Brustkrampf, Ohnmacht, Rheumatismus. HOM: *Armoracia*, der frische Wurzelstock. **Oleum Armoraciae:** Meerrettichöl; das aus den Wurzeln durch Dest. gewonn. äth. Öl. Best.: Allylsenföl, Phenyläthylsenföl. Anw.: wie Rad. Armoraciae.

Armour-Standard: s. Adrenocorticotropes Hormon.

Armpalisaden: *bot.* Palisadenzellen mit einspringenden Membranfalten, z. B. im Blatt von Adonis vernalis*.

Arndt-Schulzsches Gesetz: (Biologisches Grundgesetz) Schwache Reize fachen die Lebenstätigkeit an, mittelstarke fördern sie, starke hemmen sie und stärkste heben sie auf (Arndt, Psychiater, Greifswald; Schulz, Hugo, Pharmakologe, Greifswald).

Arnica montana: Fam. Compositae, Arnika, Wohlverleih, Bergwohlverleih, Johannisblume (Mittel- u. Südeuropa, Norditalien, Balkan, Rußland, Mittelasien, Nordamerika). Stpfl. v. **Flores Arnicae: Arnikablüten** (Fallkrautblüten, Engelblumen, Wohlverleihblüten) DAB 7: Die getrockneten, köpfchenförmigen Blütenstände (also die *ganzen* Blütenstände, Flores cum calycibus). Best.: Äth. Öl (ca. 0,1%) von noch nicht geklärter Zstzg., ferner Astragalin u. Isoquercitin (Flavonylglykoside), Kaffeesäure, Phytomelane u. Triterpene (Arnidiol u. Faradiol). Asche max. 8%. Anw. med.: als Expectorans u. Excitans bei Fieber, Pneumonie, Furunkulose, Blutergüssen sowie bei Herzschwäche, Arteriosklerose, Bronchialasthma, als Analepticum; äußerl. zu Umschlägen bei Quetschungen, Blutergüssen; (**Arnikatinktur** DAB 7 wird aus 1 T. Arnikablüten u. 10 T. 70%ig. Äthanol hergestellt). **Rhizoma Arnicae** (Radix Arnicae): Arnikawurzel. Best.: Arnicin (?), 0,5 bis 1,5% äth. Öl (wesentl. verschieden von dem äth. Öl der Blüte, rettichartig riechend, scharfschmeckend, es enth. Thymohydrochinondimethyläther, Phlorolisobuttersäureester, Phlorolmethylester, eine S-haltige Substanz, unges. Kohlenwasserstoffe), Harz, Gerbstoff, Gummi, Säuren, Anw. volkst.: bei Durchfall, als Wund- u. Fiebermittel, bei Magenleiden, als Analepticum, bei Arteriosklerose u. Krampfadern (auch äußerlich als Tinktur u. Salben zur Wundbehandlung). Bisweilen treten nach Einnahme größerer Mengen unverdünnter Tct. Vergiftungserscheinungen auf: Übelkeit, Erbrechen, Gastroenteritis, Atem- u. Herzstörungen, Krämpfe; Gegenmittel: Magenspülung, salinische Abführmittel, Tierkohle, Kreislaufmittel Ephedrin, Sympatol. HOM: *Arnica*, der getrocknete und gepulverte Wurzelstock, mit anhängenden Wurzeln. HOM: *Arnica ad usum externum*, die frische, blühende Pflanze.

Arnikablüten: Flores Arnicae, s. Arnica montana.

Arnikatinktur: Tinctura Arnicae, s. Arnica montana.

Arningsche Tinktur: s. Anthrarobin.

Arnoldsche Base: Tetramethylbase, Tetramethyldiaminodiphenylmethan, dient zum Nachweis v. Ozon (Violettfärbung).

Aroin: (Aronin, Aroidin) flüchtiges Alkaloid aus Arum maculatum*.

Aromatische Kohlenwasserstoffe: Cyclische Kohlenwasserstoffe, s. Kohlenwasserstoffe.

Aromatische Verbindungen: (Carbocyclische Verbindungen) Cyclische Kohlenwasserstoffe, s. Kohlenwasserstoffe.

Aronknollen: Rhizoma Ari, s. Arum maculatum.

Aronstab, Gefleckter: Arum maculatum*.

Aronwurzel: Rhizoma Ari, s. Arum maculatum.

Arquebusade, Weiße: Aqua vulneraria spirituosa: spirituöser Auszug aus Wermut, Rosmarinblättern, Rautenblättern, Lavendelblüten, Pfefferminzblättern, Salbeiblättern bzw. Mischg. d. entsprech. äth. Öle, je 0,5 mit 375 Spirit. u. 625 Aq. dest. Anw.: als Wundwasser.

Arrak: Branntwein aus vergorenem Reis oder vergorenem Palmensaft.

Arrhythmie: Arhythmie.

Arrowroot, Afrikanisches: Amylum Cannae*. **A., Bahia-:** Amylum Manihot*. **A., Brasilianisches:** Amylum Batatae u. Amylum Manihot*. **A., Neu-Südwales-:** Amylum Cannae*. **A., Ostindisches:** Amylum Curcumae*. **A., Queensland-:** Amylum Cannae*, **A., Westindisches:** Amyl. Marantae*.

Arsanilsäure: Acidum arsanilicum, p-Amino-phenylarsonsäure,

$NH_2 \cdot C_6H_4 \cdot AsO(OH)_2$;

farbl. Kr., l. i. heiß. Aq., swl. i. A. u. kalt. Aq. Darst.: Durch Erhitzen von arsensaurem Anilin. Anw. med.: Hauptsächl. in Form ihrer Salze gegen Trypanosomen-Erkrankungen (Schlafkrankheit), vgl. Atoxyl® u. Arsazetin®.

Arsazetin®: Natrium acetylarsanilicum, s. Natriumarsanilat.

Arsen: Arsenum, As, Ordnungszahl 33, Schwarzer Arsenik, Arsenum metallicum, AtG. 74,9216, D. 5,72, sublimiert, ohne zu schmelzen, bei 633°, schmilzt bei 817°; verdampft beim Erhitzen mit bläul. Flamme u. unter knoblauchähnl. Geruch zu weiß. Arsentrioxid (As_2O_3); III- u. V-wertig; graue, metallähnl. glänzende Kr. od. spröde Massen, l. i. konz. Salpetersäure u. Schwefelsäure. Kühlt man den Dampf stark ab (mit flüssiger Luft), so erhält man nichtmetallisches, phosphorähnliches „Gelbes Arsen", das sich in Schwefelkohlenstoff leicht löst und aus dieser Lsg. beim Abkühlen auf —70° in hellgelben, durchsichtigen, wachsweichen Kriställchen vom spez. Gew. 1,97 abscheidet. As war bereits im Altertum bekannt. Nat.: gediegen als Scherbenkobalt, Fliegenstein; gebunden als Auripigment (As_2S_3), Realgar (As_2S_2), Arsenkies (FeSAs), Speiskobalt ($CoAs_2$), Kobaltglanz, Nickelglanz, Kupfernickel, Arsenblüte, Kobaltblüte, in den Fahlerzen, in vielen anderen Mineralien u. in Mineralwässern, spurenweise im menschl. u. tier. Organismus. Darst.: Durch Erhitzen v. Arsenkies unter Luftabschluß in Tonröhren. Anw. techn.: zur Härtung v. Blei u. Kupfer; in großem Umfang finden As-Verbdgn. Anw. als Schädlingsbekämpfungsmittel. HOM: *Arsenum metallicum,* natürlich. Arsen. Aufbewahrung: Urtinktur 1., 2., 3. Dez.-Pot. sehr vorsichtig.

Nachweis von Arsen und Arsenverbindungen: 1. Marsh'sche Arsenprobe im Marsh'schen Apparat. Aus der As-haltigen Fl. wird mit Hilfe von Zink + H_2SO_4 in einer Woulffschen Flasche (s. Abb.) Arsenwasserstoff frei gemacht, dieser durch ein mit Calciumchlorid gefülltes U-Rohr geleitet, um

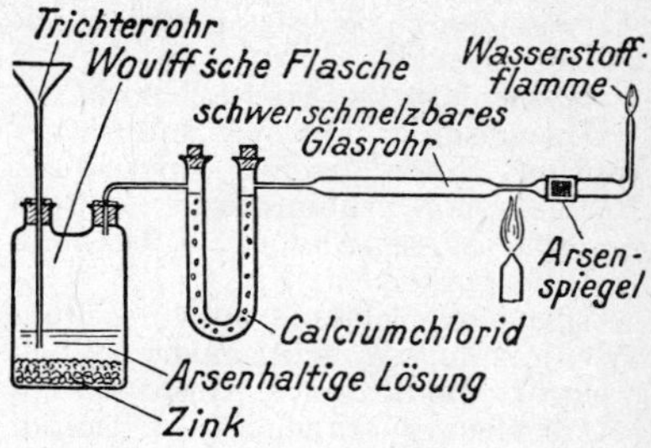

Marsh'sche Arsenprobe

ihn vom Wasserdampf zu befreien, darauf durch eine schwer schmelzbare Glasröhre, die an einer verengten Stelle stark erhitzt wird. Nach dem Passieren dieser erhitzten Stelle schlägt sich das As an der kalten Glaswand als braunschwarzer „Spiegel" nieder. Der Arsenspiegel verflüchtigt sich beim Erhitzen u. ist in Natriumhypochloritlösung löslich, im Gegensatz zum tiefschwarzen Antimonspiegel, der unlöslich ist. 2. Probe nach Gutzeit: Der im Marsh'schen Apparat erzeugte Arsenwasserstoff wird auf einen mit konz. Silbernitratlösung getränkten Filtrierpapierstreifen geleitet. Die Gegenwart von As zeigt sich durch Gelbfärbung, bei Feuchtigkeitszutritt durch Schwarzfärbung an. 3. Mit Alkalikarbonat u. Alkalizyanid in einem engen Glasröhrchen erhitzt, geben As-Verbindungen einen Arsenspiegel. 4. Beim Glühen mit Soda auf Kohle geben alle As-Verbindungen einen charakterist., knoblauchartigen Geruch. 5. Schwefelwasserstoff fällt aus den mit HCl versetzten Lsgen der arsenigen Säure u. Arsenite sofort, aus denen der Arsensäure u. Arsenate erst nach längerem Einleiten, gelbes As_2S_3, l. in Alkali- u. Ammoniumsulfid sowie in NH_3, unl. i. heißer HCl (Unterschied von dem gleichfalls gelben Zink- und Kadmiumsulfid). Nach DAB 7 erfolgt der Nachweis von Arsen in Arzneistoffen nach d. Methode v. *J. Thiele* mittels Hypophosphit-Lösung. Mikrobiol. Nachweis von As mittels Penicillium brevicaule, biol. mittels Aiptasia diaphane (Seeanemone) durch Bildg. von AsH_3 (Knoblauchgeruch).

Arsenate: Salze der Arsensäure (Acidum arsenicicum) H_3AsO_4.

Arsenblüte: Acidum arsenicosum, s. Arsentrioxid.

Arsenchlorür: s. Arsentrichlorid.

Arsendisulfid: Arsenum sulfuratum rubrum, Roter Arsenik, Arsenrubin, Realgar, As_4S_4; rubinrote Kr. od. rote amorphe Masse. Anw.: in d. Gerberei u. Feuerwerkerei.

Arsenicum album HOM: Acidum arsenicosum, s. Arsentrioxid.

Arsenicum flavum: s. Arsentrisulfid.

Arsenicum rubrum: s. Arsendisulfid.

Arsenide: Verbindungen von Arsen mit einem Metall (Metallarsenide), z. B. $CoAs_2$ = Speiskobalt.

Arsenige Säure: Acidum arsenicosum, s. Arsentrioxid.

Arsenigsäureanhydrid: Acidum arsenicosum, s. Arsentrioxid.

Arsenik, Gelber: s. Arsentrisulfid.

Arsenik, Roter: s. Arsendisulfid.

Arsenik, Schwarzer: s. Arsen.

Arsenik, Weißer: s. Arsentrioxid.

Arsenikbutter: Arsenum trichloratum, s. Arsentrichlorid.

Arsenikpillen: Pilulae asiaticae DAB 6.

Arsenite: Salze der arsenigen Säure.

Arsenjodür: Arsenum jodatum, s. Arsentrijodid.

Arsenkupferkalkbrühe: s. Kupferkalkbrühe.

Arsen(III)-oxid: s. Arsentrioxid.

Arsen(V)-oxid: s. Arsenpentoxid.

Arsenpentoxid: Arsensäureanhydrid, As_2O_5, Arsen(V)-oxid; weiße, glasige Stücke, die an feuchter Luft leicht zerfließen u. sich in Aq. unter Bildg. von Arsensäure auflösen. Ihre Salze (Arsenate) werden zur Schädlingsbekämpfung verwendet.

Arsenrubin: s. Arsendisulfid.

Arsensäure: Acidum arsenicicum, Orthoarsensäure, H_3AsO_4, sirupartige, farbl. Fl. od. zerfließl. Kr. Ihre Salze (prim., sekund., tert. Arsenate) werden z. Schädlingsbekämpfg. benutzt, bes. das Ca-Arsenat.

Arsensäureanhydrid: s. Arsenpentoxid.

Arsentrichlorid: Arsenum trichloratum, Arsenchlorür, Arsenikbutter, $AsCl_3$; farbl., ölige, rauchende Fl., die bei —18° erstarrt, ll. i. Ae., Chlf., Fetten, Ölen; sehr giftig. Anw. med.: als Ätzmittel, techn.: zur Herst. v. Insektengiften.

Arsentrijodid: Arsenum jodatum, Arsenjodür, Arsen(III)-jodid, AsJ_3; Mol. 455,64; As-Gehalt = 16,44%, D. 4,39. Braunrote Kr., l. i. 3,5 Aq. u. 10 A., l. i. Ae., Chlf., Schwefelkohlenstoff. Anw. med.: bei syphilit. Ausschlägen, Lepra, Impetigo; MD 0,025 g, MTD 0,04 g. HOM: *Arsenum jodatum* (Aufbew.: Ursubstanz, 1., 2., 3., Dez.-Pot. sehr vorsichtig).

Arsentrioxid: Acidum arsenicosum, Arsen(III)-oxid, Arsenigsäureanhydrid, Weißer Arsenik, Arsenblüte, Hüttenrauch, Giftmehl, As_2O_3, Mol. 197,8. DAB 7: Gehalt mind. 99,8%, weißes, bis fast weißes, schweres, geruchloses Pv., in Aq. wenig lösl., in Alkalilaugen u. Alkalicarbonatlsgn. unter Salzbildung lösl. MD 0,005 g, MTD 0,015 g; Dos. let. 0,1—0,2 g; Darst.: Durch Rösten v. arsenhaltigen Erzen. Anw. med.: innerl. früher bei Eisenmangel-Anämie (Chlorose), als Roborans, bei Psoriasis, Ekzemen; äußerl. als Ätzmittel bei Geschwüren, Kondylomen, in d. Zahnheilkunde zur Devitalisierung der Zahnpulpa. Betr. Vergiftung s. Tabelle „Vergiftungen u. Gegenmittel". HOM: *Arsenicum album* (Aufbew.: Ursubstanz, 1.—3. Dez.-Pot. sehr vorsichtig). **Fowlersche Lösung:** Liquor Kalii arsenicosi, Solutio Kalii arsenicosi, eine mit Kaliumhydrogencarbonat hergest. Lösung v. Arsen(III)-oxid. DAB 7: Gehalt 0,95 bis 1,05% As_2O_3, D. 0,988—0,992. MD 0,5 g; MTD 1,5 g. Anw. med.: wie Arsentrioxid nicht mehr gebräuchl. (*Thomas Fowler*, engl. Arzt, 1736 bis 1801).

Arsentrisulfid: Arsenum sulfuratum flavum, Arsenum trisulfuratum, Arsenum citrinum, Gelber Arsenik, Arsen(III)-sulfid, Operment, Auripigment, Gelbes Schwefelarsen, As_2S_3, Mol. 246,02, D. 3,43; gelbes Pv. od. Stücke, unl. i. Aq. u. SS, l. i. Alkalisulfid- u. Ammoniumsulfidlsgn. Anw. med.: als Ätzmittel u. Enthaarungsmittel; techn.: in d. Gerberei. HOM: Auripigmentum (Aufbew.: Ursubstanz, 1.—3. Dez.-Pot. sehr vorsichtig).

Arsenum: s. Arsen.

Arsenum citrinum: Arsenum sulfuratum flavum, s. Arsentrisulfid.

Arsenum jodatum: s. Arsentrijodid.

Arsenum sulfuratum flavum: Arsenum citrinum, s. Arsentrisulfid.

Arsenum sulfuratum rubrum: s. Arsendisulfid.

Arsenum trichloratum: s. Arsentrichlorid.

Arsenvergiftung: Symptome: Oft erst nach mehreren Stunden: Kratzen oder Brennen im Halse, anhaltend. Erbrechen, Durst, choleraartige, reiswasserähnl. Durchfälle, schmerzhafte Muskelzuckungen, Krämpfe, Anurie, Delirien, Exitus infolge Atemlähmung. Chron.: allgemeine Schwäche, starke Ermüdbarkeit, Magen- u. Darmstörungen, Verhornung der Handflächen u. Fußsohlen, Dunkelfärbung d. Haut (Melanose). Nachweis in Leichenteilen noch nach Monaten möglich (Arsenspiegel, Marsh'scher Apparat). Gegenmittel: BAL, Magenspülung, Brechmittel (Apomorphin), Milch, Antid. Arsenici: Lsg. v. Ferrosulfat wird mit Magnesia usta versetzt u. alle 10 Minuten 1—2 Eßl. eingegeben; ferner Eiweiß, Milch, Schleim, Kohle. Dos. let. für As_2O_3 = 0,1—0,2 g; MAK 0,5 mg As/m³ Luft; s. Tabelle „Gegenmittel bei Vergiftungen".

Arsenwasserstoff: Arsin, AsH_3, entsteht bei der Einw. v. nascierendem Wasserstoff (Zink u. Schwefelsäure) auf lösl. Arsenverbindgen (Marsh'sche Probe, s. Arsennachweis), farbloses, knoblauchartig riech. Gas, außerordentl. giftig, bei —54,8° flüssig werdend, bei —113,5° erstarrend. AsH_3 bildet sich auch durch Einw. v. Schimmelpilzen (Penicillium brevicaule) auf arsenhaltige Stoffe. Vergift. mit AsH_3, s. Tabelle „Gegenmittel bei Vergiftungen".

Arsfenamina: Syn. f. Salvarsan in d. amerik., franz., span. u. brasilian. Pharmakopoe.

Arsin: AsH_3, Arsenwasserstoff*.

Arsine: Verbindungen des Arsenwasserstoffes, b. denen ein od. mehrere H-Atome durch Alkylgruppen ersetzt sind, z.B. $(CH_3)_3$-As = Trimethylarsin. Dimethylarsinderivate sind d. *Kakodyl*-Verbindgen (vgl. Kakodyl).

Arsphenamin: s. Salvarsan.

Arteficialis: Künstl. hergestellt.

Artemisia-Arten: Fam. Compositae. **A. abrotanum:** Eberraute, Aberraute (Vorderasien, Südeuropa bis Spanien). Stpfl. v. **Herba Abrotani:** Eberrautenkraut, Aberrautenkraut. Best.: Abrotin (Alkaloid mit chininartiger Wirkung), Bitterstoff, äth. Öl. Anw. volkst. als Aromaticum, als Wurmmittel. HOM: *Abrotanum*, die frischen Blätter. **A. absinthium:** Wermut, Alsem, Allsei, Bitterer Beifuß, Absinth (südl. u. mittl. Europa, Westasien, Nordamerika). Stpfl. v. **Herba Absinthii: Wermutkraut,** DAB 7: die getrocknet., zur Blütezeit gesamm. oberen Sproßteile u. Laubblätter. Best.: Äth. Öl (0,5% bis über 1%, s. unter Ol. Absinthii); d. Bitterstoffe Absinthin u. Absinthiin (Glykosid), Harz, Vitamine C u. B_2, Gerbstoff. Asche max. 10%. Anw. med.: als Stomachicum u. Tonicum sowie als Emmenagogum, Anthelminticum u. als Choleretícum (Tinctura Absinthii, Extractum Absinthii). Mißbrauch (Wermutlikör, dessen Herst. in Deutschland verboten ist) kann zu Krämpfen führen. HOM: *Absinthium*, die frischen jungen Blätter u. Blüten. **Oleum Absinthii:** Wermutöl, das äth. Öl v. **A. absinthium:** Dickliche, meist dunkelgrüne, auch blaue od. braune Fl., bitter u. kratzend schmeckend u. stark riech., l. i. A. D. 0,895—0,950. Best.: Thujon, Thujol (Thujyolalkohol), Phellandren, Pinen, Cadinen, Azulen. **Oleum Absinthii infusum** ERG: Fettes Wermutöl, ein mit Erdnußöl hergestellter Auszug des Wermuts. **A. cina: Wurmkraut** (Turkestan). Stpfl. v. **Flores Cinae: Zitwerblüten** (fälschlich Zitwersamen, Wurmsamen). Best.: Santonin (mind. 2%), Artemisin (Bitterstoff), Cholin, äth. Öl, Harz, Fett. Asche max. 10%. Anw. med.: gegen Spulwürmer, Dos. 0,5—4 g je nach Alter an zwei aufeinanderfolgenden Tagen morgens nüchtern, danach ein salin. Abführmittel (Glauber- od. Bittersalz), kein Rizinusöl, vgl. Santoninum. HOM: *Cina*, die getrockneten, kurz vor dem Aufblühen gesammelten Blütenköpfchen. **A. dracunculus:** Estragon (heim. Orient, Süd- u. Osteuropa). Stpfl. v. **Herba Dracunculi:** Estragon. Best.: äth. Öl, Bitterstoff, Gerbstoff. Anw.: als Küchengewürz. **A. vulgaris:** Beifuß (Mitteleuropa, Balkan, Italien). Stpfl. v. **Herba Artemisiae:** Beifußkraut, Gänsekraut. Best.: äth. Öl (0,03—0,2%. Best.: Cineol, Thujon u. a.), Bitterstoff, Gerbstoff. Asche max. 9%. Anw.: als Aromaticum u. Amarum; als Gewürz. **Radix Artemisiae:** Beifußwurzel. Best.: äth. Öl, Inulin, Harz. Anw. volkst.: als Tonicum u. Antepilepticum. HOM: *Artemisia vulgaris*, der frische, im November gesammelte Wurzelstock.

Artemisin: Hydroxysantonin; Bitterstoff aus den Blüten von Artemisia cina*.

Arterenol: s. Noradrenalin.

Arthritis: Gelenkentzündung. **A. rheumatica:** Gelenkrheumatismus. **A. urica:** Gicht.

Artosin®: Perorales Antidiabeticum, s. Antidiabeticum.

Arum Dracontium HOM: s. Arisaema dracontium.

Arum Dracunculus HOM: s. Dracunculus vulgaris.

Arum maculatum: Fam. Araceae, Gefleckter Aronstab (Mittel- u. Südeuropa). Stpfl. v. **Rhizoma Ari** (Rhizoma Aronis, Tubera Ari): Aronknollen, Aronwurzel, Zehrwurzel. Best.: Aroin, Saponin, 70% Stärke, Bassorin, fett. Öl, ein Alkaloid. Anw. volkst.: als Stomachicum u. Tonicum; äußerl.: bei schlecht heilenden Wunden u. Geschwüren. HOM: *Arum maculatum*, der frische, vor der Entwicklung der Blätter gesammelte Wurzelstock. Aufbewahrung: Urtinktur, 1., 2., 3. Dez.-Pot. vorsichtig.

Arundo donax: Spanisches Rohr, Wasserrohr, Fam. Gramineae, heim. Mittelmeerländer, kult. in Südamerika. Stpfl. v. **Rhizoma Arundinis donacis** (Rhizoma Cannae hispanicae): Rohrwurzel, Donaxwurzel; Best. Gramin, Zucker, Stärke, Harz. HOM: *Arundo mauritanica*, die frischen Wurzelstocksprossen. Anw. als Diureticum.

Aryle: Bezeichnung für einwertige aromatische Kohlenwasserstoffradikale, z. B. ist Phenyl C_6H_5 das einwert. Radikal des Benzols.

Arzneibuch; Pharmakopoe, das amtliche Vorschriftenbuch f. d. Zubereitung, Beschaffenheit, Prüfung u. Aufbewahrung einer bestimmten Auswahl v. Arzneimitteln, den sog. „offizinellen Mitteln". In Deutschland z. Z. gültig Deutsches Arzneibuch 7 (ab 1. Jan. 1969). Geschichtliches: Altägyptische Vorschriftensammlungen sind bereits aus dem Jahre 1550 v. Chr. (Papyrus Ebers) u. aus dem Jahre 1250 v. Chr. (Berliner medizinischer Papyrus Brugsch major) erhalten. Es handelt sich hierbei um Abschriften, deren Originale auf weit ältere Zeiten zurückgehen. Zwischen dem 6. u. 14. Jahrhundert entstanden zahlreiche Rezeptsammlungen, die „Antidotarien", so das „Antidotarium magnum", u. „A. parvum" des Nikolaus um 1100. Das erste Arzneibuch mit gesetzlicher Kraft war das Ricettario Fiorentino für d. Stadt Florenz (1498). In Deutschland gaben zunächst einzelne große Städte amtliche Vorschriftenbücher heraus, vor allem Nürnberg, das im Jahre 1546 das berühmte Dispensatorium des Valerius Cordus herausgab, das 417 Vorschriften v. galenischen Arzneimischungen in 45 verschiedenen Zubereitungen enthielt. Die erste Landespharmakopoe war das im Jahre 1698 erschienene „Dispensatorium Brandenburgicum seu norma juxta quam in provinciis Marchionatus Brandenburgici, medicamenta officinis familiaria dispensanda ac praeparanda sunt", das ca. 1000 Mittel enthielt. Im Laufe des 18. Jahrhunderts gaben auch die anderen deutschen Länder eigene Pharmakopoen heraus. Die erste reichsdeutsche Ph. erschien 1872 in lateinischer Sprache (Pharmacopoea germanica), die nun an Stelle der bisherigen Landespharmakopoe trat. Sie enthielt 900 Arzneimittel. Von der 3. Ausgabe (1890) ab erschien die Ph. germ. in deutscher Sprache, nunmehr als „Arzneibuch für das Deutsche Reich" und wurde von einer beim Reichsgesundheitsamt in Berlin eingesetzten „Ständigen Kommission zur Bearbeitung des Deutschen Arzneibuchs", die aus Apothekern, Ärzten u. Tierärzten bestand, bearbeitet.

Z. d. Arzneibüchern erschienen Kommentare, so von Mohr, Buchner, Hager, Schlickum, Anselmino u. Gilg, Böhme u. Wojahn (1959) u. v. Böhme u. Hartke (1969); ferner Ergänzungsbücher, seit 1890 im Auftrage des Deutschen Apotheker-Vereins herausgegeben, die solche Arzneimittel umfaßten, die im Deutschen Arzneibuch nicht enthalten waren, trotzdem aber v. Wichtigkeit erschienen bzw. in den Apotheken viel gebraucht wurden. Derzeit gültig DAB 7 (1968), Deutscher Arzneimittel-Codex (1972f; Erg.-B.z-DAB 7) sowie das dt. noch einzuführende Europ. Arzneibuch II (s. Anhang); außerdem liegt seit 1954 die pharm. Internationalis der WHO vor.

Homöopathische A. wurden nach Hahnemann mehrere herausgegeben, so von Buchner, Caspari-Marggraf, Gruner, Deventer, Hager, Hartmann, Schwabe u. vom Deutschen Apotheker-Verein. Am 1. 1. 1934 wurde das „Homöopathische Arzneibuch" (2. Aufl.) von Willmar Schwabe (früher „Pharmacopoea homoeopathica polyglotta") in allen deutschen Ländern gesetzlich in Kraft gesetzt, wodurch eine einheitliche Grundlage zur Herst. der hom. Arzneimittel geschaffen wurde. Jedoch ist dieses Homöopath. A. nicht amtlich bearbeitet; neue Ausgabe in Vorbereitung.

Arzneigaben: s. Tab. im Anhang.

Arzneimittel: Definition lt. § 1 Abs. 1 Arzneimittelgesetz: „Arzneimittel im Sinne dieses Gesetzes sind Stoffe und Zubereitungen aus Stoffen, die vom Hersteller oder demjenigen, der sie sonst in den Verkehr bringt, dazu bestimmt sind, durch Anwendung am oder im menschlichen oder tierischen Körper

1. die Beschaffenheit, den Zustand oder die Funktion des Körpers oder seelische Zustände erkennen zu lassen oder zu beeinflussen,

2. vom menschlichen oder tierischen Körper erzeugte Wirkstoffe oder Körperflüssigkeiten zu ersetzen oder 3. Krankheitserreger, Parasiten oder körperfremde Stoffe zu beseitigen oder unschädlich zu machen."

Arzneimittel, Biochemische: s. Biochemie.

Arzneimittel, Homöopathische: s. Homöopathie.

Arzneispezialität: Definition lt. § 4 Arzneimittelgesetz: „Arzneispezialitäten im Sinne dieses Gesetzes sind Arzneimittel, die in gleichbleibender Zusammensetzung hergestellt und in abgabefertigen Packungen unter einer besonderen Bezeichnung in den Verkehr gebracht werden."

Arzneistäbchen: Bacilli, Cereoli, Styli caustici, Anthrophore.

Arzneitaxe: Liste der den Apothekern amtlich vorgeschriebenen Preise f. Arzneimittel, Arbeit f. Zubereitung u. Gefäße. Geschichtliches: Arzneitaxen gibt es schon seit Bestehen der Apotheken überhaupt. Schon die Medizinalordnung des Kaisers Friedrich II. vom Jahre 1240 (s. Apotheke) enthielt eine Preisregelung für Arzneimittel. Die erste deutsche Arzneitaxe ist in der „Medizinalordnung des Kaisers Karl IV." (Breslauer Handschrift, ca. 1351) enthalten. Später waren es die einzelnen Städte, die eigene Arzneitaxen einführten. 1552 Dresden, 1574 Brandenburg, 1563 Annaberg, 1584 Bamberg, 1609 Frankfurt a. O. 1749 erschien die „Preußische u. Churfürstliche Brandenburgische Medizinaltaxa" (157 Seiten m. 3120 Medikamenten). In der preußischen Arzneitaxe vom Jahre 1898 wurde zum ersten Male die Berechnung der Arzneispezialitäten festgelegt, u. zwar wurde ein Zuschlag v. 60% auf den Einkaufspreis festgesetzt. Am 1. April 1905 wurde die Reichsarzneitaxe eingeführt. Neben der Amtlichen Arzneitaxe existieren noch „Handverkaufstaxen" u. „Ergänzungstaxen" f. Arzneimittel, die nicht in der amtlichen Taxe enthalten sind, ferner die „Spezialitätentaxe".

Arzneiträger: Bezeichnung indifferenter Lösungs-, Verdünnungs- und Verreibungsmittel für die wirksamen Arzneistoffe, z. B. Weingeist, Dest. Wasser, Milchzucker, Glyzerin, Salbengrundlagen, insges. die pharmaz. Hilfsstoffe.

Arzneiweine: Vina medicata; Arzneizubereitungen, bei denen Weine, meist Süßweine, als Lösungs- oder Auszugsmittel dienen. Zur Anw. bei alkaloidhaltigen Drogen muß der Wein vorher von der Gerbsäure befreit werden (durch Zufügen von einer 10%igen Gelatinelösung, 10 g dieser Lösung auf 1 Liter Wein, und filtrieren nach einigen Tagen). Arzneiweine: z. B. Chinawein, Wermutwein, Tonischer Wein, Kondurangowein, u. a.

As: Arsen*.

as.: Abkz. für „asymmetrisch", s. optische Aktivität.

Asa dulcis: s. Benzoe.

Asa foetida: Asant, Gummi Asa foetida, s. Ferula assa-foetida (auch HOM).

Asa odorata: s. Benzoe.

Asam: Asa foetida, s. Ferula assafoetida.

Asant: Asa foetida, s. Ferula assafoetida.

Asant, Wohlriechender: Benzoe*.

Asarin: s. Asaron.

Asaron: Asarin, Asarumkampfer; 2,4,5-Trimethoxy-1-propenylbenzol. Farbl. Kr., F. 76°, Kp. 296°; unl. i. Aq., l. i. A., Äther, Chlorkohlenstoff. Enth. in Radix Asari, s. Asarum europaeum.

Asarum canadense: Kanadische Haselwurz; Fam. Aristolochiaceae (heim. atlant. Nordamerika). Stpfl. v. **Rhizoma Asari canadensis:** Kanadische Haselwurz. Best. äth. Öl 3,5 bis 4,5% (enth. Pinen, Asarol, Asarolacetat, Asarolvalerianat. Methyleugenol). Anw. des äth. Öls in der Parfümerie. HOM: *Asarum canadenses*, der frische Wurzelstock.

Asarum europaeum: Haselwurz, Hasenöhrlein, Brechwurz; Fam. Aristolochiaceae (Süd- und Mitteleuropa, Sibirien, Kleinasien). Stpfl. v. **Radix Asari** ERG (Rhizoma Asari): Haselwurz, Brechwurzel. Best.: äth. Öl (nach Erg. mind. 0,7%; enth. Asaron = Asarumkampfer, Bromylacetat, Methyleugenol, Asarylaldehyd, Terpene u. Sesquiterpene), Gerbstoff, geringe Mengen eines Glykosids, Harz, Stärke. Asche max. 12%. Anw.: als Brechmittel (0,5—1,0 g im Infusum); volkst. als Diureticum, Emmenagogum, Abortivum, als Niespulver bei Schnupfen sowie als Mittel gegen Trunksucht. HOM: *Asarum*, der frische Wurzelstock. Homöopath. Anw.: bei fieberhaften Zuständen mit Frostempfindung u. Schweißausbruch, mit Muskel- u. Gelenkschmerzen sowie bei nervösen Reizerscheinungen, Kopfschmerzen, Übelkeit, Magenkrampf.

Asbest: Alumen plumosum, Asbest, Bergflachs, Federalaun, Federweiß, ein Mineral (Serpentinasbest, Hornblendeasbest); *chem.* Magnesiumsilikat von wechselnder Zstzg. Anw. techn.: als Feuerschutzmittel (Asbestpappe) u. als Filterstoff.

Ascaridol:

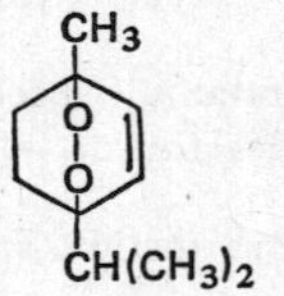

$C_{10}H_{16}O_2$, Mol. 168,2; DAB 7: Gehalt mind. 90%; farbl. bis schwach grünl.-gelbl. klare, ölige Fl. v. eigenartig. Geruch u. brennend. Geschmack; l. i. A. 90% u. Ae., wl. i. Aq., mischbar mit Essigsäure u. fett. Ölen. E. —2,0° bis +3,3°; D. 1,005—1,012; Brech.-Ind.: $^{20°}_{D}$ = 1,472—1,474; Ascaridol ist ein Hauptbest. des Chenopodiumöls (s. Chenopodium ambrosioides var. anthelminticum); Anw. med.: als Anthelminticum (Askariden, Ancylostoma, bei Oxyuren wenig wirksam). MD u. MTD 0,6 g (Kinder bis zu 12 Jahren 0,025 pro Lebensjahr). Danach Abführmittel. Wiederholung frühestens nach 2 Wochen.

Ascaris lumbricoides: Spulwurm des Menschen.

Ascarizid: Spulwurmtötend.

Aschantinuß: Erdnuß, s. Arachis hypogaea.

Aschengehaltsbestimmung: Feststellung des Verbrennungsrückstandes organischer Verbindungen und Drogen zur Ermittlung des Reinheitsgrades.

Aschheim-Zondeksche Schwangerschaftsreaktion: abgek. A.Z.R., Methode zur Frühdiagnose von Schwangerschaft, beruht auf dem Nachweis von gonadotropem Chorionhormon im Frauenharn, s. Schwangerschaftsreaktionen.

Asci: s. Ascus.

Ascites: Hydrops, Bauchwassersucht.

Asclepias-Arten: Fam. Asclepiadaceae: **Asclepias syriaca:** (A. cornuti), Syrische Seidenpflanze (Nordamerika). Best.: Kautschuk (0,5 bis 1,5%), Asclepiadin = Vincetoxin, Asclepion, Wachs. Anw.: bei Lungenentzündung. HOM: *Asclepias syriaca,* der frische Wurzelstock. **Asclepias curassavica:** Indische Seidenpflanze, heim. Mittel- u. Südamerika, Tropen. Best.: Asclepiadin, Asclepion. Stpfl. für HOM: *Asclepias curassavica,* das frische blühende Kraut. **Asclepias tuberosa:** Knollige Schwalbenwurzel. Heim. Nordamerika. Best.: Asclepiadin, Asclepion. HOM: *Asclepias tuberosa,* der frische Wurzelstock. Anw. hom.: gegen entzündliche Affektionen der Atmungsorgane, Pleuritis, Dysenterie. Blähungskolik. (Aufbewahrung aller hom. verwend. Asclepias-Arten; Ursubstanz, 1.—3. Dez.-Pot. vorsichtig.)

Ascomycetes: Askomyzeten, Schlauchpilze, s. Pilze.

Ascorbinsäure: Acidum ascorbicum, Vitamin C;

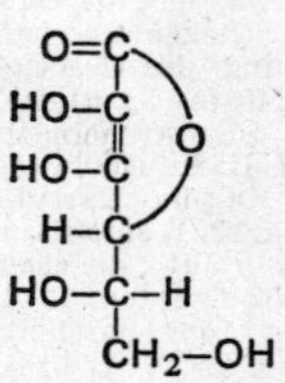

3-Oxo-L-gulonsäure-γ-lacton,Enolform

$C_6H_8O_6$, Mol. 176,1; DAB 7: Gehalt mind. 98,5%; Farblose Kr. oder weißes bis fast weiß. kr. Pv. von saurem Geschmack; ll. i. Aq., l. i. A. 90% u. i. Methanol, wl. i. Aceton, unl. i. Ae., Chlf. Benzol. F. 192—195° unter Zersetzung. Spez. Drehung: $[\alpha]^{20°}_{D}$ = + 22° bis + 23°, gemessen nach Vorschrift des DAB 7; Vorkommen, med. Anw. usw. s. Vitamin C unter Vitamine.

Ascosporen: s. Ascus.

Ascus: *bot.* Schlauchförmiges Sporangium, in dem eine bestimmte Zahl von ungeschlechtlichen Sporen (meist acht; die sog. Schlauch- oder Ascosporen) erzeugt werden. Die Bildung von Asci ist charakteristisch für die Askomyzeten, Schlauchpilze.

Asepsis: Aseptik, Verhütung des Eindringens pathogener Keime in Wunden oder Körperhöhlen, in Arzneimittel etc. durch Sterilisation der Gegenstände, die mit der Wunde in

Berührung kommen, (Instrumente, Verbände, Mull, Gaze, Watte, Nähmaterial), der Atemmasken u. Raumluft durch Auskochen, strömenden Wasserdampf, Äthylenoxid, ferner die Desinfektion der Hände mittels intensiver Waschung sowie die antisept. Behandlung des Operationsfeldes selbst; vgl. Antisepsis.

Asiatischer Ruhrsamen: Fructus Bruceae, s. Brucea amarissima.

Asiphonogamen: *bot.* Embryophyta asiphonogama*.

Asomnie: Schlaflosigkeit.

Asparagin: Asparaginum, L-Asparagin, Aminobernsteinsäure-halbamid, Aminobernsteinsäuremonoamid,

$$C_4H_8N_2O_3 + H_2O\,;$$

l. i. Aq., unl. i. A., Ae., Methanol. Im Pflanzenreich weit verbreitet, besonders i. Spargel, Schwarzwurzel, Runkelrüben, Süßholz, Altheewurzel, auch in Keimlingen von Hülsenfrüchten.

Asparaginase: Enzym, das die Aminogruppe d. Asparagins unter Bildung von Ammoniak u. Asparaginsäure spaltet (nat. in keimenden Pflanzen, Bakterien u. in tier. Organen).

Asparaginsäure: Aminobernsteinsäure,

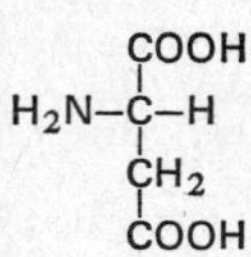

farbl. Kr.-Blättchen, swl. i. Aq.; D. 1,66; eine in den meisten Eiweißkörpern vorkommende Aminosäure, besonders in Pflanzen sehr verbreitet (jung. Spargel, Bohnen-, Kürbis-Maiskeimlingen).

Asparagus officinalis: Fam. Liliaceae, Spargel (Mittel- u. Südeuropa, Vorderasien, Westsibirien). Stpfl. v. **Rhizoma (Radix) Asparagi:** Spargelwurzel. Best.: Asparagin*, Aminosäuren, Vanillin, Coniferin, Tyrosin, fettes (grünes) Öl, Zucker, ein Glykosid. Anw. volkst.: als Diureticum. HOM: *Asparagus officinalis,* die frischen Sprossen.

Aspergillus: die Gattg. Gießkannen- oder Kolbenschimmel, Fam. Aspergillaceae; Arten z. T. Antibiotikabildner, z. T. auch pathogen (Aspergillose).

Asperula odorata: Fam. Rubiaceae, Waldmeister, (Europa, Westasien, Nordafrika). Stpfl. v. **Herba Asperulae (odoratae)** ERG: (Herba Matrisilvae) Waldmeisterkraut. Best.: Cumarin, Asperulosid (Anthraglykosid), Gerbstoff. Asche max. 14%. Anw.: als Aromaticum sowie bei Gallen- u. Steinleiden, Hydrops. HOM: *Asperula odorata,* das frische, kurz vor der Blüte gesammelte Kraut.

Asphalt: Erdpech, Bergpech, dunkelbraune bis schwarze, pechartige Massen, entstanden wahrscheinlich durch Oxidation von Petroleum (nat. Asphaltsee a. Trinidad, As.-Kalkstein a. Sizilien, a. Toten Meer, Limmer b. Hannover, Travers i. d. Schweiz). Wird beim Reiben elektrisch. Brennbar, l. etwas in A., bis 75% in Ae., vollst. l. in Terpentinöl, Petroleum, Chlf., Schwk. Anw. techn.: zu Lacken usw., zum Straßenbau. **Goudron** ist künstl. A., gew. a. Rückständen d. Stein- u. Braunkohlendest., auch mit nat. As. vermischt.

Asphodelus albus: (Asphodelus ramosus). Fam. Liliaceae, Affodill (Südeuropa, Spanien, Albanien). Stpfl. v. **Radix Asphodeli** (Bulbus Asphodeli): Affodillwurzel. Best.: Inulin, Zucker, Schleim. Anw. volkst.: als Diureticum sowie bei Menstruationsstörungen.

Asphyxia: Asphyxie, Aufhören der Atmung, Erstickung.

Aspidinol: Phloroglucinderivat aus Rhizoma Filicis, s. Dryopteris filix-mas.

Aspidinolfilicinum oleo solutum: Aspidinolfilizinöl, s. Filmaronöl.

Aspidinolfilizinöl: s. Filmaronöl.

Aspidium filix-mas: Dryopteris filix-mas*.

Aspidosperma quebracho - blanco: Weißer Quebracho, Fam. Apocynaceae (Südamerika). Stpfl. v. **Cortex Quebracho** ERG: (Lignum Quebracho) Quebrachorinde. Best.: Aspidispermin, Quebrachin, Quebrachamin, Aspidosamin u. andere Alkaloide (bis 1,4%), ca. 3,5% Gerbstoffe, Quebrachit (Zukker), Asche max. 8%. Anw. med.: bei Asthma, Bronchitis; Dyspnoe; techn. als Gerbmittel. HOM: *Quebracho,* die getrocknete Rinde des Stammes u. der Zweige.

Aspirin®: Acidum acetylosalicylicum, s. Acetylsalicylsäure.

Assimilation: Stoffwechsel; Aufnahme u. Umwandlung aufgenommener anorgan. u. organ. Nahrungsstoffe in körpereigene Stoffe, bei Mensch, Tier u. Pflanze, vgl. Dissimilation.

Astacus fluviatilis: Flußkrebs, s. Lapis Cancrorum.

Astat: At, durch α-Bestrahlg. v. Wismut gew. Element (1940); labil; Ordnungszahl 85 AtG. (210).

Asthenie: Kraftlosigkeit, Schwäche, **asthenisch:** kraftlos.

Asthmakraut: Folia Stramonii nitrata DAB 6.

Astigmatismus: (von griech. στίγμα = Punkt) „Nicht-Punktmäßigkeit", d. h. das dch. das opt. System gehende Strahlenbündel wird hinter d. Linse nicht wieder in punktuell vereinigt, es ist also in keiner Entfernung deutliches Sehen möglich; beim Auge infolge abnormer Krümmung d. Hornhaut, seltener d. Linse (verzerrtes Sehen, Korrektur durch Zylinderlinsen).

Astragalus-Arten: Fam. Leguminosae (Balkan u. Vorderasien bis zur indischen Grenze); **Astragalus gummifer, A. ascendens, A. microcephalus** u. zahlreiche andere A.-Arten sind Stpfln. v. **Traganth** (Tragacantha, Gummi Tragacantha); er entsteht durch Vergummung des Marks und der Markstrahlen und Erhärten des ausgetretenen Schleimes, in Knollen oder Blättchen (Blättertraganth). Letzterer wird hauptsächlich pharm. verwendet, er bildet weiße, durchscheinende blattartige, bandartige oder sichelförmige, ca. 1 bis 3 mm dicke u. ca. 5 mm breite, oft gestreifte geruch- u. geschmacklose hornartige Stücke, die mit Aq. zu einer trüben gallertartigen Masse aufquellen. Best.: Bassorin (60—70%), Tragacanthin (20—30%), Stärke, Zukker. Asche max. 3,5%. Anw. med.: wie Gummiarabicum als Bindemittel, Emulgens (Emulsio Olei Jecoris Aselli composita, Unguentum Glycerini); **Reagenz** DAB 7: Gepulv. Traganth zum Klären bei Alkaloidbestimmungen (Chinarinde, Belladonnaextrakt u. a.), ferner i. d. Zuckerbäckerei sowie techn. zu Appreturen.

Asymmetrische Blätter: *bot.* Blätter mit ungleicher Blattspreite.

Asymmetrisches Kohlenstoffatom: ein C-Atom mit vier verschiedenen Substituenten. Diese Asymmetrie ist die Ursache der optischen Aktivität eines Stoffes, vgl. Stereochemie u. Optische Aktivität.

Aszites: Ascites*.

AT: Alt-Tuberkulin, s. Tuberkuline.

at: s. Atmosphäre.

A.T.10®: (Antitetanisches Präparat Nr. 10) Ölige Lösung von krist. Dihydrotachisterin (Bestrahlungsprodukt von Ergosterin, s. unter Vitamin D). 1 ml enth. 1 mg krist. Dihydrotachisterin. Ind.: Nebenschilddrüsenunterfunktion, genuine, neurogene u. parathyreoprive Tetanie. A.T.10 steigert die Calciumwerte des Blutes u. ersetzt z. T. die Wirkung des Parathormons (Collip-Hormon, s. Hormone).

Ataraktika (von griech. ἀτάρακτος = ruhig, unerschrocken): Untergruppe der zu den Psychopharmaka zählenden Tranquillantia, Tranquilizer oder Relaxantia; Arzneimittel (engl.: minor tranquilizer), die ohne hypnot. oder antipsychot. Effekt „entspannen", d. h. Angst-, Spannungs- u. Erregungszustände aufheben u. Schlaflosigkeit beseitigen; Anw. oral, rektal, i. m. und i. v.; Unterteilung in 2 Gruppen: (1) Diphenylmethan-, Benzhydrol- u. Benzilsäure-Derivate als A. im engeren Sinne, darunter Hydroxyzin (Atarax®), Azacyclonol (Frenquel®), Pipradol (Meratran®), Orphenadrin (Mephenamin), Captodiamin (Covatix®, Coradin®), Benactyzin (Suavitil®, Procalm®) u. (2) Derivate der Miltown®- u. Librium®-Gruppe, darunter das als erster Tranquilizer 1954 eingeführte Meprobamat (Miltown®, Miltaun®, Cirpon® etc.), Mephenesin u. M. carbamat (Myanesin®; Tolseram®), Guaiphenesin (Myocain®, Reorganin® etc.), Phenaglycodol (Ultran®), Carisoprodol (Sanoma®) sowie als „Benzodiazepine" Chlordiazepoxid (Librium®), Diazepam (Valium®), Oxazepam (Adumbran®) u. a. m.; weitere Hauptgruppen der Psychopharmaka: Neuroleptica (nichthypnot. Sedativa mit vorwieg. antischizophrener Wirkg. (z. B. Phenothiazine, Rauwolfia-Alkaloide) u. Antidepressiva (= Thymoleptica u. Thymerethica; Wirkstoffe mit stimmungsaufhellender bzw. hemmungslösender Wirkweise). Vielfältige Anw., v. a. bei psych. Erkrankungen, als Adjuvantien zur Narkose (Hibernation sowie — bes. in den USA — auch als (illegale) „Psychodrogen".

Atebrin®: Acridin-Farbstoff (s. Acridin). Chemotherapeuticum gegen Malaria, ungeschlechtliche Formen.

Atherom: Grützbeutel, Balggeschwulst.

Atherosklerose: Arteriosklerose.

Atmosphäre: *phys.* Einheit des Druckes, abgek. „atm"; 1 atm entspricht dem Druck einer 760 mm hohen Quecksilbersäule auf 1 cm^2 (= 1,033 kg; $^1/_{760}$ atm = 1 Torr). Die technische, neue oder metrische Atmosphäre, abgek. „at", entspricht dem Druck von 1 kg auf 1 cm^2 = 1 kp/cm^2 (= dem Druck einer 735,5 mm hoh. Quecksilbersäule von 0° oder einer 10 m hohen Wassersäule von + 4° auf 1 cm^2 = 0,968 atm); „atü" = Atmosphärenüberdruck.

Atmungsferment; (Warburgsches Atmungsferment). Komplexe Eisenverbindung eines Porphyrins*, ein Hämoproteid, das als Cytochromoxidase (unter Valenzwechsel $Fe^{2+} \rightarrow Fe^{3+} \rightarrow Fe^{2+}$) die Übertragung des Sauerstoffs bei den Oxydationen im Gewebe vermittelt.

Atom: kleinstes Teilchen eines chem. Elements, das mit chem. Mitteln nicht, physikal. jedoch weiter teilbar ist; infolge Gleichgewicht zwischen positivem Kern = Atomkern u. negativer Hülle = Ionenhülle elektr. neutral; bei Elektronenabgabe entsteht ein pos. Ion = Kation, bei Aufnahme ein neg. Ion = Anion. Kennzahlen am Elementesymbol, z. B. Schwefel: ${}^{32}_{16}S_2^{2+}$; hierbei 32 = Massenzahl, 16 = Ordnungszahl, 2^+ = Ionenladung, 2 = Anzahl der Atome.

Atomgewicht: Das relative Gewicht eines Atoms, bezogen auf ^{12}C = Kohlenstoff = 12,0000 (bis 1961 galt Sauerstoff = 16, früher Wasserstoff = 1). Das absolute AtG. erhält man, indem man das relative AtG. durch die Loschschmidtsche Zahl* ($6{,}023 \cdot 10^{23}$) der in 1 Gramm-Atom enthaltenen Atome dividiert.

Atomistik: histor. Lehre vom Aufbau der Körper aus Atomen.

Atomnummer: s. Ordnungszahl.

Atonia: (von griech. τόνος = Spannung) Atonie, Erschlaffung der Muskulatur; Verminderung des Spannungszustandes der Muskulatur, s. Hypotonie.

Atophan®: Acidum phenylchinolincarbonicum (Cinchophen), s. Phenylchinolincarbonsäure.

Atosil®: Antihistamin, s. Histamin.

Atoxisch: Nicht giftig.

Atoxyl®: Natrium arsanilicum, s. Natriumarsanilat.

ATP: Adenosintriphosphorsäure*.

Atropa bella-donna: Fam. Solanaceae, Tollkirsche, Schlafkirsche, Waldnachtschatten (Europa). Stpfl. für **Tollkirschenblätter (Folia Belladonnae).** Best.: mind. 0,3% L-Hyoscyamin, daneben Atropin, Cholin, Scopolamin, Belladonnin, Apo-Atropin, N-Methylpyrrolin, N-Methylpyrrolidin,Pyridin, α-Methylaesculetin, Gerbstoffe, Bernsteinsäure u. a. Asche max. 15%. MD 0,2 g, MTD 0,6 g. Anw. med.: s. Atropin. HOM: *Belladonna*, die frische, zur Zeit der beginnenden Blüte gesammelte Pflanze. Aufbewahrung: 1., 2., 3. Dez.-Pot. vorsichtig. **Belladonnaextrakt** (Extractum Belladonnae) DAB 7: Gehalt 1,30—1,45% Alkaloide, berechn. als Hyoscyamin ($C_{17}H_{23}NO_3$). MD 0,05 g; MTD 0,15 g. **Radix Belladonnae** ERG: Tollkirschenwurzel, Belladonnawurzel. Best.: Die gleichen Alkaloide wie Folia B. Gehalt mind. 0,35% u. höchstens 0,5% L-Hyoscyamin, ferner Cuschygrine (Gesamtalkaloidgehalt bis 0,85%), Gerbstoff (10% u. mehr). Anw. med.: als Narcoticum, Spasmolyticum, als gefäßerweiterndes Mittel bei Angina pectoris, in Form der Bulgar. Kur* bei Enzephalitis. MD 0,2 g; MTD 0,6 g.

Atropa mandragora: Mandragora officinarum*.

Atropasäure: α-Phenylacrylsäure,

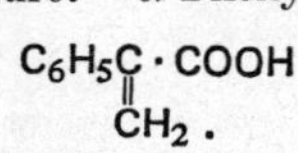

F. 106—107°: Kp. 267° unt. Zersetzg. Farbl. Kr., wl. i. Aq., l. i. A., Ae., Benzol, Chlf., Schwefelkohlenstoff, entst. bei der Spaltung von Atropin mit rauch. HCl.

Atrophie: Schwund von Organen, Geweben, Zellen infolge Ernährungsstörungen (z. B. bei Säuglingen) sowie infolge Degeneration, Entzündung usw.

Atropin: Atropinum, DL-Hyoscyamin, Tropasäureester des Tropins,

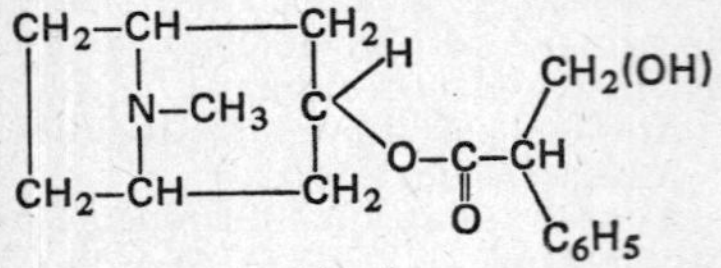

Atropin.

$C_{17}H_{23}NO_3$. Mol. 289,38; F. 115° bis 117°. Alkaloid der Solanaceen (Atropa belladonna, Datura stramonium, Hyoscyamus niger u. a.). Das native Alkaloid (zumeist L-Hyoscyamin) geht während des Gewinnungsprozesses in die razemische DL-Form des Atropins über. Farbl. Kr., swl. in Aq., l. in A., Ae., fetten Ölen, Chlf. Atropin ist eines der stärksten Gifte. Es wirkt zentralerregend auf das Großhirn, Zwischenhirn u. auf das verlängerte Mark; dem Stadium der Erregung folgt zentrale, narkoseartige Lähmung. Infolge Lähmung der parasympathischen Nervenendigungen kommt die mydriatische Wirkung zustande sowie die sekretionshemmende Wirkung auf die Speichel-, Tränen-, Schweißdrüsen, Nasen-Rachen-Magensekretion usw., führt zur Erweiterung der Bronchien, hemmt die Peristaltik des Magen-Darm-Kanals, des Uterus, Blase usw. Daher dient Atropin als Spasmolyticum bei Magen- u. Darmkrämpfen, Asthma, Obstipation, Keuchhusten, Gefäßkrämpfen, Blasentenesmen, Koliken usw.; ferner wird Atropin bei Enzephalitis (s. Bulgarische Kur), Epilepsie, Chorea usw., als gefäßerweiterndes Mittel bei Angina pectoris, äußerlich als Mydriaticum angewendet. Als Gegengift bei Digitalis-, Muskarin- (Pilz)-, Pilocarpin-, Physostigmin-Barium-Blei-Vergiftungen, s. A. sulfuricum*. Durch Lähmung der Vagusendigungen tritt eine verstärkte Herztätigkeit ein. Die Empfindlichkeit gegen Atropin ist individuell sehr schwankend, so wird es von Säuglingen u. Kleinkindern meist gut vertragen. Auch bei Tieren ist die Giftwirkung außerordentlich verschieden (so sind z. B. Ziegen, Kaninchen, Wachteln, Fasanen außerordentlich resistent gegen A., der Genuß ihres Fleisches kann indessen giftig wirken. Katzen, Hunde, Pferde, Kühe sind sehr empfindlich gegen Atropin). MD 0,001 g; MTD 0,003 g; letale Dos. 0,05 g bis 0,2 g. Tod infolge Atmungslähmung. Antid.: Magenspülung, Pilocarpin, Physostigmin, Kampfer, Cardiazol, s. Tabelle „Gegenmittel bei Vergiftungen".

Atropin, Baldriansaures: A. valerianicum*.

Atropinbrommethylat: Atropinmethylbromid.

Atropin-methylbromid: Atropinum methylobromatum, Atropinbrommethylat, $C_{18}H_{26}BrNO_3$; Mol. 384,33. Darst.: Durch Einwirkung von Methylbromid auf Atropin. Weiße Kr., ll. in Aq. u. verd. A., wl. in Chlf. Anw. med.: wie A. sulfuric. MD 0,001 g; MTD 0,003 g (weniger giftig wie A. sulfur.).

Atropinmethylnitrat: s. Eumydrin®.

Atropin, Schwefelsaures: A. sulfuricum*.

Atropinsulfat: Atropinum sulfuricum, Schwefelsaures Atropin,

$$C_{34}H_{48}N_2O_{10}S \cdot H_2O,$$

Mol. 694,8; DAB 7: Gehalt mind. 99%, berechn. auf die getrockn. Substanz. Darst.: Durch Lösen von Atropin in alkohol. Schwefelsäure. Weiße Kr., ll. in Aq. u. A. Anw. med.: als gebräuchlichstes Atropinsalz bei Epilepsie, Asthma bronchiale, Magengeschwüren, Speichelfluß, Nachtschweiß usw., s. Atropinum, Dos. 0,005—0,001 g; MD 0,005 g; MTD 0,01 g; äuß. zu Augentropfen (0,1: 10—20 g), subkutan 0,0003 g bei Neuralgien, Krämpfen. Antid.: s. Atropinum. HOM: *Atropinum sulfuricum.* Aufbewahrung: 1., 2., 3. Dez.-Pot. sehr vorsichtig.

Atropinum methylobromatum: s. Atropin-metyhlbromid.

Atropinum sulfuricum: s. Atropinsulfat.

Atropinvalerianat: Atropinum valerianicum, Baldriansaures Atropin,

$$C_{17}H_{23}NO_3 \cdot C_4H_9COOH + \tfrac{1}{2}H_2O.$$

Weiße, etwas nach Baldrian riech. Kr., ll. in Aq. u. A. Anw.: wie Atropinum sulf.

Atropinum valerianicum: Atropinvalerianat.

Atroscin: Atroscinum, opt.-inakt. Skopolamin, $C_{17}H_{21}NO_4 + H_2O$. Farbl. Kr., l. in A., Ae., fett. Ölen, Chlf. Anw. med.: als Mydriaticum wie Skopolamin.

Attichbeeren: Fructus Ebuli. **Attichbeerenkraut:** Herba Ebuli. **Attichbeerenwurzel:** Radix Ebuli ERG, s. Sambucus ebulus.

atü: s. Atmosphäre.

Au: *chem.* Gold, s. Aurum.

Aubépine: Anisaldehyd*.

Aufgüsse: s. Infusa.

Augendarre: Xerophthalmie.

Augennichts: Zincum sulfuricum, s. Zinksulfat.

Augenstein: s. Cuprum aluminatum.

Augentrostkraut: Herba Euphrasiae ERG, s. Euphrasia officinalis (E. stricta).

Augenwasser, Gelbes: Collyrium adstringens luteum ERG*.

Auramin: 4,4'-Bis-(dimethylamino)-benzophenon-imid-hydrochlorid

$$[(CH_3)_2N \cdot C_6H_4]_2C{:}NH \cdot HCl.$$

F. 136°. Gelber Farbstoff, ll. i. heiß. Aq., wirkt bakterizid (s. Pyoctaninum aureum ERG). Anw.: auch i. d. Mikroskopie als Färbemittel.

Aurantiamarin: Glykosid in Pericarpium Aurantii, s. Citrus aurantium subsp. amara*.

Aureomycin: **7-Chlor-tetracyclin.**

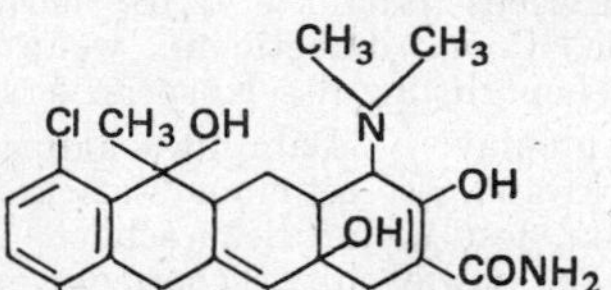

Antibioticum, Ausscheidungsprodukt des Schimmelpilzes **Streptomyces aureofaciens**; entd. 1948 von Duggar, USA. Das salzsaure Salz ist eine gelbliche kr. Substanz, ll. in Aq. dest., etwas schwerer in physiol. Kochsalzlsg. Diese Lsgen sind sauer (pH = 3 bis 4,5) und halten sich ca. 2 Wochen; in alkal. Lsg. verliert A. schnell seine Wirkung. Durch Hydrierung läßt sich Aureomycin in das amphotere Tetracyclin* überführen. Bakteriostat. (i. v. teilw. bakterizides wirksames Antibioticum mit großer Wirkungsbreite bei geringer Toxizität; A. ist i.v., i.m., peroral u. lokal wirksam gegen gramnegative u. grampositive Bakterien, auch gegen gewisse Protozoen u. große Virusarten, gegen Strepto-, Staphylo-, Pneumo- u. Gonokokken-, Brucella-, Virus-, Rickettsien-Erkrankungen, Spirochäten (Lues) u. Psittakose; unwirksam gegen Pilze, M. tuberculosis, Proteus vulgaris, einige kleinere Viren u. Hefen sowie Plasmodien). Auch b. Gallenblasenerkrankungen u. verschied. nicht bakteriell bedingt. Erkrankungen; bei Darmoperationen, da man mit A. den Darm völlig bakterienfrei machen kann; lokal bei Augenkrankheiten, i. d. Zahnheilkunde bei bakteriellen Infektionen i. d. Mundhöhle sowie zur Behandlung v. Augen- u. Hautkrankheiten. Orale Tagesdosis für Erwachsene 1(—2) g, in mehrere Einzeldosen aufgeteilt; weitere Tetracycline: Oxy-T. (Terramycin®), Demethylchlor-T. (Ledermycin®), Pyrrolidinomethyl-T. = Rolitetracyclin (Reverin®), 6-Methylen-5-hydroxy-T. = Metacyclin (Rondomycin®), 6-Desoxy-5-hydroxy-T. = Doxycyclin (Vibramycin®) sowie Tetracyclin (Hostacyclin®, Achromycin®, Supramycin®); untereinander Ausbildung von Kreuzresistenzen.

Auribromid: Aurum tribromatum, s. Gold(III)-bromid.

Aurichlorid: Aurum chloratum neutrale fuscum, s. Gold(III)-chlorid.

Aurin: 4,4'-Dihydrofuchson,

Corallin, p-Rosolsäure, $C_{19}H_{14}O_3$.

Gelbbraunes Pv. od. rote Kr., unl. i. Aq., l. i. A. u. Eisessig mit goldgelber Farbe (daher der Name), in Alkalien fuchsinrote Lsg. Farbumschlag bei pH 6,9—8. Anw. als Indikator.

Aurintricarbonsäure: Ammoniumsalz, Aluminon,

$$C_{22}H_{23}N_3O_9.$$

Rotbraunes krst. Pv.; Mol. 473,43; l. i. Aq., wl. i. warm. A., fast unl. i. Ae., Aceton, Chlf. Anw. zum Nachweis von Al; zur photometr. Bestimmung von Al, Be, Ga, Cu.

Auripigment: Arsenum sulfuratum flavum ERG, s. Arsentrisulfid.

Auris: (plur. aures) Ohr; aural = z. Ohr gehörig.

Auri-Verbindungen: Gold(III)-Verbindungen.

Auro-Natrium chloratum ERG: Natrium-Gold(III)-chlorid, Chlorgoldnatrium, Goldsalz, Gozzisches Goldsalz, ein Gemisch von Natrium-Goldchlorid mit Natriumchlorid, $NaAuCl_4$. Gelb. kr. Pv., l. in Aq., in A. nur teilweise l.; Gehalt 30% Gold. Anw. med.: als Ätzmittel bei syphil. Geschwüren; inn. nicht mehr gebraucht (nach ERG: MD 0,05 g; MTD 0,2 g). Techn.: zur galv. Vergoldung.

Auro-Verbindungen: Gold(I)-Verbindungen.

Aurum: s. Gold.

Aurum chloratum: s. Gold(III)-chlorid.

Aurum chloratum natronatum HOM: Aurum muriaticum natronatum, Goldchlorid-Chlornatrium, $NaAuCl_4 + H_2O$. Aufbewahrung: Ursubstanz, 1., 2., 3. Dez.-Pot. vorsichtig, vor Licht geschützt.

Aurum colloidale: Kolloidales Gold. Darst.: Durch Einwirkung von Reduktionsmitteln (Formaldehyd, Wasserstoffsuperoxid, Hydrazinhydrat) auf Aurichloridlösungen oder durch elektrische Zerstäubung. Löst sich in Aq. mit tiefblauer bis tiefroter Farbe. Aurum colloidale mit Eiweißstoffen als Schutzkolloide, wird med. gegen Krebs, Syphilis, Skrofulose gebraucht.

Aurum foliatum: Blattgold, zu feinsten Blättchen (von ca. 0,0001 mm Dicke) ausgewalztes Gold, das in diesen dünnen Folien für grünes Licht durchlässig ist. (Unechtes Blattgold (Rauschgold), das aus Tombak besteht, wird von HNO_3 leicht gelöst im Gegensatz zu echtem Blattgold.) Anw.: zum Vergolden von Pillen.

Aurum-Kalium cyanatum: s. Gold-(I)-Kaliumcyanid.

Aurum muriaticum HOM: Aurum chloratum acidum, s. Gold(III)-chlorid-chlorwasserstoffsäure.

Aurum musivum: Musivgold, Stanum bisulfuratum crist., s. Zinn(IV)-sulfid.

Aurum potabile: „Trinkbares Gold" kolloidales Gold; ein von Magie u. Mystik umwittertes Präparat, dessen Herst. schon zur Zeit der Scholastiker (12. Jahrhundert) versucht wurde u. anscheinend Paracelsus gelungen ist. (Die Alchemisten betrachteten Moses als Erfinder.) „Goldtropfen" werden bis in die heutige Zeit, bes. in der homöop. Therapie, viel gebraucht; s. Aurum colloidale.

Aurum tribromatum: s. Gold(III)-bromid.

Ausdehnungskoeffizient: Alle Gase werden durch die Wärme gleich stark ausgedehnt, sie haben den gleichen Ausdehnungskoeffizienten, er beträgt

$$\alpha = \frac{1}{273{,}15} = 0{,}003674$$ (Gay-Lussacsches Gesetz).

Ausfällen: (Präzipitieren) Ausscheidung eines gelösten Stoffes, indem man der Lösung geeignete Substanzen zusetzt oder zwei Lösungen aufeinander einwirken läßt, wobei sich durch chemische Umsetzung ein unlöslicher Bestandteil (in Form von Kristallen, Flocken oder Tropfen) ausscheidet.

Ausflockung: Koagulation. Ausfällung einer gelösten Substanz in Flokkenform (unlösliches „Gel", s. Kolloide).

Aussalzen: Ausscheidung eines gelösten Stoffes durch Zusatz eines löslichen Salzes, d. h. die Lösungsfähigkeit des Wassers wird verringert, z. B. bei der Herst. von Seifen u. Farben.

Austernschalen: Conchae praeparatae*.

Autointoxikation: Vergiftung durch im eigenen Körper gebildete giftige Stoffwechselprodukte, z. B. bei Urämie, Coma diabeticum, wenn die Eigenentgiftung des Körpers versagt.

Autoklav: Dampfdruckapparat, starkwandiges, mit einem aufschraubbaren, fest u. luftdicht schließenden Deckel sowie mit Sicherheitsventil, Manometer, Thermometer versehenen Gefäß, in dem Stoffe über ihren gewöhnl. Siedepunkt erhitzt werden. Vielfach mit Einsätzen aus Glas, Steingut, Porzellan od. and. widerstandsfähigem Material, auch mit Rührwerken. Druck bis 60 at, Hochdruck-Autoklaven bis mehrere 100 at, Temperaturen bis ca. 300°.

Autolysate: Durch Digestion von Bakterienkulturen gewonnene Extrakte, die filtriert als Impfstoffe verwendet werden.

Autolyse: Selbstverdauung, Abbau von Organeiweiß durch zelleigene Fermente innerhalb oder außerhalb des Organismus, ohne Bakterienhilfe (von

Bakterien hervorgerufene Zersetzung ist Fäulnis u. Verwesung).

Autonomes Nervensystem: Vegetatives Nervensystem, s. Sympathicus.

Autooxidation: „Selbstoxidation", d. h. eine freiwillige, nicht durch chem.-physikalische Faktoren erzwungene Oxidation, wobei Stoffe mit Peroxidcharakter entstehen. Man bezeichnet solche Substanzen, die direkt mit molekularem Sauerstoff reagieren können, als „autooxidabel". Autooxidationsvorgänge sind in der belebten u. unbelebten Natur von Bedeutung, z. B. beim Ranzigwerden von Fetten, Selbstentzündung von Kohle, Alterung des Gummis sowie bei der biologischen Oxidation, vgl. Antioxidantien.

Autopsie: Leichenschau.

Autoradiographie: s. Chromatographische Adsorptionsanalyse.

Autotoxikose: Autointoxikation*.

Autotrophie: „Selbsternährung", Aufbauernährung. Die Fähigkeit von Organismen, ihre Körpersubstanz aus anorgan. Material, z. B. CO_2, selbständig aufzubauen, also die gewöhnliche Ernährung der grünen Pflanzen (Photosynthese); **autotrophe Bakterien** ernähren sich u. wachsen durch Aufnahme einfacher mineralischer Stoffe, vgl. Heterotrophie.

Autovakzine: „Eigenvakzine", aus eigenem pathogenem Material des Patienten hergestellte V., die für denselben Kranken als Impfstoff dient, s. Vakzine.

Aut similia: (aut simile) abgek. aut simil. (auf Rezepten): oder ähnliches.

Auxiliär: Unterstützend.

Auxine: Auxin A u. B u. Heteroauxin, Wuchsstoffe, pflanzl. Wachstumshormone (Zellstreckung, Blüten-, Frucht- u. Wurzelbildung etc.), nat. i. d. Keimlingen der Pflanzen; wird nach Nahrungsaufnahme im Harn wieder ausgeschieden (1 bis 2 mg im Liter). **Auxin A,** $C_{18}H_{32}O_5$, haupts. i. Gräsern u. i. menschl. Harn, a. d. es gewonnen wird; **Auxin B,** $C_{18}H_{30}O_4$, haupts. a. Maiskeimöl u. Malz; **Heteroauxin** ist β-Indolylessigsäure, $C_{10}H_9NO_2$, synth. leicht darstellbar (Belvitan), haupts. i. Bakterien, Pilzen, Hefezellen, neuerdings auch in höheren Pflanzen (Radieschen, Blumenkohl u. a.) aufgefunden. Die

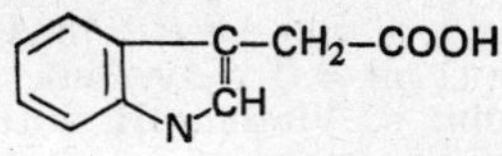

β-Indolylessigsäure

Wirkung der Auxine wird nach **Avena-Einheiten** bestimmt. Eine Avena-Einheit (AE) entspricht der Wirkg. v. $^1/_{50\,000\,000}$ mg reinem krist. Auxin bei Haferkeimlingen im Krümmungstest.

Auxosporen: *bot.* Wachstumssporen, Verjüngungssporen bei den Diatomeen.

Avena-Einheit: s. Auxine.

Avena sativa: Fam. Gramineae, gemeiner Hafer. Stpfl. v. **Amylum Avenae:** Haferstärke. **Farina Avenae:** Hafermehl. **Fructus Avenae excorticatus:** (Semen Avenae excorticatum), Hafergrütze. Best.: 54% Stärke, 10 bis 12% Wasser, 10—11% Stickstoffsubstanz, 5% Fett, 2% Zucker, ferner Saponine, Trigonellin*, Avenin (Alkaloid), Lecithin, mehrere Enzyme, Pentosane, Glukokinine u. a. Anw.: als Nährmittel u. bei Darmerkrankungen, auch bei Schlaflosigkeit, Nervenleiden, Fieber; Abkochungen v. Haferstroh (Stramentum Avenae), das Pektinstoffe, reichlich Kieselsäure, Pentosane u. Vitamin A enthält, find. d. gleiche Anw. HOM: *Avena sativa,* die frische, blühende Pflanze.

Avena venenata: Mit Strychnin vergifteter Hafer, zur Ratten- u. Mäusevertilgung. Herst.: Man löst 2 g Saccharin u. 2,5 g Strychninnitrat in 0,5 l kochend. Aq. u. schüttet in diese Lsg. 1000 g geschält. Hafer. Man läßt 24 Stunden unter wiederholt. Umrühren stehen, färbt mit spirituöser Fuchsinlsg. und läßt trocknen.

Avertin®: Tribromäthylalkohol, Tribromäthanol, $Br_3C \cdot CH_2 \cdot OH$; weiß. kr. Pv. wl. i. Aq., l. i. A., Ae., Benzol, ll. i. Chlf. u. Amylenhydrat. Anw. med.: als rektales Basisnarkoticum sowie bei Tetanus u. Eklampsie; Dos. 0,06—0,1 g pro kg Körpergewicht. Lösungs-Temp. höchstens 40°, bei höherer Temp. u. i. wäßrigen Lsgn. tritt Zersetzung ein (in Dibromacetaldehyd u. Bromwasserstoff). Vor Gebrauch müssen die Lsgen. mittels Kongorot* auf saure Reaktion (freie HBr) geprüft werden, Farbe darf nicht nach blau schlagen. **A. flüssig**

ist eine Lsg. von Avertin in Amylenhydrat (1 ml = 1 g Avertin).

Avidin: s. Vitamin H unter Vitamine.

Avil®: Antihistamin, s. Histamin.

Avitaminosen: Vitamin-Mangelkrankheiten, s. Vitamine.

Avivage: Vorgang bei der Herst. v. Textilien, zum „Schönen = Avivieren", d. h. zum Bleichen, zur Verbesserung der Farben, des Glanzes oder des „Griffes" (z. B. auch bei Verbandwatte u. Mull), hierzu dienen organ. SS wie Essigs., Citronens., Milchs. u. a., auch Fettalkoholsulfonate.

Avocado-Oel: Das Öl der brasilianischen birnenartigen Avocado-Frucht Aguakate (Ahuakate). Stpfl. *Persea americana* (Persea gratissima) Fam. Lauraceae; heim. trop. Amerika, Mexiko, Guatemala, Kalifornien, Florida, Hawai, Kuba, Puerto Rico. Das eßbare Öl besitzt einen hohen Vitamingehalt (A, B_1, B_2, C, D, H, PP), enth. ca. 26% gesättigte u. ca. 65% ungesätt. Fettsäuren und eignet sich sehr gut als Salbengrundlage, vor allem für kosmet. Creme. pH 6,5—7; D. 0,91; Jod-Zahl 70,9; Brech.-Ind. (20°) 0,1467; Verseif.zahl 197,4.

Axerophthol: Vitamin A, s. Vitamine.

Axungia: Fett, **Axungia Porci:** Schweineschmalz = Adeps suillus; **Axungia mineralis** = Vaseline; **Axungia muris montanae:** Murmeltierschmalz.

Ayahuasca: Rauschgift, s. Banisterinum.

Aza: Präfix für cycl. org. Verbdg., bei denen eine ringförmig gebund. Gruppe —CH = durch —N = ersetzt ist, z. B. Pyridin = Aza-benzol.

Azeotrop: Unter einem „azeotropischen Gemisch" versteht man ein Gemisch verschiedener Flüssigkeiten, das einen konstanten Siedepunkt aufweist. Solche azeotropen Gemische werden z. B. bei der Dünnschicht-Chromatographie (s. Chromatographie) als Laufmittel verwendet (z. B. Äthanol + Benzol oder Aceton + Tetrachlormethan).

Azetal: Acetalum*.

Azetaldehyd: Acetaldehyd*.

Azetanilid: Acetanilid.

Azetazolamid: Acetazolamidum; Hemmstoff für das zinkhaltige Ferment Carboanhydrase (s. Fermente). Anw. als Diureticum, s. Diamox®.

Azetonkörper: Ketonkörper, s. Ketonurie.

Azetonurie: s. Ketonurie.

A. Z. R.: Aschheim-Zondeksche Schwangerschaftsreaktion, s. Schwangerschaftsnachweis.

Azide: Salze d. Stickstoffwasserstoffsäure N_3H.

Azobenzol: $C_6H_5N{=}NC_6H_5$. Orangerote Kr. ll. i. A. u. Ae., fast unl. i. Aq.; D. 1,203; F. 68°; Kp. 293°; kommt in zwei stereoisomeren Formen vor. Zwischenprodukt bei der Reduktion von Nitrobenzol zu Anilin. Muttersubstanz der Azofarbstoffe. Anw. in Emulsion od. öliger Lsg. zur Insektenvertilgung (Kartoffelkäfer).

Azofarbstoffe: Teerfarbstoffe; größte Farbstoffgruppe; Derivate des Azobenzols, in denen H-Atome durch Amine oder Oxidgruppen ersetzt sind („auxochrome Gruppen"). s. a. Azo-Verbindungen.

Azolitmin: gereinigter Lackmusfarbstoff, s. Lacca Musci. Dunkelviolette Blättchen od. Pv., l. i. Aq. u. Alkalihydroxidlsgn., unl. i. A. u. Ae. Anw. als Indikator, Umschlagsgebiet: pH 4,5 (rot) bis pH 8,3 (blau).

Azot: (franz. azôte) Stickstoff, Nitrogenium*.

Azotobacter: gramnegative Stickstoff-Bakterien im Boden, vgl. Nitrifikation u. Wurzelknöllchen.

Azotomat: Automatisches Azotometer, bei welchem das Stickstoff-Volumen in einem Gasauffanggefäß gesammelt und mit Hilfe einer Motorkolbenbürette gemessen wird (Abb.).

Azotometer: Instrument zur Bestimmung des Volumens des aus einer Untersuchungssubstanz beim Erhitzen frei werdenden Stickstoffs; graduiertes, mit 50%iger KOH gefülltes Meßrohr, das alle Gase (z. B. einer organ. Elementaranalyse) außer Stickstoff absorbiert.

Azo-Verbindungen: Verb., die die Azo-Gruppe —N=N— enthalten (sie ist das Merkmal der Azofarbstoffe, bei denen die Azogruppe beiderseits aromatisch gebunden ist). Verb. mit 2 Azo-Gruppen werd. Bis- oder Dis-azoverbindungen (Dis-azofarbstoffe) genannt, um eine Verwechslung mit den Diazoverbindun-

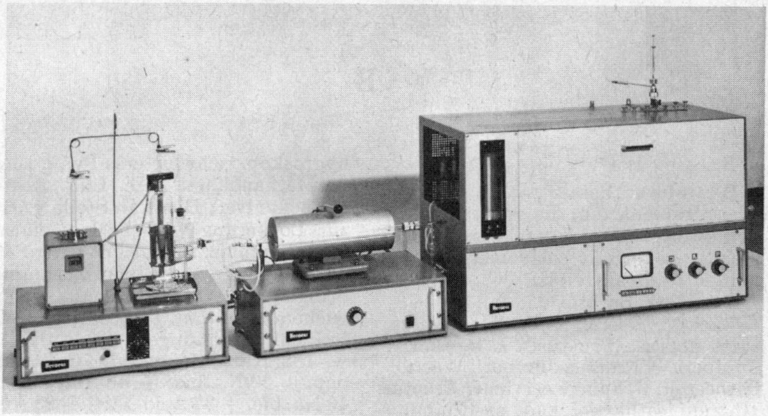

Azotomat
Stickstoff-Schnellbestimmungsautomat (nach Merz) (Heraeus Hanau)

gen zu vermeiden, die aus primären Aminen u. salpetriger Säure gebildet werden und aus zwei aneinander geketteten N-Atomen bestehen, von denen nur eines mit dem organ. Molekülteil verbunden ist.

Azulene: (von span. azul = blau). Blaue bis violette Kohlenwasserstoffe, die sich von einem dem Naphthalin isomeren Grundazulen ableiten mit 5 konjug. Doppelbindungen. Azulene kommen in viel. äth. Ölen vor: Cham-A. in Kamillen, Röm. Kamillen, Schafgarbe, Wermut; Guay-A. in Eucalyptus globulus, Geranium, Gurjunbalsam; Vetiv-A. i. Oleum Vetiveriae; synth. können d. A. aus Sesquiterpenen u. m-Cymol gew. werden; therap. Anw. nativer u. synthet. A. wegen ihrer antiphlogistischen Wirkung.

B

B: *chem.* Bor*.

β-Strahlen: Beta-Strahlen, eine der drei Strahlenarten, die von radioaktiven Stoffen ausgesandt werden, bestehen aus negativ geladenen Elektronen, s. Radioaktivität.

Ba: *chem.* Barium*.

Baccae: Beeren(zapfen); veraltet; statt dessen „Fructus", z. B. Baccae Juniperi = Fructus Juniperi, Wacholderbeeren. **B. Spinae cervinae:** Fructus Rhamni cathartici ERG, s. Rhamnus catharticus.

Bachbungenkraut: Herba Beccabungae, s. Veronica beccabunga*.

Bachminze: Mentha aquatica*.

Bachnelkenwurz: Geum rivale, s. Geum-Arten.

Bacille Calmette-Guérin: BCG, Impfstoff gegen Tuberkulose.

Bacilli: Bac. medicati, Arzneistäbchen, **Styli medicati,** Wundstäbchen, **Cereoli, Ant(h)rophore, Ätzstifte, Styli caustici, Bougies.** Arzneizubereitungen in Stäbchenform, entweder zur Einführung in den Körper (meist Scheide od. Harnröhre) aus Kakaobutter, Wachs, Lanolin, Gelatine oder als Ätzstifte aus gegossenem Kupfersulfat, Alaun od. Silbernitrat. Ant(h)rophore bestehen aus einer Metallspirale, die mit Kautschuk überzogen u. dann mit Gelatine, die das Arzneimittel enthält, übergossen sind.

Bacillus, Bacilli; s. Bazillen.

Bacitracin: Antibioticum aus *Bacillus licheniformis* der Bac.-subtilis-Gruppe (entd. 1943 von Johnson, Meleney u. Anker). Das Wirkungsspektrum entspricht etwa dem des Penicillin, therap. Anw. (auch bei penicillinresistenten Stämmen) nur äußerlich bei chirurg. Infektionen, in der Dermatologie u. Ophthalmologie, bei Phlegmonen u. Abszessen sowie bei Amöbenruhr, Aktinomykose, Sepsis, Meningitis u. a., da Bacitracin oral nicht resorbiert wird u. parenteral nierenschädigend wirkt (Puder od. Salbe). 1 Einheit = 26 μg. Gelbl., hygroskop., sehr bitteres Pv., l. i. Aq., A., Methanol, unl. i. Ae., Chlf., Aceton.

Backpulver: Dient an Stelle v. Hefe zur Lockerung v. Gebäck. Gemische v. Natriumbicarbonat mit einer Säure od. saurem Salz, die beim Zusammenbringen m. Wasser (Milch) CO_2 entwickeln, das den Teig auftreibt. Gebräuchl. Mischungen: 84 Natr. bic. + 188 Kal. bitartr. od. 70 Tartarus dep. + 30 Na. bic. + 40 Amylum od. 40 Na. bic. + 37 Acid. tart. + 93 Amylum, hiervon 20 g auf ½ kg Mehl. Der Stärke- oder Mehlzusatz hat den Zweck, die Haltbarkeit des Backpulvers zu erhöhen. Außer den obigen Substanzen sind in Deutschland noch in Backpulvern erlaubt: Calciumphosphat, Calciumbiphosphat, Calciumlaktat, Ammoniumchlorid. Der in Amerika meist gebräuchliche Alaun darf in Deutschland nicht zu Backpvn. verarbeitet werden. Für bestimmte Gebäcksorten wird auch Hirschhornsalz (Ammonium carbonicum*) oder Pottasche (Kal. carbonicum*) als Treibmittel verwendet. ABC-Trieb ist reines Ammoniumbicarbonat.

Bacteriaceae: s. Bakterien.

Bacteriaemie: Vorhandensein von Bakterien in der Blutbahn (bei Sepsis, Pyämie, Abdominaltyphus).

Bacterium microbacter: s. Nitrifikation.

Bacterium radicicola: s. Wurzelbakterien.

Bacterium tuberculosis: Mycobacterium tuberculosis, s. Tuberkelbakterien.

Badeschwamm: Spongia marina*.

Badiaga HOM: Flußschwamm, s. Spongia.

Badian: (persisch) Fruct. Anisi stellati, Sternanis, s. Illicium verum.

Badional®: s. Sulfonamide.

Bähungen: Warme, feuchte od. trockene, heiße Umschläge.

Baelfrüchte: Fruct. Belae indicae, s. Aegle marmelos.

Bärengalle: Aloe*.

Bärenklau: Acanthus mollis, Schleimpflanze.

Bärenklee: Herba Meliloti, s. Melilotus officinalis u. M. altissimus*.

Bärenlauch: s. Allium ursinum.

Bärensaft: Succus Liquiritiae, s. Glycyrrhiza glabra*.

Bärentraubenblätter: Fol. uvae-ursi, s. Arctostaphylos uva-ursi*.

Bärlappkraut: Herba Lycopodii, s. Lycopodium clavatum.

Bärlappsamen: s. Lycopodium.

Bärlappsporen: s. Lycopodium.

Bärme: Hefe; Faex*.

Bajonettbaum: Yucca filamentosa*.

Bakelit: (nach dem belgischen Chemiker Baekeland) Kunstharz, Polymerisationsprodukt von Formaldehyd mit Phenol, verarbeitet zu Gebrauchsgegenständen u. techn. Geräten.

Bakterien: Bacteria (griech. βακτηρία = Stock, Stab), abgek. *Bakt.* od. *Bkt.*, Spaltpilze, Schizomyzeten; Durchmesser meist unter $_{1}/_{1000}$ mm (größte Dicke Milzbrandbazillus 0,002 mm, Tuberkelbakt. 0,0015 mm). Einzelne Zellen od. fadenförmige, flächige, würfelförmige Kolonien bildend. Meist farblos und unsichtbar. Zahlreiche Arten durch Geißelbildung zeitweise aktiv beweglich. Fortpflanzung ungeschlechtlich durch Zweiteilung (Spaltung). Häufige Bildung äußerst widerstandsfähiger Dauersporen (Endosporen). Teils Aerobier*, teils fakultative od. obligatorische Anaerobier*. Einige stickstoffbindend. Die meisten B. **heterotroph*** (saprophytisch od. parasitisch), einige durch chemosynthetische Prozesse **autotroph***. Viele beeinflussen durch Enzyme das Substrat.

Einteilung nach der physiologischen Wirkung:

Chromogene (farbstoffbildende) **B.**; **Saprogene** (Fäulnis-) **B.**; **Zymogene B.** (Gärungserreger); **Pathogene B.** (Krankheitserreger); **Photogene** (lichterzeugende) **B.**; **Nitrogene** (stickstoffbindende, nitrat- u. nitritbildende) **B.**; **Eisenbakt.** (scheiden Eisenhydroxid ab); **Schwefel-B.** (oxidieren durch Fäulnis entstandenen Schwefelwasserstoff zu Schwefel, den sie in Körnchen aufspeichern).

Nach der Gestalt unterscheidet man:

Kugelbakterien (Kokken); **Stäbchenbakterien** ohne Sporen (Bakterien in engerem Sinne); **Stäbchenbakterien** mit Sporen (Bazillen); **Vibrionen** (gekrümmte Stäbchen mit Geißeln); **Spirillen** (starre schraubenförmige Bakt. mit polaren Geißeln); **Spirochäten** (spiralförmige, bewegliche Bakt. ohne Geißeln).

Man teilt die Schizomyzeten in 5 Ordnungen ein (nach Bergey's Manual of Determinative Bacteriology):

Ordnung I: Eubacteriales (unverzweigte Bakt.). Hierzu gehören die meisten Krankheitserreger, u. a. die Gattungen: **Neisseria** (gramnegative unbewegl. Mikrokokken, z. B. *N. gonorrhoeae*, *N. meningitidis*); **Streptococcus** (grampositive unbewegl. Kettenkokken, z. B. *St. pyogenes, syn. scarlatinae, erysipelatos, puerperalis, St. acidi lactici*); **Corynebacterium** (grampositive unbewegl. Stäbchen, z. B. *C. diphtheriae*); **Nitrosomonas, Nitrobacter, Azotobacter, Azotomonas** (gramnegative Stickstoffbakt.); **Pseudomonas**; **Escherichia** (gramnegative bewegl. Stäbchen, z. B. *E. coli*); **Proteus**; **Salmonella** (gramnegative, bewegl. Stäbchen, z. B. *S. typhi*, *S. paratyphi*, *S. enteritidis* = Gärtnerbakt.); **Brucella**; **Vibrio**; **Spirillum** sowie die **Bazillen** (grampositive aerobe Sporenbildner, z. B. *B. anthracis* = Milzbrandbazillus, *B. subtilis* = Heubazillus) u. **Clostridium** (grampositive anaerobe Sporenbildner, z. B. *Cl. botulinum* = Botulinusbazillen, *Cl. tetani* = Starrkrampfbazillen, Gasbrandbazillen (*Cl. perfringens*).

Ordnung II: Actinomycetales (meist lange, sich verzweigende Fäden, unbeweglich, grampositiv); Gattungen: **Actinomyces** (anaerob, z. B. *A. bovis* = Strahlenpilz); **Mycobacterium** (ihre besondere Kennzeichnung ist ihre Säurefestigkeit, die durch einen wachsartigen Überzug bedingt ist, z. B. *M. tuberculosis var. hominis* u. *var. bovis*, *M. leprae*); **Streptomyces** (nicht säurefest, aerob, z. B. *St. aurefaciens*, s. Aureomycin; *St. fradii*, s. Neomycin; *St. griseus*, s. Streptomycin; *St. rimosus*, s. Terramycin), Nocardia.

Ordnung III: Chlamydobacteriales (in Wasser lebende Fadenbakterien).

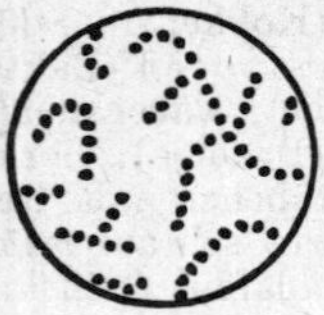
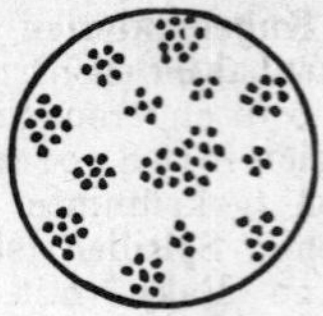

1 2

1 Streptokokken, 2 Staphylokokken.

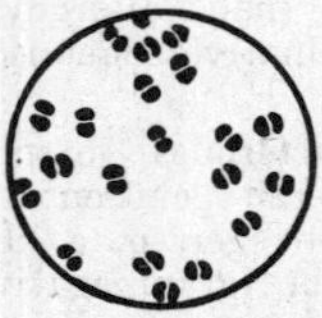
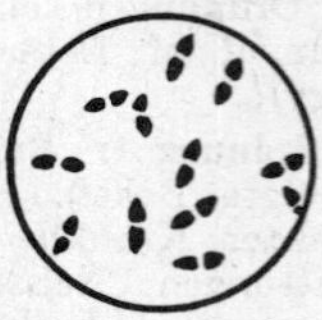

3 4

3 Gonokokken, 4 Pneumokokken.

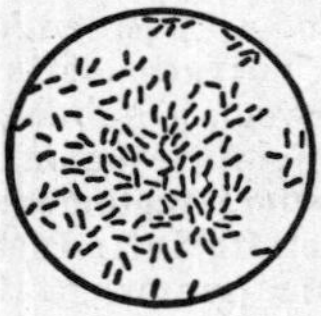
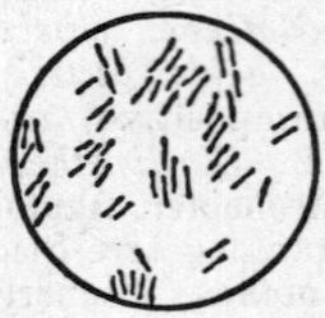

5 6

5 Diphtheriebakterien, 6 Tuberkelbakterien.

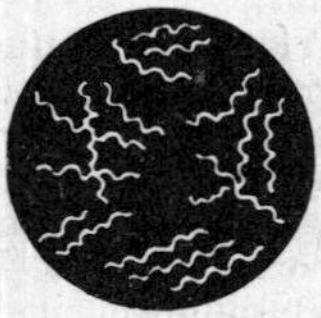
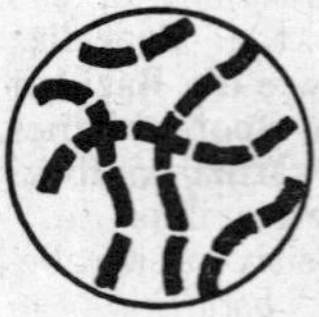

7 8

7 Treponema pallidum (Spirochaeta pallida) 8 Milzbrandbazillen.

Ordnung IV: Myxobacteriales (Schleimbakterien).

Ordnung V: Spirochaetales (gramnegativ, spiralförmig, beweglich, ohne Geißeln). Gattung: **Treponema** (*Tr. pallidum,* Spirochaeta pallida, Syphilis-Erreger), Borrelia, Leptospira.

Die **Rickettsien,** die Erreger der verschiedenen Fleckfieberarten, stehen zwischen Bakterien u. Viren.

Pathogene Bakterien, in die Blutbahn des Menschen od. Tieres gelangt, scheiden starke Gifte (Toxine) aus. Der Körper bildet Gegengifte (Antikörper), die entweder das Toxin binden (Antitoxine) od. die Bakt. auflösen (*Bacteriolysine*). Jedem Toxin entspricht ein bestimmtes Antitoxin. Hierauf beruht die Serumbehandlung u. Schutzimpfung, s. Immunisierung u. Serum.

Bakterienextrakte: Aus Bakterienleibern durch Autolyse od. Digestion gew. Extrakte, die die Antigene enthalten u. als Impfstoff bzw. Heilmittel verwendet werden.

Bakterienkulturen: Plattenkultur in Petrischalen, Strichkultur, Stichkultur, auf Fleischwasserpepton-Gelatine, Fleischwasser-Agar, Blutserum, Milch, Bouillon, Pflanzenaufgüssen usw.

Bakterien-Nährböden: Feste od. fl. Nährsubstrate zur Züchtung v. Bakt. Müssen möglichst den natürl. Nährböden der Bakt. entsprechen, z. B. nimmt man für Bodenbakt. Bodenextrakte, für Gärungserreger Bierwürze, für Krankheitserreger Fleischabkochungen, Blut, Serum. Meist verwendet: Mit Fleischwasser hergestellte, keimfreie Bouillon-, Agar- und Gelatinenährböden, s. Nährböden.

Bakterienproteine: meist tox. bakterielle Eiweiße.

Bakterine: Bakterien-Vakzine, s. Vakzine.

Bakteriolyse: Auflösung v. Bakt. (d. spez. Antikörper, Myxobakterien).

Bakteriolysine: Stoffe im Blut, die Bakteriolyse* bewirken, s. Ambozeptor.

Bakteriophagen: „Bakterienfresser", virusartige Lebewesen (u. Enzyme ?), die imstande sind, lebende Bakt. aufzulösen (entdeckt von D'Herelle 1917); 10—150 nm groß.

Bakteriostatisch: Das Wachstum d. Bakterien hemmend.

Bakteriotropine: Opsonine*.

Bakteriurie: Vork. von Bakt. im Harn (pathol.: $>10^5$ Keime/ml).

Bakterizid: bakterientötend.

BAL: (British-anti-Lewisit) Dithiopropanol (im 1. Weltkrieg engl. Gegenmittel gegen Lewisit-Kampfstoff = Chlorvinylarsindichlorid), Antidot bei Metallvergiftungen, intraglutaeal in öliger Lösung, 2,5 mg pro kg Körpergewicht (Sulfactin-Homburg®); auch in 10%iger Lsg. mit Zusatz von 20% Benzylbenzoat (BAL in Oil).

Balata: Der eingetrocknete Milchsaft von Mimusops balata*.

Baldrian, Japanischer: Valeriana officinalis var. angustifolia, s. Valeriana-Arten.

Baldrianöl DAB: Oleum Valerianae, s. Valeriana-Arten.

Baldriansäure: Acid. valerianicum, s. Valeriansäure.

Baldriantinktur: Tinctura Valerianae, s. Valeriana-Arten.

Baldrianwurzel: Rad. Valerianae, s. Valeriana officinalis.

Balgfrucht: *bot.* s. Fruchtformen.

Balgkapsel: *bot.* s. Fruchtformen.

Ballota lanata HOM: s. Leonurus lanatus*.

Ballota nigra: Fam. Labiatae, Schwarznessel, Schwarzer Andorn (Südeuropa, Nordafrika), Stpfl. v. **Herba Ballotae nigrae:** Schwarzer Andorn, Schwarznesselkraut. Best.: Äth. Öl, Bitterstoff, Gerbstoff. Anw. volkst.: als Nervinum.

Ballote, Wollige: Leonurus lanatus*.

Balnea medicata: Mit Heilmitteln versetzte Bäder (Sauerstoff, Kohlensäure, Sole, Moor, Kleie, Sublimat, Staßfurter Salz, Tannin, Kräuter usw.).

Balneologie: Bäderlehre.

Balneotherapie: Bäderbehandlung.

Balneum: Bad.

Balsame: (von hebr. b a s a m) Pflanzl. Sekrete, bes. von Bäumen, in deren Interzellulärgängen sie sich finden. Mehr od. weniger dickfl., sirupartige Gemische von Harzen und äth. Ölen. Gew., soweit sie nicht von selbst ausfließen, durch Einschnitte od. Auskochen der betr. Pfl.teile. K ü n s t l i c h e B. sind Arzneigemische von balsamartiger Konsistenz. Die einzelnen Balsame s. u. Balsamum, vgl. Harze.

Balsamica: Balsame*.

Balsamkraut: Folia Menthae crispae ERG, s. Mentha crispa.

Balsampappel: Populus balsamifera, s. Populus-Arten.

Balsamtanne: Abies balsamea. Stpfl. von Balsamum canadense*.

Balsamum africanum: Balsamum Copaivae africanum*.

Balsamum americanum: B. tolutanum*.

Balsamum brasiliense: B. Copaivae*.

Balsamum canadense ERG: Kanadabalsam, Kanadischer Terpentin, Balsam der Balsamtanne **Abies balsamea,** Fam. Coniferae (heim. i. d. nördl. Staaten v. Nordamerika u. in Kanada); auch **Abies fraseri** u. **Abies canadensis** dienen zur Gew. Blaßgelbe od. grünlichgelbe, klare, bisweilen fluoreszierende Fl., stark klebend, v. angenehm terpentinartigem Geruch u. bitterem Geschmack, verdickt u. erstarrt allmählich an d. Luft; sll. in Benzol, Chlf., Xylol, Toluol, Schwfk., unvollständig l. in 90%igem A., unl. in Aq., D. etwa 0,994. SZ 80—85, VZ 84—95. Best.: Kanadinsäure, Kanadinolsäure, Kandoresen, Bernsteinsäure, Essigsäure, Ameisensäure, 23% äth. Öl, Bitterstoff, Harz. Anw. med.: inn. b. Gonorrhöe, Blasenentzündung, Bronchitis, Dos. 0,3—1,2 g; äuß.: zu Pflastern; techn.: in d. Mikroskopie als Einschlußmittel, in d. Optik zum Verkitten der Linsen; in d. Lackindustrie.

Balsamum Capivi: Gurjunbalsam, Balsamum Gurjunae*.

Balsamum Cativo: Cativobalsam. Stpfl. **Prioria copaifera** (Kolumbien, Venezuela). Fam. Leguminosae. Wird zu Klebemitteln verwendet.

Balsamum Copaibae: B. Copaivae*.

Balsamum Copaivae: B. Copaibae, B. brasiliense, Kopaivabalsam, Jesuiterbalsam. Der Balsam verschd. Copaifera-Arten (Fam. Leguminosae), bes. **Copaifera officinalis** (heim. in Venezuela, Kolumbien), **C. guayanensis** (Unterlauf des Amazonas), **C. langsdorfii** (Brasilien), **C. coriacea** (südl. Brasilien) u. andere C.-Arten. Gew. durch Anzapfen der schizolysigenen* Sekretgänge des Holzes u. Markes. Im Handel als Maracaibo-B. (Venezuela, dickfl.), Para (Maranham-)-B. (Brasilien, dünnfl.), Trinidad-B., Surinam-B., Angostura-B. u. a. Beste Sorte aus Para u. Maranham (Brasilien). Klare, gelbl. bis gelbbraune, dickliche Fl., teilweise schwach fluoreszierend, v. würzig-scharfem, bitterem Geschmack u. würzigem Geruch; D. (20°) 0,920 bis 0,955, SZ 75,8—84,2, EZ nicht über 14. Best.: Harzsäuren (20—60%), äth. Öl. (40%), Bitterstoff (häufig mit Kolophonium u. anderen Harzen u. Balsamen verfälscht); l. in absol. A., Chlf., Benzin, Amylalkohol, Ae., Terpentin. Anw. med.: inn. b. Gonorrhöe, Entzündung der Harnwege, Bronchitis, Lepra, Psoriasis (meist in Kapseln); äuß. b. Geschwüren, Frostbeulen, Krätze; techn.: zu Lacken. HOM: *Balsamum copaivae.*

Balsamum Copaivae africanum: Balsamum africanum. Afrikanischer Kopaivabalsam, Illurinbalsam, stammt von **Paradaniella oliveri,** Fam. Leguminosae. Anw.: wie Kopaivabalsam.

Balsamum Copaivae ostindicum: Gurjunbalsam, Balsamum Gurjunae*.

Balsamum de Mecca: (Balsamum gileadense) Mekkabalsam, Gileadbalsam. Stpfl. **Commiphora opobalsamum** (Syrien, Ägypten, Arabien, Somaliküste), Fam. Burseraceae. Dunkelgelbe bis braunrote, dickfl. Masse v. angenehmem Geruch u. bitterem Geschmack. Best.: Äth. Öl, Harze, Bitterstoff. Anw.: in d. Parfümerie. HOM: *Amyris gileadensis.*

Balsamum Dipterocarpi: Gurjunbalsam, B. Gurjunae*.

Balsamum Eustachii: B. tolutanum*.

Balsamum Garnae: Gurjunbalsam, B. Gurjunae*.

Balsamum gileadense: Gileadbalsam, B. de Mecca*.

Balsamum Gurjunae: Gurjunbalsam, Gardjanbalsam, Gardschanbalsam, B. Capivi, B. Dipterocarpi, B. Garnae, B. Copaivae ostindicum, Ostindischer Kopaivabalsam. Balsam verschd. Dipterocarpusarten, Fam. Dipterocarpaceae, hauptsächlich **Dipterocarpus alatus** u. **D. turbinatus** (mächtige Bäume in Hinterindien, Bengalen). Gew.: durch Anhauen der Bäume u. Anzünden eines Feuers in der gehauenen Höhlung, wonach der Balsam ausfließt. Hellgelbe bis schwarzbraune, grünlich fluoreszierende, dickliche Fl. Best.: Äth. Öl, Harze. Anw.: wie Kopaivabalsam.

Balsamum Hardwickiae: Hardwickiabalsam. Stpfl. **Kingiodendron pinnatum** (Hardwickia pinnata) Fam. Leguminosae (Vorderindien). Ersatz für Kopaivabalsam.

Balsamum indicum album: Amerikanischer Styrax, s. Liquidambar styraciflua.

Balsamum indicum nigrum: B. peruvianum*.

Balsamum indicum siccum: B. tolutanum*.

Balsamum Mariae: Tacamahaca, s. Calophyllum inophyllum.

Balsamum Mentholi compositum DAB 6: Mentholbalsam. Zstzg.: 3 Menthol, 3 Methylsalizylat, 3 Wasser, 2 Gelb. Wachs, 9 Wollfett.

Balsamum peruvianum: Perubalsam, B. indicum nigrum, B. peruvianum nigrum, Peruanischer Balsam, Indischer Balsam, Chinaöl, Wundbalsam. Stpfl. **Myroxylon balsamum var. pereirae** (Zentralamerika, u. zwar ein schmaler Küstenstrich (Costa del balsamo) v. San Salvador in 30 bis 500 m Höhe). Gew.: durch Anräuchern der v. der Rinde entblößten 10jährigen Bäume nach Beendigung der Regenzeit (November, Dezember). Perubalsam findet sich nicht fertig vorgebildet im Holz der Bäume, sondern er stellt ein pathologisches Produkt dar, das erst durch die Manipulationen bei der Gew. (Einschneiden u. Anschwelen) entsteht. Dunkelbraune, ölige Fl. v. aromatischem, vanilleartigem Geruch u. kratzendem, schwach bitterem Geschmack; klar u. durchsichtig, nicht eintrocknend u. nicht klebend; DAB 7: Gehalt 50 bis 70% eines Estergemisches, haupts. v. Benzylestern der Benzoe- u. Zimtsäure. D. 1,14—1,17, EZ. 235—255, ll. i. A. absol., Chlf., nicht l. i. fetten Ölen (mit Rizinusöl bis 15% mischbar); unl. in Aq. Best.: Zimtsäure- u. Benzoesäurebenzylester, die unter dem Sammelbegriff Cinnamein zusammengefaßt werden, ferner Harze (25 bis 30%), Benzoesäure, Zimtsäure, Vanillin, Peruviol (Nerolidol), Farnesol. Infolge seines hohen Preises ist Perubalsam in besonderem Maße Verfälschungen ausgesetzt; hierzu dienen Terpentin, Benzoe, Gurjunbalsam, Styrax, Rizinusöl, Kopaivabalsam. Zur Prüfung dient Feststellung auf Gehalt von fetten Ölen, künstl. Balsamen, Kolophonium, Terpentinöl. Anw. med.: inn. als Expectorans, Stomachicum, Antisepticum, ferner b. chron. Katarrhen der Respirations-, Verdauungs-, Urogenitalorgane, b. Asthma, Rheuma, Phthisis. Dos. 0,2—1,2 g mehrmals tägl.; äuß.: zu Einreibungen, Pinselungen b. Ekzemen, Krätze, Frostbeulen,

Kehlkopftuberkulose, Ozaena (Linimentum contra Scabiem, Mixtura oleosa balsamica); vet.: als Räudemittel. (In Salben m. Borsäure, Zinkoxid u. Vaselin wird Perubalsam meist körnig, daher den Balsam vorher mit Adeps od. Rizinusöl anreiben.) HOM: *Balsamum peruvianum.*

Balsamum styracinum: s. Liquidambar orientalis.

Balsamum Styracis (Storacis) liquidum: s. Liquidambar orientalis.

Balsamum Terebinthina: s. Terebinthina.

Balsamum tolutanum: Tolubalsam, Resina tolutana, B. Eustachii, B. americanum, B. indicum siccum. Stpfl. **Myroxolon balsamum var. genuinum** (Toluifera balsamum) (nördl. Südamerika, bes. Unterlauf des Magdalenenstromes in Kolumbien), Fam. Leguminosae. Gew.: durch spitzwinklige Einschnitte in die Rinde der Bäume. Der frische Balsam ist braungelb u. zähfl., erhärtet an d. Luft zu einer spröden, leicht zerreiblichen Masse. Er besitzt einen feinen Wohlgeruch u. würzigen Geschmack; l. in A., Chlf., KOH. SZ 112—168. Best.: Zimtsäure- u. Benzoesäureester, Vanillin, äth. Öl, Harz. Asche max. 1%. Anw. med.: inn. als Expectorans b. Lungenkatarrhen, Phthisis, auch b. Blasenkatarrhen. Dos. 0,15—1 g mehrmals tägl. in Kapseln, Pillen, Emulsionen (Emulsio Balsami Tolutani, Sirupus Balsami Tolutani).

Bananenstärke: Amylum Musae*.

Bandwurm: s. Taenia.

Bandwurmnuß: Semen Arecae, s. Areca cat(h)echu.

Banisterinum: Banisterin,

$$C_{13}H_{12}N_2O,$$

ident. m. Harmin, Alkaloid aus *Peganum harmala**, *Banisteria caapi* u. and. Banisteria-Arten Brasiliens. Farbl. Prismen, l. in A., Ae., Chlf., wl. i. Aq. Anw. med.: bei Parkinsonismus. Die Eingeborenen Südamerikas (Brasilien, Venezuela, Columbien) stellen aus der Riesenliane Banisteria ein Rauschgetränk her, den Ayahuasca- oder Yagé-Trank, der neben Musik- u. Farbenhalluzinationen zu Visionen u. schließlich zu Irrsinn führen soll.

Bankesia abyssinica: Hagenia abyssinica*.

Baptisia tinctoria: Fam. Leguminosae. Wilder Indigo (Nordamerika). Stpfl. v. **Radix Babtisiae tinctoriae:** Wilde Indigowurzel. Best.: die Glykoside Baptisin, Baptin, d. Alkaloid Cytisin. Anw. med.: als Abführmittel u. Febrifugum. HOM: *Baptisia,* die frische Wurzel mit der Rinde. (Aufbewahrung: Urtinktur, 1., 2., 3. Dez.-Pot. vorsichtig.)

Barbaloin: Syn. für Aloin, glykosidischer Bitterstoff der Aloe*.

Barbitalum: Internat. Freiname f. Diäthyl-barbitursäure*.

Barbitonum: Englische Bezeichnung f. Diäthyl-barbitursäure*.

Barbitursäure: Acidum barbituricum, Malonylharnstoff, Malonylcarbamid, Malonylureid,

$$C_4H_4N_2O_3 + H_2O;$$

weiße Kr., wl. i. Aq., unl. i. A.; reine Barbitursäure wirkt nicht hypnotisch; lediglich ihre Derivate, bei denen 2 H-Atome durch Alkyl- oder Äthylgruppen ersetzt sind, haben hypnot. Wirkung, s. Diäthyl-barbitursäure.

Barbus fluviatilis: Karpfen, s. Cyprinus barbus. HOM.

Barium: Ba, Erdalkalimetall, II-wertig, Ordnungszahl 56, AtG. 137,34, D. 3,74, F. 710°, Kp. 1696°, 7 Isotope (138—132, 130), nat. als Schwerspat ($BaSO_4$) und Witherit ($BaCO_3$). Silberweißes Metall (Härtegrad 2), das an der Luft grauschwarz anläuft; l. in fast allen SS, ausgen. konz. H_2SO_4; da es sich an der Luft schon bei Zimmertemperatur mit dem Kohlendioxid der Luft verbindet, muß es unter Luftabschluß aufbewahrt werden. Zersetzt Wasser wie Calcium unter Bildung von $Ba(OH)_2$ u. H. Darst.: durch Reduktion von Bariumoxid (aus Bariumcarbonat und Kohle) mit Aluminium oder Silicium bei 1200° im Vakuum. Die wasserlösl. Bariumsalze sind giftig. Elektrolyt. dargest. 1808 von Humphrey Davy (geb. 1778 i. Penzance, Cornwall, gest. 1829 in Genf).

Nachweis der Bariumverbindungen: 1. sie färben die nichtleuchtende Flamme fahlgrün; im Spektrum hellgrüne Linie. 2. Schwfs. fällt auch aus sehr verd. Lsgen weißes, amorphes Bariumsulfat, $BaSO_4$, das in Säuren, Basen u. Wasser unl. ist. 3. Kaliumdichromat fällt gelbes Bariumchlorat ($BaCrO_4$). 4. Kieselfluorwasserstoffsäure fällt weißes Bariumsilicofluorid ($BaSiF_6$); beide sind unl. in Essigsäure. (Calcium- u. Strontiumsalze werden durch diese beiden Reagenzien nicht gefällt.)

Bariumacetat: Barium aceticum, Essigsaures Barium

$$Ba(CH_3CO_2)_2 + H_2O.$$

Mol. 273,36. D. 2,19. Weiße Kr., sll. in Aq., wl. in A. Darst.: Durch Eintragen v. Bariumcarbonat in verd. Essigsäure, Eindampfen u. Auskristallisieren. Anw. chem.: als Reagens u. als Beizmittel. HOM: *Barium aceticum* (*Baryta acetica*). (Aufbewahrung: Ursubstanz, 1., 2., 3. Dez.-Pot. vorsichtig.)

Barium aceticum: s. Bariumacetat.

Barium bromatum: s. Bariumbromid.

Bariumbromid: Barium bromatum, Brombarium, $BaBr_2 + 2\,H_2O$. Mol. 333. Farbl. Kr., sll. in Aq.

Bariumcarbonat: Barium carbonicum, Kohlensaures Barium, $BaCO_3$. Mol. 197. Schweres, weißes, geschmackl. Pv., unl. in Aq., l. in verd. Säuren unter Aufbrausen. Darst.: Durch Fällung v. Bariumchlorid mit Natriumcarbonat in heißen Lösungen. Anw. med.: früher b. Metrorrhagien, Atonie, Abortus (dos. let. 2—4 g); techn.: z. Darst. anderer Bariumsalze. HOM: *Barium carbonicum* (*Baryta carbonica*). (Aufbewahrung: Ursubstanz, 1., 2., 3. Dez.-Pot. vorsichtig.)

Barium carbonicum: s. Bariumcarbonat.

Barium carbonicum nativum: Nat. Bariumcarbonat, Witherit.

Bariumchlorat: Barium chloricum, Chlorsaures Barium,

$$Ba(ClO_3)_2 + H_2O,$$

Mol. 322,29, D. 3,18, F. 414°; farblose Kr., sll. i. Aq., unl. i. A. Anw.: i. d. Feuerwerkerei (Grünfeuer).

Barium chloratum: s. Bariumchlorid.

Barium chloricum: s. Bariumchlorat.

Bariumchlorid: Barium chloratum, Chlorbarium, $BaCl_2 + 2H_2O$. Mol. 244,31, D. 3,09. Farbl. Kr., l. in 2,5 Aq., wl. in A. u. HCl. Darst.: Durch Erhitzen von Schwerspat mit Kohle u. Calciumchlorid oder durch Auflösen v. Bariumcarbonat in Salzsäure. Anw. med.: wirkt ähnlich den Digitalisglykosiden auf den Herzmuskel, daher bisweilen entsprechend angewandt in Dosen v. 0,01 g. Größte Vorsicht! Dosen v. 0,2—0,5 g bereits giftig, dos. let. 0,8—3 g! Exitus infolge Atmungslähmung; techn.: zum Härten von Stahl, als Schädlingsbekämpfungsmittel, als Frostschutzmittel. Antid.: Auswaschen des Magens mit 2%iger Natriumsulfatlsg. Klistiere m. Natriumsulfatlsg., subkutan Atropin 0,001 g; HOM: *Barium chloratum* (*Baryta muriatica*). (Aufbewahrung: Ursubstanz, 1., 2., 3. Dez.-Pot. vorsichtig.)

Barium, Chlorsaures: Barium chloricum, s. Bariumchlorat.

Bariumchromat: Barium chromicum, Chromsaures Barium, $BaCrO_4$; gelbes kr. Pv., prakt. unl. i. Aq., l. i. verdünnt. Mineralss. Anw. techn.: als Malerfarbe (Ultramaringelb, Barytgelb).

Barium chromicum; Barium, Chromsaures: s. Bariumchromat.

Barium cyanatum: s. Bariumcyanid.

Bariumcyanid: Barium cyanatum, Cyanbarium, $Ba(CN)_2 + 2H_2O$, Mol. 225,4; zerfliessl. Kr., ll. i. Aq., unl. i. A.; Anw. techn.: i. d. Galvanotechnik.

Barium, Essigsaures: s. Bariumacetat.

Bariumgelb: Bariumchromat.

Bariumhydroxid: Barium oxydatum hydricum, $Ba(OH)_2$; weiß. Pv., l. i. Aq., wl. i. A., ll. i. verdünnt. SS; *Barium oxydatum hydricum* (*Erg*): $Ba(OH)_2 + 8H_2O$ (Oktahydrat), weisse Kr., l. i. Aq., wl. i. A., Anw.: als Reagens auf CO_2 (s. Barytwasser).

Barium jodatum: s. Bariumjodid.

Bariumjodid: Barium jodatum, Jodbarium, $BaJ_2 + 2H_2O$, Mol. 427,23; weiß. kr. Pv. od. zerfliessl. Kr., ll. i. Aq., l. i. A. u. Aceton. Anw. med.: früher bei Skrofulose, MD 0,015 g. HOM: *Barium jodatum* (*Baryta jodata*). Aufbew.: Ursubstanz, 1—3 Dez.-Pot. vorsichtig.

Barium, Kohlensaures: s. Bariumcarbonat.

Bariumnitrat: Barium nitricum, Salpetersaures Barium, $Ba(NO_3)_2 + 4H_2O$; D. 3,24; F. 592°; farbl. Kr.,

l. i. Aq., unl. i. A.; Giftig! Anw. techn.: i. d. Feuerwerkerei (Grünfeuer).

Barium nitricum: s. Bariumnitrat.

Bariumoxid: Barium oxydatum anhydricum, Ätzbaryt, BaO, weiße poröse Stücke. Anw.: i. d. Glasindustrie.

Barium oxydatum: s. Bariumoxid.

Bariumperoxid: Barium peroxydatum, Bariumsuperoxid, BaO_2, Mol. 169,36; weiße Stücke od. Pv., wl. i. Aq., unl. i. A. u. Ae., bildet mit verdünnt. SS Wasserstoffperoxid. Beim Zusammenbringen mit organischen Stoffen besteht Entzündungs- u. Explosionsgefahr! Anw. chem.: als Bleichmittel sowie zur Herst. v. Wasserstoffperoxid.

Barium peroxydatum: s. Bariumperoxid.

Bariumplatincyanür: Barium-tetracyano-platinat(II)

$$Ba[Pt(CN)_4] \cdot 4H_2O,$$

gelbgrünl. Kr., l. i. Aq. Anw.: zum Nachweis von Kathoden-, Röntgen- und radioaktiven Strahlen, da es unter Einwirkung dieser Strahlen ein gelbgrünes Fluoreszenzlicht ausstrahlt (Röntgenschirm).

Barium, Salpetersaures: s. Bariumnitrat.

Barium, Schwefelsaures: s. Bariumsulfat.

Barium, Schwefligsaures: Barium sulfurosum, Bariumsulfit, $BaSO_3$, Mol. 217, weiß. Pv. Anw.: i. d. Analyse.

Bariumspeise: s. Bariumsulfat.

Bariumsulfat: Barium sulfuricum, Schwefelsaures Barium, $BaSO_4$, Mol. 233,4, D. 4,53. DAB 7: Weiß., schweres Pv., unl. i. Aq. u. verd. SS, u. Laugen, etwas l. in konz. Salz-, Schwefel- od. Salpetersäure; infolge seiner schweren Löslichkeit ist $BaSO_4$ ungiftig. Nat.: Schwerspat (Härte 3—3,5) in rhomb. Kr. od. krist. Massen. Darst.: Durch Fällen einer heißen Lsg. v. Bariumchlorid m. Natriumsulfat od. Schwefelsäure. Anw. med.: als Röntgenkontrastmittel (darf keinerlei lösl. Bariumverbindungen enthalten), b. Untersuchungen des Magens u. Darms als *Bariumbrei* verw. bis zu 200 g (Herst. früher durch Kochen v. 15 Mondamin, 15 Zucker, 20 Kakao, 150 Bariumsulfat, 500 Aq.; b. Dünndarmstenosen 80 g Bariumsulfat); techn.: als Malerfarbe (Permanentweiß, Blanc. fixe, Barytweiß).

Bariumsulfid: Barium sulfuratum, Schwefelbarium, BaS, Mol. 169,42; weiß. bis graubraunes Pv. Graue od. rötlich-weiße Stücke od. Pv., d. beim Übergießen m. Salzsäure Schwefelwasserstoff entwickeln. Darst.: Durch Erhitzen von Schwerspat u. Kohle (in Teig- oder Brikettform) auf 600—800°. Anw. chem.: z. Darst. anderer Bariumverbindungen, zur Herst. v. Lithopone, Enthaarungsmitteln, Leuchtmassen (s. dort), Pflanzenschutzmitteln (Solbar® = Bariumpolysulfid), in d. Analyse z. Entwicklung v. H_2S.

Bariumsulfit: s. Barium, Schwefligsaures.

Barium sulfuratum: s. Bariumsulfid.

Barium sulfuricum: s. Bariumsulfat.

Barium sulfurosum: Bariumsulfit, s. Barium, Schwefligsaures.

Bariumsuperoxid: s. Bariumperoxid.

Barium-tetracyanoplatinat(II): s. Bariumplatincyanür.

Barosma-Arten: Fam. Rutaceae. **B. betulinum, B. crenulatum, B. serratifolium** (sämtl. heim. in Südafrika, bes. Kapland). Stpfl. von **Folia Bucco (Folia Buchu)** ERG: Buccoblätter, Buchublätter. Man unterscheidet **Folia Bucco rotunda,** Breite Buccoblätter von **B. crenulatum** und **Folia Bucco longa,** Lange Buccoblätter von **Empleurum unicapsulare (E. serrulatum);** die beste Sorte stammt von B. betulinum (nicht von B. crenulatum, wie in der engl. Pharmak. angegeben). Best.: Glykosid Diosmin (Barosmin), Diosphenol, l-Menthon, Hesperidin, äth. Öl (mind. 0,8%), Gummi, Schleim, Harz. Asche max. 5%. Anw. med.: als Diureticum u. entzündungswidriges Mittel bei Harnerkrankungen (2 g der Blätter im Aufguß). HOM: *Bucco,* die getrockneten Blätter von B. betulinum.

Barras: Resina Pini, s. Terebinthina.

Bartflechte: Sykosis.

Baryta acetica HOM: s. Barium aceticum. **B. carbonica** HOM: s. Barium carbonicum. **B. hydrica:** Barium oxydatum hydricum*. **B. jodata** HOM: s. Barium jodatum. **B. muriatica** HOM: s. Barium chloratum.

Barytgelb: Barium chromicum, s. Bariumchromat.

Barytwasser: Lsg. von 1 kr. Bariumhydroxid in 19 Aq. (Kr. Bariumhydroxid, $Ba(OH)_2 + 8H_2O$). Reagens auf Kohlendioxid.

Barytweiß: Barium sulfuricum, s. Bariumsulfat.

Basedowsche Krankheit: Glotzaugenkrankheit; Überfunktion der Schilddrüse. Sympt.: Erhöhung des Grundumsatzes, Haarausfall, Glanzauge, Abmagerung, Struma, Vermehrung des Jodgehaltes im Blut, Herzklopfen u. a.

Basen: Alkalisch reagierende Stoffe, die mit Säuren Salze bilden bzw. Stoffe, die in wäßriger Lösung negativ geladene Hydroxyl-Ionen (OH^-) abspalten; nach der Elektronentheorie der Valenz beruht die Basenwirkung eines Stoffes darauf, daß er von Wassermolekülen Protonen aufnimmt und so zur Bildung von Hydroxyl-Ionen Veranlassung gibt (nach Johannes N. Brönstedt); daher können auch pos. gelad. Ionen Basen sein u. man unterscheidet „Neutral-Basen", „Anion-Basen" u. „Kationbasen". Die Metallhydroxide sind z. B. „Anionbasen". Anorganische B. sind die Hydroxide der Metalle und des Ammoniaks; organische B. sind Kohlenstoffverbindungen, die neben C u. H noch N enthalten, hierzu gehören die Alkaloide; ist N durch As, P, Sb oder S ersetzt, so erhält man die entsprechenden Arsonium-, Phosphonium-, Stibonium-, Sulfoniumbasen. Basen färben rotes Lackmuspapier blau, gelbes Kurkumapapier braun, farbl. Phenolphthaleinlsg. rot, rote Methylorangelsg. gelb. Je nachdem ein, zwei usw. OH-Gruppen enthalten sind, unterscheidet man ein-, zwei- od. mehrwertige od. -säurige od. mono-, di- usw. -hydrische Basen. Sind nicht alle Hydroxylgruppen einer mehrwertigen Base durch Säureanionen ersetzt, so spricht man v. basischen („Hydroxy-") Salzen, vgl. Säuren und Salze.

Basidien: *bot.* Keulenförmige Zellen bestimmter Pilze, an denen Sporen (Basidiosporen) sitzen.

Basidiomyceten: Stiel- oder Ständerpilze, s. Pilze.

Basilicum HOM: s. Ocimum basilicum.

Basilienkraut, Basilikumkraut: Herba Basilici, s. Ocimum basilicum.

Basisch: Alkalisch, s. Basen. **B. Reaktion:** Alkal. Reaktion. **B. Salze:** s. Salze.

Bassiaöl: s. Illipe mallabrorum u. Illipe latifolia.

Bassorin: Best. des Tragant, Gummi arabicum und anderer Gummiarten.

Bastardsafran: Saflor, Flor. Carthami, s. Carthamus tinctorius.

Bastfasern: *bot.* langgestreckte, an den Enden zugespitzte Zellen mit verdickten Zellwänden, zu Strängen oder Bündeln vereinigt. Sie dienen als Festigungsmittel der Pflanze (z. B. Leinen, Jute, Hanf).

Bastparenchymzellen: *bot.* langgestreckte Zellen, zum Siebteil (Phloëm*) gehörend, mit verschd. Inhaltsstoffen, können durch Zellwandverdickung sklerotisieren.

Baststrahlen: *bot.* s. Phloëm.

Batatenstärke: Brasilianisches Arrowroot, Amylum Batatae*.

Bathmometrie: Messung der Wasserstoffionenkonzentration* (*βαθμός* = Stufe).

Bathmotrop: Die Reizbarkeit der Herztätigkeit beeinflussend.

Bauch: Abdomen*.

Bauchspeicheldrüse: Pankreas, s. Hormone und Organotherapeutica.

Baudouinsche Reaktion: Sesamölreaktion, zum Nachweis von Sesamöl in Margarine, s. Sesamum indicum.

Bauernrhabarber: Euphorbia cyparissias*.

Baumé-Grade: Abkürzung °Bé, Grad-Einteilung des Baumé-Aräometers; 2 Meßbereiche: A) für Fl., die leichter, B) für solche, die schwerer sind als Wasser; es entsprechen 10° Bé einer D. von 1,000 (A) und 1,074 (B), 20° = 0,935 (A) und 1,161 (B), 30° = 0,879 (A) und 1,262 (B) usw. Die Baumé-Skala ist in 67 Grade eingeteilt, der 67. Grad entspricht dem spez. Gew. 1,867. Eine ganz willkürliche Einteilung, die aber in der Industrie für Säuren, Alkalien und Salzlsgen noch ausschließlich im Gebrauch ist, da die Bé-Grade den Konzentrationen der Flüssigkeiten ungefähr proportional gehen. Konz. Schwfs. = 66° Bé. Aus den Bé-Graden kann man die

Dichte einer Flüssigkeit berechnen, und zwar nach folgenden Formeln:

$d = \frac{144,3}{144,3-n}$; wenn die Fl. schwerer als Wasser ist, $d = \frac{144,3}{144,3 + n}$, wenn die Fl. leichter als Wasser ist. (Antoine Baumé, Apotheker, Paris, 1728 bis 1804.)

Baumé-Grade	Dichte
2	1,014
5	1,036
10	1,074
15	1,116
20	1,161
30	1,262
40	1,381
45	1,453
50	1,526
55	1,616
60	1,706
66	1,842
67	1,867

Baumflechte, Baummoos: Lichen Pulmonariae, s. Lobaria pulmonaria.

Baumöl: Oleum Olivarum, s. Olea europaea.

Baumwachs: Cera arborea, Mischung aus Erdwachs, Harz, Kolophonium, Terpentin, Rüböl usw.; dient zum Okulieren.

Baumwolle: Gossypium*.

Baumwollsamenöl: Oleum Gossypii, s. Gossypium.

Baumwollwurzelrinde: Cortex Gossypii Radicis, s. Gossypium herbaceum.

Bauxit: Mineral, $Al_2O_3 \cdot H_2O$, meist mit Eisenoxid und Kieselsäure vermengt, dient zur Gew. von Aluminium.

Baycillin®: Halbsynthet. Oral-Penicillin (α-Phenoxy-n-propyl-penicillin-Kalium), s. Penicillinum.

Bayer 205: Germanin®*.

Bayöl: Oleum Pimentae acris, s. Pimenta acris*.

Bazillen: Stäbchenförmige Spaltpilze, die im Gegensatz zu den Bakterien Sporen bilden; meist anaerob, grampositiv. Zu den Bazillen gehören: Tetanus-B., Milzbrand-B., Botulinus-B., Gasbrand-B. Bazillenträger: Menschen, die virulente B. in sich tragen und verbreiten, ohne selbst zu erkranken.

BCG: Bacille Calmette-Guérin*.

Bdellium: Gummi arabicum*.

BE: Abkzg. für „Broteinheit" i. d. Diabetes-Therapie: 1 BE = 25 g Schwarzbrot od. 60 g Kartoffeln od. 18 g Haferflocken od. 16 g Weizenmehl od. 16 g Roggenmehl od. 14 g Stärkemehl od. 15 g roh. Reis od. 50 g gekocht. Reis od. ¼ Liter Milch od. 100 g Äpfel.

Be: *chem.* Beryllium*.

Bé: Baumé, s. Baumé-Grade.

Becherzellen: *bot.* Zellen, die im unteren Teil becherartig verdickt sind, z. B. Palisadenzellen der Samen von Sinapis alba, Brassica nigra.

Bechikum(a): Hustenmittel.

Beckazit: Kunstharz (Phenolharz).

Beckmann-Thermometer: Zur Molekulargewichtsbestimmung, s. Kryoskopie.

Beckosol: Kunstharz (aus Phthalsäure).

Becquerelstrahlen: Radioaktive Strahlen des Urans. Entdeckt von Becquerel 1896 in Paris. Auf Grund dieser Entdeckung gelang dem Ehepaar Curie in Paris die Herst. des Radiums, s. Uran und Radium.

Bedecktsamige Pflanzen: *bot.* Angiospermae*.

Behennüsse: Semen Moringae, s. Moringa oleifera und M. peregrina.

Behenöl: Oleum Moringae, s. Moringa oleifera und M. peregrina.

Beifuß: Artemisia vulgaris*. **B., Bitterer:** Artemisia absinthium*.

Beinasche: Rohes Calciumphosphat (Calcium phosphoricum crudum).

Beinschwarz: (Ebur ustum nigrum, Spodium). Die pulverisierten Abfälle bei der Gew. der Knochenkohle (Carbo ossium*).

Beinwellwurzel: Rad. Consolidae, s. Symphytum officinale.

Belafrüchte: Fruct. Belae indicae, Marmelosfrüchte, s. Aegle marmelos.

Belladonnablätter: s. Atropa belladonna.

Belladonnaextrakt: s. Atropa belladonna.

Bellenknospen: Gemmae Populi, s. Populus-Arten.

Bellis perennis: Fam. Compositae, Gänseblümchen, Maßliebchen (Europa, Asien). Stpfl. von **Herba Bellidis** und **Flor. Bellidis.** Best.: Saponin,

Gerbstoff, SS, Wachs, fett. u. äth. Öl, Inulin, Bitterstoff u. a. Anw. volkst.: bei Katarrhen der Luftwege, Magen- u. Darmkatarrh, Gallenblasenentzündung, bei Hypertonie sowie bei Bluthusten, Blutharnen, Menostase. HOM: *Bellis perennis*, die frische, blühende Pflanze.

Beluga: Acipenser Huso, s. Ichthyocolla.

Benadryl®: Antihistaminicum, Spasmolyticum, Expectorans, s. Histamin.

Benediktenkraut: Cnicus benedictus* u. Geum urbanum*.

Benerva®: s. Vitamin B_1.

Bentonite: Aluminiumsilikate (meist mit MgO u. CaO), die die Fähigkeit haben, mit Wasser stark aufzuquellen (bis zum 10fachen ihres Rauminhalts) u. eine hohe Adsorptionsfähigkeit besitzen; diese Fähigkeiten beruhen auf einem hohen Gehalt an kleinsten, ultramikroskopischen Teilchen, wodurch die Oberfläche vergrößert wird. Man verwendet die Bentonite (Name stammt von dem Fundort Benton/Montana i. Kalifornien) zur Herstellung von fettfreien Hydrogelen u. zur Stabilisierung von Schüttelmixturen, ferner als Füllmittel für Seifen u. Zahnpasten, zur Entfärbung von Ölen u. Fetten usw.

Benignus(a, um): Benigne, gutartig.

Benzaldehyd: Benzaldehydum, Künstl. Bittermandelöl, Oleum Amygdalarum aethereum articifiale, C_6H_5CHO. Mol. 106,12; D. (20°) 1,046 bis 1,050; Kp. 178—182°; F. —26°. Farbl., ölige, stark lichtbrechende Fl., an d. Luft allmählich zu Benzoesäure oxidierend. Kräft. Geruch nach Bittermandelöl, l. in A. und Ae., swl. in Aq. Darst.: Durch Erhitzen von Benzalchlorid ($C_6H_5 \cdot CH_2 \cdot OH$) mit Aq. u. Eisen od. m. Kalkmilch, auch durch direkte Oxidation v. Toluol. Nat. als Amygdalin („cyanogenes" Glykosid) i. bitteren Mandeln, Aprikosen, Kirschkernen usw., s. Prunus amygdalus. Anw.: als Lösungsmittel, zur Herst. v. Farbstoffen, als Geruchs- u. Geschmackskorrigens.

Benzaldehydcyanhydrin: Benzaldehydcyanhydrinum, Mandelsäurenitril, $C_6H_5CH(OH)CN$. Mol. 133,14, D. (20°) 1,115—1,120; Gehalt mind. 89,4% Mandelsäurenitril, gelbe, ölige, nach Bittermandeln riechende Fl., fast unl. in Aq., ll. in A., Ae., Chlf. Hauptbest. des äth. Bittermandelöls. Darst.: Durch Umsetzung des Benzaldehydnatriumbisulfits mit Kaliumcyanid. Anw.: z. Herst. von Aq. Amygd. amar. u. z. Darst. von Mandelsäure.

Benzanilid: Benzoylanilin, das Anilid der Benzoesäure,

$$C_6H_5 \cdot NH(CO \cdot C_6H_5);$$

weiße bis rötlichweiße Kr., unl. in Aq., l. in A., Chlf., Benzol, Ae. Anw. med.: früher als Antisepticum.

Benzathin-Penicillin: s. Penicillin.

Benzedrin: β-Phenylisopropylamin, 2-Amino-3-phenylpropan (Amphetamin),

$$C_6H_5CH_2CHNH_2CH_3,$$

scharf schmeckende Fl., D. 0,93, l. i. A., Ae., SS, wl. i. Aq. Kreislaufmittel, „Weckamin", Dos. 5—10 mg, s. Weckamine.

Benzidin: p-Diamino-diphenyl, Diphenyldiamin,

$$C_{12}H_{12}N_2$$

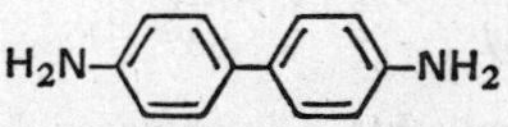

Mol. 184,2; DAB 7: 98—100,5%, weiß. bis bräunlichgelbes, kr. Pv., swl. i. kalt. Aq., ll. i. sied. Aq., l. i. A. 96%, F. 127—129°, Kp. 400—401°. Benzidin wirkt kanzerogen! Anw. DAB 7: zum Nachweis von Phosgen in Chloroform zur Narkose, zur Identitätsprüfung von Arab. Gummi; ferner als Reagens auf Metalle u. Cyanide; zum Blutnachweis s. Benzidinprobe.

Benzidinprobe: unspezif. Blutnachweis in Harn u. Faeces. Ausführung: I. 10 ml Harn + 1 ml Eisessig + 5 ml Ae. mischen, gut durchschütteln bzw. ein nußgroßes Stück Stuhl mit gleichen T. Aq. und Eisessig verreiben, zu der Fl. gleichen T. Ae. hinzufügen und durchschütteln. II. 0,5 g Benzidin in 8 ml Alkohol + 2 ml Eisessig lösen und 2 ml H_2O_2 zufügen. III. Ae. von Mischung I abheben und in einem frischen Reagenzglas mit ca. 1 ml der Benzidinlsg. II versetzen. Bei Anwesenheit von Blut grüne bis tiefblaue Färbung (Benzidinblau); empfindl. Reaktion, jedoch nur brauchbar bei Verw. reinsten Benzidins (Benzidin „Merck") und sauberster Reagenzgläser! (Empfehlenswert sind die Reagenstabletten Merck zum Blutnachweis, die die Untersuchung sehr vereinfachen: 1 Tabl. in 50 ml Essigsäure lösen, filtrieren u. die Lösung langsam auf mit dem Harn befeuchtetes Filter fließen lassen.)

α-Benzildioxim: (α-Diphenylglyoxim)

$$\begin{array}{l} C_6H_5-C{=}NOH \\ \quad\quad\;\; | \\ C_6H_5-C{=}NOH \end{array}$$

Weiß. kr. Pv.; Mol. 240,25. F. 235° bis 237° unter Zersetzung; swl. in A. u. Aceton, unl. in Aq. α-B. fällt aus Nickelsalzlsgen orange-braunrote Komplexsalze, die noch schwerer lösl. sind als die mit Dimethylglyoxim.

Benzin: Produkt der Erdöldestillation (s. Oleum Petrae), u. zwar handelt es sich um die zwischen 50° und 180° übergehenden Fraktionen. Benzin stellt ein Gemisch von gesättigten aliphatischen Kohlenwasserstoffen (Paraffinen) dar, das bisweilen, je nach Provenienz, auch ungesättigte, aromatische u. naphthenische KW. enthalten kann; Hauptbestandteile sind die KW. Pentan (C_5H_{12}) bis Oktan (C_8H_{12}). Man unterscheidet: Leichtbenzin mit einem Kochpunkt von 50—110°, Schwerbenzin Kp. 100° bis 150°, Ligroin oder Lackbenzin Kp. 150—180°.

Die Benzine sind wasserhelle, äußerst feuergefährliche u. leicht verdunstende Fl. sie dienen als Lösungsmittel für Fette, Öle, Harze, als Fleckentfernungsmittel, als Extraktionsmittel für Alkaloide, als Insektenvertilgungsmittel, zu Beleuchtungszwecken, als Kraftstoff.

Benzin DAB 7: Benzinum Petrolei, Wundbenzin, Gemisch niedrig siedender, gesättigter Kohlenwasserstoffe, D. 0,641—0,655, mischbar mit A. 96%, Ae., Chlf., äth. u. fett. Ölen (mit Ausnahme von Rizinusöl), i. Aq. unlösl. Anw. med.: zur Pflasterentfernung, für Einreibungen; techn.: als Wasch- und Lsgs.-mittel. Hierbei Vorsicht vor Vergiftungen: bereits 30—50 mg Benzindämpfe pro Liter Luft wirken in ½ bis 1 Minute unbedingt tödlich! (Atemstillstand.) In leichteren Fällen rauschartige Zustände (mitunter Benzinsüchtigkeit), **Crack-Benzin** ist ein durch ein besonderes Verfahren gewonnenes B., wobei man die hochsiedenden Öle unter hohem Druck in leichtsiedende, niedermolekulare benzinähnliche Produkte aufspaltet. Crack-Benzine werden hauptsächlich für Automobile u. Flugzeuge verwendet, z. Z. sind 50% der Weltbenzinproduktion Crack-Benzine. **Künstliches B.** kann durch Kohlehydrierung oder nach dem Fischer-Tropsch-Verfahren gew. werden. **Verbleites Benzin:** Mit Bleitetraäthyl versetztes Benzin, um das Klopfen der Motoren zu vermindern (Antiklopfmittel: Bleitetraäthyl, Eisencarbonyl, Cobaltcarbonyl u. a.).

Benzinoform®: s. Tetrachlorkohlenstoff.

Benzoate: Salze der Benzoesäure.

Benzoat-Einheit, Internationale: I.B.E., Einheit für Follikelhormon, s. Tabelle „Biologische Einheiten".

Benzocain: Syn. für Anästhesin in der amerikanischen, dänischen, englischen, schweizerischen Pharmakopoe, s. Aminobenzoesäure-äthylester.

Benzochinon: s. Chinone.

Benzoe: Benzoeharz, Resina Benzoe, Benzoin (engl.), Asa dulcis, s. odorata, Wohlriechender Asant: das Harz verschiedener Styrax-Arten, Fam. Styracaceae: **Siam-Benzoe,** Benzoe in lacrimis, stammt von **Styrax tonkinense** und **Styrax benzoides** (heim. Hinterindien, in den Gebirgen im Osten des Mekong in 1200 bis 1500 m Höhe, bes. Tonkin und Nordannam). Die Gewinnung erfolgt durch Anschneiden der lebenden 8- bis 10-jährigen Bäume, Beklopfen der Wunden und Sammeln des ausgetretenen Harzes, das allmählich erstarrt. Das Harz ist ein pathologisches Produkt des verwundeten Cambiums. Es bildet flache oder abgerundete, gelblichweiße, braunrote oder gelbbraune Massen mit eingebetteten weißen Stücken, den „Mandeln" (Benzoe amygdaloides), mit weißlichem Bruch. Der Geruch ist angenehm vanilleartig, beim Erhitzen entwickelt das Harz stechend riechende Dämpfe; l. in Ae. und A. (in A. unl. Anteil max. 2%). Best.: 77—80% Koniferylbenzoat, daneben freie Benzoesäure, Siaresinolsäure und ca. 0,3% Vanillin.

Zimtsäure ist nicht vorhanden. Asche max. 1%. Mit $KMnO_4$-Lsg. befeuchtet darf Benzoe keinen Geruch nach Benzaldehyd entwickeln (Sumatra-Benzoe). Anw. med.: als Expectorans (Tinct. Benzoes, Tinct. Opii benzoica) zu Inhalationen, ferner zur Konservierung von Fetten (Adeps benzoatus). HOM: *Benzoes resina*. **Sumatra-Benzoe** stammt von **Styrax benzoin** (Sumatra, Java). Harte, rubinrote Massen mit weißlichen Mandeln. Best.: wie bei Siam-Benzoe, jedoch enthält Sumatra-B. noch freie Zimtsäure, entwickelt daher, mit $KMnO_4$-Lsg. befeuchtet, Geruch nach Benzaldehyd. Anw.: wie Siam-Benzoe, bes. zu Räuchermitteln.

Benzoesäure: Acidum benzoicum, $C_7H_6O_2$. DAB 7: Gehalt mind. 99,0%, farbl. Kr. od. weiß. kr. Pv., fast geruchlos, anfangs süßlichsaurer, später kratzender Geschmack; ll. i. A. 90%, Ae., Chlf., fett. Ölen, l. i. sied. Aq., wl. i. kalt. Aq., F. 121°—123°. Anw. med.: als Antisepticum, früher auch als Expectorans; techn.: als Konservierungsmittel für Lebensmittel (0,1—0,25%, bei Fischen, Krebsen, Krabben bis 0,4%).

Benzoesäureäthylester: Äthylium benzoicum, $C_6H_5COOC_2H_5$. Farbl. angenehm riechende Fl. Anw.: in d. Parfümerie.

Benzoesäurebenzylester: Benzylium benzoicum, Benzylbenzoat, $C_{14}H_{12}O_2$; farbl., ölige Fl. od. farbl. Kr., ll. i. A., Ae., Methanol, Chlf., Benzol sowie auch i. fetten Ölen u. Mineralölen. Anw. med.: als Antispasmodicum, äußerlich bei Krätze (10% Lsg. i. Öl), techn.: als Lösungsmittel für Celluloseester u. als Weichmacher.

Benzoesäure-β-naphthylester: Naphtholum benzoicum.

Benzoesäureguajakolester: Guajacolum benzoicum, s. Guajacol.

Benzoesäuremethylester: Methylium benzoicum, Methylbenzoat, Niobeöl, $C_6H_5 \cdot COO \cdot CH_3$; farblose, angenehm riech. Fl., unl. i. Aq., l. i. A., Ae., Methanol; D. 1,093, Kp. 199,6°, E. —12,5°. Anw. techn.: i. d. Parfümerie, als Lösungsmittel i. d. Lackindustrie.

Benzoesäuresulfinid: s. Saccharin.

o-Benzoesäuresulfinidnatrium: lösl. Saccharin, Saccharin solubile*.

Benzoeschmalz: Adeps benzoatus*.

Benzoetinktur: Tinctura Benzoes (1 Benzoe + 5 A.).

Benzoin: Bittermandelölkampfer,

$$C_6H_5 \cdot CO \cdot CH(OH) \cdot C_6H_5.$$

Entst. durch Kondensation von 2 Mol. Benzaldehyd unter Einwirkung von Kaliumcyanid. Farbl. bis schwach gelbl. Kr., l. in warmem A. u. in Aceton, unl. in Aq.; F. 137°, Kp. 344°. Anw.: zu organ. Synthesen.

α-Benzoinoxim: Cupron,

$$C_6H_5 \cdot CH(OH) \cdot C:(NOH) \cdot C_6H_5.$$

Weißkr. Pv., Mol. 227,25, F. 153° bis 155°; l. in A., Azeton, Ae., swl. in Aq. Anw.: i. d. chem. Analyse zum Nachweis u. zur quant. Bestimmung von Kupfer u. Molybdän.

Benzoin(um): engl. Bezeichnung f. Benzoe*.

Benzol: Benzolum,

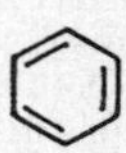

C_6H_6, Mol. 78,11; klare, farblose, stark lichtbrechende Fl. von charakterist. Geruch, mischbar mit A. 96%, Ae., Eisessig, prakt. unl. i. Aq. DAB 7: Kp. 79—81°, E. mindest. +5°, D. 0,878—0,880, Brech.-Ind.: $n_D^{20°}$ = 1,500 —1,502, Flammpunkt: —11°. Benzol ist ein Produkt der Steinkohlenteer-Destillation (entdeckt 1825 von *Faraday*), synth. wird es aus Acetylen hergest. Anw. med.: innerl. als Anthelminthicum, äußerl. gegen Hautparasiten. MD 0,5 g, MTD 1,5 g, mittlere Dos. etwa 15 Tropfen. techn.: haupts. als Lösungsmittel für Fette, äth. Öle, Kautschuk, Harze sowie als Treibstoff, zur Herst. v. Teerfarbstoffen, Lacken usw. (Vorsicht! Benzol ist brennbar, bei mehr als 1% in der Luft besteht Explosionsgefahren); MAK = 40 ml pro m³ Luft. Vergiftung meiden: Erkrankung durch „Benzol u. seine Homologen" ist anzeigepflichtig!

Benzolblau: s. Trypanblau.

Benzoldicarbonsäure: s. Phthalsäure.

Benzolsulfonsäure: s. Sulfonsäuren.

Benzonaphtholum: β-Naphthylbenzoat, s. Naphtholum benzoicum.

Benzopyrrol: s. Indol.

Benzosulphinidum: Amerikan. Bezeichnung für Saccharin*.

Benzoyl: Das einwertige Radikal der Benzoesäure, C_6H_5CO—.

Benzoylaminoessigsäure: s. Hippursäure.

Benzoylanilin: s. Benzanilid.

Benzoylchlorid: Benzoylum chloratum, Benzoesäurechlorid, $C_6H_5 \cdot COCl$, Mol. 140,6; DAB 7: Klare, farblose bis schwach gelbl., a. d. Luft rauchende Fl.; mischbar mit Ae., Benzol, Schwefelk., Kp. 196—198°, D. 1,210—1,215, Brech.-Ind.: $n_D^{20°}$ = 1,553—1,555. Anw.: als Reagens, zur Identitätsprüfung von Östron u. Theophyllin-Äthylendiamin.

Benzoylglycin: s. Hippursäure.

Benzoylglykokoll: s. Hippursäure.

Benzoyl-β-naphthol: β-Naphthylbenzoat, s. Naphtholum benzoicum.

3-Benzoyloxy-1,3,5(10)-östratien-17-β-ol: s. Östradiolbenzoat.

Benzoylperoxid: Benzoylum peroxydatum, Benzoylsuperoxid, $(C_6H_5 \cdot CO)_2O_2$; weiß. Pv., geruch- u. geschmacklos, swl. i. Aq., wl. i. A., Ae., fett. Ölen, ll. i. Chlorbenzol u. Chlf., Aceton, Toluol; F. 108°; Anw. med.: gegen Hautkrankheiten; techn.: als Fixierungsmittel i. d. Mikroskopie, als Bleichmittel für Fette, Öle, Wachse, Mehl, als Katalysator bei Polymerisationen (Kunststoffen).

Benzpyren: 3,4-Benzpyren, $C_{20}H_{12}$. Best. des Steinkohlenteers; gelbe Kr.-Nadeln, F. 176°; hochkarzinogene Substanz (Benzpyrenkarzinom); entsteht auch beim Verbrennen von Zigarettenpapier u. ist in der Luft der Großstädte enthalten, worauf die Zunahme von Bronchialkarzinom zurückzuführen sein soll.

Benzyl: Das einwertige Radikal $C_6H_5CH_2$—.

Benzylacetat: Benzylium aceticum, Essigsäurebenzylester,

$$CH_3—COO—CH_2—C_6H_5\,;$$

Bestandteil verschiedener Blütenöle (Jasmin, Ylang-Ylang, Gardenia); farbl. Fl. Anw.: i. d. Parfümerie.

Benzylalkohol: Alcohol benzylicus, Phenylcarbinol, $C_6H_5—CH_2OH$; Mol. 108,13; farblose Fl. von etwas aromatisch. Geruch, ll. i. A., Ae., Chlf., wl. i. Aq., mischbar mit Leinöl u. Rizinusöl; D. 1,0455, F. —15,3°, Kp. 205°, Flammpunkt 100°. Anw. med.: als Spasmolyticum, Antisepticum u. Anästheticum (bei Zahnschmerzen); Anw. techn.: als Lösungsmittel i. d. Lackindustrie, i. d. Parfümerie zur Herst. künstl. Blütenöle, i. d. Chromatographie als Elutions- u. Steigflüssigkeit.

Benzylamin: Phenylmethylamin, $C_6H_5 \cdot CH_2 \cdot NH_2$; farblose Fl., mischbar mit Aq., A., Ae., Glycerin. Anw.: zur Herst. v. Invertseifen.

Benzylbenzoat: s. Benzoesäurebenzylester.

Benzylcinnamat: s. Zimtsäure-benzylester.

Benzylium: veraltete Bezeichnung für Benzylalkohol.

Benzylpenicillin-Kalium: Penicillin-G-Kalium, s. Penicillin.

Benzylpenicillin-Natrium: Penicillin-G-Natrium, s. Penicillin.

Benzylpenicillinum Procainum: Procain-Penicillin-G, s. Penicillin.

Benzylum benzoicum: s. Benzoesäure-benzylester.

Benzylum cinnamylicum: s. Zimtsäure-benzylester.

Benzylum nicotinicum: s. Nicotinsäure-benzylester.

Berberin:

$$C_{20}H_{19}NO_5.$$

Alkaloid (Isochinolinderivat) in Berberis-Arten, Hydrastis canadensis u. a. m. Färbt Seide, Baumwolle, Leder gelb. Anw. med.: s. Berb. sulfuricum. HOM: *Berberinum*. **B. sulfuricum:** Berberinmonosulfat $(C_{20}H_{17}NO_4)_2 \cdot H_2SO_4 + 3H_2O$. Gelbes, kr. Pv., l. in A. u. Aq. Meist gebrauchtes Berberinsalz. Anw. med.: gegen Orientbeule (Erreger Leishmania tropica*), kleine Ulcera (B. hemmt die Sauerstoffaufnahme des Tumorgewebes stärker als die des gesunden Gewebes), ferner bei Gelbsucht, chron. Diarrhöe, Wechselfieber. Berberin wirkt auch blutdrucksenkend sowie anregend auf die Darm-, Blasen-, Uterusmuskulatur. Dos. 0,03 — 0,2 g. Das Berberinhydrochlorid findet gleiche Anwendung.

Berberis aquifolium HOM: Die getrocknete Rinde von *Mahonia aquifolia* (Berberis aquifolium); heim. Nordamerika. Best. in Stamm- u. Wurzelrinde: die Alkaloide Berberin,

Oxyacanthin, Berbamin (kein Palmatin, wie Berb. vulgaris). Anw. hom.: bei Hautleiden (Psoriasis).

Berberis vulgaris: Fam. Berberidaceae. Berberitze, Sauerdorn (Europa, Asien). Stpfl. von **Cortex Berberidis radicis: Berberitzenwurzelrinde.** Best.: die Alkaloide Berberin, Oxyacanthin, Berbamin, Jatrorrhizin, Columbamin, Palmatin sowie Harz u. a. Anw. med.: als Tonicum, als Choleretieum u. Cholekineticum bei Leberstörungen, Gallenstauung, Cholelithiasis sowie bei Dysenterie, vgl. Berberin. **Fructus Berberidis: Sauerdornbeeren,** Berberitzenfrüchte. Best.: Fruchtsäuren, Pektin, Gummi, Zucker, Vitamin C (in den reifen Früchten kein Berberin). Asche max. 3%. Anw. med.: bei Leber-, Gallen-, Steinleiden. HOM: *Berberis,* die getrocknete Wurzelrinde.

Berberitze: s. Berberis vulgaris.

Bergamotte: s. Citrus aurantium ssp. bergamia.

Bergflachs: Alumen plumosum*.

Bergkristall: s. Siliciumdioxid.

Bergkümmel: Fruct. Anethi, s. Anethum graveolens.

Berglorbeer: Kalmia latifolia*.

Bergöl: Ol. Lini sulfuratum*.

Bergpech: Asphalt*.

Bergwachs: Ozokerit, s. Paraffinum solidum.

Bergwohlverleih: Arnica montana*.

Beriberi: Kakke, Vitamin-B_1-Mangelkrankheit des Menschen, bes. der ostasiatischen Reis (nach Entfernung des „Silberhäutchens") essenden Völker (schw. Polyneuritis mit allg. Kräfteverfall). **Beriberischutzstoff:** Vitamin B_1*.

Berkefeld-Filter: Apparat zum Filtrieren von Trinkwasser mit einem aus gebrannter Infusorienerde hergestellten Zylinder (Filterkerze), durch den das Wasser unt. Druck gepreßt wird, s. Aqua.

Berkelium: Bk, stark radioaktives Element, Transuran, Ordz. 97, gew. durch Beschießung von Americium 241 mit α-Teilchen (1949, Berkeley, Kalifornien). AtG. [247] [249].

Berliner Blau: Ferriferrocyanid, s. Ferrum cyanatum.

Berliner Tropfen: Tinct. Valerianae composita*.

Bernstein: Succinum*.

Bernsteinöl: Oleum Succini crudum, **B., Gereinigtes:** Oleum Succini rectificatum, s. Succinum.

Bernsteinsäure: Acidum succinicum, Äthan-dicarbonsäure-(1, 2), Butandisäure; weiße, säulenförmige Kr. von stark saurem Geschmack, ll. i. Aq., l. i. A. u. Aceton, wl. i. Ae.

$$HO_2C \cdot CH_2 \cdot CH_2 \cdot CO_2H,$$

Mol. 118,1, Kp. 235°; nat. i. Braunkohlen u. Bernstein, aus dem sie 1546 durch Dest. von *Agricola* dargestellt wurde; ferner kommt sie in viel. Pfln. vor (unreifen Stachelbeeren, Weintrauben, im Rübensaft); Intermediärprodukt im Tricarbonsäurecyclus; Anw. med.: früher als Expectorans u. Diureticum.

Beromycin®: K-Salz des Phenoxymethyl-penicillins, s. Penicillinum.

Bertramwurzel, Deutsche: Radix Pyrethri germanici, s. Anacyclus officinarum.

Bertramwurzel, Römische: Radix Pyrethri romani, s. Anacyclus pyrethrum.

Beruf(s)kraut: Stachys recta (Sideritis hirsuta)*. **B., Kanadisches:** Erigeron canadensis*.

Beryllium: Be, chem. Element (Erdalkalimetall), AtG. 9,01218 zweiwertig; D. 1,84, F. 1285°, Kp. 2970°, entdeckt von Wöhler 1828; stahlgraues, sprödes, seltenes Metall; Nat. gebunden als **Beryll** $B_3Al_2(Si_6O_{18})$ (gefärbt. Smaragd und Aquamarin), **Phenakit** $B_2[SiO_4]$, **Chrysoberyll** $Al_2[BeO_4]$. Berylliumsalze schmecken süß, daher auch „Glucinium" für Be; in allen Salzformen tox. (MAK 2 μg Be/m³). Anw. techn.: zu Legierungen sowie für Kernreaktoren.

Besenginster, Besenpfriem: Sarothamnus scoparius*.

Besenheide: Calluna vulgaris*.

Besinge, Schwarze: Fruct. Myrtilli, s. Vaccinium myrtillus.

Betäubungsmittelgesetz (Opiumgesetz): (s. a. Hügel-Junge, Dt. Betäubungsmittelrecht; Apotheker-Jahrb. 1974):

1. Gesetz über den Verkehr mit Betäubungsmitteln: Neufassung v. 10. 1. 1972 (BGBl I, S. 1).

2. **Verordnungen über die den Betäubungsmitteln gleichgestellten Stoffe (Btm-Gleichstellungs-VO):** Letzte = 6. VO vom 17. 1. 1974.
3. **Gesetz zu dem Einheits-Übereinkommen (vom 30. 3. 1961) über Suchtstoffe vom 4. 9. 1973** (BGBl II, S. 1353); maßgebl. internat. Gesetzeswerk! (mit Suchtstofflisten).
4. **Betäubungsmittel-Verschreibungs-VO (BtmVV) v. 24. 1. 1974** (BGBl I, S. 110): betr. Verschreiben, Abgabe u. Nachweis des Verbleibs v. Btm.; ausgerichtet auf die u. 1. genannte Neufassg. v. 1972. Als bisher wichtigste Bestimmungen galten:
   Die Arzneien dürfen nur von Ärzten, Zahnärzten oder Tierärzten und nur dann verschrieben werden, wenn die Anwendung des Betäubungsmittels ärztlich, zahnärztlich oder tierärztlich begründet ist.
   Die Verschreibung mehrerer (verschiedener) Betäubungsmittel am gleichen Tage für eine Person ist verboten.
   Die verschriebene Menge muß auf einmal abgegeben werden.
   Die Verschreibungen dürfen weder vor- noch zurückdatiert werden. Vordatierte Verschreibungen dürfen nicht beliefert werden.

Betäubungsmittelrezepte müssen mit Tinte oder Tintenstift geschrieben sein und müssen enthalten:

1. Name und Anschrift des Arztes,
2. seine Berufsbezeichnung,
3. Datum,
4. die Bestandteile der Arznei und ihre Menge,
5. die genaue Gebrauchsanweisung mit Einzel- und Tagesdosis,
6. Name und Wohnung des Patienten (bei tierärztlichen Verschreibungen Art des Tieres sowie Name und Wohnung des Tierhalters),
7. im Falle der Eintragung in das Morphinbuch des Arztes und bei allen *Kokain* enthaltenden Arzneien den eigenhändigen Vermerk „Eingetragene Verschreibung“,
8. die eigenhändige, ungekürzte Namensunterschrift des Arztes.

Kokain darf in Substanz überhaupt nicht verschrieben werden, sondern nur in Form von Lösungen oder in Salben (Zahnarzt u. Tierarzt n u r für den Praxisgebrauch!); bei Anwendung am Auge darf die Lsg. bzw. Salbe höchstens 2% Kokain enthalten, für andere Zwecke darf K. nur in Lsg. mit höchstens 1% K. und gleichzeitig mit mindestens 0,1% Atropinsulfat verschrieben werden. Für den Praxisgebrauch darf der Arzt, Zahnarzt und Tierarzt Lsgn. mit höchstens 20% u. Salben mit höchstens 2% Kokaingehalt verschreiben (Höchstmenge 1,0).

Kokain-Rezepte müssen s t e t s den Vermerk „Eingetragene Verschreibung“ enthalten.

Für öffentliche Krankenhäuser (nicht private!) und für Universitätskliniken gelten die Bestimmungen betr. Höchstabgabe nicht, auch dürfen für diese Anstalten mehrere Betäubungsmittel gleichzeitig verordnet und abgegeben werden.

Der Apotheker ist gesetzlich verpflichtet, die ärztlichen Verschreibungen auf ihre formelle Richtigkeit zu prüfen!

In den Apotheken müssen die Betäubungsmittel-Verschreibungen zurückbehalten, fortlaufend numeriert aufbewahrt und in das Betäubungsmittelbuch eingetragen werden.

In das Betäubungsmittelbuch I sind die Arzneien einzutragen, die in der Apotheke angefertigt worden sind, in das Betäubungsmittelbuch II die Betäubungsmittel enthaltenden Spezialitäten, die in fertiger Packung an das Publikum abgegeben worden sind.

Die Betäubungsmittelbücher (auch die der Ärzte) sind mindestens 5 Jahre, vom Zeitpunkt der letzten Eintragung an gerechnet, aufzubewahren.

Betain: Betainum, Trimethylaminoessigsäure, Trimethylglykokoll, Trimethylglycin, Oxyneurin

$$[(CH_3)_3\overset{+}{N} \cdot CH_2 \cdot COO^-] + H_2O$$

(Monohydrat), Mol. 135,17, F. 293°. Weiß., kr. Pv. v. süß. Geschmack; sll. in Aq., wl. in Äthanol u. Ae. Nat. im Tier- u. Pflanzenreich verbreitet (Melasse aus Zuckerrüben [= Beta], Miesmuscheln, Krabben), synth. durch Methylieren von Glycin oder aus Chloressigsäure u. Trimethylamin.

Anw. med.: als lipotroper Wirkstoff bei Arterio- u. Coronarsklerose, Lebererkrankungen. Dos. 3mal tägl. 200 bis 400 mg per os, nach den Mahlzeiten. Nicht toxisch.

Betainhydrochlorid: Betainum hydrochloricum*.

Betainum hydrochloricum: Betainhydrochlorid, Acidol®. Anw. med.: anstatt Salzsäure b. Magenerkrankungen, Anazidität.

Beta-Naphthol: β-Naphthol, s. 2-Naphthol.

Betanin: Farbstoff der Roten Rübe (Beta vulgaris var. conditiva), ein Mono-β-glucopyranosid des Betanidins.

Beta-Strahlen: β-Strahlen, s. Radioaktivität.

Betatron: Synchroton, Gerät für die Beschleunigung von Elektronen (bis zu Energiegehalten von 300 Millionen e-Volt).

Betaxin®: s. Vitamin B_1.

Betelnuß: Semen Arecae, s. Areca cat(h)echu.

Betelnußpalme: Areca cathechu*.

Betelöl: Oleum Betle, s. Piper betle.

Betol: β-Naphtholum salicylicum*.

Betonica HOM: s. Stachys officinalis (St. betonica)*.

Betonie: Stachys officinalis (St. betonica)*.

Bettendorfs Reagens: Solutio Stanni chlorati, gesättigte Lsg. von Zinn(II)-chlorid in rauchender Salzsäure. Anw. als Reagens auf Arsen (schwarzbrauner Niederschlag von metall. As).

Bettnässen: Enuresis nocturna.

Betula-Arten: Fam. Betulaceae. **Betula alba:** Betula pendula* (Betula alba pp.). **Betula lenta:** Zuckerbirke (Nordamerika, Kanada). Das äth. Öl der Rinde besteht aus fast reinem (99,8%) Salizylsäuremethylester (Methylium salicylicum*), der durch Einwirkung des Enzyms Betulase auf das Glykosid Gaultherin (s. Gaultheria procumbens) entsteht. Aus dem Saft des Baumes wird Zucker gewonnen. **Betula pendula** (B. verrucosa, B. alba) und **Betula pubescens** (B. alba pp.) (Europa, Asien). Stpfl. von **Folia Betulae: Birkenblätter.** Best.: Saponine (ca. 3%), Gerbstoff, Bitterstoff, äth. Öl, Vitamin C, Farbstoffe, Zucker, Harz (kein Betulin, keine Glykoside, s. Cortex B.). Asche max. 5%. Anw. med.: als Diureticum und Antirheumaticum. **Cortex Betulae:** Birkenrinde. Best.: 10—14% Betulin (Birkenkampfer, ein Triterpern $C_{30}H_{50}O_2$), Saponin, äth. Öl (enth. Methylsalizylat), Harz (das die weiße Farbe der Rinde bedingt), Bitterstoff, Gallussäure, Gerbstoff, Betulosid (Glykosid). Anw. volkst.: gegen Fieber, Gicht, chron. Hautleiden, Wassersucht; techn.: zur Gewinnung des Birkenteers. **Gemmae Betulae:** Birkenknospen, Best. äth. Öl (ca. 4—6%, enth. Stearoptene u. Sesquiterpene). Anw. volkst.: als Cholereticum, ferner zu Haarwässern. **Pix betulina:** (Ol. Rusci, Ol. betulinum, Oleum Betulae empyreumaticum) Birkenteer. Gew. durch Anschwelen der Rinde und der Zweige oder durch deren trockene Destillation, hauptsächlich in Schweden, Finnland, Rußland. Best.: Guajakol, Kresol, Kreosol, Xylenol, Phenol; dicke, schwarzbraune Fl. von juchtenähnlichem Geruch; völlig l. in absol. A., teilw. l. in Chlf. und Ae. Anw. med.: äuß. bei Hautkrankheiten; techn.: zur Herst. von Juchtenleder. **Oleum Betulae empyreumaticum rectificatum** (Oleum Rusci rectificatum): Rektifiziertes Birkenteeröl. HOM: *Betula*, der frische, im Frühjahr gesammelte Saft von Betula pendula (B. verrucosa, B. alba). **Betula verrucosa:** Betula pendula*.

Bevatron: Cyclotron*.

Bheng: Haschisch, s. Cannabis sativa.

Bi: *chem.* Wismut*.

„bi“: (— „di“ —) bedeutet in der organ. Chemie zweifache Substitution bzw. Verdoppelung von Radikalen; vgl. „bis“.

Bialsche Pentosenprobe u. Reagens: Zum Nachweis von Pentosen im Harn (Pentosurie). 5 ml Bials Reagens (1 g Orcin in 500 ml 30%iger HCl gel. u. 25 Tr. Eisenchloridlsg.) aufkochen, dann 5 Tr. Harn zufügen; positiv, wenn prachtvolle grüne Färbung auftritt.

Bibergeil: Castoreum*.

Biberklee: Menyanthes trifoliata*.

Bibernell: Pimpinella major und P. saxifraga, s. Pimpinella-Arten.

Bibernelltinktur: Tinctura Pimpinellae*.

Bibernellwurzel DAB: Radix Pimpinellae, s. Pimpinella-Arten.

Biberwurz: Aristolochia clematitis*.

Bicarbonate: Hydrogencarbonate, saure Carbonate, primäre Carbonate, doppeltkohlensaure Salze, z. B. Natriumbicarbonat ($NaHCO_3$), Calciumbicarbonat ($Ca(HCO_3)_2$); beim Erhitzen gehen die Bicarbonate in normale (sekundäre) Carbonate über unter Abspaltung von CO_2. Die Bicarbonate sind, mit Ausnahme von Na-bicarbonat, in Aq. leichter löslich als die sek. Carbonate.

Bicarbonathärte: Begriff bei der Trinkwasseruntersuchung, bezeichnet den Gehalt des Wassers an Calcium- u. Magnesiumhydrogencarbonat, s. Aqua.

Bichromate: Dichromate, Salze der Dichromsäure $H_2Cr_2O_7$.

Bickbeeren: Fruct. Myrtilli, s. Vaccinium myrtillus.

Bickbeerenblätter: Fol. Myrtilli, s. Vaccinium myrtillus.

Bicyclische Verbindungen: In der organ. Chemie aus zwei Ringen zusammengesetzte Verbindungen, z. B. Naphthalin*.

Biebricher Scharlach: Aminoazotoluol-azo-β-naphthol*; lichtechter Farbstoff, bes. für Wolle, Seide, Leder.

Bienengift: Apisinum, s. Apis mellifica.

Bienensaugblüten, Weiße: Flor. Lamii albi, s. Lamium album.

Bienenwachs: Cera flava, s. Wachse.

Bienne: *bot.* Zweijährige Pflanzen. Sie bilden im ersten Jahre den beblätterten Sproß, blühen und fruchten im zweiten Jahr und sterben dann ab.

Bierhefe: Saccharomyces cerevisiae, s. Hefe.

Biermersche Krankheit: Anaemia perniciosa*.

Bierwürze-Agar: s. Nährböden.

Bierwürze-Nährböden: s. Nährböden.

Bifidus-Faktor: Ein in der Frauenmilch (in der Kuhmilch fast ganz fehlend) vorhand. Polysaccharid, das für das Wachstum gewisser Milchsäurebakterien (Lactobacterium bifidum, syn. Corynebacterium bifidum) im Darm der Säuglinge unentbehrlich ist. Die Darmflora der Säuglinge besteht zu 90% aus Lactob. bifid., wodurch die saure Reaktion und die Hemmung der Fäulnisbakterien bedingt wird.

Bifokal: Zweibrennweitig, bei Brillengläsern: im unteren Teil für die Nähe, im oberen Teil für die Ferne.

Bigaradeblüten: Flores Aurantii, s. Citrus-Arten.

Bilateral: *bot.* zweiseitig, beiderseits, disymmetrisch, s. Blüte.

Bilharziosis: Schistosomiasis*.

Bilirubin: s. Gallenfarbstoffe.

Bilis: Galle.

Biliverdin: s. Gallenfarbstoffe.

Billroth-Batist: Wasserdichter Verbandstoff (mit fettsaurem Blei getränktes und gefirnißtes Baumwollgewebe (Billroth, Chirurg, Wien, 1829 bis 1894).

Bilsenkraut: Hyoscyamus niger*.

Bilsenkraut, Ägyptisches: Hyoscyamus muticus*.

Bilsenkrautblätter: Folia Hyoscyami, **Bilsenkrautsame:** Semen Hyoscyami. s. Hyoscyamus niger*.

Bilsenkrautextrakt: Extractum Hyoscyami.

Bilsenkrautöl: Oleum Hyoscyami, Auszug von Bilsenkrautblättern mit Erdnußöl, s. Hyoscyamus niger.

Bimsstein: Lapis pumicis*.

Bindehaut: Conjunctiva.

Binäre Nomenklatur: Bezeichnung von Pfl. und Tieren nach Gattung und Art, z. B. Juniperus communis.

Bingelkraut: Mercurialis annua und Mercurialis perennis*.

Binokular: Mit beiden Augen; Binokular-Mikroskop: Mit zwei Okularen.

Binotal®: Breitspektrum-Penicillin, D(—)-α-Amino-benzylpenicillin, s. Penicillinum.

Bioavailability: Englischer Ausdruck für „Biologische Verfügbarkeit" eines Arzneimittels. Hierunter versteht man sowohl die Menge des Wirkstoffs im menschlichen Körper als auch dessen Resorptionsgeschwindigkeit. Es handelt sich dabei um die in den Blutkreislauf resorbierte Wirkstoffmenge.

Biochemie: 1. Lehre von der chem. Zusammensetzung der Lebewesen und der chem. Vorgänge in ihnen, also in der gesamten organ. Welt (Menschen, Tiere, Pflanzen). 2. ein von dem praktischen Arzt Wilh. Heinr. Schüßler in Oldenburg (1821—1898) begründetes Heilverfahren, auf der Annahme beruhend, alle Krankheiten seien die Folge eines gestörten Mineralstoffwechsels und könnten durch Darreichung entsprechender anorg. Stoffe geheilt werden. Nach Schüßler kommen folgende 12 anorg. Verbindungen zur Anwendung: **Calcium fluoratum, Calcium phosphoricum, Calcium sulfuricum, Ferrum phosphoricum, Kalium**

chloratum, Kalium phosphoricum, Kalium sulfuricum, Magnesium phosphoricum, Natrium phosphoricum, Natrium chloratum, Natrium sulfuricum, Silicea. Die Darreichung erfolgt in hom. Verreibungen mit Milchzucker meistens in der 6. Dezimalpotenz; Calc. fluor., Ferr. phosph. und Silicea in der 12. Dezimalpotenz. Biochem. Arzneimittel dürfen außerhalb der Apotheken nicht verkauft werden!

Biogen: Aus Lebendigem, aus der Tätigkeit von Lebewesen entstanden (z. B. Kohle, Erdöl).

Biogenese: Entstehung von Lebewesen aus anderen Lebewesen.

Biokatalysatoren: „Wirkstoffe", unter dieser Bezeichnung werden die Vitamine*, Hormone*, Fermente*, Auxine* zusammengefaßt.

Bioklimatologie: Bioklimatik, Lehre v. den Einflüssen des Klimas auf die Lebewesen.

Biologie: Wissenschaft v. d. Lebewesen (Mensch, Tier, Pflanze), ihrem Bau und ihren Funktionen, den Lebensvorgängen sowie d. Beziehungen d. Lebewesen zueinander u. zur Außenwelt usw.

Biologisches Grundgesetz: Arndt-Schulz'sches Gesetz*.

Biopharmazie: Die Biopharmazie behandelt das Schicksal eines Wirkstoffs im menschlichen Körper in Abhängigkeit von der Darreichungsform, in der der Wirkstoff appliziert wird.

Bioplasma: Protoplasma*.

Biosen: s. Kohlenhydrate.

Bios-Stoffe: Wachstumsstoffe, Bios I = Meso-Inosit, Bios IIb = Vitamin H (Biotin), s. Vitamine.

Biotin: Vitamin H, s. Vitamine.

Biotransformation: Biologische Umwandlung eines Wirkstoffs s. auch Metabolismus.

Birke: Betula*.

Birkenblätter: Folia Betulae, s. Betula-Arten.

Birkenknospen: Gemmae Betulae, s. Betula-Arten.

Birkenrinde: Cortex Betulae, s. Betula-Arten.

Birkenteer: Pix betulina, s. Betula-Arten.

Birkenteeröl, Rektifiziertes: Oleum Betulae empyreumaticum rectificatum, s. Betula-Arten.

Birnenäther: s. Amylacetat.

Birutan®: s. Rutin.

„Bis": Präfix i. d. organ. Chemie, bedeutet, daß die Formel bzw. die nach dem Präfix folgende eingeklammerte Gruppe doppelt zu nehmen ist, vgl. „bi-".

Bisabol-Myrrhenöl: s. unter Opopanax chironium.

Bisam: Moschus*.

Bisamgarbe: Moschusschafgarbe, Achillea moschata*.

Bisamkörner: Semen Abelmoschi, s, Hibiscus abelmoschus.

Bisamkraut: Herba Ivae moschatae, s. Achillea moschata.

Bishi-Knollen: Japanische Eisenhutknollen, s. Aconitum fischeri, A. ferrox, A. japonicum.

Bismalvawurzel: Rad. Althaeae, s. Althaea officinalis.

Bismutum: Wismut, Bi, AtG. 208,98, II-, III-, V-wertig, Ordnungszahl 83; D. 9,8; F. 271°; Kp. 1560°, Härte 2,5. Rötl.-silberweißes, glänzendes, sprödes Metall, schon im Altertum bekannt; Bi ist der schlechteste Wärmeleiter unter den Metallen und dehnt sich beim Erkalten aus. Es gehört zu den seltener vork. Elementen. An der Luft ist es bei gewöhnl. Temp. beständig; bei Rotglut verbrennt es mit bläulicher Flamme zu Wismuttrioxid (Bi_2O_3). Mit den Halogenen sowie mit Schwefel, Tellur, Selen verbindet es sich in der Hitze direkt. Es ist unlösl. i. Aq. u. i. nichtoxidierenden SS (HCl, H_2SO_4). In oxidierenden SS (HNO_3, heiß. konz. H_2SO_4) löst es sich unter Bildung von Salzen. Nat.: hauptsächlich gediegen (Südamerika, Australien, Erzgeb.) sowie als Wismutglanz (Bi_2S_3) und Wismutocker (Bi_2O_3). Darst.: Durch Ausschmelzen aus dem Gestein oder Rösten der Erze. Anw. chem.: dient bes. zur Herst. leichtschmelzender Legierungen (Rosesches Metall (2 Bi, 1 Pb, 1 Sn), F. 94°; Woodsches Metall (8 Bi, 4 Pb, 2 Sn, 2 Cd), F. 70°; Lipowitzsches Metall (15 Bi, 8 Pb, 4 Sn, 3 Cd), F. 60°. HOM: *Bismutum metallicum*, reines Wismut. Vergiftungen: Magenspülung BAL, s. Tabelle „Gegenmittel".

Nachweis der Wismutverbindungen: 1. Viel Wasser fällt weiße, bas. Wismutsalze, l. in anorg. Säuren, unl. in Weinsäure (Unterschied der gleichfalls durch viel Wasser gefällten Antimonverbdgen). 2. H_2S fällt braunschwarzes, in verd. Säuren und Alkalisulfiden unlösl. Wismutsulfid Bi_2S_3.

3. Mit Soda auf Kohle geglüht, geben sie metallische Wismutkörner und gelb-braunen Beschlag von Wismuttrioxid.

Bismutum albuminatum: Wismutalbuminat, ein Gemisch v. Wismut-Ammoniumzitrat u. Eiweiß. Grauweißes Pv., l. in Aq. (meist trübe). Anw. med.: b. Magen- u. Darmerkrankungen.

Bismutum benzoicum: Basisches Wismutbenzoat, Bismutum subbenzoicum, $C_6H_5COO \cdot BiO$. Weiß. am. Pv., fast unl. in Aq., l. in Mineral-SS (unter Abscheidung v. Benzoesäure). Anw. med.: wie B. subsalicylicum*.

Bismutum bitannicum DAB 6: Wismutbitannat, Tannismut®, Basisches Wismuttannat; Gehalt mind. 17,9% Bi. Hellgelbes Pv. v. schwach säuerl., bitterem Geschmack; unl. in Aq., l. in NaOH u. verd. HCl. Anw. med.: b. Diarrhöe. Dos. 0,3—0,5 g.

Bismutum carbonicum basicum: Bismutum subcarbonicum*.

Bismutum-Cerium salicylicum: Wismut-Cer-salizylat. Weißes Pv., unl. in Aq. u. A. Anw. med.: als Antisepticum.

Bismutum citricum: Wismutzitrat, Zitronensaures Wismut, $C_6H_5O_7Bi$. Weiß. am. Pv., unl. in Aq. l. in Ammoniakfl. Anw. med.: wie Wismutsubnitrat.

Bismutum gallicum basicum: Bismutum subgallicum*.

Bismutum metallicum HOM: Reines Wismut.

Bismutum-β-naphtholicum ERG: Basisch. β-Naphtholwismut,

$$Bi_2O_2(OH) \cdot C_{10}H_7O\,.$$

Mol. 608. Hellbraunes am. Pv., geruch- u. geschmacklos, unl. in Aq., swl. in A. Anw. med.: inn. als Darmantisepticum b. Cholera, Typhus (0,2 bis 1 g mehrm. tgl.); äuß. als Wundantisepticum.

Bismutum nitricum DAB 6: Wismutnitrat, Wismut(III)-nitrat, Salpetersaures neutrales Wismut,

$$Bi(NO_3)_3 + 5\,H_2O\,.$$

Mol. 485,10; D. 2,83; Gehalt mind. 42,1% Bi. Farbl. Kr., l. in SS u. in wenig Aq. Darst.: Durch Auflösen v. metall. Wismut in Salpetersäure u. Auskristallisieren. Anw. med.: früher gegen Lues subkutan u. b. Gastralgie usw. Heute durch Wismutsubnitrat, Bismutum subnitricum*, verdrängt.

Bismutum nitricum basicum: B. subnitricum*.

Bismutum nitricum praecipitatum: B. subnitricum*.

Bismutum oxychloratum ERG: B. subchloratum, Wismutoxychlorid, Bas. Wismutchlorid, Bismutylchlorid, BiOCl. Feines weißes Pv., unl. in Aq., l. i. HCl od. NO_3H; D. 7,72. Anw. med.: äuß. b. Hautkrankheiten und Hämorrhoiden; techn.: als Malerfarbe („Perlweiß“).

Bismutum oxydatum hydricum: Wismuthydroxid, $Bi(OH)_3$. Weißes am. Pv., unl. in Aq., l. in SS. Darst.: Durch Fällen v. Wismutsalzlösungen m. Ammoniak. Anw. med.: wie Wismutcarbonat.

Bismutum oxyjodatum ERG: Wismutoxyjodid, Bas. Wismutjodid, BiOJ. Mol. 351,9. Ziegelrotes, schweres Pv., unl. in Aq. u. A., Gehalt mind. 60,5 bis 62,5% Bi. Darst.: Durch Fällen v. Wismutnitratlsg. m. Kaliumjodidlsg. Anw. med.: inn. b. Magengeschwüren u. Typhus. Dos. 0,1—0,3 g mehrmals tägl.; äuß. als Wundantisepticum wie Jodoform; vet.: als Darmantisepticum.

Bismutum oxyjodogallicum DAB 6: Wismuthydroxyjodidgallat, Airol®,

$$C_6H_2(OH)_3COOBi(OH)J\,.$$

Mol. 522. Graugrünes bis dunkelgraues, geruchl. Pv.; Gehalt mind. 20% Jod; klarl. in warmer verd. Salzsäure, in Aq. u. Ae fast unl. Darst.: Erwärmen v. frischgefälltem Wismuthydroxyjodid m. Gallussäure u. Aq. (DRP). Anw. med.: wie Jodoform als Wundpuder u. in Salben (10%).

Bismutum peptonatum: Wismutpeptonat. Graubraunes Pv., l. in Aq., unl. in A. Anw. med.: als Darmadstringens.

Bismutum phenolicum: Wismutphenolat, $C_6H_5OBi(OH)_2$. Grauweißes Pv., unl. in Aq. u. A. Anw. med.: als Darmadstringens.

Bismutum phosphoricum: Wismutphosphat, $BiPO_4$. Weißes Pv., unl. in Aq. u. A. Anw. med.: als Darmadstringens.

Bismutum salicylicum basicum: s. B. subsalicylicum.

Bismutum subaceticum: Bas. Wismutacetat, $CH_3COO \cdot BiO$. Weißes, feines Pv.; unl. in Aq. Anw. med.: inn. wie Wismutsubnitrat; äuß. als Wundstreupv.

Bismutum subbenzoicum: B. benzoicum*.

Bismutum subcarbonicum DAB 6: (B. carbonicum basicum) Basisches Wismutcarbonat; Zstzg. variabel, etwa

$$(BiO)_2CO_3 + \frac{1}{2}H_2O .$$

Gehalt 80,7—82,5% Bi. Weiß. bis gelbl. Pv., unl. in Aq. u. A. Darst:. Durch Umsetzen v. Wismutnitrat u. Ammoniumcarbonat. Anw. med.: wie B. subnitricum, ferner auch als Röntgenkontrastmittel.

Bismutum subchloratum: B. oxychloratum ERG*.

Bismutum subgallicum, Basisches Wismutgallat DAB 7:

$$C_6H_2(OH)_3COOBi(OH)_2 .$$

Mol. 412,1; Gehalt 48,0—52% Bi. Gelbes, amorphes, geruch- u. geschmackloses Pv., unl. in Aq., A., Ae., l. i. verdünnt. Mineralsäuren unter Zersetzung, l. i. Alkalilaugen mit klarer, gelber Farbe, die sich an der Luft tiefrot färbt; beim Erhitzen verkohlt bas. Wismutgallat ohne zu schmelzen; Trocknungsverlust max 6,5%; Anw. med.: bei Gastritis u. Enteritis, Dos. 0,5—1,0 g mehrmals tägl. (Kot färbt sich schwarz); äuß. als Adstringens zur Behandlung von Wunden, Ekzemen, Verbrennungen usw. (Dermatol®). Darst.: Wismutnitrat wird in Essigsäure gel. u. m. Gallussäure gefällt.

Bismutum subgallicum oxyjodatum: B. oxyjodogallicum DAB 6.

Bismutum subnitricum, Basisches Wismutnitrat DAB 7: (Magisterium Bismuti) Gehalt 71,0—74,0% Bi, berechnet auf die getrocknete Substanz

$$BiO(NO_3) \cdot H_2O .$$

Weißes, mikrokr., geruchl. Pv., fast unl. i. Aq., l. i. Mineral-Säuren; beim Übergießen mit Schwefelwasserstoffwasser färbt es sich schwarz, beim Kochen mit NaOH gibt es gelbes bis gelbrotes Bi_2O_3, beim Erhitzen gelbrote Stickoxide, bei 260° Zersetzung. Darst.: Wismutnitrat wird m. Aq. angerieben und in siedendes Aq. eingetragen, der Ndschlg. wird gesammelt u. ausgewaschen. Anw. med.: inn. b. Magen- u. Darmstörungen als Adstringens, ferner b. Ulcus ventriculi, Magenkrebs. Dos. 0,5—1,0; äuß. zur Wundbehandlung, bes. der Brandwunden (Vorsicht b. großen Wundflächen, da Vergiftungsgefahr: Metall- u. Nitritvergiftung! Daher auch als Röntgenkontrastmittel nicht mehr gebräuchlich). HOM: *Bismutum subnitricum.*

Bismutum subsalicylicum, Basisches Wismutsalicylat DAB 7: Wismutsubsalicylat,

$$C_6H_4(OH)COO \cdot BiO .$$

Mol. 362; Gehalt mind. 56,5—60% Bi. Weißes, geruch- u. geschmackl. Pv., unl. in Aq. u. A.; verkohlt beim Erhitzen ohne zu schmelzen unter Bildung von phenolartig riech. Dämpfen. Darst.: Wismutnitrat wird in verd. Essigsäure gelöst, die Lsg. in verd. Ammoniakfl. gegossen; der entstandene Niederschlag wird ausgewaschen, in warmem Aq. angerührt u. mit Salicylsäure erwärmt. Anw. med.: inn. b. Magen- u. Darmerkrankungen, Cholera, Typhus, Dyspepsie; in Mandelöl suspendiert (20%) zur intramuskulären Injektion b. Lues. Dos. innerl. 0,5—1,0 g.

Bismutum tannicum ERG: Wismuttannat, Gerbsaures Wismut. Gehalt an Bi mind. 35,9%. Gelbes bis hellbraunes Pv., unl. in Aq., A., Ae. Anw. med.: als Adstringens.

Bismutum tribromphenylicum DAB 6: Tribromphenolwismut, Xeroform®; Formel etwa

$$(C_6H_2Br_3O)_2BiOH \cdot Bi_2O_3 .$$

Gehalt mind. 44,9% Bi. Zitronengelbes bis orangegelbes, feines, schweres Pv., unl. in Aq., A., Ae. Darst.: Durch Umsetzen einer Lsg. v. Wismutnitrat in Essigsäure m. einer Lsg. v. Tribromphenolnatrium. Anw. med.: inn. b. Darmkatarrhen (b. d. Choleraepidemie in Hamburg 1893 verwendet), Darmtuberkulose; äuß. wie Jodoform.

Bismutum valerianicum: Wismutvalerianat, Baldriansaures Wismut; Formel etwa $C_4H_9COO \cdot BiO$. Gehalt an Bi 65,4—67,2%. Weißes, nach Baldriansäure riech. Pv., unl. in Aq. u. A. Anw. med.: inn. b. Gastralgie,

Kardialgie, Epilepsie. Dos. 0,03 g bis 0,2 g.

Bismutylchlorid: Bismutum oxychloratum.

Bismutyljodid: s. Bismutum oxyjodatum ERG.

Bisulfate: Primäre Sulfate, Hydrogensulfate, saure Sulfate, s. Natriumhydrogensulfat.

Bisulfite: Primäre Sulfite, Hydrogensulfite, saure Sulfite, s. Natriumbisulfit.

Bitterdistel: Cnicus benedictus*.

Bittere Tinktur: Tinct. amara DAB 6*.

Bitterer Beifuß: Artemisia absinthium*.

Bitterholz: Lignum Quassiae (surinamense), s. Quassia amara*.

Bitterklee: Folia Trifolii fibrini, s. Menyanthes trifoliata. **B.-Extrakt** DAB 6: Extractum Trifolii fibrinii*.

Bitterkleesalz: s. Kaliumtetraoxalat.

Bitterkraut: Herba Canchalaguae, s. Erythraea chilensis.

Bitterkresse: Cochlearia officinalis*.

Bittermandelöl: s. Prunus amygdalus var. amara unter Prunus-Arten.

Bittermandelöl, Ätherisches: Oleum Amygdalarum amararum aethereum, s. Prunus amygdalus var. amara.

Bittermandelöl, Blausäurefreies: Oleum Amygdalarum amararum sine Acido hydrocyanico, s. Prunus amygdalus var. amara unter Prunus-Arten.

Bittermandelöl, Künstliches: s. Benzaldehyd.

Bittermandelölgrün: Malachitgrün, Diamantgrün, Viktoriagrün, Fuchsonimoniumfarbstoff. Metallisch grünglänzende Kr. oder gelbe Kr. oder violettgrünes Pv., l. in Aq., A., Methyl-, Amylalkohol m. blaugrüner Farbe.

Bittermandelwasser: Aqua amygdalarum amararum DAB 6, hergest. früher durch Dest. bitterer Mandeln m. Wasser, jetzt nach DAB einfach durch Auflösen v. Benzaldehydcyanhydrin*, in verd. A.: 5,5 B., 250 A. [90 Vol.-%], Wasser ad 1000; Gehalt 0,1% HCN). Farbl., klare bis schwach weißl. trübe Fl., die nach Benzaldehyd riecht u. schmeckt. D. 0,967—0,977. Vor Licht geschützt in braunen Flaschen aufbewahren. Anw. med.: inn. b. starkem Hustenreiz, Asthma, Keuchhusten (da es d. Sensibilität u. Reflextätigkeit herabsetzt); Dos. 10—30 Tr. (Kinder so viel Tr. als sie Jahre zählen); MD 2,0 g; MTD 6,0 g; Dos. let. 50 ml.; äuß. bisweilen zu Augenwässern.

Bittermittel: Amara; Arzneien, die Bitterstoffe enthalten.

Bitterorange: Citrus aurantium ssp. amara*.

Bitterorangenblätter: Folia Aurantii, s. Citrus aurantium ssp. amara.

Bitterrinde: Cortex Alstoniae constrictae, s. Alstonia constricta.

Bittersalz: Magn. sulfuricum, s. Magnesiumsulfat.

Bitterstiele: Stipites Dulcamarae, s. Solanum dulcamara.

Bittersüß: Solanum dulcamara*.

Bittersüßer Nachtschatten: Solanum dulcamara*.

Bittersüßstengel: Stipites Dulcamarae, s. Solanum dulcamara.

Bittertropfen: s. Tinct. amara DAB 6.

Bitterwässer: Aquae minerales, s. Wasser.

Bitterwert DAB 7: Unter Bitterwert versteht man den reziproken Wert derjenigen Konzentration eines Arzneimittels, in der es „eben noch" bitter schmeckt (was natürlich, ebenso wie Geruchsbezeichnungen, sehr individuell ist). Zum Vergleich dient Chininhydrochlorid, dessen Bitterwert mit 200 000 eingesetzt wird.

Bitterwurzel: Rad. Gentianae, Enzianwurzel, s. Gentiana.

Bitumen: Natürliche braunschwarze brennbare Kohlenwasserstoffgemische, Asphalt. **Künstliche B.stoffe** erhält man durch Oxidation der Rückstände bei der Erdöldestillation (s. Oleum Petrae); **bituminöses Gestein:** bitumenhaltiges Gestein (Schiefer), s. Ammonium sulfoichthyolicum. Weich bis glashart, schmelzbar, Asphalt (Zersetzungsprodukte organischer Substanzen).

Biuret: Amid der Allophansäure (Ureid der Carbamidsäure),

$$NH_2—CO—NH—CO—NH_2,$$

entsteht beim trocknen Erhitzen von Harnstoff auf 150—160° unter Abspaltung von Ammoniak (Nachweis von Harnstoff). Lange Kr.-Nadeln F. 193°, l. in 65 Aq. Biuret gibt in alkal. Lösung mit verdünnt. Kupfersulfatlösung eine intensiv violette Färbung unt. Bildung eines Kupferkomplexsalzes. Diese Reaktion dient zum Nachweis von Harnstoff (s. Tab. Harnuntersuchung). Die gleiche Farb-Reaktion geben viele Stoffe, in deren Molekül mehrere —CO—NH-Gruppen vorhanden sind. Vor allem die Eiweißkörper, von den Tripeptiden aufwärts (Peptide, Polypeptide, Peptone). Die **Biuretreaktion** dient daher zum Nachweis von Eiweiß. Ausführung: Die zu untersuchende Fl. (Urin) wird mit KOH bis zur alkalischen Reaktion versetzt und dann vorsichtig mit einigen Tropfen 1%iger Kupfersulfatlsg. überschichtet; im positiven Falle entsteht an der Berührungsstelle entweder ein blauvioletter Ring (Albumine) oder ein rosaroter Ring (Peptone). Bei vollständig hydrolysiertem Eiweiß fällt die Reaktion negativ aus; man benutzt daher die Probe, um festzustellen, ob z. B. in Suppenwürzen die Proteine völlig hydrolysiert sind.

Bixa orellana: Fam. Bixaceae, Anottostrauch (trop. Amerika, in allen Tropenländern verwildert und kult.). Stpfl. von **Orleana, Orlean, Anotto:** weiche, knetbare braunrote, innen lebhaft rote Masse od. Pulver od. Brocken, häufig unangenehm faulig riechend; wird a. d. Samenhüllen gewonnen u. enthält drei Farbstoffe, deren wichtigster ist **Bixin,** $C_{25}H_{30}O_4$, ein Carotinoid, dunkelrote, metall. glänzend. Blättchen, l. i. verd. NaOH, heiß. A. u. Chlf., unl. i. Aq. Anw.: d. Ölauszug d. Orlean dient z. Färben v. Butter, Käse, Öl usw., in der Kosmetik sowie z. Färb. v. Baumwolle.

Bixin: s. Bixa orellana.

Bk: Berkelium*.

BKE: Abkzg. für „Brechkrafteinheit", s. Dioptrie.

Blättertragant: s. Tragacantha.

Blanc fixe: Barium sulfuricum.

Blankenheimer Tee: Herba Galeopsidis ERG, s. Galeopsis segetum.

Blasenkäfer: Cantharides*.

Blasenkirschen: Fruct. Alkekengi, s. Physalis alkekengi.

Blasenpflaster: Emplastrum Cantharidum ordinarium DAB 6.

Blasentang: Fucus vesiculosus.

Blastem: (griech.) Keimgewebe.

Blastokoline: (griech. *βλάστος* = Keim, Sproß, *κολούω* = hemmen) Stoffe, die das Wachstum von tierischem u. pflanzl. Gewebe hemmen, das vorzeitige Auskeimen von Samen, das vorzeitige Ausschlagen von Knospen usw. verhindern. Es sind die Antagonisten der Auxine. Nat. kommen sie in den Fruchthüllen vor (z. B. von Tomaten u. Vogelbeeren, Kartoffeln usw.). Solche Stoffe sind z. B. Cumarin, Parascorbinsäure, Xanthotoxin u. a.

Blastom: (griech.) Geschwulst (echte Neubildung).

Blastomykosen: durch Sproßpilze (Blastomyzeten*) hervorgerufene Hauterkrankungen.

Blastomyzeten: Blastomycetes, Sproßpilze, einzellige Pilze, die sich durch Sprossung vermehren (Hefen), z. T. pathogen, s. Blastomykose.

Blatt: *bot.*; gliedert sich in Blattgrund und Blattspreite. Dazwischen kann ein Blattstiel eingeschaltet sein. Der Blattgrund kann zu einer Blattscheide, die oft eine offene od. geschlossene Röhre bildet, od. zu Nebenblättern auswachsen.

Blatta orientalis: (Periplaneta orientalis) Küchenschabe, Kakerlake HOM: *Blatta orientalis*. Anw.: als Diaphoreticum u. Diureticum.

Blattdornen: *bot.* zu Dornen metamorphisierte Blätter.

Blattern, Schwarze: Variola*.

Blattformen: *bot.* 1. Ungeteilte Blätter: nadelförmig, linealisch, lanzettlich, spatelfg., eifg., elliptisch, kreisrund, nierenfg., herzfg., pfeilfg., spießfg., schildfg. 2. Geteilte Blätter: a) fiederspaltig: Einschnitte nicht zu tief, paarweise aufeinander zulaufend. b) fiederteilig: wie a), aber Einschnitte bis fast zur Mittelrippe. c) handförmig geteilt: Einschnitte zum Blattgrund hin gerichtet. 2. Zusammengesetzte Blätter: Einschnitte so tief, daß die Blattfläche in mehrere getrennte „Blättchen" geteilt ist. Den obigen Formen (2.) entsprechend also: A. 1. gefiedert: unpaarig gefiedert: Endblättchen vorhanden; paarig gefiedert: Endblättchen nicht vorhanden. Der die Fiederblättchen tragende „Mittelnerv" wird Blattspindel genannt. 2. doppelt gefiedert: die Fiederblättchen nochmals gefiedert. 3. mehrfach gefiedert: fortgesetzte Fiederung der Blättchen. B. handförmig: nach Zahl der Blättchen dreizählig, fünfzählig (gefingert), siebenzählig usw.

Blattgold: Aurum foliatum, s. Gold.

Blattgrün: Chlorophyll.

Blattrand: *bot.* Blatt, ganzrandig: Rand keine Einschnitte, gesägt: Vorsprünge und Einschnitte spitzwinkelig, doppelt gesägt: größere Zähne wieder gesägt, schrotsägeförmig: rückwärts gerichtete Zähne wieder gesägt, gezähnt: Vorsprünge spitz, Einschnitte abgerundet, gekerbt: Vorsprünge abgerundet, Einschnitte spitzwinkelig, buchtig: Vorsprünge und Einschnitte abgerundet.

Blattsäure: Folsäure, s. Vitamine.

Blattsilber: Argentum foliatum, zu dünnen Blättchen ausgewalztes Silber. Dient zum Versilbern der Pillen.

Blattstellung: *bot.* gegenständig (dekussiert, kreuzgegenständig): je 2 Blätter am Sproßknoten (Nodium) stehen einander gegenüber, das nächste Blattpaar steht zum vorangehenden um 90° gedreht, quirlständig: mehrere Blätter am gleichen Sproßknoten sitzend, wechselständig (schraubig): Blätter stehen einzeln abwechselnd am Sproß.

Blattstielblätter: *bot.* Phyllodien*.

Blattsukkulente: *bot.* Pfl. mit fleischigen, viel Saft enthaltenden Blättern, z. B. Mauerpfeffer, Hauswurz, Aloe-Arten, Agave-Arten.

Blau, Berliner: s. Kalium-Eisen(II)-cyanid.

Blau, Schweizer: Bleu Suisse, reines Berliner Blau in Oxalsäure gelöst u. getrocknet, s. Kalium-Eisen(II)-cyanid.

Blau, Thénards: Kobaltoaluminat, Leydener Blau, Kobaltultramarin, $Co(AlO_2)_2$.

Blau, Turnbulls: s. Kalium-Eisen(II)-cyanid.

Blaubeeren: Fruct. Myrtilli, s. Vaccinium myrtillus.

Blaud'sche Pillen: Pilulae Ferri carbonici Blaudii DAB 6.

Blau-Gas: Verflüssigtes Gasgemenge von Kohlenwasserstoffen der Äthylen- u. Methanreihe (zuerst von der Firma Blau in Augsburg 1905 hergestellt). 1 kg gibt etwa 800 Liter Gas, Heizwert 15000 kcal/m³, praktisch ungiftig. Anw.: zum Beleuchten, zum Schweißen, als Zusatzbrennstoff für Benzinmotore.

Blaugel: Kieselgel (polymerisierte Kieselsäure), das mit Kobalt(II)-Salzen als Feuchtigkeitsindikator imprägniert ist, zum Füllen von Exsiccatoren. Der Farbumschlag (trocken: blau, feucht: violett-rosa-rot) ermöglicht sichtbare Kontrolle. Durch Wasseraufnahme rot gefärbtes Blaugel kann durch Trocknen bei 150° wieder regeneriert werden, die Trocknungstemperatur darf 180° nicht überschreiten. Nach DAB 7 ist Blaugel auf chloroformlösliche Bestandteile, Wasseraufnahmevermögen u. Trocknungsverlust zu prüfen.

Blauholz: Lignum Campechianum, s. Haematoxylon campechianum.

Blausäure: s. Cyanwasserstoff.

Blauspäne: s. Haematoxylon campechianum.

Blei: Plumbum, AtG. 207,2 II- u. IV-wertig, Ordnungszahl 82, D. 11,34, F. 327,43°, Kp. 1751°. Eines der schon im frühesten Altertum bekannten Metalle. Bläulichgraues, weiches, dehnbares Schwermetall; läuft an der Luft schnell mattblaugrau an und überzieht sich m. einer dünnen Schicht v. Bleioxid, PbO; an feuchter Luft (lufthaltigem Wasser) überzieht es sich m. Bleihydroxid, $Pb(OH)_2$. Von Schwfs. u. Salzsäure wird Blei nur oberflächlich angegriffen, weil das zuerst gebildete Blei(II)-sulfat u. Blei(II)-chlorid das darunter befindliche Pb schützen. Gegen verd. Schwfs. ist Blei das widerstandsfähigste unedle Metall. Dagegen lösen schwache organ. Säuren (z. B. Essigsäure) b. Luftzutritt Blei unter Bildung der giftigen Blei(II)-salze, daher darf Blei nicht zu Speisegeräten verwendet werden. Kohlensäurehaltiges Wasser löst Blei allmählich unter Bildung von Bleihydrogencarbonat auf. Nat. kommt Blei sehr verbreitet als Bleiglanz (PbS) vor, seltener als Weißbleierz ($PbCO_3$), Rotbleierz ($PbCrO_4$), Gelbbleierz ($PbMoO_4$), Kupferbleiglanz ($2\,PbS + Cu_2S$). Darst.: Hüttenmäßig durch Rösten v. Bleiglanz. Anw.: Blei findet ausgedehnte Anw. in der Technik; zur Herst. v. Bleiplatten f. Akkumulatoren, zur Herst. v. Bleiröhren u. Bleiblech, zur Auskleidung der Bleikammern sowie zur Herst. v. Legierungen (Letternmetall enthält etwa 70—90% Blei neben Antimon u. Zinn). HOM: *Plumbum metallicum* = reines Blei. Blei u. alle Verbdgen sehr giftig! (MAK 0,15 mg/m³ Luft). Die **chron. Bleivergiftung,** die bes. b. Schriftgießern, Malern, Arbeitern in Bleifabriken vorkommt, äußert sich bes. durch Koliken (Bleikolik), den sog. Bleisaum am Zahnfleisch, Lähmungen, Anämie (Zerstörung der roten Blutkörperchen), die **akute Bleivergiftung** durch heftige Gastroenteritis. Gegenmittel s. Tabelle „Gegenmittel".

Nachweis von Bleiverbindungen: 1. Schwfwst. fällt aus den Lsgen schwarzes PbS, unl. in SS u. Alkalisulfiden. 2. Alkalilauge fällt weißes $Pb(OH)_2$, l. im Überschuß des Fällungsmittels.

3. Schwfs. fällt weißes $PbSO_4$, l. in Alkalilauge od. bas. Ammoniumtartrat. 4. Kaliumjodid fällt zitronengelbes PbJ_2. 5. Mit Soda auf Kohle geglüht, liefern die Bleisalze dehnbare Bleikörnchen u. einen gelben Beschlag v. PbO.

Blei(II)-acetat: Plumbum aceticum, Essigsaures Blei, Bleizucker,

$$Pb(CH_3CO_2)_2 + 3H_2O,$$

Mol. 379,3; D. 2,5; F. 75°; farblose, verwitternde Kr. oder weiße kr. Stücke; giftig; ll. in Aq. sowie in 28 A. Darst.: Durch Auflösen v. Bleiglätte in warmer Essigsäure. Anw. med.: als Adstringens u. Hämostaticum b. Magen- u. Darmblutungen, Diarrhöen. MD 0,1 g; MTD 0,3 g; äuß.: als entzündungswidriges Mittel, zu Augenwässern u. Umschlägen in 1%iger Lsg. (meist jedoch durch Liqu. Plumbi subacetici DAB 6 ersetzt). HOM: *Plumbum aceticum.* (Aufbewahrung: Ursubstanz, 1.—3. Dez.-Pot. vorsichtig.) **Liquor Plumbi subacetici** DAB 6: (Plumbum subaceticum solutum) Bleiessig, Bleisubacetatlsg., Acetum plumbicum, eine wäß. Lsg. v. bas. Bleiacetat ($CH_3COOPbOH$). D. 1,232—1,237. Klare, farbl. Fl. Darst.: 3 T. Bleiacetat werden m. 1 T. Bleiglätte verrieben u. d. Gem. in einem verschlossenen Gefäß m. Wasser unter häufigem Umschütteln 1 Woche stehengelassen, bis es gleichmäßig weiß od. rötlich-weiß geworden u. nur noch ein geringer Bodensatz vorhanden ist. Man läßt absetzen u. filtriert alsdann. Geh. etwa 25% $CH_3COOPbOH$ = 18 bis 19% Blei. Anw. med.: als mildes Adstringens, meist m. Aq. verd. Eine 2%ige Lsg. des Bleiacetates in Aq. dient als **Aqua Plumbi** DAB 6: Bleiwasser zu kühlenden Umschlägen b. Quetschungen usw. **Aqua Plumbi „Goulard“:** (Aqua Plumbi Goulardi) Goulardsches Bleiwasser, ist eine 2%ige Lsg. v. Bleiacetat in Aq. unter Zusatz v. 8% Spiritus dilutus.

Blei(II)-acetat-Lösungen DAB 7: Lsg. I: Blei(II)-acetat 10,0 g/100 ml; Lsg. II: Blei(II)-acetat 2,00 g/100 ml; Lsg. III: 3,35 g Blei(II)-acetat werden i. A. 90% bei 30—40° zu 100 ml gelöst.

Bleiacetat-Lösung, Weingeistige: Reagenz DAB 6: Lsg. von I T. Blei(II)-acetat in 29 A. von 30—40°.

Blei(II)-acetat-Papier DAB 7: *Filtrierpapierstreifen* werden mit Blei(II)-acetat-Lsg. I getränkt u. bei 105° getrocknet (zum Nachweis von Verunreinigungen durch Sulfid-Ionen).

Blei(II)-acetat-Watte DAB 7: Watte wird mit Blei(II)-acetat-Lsg. I getränkt u. bei 105° getrocknet (Anw. zur Prüfung auf Arsen).

Bleiarsenat: Plumbum arsenicicum, sekundär. Bleiarsenat, Bleihydroarsenat, $PbHAsO_4$ (handelsübliches Bleiarsenat enthält außerdem $Pb_3(AsO_4)_2$; weiß. Pv., l. i. Salpetersäure u. Alkalilaugen, unl. i. Aq.; giftig, MAK = 0,15 mg Staub pro m^3 Luft; Anw. zur Bekämpfung von Pflanzenschädlingen.

Blei, Arsenigsaures: Plumbum arsenicosum, s. Bleiarsenit.

Bleiarsenit: Plumbum arsenicosum, Arsenigsaures Blei, $Pb_3(AsO_2)_2$; weiß. Pv., das sich beim Trocknen grauschwarz färbt. Anw.: zur Bekämpfung tierischer Pflanzenschädlinge.

Blei, Arsensaures: Plumbum arsenicicum, s. Bleiarsenat.

Bleiborat: Bleimetaborat,

$$Pb(BO_2)_2 + 2H_2O;$$

weiß. Pv., l. i. verd. Salpetersäure u. sied. Essigsäure. Anw. techn.: als Trocknungsmittel für Firnisse u. Ölfarben (Bleisiccativ).

Blei, Borsaures: s. Bleiborat.

Bleicarbonat, basisch: Plumbum subcarbonicum, Bleiweiß, Cerussa. Zstzg. annähernd $2(PbCO_3) \cdot Pb(OH)_2$; weiß. schweres Pv. od. weiße, leicht zerreibl. Stücke, unl. i. Aq., l. i. verdünnt. Salpetersäure u. Essigsäure. Anw. med.: als Antisepticum in Form v. Pudern, Salben, Pflastern; techn.: als Malerfarbe, mit 20%, 40% u. 60% Schwerspat verschnitten.

Bleichlorid: Plumbum chloratum, Blei(II)-chlorid, Chlorblei, $PbCl_2$; weiß. kr. Pv., wl. i. Aq., D. 5,85, F. 501°; Darst: durch Fällen von Bleisalzlsgn. mit Salzsäure; techn.: zur Herst. v. Malerfarben.

Bleichromat: Plumbum chromicum, Chromsaures Blei; $PbCrO_4$ (Chromgelb, Pariser Gelb, Neugelb); $PbCrO_4 \cdot PbO$ (Chromrot, Pariser Rot, Wiener Rot); Anw. techn.: als Malerfarbe, swl. i. Aq.

Blei, Chromsaures: s. Bleichromat.

Bleicyanid: Plumbum cyanatum, Cyanblei, $Pb(CN)_2$; weiß. Pv., wl. i. Aq., l. i. Ammoniumsalzlsgn.; Anw. techn.: i. d. Galvanotechnik, auch als Insektizid.

Bleidioxid: s. Blei(IV)-oxid.

Bleiessig: Liquor Plumbi subacetici, s. Bleiacetat.

Blei, Essigsaures: s. Bleiacetat.

Blei, Gerbsaures: Plumbum tannicum, s. Bleitannat.

Bleiglätte: Plumbum oxydatum, s. Blei(II)-oxid.

Bleijodid: Plumbum jodatum, Jodblei, PbJ_2; goldgelbes, schweres Pv., fast unl. i. Aq., l. i. Alkalilaugen, D. 6,16, F. 402°: Anw. med.: früher bei Syphilis u. Drüsenschwellungen. (MD. 0,3 g, MTD. 1,2 g).

Bleimetaborat: s. Bleiborat.

Blei(II)-nitrat: Plumbum nitric. Salpetersaures Blei, $Pb(NO_3)_2$; weiß. kr. Pv., ll. i. Aq., wl. i. A.

Blei(II)-orthoplumbat: Minium, s. Mennige.

Blei(II)-oxid: Plumbum oxydatum, Bleimonoxid, Lithargyrum, Bleiglätte, Silberglätte, Goldglätte, Massikot, PbO, Mol. 223,22; D. 9,5, F. 888°, Kp. 1470°; schweres gelbes bis rötliches Pv., l. i. verd. Salpetersäure, in heiß. Salzsäure, i. Essigsäure, prakt. unl. i. Aq. u. A.; Darst.: durch Oxidation von geschmolzenem Blei unter Luftzuführung. Blei(II)-oxid kommt in zwei Modifikationen vor, deren Umwandlungspunkt bei 488° liegt. Unterhalb dieser Temp. resultiert die rote, oberhalb d. Temp. die gelbe Modifikation. Letztere kann man auch durch Erwärmen von Bleicarbonat u. Bleinitrat erhalten (Massikot). Anw.: zur Herst. v. Pflastern, Salben usw.; techn. i. d. Keramik, Glas- u. Porzellanindustrie.

Blei(II, IV)-oxid: s. Mennige.

Blei(IV)-oxid: Plumbum dioxydatum, Bleidioxid, PbO_2, schwarzbraunes Pv., das stark oxidierend wirkt, unl. i. Aq., l. i. SS. Anw. techn.: als Oxidationsmittel u. i. d. Analyse, zusammen mit Phosphor als Reibemasse für Zündhölzer.

Bleioxid, Rotes: Plumbum oxydatum rubrum, s. Mennige.

Bleipflaster: Emplastrum Lithargyri DAB 6.

Bleirot: s. Mennige.

Blei, Salpetersaures: s. Bleinitrat.

Bleisikkativ: s. Bleiborat.

Bleistearat: Plumbum steariniucm, Stearinsaures Blei, $Pb(C_{18}H_{35}O_2)_2$; weiß. Pv., unl. i. Aq., wl. i. A., l. i. heiß. Benzol. Anw. med.: äußerl. i. Streupulvern u. Salben (5%) bei Intertrigo u. nässenden Ekzemen.

Bleisubacetat: s. Bleiacetat (Liquor Plumbi subacetici).

Bleisubcarbonat: s. Bleicarbonat, basisch.

Bleisulfat: Blei(II)-sulfat, Plumbum sulfuricum, Bleivitriol, Schwefelsaures Blei, Plumbosulfat, $PbSO_4$, Mol. 303,27, D. 6,35; nat. als Anglesit (Rotbleierz); weiß. Pv., prakt. unlösl. i. Aq., l. i. konz. Mineralsäuren u. konz. Alkalilaugen. Anw. techn.: zur Herst. v. Malerfarben u. Leinölfirnis.

Bleisulfid: Plumbum sulfuratum, Schwefelblei, PbS, Mol. 239,3; schwarzes Pv., prakt. unlösl. i. Aq., l. i. Salpetersäure u. heiß. verd. Salzsäure; nat. als Bleiglanz (Galenit). Darst.: durch Fällen v. Bleisalzen mit H_2S (s. Nachweis von Bleiverbindungen). Anw.: techn. i. d. Keramik u. i. d. Kautschukindustrie als Vulkanisationsbeschleuniger.

Bleitannat: Plumbum tannicum, Gerbsaures Blei; bräunlich-graues, amorph. Pv., swl. i. Aq. u. A.; Anw. med.: als Adstringens u. Antisepticum in Form v. Puder u. Salben (5%) bei brandigen Geschwüren u. Decubitus.

Bleitetraäthyl: $(C_2H_5)_4Pb$; farbl., ölige Fl., unl. i. Aq., l. i. A., Ae., Aceton, Benzol; brennbar. Anw.: als Antiklopfmittel für Treibstoffe (sehr toxisch), s. Verbleites Benzin, unter Benzin.

Bleivergiftung: s. Blei.

Bleivitriol: s. Bleisulfat.

Bleiwasser: Aqua Plumbi, s. Blei-(II)-acetat.

Bleiweiß: Cerussa, s. Bleicarbonat, basisches.

Bleiwurz: s. Plumbago europaea.

Bleizucker: Plumbum aceticum, s. Blei(II)-acetat.

Bleicherde: s. Fullererde.

Bleichkalk: Calcaria chlorata, s. Chlorkalk.

Bleichlauge: 1) n. Javelle: Liquor Kalii hypochlorosi, s. Kaliumhypochlorit; 2) n. Labarraque: Liquor Natrii hypochlorosi, s. Natriumhypochlorit.

Bleichsoda: Gemisch aus Soda, Wasserglas, Phosphorsalzen u. aktiven Schaummitteln. Bleichsoda bewirkt Enthärtung des Wassers und adsorbiert Eisen- u. Mangansalze, so daß diese sich nicht mehr auf den Wäschefasern niederschlagen u. sie verfärben können, d. h. die Soda „bleicht".

Bleichwasser: Eau de Javelle, s. Kaliumhypochlorit; Eau de Labarraque, s. Natriumhypochlorit.

Blennorrhoe: (Blennorrhoea), eitrige Augenentzündung.

Blepharitis: Entzündung des Augenlidrandes.

Blinddarm: Intestinum caecum (griech. Typhlon). **Blinddarmentzündung:** med. Typhlitis, volkst. = Wurmfortsatzentzündung = Appendizitis.

Blindheit: Amaurosis.

Blitzpulver: Lycopodium*.

Blühhormone: s. Hormone.

Blüte: Gestauchter Sproß mit metamorphisierten Blättern, der der Fortpflanzung dient, getragen vom Blütenstiel, der am Ende etwas verdickt ist zum Blütenboden. Blütenhülle (Perianth): Kelchblätter (Sepala) und Blumenblätter (Petala). Gesamtheit der Kelchblätter: Kelch (Calyx). Gesamtheit der Blumenblätter: Blumenkrone (Korolle). Blütenhülle deutlich in Kelch- und Blumenblätter differenziert: „doppeltes" Perianth. Blütenhülle nicht deutlich in Kelch- und Blumenblätter differenziert: Perigon. Blumenblätter frei: choripetal. Blumenblätter verwachsen: sympetal. Blütenhülle fehlend: nackte oder achlamydeische Blüte. Blumenblätter fehlend: apetale Blüte.

Gesamtheit der Staubblätter: Androeceum. Staubblatt (Stamen): Staubfaden (Filament) und Anthere. Anthere: steriles Mittelstück (Konnektiv) und an den Seiten desselben je ein Staubbeutel (Theca). Staubbeutel: besteht aus zwei Blütenstaub- oder Pollensäcken, die die Blütenstaubkörner (Pollenkörner) enthalten. „Unfruchtbare" oder sterile Staubblätter: Staminodien.

Gesamtheit der Fruchtblätter: Gynaeceum. Fruchtblatt: Karpell. Fruchtblätter offen bei nacktsamigen Pflanzen (Gymnospermae). Fruchtblätter geschlossen bei bedecktsamigen Pflanzen (Angiospermae). Jedes Fruchtblatt frei: apokarp. Fruchtblätter miteinander verwachsen: synkarp. Fruchtblätter verwachsen zu einem Stempel (Pistillum). Stempel besteht aus Fruchtknoten (Ovarium), Griffel (Stylus), Narbe (Stigma). Fruchtknoten enthält die Samenanlagen. Fruchtknoten seiner Stellung nach: 1. oberständig: hypogyn; 2. von der Blütenachse umwachsen, unterständig: epigyn; 3. im schüssel- oder becherförmigen Blütenboden frei stehend, mittelständig: perigyn. Blüte nach Symmetrieverhältnissen: 1. **Radiär** (strahlig, aktinomorph, polysymmetrisch), mehr als 2 Symmetrieebenen. 2. **Bilateral** (disymmetrisch): 2 Symmetrieebenen. 3. **Dorsiventral** (monosymmetrisch, zygomorph): 1 Symmetrieebene.

Blütendiagramm: Blütengrundriß, schematische Zeichnung eines Blütenknospen-Querschnitts. Abb.: Diagramm der Liliaceenblüte, darunter das Deckblatt, darüber, durch einen Punkt angedeutet, die Mutterachse.

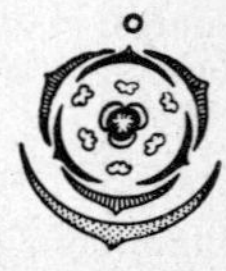

Diagramm der Liliaceenblüte
(nach Strasburger)

Blütenformel: *bot.* kurze, zahlenmäßige Darst. der Blütenverhältnisse, wobei bedeutet: Kelch = K, Korolle = C, Perigon = P, Androeceum = A, Gynaeceum = G. Dazu die Zahl der Glieder. Bei wirteligen Blüten für jeden Wirtel getrennt.

∞ = starke Vermehrung der Glieder,
( ) (um die Zahl) = Verwachsung der Glieder,
— (unter der Zahl der Fruchtblätter) = oberständiger Fruchtknoten,
— (über der Zahl der Fruchtblätter) = unterständiger Fruchtknoten,
* = radiäre Blüte,
→ = zygomorphe Blüte.

Beispiele:

$P\,3 + 3\,A\,3 + 3\,G(\overline{3})$ = Galanthus.
$K\,5 + C\,5\,A\,\infty\,G\,\infty$ = Ranunculus.
$K(5)\,C(5)\,A\,\bar{4}\,G(\underline{2})$ = Lamium.

Blütengrundriß: *bot.* Blütendiagramm*.

Blütenkorb: *bot.* s. Blütenstand.

Blütenstand (Infloreszenz): Blüten nicht einzeln in den Achseln von Laubblättern, sondern mehrere oder viele Blüten einzeln oder in Gruppen in den Achseln von Hochblättern **(Brakteen)** in bestimmter Anordnung. 1. Hauptachse des Blütenstandes stets die Seitenachsen übergipfelnd (razemöse Verzweigung): A. **Traubige** Blütenstände: a) Traube: Blüten einzeln, gestielt. b) Rispe: Nebenachsen der Trauben wiederum Trauben (oder Rispen). c) Ähre: einfache Ähre: Blüten einzeln, sehr kurz- oder ungestielt; zusammengesetzte Ähre: an Stelle jeder Blüte wiederum eine kleine Ähre („Ährchen"). d) Kolben: Ähre mit fleischiger Hauptachse. e) Kätzchen: Ähre mit unscheinbaren Blüten, fällt als Ganzes später ab. B. **Doldige** Blütenstände: a) Einfache Dolde: Haupt- und Nebenachsen gleich lang. b) Zusammengesetzte Dolde: jede Nebenachse trägt wiederum eine Dolde. c) Köpfchen: zahlreiche kurz- oder ungestielte Blüten auf der Hauptachse. d) Blütenkorb: Köpfchen mit verbreitertem Kopf der Hauptachse und von Hüllblättern (Hüllkelch) umgeben. 2. Seitenachsen die Hauptachse übergipfelnd: Trugdoldige Blütenstände (zymöse Verzweigung): a) Trugdolde (Pleiochasium): Unter der Endblüte der Hauptachse mehrere Nebenachsen auf gleicher Höhe entspringend, diese sich wiederholt wie die Hauptachse verzweigend. b) Zweigliedrige Trugdolde (Dichasium): Zwei

Nebenachsen von der Hauptachse auf gleicher Höhe abgehend, diese sich wiederum mit zwei Nebenachsen auf gleicher Höhe verzweigend. c) Monochasium: Von der Hauptachse nur eine Nebenachse abgehend, von dieser immer wieder eine andere abgehend. *) Wickel: Nebenachsen zweigen nach rechts und links abwechselnd ab. **) Schraubel: Nebenachsen zweigen stets nur nach einer Seite ab.

Blut: (lat. sanguis, griech. *αἷμα*).

1. **Blutkörperchen**
2. **Plasma und Serum**
3. **Gerinnung**
4. **Ersatz**
5. **Blutgruppen**
6. **Rhesus-Faktor**

Das Blut setzt sich zusammen aus dem flüssigen **Blutplasma** (Blutwasser) und den **geformten Bestandteilen.** Unter letzteren versteht man 1. die roten Blutkörperchen (Erythrozyten, mit dem roten Blutfarbstoff Hämoglobin, dem Transportmittel für den Sauerstoff); 2. die weißen Blutkörperchen (Leukozyten) u. Lymphozyten; 3. die Blutplättchen (Thrombozyten), ferner die Hämokonien, die aus zerfallenen Zellen oder kleinsten Fettpartikelchen bestehen.

In 1 Kubikmillimeter Blut sind 4,5 bis 5 Millionen Erythrozyten, 5000 bis 6000 Leukozyten u. ca. 300000 Thrombozyten enthalten. Die gesamte Blutmenge eines ca. 70 kg schweren Menschen beträgt 5—6 Liter = ca. ein Zwölftel des Körpergewichts. Die Farbe des Blutes ist hell-scharlachrot (arterielles Blut) bis tief dunkelrot (venöses Blut); durch Hämolyse (s. dort) wird Bl. durchsichtig und lackfarbig; sauerstoffreies Bl. erscheint im auffallenden Licht dunkelrot, im durchfallenden Licht grün. D. 1,057 bis 1,06; pH 7,3—7,5; Temperatur 37°; Gefrierpunkt 0,56°.

Das **Blutplasma** enthält 7—8% Eiweißstoffe (Serumalbumine u. Serumglobuline) sowie das Protein Fibrinogen u. das Gerinnungsferment Prothrombin (s. weiter unten bei Blutgerinnung). An anorgan. Salzen sind enthalten: Natriumchlorid, Natriumbicarbonat, Phosphate, Sulfate, ferner Ca, Mn, Fe, Cu, Fl, Zn, K u. Jod (an Eiweiß gebunden); organ. Bestandteile sind: Glukose, Polysaccharide, Pentosen, Fettsäuren, Lecithin, Kephalin, Cholesterin, Sphingomyelin, Milchsäure, Citronensäure, Aminosäuren, Harnsäure, Brenztraubensäure, Harnstoff, Kreatin, Kreatinin, Cholin, Aceton, Peptide, Enzyme.

Blutserum ist die von den geformten Bestandteilen u. von dem Fibrin befreite Blutflüssigkeit. Es enthält noch Eiweißstoffe u. Salze. Die roten Blutkörperchen machen etwa 50% des Blutvolumens aus u. enthalten ca. 35% **Hämoglobin*** (95% des Trockengewichts) u. eine Reihe von Enzymen (Cholinesterase, Phosphatase u. a.). Pharmaz. verwendet wird haupts. das **defibrinierte Blut,** dieses wird gew., indem man d. Blut während der Gerinnung m. einem Besen schlägt, wobei sich das Fibrin in faserigen Massen, dem **Blutkuchen** (Cruor sanguinis), abscheidet u. ein Teil der geformten Best. im Blutserum zurückbleibt.

Blutgerinnung: Das aus einem Blutgefäß ausgetretene bzw. entnommene Blut gerinnt nach etwa 4—7 Minuten (es geht aus dem „Sol"- in den „Gel"-Zustand über); der Vorgang läuft folgendermaßen ab: wenn Blut aus einer Wunde ausfließt, werden die äußerst empfindlichen Blutplättchen durch den Wundrand geschädigt und geben an das Blutplasma die Thrombokinase (Thromboplastin, Faktor III) ab, die das im Plasma vorhandene Prothrombin (Thrombogen) in Thrombin (Faktor II) überführt, das dann das Fibrinogen (Faktor I) in den Faserstoff Fibrin umwandelt. Zur Gerinnung ist stets die Anwesenheit von Ca^{2+}-Ionen (Faktor IV) erforderlich. Man hat ferner noch eine Anzahl von Faktoren im Bl. festgestellt, welche die Gerinnung hemmen oder auch zu beschleunigen vermögen (Akzeleratoren), so das Proakzelerin (Faktor V), Akzelerin (Faktor VI), Proconvertin (Faktor VII) sowie antihämophile Globuline.

Gerinnung des Blutes kann verhindert werden durch Hirudin* (aus den Kopf- u. Schlundringen des Blutegels, s. Hirudo) sowie durch das aus der Leber gewonnene Heparin*. Beide Stoffe werden daher med. bei Thrombose* angewandt, ebenso wie Cumarinpräparate (Dicumarol®). Auch einige andere Substanzen, wie die Enzyme Trypsin u. Papain, sowie gewisse Schlangengifte (z. B. Kobragift) machen das Blut ungerinnbar, indem sie das Prothrombin zerstören.

Um entnommenes Blut ungerinnbar zu machen, setzt man ihm 0,1% Natriumoxalat (Oxalatblut) oder 0,3% Natriumzitrat (Citratblut) oder Natriumfluorid zu, wodurch die Ca-Ionen des Blutes gebunden werden u. eine Aktivierung des Prothrombins nicht mehr möglich ist, eine Gerinnung also nicht eintreten kann.

Zur **Blutstillung** verwendet man für innere Blutungen Gelatinelösungen oder Lösungen von Calciumsalzen (Sol. Calc. chlorati od. Calcium gluconicum 10% steril i.v.) oder Blutplättchen- bzw. Gewebspräparate (Koagulen®, Clauden®, Manetol® oder Vitamin P, C u. K), auch Pflanzenpektine (Sangostop®), bei Flächen- u. Sickerblutungen Thrombinpräparate (Topostasin®).

Blutersatz: Wirkliche Ergänzung einer aus den Blutgefäßen nach außen oder in eine Körperhöhle ausgetretenen Blutmenge kann nur durch eine Frischblut-Transfusion v. einem Menschen (Spender) auf einen anderen Menschen (Empfänger) erfolgen, da nur durch eine solche direkte Übertragung nicht allein der Verlust an Flüssigkeit, sondern auch der Verlust an Blutzellen ersetzt werden kann. Vor der Transfusion müssen die Blutgruppen von Spender und Empfänger festgestellt werden, um Agglutinationen zu vermeiden (s. Blutgruppen) sowie beim Spender Syphilis u. Malaria ausgeschlossen sein.

Da frisches Blut u. U. nicht in genügender Menge zur Verfügung steht (z. B. bei Katastrophen oder im Krieg) benutzt man auch konserviertes Blut: Frischblut-Konserve, Plasma-Konserve oder Trockenblut-Konserve (die vor der Transfusion in sterilem Aq. dest. aufgeschwemmt werden muß), wobei die zellulären Elemente abgetrennt sind. Auch hierbei ist die Blutgruppe zu beachten sowie Lues u. Malaria auszuschließen.

Um lediglich den Flüssigkeitsverlust zu ersetzen und den osmotischen Druck wieder zu normalisieren, benutzt man Infusionen (subkutan, intravenös, rektal oder intraabdominal) von Solutio Natrii physiologica oder besser der Solutio Ringeri, die der Blutflüssigkeit isotonisch sind (s. beide unter Natrium chloratum), evtl. unter Zufügung von Rutin (Subsidal®). Ähnlich zusammengesetzt sind Normosal®, Tutofusin®, die Tyrode®- u. Locke*-Lösung. Da aber diese Salzlösungen schon nach wenigen Stunden ausgeschieden werden, benutzt man jetzt intravenöse Infusionen von wasserbindenden Kolloiden, z. B. Gelatine-Lösungen, Dextran-Lösungen (makromolekulare Polydextrose, Macrodex®), und vor allem von Polyvinylpyrrolidon (s. dort), die eine längere Verweildauer in der Blutbahn gewährleisten.

Blutgruppen: Wenn man das Blut eines Menschen mit dem Blut eines anderen Menschen mischt, so bleibt die gleichmäßige Mischung entweder einige Stunden bestehen, bis die Erythrocyten sedimentieren, oder sie agglutinieren innerhalb weniger Minuten. Alle menschl. Blutkörperchen (Blutk.) besitzen eine Reihe von **Blutgruppenfaktoren,** die ganz verschieden agglutinierbar sind und durch entsprechende Antikörper agglutiniert werden. Die Antikörper können im Blutserum fertig gebildet vorhanden sein oder sie können erst nach Injektion faktorenfremder Blutkörper gebildet werden (vgl. Rhesus). Nach dem Verhalten der Blutk. u. der Seren zueinander unterscheidet man 4 AB0-Gruppen (Landsteiner 1901): 0 (Null), A, B, AB. Die Blutgruppenmerkmale A u. B können einzeln oder zusammen (AB) vorkommen oder es können beide fehlen (0). Serum von 0-Menschen enthält Anti-A- u. Anti-B-Agglutinin, während die Faktoren A u. B fehlen. Serum von A-Menschen enthält den A-Faktor und Anti-B-Agglutinin. Serum von B-Menschen enthält den B-Faktor und Anti-A-Agglutinin. Serum

Blutgruppe	Das Serum d. B. agglutiniert d. Blutkörperchen von Gruppe	D.rot.Blutk. der Gruppe werd. agglut. vom Serum der Gruppe
AB	keine	A, B u. 0
A	B u. AB	B u. 0
B	A u. AB	A u. 0
0	A, B, AB	keine

von AB-Menschen enth. den A- u. B-Faktor, aber keine Agglutinine.

Die Blutgruppenzugehörigkeit bleibt während des ganzen Lebens eines Menschen bestehen u. wird nach den Mendelschen Regeln vererbt. A u. B werden stets dominant über 0 vererbt. Zu Bluttransfusionen soll nur gruppengleiches Blut verwendet werden. Im Notfall kann auch anderes Blut verwendet werden, wenn das Serum des Empfängers nicht die Blutkörperchen des Spenders verklumpt. Außer den oben genannten hat man noch andere Blutgruppenfaktoren aufgefunden, M, N, MN sowie S u. s, P u. p, die indessen für die Bluttransfusion keine Bedeutung haben sowie eine Reihe weiterer Blutgruppensysteme (Duffy, Lutheran, Lewis, Cellano-Kell).

Zur Feststellung unbekannter Blutgruppen werden Test-Sera mit bekanntem Antikörper-Gehalt bzw. zur Bestimmung unbekannten Serums Test-Blutkörperchen benutzt (diese sind in Glasröhrchen eingeschmolzen und müssen im Serum-Kühlschrank aufbewahrt werden).

Die Nomenklatur der A-, B-, 0-Blutgruppen-Testsera soll nach einer internationalen Vereinbarung, der auch die Deutsche Gesellschaft f. Bluttransfusion zugestimmt hat, eindeutig die Antikörperspezifität des Serums zum Ausdruck bringen u. nicht mehr d. Gruppenzugehörigkeit. Die Behringwerke haben deshalb diese Nomenklaturänderung ab sofort vorgenommen. Die A-, B-, 0-Blutgruppen-Testsera und Immun-Testsera der Behringwerke werden nunmehr wie folgt bezeichnet: „Anti-B" (A-Serum) Blutgruppen-Testserum Behringwerke, „Anti-A" (B-Serum) Immun-Testserum Behringwerke und „Anti — A + B" (0-Serum) Immun-Testserum Behringwerke. Die Testsera werden nur noch in Pipettenflaschen abgegeben. Die Behringwerke empfehlen, zur Blutgruppenbestimmung künftig am besten Immun-Testsera „Behringwerke" zu benutzen, weil sie gegenüber den normalen Testseren echte Vorteile bieten, d. h. die Sicherheit des Testes erhöhen und trotzdem schnell reagieren. Bei Verwendung d. Immun-Testsera „Behringwerke" kann man 1. Vollblut benutzen; 2. die Reaktion schon innerhalb von 30—60 Sekunden ablesen und vermeidet 3. Pseudo-Agglutinationen, da das Immun-Testserum einen hohen spezifischen Titer besitzt.

Rhesus-Faktor (aufgef. v. Landsteiner und Wiener 1940): Meerschweinchenserum, das durch Blut von Rhesus-Affen (Macaccus Rhesus, Hundsaffe, Süd- und Ostasien) immunisiert wurde, agglutiniert das Blut von 85% aller weißer Menschen. Diese sind Rhesus-positiv (Rh). Rhesus-negative Individuen, mit „rh" bezeichnet, bilden Antikörper gegen den Rh-Faktor. Bis jetzt wurden 6 verschiedene Rh-Faktoren mit den entsprechenden 6 Antikörpern u. 36 Rh-Untergruppen aufgef. Die Rh-Faktoren werden als Gene vererbt. Das Rhesus-System ist von größter Bedeutung bei Bluttransfusionen.

Blutagar: s. Nährböden.

Blutalbumin: Albumen sanguinis*.

Blutauge: Adonis aestivalis*.

Blutbild: Fachausdruck für die gesamten, durch das Mikroskop im Blutausstrich erfaßbaren Einzelheiten.

Blutbilddifferenzierung: Hämogramm, Blutuntersuchungsmethode, um die gefärbten Leukozyten nach Unterklassen einzuteilen u. prozentual festzustellen.

Blutegel: Hirudo*.

Bluterkrankheit: Hämophilie.

Blutfarbstoff: Hämoglobinum*.

Blutharz: Resina Draconis, s. Daemonorops.

Blutkohle: Carbo animalis, s. Kohle.

Blutkonserven: s. Blutersatz unter Blut.

Blutkraut: Herba Chelidonii, s. Chelidonium majus; Herba Bursae pastoris, s. Capsella bursa-pastoris.

Blutkrautwurzel: Rhizoma Hydrastis, s. Hydrastis canadensis.

Blutkuchen: Cruor sanguis, s. Blut.

Blutlaugensalz, Gelbes: Kalium-Eisen(II)-cyanid, s. Kalium ferrocyanatum ERG.

Blutlaugensalz, Rotes: Kalium-Eisen(III)-cyanid, s. Kalium ferricyanatum ERG.

Blutnachweis: Im Harn, Faeces, Magensaft: s. Benzidinprobe, Guajak-Probe, Teichmanns Blutprobe (unter Hämin), Aloin-Probe, s. ferner Tabelle „Harnuntersuchung".

Blutplasma: s. Blut.

Blutschwamm: Fungus Chirurgorum, s. Fomes fomentarius.

Blutsenkungsgeschwindigkeit: s. Senkungsreaktion.

Blutserum: s. Blut.

Blutstäubchen: Hämokonien, s. Blut.

Blutstein: Lapis Haematitis*.

Blutstillende Watte: Eisenchloridwatte, s. Gossypium haemostaticum ERG.

Blutsturz: Hämatorrhoe.

Bluttransfusion: s. Blutersatz unter Blut.

Blutvergiftung: Sepsis*.

Blutwurzel: Rhiz. Tormentillae, s. Potentilla erecta.

Blutwurzel, Kanadische: Sanguinaria sanguensis*.

Blutzucker: Das Blutserum eines gesunden Menschen enthält 80—120 mg Glucose pro 100 ml; einen höheren Gehalt des Blutes an Zucker bezeichnet man als **Hyperglykämie,** einen niederen Gehalt als **Hypoglykämie.** Bei Werten über 180 mg/100 ml (= 180 „mg%") tritt der Zucker in den Harn über, s. Diabetes mellitus.

Boberellen: Fructus Alkekengi, s. Physalis alkekengi.

Bocksdorn: s. Lycium Berberis.

Bockshornklee: Trigonella foenumgraecum*.

Bockshornsamen: Semen Foenugraeci, s. Trigonella foenum-graecum.

Bockskraut: Galega officinalis.

Böser Heinrich: Mercurialis annua*.

Bogomoletz-Serum: Anti-reticuloendotheliales-cytotoxisches Serum*.

Bohne: Phaseolus vulgaris*.

Bohnenbaum: Laburnum anagyroides.

Bohnenhülsen: Fruct. Phaseoli sine semine, s. Phaseolus vulgaris.

Bohnenkraut: Herba Saturejae, s. Satureja hortensis.

Bohnenschalen: Fructus Phaseoli sine semine, s. Phaseolus vulgaris.

Bohnenstärke: Amylum Phaseoli, s. Amylum.

Boldo HOM: s. Peumus boldus.

Boldoa fragans: Peumus boldus*.

Boldoblätter: Folia Boldo, s. Peumus boldus.

Boletus cervinus: (Fungus cervinus) Hirschbrunst, s. Elaphomyces cervinus.

Boletus Chirurgorum: Fungus Chirurgorum, Wundschwamm, s. Fomes fomentarius.

Boletus igniarius praeparatus: Fungus Chirurgorum, s. Fomes fomentarius.

Boletus Laricis: Fungus Laricis, Lärchenschwamm, s. Fomes officinalis.

Boli: Große Pillen, Bissen, haupts. für Tiere (Gewicht ca. 2—20—60 g).

Bologneser Leuchtstein: s. Leuchtfarben, Leuchtmassen*.

Bolus alba: Weißer Ton, s. Aluminiumsilikate.

Bolus Armenia: s. Aluminiumsilikate.

Bolus, Roter: s. Aluminiumsilikate.

Bolus rubra: s. Aluminiumsilikate.

Bombay-Macis, Bombay-Nüsse: s. Myristica malabarica*.

Bombierung: Bombage, Aufbeulung der Deckel u. Böden von Konservendosen infolge Gasentwicklung in den Dosen, hervorgerufen von Bakterien in nicht genügend sterilisierten Dosen (Botulismusgefahr) oder durch Gärung von Früchten (CO_2) oder durch Reaktion von Inhalt und Dosenmetall (Wasserstoff).

Bombyx chrysorrhoea HOM: Tinktur aus der Raupe von Euproctis chrysorrhoea, Fam. Lepidopterae.

Bombyx Mori HOM: die Flügelschuppen des Echten Seidenspinners: **Bombyx mori,** Fam. Lepidopterae (China, Japan).

Bonamine®: Antihistaminicum; Meclozin; 1-p-Chlorbenzhydryl-4-m-methylbenzyl-piperazin; weiß. kr. Substanz, swl. i. Aq. Indikationen: Übelkeit, Seekrankheit, Erbrechen (auch bei Migräne), Strahlenkater, toxische Schäden durch Streptomycin, Schwindel bei zerebraler Arteriosklerose; Dos. 1—2 Tabl. oder Zäpfchen (25—50 mg) in 24 Stunden. Wichtig für Autofahrer: B. erzeugt gelegentlich Müdigkeit u. Schläfrigkeit.

Bor: B, chem. Element, AtG. 10,81, III-wertig, Ordnz. 5; Nichtmetall; **amorphes Bor:** braunes Pv., D. 1,73; F. 2100°; Reduktionsmittel, scheidet aus Silbersalzlsgn. Silber ab; **krist. Bor:** grauschwarze, glänz. Kr., D. 2,34; F. 2300°; Kp. ca. 2550°; kr. Bor ist nach dem Diamanten das härteste Element (Härtegrad 9). Nat.: als Orthoborsäure H_3BO_3 (Sassolin) und deren Salze, wie Natriumtetraborat (Borax) $Na_2B_4O_7 \cdot 10\,H_2O$, Borazit $2\,Mg_3B_8O_{15} \cdot MgCl_2$ u. a., auch in Pflanzen (s. Spuren-Elemente). Wichtigstes Bormineral ist der Kernit ($Na_2B_4O_7 \cdot 4\,H_2O$), der in Kalifornien in ungeheuren Lagern vorkommt u. aus dem der Weltbedarf an Borsäure u. Borax zum größten Teil gedeckt wird. Darst.: am. durch Glühen von

Bortrioxid mit Magnesium; kr. durch Glühen von amorph. Bor. od. Bortrioxid mit Aluminium. Reines kr. Bor gewinnt man durch Reduktion von Bortrichlorid mit Wasserstoff in Hochspannungslichtbogen zwischen Wolframelektroden. Bor wurde erstmalig 1808 v. Davy (England) und gleichzeitig von Gay-Lussac (Frankreich) aus der Borsäure abgeschieden.

Nachweis der Bor-Verbindungen: 1. Zusatz von Schwfs. zu den zu untersuchenden Substanzen, A. zugeben und anzünden; grüne Flamme (Äthylborat). 2. Kurkumapapier wird von Borsäurelsgen braun gefärbt; Farbe bleibt auch bei Gegenwart von HCl (im Gegensatz zu Alkalien), geht auf Zusatz von NH_3 in Schwarzgrün über.

Borane: Wasserstoffverbindungen des Bors; allgemeine Formeln: B_nH_{n+4} (z. B. Diboran B_2H_6) und B_nH_{n+6} (z. B. B_4H_{10}); die Gase besitzen einen widerlichen, Übelkeit verursachenden Geruch, die hochmolekularen Borane sind flüssig oder kristallin.

Borate: Borsaure Salze (Orthoborate, Metaborate, Polyborate).

Borax: Natriumtetraborat, $Na_2B_4O_7 + 10H_2O$. Mol. 381,44; DAB 7: Gehalt mindest. 99,0% $Na_2B_4O_7 + 10H_2O$; l. i. Aq. v. 20° (ca. 1 : 16), sll. i. sied. Aq. u. Glycerin, unl. i. A. Härte 2—2,5; D. 1,7. Harte, weiße Kr. oder kr. Pv., Nat.: als Tinkal, gelöst in einigen Seen Kaliforniens und Tibets. Darst.: Durch Sättigung von Borsäurelsgen mit Soda oder durch Umsetzen natürlicher Borate mit Sodalsgen und Umkristallisation. Borax macht Harze in Aq. löslich, löst Eiweißstoffe, verseift Fette. Beim Erhitzen auf 350—400° geht B. in wasserfreies Natriumtetraborat ($Na_2B_4O_7$; D. 2,3, F. 878°) über, dessen glasartige Schmelze viele Metalloxide unter Bildung charakterist. gefärbter Borate aufzulösen vermag (**„Boraxperle“** zum Nachweis von Metalloxiden, i. d. Lötrohranalyse). Anw. med.: inn. bei Larynxkatarrh u. als Diureticum, äuß. als Desinfiziens bei Wundverbänden u. Augenwasser; techn.: als Lötmittel (da Borax durch Boratbildung i. d. Hitze die Oxidschicht der Metalle beseitigt), zum Emaillieren, zum Appretieren, zum Glasieren von Steingut u. Porzellan; in Waschmitteln (Glanzstärke darf höchstens 12% Borax enthalten wegen evtl. Vergiftungsgefahr, vgl. Borsäure). HOM: *Borax.*

Borax-Methylenblaulösung: Färbemittel zum Nachweis von Bakterien u. Protozoen, Lsg. von 1 Methylenblau in 50 ml siedender 50prozentiger wäß. Boraxlsg.

Borax, Oktaedrischer: Juwelierborax, Borax-Kristall, $Na_2B_4O_7 + 5H_2O$, D. 1,26, kristallisiert aus Boraxlösungen zwischen 56° und 79°.

Boraxperle: s. Borax.

Boraxweinstein: Tartarus boraxatus, s. Kalium tartaricum boraxatum.

Bordeaux-Brühe: s. Kupferkalkbrühe.

Bordelaiser Brühe: Kupfervitriol-Ätzkalklösung: Pflanzenspritzmittel gegen Peronospera (Meltau), s. Kupferkalkbrühe.

Borke: *bot.* Durch Phellogen* (Korkbildungsgewebe) abgetrennte Rindenschichten. Schuppenborke entsteht, wenn das neue, tiefer liegende Phellogen mit seinen Rändern an das alte Phellogen segmentartig anschließt. Ringelborke entsteht, wenn das neue Phellogen ringförmig tiefer liegend gebildet wird.

Borneokampfer: s. Camphora.

Borneol: Borneolum, Bornylalkohol, $C_{10}H_{18}O$ (1,7,7-Trimethyl-bicyclo-1,2,2-heptanol-(2)). Borneokampfer (Dryobalanops aromatica, s. unter Camphora) ist fast reines rechtsdrehendes Borneol; sonst nat. meist in linksdrehender Form (z. B. in Thuja-, Schafgarben-, Baldrian-, Lavendel-, Cardamom-, Muskatöl u. a. neben Borneolestern). Farbl. Kr. von kampferähnl. Geruch. ll. in A. u. Ae., wl. in Aq.; Kp. 212°. Anw.: in der Parfümerie.

Borneolum salicylicum: Bornylsalicylat, Salit®. Anw. med.: als Einreibung.

Bornylacetat: Bornylium aceticum. Essigsäure-Bornylester:

$$CH_3COO \cdot C_{10}H_{17}.$$

Weiße Kr. od. Fl.; D. 0,98—0,99. Hauptbest. des Fichtennadelöls, dem es den charakterist. Geruch verleiht; synth. aus Borneol u. Eisessig. Anw. (wie auch Isobornylacetat) zu Badepräparaten, Seifen usw.

Bornylalkohol: s. Borneol.

Bornylium aceticum: s. Bornylacetat.

Bornylsalicylat: Borneolum Salicylicum.

Borrago officinalis, Borago officinalis: Fam. Boraginaceae, Borretsch, Gurkenkraut (Heim. Kleinasien, hier angebaut). Stpfl. von **Herba Borraginis:** Gurkenkraut, Borretsch. Best.: Schleim, Saponin, Harz, Salpeter, Gerbstoffe u. a. Anw. volkst.: als Schleimmittel, hauptsächl. als Gewürz. HOM: *Borrago officinalis,* die frischen Blätter.

Borretsch: Borrago officinalis*.

Borsäure: Acidum boricum, H_3BO_3, Mol. 61,83; DAB 7: Gehalt mind. 99,5%; farblose, glänzende, sich fettig anfühlende Kr. od. weiß. feinkr. Pv.; l. i. ca. 20 T. Aq. v. 20°, in etwa 4 T. sied. Aq., i. etwa 6 T. Glycerin, in etwa 25 T. Äthanol 90%. Beim Erhitzen auf 70° entsteht Metaborsäure (HBO_2), bei ca. 160° Pyroborsäure ($H_2B_4O_7$), eine glasartige Masse, die sich bei weiterem Erhitzen aufbläht u. unter Verlust des restl. Wassers in Borsäureanhydrid (Bortrioxid, B_2O_3) übergeht. Nat. i. d. heiß. Wasserdampfquellen („Soffionen" u. „Fumarolen") der Toskana, ferner als Mineral Sassolin in Sasso (Toskana), woraus sie auch gewonnen wird. In Kalifornien aus den Mineralien Kernit ($Na_2B_6O_7 \cdot 4H_2O$) u. Colemanit ($CaB_3O_5OH \cdot 2H_2O$); in Chile aus Borocalcit ($CaB_4O_7 \cdot 4H_2O$), in Kleinasien aus Pandermit ($Ca_4B_{10}O_{19} \cdot 7H_2O$). Darst. techn. in vorst. Ländern, ferner aus Borax mit Schwefelsäure. Anw. med.:

Da Borsäure bakteriostatisch wirkt, wird sie äußerlich in 1—3%igen Lösungen als Antiseptikum zu Wund-, Gurgel- u. Augenwässern u. in Salben verwendet (zuerst empfohlen von Lister, s. Antisepsis). Ausspülungen von Körperhöhlen mit Borsäure- oder Boraxlösungen können jedoch unter Umständen zu schweren Vergiftungen führen (Anämie, Kollaps, Nierenschädigungen), ebenso die 10%ige Borsalbe.

Die im Ausland weithin gebräuchl. Konservierung mit 0,5—3%igen Borsäure- oder Boraxlösungen (bes. bei Fischkonserven) ist in Deutschland verboten, da sie zu schweren Verdauungsstörungen und infolge beschleunigten Fettabbaus zu gefährlicher Abmagerung führt. Als Entfettungsmittel ist Borsäure nur bei ärztl. Verordnung u. Kontrolle erlaubt (Borsäure u. Borax wirken kumulativ!)

Anw. techn.: zur Herst. v. Glasflüssen i. d. Steingut-, Porzellan- u. Emailleindustrie.

Borsäureanhydrid: Bortrioxid, B_2O_3, s. Borsäure.

Borsäure-Lösung DAB 7: (Borwasser) wird aus 3 T. Borsäure u. 97 T. Aq. hergestellt; Gehalt 2,7—3,3% Borsäure; D. 1,008—1,010.

Borsalbe DAB 7: Unguentum Acidi borici; wird aus 3 T. Borsäure (sehr fein pulv., Sieb 7) u. 97 T. weiß. Vaselin hergest.; Gehalt 2,7—3,3% Borsäure.

Boswellia bhaw-dajiana und **Boswellia carteri:** Fam. Burseraceae (kleine Bäume an den Küsten des Roten Meeres, Südarabien (Hadramaut) u. Somaliland. Stpfl. von **Olibanum:** (Gummiresina Olibanum, Gummi Olibanum) Weihrauch; das Gummiharz des Baumes, das nach Anschneiden aus der Rinde als milchweiße Emulsion ausfließt und an der Luft zu gelblichen, rötlichen oder bräunlichen, außen meist weiß bestäubten Körnern (Tränen) oder Stalaktiten erhärtet. Weihrauch ist von bitterlichem Geschmack und fast geruchlos, erst auf glühende Kohlen gestreut entwickelt er seinen bekannten aromatischen Duft. Teilweise l. in A., Ae., Chlf., in Aq. zerfällt es. Best.: Äth. Öl (ca. 4 bis 8%, enth. Pinen, Phellandren, Dipenten, Olibanol u. a.), 50—60% alkohollösl. Harze, 30% Gummi, Bitterstoff, Bassorin, Boswellinsäure; SZ 30 bis 35. Anw. med.: zu Pflastern, heute selten verwendet; hauptsächl. als Räuchermittel. (Als solches wurde W. vom Beginn der antiken Kulturen an in ungeheurem Ausmaß verbraucht.)

Botulismus: (lat. botulus = Wurst) Lebensmittelvergiftung (unzureichend konserviertes Fleisch, Gemüse, Fisch etc., nach Befall mit **Bac. botulinus (Clostridium botulinum)** u. Bildg. v. B.toxin). Symptome (bis 14 Tage nach Intoxikation): Augenmuskellähmung (Doppeltsehen), Schluckbeschwerden, Magen- u. Darmlähmung, Exitus infolge Lähmung des Atemzentrums. Letalität bis 70%. Botulinusbazillen sind kochbeständig! Die Krankheit ist anzeigepflichtig. Antid.: Botulismus-Serum, s. Tabelle „Gegenmittel".

Botulismus-Serum: B.-Antitoxin, antitox., meist polyvalentes Pferdeserum gegen Botulinustoxine A, B, C,

E; zur Injektion (i.m., i.v., intrathekal) bei Botulismus.

Bougies: 1. Stabförmige Instrumente, starr oder flexibel, aus Gummi, Metall od. Seidengespinst, zur Dehnung der Harn- u. Speiseröhre; 2. veraltete Bezeichnung für Bacilli = Arzneistäbchen, s. Arzneiformen.

Bourbontee: Folia Faham, s. Angraecum fragans.

Bourettestoff: Aus Seidenabfällen hergest. Gewebe. Anw. früher als Verbandstoff.

Boviserin: Rinderserum, zur peroralen Eiweißtherapie, bei Infektionskrankheiten, Säuglingstoxikosen, zur Gastritis- und Ulcus-Therapie.

Bovista HOM: s. Lycoperdon Bovista.

Bovo-Tuberkulin Koch: Perlsucht-Tuberkulin, s. Tuberkuline.

Boylesches Gesetz: (Boyle-Mariottesches Gesetz). Das Produkt aus Druck und Volumen ist für ideale Gase bei gleichbleibender Temperatur konstant.

Br: *chem.* Brom, s. Brom.

Brachdistel: Eryngium campestre* u. E. planum*.

Brachdistelkraut: Herba Eryngii, s. Eryngium-Arten.

Brachium: Arm, Oberarm; **Antebrachium:** Unterarm; **brachial:** zum Arm gehörend.

Bradykardie: Verlangsamung der Herztätigkeit (Schlagfolge <60 pro Min.).

Brakteen: *bot.* Hochblätter, s. Blütenstand.

Bram: Besenginster, Sarothamnus scoparius*.

Brambeere: Rubus fruticosus*.

Brand: *med.* s. Gangraena.

Brandliniment: Linimentum Calcariae DAB 6.

Brandpilz: s. Ustilago.

Brasilholz, Rotes: Lignum Fernambuci, s. Caesalpinia echinata. **Br., Gelbes:** Lignum citrinum, s. Morus tinctoria unter Morus-Arten.

Brasilianisches Arrowroot: Amylum Manihot* und Amylum Batatae*.

Brassica alba: s. Sinapis alba.

Brassica napus: Raps, Brassica rapa (B. campestris): Rübsen, Fam. Cruciferae (Europa, Kleinasien, Indien); neben anderen Arten. Stpfl. für **Oleum Rapae:** (Ol. Napi) **Rüböl,** das aus den Samen ohne Anwendung von Wärme gepreßte Öl, Farbe gelb bis bräunlichgelb. D. 0,906—0,913; JZ: 94—106; Säuregrad nicht über 8; VZ: 168—179; E. —2 bis —10°; Unverseifbare Anteile max. 1,5%. Best.: Glyceride der Erucasäure (ca. 48%), Ölsäure (ca. 15%), Linolsäure (ca. 13,5%), ferner Linolensäure, Palmitinsäure u. a. Anw. med.: zu Linimenten und Salben; als Speise-, Brenn- u. Schmieröl. **Flores Napi:** Rapsblüten, bisweilen zu Teemischungen verwendet. **Semen Napi:** Rapssamen. Best.: ca. 50% Fett, ein Senfölglykosid, Glykonapin. Außer zur Herst. von Oleum Rapae auch als Vogelfutter verwendet. **Semen Rapae:** Rübsen. Best.: ca. 50% Fett, Senfölglykosid. Außer zur Herst. von Oleum Rapae auch als Vogelfutter verwendet.

Brassica nigra: Schwarzer (Holländischer) Senf (heim. wahrscheinl. südöstl. Mittelmeergebiet, kult. in ganz Europa, Asien, Amerika). Stpfl. von **Semen Sinapis:** Schwarzer Senf, Senfsamen. Best.: das Senfölglykosid **Sinigrin** (Kaliummyronat), das durch das ebenfalls enthaltene Ferment **Myrosin** bei Gegenwart von Wasser in Allylsenföl*, d-Glukose und Kaliumbisulfat gespalten wird, ferner Sinapin (Alkaloid), Sinapinsäure, Pektin, Eiweiß, etwas äth. Öl u. ca. 30% fettes Öl (Ol. Sinapis pingue). Gehalt an Allylsenföl mind. 0,7%. Anw. med.: zu hautreizenden Pflastern (Charta sinapisata*), Umschlägen und Bädern (Senfbad: 125—250 g frisch gemahl. Senfmehl mit warmem Wasser zu einem Brei anrühren, nach ½ Stunde in einem Leinenbeutel im Badewasser ausdrücken); zu Breiumschlägen wird der gepulverte Senfsamen mit Wasser von höchstens 40° angerührt (heißes Wasser hemmt die Enzymwirkung); techn.: zur Herst. von Mostrich und zur Gewinnung des fetten und äth. Öles. Senfmehl eignet sich auch vorzüglich zur Entfernung von Gerüchen in Gefäßen, Flaschen, Fässern usw., da es viele Riechstoffe zerstört. (Auf ein 100-l-Faß gibt man 10 g Senfmehl in 1 l heißes Wasser u. läßt es einige Tage verschlossen stehen.) **Semen Sinapis pulveratum exoleatum:** Pulvis Sinapis concentratus, entöltes Senfmehl, ist wirksamer und haltbarer als das nicht entölte Senfsamenpulver (ist jedoch nicht offizinell!). HOM: *Sinapis nigra*, die reifen Samen. **Oleum Sinapis:** Synthetisches Allylsenföl (s. d.) **Oleum Sinapis aethereum:** Natürliches ätherisches Senföl, besteht fast ausschl. aus Allylsenföl*. **Oleum Sinapis pingue:** Fettes Senföl, das aus schwarzem (s. Brassica nigra) wie weißem (s. Sinapis alba) Senfsamen ausgepreßte fette Öl. Best.: Glyceride der Eruca- (50%), Öl- (24,5%), Linol- (19,5%), Linolen-, Palmitinsäure. Anw.: als Speiseöl, Brennöl usw. (wie Ol. Rapae).

Brauneria angustifolia: Echinacea angustifolia.

Braunstein: Manganum dioxydatum, s. Mangan(IV)-oxid.

Braunsteinelement: Leclanché-Element, s. Elemente, Galvanische.

Braunwurz: Radix Scrophulariae, s. Scrophularia nodosa.

Brausemagnesia DAB 6: Magnesium citricum effervescens DAB 6.

Brausepulver DAB 6: Pulvis aerophorus DAB 6.

Brausepulver, Abführendes DAB 6: Pulvis aerophorus laxans DAB 6.

Brausepulver, Gemischtes DAB 6: Pulvis aerophorus mixtus DAB 6.

Brayera anthelminthica: Hagenia abyssinica*.

Brechkraft-Einheit: s. Dioptrie.

Brechmittel: Emeticum (z. B. Apomorphin = zentralwirksam, Cupr. sulfur = peripher wirksam).

Brechnuß: Semen Strychni, s. Strychnos nux vomica.

Brechnußextrakt: Extractum Strychni DAB 6. **Brechnußtinktur:** Tinct. Strychni DAB 6.

Brechung des Lichtes: s. Dioptrik.

Brechungsindex: s. Refraktometrie.

Brechungswinkel: s. Dioptrik.

Brechweinstein: Tartarus stibiatus, s. Antimonyl-Kaliumtartrat.

Brechweinsteinsalbe: Unguentum Tartari stibiati DAB 6, s. Antimonyl-Kaliumtartrat.

Brechwurz: Rad. Asari ERG, s. Asarum europaeum.

Brechwurzel: Rad. Ipecacuanhae, s. Ipecacuanhawurzel.

Breitband-Antibiotica: Breitspektrum-Antibiotica, A. mit besonders großem Wirkungsspektrum, die auf mehrere bzw. zahlreiche Erreger einwirken; hierzu gehören Chloramphenicol, die verschied. Tetracycline u. Erythromycin.

Breitwegerichkraut: Herba Plantaginis majoris, s. Plantago major.

Bremsstrahlen: s. Röntgenstrahlen.

Brennesselkraut: Herba Urticae, s. Urtica diocia u. Urtica urens.

Brennkraut, Indisches: Acalypha indica*.

Brennpunkt: Fokus*.

Brennspiritus: Spiritus denaturatus, s. Äthanol.

Brennweite: Fokusdistanz, s. Fokus.

Brennwert: Kalorienzahl, die bei Verbrennung der Nahrung im Körper entsteht, s. Kalorie.

Brenzgallussäure: s. Pyrogallol.

Brenzkatechin: Pyrokatechin, 1,2-Dihydroxybenzol, Pyrocatechusäure, $C_6H_4(OH_2)$. D. 1,37; F. 104°; Kp 245°. Farbl. Kr., l. in Aq., A., Ae. Bestandteil vieler Harze sowie im Birkenholzteer (zuerst 1839 durch trockene Destillation von Catechu gewonnen; Grundstruktur der biol. wichtigen Catecholamine. Anw. techn.: in der Photographie als Entwickler, als Reagens.

Brenzkatechinmonomethyläther: s. Guajacol.

Brenzschleimsäurealdehyd: Furfurolum*.

Brenztraubensäure: Propanonsäure, Acidum pyrouvicum, $CH_3COCOOH$; „BTS“; einfachste u. wichtigste α-Ketocarbonsäure; farbl. bis gelbl., stechend nach Essigsäure riech. Fl.; ll. in Aq., A. u. Ae., D. 1,27; F. 13,6°, Kp. 165°; wird durch nasz. Wasserstoff sehr leicht in Milchsäure umgewandelt u. von konz. Schwefelsäure schon bei gelind. Wärme unter Bildg. v. Kohlenmonoxid zersetzt; sie reduziert ammoniakal. Silberlsg. Brenztraubensäure ist ein Zwischenprodukt beim Intermediärstoffwechsel der Kohlenhydrate (anaerob wie aerob; wird bei d. alkohol. Gärung in Acetaldehyd u. CO_2 zerlegt), der Fettsäuren sowie gewisser Aminosäuren (Alanin). Brenztraubensäure u. ihre Salze werden auch als „Pyruvate“ bezeichnet. Darst.: Durch Erhitzen v. Wein- oder Traubensäure mit Kaliumbisulfat (zuerst 1835 von Berzelius). Anw.: zur Herst. von Atophan u. seiner Derivate.

Breslau-Bakterien: s. Salmonella.

Brij®: Polyoxyäthylen-laurylläther, wachsartige oder ölige Stoffe, zum Stabilisieren von Öl-in-Wasser-Emulsionen, zur Herst. von Salben u. kosmetischen Cremes, vgl. Spans und Tweens.

Britanniametall: Legierung von 90 T. Zinn und 10 T. Antimon oder 80 T. Zinn, 8 T. Antimon und 2 T. Kupfer; für Dentalprothesen u. Kronen.

Brom: Bromum, Br, AtG. 79,904, Ordnungszahl 35; D. 3,12, F. —7,2°, Kp. 58,8°. Entdeckt 1826 v. *Balard* im Meerwasser. Neben Quecksilber das einzige bei gewöhnl. Temp. flüssige u. neben Chlor das reaktionsfähigste Element; ein Halogen. Dunkelrotbraune, flüchtige, erstick. riech. Fl., an der Luft braunroten Dampf entwickelnd (Dämpfe 5mal schwerer als Luft; MAK = 1 ml pro m^3 Luft), l. in ca. 30 Aq., sll. in A., Ae., Chlf., Schwks. Nat. nur in gebundenem Zustand, hauptsächl. in Form der Bromide, im Meerwasser u. in den Abraumsalzen (Karnallit-Laugen). Gew. techn. aus den Mutterlaugen der Abraumsalze durch Einleiten von Chlorgas. Anw.: als techn. Chemikalie; med.: nur in Form seiner Bromide. **Bromwasserstoff:** HBr, farbloses, an der Luft rauchendes Gas, das sich bei Abkühlung zu einer farbl. Fl. verdichtet. Kp. —66,8°, F. —86,9°. MAK = 5 ml pro m^3 Luft. Darst.: Durch Zersetzen von Bromiden mit Schwefelsäure; techn.: katalytisch, indem man Wasserstoff u. Bromdämpfe über glühenden Platinasbest leitet. HBr ist in Aq. l. (1 Vol. Aq. löst ca. 550 Vol. HBr), s. Acidum hydrobromicum. Weit. Bromverbindungen s. unter den betr. Stichworten.

Nachweis von Bromverbindungen: 1. Silbernitrat fällt aus Lsgen. der Bromide gelbweißes Silberbromid (AgBr), l. in Ammoniak (jedoch schwerer l. als Silberchlorid), unl. in HNO_3; 2. Chlorwasser macht aus Bromidlsgen Brom frei, das sich in Schwk. mit braunroter Farbe löst; 3. Brom färbt Stärke orangegelb. HOM: *Bromum*. Aufbewahrung: Ursubstanz, 2. u. 3. Dez.-Pot. vorsichtig, unter Penetrantia.

Bromäthyl: s. Äthylbromid.

Bromammonium: s. Ammoniumbromid.

Bromate: Bromsaure Salze, Salze der Bromsäure*.

Brombarium: s. Bariumbromid.

Brombeerblätter: Folia Rubi fruticosi, s. Rubus fruticosus.

Bromcalcium: s. Calciumbromid.

Bromdiäthylacetylcarbamid: Bromdiäthylacetylharnstoff, Carbromal, Bromadal, Adalin®.

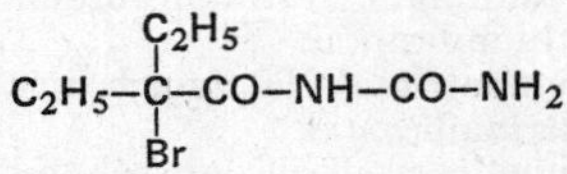

$C_7H_{13}BrN_2O_2$ (237,1)

DAB 7: Gehalt mind. 99,0%, berechn. auf die getrockn. Substanz; farblose Kr. od. weiß. kr. Pv. von schwach bitterem Geschmack; swl. i. Aq., l. i. Ae., Äthanol 90%, ll. i. Chlf., F. 116—118°. Anw. med.: als mildes Sedativum u. Schlafmittel, Dos. 0,5 bis 1,0 g.

Bromelin: Bromelain; Proteolyt. Enzym aus Bromelia-Arten (Ananas). Anw. med.: bei Verdauungsstörungen (Fermentschwäche); techn.: zur Käsebereitung.

Bromide: Salze des Bromwasserstoffs, z. B. KBr = Kaliumbromid, NaBr = Natriumbromid etc., lat. Bez. Kalium bzw. Natrium bromatum; in der organ. Chemie: Alkylbromide, z. B. Äthylbromid C_2H_5Br, Methylbromid CH_3Br.

Bromidrosis: Übelriechender Schweiß.

Bromisovalerianylcarbamid: α-Bromisovalerianylharnstoff,2-Brom-3-methyl-butyryl-harnstoff, Bromural®, Bromisoval,

$(CH_3)_2 \cdot CH \cdot CHBr \cdot CO \cdot NH \cdot CO \cdot NH_2$

Mol. 223,1. DAB 7: Gehalt mindest. 98,0%, berechn. auf d. getrocknet. Substanz; weiß. kr. Pv. von schwach bitterem Geschmack, wl. i. kalt. Aq., ll. i. A. 90%, Ae., Chlf.; F. 150—155°; Anw. med.: als Sedativum (Dos. 0,3 g), als Schlafmittel 0,5—1 g. MTD: ca. 3 g.

α-Bromisovalerianylharnstoff: s. Bromisovalerianylcarbamid.

Bromkalium: Kalium bromatum, s. Kaliumbromid.

Bromkampfer: Camphora monobromata ERG*.

Bromkresolgrün: $C_{21}H_{14}Br_4O_5S$, farbl. Kr. Pv., swl. i. Aq., l. i. A., unl. i. Ae. u. Bzl.; Anw.: als Indikator (Säuren, Basen), Umschlagbereich: pH 3,8 (gelb) bis pH 5,4 (blaugrün).

Bromkresolpurpur: $C_{21}H_{16}Br_2O_5S$, rosafarb. Pv., l. i. A. 96%, wl. i. Aq.; Anw.: als Indikator (pH 5,2 gelb bis pH 6,8 violett-purpur).

Bromlithium: Lithium bromatum, s. Lithiumbromid.

Bromnatrium: Natrium bromatum, s. Natriumbromid.

Bromoform: Tribrommethan, Formylum tribromatum, $CHBr_3$. Mol. 252,77; D. 2,289; F. 7,7°; Kp. 149,6°. Farbl., chloroformartig riech., süßlich schmeckende Fl. Darst.: Durch Dest. v. Äthanol mit Brom und Alkalilauge. **Bromoform** DAB 6 ist eine Mischung von 99 T. Br. und 1 T. absol. A. Anw. med.: bei Keuchhusten; MD 0,5 g, MTD 1,5 g; bei Kindern: Anzahl der Lebensjahr + 2 Tropfen, also im 2. Lebensjahr 2 + 2 = 4 Tr.

Bromometrie: s. Maßanalyse.

Bromphenolblau: Tetrabromphenolsulfophthalein $C_{19}H_{10}Br_4O_5S$; braunes Pv., l. i. A., Methanol, unl. i. Bzl. u. Ae., swl. i. Aq. Indikator, Umschlagsgebiet: pH 3,0—4,6 (gelb-blauviolett); Anw.: papierelektrophoret. u. chromatograph. Reagens; zum Albuminnachweis im Harn u. zur Funktionsprüfung der Leber (Na-Salz = Brom-Tetragnost®).

Bromphenolrot: Dibromphenolsulfophthalein, $C_{19}H_{12}Br_2O_5S$; rotbraunes Pv., ll. i. A., swl. i. Aq. Anw.: als Indikator, Umschlagsgebiet: pH 5,2 bis 6,8 (gelb-rot).

Bromsäure: Acidum bromicum, $HBrO_3$. Darst.: durch Umsetzen von Bariumbromat mit verd. Schwfs.; rein wasserfrei nicht darstellbar; ihre Salze heißen Bromate, sie geben wie die Chlorate leicht Sauerstoff ab und verpuffen beim Erhitzen mit oxidierbaren Substanzen.

Bromsalz, Brausendes: s. Kalium bromatum effervescens.

Bromsaures Barium: Barium bromicum, s. Bariumbromid.

Bromsilber: Argentum bromatum, s. Silberbromid.

Bromsulfalein: Bromthalein®.

Bromtetragnost®: Tetrabromphenolphthalein-Natrium, vgl. Bromphenolblau u. Bromthalein.

Bromthalein®: Phenoltetrabromphthalein-dinatrium-sulfonat,

$$C_{20}H_8Br_4Na_2O_{10}S_2;$$

rosa-gelbes Pv., unl. i. A., ll. i. Aq. Anw.: zur Funktionsprüfung der Leber (2—5 mg pro kg Körpergewicht intravenös; vor und 45 Minuten nach der Injektion Blutentnahme; nach anderer Methode 3 u. 45 Minuten nach der Injektion).

Bromthymolblau: Dibromthymolsulfophthalein, $C_{27}H_{28}Br_2SO_5$; rosafarben. Pv., ll. i. A. u. Ae., l. i. Aq. Indikator, Umschlag pH 6,0—7,6 (gelb-blau).

Bromural: s. Bromisovalerianylcarbamid.

Bromwasser n. Erlenmeyer: s. Erlenmeyers Bromwasser.

Bromwasserstoffsäure: Acidum hydrobromicum, wäßrige Lsg. v. Bromwasserstoff(HBr); eine 25%ige Lsg. hat die D. ca. 1,208 = 25° Bé Anw. med.: als Ätzmittel, techn. i. d. Analyse u. zur Herst. v. Bromverbindungen; Salze = Bromide, z. B. KBr = Kaliumbromid = Kal.bromatum.

Bronchialdrüsen, Getrocknete: Glandulae bronchiales siccatae, s. Organotherapeutica.

Bronchitis: Bronchialkatarrh, Entzündung der Bronchialschleimhaut.

Bronchopneumonie: Katarrhalische Pneumonie, lobuläre Pneumonie (lobulär = nur einige Lungenläppchen betreffend), s. Pneumonie.

Bronze: Kupfer-Zinn-Legierung mit ca. 80—90% Kupfer; (Aluminiumbronze, Kupfer mit 10% Aluminium).

Bronzehautkrankheit: s. Addisonsche Krankheit.

Brotkohle: Carbo Panis, s. Kohle.

Brotwurzel: Rhizoma Dioscoreae villosae, s. Dioscorea villosa.

Brucea amarissima: (Brucea sumatrana) Fam. Simarubaceae (Hinterindien, durch ind. Archipel und Kotschinchina b. Australien). Stpfl. von **Fructus Bruceae:** Bruceafrüchte, Macassarkerne, Asiatischer Ruhrsamen. Best.: Brucamarin, Kosamin, Gerbsäure, Fett, Anw.: gegen Dysenterie.

Bruceafrüchte: Fructus Bruceae, s. Brucea amarissima.

Brucella-Bakterien, Bruzellen: Mikrokokken, unbewegl., gramnegativ; Erreger der Bruzellosen (Maltafieber, Abortus Bang = seuchenhafter Abort bei Rind, Schwein, Stute, Schaf; auf den Menschen übertragbar).

Bruch, Eingeweidebruch: Hernia.

Bruchkraut: Herniaria glabra* und H. hirsuta*.

Brucin: Brucinum, 2,3-Dimethoxystrychnin, Alkaloid aus **Semen Strychni:** $C_{23}H_{26}N_2O_4 + 4H_2O$. Mol. 466,3; F. 178°. Farbl. Tafeln oder weißes Kr. oder weißes kr. Pv., ll. in A. u. Chlf., wl. in Aq., wenig l. in Ae. Anw. med.: wie Strychnin, aber wesentlich schwächer wirkend. MD 0,1 g; MTD 0,2 g. Ebenso wie Brucinnitrat u. Brucinsulfat nicht mehr gebräuchlich. Vgl. Strychnos nux vomica.

Brückenwaage: s. Waagen.

Brunellenstein: Kalium nitricum fusum, s. Kaliumnitrat.

Brunfelsia hopeana: Franciscea uniflora*.

Brunnenkresse: Rorippa nasturtium-aquaticum.

Brunnenwasser: Aqua fontana, s. Aqua.

Brunstmittel: Brunst-auslös. vet. Mittel, v. a. Tct. Cantharidum: für Kühe, zweimal tgl. 10 Tr., tgl. um 2 Tr. steigend bis 16 Tr.; bei Schweinen zweimal tgl. 6 Tr., tgl. um 2 Tr. steigend bis 12 Tr.; auf Brot geträufelt. Ferner Boletus cervinus, s. Elaphomyces cervinus.

Brustalant: Inula helenium*.

Brustbeeren, Rote: Fruct. Jujubae, s. Zizyphus vulgaris.

Brustbein: Sternum.

Brustbräune: Angina pectoris*.

Brustelixir: Elixir e Succo Liquiritiae DAB 6.

Brustfellentzündung: Pleuritis.

Brustlattich: Fol. Farfarae, s. Tussilago farfara.

Brustpulver: Pulvis Liquiritiae compositus DAB 6*. **Brustpulver, Kurellasches:** Pulvis Liquiritiae compositus DAB 6.

Brusttee: Species pectorales DAB 6*.

Brustwurzel: Rad. Angelicae, s. Angelica archangelica (Archangelica officinalis).

Bruttoformel: Summenformel. Gibt die Art u. Anzahl der Atome einer chem. Verbdg. an, vgl. Strukturformel.

Bryonia-Arten: Fam. Cucurbitaceae. **Bryonia alba:** Weiße Zaunrübe, Gichtrübe. **Bryonia dioica:** Rotbeerige Zaunrübe (Europa, Asien, Mittel- u. Südamerika). Stpfln. von **Radix Bryoniae:** Zaunrübe, Gichtrübe, Faselrübe, Tollrübe. Best.: die Glykoside Bryonin und Bryogenin, Harz (Bryoresin), Bryonicin (Alkaloid), äth. Öl, Phytosterine, Stärke, Zucker, Gerbstoff, Enzyme. Anw. med.: als drastisches Abführmittel u. Diureticum; volkst.: bei Gicht u. Rheuma. HOM: *Bryonia*, die frischen, vor der Blüte gegrabenen dicken Wurzeln (1. u. 2. Dez.-Pot. rezeptpflichtig!). Aufbewahrung: 1., 2., 3. Dez.-Pot. vorsichtig.

Bryonium: Bryonin, Glykosid aus der Wurzel von Bryonia alba u. B. dioica. Gelbl.-bräunl. Pv., l. in Aq. und A. Anw. med.: als Drasticum, bei Leberleiden. Dos. 0,001 g.

BSG: Blutsenkungsgeschwindigkeit, s. Senkungsreaktion.

BSR: Blutsenkungsreaktion, s. Senkungsreaktion.

BTM: Abk. f. Betäubungsmittel.

BtmVVO: Betäubungsmittel-Verschreibungs-Verordnung, s. Betäubungsmittelgesetz.

Buccal (-is, -e): Zur Backe, z. Mund gehörig (*lat.* bucca = Backe).

Buccoblätter: Folia Bucco, s. Barosma-Arten.

Buche: Fagus silvatica*.

Bucheckernöl: Oleum Fagi silvaticae, s. Fagus silvatica.

Buchenholzteer: Pix Fagi*.

Buchner-Zahl: Dient nach DAB 7 zur Prüfung von Gebleicht. Wachs (Cera alba) u. Gelb. Wachs (Cera flava); die Buchner-Zahl gibt an, wieviel Milligramm Kaliumhydroxid zur Neutralisation der aus 1 g Substanz mit Äthanol bestimmter Konzentration extrahierbaren Säuren notwendig sind.

Buchsbaum: Buxus sempervirens*.

Buchublätter: Folia Bucco, s. Barosma-Arten.

Buchweizen: Fagopyrum sagittatum*.

Büchner-Trichter: Nutschtrichter, s. Nutsche (Abb. S. 252).

Bürette: Glasröhren mit Volumeneinteilung, die am unteren Ende durch einen Quetschhahn od. Glashahn verschlossen sind. Sie werden bei der Maßanalyse* verwendet.

Bufadienolide: natürl. vork., herzwirksame („Digitaloide") Sterinderivate in Pflanzen (Scilla, Helleborus) u. Tieren (Kröten, s. Bufo).

Bufo HOM: Das Sekret der Hautdrüsen von **Bufo vulgaris** (Bufo rana), Fam. Bufonidae, Gemeine Kröte, Erdkröte, Landkröte (heim. Europa, nördl. Asien, Japan). Das Sekret enth. Bufogenine, Bufotalin, Bufotalinin, Bufotalidin (Steroide mit digitalisähnlicher Wirkung). Hom. verwendet werden mittlere bis hohe Pot. (D 6 bis C 30); Aufbewahrung: 2. u. 3. Dez.-Pot. vorsichtig.

Bufotoxine: s. Bufo HOM.

Bulbär: Das verlängerte Mark (Medulla oblongata) betreffend.

Bulbocapnin: $C_{19}H_{19}NO_4$, Alkaloid aus Corydalis cava*. Farbl. Kr., unl. i. Aq., ll. i. Chlf. u. Alkalilauge. Anw. med.: bei Tremor, Chorea, Paralysis agitans, ED u. MTD 0,2 g.

Bulbus: *bot.* Zwiebel, besteht aus einem basalen Sproßachsenteil, dem sog. Zwiebelkuchen, u. den Zwiebelschuppen, fleischig verdickten metamorphisierten Blättern.

Bulbus Allii sativi: Knoblauchzwiebel, s. Allium sativum.

Bulbus Asphodeli (Radix Asphodeli) Affodillwurzel, s. Asphodelus albus.

Bulbus Cepae: Zwiebel, s. Allium cepa.

Bulbus Colchici: Herbstzeitlosenknollen, s. Colchicum autumnale.

Bulbus Pancratii veri: Bulbus Scillae, s. Urginea maritima.

Bulbus rotundus: Runder Allermannsharnisch, s. Gladiolus communis u. Gladiolus palustris.

Bulbus rusticus: Bulbus Scillae, Meerzwiebel, s. Urginea maritima.

Bulbus Scillae: Meerzwiebel, s. Urginea maritima.

Bulbus Urgineae: Bulbus Scillae, Meerzwiebel, s. Urginea maritima.

Bulbus victorialis longus: Lg. Allermannsharnisch, s. Allium victorialis.

Bulbus victorialis rotundus: Runder Allermannsharnisch, s. Gladiolus communis u. Gladiolus palustris.

Bulgarische Kur (nach dem bulgar. Wunderdoktor u. Bauern Ivan Raeff aus Schipka); Dekokt von **Radix Belladonnae** (5%) in Weißwein, dazu Kohlepv., Pillen aus Brotteig u. Kalmuswurzel zum Kauen (Modifiz. von Deiniger, München bzw. Panegrossi, Rom). Anw. med.: gegen chronische Encephalitis.

Bullrichs Salz: „Natron" (n. Bullrich, brasil. Arzt, 19. Jh.), s. Natriumhydrogencarbonat.

Buna: Künstl. Kautschuk (Polymerisation v. Butadien), s. Kautschuk.

Bunsenbrenner: Bekanntester und einfachster Gasbrenner, das Brennerrohr ist unten mit 2 gegenüberliegenden Löchern versehen, die durch eine drehbare Manschette ganz oder teilweise verschlossen werden können zwecks Regelung der Luftzufuhr. Das ausströmende Gas reißt durch diese Luftlöcher Luft an sich und vermischt sich mit ihr im Brennerrohr. Die Flamme des Bunsenbrenners zeigt große Temperaturunterschiede: im inneren Kegel ca. 300—500°, außen 1250—1500°. (Erfunden von Robert Wilh. Bunsen, Chemiker in Heidelberg, 1811—1899).

Eine besondere Art des Bunsenbrenners ist der **Teclu-Brenner** (Nicolaus Teclu, Prof. d. Chemie, 1839—1916, Wien); bei ihm ist das Brennerrohr (Mischrohr für Luft u. Gas) unten trichterförmig erweitert, die Gaszufuhr kann durch eine seitliche Schraube, die Luftzufuhr durch eine heb- u. senkbare Platte am unteren Teil des Brennerrohres reguliert werden. Bei tiefster Stellung der Platte wird nahezu Hitze einer Gebläseflamme erreicht. Durch besondere Aufsätze (Kronen-, Pilz-, Schlitz-, Kreuzschlitz-Aufsatz) ist die Verwendung des Brenners auch für Spezialarbeiten möglich.

Die elektr. **Pilz-Heizhaube** (Fa. Heraeus; s. Abb.) besitzt eine hervorragende Anpassung an noch so diffizile u. komplizierte Erwärmungsvorgänge u. erlaubt sauberes u. geruchloses Arbeiten in normaler Atmosphäre (kein Rußen, keine reduzierende Flammenwirkung, keine Brandgefahr durch ausströmendes Gas).

Burgunder Brühe: s. Kupferkalkbrühe.

Burgunder Harz: Fichtenharz, Resina Pini ERG, s. Terebinthina.

Bursitis: Schleimbeutelentzündung.

Buschmeister: Lachesis mutus*.

Buschwindröschen: Anemone nemorosa*.

Butadien: $H_2C=CH—CH=CH_2$, schweres Gas, F. 108,9°. Darst.: aus Acetylen. Ausgangsmaterial f. synth. Kautschuk (Buna), s. Kautschuk.

Butan: C_4H_{10} 2 Isomere (n-Butan u. **Isobutan**), beides farbl., schwere, geruchlose, brennbare Gase, nat. i. d.

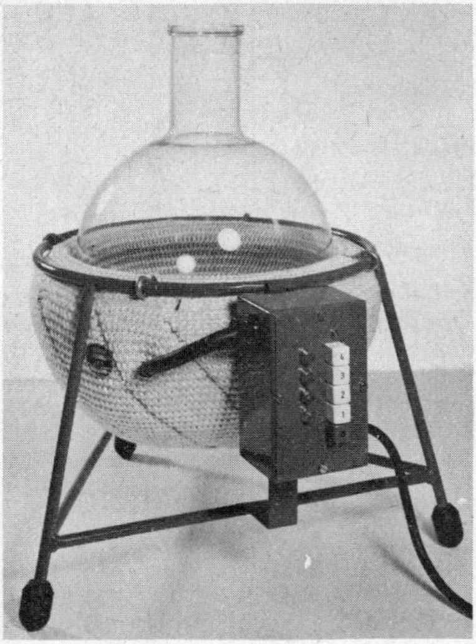

Pilz-Heizhaube
(Heraeus Hanau)

Erdgasen, entst. ferner b. d. Benzinsynthese.

Butan(1)-carbonsäure: s. Valeriansäure.

Butandicarbonsäure: s. Adipinsäure.

Butandiole: Glykole mit 4 C-Atomen; Anw.: als Lösungsmittel.

Butandisäure: s. Bernsteinsäure.

Butanol: s. Butylalkohol.

Butanon: Methyläthylketon*; amtl. Vergällungsmittel für Branntwein.

Butantan-Institut: brasilian. Inst. zur Sammlg. u. Haltg. einheim. Giftschlangen u. z. Serumgewinnung.

Butantetrol: Erythritum*.

1-2-4-Butantriol: $C_4H_7(OH)_3$. Farbl., ölige, süßschmeckende Fl.; D. 1,21; dient als Glyzerinersatz, besonders in der Textil- u. Kunststoffindustrie, in Schmiermitteln sowie in kosmet. u. pharm. Präparaten.

Butazolidin®: 3,5-Dioxo-1,2-diphenyl-4-n-butyl-pyrazolidin (Internat. Bezeichng.: „Phenylbutazon"), Antirheumaticum u. Analgeticum: Kontraindikationen: Ulcus ventriculi u. duodeni, Herz-, Nieren- u. Leberinsuffizienz, vgl. Irgapyrin.

Butterblume: Caltha palustris*.

Buttergelb: Dimethylaminoazobenzol*.

Buttermilch: s. Milch.

Buttersäure: Acidum butyricum, n-Buttersäure, Butansäure, Propancarbonsäure, Gärungsbuttersäure,

$$CH_3 \cdot CH_2 \cdot CH_2 \cdot COOH.$$

F. —5,5°; Kp. ca. 164°. Kommt als Glyzerinester in der Kuhbutter, Crotonöl, Lebertran vor, frei in ranziger Butter, im Harn, Schweiß, Käse, Sauerkraut, sauren Gurken u. a. Entd. 1823 von Chevreul. Künstl. dargestellt durch Vergärung von Zuckerarten, Stärke mit dem *Bacillus butyricus* (syn. Clostridium butyricum, Bacillus amylobacter). **Iso-Buttersäure** (F. —47°) findet sich frei in d. Faeces, in faulendem Eiweiß, Johannisbrot, Farnwurzel u. a. Pflanzen.

Buttersäureäthylester: Aether butyricus, Aethylium butyricum,

$$C_3H_7 \cdot CO_2 \cdot C_2H_5;$$

farbl. Fl. von ananasähnl. Geruch, D. 0,88, Kp. 121,6°, mischbar mit Aq., A., Ae.; Anw. in d. Likörfabrikation (Ananas-Essenz, Kunstrum).

Buttersäure-isoamylester: Amylium butyricum,

$$CH_3 \cdot (CH_2)_2 \cdot CO_2 \cdot CH_2 \cdot CH_2 \cdot CH(CH_3)_2;$$

farbl. Fl. v. aromat. Geruch, l. i. A. u. Ae., unl. i. Aq., Kp. 178,5°; Anw. in d. Riechstoff- u. Likörfabrikation.

Buttersäuregärung: s. Gärung.

Buttersäurezahl: Gibt bei d. Fettuntersuchung d. Gehalt an Fettsäuren an.

Butylacetat: Butanolacetat, Essigsäure-butylester, $CH_3COOC_4H_9$; farbl. Fl., D. 0,88; F. —77°; Kp. 124,5°. Anw.: als Lösungsmittel für Celluloid, Nitrocellulose, Celluloseäther, Polystyrole usw.

Butylalkohol: Alcohol butylicus, n-Butylalkohol, Butanol,

$$CH_3—CH_2—CH_2—CH_2OH$$

farbl., leicht entzündl., lichtbrechende Fl., l. i. Aq., A., Ae.; D. 0,8; F. —90°; Kp. 118°; Darst.: durch Hydrierung von Crotonaldehyd. Anw. techn.: als Lösungsmittel in d. Lackindustrie usw. **Isobutylalkohol:** Isobutanol, 1,2-Methyl-propanol,

$$(CH_3)_2CH—CH_2—OH$$

farbl., nach Fuselöl riech. Fl., D. 0,8; F. —108°; Kp. 108°; Gew. aus Fuselöl. Anw. techn.: als Lösungsmittel.

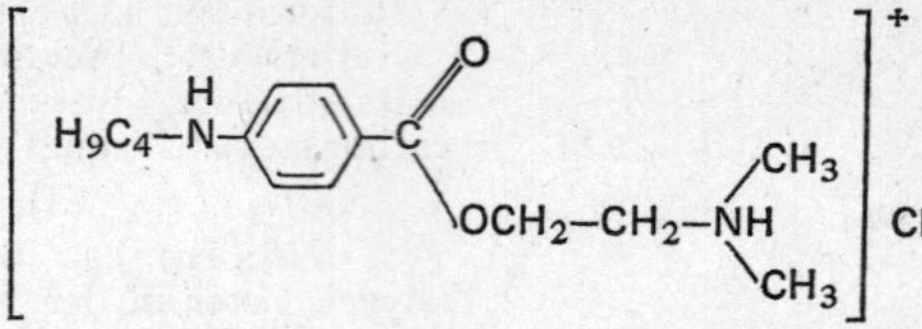

Butylaminobenzoyl-dimethylamino-äthanol-hydrochlorid

Butylaminobenzoyl-dimethylamino-äthanol-hydrochlorid: 4-Butylamino-benzoesäure-(2′ dimethylamino-äthyl)-ester-hydrochlorid, Tetracainhydrochlorid, Pantocain®; DAB 7: Gehalt mind. 99,0%, berechnet auf die getrockn. Substanz, $C_{15}H_{24}N_2O_2 \cdot HCl$. Mol. 300,8. Weißes, kr. Pv. von schwach bitterem Geschmack, das auf der Zunge vorübergehend Unempfindlichkeit hervorruft; l. i. 7 T. Aq. in 90%ig. A. etwa 30 T. Chlf. Schmelzintervall: 146—149°. Aufbewahrung: Gut verschlossen u. vor Licht geschützt vorsichtig aufzubewahren. MD 0,02 g, MTD 0,04 g. Anw.: zur Oberflächen- und Infiltrationsanästhesie; in der Augenheilkunde als ¼- bis 1%ige Lösungen mit Suprarenin, in der Urologie in 0,1- bis 0,2%igen Lösungen mit Suprarenin. Unverträglich mit basisch reagierenden oder oxidierenden Substanzen, Bromiden, Jodiden, Bleisalzen, Gerbsäure, Borax, Silbersalzen, Quecksilbersalzen.

Butyl-bromallyl-barbitursäure: Acidum butyl-bromallyl-barbituricum, 5-(2′-Brom-allyl)-5-(1″-methyl-propyl)-barbitursäure, Butallynonal,

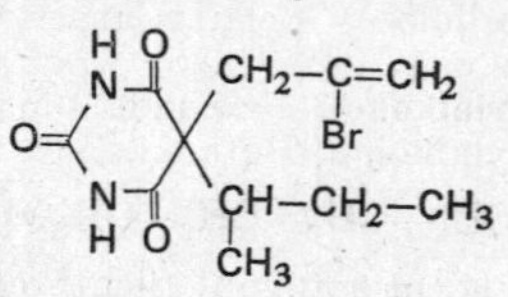

$C_{11}H_{15}BrN_2O_3$, Mol. 303,2; DAB 7: Gehalt mind. 99,0%, berechnet auf die getrockn. Substanz; weiß. kr. Pv. von schwach bitterem Geschmack; ll. i. A. 90%, Ae., wl. i. Aq., l. i. verdünnt. Alkalilaugen unter Salzbildung; F. 129—132°; vorsichtig aufzubewahren. Anw. med.: als Durchschlafmittel, ohne Kumulationsgefahr, Dos. 0,2 g, MTD 0,6 g; das Na-Salz dient i. v. als Basisnarcoticum, in d. Geburtshilfe zur Erzeug. d. Dämmerschlafs (Pernocton®).

Butylchloralum hydratum ERG: Butyl- oder Butyrchloralhydrat,

$$CH_3 \cdot CHCl \cdot CCl_2 \cdot CH(OH)_2.$$

Mol. 193,4; F. ca. 78°. Weiße, seidenglänzende Blättchen, l. i. Aq., ll. i. A. u. Ae., l. i. heiß. Chlf. Anw. med.: als Antineuralgicum und Hypnoticum. MD 2,0 g; MTD 4,0 g.

Butylessigsäure: Capronsäure*.

Butyrchloralhydrat: s. Butylchloralum hydratum.

Butyrometer: Gerät zur Bestimmung des Fettgehalts der Milch.

Butyrum Antimonii: Stibium chloratum, s. Antimontrichlorid.

Butyrum Cacao: Oleum Cacao, s. Theobroma cacao.

Butyrum Nucistae: Oleum Nucistae, Muskatnußöl, s. Myristica fragrans.

Butyrum Stanni: Zinnbutter, Rosiersalz, Stannum bichloratum, s. Zinn(II)-chlorid.

Butyrum Zinci: Zinc. chloratum, s. Zinkchlorid.

Buxus sempervirens: Fam. Buxaceae, Buchsbaum (Mittelmeergebiet heimisch, sonst als Zierpfl. angebaut). Stpfl. v. **Folia Buxi:** Buchsbaumblätter. Best.: Mehrere Alkaloide (Buxin, Parabuxin, Buxinidin u. a.), äth. Öl, Gerbstoff. Anw. volkst.: gegen Fieber u. Malaria, Rheuma u. Gicht, als Abführmittel u. Cholagogum. HOM: *Buxus sempervirens*, d. frisch. jung. Sprossen m. d. Blättern. Aufbewahrung: Urtinktur, 1., 2., 3. Dez.-Pot. vorsichtig.

B-Vitamine: s. Vitamine.

Bykomycin®: s. Neomycin.

C

C: *chem.* Kohlenstoff, *phys.* Celsius.

c: Präfix in d. org.-chem. Nomenklatur = cyclo-; *phys* Centi-.

C_5: Pentamethonium*.

C_6: Hexamethonium*.

C_{10}: Dekamethonium*.

Ca: *chem.* Calcium; *med.* Carcinoma = Krebs.

Cacao: s. Theobroma cacao.

Cacaobutter: Oleum Cacao, s. Theobroma cacao.

Cachets: Capsulae amylaceae, Kapseln aus Stärkemasse, eine Arzneiform.

Cachexia: Kachexie*.

Cachou: 1. Syn. f. Catechu*. 2. Salmiakpastillen, meist in Stäbchenform u. versilbert.

Cactus HOM: s. Cereus grandiflorus.

Cadaverin: Pentamethylendiamin, $H_2N \cdot (CH_2)_5 \cdot NH_2$, entsteht bei der Fäulnis von Eiweißstoffen aus dem Lysin (es wurde früher als Leichengift bezeichnet, s. Ptomaine, ist jedoch ungiftig, vgl. Putrescin).

Cadinen: $C_{15}H_{24}$, Sesquiterpen, Bestandteil vieler äth. Öle („Cadeöl", Destillationsprodukt aus dem Holz von Juniperus oxycedrus*); linksdrehend, Kp. 275°.

Cadmia: Tutia grisea, s. Zinkcarbonat.

Cadmium: (Klaprothium, Vestalium), Cd, AtG. 112,40, Ordnungszahl 48, II-wertig. D. 8,64; F. ca. 320°; Kp. 767°. Weißes, stark glänz. Metall, das sich leicht schneiden und pressen läßt. Entd. 1817 v. Karl Samuel Leberecht Herrmann, Apoth. in Schönebeck, u. gleichzeitig von Friedr. Strohmeyer, Prof. in Göttingen. Vork. nat.: nur gebunden in den Zinkerzen, bisw. als Cadmiumsulfid (Greenockit), CdS. Darst.: Durch Dest. v. Zinkstaub m. Kohle. Anw. techn.: zur Herst. leicht schmelzbarer Legierungen (Woodsches Metall, Lipowitzsches Metall, s. Wismut), zu Zahnfüllungen (Cadmiumamalgam) sowie zur Herst. rostschützender Überzüge auf Eisen. Cadmium wirkt in allen Verbindungen giftig (MAK für CdO: 0,1 mg/m^3 Luft).

Nachweis von Cadmiumverbindungen: 1. Schwfwst. fällt gelbes Cadmiumsulfid, CdS, unl. i. Ammoniumsulfid (Unterschied vom gelben Zinn- u. Arsensulfid) u. unl. i. Säuren. 2. Beim Glühen m. Soda auf Kohle geben Cd-Verbindungen einen braunen Beschlag (Pfauenauge).

Cadmiumbromid: Cadmium bromatum, $CdBr_2 + 4H_2O$. Weiße Kr.-nadeln, sll. i. Aq. u. i. A. Anw.: in d. Photographie.

Cadmium chloratum: Cadmiumchlorid.

Cadmiumchlorid: Cadmium chloratum, $CdCl_2 + 2H_2O$. Farbl. Kr., ll. i. Aq., A. u. Methanol. Anw.: in d. Färberei u. in d. Photographie, in d. analyt. Chemie, zur galvan. Verzinnung.

Cadmiumgelb: Cadmium sulfuratum, s. Cadmiumsulfid.

Cadmiumjodid: Cadmium jodatum, Jodcadmium, CdJ_2. D. 5,67; F. 388°; Kp. 713°. Weiße, glänzende Schuppen, sll. i. Aq., l. i. A. u. Ae. u. Aceton. Anw.: in d. Photographie.

Cadmium-Kaliumcyanid: $K_2Cd(CN)_4$; farbl. Kr., ll. i. Aq.; Anw.: in d. Galvanotechnik.

Cadmiumnitrat: Cadmium nitricum, $Cd(NO_3)_2 + 2H_2O$. D. 2,46; F. 59,5°; Kp. 132°. Weiße, strahlige, zerfl. Kr.; ll. i. Aq. u. A. Anw.: in d. Porzellanmalerei.

Cadmiumoxid: Cadmium oxydatum anhydricum, CdO, gelbrotes bis dunkelbraun. Pv. od. Kr., unl. i. Aq., ll. i. verd. SS u. Ammoniumsalzlsgn. Anw.: in d. Galvanotechnik, zu Malerfarben u. Leuchtstoffen.

Cadmiumrot: Selenhaltiges Cadmiumsulfid (Cadmium selenatum); hellrotes bis dunkelrotes Pv. Giftig! Anw.: als Malerfarbe.

Cadmiumsalicylat: Cadmium salicylicum, Salizylsaures Cadmium,

$$(C_6H_4OHCOO)_2Cd + H_2O.$$

Weiße Kr.nadeln, l. i. Aq. u. A. Anw. med.: früher als Adstringens bei Augenentzündungen u. Gonorrhöe.

Cadmium selenatum: s. Cadmiumrot.

Cadmiumsulfat: Cadmium sulfuricum, $CdSO_4$; nach ERG Hydrat v. d. Formel $3\,CdSO_4 + 8\,H_2O$). Farbl., an der Luft verwitternde Kr., ll. i. Aq., unl. i. A. Darst.: Durch Auflösen v. metallischem Cadmium in einem Gemisch v. Schwefel- u. Salpetersäure. Anw. med.: inn. Dos. 0,005—0,03 g bei Syphilis u. Rheumatismus; MD 0,1 g; MTD 0,2 g; äuß.: wie Zinksulfat i. d. Augenheilkunde. HOM: *Cadmium sulfuricum.* Aufbewahrung: Ursubst., 1., 2., 3. Dez.-Pot. vorsichtig.

Cadmiumsulfid: Cadmium sulfuratum, CdS, Schwefelcadmium, Cadmiumgelb, Cadmium Yellow, nat. Greenockit. Hellgelbes od. orangerotes Pv., unl. i. Aq. u. verd. Säuren, l. i. konz. Salzsäure u. Salpetersäure unter Entwicklung von H_2S. Darst.: Durch Fällen v. Cadmiumsalzlsgen m. Schwefelwasserstoff. Anw.: als Malerfarbe (in verschied. Tönungen: hellgelb bis tiefrot).

Cadmium sulfuratum: s. Cadmiumsulfid.

Cadmium sulfuricum: s. Cadmiumsulfat.

Cadmium Yellow: s. Cadmiumsulfid.

Caecus(a, um): (lat.) blind; intestinum caecum = Blinddarm.

CaEDTA: s. $CaNa_2$-EDTA.

Caeruleus: (Coeruleus) dunkelblau.

Caesalpinia bonducella: (C. bonduc), Fam. Leguminosae, Kugelstrauch (Molukken, Borneo, Sumatra, Brasilien, Tropen). Stpfl. v. **Semen Bonducellae:** Kugelstrauchsamen, Nickersamen. Anw. med.: gegen Fieber u. Wassersucht.

Caesalpinia brevifolia: Fam. Leguminosae (Chile). Stpfl. v. **Algarroba*.**

Caesalpinia coriaria: Fam. Leguminosae (Westindien, Südamerika). Stpfl. v. **Divi-Divi** (Libidibi, Samak): Gerbhülsen, enth. 30—50% Gerbstoff. Anw.: in der Gerberei.

Caesalpinia echinata: (Guilandina echinata) Fam. Leguminosae (trop. Amerika) mit anderen Arten. Stpfl. v. **Lignum Fernambuci:** Lignum brasiliense rubrum, Fernambukholz, Rotholz, Brasilholz, Japanholz. Best.: Glykosid Brasilin, Gerbstoff, äth. Öl. Anw. med.: als Adstringens; techn.: in d. Färberei, Druckerei, zur Herst. roter Tinte (fermentierte Ware f. med. Zwecke nicht verwendbar).

Cäsium: Cs, AtG. 132,9055, Ordnungszahl 55, einwertig, D. 1,88; F. 28,5°; Kp. 670°; färbt d. Flamme blauviolett. Weiches, silberweißes Metall (Entd. 1860 v. Kirchhoff u. Bunsen). Vork.: nat. stets zus. m. Rubidium. Von den Salzen med. früher nur Caesiumbitartrat bei nervösen Herzleiden verwendet.

Cainca HOM: s. Chiococca racemosa.

Cajeputöl: Oleum Cajeputi, s. Melaleuca leucadendron var. cajeputi.

Cajeputum: s. Melaleuca leucadendron var. cajeputi.

Cal.: Abkürzung f. Kalorie*.

Calabarbohne: Kalabarbohne, Semen Calabar, s. Physostigma venenosum.

Calamina: Lapis calaminaris, Galmei, gemahlenes Galmeierz (Zinkkarbonat u. Zinksilikat). Gelbbraunes Pv. Anw. volkst.: als Wundpv. u. zu Wundsalben.

Calamus: Kalmus, s. Acorus calamus.

Calamus aromaticus HOM: s. Acorus calamus.

Calamus Draco: Daemonorops draco*.

Calcaneus: Kalkaneus, Fersenbein.

Calcarea acetica HOM: Calcium aceticum, s. Calciumacetat.

Calcarea arsenicosa HOM: s. Calcium arsenicosum.

Calcarea bromata HOM: Calcium bromatum, s. Calciumbromid.

Calcarea carbonica HOM: Calcium carbonicum Hahnemanni (die inneren weißen Teile der Austernschalen, s. Ostrea edulis).

Calcarea caustica Segini HOM: Calcium causticum Segini, gesättigte Lsg. v. Calciumhydroxid in 50%igem A. Die 5. Dez.-Pot. u. höhere werden mit 45%igem A. hergestellt.

Calcarea fluorica HOM: Calcium fluoratum (natürlicher pulv. Flußspat), s. Calciumfluorid.

Calcarea hypophosphorosa HOM: Calcium hypophosphorosum, s. Calciumhyposphit.

Calcarea jodata HOM: Calciumjodatum, s. Calciumjodid.

Calcarea muriatica HOM: Calcium chloratum, s. Calciumchlorid.

Calcarea phosphorica HOM: Calcium phosphoricum, s. Calciumphosphat.

Calcarea sulfurica HOM: Calcium sulfuricum, s. Calciumsulfat.

Calcaria chlorata: s. Chlorkalk.

Calcaria hydrata: Calcium oxydatum hydricum, s. Calciumhydroxid.

Calcaria hydrosulfurata: Calcium hydrosulfuratum, s. Calciumhydrogensulfid.

Calcaria saccharata ERG: Zuckerkalk; Gehalt mind. 10% CaO. Weiße, seidige Lamellen od. weißes Pv. v. süßl., später laugigem Geschmack, l. i. Aq., unl. i. A. Darst.: Durch Zus.bringen von Calciumhydroxid, Zucker u. Aq., eindampfen u. trocknen. Anw. med.: als Antacidum bei Diarrhöe u. als Gegengift bei Säurevergiftungen (alle 5 Minuten 1 bis 2 Teelöffel in einem Glas Wasser, bes. bei Oxalsäure-Vergiftungen), mit l. Phosphaten, Sulfaten und Carbonaten unverträglich.

Calcaria usta: Calcium oxydatum, s. Calciumoxid.

Calciferol: Ergocalciferol, Vitamin D_2. $C_{28}H_{44}O$. Mol. 396,7. 1 g Calciferol entspricht in seiner antirachitischen Wirksamkeit 40 Millionen I.E. Vitamin D. Farbl. Kr. od. weißes, kr. Pv., ll. i. Ae., Chlf., Aceton, l. i. A., Methanol, swl. i. fett. Ölen, praktisch unl. i. Aq. Schmelzintervall: 115 bis 118°. Spez. Drehung $[\alpha]_D^{20°} = +102{,}5°$ bis $+107{,}5°$ (Meßlsg.: 4,0 g in 100 ml absol. A.). Lichtabsorption: $E_{1\,cm}^{1\%} =$ 445—485 bei 265 nm, gemessen in Äthanol absol.; Aufbewahrung: In evakuierten od. mit einem indifferenten Gas gefüllten Ampullen, kühl u. vor Licht geschützt. Eine zur Prüfung geöffnete Ampulle muß, falls der Inhalt nicht sofort verw. wird, umgehend wieder nach Füllung mit N_2 od. im Vakuum zugeschmolzen werden. Sehr vorsichtig aufzubewahren. MD 0,015 g; MTD 0,015 g. Strukturformel u. weiteres siehe unter Vitamine.

Calcinieren: Einen Stoff in „kalkähnliche Substanz" verwandeln, d. h. ihm durch Glühen Kohlensäure u. Wasser entziehen od. organ. Beimengungen zerstören (z. B. Pottasche, Soda, Knochen).

Calcinierte Soda: Natrium carbonicum siccum crudum, kristallwasserfreie 98—99%ige Soda, s. Natriumcarbonat.

Calcium: Calcium, Kalzium, Ca, metall. Element, AtG. 40,08, Ordnungszahl 20, II-wertig. D. 1,54; F. 845°, Kp. 1420°; Härte 1,5. Weißes, schneidbares Metall, verbrennt m. gelber Flamme, zersetzt sehr langsam Wasser zu Calciumhydroxid u. Wasserstoff, löst sich in fl. Ammoniak mit tief blauschwarzer Farbe zu $Ca(NH_3)_6$; dargest. 1808 v. Davy; gehört zu den 10 häufigsten Elementen, ist zu 3,4% am Aufbau der Erdrinde beteiligt; nat. Vork.: nur gebunden als Carbonat (Marmor, Kreide, Kalkstein: $CaCO_3$), als Sulfat (Alabaster, Gips u. im Meerwasser: $CaSO_4$), ferner als Silikat, Phosphat, Fluorid, ferner in d. Pfl. sowie in d. Knochen, Zähnen, Harn- u. Gallensteinen. Darst.: Durch Elektrolyse v. geschmolzenem Calciumchlorid oder durch Erhitzen desselben mit metall. Natrium. Anw. chem.: als Reduktionsmittel, zum Entwässern organ. Verbdgen, z. B. Alkohol (bildet mit Aq. $Ca(OH)_2$).

Nachweis von Calciumverbindungen: 1. Sie färben die Flamme gelbrot (im Spektrum eine intensiv grüne u. eine violette Linie). 2. Ammoniumoxalat fällt auch aus sehr verd. Calciumsalzlsgen weißes Calciumoxalat (CaC_2O_4), unl. i. Essig- u. Oxalsäure. 3. Schwfs. fällt nur aus konz. Calciumsalzlsgen weißes, kr. Calciumsulfat ($CaSO_4$).

Calciumacetat: Calcium aceticum, Essigsaures Calcium, Graukalk,

$$Ca(CH_3CO_2)_2.$$

Mol. 194,18. Weiß. Pv., l. i. Aq. u. A. Anw. techn.: in d. Färberei, Gerberei, zur Holzessiggew. Der techn. „Graukalk" ist eine graue krümelige Masse, die ca. 80% Calciumacetat enthält, daneben ca. 14% Wasser u. 4—6% Phenole. HOM: *Calcium aceticum, Calcarea acetica.*

Calcium aceticum: s. Calciumacetat.

Calcium aceticum solutum Hahnemanni HOM: Darst.: Verdünnte Essigsäure wird mit Calcarea carbonica* gesättigt u. dann erwärmt. Nach dem

Erkalten wird sie durch Zusatz von Aq. auf D. 1,1 gebracht u. filtriert. Gehalt ca. 22% Calciumacetat.

Calcium acetylosalicylicum: Calciumacetylsalizylat, früher als „Aspirin lösl." im Handel. Anw.: wie Acetylsalizylsäure.

Calciumamygdalat: Mandelsaures Calcium, s. Calciummandelat.

Calciumarsenat: Calcium arsenicicum, Arsensaures Calcium, $Ca_3(AsO_4)_2 \cdot 3H_2O$, wl. i. Aq., l. i. SS; giftig! Anw. techn.: als Schädlingsbekämpfungsmittel.

Calcium arsenicicum: s. Calciumarsenat.

Calcium arsenicosum HOM: (Calcarea arsenicosa), Calciumarsenit, $Ca_3(AsO_3)_2$; bis D3 rezeptpflichtig. (Aufbewahrung: Ursubstanz, 1., 2., 3. Dez.-Pot. sehr vorsichtig.)

Calciumarsenit: s. Calcium arsenicosum HOM.

Calcium, Arsensaures: Calcium arsenicicum, s. Calciumarsenat.

Calciumbenzoat: Calcium benzoicum, $(C_6H_5COO)_2Ca + 3H_2O$. Farbl. Kr. od. Pv., l. i. Aq. Anw. med.: als Alterans u. Antisepticum b. Skrofulose, Gicht, Struma, Dos. 0,3—1,0 g.

Calcium, Benzoesaures: Calcium benzoicum, s. Calciumbenzoat.

Calcium bicarbonicum: s. Calciumhydrogencarbonat.

Calciumbiphosphat: s. Calciumphosphat, primär.

Calciumbisulfit: Calciumhydrogensulfit.

Calcium bisulfurosum: Calciumbisulfit, s. Calciumhydrogensulfit.

Calcium bromatum: s. Calciumbromid.

Calciumbromid: Calcium bromatum, Bromcalcium, $CaBr_2$, Mol. 199,91, D. 3,35, F. 765°, Kp. ca. 810°; weiß. kr., hygrosk. Pv., sll. i. Aq., ll. i. A., unl. i. Ae. u. Chlf. Darst.: Durch Sättigen von Bromwasserstoffsäure mit Calciumcarbonat und Eindampfen. Anw. med.: wie Kaliumbromid; techn.: i. d. Photographie zur Herst. von Trockenplatten. HOM: *Calcium bromatum, Calcarea bromata.*

Calciumcarbid: Calciumcarbid, „Carbid", CaC_2, Mol. 64,10; *chem.* rein farbl., durchsichtige Kr., *techn.* grauschwarze Massen; entwickelt m. Aq. **Azetylengas** (C_2H_2); 1 kg reines CaC_2 entwickelt 350 l Azetylen (bei 15°). (Der unangenehme Carbid-Geruch beruht auf geringen Beimengungen von Calciumphosphid, aus dem sich bei Feuchtigkeit Phosphorwasserstoff entwickelt; der Gehalt an PH_3 soll 0,04 Vol.-% nicht übersteigen.) Darst.: Durch das Zus.schmelzen v. Ätzkalk m. Kohle im elektr. Ofen bei 2200 bis 2300°. Anw. techn.: zur Herst. von Azetylen f. Beleuchtungszwecke, als Red.-Mittel i. d. Metallurgie, z. Herst. v. Kalkstickstoff*, vgl. Carbide. (Carbid wurde erstmalig v. Fr. Wöhler 1836 dargestellt.)

Calciumcarbonat: Calcium carbonicum, kohlensaures Calcium, „Kalk", $CaCO_3$. Mol. 100. Nat.: als Kalkstein, Kreide, Marmor, Aragonit, Kalkspat, Muschelschalen, Korallen, Krebssteine, Sepiaknochen. Darst.: Durch Fällen von Calciumchloridlsg. m. Natriumcarbonatlsg. Anw. med.: bei Gastritis, Diarrhöen usw. Dos. 0,5—2 g; techn.: zu Zahnpulvern, Zahnpasten; in d. Keramik.

Calcium carbonicum: s. Calciumcarbonat.

Calcium carbonicum Hahnemanni HOM: Calcarea carbonica Hahnemanni*.

Calcium carbonicum nativum: Creta praeparata, natürl. Kreide, Schlämmkreide.

Calcium carbonicum praecipitatum: Gefälltes Calciumcarbonat, $CaCO_3$. Weißes, geschmackl. Pv., unl. i. Aq., l. i. SS unter Aufbrausen. Anw. med.: inn. als Antacidum bei Sodbrennen, Magenhyperazidität, ferner b. Rachitis, Skrofulose; Dos. 0,5—2 g mehrmals tgl.; äuß.: als Streupv. u. Zahnpv.

Calcium carbonicum praecipitatum pro uso externo: Gefälltes Calciumcarbonat für äußeren Gebrauch. Anw.: zu Streupvn. u. Zahnpvn.

Calcium carbonicum praeparatum naturale: Nat. Kreide, Schlämmkreide; **Creta praeparata:** (Gereinigte) Schlämmkreide.

Calcium causticum Segini HOM: Calcarea caustica Segini*.

Calciumchlorat: Calcium chloricum, Chlorsaures Calcium, $Ca(ClO_3)_2 + H_2O$, farbl. bis gelbl. Kr., ll. i. Aq., l. i. A. u. Aceton; Anw.: als Unkrautvertilgungsmittel sowie in d. Feuerwerkerei.

Calcium chloratum: s. Calciumchlorid.

Calcium chloricum: s. Calciumchlorat.

Calciumchlorid, Calcium chloratum: Chlorcalcium. DAB 7: $CaCl_2 + H_2O$, Mol. 147,0, Gehalt mind. 96% des Dihydrats; weiß., körnig. od. krist. hygrosk. Pv. von brennendem, salzigem, schwach bitterem Geschmack; ll. i. Aq. u. A. ($CaCl_2$ kristallisiert auch als Mono-, Tetra- u. Hexahydrat). Gew. als Nebenprodukt beim *Solvay*-Soda-Verfahren od. durch Lösen v. Calciumcarbonat in Salzsäure. Anw. med.: inn. als Hämostaticum, bei Hämorrhagien, bei Krämpfen, Epilepsie, Seekrankheit, Hautkrankheiten; Dos. 0,2—1,0 g mehrmals tägl. in stark verd. Lsgen; äuß.: zu Augenwässern, Verbandwässern, auch zu subkutanen Injektionen bei Hämoptoe (DAB: Liquor Calcii chlorati). HOM: *Calcium chloratum, Calcarea muriatica.*

Calcium chloratum crudum: Rohes Calciumchlorid, Chlorcalcium, $CaCl_2$. Gelbl. Stücke. Nebenprodukt bei d. Sodagew. nach Solvay. Anw. techn.: zu feuerfesten Anstrichen und zum Imprägnieren sowie zu Kältemischungen*. **Calcium chloratum fusum:** Geschmolzenes Calciumchlorid, wasserfreies Calciumchlorid. Farbl., kr. Stücke od. Stangen. Darst.: Durch Erhitzen v. Calcium chloratum siccum. Anw. chem.: zum Trocknen v. organ. Fl. wie Ae., Chlf., Ester usw.

Calciumcitrat: Calcium citricum, zitronensaures Calcium,

$$Ca_3(C_6H_5O_7)_2 + 4\,H_2O,$$

Mol. 570,51; weiß. Pv., swl. i. Aq., unl. in A.; Anw. med.: zur Calciumtherapie, hauptsächlich in der Kinderpraxis.

Calcium citricum: s. Calciumcitrat.

Calcium cresolicum: Karbolkalk, Mischung von 85 T. Ätzkalk mit 15 T. Karbolsäure; Anw.: als Desinfektionsmittel.

Calciumcyanamid: s. Cyanamid.

Calciumcyclohexenyl-aethyl-barbituricum: Cyclobarbital-Calcium; s. Äthyl-cyclohexenyl-barbitursaures Calcium.

Calcium, Essigsaures: s. Calciumacetat.

Calcium ferro-phospholacticum: Calciumferrophospholaktat. Weiß. Pv. Anw. med.: bei Rachitis und Skrofulose.

Calcium fluoratum ERG: Calciumfluorid, Fluorcalcium, Flußspat, Fluorit, CaF_2. Mol. 78,1. Weiß. Pv., unl. in Aq. Anw. med.: inn. als Nährstoff für d. Entwicklung der Zähne und Zahnschmelzbildung; Dos. 0,0025 g; techn.: als Flußmittel in d. Metallurgie. HOM: *Calcium fluoratum, Calcarea fluorica*, natürlicher, feinpulverisierter Flußspat. (Aufbewahrung: Ursubstanz, 1., 2., 3. Dez.-Pot. vorsichtig.)

Calciumfluorid: Calcium fluoratum ERG*.

Calciumformiat: s. Calciumformicicum.

Calcium formicicum: Calciumformiat, Ameisensaures Calcium, $Ca(HCO_2)_2$; weiß. Kr. oder Pv., ll. in Aq.; med. nicht mehr verwendet, früher bei Blutungen.

Calciumgluconat: Calcium gluconicum, Calciumsalz d. D-Gluconsäure

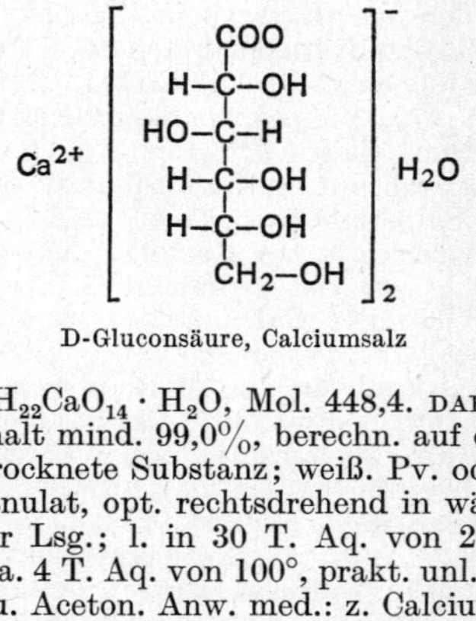

D-Gluconsäure, Calciumsalz

$C_{12}H_{22}CaO_{14} \cdot H_2O$, Mol. 448,4. DAB 7: Gehalt mind. 99,0%, berechn. auf die getrocknete Substanz; weiß. Pv. oder Granulat, opt. rechtsdrehend in wäßriger Lsg.; l. in 30 T. Aq. von 20°, in ca. 4 T. Aq. von 100°, prakt. unl. in A. u. Aceton. Anw. med.: z. Calciumtherapie (Calciummangel, Urticaria, Heuschnupfen usw.) sowie bei Blutungen; Dos. oral ca. 3 g (1 Teelöffel voll), ferner intravenös und intramuskulär in 10%iger Lösung.

Calcium gluconicum: s. Calciumgluconat.

Calcium glycerinophosphoricum DAB 6: Glycerinphosphorsaures Calcium,

$$CH_2(OH) \cdot CH(OH) \cdot CH_2OPO_3Ca + 2\,H_2O.$$

Mol. 246,20. Weiß., kr. geruchloses u. fast geschmacklos. Pv., l. in 40 Aq. Gehalt mind. 84% wasserfreies glycerinophosphorsaures Calcium. 1 g muß nach dem Glühen 0,51—0,53 g Rückstand hinterlassen. **Calcium glycerinophosphoricum solubile** enthält einen geringen Zusatz v. Zitronensäure. l. in 20 Aq. Darst.: Durch Neutralisieren einer Lösung von Glycerinphosphorsäure mit Calciumcarbonat. Anw. med.: inn. b. Schwächezuständen, Chlorose, Rachitis, Arterienverkalkung, Tuberkulose usw.; Dos. 0,2—0,5 bis zu 10 g pro Tag, s. Glycerinophosphorsäure.

Calciumglycerophosphat: Calcium glycerinophosphoricum DAB 6*.

Calcium hydricum solutum: s. Aqua Calcariae.

Calciumhydrogencarbonat: Calciumbicarbonat, $Ca(HCO_3)_2$ entsteht b. der Einwirkung von CO_2-haltigem Wasser (Regenwasser) auf Kalk, es verursacht die Härte des Wassers („Bicarbonathärte"), scheidet sich b. Kochen oder Verdunsten von Wasser wieder aus (Kesselstein, Tropfstein).

Calciumhydrogenphosphat: Calcium phosphoricum, $CaHPO_4 \cdot 2H_2O$, Mol. 172,1; feines, weiß., geruch- und geschmackloses Pv., in Aq. u. A. praktisch unl., ll. in verdünnter Salz- u. Salpetersäure. Anw. med.: zur Kalktherapie bei Rachitis, Allergien usw.; vet. viel gebraucht (s. Futterkalk). HOM: *Calcium phosphoricum, Calcarea, phosphorica*

Calciumhydrogensulfid: Calciumsulfuratum hydratum, Calciumhydrosulfid, Calciumsulfhydrat, Calcarea hydrosulfurata, $Ca(SH)_2 \cdot 6H_2O$, Mol. 214,32; weiß. hygrosk. Pv., l. in Aq. u. A.; Anw.: als Enthaarungsmittel.

Calciumhydrogensulfit: Calcium bisulfurosum, Calciumbisulfit, $Ca(HSO_3)_2$, Mol. 202,22. Anw. med.: als Antisepticum in Gurgelwässern, zu Vaginal- und Wundspülungen.

Calciumhydrosulfid: s. Calciumhydrogensulfid.

Calcium hydrosulfuratum: s. Calciumhydrogensulfid.

Calciumhydroxid: Calcium oxydatum hydricum, gelöschter Kalk, $Ca(OH)_2$, weiß. Pv., wl. in Aq., l. in Salz-, Salpeter- u. Essigsäure unter Salzbildung; Anw. med.: innerlich bei Hyperacidität des Magens (Kalkwasser, Aqua Calcariae), äußerl. bei Verbrennungen (Linimentum Calcariae) sowie bei Vergiftungen mit Schwefelsäure u. Oxalsäure.

Calciumhypochlorit: Calcium hypochlorosum, $Ca(OCl)_2 + 3H_2O$, Mol. 197,04, Salz der unterchlorigen Säure; weißes, chlorkalkähnlich riechendes Pv., ll. in Aq., entwickelt mit HCl Chlor. Darst.: Durch Einleiten von Chlor in Kalkmilch (s. Calciumoxid) u. Ausfällen mit Kochsalz. Anw. med.: wie Chlorkalk als Antisepticum u. Desinfiziens; techn.: wie Chlorkalk zum Bleichen, jedoch stärker bleichend und desinfizierend wirkend, infolge seines größeren Gehalts (ca. 70—80%) an wirksamem Chlor. (Handelspräp. Losantin®, Caporit®.)

Calcium hypochlorosum: s. Calciumhypochlorit.

Calciumhypophosphit: Calcium hypophosphorosum, Unterphosphorigsaures Calcium, $Ca(H_2PO_2)_2$, Mol. 170,07, weiße, geruchlose Kr. oder kr. Pv., ll. in Aq., unl. in A. Anw. med.: als Roborans, Dos. 0,1—0,2 g, subkutan 0,1 g. HOM: *Calcium hypophosphorosum, Calcarea hypophosphorosa.*

Calcium hypophosphorosum: s. Calciumhypophosphit.

Calciumjodat: Calcium jodicum, Jodsaures Calcium, $Ca(JO_3)_2 + 6H_2O$, weiß. kr. Pv., wl. in Aq., Anw.: als Ersatz für Jodoform.

Calcium jodatum: s. Calciumjodid.

Calcium jodicum: s. Calciumjodat.

Calciumjodid: Calcium jodatum, Jodcalcium, $CaJ_2 + 6H_2O$, Mol. 402,0; weiß., sehr hygrosk. Pv., das sich an d. Luft leicht zersetzt, ll. in Aq. u. A. Anw. med.: früher wie Kaliumjodid. HOM: *Calcium jodatum, Calcarea jodata* (Aufbewahrung: Urtinktur, 1—3. Dez.-Pot. vorsichtig).

Calcium, Kohlensaures: s. Calciumcarbonat.

Calciumlactat: Calcium lacticum, Milchsaures Calcium,

$$Ca^{2+}[CH_3—CH(OH)—COO]^{2-} \cdot 5H_2O,$$

Mol. 308,30. DAB 7: Mind. 97,0%, berechn. auf die getrockn. Substanz; weiß. Pv., fast geruch- u. geschmacklos; l. in Aq. 1:20, sll. in sied. Aq., swl. in A. Darst.: Durch Sättigen von Milchsäure m. Calciumcarbonat. Anw.

med.: zur Kalk-Therapie, bes. bei Schwangeren u. Kindern, ferner als Hämostaticum nach kleineren Operationen u. bei Blutungen in d. Nachgeburtsperiode. Dos. 0,2—2 g, für Säuglinge 0,1—0,2 g tägl., i.v. und subkutan in 1%iger Lösung.

Calcium lacticum: s. Calciumlactat.

Calciummandelat: Calcium amygdalicum, Calcium mandelicum, Calciumamygdalat, Mandelsaures Calcium

$$[C_6H_5 \cdot CH(OH) \cdot CO_2]_2\,Ca,$$

Mol. 342,35; weiß. kr. Pv., geruchlos, wl. in Aq., unl. in A.; Anw. med.: bei Coli-Infektionen der Harnwege, Dos. 3—4 g, dreimal täglich.

Calcium mandelicum: s. Calciummandelat.

Calcium, Mandelsaures: s. Calciummandelat.

Calcium, Milchphosphorsaures: Calcium phospholacticum solubile, s. Calciumphospholaktat.

Calcium, Milchsaures: s. Calciumlactat.

Calciumnitrat: Calcium nitricum, Salpetersaures Calcium, $Ca(NO_3)_2 + 4\,H_2O$, Mol. 236,16; farblose, leicht zerfließl. Kr., sll. in Aq., l. in A. und Aceton, unl. in Ae. Darst.: Durch Einwirkung von Salpetersäure auf Calciumcarbonat („Norge-Salpeter", „Kalksalpeter"). Anw.: als Düngemittel.

Calcium nitricum: s. Calciumnitrat.

Calciumoxid: Calcium oxydatum, Calcium oxydatum causticum, Calcaria usta, Gebrannter Kalk, Ätzkalk, CaO, Mol. 56,08; harte, weiße, an der Luft allmählich zerfallende Stücke, swl. in Aq., l. in verdünnten SS unter Salzbildung, unl. in A. Mit 4 T. Aq. zerfällt es unter starker Erhitzung zu Gelöschtem Kalk (s. Calciumhydroxid). Darst.: Durch Glühen von Kalksteinen oder Marmor. Anw. med.: äuß. als Ätzmittel; vet.: bei Hufkrebs; ferner zur Herstellung von Kalkwasser u. zur Konservierung v. Eiern, zum Füllen von Trockenkästen u. Exsikkatoren*. (**Kalkmilch** ist ein mit weiterem Zusatz von Aq. verdünnter, gelöschter Kalk, sie wird zum Streichen von Obstbäumen, zum Schutz gegen Tierfraß oder zum Streichen von Tierställen gegen Ungeziefer verwendet.)

Calcium oxydatum: s. Calciumoxid.

Calcium oxydatum hydricum: s. Calciumhydroxid.

Calcium oxysulfuratum solutum: Liquor Calcii sulfurati ERG, Schwefelkalklösung, Vleminckx'sche Lösung. Darst.: Durch Kochen von gelöschtem Kalk mit Schwefel u. Aq.; gelbrote, klare Fl. Anw. med.: gegen Krätze (als Bad 0,05%, als Waschung 5%, als Salbe 10%), techn.: zur Bekämpfung des Meltaus.

Calcium-D-pantothenat: Calcium pantothenicum

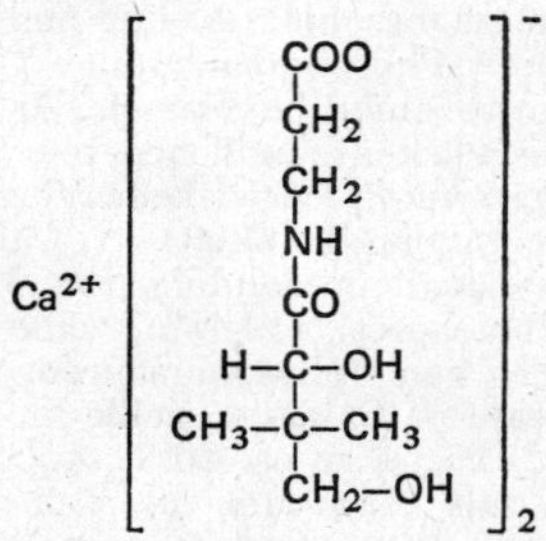

D-3-(2',4'-Dihydroxy-3',3'-dimethyl-butyrylamino)-propionsäure, Calciumsalz

$C_{18}H_{32}CaN_2O_{10}$; Mol. 476,5; DAB 7: Gehalt mind. 97,5%, berechn. auf die getrocknete Substanz; weißes, lockeres, schwach hygrosk. Pv., ll. in Aq., l. in Glycerin, wl. in A. u. Methanol. Spez. Drehung: $[\alpha]_D^{20°} = +25{,}5°$ bis $+27{,}5°$ (Meßlsg. 5 g in 100 ml. Aq.); unverträgl. mit Alkalien und Säuren. Anw. med.: bei Lebererkrankungen, Dermatosen, Brandwunden, schlecht heilenden Wunden usw., innerlich oder parenteral (Dos. 50—100 mg tägl.); vgl. Pantothensäure unter Vitamine.

Calciumperborat: Calcium perboricum, $Ca(BO_3)_2$; weiß. Pv., wl. in Aq. Anw. med.: als Antisepticum und zur Zahnpflege.

Calciumpermanganat: Calcium permanganicum, Übermangansaures Calcium, $Ca(MnO_4)_2 + H_2O$, Mol. 305,02; violette, zerfließl. Kr., l. in Aq. Anw. med.: innerl. bei Darmkrankheiten (Dos. 0,015—0,03 g), äußerl. zu Waschungen u. Spülungen wie Kaliumpermanganat (jedoch stärker wirkend).

Calcium permanganicum: s. Calciumpermanganat.

Calciumphosphat, primär: Calcium phosphoricum acidum, Monocalciumphosphat, Calciumdihydrogenphosphat, $Ca(H_2PO_4)_2 + H_2O$, Mol. 252,08, wl. in Aq., unl. in A. Anw. med.: zur Kalktherapie, techn.: zu Backpulvern.

Calciumphosphat, sekundär: Calcium phosphoricum, s. Calciumhydrogenphosphat.

Calciumphosphat, tertiär: Calcium phosphoricum tribasicum, Tricalciumphosphat, $Ca_3(PO_4)_2$, weiß., amorphes Pv., unl. in Aq. u. A., ll. in Salz- und Salpetersäure. Anw. med.: wie Calciumhydrogenphosphat, mittlere Dos. oral 1,0 g.

Calciumphosphid: Calcium phosphoratum, Phosphorcalcium, Ca_3P_2, braunrote amorphe Massen, die mit Wasser selbstentzündlichen, tox. Phosphorwasserstoff entwickeln. Vorsicht!

Calciumphospholaktat: Calcium phospholacticum solubile ERG, Milchphosphorsaures Calcium, eine Mischung von phosphorsaurem und milchsaurem Calcium, weiße kr. Massen od. Pv., l. in ca. 20 T. Aq. Anw. med.: als Tonikum u. Roborans. Dos. ca. 1,0 g oral (Sirupus Calcii phospholactici).

Calcium phosphoratum: s. Calciumphosphid.

Calcium phosphoricum: s. Calciumhydrogenphosphat.

Calcium phosphoricum acidum: s. Calciumphosphat, primär.

Calcium phosphoricum tribasicum: s. Calciumphosphat, tertiär.

Calcium, Phosphormilchsaures: s. Calciumphospholaktat.

Calcium, Phosphorsaures: Calcium phosphoricum, s. Calciumhydrogenphosphat.

Calciumsalicylat: Calcium salicylicum, Salicylsaures Calcium,

$$(C_6H_4 \cdot OH \cdot COO)_2\,Ca + H_2O;$$

weiße Kr. od. kr. Pv., wl. in Aq., unl. in A. Anw. med.: bei Magen- und Darmstörungen, Dos. 0,5 g.

Calcium salicylicum: s. Calciumsalicylat.

Calcium, Salicylsaures: s. Calciumsalicylat.

Calcium, Schwefelsaures: s. Calciumsulfat.

Calciumsulfat: Calcium sulfuricum, Schwefelsaures Calcium, $CaSO_4$; nat. als Gips ($CaSO_4 + H_2O$), ferner nat. als Marienglas, Alabaster, Anhydrit. **Gebrannter Gips:** Calcium sulfuricum ustum, $CaSO_4 + \frac{1}{2}H_2O$ (Hemihydrat) DAB 7: enth. ca. 7% Aq., feines, weißes bis fast weißes Pv., l. in ca. 600 T. Aq. Darst.: Durch Erhitzen von Gips auf ca. 150° [bei über 200° wird der Gips „totgebrannt" und verliert die Eigenschaft, mit Aq. zu erhärten. Beim Erhitzen bis nahezu 500° verliert der Gips sein Abbindevermögen, während er bei höherem Erhitzen ab 500° bis ca. 800—900° wieder mit Aq. langsam erhärtet (Estrichgips)]. Gebrannter Gips, mit der Hälfte seines Gewichts mit Wasser angerührt, erstarrt zu einer festen Masse. Anw. med.: zu Gipsverbänden. Erhärtete Gipsverbände können durch gesättigte Natriumchlorid- oder Bariumchloridlsg. aufgeweicht werden.

Calciumsulfhydrat: s. Calciumhydrogensulfid.

Calciumsulfid: Calcium sulfuratum, Schwefelcalcium, CaS, Mol. 72,14; gelbl. bis schwach rötl. Pv., fast unl. in Aq., unl. in A., entwickelt mit verdünnten SS (Essigsäure) Schwefelwasserstoff. Darst.: Durch Glühen von Calciumsulfat mit Kohle. Anw. med.: innerl. bei Abszessen, Furunkeln; Dos. 0,005—0,015 g mehrmals tgl.; äußerl.: bei Hautausschlägen, Geschwüren usw., in Salben 3—12%ig als Enthaarungsmittel; techn.: zus. mit geglühten Erdalkalisulfiden zu Leuchtfarben.

Calciumsulfit: Calcium sulfurosum, Schwefligsaures Calcium, $CaSO_3 + 2\,H_2O$, prakt. unl. in Aq., l. in SS (unter Abspaltung von SO_2). Anw.: in d. Gärungstechnik als Desinfiziens, in Bleichereien als Antichlor.

Calcium sulfuratum: s. Calciumsulfid.

Calcium sulfuratum Hahnemanni: Hepar sulfuris, Kalkschwefelleber n. Hahnemann. Herst.: ein Gemisch von gleichen Teilen des fein gepulverten weißen Inneren der Austernschalen u. Schwefelblumen wird längere Zeit im geschloss. Tiegel in Weißglühhitze erhalten u. nach dem Erkalten in wohlverschloss. Gläsern aufbewahrt. (1. bis 3. Dec. Verr. riecht deutlich nach H_2S.) (Aufbewahrung: Ursubstanz,

1., 2., 3. Dez.-Pot. im Raum für Penetrantia.)

Calcium sulfuratum hydratum: s. Calciumhydrogensulfid.

Calcium sulfuricum: s. Calciumsulfat.

Calcium sulfuricum ustum: Gebrannter Gips, s. Calciumsulfat.

Calcium sulfurosum: s. Calciumsulfit.

Calcium-Titriplex: s. Äthylendiamin-tetraessigsäure.

Calcium, Übermangansaures: s. Calciumpermanganat.

Calculi cancrorum: Krebssteine, s. Lapis Cancrorum.

Calendula officinalis: Fam. Compositae, Ringel-, Studenten- o. Goldblume (heim. Südeuropa, Orient, überall kultiv.). Stpfl. v. **Flores Calendulae sine Calycibus** ERG: Ringelblumenblüten, Studentenblumen. Best.: äth. Öle, Calendulin (Bitterstoff), Saponin, β-Carotin, Lycopin, Xanthophylle, Gummi, Harze. Asche max. 11%. Anw. volkst.: b. Skrofulose, Gelbsucht, als Emmenagogum u. Antispasmodicum; äuß.: in Salben bei schlecht heilenden Wunden u. Geschwüren (bisweilen mit Anilinrot gefärbt zur Verfälschung v. Safran). **Herba Calendulae.** Anw.: wie Flor. C. HOM: *Calendula*, das frische, blühende Kraut.

Caliche: s. Jod.

Californium: Cf, radioaktives Element, gewonn. durch Beschießung v. Curium mit α-Teilchen (1950). Ordnungszahl 98; (AtG. 251).

Calisaya-Chinarinde: Cortex Chinae Calisayae ERG, s. Cinchona Calisaya.

Calix: (-icis) *bot.* Kelch, s. Blüte.

Callitris quadrivalvis: Tetraclinis articulata*.

Calluna vulgaris: Fam. Ericaceae, Besenheide (Europa). Stpfl. v. **Herba Callunae** ERG: (Herba Ericae) Heidekraut. Best.: Arbutin, Quercitrin und Myricitrin (Flavonglykoside) sowie Quercetin und Myricetin (Aglykone), Ericodin u. Ericodinin, Saponin, Gerbstoff. Asche max. 4%. Anw. volkst.: als Adstringens bei Durchfall, als Diureticum u. Diaphoreticum, auch gegen Schlaflosigkeit. HOM: *Erica*, die frischen blühenden Zweige.

Callus: 1. *bot.* Zellwucherung, um eine Wunde am Stamm zu verschließen, meist unter Bildung von Kork. 2. *med.* Schwiele, Knochenverdickung.

Calomel: Quecksilber(I)-chlorid, s. Hydrargyrum chloratum.

Calophyllum inophyllum: Fam. Guttiferae (Afrika, Ostindien bis Polynesien). Stpfl. v. **Tacamahaca:** Gummi Tacamahaca, Balsamum Mariae, ein aromatisch riechendes, weiches Harz, das früher zu Pflastern u. Räuchermitteln verwendet wurde.

Calorie: s. Kalorie.

Calotropis gigantea: Fam. Asclepiadaceae (Hinterindien, Malaiischer Archipel, südl. China). Stpfl. v. **Cortex Calotropidis radicis:** Mudarwurzelrinde, Madar. HOM: *Madar*, die im April gesammelte und getrocknete Wurzelrinde.

Caltha palustris: Fam. Ranunculaceae, Butterblume, Sumpfdotterblume (Europa, Asien, Amerika). Stpfl. v. **Herba Calthae palustris**, Best.: Protoanemonin, Cholin, Carotin, Saponine u. Flavone. Anw. volkst.: geg. Gelbsucht; hom. gegen Pemphigus sowie als schmerz- u. krampfstillendes Mittel. HOM: *Caltha palustris*, die frische, blühende Pflanze.

Calumbawurzel: Rad. Colombo, s. Iatrorrhiza palmata.

Calx: Gebrannter Kalk, s. Calciumoxid.

Calystegia soldanella: Fam. Convolvulaceae, Meerkohl (Mittelmeergebiet). Stpfl. von **Herba Soldanellae** (Herba Brassicae marinae): Meerkohlkraut u. **Resina Soldanellae:** Soldanellaharz; beide dienen als Abführmittel.

Cambium: s. Kambium.

Cambogia: Gummigutt, Gutti, s. Garcinia hanbury.

Cambric: Englischer Mull, dichtes, festes Baumwollgewebe zu Verbandstoffen, waschbar (nach der franz. Stadt Cambrai).

Camellia sinensis (C. theifera): Fam. Theaceae, Teestrauch (kult. China, Japan, Java, Ceylon, Indien, Afrika, Brasilien). Stpfl. von **Folia Theae: Chinesischer Tee.** Best.: 1 bis 4% Koffein (Thein), Gerbstoff 7 bis 25%. Das Aroma entsteht erst durch Fermentation, bei d. äth. Öl gebildet wird, das u. a. Geraniol enthält. Anw.: als Anregungsmittel. **Thea viridis: Grüner Tee,** durch Erhitzen getrockn., aber nicht fermentierte Teeblätter. HOM: *Thea sinensis*, die getrockn. Zweigspitzen mit d. jüngsten Blättern und Blüten.

Campecheholz: Lign. Haematoxyli, s. Haemotoxylon campechianum.

Camphen: Ungesättigter Kohlenwasserstoff, nat. in vielen äth. Ölen. Darst.: Durch Erhitzen von Pinenhydrochlorid (Bornylchlorid) mit Alkalien oder fettsauren Salzen. Ausgangspunkt für die techn. Canphersynthesen.

Campher: Camphora, Kampfer, Camphor, Japankampfer, Laurineenkampfer, $C_{10}H_{16}O$, stammt vom Kampferbaum **Cinnamomum camphora** (Camphora officinarum, Laurus camphora), Fam. Lauraceae (Küstengebiete Ostasiens, v. Kotschinchina bis an den Jangtsekiang u. auf den Inseln des südchinesischen Meeres, Formosa, Hainan u. den südl. Inseln Japans, kultiv. auch in Nordamerika, Marokko, Ceylon, Ostafrika, Hauptanbaugebiet Insel Formosa). C. ist ein Best. des äth. Öles u. wird durch Dest. der Kampferholzspäne mit Aq. gewonnen u. durch Sublimation gereinigt.

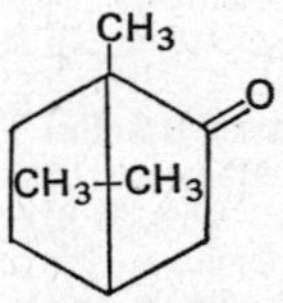

Campher besitzt zwei asymmetrische Kohlenstoffatome; von vier möglichen Isomeren sind nur die beiden enantiomorphen cis-Formen, d- u. l-C. sowie die synthet. dl-Form bekannt: Laurineen- o. Japankampfer ist rechtsdrehend; die linksdrehende Form (Matricariakampfer) ist bisweilen in äth. Ölen anzutreffen. Kampfer bildet weiße, durchscheinende, fettigglänzende, mürbe, kr. Stücke oder kr. Pv. mit starkem Geruch u. brennendem Geschmack; swl. in Aq., ll. in A. Ae., Chlf. u. fetten Ölen. Mol. 152,2; D. 0,97—0,996; F. 174—179°; Kp. 207—209°. DAB 7: d-Campher u. dl-Campher (synth. Campher), Gehalt mind. 96%, bestimmt mit der im Exsiccator getrockn. Substanz. Spez. Drehung: d-Campher = $[\alpha]_D^{20}$ +40° bis +45°, dl-Campher = $[\alpha]_D^{20}$ +1,5° bis —1,5° in Äthanol. Kampfer verflüchtigt sich schon b. gewöhnl. Temp., schneller beim Erwärmen. Angezündet verbrennt er mit rußender Flamme. Mit vielen Substanzen, wie Resorcin, Menthol, Chloralhydrat, Naphthol u. a. verflüssigt er sich (s. Tabelle „Unverträgliche Arzneimischungen"), mit manchen Harzen gibt er ölige Massen. Im Harn wird Kampfer als Camphorglukuronsäure ausgeschieden. Kampfer ist ein uraltes chinesisches Heilmittel, Araber brachten ihn etwa im 11. Jahrhundert nach Europa. Die Konstitutionsformel stellte Bredt 1890 auf (cycl. Keton). Anw. med.: inn. als Anregungsmittel für Herz und Atmung bei Kollaps, Herzkrankheiten, Pneumonie, akuter Kreislaufschwäche und ähnl.; Dos. 0,05—0,3 g, mehrmals tägl., für Kinder 0,01—0,05 g; auch als Antaphrodisiacum u. Sedativum bei Epilepsie, Delirium usw., Dos. 0,5—0,8 g; MTD 1 g; äuß.: als Rubefaciens in Einreibungen, Salben, Linimenten, Pflastern (DAB 6: Spiritus russicus, Spiritus Angelicae compositus, Emplastrum fuscum camphoratum, Emplastrum saponatum, Tinctura Opii benzoica, Unguentum Cerussae camphoratum, Linimentum ammoniato-camphoratum, Linimentum saponato-camphoratum, Vinum camphoratum); zu subkutanen Injektionen werden Lösungen von Kampfer in Olivenöl verwendet (Oleum camphoratum 10% und Oleum camphoratum forte 20%). **Starkes Campheröl** DAB 7, Oleum camphoratum forte besteht aus 1 T. Campfer u. 4 T. Erdnußöl; **Campherspiritus** DAB 7, Spiritus camphoratus wird aus 1 T. Campher, 7 T. Äthanol 90% und 2 T. Aq. hergestellt. Dichte: 0,879—0,883; Brech.ind.: $n_D^{20°}$ = 1,372—1,373; techn.: zur Herst. von Celluloid und in der Sprengstoffindustrie. HOM: *Camphora*, nat. Kampfer. (Aufbewahrung: Ursubstanz, 1.—3. Dez.-Pot. unter Penetrantia.) **Borneo-Kampfer** (Camphora sumatrensis) stammt von **Dryobalanops aromatica** (Dipterocarpaceae), ist aber für den europ. Handel ohne Bedeutung.

Campheröl: (nicht zu verwechseln mit Ol. camphoratum, s. oben.)

Das bei der Destillation des Kampferholzes gew. braungelbe äth. Öl. von campherartigem Geruch. D. 0,95 bis 0,99; Kp. 175—200°, rechtsdrehend. Best.: Safrol, Campher, Pinen, Phellandren, Acetaldehyd, Camphen, Borneol, Cineol, Eugenol, Azulen, Carvacrol, Limonen, Terpineol, Sesquiterpene usw. Anw. med.: als Einreibemittel, techn.: als Lösungsmittel für Lacke. **Camphersäure:** Kampfersäure, Acidum camphoricum ERG, $C_{10}H_{16}O_4$; F. 187°; farb- u. geruchlose Kr., l. in sied. Aq., wl. in kalt. Aq., ll. in Se., Glycerin; Anw. med.: gegen Nachtschweiß der Phthisiker (oral 1,0 bis 1,5 g), äußerl. als Adstringens (1%).

Camphora arteficialis: Camphoricin, Künstlicher Kampfer (nicht synthetischer Kampfer), wird durch Einwirkung v. Chlorwasserstoff auf Terpentinöl erhalten, $C_{10}H_{17}Cl$. Kann med. nicht als Ersatz für nat. Kampfer dienen, s. Camphora synthetica.

Camphora benzoica: Benzoesäure-Kampfer, ein Gemisch v. Kampfer mit Benzoesäure.

Camphora in cubulis: In Würfel gepreßter Kampfer.

Camphora monobromata ERG: Bromkampfer, Monobromkampfer,

$$C_{10}H_{15}OBr.$$

Mol. 231,04; F. 76°. Farbl., luft- und lichtbeständige Nadeln od. Schuppen v. mildem Kampfergeruch; fast unl. in Aq., ll. in A., Ae., Chlf., fetten Ölen. Darst.: Durch Einwirkung v. Brom auf Campher. Anw. med.: inn. als Sedativum u. Hypnoticum b. Epilepsie, Hysterie, Keuchhusten, sexualer Neurasthenie. Dos. 0,1—0,5 g, bei Delirium tremens bis 1,5 g; auch subkutan in öl. Lsg. HOM: *Camphora monobromata.* (Aufbewahrung: Ursudstanz, 1.—3. Dez.-Pot. unter Penetrantia, vor Licht geschützt.)

Camphora synthetica: Synthetischer Campher, dl-Campher, $C_{10}H_{16}O$. Die durch Sublimation od. Krist.gereinigte, aus synth. Wege aus d. Pinen d. Terpentinöls gew. racemische Form des Kampfers. In seinem Verhalten u. in seiner Wirkung dem nat. Kampfer völlig gleich, jedoch dreht er den polarisierten Lichtstrahl gar nicht oder nur schwach. Anw. med.: wie nat. Kampfer.

Camphora trita: Kampferpulver. Darstellung: Kampfer wird mit A. od. Ae. besprengt, kurze Zeit zugedeckt stehengelassen und dann zerrieben.

$CaNa_2$-EDTA: CaEDTA, Calcium-dinatrium-äthylendiamin-tetraacetat, Antidot bei verschied. Metallvergiftungen, bes. bei Blei. Dos.: i.v. nicht über 20 mg/kg u. max. 0,2% Lsgn.; oral bis 2 g tägl, Kinder bis 30 mg/kg (Calcium Hausmann®).

Cananga odorata: (Syn. Anona odorata) Fam. Anonaceae, Maccarstrauch (Ind.-mal. Gebiet, kult. in versch. trop. Ländern). Stpfl. v. **Oleum Canangae:** Canangaöl, Ylang-Ylangöl, das äth. Öl der Blüten; Best.: Geraniol, Eugenol, Linaool, Farnesol, Cadinen u. a. Anw.: zu Parfümerien.

Canarium luzonicum: Fam. Burseraceae (Philippinen), neben anderen Arten der Gattung Burseraceae. Stpfl. von **Elemi:** Resina Elemi, Elemiharz, Manila-Elemi. Man unterscheidet weiches u. hartes Harz. Weiches Elemi ist eine salbenartige, glänzende, grünlich-weiße Masse; hartes Elemi bildet große wachsartige Klumpen von hell- bis dunkelgelber Farbe. Geruch aromatisch terpentinartig, Geschmack würzig-bitterlich. Best.: Äth. Öl (bis 30%), Elemisäure u. andere Säuren, α- u. β-Amyrin (Kristallnadeln in d. Masse), Resene, Bitterstoff. SZ 17,0 bis 22,8; VZ 20—40; l. in Ae. A., Essigäther, Chlf., Bzl. Anw. med.: zu Salben und Pflastern; techn.: in der Lackindustrie.

Cancer: *med.* Karzinom, Krebs.

Cancer fluviatilis HOM: Flußkrebs (Potamobius Astacus, Fam. Crustaceae), der lebende Krebs wird betäubt, zerstoßen u. m. A. ausgezogen.

Cancerogene Stoffe: Carcinogene Stoffe*.

Canchalagua HOM: s. Erythraea chilensis.

Candelae fumales nigrae et rubrae: schwarze u. rote Räucherkerzchen; bestehen aus Salpeter, Benzoetinktur, Perubalsam, Tolubalsam, Storax, Kumarin, dazu f. schwarze R. Lindenkohle, f. rote R. Sandelholzpv.

Candelae Stramonii: Asthmaräucherkerzchen m. Folia Stramonii.

Candida: Gattung von Sproßpilzen ohne Sporen, parasitär u. saprophytär; grampositiv; *Candida albicans:*

Soorpilz, Erreger der Soormykose, s. Soor.

Candidus(a, um): (lat.) Weiß, glänzend.

Caneel, Weißer: Weißer Zimt, Cort. Canellae albae, s. Canella alba.

Canella alba: (Winterana canella) Fam. Canellaceae, Weißer Caneelbaum (Antillen, südl. Florida). Stpfl. von **Cortex Canellae albae:** Weißer Zimt, weißer Caneel, Canellarinde, Canella dulcis. Best.: Äth. Öl, Harz, Mannit, Bitterstoff. Anw. med.: als Tonicum u. als Gewürz. HOM: *Costus dulcis*, die getrocknete Rinde.

Canella dulcis: Canella alba*.

Canella regina: Cort. Cinnamomi, Ceylonzimt, s. Cinnamomum zeylanicum.

Canna edulis und **Canna indica:** Stpfln. v. Amylum Cannae*.

Cannabinol: s. Cannabis sativa var. indica.

Cannabis sativa: Hanf, Fam. Moraceae (heim. u. kult. Mittel-, Süd-, Osteuropa, Iran, Indien, Afrika, Amerika). Bastfaserpflanze. Hauptlief. Rußland u. Balkanländer. Stpfl. von **Fructus Cannabis:** (Semen Cannabis) Hanffrucht, Hanfsame, Hanfkorn. Best.: Fettes Öl (ca. 35%), Trigonellin (ein Betain), Eiweißstoffe (ca. 25%), Harz, Zucker. Asche max. 6%. Anw. volkst.: bei Gelbsucht, bei Katarrhen der Harnwege; techn.: zur Gewinnung des fetten Öles, ferner als Vogelfutter. **Oleum Cannabis:** das ausgepreßte fette Öl der Früchte, bräunlich- bis grünlich-gelb, stark trocknend; D. 0,925—0,928, VZ 190—194; JZ 157—166; bei —15° noch flüssig. Best.: Linolsäure (bis 70%), Linolensäure, Ölsäuren. Anw.: in d. Balkanländern als Speiseöl; techn.: zur Herst. grüner Schmierseife, ferner zu Firnissen u. Lacken. HOM: *Cannabis*, die frischen Stengelspitzen mit den Blüten u. Blättern sowohl von der männlichen als auch von d. weibl. Pfln.

Cannabis sativa var. indica: Fam. Moraceae, Indischer Hanf, Haschischpfl. (Westasien, kult. in Ostasien, Ägypten, Iran, Süd- u. Ostafrika). Stpfl. von **Herba Cannabis indicae (Summitates Cannabis):** Indischer Hanf, Bheng, Ganja, Haschisch: harzhaltige Triebspitzen der weiblichen Pflanzen. Best.: Harz, äth. Öle, Cannabinol (1-Hydroxy-3-amyl-6,6,9-trimethyl-6-dibenzopyran), Cannabidiol, Cholin, Trigonellin. Asche max. 15%. Anw. med. (unterliegt BTM-Gesetz): Hypnoticum, Antineuralgicum, Antispasmodicum b. Asthma, Neuralgie, Keuchhusten. Gicht. Im Orient meistverbreitetes Rauschgift (Mexikanischer Haschisch = Marihuana*). Die Rausch erzeugenden Wirkstoffe (Tetrahydrocannabinole) sind in dem harzartigen Sekret enthalten, das von den silbrigen Drüsenhaaren an den Blättern, Stengeln und Blütenständen ausgeschieden wird (männliche Stauden liefern wenig Harz). Die Güte des Harzes ist außerordentlich vom Klima abhängig. Das Harz unserer einheimischen Hanfpflanze besitzt keine Haschischwirkung, wirkt aber, in heißen Zonen angebaut, ebenfalls berauschend, während der indische Hanf in unseren Zonen angebaut seine Wirkung einbüßt. Haschisch wird in den verschiedensten Zusammensetzungen gegessen, getrunken, geschnupft und geraucht („Wüstentabak"). Auch gelegentlicher, mäßiger Genuß ist nicht unschädlich, da gewöhnungsfördernd! Antid.: Magenentleerung, Herzanregungsmittel. HOM: *Cannabis*, die frischen Stengelspitzen von Cannabis sativa. HOM: *Cannabis indica*, die getrocknet. Krautspitzen von C. sativa var. indica (Aufbewahrung: Urtinktur, 2. u. 3. Dez.-Pot. vorsichtig.) **Extractum Cannabis indicae** ERG: Ind. Hanfextrakt, gew. durch Ausziehen von grobgepulv. ind. Hanf mit A. (90%); MD 0,3 g, mittlere Dos. 0,03 g als Einnahme, mittl. Gehalt als Einreibung 1%; dient auch zum Färben v. Hühneraugenpflaster. **Tinctura Cannabis indicae** ERG: 1 T. Extr. C. ind., 19 T. Spirit., 90 Vol.-%.

Cannastärke: Amylum Cannae*.

Cantarella: s. Canthariden.

Canthariden: Spanische Fliegen, Cantarella, Kanthariden, Blasenkäfer: die getrockneten Körper des Käfers **Lytta vesicatoria** (Cantharis vesicatoria), Fam. Meloidae (Mittel- u. Südeuropa, bes. Südrußland, ferner Sizilien u. Spanien); ca. 1,5—3 cm lang, 5—8 mm breit, smaragdgrün glänzend, blauschillernd, mit eigenartigem starkem Geruch. Best.: Cantharidin (mind. 0,7%; stark tox.), Harz, Fett, Farbstoff. Häufig mit anderen Käfern vermischt. Asche max. 8%. Anw. med.: inn. früher als Aphrodisiacum (MD 0,05 g; MTD 0,15 g; Dos. let. 1—3 g); jetzt nur noch äuß. zu blasenziehenden Pflastern u. in Form der mit Aceton bereiteten Tinktur, bei Neuralgien, Zahnschmerzen usw., auch zu Haarwässern. (DAB 6: Tinctura Cantharidum, Collodium Cantharidatum, Emplastrum Cantharidum ordinarium, E. C. perpetuum, E. C. pro usu veterinario, Unguentum Cantharidum pro usu veterinario.) Dos. let. der Tinkt. 30 g. Antid.: bei inneren Vergiftungen (Speichelfluß, Erbrechen, Schlundkrämpfe) Magenpumpe, Brechmittel, schleimige Mittel (keine Fette u. Öle!); bei äuß. Vergiftungen: Blasenspülung, Sitzbäder, Blutentziehung in der Nierengegend (s. Tabelle „Gegenmittel"). HOM: *Cantharis* (Aufbewahrung: Droge, Urtinkt., 2. u. 3. Dez.-Pot. vorsichtig. Tinct. mit 90%igem A., 4. Dez.-Pot. mit 60%ig. A., die höheren Verdünnungen mit 45%igem A. zu bereiten.)

Cantharidin: Cantharidinum, Cantharidenkampfer, $C_{10}H_{12}O_4$: hochtox. Wirkprinzip aus Lytta vesicatoria. Farbl., glänz. Blättchen, die bei 100—110° sublimieren, F. 210—218°; swl. i. Aq., A. (1:1100) u. Ae. (1:700), l. i. Aceton, Chlf., fetten Ölen. Anw. med.: früher inn. als Stimulans, Aphrodisiacum, auch bei Pleuritis, Hydrops, Epilepsie, Lupus, Lepra, MD 0,0002 g, MTD 0,0004 g (gefährl. Gift: Augen- u. Hautreizend; Verdauungstrakt ätzend; Nierenschäden, Kreislaufkollaps), äuß. wie Kanthariden (1 g Kantharidin etwa gleich 200 Kanthariden).

Cantharis vesicatoria: Lytta vesicatoria, s. Canthariden.

Capers: s. Capparis spinosa.

Capilli: (lat.) Kopfhaare.

Capita Papaveris: Fruct. Papaveris immaturi; unreife Mohnköpfe, s. Papaver somniferum.

Capparis spinosa: Fam. Capparidaceae, Kapernstrauch (Mittelmeergebiet, Südeuropa vielfach kult.; Stpfl. v. **Flores Capparis:** (Gemmae Capparidis) Kapern, Capers. Anw.: als Gewürz.

Caprinsäure: natürl. Fettsäure, $C_9H_{18}COOH$.

Caprolactam: (Aminocapronsäurelactam), Ausgangsmaterial für Perlon, s. Kunstseide unter Kohlenhydrate.

Capronsäure: Hexansäure, Pentancarbonsäure,

$$CH_3(CH_2)_4COOH.$$

D. 0,93; F. —3,9°; Kp. 205°. Farbl., ölige, ranzig riechende Fl., unl. i. Aq., l. i. A. u. Ae. Entsteht bei der Buttersäuregärung; als Glyzerinester in der Butter enthalten.

Caprylsäure: n-Caprylsäure, Heptancarbonsäure,

$$CH_3(CH_2)_6COOH;$$

D. 0,91; F. 16,5°; Kp. 239,7°; Klare, farbl., ölige Fl. von unangenehmem, schweißartigem Geruch, unl. i. Aq., l. i. A., Chlf., Ae., Bzl. usw. Kommt als Glyzerinester im Kokosfett, Ziegenbutter, Palmkernöl und als Ester im Weinfuselöl vor, vgl. Caprylsäurezahl. Anw. med.: als Antimykoticum, techn.: als Insektenvertilgungsmittel.

Caprylsäurezahl: Dient zum Nachweis von Kokosfett, da dieses den höchsten Gehalt an Caprylsäure hat (CZ = 17,4—21,8); Angabe der CZ als ml 0,01 n Caprylsäurelsg. pro 0,5 g Fett.

Capsaicin: Vanillylamid d. 7-Methylokten-(5)-carbonsäure, scharfer Geschmacksstoff in Fructus Capsici (s. Capsicum annuum), auch synth. darstellbar. Farbl. Kr., ll. i. A., Ae., Bzl., Chlf.; F. 64,5°.

Capsanthin: $C_{40}H_{58}O_3$, Farbstoff der Fructus Capsici, s. Capsicum annuum.

Capsella bursa-pastoris: Fam. Cruciferae, Hirtentäschel (Europa). Stpfl. v. **Herba Bursae pastoris:** Hirtentäschelkraut (Herba Sanguinariae), Blutkraut, Gänsekresse. Best.: Tyramin, Cholin, Acetylcholin, Diosmin (Flavonoid), Harz. Asche max. 10%. Anw. med.: als Adstringens u. Blutstillungsmittel (anstelle von Secale cornutum u. Extract. Hydrastis, aber nicht so wirksam wie diese), meist als Fluidextrakt (Dos. 5—15 g). HOM: *Thlaspi Bursa pastoris,* das frische Kraut.

Capsicum annuum: Fam. Solanaceae, Paprika (heim. trop. Amerika; kult. in allen wärmeren Ländern, bes.

Ungarn, Spanien, Südfrankreich, Italien, Türkei, Bulgarien u.a.). Stpfl. v. **Fructus Capsici, Paprika** (Piper hispanicum) Spanischer Pfeffer, Ungarischer (Türkischer) Pfeffer, Paprika (die getrockneten reifen Früchte). Best.: Capsaicin*, reichlich Vitamin C und P sowie α- u. β-Carotin. Die rote Farbe beruht auf ein. Gemisch carotinoider Farbstoffe (Capsorubin, Capsanthin, Zeaxanthin, Kryptoxanthin u. a.). Die Samen enthalt. kein Capsaicin. Asche max. 7%. Anw. med.: inn. als Stomachicum u. Carminativum, Dos. 0,05—0,5 g; äuß. als hautreizendes Mittel (ohne Hyperämie zu erzeugen) bei Rheumatismus, Rippenfellentzündung, zum Gurgeln (Tinctura Capsici, Spiritus russicus). HOM: *Capsicum*, die getrockn. reifen Früchte.

Capsicum fastigiatum u. Capsicum frutescens: Fam. Solanaceae (heim. u. kult. in Afrika, Südamerika, ferner in Westindien, Ostasien). Stpfl. v. **Piper Cayennense:** Cayennepfeffer, Chillies; Best. u. Anw. wie Capsicum annuum, Geh. an Capsaicin wesentl. höher.

Capsicum jamaicum HOM: Myrtus pimenta HOM, s. Pimenta officinalis.

Captodiamin: p-Butylmercaptobenzhydril-β-dimethylamino-aethylsulfid; Sedativum u. Spasmolyticum ohne hypnotische Wirkung. Tagesdosis 150—200 mg (Covatix®, vgl. Ataraktika).

Caput: (lat.) Kopf.

Caput mortuum: Totenkopf, Englischrot, s. Ferrum oxydatum rubrum.

Carbamid, Harnstoff: Carbamidum, Urea pura,

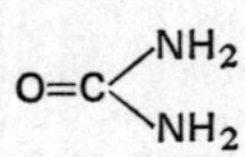

Mol. 60,1. D. 1,335; F. 132—133°. Farbl., geruchl., salpeterartig schmeckende Kr., ll. i. Aq., A. Vork.: nat. im Harn des Menschen u. der Säugetiere. Im normalen Tagesharn eines Erwachsenen (ca. 1,5 l, Frau ca. 1,25 l) werden etwa 30 g Harnstoff täglich ausgeschieden. Der Harnstoff entsteht in der Leber aus dem durch Desaminierung von Aminosäuren (Eiweiß) gebildeten Ammoniak und Kohlendioxid. Beim Erhitzen von Harnstoff auf ca. 140° bildet sich Biuret*. Darst.: Durch Eindampfen einer wäß. Lsg. v. Ammoniumcyanat, $OCN(NH_4)$; techn. durch Erhitzen von Ammoniak und Kohlendioxid bei hohem Druck. Anw. med.: als Diureticum b. Leberzirrhose, Pleuritis (Dos. 10—20 g). Eine 10%ige wäß. Lsg. von H. wirkt bakterizid (daher in Wundsalben verwendet); techn.: als Dünger sowie zur Herst. von Kunstharzen (Harnstoff-Formaldehyd-Harze, Aminoplaste*). HOM: *Urea pura.*

Geschichtl.: Harnstoff wurde 1773 von Rouelle (1718—1778, Paris, Apotheker des Herzogs von Orleans) im menschl. Harn entdeckt. 1828 stellte Fr. Wöhler (1800—1882) H. synthet. aus Ammoniumcyanat her, es war der erste künstlich erzeugte organische Stoff aus „anorgan." Material.

Carbamidnitrat: Carbamidum nitricum, salpetersaurer Harnstoff. Urea nitrica, $CO(NH_2)_2 + HNO_3$. Weiße Kr. Anw.: wie Carbamid.

Carbamidsäure: Halbamid der Kohlensäure, $H_2N—COOH$. Entsteht bei der Addition von NH_3 an Kohlendioxyd oder an der von Wasser an Cyansäure; nur in Form ihrer Salze beständig (Kalium-, Ammoniumcarbamidat). Carbamidsäure-Äthylester s. Urethanum.

Carbamidsäure-äthylester: s. Urethan.

Carbamidum bromaethylaceticum: s. Bromdiäthyldiacetylcarbamid.

Carbamidum bromisovalerianicum: s. Bromisovalerianylcarbamid.

Carbenia benedicta: Cnicus benedictus*.

Carbide: Karbide, Verbdgen von Kohlenstoff mit Metallen u. Metalloiden, z. B. Calciumcarbid*, Siliciumcarbid* bzw. Metallverbdgen d. Acetylens (Acetylenide); teils zersetz. sie sich m. Aq. od. SS unter Wiederbildg. von Acetylen (Calciumcarbid), teils werden sie v. Aq. u. SS nicht angegriffen (z. B. Siliciumcarbid).

Carbinol: Alcohol methylicus, s. Methylalkohol.

Carbo activatus: Aktivkohle*.

Carbo adsorbens: Carbo medicinalis. **Carbo animalis** ERG: Tierkohle, Blutkohle. Gew.: durch Verkohlung v. Knochen, Fleisch, Blut u. anderen tierischen Stoffen. Für inn. Gebrauch: Blutkohle. Anw. med.: inn. als Antisepticum zur Adsorption der Bakterien b. infektiösen Darmerkrankungen (Dos. 5—20 g in Aq. angerührt); äuß.:

als Antisepticum b. d. Wundbehandlung; techn.: zum Entfärben und Desodorieren. HOM: *Carbo animalis*, durch Verkohlen v. Rindleder gew. **Carbo Carnis purus:** Fleischkohle. Anw.: wie Carbo animalis. **Carbo Coffeae:** Kaffeekohle. Gew.: Durch Rösten der grünen, trockenen Kaffeebohnen. Anw. med.: inn. bei Ruhr, Dysenterie, Nahrungsmittelallergien; äuß.: bei Angina, Scharlach, Gingivitis, Ekzemen. **Carbo Ligni pulveratus:** Gepulv. Holzkohle, Carbo vegetabilis, Vegetabilische Kohle (Carbo medicinalis). Gew.: Durch nochmaliges Glühen gewöhnlicher Holzkohle in geschlossenen Gefäßen. Gepulv. Holzkohle soll schwarz sein u. darf an A. nichts abgeben. Aschengehalt max. 5%. Anw. med.: inn. b. Meteorismus, Flatulenz, infektiösen Darmerkrankungen u. bei Vergiftungen; äuß.: als Wundstreupv. (Dos. 0,5—2,5 g); techn.: zur Keimfreimachung v. Trinkwasser. HOM: *Carbo vegetabilis*, aus Rotbuche od. Birke gew. **Carbo medicinalis: Medizinische Kohle** DAB 7: Carbo adsorbens, Med. Kohle, ist sowohl C. Ligni wie C. animalis. **Carbo mineralis:** Graphit, Pottlot, s. Graphites. **Carbo ossium:** Knochenkohle. Gew.: Durch Erhitzen der m. Benzin od. Schwk. gereinigten u. zerkleinerten Knochen unter Luftabschluß. Linsen- od. erbsengroße, schwarze, samtartige Stückchen. Der Kohlenstoffgehalt beträgt nur 10%. Anw.: zum Entfärben u. Desodorieren, da sie, wie auch die anderen Kohlearten, die Eigenschaft hat, aus Lsgen die Farb- u. Riechstoffe zu adsorbieren. **Carbo ossium depuratus:** Gereinigte Knochenkohle, durch Ausziehen m. Salzsäure v. der Knochenasche befreite Knochenkohle. Anw. med. u. techn.: wie Holz- u. Tierkohle. **Carbo Panis:** Brotkohle. **Carbo Populi:** Pappelholzkohle. **Carbo Sanguinis:** Carbo animalis ERG*. **Carbo Spongiae:** Spongia usta, Schwammkohle. Gew.: durch Verkohlen der Meerschwämme. Sie enthält etwas Brom u. Jod. Anw. volkst.: gegen Kropf u. zur Entfettung. HOM: *Spongia*. **Carbo Tiliae:** Lindenholzkohle. **Carbo vegetabilis:** Carbo Ligni pulveratus. s. **Aktivkohle.**

Carboanhydrase: Enzym (Zinkproteid), das die reversible Spaltung der Kohlensäure zu H_2O u. CO_2 katalysiert (s. Fermente); hemmbar durch Acetazolamid (= Diamox®) etc., das so als Diuretikum wirkt.

Carbocyclische Verbindungen: Isocyclische Verbindungen, s. Kohlenwasserstoffe.

Carbohydrasen: Fermente, d. Kohlenhydrate zerlegen, s. Fermente.

Carbol, Carbolsäure: s. Phenol.

Carbolfuchsin: Färbemittel f. mikroskop. Präparate, s. Karbol-Fuchsinlsg. und Ziehl-Neelsensche Karbol-Fuchsinlsg.

Carbolineum: Karbolineum, Produkt d. Steinkohlenteer-Dest.; ölige, braunrote, nach Teer riechende Fl., enthält u. a. Phenole, Naphthalin, Kresol, Anthracen. Anw.: zum Imprägnieren von Holz u. Mauerwerk (Hausschwamm), verdünnt zum Spritzen der Obstbäume (Schädlinge).

Carbonate: Salze der Kohlensäure.

Carbonathärte: Gehalt des Trinkwassers an Calcium- u. Magnesiumbicarbonat, s. unter Wasser.

Carbondisulfid: Carboneum sulfuratum, s. Schwefelkohlenstoff.

Carboneum: s. Kohlenstoff.

Carboneum chloratum: Carboneum tetrachloratum, s. Tetrachlorkohlenstoff.

Carboneum oxychloratum: Kohlenoxychlorid, Carbonylchlorid, s. Phosgen.

Carboneum sesquichloratum: Carboneum trichloratum, s. Hexachloräthan.

Carboneum sulfuratum: Schwefelkohlenstoff, Kohlenstoffdisulfid, Carbondisulfid, Alcohol sulfuris, Schwefelalkohol. CS_2. Mol. 76,1; Kp. 46—47°, F. —111,6°, D. 1,271. Farbl., leicht bewegliche, stark lichtbrechende Fl., leicht entzündlich, m. eigenartigem Geruch, ll. i. A., Ae., Chlf., Tetrachlorkohlenstoff, fetten u. äth. Ölen, sehr feuergefährlich! Einatmen der Dämpfe u. Resorption durch die Haut kann zu Vergiftungen führen (Bewußtlosigkeit, Lähmungen, Krämpfe). Nachweis: CS_2 gibt mit Triäthylphosphin, $(C_2H_5)_3P$ rote Färbung. Darst.: Durch Leiten v. Schwefeldämpfen über glühende Kohlen. Anw. techn.: zum Extrahieren v. Fetten, Ölen, Harzen, als Lsgsmittel f. Schwefel, Jod, Brom, Phosphor, Kautschuk, Wachse, Harze, Balsame usw.; in der Kunstseidenindustrie; auch gegen Pflanzenschädlinge (Reblaus). HOM: *Carboneum sulfuratum*, bis D. 3 rezeptpflichtig. (Aufbewahrung: Ursubstanz, 1.—3. Dez.-Pot. vorsichtig, unter Penetrantia.)

Carboneum tetrachloratum: s. Tetrachlorkohlenstoff.

Carboneum trichloratum: Carboneum sesquichloratum, s. Hexachloräthan.

Carbonsäureamide: s. Säureamide.

Carbonsäuren: Karbonsäuren. Organ. Säuren, die eine od. mehrere Carboxylgruppen enthalten.

Carbonyl: CO, das zweiwertige Radikal der Kohlensäure.

Carbonylchlorid: Carboneum oxychloratum, s. Phosgen.

Carbonyle: Kohlenoxid-(Carbonyl)-Verbindungen der Metalle, z. B. Chromcarbonyl = $Cr(CO)_6$; Nitrosylcarbonyle enthalten neben CO auch NO (Stickoxid) im Molekül.

Carborundum: Siliciumkarbid, SiC. Anw.: als Schleifmittel (härter als Korund).

Carboxyl: Die einwertige Gruppe COOH der Carbonsäuren.

Carboxylase: Ferment, das CO_2 abspaltet (in Hefe vorkommend), s. Decarboxylase u. Fermente.

Carboxymethylcellulose: Celluloseglykolate, Tylose®, CMC, Na-Salze der Celluloseglykolsäure, einer Äthercarbonsäure (substituierte Methylcellulose), grießig, flockig od. feinpulvrig; l. i. kalt. u. heiß. Aq. zu viskosen Lösungen, die kochbeständig sind u. auch durch Gefrieren u. durch Alkali nicht zerstört werden; auch in Mischungen von A. u. Aq. löslich. Für d. verschd. Verwendungszwecke unterschiedl. Marken im Handel, vgl. Methylcellulose. Anw.: als Schleim-, Gelier-, Emulgiermittel.

Carbunculus: Karbunkel, Anhäufung von mehreren Furunkeln.

Carbutamid®: s. Antidiabeticum.

Carbylamine: Isonitrile, s. Nitrile.

Carcinogene: Cancerogene; Krebs hervorrufende Stoffe, Strahlen oder Organismen (z. B. bestimmte Viren); als chem. C. gelten u. a. Anilin, Ruß, Buttergelb, Teer, Lost, Benzypren*, Nickel, Chrom, Benzol, Arsen, Thioharnstoff, Hydrochinon, Thioacetamid sowie auch Röntgen- u. Radiumstrahlen, UV-Licht u. a. Bisher über 300 Carcinogene (chem. u. physikalische) bekannt.

Carcinoma: *med.* Krebs.

Cardamomen: Fructus Cardamomi, s. Elettaria cardamomum.

Cardiacum, Cardiotonicum(a): Herzstärkendes Mittel.

Cardialis: Kardial, das Herz betreffend.

Cardiacus(a, um): (von griech. *καρδία* = 1. Herz, 2. Magen) zum Herzen od. zum Magenmund gehörig, vgl. Kardialgie u. Kardiogramm.

Cardiazol®: s. Pentamethylentetrazol (Pentetrazol); Kreislaufmittel, Analepticum.

Cardol(e)um pruriens: s. Semecarpus anacardium.

Carduus benedictus HOM: s. Cnicus benedictus. **Carduus marianus** HOM: s. Silybum marianum.

Carex arenaria: Fam. Cyperaceae, Sandsegge, Sandriedgras (Europa, bes. Seedünen). Stpfl. v. **Rhizoma Caricis:** Sandriedgraswurzelstock, Sandseggenwurzel, Rote Queckenwurzel. Best.: Kieselsäure, äth. Öl, Zucker, Stärke, Saponin. Asche max. 4%. Anw. volkst.: als Diureticum, „Blutreinigungsmittel".

Carica: Feige, s. Ficus carica.

Carica papaya: Fam. Caricaceae, Melonenbaum (kult. in den Tropen). Stpfl. v. **Papain:** Papayotin, ein eiweißspaltendes Enzym, das aus dem eingetrockneten Milchsaft der unreifen Früchte des Baumes gew. wird. Weiß. bis grauweißes Pv., l. i. Aq. Papayotin löst Eiweiß sowohl in saurem wie in alkal. Medium (beste Wirkung bei pH 4—7). Anw. med.: als Digestivum, Anthelminthikum sowie in Zahnputzmitteln, auch zum Weichmachen von Fleisch. HOM: *C. papaya*, die frischen Blätter.

Caries: (lat.) Knochenfraß, Karies; **Caries dentium:** Zahnfäule.

Carlina acaulis: Fam. Compositae, Eberwurz (Europa). Stpfl. v. **Radix Carlinae:** Eberwurzel, Karlsdistelwurzel. Best.: Äth. Öl (mind. 1%), Inulin (ca. 20%), Gerbstoff, Harz, Labenzym. Asche max. 12%. Anw. volkst.: als Diureticum u. Stomachicum, äußerl. in Abkochungen gegen Hautleiden, zum Auswaschen von Wunden u. Geschwüren.

Carmin: Carminum, Karmin, Karminrot; Farbstoff aus den getrockneten weibl. Kochenilleläusen (Coccus cacti): Färbeprinzip: Komplex aus Carminsäure (Oxyanthrachinonglykosid), Aluminium, Kalk u. Eiweiß. Feurig-rote Stücke, prakt. unl. i. Aq., ll. i. alkal. Fl., wl. i. Ae., unl. i. Petroläther, Bzl. u. Chlf. Die ammoniakalische Lsg. ist violettrot (pH 6,2) u. wird auf Säurezusatz gelbrot (pH 4,8). Anw.: als Färbemittel in d. Mikroskopie, in der Nahrungsmittelindustrie, als Malerfarbe sowie in d. chem. Analyse, gibt mit einigen Metallionen schwerlösliche, prächtig gefärbte Komplexsalze (Carminlacke).

Carminativum(a): Blähungtreibendes Mittel.

Carminpapier „Blau": Mit Indigokarmin* imprägniertes Filtrierpapier (zum Nachweis von Sauerstoff u. Ozon). **C. „Rot":** Mit ammoniakalischer Karminlsg. getränktes Filtrierpapier (Indikator für Säuren, wird gelbrot), s. Carmin.

Carminsäure: s. Carmin.

Carnaubawachs: Cera Carnaubae*.

Carnivoren: **1)** Insektivoren, „Fleischfressende" Pflanzen; tier. Nahrung durch Insektenfang (Klappmechanismus, Klebeeinrichtung), Verdauung durch eiweißspaltende Fermente (z. B. Drosera rotundifolia). **2)** *zool.* Od. der Säugetiere.

Carnofilfaser: Aus Muskelfleisch v. Pferd hergestelltes chirurg. Nahtmaterial, s. Chirurg. Nahtmaterial.

Caro: Fleisch (Muskelfasern, Bindegewebe u. Fettgewebe). Fl. ist der hauptsächlichste Eiweißträger der Nahrung. Es enth. neben biologisch hochwertigen Proteinen viel Phosphat, wasserlösliche Vitamine (Aneurin, Lactoflavin, Pantothensäure, Nicotinsäureamid) und Extraktivstoffe. Die rote Farbe des Säugetierfleisches beruht auf fein verteiltem Hämoglobin, das durch Kochen zerstört wird (Grauwerden). **Extractum Carnis:** Fleischextrakt, durch Extrahieren v. Fleisch nach dem Verfahren v. Liebig (Justus v. L., geb. 1803 in Darmstadt, Prof. d. Chemie in Gießen und München, gest. 1873 in München), gew. braune, dicke, körnige Masse, in Aq. klar l. Hauptbest.: Kreatin, Kreatinin, Sarkin, Glykogen, Phosphate, Carnosin, Inosinsäure, Purinbasen, Glykogen, Inosit, organ. SS u. etwa 4—5% Eiweißstoffe. Daher Nährwert gering, hauptsächlich appetitanregendes Mittel.

Carobablätter: Folia Carobae, s. Jacaranda copaia.

Caroben-Kaffee: s. Ceratonia siliqua.

Caro'sche Säure: Peroxymonoschwefelsäure, Überschwefelsäure,

$$HO \cdot O \cdot SO_3H.$$

Weiße Kr.; F. 45°; starkes Oxidationsmittel; vgl. Peroxy-di-schwefelsäure.

Carotine: α-, β-, γ-Carotin = Provitamine A (s. Vitamine), 1811 von Wackenroder entdeckt; bes. verbreitet ist das β-Carotin, das in allen grünen Pflanzenteilen neben Chlorophyll u. Xanthophyll sowie in tierischen Organen (Fettgewebe, Milch, Serum, Corpus luteum) vorkommt. Es ist ferner der Hauptfarbstoff der gelben Rübe *Daucus carota* (daher der Name). Im tier. Organismus kann das β-C. in Vitamin A übergehen (s. dort). β-Carotin bildet blutrote Kr., die in Bzl., Chlf., Schwefelkohlenstoff, etwas schwerer in Ae. u. Ölen lösl. sind; unl. i. Aq. u. A. Strukturformel s. folg. Seite.

Carotinoide: (Lipochrome) In pflanzlichen u. tierischen Organismen weit verbreitete gelbe, rote sowie violette Polyen-Farbstoffe. Teils handelt es sich um aliphatische Verbindungen mit offener Kohlenstoffkette, teils enth. sie sechsgliedrige Ringe (Jononringe, s. Formel β-Carotin), es finden sich auch Alkohole, Aldehyde, Ketone, Carbonsäuren; zahlreiche konjugierte Doppelbindungen („Polyene") bedingen die intensive Farbe. Die Carotinoide sind lipoidlöslich (deshalb Lipochrome genannt) u. sind daher meist mit Fetten u. Ölen vergesellschaftet. Man kennt heute rd. 100 derartige Farbstoffe: z. B. Lykopin (in Tomaten u. Hagebutten), Bixin (Orlean, s. Bixa orellana), Crocetin (im Safran), Xanthophyll, Astaxanthin (Krebs- u. Hummerschalen), in den Farbstoffen der Blüten u. der Vögel usw.

Carotis: (griech.) Kopfschlagader (Arteria carotis), die große zum Kopf führende Halsarterie.

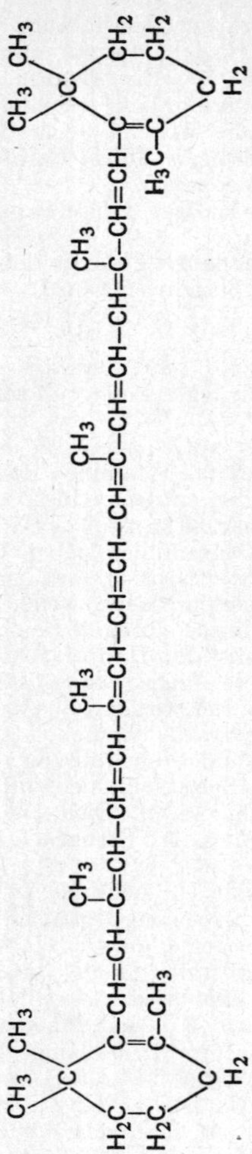

β-Carotin, $C_{40}H_{56}$

Carpulen: Eine Ampullenform, bes. für d. zahnärztl. Praxis.

Carrageen: (Fucus crispus, Fucus irlandicus) Irländisches Moos, Perlmoos, Felsenmoos, der getrocknete Thallus der Rotalgen **Chondrus crispus** u. **Gigartina mamillosa,** Fam. Rhodophyceae (gesamte Küste des Atlant. Ozeans). Etwa handgroße, laubartige, knorpelige Lappen, die in kaltem Aq. aufquellen, Geschmack schleimig-salzig, Seegeruch. Best.: Schleim (bis 80%), der bei Hydrolyse Schwefelsäure u. verschd. Zuckerarten (Galaktose, Glucose u. a.) liefert, ferner Eiweißstoffe, Jodide u. Bromide, grüner (Chlorophyll) u. roter (Fucoerythrin) Farbstoff. Anw. med.: als reizmilderndes Schleimmittel (Mucilaginosum) bei Husten u. Diarrhöe; als Nährmittel; techn.: als Klärmittel u. zu Appreturen.

Carteria Lacca: Coccus laccae, s. Lacca.

Carthamin: Der rote Farbstoff v. Carthamus tinctorius*.

Carthamus tinctorius: Fam. Compositae, Saflor, Wilder Safran (Orient, Ostindien, China, Japan, Nordafrika; auch in verschd. südeurop. Ländern kult.). Stpfl. v. **Flores Carthami: Saflor.** Best.: Gelber u. roter Farbstoff (Carthamin, $C_{21}H_{22}O_{11}$, dunkelrot, grünl. schimmernd. Pv., l. i. A., Ae., Alkalilaugen, wl. i. Aq.). Anw.: als Färbemittel.

Carum ajowan: (Ptychotis ajowan): Fam. Umbelliferae (Ostindien, Persien). Stpfl. v. **Fructus Ajowan** u. **Oleum Ajowan**; Anw.: Gewürz, Carminativum sowie zur Thymolgew.; neue Bez.: Trachyspermum ammi.

Carum carvi: Fam. Umbelliferae, Kümmel (heim. Nordasien, kult. in Europa, hauptsächlich Rußland, Holland, Deutschland, Spanien). Stpfl. v. **Kümmel,** Semen Carvi. Best.: Mind. 4% äth. Öl, ca. 20% fettes Öl, ca. 20% Eiweiß, Zucker, Stärke. Asche max. 7%. Anw. med.: als Carminativum. **Oleum Carvi, Kümmelöl** DAB 7: farbl., allmähl. gelbwerdendes Öl von mild-würzigem Geschmack. D. 0,903 bis 0,915, opt. aktiv ($\alpha_D^{20°}$ = +70° bis +81°), Brechungsind.: n_D^{20} = 1,484—1,488. Gew.: Durch Dest. der Früchte mit Wasserdampf. Best.: Mind. 50—63% D-Carvon, ca. 30% D-Limonen, Dehydrocarvon, Dehydrocarveol, Carveol u. a. Anw.: als Carminativum u. Gewürz.

Caruncula: *bot.* Wulstförmige Auswüchse am Nabel (od. Nabelstrang) der Samen, z. B. bei Rizinussamen.

Carvacrol: $C_{10}H_{14}O$, farbl. nach Juchten u. Thymian riech. Fl., D. 0,96, l. i. A. u. Ae. Bestandteil vieler äth. Öle (Thymian, Satureja, Origanum), isomer mit Carvon* u. Thymol.

Carvol: Carvon*.

Carvon: Carvol, $C_{10}H_{14}O$, rechtsdrehend. D. 0,96, l. i. A., unl. i. Aq. In den äth. Ölen von Kümmel (60%), Dill, Mentha aquatica u. a. Anw.: i. d. Likörindustrie.

Caryophylli: Flores Caryophylli, Gewürznelken, s. Syzygium aromaticum.

Caryophyllus aromaticus: s. Syzygium aromaticum*.

Cascara amarga HOM: s. Picramnia antidesma.

Cascararinde: Cortex Rhamni Purshianae, s. Rhamnus purshiana.

Cascara sagrada: s. Rhamnus purshiana.

Cascarilla HOM: s. Croton eluteria.

Cascarillrinde: Cortex Cascarillae, s. Croton eluteria.

Casein: Kasein, Käsestoff, der mit Hilfe von Labessenz (Labkasein) od. Essigsäure (Säurekasein) aus der Kuhmilch abgeschieden wird; Casein ist ein Phosphoproteid, das zu 3% in der Milch enthalten ist (Milcheiweiß besteht aus 83% C.), es ist kein einheitlicher Körper, sondern besteht aus α-, β-, γ-, δ-Casein, die sich durch Elektrophorese trennen lassen. Weißes bis gelbl. Pv. od. Stücke, unl. i. Aq., l. i. Alkalien. Vgl. Lab. Anw. med.: als Nährmittel; techn.: als Bindemittel f. Farben; mit Formaldehyd gehärtet zur Herst. von Kunststoffen (Galalith, Lanital usw.), zur Herst. von Klebstoffen, zum Leimen von Papier usw. Nach DAB 7 zur Wertbestimmung von Pepsin.

Casparysche Streifen: *bot.* Stark lichtbrechende Streifen infolge Korkeinlagerung in den Radialwänden der Endodermiszellen (Gefäßbündelscheide).

Cassia-Arten: Fam. Leguminosae. **Cassia angustifolia** (heim. Ostafrika, Arabien; kult. in Ostindien u. südl. Vorderindien, bes. Distrikt Tinnevelly), Lieferant der *Tinnevelly-Sennesblätter* od. *Indischen Sennesblätter*. **Cassia acutifolia** (heim. trop. Afrika, Nilgebiet, Indien), Lieferant der *Alexandriner Sennesblätter*. Beide Arten Stpfln. für **Folia Sennae, Sennesblätter** DAB 7: Die getrockneten Fiederblättchen von Cassia angustifolia u. Cassia acutifolia; Best.: die Dianthronglykoside *Sennosid A* u. *Sennosid B*, Gehalt mind. 2,5%, Asche max. 12,0%. Ferner sind noch Sennosid C u. Sennosid D, Aloeemodinglykosid u. Rheinglykoside nachgewiesen worden. Anw. med.: als eines der gebräuchlichsten Abführmittel, meist im Aufguß 7 bis 10:100 sowie in zahlreichen galenischen Präparaten (Electuarium Sennae, Sirupus Sennae, Pulvis Liquiritiae compositus, Infusum Sennae compositum, Species laxantes). Größere Gaben über 10 g erzeugen Leibschmerzen, was auf das Harz zurückgeführt wird; daher sollen Aufgüsse von Sennesblättern stets kalt bereitet werden, da dann die Harze nicht gelöst werden. **Folliculi Sennae: Sennesfrüchte, Sennesschoten,** Muttersennesblätter, Sennesbälge, Mutterblätter; die getrockneten Früchte von Cassia angustifolia u. Cassia acutifolia. Best.: wie Folia Sennae. Asche max. 8%. Anw. volkst.: wie Folia Sennae, jedoch milder wirkend. HOM: *Senna*, die getrockneten Blätter.
Cassia fistula: (Indien u. and. tropische Gebiete). Stpfl. v. **Fructus Cassiae fistulae: Röhrenkassie,** Manna, Purgierkassie; schwarzbraune, runde, bis 60 cm lange Hülsen, innen mit zahlreichen Querwänden und schwarzem, säuerl. schmeckendem Fruchtfleisch. Best.: Fruchtzucker, Pektin, Gerbstoff, Zitronensäure, Anthrachinonderivate. Anw. volkst.: als Abführmittel.

Cassiakolben: Glaskolben von ca. 100 ml Inhalt, dessen Hals von 8,0 mm Durchmesser über eine Länge von 120 mm in 0,10 mm eingeteilt ist; der Übergang vom Kolben zum Hals muß konisch verlaufen. Vom DAB 7 zur Prüfung äth. Öle vorgeschrieben.

Cassia-Öl: Kassia-Öl, s. Cinnamomum-Arten.

Cassiopeium: Cp, Lutetium*; auf Beschluß der Internationalen Union für Chemie soll für dieses Element nur noch die Bezeichnung Lutetium gebraucht werden.

Cassiusscher Goldpurpur: s. Gold.

Castanea sativa: (C. vesca) Fam. Fagaceae, echte Kastanie, Edelkastanie (heim. Westasien; kult. in Südeuropa, bes. Italien). Stpfl. v. **Folia Castaneae:** Kastanienblätter. Best.: Gerbstoffe, Pektin, Eiweiß, Fett, Harz. Asche max. 6%. Anw. med.: b. Keuchhusten. HOM: *Castanea vesca*, die frischen Blätter.

Castilloa elastica: Stpfl. von Kautschuk (s. dort).

Castoreum: Bibergeil, die getrockn., zwischen After u. Geschlechtsteil liegenden Drüsensäcke des Biber (Castor fiber). **C. canadense:** Kanadisches Bibergeil. **C. sibiricum:** Sibirisches Bibergeil. Best.: Äth. Öle, Castorin, Harz. Asche max. 4%. (Häufig verfälscht durch in d. entleert. Beutel gefüllt. Blut, Sand, Harz u. dgl. oder durch die Hodensäcke der Biber.) Anw. med.: als Antispasmodicum. HOM: *Castoreum sibiricum.*

Castoröl: Oleum Ricini, s. Ricinus communis.

Cataplasma: Weiche Paste aus Pflanzenpulvern bzw. Samen oder anderen Arzneistoffen. Anw.: als Breiumschlag (Cataplasma Lini).

Cataracta: Katarakt, Grauer Star, Linsentrübung; s. Star.

Catechine: Farblose, krist. organ. Verbindungen (hydrierte Flavonole u. hydrierte Anthocyanidine), wahrscheinl. Muttersubstanzen der nat. Phloroglucingerbstoffe u. ihrer Gerbstoffrote, der Phlobaphene (z. B. in Catechu, Gambir u. a.).

Catechu: Pegu-Catechu, s. Acacia catechu. Gambir-Catechu, s. Uncaria gambir. Catechu pallidum: s. Uncaria gambir.

Catgut: *med.* resorbierbares (8—20 Tage) Nahtmaterial aus dem Dünndarm v. Schafen und Ziegen sowie ursprüngl. auch von Katzen (Jod- u. Sublimatcatgut), s. Chirurgisches Nahtmaterial.

Catha edulis: s. Kat*.

Caules Dulcamarae: Stipites Dulcamarae, s. Solanum dulcamara.

Cauliflorie: *bot.* (Stammblütigkeit), Blüten treten aus älteren Holzteilen hervor, z. B. bei Theobroma cacao.

Caulophyllum thalictroides HOM: s. Leontice thalictroides.

Causticum(a): Ätzmittel.

Cautschuc: s. Kautschuk.

Cave: Vermeide! Hüte Dich vor...!

Cayennepfeffer: s. Capsicum fastigiatum u. C. frutescens.

cc.: concisus, geschnitten (Droge).

CCS: Chlorphenyl-chlormethylsulfon, s. Kontaktinsektizide.

Cd: *chem.* s. Cadmium.

Ce: *chem.* s. Cer.

Cecidien: Gallen, s. Gallae.

Cedernholzöl: Oleum Ligni Cedri, s. Juniperus virginiana.

Cedron HOM, **Cedronsamen:** s. Simaba cedron.

Cellobiasen: Enzyme (β-Glucosidasen) im Tier- u. Pflanzenreich; weitverbreitet (u. a. in keimendem Spinatsamen, Malz, Hafer, Gerste, Aprikosenkernen, im Darmsaft der Schnecken); C. zerlegen Cellobiose* in Glucose.

Cellobiose: Zellobiose, Disaccharid, β-4-Glucosidoglucose; sie ist ein Bestandteil der Cellulose und wird hieraus bei der Hydrolyse mit Essigsäureanhydrid u. konz. Schwefelsäure gew. Farbl. Kr., ll. in Aq., wl. in A., zerfällt beim Kochen mit SS u. unter Einwirkung der Cellobiasen* in Glucose. Von Hefe wird C. nicht zerlegt.

Cella: Zelle. **Cellula:** kleine Zelle.

Cellulasen: Enzyme, welche die Cellulose zu reduzierenden Zuckern, hauptsächlich zu Glucose, abbauen, vermutlich unter Mithilfe von Cellobiase. Cellulasen fehlen im Organismus des Menschen, sind aber weitverbreitet in Bakterien (auch in der Cellulose-verdauenden Mikroflora des Wiederkäuermagens), Pilzen, Insekten, Schnecken, Würmern u. Samen höherer Pflanzen.

Celluloid: Zellhorn, hornartige Masse, ein Gem. von Nitrocellulose und Kampfer („feste Lösung"), l. in Aceton, Ätheralkohol, Essigäther, läßt sich schneiden, drehen, auswalzen und erwärmt in Formen pressen. Es ist sehr leicht entzündbar u. brennt mit heller Stichflamme. Anw.: zu Gebrauchsgegenständen aller Art. Auflösungen v. Cell.-Abfällen in A., Essigäther oder Aceton dienen als Leim.

Cellulose: Zellulose, s. Kohlenhydrate.

Celluloseacetat: Acetylcellulose; entsteht bei der Einwirkung von Essigsäureanhydrid auf Cellulose bei Gegenwart von Schwefelsäure. Besteht hauptsächlich aus Cellulosetriacetat, durch Hydrolyse entstehen aus den Celluloseacetaten die **Cellulosehydroacetate.** C.-acetat u. C.-hydroacetat bilden weiße bis durchsichtige am. Massen, die thermoplast., nicht explosiv u. schwer brennbar sind. Während C.-hydroacetate in Aceton l. sind, ist dies bei Celluloseacetat nicht der Fall.

Letzteres löst sich in Chlf., Eisessig, Nitrobenzol u. anderen Lösungsmitteln. Anw.: zur Herst. celluloidähnlicher, aber schwer brennbarer Massen (Zellon, Zellit), ferner zur Herst. von Filmen, Kunstleder und Kunstseide (Acetyl- oder Acetatseide, vgl. Kohlenhydrate).

Celluloseäther: s. Methylcellulose und Carboxymethylcellulose.

Celluloseglykolat: s. Carboxymethylcellulose.

Cellulosenitrat: Nitrocellulose, Schießbaumwolle, Salpetersäureester der Cellulose. Darst.: Durch Einw. einer Mischung von starker Salpetersäure (1 Teil) u. Schwefelsäure (2 bis 3 Teile) u. ca. 10—20% Aq. auf Baumwolle (Watte, Linters) oder Holzzellstoff. Cellulosenitrat sieht aus wie Baumwolle u. verbrennt beim Entzünden blitzartig ohne Explosion, explodiert aber äußerst heftig durch Schlag oder Initialzündung (m. Knallquecksilber, Elektr. Funke). Sie ist geruch- u. geschmacklos, unl. in Aq., l. in Aceton, Amylacetat u. a. organ. Lösungsmitteln. Beim Befeuchten mit einem Alkohol/Äther-Gemisch quillt C. auf u. gelatiniert. Diese gelatinierte Masse explodiert langsamer u. wird zu rauchlosem bzw. rauchschwachem Schießpulver verwendet. Cellulosenitrat hat einen N-Gehalt von 12,5 bis 13,5%. Eine Auflösung von 7 bis 8%, Cellulosenitrat in Nitroglycerin ergibt einen gallertartigen Körper, die **Sprenggelatine**, vgl. Collodium und Dynamit.

Celsius-Skala: In 100 Grade eingeteilte Temperaturskala zwischen Schmelzpkt. des Eises (0°C) u. Siedepkt. des Wassers (100°C); über beide Punkte hinaus erweitert (unter 0°C: Kälte- od. Minusgrade).

Centaurea cyanus: Fam. Compositae, Kornblume (Europa). Stpfl. von **Flores Cyani:** Kornblumen. Best.: Centaurin (Bitterstoff), Gerbstoff, Cyanin (blauer Farbstoff), Harz, Schleim, ein Glykosid. Asche max. 6%. Anw.: als Tonicum sowie zu Augenwässern, zu Teemischungen und Räucherpulvern.

Centaurium umbellatum: (Erythreae centaurium) Fam. Gentianaceae, Tausendgüldenkraut (Europa, Nordafrika, Nordamerika). Stpfl. von **Herba Centaurii, Tausendgüldenkraut:** DAB 7, d. getrockn. oberirdischen Teile blühender Pflanzen. Best.: Erytaurin u. Erythramin (glykosid. Bitterstoffe, nebst Aglykonen Erythrocentaurin u. Erythrocentaurol), Harz, Zucker, äth. Öl, Phytosterin, Wachs u. a. Anw. med.: als Stomachicum, früher als Fiebermittel.

Centipoise: abgek. „cP", Viskositätsgrad der dynamischen V. = $^1/_{100}$ Poise, s. Viskosität.

Centistokes: = $^1/_{100}$ Stokes, Viskositätsgrad der kinematischen Viskosität, s. Viskosität.

Cepa: s. Allium cepa.

Cepa marina: Bulbus Scillae, s. Urginea maritima.

Cephaëlis ipecacuanha: s. Ipecacuanhawurzel.

Cer: Cerium, Zerium, Cerium metallicum, Ce, AtG. 140,12, Ordnungszahl 58, D. 6,8, F. 804°, Kp. 3468°; grausilbernes, leicht schneidbares Metall. Anw.: zu Zündsteinen für Feuerzeuge, s. Seltene Erdmetalle.

Cer(IV)-Ammoniumnitrat: Cerium(IV)-ammonium nitricum, Ammoniumhexanitratocerat,

$$(NH_4)_2\,[Ce(NO_3)_6],$$

Mol. 548,26; orangegelbes kr. Pv., ll. in Aq., l. in verd. Mineralsäuren; starkes Oxidationsmittel. Anw.: in der Cerimetrie, s. Maßanalyse.

Cer(IV)-Ammoniumsulfat: Ammoniumcer(IV)-sulfat,

$$(NH_4)_4\,Ce(SO_4)_4 \cdot 2\,H_2O,$$

Mol. 668,62; orangefarb. Kr. od. kr. Pv., l. in Aq., unl. in A. Anw.: in der Cerimetrie.

Cer(III)-nitrat: Ceronitrat, salpetersaures Cerium, $Ce(NO_3)_3 + 6\,H_2O$; farbl. hygrosk. Kr., ll. in Aq. u. A. Anw. med.: als Sedativum, bei Dyspepsie (heute obsolet).

Cer(III)-oxalat: Cerium oxalicum, Cerooxalat, Ceroxyduloxalat,

$$Ce_2(C_2O_4)_3 + 9\,H_2O,$$

Mol. 706,47; weiß., kr., geruch- und geschmackloses Pv., fast unl. in Aq. u. A., l. in heiß. Salzsäure. Anw. med.: als Sedativum bei Magen- u. Darmkatarrhen, bei Erbrechen u. Seekrankheit, Dos. 0,1 g, MTD 0,6 g.

Cera, C. alba, C. Carnauba, C. chinensis, C. flava, C. japonica: s. Wachse.

Cera mineralis: s. Paraffine.

Cerasus virginiana HOM: s. Prunus virginiana.

Ceratae HOM: Hom. Cerate werden im allgemeinen im Verhältnis 1:9 aus Ursubstanzen, Urtinkturen oder Verreibungen mit einer Mischung aus 7 T. Ol. Arachid. und 3 T. Cera flava bereitet. Arachisöl u. gelbes Wachs müssen den im DAB gestellten Anforderungen entsprechen.

Ceratonia siliqua: Fam. Leguminosae, Johannisbrotbaum (Mittelmeerländer, kult. i. subtrop. Ländern). Stpfl. v. **Fructus Ceratoniae:** (Siliqua dulcis) Johannisbrot. Best.: Zukker (bis 40%), Stärke, Fett, Pektine, Cellulose, Hemicellulosen, Isobuttersäure. Die Samen (Johannisbrotkerne, Semen Ceratoniae, Semen Carobae) werd. gepulvert als Entfettungsmittel verwendet, da sie bei geringem Nährwert das Hungergefühl herabsetzen. Asche max. 3%. Anw.: zu Tabaksoßen, Essenzen, als Kaffee-Ersatz (Carobenkaffee).

Ceratum(a): Wachssalbe, eine veraltete Arzneizubereitung, zwischen Salbe u. Pflaster stehend, meist aus Wachs, Walrat, Ceresin bestehend.

Cerebroside: Zu den Lipoiden* gehörende, phosphorfreie Substanzen (Cerebron, Kerasin, Nervon, Oxynervon), die sich vorwiegend im Gehirn (ca. 11% der Trockensubstanz), aber auch in der Milz, Niere, Lungen u. in Blutzellen vorfinden.

Cerebrum: Gehirn; **cerebral:** Aufs Gehirn bezüglich; **cerebrospinalis:** zu Gehirn u. Rückenmark gehörend.

Cereoli: Arzneistäbchen, Wundstäbchen, s. Bacilli medicati.

Ceresinum: Paraffinum solidum u. Ozokerit, s. Paraffine.

Cereus grandiflorus: Fam. Cactaceae, Kaktus, Königin der Nacht (Mexiko, Antillen). Stpfl. v. HOM: *Cactus*, die i. Juli gesammelten jüngsten Stengel u. Blüten.

Cerimetrie: s. Maßanalyse.

Cerium: s. Cer.

Cerium(IV)-ammonium nitricum: s. Cer(IV)-Ammoniumnitrat.

Cerium nitricum: s. Cer(III)-nitrat.

Cerium oxalicum: s. Cer(III)-oxalat.

Ceronitrat: s. Cer(III)-nitrat.

Cerooxalat: s. Cer(III)-oxalat.

Cerotinsäure: $C_{25}H_{51}COOH$. Farbl. Kr., ll. in sied. A., unl. in Aq.; nat. im Bienenwachs, s. Cera.

Cerussa: s. Bleicarbonat, basisch.

Cervix: (lat.) Hals, Nacken; **Cervix uteri:** Gebärmutterhals.

Cerylalkohol: $C_{26}H_{53}OH$, feste weiße Substanz, l. i. A., unl. i. Aq., F. 79°; kommt verestert in Wachsen (s. Cera) u. Lanolin vor.

Cestodes: Bandwürmer, s. Taenia.

Cetaceum: s. Walrat.

Cetiol®: s. Ölsäureoleylester.

Cetraria islandica: (Fucus islandicus) Fam. Parmeliaceae, Isländisches Moos (richtiger: Isländische Flechte) (Europa, im hohen Norden, aber auch Gebirge Mitteleuropas). Stpfl. v. **Lichen islandicus:** Isländisches Moos, Kramperltee, der getrocknete, laubartige Thallus der Flechte. Best.: ca. 20—40% Lichenin (Polysaccharid, Flechtenstärke), Isolichenin, 3% bitterschmeckende Cetrarsäure*, Fumarsäure, Vitamin A, Schleimstoffe, Jod. Anw. med.: als reizmilderndes Mittel bei Bronchitiden, bei Lungentuberkulose (tuberkulostat. Wirkung), als Amarum sowie als Kräftigungsmittel (durch Kochen wird die Droge entbittert); äußerl.: bei schlecht heilenden Wunden. HOM: *Cetraria islandica.* **Lichen islandicus desamaratus:** Entbittert. Isländisches Moos, weniger wirksam.

Cetrarsäure: Cetrarin, Bitterstoff aus Cetraria islandica*; $C_{20}H_{18}O_9$, Mol. 402,36; weiß., bitterschmeckend. kr. Pv., unl. i. Aq., swl. i. A., Ae., Aceton. Anw. med.: als Amarum bei Verdauungsstörungen, Dos. 0,1—0,2 g mehrmals tägl.

Cetylalkohol: Alcohol cetylicus, n-Hexadecylalkohol, $C_{16}H_{34}O$; farblose, fettige Blättchen, unl. i. Aq., l. i. Ae., Chlf., Schwefkst.; Anw. med.: als Emulgator für Salben u. Massageöle, kosmet. für Puder.

Cetylpyridiniumchlorid:

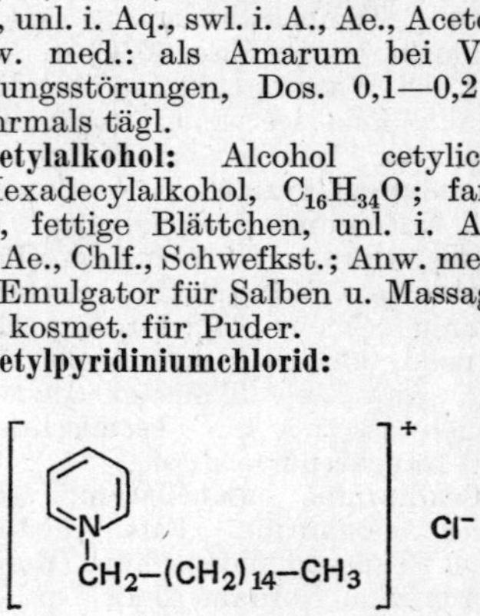

$C_{21}H_{38}ClN$, Mol. 340,0; Weißes bis fast weißes kristallines Pulver. F. 77—83°, pH-Wert 5,0—5,8, gemessen in einer Lösung von 1,00 g Substanz zu 100 ml. Anw.: zur Herst. der volumetr. Lsg. DAB 7: 0,01 N-Cetylpyridiniumchlorid-Lsg., die zur Gehaltsbestimmung v. Cetylstearylschwefelsaurem Natrium u. Emulgierendem Cetylstearylalkohol dient. Anw. med.: als Hautantisepticum in Verdünnungen (1:100 bis 1:10 000).

Cetylstearylalkohol: Alcohol cetylstearylicus; DAB 7: Gemisch aus Cetylalkohol ($C_{16}H_{34}O$) und Stearylalkohol ($C_{18}H_{38}O$), weiße bis schwach gelbl., wachsartige Masse, in Form v. Tafeln, Schuppen od. Körnern; ll. i. Ae., l. i. A. 90% u. Benzin, i. Aq. prakt. unl.; E. am rotierend. Thermometer: 46 bis 52°; Hydroxylzahl: 200 bis 220; VZ max. 2; Anw.: zu Salben, Cetylstearylalkohol erhöht das Wasseraufnahmevermögen von Salbengrundlagen **(Lanette O®)**. — **Emulgierender Cetylstearylalkohol:** Alcohol cetylstearylicus emulsificans; DAB 7: Herst.: Cetylstearylalkohol 90T., Cetylstearylschwefelsaures Na 10 T., heißes Aq. 5 T.; Cetylst. — Na und heißes Aq. werden nacheinander unter gutem Mischen in den auf einem Wasserbad geschmolzenen Cetylstearylalkohol eingetragen. Das Aq. wird unter ständigem Umrühren schnell verdampft und die Schmelze abgekühlt. Gehalt mindestens 90% freie Fettalkohole, mindestens 7,0% cetylstearylschwefelsaures Na. Feste, mit warmem Aq. emulgierbare Masse von schwachem, aber charakteristischem Geruch und Geschmack **(Lanette N®)**.

Cetylstearylschwefelsaures Natrium: Natrium cetylstearylosulfuricum. DAB 7: Gemisch aus etwa gl. Teilen Natriumcetylsulfat ($C_{16}H_{33}NaO_4S$) u. Natriumstearylsulfat ($C_{18}H_{37}NaO_4S$); Gehalt mind. 80,0%; Fettalkohole max. 11%, Sulfatasche max. 27,0%; weiß. bis schwach gelbes, amorphes od. kr. Pv. v. schwachem Geruch u. charakt. Geschmack. Anw.: als Emulgator für Salben **(Lanette E®)**.

Cetyltrimethylammoniumchlorid: $C_{16}H_{33}N(CH_3)_3Cl$: weiß. kr. Pv., l. i. Aq., A., Glycerin; infolge seiner bakteriostat. Wirkung wird es zu desinfizierenden u. desodorierenden Präparaten (1- bis 2%ig) verw.

α-Cetylzitronensäure: Acidum agaricinicum, s. Agaricinsäure.

Cevadin: krist. Veratrin, s. Veratrin.

Ceylonzimt: Cinnamomum zeylanicum*.

CG: Abkzg. für Choriongonadotropin*.

Chalaza: 1. *bot.* Ansatzstelle des Stiels der Samenanlage (Funiculus) an der Samenanlage. 2. Hagelschnur, s. Ovum.

Chalkogene: Die Elemente d. 6. Hauptgruppe d. Periodensystems: Sauerstoff, Schwefel, Selen, Tellur. Sie werden als Chalkogene (Erzbildner, χαλκός = Erz) bezeichnet, weil sie haupts. am Aufbau der nat. Erze beteiligt sind. Polonium, das ebenfalls zu dieser Gruppe gehört, ist ein radioaktives Zerfallsprodukt des Urans u. kommt nat. nur in geringen Mengen vor.

Chamaedrys HOM: s. Teucrium chamaedrys.

Chamaeleon violett: Kal. permanganicum DAB*.

Chamazulen: s. Azulene.

Chamberland-Filterkerzen: Röhrenartige Saugfilter aus porösem Porzellan, zum Entkeimen v. Fl.

Chamomilla HOM: s. Matricaria chamomilla. **Ch. romana** HOM: s. Anthemis nobilis.

Champignon: Psalliota campestris*.

Chartae: „Papiere", s. Arzneiformen.

Charta nitrata DAB 6: Salpeterpapier. Weiß. Filtrierpapier wird mit einer Lsg. von 1 Kaliumnitrat in 5 Aq. getränkt und getrocknet. Salpeterpapier muß nach dem Anzünden gleichmäßig und vollständig verglimmen. Anw.: gegen Asthma.

Charta sinapisata DAB 6: Senfpapier. Mit gepulvertem, von fettem Öl befreitem, schwarzem Senf überzogenes Papier. Der Überzug muß dem Papier fest anhaften. Senfpapier darf weder sauer noch ranzig riechen u. muß nach dem Eintauchen in Aq. sofort einen starken Geruch nach Senföl entwickeln. 100 cm^2 Senfpapier müssen mindestens 0,0119 g Allylsenföl ($C_3H_5 \cdot NCS$, Mol. 99,12) liefern. Senfpapier muß vor Feuchtigkeit geschützt aufbewahrt werden. Anw.: als Hautreizmittel, bei Pleuritis, Neuritis, Rheumatismus, Gelenkrheumatismus, Pneumonie usw.

Chaulmoograöl: Oleum Chaulmoograe, s. Hydnocarpus kurzii.

Chavica betle: Piper betle*.

Chavica roxburghii: Piper longum*.

Cheiranthus cheiri: Fam. Cruciferae, Goldlack, Gelbveiglein (heim. Mitteleuropa, in Deutschland häufig kult.) Stpfl. v. **Flores Cheiri:** Goldlackblüten. Best.: Cheiranthin (Glykosid mit Digitaliswirkung), Quercetin u. Isorhamnetin, äth. Öl (im Samen zwei weitere herzwirksame Glykoside). Anw. volkst.: als Herzmittel sowie als Abführmittel u. bei Gelbsucht. HOM: *Cheiranthus Cheiri*. Frische, vor der Blüte gesammelte Pflanze.

Chelate: Chelatkomplexe. Innere Komplexsalze, bei denen ein Metallatom als Zentralatom wie in dem Gelenk einer Schere gelagert ist bzw. von einer Kralle umfaßt wird (griech. χηλή = Kralle). Nat. Chelate sind z. B. Chlorophyll, Hämoglobin, chem.-analyt. Nickel-Dimethylglyoxim; von dieser Chelatbildung geht als neue maßanalyt. Methode die **Chelatometrie** oder **Komplexometrie** aus (nach G. Schwarzenbach; s. auch Titriplexe). Man benutzt bestimmte chelatbildende Substanzen, z. B. Äthylendiamintetraacetat (Titriplex III®, Trilon® u. a.) u. titriert, bis ein metallspezifischer Indikator (Murexid, Eriochromschwarz T, Eriochromblauschwarz B in gepufferten Lsgen.; Indikator-Puffer-Tabletten „Merck") in seiner Farbe umschlägt, d. h. sobald alle zu bestimmenden Metallionen komplex gebunden sind. — Anw. der Chelatbildner zur Wasserenthärtung (s. Ionenaustauscher), als Antidota bei Schwermetallvergiftungen als Reagentien.

Chelidonin:

$$C_{20}H_{19}NO_5 \cdot H_2O,$$

Alkaloid aus dem Milchsaft von Chelidonium majus*. Gelbl. Kr., l. in A., Ae., Chlf., unl. in Aq., F. 135°; Chelidonin hat eine morphinähnliche, aber wesentlich schwächere zentralberuhigende, spasmolytische u. analgetische Wirkung.

Chelidonium majus: Fam. Papaveraceae, Schöllkraut (Europa, südl. Asien, Nordamerika). Stpfl. v. **Herba Chelidonii: Schöllkraut,** Goldkraut, Blutkraut. Best.: im Milchsaft mehrere (bis jetzt 10) Alkaloide, u. a. Chelidonin*, Chelerythrin, α-, β-, γ-Homochelidonin, Sanguinarin, Chelidoxanthin (gelb. Farbstoff), Protopin, Allokryptopin, Spartein (in der Wurzel Coptisin), ferner Chelidonsäure, Zitronensäure, Enzyme (Oxidasen) äth. Öl. Alkaloidgehalt im Kraut 0,25—0,4%, in d. Wurzel 0,5 bis 0,9%, Höchstgehalt im Spätsommer. Anw. med.: bei Leber- u. Gallenleiden, Gicht, Rheuma, als Antineuralgicum, als Spasmolyticum bei Magen- u. Darmerkrankungen sowie bei Angina pectoris; äuß. gegen Warzen. **Herba Chelidonii recens:** Frisches Schöllkraut, das frische, zu Beginn der Blüte mit der Wurzel gesammelte Kraut; Alkaloidgehalt s. Herba Chelidonii. **Radix Chelidonii:** Schöllkrautwurzel. Best. u. Anw. wie bei Herba Chel., Gehalt mind. 0,5% Alkaloide, berechn. auf Chelidonin. Asche max. 8%. HOM: Chelidonium, vor der Blüte gesammelte frische Wurzel. (Aufbewahrung: Urtinktur, 1.—3. Dez.-Pot. vorsichtig.)

Chemolumineszenz: s. Lumineszenz.

Chemotherapie: Behandlung mit chem. Substanzen, die für den Körper möglichst unschädlich, auf pathogene Erreger schädigend einwirken (n. Paul Ehrlich; Anw. bei Infektionskrankheiten); **Chemotherapeutika,** speziell **Sulfonamide***. **Chemotherapeutischer Index:** Verhältnis der Konzentration des Mittels, das die Erreger tötet, zu der Konzentration, die gerade noch f. den Wirt verträglich ist. Je größer der Ch. I. eines Stoffes, desto geringer d. toxische Gefahr für den Wirt.

Chemotropismus: Wirkung chemischer Reize auf Zellen; z. B. wachsen manche Organismen dem chem. Reiz entgegen (positiver Ch.), andere von ihm fort (negativer Ch.); Pilze werden von Phosphor, Zucker, Pepton, Asparagin usw. angelockt, Pollenschläuche von Eiweißstoffen, Diastase u. a.

Chenopodium ambrosioides var. anthelminticum (Ch. anthelminticum): Fam. Chenopodiaceae, Mexikanisches Traubenkraut, Wohlriechender Gänsefuß (heim. Mexiko, Brasilien, Chile, kult. in Nordamerika, auch in Europa, bes. Kroatien u. Böhmen). Stpfl. v. **Herba Chenopodii ambrosioidis:** Mexikanisches Traubenkraut, Gänsefußkraut, Karthäusertee. Best.: Äth. Öl, Saponin, Harz, Äpfelsäure. Asche max. 16%. Anw. med.: als Wurmmittel. Mittl. ED = 1 g (bzw. 10%iger Aufguß), s. ferner Ol. Chenopodii anthelmintici; volkst. auch als Stomachicum. **Semen Chenopodii anthelmintici:** Amerikanischer Wurmkrautsamen. Best.: Äth. Öl (Oleum Chenopodii anthelmintici, s. unten). Anw. med.: als Anthelminticum, s. Oleum Chenopodii anthelmintici. **Oleum Chenopodii anthelmintici:** Wurmsamenöl, das äth. Öl der Samen. Farbl. oder gelbliche Fl., von widerlichem Geruch u. bitterem brennendem Geschmack. D. 0,958—0,985, opt. aktiv ($\alpha_D^{20°}$ = —4° bis —9°). Brechungsindex min. 1,475; Kp. 221—223°. Best.: ca. 70% Ascaridol (s. dort), p-Cymol (ca. 15%), α-Terpinen, l-Limonen, d-Kampfer. Anw. med.: als Anthelminticum, spez. gegen Spulwurm u. Hakenwurm (Ankylostoma). Da Ol. Chen. toxisch wirkt, ist seine Dosierung genau zu beachten. Kindern gibt man so viel Tropfen wie sie Jahre alt sind, höchstens jedoch 10 Tropfen. Erwachsenen 1- bis 3mal 8 Tropfen in dreistündigem Abstand. MD 0,5 g; MTD 1 g, danach ein salinisches Abführmittel (kein Rizinusöl!). Vergiftungen äußern sich durch Ohrensausen, Koma, Krämpfe. HOM: Chenopodium ambrosioides u. Chenopodium anthelminticum, das frische, blühende Kraut. Ferner noch HOM: Chenopodium olidum (Stpfl. Chenopodium vulvaria = Stinkender Gänsefuß).

Chicle-Gummi: s. Kaugummi.

Chilesalpeter: s. Natriumnitrat.

Chimaphila umbellata: (Pirola umbellata) Doldiges Wintergrün, Harnkraut, Fam. Pirolaceae (Europa, Nordamerika, Japan). Stpfl. v. **Herba Pirolae umbellatae:** Dold. Wintergrünkraut, Harnkraut, Gichtkraut. Best.: Arbutin, Bitterstoff, Urson, Gerbstoff (ca. 4%), Salicylsäuremethylester, Harz. Anw.: als Diureticum u. Harndesinfiziens, Gicht u. Rheuma. HOM: Chimaphila umbellata, die frische blühende Pflanze.

China HOM: s. Cinchona-Arten.

Chinaextrakt, Weingeistiges: Extractum Chinae spirituosum DAB 6.

Chinafluidextract: Extractum Chinae fluidum DAB 6.

China fusca HOM: s. Cinchona-Arten.

Chinaknollen: Tubera Chinae, s. Smilax china, unter Smilax-Arten.

Chinaldinsäure: Chinolin-2-carbonsäure, $C_{10}H_7NO_2 + 2H_2O$; weißes bis gelbl. kr. Pv., l. in Aq., A. u. Alkalihydroxydlösungen; F. 155 bis 157°; Anw.: in der Analyse zur gewichtsanalyt. Best. von Zink, Kupfer, Cadmium, Uran, Palladium sowie zur kolorimetr. Best. von Fe (II).

Chinalizarin: 1,2,5,8-Tetrahydroxyanthrachinon; rotes mikrokrist. Pv., Mol. 272,20, F. oberhalb 275°; unl. in Aq., l. in Aceton, ferner l. in wäßrig. Alkalilsgen mit rotvioletter, in Eisessig mit gelber, in Schwefelsäure mit blauvioletter Farbe. Anw.: zum Nachweis u. zur colorimetr. Bestimmung v. Be, Mg, B, Al, Ga, In, zur Bestimmung von Fluoriden, ferner i. d. Baumwollfärberei.

Chinaöl: Balsamum peruvianum*.

Chinarinde: Cortex Chinae, s. Cinchona-Arten.

Chinasäure: L-Chinasäure, Acidum chinicum, 1,3,4,5-Tetrahydroxy-cyclohexancarbonsäure,

$$C_6H_7(OH)_4 \cdot COOH,$$

Mol. 192, 17, für eine wäßrige 10%ige Lsg. ist $(\alpha)_D^{20}$ = —42° bis —44°; Best. d. Chinarinde (s. Cinchona-Arten), ferner nat. i. Kaffeebohnen, Heidelbeeren, Zuckerrüben u. a.; farbl., stark sauer schmeck. Kr., ll. i. A. u. Eisessig, wl. i. A., fast unl. i. Ae.; Anw. med.: gegen Gicht, Dos. 0,5 g mehrmals tägl.

Chinatinktur: Tinct. Chinae DAB 6 1 T. Chinarinde u. 5 T. Spirit. dilut.; Gehalt mind. 0,74% Alkaloide, berechn. auf Chinin u. Cinchonin, Farbe rotbraun, Geschmack stark bitter, Alkoholzahl nicht unter 7,3.

Chinatinktur, Zusammengesetzte DAB 7: Tinctura Chinae composita; Herst.: 10 T. Chinarinde, 4 T. Pomeranzenschale, 4 T. Enzianwurzel, 2 T. Zimt, alles grob gepulv., Äthanol 70% nach Bedarf. Durch Perkolation so herzust., daß aus 20 T. der Drogenmischung ca. 100 T. Tinktur gewonn.

werd. Gehalt: 0,40—0,44% Alkaloide, (berechn. als Chinin, $C_{20}H_{24}N_2O_2$), Äth.-Gehalt 63,5—68,0% (ml/ml); rotbraune Fl. v. würzig. Geruch u. bitterwürzig. Geschmack. Bitterwert mind. 300.

Chinawein: s. Vinum Chinae.

Chinawurzel: s. Smilax china, unter Smilax-Arten.

Chinesische Gallen: s. Gallen.

Chinesischer Sumach: s. Ailanthus glandulosa.

Chinesischer Tee: s. Camellia sinensis.

Chinesisches Wachs: s. Cera chinensis, s. Wachs.

Chinesischer Zimt: Cinnamomum cassia, s. Cinnamomum-Arten.

Chinhydron: Additionsverbindung molekularer Mengen Chinon u. Hydrochinon, $C_6H_4O_2 \cdot C_6H_4(OH)_2$. Tiefgrüne Kr., ll. i. A. u. heiß. Aq. F. 171°. Auch molekulare Verbindungen v. Chinon mit Phenol, Brenzcatechin, Resorzin u. a. liefern Chinhydrone. **Ch.-Elektroden** werden zur Bestimmung von Wasserstoffionenkonzentrationen verwendet.

Chinidin: Chinidinum, Alkaloid aus d. Chinarinde, Stereoisomeres des Chinin, $C_{20}H_{24}N_2O_2$, Mol. 324,43, F. 172°; weiße, bitter schmeck. Kr., swl. i. Aq., wl. i. A. u. Ae., ll. i. Chlf.; Anw. med.: bei Herzarrhythmien; zunächst Probedos. 0,2 g, dann (falls ohne Nebenwirkgn.) 0,4 g, dreimal tägl. (nicht mit Digitalis zusammen!), u. höchstens 5—6 Tage (starke Kumulation).

Chinidinsulfat: Chinidinum sulfuricum.

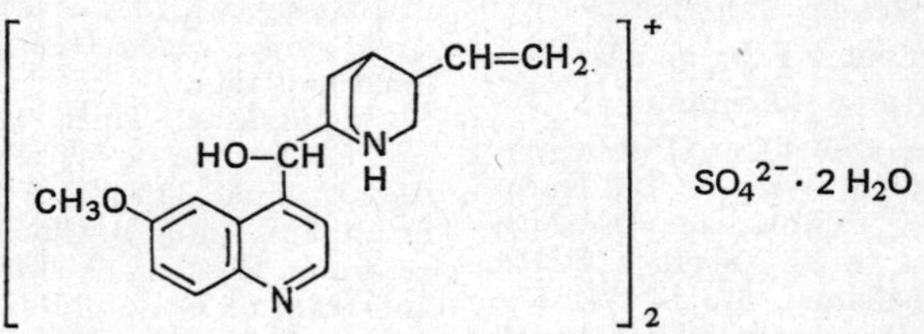

$C_{40}H_{50}N_4O_8S \cdot 2\,H_2O$; Mol. 783,0; DAB 7: Gehalt mind. 98,5%, bezogen auf die getrockn. Substanz; farblos., nadelförmige, häufig verfilzte Kr. v. stark bitter. Geschmack.; l. i. 100 T. Aq. v. 20°, i. 15 T. Aq. v. 100°, i. 15 T. Chlf., i. 10 T. A. 90%; Spez. Drehg.: $[\alpha]_D^{20°} = +277°$ bis $+290°$ (Meßlsg. 2 g i. 100 ml 0,1 N-Schwefelsäure); Aufbewahrung: Gut verschlossen, vorsichtig u. vor Licht geschützt. Anw. med.: s. Chinidin, MD 0,3 g, MTD 1,5 g, bei intravenöser Verabreichung größte Einzelgabe 0,3 g, größte Tagesgabe 0,9 g (langsam injizieren!).

Chinidinum sulfuricum: s. Chinidinsulfat.

Chinin: Chininum, Alkaloid aus Chinarinden, Chininum purum,

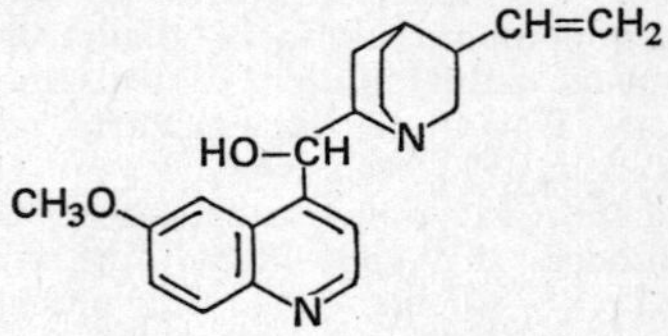

$C_{20}H_{24}N_2O_2$; Mol. 324,4; DAB 7: Gehalt mind. 98,5%, bezogen auf d. getrockn. Substanz; weiß., feinkrist. Pv. von stark bitterem Geschmack; l. i. Äthanol 96% u. Chlf., swl. i. Aq. v. 20°, wl. i. sied. Aq.; F. 174—178°; Spez. Drehg.: $[\alpha]_D^{20°} = -159°$ bis $-172°$ (i. Äthanol absol., c = 1,5). Von den zahlreichen Verbindungen des Chinins haben nur noch Chininhydrochlorid und Chininsulfat einige Bedeutung.

Chinin ist ein fast universell wirkendes Protoplasmagift, d. h. es wirkt im Gegensatz zu anderen Alkaloiden, die nur einen bestimmten Angriffspunkt haben, auf fast alle Mikroben mehr od. weniger lähmend bzw. tödlich ein, daher auch fäulniswidrig u. gärungshemmend. Chinin war bis in die 20er Jahre dies. Jahrh. das einzige bekannte Malariamittel. Allerdings wirkt es nur auf eine bestimmte Entwicklungsform der Malariaerreger ein, auf die „Schizonten“, die ungeschlechtliche Form, während die Geschlechtsformen der Malaria-Erreger, die „Gameten" unbeeinflußt bleiben, bes. die halbmondförmigen G. der gefährlichen Malaria tropica. (Malariaerreger s. Plasmodium, s. ferner Plasmochin u. Atebrin.) Weiße Blutkörperchen werden in einer Lsg. 1 : 10 000 bewegungslos.

Die frühere Anw. als Antipyreticum spielt keine Rolle mehr. Chinin hemmt die Erregbarkeit des Herzmuskels, dämpft die Reizbildung u. Reizleitung, steigert die Erregbarkeit der Uretusmuskulatur (Wehenfördernd). Nach größeren Gaben treten Schwindel, Ohrensausen (Chininrausch), Schweiß u. Exantheme auf, auch Taubheit u. Erblindung. HOM: *Chininum* (s. Chinarinde unter Cinchona-Arten).

Nachweis d. Ch.: Wird eine Chininsalzlsg. m. etwa Chlorwasser u. darauf m. einigen Tr. Lig. Amm. caust. versetzt, so tritt eine grüne Färbung auf **(Thalleiochinreaktion).**

Geschichtl.: 1630 brachten die span. Eroberer aus Peru zum ersten Male Chinarinde nach Europa (Kina-Kina-Pulver, Indianerpulver, Gräfinpulver, Jesuitenpulver); Charles Marie de la Condamine, 1701—1774, Paris, 1735—1746 in Peru, beschreibt zum ersten Male den „Fieberbaum"; 1820 isolierten die Pariser Apotheker Joseph Bienaimé Caventou (1795—1877) u. Joseph Pelletier (1788—1842) Chinin aus der Chinarinde u. errichteten die erste Chininfabrik. 1931 erfolgte die Synthese von Hydrochinin durch Paul Rabe (geb. 1869), 1944 die Totalsynthese von Chinin durch R. B. Woodward u. W. E. Doering (USA).

Chininarsenat: Chininum arsenicicum.

Chininarsenit: Chininum arsenicosum.

Chinin, Baldriansaures: Chininum valerianicum ERG*.

Chininbisulfat: Chininum bisulfuricum ERG*.

Chinindihydrobromid: Chininum dihydrobromicum ERG*.

Chinindihydrochlorid: Chininum dihydrochloricum ERG*.

Chinin, Gefälltes: Chininum praecipitatum ERG*.

Chinin, Gerbsaures: Chininum tannicum, s. Chinintannat.

Chinin, Glyzerinphosphorsaures: Chininum glycerinophosphoricum ERG*.

Chinin-Harnstoffdihydrochlorid: Chin. dihydrochloricum carbamidatum ERG*.

Chininhydrobromid: Chininum hydrobromicum ERG*.

Chininhydrochlorid: Chininum hydrochloricum.

Chininsalizylat: Chininum salicylicum ERG*.

Chinin, Salizylsaures: Chininum salicylicum ERG*.

Chinin, Saures Schwefelsaures: Chininum bisulfuricum ERG*.

Chinin, Schwefelsaures: Chininum sulfuricum.

Chininsulfat: Chininum sulfuricum.

Chininvalerianat: Chininum valerianicum ERG*.

Chininzinnamylat: Chininum cinnamylicum ERG*.

Chininum aethylcarbonicum: Euchinin ERG*.

Chininum amorphum fuscum: s. Chinoidin.

Chininum arsenicicum HOM: Chininarsenat,

$$2(C_{20}H_{22}O_2N_2)H_3AsO_4 + 8\,H_2O.$$

Darst.: Durch Fällen einer Lsg. v. 8 T. Chininhydrochlorid mit einer Lsg. v. 3,1 T. Natriumarsenat in 100 T. Aq. Farblose, leicht verwitternde Prismen, wl. in kalt., ll. in heiß. Aq. (Aufbewahrung: Ursubstanz, 1.—3. Dez.-Pot. sehr vorsichtig, vor Licht geschützt.)

Chininum arsenicosum HOM: Chininarsenit

$$3(C_{20}H_{24}O_2N_2)H_3AsO_3 + 4\,H_2O.$$

Lange, seidenglänz. Kristallnadeln, wl. in Aq., ll. in A., Ae., Chlf. Anw. hom.: als Tonikum bei erschöpfenden u. fieberhaft. Krankheiten. (Aufbewahrung: Ursubstanz, 1.—3. Dez.-Pot. sehr vorsichtig, vor Licht geschützt.)

Chininum bisulfuricum ERG: Chininbisulfat, Saures schwefelsaures Chinin, $(C_{20}H_{24}O_2N_2)H_2SO_4 + 7\,H_2O$. Mol. 548,4; l. in Aq. u. A. Anw.: wie Chinin. sulfuricum, Chiningehalt jedoch nur 59,1%. ED = 0,3 g.

Chininum cinnamylicum ERG: Chininzinnamylat, $(C_{20}H_{24}O_2N_2)C_9H_8O_2$. Mol. 472,3; Gehalt mind. 66% Chinin. Weiß., am. Pv., l. in A., fast unl. in Aq. Anw.: wie Chinin, sulfuricum. ED = 0,3 g.

Chininum dihydrobromicum ERG: Chinindihydrobromid,

$$(C_{20}H_{24}O_2N_2)\cdot 2\,HBr + 3\,H_2O.$$

Mol. 540,1; Gehalt mind. 58,8% Chinin. Weiße Kr., l. in A. u. Aq. ED = 0,3 g.

Chininum dihydrochloricum ERG: Chinindihydrochlorid, Saures Chininhydrochlorid,

$$(C_{20}H_{24}O_2N_2) \cdot 2HCl + H_2O.$$

Mol. 415,3. Weiße Kr., ll. in Aq. (1:0,7) u. A., wl. in Chlf. u. verd. Salzsäure. Anw.: wie Chininhydrochlorid, bes. zu Injektionen. ED = 0,3 g.

Chininum dihydrochloricum carbamidatum ERG: Chinin-Harnstoffdihydrochlorid,

$$C_{20}H_{24}O_2N_2 \cdot HCl + CO(NH_2)_2 \cdot HCl + 5H_2O.$$

Mol. 547,3; Gehalt mind. 58% Chinin. Farbl. Kr., l. in Aq. u. A. Anw. med.: zu subkutanen Injektionen (0,5 g) b. Keuchhusten u. Malaria.

Chininum ferro-citricum: Eisenchininzitrat; keine einheitliche Verb., sondern Gemisch v. Chininzitrat m. Ferro- u. Ferrizitrat. Glänz., dunkelrotbraune Blättchen v. bitterem Geschmack, l. in Aq., wl. in A.; Gehalt 9 bis 10% wasserfreies Chinin u. 21% Eisen. Anw. med.: als Roborans, Tonicum, Stomachicum; Dos. 0,05—0,2 g mehrmals tgl.

Chininum glycerinophosphoricum ERG: Glyzerinphosphorsaures Chinin; Gehalt mind. 70% Chinin. Weiß. Kr. od. weiß. Pv., l. in A., wl. in Aq. ED = 0,3 g.

Chininum hydrobromicum ERG: Chininhydrobromid,

$$C_{20}H_{24}O_2N_2 \cdot HBr + H_2O.$$

Mol. 423,2. Weiße Kr.nadeln, l. in Aq., ll. in A., Chlf., wl. in Ae. Anw. med.: als Antipyreticum, Antimalaricum, Antineuralgicum. ED. = 0,3 g.

Chininum hydrochloricum: Chininhydrochlorid,

$$C_{20}H_{25}ClN_2O_2,$$

Mol. 396,9; DAB 7: Gehalt mind. 98,5%, bezogen auf die getrocknete Substanz; $[\alpha]_D^{20}$ = —240° bis —253° (in 0,1 N-Salzsäure c = 2,0). Weiße, kr. Nadeln, l. in 25 Aq., in 3 A., 2 Chlf. Darst.: Durch Ums. v. Chininsulfat m. Bariumchlorid; med. Anw. dieses zumeist gebr. Salzes: inn.: bei Malaria, s. Chininum (purum), Rückfallfieber (Febris recurrens), Neuralgien, infektiösen Darmerkrankungen, Lungenentzündung (1 g tägl.), Keuchhusten, (Keuchhusten bei Kindern 2mal tägl. soviel Dezigramm als das Kind Jahre zählt); Dos. 0,3—2 g pro die, als Tonicum 0,03—0,15 g mehrmals tgl.; äuß.: als lokales Anästhetikum; vet.: als Fiebermittel. HOM: Chininum muriaticum.

Chininum praecipitatum ERG: Gefälltes (wasserfreies) Chinin, $C_{20}H_{24}N_2O_2$. Mol. 324,2; F. 174—175°. Weiß., am. od. kr. Pv., ll. in A. u. Chlf., swl. in Aq. ED = 0,25 g, i.m. 0,25 g.

Chininum salicylicum ERG: Chininsalizylat,

$$2[(C_{20}H_{24}O_2N_2)C_7H_6O_3] + H_2O.$$

Mol. 942,5. Weiße Kr., l. in A., wl. in Aq. ED = 0,3 g. HOM: Chininum salicicum.

Chininum sulfuricum: Chininsulfat;

$$C_{40}H_{50}N_4O_8S \cdot H_2O,$$

Mol. 783,0, DAB 7: Gehalt mind. 98,5%, bezogen auf d. getrockn. Substanz; farbl., nadelförmig. Kr. od. weiß. kr. Pv. v. stark bitterem Geschmack. l. i. etwa 650 T. Aq. v. 20°, i. etwa 35 T. sied. Aq., wl. i. A., swl. i. Chlf.; Spez. Drehg.: $[\alpha]_D^{20°}$ = —233° bis —245° (in 0,1 N-Salzsäure, c = 2,0). Anw. med.: als spezif. Malariaheilmittel u. Prophylacticum (s. Chinin), ferner auch als Antipyreticum, Tonicum, Analgeticum; Dos. 0,3—1 g. Zur Geschmacksverbesserung werden empfohlen: Milch, Kognak, Fleischextrakt, Zitronensaft, Saccharin, Süßholzsaft. HOM: Chininum sulfuricum.

Chininum tannicum: Chinintannat, Gerbsaures Chinin. Zstzg. uneinheitlich, Gehalt an Chinin ca. 30 bis 32%. Gelbl.-weiß., am. Pv., in Aq. kaum l., etwas l. in heißem Aq. Anw. med.: bes. in d. Kinderpraxis, da am wenigsten bitter schmeckend, b. Diarrhöe, Influenza, Fieber, Keuchhusten, Migräne, Nachtschweiß der Phthisiker; Dos. 0,3—2 g (meist das 2- bis 4fache v. Chin. sulf.).

Chininum valerianicum ERG: Chininvalerianat, Baldriansaures Chinin,

$$(C_{20}H_{24}O_2N_2)C_5H_{10}O_2 + H_2O.$$

Mol. 444,3. Weiße Kr.schuppen, l. in 100 Aq. u. 5 A. Anw. med.: als Tonicum u. Antineuralgicum; Dos. 0,05 bis 0,5 g.

Chiniofonum: s. Jod-hydroxychinolin-sulfonsäure.

Chinioidin: Chininum amorphum fuscum; Gemenge verschied. amorpher Chinaalkaloide, die b. d. Chininfabrikation aus den Mutterlaugen als Nebenprodukt gew. werden; F. ca. 100°. Braune, am., harzartige Masse m. muscheligem Bruch, l. in A. u. Chlf. sowie in angesäuertem Aq. Anw. med.: bisweilen als Chininersatz. HOM: Chinioidinum.

Chinium: Rohes Chinin. Braune, am. Masse.

Chinolin: C_9H_7N, kommt i. Steinkohlenteer vor, synth. nach *Skraup*; Mol. 129,1. D. 1,088 — 1,093, F. —19,5°, Kp. 235—237°. Gelbl., stark lichtbrechende Fl., ll. in A., Ae., Chlf., Benzin, Schwfk., wl. (6%) in Aq. Anw. med.: als Antisepticum, zur Konservierung v. Harn u. Blut; inn.: b. Intermittens; MD 0,75 g; MTD 1,5 g; äuß.: zu Mund- u. Gurgelwässern, Pinselungen (m. gleicher Wirkung Chinolinhydrochlorid u. Chinolinrhodanid); weitere Chinolinabkömmlinge sind: Chinolintartrat (b. Keuchhusten), Chinosol® (Oxychinolinsulfat), Atophan® (Phenylchinolincarbonsäure), Hexophan® (Oxyphenylchinolindicarbonsäure).

Chinone: Leit. sich ab v. arom. Dihydroxyverbdgen. durch Abspaltg. 2H-Atome, meist v. goldgelb. od. rot. Farbe u. eigentüml. Geruch; einfachst. Chinon: **p-Benzochinon (p-Chinon),** $C_6H_4O_2$, goldgelbe Kr. mit charakterist. stechendem Geruch; l. i. A., Ae., heiß. Aq.; F. 116°.

Chinoplasmin®: s. Plasmochin®.

Chinosol ERG: Äquimolekulare Verbindg. v. 8-Hydroxychinolin u. Kaliumsulfat,

$$C_9H_6(OH)NHSO_4K;$$

Mol. 281,2. Gelbl., kr. Pv., ll. in Aq., swl. in A. Anw. med.: als Desinfektions- u. Gurgelmittel (bakteriostat. Wirkg. noch in Lösung 1:2000).

Chiococca racemosa: Schneebeerenbaum, Fam. Rubiaceae (heim. Brasilien, Argentinien, Westindien), neben Ch. densifolia u. Ch. anguifuga Stpfl. v. HOM: Cainca; die getrocknete Wurzelrinde aller drei Arten. Best.: Caincasäure (saponinart. Glykosid), Caincin (Caincabitter), Kaffeegerbsäure, Harz. Anw.: als Diureticum u. Laxans.

Chionanthus virginica (Chionanthus latifolia): Fam. Oleaceae, Giftesche, Virgin. Schneeflockenbaum (Nordamerika). Stpfl. v. **Cortes Chionanthi virginicae radicis:** Gifteschenwurzelrinde. Best.: Chionanthin, Glykosid. Anw.: als Tonicum, Febrifugum, bei Leberleiden; äuß.: auf Wunden. HOM: Chionanthus virginica, die frische Wurzelrinde.

Chirata indica HOM: s. Sweertia chirata.

Chirettakraut: Herba Chirettae indicae, s. Sweertia chirata.

Chirurgisches Nahtmaterial DAB: **1.** Resorbierbares Nahtmaterial. Resorbierbares Nahtmaterial ist tierischer Herkunft und wird durch proteolytische Enzyme des Körpers abgebaut. Catgut, das gebräuchlichste res. Nahtmaterial, wird aus der Submucosa des gespaltenen Dünndarms vom Schaf und von anderen Säugetieren hergestellt. Res. Nahtm. muß sterilisiert und so verpackt sein, daß die Sterilität gewährleistet ist. **2.** Nicht resorbierbares Nahtmaterial. Nicht res. Nahtm. besteht aus Metall oder aus organischen Substanzen, die vom lebenden Gewebe nicht abgebaut werden. Die aus organischen Substanzen hergestellten Fäden sind monofil oder aus Fasern versponnen, geflochten oder mit einem Überzug versehen. Die Fäden können farbl. oder mit einem unschädlichen Farbstoff gefärbt sein. Das Material kann sterilisiert oder nichtsterilisiert — im letzteren Falle zur Sterilisation durch den Verbraucher — in den Handel gebracht werden.

Chitin: nat. vork. N-halt. Polysaccharid, $(C_8H_{13}NO_5)_n$; $[\text{N-Acetylglucosamin}]_n$ Gerüstsubstanz der Insekten u. Mollusken, auch in Würmern, Bakterien, Pilzen u. Flechten. Starke SS spalt. Chitin vollkommen in Glucosamin u. Essigsäure.

Chitosamin: s. Glucosamin.

Chloasma: Leberfleck, Mutterfleck.

Chlor: Chlorum, Cl, AtG. 35,453; 1-, 3-, 4-, 5- u. 7-Wert., Element

(Halogen), Ordnungsz. 17, krit. Tp. 143,5°, krit. Druck 76,1 at; unt. Druck flüssig (D. 1,57, Kp. —33,7°, E. —102,4°); 2 Isotope (35 u. 37); entd. 1774 v. Scheele. Nat. nur gebunden als Kochsalz (NaCl), Sylvin (KCl), Magnesiumchlorid ($MgCl_2$), Carnallit ($KCl \cdot MgCl_2 \cdot 6H_2O$) u. a., im Meerwasser, i. d. Staßfurter Abraumsalzen, in Salzsolen sowie im tier. u. pflanzl. Körper, der Cl-Gehalt der Erdoberfläche beträgt 0,15%. Darst.: 1. Aus Braunstein u. Salzsäure (Weldon-Verfahren) oder durch Einw. von HCl auf Chlorkalk oder auf Kaliumpermanganat oder auf H_2O_2 oder auf Kaliumchlorat, 2. durch Chloralkali-Elektrolyse, 3. nach dem katalytischen Verfahren von Deacon, wobei man ein Gemisch von Luft u. Chlorwasserstoff über mit Kupferchloridlsg. getränkte Tonkugeln leitet. Gelbgrünes, erstikkend riechendes, sehr giftiges Gas; 2,5mal schwerer als Luft, sehr reaktionsfähig; Chlor ist in Aq. l., 1 T. H_2O löst ca. 2,5 Vol. Chlor (Aqua chlorata ERG, Gehalt 0,4—0,5% wirksames Chlor). Anw.: zur Herst. v. Chlorkalk, Salzsäure u. von Chloriden, zur Chlorierung organ. Stoffe, als Oxidationsmittel, zur Sterilisation von Trinkwasser, zur Desinfektion von Bade- u. Abwässern, als Bleichmittel. MAK = 0,5 ml pro m^3 Luft. HOM: *Chlorum* ist Aqua chlorata ERG. (Aufbewahrung unter Penetrantia.)

Chlorwasserstoff: HCl (gas); Nat. frei in Vulkangasen, gebunden als Chlorid, in geringer Menge im Magensaft. Aus einem Gemisch gleicher Volumen Chlor u. Wasserstoff (Chlorknallgas) bildet sich im zerstreuten Tageslicht allmählich, bei Sonnenbestrahlung u. bei Entzündung dagegen explosionsartig Chlorwasserstoff. Darst.: Techn.: als Nebenprodukt beim Leblanc-Sodaprozeß oder durch Synthese aus den Elementen bei der Chloralkali-Elektrolyse. Für den Laborbedarf stellt man HCl-Gas im Kippschen App. aus Ammoniumchlorid u. Schwefelsäure her oder durch Erhitzen von Salzsäure. Stechend riechendes, nicht brennbares Gas, das sich leicht verflüssigen läßt. D. 1,27; F = —114,2, Kp. = —85,05°, krit. Temp. 51,3°, krit. Druck 83 at.; 1 Raumteil Aq. löst bei 0° ca. 507 Raumteile HCl bei Atmosphärendruck, d. wäß. Lsg. heißt **Salzsäure** (s. dort). Weitere Chlorverbindungen s. unter den betr. Stichworten.

Nachweis von Chlor: 1. Chlor macht aus Jodkalium Jod frei, daher wird Jodkaliumstärkepapier gebläut. 2. Chloride geben in salpetersaurer Lsg. mit Silbernitrat einen weißlich-gelben Niederschlag von Silberchlorid (AgCl), der in Ammoniak l. ist. (Chlorate müssen erst in Chloride umgewandelt werden!) 3. Wäßr. Lsgen. von Indigo oder Lackmus werden durch Chlor entfärbt. 4. Salzsäure gibt mit Ammoniak weiße Nebel von NH_4Cl.

Chloräthyl: Aether chloratus, s. Äthylchlorid.

Chloral: Trichloracetaldehyd, Chloralanhydrit, $CCl_3 \cdot CHO$, Mol. 147,4; farblose, stechend riech. Fl.; F. —57,5°; Kp. 98°; Anw.: zur Herst. v. Chloralhydrat (s. d.), Chloralformamid (s. d.) sowie zur Herst. d. Insektizids DDT (s. Dichlor-diphenyltrichloräthan).

Chloralamid: Chloralformamid.

Chloralanhydrit: s. Chloral.

Chloralchloroform: Chloroformium e Chloralo hydrato ERG, s. Chloroform.

Chloralformamid: Chloralum formamidatum, Chloralamid,

$$CCl_3 \cdot CH(OH) \cdot NH \cdot CHO,$$

Mol. 192,4; weiße, geruchlose Kr. v. bitterem Geschmack, l. i. Aq. u. Glycerin, ll. i. A. u. Ae. Anw. med.: wie Chloralhydrat.

Chloralhydrat: Chloralum hydratum, $CCl_3 \cdot CH(OH)_2$, Mol. 165,4, D. 1,9, F. 49—53°, Kp. 97°; farblose, durchsichtig. Kr. v. charakterist., stechend. Geruch u. schwach bitterem, brennend. Geschmack; sll. i. Aq., A., Ae., ll. i. Chlf. DAB 7: Gehalt mindest. 99,0%. Chloralhydrat ist mit vielen Substanzen unverträglich (s. Tab. „Unverträgl. Arzneimischungen"). Darst.: zuerst 1832 von *Liebig*. Anw. med.: inn. als Hypnoticum; (von O. Liebreich 1869 als Schlafmittel in die Therapie eingef.); Dos. 1(—2) g rufen schnell einen tiefen, ca. 8 Stunden anhaltend. Schlaf hervor, ohne Nachwirkg. Größere Dosen verursachen Magenstörungen und Schleimhautschädigungen, Kreislaufstörungen, Herzlähmung u. Leberschädigungen. Chl. darf daher bei Herz- u. Leberkranken nicht angew. werden (Dos. let. etwa 16 g). Der Gebrauch von Chloralhydrat führt mitunter zur Sucht (was vor einig. Jahrzehnten noch sehr häufig vorkam u. als „Chloralismus" bezeichnet wurde). Solcher Mißbrauch führt zu Herz-, Leber- u. Nierenschädigungen. MD. 2 g; MTD. 6 g; betr. Vergiftg. s. a. Tab. Gegenmittel; äuß.: als Antisepticum zu Spülungen bei Rachenkatarrh, Angina usw. sowie zu Haarwässern; techn.: i. d. Mikroskopie als Einschlußmittel. HOM: *Chloralum hydratum.* Aufbewahrung: Ursubstanz, 1.—3. Dez.-Pot. vorsichtig, vor Licht geschützt.

Chloralismus: s. Chloralhydrat.

Chloralum formamidatum: s. Chloralformamid.

Chloralum hydratum: s. Chloralhydrat.

Chloramin-T: Tosylchloramidnatricum,

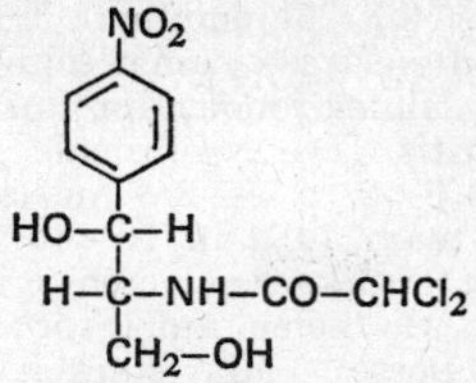

D-threo-2-(Dichlor-acetamido)-1-(4'-nitrophenyl)-propan-1,3-diol

$C_{11}H_{12}Cl_2N_2O_5$, Mol. 323,1; DAB 7: Gehalt mindest. 97,0%, berechnet auf die getrockn. Substanz; weiß. bis gelbl. weiß. kr. Pv. von stark bitt. Geschmack; ll. i. Äthanol 90%, Aceton, Äthylacetat, wl. i. Aq.; Schmelztemp.: 149—153°; Spez. Drehung: $[\alpha]_D^{20°}$ = +18,50° bis +21,5° (Meßlsg. 5 g i. 100 ml absol. A.), (in Äthylacetat linksdrehend); Sulfatasche max. 0,2%. Aufbewahrg.: vor Licht geschützt, vorsichtig aufzubewahren.

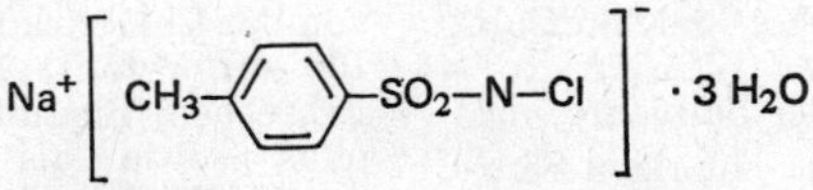

N-Chlor-toluol-4-sulfonamid, Natrium-Salz

$C_7H_7ClNNaO_2S \cdot 3\ H_2O$, Mol. 281,7. Weiß. bis schwach gelbl., kr. Pv. von schwachem Chlorgeruch u. bitterem Geschmack. DAB7: Gehalt mindest. 98,0%; ll. i. Aq., swl. i. Chlf., unl. i. Ae. u. Bzl. Anw.: als Antisepticum, zur Händedesinfektion in 0,25—0,5% wäßrig. Lsg. (für die Haut gut verträglich), zur Wundspülung 0,1 bis 0,25%, zu Blasenspülungen 0,02 bis 0,1%; ferner zum Desinfizieren v. Krankenzimmern u. Geräten, zum Reinigen von Zahnprothesen, zum Bleichen, zum Chlorieren von Wasser usw.; als Reagens DAB 7: Chloramin-T-Lösung I (5 g/100 ml), Chloramin-T-Lösung II (1 g/100 ml), beide Lsgn. sind stets frisch herzustellen. Chloramin crudum ERG: Rohchloramin, Gehalt mind. 20% wirksames Chlor, weiß. bis schwach gelbl. Pv., ll. i. Aq.

Chlorammonium: s. Ammoniumchlorid.

Chloramphenicol: Chloramphenicolum

Chloramphenicol wurde ursprünglich aus Streptomyces venezuelae gewonnen (von I. Ehrlich, Bartz, Schatz, Bugie) u. wird heute nach verschiedenen Verfahren synthetisch hergestellt. Es ist eine der wenigen natürl. vork. Nitroverbdgn. u. zeigt strukturell Verwandtschaft mit Ephedrin. Das Antibioticum wird v. a. peroral, ggfs. auch i.v. u. i.m., bei Kindern nur in Ausnahmefällen rektal, ferner auch lokal angewendet, ist auch in hohen Dosen gut verträglich u. wird durch den Harn rasch wieder ausgeschieden. Es ist ein Breitbandantibioticum, das bakteriostat. wirksam ist gegen einige gramnegative (z. B. Proteus, Salmonellen, Shigellen) u. einige grampositive Keime sowie Rickettsien u. einzelne größere Virusarten (z. B. Psittakose); unwirksam ist es gegen Tuberkelbakterien. Hauptindikationen: Salmonelleninfektionen (Typhus, Paratyphus B), Meningitis, Rickettsiosen, schwere Harnwegsinfektionen mit Chl.-empfindl. Erregern; Resistenzentw. langsam u. selten; äuß. bei Augeninfektionen, Konjunktivitis, Blepharitis. Dos.: optimale Tagesdosis 1,5—2 g (—3: Ausnahme!), insges. max. 30 g in 10—14 Tagen. Unverträglichkeiten treten praktisch so gut wie keine auf (Störung der Hämatopoese). Mit starken Alkalien ist es unverträglich. Für Augentropfen haltbare Lsg. i. 200 T. Boratpuffer: Chloramphenicol 5,0, Natr. biborac. 1,9, Acid. bor. 11,1, Natr. chlorat. 2,2, Aq. steril. 979,8. ®: Chloromycetin, Paraxin, Leukomycin, Scheroson-Augensalbe, Nasen-, Ohrentropfen, Eucortyl (Acidoamphenicol)-Salbe, Chloromycetin-Succinat, Chloromycetin-Palmitat-Suspension, Catilan.

Chlorate: Salze der Chlorsäure.

Clorbarium: s. Bariumchlorid.

2-Chlorbenzaldehyd: Reagens DAB 7.

Chlorcalcium: s. Calciumchlorid.

1-Chlor-2,4-dinitrobenzol: Reagens DAB 7.

Chloreton: Alcohol trichlorisobutylicus ERG*.

Chloride: Salze der Salzsäure.

Chlorite: Salze der chlorigen Säure.

Chlorkalium: s. Kaliumchlorid.

Chlorkalk: Calcaria chlorata, Bleichkalk; Die Zstzg. des handelsübl. Chlorkalks ist sehr unterschiedlich, der wesentliche Bestandteil ist das Calciumhypochlorit-chlorid, CaCl (OCl). Weißes, nach Chlor. riech. Pv., in Aq. nur teilw. l., Gehalt mind. 25% Chlor, das durch Säuren frei gemacht wird. An Licht u. Luft wird Chlorkalk allmählich zersetzt u. wird schmierig unter Abgabe v. Sauerstoff. (Der Handelswert des techn. Chlorkalks richtet sich nach dem Prozentgehalt an wirksamem Chlor, der etwa 35—36% beträgt.) Darst.: Durch Einwirken v. Chlorgas auf trockenes Calciumhydroxid. Anw. med.: als Adstringens u. Desinfiziens (zuerst als solches eingeführt v. Semmelweis, Ign. Phil., Gynäkologe, Wien, 1818—65); techn. Bleichmittel.

Chlormagnesia: Magnesium hypochlorosum, s. Magnesiumhypochlorit.

Chlormagnesium: Magnesium chloratum, s. Magnesiumchlorid.

Chlormethyl: s. Methylchlorid.

Chlornatrium: s. Natriumchlorid.

Chlornickel: Niccolum chloratum*.

Chloroform: Chloroformium, Trichlormethan, $CHCl_3$, Mol. 119,4; DAB 7: Dichte: 20° = 1,474—1,478; Siedetemp.: 59—62°. Farbl., klare Fl., v. süßlichem Geruch u. Geschmack, mischbar m. A., Ae., fetten u. äth. Ölen. Darst.: zuerst 1831 von *Liebig* und *Soubeiran* (unabhäng. voneinander) durch Einwirkung von Chlorkalk auf Äthylalkohol, heute haupts. durch Methanchlorierung. Da Chlf. durch Licht u. feuchte Luft allmählich in das giftige Phosgen ($COCl_2$) umgesetzt wird, hat das DAB einen Zusatz von 1% Alkohol vorgeschrieben, um das Phosgen zu binden. Chlf. wird im Verlauf weniger Stunden nach der Aufnahme zu ca. 90% wieder ausgeatmet, die im Körper verbliebenen Reste können indessen noch zu gefährlichen Schädigungen, u. U. noch zu Spättodesfällen, führen. Chlf. schädigt Herz, Leber u. Nieren, weshalb man mehr u. mehr von der Chl.-narkose abkommt (MAK 100 ml/m^3 Luft); Anw. med.: inn. b. Erbrechen, Singultus, Flatulenz, Typhus sowie als Anthelminthicum (m. Ol. Ricini); Dos. 3—20 Tr.; MD 0,5 g; MTD 1,5 g; zur Narkose s. Chloroform zur Narkose; äuß. zu Einreibungen bei Neuralgien, Rheumatismus usw. DAB: Oleum Chloroformii; techn.: als Lsgsmittel f. Jod, Schwefel, Phosphor, Kautschuk, Harze, Fette u. a. HOM: Chloroformium. (Aufbewahrung: 1.—3. Dez.-Pot. vorsichtig, vor Licht geschützt.)

Chloroformium e Chloralo hydrato ERG: Chloralchloroform; aus Chloral oder Chloralhydrat bereitetes Chloroform. MD 0,5 g; MTD 1,5 g.

Chloroform zur Narkose: Chloroformium pro narcosi; reines Chloroform, ist in kleinen, braunen, ganz gefüllten Flaschen v. höchstens 60 ml Inhalt, m. Glasstopfen verschlossen, aufzubewahren. Korkverschlüsse müssen mit einer inerten Folie (Zinnfolie) unterlegt werden.

Chloroformöl: Ol. Chloroformii DAB 6.

Chlorogensäure: Verbdg., aus je 1 Mol. Chinasäure u. Kaffeesäure, kommt an Kalium u. Koffein gebunden im Kaffee vor, s. Coffea.

Chloromycetin: Chloramphenicol*.

Chlorophyceae: Grünalgen, s. Algae.

Chlorophyll: Blattgrün, der grüne Farbstoff der Pflanzen, der diese befähigt, unter Mitwirkung der Energie der Sonnenstrahlen aus Kohlensäure organische Substanz aufzubauen (Photosynthese). Das Chl. ist in den Chloroplasten (den Organen der Kohlensäure-Assimilation) der Zellen enthalten, zusammen mit Carotin u. Xanthophyll, und zwar in Form eines wasserlöslichen Eiweißkomplexes (Chromoproteid, Chloroplastin). Chlorophyll besteht aus 2 Komponenten, dem Chlorophyll a (blaugrün) und dem gelbgrünen Chlorophyll b. Beide Verbindungen ähneln in ihrer chem. Struktur dem Blutfarbstoff (s. Porphin u. Porphyrine), besitzen jedoch an Stelle des Fe^{2+} als Zentralatom Mg^{2+} und sind mit dem Alkohol Phytol verestert. Chl. „a" kommt dreimal so häufig vor als Chl. „b". Um die Aufklärung der Struktur des Chlorophylls bemühten sich hauptsächlich Emil Bürgi (Bern), Arthur Stoll (Basel), R. Willstätter u. H. Fischer (München). Im Jahre 1960 gelang Martin Strell u. seinen Mitarbeitern A. Kalojanoff u. H. Koller in München die Totalsynthese des Chlorophyll. Gleichzeitig u. unabhängig von ihnen dem amerik. Chemiker R. B. Woodward a. d. Harvard-Universität.

Zur Gewinnung von Chl. befeuchtet man frisches oder getrocknetes Brennnesselkraut mit 1%iger Kupfersulfatlösung und extrahiert mit A. oder Aceton; nach Abdestillieren des A. bzw. Acetons reinigt man das zurückgeblieb. Roh-Chlorophyll mit Benzol (Ausbeute ca. 5% des Trockengewichts der Pflanzen).

Reines Chl. bildet schwarzbläuliche metallisch glänzende Kr. Das pharmaz. verwend. Chl. ist eine salbenartige schwarz-grüne Masse, die durch Vermischen von reinem Chl. mit Fett (Adeps suillus) hergest. wird. Sie enthält 20—30—40—50% Chl. und ist in Fetten, Bzl., fetten u. äth. Ölen klar löslich (nicht aber in Aq. u. A.). Alkohol- u. wasserlösliches Chl. stellt man her, indem man reines Chl. mit verdünnter NaOH erhitzt, mit $CaCl_2$-Lösung versetzt, den Niederschlag von Chl.-Calcium zunächst mit A. auszieht, dann mit $NaCO_3$ kocht u. das gebild. $CaCO_3$ abfiltriert. Chlorophyll-Natrium (Chlorophyllin) ist in Aq., A., Glycerin klar löslich, wird jedoch durch SS ausgeflockt. Anw. med.: als Roborans, zur Wundbehandlung (Epithelisierung), gegen Akne vulg. äuß.: zur Desodorierung von Wunden, inn.: zur Beseitig. läst. Körpergeruchs (zweifelhaft!); techn.: z. Färben v. Spirituosen, Fetten, Seifen. (Der Name „Chlorophyll" stammt von den Pariser Apothekern u. Professoren Caventou u. Pelletier (1819).

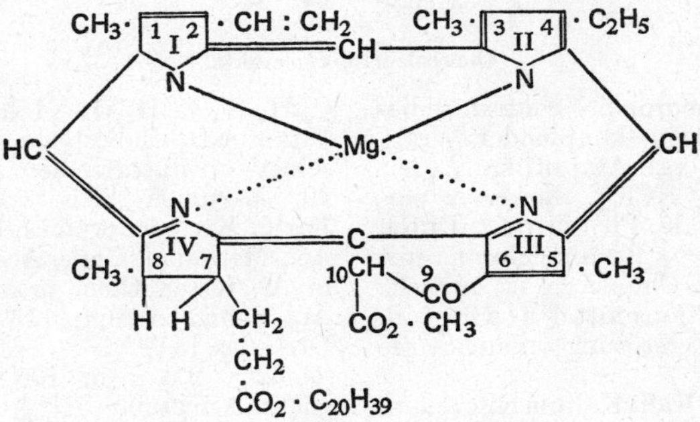

Chlorophyll
(Formel nach H. Fischer)

Chlorophyllase: Ferment in den grünen Blättern, das aus dem Chlorophyll das Phytol hydrolytisch abspaltet, wobei Chlorophyllid a u. b entstehen.

Chlorophyllin: Chlorophyll-Natrium, s. Chlorophyll.

Chloroplasten: s. Chlorophyll.

Chlorose: Bleichsucht, Anämie, bes. der jungen Mädchen (Eisenmangel der Blutkörperchen).

Chlorpromazin: N-(3′-Dimethylamino)-propyl-2-chlor-phenothiazin. Farbloses, bitter schmeckendes Pv., ll. i. Aq. u. A., unl. in Ae. u. Bzl., F. 180°. Anw.: bei Erregungs-, Angst- u. Depressionszuständen, zur Narkosevorbereitung, potenzierter Narkose (Winterschlaf), als Antihistamin; wicht. Psychopharmakon mit neurolept. zentral sedierender, vegetativ dämpfender Wrkg. (Megaphen®), vgl. Ataraktika.

Chlorsäure: $HClO_3$, farblose, stechend riechende Fl.; Darst.: Durch Umsetzung v. Bariumchlorat mit Schwefelsäure. Chlorsäure ist ein sehr starkes Oxidationsmittel u. wird i. d. Analyse zur Zerstörung organ. Stoffe benutzt.

Chlorsaures Kali: Kalium chloricum, s. Kaliumchlorid. **Ch. Natrium:** Natrium chloricum, s. Natriumchlorid.

Chlorschwefel: Sulfur chloratum, s. Schwefelmonochlorid.

Chlorsilber: s. Silberchlorid.

Chlortetracyclin: Aureomycin*.

Chlor-Tetragnost ®: Phenoltetrachlorphthalein-Natrium (zur Prüfung der Leberfunktion).

Chlorum: s. Chlor.

Chlorum solutum: s. Chlor.

Chlorwasser: s. Chlor.

Chlorwasserstoff: s. Chlor.

Chlorwasserstoffsäure: Acid. hydrochloricum, s. Salzsäure, Chlor.

Chlorzink: s. Zinkchlorid.

Cholämie: Übertritt von Galle ins Blut (Gelbfärbung des Serums).

Cholagogum(a): syn. Cholekineticum, Mittel, das die Entleerung der Galle befördert, z. B. Pituitrin, vgl. Choleretieum.

Cholangitis: Entzündung der Gallenwege. Vgl. Cholezystitis.

Cholansäure: $C_{23}H_{39} \cdot COOH$, Muttersubstanz der Gallensäuren (Cholsäure, Desoxycholsäure, Lithocholsäure), s. Gallensäuren.

Cholecalciferol-Cholesterin DAB 7: Vitamin-D_3-Cholesterin. Molekülverbindung aus 1 Mol. Cholecalciferol und 1 Mol. Cholesterin.

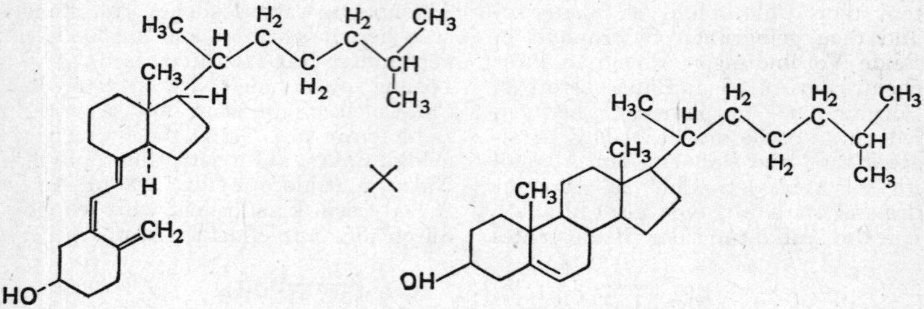

Cholecalciferol-Cholesterin

$C_{27}H_{44}O \cdot C_{27}H_{46}O$. Mol. 771,3. 1 g Vitamin-D_3-Cholesterin entspricht in seiner antirachitischen Wirksamkeit 20 Millionen I.E. Vitamin D. Farbl. Kr. oder weißes, kr. Pv., ll. in Ae., Methanol, Chlf., Aceton, wenig l. in A., fetten Ölen, praktisch unl. in Aq. Schmelztemp.: 115—121°. Spez. Drehung: $[\alpha]_D^{20°} = +24{,}0°$ bis $+28{,}0°$ (Meßlsg. 2,0 g in 100 ml Aceton). Lichtabsorption: $E_{1cm}^{1\%} = 230—258$ bei 265 mμ in A. Aufbewahrung: In evakuierten oder mit einem indifferenten Gas gefüllten Ampullen, kühl und vor Licht geschützt. Sehr vorsichtig aufzubewahren. MTD 0,03 g. Anw. med.: wie Vitamin D_3 (Vigantol®, Vicotrat®).

Cholekineticum: syn. Cholagogum, Mittel, das die Entleerung der Gallenblase bewirkt.

Cholelithiasis: (λίθος = Stein) Gallensteinleiden, Gallensteinkolik.

Cholera-Impfstoff: Vakzine mit 8 Milliarden Choleravibrionen in 1 ml m. 0,5% Phenol.

Choleravibrionen: Vibrio comma (Spirillaceae), Erreger der asiatischen Cholera.

Cholerese: Gallenabsonderung aus der Leber in die Gallenblase.

Choleretricum(a): Mittel, das d. Gallensekretion i. d. Leberzellen anregt u. steigert.

Cholesterin: Cholesterinum, Cholesterol (engl.).

$$C_{27}H_{45}OH,$$

ein Sterin in vielen Körperorganen, bes. i. d. Gallensteinen, Blut, Gehirn, Nervensubstanz, Nebennieren, Eidotter, Wollfett; D. 1,067; F. 148,5°; Kp. 360°. Farbl., geruchl. u. geschmackl. fettige Schuppen, l. in heiß. A., Ae., Eisessig, fetten Ölen, unl. in Aq. Ch. bildet die Grundstruktur zahlreicher Sterine, der Sexualhormone, der Digitalisglykoside, Krötengifte, des Vitamin D usw. Als Alkohol bildet es mit Fettsäuren Ester etc. Mit Saponinen verbindet es sich zu unlösl. Komplexen, so daß die hämolytische Wirkung der Saponine aufgehoben wird. Aus alkohol. Lösungen wird Cholesterin durch Digitonin gefällt unter Bildung von Cholesterindigitonid. Gewinnung aus Gallensteinen (die fast gänzlich aus Ch. bestehen) durch Extraktion mit Alkohol-Äther, techn. Gew. aus Wollfett oder tierischem Rückenmark. Anw.: als Emulgator sowie zu Haarwässern. HOM: *Cholesterinum.*

Cholesterinesterase: Ferment, das die Ester des Cholesterins spaltet od. synthetisiert; Vork. i. d. Darmschleimhaut, i. Blutserum u. and. Organen.

Cholesterol: s. Cholesterin.

Cholezystitis: Gallenblasenentzündung.

Cholin (von $\chi o\lambda\acute{\eta}$ = Galle, entd. 1849 v. Strecker): Trimethylhydroxyäthylammoniumhydroxyd,

$$[(CH_3)_3\overset{+}{N}(OH)CH_2CH_2]OH^-.$$

Farbl. bitterschmeck. hygroskop. Kr., ll. i. Aq. u. A. Wichtigste bas. Komponente d. Lecithins. Es senkt wie Acetylcholin (jedoch viel geringer) den Blutdruck u. wirkt der Fettablagerung i. d. Leber entgegen (s. lipotrope Stoffe). Nat. in viel. menschl. u. tier. Organen u. in vielen Pflanzen (z. B. Hirtentäschel, Mutterkorn, Gerste, Steinklee, Hopfen, Pilzen); synth. gew. aus Äthylenchlorhydrin u. Trimethylamin (salzsaures Cholin) oder durch Anlagerung von Trimethylamin an Äthylenoxid (Cholinbase). Anw. med.: bei Leberkrankheiten u. Arteriosklerose (Dos. 2—3 g pro die) sowie auch zur Anregung der Peristaltik v. Magen u. Darm.

Cholinchlorid: Cholinum chloratum,

$$[(CH_3)_3N—CH_2—CH_2—OH]^+ Cl^-,$$

(2-Hydroxy-äthyl)-trimethyl-ammonium-chlorid, $C_5H_{14}ClNO$; Mol. 139,6; DAB 7: Gehalt mind. 98,0%, berechn. auf d. getrockn. Substanz; farblose, hygrosk., an der Luft leicht zerfließende Kr. von schwachem, aminartigem Geruch, sll. i. Aq., A. 90%, swl. i. Ae., Aceton, prakt. unl. i. Chlf., Benzin; Aufbewahrg.: gut verschlossen u. vor Feuchtigkeit u. vor Licht geschützt (Blaugel). Anw. med.: bei Lebererkrankungen (Leberschutzstoff), oral tägl. 2—4 g, am besten in 10%iger Lsg., intravenös tägl. 1—4 g in physiolog. Kochsalzlsg. oder in 5% Traubenzuckerlsg.

Cholincitrat: s. Tricholinum citricum.

Cholinesterase: Enzym, das Acetylcholin i. Essigsäure u. Cholin spaltet; Vork. i. Gehirn, Nerven, Erythrocyten.

Cholinhydrogentartrat: Cholinum bitartaricum, Cholinbitartrat,

$$[(CH_3)_3N \cdot CH_2 \cdot CH_2 \cdot OH]^+HC_4H_4O_6^-.$$

(2-Hydroxy-äthyl)-trimethyl-ammonium-L-hydrogentartrat $C_9H_{19}NO_7$, Mol. 253,3; DAB 7: Gehalt mind. 98,0%, berechn. auf d. getrockn. Substanz; farblose, schwach hygrosk. Kr., sll. i. Aq., wl. i. A. 90%, swl. i. Ae. u. Aceton, prakt. unl. i. Chlf. u. Benzin; Schmelztemp. 147—152°, Sulfatasche max. 0,1%; Aufbewahrg.: Dicht verschlossen, vor Licht geschützt. Anw. med.: s. Cholinchlorid.

Cholinum bitartaricum: s. Cholinhydrogentartrat.

Cholinum chloratum: s. Cholinchlorid.

Cholsäure: Cholalsäure, 3,7,12-Trihydroxy-cholansäure,

$$C_{23}H_{36}(OH)_3 \cdot COOH$$

Hauptbest. d. Säugetiergalle, meist als „gepaarte Gallens.“ (Glykochols., Taurochols.), i. Menschenblut zu 1 bis

2 mg auf 100 ml. Weiß. kr. Pv., ll. i. heiß. Aq., l. i. A., Aceton, Alkalien; F. 195°. Anw. med.: b. Gallen-, Leber-, Magenstörungen, als Laxans, vgl. Gallensäuren.

Cholurie: Vorkommen von Gallenbestandteilen im Harn.

Chondodendron tomentosum: Fam. Menispermaceae (Nordbrasilien, Peru). Stpfl. v. **Radix Pareirae bravae:** Grieswurzel, Pareirawurzel. Best.: 0,5 bis 3% Alkaloide, u. a. Buxin, Pelosin, Chondodrin, Chondodendrin, Isochondodendrin. Anw. med.: als Diureticum, Emmenagogum u. Spasmolyticum. HOM: *Pareira brava,* die getr. Wurzel.

Chondriosomen: s. Mitochondrien.

Chondroitinschwefelsäure: Hauptbestandteil der Knorpelsubstanz, auch in den Sehnen, spaltet bei der Hydrolyse in Schwefelsäure, Glucuronsäure, Essigsäure u. Chondrosamin* (Aminozucker), s. Hyaluronidase.

Chondrosamin: Galaktosamin, 2-Amino-D-galaktose, Baustein der Chondroitinschwefelsäure*.

Chondrus crispus: s. Carrageen.

Chorea: Chorea St. Viti, Veitstanz.

Choriongonadotropin: abgek. CG oder HCG = human chorionic gonadotropin, gonadotropes Chorionhormon, Hormon des Chorionepithels, tritt im Urin der Schwangeren auf; vgl. Schwangerschaftsreaktion.

Choripetal: *bot.* s. Blüte.

Christdornblätter: Folia Aquifoliae, s. Ilex aquifolium, Ilex-Arten.

Christophskraut: Actaea spicata*.

Christpalmöl: Oleum Palmae Christi = Rizinusöl, s. Ricinus communis.

Christrose: Helleborus niger, s. Helleborus-Arten.

Christrosenwurzel: Rhiz. Hellebori nigri, s. Helleborus-Arten.

Christwurzel, Grüne u. Schwarze: s. Helleborus-Arten.

Chrom: Chromium, Cr, AtG. 51,996, 2-, 3-, 4-, 5- u. 6-wertig, Ordnungszahl 24; D. 6,9, F. 1903°, Kp. ca. 2500°; silberglänzendes, zähes, dehn- u. schmiedbares, außerordentlich widerstandsfähiges Metall, das bei gewöhnl. Temp. weder an der Luft noch unter Wasser oxidiert; reines Chrom wird von Salpetersäure nicht angegriffen, löst sich aber in verdünnter Salz- oder Schwefelsäure. Chromverbdgn. sind nur bei Unlöslichkeit ungiftig, lösliche u. alle Cr(VI)-Salze stark giftig (MAK 0,5 mg CrO_3/m^3 Luft). Nat. als Chromeisenstein (Chromit), $FeO \cdot Cr_2O_3$, u. als Rotbleierz, $PbCrO_4$ (Südafrika, Kleinasien, UdSSR). Entd. 1797 v. Louis Nicolas v. Vauquelin, Apotheker u. Prof. d. Chemie in Paris, 1763—1829. Darst.: Durch Reduktion von Chromoxid mit Aluminium nach dem Thermitverfahren (Aluminothermie*). Anw.: haupts. zu Chromeisenlegierungen, (Chromstahl, Chrom-Nickel-Stahl, der sich durch besondere Härte u. Widerstandsfähigkeit gegen Luft u. Säuren auszeichnet, Nirosta, nicht rostendes Eisen).

Nachweis von Chromverbindungen: 1. Alle Chromverbindungen färben die Borax- oder Phosphorsalzperle smaragdgrün. 2. Lsgn. von Chromaten werden durch Reduktionsmittel, wie SO_2 oder H_2S, grün gefärbt. 3. Aus Lsgen. von Chrom(III)-salzen fällen NaOH, KOH, NH_3 grünes Chrom-(III)-hydroxid, das im Überschuß des Lösungsmittels löslich ist und beim Erhitzen wieder ausfällt.

Chromalaun: Alumen chromicum, Chromi-Kaliumsulfat, Chrom(III)-Kaliumsulfat, $KCr(SO_4)_2 \cdot 12H_2O$; Mol. 499,43; D. 1,83; F. 89°. Dunkelviolette, oktaedrische Kr. oder hellviolettes, kr. Pv., ll. in Aq., unl. in A. Die wäß. violette Lsg. wird beim Erhitzen grün. Darst.: durch Zusammenbringen von Lösungen gleicher Mengen Kaliumsulfat u. Chrom(III)-sulfat u. Eintrocknenlassen des Gemisches. Anw.: als Beizmittel in d. Färberei u. Kattundruckerei, zur Ledergerbung (Chromleder), in d. Photoindustrie zur Gelatinehärtung, in d. analyt. Chemie als Reagens.

Chromate: Salze der Chromsäure, s. Acid. chromicum.

Chromatische Aberration: s. Aberration.

Chromatogramm: s. Chromatographie.

Chromatographie: Chromatographische Analyse. Man unterscheidet bei diesem Untersuchungsverfahren **Säulenchromatographie** (Adsorptionschromatographie, Verteilungschr., Austauschchr.) und **Papierchromatographie.** Die Adsorptionschr. wurde 1906 von dem russischen Botaniker M. S. Tswett zur analytischen Methode entwickelt, und zwar zur Trennung von Pflanzenfarbstoffen. Vor ihm hatte schon der amerikanische Geologe D. T. Day die Beobachtung gemacht, daß die zur Reinigung von Rohpetroleum benutzte Fullererde (Al-Mg-Silikat) die Eigenschaft hatte, das durchfiltrierende Rohöl in Fraktionen von verschiedenem spez. Gewicht und verschiedenen Siedepunkten zu zerlegen. Das Verfahren wurde von Engler, Brockmann, Kuhn, Hesse, Tiselius, Zechmeister u. a. weiterentwickelt.

Das Verfahren beruht darauf, daß man die zu analysierenden Lösungen durch eine in einer engen, ca. 10 bis 15 cm langen, Glasröhre befindliche Adsorptionssäule (Aluminiumoxid od. Magnesiumoxid, Soda, Zucker, Talk, Silicagel, Bleicherden, Kohle, Infusorienerde, Cellulosepulver) laufen läßt, wobei die verschiedenen Inhaltsstoffe, je nach ihrem Verhalten, in verschiedenen Schichten der Säulen fixiert werden. Die Schichten werden dann getrennt, die fixierten Substanzen herausgelöst („eluiert") u. untersucht. Man kann die Lösungen einfach hindurchlaufen lassen oder das untere Ende der Röhre an eine Wasserstrahlpumpe anschließen, um das Durchlaufen zu beschleunigen, oder auch unter erhöhtem Druck arbeiten. Das meist angewandte Adsorbens ist Aluminiumoxid. Das Adsorptionsvermögen bezeichnet man als Aktivität und unterscheidet fünf Aktivitätsstufen je nach dem Wassergehalt des Adsorptionsmittels. Stufe 1 mit Null-Wassergehalt = Aktivität 1 u. besitzt die größte Aktivität. Das Zusammenspiel von Adsorptionsmittel (Sorbens), Trennsubstanzen u. Lösungsmittel nennt man „Sorptionsmilieu". Das Gesamt der von der Säule fixierten Substanzen heißt **Chromatogramm.** Nach diesem Verfahren lassen sich besonders Farbstoffgemische, wie Carotine, Carotinoide, Chlorophyll, aber auch galenische Zubereitungen trennen. Farblose Stoffe entwickelt man mit Indikatoren oder durch Bestrahlung mit Fluoreszenz- oder Ultraviolettlicht. Eine Variante der Adsorptionschromatographie ist die **Austauschchromatographie** (heteropolare Chr.). Hierbei benutzt man anorganische oder organische Ionenaustauscher, es reagiert der Trägerstoff mit der Substanz, wobei der pH-Wert von Bedeutung ist. Austauschchr. mit säurevorbehandeltem Aluminiumoxid benutzt man z. B. zur Trennung saurer Peptide sowie von Pantothensäure. Diese Stoffe werden von anionotropem Aluminiumoxid gebunden u. durch verd. Säuren oder verd. Alkalien eluiert.

1941—43 wurd. v. Martin, Gordon u. Synge die **Verteilungschromatographie** geschaffen: hierbei bringt man auf eine mit einer bestimmten Wassermenge durchtränkte Silicagel-Säule („wäßrige Phase") die zu untersuchende Substanz u. läßt ein organisches Lösungsmittel, wie Butanol, Petroläther, Chloroform u. a. („organische Phase") darüberlaufen: die einzelnen Komponenten werden nun von der organ. Phase weitergewaschen u. infolge ihrer verschiedenen Wanderungsgeschwindigkeiten getrennt. Diese Methode hat sich besonders zur Trennung acetylierter Aminosäuren u. freier Aminosäuren, von Zuckern, Alkaloiden, Steroiden, Fettsäuren usw. bewährt.

Fußend auf dieser Verteilungschromatographie sowie auf der Kapillaranalyse u. der alten Tüpfelmethode erfanden dann Consden, Gordon u. Martin die **Papierchromatographie** (PC), die ebenfalls eine Verteilungschr. ist. Hierbei wird an Stelle von Silicagel u. a. Filtrierpapier als Adsorbens verwendet (ca. 50 cm lange u. ca. 3 cm breite Papierstreifen). Ein Tropfen der zu untersuchenden Substanzlösung wird mittels Pipette an einer markierten Stelle auf den Streifen aufgebracht u. eintrocknen gelassen. Nunmehr läßt man ein Lösungsmittel (wassergesättigtes Butanol, wasserhaltiges Phenol u. a.) von dem Papier aufsaugen, wobei die einzelnen Substanzen je nach ihrer Löslichkeit von dem Lösungsmittel in verschiedenen Geschwindigkeiten mitgeführt u. so getrennt werden. Bei der „aufsteigenden" Methode hängt man den Papierstreifen in einen mit dem Lösungsmittel gefüllten Trog hinein, bei der „absteigenden" Methode wird der mit

Substanz behaftete Streifen so über den Rand eines mit dem Lösungsmittel gefüllten Troges gehängt, daß das Lösungsmittel von oben nach unten über den Substanzflecken hinweg das Papier durchtränkt. Man nennt diese auf- oder absteigende Methode das **„eindimensionale“** Verfahren. Da man auf diese Weise, also mit nur einem Lösungsmittel, häufig eine Trennung sämtlicher Komponenten nicht erreichen kann, wendet man das **„zweidimensionale“** Verfahren an: Hierbei benutzt man einen quadratischen Bogen (ca. 30—40 cm), in dessen einer Ecke man den Tropfen mit dem Substanzgemisch aufträgt, und läßt dann das erste Lösungsmittel darüberlaufen. Nach dem Trocknen dreht man den Bogen um 90° und läßt nun ein zweites Lösungsmittel, also in der anderen Richtung, darüberlaufen. Nach Verdunsten auch dieses Lösungsmittels findet man die Flecken sämtlicher Komponenten über die ganze Fläche des Papiers landkartenartig verteilt. Das nach der einen oder anderen Methode gewonnene u. getrocknete Chromatogramm muß nun erst, falls es sich um farblose u. nicht fluoreszierende Komponenten handelt, entwickelt werden, indem man entsprechende Reagenzien mit einem Zerstäuber aufsprüht bzw. mit Gasen oder Dämpfen „räuchert“, wonach die Flecke der einzelnen Komponenten farbig hervortreten. Stößt ein Teil der vordringenden gelösten Moleküle auf ein Hindernis, eine Substanz, mit der sie reagieren, so bleibt dies. Teil hinter der daneben weiter vorrückend. Anteilen zurück, so daß eine Lücke entsteht. Das Vordringen an d. Hindernisstelle wird erst fortgesetzt, wenn beide Partner miteinander reagiert haben. Die Fläche der Frontlücke stellt also ein Maß für die Zahl der zurückhaltenden Hindernismoleküle dar.

Retentionsanalyse (lat. retinere = zurückbehalten) kann dies. Verfahren vor allem zur Bestimmung von Aminosäuren im Papierchromatogramm dienen, die mit Cu-Ionen zu Kupferkomplexen zusammentreten, also in einer aufsteigend. Kupfersalzlösung die Cu-Ionen zurückhalten. Die Ret.-Analyse ist zur quantitativen Bestimmung aber auch für zahlreiche andere Substanzen, wie Purine, Oxycarbonsäuren u. a. geeignet.

Jede Substanz hat eine ganz bestimmte Wanderungsgeschwindigkeit, die man als **R_F-Wert** (engl. „Retention factor“) bezeichnet. Dieser Wert ist definiert als Quotient aus

$$\left[\frac{\text{von der Substanz zurückgelegter Strecke}}{\text{vom Lösungsmittel zurückgelegter Strecke}}\right]$$

Der R_F-Wert ist für jeden Stoff konstant u. ist neben Schmelzpunkt, Siedepunkt, Kristallform, Drehung, Spektrum usw. ein neues Kriterium für den betr. Stoff (selbstverständlich bei gleichem Lsgs.mittel, gleicher Papiersorte, gleicher Temperatur, die daher bei Nennung des R_F-Wertes stets mit angegeben werden müssen).

Die **PC** ist für alle Substanzen brauchbar, die sowohl in Wasser wie in der organischen Phase wenigstens etwas löslich sind u. die durch physikalische Eigenschaften oder chemische Reaktionen auf dem Papier sichtbar gemacht werden können u. die weder mit Cellulose noch mit den verwendeten Lsgs.mitteln reagieren. Fluoreszierende Stoffe können unter der Analysenlampe lokalisiert werden; bei radioaktiven Stoffen legt man das Chromatogramm auf ein Fotopapier auf oder zählt den Papierstreifen mit einem Geiger-Zähler durch **(Autoradiographie).** Beim Photometrieren wird das entwickelte Chromatogramm mit einem Photometer (photoelektrisches Colorimeter) ausgemessen u. die Intensitäten graphisch festgehalten. Auch Rundfilter kann man zur PC benutzen, indem man das Lsgs.mittel in der Mitte d. Filters aufbringt. Die PC ist für zahllose Stoffe verwendbar, z. B. für Aminosäuren u. and. organ. SS, Eiweißstoffe, Zucker, Purine, Anthocyane, Steroide, Antibiotica, Alkaloide, Pterine usw. Die PC gestattet sicheres Arbeiten mit extrem geringen Mengen. Die Empfindlichkeit ist außerordentlich hoch, so lassen sich von Aminosäuren noch Mengen von 0,1 μg sichtbar machen, von radioaktiven und manchen biologisch wirksamen Substanzen noch weit geringere Mengen.

Die PC kann auch mit weit größeren Substanzmengen ausgeführt werden (etwa 1 g pro Einsatz), wobei man wesentlich dickere Papiere (z. B. das 0,6 cm dicke amerikan. Papier S u. S 470 A) oder Säulen von mehreren Hundert aufeinandergelegten Rundfiltern benutzt.

Auch Elektrophorese läßt sich auf Filtrierpapier ausführen (**Papierelektrophorese** s. unter Elektrophorese). Das zur PC benutzte Papier darf keine lösl. Leime oder Zusatzstoffe enthalten, muß bestimmte Saugfähigkeit u. sehr gleichmäßige Textur besitzen. Die meist gebrauchte Papiersorte ist Schleicher u. Schüll 2043b. Bei der **Dünnschicht-Chromatographie** abgek. **DC** (nach E. Stahl), auch Platten-Chromatographie genannt, benutzt man anstatt Adsorptions-Säule oder Papier Glasplatten (ca. 20 mal 20 cm), auf die die Sorptionsschicht (mit dest. Wasser angerührte bzw. angeteigte Aluminiumoxide, Kieselgele („Woelm", „Merck"), Cellulose, Polyamid etc. aufgetragen wird, es wird also gewissermaßen die „Säule" auf der Platte eingeebnet. Die Platten mit der Sorptionsschicht werden im Trockenschrank etwa 30 Minuten bei 110—120° getrocknet und dann auf einem „Startpunkt" ein Tropfen der zu analysierenden Lösung, die 0,01 bis 1% der Untersuchungssubstanz enthält, mit einer Pipette aufgebracht. Nach dem Abdampfen des hierzu benutzten Lösungsmittels wird die Platte in ein gut verschlossenes Gefäß mit Solvens gestellt, das infolge Kapillarwirkung nach oben wandernd die Schicht durchläuft u. d. die Komponenten des Analysenmaterials in einzelne Flecken auftrennt. Die Entwicklung u. Sichtbarmachung geschieht in gleicher Weise wie bei der aufsteigenden PC. Die DC ist eine Schnell- u. Mikromethode, sie hat den Vorteil eines wesentlich geringeren Zeitaufwands u. erzielt bei kürzerer Laufstrecke (ca. 10—14 cm) schärfere Trenneffekte gegenüber den oben genannt. Methoden. Auch können aggressivste Sprühreagenzien, die beim Papier nicht möglich sind, angewendet werden.

Ein einfaches u. handl. Gerät für Papierchr. ist die *Chromatobox,* bei der der Papierstreifen wie ein Rollfilm aufgewickelt wird, dessen eines Ende in eine kleine Wanne mit dem Lösungsmittel eintaucht. Der Lösungsmittelbedarf beträgt nur 5—8 ml. Es können hiermit auf kleinst. Raum eine Vielzahl von Prüfungen gleichzeitig durchgeführt werden. Größe der Box (Kunststoff) 7,5 × 7,5 × 4 cm,

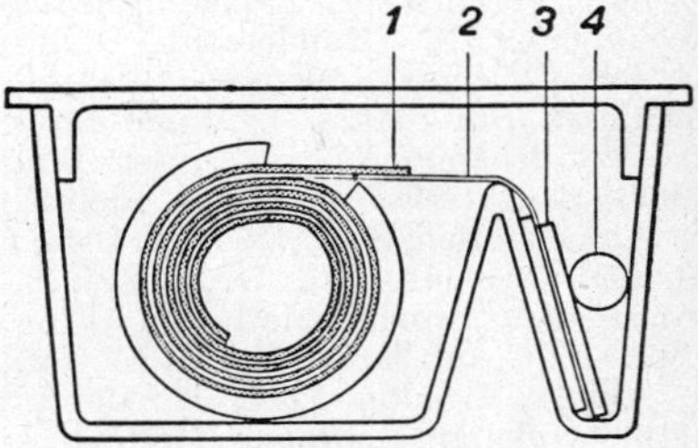

Chromatobox
1 Zwischenfolie aus Teflon
2 Papierstreifen
3 Glasplatten
4 Glasstab
(E. Harnack, Berlin-Steglitz)

Zur Trennung gasförmiger, leichtflüchtiger bzw. verdampfbarer Stoffe hat sich in den letzten Jahren immer mehr die **Gas-Chromatographie** zum Standardverfahren entwickelt. Das Prinzip der Trennung entspricht den oben beschriebenen Verfahren. In der „Gas-Adsorptions-Chromatographie" sind die Trennsäulen mit festen aktiven Adsorbentien (Aktivkohle „Merck", Teilchengröße 0,5—0,75 mm) gefüllt. In der „Gas-Verteilungs oder G.-Flüssigkeits-Chr." wird mit einer fl. stationären Phase gearbeitet, die in dünner Schicht auf ein inertes Trägermaterial von sehr gleichmäßiger Korngröße (Kieselgur „Merck", Teilchengröße 0,1—0,2 mm u. 0,2—0,3 mm) aufgebracht wird; mobile Phase ist stets ein Gas (N_2, H_2, O_2, Ar, He, CO_2). Die stationäre Phase, mit der das Trägermaterial imprägniert wird, richtet sich nach dem jeweils vorliegenden Trennproblem. Das zu prüfende Gemisch wird mittels einer Dosiervorrichtung auf die Säule gegeben, bei konstanter Temperatur verdampft, und die Gasphase mit Hilfe eines inerten Trägergases durch die Säule geleitet. Die einzelnen Fraktionen treten zusammen mit dem Trägergas hintereinander aus der Säule aus, werden durch geeignete Meßvorrichtungen (Detektoren) kenntlich gemacht u. meist automatisch registriert. Die vom Schreibgerät aufgezeichnete Kurve dient sowohl zur Ermittlung der Konzentration der einzelnen Fraktionen als auch der qualitativen Zusammensetzung des Prüfgemisches.

Lit.: Fr. Cramer, Papierchromat., Weinheim; K. Randerath, Dünnschicht-Chromat., 1965; G. Pataki, Dünnsch.-Chromat. i. d. Aminosäure- u. Peptidchemie, W. d. Gruyter, Bln. 1966; H. Auterhoff u. Kovar, Identif. v. Arzneistoffen, Stgt. 1971; H. Oster, Prozeß-Chromat. 1973; D. Abott u. S. Andrews, Chromat. Methoden, Ffm. 1973; E. G. C. Clarke, Isol. a. Identif. of Drugs, London 1971; E. Merck, Arbeitsanleitgn. f. chromat. Methoden; M. Woelm, Adsorbenzien f. d. Chromatogr.

Chromatophoren: Farbstoffträger, Plasmagebilde, die Farbstoffe führen (Chloroplasten, Leukoplasten, Chromoplasten).

Chromchloride: Chrom(II)-chlorid, Chromochlorid, Chromchlorür, $CrCl_2$. Weiße, hygr. Kr. Chrom(III)-chlorid, Chromichlorid, Chromium (tri)chloratum, $CrCl_3$. Pfirsichrote Blättchen, in heiß. Aq. mit grüner Farbe lösl. Chrom(III)-chlorid, wasserhaltig: Chromium sesquichloratum, $CrCl_3 + 6\,H_2O$, grünes, kr., hygroskop. Pv., l. in A. u. verdünnt. Säuren. Anw. dieser Salze als Beizen i. d. Textilindustrie.

Chromchlorür: s. Chromchloride.

Chromeisenstein: Chromit, Mineral, $FeO \cdot Cr_2O_3$, s. Chrom.

Chromgelatine: Auflsg. v. Kaliumdichromat in Gelatine (Dunkelkammer!). Bei Lichtzutritt wird d. Dichromat zu Chromichromat reduziert, das die Gelatine unl. macht. Anw.: zum Gelatinedruck sowie zum Kleben, Kitten u. um Korke an Laborgeräten abzudichten.

Chromgelb: Plumbum chromicum, s. Bleichromat.

Chromgrün: s. Chromoxide.

Chromhydroxid: Chrom(III)-hydroxid, Chromium oxydatum hydricum, $Cr(OH)_3 + x\,H_2O$, Anw. als Malerfarbe.

Chromichlorid: s. Chromchloride.

Chromikaliumsulfat: s. Chromalaun.

Chromi-Kalium-sulfuricum: s. Chromalaun.

Chromit: Chromeisenstein, s. Chrom.

Chromium nitricum: s. Chrom(III)-nitrat.

Chromium oxydatum anhydricum: Chrom(III)-oxid, s. Chromoxide.

Chromium oxydatum hydricum: s. Chromhydroxid.

Chromium sesquichloratum: Chrom(III)-chlorid, wasserhaltig, s. Chromchloride.

Chromium trichloratum: Chrom(III)-chlorid, wasserfrei, s. Chromchloride.

Chrom(III)-kaliumsulfat: s. Chromalaun.

Chromi-Verbindungen: Chrom(III)-Verbindungen.

Chrom-Kalium: s. Kaliumchromat.

Chrom-Natrium: s. Natriumchromat.

Chrom(III)-nitrat: Chromium nitricum, $Cr(NO_3)_3 + 9\,H_2O$, Mol. 400, 18; violette Kr., in Aq. mit blauvioletter Farbe lösl., die Lsg. färbt sich beim Erhitzen grün u. wird beim Erkalten wieder blau, l. in A.; Anw. als Beize u. als Reagens auf Silber.

Chromobakterien: Farbstoffbakterien m. d. Gattgn. Flavo- u. Chromobacterium, Serratia, Empedobacter; gramnegativ, mit 1 bis mehreren Geißeln, z. B. Chr. violaceum, bildet blauen, alkohollösl. Farbstoff. Jedoch gehören nicht alle Farbstoff bildenden Bakt. zu diesen Gattungen (z. B. Kokken).

Chromochlorid: s. Chromchloride.

Chromogen: „Farbstoff bildend". z. B. chromogene Bakterien. In d. organ. Chemie versteht man unter Chr. aromatische Radikale (z. B. Benzolkern, Anthrazenkern), die durch chromophore Gruppen (stets ungesättigt, z. B. Azogruppe —N=N—, Nitrosogruppe: —N=O usw.) farbig, u. durch Einführung auxochromer Gruppen zum Farbstoff selbst werden.

Chromophore Gruppen: s. Chromogen.

Chromoplasten: s. Chromatophoren.

Chromoproteide: Zusammengesetzte Eiweißkörper, die aus einem Protein und einem Farbstoff als prosthetischer Gruppe (s. Fermente) bestehen. Zu den Chromoproteiden gehören z. B. Hämoglobin, Chlorophyll, der Sehpurpur sowie Enzyme wie das Atmungsferment, Cytochrome, Katalase, Peroxidase u. a. (s. Eiweißkörper u. Fermente).

Chromosom(en): Idiosomen. Fadenartige Gebilde im Zellkern, Träger der Erbanlagen. Normalerweise enthält jeder Zellkern 2 Chromosomensätze (**diploide** Form); Kerne mit nur einem Chromosomensatz, wie es z. B. bei den Sexualzellen (Gameten) der Fall ist, bezeichnet man als **haploid,** vgl. Polyploidie.

Chromotropsäure:

$$C_{10}H_6Na_2O_8S_2 + 2\,H_2O,$$

Mol. 400,3; Gelbl. bis graubräunl. Pv., l. in Aq.; DAB 7: zum Nachweis von Formaldehyd u. Methanol, zur Identitätsprfg. v. Äthacridinlactat.

Chromo-Verbindungen: Chrom(II)-Verbindungen.

Chromoxide: *Chrom(III)-oxid,* Chromsesquioxid, Chromium oxydatum anhydricum, Chromgrün, Cr_2O_3; dunkelgrünes, amorphes Pv., unl. in Aq. Anw.: als Malerfarbe, i. d. Porzell.-Malerei. HOM: Chromium oxydatum. *Chrom(VI)-oxid,* Acidum chromicum, Chromtrioxid, CrO_3; braunrote hygrosk. Kr., sll. in Aq.; Anw. med.: als Ätzmittel (Warzen, Kondylome u. dgl.), gegen Fußschweiß (3—5%ige Lsg.), techn. i. d. Färberei u. Gerberei; Dos. let. ca. 0,6 g.

Chromsäure: s. Chromoxide.

Chromsäure-Element: s. Elemente, Galvanische.

Chromschwarz: Reagens DAB 7.

Chromsesquioxid: s. Chromoxide.

Chromtrichlorid: s. Chromchloride.

Chromtrioxid: s. Chromoxide.

Chronisch: langsam verlaufend, im Gegensatz zu „akut".

Chrysanthemum-Arten: Fam. Compositae. **Chr. cinerariifolium** (Pyrethrum cinerariifolium): (heim. u. kult. in Dalmatien, Italien, Kaukasus, Nordafrika, Hauptanbaugebiet heute Japan u. Kongogebiet). Stpfl. v. **Flores Chrysanthemi cinerariifolii** (Flores Pyrethri Dalmatini): Dalmatinische Insektenblüten. Asche max. 8%. **Chr. roseum** (Pyrethrum carneum) u. **Chr. marschalli** (Pyrethrum roseum). Stpfln. v. **Flores Chrysanthemi Persici** (Flores Pyrethri Persici): Persische oder kaukasische Insektenblüten. Alle genannten Arten liefern **Pulvis Florum Chrysanthemi** (Pulvis Florum Pyrethri, Pulvis insectorum): Insektenpulver, das aus den getrockn., eben aufgeblüht. gelblich-weißen Blütenkörbchen ohne Stiele besteht (die geschloss. Blüten enth. noch nicht genügend Pyrethrine). Best.: Hauptbestandteile sind die Ester Pyrethrin I u. Pyrethrin II (Gesamtgehalt ca. 0,8—2%) sowie Cinerin I u. II, Chrysanthin, ferner äth. Öl, Harz. Pyrethrin I ist zehnmal so wirksam wie Pyrethrin II. Die Pyrethrine sind in Aq. unl., dagegen ll. in organ. Lösungsmitteln (z. B. in Petroleum). Sie sind für kaltblütige u. wechselwarme Tiere, wie Insekten, Milben, Würmer stark giftig (Muskel- u. Nervengift) sowie bei Fraß wie bei Berührung, s. Kontaktinsektizide, für Menschen u. a. Warmblütler dagegen nicht, da sie von diesen nicht resorbiert werden. Zu den häufig. Verfälschungen des Insektenpulvers dienen Blüten anderer Kompositen. Anw. med.: inn. als Anthelminticum; äuß.: als Antiscabiosum. Hauptverwendg. als Insektenvertilgungsmittel, besonders in Form der Petroleumauszüge (Flit u. a.). HOM: Pyrethrum roseum e floribus, die getrockneten Blüten v. Chrysanthemum roseum. **Chr. tanacetum:** Chrysanthemum vulgare*. **Chr. vulgare** (Tanacetum vulgare, Chrysanthemum tanacetum): Rainfarn (Europa, Nordasien, Nordamerika). Stpfl. v. **Flores Tanaceti:** Rainfarnblüten, Wurmkrautblüten. Best.: Äth. Öl (mind. 0,8%), Tanacetin (Bitterstoff), Säuren, Wachs, Gummi, Harz. Asche max. 9%. Anw.: als Anthelminticum, bes. vet., volkst. auch als Stomachicum (Vorsicht, da auch abortiv wirkend). **Herba Tanaceti:** Rainfarnkraut, Wurmkraut. Best.: Äth. Öl (mind. 0,25%), Tanacetin (Bitterstoff), Gerbstoff. Asche max. 12%. Anw. volkst.: wie Flores Tanaceti. **Oleum Tanaceti** ERG: Rainfarnöl. Best.: Tanaceton (β-Thujon), l-Kampfer, Borneol, Terpen. D. 0,918—0,950. Anw.: wie Flores Tanaceti. HOM: Tanacetum vulgare, frische Blätter und frische Blüten zu gleichen Teilen.

Chrysarobin: s. Andira araroba.

Chrysoidin: 2,4-Diamino-azobenzol

$$(NH_2)_2C_6H_5—N = N—C_6H_5.$$

Gelbe Kr., l. in A. u. Ae., wl. in Aq.; F. 117,5°; zum Färben von Baumwolle u. Leder; i. d. Bakteriologie zum Nachfärben von Diphtheriebakterien.

Chrysophansäure: 1,4-Dihydroxy-8-methylanthrachinon, Hauptbestandteil des Chrysarobin (s. Andira araroba) sowie in d. Rhabarberwurzel, Frangularinde, Sennesblättern u. einigen Flechten- u. Rumexarten. Vgl. Emodine. Anw.: früher bisweilen wie Chrysarobin.

Chylus: (griech.) Milchsaft, Speisesaft, der Inhalt der Darmlymphe, der bei Nahrungsaufnahme infolge des Fettgehalts milchig trübe aussieht.

Chylurie: Ausscheidung von Chylus in den Harn.

Chymosin: Labferment, s. Lab.

Chymotrypsin: s. Trypsin*.

Chymus: (griech.) Der im Magen befindliche sauer reagierende Speisebrei.

Cibazol®: s. Sulfonamide.

Cibotium barometz: Fam. Dicksoniaceae (Ostindien, China, Japan). Stpfl. v. **Paleae haemostaticae:** Palaee stypticae, Penghawar Djambi, Farnhaare. Anw. med.: als Haemostypticum. HOM: Peghawarn Djambi, die getrockneten Spreuhaare.

Cichorium intybus: Fam. Compositae, Zichorie, Wegwarte (Europa, Asien). Stpfl. v. **Radix Cichorii:** Zichorienwurzel. Best.: Im Milchsaft Intybin (= Lactucopicrin), Bitterstoff, α- u. β-Lactucerol, in der Wurzel bis 20% Inulin (bei kultiv. Pfl. bis 58%). Anw. volkst.: als Blutreinigungsmittel, als Stomachicum u. Cholagogum; als Kaffeesurrogat. HOM: Cichorium, die frische Wurzel.

Cicuta virosa: Fam. Umbelliferae, Wasserschierling (Nord- u. Mitteleuropa, Nordasien). Stpfl. v. **Herba Cicutae virosae:** Wasserschierlingskraut. Best.: Cicutoxin ($C_{19}H_{26}O_3$), ein außerordentlich giftiger, harzartiger Bitterstoff (Krampfgift), der in allen Teilen der Pflanze enthalten ist, besonders reichlich in der Wurzel (in frischen Wurzeln 0,2%, in getrockneten 3,5%), äth. Öl. Weitere giftige Stoffe, Alkaloide oder Glykoside sind nicht sicher festgestellt. Anw. volkst.: bei Krämpfen u. Rheumatismus, äuß.: Kraut u. Wurzel (Radix Cicutae virosae) zu schmerzstillenden Kataplasmen u. Salben. Häufig wird Herba Cicutae virosae mit Herba Conii verwechselt. Vgl. Conium maculatum. HOM: Cicuta virosa, der frische, zur Zeit der beginnenden Blüte gesammelte Wurzelstock mit den anhängenden Wurzeln. (Aufbewahrung: Urtinktur, 1.—3. Dez.-Pot. vorsichtig.) **Semen Cicutae virosae:** Wasserschierlingsamen. Best. u. Anw.: wie Herba Cicutae vir.

Cicutoxin: s. Cicuta virosa.

Cilia: Wimpern.

Cimicifuga racemosa: (Actaea racemosa) Fam. Ranunculaceae (Nordamerika, Kanada, England). Stpfl. v. **Rhizoma (Radix) Cimicifugae** (Radix Actaeae racemosae): Zimizifugawurzelstock, Amerikanische Schlangenwurzel. Best.: Cimicifugin, Salizylsäure, Gallussäure, Gerbstoff, Harz, äth. Öl. Asche max. 6%. Anw.: als Sedativum, Antipyreticum, Antirheumaticum. hom. bei klimakterischen Beschwerden. HOM: Cimicifuga, der frische Wurzelstock mit anhängenden Wurzeln. (Aufbewahrung: Urtinktur, 1.—3. Dez.-Pot. vorsichtig.)

Cina HOM: s. Artemisia cina.

Cinchona-Arten: Fam. Rubiaceae (Bäume, heim. in den südamerikanischen Anden, Venezuela, Columbia, Ecuador, Peru, Bolivien; kult. i. d. Heimat, ferner in Indien, Ceylon, Jamaika, Ostafrika, Hauptanbaugebiet ist heute Java). In den Anden sind 40 Arten der Gattung Chinchona heimisch, die in Höhen von 1600—3400 m gedeihen. Sämtliche 40 Arten dienen zur **Chinin**gewinnung. **C. succirubra** ist die Stpfl. v. **Cortex Chinae, Chinarinde:** Cortex Chinae succirubrae, Cortex Cinchonae, Rote Chinarinde, Fieberrinde (franz. Quinquina, span. Corteza de quina). Die getrocknete Stamm- u. Zweigrinde der angebaut. Cinch. succirubra (Röhren od. Halbröhren von 1—4 cm Durchm. u. 2 bis 5 mm Dicke, außen grau-bräunlich, innen rotbraun; Bruchfläche der äuß. Teile glatt, der inneren Teile grobfaserig). Best.: Alkaloide der Chinolingruppe, in der Rinde als Salze der Chinasäure, Chinagerbsäure, Chinovasäure, in der Droge an Tannide gebund. (daher versagen mikrochem. Alkaloidreagenzien), von denen vor allem Chinin, Chinidin, Cinchonin u. Cinchonidin wichtig sind (s. die einzelnen A. unter den betr. Stichworten). Im ganzen sind über 30 Alkaloide isoliert worden. Alkaloidgehalt schwankt zwischen 2—18%, DAB 7 schreibt einen Mindestgehalt von 6,5% vor, berechnet als Chinin ($C_{20}H_{24}N_2O_2$). Ferner sind in der Rinde enthalten: Chinasäure, Chinagerbsäure, Chinarot u. andere Gerbstoffe, das Glykosid Chinovin (α u. β), Bitterstoff, Harz. Asche max. 5%. Anw. med.: Spezificum gegen Malaria; heute wird indessen die Rinde selbst kaum mehr gegen Malaria angewandt, da sie durch die reinen Alkaloide und andere Mittel verdrängt wurde. Die Rinde dient heute fast ausschließlich als Stomachicum, Tonicum u. Roborans sowie b. Pneumonie, Bronchitis, Neuralgien, s. Chinin. (DAB 6: Extractum Chinae fluidum, Extractum Chinae spirituosum, Tinctura Chinae, Tinctura Chinae composita, Vinum Chinae.) Die Rinde wurde etwa um die Mitte des 17. Jahrhunderts erstmalig nach Europa gebracht, s. Chinin. HOM: China, die getrocknete Rinde von Cinchona succirubra. **C. calisaya.** Stpfl. v. **Cortes Chinae Calisayae (regiae):** Calisaya-Chinarinde, Königschinarinde. Anw. u. Best.: wie Cortex Chinae, Gehalt mind. 4,5% Alkaloide. Asche max. 3%; sie dient haupts. zur Gewinnung der Alkaloide. Außerdem dienen haupts. noch folgende Arten: **C. officinalis, C. micrantha, C. ledgeriana** (C. calisaya var. ledgeriana) zur Alkaloidgewinnung, wozu nicht nur die Baumrinde, sondern auch die Wurzelrinde als sog. „Fabrikrinde" verwendet wird. **Cortex Chinae flavae:** Gelbe Chinarinde u. **Cortex Chinae fuscae:** Braune Chinarinde, sind Handelssorten der Rinde verschiedener Cinchona-Arten. HOM: China fusca, die getrocknete Rinde von Cinchona micrantha. (Chinatinkturen s. d.)

Cinchonidin: $C_{19}H_{22}N_2O$, Alkaloid aus d. Chinarinde, stereoisomere Base des Cinchonins, $C_{19}H_{22}N_2O$; weiße Kr. v. bitterem Geschmack, swl. i. Aq., l. i. A. u. Chlf., wl. i. Ae. Anw. med.: wie Chinin.

Cinchonidinhydrochlorid: Cinchonidinum hydrochloricum,

$$C_{19}H_{22}N_2O + HCl + H_2O;$$

weiß. kr. Pv., l. i. Aq., A., Chlf., wl. i. Ae.; Anw. med.: wie Chininhydrochlorid.

Cinchonidinsulfat: Cinchonidinum sulfuricum, Schwefelsaures Cinchonidin, $(C_{19}H_{22}N_2O)_2 + H_2SO_4 + 3H_2O$; weiße, hygrosk. Kr., swl. i. Aq., A., Chlf., unl. i. Ae.; Anw. med.: wie Chininhydrochlorid.

Cinchonidinum hydrochloricum: s. Cinchonidinhydrochlorid.

Cinchonidinum sulfuricum: s. Cinchonidinsulfat.

Cinchonin: Cinchoninum, Alkaloid aus Chinarinden, $C_{19}H_{22}N_2O$; weiß. kr. Pv. von bitterem Geschmack, wl. i. A., Ae., Chlf., swl. i. Aq., F. 264°; Anw. med.: in Form seiner Salze wie Chininhydrochlorid u. Ch.-sulfat.

Cinchoninsulfat: Cinchoninum sulfuricum, Schwefelsaures Cinchonin,

$$(C_{19}H_{22}N_2O)_2 + H_2SO_4 + 2H_2O;$$

weiße glänzende Kr. von bitterem Geschmack, wl. i. Aq. u. Chlf., l. i. A., unl. i. Ae.; Anw. med.: wie Chininsulfat. HOM: *Cinchoninum.*

Cinchoninum sulfuricum: s. Cinchoninsulfat.

Cineol: s. Eucalyptol.

Cinereus: Grau, z. B. Ungt.Hydrarg. cinereum.

Cinnabaris: s. Hydrargyrum sulfuratum rubrum.

Cinnamein: Gemisch von Benzoesäurebenzylester u. Zimtsäurebenzylester, enth. i. Perubalsam*.

Cinnamomum acutum: Cortex Cinnamomi, s. Cinnamomum zeylanicum.

Cinnamomum-Arten: Fam. Lauraceae. **C. camphora:** Kampferbaum, s. Campher. **C. Cassia:** Chinesischer Zimtbaum (heim. u. kult. in Südchina, Kotschinchina; angebaut a. Java, Ceylon, Sumatra, auch in Japan, Mittel- u. Südamerika). Stpfl. v. **Cortex C. Cassiae** (Cortex Cinnamomi chinensis ERG): Chinesische Zimtrinde, Zimtkassia, Kaneel: die von der Korkschicht befreite Rinde. Best.: Äth. Öl (mind. 1%), Invertzucker, Mannit, Harz, Gerbstoff. Asche max. 4%. Anw.: als Gewürz u. Aromaticum wie Cortex Cinnamomi. **Oleum Cinnamomi Cassiae** ERG: Chinesisches Zimtöl, Kassiaöl, das aus den Blättern und Rindenabfällen gewonnene äth. Öl. Best.: 70—90% Zimtaldehyd, Eugenol, freie Zimtsäure, Ester, Gehalt mind. 80% Zimtaldehyd: opt. aktiv ($\alpha_D^{20°}$ = +6° bis —1°). D. 1,049—1,064. Anw.: wie Oleum Cinnamomi. **Flores Cassiae** (Flores Cinnamomi): Zimtblüten, Kassiablüten. Best.: Äth. Öl (mit ca. 80% Zimtaldehyd). Anw.: als Gewürz. **C. zeylanicum:** Ceylon-Zimtbaum (heim. u. kult. auf Ceylon, Molukken, Westindien, Brasilien). Stpfl. v. **Cortex Cinnamomi: Zimt.** (Cortex Cinnamomi Zeylanici, Cinnamomum acutum) Ceylonzimt, Echter Zimt, Echter Kaneel; die von der Korkschicht befreite Stamm- und Zweigrinde junger Triebe; 0,35 bis 0,7 mm dicke, zu Röhren oder Doppelröhren eingerollte u. ineinandergeschobene Rindenstücke; die Röhren sind bis 1 m lang, Durchmesser ca. 1 cm. Best.: Äth. Öl (0,5—4%, DAB 7: mindest. 1,0 ml/100 g), ferner Invertzucker, Mannit, Gerbstoff, Harz, Calciumoxalat. Asche max. 5%. Anw. med.: als Stomachicum, Geruchs- u. Geschmackskorrigens; volkst.: bei zu schwachen Wehen, Blutungen; als Gewürz (DAB 6: Aqua Cinnamomi, Sirupus Cinnamomi, Tinctura Cinnamomi, Tinctura aromatica, Tinctura Chinae composita, Tinctura Opii crocata, Elixir Aurantii compositum). HOM: Cinnamomum **Oleum Cinnamomi, Zimtöl** DAB 7: (Oleum Cinnamomi Zeylanici) Zimtöl, Ceylon-Zimtöl, das aus den Abfällen und Bruch der Rinde durch Dest. gewonnene äth. Öl. Hellgelbes Öl von würzigem Geruch, süßem u. brennendem Geschmack, schwach linksdrehend ($\alpha_D^{20°}$ = 0° bis —1°), Brechungsindex: n_D^{20} = 1,580—1,591, D. 1,018—1,035. Best.: mind. 64—76 Vol.-% Zimtaldehyd, 5—11% Eugenol, ferner Furfurol, Cymol, l-Linalool, Zimtsäure, Phellandren, Benzaldehyd und andere Aldehyde. Anw.: als Aromaticum u. Geschmackskorrigens, zu Mundwässern, Likören usw. (Aqua Cinnamomi, Spir. Melissae compositus, Sir. Rhei.)

Cinnamylaldehyd ERG: Zimtaldehyd, γ-Phenylacrolein,

$$C_6H_5 \cdot CH{:}CH \cdot CHO.$$

Mol. 132,1. Best. des Zimtöls (Oleum Cinnamomi, s. Cinnamomum Cassiae u. Cinnamomum zeylanicum); D. 1,050—1,054; F. —7,5°; Kp. 250° bis 252°. Hellgelbe, ölige, zimtartig riechende Fl., unl. i. Aq., swl. i. A.; synth. aus Benzaldehyd, Acetaldehyd u. NaOH. Anw.: wie Zimtöl.

Cinopenil®: s. Penicillin.

Cirrhosis: (griech. κιρρός = gelb) Zirrhose, Begriff für eine Gewebsumwandlung, die zu Verhärtung u. Schrumpfung eines Organs führt. Ursprünglich nur gebraucht für L e b e r z i r r h o s e (C. hepatis), wobei die Leber rötlich-gelb gefärbt ist (Muskatnußleber).

Cistus-Arten: s. Ladanum.

Cistus canadensis HOM: s. Helianthemum canadense.

Cito: (citus = schnell) Vermerk auf Rezepten: sofort, eilig! **citissime** = sehr eilig! (Bei lebensgefährlichen Erkrankungen, Vergiftungen.)

Citral: (Geraniumaldehyd, Geranial, Lemonal) $C_{10}H_{16}O$, Best. vieler äth. Öle, bes. des Citronenöls (s. Citrus-Arten) u. Lemongrasöl (s. Cymbopogon citratus); angenehm citronenartig riech. Öl, gelbl. D. 0,88, Kp. 228°, l. i. A. Anw. i. d. Parfüm- u. Likörindustrie.

Citrat-Blut: s. Blut.

Citrate: Salze der Citronensäure.

Citrin: Vitamin P, s. Vitamine.

Citrinholz: Lign. Santali album, s. Santalum album.

Citrone: Citrus medica*.

Citronellal: Citronellaldehyd,

$$C_{10}H_{18}O.$$

Best. vieler äth. Öle (Citronellöl, Citronenöl, Eucalyptusöl u. a.).

Citronellgras: Cymbopogon nardus*.

Citronellöl: Oleum Citronellae, s. Cymbopogon nardus.

Citronellol: $C_{10}H_{20}O$. Ungesättigter höherer Alkohol; nat. in vielen äth. Ölen (Rosenöl, Geraniumöl u. a.).

Citronenkraut: Melissa officinalis*.

Citronenmilch: Mit Citronensäure gesäuerte Milch zur Säuglingsnahrung (1/2 Teelöffel frisch. Citronensaft od. 0,4 g Citronensäure auf 100 g Vollmilch).

Citronenöl: Oleum Citri, s. Citrus medica.

Citronensäure: Acidum citricum, 2-Hydroxy-propan-1,2,3-tricarbonsäure, $C_6H_8O_7$, Mol. 192,1 (wasserfrei); DAB 7: Gehalt mindest. 99,5%, berechnet auf d. getrockn. Substanz.

Weiße Kr. od. kr. Pv. v. saurem Geschmack, sll. i. Aq., ll. i. A. 90% u. i. Glycerin, wl. i. Ae.; D. 1,542, F. 151—157°, sintert beim Erhitzen auf 75°; C. ist opt. inaktiv. C. ist eine der verbreitetst. Pfl.-Säuren, sie kommt auch im Blut, Harn, Muskel, i. d. Milch der Säugetiere vor u. spielt im Stoffwechsel eine wichtige Rolle (s. Citronensäurezyklus). Darst.: aus dem Saft der Citronen (Geh. 5—7%) durch Behandl. mit Kalkmilch u. Zerlegung d. gebild. Calciumcitrats mit Schwefels., heute haupts. durch Vergärung v. Glukose od. Rübenzuckermelasse mit Schimmelpilzen (Citromyces glaber, Aspergillus niger). Anw. med.: bei Salzsäuremangel im Magen (Dos. 0,25—1 g), als Geschmackskorrigens, als Brausepulver u. zur Herst. v. sauerer Milch für die Säuglingsernährung (0,4 g auf 100 g Milch, s. Citronenmilch). Techn.: i. d. Lebensmittelindustrie, zu Limonaden, als Essigersatz; ferner i. Gerbereien, Leder- u. Lackfabriken, Färbereien, i. d. Tabakindustrie; zur Entfernung von Kesselstein, Tintenflecken, Rost usw.

Citronensäurezyklus: Eine im menschlichen u. tierischen Organismus unter enzymatischer Steuerung ablaufende Folge von Reaktionen, wobei Di- u. Tricarbonsäuren (daher auch „Tricarbonsäurezyklus" genannt) gebildet u. die Citronensäure immer wieder regeneriert wird. Aus dem C. gewinnt der Körper seine Energie. Das Schema d. C. wurde ausgearbeitet von dem Nobelpreisträger H. A. Krebs, Oxford; desh. a. „Krebs-Zyklus".

Citronensaft: Succus Citri, s. Citrus medica.

Citronenschale: Pericarpium Citri, s. Citrus medica.

Citrophen ERG: Citrophen®, Monophenetidinzitrat, $C_{14}H_{19}O_8N$. Mol. 329,2; F. 186°. Weiß., kr. Pv. Anw. med.: als Antipyreticum und Antineuralgicum. MD 1,0; MTD 3,0 g.

Citrovorum-Faktor: s. Folsäure unter Vitamine.

Citrullus colocynthis: Fam. Cucurbitaceae, Koloquinte (heim. Wüsten und Steppen Nordafrikas, Vorderasiens, Arabiens, kult. in Spanien, Zypern, Syrien, Vorderindien). Stpfl. v. **Fructus Colocynthidis:** Koloquinten, die von der äußeren harten Fruchtschale befreiten reifen Früchte. Weiße bis gelblichweiße Kugeln von 6—8 cm Durchm. Best.: Colocynthin (Glykosid), Colocynthidin, Phytosterine, Fettsäuren, Kalisalze v. Wein-, Apfel-, Citronensäure, Citrullol, Harz; die Samen enthalten ca. 12—16% fettes Öl. (Die Samen sind ohne Wirkung.) Anw. med.: als Drasticum, ferner bei Gicht, Rheumatismus, Neuralgien. Dos. 0,05—0,3 g. MD 0,3 g; MTD 1,0 g. Größere Dosen gefährlich, führen zu Darmentzündungen; techn.: in Abkochung zur Wanzenvertilgung (Extractum Colocynthidis, Tinctura Colocynthidis). **Fructus Colocynthidis praeparati** ERG: Gepulverte Koloquinten; von den Samen befreite u. fein zerschnittene K. werden mit arab. Gummi gemischt u. mit Aq. zu einem Brei angestoßen, der nach dem Trocknen zu feinem Pv. zerrieben wird. MD 0,3 g; MTD 1,0 g. HOM: Colocynthis, die geschälten und entkernten Früchte. Aufbewahrung: Droge, Urtinktur, 2. u. 3. Dez.-Pot. vorsichtig.

Citrus-Arten: Fam. Rutaceae.

Citrus aurantium subspec. amara: Pomeranzen- o. bitterer Orangenbaum, Bitterorange, Bigarade (heim. Ostasien, kult. im Mittelmeergebiet). Stpfl. v. **Flores Aurantii** (Flores Naphae): Pomeranzenblüten, Orangenblüten, Neroliblüten, Bigaradeblüten; die getrockneten, noch geschlossenen Blütenknospen. Best.: 1% (mind. 0,2%) äth. Öl (Ol. Aurantii Floris, s. unten). Asche max. 7%. Anw. med.: als Sedativum u. Nervinum. **Folia Aurantii:** Bitterorangenblätter, Orangenblätter, Pomeranzenblätter. Best.: Äth. Öl (s. unten Ol. Petitgrain), Hesperidin. Asche max. 16%. Anw.: als Aromaticum u. Amarum. **Fructus Aurantii immaturi:** Unreife Pomeranzen, die getrockneten unreifen Früchte. Best.: Die Glykoside Aurantiamarin, Hesperidin, Säuren, Gerbstoff, äth. Öl (Petitgrainöl). Asche max. 6,5%. Anw. med.: als Stomachicum und Aromaticum (Tinctura amara). **Pericarpium Aurantii:** (Cortex Aurantii Fructus) Pomeranzenschale, Flavedo Aurantii; Bittere Orangenschale; die getrocknete, in Längsvierteln abgezogene, äußere

Schicht der Fruchtwand der reifen Früchte. Best.: 1—2% äth. Öl (Ol. Aurant. cort.), ferner Hesperidin, Aurantiamarin, Bitterstoffe. DAB 7: Bitterwert mind. 600. Asche max. 6%. Hauptlief.: Italien, Spanien. Cort. Aur. fruct. „sine albedo" ist expulpierte Rinde. Albedo Aurantii wird in der Parfümerie (zu Riechkissen u. zu Räucherpulvern) verwendet. Anw. med.: als Stomachicum, Aromaticum, Geschmackskorrigens (Elixir Aurantii compositum, Extractum Aurantii fluidum, Sirupus Aurantii, Tinctura Aurantii, Tinctura amara, Tinctura Chinae composita). HOM: Citrus vulgaris, die frische Schale der reifen Früchte von Citrus aurantium subspec. amara. **Oleum Aurantii corticis:** (Oleum Aurantii Pericarpii ERG) Pomeranzenschalenöl, das aus den Schalen gepreßte äth. Öl, gelbbraun. Best.: Limonen, Linalool, Terpineol, Ester usw. D. 0,847—0,852; opt. aktiv: $\alpha_D^{20°}$ = +88° bis +96°. Anw.: in der Parfümerie- und Likörindustrie. **Oleum Aurantii Floris** ERG: (Oleum Neroli) Orangenblütenöl, Pomeranzenblütenöl, Neroliöl, das aus den frischen Blüten mit Wasserdampf destillierte oder durch Extraktion mit flüchtigen Lösungsmitteln oder durch Enfleurage (s. Olea aetherea) gewonnene gelbliche, schwach fluoreszierende Öl. Best.: Anthranilsäuremethylester, der Geruch u. Fluoreszenz bedingt, ferner Nerol, Nerolidol, Nerylacetat, Geraniol, Geranylacetat, Linalylacetat, Jasmon, Terpineol, Terpenalkohole, Ester. D. bei 25° = 0,906; Hauptlief.: Südfrankreich, Italien, Spanien, Algerien. Anw.: i. d. Parfümerie (Köln. Wasser). **Oleum Petitgrain:** Petitgrainöl, das durch Dest. aus den Blättern, Zweigen u. unreifen Früchten gewonnene äth. Öl. Best.: Linalool, Geraniol, Nerol, Camphen, Limonen, Farnesol u. a. Hauptlief.: Italien, Spanien, Südfrankreich. Anw.: i. d. Parfümerie.

Citrus aurantium subspec. bergamia: Bergamotte (heim. u. kult. im Mittelmeergebiet, bes. Kalabrien). Stpfl. v. **Oleum Bergamottae:** Bergamottöl, das aus den Früchten durch Auspressen gewonnene äth. Öl. Gelbgrünes, angenehm riechendes Öl. Best.: l-Linalvlacetat, l-Linalool, Limonen, Dipenten, Camphen, Nerol, Terpineol, Bergapten u. a.; Gehalt an Estern mind. 34%, berechnet auf Linalylacetat, opt. rechtsdrehend ($\alpha_D^{20°}$ = +5° bis +24°). D. 0,881—0,886. Anw.: i. d. Parfümerie, in der Likör- u. Zuckerwarenfabrikation.

Citrus medica var. limonum (Citrus limon): Zitronenbaum (Mittelmeergebiet, kult. bes. in Kalabrien, Sizilien, Spanien, ferner auch in Kalifornien, Florida, Indien, Türkei). Stpfl. v. **Fructus Citri:** Zitrone, Limone, die frische reife Frucht: Best.: ca. 7% Zitronensäure, Vitamin C, etwas Zucker. **Oleum Citri, Citronenöl** DAB 7: Zitronenöl, Limonenöl; das durch Auspressen der frischen Zitronenschale gewonnene äth. Öl. Hellgelbe Fl., optisch aktiv ($\alpha_D^{20°}$ = +56° bis +65°). Brechungsindex: n_D^{20} = 1,474—1,478, D. 0,850—0,856. Best.: Hauptbest. ist d-Limonen, ferner Camphen, Terpineol, Citronellal, Linalylacetat, Geranylacetat, Phellandren, Säuren u. a. Anw. med.: als Aromaticum u. Geschmackskorrigens; ferner i. d. Likörindustrie und als Gewürz. **Pericarpium Citri:** (Cortex Citri fructus) Zitronenschale, die getrocknete, in Spiralbändern abgezogene, äußere Schicht der Fruchtwand von ausgewachsenen, jedoch nicht völlig reifen Früchten. Best.: Äth. Öl (Oleum Citri), Hesperidin, Bitterstoff, Gerbstoff. Anw. als Aromaticum. **Succus Citri:** Zitronensaft, gewonnen durch Auspressen der frischen Früchte.

Citrus medica subsp. Cedra (bayoura): (Mittelmeergebiet, kult. bes. um Genua) liefert das **Zitronat** (Succade, Cedrat), die kandierten Fruchtschalen, die zu Backwaren, Morsellen usw. verwendet werden.

Citrus nobilis: Mandarinenbaum (heim. südl. China u. Kotschinchina, kult. in Italien, Spanien, Südfrankreich, Algerien, Florida), liefert die **Mandarinen** und das durch Auspressen der Früchte gewonnene **Mandarinenöl** (Oleum Mandarinae); Best.: Methylanthranilsäuremethylester, d-Limonen, Terpineol, Dipenten u. a.

Citrus sinensis (Citrus aurantium var. dulcis): Apfelsinenbaum (heim. China, Kotschinchina, kult. in Sizilien, Spanien, Südportugal, ferner in Südamerika, Florida). Stpfl. v. **Cortex**

Aurantii dulcis: Apfelsinenschale. **Oleum Aurantii dulcis:** Apfelsinenschalenöl; gelbes bis gelbbraunes, optisch aktives Öl. Best.: Hauptbest. (bis 90%) d-Limonen, ferner d-Linalool, d-Terpineol, Anthranilsäuremethylester u. a. Anw.: i. d. Parfümerie u. Likörindustrie.

Cl: *chem.* Chlor.

Clavacin®: Antibioticum, s. Patulin.

Claisen-Kolben: Destillierkolben für Vakuum-Destillation mit einer vom Kolbenhals nach oben gerichteten Abzweigung, die das Dampfabführungsrohr trägt. In diese Abzweigung wird das Thermometer eingeführt, während im Kolbenhals die Kapillare steckt, s. Abb. bei Destillation.

Claviceps purpurea: s. Secale cornutum.

Clavus: Hühnerauge, Leichdorn.

Clearance: (to clear = befreien). Die Entfernung eines best. Stoffes aus dem Blut durch ein Ausscheidungsorgan, bestimmbar z. B. als dasjenige Blutplasmavolumen, aus dem pro Min. der Stoff via Nieren in den Harn übergeht, d. h. als Kriterium der Nierenfunktion. (Niedrige Cl. = langsame hohe Cl. =schnelle Ausscheidung.) Wichtig für die Chemotherapie u. die klin. Diagnostik (Nieren u. Leber).

Clematis recta: Fam. Ranunculaceae, Waldrebe (Europa). Stpfl. v. **Herba Clematidis:** Waldrebenkraut. Best.: Protoanemonin. Anw. volkst.: gegen Ekzeme, Geschwüre (Krebs), gegen Gicht, Rheumatismus, Nierenleiden. HOM: Clematis, zu Beginn der Blüte gesammelte Stengel mit Blüten und Blättern. Ferner HOM: Clematis vitalba (das außer Protoanemonin auch Saponin enthält). Aufbewahrung beider Drogen: Urtinktur, 1.—3. Dez.-Pot. vorsichtig.

Clemizol: Penicillin G-Antihistamin-Präp.; s. Penicillin.

Cliradon®: N-Methyl-4-(3′-hydroxyphenyl)-4-propionyl-piperidin-hydrochlorid, Ketobemidon; synth. Analgeticum mit morphinähnlicher Wirkung. Einzeldosis 5—15 mg oral. rektal; 7.5 mg s. c. od. i.m. od. sehr langsam i.v. Suchtgefahr. Unterliegt dem Betäubungsmittelgesetz.

Clonus: s. klonische Krämpfe.

Clostridium: Gattung spindelförmiger Bakterien, grampositiv, anaerob. Cl. botulinum (s. Botulismus), Cl. perfringens = Gasbranderreger; Cl. tetani = Erreger des Wundstarrkrampfes, s. Tetanus, Clostridium butyricum (syn. Bacillus amylobacter) = Buttersäurebazillen, s. Gärung.

Clunis: (lat.) Hinterbacken, Gesäß.

Clupanodonsäure: $C_{21}H_{33}COOH$. Best. der Fischlebern (im Dorschlebertran zu 10% enthalten).

Clupein: Aus Heringssperma gewonnenes Protamin, s. Protamine.

Clusius'sches Trennrohr: s. Trennrohrverfahren.

Cm: *chem.* Curium*.

Cnicus benedictus: (Carbenia benedicta) Fam. Compositae, Kardobenedikte, Benediktendistel, Bitterdistel (Mittelmeergebiet, kult. in Deutschland). Stpfl. v. **Herba Cardui benedicti:** Kardobenediktenkraut, Distelkraut. Best.: Cnicin (glykosidischer Bitterstoff), äth. Öl, Gerbstoff. Asche max. 20%. Anw. med.: als Tonicum und Amarum; volkst.: als Emeticum, Diureticum und Expectorans, größere Dosen wirken brechenerregend (Extractum Cardui benedicti). HOM: Carduus benedictus, das frische, blühende Kraut.

Co: *chem.* Kobalt, s. Cobaltum.

Cobalamine: Sammelbez. für Stoffe mit der Wirkg. des Vitamin B_{12}.

Cobaltblau: Thénards Blau, s. Aluminium.

Cobaltiverbindungen: Kobalt(III)-Verbindungen.

Cobaltochlorid: s. Kobalt(II)-chlorid.

Cobaltonitrat: s. Kobalt(II)-nitrat.

Cobaltoverbindungen: Kobalt(II)-Verbindungen.

Cobaltum: s. Kobalt.

Cobaltum aceticum: s. Kobalt(II)-acetat.

Cobaltum chloratum: s. Kobalt(II)-chlorid.

Cobaltum nitricum: s. Kobalt(II)-nitrat.

Cobaltum sulfuricum: s. Kobalt(II)-sulfat.

Cobra: Kobra, Brillenschlange, s. Naja tripudians.

Cobratoxin: s. Schlangengifte.

Coca: s. Erythroxylum coca.

Cocain: Cocainum, Erythroxylin, Methylbenzoylekgonin, Methylester des Benzoylekgonins, $C_{17}H_{21}NO_4$; Mol. 303,35; F. 98°,

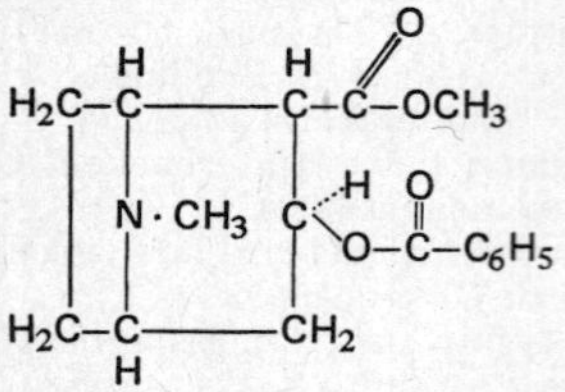

Cocain

Hauptalkaloid der Kokablätter (s. Erythroxylum coca). Farbl., bitter schmeckende Kr.nadeln, l. in A., Ae., Chlf., swl. in Aq. (1:600), ferner l. in verd. SS und in fetten Ölen, unl. in Glycerin; Gew.: durch Ausziehen der mit Sodalösung angefeuchteten Kokablätter m. Petroleum u. Ausfällen des Rohkokains. Die Reinigung erfolgt in europäischen Fabriken, auch in Deutschland. Anw. med.: äuß. als lokales Anästheticum (haupts. in Form des Kokainhydrochlorids). Infolge seiner Wirkung auf d. Zentralnervensystem (Erregung, Schwindel, Lähmungen) dient Cocain in großem Umfange als Rauschgift (Cocainismus) u. unterliegt daher dem Opiumgesetz. Cocain wurde 1855 entdeckt von d. Apotheker F. Gaedcke, 1860 rein dargest. v. Alb. Niemann (in Wöhlers Laboratorium zu Göttingen), 1885 von Merck u. Skraup aus Benzylekgonin u. Jodmethyl hergestellt, 1900 synth. von R. Willstätter, 1884 wandte der Augenarzt Karl Koller (geb. 1857) Cocain zum ersten Male zur Anästhesie bei Augenoperationen an.

Cocainhydrochlorid: Cocainum hydrochloricum, $C_{17}H_{22}ClNO_4$, Mol. 339,8; DAB 7: Gehalt mind. 98,5%, berechn. auf d. getrockn. Substanz; farbl. Kr. oder kr. Pv., bitter schmekkend; sll. in Aq., ll. in A. 90% (1:4), l. in Chlf. (1:20), unl. in Ae. u. fetten Ölen. Spez. Drehung: $[\alpha]_D^{20°} = -70°$ bis $-73°$ (c = 2,0 in wäßr. Lsg.). Anw. med.: als lokales Anästheticum (es lähmt d. sensiblen Nervenendigungen), haupts. zur Schleimhautanästhesie, zu Pinselungen mit 10- bis 20%igen Lsgen (am Auge 1—4%) od. als subkutane Injektionen (häufig mit Adrenalin kombiniert); innerl. nicht mehr verwendet.

Cocain-nitrat: Cocainum nitricum, Salpetersaures Kokain,

$$C_{17}H_{21}O_4N \cdot HNO_3 + 2H_2O,$$

Mol. 402,40; F. 58°—63°. Farbl. Kr., l. in Aq. u. A. Anw. med.: wie Cocainhydrochlorid. äuß.: meist kombiniert mit Argent. nitr.

Cocain-sulfat: Cocainum sulfuricum, Schwefelsaures Kokain,

$$(C_{17}H_{21}O_4N)_2 \cdot H_2SO_4.$$

Anw. med.: wie Cocainhydrochlorid, jedoch selten.

Cocainum hydrochloricum: s. Cocainhydrochlorid.

Cocainum nitricum: s. Cocain-nitrat.

Cocainum sulfuricum: s. Cocainsulfat.

Cocarboxylase: Pyrophosphorsäureester des Aneurins.

Coccaceae: (von griech. κόκκος = Kugel) Kugelförmige Bakterien. Gramnegativ: Gonokokken, Meningokokken. Grampositiv: Staphylokokken, Streptokokken, Pneumokokken.

Coccidia: (Ordnung der Sporozoa) Epithelschmarotzer, in den Darmdeckzellen der Tiere, Erreger der **Coccidiosen** (rote Ruhr der Rinder, Geflügelseuchen u. a.), in leichter Form auch bei Menschen, s. Kokzidiose.

Coccionella ERG: Koschenille, s. Coccus cacti.

Cocculi: (indici, levantici, piscatorii) Kokkelskörner, s. Anamirta cocculus.

Cocculus HOM: s. Anamirta cocculus.

Coccus cacti: (Dactylopius coccus Costa) Koschenille-Schildlaus, Nepalschildlaus (Mexiko, Texas, Kalifornien, Kanar. Inseln, Algerien, Java), lebt auf versch. Kakteenarten (bes. Opuntia coccionellifera); die getrockneten, befruchteten Weibchen kommen als **Coccionella** ERG: Koschenille, Alkermeskörner in den Handel. Der in ihnen enthaltene rote Farbstoff ist Carminsäure (ca. 10%). Asche max. 5%, s. Carminum ERG. Anw.: als Färbemittel. HOM: Coccus cacti.

Coccus ceriferus: Wachsschildlaus, Lieferant von Cera chinensis, s. Cera.

Coccus laccae (Carteria lacca): Gummilackschildlaus, s. Lacca.

Cochenille: s. Coccus cacti.

Cochlearia armoracia: s. Armoracia rusticana.

Cochlearia officinalis: Fam. Cruciferae, Löffelkraut, Skorbutkraut, Bitterkresse (Europa, haupts. Nordseeküsten). Stpfl. v. **Herba Cochleariae:** Löffelkraut, Skorbutkraut, „Scharbockskraut.“ Best.: Senfölglykosid, Glykocochlearin, das sekundäres d-Butylsenföl abspaltet, Bitterstoffe, Gerbstoff, reich an Vitamin C (zwischen 400 u. 970 mg% für das wasserfreie Kraut!) Anw. volkst.: bei Skorbut, Rheuma, Leberleiden, zu Frühjahrskuren sowie als Diureticum u. Stomachicum; auch äuß. zu Einreibungen u. zu Mundspülungen, gegen Lockerwerden der Zähne (Spiritus Cochleariae ERG wird mit künstlichem Iso-butylsenföl hergestellt). HOM: Cochlearia officinalis, das frische, blühende Kraut.

Cocktail lytique: s. Hibernation, artificielle.

Cocosbutter, Cocosnußöl: Oleum Cocos, s. Cocos nucifera.

Cocos nucifera: Fam. Palmae, Kokospalme (heim. wahrscheinl. Westasien, in allen trop. Küstengebieten verbreitet, vor allem auf d. Korallenriffen). Stpfl. v. **Oleum Cocos:** Kokosbutter, Kokosnußöl, gew. aus dem getrockneten Fruchtfleisch (Kopra) der Kokosnüsse. Weißes bis gelbl., meist etwas ranzig riech. Fett. Best.: Glyceride d. Laurin-, Myristizin-, Kapryl-, Kapron-, Ölsäure (Gesamtfettgehalt 60—70%). D. 0,88—0,90; F. 20—28°; JZ 8—10; VZ 253,5 bis 268,5; l. in 2 T. 90%igem A. Anw.: zu Salbengrundlagen u. Speisefetten (s. Kaprylsäurezahl).

Cocospalme: Cocos nucifera*.

Codehydrasen: Wasserstoffübertragende Cofermente: Codehydrase I (Codehydrogenase I. Cozymase) = Diphosphopyridin-Nucleotid (DPN) = **NAD** = Nicotinamid-Adenin-Dinucleotid, Codehydrase II (Codehydrogenase II) = Triphosphopyridin-Nukleotid (TPN) = **NADP** = NAD-Phosphat. Beide Codehydrasen sind als Wasserstoffüberträger am Auf- bzw. Abbau d. Kohlenhydrate, Alkohole u. Fettsäuren beteiligt. Coferment der C. ist das Nicotinsäureamid, s. Antipellagra-Vitamin unter Vitamine.

Codein: Kodein, Methylmorphin, Monomethyläther des Morphins, Alkaloid aus dem Opium

$$C_{18}H_{21}NO_3 + H_2O,$$

Mol. 317,38; F. 154—157°. Farbl. Kr. oder weiß. Pv., l. in A., Chlf., Ae. sowie in 80 Aq. Darst.: Aus dem Opium (Gehalt 0,5—0,8%), künstl. durch Methylierung d. Morphins. (C. isoliert 1832 von Pierre Jean Robiquet — 1780 bis 1840 —, synth. aus Morphin durch Albert Knoll 1886.) Anw. med.: als Narkotikum u. Sedativum. MD 0,1 g; MTD 0,3 g.

Codeinhydrochlorid: Codeinum phosphoricum,

$$C_{18}H_{21}NO_3 \cdot HCl + 2H_2O,$$

Mol. 371,87. Weiße Kr.nadeln, l. in Aq. Anw.: wie Cod. phosph.; MD 0,1 g; MTD 0,3 g.

Codeinphosphat: Codeinum phosphoricum, Phosphorsaures Codein,

$$C_{18}H_{21}NO_3 + H_3PO_4 + 1^1/_2H_2O$$

Mol. 406,4 (wasserfrei 397,4). DAB 7: Gehalt mind. 99,0%, berechn. auf d. getrockn. Substanz; Spez. Drehung: $[\alpha]_D^{20°}$ = —99,5° bis —101,5° (c = 2,0). Weiß., kr. Pv., l. in 3,2 Aq., wl. in A. Darst.: Durch Auflösen v. Codein in warmer Phosphorsäure. Anw. med.: als Narkoticum u. Sedativum (milder als Morphin bei geringerer Gewöhnungsgefahr), hauptsächl. bei Hustenreiz. Dos. 0,02—0,05 g; MD 0,1 g, MTD 0,3 g. HOM: Codeinum phosphoricum.

Codeinsulfat: Codeinum sulfuricum, schwefelsaures Codein,

$$(C_{18}H_{21}NO_3)_2 \cdot H_2SO_4 + 5H_2O,$$

Mol. 786,91 (wasserfrei 696,83); weiße, nadelf. Kr., l. in Aq. (1:30), wl. in A., unl. in Ae. u. Chlf. Anw.: wie Cod. phosphor.

Codeinum hydrochloricum: s. Codeinhydrochlorid.

Codeinum phosphoricum: s. Codeinphosphat.

Codeinum sulfuricum: s. Codeinsulfat.

Coecus: Caecus*.

Coenzym, Coferment: s. Fermente.

Coenzym A: Ein Nukleotid, das die Fähigkeit hat, bei Gegenwart von Adenosintriphosphat (ATP) Essigsäure zu aktivieren. Das Coenzym A ist wichtig für die Acetylcholinbildung im Körper (Acetylierung); Coenzym A enthält als Bausteine u. a. Pantothensäure, vgl. Pantothensäure unter Vitamine; s. a. Fermente.

Coffea: Fam. Rubiaceae, Kaffeestrauch; **C. arabica** (heim. Äthiopien, Ostafrika, kult. in den Tropen, vor allem Brasilien); **C. liberica** (heim. trop. Westafrika). Beide Stpfl. von **Semen Coffeae:** Kaffeebohnen. Best.: 0,7—2,5% Coffein, z. T. als chlorogensaures Kaliumcoffein, z. T. an Gerbsäure gebunden; 10—13% fett. Öl, ca. 7% Zucker, Trigonellin, Kaffeesäure, Gerbstoff, Cholin, Sitosterin. Gerösteter K. enth. 1—1,5% Coffein, 20—30% Rohfaser, 1,5—5% Wasser, bis 7% Zucker, bis 20% and. Kohlenhydrate, 12—17% Eiweißstoffe, bis 15% Fett, 4—7% Kaffeegerbsäure. Hauptausfuhrländer sind Mittel- u. Südamerika (Mexiko, Guatemala, Costa Rica, Venezuela, Brasilien, Ekuador); Afrika (Liberia, Kamerun, Togo, Angola, Kongo); Asien (Ceylon, Java, Sumatra). Anw. med.: s. Coffein, zu Schnupfpulvern (Mentholin), zu Kaffeekohle (s. Carbo Coffea). HOM: Coffea, d. ungeröst. trock. Samen. Koffeinfreier Kaffee wird hergest., indem dem Kaffee das Coffein durch Bzl., Ae., Chlf. u. a. entzogen wird, es verbleiben jedoch immer noch gewisse Mengen Coffein im Kaffee zurück. Nach der Kaffeeverordnung darf „coffeinfreier" K. höchstens 0,08%, „coffeinarmer" K. höchstens 0,2% Coffein enthalten.

Kaffee-Ersatz- u. Zusatzmittel: als solche dienen: Cichorie (Wurzeln v. Cichorium intybus*), Runkel- u. Zuckerrüben (Beta vulgaris), geröst. Keimblätter d. Eicheln (Quercus robur*), Getreidekörner, Roggen, Gerste, gekeimte Gerste, Malz (Malzkaffee), Früchte v. Ceratonia siliqua* (Carobenkaffee), Leguminosensamen, bes. Lupinensamen, Feigen (Ficus carica*), Dattelkerne (Phoenix dactylifera*), diese zus. m. echt. Kaffee u. Cichorie als Melilotinkaffee, Weintraubenkerne (Vitis vinifera*), Karamel u. a.; Sultan- od. Sakka-Kaffee besteht aus d. geröst. Fruchtschalen d. Kaffeebohnen. Kentucky-Kaffee s. Gymnocladus canadensis.

Coffein: Coffeinum, Kaffein, Thein,

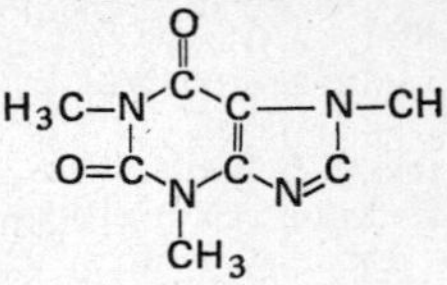

1,3,7-Trimethyl-xanthin

$C_8H_{10}N_4O_2+H_2O$, Mol.194,2; F.235° bis 240°. DAB 7: Gehalt mind. 99,5%, berechn. auf d. getrockn. Substanz; weißes kr. Pv. von bitterem Geschmack (od. seidenglänzende, ineinander verfilzte Nadeln), ll. in Aq. (1:60), sll. in sied. Aq., l. in 8 Chlf., wl. in A. u. Ae., Sulfatasche max. 0,1%. Nat. Vork.: im Kaffee, Tee, Paraguaytee (Maté), Pasta Guarana, in den Kolanüssen, neben Theobromin im Kakao. Darst.: Früher aus Teestaub, jetzt bei der Herst. v. coffeinfreiem Kaffee (Coffein entdeckt 1819 v. Apotheker Friedlieb Ferd. Runge, auf Anregung von Goethe. Im Jahre 1821, unabhängig von Runge, gemeinsam von den Apothekern Jos. Pelletier, Jos. Caventou und Pierre Robiquet in Paris). Anw. med.: Coffein wirkt erregend auf das Zentralnervensystem, daher Anw. bei Müdigkeit, Erschöpfung, zur Herzanregung (auch zus. mit Cardiazol®), ferner bei Kopfschmerzen, Migräne, Neuralgien sowie als Diureticum. MD 0,5 g; MTD 1,5 g. HOM: Coffeinum. Aufbewahrung: Ursubstanz, 1.—3. Dez.-Pot. vorsichtig.

Coffeincitrat: Coffeinum citricum, Citronensaures Coffein. Gemisch von je 1 T. Coffein u. Citronensäure (in Aq. gelöst u. zur Trockne verdampft). Gehalt ca. 50% Coffein. Weiß. Pv., l. in Aq., A. Anw. med.: wie Coffein, mittl. Dos. 0,2 g.

Coffein-Natriumbenzoat: Coffeinum-Natrium benzoicum. Darst.: 2 T. Coffein (bei 100° getrockn.) werden mit 3 T. Natriumbenzoat in 8 T. Aq. gelöst und die Lsg. zur Trockne verdampft; Geh. an Coffein 39,0—42,0%. Weiß Pv. od. körnige Masse, l. in 2 Aq. u. 80 A. Anw. med.: wie Coffein, mittl. Dos. 0,5 g.

Coffein-Natriumsalicylat: Coffeinum-Natrium salicylicum. Darst.: 10 T. Coffein (bei 100° getrockn.) werden mit 13 T. Natriumsalicylat in 40 T. Aq. gelöst und die Lsg. zur Trockne verdampft; Geh. an Coffein 39,0—42,0%. Weißes Pv. oder körnige Masse, l. in 2 Aq. und 50 A. Anw. med.: wie Coffein, MD 1 g; MTD 3 g.

Coffeinum citricum: s. Coffeincitrat.

Coffeinum citricum effervescens: Brausendes Coffeincitrat. (40 T. Coff. citr., 270 T. Acid. tart., 180 T. Acid. citr., 140 T. Sacch. u. 510 T. Na. bic., mischen, erwärmen, granulieren und vorsichtig trocknen (nicht über 55°).

Coffeinum-Natrium benzoicum: Coffein-Natriumbenzoat.

Coffeinum-Natrium salicylicum: Coffein-Natriumsalicylat.

Cola: Fam. Sterculiaceae, **C. acuminata** u. **C. vera** (westl. trop. Afrika, Kamerun, kult. in Westindien, Südamerika). Stpfl. von **Semen Colae:** (Nuces Colae) Kolanuß, Gurunuß, Kolasame. Rundlich-eiförmige, kantige, 2,5—4 cm lange, rötlichbraune, innen etwas hellere, bitter schmeckende Samen. Best.: 0,6—2,5% Coffein, ca. 0,023% Theobromin (nach ERG zus. mind. 1,5%), Gerbstoff, Stärke, Fett, Colacatechin und Coffeincolacatechin, das günstiger wirken soll als rein. Coffein. Asche max. 3%. Anw. med.: als Tonicum u. Stimulans, bei Migräne u. Ermüdung. Dos. 1—3 g. HOM: *Kola*, die reifen Samen.

Colamin: Äthanolamin, β-Hydroxyäthylamin,

$$\begin{array}{l} CH_2NH_2 \\ | \\ CH_2 \cdot OH \end{array}$$

Derivat des Äthylalkohols; im Organismus als Spaltungsprodukt von Phosphatiden u. bei der Decarboxylierung von Serin*. Farbl. viskose Fl., D. 1,02; F. 10,5°; Kp. 171°; mischbar mit Aq., A., Ae. Anw. techn.: als Puffer und als Weichmacher.

Colatur: s. Kolieren.

Colchicin: Colchicinum, Kolchizin. Alkaloid aus d. Samen von **Colchicum autumnale***, $C_{22}H_{25}NO_6$

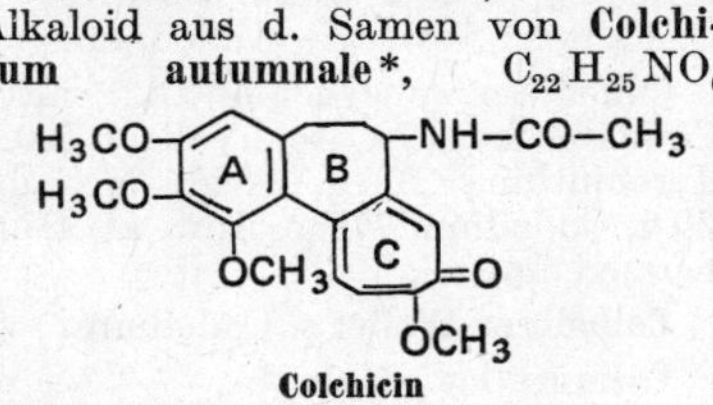

Colchicin

Mol. 399,5; F. 160°—164°; Spez. Drehung: $[\alpha]_D^{20°}$ = —235° bis —245° (c = 0,5). Geh. nach DAB 7 mind. 97%, bezogen auf die getrocknete Substanz. Gelbe, bitter schmeckende Lamellen oder Pv., l. in Aq., A., Chlf., wl. in Ae. Anw. med.: bei Gicht. Dos. 0,0005 bis 0,001 g mehrmals tägl.; MD 0,002 g; MTD 0,005 g. Starkes Zell-, Kapillar- u. Mitosegift (Cytostaticum); Dos. let. 20 mg (in etwa 5 g Herbstzeitlosensamen oder in ca. 50 g Tinct. Colchici enthalten). Symptome: Nach mehreren Stunden Kratzen und Brennen im Rachen, Übelkeit, Durstgefühl, choleraähnliche Durchfälle, Hämaturie, zentrale Lähmungserscheinungen, Atemnot, Cyanose, Exitus infolge Atemlähmung. Antidot.: Tannin, Tierkohle, Brechmittel, Magenpumpe, Kochsalzinfusion, Wärme, Analeptica, Lobelin etc.; vgl. hierzu auch Tab. „Gegenmittel". Die Colchicin-Wirkung wird durch Cortisone, Chinin, Sexual-Hormone u. a. verstärkt, durch Sulfonamide gehemmt. Colchicin ist auch von Bedeutung für d. Pflanzenzüchtung, da es zu Änderungen bei den Kern- u. Zellteilungen führt (Mitosegift), vgl. Mitose u. Polyploidie.

Colchicum autumnale: Fam. Liliaceae, Herbstzeitlose (Europa, Nordafrika, südl. Kaukasus). Stpfl. von **Semen Colchici** DAB: Zeitlosensamen, Herbstzeitlosensamen. Best.: Colchicin (0,2—1,4%, mind. 0,4%), fett. Öl (6—17%), Eiweißstoffe, Stärke, Zukker. Asche max. 4,5%. Anw. med.: bei Gicht u. Rheuma; volkst.: bei Wassersucht u. Asthma, s. Colchicin. HOM: Colchicum e seminibus, die reifen Samen. (Aufbewahrung: Urtinktur, 1.—3. Dez.-Pot. vorsichtig.) **Bulbus Colchici:** (Tubera Colchici, Cormus Colchici) Herbstzeitlosenknollen. Best.: Colchicin, Stärke, Zucker. Anw. med.: bei Gicht und Rheuma, Wassersucht. HOM: Colchicum, die frischen, im Frühjahr gesammelten Knollen. (Aufbewahrung: Droge, Urtinktur, 2. u. 3. Dez.-Pot. vorsichtig.)

Colchicum e seminibus HOM: s. Colchicum autumnale.

Colcothar: (Caput mortuum), Ferrum oxydatum rubrum, s. Eisen(III)-oxid.

Cold Cream: Unguentum leniens, s. Kühlsalbe.

Coli-Bakterien: s. Koli-Bakterien.

Colistin: Antibioticum aus Bacillus colistinus (entd. 1950 in Japan). Weiß., schwach bitter schmeckendes, geruchloses Pv., optisch aktiv (l.-drehend), die Salze sind wasserlösl. u. auch gegen höhere Temperaturen unempfindlich. Verw. werden haupts. Colistinsulfat u. C.-methansulfonat. Bactericide Wirkg. gegen gramnegative Erreger; Anw.: peroral, intramuskulär, intralumbal u. lokal; Hauptindikationen: Gastroenteritiden, Infektionen der Harnwege, Sepsis, Meningitis: äußerl. gegen Verbrennungen, Ulcus cruris u. Mittelohrerkrankungen. Dos.: Kleinkinder 0,5—2 Mill. Einheiten, Erwachsene bis 3 Mill. Einheiten (1 mg = 30000 E. reine Colistinbase).

Colitis: s. Kolitis.

Coliurie: s. Koliurie.

Colla: Leim, Tischlerleim.

Collagene: s. Eiweißkörper.

Colla piscium: Hausenblase, s. Ichthyocolla.

Collargol®: Argentum colloidale, s. Silber.

Collemplastrum(a): Kautschukpflaster.

Collemplastrum adhaesivum DAB 6: Kautschukheftpflaster. Zstzg.: Fein geschnittener Kautschuk 20, Dammar 11, Colophonium 8, Rohes Zinkoxid 10, Fein gepulverte Veilchenwurzel 20, Wollfett 30, Petroleumbenzin 148.

Collemplastrum Zinci DAB 6: Zinkkautschukpflaster. Zstzg.: Fein geschnittener Kautschuk 20, Dammar 11, Colophonium 8, Rohes Zinkoxid 30, Wollfett 30, Petroleumbenzin 148.

Collinsonia canadensis: Fam. Labiatae, Kanadische Collinsonie (heim. Nordamerika bis Florida u. Kansas). Stpfl. v. **Radix Collinsoniae canadensis:** Grieswurzel. Best.: Tannin, Harz, äth. Öl, Säuren, ein saponinartiges Glykosid. Anw.: als Adstringens. HOM: Collinsonia canadensis, der frische, im Frühjahr gesammelte Wurzelstock.

Collip-Einheit: biol. Standard für Parathormon; 1 E. = 5 USP-E.; s. Hormone u. Tabelle „Biologische Einheiten".

Collip-Hormon: Parathormon, H. der Nebenschilddrüsen, s. Hormone.

Collodium: Kollodium, Lösung von Kollodiumwolle in einem Gemisch von A. u. Ae., in Essigäther, Aceton oder Amylacetat. DAB 6 schreibt Lsg. in 3 T. A. u. 21 T. Ae. vor. Kollodiumwolle ist vorwiegend Dinitrocellulose $[C_6H_8(NO_2)_2O_5]_n$ (im Gegensatz zu Schießbaumwolle, die höher verestert ist, sich in A./Ae. nicht löst, sondern nur aufquillt, vgl. Cellulosenitrat). Nach DAB 6 wird Kollodiumwolle hergestellt, indem man 11 T. gereinigte (d. h. entfettete) Baumwolle in einem Gemisch v. 80 T. roher Salpetersäure u. 200 T. roher Schwfs. vorsichtig eindrückt u. 24 Stunden lang bei Zimmertemperatur stehenläßt. Danach bringt man die Kollodiumwolle in einen bedeckten Trichter u. läßt 24 Stunden abtropfen, wäscht mit Aq. aus, bis die Säure vollständig entfernt ist (bis zur neutralen Reaktion) und trocknet bei 25°. Zur Herst. des Kollodiums wird 1 T. Kollodiumwolle in einer Flasche mit 3 T. A. durchfeuchtet und mit 21 T. Äther versetzt, wiederholt geschüttelt u. schließlich die Lsg. nach dem Absetzen klar abgegossen. Gehalt nach DAB 6 4% Kollodiumwolle. Farbl. oder schwach gelbl., sirupdicke Fl., die beim Verdunsten ein fest zusammenhängendes Häutchen hinterläßt. Anw. med.: äuß. zum Verschließen kleiner Wunden, Frostbeulen usw. (z. T. mit Zusätzen wie Jodoform, Salicylsäure, Kanthariden usw.). Zum Entfernen des Koll. von der Haut eignet sich am besten Essigäther.

Collodium cantharidatum DAB 6: Spanisch-Fliegen-Kollodium. Darst.: 100 g gepulverte spanische Fliegen werden mit Äther ausgezogen, der Auszug auf 15 T. eingedampft und mit 85 T. Kollodium vermischt.

Collodium elasticum DAB 6: Eine Mischung v. 3 T. Rizinusöl u. 97 T. Collodium. Anw. wie Kollodium.

Collodium salicylicum ERG: Extr. Cannabis ind. 10 g, Acid. salicyl. 100 g, Terebinthina 100 g, Acid. lacticum 20 g, Collodium 770 g. Anw. als Hühneraugenmittel.

Collodium-Wolle: s. Collodium.

Collum: (lat.) Hals.

Collutorium(a): (Gargarisma) Mund- und Gurgelwasser.

Collyrium(a): Augenwasser.

Collyrium adstringens luteum ERG: Gelbes Augenwasser (Ammon. chlorat. 5, Zinc. sulf. 10, Camphor 3, Crocus 8, Spir. dil. 160, Aq. dest. 800; 24 St. mac. u. filtr.).

Colocynthin: Glykosid der Koloquinten, der Früchte von **Citrullus colocynthis***: Gelbes, sehr bitteres Pv., l. i. Aq. und A. Anw. med.: als Abführmittel. Dos. 0,005 g; MD 0,01 g; MTD 0,03 g, auch rektal und subkutan.

Colocynthis: s. Citrullus colocynthis.

Colombowurzel: s. Iatrorrhiza palmata.

Colon: (griech.) intestinum colon = Grimmdarm, Dickdarm.

Colophonium: Kolophonium, Resina Colophonium, Geigenharz, wird als Rückstand bei der Terpentinöldest. gew.; s. Terebinthina. Glasartige, braune, leicht bestäubte Stücke von muscheligem Bruch. F. 90—130° (im Wasserbad), bei stärkerem Erhitzen (über 150°) stößt es schwere, weiße, aromatisch riech. Dämpfe aus; unl. i. Aq., l. i. A., Ae., Chlf., Aceton, Benzin, Essigsäure; unvollständig löslich in Schwefelkohlenstoff u. Petroläther, mit heiß. Laugen verseifbar. D. 1,071 bis 1,083; SZ 151,5—179,6; VZ 165 bis 197. Best.: hauptsächlich das Anhydrid der Abietinsäure. Anw. med.: zu Salben u. Pflastern (DAB 6: Emplastrum adhaesivum, Emplstr. Cantharidum ordinarium, Emplstr. Cantharidum perpetuum, Emplstr. Canth. pro usu veterinario, Collemplastrum adhaesivum, Collemplastrum Zinci, Unguentum basilicum); techn.: in der Lackindustrie.

Coloquinthen: s. Citrullus colocynthis.

Colorimetrie: s. Kolorimetrie.

Colpitis: Kolpitis, syn. Vaginitis, Scheidenentzündung.

Columbium: Niobium*.

Columbo HOM: s. Iatrorrhiza palmata.

Coma: Koma*.

Combustio: med. Verbrennung.

Comedones: Mitesser.

Commiphora-Arten: Fam. Burseraceae (Nordostafrika, Südarabien, Abessinien, Nubien). **Commiphora molmol,** neben anderen Commiphora-Arten (C. abyssinica, C. Schimperi u. a.). Stpfl. von **Myrrhe:** Myrrha, Gummi-Resina Myrrha, echte Myrrhe, Somali-Myrrhe, das aus der Rinde ausgetretene u. an der Luft getrockn. Gummiharz (DAB 7); unregelmäßige, gelbl. bis rötl. Körner od. löcherige Massen von Nuß- bis Faustgröße. Best.: Harz (bis 60%), Schleim, Eiweiß, äth. Öl, ein Bitterstoff. Asche max. 7%. Anw.: zu Zahnpflegemitteln, Hautkreme, als Räuchermittel (Myrrhentinktur DAB 7: 1 T. Myrrhe, grob gepulvert, 5 T. Äthanol 90%, Herst. durch Mazeration). HOM: *Myrrha*. **Commiphora opobalsamum:** Stpfl. v. Balsamum de Mecca*. **Commiphora erythraea var. glabrescens** liefert Bisabol-Myrrhenöl (fälschlich als Opopanax-Öl bezeichnet). **Commiphora Kataf** (Balsamodendron Kataf) liefert das heute handelsübliche Opopanax, während das echte Opopanax von Opopanax chironium (s. dort) stammt.

Commotio cerebri: Gehirnerschütterung.

Compositendrüsen: *bot.* Zellen in zwei Reihen von 3 bis 4 Etagen, nach oben größer werdend, von der blasigen Cuticula umgeben.

Compositus(a, um): Zusammengesetzt.

Compound A: 11-Dehydrocorticosteron; **Compound B:** Corticosteron; **Compound E:** Cortison*; **Compound F:** 17-Hydroxycorticosteron (sämtlich nach Kendall; Hormone der Nebennierenrinden), s. Hormone.

Conchae praeparatae: Pulverisierte u. geschlämmte Austernschalen (von Ostrea edulis). Anw.: zu Zahnpulvern.

Concisus, a, um: abgek. cc, zerschnitten.

Conditum(a): s. Confectio.

Condurangorinde: Cortex Condurango, s. Marsdenia cundurango.

Conessirinde: s. Holarrhena antidysenterica.

Confectiones: Condita, mit Zucker überzogene (kandierte) Arzneistoffe; z. B. Confectio Cinae (Wurmsamen), Conf. Zingiberis (kand. Ingwer).

Congestio: (lat.) Blutwallung, Anschoppung.

Congorot: s. Kongorot.

Coniferin: Koniferin, $C_{16}H_{22}O_8$. Glykosid aus dem Kambialsaft der

Koniferen, auch im Spargel, Schwarzwurzel u.a. enthalten, wird durch das Ferment Emulsin in Glykose u. Coniferylalkohol ($C_{10}H_{12}O_3$) zerlegt, letzterer oxidiert mit Chromsäure zu Vanillin*.

Coniinhydrobromid: Coniinum hydrobromicum ERG*.

Coniin: Coniinum, 2-n-Propylpiperidin, $C_8H_{17}N$. Mol. 127,2. Alkaloid aus **Conium maculatum.** D. 0,844; F. —3°; Kp. 165°—170°. Farbl., ölige Fl., rechtsdrehend, von charakterist. Geruch nach Mäuseharn u. brennendem Geschmack; l. i. 100 T. Aq. sowie in jeder Menge i. A., Ae., fetten u. äth. Ölen. Coniin ist ein starkes Gift, das von der Haut u. Schleimhäuten rasch resorbiert wird. Bei Einnahme wirkt C. in kürzester Frist, es erfolgt aufsteigende Lähmung d. motorischen Nervenendigungen u. d. Rückenmarks und d. Tod tritt in 1—5 Stunden infolge zentraler Atemlähmung bei vollem Bewußtsein ein (im Altertum Schierlingsbecher zur Hinrichtung, Tod des Sokrates). Anw. med.: das reine Coniin wird med. nur noch selten verwendet. MD 0,003 g; MTD 0,01 g, meist in Form d. Hydrobromids (s. Coniinhydrobromid); äuß. zu schmerzstillenden Einreibungen (Dos. let. 0,5—1 g, Gegengifte s. Tabelle „Vergiftungen u. Gegenmittel"). Coniin ist das erste Pflanzenalkaloid, das synthetisch hergestellt wurde (1886 von Ladenburg).

Coniinhydrobromid: Coniinum hydrobromicum ERG, $C_8H_{17}N \cdot HBr$. Mol. 208,1; F. 210°—214°. Farbl. Kr. oder weiß., kr. Pv., ll. i. heiß. A., Chlf. Anw. med.: inn. als Analgeticum, Antineuralgicum, MD 0,005 g; MTD 0,015 g.

Coniinhydrochlorid: Coniinum hydrochloricum, $C_8H_{17}N + HCl$; farbl. Kr., ll. i. Aq., A., Chlf., l. i. Ae. Anw. wie Coniinhydrobromid.

Coniinum: s. Coniin.

Coniinum hydrobromicum: s. Coniinhydrobromid.

Coniinum hydrochloricum: s. Coniinhydrochlorid.

Conium maculatum: Fam. Umbelliferae, Gefleckter Schierling (heim. mittl. Europa, Asien, in Nordamerika u. Chile eingebürgert). Stpfl. v. **Herba Conii (maculati):** (fälschlich **Herba Cicutae**) Schierlingskraut, Dollkraut, Giftpetersilie. Best.: d-Coniin (s. Coniinum), Conhydrin, Pseudoconhydrin, γ-Conicein, N-Methylconiin, Diosmin (Flavonylglykosid), fett. u. äth. Öl. Asche max. 14%. Gesamtalkaloide in der frischen Pflanze ca. 2%, in der getrockneten nur ca. 0,7 bis 0,05% (lange gelagerte Droge ist vielfach ganz alkaloidfrei). Anw. med.: früher als Sedativum (Asthma), als Antispasmodicum und Antineuralgicum, äuß. in Form v. Kataplasmen od. Salben geg. Drüsenschwellungen, gegen Verhärtungen, bes. der weibl. Brustdrüse. MD 0,3 g; MTD 1,5 g. Wegen der außerordentlichen Giftigkeit ist größte Vorsicht geboten, s. Coniin u. Tabelle (im Anhang) „Gegenmittel". HOM: Conium, das frische, blühende Kraut. Aufbewahrung: Urtinktur, 1.—3. Dez.-Pot. vorsichtig. **Fructus Conii:** Schierlingssamen, Dollkrautsamen, Alkaloidgehalt ca. 2% in unreifen, 0,43% in reifen Früchten. Anw.: wie Herba Conii.

Conjunctivitis: Entzündung der Augenbindehaut (Conjunctiva).

Conspergere: abgek. consp., bestreuen, z. B. Pillen; Conspergens = Streumittel.

Constipatio: syn. Obstipatio, Verstopfung.

Constituens: s. Konstituens.

Contagium: (lat.) Ansteckung, Ansteckungsstoff, contagiös = ansteckend.

Conteben®: TB I/698, 4-Acetylamino-benzaldehyd-thiosemicarbazon, $C_{10}H_{12}N_4OS$; tuberkulostat. wirk. Chemotherapeuticum, Dosis pro Tag 0,1 g, max. 0,2 g. Nebenwirkungen Erbrechen, Knochenmark- u. Leberschädigungen (gegen letztere ist die gleichzeitige Verabreichung v. Methionin u. Lävulose angezeigt). C. hat sich auch bei chron. Gelenkrheumatismus bewährt. Weiß. bis gelbl. Pv. von bitt. Geschmack, swl. i. Aq. Freiname: Thioacetazon.

Contusio: (lat.) Kontusion, Quetschung.

Contusus(a, um): zerstoßen, zerquetscht (bei Vegetabilien); **contunde** (auf Rezepten): zerstoße.

Convallamarin: Glykosid-Komplex aus dem Kraut und der Wurzel von

Convallaria majalis*. Gelbes, am. Pv., l. i. Aq. und verd. A.

Convallaria majalis: Fam. Liliaceae, Maiglöckchen, Maiblume (Europa, Nordasien, Nordamerika). Stpfl. v. **Herba Convallariae:** Maiglöckchenkraut. Best.: die Glykoside Convallatoxin*, Convallarin u. Convallosid (Convallatoxin-Glykosid), ferner Convallamarin, Convallarinsäure (Saponine), Asparagin, Äpfel-, Citronensäure, Zukker, Harz, äth. Öl. Asche max. 10%. Die Convallaria-Glykoside wirken wie Digitalis bzw. Strophanthin, werden allg. rascher eliminiert u. besitzen keine kumulative Wirkung (Convallatoxin ist 20mal wirksamer als Convallamarin u. somit das bisher stärkste bekannte Herzgift, 1 g = 3—3,5 Millionen Froschdosen; s. Tabelle „Biologische Einheiten"). Anw. med.: als Herzmittel wie Digitalis, besonders in Fällen, in denen Digitalis nicht gegeben werden kann. MD 0,5 g; MTD 1,5 g. **Flores Convallariae:** Maiglöckchenblüten. Best.: Convallatoxin (ca. 0,3—0,4%), Convallarin, Convallarinsäure, äth. Öl (mit Farnesol). Asche max. 10%. Anw. u. Dos. wie Herba Convallariae. HOM: Convallaria majalis, die frische, blühende Pflanze. (Aufbewahrung: Urtinktur, 1.—3. Dez.-Pot. vorsichtig.)

Convallatoxin: $C_{29}H_{42}O_{10}$, glykosid.

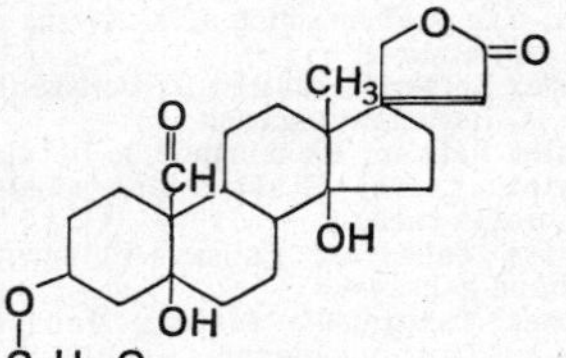

Convallatoxin

Hauptwirkstoff aus Convallaria majalis*, mit strophanthinartiger Wirkung, stärkstes Herzgift, s. Convallaria majalis. Farbl. Kr., l. i. A. u. Aceton, wl. i. Chlf., swl. i. Aq.; F. ca. 238°; Anw. med.: bei allen Indikationen der Strophanthin-Therapie, bes. bei akuter Herzinsuffizienz, da die Wirkung unmittelbar eintritt, am besten intravenös.

Convolvulus arvensis: Fam. Convolvulaceae, Ackerwinde, Feldwinde (in Europa als Unkraut verbreitet). Stpfl. von **Herba Convolvuli:** Ackerwindenkraut. Best.: Harzglykosid (Jalapin ?), Gerbstoffe. Anw. volkst.: als Abführmittel. Gleiche Anwendung findet das Harz von **Convolvulus sepium,** Zaunwinde („Scammonium germanicum", das früher als Ersatz für Resina Scammoniae und Resina Jalapae diente). HOM: Convolvulus arvensis, das frische, blühende Kraut.

Convolvulus scammonia: Fam. Convolvulaceae (heim. östl. Mittelmeergebiet bis Kaukasus, Kleinasien). Stpfl. v. **Radix Scammoniae asiaticae:** Asiatische Skammoniawurzel, Purgierwindenwurzel. Bestandteile: Harz (s. Resina Scammoniae), Gummi, Gerbstoff, Zucker. Asche max. 12%. Anw.: zur Gewinnung des Skammoniumharzes, s. Resina Scammoniae; Rad. Scammoniae mexicanae stammt von *Ipomoea orizabensis**. **Resina Scammoniae:** Skammoniumharz, gewonnen durch Ausziehen der Wurzel mit A.: (*Resina Scammoniae* ERG stammt von *Ipomoea orizabensis*). Graue bis dunkelbraune, spröde Stücke. Best.: Glykoside der Jalapinolsäure u. deren Methylester, freie Japalinolsäure, Jalapin, Valeriansäure. Anw. med.: als Laxans. Dos. 0,05—0,15 g; MD 0,2 g; MTD 0,5 g. **Scammonium usu Aleppo:** Der eingetrocknete Milchsaft von **Convolvulus scammonia** (meist kommt er verwechselt od. verfälscht mit Resina Scammoniae u. and. Harzen in den Handel). Best.: Jalapin, Harz. Anw.: als Abführmittel wie Resina Sc. HOM: Scammonium, der eingetrocknete Milchsaft von Convolvulus scammonia; vgl. Ipomoea orizabensis.

Copaiva-Balsam: s. Balsamum Copaivae.

Copal: Resina (Gummi) Copal, Kopal, Kopalharz; das Harz v. Bäumen verschiedener Familien, bes. von Trachylobium-, Dammara-, Agathis-Arten. Vielfach ist die Herkunft unbekannt. **Manila-Kopal** stammt wahrscheinl. v. **Agathis dammara,** Fam. Araucariaceae (Sundainseln, Philippinen, Molukken). **Sansibar-Kopal** stammt v. **Trachylobium verrucosum,** Fam. Leguminosae (trop. Ostfarika). Außer diesen westindischen und ostafrikanischen Sorten unterscheidet man noch westafrikanischen, amerikanischen, neuseeländischen, neukaledonischen Kopal. Ferner unterscheidet man **Weich-Kopal** (Manila, Südamerika), der von lebenden Bäumen stammt (rezente Kopale) und **Hart-Kopal** (Sansibar-, Westafrika-, Neuseeland- oder Kauri-Kopal), der als fossiles oder subfossiles Harz aus der Erde gegraben wird, an Stellen, wo einst Kopalbäume standen. Die fossilen Harze sind die wertvolleren, am besten und härtesten ist der **Sansibar-Kopal.** Dieser Kopal ist bernsteinartig, hart, durchsichtig, farblos bis gelblichbräunlich, geruch- und geschmacklos (im Gegensatz zu anderen Sorten). Best.: Resinolsäuren, Resen, äth. Öl, Bitterstoff. F. je nach der Herkunft verschieden, von 180°—360°, in den üblichen Lösungsmitteln sehr schwer l., sie werden daher zur Verarbeitung vorher geschmolzen und längere Zeit erhitzt. Anw.: nur techn. zur Herst. v. Lacken u. Firnissen.

Coq.: coque (auf Rezepten) = koche.

Cor: (lat.) Herz (griech.: Kardia).

Coramin®: s. Nicotinsäurediäthylamid.

Corbadrin: Corbasil®, Lirotil®; α-Methylnoradrenalin; Vasokonstriktor: Anw.: anstatt Adrenalin.

Corchorus capsularis: Fam. Tiliaceae (heim. Indien, Tropen, v. a. Vorderindien, viel kult.). Stpfl. v. **Jute***.

Coriandrum sativum: Fam. Umbelliferae, Koriander (heim. Mittelmeergebiet, angebaut haupts. in Deutschland, Rußland, Ungarn, Bessarabien). Stpfl. von **Fructus Coriandri:** Koriander. Best.: Äth. Öl (mind. 0,5%), fett. Öl, Zucker, Eiweiß, Stärke, Gerbstoff, Vitamin C. Asche max. 7%. Anw. med.: als Stomachicum u. Carminativum, Gewürz. **Oleum Coriandri:** Korianderöl, das äth. Öl der Korianderfrüchte. Best.: d-Linalool (60—70%), Geraniol, Cymol, Pinen, Phellandren, l-Borneol u. a. Anw.: wie Fruct. Coriandri.

Cormus Colchici: s. Colchicum.

Cornea: (lat.) Kornea, Hornhaut des Auges.

Cornu Cervi raspatum: Geraspeltes Hirschhorn; heute durch Gelatine ersetzt.

Corolle: *bot.* Gesamtheit der Blumenblätter, s. Blüte.

Corpora lutea siccata: s. Corpus luteum*.

Corpus luteum: Gelber Körper, der am Ovarium aus dem gesprungenen Follikel entsteht und das Corpusluteum-Hormon (Progesteron) produziert. **Corpora lutea siccata,** aus den Corpora lutea von Kühen hergestellt. Anw. med.: bei klimakterischen Blutungen, drohendem Abort, zu heftigen Wehen, s. Hormone u. Organotherapeutica.

Corpus-luteum-Hormon: Weibl. Keimdrüsenhormon, s. Hormone.

Corpusculum: (Plur. corpuscula) Körperchen; z.B. Corpuscula sanguinis = Blutkörperchen.

Corrigentium(a): Korrigens, geschmackverbessernd. Zusatz zu einer Arznei.

Corrosivus(a, um): Ätzend.

Cortex, plur. **Cortices:** Rinde(n); derjenige Teil der Sproßachse und der Wurzeln bei den Diktoylen mit sekundärem Dickenwachstum, der außerhalb des Cambiums* liegt.

Cortex Alni; Erlenrinde, s. Alnus glutinosa.

Cortex Alstoniae constrictae; Alstoniarinde, s. Alstonia constricta.

Cortex Andirae inermis; Wurmrinde, s. Andira inermis.

Cortex Angosturae; Angosturarinde, s. Cusparia trifoliata.

Cortex Aurantii dulcis; Apfelsinenschalen, s. Citrus sinensis.

Cortex Aurantii Fructus; Pericarpium Aurantii, Pomeranzenschalen, s. Citrus aurantium ssp. amara.

Cortex Berberidis radicis; Berberitzenwurzelrinde, s. Berberis vulgaris.

Cortex Betulae; Birkenrinde, s. Betulaarten.

Cortex Cacao; Kakaobohnenschalen, s. Theobroma cacao.

Cortex Calisayae; Calisaya-Chinarinde, s. Cinchona calisaya.

Cortex Calotropidis radicis; Madarwurzelrinde, s. Calotropis gigantea.

Cortex Canella albae; Weißer Zimt, s. Canella alba.

Cortex Cascarae amargae; Honduras-Rinde, s. Picramnia antidesma.

Cortex Cascarae sagradae; Cortex Rhamni purshianae*.

Cortex Cascarillae: Kaskarillrinde, s. Croton eluteria.

Cortex Chinae: Chinarinde, s. Cinchona-Arten.

Cortex Chinae calisayae: Calisaya-Chinarinde, s. Cinchona-Arten.

Cortex Chinae flavae; Gelbe Chinarinde, s. Cinchona-Arten.

Cortex Chinae fuscae; Braune Chinarinde, s. Cinchona-Arten.

Cortex Chinae succirubae; Cortex Chinae, s. Cinchona-Arten.

Cortex Chionanthi virginicae radicis; Gifteschenwurzelrinde, s. Chionanthus virginica.

Cortex Cinchonae; Cort. Chinae, s. Cinchona-Arten.

Cortex Cinnamomi cassiae; s. Cinnamomum cassia.

Cortex Cinnamomi chinensis: Chinesische Zimtrinde, s. Cinnamomum cassia.

Cortex Cinnamomi (zeylanici); Ceylonzimt, s. Cinnamomum zeylanicum.

Cortex Citri fructus; Pericarpium Citri, Zitronenschale, s. Citrus medica.

Cortex Condurango: Condurangorinde, s. Marsdenia condurango.

Cortex Copalchi; Mexikan. Fieberrinde, s. Croton niveus.

Cortex Coryli avellanae; Haselnußrinde, s. Corylus avellana.

Cortex Coto: Kotorinde, s. Nectandra coto.

Cortex Crotonis; Cortex Cascarillae, s. Croton eluteria.

Cortex Dictamni radicis; Diptamwurzel, s. Dictamnus albus.

Cortex Eluteriae; Cortex Cascarillae, s. Croton eluteria.

Cortex Evonymi atropurpurei; Pfaffenhütleinrinde, s. Evonymus atropurpureus.

Cortex Frangulae: Faulbaumrinde, s. Rhamnus frangula.

Cortex Geoffroyae; Cortex Andirae inermis*.

Cortex Gossypii radicis: Baumwollwurzelrinde, s. Gossypium.

Cortex Granati: Granatwurzelrinde, s. Punica granatum.

Cortex Granati fructum; Granatapfelschalen, s. Punica granatum.

Cortex Hamamelidis: Hamamelisrinde, s. Hamamelis virginiana.

Cortex Hippocastani; Roßkastanienrinde, s. Aesculus hippocastanum.

Cortex Holarrhenae antidysentericae; Kurchirinde, s. Holarrhena antidysenterica.

Cortex Juglandis fructus; Walnußschalen, s. Juglans regia.

Cortex Juglandis regiae nucum; Cort. Juglandis fructus*.

Cortex Mezerei: Seidelbastrinde, s. Daphne mezereum.

Cortex Piri mali fructus; Apfelschalen, s. Malus silvestris (Pirus Malus), Fam. Rosaceae. Anw.: zu Teemischungen.

Cortex Piscidiae erythrinae; Piscidiarinde, s. Piscidia erythrina.

Cortex Piscidiae radicis: Piscidiawurzelrinde, s. Piscidia erythrina.

Cortex Populi; Pappelrinde, s. Populus-Arten.

Cortex Pruni virginianae; Virgin. Traubenkirschenrinde, s. Prunus virginiana.

Cortex Punicae granati; s. Cort. Granati*.

Cortex Quebracho: Quebrachorinde, s. Aspidosperma quebrachoblanco.

Cortex Quercus: Eichenrinde, s. Quercus-Arten.

Cortex Quillaiae: Quillajarinde, s. Quillaja saponaria.

Cortex Rhamni Purshianae: Amerik. Faulbaumrinde, s. Rhamnus purshiana.

Cortex Rhois aromaticae radicis: Gewürzsumachwurzelrinde, s. Rhus aromatica.

Cortex Salicis: Weidenrinde, s. Salix-Arten.

Cortex Sambuci: Holunderrinde, s. Sambucus nigra.

Cortex Sassafras radicis: Sassafraswurzelrinde, s. Sassafras officinale.

Cortex Simarubae radicis: Simarubawurzelrinde, s. Simaruba amara.

Cortex Suberis: Kork s. Quercus suber.

Cortex Syzygii Jambolani: Jamboulrinde, s. Syzygium jambolanum.

Cortex Ulmi; Ulmenrinde, s. Ulmus-Arten.

Cortex Viburni prunifolii: Amerikanische Schneeballbaumrinde, s. Viburnum prunifolium.

Cortex Winteranus verus; Echte Wintersrinde, s. Drimys winteri.

Cortex Yohimbehe: Yohimbehe-Rinde, s. Pausinystalia yomhiba.

Cortexon: Desoxycorticosteron*.

Cortical: (lat. cortex = Rinde), **corticalis:** auf die Großhirnrinde bezüglich, von der Gr. ausgehend; **subcortical:** unterhalb der Rinde, im Marklager des Gehirns gelegen.

Corticoide: Kurzname für Corticosteroide.

Corticosteroide: Die physiologischen Steroidhormone der Nebennierenrinde mit ihren Untergruppen: Gluco-, Mineralo-, Androcorticosteroide; s. Hormone (Nebennierenrindenhormone).

Corticotropes Hormon: s. Adrenocorticotropes Hormon.

Cortin: Sammelbezeichnung für die Wirkstoffe der Nebennierenrinde, s. Hormone.

Cortisol: Hydrocortison, s. Cortison.

Cortisone: Glucocorticosteroide, s. Hormone (Nebennierenrindenhormone) u. Cortison.

Cortison (Compound E): 17-Hydroxy-11-dehydrocorticosteron, Hormon der Nebennierenrinde (s. Hormone), entd. 1935 von Edward Calvin Kendall, Gew. aus Rindern, halbsynth. gew. aus Sarmentogenin (Strophanthus sarmentosus),

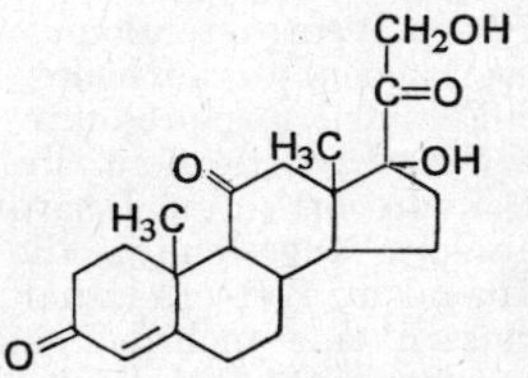

Cortison
17-Hydroxy-11-dehydrocortisteron

Farblose Kr.-Blättchen, l. i. A., Aceton, Methanol, wl. i. Ae., Bzl., Chlf., swl. i. Aq. F. 220—224° (Totalsynth. 1952 in USA). Cortison hat sich von außerordentlichem Einfluß auf physische u. psychische Zustände erwiesen. Es beeinflußt sowohl den Kohlenhydrat- wie den Eiweiß- u. Fettstoffwechsel u. wirkt regulierend auf d. Elektrolyt- u. Wasserhaushalt. Kleine Cortisongaben wirken oft schlagartig (bei manchen akuten Erkrankungen oft lebensrettend). Hauptindikationen sind das akute rheumatische Fieber (früher als Gelenkrheumatismus bezeichnet), chron. Polyarthritis, Asthma bronchiale u. andere allergische Erkrankungen; bei unspezifischen Infektionskrankheiten, bei schweren Verbrennungen, Leber- u. Blutkrankheiten usw. Als Substitutionstherapie bei Insuffizienz der Nebennierenrinde (Addisonsche Krankheit) u. Insuffizienz des Hypophysenvorderlappens (Ausfall von ACTH, s. dort), lokal bei entzündlichen Augenerkrankungen. Bei den tiefgreifenden Wirkungen des C. sind auch einige ungünstige Nebenwirkungen bekanntgeworden, so endokrine Störungen, Ödeme usw. Während in gewissen Stadien der Lungentuberkulose (im Gegensatz zu früheren Anschauungen) eine vorsichtige Anwendung von C. angezeigt erscheint, ist eine längere Therapie mit Cortison unbedingt kontraindiziert bei extremem Hochdruck, Ulcus, Diabetes mellitus, Osteoporose u. bei gewissen physischen Störungen. Ferner sollten vor u. nach Operationen nur kleinste Dosen gegeben oder der Gebrauch von C. gänzlich vermieden werden wegen evtl. stark verzögerter Wundheilung. Wegen der häufig ungünstigen Wirkung des Cortisons u. Hydrocortisons (= Cortisol; Natriumretention u. deren Folge, Wasserretention u. Auftreten von Ödemen) werden heute haupts. deren Dehydrierungsprodukte Prednison (Dehydrocortison) u. Prednisolon (Dehydrocortisol) u. Derivate des Prednisolons angewendet, die ohne den Mineral- u. Wasserhaushalt so zu beeinflussen eine mehrfach stärkere Wirkung besitzen. Anstelle der Injektionen können auch Implantationen vorgenommen werden. Bei erschöpfender Körperbeanspruchung u. Unterfunktion d. Nebennierenrinde hat sich die buccale Anwendung (Tabletten zwischen Oberlippe u. Zahnfleisch einlegen) u. die percutane Implantation von Hormonpreßlingen erfolgreich erwiesen; s. Cortisonacetat u. Hormone der Nebennierenrinde.

Cortisonacetat: Cortisonum aceticum, 21-Acetoxy-17α-hydroxy-4-pregnen-3,11,20-trion,

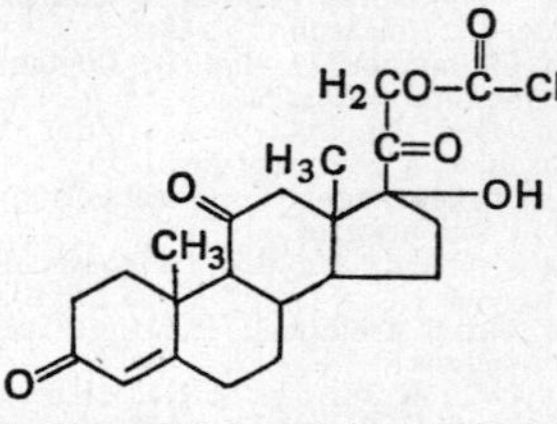

$C_{23}H_{30}O_6$. Mol. 402,5. Farbl. bis schwach gelbliche Kr. oder kr. Pv. Schmp. ca. 240° unter Zersetzung. ll. i. Chlf., wenig l. i. Aceton, fetten Ölen, wl. i. A., swl. i. Ae., praktisch unl. i. Aq. Spez. Drehg. $[\alpha]_D^{20°} = +209°$ bis +217° (Meßlösg. in Dioxan, c = 1,0). Aufbewahrung: Gut verschlossen und vor Licht geschützt vorsichtig aufzubewahren. Unverträglich mit Oxidationsmitteln, Säuren u. Basen. Anw. s. Cortison (®: Cortison „Ciba", Cortison „Hoechst", Incortin „Merck", Scheroson „Schering").

Cortisonum aceticum: s. Cortisonacetat.

Corydalis cava: Fam. Papaveraceae, Hohler Lerchensporn (Europa, Nordamerika). Stpfl. v. **Rhizoma Corydalidis** (Radix Aristolochiae cavae): Lerchenspornwurzel. Best.: die Alkaloide **Corydalin** ($C_{22}H_{27}NO_4$), Corybulbin, Isocorybulbin, Corypalmin, Isocorypalmin (Corydalingruppe); **Bulbocapnin*** ($C_{19}H_{19}NO_4$), Corydin, Isocorydin, Corytuberin (Bulbocapningruppe); **Corycavin** (Methylprotopin), Corycavidin, Corycavamin (Protopingruppe) sowie noch eine Anzahl weiterer Alkaloide, wie Dehydrocorydalin, d-Tetrahydropalmatin, d-Canadin, Glaucin u. a. (Gesamtalkaloidgehalt der trocknen Knollen ca. 5 bis 6%), gelb. Farbstoff. Anw. volkst.: früher als wurmtreibendes u. menstruationsförderndes Mittel, als Narcoticum (s. Bulbocapnin). **C. formosa** HOM: der frische Wurzelstock, stammt von Dicentra canadensis (Corydalis formosa), heim. in Nordamerika.

Corylus avellana: Fam. Betulaceae, Haselnußstrauch, Waldhaselstrauch (in ganz Europa heim. u. kult., bes. in der Türkei); Stpfl. von **Folia Coryli avellanae:** Haselnußblätter, Best.:

0,04% äth. Öl, Saccharose, CaO, SiO_2, Fe_2O_3 (Mineralstoffe im ganzen ca. 6,6%). Anw. volkst.: wie Hamamelis bei Varizen, Hämorrhagien usw. **Cortex Coryli avellanae:** Haselnußrinde (Hazel Bark); Best.: äth. Öl, Gerbstoff, Phlobaphene, Harzsäuren. Anw. volkst.: wie Cortex Hamamelidis. **Oleum Coryli avellanae:** Haselnußöl, das fette Öl der Haselnußkerne (ca. 85% Ölsäureglycerinester, ca. 10% Palmitinsäureglycerinester). Anw.: als Speiseöl, in der Bäckerei, in der Kosmetik, zur Seifenfabrikation usw.

Corynanthe yohimbe: s. Pausinystalia yohimbe.

Coryne-Bakterien: Fam.: grampositive, unbewegliche, nicht säurefeste Stäbchen, bisweilen mit keulen- od. hantelförmiger Anschwellung an einem der beiden Enden (griech. κορύνη = Keule). Färbung ungleichmäßig, streifig. Corynebacterium diphtheriae: Diphtherie-Bakterien (Loeffler-Bakterien); C. acnes (Actinomyces acnes): Aknebakterien; C. bifidum (Lactobacillus bifidus): Bifidus-Bakterien, s. Bifidus-Faktor; C. pyogenes: Eiter-Erreger bei Tieren.

Corynebacterium diphtheriae: Erreger d. Diphtherie, grampositiv.

Corynin: Yohimbinium*.

Coryza: (griech.) Schnupfen.

Costa: (lat.) Rippe.

Costus dulcis HOM: s. Canella alba.

Cotarninchlorid: Cotarninium chloratum DAB*.

Cotarninium: Kotarnin, $C_{12}H_{15}NO_4$. Spalt- u. Oxidationsprodukt des Narcotins; nur in Salzen verwendet.

Cotarninium chloratum DAB: Kotarninchlorid, Stypticin®,

$$C_{12}H_{14}ClNO_3 + 2H_2O.$$

Gelbes, kr. Pv., ll. i. Aq. u. A. Anw. med.: wie Hydrastinin als blutstillendes Mittel bei Uterusblutungen. MD 0,1 g; MDT 0,3 g.

Cotoin: Cotoinum verum, Best. d. echten Kotorinde (s. Nectandra coto), $C_{14}H_{12}O_4$. Gelbe Kr., l. i. A., Ae., Chlf., swl. i. Aq.; F. 130°—131°. Anw. med.: als Antidiarrhoicum.

Cotoinum (Para): Parakotoin, $C_{12}H_8O_4$. Anw. med.: wie Cotoin*.

Cotorinde, Echte: Cortex Coto ERG, s. Nectandra coto.

Cottonöl: Baumwollsamenöl, Oleum Gossypii, s. Gossypium.

Coulomb: Einheit der Elektrizitätsmenge; 1 C = 1 Amperesekunde, d.h. in 1 Sekunde fließt bei d. Stromstärke 1 Ampere die Elektrizitätsmenge von 1 Coulomb durch den Leiter.

Coulombmeter: Coulometer, s. Voltameter.

Coxa: (lat.) Hüfte; **Coxitis:** Hüftgelenkentzündung; **Coxalgia:** Koxalgie, Hüftschmerz.

Cox-Serum: Polio-Serum, s. Poliomyelitis.

Cozymase: Codehydrase 1, s. Codehydrasen.

Cp: *chem.* Cassiopeium*.

Cr: *chem.* Chrom.

Cranium: (griech. κρανίον) Schädel; **cranialis:** zum Kopf gehörig, kranial.

Crataegus oxyacantha: Fam. Rosaceae, Weißdorn, Hagedorn, Mehldorn (heim. Europa bis Mittelskandinavien und Südfinnland, kult. in Amerika). Stpfl. v. **Flores Crataegi, Weißdornblüten** DAB 7: die getrockn. Blüten europäischer Arten der Gattung Crataegus, bes. Crataegus oxyacantha, Crat. monogyna, Crat. pentagyna, Crat. nigra, Crat. azarolus. Best.: ein als „Crataeguslacton" bzw. -Säure bez. Gemisch von Triterpensäuren u. β-Sitosterinen, ferner Crataegolsäure, Chlorogensäure, Aesculetin, Guanin, Adenin, Acetylcholin, Cholin u. a.; die eigentlichen herzwirksamen Stoffe scheinen die Flavonoide Hyperosid, Quercitin, Vitexin, Vitexin-Rhamnosid u. d-Epicatechin zu sein; ferner noch Gerbstoff, Anthocyane, äth. Öl. Asche max. 9%. Anw. med.: als Herz- und Kreislaufmittel, verbessert die Coronardurchblutung, blutdruckregulierend, beruhigend, krampflösend, bes. zur Altersbehandlung. **Folia Crataegi oxyacanthae,** Weißdornblätter. Best.: „Crataeguslacton", Flavone. **Fructus Crataegi oxyacanthae:** Weißdornbeeren, Mehlbeeren. Best.: im wesentlichen die gleichen wie die der Blüten. Asche max. 4%. Anw. volkst.: wie Flores Crataegi. Am wirksamsten scheinen die Blüten zu sein, zweckmäßig werden Blätter, Blüten und Früchte (Herba et Fructus Crataegi) kombiniert verwendet. HOM: Crataegus, die frischen, reifen Früchte.

Cremophore®: Bezeichnung für bestimmte Emulgatoren u. Salbengrundlagen, s. Polyäthylenglycola.

Cremor Tartari: Tartarus depuratus, s. Kaliumhydrogentartrat.

Crena: (lat.) Spalte; **Crena ani:** Afterspalte.

Creolin: Desinfiziens z. Scheuern (Steinkohlenteeranteile u. Harzseifen).

Creosotal: Kreosotum carbonicum, s. Kreosotcarbonat.

Creosotum: s. u. Kreosotum.

Cresolum: Kresol, Methylphenol, Hydroxytoluol,

$$C_6H_4(CH_3)OH.$$

Mol. 108,06. Best. des Steinkohlen- u. Buchenholzteers, Gemisch aus ortho-, meta-, para-Kresol, kommt nach einmaliger Destillation als „Rohe Carbolsäure" (Acidum carbolicum crudum) in den Handel. D. etwa 1,056. **Cresolum crudum:** Rohkresol, Gemisch von m- und p-Kresol nebst anderen Phenolen und Kohlenwasserstoffen; Gehalt mind. 50% m-Kresol. Ölige, farbl., lichtbrechende u. stark riech. Fl., die sich allmählich dunkler färbt; ll. i. A., Ae., NaOH, swl. i. Aq. (ca. 1%). Anw.: als Desinfektionsmittel, stärker wirkend als Phenol, dabei weniger giftig, vgl. Liquor Cresoli saponatus DAB 6. **Chlor-Kresole** sind Benzolderivate, bei denen 3 H durch CH_3, Cl u. OH ersetzt sind; farbl. Kr., die nach Phenol riechen, l. i. A., Bzl., Ae., Aceton, unl. i. Aq. Anw.: als Desinfektionsmittel u. zur techn. Konservierung.

Cresolum saponatum: Liqu. Cresoli saponatus DAB 6*.

Creta praeparata: Schlämmkreide, s. Calciumcarbonat.

Crinis: Haar, Haupthaar; crinis capitis = Haupthaar; crinis pubis = Schamhaar.

Crocetin: s. Crocus sativus.

Crocin: s. Crocus sativus.

Crocus: s. Crocus sativus.

Crocus sativus: Fam. Iridaceae, Safran (heim. vermutl. Griechenland, kult. in Frankreich, Spanien, Griechenland, Südrußland). Stpfl. v. **Crocus: Safran,** Krokus, Gewürzsafran (richtiger **Stigmata Croci,** da d. Droge nur aus den Narbenschenkeln besteht). Best.: Protocrocin (genuines Glykosid, das bei der Hydrolyse in Crocine u. Picrocrocin spaltet), α-, β- u. γ-Crocin sind Ester der Carotinoidfarbstoffe α-, β-, γ-Crocetin. Das äth. Öl (Safranal) ist das Aglykon des Picrocrocin. Die Hydrolyse erfolgt schon beim Trocknen, wobei der charakt. Geruch auftritt. Ferner sind noch enthalten α-, β-, γ-Carotin u. Xanthophylle. Asche max. 5,6%; bis zur Verd. $1:10^5$ färbt Crocus deutl. gelb. Sein hoher Preis bedingt viele Verfälschungen. Unter **„Feminell"** versteht man die getrockn. Griffel des Safrans, bisweilen auch d. Zungenblüten von Calendula officinalis; **Saflor** sind die Röhrenblüten von Carthamus tinctorius, Nachweis im Fluoreszenzmikroskop: Safran fluoresziert nicht, dagegen die Verfälschungen; häufig wird Safran auch mit Zucker, Glaubersalz, Schwerspat, Soda beschwert, was durch Aschenanalyse nachweisbar ist. Anw. med.: als Stomachicum, Emmenagogum, Sedativum (DAB 6: Tinctura Opii crocata, Tct. Aloes comp)., Anw.: haupts. als Gewürz u. Färbemittel für Backwaren; volkst.: viel als Abortivum verwendet. (Vergiftungserscheinungen: Brechdurchfälle, Koliken, Krämpfe, Delirien, Uterusblutungen, Hämaturie, Hämorrhagien; wenige Gramm Crocus können u. U. tödlich wirken). HOM: Crocus.

Crotalus-Arten: Crotalus horridus = Nordamerikanische Waldklapperschlange (Reptilia-Viperidae-Crotalina). HOM: Crotalus; Crotalus durissus = Südamerikanische Schauer- oder Schreckenklapperschlange, Cascabel; hiervon Abart Cr. d. terrificus für HOM: Crotalus Cascavella. Von allen Schlangen wird das in den Drüsensäcken der Oberkiefer befindliche Gift „Crotalin" verwendet, das frisch eine helle, etwas gelbliche, dickliche Flüssigkeit, getrocknet eine hornartig durchscheinende, bröcklige Masse bildet. (Aufbewahrung: 2. und 3. Dez.-Pot. sehr vorsichtig.) Anm. *hom.*: gegen Epilepsie, Typhus, Ruhr, Gangrän, gegen Blutungen aller Art usw. Anw. *allop.*: bei Durchblutungsstörungen, zur Erhöhung der Kapillarresistenz; äußerl. zu Einreibungen bei Rheuma, Ischias, Gelenkentzündungen. Betr. Zusammensetzung der Gifte u. deren Wirkung vgl. Schlangengifte.

Croton-Arten: Fam. Euphorbiaceae. **Croton eluteria:** (heim. Bahamainseln, Kuba, kult. auf Java, in China). Stpfl. von **Cortex Cascarillae** (Cort. Crotonis, Cort. Eluteriae): Kaskarillrinde, Kaskarille. Best.: Cascarillin (Bitterstoff), Gerbstoff, äth. Öl (mind. 1,5%), Harz (15%). Asche max. 10%. Anw. med.: als Aromaticum und Tonicum. HOM: Cascarilla, die getrocknete Rinde.

Croton niveus (Cr. pseudochina) heim. Mittel- u. Südamerika, Mexiko, Westindien; Stpfl. v. **Cortex Copalchi,** Copalchirinde, Pseudochinarinde, Mexikanische Fieberrinde. Best.: Copalchin (Bitterstoff), äth. Öl, 2 Alkaloide. Anw.: als Aromaticum, Diureticum, Stimulans, Antidiabeticum. In Mexiko wird sie auch als Ersatz für Cortex Chinae gebraucht.

Croton tiglium: (trop. Asien, Westafrika, bes. Ceylon, Sundainseln, Malabarküste). Stpfl. v. **Semen Crotonis** (Semen Tiglii): Crotonsamen, Purgierkörner, Granatillkörner. Best.: bis 45% fett. Öl (Ol. Crotonis), Crotin, Crotonisid (Glykosid), Amylase, Eiweißstoffe. Anw. nur vet.: als Drasticum. HOM: Croton Tiglium, die reifen Samen. (Aufbewahrung: Droge, Urtinktur, 2. u. 3. Dez.-Pot. vorsichtig.) **Oleum Crotonis:** (Oleum Tiglii) Krotonöl, das Öl aus den Samen von Croton tiglium, D. (20°) 0,936—0,956, E. + 16°. Gelbbraunes, dickfl. Öl, l. in absol. A. Best.: zahlreiche Fettsäureglyceride, Ölsäure (ca. 37%), Linolsäure (ca. 19%), Palmitin-, Myristicin-, Laurin-, Tiglinsäure u. a.; wirksame Best.: Ester der Tiglin- u. Crotonsäure*. Anw. med.: als stärkstes Abführmittel (1 Tropfen auf 30,0 Ol. Ricini, davon ¼ bis ½ Eßlöffel voll in Kaffee). MD 0,05 g; MTD 0,15 g; letal 4 bis 20 Tropfen! Darf nur gegen Rezept abgegeben werden! Auch äuß. zu Einreibungen bei Rheumatismus und Neuralgien; Mißbrauch als Abortivum.

Crotonsäure:

$$CH_3 \cdot CH = CH \cdot COOH,$$

2 Isomere; trans-Crotonsäure. Wasserlösl. Kr.; F. 72°; Kp. 180°; Isocrotonsäure (cis-Form) flüssig. F. 15,5°, Kp. 169°, geht beim Erhitzen über 100° in die gewöhnliche Crotonsäure über. Best. des Crotonöls: s. Croton tiglium.

Crotoxin: Neurotox. Hauptbestandteil d. Giftes von Crotalus-Arten; s. a. Schlangengifte.

Crudus(a, um): Roh, ungereinigt.

Cruor sanguinis: Blutkuchen, s. Blut.

Cryptocillin®: Penicillinase-festes Penicillin zur oralen Anwendung, säurestabil. Anw.: bei allen Infektionen, bei denen gegen Penicillin G resistente Staphylokokken u. Penicillinase bildende Erreger vorliegen; s. Penicillinum.

Cryptopin: $C_{21}H_{23}NO_5$. Opiumalkaloid. F. 218—219°, optisch inaktiv.

Cs: *chem.* Caesium*.

Cu: *chem.* Kupfer, s. Cuprum.

Cubeba HOM: s. Piper cubeba.

Cubebae: Fruct. Cubebae DAB, Kubeben, s. Piper cubeba.

Cubebenpfeffer: s. Piper cubeba.

Cubitus: Ellbogen; **cubital:** zum Ellbogen gehörig.

Cucumis melo: Fam. Cucurbitaceae, Melone; Samen u. Wurzel wirken brechenerregend (Melonen-Emetin).

Cucumis sativus: Fam. Cucurbitaceae, Gurke (heim. Ostindien, überall kult.). Die Samen enth. ca. 30% fettes Öl (in Frankreich als Speiseöl) und werden zu kosmet. Emulsionen, bes. in England, verwendet.

Cucurbita maxima, C. pepo, C. moschata: Fam. Cucurbitaceae, Kürbis (heim. Asien, kult. Europa und Nord- u. Mittelamerika). Stpfln. von **Semen Cucurbitae** ERG: Kürbissame, Kürbiskerne. Best.: bis 40% fett. Öl, Säuren, Harz, Eiweiß, Lecithin, Rohrzucker, Phytosterin, Emulsin. Asche max. 5%. (Alkaloide u. Glykoside konnten nicht nachgewiesen werden; dagegen jedoch Phloroglucinderivate). Anw. med.: als unschädliches Bandwurmmittel. Dosis für Kinder 200 bis 400 g, für Erwachsene 400—700 g ungeschälte Samen, die geschält, zerstoßen u. mit Fruchtmus vermischt werden. Danach Rizinusöl oder Magnesiumsulfat. Das fette Öl dient als Speise- oder Brennöl, der Rückstand der ausgepreßten oder extrahierten Samen wird als Viehfutter verwendet. HOM: Cucurbita Pepo, die frischen Samen.

Cumarin: Kumarin, Tonkabohnenkampfer, $C_9H_6O_2$. Mol. 146,1; F. 69° bis 70°, D. 0,935, Kp. 302°; farbl. Prismen, l. in A., Ae., äth. Ölen, wl. in Aq. Cumarin, 5,6-Benzopyron-(2), bestimmt aromat. Geruch zahlr. Pflanzen (Waldmeister, Ruchgras, Tonkabohnen u.a.); synth. wird es aus Salicylaldehyd, Natriumacetat u. Essigsäureanhydrid hergest. Cumarin ist kreislaufwirksam u. u. U. giftig; C. derivate wirken gerinnungshemmend; Anw.: in der Parfümerie u. Likörfabrikation, zur Aromatisierung von Tabak, in der Galvanotechnik als Glanzbildner. (Cumarin muß vor Licht geschützt aufbewahrt werden.)

Cumaron: C_6H_8O, farbl., ölige Fl., Bestandteil des Steinkohlenteers (in der zwischen 175—178° übergehenden Fraktion). D. 1,1; F. —18°; unl. i. Aq., l. in organ. Lösungsmitteln. Mittels Einwirkung von Schwefelsäure erhält man d. **Cumaronharze,** die techn. vielfache Verwendung finden (zur Herst. von Lacken, Klebstoffen, Schallplatten usw.).

Cuminum cyminum: Fam. Umbelliferae, Mutterkümmel (Mittelmeergebiet). Stpfl. von **Fruct. Cumini:** Mutterkümmel, Römischer Kümmel. Best.: Fett u. äth. Öl, Harz, Gummi, Gerbstoff. Anw.: wie Kümmel als Carminativum und als Gewürz.

Cupressus sempervirens: Fam. Coniferae, Zypresse (östl. Mittelmeergebiet, Persien, Syrien, Kreta, Zypern usw.). Stpfl. von **Oleum Cupressi:** Zypressenöl, das äth. Öl der Blätter und jungen Zweige, gelbl., angenehm riechende Fl.; opt. aktiv ($\alpha_D^{20°}$ = +4° bis +31°). D. 0,864—0,896; l. in 90%igem A. Best.: Furfurol, Cymol, d-α-Pinen, d-Camphen, d-Sylvestren, l-Cadinen, Ester der Essig- und Baldriansäure, Cedrol, Harz. Anw.: zu Inhalationen bei Husten, bes. Keuchhusten (die in Deutschland u. Frankreich gewonn. Öle weichen in ihren physikalischen Eigenschaften voneinander ab). HOM: Cupressus sempervirens, die frischen Blätter u. Früchte.

Cupriacetat: s. Kupfer(II)-acetat.

Cupriarsenit: s. Kupfer(II)-arsenit.

Cuprichlorid: s. Kupfer(II)-chlorid.

Cupricyanid: s. Kupfer(II)-cyanid.

Cuprinitrat: s. Kupfer(II)-nitrat.

Cuprioxid: s. Kupfer(II)-oxid.

Cuprisulfat: s. Kupfer(II)-sulfat.

Cupri-Verbindungen: Kupfer(II)-Verbindungen.

Cuprochlorid: s. Kupfer(I)-chlorid.

Cuprocyanid: s. Kupfer(I)-cyanid.

Cupron: α-Benzoinoxim*.

Cupro-Natrium citricum ERG: Kupfernatriumcitrat; Gehalt mind. 10% Kupfer. Blaugrüne Kr.-nadeln, ll. in Aq. und A. Anw. med.: zu Augenwässern (2%).

Cupro-Verbindungen: Kupfer(I)-Verbindungen.

Cuprum: s. Kupfer.

Cuprum acetico-arsenicosum: Essigarsenigsaures Kupfer,

$$Cu(C_2H_3O_2)_2 + 3\,Cu(AsO_2)_2$$

Wurde früher als Malerfarbe verwendet (Schweinfurter Grün, Uraniagrün, Kaisergrün usw.). Heute wegen seiner Giftigkeit verlassen.

Cuprum aceticum: s. Kupfer(II)-acetat.

Cuprum aluminatum DAB 6: Kupferalaun, Augenstein, Lapis divinus, Lapis ophthalmicus, Alumen cupricum. Hellgrünlichblaue Stücke od. Stäbchen od. Pv., nach Kampfer riechend, l. in 16 Aq. Darst.: Durch Zus.-schmelzen von Kupfersulfat (16), Alaun (17), Kaliumnitrat (16) u. Kampfer (1). Anw. med.: als mildes Ätzmittel, bes. bei Trachom.

Cuprum arsenicosum: s. Kupferarsenit.

Cuprum bichloratum: s. Kupfer(II)-chlorid.

Cuprum carbonicum: s. Kupfer(II)-carbonat.

Cuprum chloratum (monochloratum): Kupferchlorür, s. Kupfer(I)-chlorid.

Cuprum cyanatum: s. Kupfer(I)-cyanid.

Cuprum nitricum: s. Kupfer(II)-nitrat.

Cuprum oxydatum: s. Kupfer(II)-oxid.

Cuprum oxydatum ammoniatum: Kupferoxydammoniak, s. Schweizers Reagenz.

Cuprum oxydulatum: s. Kupfer(I)-oxid.

Cuprum phenolsulfonicum: (Cuprum sulfocarbolicum) Kupferparaphenolsulfonat, p-phenolsulfonsaures Kupferoxid,

$[C_6H_4(OH)SO_3]_2 \cdot Cu + 5H_2O$.

Hellgrüne Kr., l. in A. u. Aq. Anw. med.: äuß. als Antisepticum zu Umschlägen u. Spülungen.

Cuprum subaceticum: Aerugo ERG: s. Kupferacetat, basisch.

Cuprum subcarbonicum: s. Kupfer(II)-carbonat, basisch.

Cuprum sulfocarbolicum: Cuprum phenolsulfonicum*.

Cuprum sulfuricum: s. Kupfer(II)-sulfat.

Cuprum sulfuricum ammoniatum ERG: Kupferammoniumsulfat, schwefelsaures Kupferoxyd-Ammoniak, Tetramminkupfer(II)-sulfat,

$[Cu(NH_3)_4]SO_4 \cdot H_2O$,

Mol. 245,8. Blaues, kr. Pv., verwitternd, l. in Aq., unl. in A. Anw. med.: inn. als Antispasmodicum, Antisepticum u. Adstringens bei Trigeminusneuralgie, Epilepsie, Hysterie. Dos. 0,01—0,05 g; MD 0,1 g; MTD 0,4 g; äuß.: gegen Hornhautflecke, Geschwüre und zu Injektionen gegen Tripper.

Cuprum sulfuricum crudum: Rohes Kupfersulfat, Roher Kupfervitriol, Blauer Galitzenstein. Anw.: als Desinfektionsmittel gegen Pfl.schädlinge, zum Beizen v. Saatgetreide; s. Kupfer(II)-sulfat.

Curacao-Aloe: s. Aloe.

Curare: Extractum toxiferum americanum, Curare (Urari, Uvari, Ourari, Wurali, Woorari), Pfeilgift, das von den Indianern Südamerikas hauptsächl. in den Stromgebieten des Orinoko und Amazonas aus der Rinde zahlreicher Strychnos- (Strychnos toxifera, Str. castelnoeana, Str. crevauxii u. viele andere) und Menispermaceen- (Chondodendron-) Arten hergestellte Pfeilgift (vgl. afrikan. Pfeilgift unter Strophanthus-Arten), Curare ist in verschied. Sorten im Handel (Calebassencurare, Topfcurare, Tubocurare in Bambusröhren u.a.), Curare ist der eingedickte schwarzbraune, in Wasser größtenteils lösliche Extrakt aus den Rinden. Die Herstellungsweise ist bis heute noch nicht genau bekannt. Wahrscheinlich werden auch noch Extrakte anderer Giftpflanzen dazu verwendet. Die Zstzg. des Roh-Curare ist jedenfalls außerordentlich variierend. Topf- u. Tubocurare werden haupts. aus Chondodendron-Arten gewonnen u. enthalten als wirksame Best. Isochinolin-Alkaloide. Calebassencurare dagegen, das die stärksten Giftstoffe enthält, stammt ausschließlich von Strychnos-Arten. Curare wirkt nur, wenn es direkt ins Blut gelangt (nicht vom Magen aus); es wirkt lähmend auf die Muskulatur; Tod erfolgt durch Lähmung des Atemzentrums (nach ERG: MD 0,02 g; MTD 0,06 g). HOM: Curare (nur in Verreibung). (Aufbewahrung: Ursubstanz, 1.—3. Dez.-Pot. sehr vorsichtig.)

Curare enth. zahlreiche Alkaloide (Karrer konnte papierchromatographisch aus Calebassencurare über 60 verschiedene Alkaloide isolieren). Curine (tertiäre Basen), Curarine (quartäre Basen), Toxiferin*, Calebassin u.a. (Die Toxizität dieser Substanzen ist verschieden. Von den giftigsten wirken schon 0,3 μg/kg für Mäuse tödlich, d. h. 1 g vermag 3 Tonnen Mäuse zu töten!) Isoliert wurden ca. 1900 von Böhm das **Curin** u. das **Tubocurarin,** das eigentl. wirksame Prinzip. 1935 stellte King (USA) das **d-Tubocurarinchlorid** (Intocostrin),

$(C_{38}H_{44}Cl_2N_2O_6)$

rein dar, das seit 1942 bei spastischen Zuständen (Eklampsie, Tetanus) u. zu

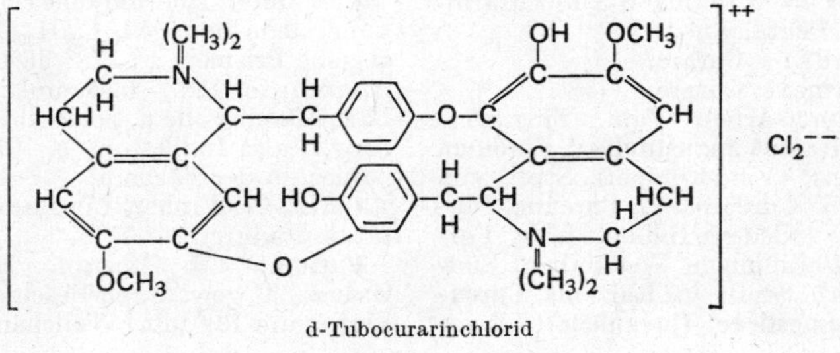

d-Tubocurarinchlorid

kombin. Narkosen Anwendung findet; da es völlige Muskelerschlaffung herbeiführt, kommt man mit oberflächlicher Narkose aus. Besonders gute Erfolge wurden in der Brust- u. Abdominal-Chirurgie, in der Gynäkologie u. Geburtshilfe erzielt. C. lähmt d. Endplatten der motor. Nerven, es wird also die Reizübertragung unterbrochen, so daß es zur Lähmung des Muskels kommt. Die Wirkung beruht auf der Blockierung des Acetylcholins, das bei Erregung einer mot. Nervenfaser frei wird u. zur Kontraktion d. Muskels führt. Die Curarewirkung kann durch Physostigmin u. Prostigmin in wenig. Sekunden aufgehoben werden, beide Stoffe hemmen die Cholinesterase, wodurch es zu einem Anstieg der Acetylcholinkonzentration kommt und die Blockierung aufgehoben wird. Auch andere quartäre Basen, wie z. B. Tetramethylammoniumchlorid, sowie solche des Antimons, Arsens, Phosphors u. Schwefels zeigen curareähnliche Wirkungen, wie man sie ja von Coniin, Pyridin u. Piperidin schon länger kennt. Seit ca. 1950 werden synthetische Substanzen verschiedener Art hergestellt, die curareähnlich wirken u. sich als Muskelrelaxantia z. T. besser eignen als Curare selbst, so z. B. Dekamethoniumjodid bzw. -chlorid oder -bromid (Syncurine®; s. Dekamethonium), Succinyl-bis-cholin (Succinyl®, Pantolax®, Suxamethonium), Pancuronium, Gallamintriäthyljodid (Tricuran®, Flaxedil®), o-Kresyl-α-glycerinäther (Myanesin®, Curaril®), Guajakol-α-glycerinäther (Myocain®), Mesitol-α-glycerinäther Hexcarbacholin, Alcuronium; vgl. Ganglienblocker. Die Dosierung des C. ist individ. verschieden, in der Regel anfangs 0,1—0,15 mg/kg Körpergewicht i.v. 1 HDE (Head-Drop-Einheit) = 0,15 mg d-Tubocurarin-Chlorid-Pentahydrat.

Curaril®: s. Curare.

Curarine: s. Curare.

Curcuma-Arten: Fam. Zingiberaceae. **Curcuma angustifolia** u. **Curcuma rubescens:** (Vorderindien). Stpfl. von Amylum Curcumae*. **Curcuma domestica:** (Niederl.-Indien, Java, Formosa, Philippinen, Westindien, Südamerika). Stpfl. v. **Rhizoma Curcumae domesticae (javanicae):** Javanische Kurkumawurzel, Gelbwurzel, Temoe Lawak. Best.: Curcumin, 3,5% äth. Öl, Bitterstoff. Anw. med.: als Cholagogum u. Choleretiсum. **Curcuma longa:** Hierunter werden verschiedene C.-Arten verstanden (heim. wahrscheinlich Ostindien, kult. in Indien, Südchina u. anderen tropischen u. subtropischen Gebieten). Stpfl. von **Rhizoma Curcumae (longae):** (Radix Curcumae) Lange Kurkumawurzel, Gelbwurzelstock. Best.: 3—5% (nach ERG mind. 2,5%) äth. Öl (Best.: ca. 85% Cycloisoprenmyrcen, p-Tolylmethylcarbinol und etwas Kampfer), ca. 0,33% Curcumin* (Farbstoff), Gummi, fett. Öl, Bitterstoff, Stärke. Asche ca. 8%. Anw. med.: als Cholagogum; als Gewürz (Curry*), techn.: zum Färben; als Reagens (s. Curcumapapier). **Curcuma zedoaria:** (heim. Himalaja, Kotschinchina, kult. auf Ceylon u. in Vorderindien, bes. Madras, Bombay, Bengal). Stpfl. v. **Rhizoma Zedoariae:** (Radix Zedoariae) **Zitwerwurzel.** Best.: ca. 1% äth. Öl (Oleum Zedoariae*, nach DAB 6 mind. 0,8%), ferner Harz, Stärke, Zucker. Asche max. 7%. Anw. med.: als Stomachicum u. Aromaticum (Tinctura Aloës composita, Tinctura amara). **Oleum Zedoariae:** Zitwerwurzelöl, das durch Dest. aus dem Rhizom gewonnene äth. Öl. Best.: Sesquiterpen-alkohole (ca. 48%), Sesquiterpen (ca. 10%), Cineol, Borneol, d-Kampfer, Pinen. Dickfl.-grünliches Öl. Anw.: wie Rhiz. Zedoariae, bes. in d. Likörindustrie.

Das zur Herst. von Arzneispezialitäten viel verw. Rhizom von **Curcuma xanthorrhiza** (Indonesien, China) enth. ca. 3,5—4% äth. Öl.

Curcumapapier: Mit Kurkumatinktur getränktes Filtrierpapier, das von Alkalien u. Borsäure braun gefärbt wird. Empfindlichkeit für KOH 1:180000; für NH_3 1:35000, s. Curcumin.

Curcumin: Diferuloylmethan, Kurkumin, Kurkumagelb, $C_{21}H_{20}O_6$. Orangegelbe Prismen, F. 178°, ll. in Ae. u. A., wl. in Bzl., fast unl. in Aq. Färbt Baumwolle u. Seide direkt gelb. Anw.: als Indikator, s. Curcumapapier, in der Färberei.

Curie: Ci; Einheit für Radioaktivität, s. Radium.

Curium: Cm; metall. Element; Ordgsz. 96, gew. durch Beschießung v. Plutonium-139 mit α-Teilchen (1944), stark radioaktiv; s. Transurane. AtG. (242) · · · (250)

Curry (Curry-Powder): Ein in Ostindien gebräuchl. scharfes Gewürz. Mischg. v. Kurkumawurzel, Ingwer, Pfeffer, Cardamom, Zimt u. a.

Cuscuta europaea: (C. major, C. vulgaris) Fam. Convolvulaceae (Europa, Asien, Nordafrika), Teufelszwirn, Kleeseide, Hopfenseide; Stpfl. von HOM: Cuscuta europaea, frische, blühende Pflanze. Best.: Cuscutin (Glykosid), Gerbstoff, Glucose. Anw.: als Laxans.

Cuskhygrin: Alkaloid in Solanaceen u. Cocablättern.

Cusparia trifoliata (Galipea officinalis): Fam. Rutaceae (heim. Südamerika, bes. Venezuela, Westindien). Stpfl. v. **Cortex Angosturae:** Echte Angosturarinde. Best.: mehrere Alkaloide, wie Cusparin, Cusparein, Galipin, Galipoidin, nach neueren Angaben mehrere Chinolinderivate, ferner äth. Öl, Angosturin (Bitterstoff), ein Glykosid. Asche max. 14%. Anw. med.: als Stomachicum u. Amarum; früher auch an Stelle der Chinarinde. HOM: Angustura, die getrocknete Zweigrinde.

Cusso: Flor. Koso, s. Hagenia abyssinica.

Cuticula: s. Kutikula.

Cutis: (lat., griech. = δέρμα) Haut, d. h. Oberhaut (Epidermis) und die darunterliegende bindegewebige Lederhaut (Korium). **Cuticula:** Häutchen.

C-Vitamin: s. Vitamine.

Cyacetamid: Cyanessigsäurehydrazid; Leandin®; Tuberkulostatikum.

Cyanamid: $H_2N \cdot CN$, Amid der Cyansäure bzw. Nitril der Carbamidsäure. Farbl., kr. hygr. Masse, ll. in Aq., A., Ae.; F. ca. 40°. Darst.: aus Ammoniak u. Chlorcyan; techn. wichtig ist **Calciumcyanamid** = Kalkstickstoff*, $Ca = N—C \equiv N$, das beim Glühen von Calciumcarbid im N_2-Strom entsteht u. das in großem Maße zur Düngung kalkarmer Böden verwendet wird. Gehalt ca. 20% Stickstoff, s. Kalkstickstoff.

Cyanate: Salze der Cyansäure $HO—C \equiv N$, meist ungiftig.

Cyaneisenkalium: Kalium ferrocyanatum: s. Kalium-Eisen(II)-cyanid.

Cyanhydrine: Nitrile von α-Oxysäuren, Oxynitrile, entstehen durch Anlagerung von Blausäure an Aldehyde u. Ketone, indem man die Komponenten einfach aufeinander einwirken läßt oder indem man die Aldehyd-Bisulfitverbindungen m. Cyannatrium oder Cyankalium umsetzt. Die C. sind wichtig für organ. Synthesen.

Cyanide: Salze der Cyanwasserstoffsäure, z. B. Kalium-, Natrium-, Calciumcyanid; organische Cyanide s. Nitrile.

Cyanidin: s. Anthocyane.

Cyankalium: s. Kaliumcyanid.

Cyanocobalamin: Cyanocobalaminum, Vitamin B_{12}-Cyanokomplex DAB 7: Gehalt mind. 95%; Dunkelrote Kr. oder kr. Pv., Wasserfreies Cyanocobalamin, kann an der Luft bis etwa 12% Wasser aufnehmen. Wenig l. in Aq., A., Methanol, praktisch unl. in Ae., Chlf., Aceton. Lichtabsorption: Maximum bei 278 nm (±1 nm), bei 361 nm (±1 nm) und bei 548 nm (±4 nm), in wäßr. Lsg. Aufbewahrung: Gut verschlossen und vor Licht geschützt. Unverträgl. mit reduzierenden Substanzen (Ascorbinsäure) u. Alkalien. Anw. med.: bei perniciöser Anämie u. anderen Schwächezuständen, Leberparenchymschäden, Rekonvaleszenz. Strukturformel u. weiteres s. unter Vitamin B_{12}.

Cyanogene Glykoside: Blausäure-Glykoside, die bei der Hydrolyse (Emulsin) HCN abspalten, vgl. Amygdalin.

Cyanophyceae: Cyanophyzeen, blaugrüne Algen, Blaualgen, ohne Zellkern und ohne Chromatophoren, die Farbstoffe sind diffus im Plasma verteilt (Chlorophyll = grün, Phykozyan = blau, Phykoerythrin = rot).

Cyanose: Bläuliche Verfärbung der Haut infolge Kohlensäureüberladung des Blutes.

Cyanquecksilber: Hydrargyrum cyanatum, s. Quecksilber(II)-cyanid.

Cyansäure: $HO—C \equiv N$, farbl. zu Tränen reizende Fl.; D. 1,14; F. —86°. Darst.: Durch Erhitzen der Cyanursäure* und Kondensation der entstehenden Dämpfe in einem Kältebad. Die wäßr. Lsg. zerfällt über 0° sehr rasch in CO_2 und NH_3. Ihre tautomere Form ist die **Isocyansäure** $O = C = NH$. Die Salze der C. heißen Cyanate.

Cyansilber: Argentum cyanatum, s. Silbercyanid.

Cyanursäure: (Isocyanursäure),

$C_3N_3(OH)_3$,

Polymerisationsprodukt der Cyansäure, entsteht beim Erhitzen von Harnstoff.

Cyanwasserstoff: Cyanwasserstoffsäure, Acidum hydrocyanicum, HCN, Blausäure (da zuerst aus „Berliner Blau" hergestellt), Nitril der Ameisensäure; farbl., nach Bittermandelöl riech. Fl. oder Gas, mit Aq. u. A. mischbar, wl. in Ae., D. 0,688, F. —13,2°, Kp. 25,7°, brennbar. MAK = 10 ml Gas/m^3 Luft. Die wäßrigen Lösungen zersetzen sich unter Bildung von Ammoniumformiat und unter Abscheidung brauner Flocken. Gasförmiger Cyanwasserstoff ist farbl. HCN ist eine sehr schwache Säure, die schon durch Kohlensäure aus ihren Salzen, den Cyaniden, ausgetrieben wird. Sie kommt in vielen Pflanzen vor, besonders in den Samen (Aprikosen-, Pfirsich-, Kirschkernen, Leinsamen, in den bitteren Mandeln bis zu 0,25%), und zwar in Form der cyanogenen Glykoside (Amygdalin*), aus denen sie durch Hydrolyse in Freiheit gesetzt wird. Auch im Tabakrauch findet sich HCN. Darst.: Durch Einwirkung von verd. Säuren auf Cyanide und Ferrocyanide; techn.: durch Erhitzen der Melasseschlempe (Betain, Trimethylamin) auf hohe Temperaturen; durch Überleiten von Ammoniak, Methan und Sauerstoff über glühendes Platin; durch Reaktion von Stickstoff mit Kohlenwasserstoffen (Methan, Acetylen, Crackgase) im elektr. Hochspannungsofen; aus Kohlenoxid und Methylalkohol unter Erhitzen des gebildeten Formamids bei Gegenwart von Katalysatoren (Aluminiumoxid); durch Überleiten von Stickstoff und Wasserstoff oder Ammoniak über glühende Kohlen.

Beim Umgang mit Blausäure- bzw. HCN-entwickelnden Stoffen ist äußerste Vorsicht geboten, denn HCN ist eines der gefährlichsten Gifte. Gelangt HCN in offene Wunden, so wirkt dies sofort tödlich; daher auch Vorsicht vor Glassplittern beim Arbeiten mit HCN oder Cyaniden (s. Kalium cyanatum). HCN hemmt das Atmungsvermögen der Zellen, indem sie das Fe des Atmungsfermentes, das für die Sauerstoffübertragung von Hämoglobin auf die Organe u. Gewebe wichtig ist, unwirksam macht, die innere Atmung kommt zum Stillstand und es tritt Erstickung ein. Ein Atemzug voll reinen Blausäuregases (letale Dosis 0,006 g), ein Tropfen der flüssigen Blausäure oder 0,2 g Cyankalium (aus dem im Magen unter Einwirkung der Magensäure HCN abgespalten wird) führen meist zum sofortigen Tode. Der so Vergiftete fällt wie vom Schlage getroffen mit einem Schrei zu Boden, ist sofort bewußtlos, und unter heftigen Krämpfen, bei weit hervortretenden Augäpfeln und erweiterten Pupillen, tritt innerhalb weniger Sekunden der Tod ein. Das Venenblut ist hellrot gefärbt, da das Blut, ohne seinen Sauerstoff abgeben und gegen Kohlensäure austauschen zu können, unverändert zum Herzen zurückströmt.

Gegenmittel: Sofortiges Einleiten künstl. Atmung (Sauerstoffgerät), Injektionen von Lobelin, Kampfer, Spülen mit Wasserstoffsuperoxidlösung oder 0,1%iger Kaliumpermanganatlösung, intravenös Natriumnitrit- und danach 2%ige Natriumthiosulfatlsg., s. Tabelle im Anhang „Gegenmittel". Mikrochemischer Nachweis mittels Alloxan*. Anw. med.: s. Aqua Amygdalarum amararum DAB; techn.: HCN u. deren Salze werden in großem Umfang zur Bekämpfung von Ungeziefer und Pflanzenschädlingen benutzt. Silos, Mühlen, Speicher und Wohnungen werden durch Blausäuregas entwest. Da sich indessen das Gas an porösen oder feuchten Gegenständen leicht festsetzt, ist hierbei größte Vorsicht notwendig. Lebensmittel u. offenstehende Getränke müssen vor der Vergasung entfernt werden. Kleider, Betten, Matratzen usw. müssen nach der Vergasung sorgfältig ausgeklopft, die vergasten Räume mehrere Stunden lang gelüftet werden. In Deutschland verwendet man hauptsächlich flüssige Blausäure (Zyklon B), der als Warnmittel der stark riechende Chlorkohlensäuremethylester beigemischt ist. Die mit dieser Mischung getränkte Zellstoffmasse wird in den zu vergasenden Räumen ausgebreitet, wobei die Blausäure langsam verdunstet, während die Zellstoffmasse ungiftig wird. **Acidum hydrocyanicum dilutum** ERG: Verd. Cyanwasserstoffsäure: Gehalt 2% HCN. MD 0,1 g; MTD 0,3 g. HOM: Acidum hydrocyanicum; Gehalt der Ur-Substanz 2% HCN, Arzneigehalt der Lösung 1/100. Die wäßrige 2%ige Blausäure gibt m. gleichen Gew.-Teilen Wasser vermischt die 2. Dez.-Pot. Die höheren Verdünnungen werden mit 45%igem Weingeist bereitet. (Aufbewahrung: Ursubstanz, 2. u. 3. Dez.-Pot. sehr vorsichtig, vor Licht geschützt.)

Cyanwasserstoffsäure: Acidum hydrocyanicum*, s. Cyanwasserstoff.

Cyclamat: s. Cyclohexylsulfamat.

Cyclamen purpurascens (Cyclamen europaeum) Fam. Primulaceae, Alpenveilchen (Mittel- u. Südeuropa). Stpfl. von **Rhizoma Cyclaminis:** Alpenveilchenknollen, Erdbrot, Saubrot; Best.: Cyclamin (Saponin), Cyclamosin; in der Blüte äth. wohlriechendes Öl, das Nerol u. Farnesol enth. Anw.: bei Gicht, Rheuma, Kolik, Verstopfung, Zahnschmerzen, Regelstörungen. HOM: Cyclamen, der frische, im Herbst gesammelte knollige (kuchenförmige) Wurzelstock mit den daranhängenden Wurzeln. Aufbewahrung: Urtinktur, 1.—3. Dez.-Pot. vorsichtig. (Die Droge wirkt stark toxisch, bereits bei 0,3 g treten Erbrechen u. Durchfälle auf, bei größ. Dosen Krämpfe, Lähmungen und Atemlähmung.)

Cyclische Verbindungen: Ring-Verbindungen. s. Kohlenwasserstoffe.

Cycloalkane: Gesättigte cyclische K.W., s. Kohlenwasserstoffe.

Cyclobarbital-Calcium: s. Äthylcyclohexenyl-barbitursaures Calcium.

Cyclobarbitalum: Internationale Bezeichng. für Äthylcyclohexenylbarbitursäure.

Cyclohexan: C_6H_{12}; klare, farblose, leicht brennbare Fl. von benzinähnl. Geruch, mischbar mit A. 96%, Chlf., Essigsäure; Kp. 80—81°, E. 5,0° bis 6,5°, D. 20° = 0,778—0,779, Brech. Ind.: $n_D^{20°}$ = 1,426—1,427. Anw. nach DAB 7: zur UV-spektrophotometr. Prüfung von Benzin (auf Benzol), von Olivenöl (auf raffiniert. Öl), von Medizin. Kohle (auf fluoreszierende Verunreinigungen); ferner i. d. Chromatographie als Lösungsmittel, Elutions- u. Steigflüssigkeit, techn. als Lösungsmittel für Lacke und Harze.

Cyclohexanol: (Hexalin), $C_6H_{11} \cdot OH$. Wasserklare Fl. mit kampferähnlichem Geruch; D. 0,941; F. 25°; Kp. ca. 160°; mischbar mit den meisten organ. Lösungsmitteln. Anw.: als Lösungsmittel für Wachse, Öle, Fette, Kautschuk, Acetylcellulose usw.

Cyclohexanon: $C_6H_{10}O$. Farbl. Fl., nach Aceton u. Pfefferminz riechend. D. 0,947; F. —26°; Kp. 155,7°; l. i. A., Ae., Aq. Anw.: als Lösungsmittel für Celluloid, Acetylcellulose, Fette, Öle, Kautschuk usw.

Cyclohexenyläthylbarbitursäure: s. Äthyl-cyclohexenyl-barbitursäure.

Cyclohexenyläthylbarbitursaures Calcium: Calcium cyclohexenylaethylbarbituricum, s. Äthyl-cyclohexenylbarbitursaures Calcium.

5-Cyclohexenyl-1,5-dimethyl-barbitursäure: s. Methylcyclohexenylmethyl-barbitursäure.

Cyclohexylsulfamat: Cyclamat; Süßstoff (® Assugrin, Ilgonetten). Cyclamat ist Cyclohexylsulfaminsaures Natrium, $C_6H_{12}NNaO_3S$, ca. 30mal süßer als Zucker, l. i. Aq., unl. i. A., Ae., Chlf.

Cyclopentadien: Farbl. Fl., l. i. A., Ae., Bzl., unl. i. Aq. D. 0,8; F. —85°; Kp. 41°; gew. aus Steinkohlenteer. Anw.: zu organ. Synthesen, Alkaloiden, Kunstharzen, Sesquiterpenen usw.

Cycloserin: Antibioticum aus Streptomyces orchidaceus, Str. garyphalus, Str. lavandulae;

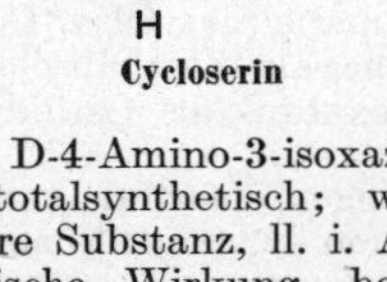

Cycloserin

chem. D-4-Amino-3-isoxazolidinon. Herst. totalsynthetisch; weiße kr. amphotere Substanz, ll. i. Aq.; bakteriostatische Wirkung, bes. gegen Tuberkelbakterien, die sich geg. andere Tuberculostatica (PAS, INH, Streptomycin) resistent zeigen, wirksam ferner bei Infektionen der Harnwege u. Colidyspepsie der Säuglinge (tägl. 30 mg pro kg Körpergewicht). Dos. anfangs 1mal, dann 3mal tägl. 250 mg für Erwachsene. Bei Tagesdosen über 1 g ggfs. Somnolenz, Schwindel, Sehstörungen (D-Cycloserin „Roche").

Cyclotron: „Beschleunigungskammer" zur Erzeugung von Alphateilchen, Protonen, Deuteronen mit außerordentlich hoher kinetischer Energie, welche die der Radiumstrahlung weit übertrifft, zur Beschießung von Atomkernen. Zur Zeit größtes C. das „Bevatron" der California-Universität Berkeley, Durchmesser 40 m, das Heliumionen bzw. Protonen von max. 6 Milliarden e-Volt zu erzeugen vermag.

Cydonia oblonga (C. vulgaris): Fam. Rosaceae, Quitte (heim. Westasien, überall kult., bes. Süd- und Mitteleuropa). Stpfl. von **Semen Cydoniae:** Quittensame, Quittenkern. Best.: bis zu 22% Schleimstoffe (hauptsächlich Pentosane, die bei der Hydrolyse Arabinose u. Xylose liefern), Amygdalin, Emulsin, fettes Öl. Asche max. 5%. Anw. med.: zu schleimigen Mixturen gegen Husten; äuß. zu Augenwässern und Verbänden; techn.: als Appreturmittel.

Cydonia vulgaris: C. oblonga*.

Cyklon B: s. Zyklon B.

Cymbopogon-Arten: Fam. Gramineae.

Cymbopogon citratus: (Andropogon citratus) Lemongras (Westindien, Ceylon, Madagaskar, Java, Tonking) und **Cymbopogon flexuosus** (Andropogon flexuosus), Malabar- oder Cochingras (Vorderindien): Stpfln. v. **Lemongrasöl, Citronengrasöl.** Best.: Citral (70 bis 75%), Geraniol, Dipenten, Farnesol, Nerol u. a.; das Öl ist von citronenartigem Geruch, l. i. A. und außerordentlich lichtempfindlich. Anw.: in der Parfümerie (das Öl v. C. citratus wurde früher als Westindisches L., das von C. flexuosus als Ostindisches L. bezeichnet).

Cymbopogon martini var. motia: (Andropogon schoenanthus) Geraniumgras, Rusagras, Fam. Gramineae (heim. u. kult. in Nordindien). Stpfl. v. **Oleum Palmarosae:** (Oleum Geraniae indicum) Indisches Geraniumöl, Palmarosaöl, das durch Dest. mit Wasserdampf aus dem Kraut gewonnene äth. Öl. Farbl. bis hellgelbes, rosenartig riechendes Öl. Best.: bis ca. 95% Geraniol, aber kein Stearopten (zum Unterschied von Ol. Rosae). Anw.: als Ersatz bzw. Verfälschung von Oleum Rosae, s. Rosa-Arten.

Cymbopogon nardus: (Andropogon nardus) Fam. Gramineae, Zitronellgras (SO-Asien; nur kult.), neben Cymbopogon iwarancusa Stpfl. von **Oleum Citronellae:** (Oleum Melissae indicum) Zitronellöl, das durch Dest. mit Wasserdampf aus dem Kraut gewonnene äth. Öl. Gelbliche, optisch aktive ($\alpha_D^{20°}$ = —3,5° bis +1,7°) Fl., von zitronenartigem Geruch. D. 0,880 bis 0,896. Best.: Citronellal, Geraniol, ferner Terpene, Eugenol, Methyleugenol, Citral, Borneol, Nerol, Farnesol u. a. Anw. med.: als Geruchskorrigens zu Einreibungen (Spiritus Melissae compositus); techn.: in der Parfümerie.

p-Cymol: $C_{10}H_{14}$. D. 0,86; F. —74°; Kp. 175°; farbl. angenehm riech. Fl., l. i. A., Al., Chlf., unl. i. Aq. Best. vieler äth. Öle (Kümmelöl, Eucalyptusöl u. a.); Grundkörper vieler natürl. Terpene u. Campher.

Cynanchum vincetoxicum (Vincetoxicum officinale): Fam. Asclepiadaceae, Schwalbenwurz (Europa bis Himalaja). Stpfl. v. **Rhizoma Vincetoxici:** (Radix V., Radix Hirundinariae) Schwalbenwurzel, Sanktlorenzwurzel. Best.: Vincetoxin (Glykosid, wahrscheinl. aber kein chem. einheitl. Körper), Asclepiasäure, äth. Öl, Harz, apfelsaure Salze u. a. Anw. volkst.: als Diureticum, auch als Emeticum; haupts. vet. HOM: Vincetoxicum, die frischen Blätter.

Cynips Rosae: Rhodites Rosae, Rosengallwespe, s. Rosa-Arten.

Cynips tinctoria: Gallwespe, s. Gallae.

Cynoglossum officinale: Fam. Borraginaceae, Hundszunge (gemäßigtes Europa, Sibirien, Nordamerika). Stpfl. von **Radix Cynoglossi:** Hundszungenwurzel. Best.: Die Alkaloide Cynoglossin u. Consolidin, dessen Spaltbase Consolicin, ferner Bitterstoff, Cynoglossidin, Cholin, ätherisches Öl, Schleimstoffe, Gerbstoff. (Cynoglossin wirkt auf Kaltblütler curareähnlich lähmend, ist aber bei Warmblütlern unwirksam. Die Toxizität verschwindet beim Lagern der Droge.) Anw. volkst.: als Antineuralgicum inn. u. äuß. gegen Durchfall, rote Ruhr, Blutflüsse, bei schmerzhaft. Husten; äuß. bei Wunden und Geschwüren. HOM: Cynoglossum, die frische, im Herbst gesammelte Wurzel.

Cynosbata: Fruct. Cynosbati, Hagebutten, s. Rosa canina.

Cynosbatus HOM: Rosenschwamm, s. Rosa canina.

Cyprinus barbus HOM: Der frische Rogen des Karpfens **Barbus fluviatilis.**

Cyren®: Cyren A, s. Diäthylstilboestrolum, Cyren B und Cyren S, s. Diäthylstilboestrolum dipropionicum.

Cystein: $HS \cdot CH_2 \cdot CHNH_2 \cdot COOH$, Baustein der Eiweißkörper, deren Schwefelgehalt auf dem Vorhandensein von Cystein u. Cystin beruht. Weiß. kr. Pv., ll. i. Aq. u. A., unl. i. Ae. und Aceton; Anw. med.: bei Leberschäden, Infektionskrankheiten, Metallvergiftungen, zur Wundheilung.

L-Cysteinhydrochlorid:

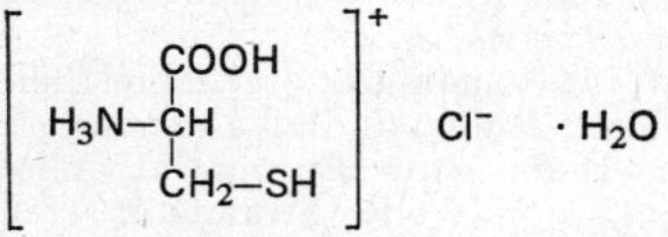

L-2-Amino-3-mercapto-propionsäure-hydrochlorid

$C_3H_8ClNO_2S \cdot H_2O$, Mol. 175,6; DAB 7: Gehalt 98,0—102,0% (wasserfrei); farbl. Kr. od. Pv., ll. i. Aq.; Spez. Drehg.: $[\alpha]_D^{20°}$ = +5,0° bis +8,0° (in N-Salzsäure, c = 5,0). Anw.: zur Herst. von Cystein-Nährboden I u. II, s. Nährböden.

Cystin: Disulfid des Cysteins, $C_6H_{12}N_2O_4S_2$; weiß. kr. Pv., unl. i. Aq. u. A., ll. i. Alkalilaugen u. Mineralsäuren. Anw. med.: bei Eiweißmangelschäden, perniziöser Anämie, in d. Dermatologie.

Cystitis: s. Zystitis.

Cytisin: $C_{11}H_{14}N_2O$. Alkaloid des Goldregens (Cytisus laburnum, s. Laburnum anagyroides); auch Sophorin (Sophora tomemtosa), Baptitoxin (Baptisia tinctoria) bzw. Ulexin (Ulex europaeus); farbl. Kr., l. i. Aq., A., Chlf.; die pharmakologischen Wirkungen des Cytisins ähneln denen des Nicotins: Erregung, dann Lähmung d. Zentralnervensystems, Blässe infolge Gefäßverengung, Erhöhung d. Blutdrucks, vermehrter Speichelfluß, vermehrte Darmperistaltik, bei stärkeren Vergiftungen Delirien, Bewußtlosigkeit, Krämpfe, Tod infolge Atemlähmung, s. Tabelle im Anhang „Gegenmittel".

Cytisus laburnum: Laburnum anagyroides* (neue Bez.).

Cytobion®: s. Vitamin B_{12}.

Cytochrome: s. Zytochrome.

Cytosin: s. Pyrimidine.

Cytostaticum: s. Zytostaticum.

Cytotoxisches Serum: Anti-reticulo-endotheliales cytotoxisches Serum*.

D

D.: *chem.* 1. Deuterium; 2. (dexter, dextrogyr = d-) rechtsdrehend (exakt: (+)); Konfiguration (D-, D,L-, L-) *phys.* Dichte; *ophth.* Dioptrie; *hom.* Dezimalpotenz; auf Rezepten: da od. detur = gib oder divide = teile (s. Tab. „Abkürzungen auf Rezepten“).

δ (griech. Buchstabe Delta) dient zur Kennzeichnung der Stellung von Substituenten in chem. Verbindungen; δ-Strahlen = Deltastrahlen; DD = Differentialdiagnose.

DAB: Deutsches Arzneibuch.

DAC: Deutscher Arzneimittel-Codex (s. Tab. 2).

Dactylopius coccus costa: Coccus dacti*.

Dactyli: Datteln, s. Phoenix dactylifera.

Daemonorops draco (Calamus draco): Fam. Palmae (Indisch-malaiische Inseln). Stpfl. von **Resina Draconis:** (Sanguis Draconis, Gummi Sanguis Draconis). Ostindisches Drachenblut, Palmendrachenblut, Blutharz. Das rote bis dunkelrotbraune Harz der Früchte. Best.: Benzoesäureester des Dracoresinotannols (Dragoresen, Dracoalban). Im Handel in Form von Stangen, Kugeln, Körnern, zwiebelartig geformten Kuchen. Anw. med.: zu Pflastern; techn.: zu Lacken, zum Färben von kosmet. Präparaten.

Dänische Königstropfen: Elixir e Succo Liquiritiae DAB 6*.

Dalmatinisches Insektenpulver: Flor. Chrysanthemi cinerariifolii, s. Chrysanthemum cinerariifolium.

Damiana HOM: s. Turnera aphrodisiaca.

Dammar(harz): s. Shorea wiesneri.

Daniell-Element: s. Elemente, Galvanische.

Daphne mezereum: Fam. Thymelaeaceae, Seidelbast, Kellerhals (gem. Zone Europas, Asien). Stpfl. von **Cortex Mezerei:** Seidelbastrinde. Best.: Mezerein, Daphnin, Harz, fett. Öl. Asche max. 4%. Anw. med.: inn. b. chronisch. Hautleiden, Gicht, Rheumatismus, auch als Abortivum, als hautreizendes Mittel (Mezerein wirkt cantharidinähnlich) in Pflastern und Salben. HOM: Mezereum, die frische, vor Beginn der Blüte gesammelte Zweigrinde. (Aufbewahrung: Urtinktur, 1.—3. Dez.-Pot. vorsichtig.)

Darm: s. Intestinum.

Darmverschluß: Ileus.

Darreichungsform: Arzneiform, in der ein oder mehrere Wirkstoffe dem menschlichen Körper verabreicht werden, z. B. Tablette, Dragée, Zäpfchen, Salbe usw.

Datteln: s. Phoenix dactylifera*.

Datura-Arten: Fam. Solanaceae;

Datura arborea: (heim. Südamerika) Großer Stechapfel. Stpfl. v. HOM: Datura arborea, die frischen Blüten. Best. haupts. l-Scopolamin. (Aufbewahrung: Urtinktur, 1.—3. Dez.-Pot. vorsichtig.)

Datura stramonium: Stechapfel (heim. südöstl. Rußland, Balkanländer, verwildert in ganz Europa u. Asien). Stpfl. von **Folia Stramonii:** (Folia Daturae) Stechapfelblätter. Best.: 0,2 bis 0,5% l-Hyoscyamin, daneben etwas Atropin (Daturin ist ein Gemenge beider Alkaloide), Spuren von l-Scopolamin, Cuskhhygrin (Gesamtalkaloidgehalt ca. 0,2—0,6%), Gerbstoff. Asche max. 20%. Anw. med.: inn. als Hypnoticum und krampfstillendes Mittel, bes. b. Asthma, Krampfhusten usw. MD 0,2 g; MTD 0,6 g. Hauptanw. äuß. als Räuchermittel bei Asthma: **Folia Stramonii nitrata** DAB 6, Asthmakraut. (Zstzg.: 600 Stechapfelblätter werden mit einer Lsg. von 1 Kaliumcarbonat, 4 Kaliumchlorat, 200 Kaliumnitrat in 400 Aq. befeuchtet u. getrocknet). **Herba Stramonii recens:** Stechapfelkraut, das frische, zur Zeit der beginnenden Blüte (Juni) gesammelte Kraut. Anw. und Best. wie Folia Str. MD 1,0 g; MTD 3,0 g. HOM: Stramonium, das frische, zur Zeit der Blüte gesammelte Kraut. (Aufbewahrung: Urtinktur, 1. bis 3. Dez.-Pot. vorsichtig.) **Semen Stramonii:** (Semen Daturae) Stechapfelsame. Best.: Hyoscyamin, Atropin, Scopolamin (Gesamtalkaloidgehalt 0,25—0,5%, nach ERG mind. 0,3% Hyoscyamin), 15—20% fett. Öl. Asche max. 4%. Anw. med.: wie Fol. Stramonii. MD 0,2 g; MTD 0,6 g. **Tinctura Stramonii Seminis:** Aus grobgepulv. nicht entfetteten Samen mit verd. Weingeist 1:10 hergest. Alkaloidgehalt mind. 0,03% Hyoscyamin. MD 1,0 g; MTD 3,0 g (mittl. ED. 0,3 g). Unverträgl. mit alkal. reagierend. Stoffen. HOM: Stramonium e seminibus, die reifen Samen. (Aufbewahrung: Droge, Urtinktur, 2. u. 3. Dez.-Pot. vorsichtig.)

Daucus carota: Fam. Umbelliferae, Möhre, Gelbe Rübe (Mittel- und Südeuropa). Stpfl. v. **Semen Dauci silvestris** (Fructus Dauci): Möhrensamen, Karottensamen. Best.: Äth. Öl. Anw. volkst.: als Anthelminticum. **Radix Dauci:** Mohrrübe, Gelbe Rübe. Best.: Phytosterine, Enzyme, Asparagin, Lecithin, Glutamin, Zucker, Pektinstoffe, α-, β-, γ-Carotin (Provitamine A), ferner die Vitamine B_1, B_2 u. C. Anw. med.: als Diureticum, Anthelminticum sowie als Roborans; wichtiger Vitaminträger.

Dauersporen: s. Sporen.

Davosin®: s. Sulfonamide.

DBS: Dibromsalicyl*.

DC: Dünnschicht-Chromatographie, s. Chromatographie.

DDT®: s. Dichlor-diphenyl-trichloräthan, s. ferner Kontaktinsektizide.

Decahydronaphthalin: Dekalin*.

Decalin: Dekalin*.

Decarboxylasen: Gruppe der Desmolasen (s. Fermente); im tierischen u. pflanzl. Organismus vorkommende Enzyme, die CO_2 aus Carbonsäure abspalten. Die Decarboxylase der Hefe decarboxyliert die Brenztraubensäure zu Acetaldehyd. Ihre Wirkungsgruppe ist d. **Cocarboxylase,** d. Pyrophosphorsäureester des Aneurins* (vgl. Fermente).

decitex: dtex, Titer zur Charakterisierung der Feinheit einer Chemiefaser; „dtex" = Gewicht von 10000 m Fasern in Gramm, s. Watte.

Deckblatt: *bot.* Hochblatt, in dessen Achsel ein Blütensproß steht.

Decocta: Abkochungen nach Vorschrift des DAB 7.

Decortilen®: 16-Methylenprednisolon, Anw. in d. Corticosteroid-Therapie, s. Hormone.

Decortin®: Δ^1-Dehydro-cortison (Prednison), **Decortin H** = Δ^1-Dehydro-hydrocortison (Prednisolon). Anw. in d. Corticosteroid-Therapie, s. Hormone.

Decubitus: Wundliegen, Druckbrand.

Decyl-Verbindungen: Organische Verbindungen mit 10 C-Atomen in d. Kette, z.B. Decyl-Alkohol $C_{10}H_{21}\cdot OH$.

Defibrillator: Elektr. Gerät zur Beseitigung des (bei elektrischen Unfällen auftretenden sehr gefährlichen) Herzkammerflimmerns.

Defibriniertes Blut: s. Blut.

Dehydrasen: Dehydrogenasen, Enzyme der Oxidoreduktion (Desmolasen), H_2-abspaltende u. übertragende Enzyme, s. Fermente.

Dehydratisierung: Dehydra(ta)tion, Wasserentzug, Entwässerung (chem., physiol.).

Dehydrierung: *chem.* Entziehung von Wasserstoff, vgl. Oxidation.

Dehydroandrosteron: Männl. Keimdrüsenhormon, s. Hormone.

7-Dehydro-Cholesterin: Provitamin D_3; bei Bestrahlung „aktiviert" zu Vit. D_3; s. Vitamine.

Dehydro-Corticosteron: Hormon der Nebennierenrinde, s. Cortison.

Dehydrocortisol: Prednisolon.

Dehydrocortison: Prednison.

Dehydrogenasen: Dehydrasen.

Dekalin: Decalin, Decahydronaphthalin, $C_{10}H_{18}$. Farbl. Fl.; D. 0,887; F. —50°; Kp. 188°. Anw.: als Lösungsmittel („Terpentinölersatz"), zur Herst. von Lacken, Bohnerwachsen.

Dekamethonium: (abgek. „C 10") Dijodid, Dibromid od. Dichlorid des Dekamethylen-1,10-bis-trimethylammoniums; Muskelrelaxans von stärkerer Wirkung als Curare, jedoch kürzerer Wirkungsdauer. Im Gegensatz zu Curare zeigen Prostigmin u. Phytostigmin keine antagonistische Wirkung. Man hebt die Muskellähmung mit Pentamethoniumbromid auf. Dekamethoniumsalze sind in Aq. u. A. lösl. u. im Autoklaven sterilisierbar; s. Curare.

Dekantieren: Abklären, Trennung eines festen Stoffes von einer Fl. durch Absitzenlassen und Abhebern der Fl.

Dekussiert: *bot.* s. Blattstellung.

Delphinidin: s. Anthocyane.

Delphinin: s. Delphinium consolida.

Delphinium consolida: Fam. Ranunculaceae, Rittersporn (Europa, Kleinasien, Armenien, Uralgebiet). Stpfl. von **Flores Calcatrippae:** (Flores Delphinii consolidae) Ritterspornblüten. Best.: Delphinin (Anthocyan), Kämpferol (Flavonol), keine Alkaloide (im Kraut Alkaloid Calcatrippin, im Samen Alkaloide Delsolin, Delcosin, die lähmend aufs Herz wirken, in größerer Dos. zu zentraler Atemlähmung führen können). Asche max. 10%. Anw. volkst.: als Diureticum und Anthelminticum (die Samen werden als Antiparasiticum verwend.). HOM: Delphinium consolida, die frische, blühende Pflanze.

Delphinium staphisagria: Fam. Ranunculaceae, Stephanskraut (im ganzen Mittelmeergebiet). Stpfl. v. **Semen Staphisagriae:** Stephanskörner, Läusekörner, Läusepfeffer. Best.: Delphinin (nicht zu verwechseln m. d. Anthocyanglykosid Delphinin in Delphinium consolida), Staphisagrin, Delphisin, Delphinoidin u. and. Alkaloide (ca. 1,3%), fett. Öl (bis 35%), ca. 0,02% äth. Öl. Anw. med.: als Antineuralgicum, Narkoticum u. Antispasmodicum, auch als Wurmmittel, Drasticum u. Emeticum; hom.: bei Erschöpfungszuständen, Dyskrasien, Hautausschlägen, Rheuma; techn.: als Ungeziefermittel. HOM: Staphisagria, die vorsichtig getrockneten reifen Samen. (Aufbewahrung: Droge, Urtinktur, 2. u. 3. Dez.-Pot. vorsichtig.)

De-Ma: Supronal®, s. Sulfonamide.

Dementia: Blödsinn, unheilbare Geistesschwäche. **D. praecox:** frühzeitiger (jugendlicher) Blödsinn.

Demethylierung: Abspaltung von Methylgruppe(n) aus organ. Verbindungen.

Demineralisiertes Wasser: Aqua demineralisata, s. Aqua.

Denaturieren: Vergällen, einen Stoff durch Zusatz eines anderen Stoffes für den Genuß unbrauchbar machen, z. B. Alkohol durch Zusatz von Pyridin, Kochsalz durch Zusatz von Eisenoxid u. a. (Vergällung von Branntwein, s. Äthanol).

Dens: (lat.) Zahn; plur. Dentes; **dentalis(-e)** = zu den Zähnen gehörig; **Dentalgie:** Zahnschmerz.

Densimeter: s. Aräometer.

Dentin: (lat.) Zahnbein, der eigentliche Zahnkörper (Substantia eburnea); Härte 5—6.

Depilatorium: Enthaarungsmittel.

Depolarisatoren: s. Polarisation, Elektr.

Depotpräparate: Arzneimittel, die aufgrund ihrer stoffl. Eigenart (Mikrokristalle, geringe Löslichkeit etc.) u. Appl.art gezielt protahiert („retardiert") wirken.

Depside (v. δέψειν = gerben, nach E. Fischer): Flechtenfarbstoffe, Ester aus zwei oder mehreren Mol. aromatischer Oxysäuren (Didepside, z. B. m-Galloylgallussäure, Tridepside usw.). Ihr Aufbau ähnelt dem der Polypeptide.

Depurantium(a): Abführmittel.

Depuratus(a, um): Gereinigt, bei Drogen und Chemikalien.

Derivantium(a): Ableitendes (hautreizendes) Mittel, z. B. Senfmehlumschlag.

Derivat: *chem.* Abkömmling, Verb., die sich aus einer chem. formulierbaren Grundsubstanz ableitet.

Derma: (griech.) Haut (lat. cutis),

Dermatitis: Hautentzündung.

Dermatol®: Bismutum subgallicum.

Dermatomykosen: Pilzflechten, durch Pilze (Dermatophyten = Haut- u. Haarpilze) hervorgerufene Hautkrankheiten, z. B. Kopfgrind (Favus), Scherpilzflechte (Trichophytie), Fußflechten, Blastomykosen; vgl. Pilzkrankheiten (unter Pilze).

Dermatosen: Hautkrankheiten.

Derris elliptica: Fam. Leguminosae (Malaiisches Gebiet). Stpfl. von **Radix Derridis:** Derriswurzel, Tubawurzel. Best.: 3—7% Rotenon* (Tubatoxin) u. a. Alkaloide, Gerbsäure, Harze. Anw.: als Insektenvertilgungsmittel, bes. geg. Dasselfliegenlarven, Tabakläuse, Blattläuse, Raupen usw.; s. Kontaktinsektizide.

Derriswurzel: s. Derris elliptica.

Des: de; Präfix i. chem. Namen, das die Entfernung oder Fehlen einer best. Gruppe oder Atoms gegenüber der terminol. Stammsubstanz bezeichnet, z. B. Desoxycholsäure =

Cholsäure, bei der 1(o. mehr) Oxygruppen fehlen.

Desaminasen: Aminasen. Enzyme der Gruppe Desamidasen (Obergruppe Hydrolasen), die den Aminorest aus Aminoverbdgn. hydrolyt. abspalten, z. B. Adenosindesaminase (spaltet A. in Inosin u. NH_3 auf). Desamidasen spalten alle C-N-Bindungen mit Ausnahme der in Peptiden.

Desaminierung: Abspaltung von NH_2 aus organ. Verbindungen, die Aminogruppen enthalten; biologisch wichtig ist die Desaminierung der Aminosäuren im Organismus (Abbau der Eiweißstoffe), wobei Ketosäuren u. Ammoniak (NH_3) gebild. werden. Letzterer wird in der Leber zu Harnstoff umgewandelt u. ausgeschieden.

Desensibilisieren: Unempfindlichmachen gegen Allergene, s. Allergie.

Desinfektion: Entkeimung, Entseuchung, Abtötung o. Inaktivierung aller pathogenen Keime samt Sporen: „Desinfizieren heißt einen Gegenstand in den Zustand versetzen, daß er nicht mehr infizieren kann." Hierzu dienen physikal., chemische u. a. Methoden, vgl. Sterilisation, Konservieren, Asepsis, Antisepsis, Entwesung.

Desmolasen: s. Fermente.

Desmotropie: Tautomerie*.

Desoxy-: s. Des-.

Desoxyalizarin: s. Anthrarobin.

Desoxycholsäure: s. Gallensäuren.

Desoxycorticosteron: Cortexon, Hormon der Nebennierenrinde, s. Hormone.

Desoxycorticosteronacetat: Desoxycorticosteronum aceticum, Desoxycortonacetat, 21-Acetoxy-4-pregnen-3,20-dion, DOCA, Cortexonacetat,

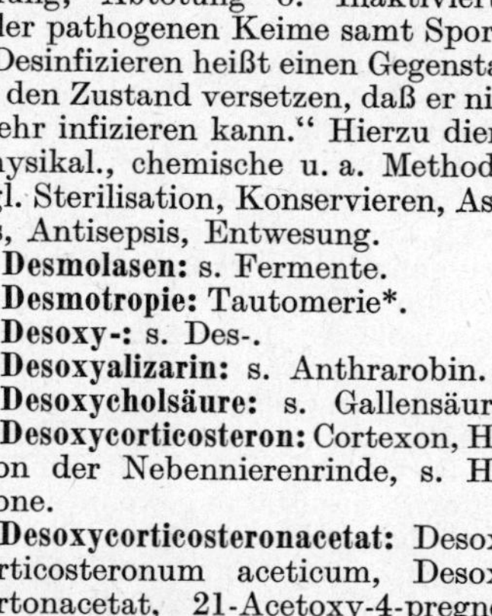

$C_{23}H_{32}O_4$. Mol. 372,5. DAB 7: Farbl. bis leicht gelbl. Kr. oder kr. Pv. ll. in Chlf., l. in Aceton, wenig l. in A., Ae., fetten Ölen, praktisch unl. in Aq. Schmelztemp.: 154—161°. Spez. Drehung: $[\alpha]_D^{20°} = +168°$ bis $+177°$ (Lsg. in Dioxan, c = 1,0); Lichtabsorption: $\frac{1\%}{1\,cm} = 435\,(\pm\,10)$ bei 240 mm, gemess. i. A. 96%. Aufbewahrung: Gut verschlossen und vor Licht geschützt. Vorsichtig aufzubewahren. Unverträgl. mit Oxidationsmitteln, Alkalien, Säuren. Anw. med.: bei Nebennierenrindeninsuffizienz (Morbus Addison), Lebererkrankungen, Hypotonie, Ulcus ventriculi u. duodeni, Schwangerschaftserbrechen (Cortiron®, Percorten®); s. Hormone.

Desoxycorticosteronum aceticum: s. Desoxycorticosteronacetat.

Desoxycortonacetat: s. Desoxycorticosteronacetat.

Desoxyribo(se)nucleinsäure: DNS, DNA, „Thymusnucleinsäure" findet sich haupts. im Zellkern, auch in den Viren, s. Nucleoproteide.

Despumare: Abschäumen.

Destillation: Therm. Verf. zur Gew. o. Reinigung (Rektifikation) von meist flüss. Stoffen, die sich unzersetzt in Dampfform überführen lassen. Die Dest. besteht: 1. aus dem Verdampfen der Fl. (im Destillierkolben) u. 2. der Kondensation der erhaltenen Dämpfe (im Kühler). Das Kondensat wird in der Vorlage aufgefangen, s. Abb.; Fraktionierte D. dient zur Trennung von Gemischen von verschied. Siedepunkten mit Fraktionieraufsätzen* (s. S. 259), Siedeverzug u. „Stoßen" der Fl. vermeidet man, indem man einige Sandkörnchen o. dgl. („Siedesteinchen") in das Destill.gefäß gibt (s. Aqua destillata). **Vakuum-Destillation:** Stoffe, die sich bei ihrem Siedepunkt zersetzen könnten, werden bei vermindertem Druck destilliert, hierbei findet eine Herabsetzung des

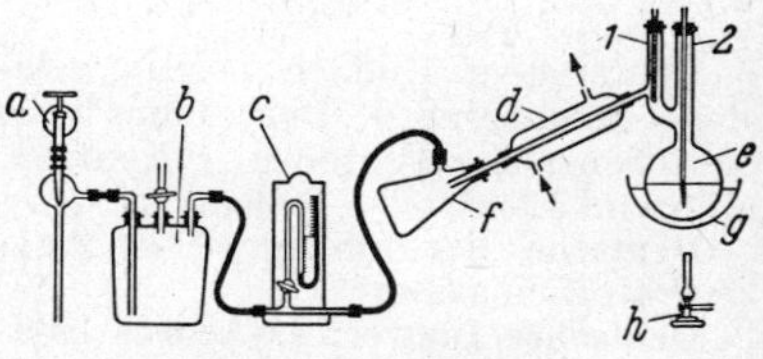

Vakuum-Destillation

a: Wasserstrahlpumpe; *b:* Vorschaltflasche (Woulfsche Flasche); *c:* Vakuummeter; *d:* Kühlrohr; *e:* Claisenkolben mit *1* Thermometer, *2* Kapillare; *f:* Vorlage; *g:* Heizbad; *h:* Bunsenbrenner.

Siedepunktes um 80—150° statt gegenüber dem bei Atmosphärendruck, so siedet Nitrobenzol unter 760 mm Druck bei 205°, unter 12 mm Druck bereits bei 87,8°.

Destilliertes Wasser: s. Aqua destillata.

Detergentium(a): 1) Netzmittel; oberflächenaktive Synthesestoffe, die in Wasser stark schäumen, z. B. Alkylbenzolsulfonate; Anw. als Wasch- u. Desinfektionsmittel; 2) (wund)reinigendes Mittel; **detergens:** reinigend, z. B. Liquor Carbonis detergens DAB 6

Deuterium: (von griech. *το δεύτερον* = das Zweite) „schwerer" Wasserstoff, D oder ^2H, Isotop des Wasserstoffs mit dem ca. doppelten Atomgewicht d. gewöhnlichen oder „leichten" Wasserstoffs ^1H (Protium): AtG. von $^1H = 1,00797$, AtG. von $^2H = 2,0147$. D. ist im Wasserstoffgas zu etwa 1:6000 enthalten. **Deuteriumoxid** = Schweres Wasser, hat die Formel D_2O oder /H_2O, es ist in minimalen Mengen im gewöhnlichen H_2O, im Meer-, See-, Flußwasser enthalten. Darst.: durch Elektrolyse von alkalisiertem gewöhnl. Wasser an Nickelelektroden, wobei H u. O entweichen, während D_2O zurückbleibt u. sich allmählich anreichert. D_2O reagiert langsamer als H_2O.

Physikalische Eigenschaften	H_2O	D_2O
Dichte bei 20° . .	0,9982	1,1059
Temp. d. Dichtemaximums . .	4,00°C	11,6 °C
Schmelzpunkt . .	0,00°C	3,82°C
Siedepunkt . . .	100,00°C	101,43°C

Vgl. Hydrogenium u. Tritium.

Deuteronen: Einfach positiv geladene Atomkerne d. Deuteriums*, sie bestehen aus 1 Proton u. 1 Neutron, während Elektronen fehlen.

Deutsche Bertramwurzel: s. Anacyclus officinarum.

Deutscher Ingwer: s. Acorus calamus.

Dewargefäß: Gefäß nach dem Prinzip der Thermosflasche zur Aufbewahrung von flüssiger Luft. (Erf. von J. Dewar, Schottland, 1842—1923).

Dexamethason: Fluormethylprednisolon, s. Hormone.

Dexter: (-a, -um) rechts; s. D-.

Dextran®: Ein von Leuconostoc-Bakterien erzeugtes Polysaccharid, das als „künstl." Blutplasma Verwendung findet, s. Blutersatz unter Blut.

Dextrine: Polysaccharide, die bei der sauren Hydrolyse, beim therm. oder beim enzymat. Abbau der Stärke entstehen (von dexter = rechtsdrehende Polysaccharide). Sie sind wie die Stärke aus einer wechselnden Anzahl von Glucose-Molekülen aufgebaut. Man unterscheidet α-, β-, γ-, r-, s-Dextrin u. a. Mit abnehmendem Molekulargewicht verändert sich die Jodreaktion: Amylodextrine = blau, Erythrodextrine = rot, die niedermolekularen Achroodextrine geben keine Jodfärbung mehr. Darst.: 1. durch Rösten von Stärke bei 160—220°; 2. durch Einwirkung von verd. Säuren auf Stärke; 3. durch Einwirkung von Diastase auf Stärke. Das übliche Handelsdextrin besteht meist aus Achroodextrin, Erythrodextrin u. Stärkezucker. Darst. im Labor: 1 kg Stärke wird mit 2—4 g konz. Salzsäure vermischt u. nach einiger Einwirkung aus 150° erhitzt (in offenen Schalen). Dextrin ist in heiß. Aq. fast völlig klar lösl., in A. unl., aus wäßrigen Lsgn. wird es durch A. ausgefällt.

Dextrin: Dextrinum, DAB 7: Gemisch von Polysacchariden, das durch Teilhydrolyse aus Stärke gewonnen wird. Weiß. bis gelbl. amorphes Pv. von schwach. Geruch und süßlich. Geschmack; l. in Aq. v. 20°, ll. in sied. Aq., prakt. unl. in A., Ae., Chlf.; opt. rechtsdrehend, Handelsdextrine: **weiß. Dextrin:** Jodreaktion blau, reduziert Fehlingsche Lsg. nicht; **hellbraunes D.:** Jodreaktion rotbraun bis rot, reduziert Fehlingsche Lsg. schwach; **gelbes D.:** Jodreaktion gelb, red. F. Lsg. stark. Sulfatasche max. 0,3%. Anw. med.: bisweilen i. d. Säuglingsernährung; techn. als Klebstoff, zu Appreturen usw.

Dextromethorphan: (+)-Methoxy-N-methylmorphinan, Romilar®; Antitussivum.

Dextromoramid: s. d-2,2-Diphenyl-3-methyl-4-morpholino-butyryl-pyrrolidin.

Dextrose: Glucose, Saccharum amylaceum, Traubenzucker, s. Glucose-Monohydrat.

Dezimalpotenz: s. Homöopathie.

DFP: Di-isopropylfluorphosphat*.

dH: Deutsche Härte(grade); Begriff bei der Wasseruntersuchung, s. Aqua fontana.

DHE: Abkz. für Dihydroergotamin*.

di: (griech. = zwei) Präfix in der Chemie, bedeutet Verdoppelung, vgl. „Bi".

Diabetes (*διά* = durch, *βαίνω* = gehe): Harnruhr; **D. insipidus:** Harnruhr (ohne Zucker u. Eiweiß im Harn); **D. mellitus:** Zuckerharnruhr, Zuckerkrankheit.

Diabetogenes Hormon: s. Hormone.

Diacetyl: s. Diketone.

Diacetylaminoazotoluol: Pellidol®,

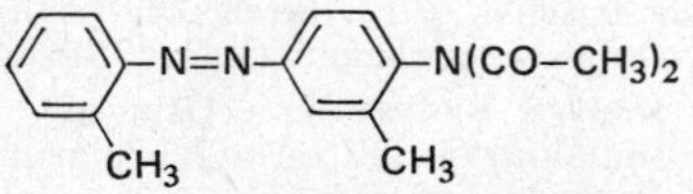

1-Diacetylamino-2-methyl-4-(2′-methyl-phenylazo)-benzol

$C_{18}H_{19}N_3O_2$, Mol. 309,4; gelbrotes Pv. von schwach säuerl. Geruch; F. 73—76°; ll. in Ae., Chlf., l. in A. 90% u. in fetten Ölen, wenig l. in Vaselin, prakt. unl. in Aq. u. Glycerin; Sulfatasche max. 0,1%. Anw. med.: zur Epithelierung größerer Wundflächen, bei Ulcus cruris, Decubitus, Ekzemen, Verbrennungen meist in 2%igen Salben od. in Öl-Lsgn.

Diacetyldioxim: Dimethylglyoxim*.

Diacetylmorphin-hydrochlorid: Diacetylmorphinum hydrochloricum, Heroinhydrochlorid,

$$C_{17}H_{17}NO(O \cdot CO \cdot CH_3)_2 + HCl;$$

weiß. kr. Pv. von bitt. Geschmack, ll. in Aq. Methanol, swl. in A., unl. in Ae. Anw. med.: früher als Narkoticum u. Analgeticum wie Morphin; Dos. 1—5 mg, MD 5 mg, MTD 15 mg (unterl. Betäubungsmittelgesetz!).

Diacetylmorphinum hydrochloricum: s. Diacetylmorphinhydrochlorid.

Diachylon: Urspr. „Mit Pflanzensaft bereitet" (von griech. *χυλός* = Saft), jetzt: bleihaltiges Pflaster (Emplastrum diachylon) oder Salbe (Unguentum diachylon DAB). **Diachylonpflaster:** Emplastrum Lithargyri DAB 6. **D., Gelbes:** Emplastrum Lithargyri compositum DAB 6.

Diäthyläther: s. Äther.

Diäthylaminoäthanol:

$$(C_2H_5)_2NCH_2CH_2OH,$$

farbl. Fl., l. in Aq., A., Ae., Bzl.; D. 0,88; Kp. 163°. Anw. med.: als Herzmittel (vgl. Procainhydrochlorid); techn.: zur Herst. v. Arzneimitteln (Antihistaminica, Spasmolytica, Lokalanaesthetica) sowie zur Schädlingsbekämpfung.

Diäthylbarbitursäure: Acidum diaethylbarbituricum, 5,5-Diäthyl-barbitursäure, Barbital, Diäthylmalonylharnstoff, Veronal®

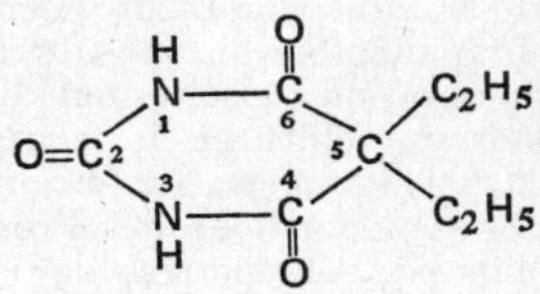

$C_8H_{12}N_2O_3$, Mol. 184,2; DAB 7: Gehalt mind. 99,0%, berechn. auf d. getrockn. Substanz; farblose Kr. oder weißes kr. Pv. von schwach bitterem Geschmack; ll. in A. 90%, Aceton, l. in sied. Aq. u. Ae., wl. in Aq. v. 20° u. in Chlf. u. verdünnt. Alkalilaugen, in Alkalicarbonatlsgn. unter Salzbildg. lösl., Schmelztemp. 188 bis 192°; Sulfatasche max. 0,1%. Anw. med.: als Durchschlafmittel, Dos. 0,25 g (es wird langsam resorbiert u. langsam ausgeschieden, daher lange nachwirkend), MTD 1,0 g (Vergiftungen s. Tab. „Vergiftungen u. Gegenmittel"). **Diäthylbarbitursaures Natrium:** Natrium diaethylbarbituricum, Barbital-Natrium, $C_8H_{11}N_2NaO_3$, Mol. 206,2; DAB 7: Gehalt mind. 99,0%, berechn. auf d. getrockn. Substanz; farbl. Kr. od. weiß. kr. Pv. von schwach bitt. Geschmack; ll. in Aq., wl. in A. 90%, prakt. unl. in Ae. u. Chlf. MTD 1,0 g. Veronal-Natrium®, Medinal®. Anw. med.: wie Diäthylbarbitursäure.

Diäthyldihydroxystilben: Cyren A, s. Diäthylstilböstrol.

Diäthylendiamin: s. Piperazin.

Diäthylmalonylharnstoff: s. Diäthylbarbitursäure.

Diäthylstilböstrol: Diaethylstilboestrolum, Diäthyldihydrooxystilben,

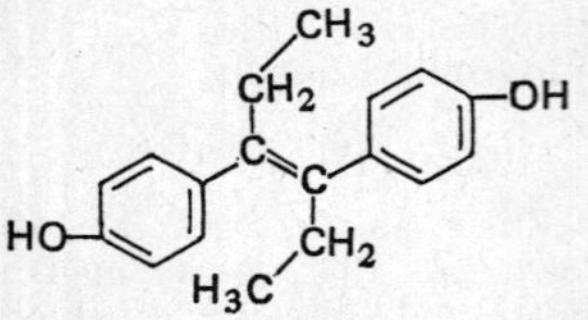

trans-3,4-Bis(4'-hydroxy-phenyl)-3-hexen

$C_{18}H_{20}O_2$, Mol. 268,4; DAB 7: Gehalt mind. 98,5%, berechn. auf d. getrockn. Substanz. Farbl. Kr. oder kr. Pv., ll. in A., Ae., Methanol, Aceton, wl. in fetten Ölen, praktisch unl. in Chlf., unter Salzbildung l. in Kalilauge. Schmelztemp.: 178—180°. Aufbewahrung: Gut verschlossen und vor Licht geschützt. Vorsichtig aufzubewahren. Anw. med.: zur Implantation bei schweren klimakterischen u. chirurgisch bedingten Ausfallerscheinungen der Frau, bei primärer Amenorrhoe; bei Prostata-Carcinom u. -Hypertrophie sowie Ulcus ventriculi des Mannes (Cyren A®, Oestromon; Depot-Cyren usw.). Depot-Cyren® ist der Dimethyläther des Diäthylstilböstrols.

Diäthylstilböstroldiproponiat: Diaethylstilboestrolum dipropionicum

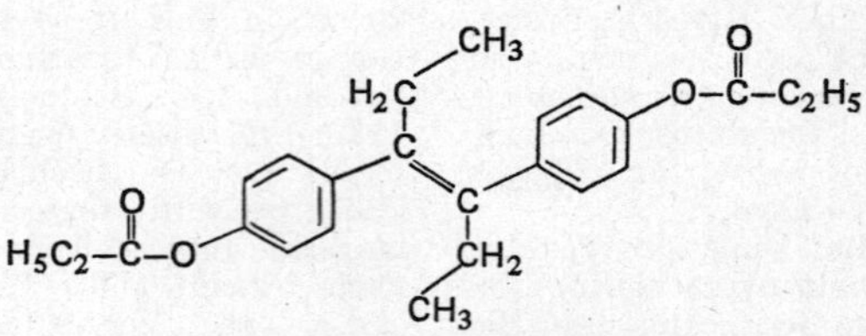

trans-3,4-Bis(4'-propionyloxy-phenyl)-3-hexen

$C_{24}H_{28}O_4$. Mol. 380,5. DAB 7: Mind. 97,5%, berechn. auf d. getrockn. Substanz. Farbl. Kr. od. kr. Pv.; ll. in Ae., Chlf., Aceton, l. in fetten Ölen, wenig l. in A., Methanol, praktisch unl. in Aq. Schmelzintervall: 104 bis 108°. Aufbewahrung: Gut verschlossen und vor Licht geschützt. Vorsichtig aufzubewahren. Anw. med.: (Cyren B® u. Cyren S® Bayer) primäre und sekundäre Amenorrhoe, Dysmenorrhoe, klimakterische Beschwerden, Sterilität, Lactationsverhinderung usw., ferner bei extragenitalen Erkrankungen mit Durchblutungsstörungen; Ausfallerscheinungen in der natürlichen u. künstlichen Menopause. Cyren S bei Schwangerschaftskomplikationen.

Diäthylsulfondimethylmethan: Sulfonalum DAB 6.

Diäthylsulfonmethyläthylmethan: Methylsulfonalum DAB 6*.

Diäthylthiuramdisulfid: s. Tetraäthylthiuramdisulfid.

Diätsalz: Kochsalzersatz, NaCl-frei; s. Natriumchlorid.

Diagnose, Diagnosis: Erkennung u. Benennung einer Krankheit. **Differential-Diagnose** (abgek. „DD"): Unterscheidung u. Abgrenzung ähnlicher Krankheitsbilder.

Diakolation: Perkolationsverfahren nach Breddin.

Dialysata: Dialysate, Fluidextrakt aus frischen Pfl., durch Dialyse gewonnen. (Apotheker Golaz, Vevey.)

Dialyse, Dialysator: s. Osmose.

Diamantgrün: Bittermandelölgrün*.

Diamid: Hydrazin*.

Diamine: Organ. Verbindungen (aliphat. u. aromat.) mit 2 Aminogruppen (NH_2), z. B. Cadaverin* (Pentamethylen-diamin), Putrescin* (Tetramethylen-diamin), Hexamethylen-diamin*.

Diaminokapronsäure: Lysin*.

2,4-Diamino-azobenzol: Chrysoidin*.

Diaminosäuren: Aminosäuren mit $2\,NH_2$-Gruppen.

Diammoniumphosphat: s. Ammoniumphosphat, sekundär.

Diamox®: (Acetazolamid) 2-Acetylamino-1,3,4-thiadiazol-5-sulfonamid; Carboanhydrase-Hemmstoff. Anw. als Diureticum, bei Ödemen, Lebercirrhose, Lungenemphysem, Glaukom, Fettsucht usw.; Anw. oral u. parenteral (als Natriumsalz).

Diapedesis: Diapedese, Durchtritt von Blutkörperchen durch die Gefäßwand.

Diaphorese: Schweißsekretion.

Diaphoreticum(a): Schweißtreibendes Mittel.

Diaphragma: Scheidewand: 1. *med.* Zwerchfell; 2. *phys.* Blende; 3. Scheidewand (Membran) bei der Elektroosmose, die nur für den elektr. Strom, nicht aber für die Lösungen durchlässig ist, also eine Wiedervereinigung der getrennten Ionen verhindert. Das D. besteht meist aus Kieselsäure, Asbest oder Ton, vgl. Osmose.

Diarrhoea: Diarrhöe, Durchfall.

Diastase: diastat. Enzym, Maltinum, Amylase, 1) Enzym aus Gerstenmalz, das Stärke in Maltose überführt (1 T. verzuckert b. 40° 100 T. Stärke), gelblichweißes Pv., trübe l. in Aq. Anw. med.: bei Dyspepsien, vgl. Amylase. 2) Sammelname für die verschied. diastat. Enzyme, darunter die in Harn, Speichel (Ptyalin) und Pankreassaft enthaltene α-Amylase.

Diastereomerie: s. Stereochemie.

Diastole: (von griech. *δια-στέλλω* = ziehe auseinander) Rhythmische Erweiterung des Herzens, die der **Systole,** Kontraktion des Herzens, folgende Erschlaffung des Herzens.

Diathermie: syn. Thermopenetration = Wärmedurchdringung, Anw. von hochfrequenten Wechselströmen, um Gewebe und Körperinneres zu durchwärmen (z. B. zur Schmerzstillung oder zur Resorption, krampflösend).

Diathese: Anlage zu bestimmten Krankheiten. **Exsudative D.:** b. Kindern angebor. Veranlagung zu lymphat. Wucherungen, Skrofulose, Katarrhen usw.

Diatomeenerde: s. Kieselgur u. Siliciumdioxid.

Diazil®: s. Sulfonamide.

Diazine: Sechsgliedrige heterocyclische Verbindungen mit zwei N-Atomen im Ring (Pyrimidin, Pyridazin, Pyrazin).

Diazoniumsalze: Salpetrigsäurederivate aromatischer Amine; allgemeine Strukturformel:

$$[Ar—N\equiv N]^+X^-$$

(Ar = Phenyl, C_6H_5, mit Homologen u. Derivaten, X = Anion). Die Diazoniumsalze sind meist in Aq. ll., in A. u. Ae. swl. Sie sind wichtige Ausgangsstoffe für Azo-Farbstoffe.

Diazoreaktion n. Ehrlich: s. Tabelle „Harnuntersuchung".

Diazo-Verbindungen: s. Azo-Verbindungen.

Dibromäthan: Aethylenum bromatum.

5,7-Dibrom-8-hydroxychinolin: Bromoxin, $C_9H_5Br_2NO$; weiße Kr., unl. in Aq., wl. in A., l. in Ae., Bzl., Chlf., Schwkst. Anw. med.: als Antisepticum u. Spasmolyticum; als Reagenz auf Eisen, Gallium, Kupfer, Thallium, Titan, Zinn, Vanadin.

Dibrom-o-kresolsulfophthalein: Bromkresolpurpur*.

Dibromsalicil: 5,5-Dibromsalicyl, DBS. $C_{14}H_8Br_2O_4$; Gelb., kr. Pv., ohne Geruch u. ohne Geschmack. F. 212—213°, l. in A., Ae., Aceton, wl. in Aq. Anw. med.: äuß. als Antisepticum bei Staphylokokkeninfektionen u. als Antimykoticum in Salben oder alkohol. Lösungen. DBS ist noch in Verdünnung $1:10^6$ wirksam.

Dicalciumphosphat: Calcium phosphoricum, s. Calciumphosphat, sek.

Dichasium: *bot.* s. Blütenstand.

1,1-Dichloräthan: s. Äthylidenchlorid.

1,2-Dichloräthan: s. Äthylenchlorid.

Dichlorbenzol: s. Paradichlorbenzol.

2,6-Dichlorchinonchlorimid: Reag. DAB 7.

Dichlordiäthylsulfid:

$$(CH_2Cl \cdot CH_2)_2S,$$

Senfgas, Gelbkreuz, Lost, senfölartig riech. Fl., D. 1,28, F. 14,4°, Kp. 217°, wl. in Aq., l. in A., Ae., Fetten, Ölen. Wurde im Krieg als Kampfstoff verwend. (Yperit, Gelbkreuz; schwer heilende Wunden: Augen, Haut u. Bronchien); durchdringt Kleider, Leder usw. Nachweis: mit Natriumpentacyano-Amminferroat getränkt. Filtrierpapier gibt mit Spuren von Lost blaugrüne Färbung.

Dichlor-diphenyl-trichloräthan: Chlorophenotanum technicum (intern. Freiname), DDT®, $C_{14}H_9Cl_5$. Mol. 354,5. DAB 7: Mindestens 9,8 und höchstens 10,5% abspaltbares Chlor. Weißes bis gelbl., kr. oder am. Pv. von schwach aromatischem Geruch, das bis 10% Isomere, vorwiegend 2-(4'-

Chlorphenyl)-2-(2'-chlorphenyl)-1,1,1-trichloräthan, enthalten kann. ll. in sied. A., Ae., Chlf., Aceton, Benzin, wenig l. in A. von 20°, Petroläther, praktisch unl. in Aq. Aufbewahrung: Gut verschlossen. Vorsichtig aufzubewahren. Anw.: als Insektizid. Vgl. Kontaktinsektizide u. Tab. im Anhang „Gegenmittel".

Dichlormethan: Methylenum chloratum, s. Methylenchlorid.

2,6-Dichlorphenol-indophenol-natrium: $C_{12}H_6Cl_2NNaO_2$; DAB 7: Gehalt mind. 95,0—100,5%, berechn. auf d. getrockn. Substanz, dunkelgrünes Pv., wl. in Aq. u. A. 90%. Dient zur Bestimmung von Vitamin C. Die alkal. oder neutrale Lsg. ist blau, die sauere rot. Durch Ascorbinsäure wird die Lsg. entfärbt. Durch Titration läßt sich der Gehalt einer Lsg. an Vitamin C bestimmen (Tillmanns Reagenz).

2,4-Dichlorphenoxyessigsäure: 2,4-D, Wuchsstoff, wirksamer als Heteroauxin (s. Auxine), farbl. Kr., ll. i. A., wl. i. Aq. Wird im Ausland in großem Umfang zur Erzielung kernloser Früchte (Tomaten, Zitronen, Apfelsinen usw.) verwendet sowie auch, da der Stoff bei bestimmten Pflanzen u. in bestimmter Dosierung wachstumshemmend wirkt, zur Unkrautvertilgung.

Dichromate: Bichromate*.

Dichte: Die Dichte $\varrho t°$ ist das Verhältnis der Masse eines Stoffes (in g) zu seinem Volumen (in ml) bei der Temperatur t°. Die Angaben des DAB 7 beziehen sich auf 20°, die Berechnung erfolgt also nach der Formel:

$$20° = \left(\frac{m}{w} \cdot 0{,}99703 + 0{,}0012\right) \frac{g}{ml}$$

(m = Masse der zu untersuchenden Flüssigkeit, gewogen in Luft bei 20°
w = Masse des gleichen Volumens Wasser, gewogen in Luft bei 20°.)

Zur Bestimmung der Dichten benutzt man **Pyknometer,** geeichte Glasfläschchen (früher benutzte man die *Mohr-Westphal'sche* Dichtenwaage, die jedoch keine unbedingte Genauigkeit ergab).

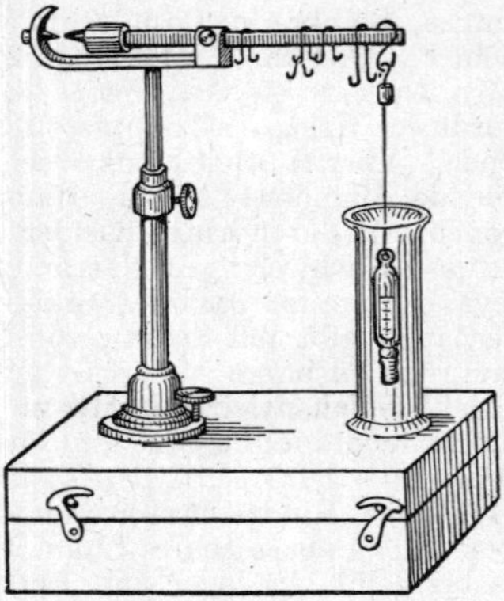

Waage zur Bestimmung des spezifischen Gewichts nach WESTPHAL

Dickdarm: Intestinum crassum.

Dicodid®: s. Dihydrocodeinonhydrogentartrat.

Dictamnus albus: Fam. Rutaceae, Diptam (Mittel- und Südeuropa bis zum Kaukasus und Nordchina). Stpfl. von **Radix Dictamni** (Cort. Dictamni radicis): Diptamwurzel. Best.: Dictamnin (Alkaloid), Dictamnolacton, Trigonellin, Cholin, Saponin, äth. Öl, Zucker, Wachs u. a. Anw. med.: als Wurmmittel und Diureticum. HOM: Dictamnus albus, die frischen Blätter. HOM: Dictamnus albus e radici, die frische Wurzel.

Dicoumarolum: Dicumarol.

Dicumarol: Dicoumarolum, 3,3'-Methylen-bis-4,4'-oxycumarin; vermind. d. Blutgerinnung durch Hemmung der Prothrombinbildg. i. d. Leber; i.v. u. peroral b. Thrombose* (unt. klin. Kontrolle), Dicumarol entsteht im Kleeheu unter Wirkung eines Schimmelpilzes. Dicumaronderivate werden auch als Rattengift benutzt.

Didym: s. Seltene Erdmetalle.

Didynamie: *bot.* Zweimächtigkeit, d. h. von 4 Staubblättern sind 2 länger als die anderen (Labiatae).

Diëne: Diolefine, s. Kohlenwasserstoffe.

Diënol: s. Endiole.

Different: Wirksam, eingreifend (in bezug auf Arzneimittel), verschieden, ungleich; Gegensatz: indifferent*.

Differential-Blutbild: Hämogramm, s. Blutbild.

Differential-Diagnose: s. Diagnose.

Diffus: Zerstreut, ohne bestimmte Grenze, ausgebreitet.

Diffusion: 1. Zerstreuung, z. B. auf Licht bezogen; 2. die langsame Durchdringung und Mischung v. Flüssigkeiten oder Gasen bis zur gleichmäßigen Durchmischung, ohne Einwirkung äuß. Kräfte, vgl. Effusion.

Digerieren: Ausziehen bzw. Lösen eines Stoffes (Droge) durch Stehenlassen bei gelinder Wärme (Digestion), auch zum Trennen eines Gemisches schwer und leicht löslicher Stoffe benutzt.

Digestion: 1. Verdauung; 2. das Ausziehen lösl. Stoffe aus einer Droge, s. Digerieren.

Digestionstraktus: Verdauungskanal.

Digestivum(a): Verdauungsförderndes Mittel.

Digitalis-Arten: Fam. Scrophulariaceae; **Digitalis purpurea** (Westeuropa, bes. Vogesen, Schwarzwald, Taunus, Harz, Thüringen). Stpfl. v. **Folia Digitalis: Digitalisblätter,** Fingerhutblätter, die zur Blütezeit (Juni—August) gesammelten, getrockneten u. grob gepulverten Laubblätter wilder u. kultivierter Pfln. Best.: Die herzwirksamen Stoffe sind die genuinen Purpurea-Glykoside A ($C_{47}H_{74}O_{18}$) und B ($C_{47}H_{74}O_{19}$), die durch Enzymeinwirkung unter Abspaltung von Glukose in Digitoxin (A = $C_{41}H_{64}O_{13}$) (Strukturformel s. bei Digitoxin) u. Gitoxin (B = $C_{41}H_{64}O_{14}$) übergehen, die dann durch Hydrolyse noch weiter in die Aglykone Digitoxigenin (A) u. Gitoxigenin (B) dem Desoxyzucker Digitoxose u. Glukose aufgespalten werden. Die Hydrolyse durch die entsprechenden Enzyme tritt nur bei Feuchtigkeit u. mäßiger Wärme ein. Um den ursprünglichen Wirkungswert zu erhalten, müssen daher die Blätter sorgfältig getrocknet u. vor Feuchtigkeit geschützt aufbewahrt werden. Nach DAB 7 dürfen Folia Digitalis nur höchstens 3% Wasser enthalten (bei 5% kann schon Hydrolyse erfolgen) u. dürfen nach dem Verbrennen höchstens 13% Rückstand hinterlassen. Weitere Inhaltsstoffe sind die Glykoside Gitaloxin ($C_{42}H_{64}O_{15}$), Odorosid, Stropesid sowie ca. 1% Saponine (Digitonin, Gitonin, Tigonin, Natigin), ferner Digitoflavon (Luteolin) u. andere Flavone, Gerbstoffe, Enzyme (Digipurpidase), Schleim u. organ. Säuren. Der Glykosidgehalt der Blätter schwankt sowohl nach dem Standort, wie nach der Jahres- u. Tageszeit (0,2—1%; höchster Gehalt nachmittags, niedrigster nachts). Während die genuinen Purpurea-Glykoside amorph sind, kristallisieren die Spaltprodukte Digitoxin, Gitoxin u. Gitalin. Ihrer chemischen Konstitution nach stehen die Di-Glykoside den Gallensäuren und Sterinen sowie den Sexualhormonen u. dem Vitamin D nahe. Sie wirken spezifisch auf die Herzmuskulatur: die Systole (Zusammenziehung des Herzens) wird verstärkt, wodurch das Herz besser entleert wird und die Diastole (Erweiterung des Herzens) wird vertieft und verlängert und damit eine bessere Füllung des Herzens bewirkt. Das Schlagvolumen wird also vergrößert und die Pulsfrequenz herabgesetzt, dadurch kommt es zu einer stärkeren Füllung des arteriellen und zu einer Entlastung des venösen Systems, das Herz wird besser mit Sauerstoff versorgt und der Kreislauf verbessert, Ödeme und Stauungen beseitigt (Diurese). Es ist hauptsächlich das kranke (insuffiziente) Herz, das auf therapeutische Digitalisgaben anspricht, während das gesunde viel weniger beeinflußt wird (außer natürlich durch toxische Dosen). Aber das geschwächte Herz ist auch überempfindlich gegen toxische Dosen, was sich infolge der Kumulation der D.-Glykoside (durch Fixierung am Herzmuskel) u. U. gefährlich auswirken kann, da Digitalis die Reizleitung hemmt u. es zu einem völligen Herzblock kommen kann. Die notwendige Dosis kann nur am Patienten individuell festgestellt und die Behandlung muß vom Arzt sorgfältig überwacht werden. Vom Magen-Darmkanal werden die D.-Gl. langsam, aber meist vollkommen resorbiert. Da nach Digitalisgaben vielfach Übelkeit u. Erbrechen auftreten, verabreicht man in solchen Fällen die Glykoside oder Präparate rektal. — Die Saponine sind nicht herzwirksam, fördern aber die Resorption der wirksamen Glykoside im Darm; da sie zu Gewebsentzündungen (Phlegmonen) führen u. hämolytisch wirken, dürfen sie in intravenösen Injektionen nicht enthalten sein.

DAB 7: Die jeweils in einem Herstellungsgang gewonnene Menge von Digitalisblättern darf nur nach staatlicher Prüfung u. Erteilung eines Prüfvermerks in den Verkehr gebracht werden. (Eine Prüfungsmethode gibt DAB 7 nicht an; nach DAB 6 erfolgte die Prüfung am Frosch, heute fast ausschl. am Meerschweinchen, vgl. Tab. 4 „Biol. Einheiten".) Folia D. pulv. müssen in braunen ganz gefüllten und mit Paraffin verschloss. Flaschen aufbewahrt werden, die höchstens 100 g Inhalt haben dürfen u. nach jedesmaligem Gebrauch wieder durch Paraffinieren zu verschließen sind, oder in Ampullen mit 2 g Inhalt. Der Rest angebrochener Ampullen darf nicht mehr verwendet werden. Die Gefäße müssen mit Angaben über die Herstellungsstätte, Kontrollnummer u. Jahreszahl der Prüfung versehen sein. Die Flaschen sind staatlich plombiert, die Ampullen staatlich gestempelt. Werden Folia Digitalis mit einem Zusatz wie „titrata" oder „normata" verordnet, so sind Folia Digitalis mit dem amtlich vorgeschriebenen, pharmakologisch ermittelten Wirkungswert abzugeben. Anw. med.: als bedeutendstes Herzmittel bei Herzschwäche, bes. Insuffizienz des erweiterten u. hypertrophischen Herzens sowie Dekompensationserscheinungen (Stauungen, Hydrops). Die Anw. kann oral (Infusum, Tinktur, Pillen, Tabletten), rektal (Zäpfchen) oder parenteral durch intravenöse bzw. intramuskuläre Injektionen der reinen Glykoside (s. Digitoxin) erfolgen. Fol. Digitalis. MD 0,2 g; MTD 1 g, für kleine Kinder 0,05 g pro Lebensjahr. **Digitalistinktur** DAB 7: wird durch Perkolation aus 1 T. grob gepulv. Digitalisblättern u. 10 T. 70%igem A. hergestellt. MD 1,5 g, MTD 5,0 g (Dos. let. für Fol. D. 2,5 g, für Tct. D. ca. 30 ccm). Mit D. unverträglich in Arzneien sind: Gerbsäure, Alkalien, Jod, Metallsalze; aus physiologischen Gründen unverträglich: Antipyrin, Atropin, Belladonna, Chinin, Jod, Nitroglyzerin. Antid.: Magenpumpe, Magen- u. Darmspülungen mit Kaliumpermanganat, Tierkohle (evtl. duodenal), Abführmittel, Eispillen, Atropin. HOM: Digitalis, die vor der Blüte gesammelten frischen Blätter. (Aufbewahrung: Urtinktur, 1.—3. Dez.-Pot. vorsichtig.) **Geschichtl.:** Digitalis erstmalig erwähnt in einem irländ. Werk (Meddygon Myddfai), ca. 700—1100. Als Diureticum zuerst von W. Withering (1786) eingeführt, als Herzmittel erst ab Mitte des 19. Jahrhunderts in Gebrauch. Der Name „Digitalis" stammt v. Leonhart Fuchs (1543). Erforschung der Glykoside durch Windaus, Tscheche, Jakobs, Stoll, Elderfield. **D. lanata:** Wolliger Fingerhut (Südosteuropa, Balkan). Best.: Die Glykoside Digilanid (Lanatosid) A, B u. C, die bei der Hydrolyse in Digitoxigenin (A), Gitoxigenin (B) und Digoxigenin (C) übergehen. In den genuinen Lanataglykosiden ist ferner eine Acetylgruppe mit einer Digitoxose esterartig verbunden. Weitere Inhaltsstoffe sind noch die Glykoside Digitalin u. Digoxin sowie Saponine u. das Enzym Digilanidase. Die Herzwirkung von D. lanata ist 3- bis 6mal so stark wie die von D. purpurea, die Glykoside werden jedoch rascher resorbiert und ausgeschieden, so daß keine Kumulation eintritt. **D. lutea:** Gelber Fingerhut (südwestl. Deutschland, Schweiz, westl. Tirol). Best.: wie D. purpurea. HOM: Digitalis lutea, die frischen Blätter. (Aufbewahrung: Urtinktur, 1.—3. Dez.-Pot. vorsichtig.)

Digitaloide: Glykoside mit digitalisähnlicher Wirkung, jedoch nicht von Digitalis stammend, z. B. Strophanthin, Adonidin, Neriin, vgl. Tabelle „Biologische Einheiten".

Digitoninum: Digitonin, Digitin, Saponin aus Digitalis purpurea, $C_{56}H_{92}O_{29}$; Mol. 1229; weiß. kr. Pv., swl. in Aq., l. in warm. A. u. Essigsäure, unl. in Ae. u. Chlf.; Blutgift, das noch in groß. Verdünnung rote Blutkörperchen aufzulösen vermag. Anw.: zur quantitativ. Bestimmung v. Wollwachsalkoholen u. Cholesterin, mit dem es Komplexverbindungen bildet, s. Cholesterinum, auch zum Nachweis von Pflanzenfetten in Tierfetten.

Digitoxigenin: s. Digitalis-Arten.

Digitoxin: Digitoxosid. 3,14-Dioxycardenolid-tridigitoxosid-(3)

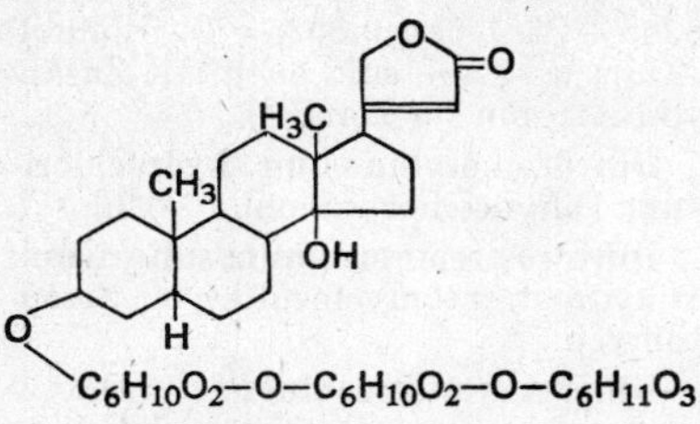

Digitoxin

$C_{41}H_{64}O_{13}$. Mol. 765,0. Glykosid aus Blättern von Digitalisarten, haupts. v. Digitalis purpurea. DAB 7: Gehalt: Bezogen auf d. getrockn. Substanz mind. 95% herzwirksame Glykoside, berechnet als Digitoxin, und höchstens 5% Gitoxigeninglykoside, berechnet als Gitoxin. Weißes, feinkr. Pv. von sehr bitterem Geschmack, wenig l. in A., Chlf., praktisch unl. in Aq. Spez. Drehung: $[\alpha]_D^{20°}$ = +16,5° bis +18,5° (Meßlsg. 2 g in 100 ml Chlf.). Aufbewahrung: Gut verschlossen. Sehr vorsichtig aufzubewahren. MD 0,001 g; MTD 0,001 g; bei parenteraler Verabreichung MD 0,0005 g, MTD 0,0005 g. Anw.: s. Digitalis purpurea. HOM: Digitoxinum. (Aufbewahrung: Ursubstanz, 1.—3. Dez.-Pot. sehr vorsichtig.)

Digitoxose: s. Digitalis-Arten.

Digitoxosid: Digitoxin.

Digoxin: Glykosid aus Digitalis lanata (Lanicor®).

Dihexosen: Disaccharide, s. Kohlenhydrate.

Dihydrocodeinbitartrat: s. Dihydrocodeinhydrogentartrat.

Dihydrocodeinhydrogentartrat: Dihydrocodeinum bitartaricum, Dihydrocodeinbitartrat, Hydrocodeinum, Paracodin® (Tbl., Sirup; Tropfen: D. hydrorhodanid).

$C_{22}H_{29}NO_9$ (451,5). DAB 7: Gehalt mind. 98,5%, berechn. auf die getrockn. Substanz; weiß. kr. Pv. von bitterem Geschmack, l. i. ca. 6 T. Aq. u. ca. 80 T. A. 90%; spez. Drehung: $[\alpha]_D^{20°}$ = —70,0° bis —73° (Meßlsg. 5 g in 100 ml Aq.); Aufbewahrung: dicht verschlossen u. vor Licht geschützt; vorsichtig aufzubewahren; MD 0,05 g, MTD 0,15 g. Anw. med.: gegen Reizhusten (wie Codeinphosphat); unterliegt BTM-Gesetz.

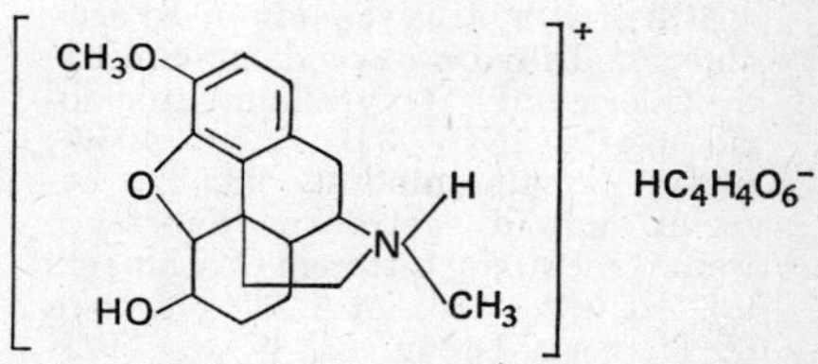

Dihydrocodeinhydrogentartrat

Dihydrocodeinonhydrogentartrat: Dihydrocodeinonum bitartaricum, Hydrocodonbitartrat, Dicodid®

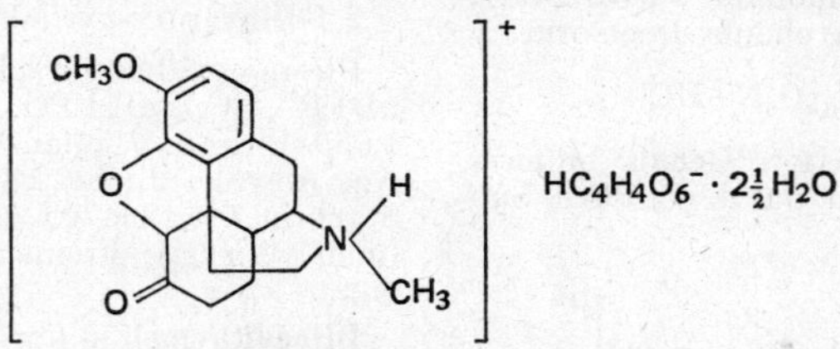

Dihydrocodeinonhydrogentartrat

$C_{22}H_{27}NO_9 \cdot 2\frac{1}{2} H_2O$, Mol. 494,5; DAB 7: Gehalt mindest. 98,5%, berechn. auf d. getrockn. Substanz; weiß. kr. Pv. v. bitterem Geschmack, l. i. etwa 10 T. Aq., wl. i. A. 90%; Spez. Drehg.: $[\alpha]_D^{20°}$ = —87,5° bis —90,5° (Meßlsg. 5,0 g i. 100 ml Aq.); Sulfatasche max. 0,1%. Anw. med.: wie Morphin als Analgeticum u. hustenstillendes Mittel. MD 0,015 g, MTD 0,05 g. Unterliegt BTM-Gesetz; vgl. Acedicon®.

Dihydrocodeinonum bitartaricum: s. Dihydrocodeinonhydrogentartrat.

Dihydrocodeinum bitartaricum: s. Dihydrocodeinhydrogentartrat.

Dihydroergocristin: $C_{35}H_{41}N_5O_5$, Mol. 611,76; weiß. kr. Pv., ll. i. Chlf., l. i. absolut. A., Aceton, wl. i. Ae., unl. i. Aq. Anw. med.: als Sympaticolyticum, Dos. 0,25—1,5 mg (oral, s.c., i.m.; enth. in Hydergin®.

Dihydro-Ergosterin: Provitamin D_4, s. Vitamine.

Dihydroergotamin: (Abkz. DHE) $C_{33}H_{37}N_5O_5$; farbl. Kr., swl. in A., unl. in Aq. Anw. med.: als Sympathikolytikum, bei Angina pectoris, Migräne, arteriosklerotischen Kopfschmerzen; MTD 2 mg (haupts. als Dihydroergotamintartrat $C_{35}H_{40}N_5O_8$).

4,4'-Dihydrofuchson: s. Aurin.

Dihydro-hydroxycodeinon-hydrochlorid: Dihydro-oxycodeinonum hydrochloricum, Oxycodonhydrochlorid. $C_{18}H_{22}ClNO_4 \cdot 3\,H_2O$, Mol. 405,9; DAB 7: Gehalt mindest. 98,5%, berechn. auf d. getrockn. Substanz; weiß. kr. Pv. von bitterem Geschmack, l. i. Aq. (etwa 1:6), in A. 90% (i. etwa 60 T.). Spez. Drehg.: $[\alpha]_D^{20°}$ = —142° bis —145° (c = 2,0). Anw. med.: wie Morphin, MD. 0,03 g, MTD. 0,1 g, subcutan 0,01 g (Eukodal®); BTM.

Dihydromorphinonhydrochlorid: Dihydromorphinonum hydrochloricum, Hydromorphonhydrochlorid

$$C_{17}H_{19}O_3N \cdot HCl.$$

Mol. 321,8: DAB 7: Gehalt mindest. 99,0%, berechn. auf d. getrockn. Substanz.

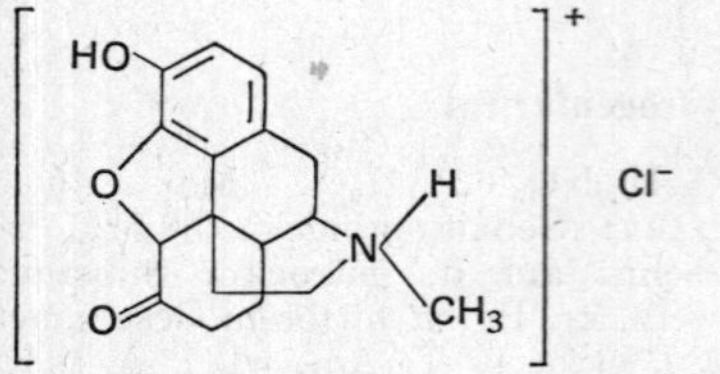

Weißes, kr. Pv. von bitterem Geschmack, l. in 3 T. Aq., in 90 T. A., swl. in Chlf. Spez. Drehung: $[\alpha]_D^{20°}$ = —136,5° bis —138,5° (Meßlsg. 5 g in 100 ml Aq.). Aufbewahrung: Gut verschlossen und vor Licht geschützt. Vorsichtig aufzubewahren. MD 0,004 g; MTD 0,012 g. Unverträgl. mit alkalisch reagierenden Stoffen. Anw. med.: (nur f. Erw.) wie Morphin, jedoch stärker, besser verträglich (kontraindiziert bei Status asthmaticus). Unterliegt d. Betäubungsmittelgesetz (Dilaudid®. 1,1 ml der Ampullenlsg. enth. 0,002 g, 1 Tabl. oder 1 Zäpfchen 0,0025 g D. Dilaudid -Amp. u. -Tabl. sind auch mit Zusatz von Atropin im Handel).

Dihydromorphinonum hydrochloricum: Dihydromorphinonhydrochlorid.

Dihydrostreptomycinum sulfuricum: Dihydrostreptomycinsulfat, s. Streptomycin.

Dihydroxyanthrachinon: Dioxyanthrachinonum, Danthron, Istizin®; $C_{14}H_8O_4$, Mol. 240,2; orangegelb. kr. Pv., prakt. unl. i. Aq., ll. i. sied. Essigsäure, l. i. Chlf., wl. i. Ae. u. Benzin, swl. i. A. 90%, i. Alkalilaugen unter Phenolbildung lösl., Schmelztemp. 188—194°. Anw. med.: als dickdarmwirksames Laxans, Dos. 0,15—0,45 g.

3,4-Dihydroxy-anthranol: s. Anthrarobin.

1,2-Dihydroxybenzol: s. Brenzcatechin.

1,3-Dihydroxybenzol: s. Resorcin.

1,4-Dihydroxybenzol: s. Hydrochinon.

2,4-Dihydroxy-pyrimidin: s. Uracil.

Diisopropylfluorphosphat: Abkz. „DFP", $(C_3H_7O)_2FPO$, ölige Fl. D. 1,055, l. i. Aq. u. pflanzl. Ölen, swl. i. Aq. Anw. med.: bei Glaukom (grün. Star) in 0,5- bis 0,1%iger öl. Lsg. (miot. Wirkg.); Freiname: Fluorstigmin.

Dijoddithymol ERG: Thymolum bijodatum ERG.

3,5-Dijod-8-hydroxybenzolsulfonsäure: s. Sozojodolsäure.

Dijodtyrosin: Jodgorgosäure, s. Schilddrüsenhormon unter Hormone.

Dijodyl ERG: Dijodyl®, Rizinstearinsäuredijodid,

$$CH_3(CH_2)_5 \cdot CHOH \cdot CH_2 \cdot CJ{:}CJ— \\ (CH_2)_7 \cdot COOH.$$

Mol. 550,1; F. 68—70°; Gehalt 45 bis 46% Jod. Weiß. bis gelblichweiß. Pv., l. in A. und Ae., unl. in Aq. Anw. med.: zur Jodtherapie wie Kal. jod., mittl. Dos. 0,15 g.

Dikaliummonohydrogenphosphat: s. Kaliumphosphate.

Dikalium-ortho-phosphat: Kalium phosphoricum siccatum, s. Kaliumphosphate.

Dikalziumphosphat: Calc. phosphoricum, s. Calciumphosphat, sekundär.

Diketone: (Alkandione) Ketone mit 2 CO-Gruppen. Je nach der Stellung der Gruppen unterscheidet man 1,2-Diketone = α-Diketone $(—\overset{1}{C}O \cdot \overset{2}{C}O—)$, 1,3-Diketone = β-Diketone,

$$(—\overset{1}{C}O \cdot \overset{2}{C}H_2\overset{3}{C}O—)$$

oder 1,4-Diketone = γ-Diketone

$$(—\overset{1}{C}O \cdot \overset{2}{C}H_2 \cdot \overset{3}{C}H_2 \cdot \overset{4}{C}O—).$$

Einfachstes Diketon ist das **Diacetyl**

$$H_3C—CO—CO—CH_3,$$

eine gelbe, süßl. stechend riech. Fl., die in äth. Ölen sowie in der Kuhbutter als Farbstoff u. Geruchsträger vorkommt.

Dikotyledonae: *bot.* Zweikeimblättrige Pflanzen.

Dilaudid®: s. Dihydromorphinonhydrochlorid.

Dill: Anethum graveolens*.

Dillöl: Oleum Anethi, s. Anethum graveolens.

Dilutus(-a, -um): Verdünnt.

Dimethoxystrychnin: s. Brucin.

Dimethyläthylkarbinol: Amylenum hydratum, s. Amylenhydrat.

Dimethylaminoantipyrin: Dimethylaminophenyldimethylpyrazolon.*.

Dimethylaminoazobenzol: Methylgelb, Dimethylgelb, Buttergelb,

$$C_6H_5 \cdot N = N \cdot C_6H_4N(CH_3)_2.$$

Mol. 225,28; F. 116—117°. Goldgelbe Kr., unl. in Aq., l. in A., Ae., Chlf., Bzl. Anw.: als Indikator i. d. Maßanalyse, Umschlaggeb.: pH 2,9—4,0 (rotgelb). Zur Butterfärbung seit 1948 verboten, da zu den carcinogenen* Stoffen gehörend.

4-Dimethylaminobenzaldehyd: $N(CH_3)_2 \cdot C_6H_4 \cdot CHO$; weiße bis gelbl. Kr., swl. in Aq., l. in A., Ae., Chlf. Anw.: zum Nachweis v. Urobilinogen u. Sterkobilinogen etc. in 2%iger salzsaurer Lsg. (Ehrlich's Reagens).

Dimethylaminophenazon: s. nachst.

Dimethylaminophenyldimethylpyrazolon: Dimethylaminoantipyrin, Pyrazolonum dimethylaminophenyldimethylicum, Dimethylaminophenazon, Aminophenazon (INN), Pyramidon®, Amidopyrin®, $C_{13}H_{17}N_3O$

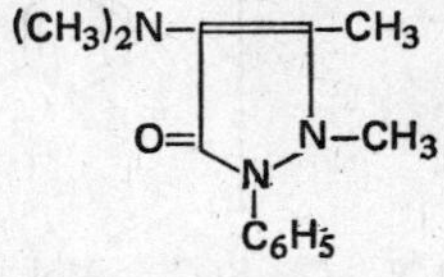

F. 107—109°. Weiß., kr. Pv., sll. in A., l. in Aq. u. Ae. Anw. med.: als Antipyreticum und Analgeticum, wirkt dreimal so stark wie Antipyrin. Seine Wirkung entwickelt sich allmählicher und dauert länger an. Dos. 0,1—0,5 g. Mit vielen Stoffen unverträglich, s. Tabelle 1 „Unverträgliche Arzneimischungen".

Dimethylarsinsäure: Acid. kakodylicum, s. Kakodylsäure. D.-Natriumsalz s. Natriumkakodylat.

Dimethylcarbamoyloxyphenyl-trimethylammonium-bromid: Dimethylcarbaminoyl-oxyphenyl-trimethylammonium bromatum; $C_{12}H_{19}BrN_2O_2$, Mol. 303,2; DAB 7: Gehalt mind. 99,0%, berechn. auf d. getrocknete Substanz; weiß. kr. Pv. von bitterem Geschmack, sll. i. Aq., ll. i. A. 90% u. i. Chlf., Schmelztemp. 217—221°, Sulfatasche max. 0,1%. Aufbewahrung: vor Licht geschützt, sehr vorsichtig aufzubewahren. Bei oraler Verabreichung: MD 0,016 g, MTD 0,048 g. Anw. med.: als Parasympathicomimeticum (ähnlich wie Physostigmin), wirkt miotisch, hemmend auf Cholinesterase, erregend auf den Parasympathicus, besonders wirksam auf die Blasen-, Magen- und Darmmuskulatur; bei Lähmungen, postoperativer Darmatonie, Muskelspasmen, Glaukom, paroxysmalen Tachykardien, Involutionspsychosen, zur Aufhebung der Curarewirkung (Antagonist des D-Tubocurarins). (Prostigmin®, Neostigminbromid, Synstigminium bromatum).

Dimethylcarbamoyloxyphenyl-trimethylammonium-methylsulfat: Dimethylcarbaminoyl-oxyphenyl-trimethylammoniummethylsulfonicum, Neostigminmethylsulfat, Dimethylcarbaminoyl-3-oxyphenyl-trimethylammoniummethylsulfat, (Formel s. S. 210),

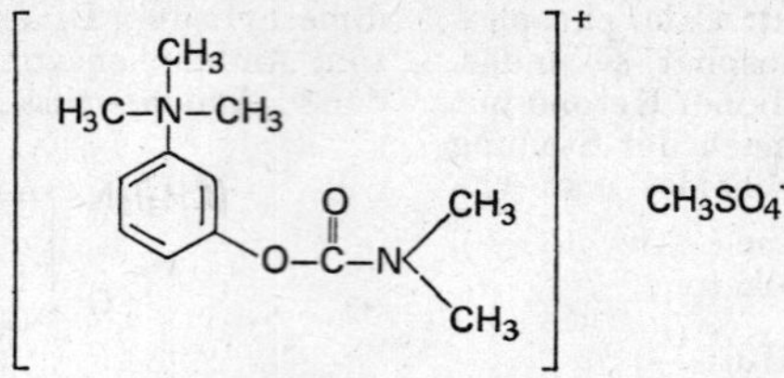

$C_{12}H_{19}O_2N_2 \cdot CH_3SO_4$. Mol. 334,4. DAB 7: Gehalt mind. 98,5%, berechn. auf d. getrockn. Substanz. Weißes, kr. Pv. von bitterem Geschmack, sll. in Aq. (1:0,5), ll. i. A. 90%; Schmelztemp. 143—148°. Aufbewahrung: Gut verschlossen und vor Licht geschützt. Sehr vorsichtig aufzubewahren. Bei parenteraler Verabreichung: MD 0,001; MTD 0,005 g. Anw. med.: wie Dimethylcarbamoyloxyphenyl-trimethylammonium-bromid (für Injektionen 0,5 mg intramuskulär oder subkutan, intravenös als Infusion).

Dimethylcarbinol: Alcohol isopropylicus, s. Isopropylalkohol.

Dimethylgelb: Dimethylaminoazobenzol*.

Dimethylglyoxim: Diacetyldioxim,

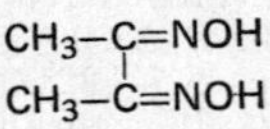

Mol. 116,12; F. ca. 238° unt. Zersetzg. Weiß. kr. Pv., l. in A., Ae., Aceton u. i. wäßrig. alkal. Lsgn., in Aq. 0,4‰, gefärbte Metallkomplexsalze; als Tschugaeff' Reagens i. d. Analyse, bes. z. Nachweis v. Nickel, Palladium, Wismut, Kobalt, Eisen(II), Vanadin (IV), Rhenium, Zinn u. Cyanid. Das Natriumsalz des Dimethylglyoxims ist ll. in Aq. u. wird in 1,5%ig. wäß. Lsg. ebenfalls zum Nachweis von Nickel benutzt, vgl. α-Benzildioxim.

Dimethylketon: s. Aceton.

Dimethylphenylpyrazolon: s. Phenyldimethylpyrazolon.

Dimethylphthalat: $C_6H_4(COOCH_3)_2$: Phthalsäure-dimethylester, farbl. Fl., swl. i. Aq., mischbar mit organ. Lsgs.-mitteln; D. 1,12; Kp. 160—164°. Anw. techn.: als Lösungsmittel,Weichmacher usw., ferner als Insektenschutzmittel (ein dünner Überzug mit D. schützt die Haut mehrere Stunden lang gegen Insekten, Mipax®, Palatinol®).

Dimethylpyridine: s. Pyridinum.

Dimethylsulfat: Schwefelsäuredimethylester, $(CH_3)_2SO_4$; farbl. ölige Fl. von pfefferminzart. Geruch. sll. in A. u. Ae., prakt. unl. in Aq.; D. 1,33, F. —32°, Kp. 187—188°; sehr giftig, reizt die Haut u. d. Atmungsorgane. MAK 1 ml = 5 mg/m³ Luft. Anw. techn.: als Alkalierungsmittel in d. organ. Chemie, zur Herst. von Farbstoffen, Vanillin, Antipyrin usw., als Reagens auf Eiweiß, Hydroxycholesterin u. a.

Dimethylsulfoxid: DMSO, $(CH_3)_2SO$, klare, hygrosk. Fl., mischbar mit Aq., A., Ae., Chlf. Anw. med.: als Analgeticum u. Antiphlogisticum (perkutan); wirkt auch bakterio- u. fungistatisch; Nebenwirkgn. möglich; techn. als Lösungsmittel.

Dimethyltubocurarin-dichlorid: d-Tubocurarin-dimethyläther; rascher, etwa 3fach stärker, doch kürzer als Tubocurarin wirkendes Muskelrelaxans (i.v.; Bauchchirurgie).

Dimethyltyramin: Hordenin*.

1,3-Dimethylxanthin: Theophyllin*.

3,7-Dimethylxanthin: Theobromin*.

Dimidium: Dim.; (lat.) Rezepturanweisung „. . . die Hälfte".

Dimorphie: (Heteromorphie) die Eigenschaft eines Körpers, in 2 (oder mehreren) verschied. Kristallformen auftreten zu können, z. B. Schwefel (monokline Säulen, rhomb. Oktaeder).

Dinatriumhydrogenphosphat: s. Natriumphosphat, sekundär.

Dinatriumorthophosphat: s. Natriumphosphat, sekundär.

1,3-Dinitrobenzol-Lsg.: Reag. DAB 7.

3,5-Dinitrobenzoylchlorid: Reag. DAB 7.

Dinitrokresol: 4,6-Dinitro-o-kresol,

$$CH_3 \cdot C_6H_2(NO_2)_2OH.$$

Gelb. Pv., ll. in Ae. u. Bzl., l. in A., Anw.: zur Schädlingsbekämpfung.

2,4-Dinitrophenol: (1-Oxy-2,4-dinitrobenzol) $C_6H_3(OH)(NO_2)_2$; gelb. kr. Pv., F. 114°, ll. i. A., Chlf., Bzl., l. i. heiß. Aq. Anw.: zur Holzimprägnierung gegen Pilzbefall (0,5%) sowie in der Farbstoffindustrie. Im Ausland vielfach zu Entfettungsmitteln verwendet, Leber- u. Nierenschädigungen, Erblindungen u. Todesfälle, auch Dinitrokresol*, Dinitrothymol u. Dinitronaphthol).

2,4-Dinitrophenylhydrazin: Reag. DAB 7.

Diözisch: *bot.* zweihäusig, d. h. die Pfl. hat nur männl. oder weibl. Fortpflanzungsorgane.

Diolefine: s. Diëne.

Dionin: Äthylmorphinhydrochlorid.

Dioptrie: Abkz. „D", Brechkrafteinheit (dptr.) = BKE = bei einer Linse von 1 m Brennweite. Je höher die Brechkraft, d. h. die Zahl der Dioptrien, desto kürzer die Brennweite. Eine Linse von 2 dptr. hat doppelte Brechkraft, also $^1/_2$ m Brennweite. Formel: $D = \frac{1}{b}$ (b = Brennweite), z. B. b = 20 cm, $D = \frac{1}{0,20} = 5$ Dioptrien.

Dioptrik: Lehre von der Brechung (Refraktion) des Lichtes: Wenn ein Lichtstrahl aus einem Medium in ein anderes eintritt, z. B. aus Luft in Wasser, so wird er aus seiner urspünglichen Richtung abgelenkt oder gebrochen. Der Winkel, den der einfallende Strahl mit dem Einfallslot bildet, heißt der Einfallswinkel (a, s. Abb.), der Winkel, den der gebrochene

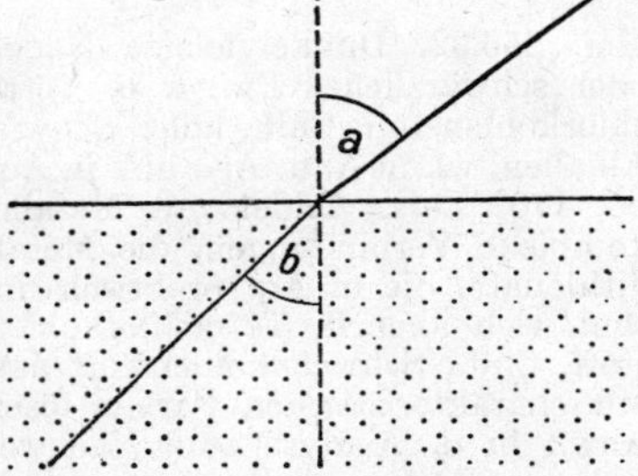

Strahl mit dem Einfallslot bildet, der Brechungswinkel (b, s. Abb.). Brechungsexponent gibt das Verhältnis des Sinus des Einfalls- u. Brechungswinkels an. Er ist für dieselben Mittel stets konstant (Snellitssches Brechungsgesetz 1521); vgl. Refraktometrie.

Dioscorea villosa: Fam. Dioscoreaceae (atlant. Nordamerika, vielfach kult.). Zottige Yamswurzel. Stpfl. von **Rhizoma Dioscoreae villosae:** Yamswurzel, Brotwurzel, Wild Yam Root; der getrockn. Wurzelstock ohne Wurzeln, frisch von betäubender Wirkung u. von bitterem Geschmack; durch Einweichen in Wasser u. durch Kochen wird das Rhizom eßbar. Best.: Saponine, harzartiges Dioscorein, viel Stärke. Anw. med.: als Expectorans u. als Rheumamittel, bei den Eingeborenen wegen seines Stärkegehalts als Nahrungsmittel. HOM: Dioscorea villosa, der im September gesammelte frische Wurzelstock. (Aufbewahrung: Urtinktur, 1.—3. Dez.-Pot. vorsichtig.)

Diosmin: Glykosid aus Fol. Bucco, s. Barosma-Arten.

Diosmose: Osmose*.

Dioxan: 1,4-Dioxan, $C_4H_8O_2$, Mol. 88,11; klare farblose charakterist. riech. Fl., mischbar mit Aq., A. 96%, Ae. Erstarrungstemp.: 9—11°, Siedetemp. 100—102°, D. 1,031—1,034, Brech.Ind.: $n_D^{20°}$ = 1,421—1,424; DAB 7: Anw. als Lösungsmittel zur Messung der spez. Drehg. von Cortisonacetat u. Desoxycorticosteronacetat Anw. techn.: als Lösungsm. f. Cellulosen, Wachse, Harze, Öle.

Dioxy-: (exakt: Dihydroxy-) Bez. für Verbdg., die 2 OH-Gruppen enthält.

1,2-Dioxyanthrachinon: s. Alizarin.

1,8-Dioxyanthrachinon: s. Dihydroxyanthrachinon.

Dioxyanthranol: s. Anthrarobin.

o-Dioxybenzol: Brenzkatechin*.

Dioxybernsteinsäure: Acid. tartaricum, s. Weinsäure.

Dioxide: Oxide mit 2 Atomen Sauerstoff im Molekül.

Dioxydiäthylstilben: s. Diäthylstilböstrol.

Dioxyfluoran: Fluorescein.

Dioxyphenyläthanolmethylamin (ortho): s. Adrenalin.

Dioxyphenylalanin: Dopa, natürl. Aminosäure

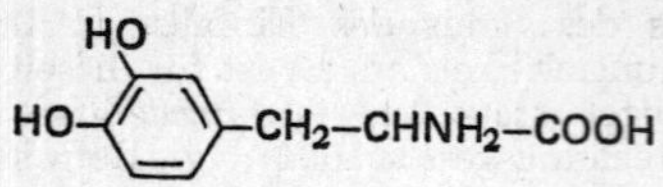

Oxidationsprodukt des Tyrosins (unter Mitwirkung des Enzyms Tyrosinase). Dopa ist Vorstufe bei der Pigmentbildung (Melanine) der Haut u. wichtiges Zwischenprod. der Adrenalinbiosynthese; es erhöht Blutdruck u. Blutzuckerspiegel.

2,6-Dioxypurin: Xanthin*.

Dipenten: (raz. Limonen, Cinen) $C_{10}H_{16}$, farbl. citronenartig riech. Fl., D. 0,84. Kommt in viel. äth. Ölen vor. Anw.: als Lösungsmittel i. d. Lackindustrie usw. sowie i. d. Parfümerie.

Dipeptidasen: Enzyme, die Dipeptide (s. Peptide) spalten.

Dipeptide: s. Peptide.

Diphenyl: (Biphenyl, Phenylbenzol) C_6H_5—C_6H_5. Farblose, glänzende, aromatisch riechende Blättchen; ll. in A. u. Ae., unl. in Aq.; D. 1,16; F. ca. 70°; Kp. 254°; im Steinkohlenteer enthalten. Darst.: durch Kondensation von Jod- oder Brombenzol, mit Natrium oder Kupfer, ferner entsteht es beim Durchleiten von Benzoldämpfen durch glühende Rohre. Bei der Oxidation liefert Diphenyl Benzoesäure. Muttersubstanz vieler Azofarbstoffe; zur Konservierung von Zitronen und Apfelsinen verwendet, indem man diese mit D. impft oder wäscht oder in mit D. getränktes Papier einwickelt.

Diphenylamin: $C_6H_5 \cdot NH \cdot C_6H_5$. Mol. 169,2; F. 53—54°. Farbl. Kr., ll. in A., Ae., l. in Bzl., unl. in Aq.

Diphenylamin-Schwefelsäure: Reagenz DAB 7: Lsg. v. 1,00 g Diphenylamin in 100 ml konzentr. Schwefelsäure; Anw.: als Redoxindikator i. d. Cerimetrie u. bei chromatometrischen Gehaltsbestimmungen, ferner zum Nachweis von Salpetersäure bzw. Nitraten: die zu untersuchende Fl. vorsichtig über einige ml Reagens schichten, dann bildet sich im positiven Falle an der Berührungsstelle ein blauer Ring (nicht spezifisch).

Diphenylcarbazid: Diphenylcarbohydrazid,

$$O{=}C(NH \cdot NH \cdot C_6H_5)_2.$$

Weißes, kr. Pv., an der Luft sich schwach rosa färbend, Mol. 242,27; F. zwischen 162—175°, l. in A., Aceton, Eisessig, wl. in Aq., unl. in Ae. Anw.: in d. Analyse zum Nachweis von Chrom, Hg, Mg, Chlorid sowie von H_2O_2 u. a. m.; als Indikator.

Diphenyldiamin: Benzidinum ERG*.

Diphenylglyoxim: α-Benzildioxim*.

Diphenylhydantoin: Diphenylhydantoinum, Phenytoin, 5,5-Diphenylhydantoin,

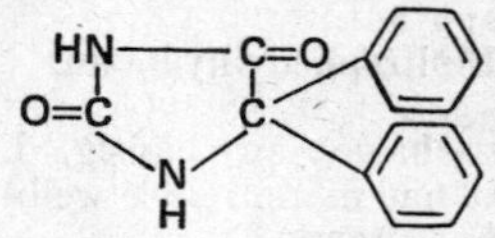

$C_{15}H_{12}N_2O_2$. Mol. 252,3. DAB 7: Gehalt mind. 99,0%, berechn. auf d. getrockn. Substanz. Weißes, feinkr. Pv., wenig l. in A., wl. in Ae., Chlf., praktisch unl. in Aq.; unter Salzbildung l. in verd. Alkalilauge. Schmelztemp. 295 bis 299°. Aufbewahrung: Vor Licht geschützt. Vorsichtig aufzubewahren. MD 0,3 g; MTD 1 g. Anw. med.: als Antiepilepticum (Zentropil®, Citrullamon®, Epanutin®; in Comital®.

d-2,2-Diphenyl-3-methyl-4-morpholino-butyryl-pyrrolidin: Dextromoramid, $C_{25}H_{32}N_2O_2$; Mol. 392,55; F. 180—184° $[\alpha]_D^{20°} = +25{,}5°$; weiß. Pv., l. i. Bzl. u. anderen organischen Lsgsm. Anw. med.: als stark wirkend. Analgeticum (stärker wirkend als Morphin). Dos.: oral 6,9 mg (1 Tabl.). Unterliegt der BtmVVO. (Palfium®, R 875®, Jetrium®).

Diphenylthiocarbazon: Dithizon,

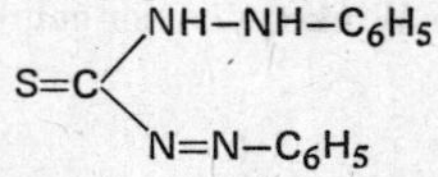

Mol. 256,32. Dunkelviolette Nadeln oder schwärzliches Pv., l. in Tetrachlorkohlenstoff, Chlf., konz. Schwfs., Alkalien, wl. in A. u. Ae., unl. in Aq.; bei 170° Zers.; bildet mit Metallen komplexe Verbindungen, die Metalldithionate, die in Aq. praktisch unl. sind, sich aber in Tetrachlorkohlenstoff, Chlf., Schwefelkohlenstoff usw. mit charakteristischen Farben lösen. Anw.: in d. Analyse zum Nachweis u. zur quantitativen Bestimmung von Cu, Ag, Pb, Zn, Hg, Bi, Cd, Tl usw., zur Mikro- u. Spurenanalyse (mit D. lassen sich z. B. Zinkspuren noch in

Verdünnungen von 1:50 Mill. nachweisen).

Diphosphin: Flüssiger Phosphorwasserstoff*.

Diphtherie-Adsorbat-Impfstoff: Al. F. T. Behringwerke; an Aluminiumhydroxid adsorbiertes, gereinigtes Diphtherie-Formol-Toxoid. Anw.: zur aktiven Immunisierung.

Diphtherie-Bacillus: Corynebacterium diphtheriae.

Diploid: (griech.) zweifach; **diploide Zellen:** Zellen mit doppeltem Chromosomensatz; vgl. haploid u. Polyploidie.

Diplokokken: Paarweise aneinanderhaftende Kokken, grampositiv, unbeweglich: Diplococcus pneumoniae (D. lanceolatus) = Pneumokokken.

Dippels Tieröl: Ol. animale aeth. ERG*.

Diptamwurzel: Radix Dictamni, s. Dictamnus albus.

Dipterix odorata: Fam. Leguminosae (Venezuela, Guayana, Surinam, Nordbrasilien) neben anderen Arten. Stpfl. von **Semen Tonco:** (Faba Tonco, Faba de Tonca, Tonkabohne) 3—5 cm lange, 1—2 cm breite u. ca. 1 cm dicke, schwarze gerunzelte, an beid. Enden abgerundete Samen, häufig mit kleinen weißen Kristallen bereift, Geruch nach Cumarin, Geschmack bitterlich-würzig (die kleinen braunen Bohnen „Para-“ oder „Englische Tonkabohnen“ stammen von D. oppositifolia aus Engl.-Guayana). Best.: Cumarin (bis 10%), fett. Öl (bis 25%), Gummi, Stärke, Zucker. Asche max. 4%. Anw.: als Aromaticum für Tabak; Ersatz für Waldmeister. HOM: Tonca, reife Samen.

Dipterocarpus-Arten: Stpfln. von Balsamum Gurjunae*.

Direktfarbstoffe: Substantive Farbstoffe, „Direktziehende“ Farbstoffe. Farbstoffgruppen (meist Tris- oder höhere Polyazofarbstoffe), die Baumwolle u. Kunstseide „direkt“ färben, d. h. ohne Beizen.

Disaccharide: s. Kohlenhydrate.

Disazofarbstoffe: Farbstoffe mit zwei Azogruppen im Molekül, z. B. Kongorot; s. Azofarbstoffe.

Dischwefelchlorid: Sulfur chloratum, s. Schwefelmonochlorid.

Diseptale: Bezeichng. f. Uliron, Neo-Uliron u. Uliron C, s. Sulfonamide.

Diskus: *bot.* Auswuchs des Blütenbodens zwischen Staubblättern und Fruchtknoten, häufig scheibenförmig und Nektar ausscheidend.

Dispensatorium: Mittelalterliches Arzneibuch, Apothekerbuch, z. B. D. des Valerius Cordus (1515—1544), D. coloniense (1565) u. a.; **Dispensary,** amerikan. offiziöses Arzneibuch (Ergänzungsbuch).

Dispensieren: Eine Arznei bereiten und abgeben.

Dispersion: 1. D. des Lichtes: Farbenzerstreuung, d. h. Zerlegung des Lichtes in seine farbigen Bestandteile; vgl. Spektrum. 2. Verteilung der Kolloide in kolloiden Lsgen (Dispersionsgrad), s. Kolloide.

Dispersitätsgrad: syn. Dispersionsgrad, s. Kolloide.

Dispersoide: Kolloide*.

Disposition: *med.* Veranlagung, Bereitschaft, Empfänglichkeit des Körpers für Krankheiten bzw. für die Wirkung schädlicher Einflüsse; kann angeboren, ererbt oder erworben sein.

Dissimilation: Abbau u. Verbrauch der durch d. Assimilation* gewonn. Körpersubstanz. Hierbei wird durch Abbau höherer organ. Verbindungen in einfachere Substanzen die Energie frei, die den Lebensprozeß in Gang hält. Endprodukte d. Diss. sind z. B. Kohlensäure, Wasser, Harnstoff, Ammoniak.

Dissolventium(a): Auflösendes, zerteilendes Mittel.

Dissoziation: s. Ion.

Distelkraut: s. Cnicus benedictus.

Distickstoffpentoxid: Salpetersäureanhydrid, N_2O_5, s. unter Nitrogenium.

Disulfate: Pyrosulfate*.

Disymmetrisch: *bot.* Bilateral, s. Blüte.

Dithionsäure: Unter-Dischwefelsäure, $H_2S_2O_6$, farbl. Säure, nur in wäßriger Lsg. beständig.

Dithizon: Diphenylthiocarbazon*.

Diurese: Harnausscheidung.

Diureticum(a): Harntreibendes, die Diurese förderndes Mittel.

Diuretin®: Theobromino-natrium salicylicum DAB*.

Divide: (auf Rezepten) teile; **divide in partes aequales** = teile in gleiche Mengen.

Divi-Divi: s. Caesalpinia coriaria.

Djamboe- oder **Djambu-Blätter:** s. Psidium guajava.

D, L-(dl): Vorsatz für opt. inaktive (razem.) Verbindungen, s. Razemat.

DMSO: s. Dimethylsulfoxid.

DNS: Abkürzg. für Desoxyribonucleinsäure*.

DOC: Desoxycorticosteron, Hormon der Nebennierenrinde, s. Hormone.

DOCA: s. Desoxycorticosteronacetat.

Dolantin®: s. Methyl-phenyl-piperidinocarbonoyl-äthanol-hydrochlorid.

Dolde: *bot.*, s. Blütenstand.

Dolichos pruriens: Mucuna pruriens*.

Dollensame: s. Anethum graveolens.

Dollkraut: s. Conium maculatum.

Donax arundinaceus: Arundo donax*.

Donaxwurzel: s. Arundo donax.

Dopa: Dioxyphenylalanin*.

Doppelkamille: Anthemis nobilis*.

Doppelsalze: Salze, die entstehen, wenn die vertretbaren H-Atome der Säure durch versch. Metallatome ersetzt werden, z. B. $KAl(SO_4)_2$ = Kalium-Aluminiumsulfat.

Doppeltkohlensaures Natrium: Natrium bicarbonicum, s. Natriumhydrogencarbonat.

Doppelwasserglas: Eine Mischung von Kalium- u. Natrium-Wasserglas, s. Kaliumdisilikat u. Natriumsilikat.

Dorant, Weißer: Herba Marrubii, s. Marrubium vulgare.

Dorema ammoniacum: Fam. Umbelliferae (nordöstl. Persien bis Turkestan u. Afghanistan, Wüsten östl. des Aralsees und Südsibirien). Stpfl. von **Ammoniacum:** (Gummi Ammoniacum, Gummiresina Ammoniacum) Ammoniakgummi, Armenisches Gummi; der Milchsaft, der entweder freiwillig oder nach Verwundung durch Insekten aus den Blattstielen ausfließt und an der Luft erhärtet. Lose oder zusammenklebende Körner von bräunlicher, auf dem frischen Bruche von weißlicher Farbe. Best.: 60—70% Harz (Salizylsäureester), 11% Gummi, äth. Öl. Anw. med.: zu hautreizenden Pflastern (DAB: Emplastrum Lithargyri compositum); HOM: Ammoniacum.

Dorsal: (lat. dorsalis, von dorsum = Rücken) Zum Rücken gehörig. (Gegensatz: ventral = zum Bauch gehörig.)

Dorsiventral: *bot.* s. Blüte.

Dosimetrie: Messung von Röntgenstrahlen (nach Menge u. Qualität) mit dem Dosimeter (Ionometer).

Dosis: Menge der Arzneigabe; **DL, Dl:** Dosis letalis = tödl. Dosis; **Dlm.:** Dosis letalis minima = kleinste tödliche Dosis; **ED:** Einzeldosis; **MD:** Maximal-Dosis; **MTD:.** Maximal-Tagesdosis; **Dosis refracta:** Verringerte Dosis; s. ferner Tabelle „Abkürzungen, Maximaldosen".

Dosis-Einheit: Maßeinheit für ionisierende Strahlen = r (internationale Röntgeneinheit); s. Röntgenstrahlen.

Dosistitration: Einstellung eines Patienten auf ein Arzneimittel, bzw. exakte Festlegung der notwendigen Wirkstoffmenge für einen bestimmten Patienten.

Dost, Kretischer: s. Origanum creticum*.

Dostenkraut: s. Origanum vulgare.

Dotter: Eigelb, Vitellus Ovi, s. Ovum.

Doversches Pulver: Pulvis Ipecacuanhae opiatus DAB 6.

DPN: s. Codehydrasen.

Drachenblut, Ostindisches: Resina Draconis, s. Daemonorops draco.

Drachenwurz: Dracunculus vulgaris*; **Grüne Drachenwurz:** Arisaema dracontium*.

Dracontium foetidum HOM: Symplocarpus foetidus*.

Dracunculus vulgaris: (Arum dracunculus) Drachenwurz, Schlangenwurz, Fam. Araceae (Südeuropa); Stpfl. von HOM Arum Dracunculus, frischer, vor der Entwicklung der Blätter gesammelter Wurzelstock. Aufbewahrung: Urtinktur, 1.—3. Dez. Pot. vorsichtig.

Dragees: (von griech. τραγήματα = Naschwerk); Überzuckerte Tabletten u. Pillen.

Dragendorffs Reagenz: Kaliumwismutjodidlösung, Reagenz auf Alkaloide: Man löst 8 g Bismutum subnitricum in 10 ml HNO_3 u. gießt die Lsg. unter Umschütteln in eine Lösung von 25 g Kal. jod. in etwas Wasser. Nach dem Abkühlen filtriert man den gebildeten Niederschlag von Kaliumnitrat ab u. ergänzt mit Wasser auf 100 ml. Alkaloide geben mit dem Reagenz einen hellgelben-gelbrotenorangeroten Niederschlag (Strychnin = hellgelb, Morphin = rotgelb, Atropin = rötlichgelb-hellgelb).

Drasticum(a): Stark. Abführmittel.

Drehung, Optische: s. Polarisation.

Dreifaltigkeitskraut: Herba Violae tricoloris, s. Viola tricolor.

Dreiweghahn: Hahn, der durch Drehung des Hahnkükes die Schließung des einen und gleichzeitig Öffnung eines anderen Ansatzrohres gestattet.

DRF: Deutsche Rezeptformeln, s. Magistralformeln.

Drimys winteri: Fam. Magnoliaceae (heim. Mexiko, durch das ganze westl. Südamerika bis Magalhãesstraße). Stpfl. von **Cortex Winteranus verus:** Echte Wintersrinde, Magalhãesischer Zimt. Best.: Äth. Öl, Harz, Stärke. Anw. med.: als Stomachicum.

Droge: Im deutschen Sprachraum bezeichnet man als Droge eine Arzneipflanze oder deren Teile (Wurzel, Blätter, Blüten). Im angelsächsichen Sprachraum steht „drug" für Arzneimittel generell, wurde dann aber speziell ausgedehnt auf Rauschmittel, so daß auch heute in Deutschland unter „Drogen" die verschiedenartigen Rauschdrogen verstanden werden. Diese Begriffsverschiebung muß beachtet werden, da man keinesfalls „Arzneimittel" mit „Drogen" gleichsetzen darf.

Drogenauszüge, wäßrige: Artikel m. allg. Ang. f. Dekokte, Infuse u. Mazerate im DAB 7.

Dromoran®: Levorphanol; 3-Hydroxy-N-methyl-morphinantartrat. Anw.: Akute u. chronische schwere u. schwerste Schmerzen, auch in Fällen, wo Morphin ungenügend wirkt; zur Narkosevorbereitung. Dos. 1- bis 2mal tägl. 1—2 Tabl. à 1,5 mg od. Ampullen à 2 mg od. Suppos. à 2 mg. Die analget. Wirkung setzt 15—30 Minuten nach der Verabreichung ein u. hält ca. 5 bis 8 Stunden an. Unterliegt dem Betäubungsmittelgesetz (Antagonist: Lorfan*).

Drosera rotundifolia: Fam. Droseraceae, Sonnentau (Mitteleuropa, Osteuropa, Grönland, Asien, Nordamerika). Stpfl. von **Herba Droserae:** (Herba Rorellae) Sonnentaukraut, Sonnenkraut, Herrgottslöffel. Best.: Im Sekret der Drüsenhaare Enzyme (Proteinase, Pepsinase), Droseron (Plumbagin = 2-Methyl-5-hydroxynaphthachinon, ein antibiotisch wirkender Stoff), Vitamin C, Gerbstoff, Säuren. Asche max. 5%. Anw. med.: gegen Husten, Bronchitis, Asthma, Arteriosklerose, als krampflösendes Mittel bei Keuchhusten; volkst.: bei Tbc u. Leberleiden; äuß. b. Augenleiden sowie zur Beseitigung von Warzen u. Sommersprossen. HOM: Drosera, die frische, bei Beginn der Blüte gesammelte Pflanze.

Drosselbeeren: Fruct. Sorbi aucupariae, s. Sorbus aucuparia.

Drüsen: s. Glandulae u. Organotherapeutica.

Drüsenhormone: s. Hormone.

Dryobalanops aromatica: Stpfl. v. Borneo-Kampfer, s. Campher.

Dryopteris filix-mas: (Aspidium filix-mas) Fam. Polypodiaceae, Wurmfarn (nördl. Halbkugel, zirkumpolar). Stpfl. von **Rhizoma Filicis** DAB 6: (Radix Filicis maris) Wurmfarnwurzel, Johanniswurzel, Teufelsklaue. Der im Herbst gesamm., von d. Wurzeln befreite, ungeschälte u. unzerschnittene, bei gelinder Wärme getrocknete Wurzelstock mit den daransitzenden Blattbasen. Geschmack herb, süßlich, kratzend. Bei frischen Drogen ist die Bruchfläche grün, bei älteren braun bis braunrot. Best.: ca. 5% Filmaron (Aspidinolfilicin), 1,5—3% Filixsäure (Filicin), Phloraspin (Flavaspidin), Albaspidin, 0,1% Aspidinol, Flavaspidsäure (sämtlich Verbindungen des Phloroglucins mit Butter- u. Isobuttersäure, sog. Butanone), ferner Filixgerbsäure, etwas fett. u. äth. Öl, Bitterstoff, Stärke, Schleim, Farbstoffe usw.; Gehalt nach DAB 6 mind. 8% Ätherextrakt mit 25% Filicin (Filixsäure). Asche max. 4%. Anw. med.: als Bandwurmmittel (gegen Spulwürmer wirkungslos). Dos. 4 bis 12 g bzw. 10 g Ätherextrakt, eine Stunde danach Abführmittel, am besten zwei Eßlöffel Magnesiumsulfat oder Natriumsulfat (kein Rizinusöl) (der Bandwurm wird nicht getötet, sondern nur gelähmt!); Kinder unter 4 Jahren sowie Schwangere, schwächliche, schwer herzkranke u. alte Personen sollen d. Mittel nicht erhalten [bei größeren Dosen Erbrechen, Leibschmerzen, Durchfälle, Atmungs-, Kreislauf- u. Leberschädigungen sowie Sehstörungen, evtl. völlige Erblindung (Filixamaurose)]. Anw. volkst.: innerl. als Abortivum, äußerl. bei Beingeschwüren, entzünd. Krampfadern, Hämorrhoiden; vet. gegen die Leberegelseuche bei Rindern, Ziegen u. Schafen. Farnwurzel und Farnwurzelpv. darf nicht länger als 1 Jahr aufbewahrt werden (DAB 6: Extractum Filicis, Aspidinolfilicinum oleo solutum). HOM: Filix, der frische, im Herbst gesammelte, von den Wurzeln befreite Wurzelstock mit den daransitzenden Blattbasen. (Aufbewahrung: Ursubstanz, 1.—3. Dez.-Pot. vorsichtig.)

DST: Abkz. für Dihydrostreptomycin.

Duboisia myoporoides: Fam. Solanacae (Australien), Stpfl. von **Folia Duboisiae:** Duboisiablätter. Best.: Hyoscyamin, Scopolamin u. a. Anw.: wie Fol. Belladonnae. HOM: Duboisia, die frischen Blätter. (Aufbewahrung: Urtinktur, 1.—3. Dez.-Pot. vorsichtig.)

Duboisinsulfat: Duboisinum sulfuricum ERG*.

Duboisinum sulfuricum ERG: Duboisinsulfat, Sulfat der ätherlöslichen Gesamtalkaloide von **Duboisia myoporoides.** Gelblich-weißes, kr. Pv., ll. in Aq. und A. Anw. med.: als Sedativum und Hypnoticum. MD 0,0015 g; MTD 0,003 g; äuß. wie Atropin, s. Tabelle „Unverträgliche Arzneimischungen“.

Dünndarm: Intestinum tenue.

Dünnschicht-Chromatographie: abgek. „DC“, s. Chromatographie.

Dulcamara HOM: Solanum dulcamara*.

Dulcin: Dulzin®, p-Phenetylcarbamid

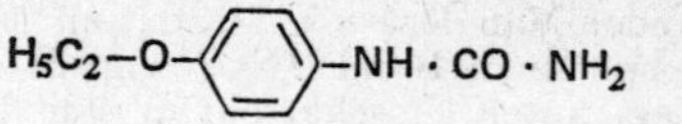

Mol. 180,11, ein künstl. Süßstoff, Süßkraft 200mal so groß wie die des Rohrzuckers; farbl. kr. Pv., wl. in Aq. (1:800), l. in 25 A., kann mitgekocht werden. F. 172—173°.

Dulcit: Sechswertiger Alkohol, Hexit, $CH_2OH(CHOH)_4CH_2OH$ (vgl. Sorbit u. Mannitum). Farbl. Kr., wl. i. Aq. u. A., D. 1,46; F. 188°, süßschmeckend. Natürl. i. vielen Pflanzen, bes in Madagaskar-Manna.

Dunkelfeldbeleuchtung: s. Mikroskop.

Duodenum: Intestinum duodenum, Zwölffingerdarm; **duodenal:** zum Zw. gehörig; **Duodenitis:** Entzündung des Zw.

Duolite: Gruppe von Ionenaustauschern* auf Kunstharzbasis.

Duotal®: s. Guajacolum carbon.

Duraluminium: Dural, Aluminiumlegierung mit 5% Kupfer, 0,5% Magnesium, 0,5% Mangan oder 2,5 bis 5,5% Cu, bis 1,2% Mn, 0,2—2% Mg, 0,2—1% Si oder in anderen Zstzgn. Die Legierungen zeichnen sich durch besondere Korrosionsfestigkeit u. Härte aus u. werden von Seewasser nicht angegriffen.

Durenat®: s. Sulfonamide.

Durrha-Durrha: Mohrenhirse, s. Andropogon sorghum.

Dy: *chem.* Dysprosium*.

Dyn (Dyne): Einheit der Kraft im C.-G.-S.-System; d. Newton-E. abgelöst.

Dynamit: Nitroglycerin, das durch Aufsaugen in Kieselgur in eine feste Form gebracht ist (urspr. ca. 75% Nitroglycerin u. 25% gebrannte Kieselgur). Heute verwendet man als Aufsaugmasse Mischungen von Salpeter u. Holzmehl, die selbst explodieren u. die Wirkung verstärken, u. gelatiniert das Nitroglycerin mit Collodiumwolle (Sprenggelatine, vgl. Cellulosenitrat). D. wurde 1867 von Alfred Nobel (1833—1896), Schweden, erfunden, vgl. Cellulosenitrat.

Dysenterie: Ruhr.

Dyskinesia: Dyskinesie (von griech. κίνησις = Bewegung). Fehlerhafte bzw. krankhafte motorische Funktion

(z. B. Gehstörungen, intermittierendes Hindern) oder Fehlfunktionen von Organen (z. B. der Gallenblase).

Dyskrasie: „schlechte Säftemischung", fehlerhafte Blutzusammensetzung, Konstitutionsanomalie; **Antidyskratica:** Mittel gegen D.

Dysmelie: Störung der Gliedmaßenentwicklung während der Schwangerschaft.

Dysmenorrhöe: Schmerzhafte Monatsblutung.

Dyspepsie: Allgemeine Verdauungsstörung.

Dyspnoe: Atemnot, Kurzatmigkeit.

Dysprosium: Dy, AtG. 162,50, dreiwertig, Ordnungszahl 66, eines der „Seltenen Erdmetalle" (s. dort).

Dystonia: Dystonie, fehlerhafter Tonus von Muskeln u. Gefäßen; **vegetative D.:** Störung im vegetativen Nervensystem, Neurose.

Dystrophie: Degeneration durch Ernährungsstörung.

E

E: Abk. für Emmetropie*, Einheit.

e: Abk. für Elektronen*.

E 605: 1) Parathion-äthyl; Nitrostigmin, Folidol, Thiophos®; Insektizid, Akarizid; Diäthyl-p-nitrophenylester d. Thiophosphorsäure (E 605 forte).

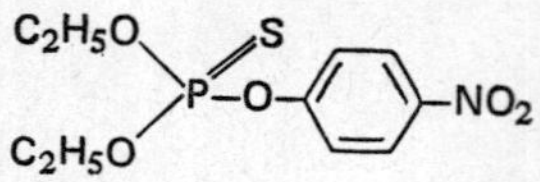

2) Parathion-methyl; Methyl-p.®, Metacid®, Dalf®, Nitrox 80®; Insektizid mit gleicher Anw. wie Nr. 1 (Dimethyl-analoge Verbdg.), bräunl. Fl. mit Knoblauchgeruch; P.-äthyl (=1.): gelbbraune ölige Fl. mit Knoblauchgeruch; l. in Alkoholen, Estern, Ketonen, Äthern, in pflanzl. u. tier. Ölen u. Fetten, wl. in Petroläther u. Mineralölen, swl. in Aq.; D. 1,266; Kp. 173—175°. Der wirksame Bestandteil des E-605-Staubes ist der Diäthyl-p-nitrophenylester der Thiophosphorsäure. E 605 ist ein polytoxisches Insektizid u. Akarizid, es wirkt als Kontakt-, Atem- u. Freßgift gegen zahlreiche fressende u. saugende Schadinsekten (aber auch gegen zahlreiche nützliche Insekten, z. B. Honigbiene). Die toxische Wirkung beruht auf Hemmung der Cholinesterase (sowohl im Insektengehirn wie beim Menschen). E 605 besitzt neben einer großen Wirkungsbreite auch erhebliche Tiefenwirkung, d. h. die Fähigkeit, auch auf die sich innerhalb der Pflanzenteile, Blätter, Holz, Früchte oder im Erdboden befindl. Tiere einzuwirken. Anw.: in Form v. 0,015-, 0,035- bis 0,05%igen Spritzungen (E 605 forte) od. Zerstäubungen (E-605-Staub), auch in Mischungen mit anderen Pflanzenschutzmitteln, wie DDT, Rotenon, Pyrethrum, 666, Bordeaux-Brühe usw.; bei Vermischung mit alkal. Mitteln ist sofortiger Verbrauch angezeigt, da die insektizide Wirksamkeit des E 605 in alkalischem Milieu bald zerstört wird (beständig zwischen pH 4—8). E 605 ist auch für Menschen u. Säugetiere hochgiftig: MAK 0,1 mg/m³ Luft; Dos. let. 6,13 mg reiner Wirkstoff pro kg Körpergewicht (E 605 forte enthält 50% Wirkstoff). Symptome d. Vergift. (n. wenigen Min. bis max. 3 Std.): Übelkeit, Schwindelgefühl, Erbrechen, Durchfall, kalter Schweiß, Bewußtseinsstörungen, Pupillenverengung, Tod erfolgt infolge Atemlähmung. Gegenmittel (Arzt! Klinik!): Warm halten! Seitenlage, um die Atemwege freizuhalten! Magenspülung mit Zusatz von Carbo medicinalis, danach reichlich weiter Kohle. Bei Bewußtlosigkeit Absaugung des Mageninhalts. Bei Giftaufnahme durch die Haut: Kleider ausziehen, Körper mit Wasser u. Seife abwaschen oder mit 5%iger Natriumbicarbonatlösung. Innerlich 20—30 g Natriumsulfat in Wasser gelöst (kein Rizinusöl!). Analeptica, Sauerstoffbeatmung, Sympatol, gegen Erregungszustände Barbiturate. **Speziell:** 2 mg Atropin (in schweren Fällen 5 mg) intravenös, auch mit Lobelin, bis zum Verschwinden der Miosis. **PAM*** (in allen Bayer-Büros u. Krankenhäusern vorrätig) 0,5—1 g in 1%iger Lösung langsam intravenös, evtl. nach 2 Stunden wiederholen. **Toxogonin*** Merck: Erwachs. 250 mg intravenös, nach 1 bis 2 Stund., wenn nötig nochmals die gleiche Dosis; Kinder: 4—8 mg pro kg Körpergewicht intravenös. Kein Morphin, kein Dolantin, kein Theophyllin u. ähnl., keine Phenothiazinderivate! s. Tabelle Nr. 14 im Anhang „Gegenmittel“.

Eau de Javelle: Liquor Kalii hypochlorosi, s. Kaliumhypochlorit.

Eau de Labarraque: Liquor Natrii hypochlorosi, s. Natriumhypochlorit.

Eberesche: Sorbus aucuparia*.

Eberraute: Artemisia abrotanum*.

Eberwurzel: s. Carlina acaulis.

Ebonit: Hartgummi, s. Kautschuk.

Ebullioskopie: Bestimmung des Molekulargewichts aus der Siedepunkterhöhung, vgl. Gefrierpunkterniedrigung u. Molekül.

Ebur ustum album: Calcium phosphoricum crudum ERG*.

Ebur ustum nigrum: s. Beinschwarz.

Ecballium elaterium: s. u. Elaterinum.

Ecgonin: Ekgonin*.

Echinacea angustifolia (Brauneria angustifolia, Rudbeckia pallida): Fam. Compositae (Nordamerika). Stpfl. v. **Radix Echinaceae angustifoliae:** Sonnenhutwurzel. Best.: äth. Öl, Inulin, Betain, Echinacosid, ein Alkaloid. Anw.: als Antisepticum u. Febrifugum, zur Resistenzsteigerung bei akuten u. chronischen Infektionen, Eiterungen, Entzündungen, bei infizierten Schleimhautwunden, bei Diphtherie neben der Serumbehandlung usw., äuß. bei schlecht heilenden, eitrigen Wunden, Ulcus cruris, Ekzemen usw. HOM: Echinacea angustifolia, die ganze frische blühende Pflanze.

Echinacea purpurea: Roter Sonnenhut. Anw. hom.: wie ob. (Echinacin®, Lacuprin®, Echinacin extern®).

Echinococcus: Gattg. von Dünndarmparasiten, aus deren Eiern in Zwischenwirten Finnen (gleichfalls als „E." bez.) entstehen, die beim Mensch u. Haustieren Echinokokkosen auslösen.

ED: Einzeldosis.

Edelgamander: Teucrium chamaedrys*.

Edelgase: Gasförmige, farb-, geruch- u. geschmacklose Elemente m. einatomigen Molekülen, v. denen bis jetzt keine chem. Verbdgen bekannt sind: Argon, Helium, Krypton, Neon, Xenon und Radon. Sie bild. die 0. bzw. 8. Gruppe des Periodensystems. In der Luft sind etwa 1% Edelgase enthalt., ferner in Erdgasen, z. B. in Texas mit über 1% Helium.

Edelkastanie: Castanea sativa*.

Edelmetalle: s. Metalle.

Edelraute: Ruta graveolens*.

Edeltannenöl: s. Abies alba.

Edeltannenzapfenöl: s. Abies alba.

Efeu: Hedera helix*.

Effervescens: Aufbrausend (z. B. Sal bromatum effervescens: Brausendes Bromsalz).

Effloreszenz: „Hautblüte", krankhafte Veränderungen der Haut (Bläschen, Knötchen, Pusteln usw.).

Effusion: Diffusion zweier Gase durch eine poröse Scheidewand, s. Diffusion.

Ehrenpreis: Veronica officinalis*.

Ehrlich-Hata 606: Salvarsan*.

Ehrlich's Reagenz o. Lösung: Reagenz (zum Nachweis von Urobilinogen): 2 T. Dimethyl-p-aminobenzaldehyd sind in 98 T. eines Gemisches von 4 T. Salzsäure u. 1 T. Aq. zu lösen. Positiv: Rotfärbung, evtl. erst beim Erwärmen. (Braun- oder Gelbfärbung ist nicht positiv.)

Ei: s. Ovum.

Eibenbaum: Taxus baccata*.

Eibischblätter: Althaea officinalis.

Eibischsirup DAB: Sirupus Althaeae DAB 6.

Eibischwurzel: s. Althaea officinalis.

Eichäpfel: Gallae*.

Eiche: Quercus robur*.

Eichel: Semen Quercus, **E., Geröstete:** S. Q. tostum, s. Quercus-Arten.

Eichenfarnwurzel: Rhizoma Polypodii, s. Polypodium vulgare.

Eichengallen: Gallae*.

Eichenrinde: s. Quercus-Arten.

Eidotter: Vitellus Ovi, s. Ovum.

Eieralbumin: Albumen Ovi siccatum ERG*.

Eiereiweiß: Albumen Ovi.

Eieröl: Oleum Ovorum, das fette Öl des Eidotters, s. Ovum.

Eierstock, Getrockneter: Ovarium siccum, s. Organotherapeutica.

Eierstocksentzündung: Oophoritis.

Eifel-Fango: s. Fango.

Eigelb, Eidotter: Vitellum Ovi, s. Ovum.

Eigen-Vaccine: s. Vakzine.

Eiklar: s. Ovum.

Ei-Lecithin: s. Lecithinum.

Eimeria: Erreger der Kokzidiose*.

Einbeere: Paris quadrifolia*.

Eindampfen: Verdampfen des Lösungsmittels, um eine Lsg. zu konzentrieren (einzuengen) oder um die gelöste Substanz (kr.) zu gewinnen.

Einfach-Schwefelammonium: Ammonium sulfuratum, s. Ammoniumsulfid.

Einfach-Schwefeleisen: s. Ferrum sulfuratum.

Eingeweide: s. Intestinum.

Einsalzen: s. Konservierung.

Einsteinium: (Eka-Holmium) Es, 3-wert. Element, Ordnungszahl 99; bis jetzt 12 Isotope, 1952 entdeckt, gewonnen durch Beschießung von metallischem Plutonium mit Neutronen hoher Konzentration oder durch

Einwirkung energiereicher Stickstoffkerne auf $^{238}_{94}$U. AtG. [253] [254].

Eisen: Ferrum, Fe, 2-, 3-, 6-wert. Element, Ordngz. 26, AtG. 55, 847, D. 7,86, F. 1539°, Kp. 3070°; reines Eisen ist silberweiß, an feuchter Luft wird es unt. Bildg. von Rost (Fe_2O_4, Ferriferrooxid) angegriff.; l. in verd. SS, unl. in konz. SS („Passivität" infolge Bildg. einer Oxidschicht). Feinstvert. Fe ist an d. Luft entzündl. („pyrophores" Eisen). Drei enantiotrope Modifikationen (α-, γ-, δ-Fe). Vork.: selten gediegen (Meteoreisen), i. d. Erdrinde zu ca. 4,7%, im Gestein, Meer-, Fluß-, Quellwasser; wicht. Bioelement für Mensch (Gesamteisengehalt 5—7 g; davon 50% i. Hämoglobin), Tier u. Pfl. (Chlorophyll). Wicht. Eisenerze: Magneteisenstein (Fe_3O_4), Roteisenstein (Fe_2O_3), Brauneisenstein ($2Fe_2O_3 \cdot 3H_2O$), Spateisenstein ($FeCO_3$), Eisenkies (FeS_2). Gew. dch. Verhüttg. d. Erze m. Koks i. Hochofen. (Schmiede-E. $>$ 1,7% C, Stahl $<$ 1,7% C. Zahlreiche Legierungen.) Anw. med.: bei Eisenmangel-Anämien, Chlorose sowie bei großen Blutverlusten (Dos. für Eisenpulver 0,1 g, mehrmals tägl.); peroral werden hauptsächl. Eisen(II)-Salze verwendet, da sie rasch resorbiert werden, ohne Reizerscheinungen hervorzurufen; intravenös haben sich indessen Eisen(III)-Komplexe als wirksamer erwiesen. HOM: Ferrum metallicum = Ferrum reductum DAB_6. Der Gehalt an Eisen i. Eisenpräparaten kann nach den Methoden der Jodometrie, Komplexometrie, Permanganometrie, Cerimetrie u. auch kolorimetrisch bestimmt werden. DAB7 läßt mit Kaliumdichromat titrieren, dabei Diphenylamin als Indikator.

Eisen- s. a. unter Ferrum.

Eisen-Ammoniumalaun: s. Ammoniumeisen(III)-sulfat.

Eisen(III)-Ammoniumcitrat: s. Ammoniumeisen(III)-citrat.

Eisen(II)-Ammoniumsulfat: s. Ammoniumeisen(II)-sulfat.

Eisen(III)-Ammoniumsulfat: s. Ammoniumeisen(III)-sulfat.

Eisenacetat: s. Ferrum aceticum.

Eisen, Äpfelsaures: s. Ferrum malicum.

Eisenalbuminat: s. Ferrum albuminatum.

Eisen(II)-arsenat: s. Ferrum arsenicicum.

Eisenbakterien: In eisenhaltigem Wasser (bisweilen auch in Trinkwasser) wuchernde Bakterien, die Ferroverbindungen zu Ferrihydroxid, $Fe(OH)_3$, oxidieren.

Eisen(II)-bromid: s. Ferrum bromatum.

Eisenbromür: Eisen(II)-bromid, s. Ferrum bromatum.

Eisen(II)-carbonat: s. Ferrum carbonicum.

Eisencarbonat, Zuckerhaltiges: s. Ferrum carbonicum cum Saccharo DAB 6.

Eisenchinincitrat: s. Chininum ferrocitricum DAB 6.

Eisen(II)-chlorid: s. Ferrum chloratum.

Eisen(III)-chlorid: Ferrum sesquichloratum.

Eisenchloridwatte: s. Gossypium haemostaticum.

Eisenchlorür: Eisen(II)-chlorid, s. Ferrum chloratum.

Eisenglanz: nat. Eisenoxid.

Eisengluconat: s. Ferrum gluconicum.

Eisenglycerophosphat: s. Ferrum glycerinophosphoricum.

Eisenhut, Blauer: s. Aconitum napellus.

Eisenhut, Gelber: s. Aconitum lycoctonum.

Eisenhutknollen: Tubera Aconiti, s. Aconitum napellus.

Eisen(III)-hydroxid: s. Ferrum oxydatum hydricum.

Eisen(II)-jodid: s. Ferrum jodatum.

Eisenjodür: Eisen(II)-jodid, s. Ferrum jodatum.

Eisen(III)-kakodylat: s. Ferrum kakodylicum.

Eisenkraut: s. Verbena officinalis, Stachys recta.

Eisen(II)-lactat: s. Ferrum lacticum.

Eisen(III)-nitrat: s. Ferrum nitricum.

Eisen(III)-oxid: s. Ferrum oxydatum rubrum.

Eisenoxid, Basisch-essigsaures: s. Ferrum aceticum.

Eisenoxid, Glycerinphosphorsaures: s. Ferrum glycerinophosphoricum.

Eisenoxid, Kakodylsaures: s. Ferrum kakodylicum.

Eisenoxid, Phosphorsaures: s. Ferrum phosphoricum oxydatum.

Eisenoxid, Pyrophosphorsaures: s. Ferrum pyrophosphoricum.

Eisenoxid, Salpetersaures: s. Ferrum nitricum.

Eisenoxid, Schwefelsaures: s. Ferrum sulfuricum oxydatum.

Eisenoxid, Zitronensaures: s. Ferrum citricum oxydatum.

Eisenoxidhydrat, Braunes: s. Ferrum oxydatum hydricum.

Eisenoxychlorid: s. Ferrum oxychloratum.

Eisenoxydul, Arsensaures: s. Ferrum arsenicicum.

Eisenoxydul, Milchsaures: s. Ferrum lacticum.

Eisenoxydul, Phosphorsaures: s. Ferrum phosphoricum oxydulatum

Eisenoxydul, Schwefelsaures: s. Ferrum sulfuricum.

Eisenoxydul, Unterphosphorigsaures: s. Ferrum hypophosphorosum oxydulatum.

Eisenoxyduloxid: Nat. Magneteisenstein, s. Eisen.

Eisenpeptonat: s. Ferrum peptonatum.

Eisen(II)-phosphat: s. Ferrum phosphoricum oxydulatum.

Eisen(III)-phosphat: s. Ferrum phosphoricum oxydatum.

Eisenpillen: s. Pilulae Ferri carbonici Blaudii DAB 6.

Eisenpulver: s. Ferrum pulveratum.

Eisenpyrophosphat mit Ammoniumzitrat: s. Ferrum pyrophosphoricum cum Ammonio citrico.

Eisenquelle: nat. Heilquelle mit mind. 10 mg Fe/kg.

Eisen, Reduziertes: s. Ferrum reductum.

Eisen(III)-rhodanid: s. Ferrum rhodanatum.

Eisensäuerling: Mineralquelle mit mind. 10 mg Eisen u. über 1 g freiem, gelöstem CO_2 pro Liter, meist als Eisenhydrogencarbonat.

Eisen(II)-sulfat: s. Ferrum sulfuricum.

Eisen(II)-sulfid: s. Ferrum sulfuratum.

Eisensulfür: Eisen(II)-sulfid, s. Ferrum sulfuratum.

Eisentinktur, Äpfelsaure: s. Tinctura Ferri pomati DAB 6.

Eisen(II)-Verbindungen: Ferro-Verbindungen.

Eisen(III)-Verbindungen: Ferri-Verbindungen.

Eisenvitriol: s. Ferrum sulfuricum crudum.

Eisen(III)-zitrat: s. Ferrum citricum oxydatum.

Eisenzucker: s. Ferrum oxydatum cum Saccharo DAB 6.

Eisenzuckersirup: Sirupus Ferri oxydati DAB 6.

Eisessig: Acid. aceticum, s. Essigsäure.

Eispunkt: Schmelzpunkt des Eises, die Gleichgewichtstemperatur zwischen Eis u. luftgesättigtem Wasser bei normalem Druck: 0,000°C = 0,000°R = 32°F = 273,15° K.

Eisstein: Kryolith, Natrium-Aluminium fluoratum*.

Eiter: Pus*.

Eiweiß: Albumen*, Protein.

Eiweißanaphylaxie: s. Anaphylaxie.

Eiweißkörper: Proteinstoffe, Proteine, organ. hochmolekulare Verbdgn. („Makropeptide"), meist Kolloide; Hauptbest. C, H, N, O, daneben noch S, P, Halogene u. Spurenelemente, N-Gehalt ca. 16—17%. Sie werden durch Hydrolyse (Säuren, Laugen, Fermente) in einzelne Aminosäuren gespalten. Man unterscheidet: 1. einfache Eiweißkörper, **Proteine** [Albumine, Protamine, Histone, Prolamine (Gliadine), Globuline u. d. Gerüsteiweißstoffe (Skleroproteine), die wieder in **Keratine** u. **Collagene** (Elastine) eingeteilt werden]; 2. zusammengesetzte E. od. **Proteide,** die m. anderen chem. Gruppen verbunden sind, wie Kohlenhydrate, Nukleinsäure, Farbstoffe, z. B. Chromoproteide, Nukleoproteide, Phosphoproteide, Glykoproteide u. Mucoide. **Native E.** (= nat. vork. E.) lassen sich mit Aq. oder Salzlsg. meist nur unter Denaturierung aus den Zellen herauslösen. E. bilden den Hauptbest. des lebenden Protoplasmas (rd. 20% des nat. Gewebes). Das tägl. Minimum an Eiweiß für einen erwachsenen Menschen (70 kg Körpergewicht) beträgt 65 (♂) bzw. 55 g (♀), bei Schwangeren 80—100 g, Knaben bzw. Mädchen 70—100 bzw. 70—80 g, Säugl. Gewicht × 3,5 (= g E.) (s.

Nahrungsmittel-Tabelle). *Nachweis von Eiweißstoffen*: s. Biuretreaktion, Millons u. Esbachs Reagens, Xanthoprotein- u. Ninhydrinreaktion. Eiweißnachweis im Harn: s. Tabelle „Harnuntersuchung"; s. a. bei Kjeldahl.

Eiweißlösung: Reagens: Bei Bedarf ist frisches Eiereiweiß in 9 Aq. zu lösen u. die Lsg. zu filtrieren.

Eka-Elemente: Bei der Aufstellung seines Periodensystems der Elemente fand der russische Forscher Dimitri Iwanowitsch Mendelejew Lücken, für die er noch zu entdeckende Elemente mit bestimmten chemischen u. physikalischen Eigenschaften voraussagte. Er nannte diese Elemente „Eka-Aluminium", „Eka-Bor" u. „Eka-Silicium" („Eka" ist ein sanskrit. Wort u. bedeutet „1", also z. B. „Al 1"). Diese im Jahre 1871 vorausgesagten E. wurden tatsächlich bald entdeckt: Eka-Aluminium im Jahre 1875 von dem Franzosen Lecoq de Boisbaudran („Gallium"), Eka-Bor 1879 von dem Schweden Laro Fredrik Nilson („Scandium") u. Eka-Silicium von dem Deutschen Clemens Winkler („Germanium"). Die neuen Elemente stimmten in ihren Eigenschaften (fast) genau mit den vorausgesagten überein u. bewiesen damit glänzend die Richtigkeit des Mendelej. Systems. Später hat man die Bezeichnung „Eka" auch auf andere neue Elemente übertragen und bezeichnet sie z. B., je nach ihrer Stellung im Periodensystem als Eka-Mangan (Technetium), Eka-Jod (Astatium), Eka-Caesium (Francium), Eka-Dysprosium (Californium), Eka-Holmium (Einsteinium) usw.

EKG: Elektrokardiogramm.

Ekgonin: $C_9H_{15}NO_3$ Baustein des Kokains, aus dem es beim Erhitz. m. stark. SS abgespalten wird.

Eklampsie: Lebensgefährliche, „blitzartig" (daher der Name vom griech. εκλάμπω = aufblitzen) auftretende Krämpfe während der Schwangerschaft, bei der Geburt u. im Wochenbett, Schwangerschaftstoxikose. **E. der Kinder** (Säuglinge): Mit Bewußtlosigkeit einhergehende Krämpfe der Kinder, Spasmophilie (Avitaminose).

E-Kohle: s. Aktivkohle.

Ektoenzyme: s. Fermente.

Ektoplasma: Die äußere Protoplasmaschicht, s. Protoplasma.

Ektosporen: s. Sporen.

Ektotoxine: Stoffwechselgifte der lebenden Bakterien, vgl. Endotoxine.

Ekzem: Hautausschlag, der auf mannigfachsten Ursachen beruht u. in den verschiedensten Formen auftritt: Knötchen-, Pustel-, Bläschen-, Schuppenbildung, Schwellung u. Rötung, juckend und nässend.

Elaeis guineensis: Fam. Palmae, Ölpalme (Tropen). Stpfl. v. **Oleum Palmae:** Palmfett, Palmbutter, Palmöl, ein butterartiges schwach veilchenartig riechendes dunkelgelbes Fett aus dem Fruchtfleisch. Best.: Glyzeride der Palmitin-, Stearin-, Öl- u. Linolsäure sowie freie Fettsäuren u. Carotin. Aus den Fruchtkernen wird das **Palmkernöl** gew. Anw. beider Öle als Speisefette sowie zur Kerzen- u. Seifenfabrikation. Aus dem Palmöl wird ferner Carotin gew. HOM: Elaeis guineensis, die reifen Früchte.

Elaeoptene: Äth. Öle, s. Olea aetherea.

Elaeosaccharum(a): Ölzucker, Verreibung von ätherischen Ölen mit gepulvert. Zucker im Verhältnis 1:50 nach DAB 6, z. B. Elaeosaccharum Aurantiorum.

Elaidinprobe: Dient zur Unterscheidung v. trocknenden u. nichttrocknenden Ölen. Sie beruht auf der durch Stickoxide (= HNO_3) bewirkten Umwandlung der aus der Glyceridbindung abgespaltenen fl. Ölsäure (*cis*-Form) in die feste, ihr *trans*-isomere Elaidinsäure. Ausführung der E.-Probe: Man gibt zu einer Mischg. von 10 ml Salpetersäure u. 2 g des zu untersuchenden Öles 1 g Natriumnitrit in kleinen Anteilen u. läßt an einem kühlen Ort stehen; nach 4—10 Stunden erstarrt dann ein nichttrocknendes Öl (z. B. Ol. Oliv., Ol. Amygdal.) zu einer weiß. Masse (trocknende Öle bleiben flüssig, halbtrocknende erstarren teilweise od. bleiben ebenfalls ganz flüssig). Die Elaidin-Probe dient auch zur Prüfung von Lebertran auf evtl. Beimischung nicht trocknender Öle.

Elaidinsäure: Transisomeres der Ölsäure, in geringen Mengen in Fetten u. Ölen enthalten. D. 0,85; F. 51°; Kp. 225°.

Elainsäure: Acid. oleinicum, s. Ölsäure.

Elaphomyces cervinus: (Elaphomyces granulatus) Fam. Elaphomycetaceae, Hirschbrunst (Europa), ein Pilz. Stpfl. v. **Fungus (Boletus) cervinus:** Hirschbrunst, Hirschtrüffel. Best.: Mannit, Farbstoff, Salze, Gummi, Wirkstoff unbekannt. Anw. vet.: als Brunstmittel f. Rinder u. Schweine. Dos. 50—60 g.

Elastin: Gerüsteiweißstoff (s. Eiweißkörper), der hauptsächlich das elastische Bindegewebe bildet; er besteht wesentlich aus Polypeptiden mit hohem Anteil an den Aminosäuren Glykoll, Alanin, Phenylalanin, Leucin, Prolin u. Valin.

Elastonon®: s. Weckamine.

Elaterinum: Elaterin, glykosidischer Bitterstoff aus **Ecballium elaterium:** Springgurke, Fam. Cucurbitaceae. Weiß. kr. Pv., swl. in A. u. Ae., l. in Chlf. u. Bzl. Anw. med.: als drastisches Purgans u. Diureticum. Dos. 0,002 bis 0,006 g.

Elaterium HOM: Die noch nicht ganz reifen Früchte v. Ecballium elaterium, s. Elaterinum. Aufbewahrung: Urtinktur, 1.—3. Dez.-Pot. vorsichtig.

Elaylchlorid: s. Äthylenchlorid.

Electrocortin: Aldosteron, s. Hormone.

Electuarium(a): Latwerge, breioder teigförmige Arzneizubereitung aus fest. (Pulver), flüssig. od. halbflüssig. Stoffen nach DAB 6. Zur Aufbewahrung müssen Elect., um Schimmel u. Gärung zu vermeiden, mindestens 1 Stunde auf d. Wasserbade erwärmt, besser sterilisiert werden.

Electuarium Sennae DAB: (Electuarium e Senna) Sennalatwerge. Zstzg.: 1 T. Sennesblätter, 4 T. Zuckersirup, 5 T. gereinigtes Tamarindenmus. Anw. med. u. volkst.: als mildes Abführmittel.

Electuarium Theriaca ERG: Theriak*.

Elefantenläuse, Ostindische: s. Semecarpus anacardium. **E., Westindische:** s. Anacardium occidentale.

Elektroanalyse: Quantit. Bestimmung u. a. von Metallen durch Coulometrie, Konduktometrie, Elektrogravimetrie, Polarographie u. Hochfrequenztitration; s. Elektrolyse*.

Elektrochemie: Zweig der physikalischen Chemie, Lehre vom Zusammenhang chemischer u. elektrischer Vorgänge.

Elektrodialyse: Form der Dialyse, bei der zwischen Dialysezelle u. Wasserzelle ein elektrisches Feld eingeschaltet ist; hierdurch raschere Ionenwanderung u. bessere Abtrenng. von Kolloiden.

Elektrolumineszenz: s. Lumineszenz.

Elektrolyse: Durch den elektr. Strom bewirkte chem. Auftrenng. von Flüssigkeiten u. festen Stoffen in gelöstem oder geschmolzenem Zustand in ihre Komponenten und deren Abscheidung an den Elektroden, s. Ion.

Elektrolyte: Die sog. „Leiter zweiter Klasse" (nach Volta): Alle Lsgen v. Säuren, Basen, Salzen, d. h. von Stoffen, die im Lösungsmittel in Ionen zerfallen, wodurch das Lösungsmittel selbst elektrisch leitend wird, s. Elektrolyse u. Ion.

Elektrolytische Dissoziation: s. Ion.

Elektron®: Leichtmetall-Legierung, bestehend aus ca. 90% Magnesium mit Zusätzen von Aluminium, Kupfer, Zink, Mangan, Silicium u. a. (je nach dem Verwendungszweck). Im Altertum verstand man unter E. eine Gold-Silber-Legierung, die bereits den Sumerern (4. Jahrtausend) bekannt war.

Elektronen: Abkz. „e". Kleinste Teilchen, neben den Protonen u. Neutronen, die Bausteine der Atome. Die Masse eines Elektrons beträgt nur etwa $^1/_{1835}$ eines H-Atoms, das „Atomgewicht" also 0,000548 (H = 1,008). Das Elektron besitzt eine negative elektrische Ladung von $4{,}8020 \cdot 10^{-10}$ elektrostatischer Einheiten = $1{,}602 \cdot 10^{-19}$ Coulomb. Positiv geladene Elektronen heißen Positronen*.

Elektronen-Mikroskop: M., bei dem statt Lichtstrahlen Elektronenstrahlen (Kathodenstrahlen) benutzt werden, die ein vergrößertes Bild des Objekts auf einen Fluoreszenzschirm werfen, s. Mikroskop.

Elektronen-Volt: „eV". 1 eV ist diejenige kinetische Energie, die ein Elektron oder Proton besitzt, das eine Spannung von 1 Volt durchlaufen hat (α-Teilchen besitzen durchschnittlich eine Energie von 6 Millionen eV, β- u. γ-Teilchen im Durchschnitt je 1 Million eV). Umrechnung in d. gebräuchlichen Maßsystemen: 1 eV = $1{,}60 \cdot 10^{-12}$ erg = $2{,}80^{-20}$ cal; 1 eV = 10^{-16} Wattstunden.

Elektro-Osmose: s. Osmose.

Elektrophorese: Ionophorese, Wanderung v. Teilchen (Kolloiden, Ionen) im elektr. Feld. Auf Grund der verschiedenen Wanderungsgeschwindigkeiten kann man die Auftrennung von Stoffgemischen im U-Rohr herbeiführen, z. B. von Eiweißkörpern im Blutplasma (Apparaturen von Nernst Antweiler, Tiselius). Bei der **Papierelektrophorese** spielen auch die Kapillar- u. Adsorptionskräfte des Filtrierpapiers eine Rolle. Gegenüber der üblichen Elektrophorese im U-Rohr erreicht man mit der Papier-E. eine schärfere Trennung u. gleichzeitige Fixierung der Einzelfraktionen. (Apparate nach Grassmann u. Hannig.)

Elektrophysiologie: Ph. der elektrischen Erscheinungen im tierischen Körper, auch Elektrobiologie.

Elektrotherapie: Anw. v. Elektrizität zu Heilzwecken (Farado-, Galvano-Therapie).

Elektrum: Bernstein, Succinum*.

Elementaranalyse: Nachweis der Elemente u. Bestimmung der Atomverhältnisse in organ. Verbindungen z. Aufstellg. der Summenformel.

Elementarkörperchen: (Abkürzung „El. K") Viren, s. Virus.

Elementarteilchen: Nukleonen, Bestandteile oder Bruchstücke von Atomen (Elektronen, Protonen, Neutronen, Positronen usw.).

Elemente, Chemische: Die chem. Grundstoffe, s. Tabelle

Elemente, Galvanische: Dienen zur Erzeugung elektr. Ströme durch Umwandlung chemischer in elektr. Energie. **Daniell-E.:** Kupfer in Kupfersulfat, Zink in Schwefelsäure, beide durch porösen Tonzylinder getrennt (1 Volt). **Volta-E.:** Zink- u. Kupferplatte in Schwfs. (1 Volt). **Chromsäure-E.:** Kohleplatte, Zinkplatte; beide tauchen in eine Mischung von Chromsäure u. Schwefelsäure (2 Volt). **Trockenelement:** Kohlestab in einem Zinkzylinder; zwischen Kohle u. Zink m. Salmiaklsg. getränkte Sägespäne (1,5 Volt). **Leclanché- oder Braunstein-Element:** Kohle in einer mit Braunstein gefüllten Tonzelle, Zinkstab, beide stehen in Salmiaklösung (1,5 Volt).

Elemi: Resina Elemi, s. Canarium luzonicum.

Elettaria cardamomum: Fam. Zingiberaceae (Westküste Vorderindiens, Malabarküste, Ceylon, Java, Malaiischer Archipel). Stpfl. v. **Fructus Cardamomi, Kardamomen** DAB 7: Malabar-Kardamomen.

Die kurz vor der Reife gesammelten u. getrockneten Früchte (für arzneiliche Zwecke sind nach DAB 7 nur die Samen zu verwenden). Sie bestehen aus dreifächerigen, hellgelb. bis graugelb., längsgestreift. Kapseln, sind 1 bis 2 cm lang, ca. 1 cm dick u. tragen am oberen Ende bisweilen einen kurzen röhrenförmigen Schnabel, den Perigonrest (die nicht offiz. Ceylon-Kardamomen sind ca. dreimal so lang u. außen schmutzig-grau gefärbt). Die Früchte besitzen einen aromat. Geruch u. stark würzig., brennenden Geschmack. Im Inneren der Kapseln liegen in jedem Fach 4—8 sehr harte braune Samen, die von einem zarten Samenmantel umhüllt u. ca. 2—3 mm lang sind. (Die Schale ist als Gewürz wertlos, schützt aber das äth. Öl der Samen vor Verdunstung.) Die Samen enth. 4—8% äth. Öl, 20—40% Stärke u. bis 10% fettes Öl. Die Asche soll höchst. 7% betragen. Das Pulver, zu dem nach DAB nur die Samen verwendet werden dürfen, ist rötlich bis bräunlich-grau.

Oleum Cardamomi: Kardamomenöl, das äth. Öl der Samen, enth. Borneol, Eucalyptol, Dipenten, Terpineol, Limonen, Terpenylacetat usw. D. 0,923 bis 0,944, l. i. 2—5 Vol. A. Anw.: der Früchte u. des Öls als Carminativum, Aromaticum, Gewürz; in d. Zuckerwaren-, Likör-, Tabakindustrie. (Tinctura aromatica, Tinct. Rhei vinosa, Decoct. Sarsaparillae composit.)

Elixir: Elixier (plur. Elixiria, Elixiere), weingeistige oder weinige Tinkturen mit Zusätzen von Zucker, Extrakten, äth. Ölen usw. (Das Wort „Elixir", auch „Elixier", stammt von arab. „al iksir" = das „Wesentliche". Viele unserer noch heute gebräuchlichen „Lebenselixiere" stammen aus alchemistischer Zeit.)

Elixir ad longam vitam: Tinctura Aloës composita* DAB 6.

Elixir Aurantii compositum DAB 6: Pomeranzenelixir, Hoffmanns Magenelixir. Zstzg.: 20 fein zerschnittene Pomeranzenschalen, 4 fein zerschnittener Ceylonzimt, 1 Kaliumkarbonat, 100 Xereswein, 2 Enzianextrakt, 2 Wermutextrakt, 2 Bitterklee-Extrakt.

Elixir e Succo Liquiritiae DAB 6: Brustelixir, Dan. Königstropfen; Zstzg.: 40 gereinigt. Süßholzsaft, 120 Aq., 6 Ammoniakfl., 1 Anisöl, 1 Fenchelöl, 32 A.

Elixir paregoricum: Tinctura Opii benzoica DAB 6.

Elixir pectoralis: Elixir e Succo Liquiritiae DAB 6*.

Elixir Regis Daniae: Elixir e Succo Liquiritiae DAB 6*.

Elixir stomachicum Hoffmanni: Elixir Aurantii compositum DAB 6*.

Elixir viscerale Hoffmanni: Elixir Aurantii compositum DAB 6*.

Elkosin®: s. Sulfonamide.

Ellagsäure: $C_{14}H_6O_8$, ein Benzo-α-pyronderivat; wl. i. Aq. u. A.; l. i. Pyridin u. Alkalien, unl. i. Ae.

Elmenrinde: Cortex Ulmi, s. Ulmus carpinifolia.

Eltzkraut: Herba Absinthii, s. Artemisia absinthium.

Eluatfaktor: Folsäure, s. Vitamine.

Elution: (von lat. eludo) Auswaschung, Herauslösen von adsorbierten Substanzen aus dem Adsorptionsmittel; die abtropfende Lsg. nennt man Eluat.

Emaculatio: Fleckentfernung (auch die kosmet. Anw.); Tabelle

Eman: Maßeinheit zur Charakterisierung des Emanationsgehaltes von Thermalwässern (z. B. Brambachsche Radiumquelle = 25000 Eman-Einheiten); 1 Eman = 10^{-10} Curie/l;

1 Mache-Einheit = 3,64 Eman, s. Radium u. Radioaktivität.

Emanationen: Die gasförmigen, radioaktiven Zerfallsprodukte Actinon, Radon u. Thoron der radioaktiven Elemente Actinium, Radium u. Thorium. Sie sind die Ursache der „induzierten Radioaktivität“, vgl. Radium u. Radioaktivität.

Embolie: Verstopfung der Blutgefäße durch einen in das Gefäßsystem gelangten Fremdkörper, meist Blutgerinnsel (Thrombus, Embolus), auch durch Fett, Luft, Bakterien usw., vgl. Infarkt.

Embryo: *med.* die Frucht im Mutterleib (beim Menschen bis zum 3. Monat, dann **Fetus** genannt); **embryonal:** zum Embryo gehörig (während der Entwicklung des Embryos), häufig auch = angeboren. *bot.* Embryo, aus der befruchteten Eizelle im Embryosack* entstanden.

Embryophyta asiphonogama: *bot.* Asiphonogamen, Archegoniatae: Pfl., deren Sprosse meist eine Gliederung in Blatt und Stamm zeigen mit 2 Generationen, einer geschlechtlichen, Archegonium u. Antheridien tragend, u. einer ungeschlechtlichen, Sporen erzeugenden Generation. Hierzu gehören **Hepaticae:** Lebermoose; **Musci:** Laubmoose; **Lycopodiaceae:** Bärlappgewächse; **Selaginellaceae, Psilataceae, Isotaceae, Filicinae.**

Embryophyta siphonogama: *bot.* Siphonogamen, Phanerogamen, Spermatophyten, Endoprothalliaten, Anthophyta, Samenpfl. Sproß in Stamm u. Blatt gegliedert; m. verdecktem Generationswechsel.

Embryosack: *bot.* Der E. liegt in d. Samenanlage u. enthält Eizelle, Synergiden*, Antipoden* u. sekundären Endospermkern.

EMD: Einzelmaximaldosis.

Emdabol®: Orales Anabolicum = 1α,7α-Bis-(Acetylthio)-17α-methyltestosteron; **Tiomesteron.** Indikationen: Embdabol ist bei allen Krankheiten und Zustandsbildern indiziert, die auf Stimulierung des Eiweißaufbaus ansprechen: Essentielle Magerkeit, reduzierter Allgemeinzustand, verzögerte Rekonvaleszenz, Strahlenbelastung, konsumierende Erkrankungen, kachektische Zustände, langdauernde Corticoidtherapie, Osteoporose, schlecht heilende Frakturen, chronische Lebererkrankungen, chronische Niereninsuffizienz, Retinopathia diabetica, Hyperthyreose sowie in der Pädiatrie zur Hebung des Allgemeinzustands und zur Wachstumsanregung. Dosierung: Die Dosierung von Emdabol beträgt für Erwachsene 2—3 Dragees zu 5 mg täglich, Kinder erhalten Emdabol pro infantibus, 1 Perle zu 0,5 mg täglich je 10 kg Körpergewicht.

Emergenzen: *bot.* Vielzellige Anhangsgebilde, an deren Entstehung nicht nur d. Epidermis, sondern auch tieferliegende Gewebeteile beteiligt sind, z. B. Stacheln der Rose.

Emesis: (griech.) syn. vomitus, Erbrechen, **E. gravidarum:** Erbrechen der Schwangeren; **Emema:** das Erbrochene.

Emetico-katharticum(a): Mittel, d. gleichzeitig Erbrechen und Durchfall erzeugt.

Emeticum(a): Brechmittel.

Emetindihydrochlorid: Emetinum hydrochloricum,

$$C_{29}H_{40}N_2O_2 \cdot 2\,HCl.$$

Weiß., kr. Pv., l. i. Aq. u. A.; lichtempfindlich. Anw. med.: als Emeticum, Expectorans u. bei Amöbenruhr. MD 0,05 g; MTD 0,1 g.

Emetinum purum: Reines Emetin, $C_{29}H_{40}N_2O_4$. Alkaloid aus der Wurzel v. Uragoga ipecacuanha; weiß. Pv. od. Stücke, ll. i. A. u. Chlf., wl. i. Aq.

Emissionsspektrum: s. Spektrum.

Emmenagogum(a): Menstruationsförderndes Mittel.

Emmetropie: Normalsichtigkeit.

Emodine: Derivate d. Hydroxyanthrachinons, kommen teils frei, teils als Glykoside in vielen Abführdrogen vor u. bedingen deren abführende Wirkg. (Aloe-Emodin, Frangula-E., Rheum-E., Chrysophansäure), vgl. Chrysophansäure.

Emollientium(a): Erweichendes Mittel, z. B. warmer Umschlag, Fett, Seife.

Emphysem: Aufblähung. **Emphysem pulmonum:** Lungenblähung.

Empirische Formel: Summen- o. Bruttoformel, welche die quant. Elementezusammensetzung eines Moleküls wiedergibt, z. B. NH_3, H_2O, vgl. Strukturformel.

Emplastrum(a): Pflaster.

Empleurum serrulatum: E. unicapsulare*.

Empleurum unicapsulare: (E. serrulatum) Fam. Rutaceae (Südafrika), zus. m. südafrikanischen Barosma-Arten Stpfl. von **Folia Bucco,** s. Barosma-Arten.

Empyem: Eiteransammlung in vorgebildeten Körperhöhlen, z. B. im Brustfellraum.

Empyreumatisch: Durch trockene Dest. organ. Körper gew., v. brenzligem Geruch u. Geschmack.

Emulgator: s. unter Emulsion.

Emulgendum: Der unl. Best. einer Emulsion (Öl, Harz, Balsam), s. unter Emulsionen.

Emulgierende Salbe: Unguentum emulsificans*.

Emulgierende Salbe, wasserhaltige: Unguentum emulsificans aquosum*.

Emulgor: Emulsionsmaschine, Homogenisier-Apparat; s. unter Emulsionen.

Emulsin: Sammelname für die Fermente der bitteren Mandeln, s. Amygdalinum.

Emulsio Olei Jecoris Aselli composita DAB 6: Zusammengesetzte Lebertranemulsion; Gehalt 40% Lebertran. Zstzg.: 400 Lebertran, 5 fein gepulv. arab. Gummi, 5 fein gepulv. Tragant, 1 Weißer Leim, 5 Calciumhypophosphit, 100 Zimtwasser, 75 Glycerin, 409 Aq., 0,1 l. Saccharin, 0,15 Benzaldehyd.

Emulsionen: Milchähnliche Arzneizubereitungen, die Fette, Öle, Harze, Walrat, Wachs, Kampfer u. a. wasserunlösliche Stoffe enthalten, die in Aq. feinst und gleichmäßig in Form von Tröpfchen oder Kügelchen verteilt (emulgiert) sind, unter Zusatz v. Bindemitteln, wie Gummi arabicum, Tragant, Eigelb usw. Diese Bindemittel nennt man **„Emulgatoren"**; da sie gleichzeitig eine Wiederentmischung der Emulsion verhindern sollen, werden sie auch als **„Stabilisatoren"** bezeichnet. Den unl. Bestandteil der Emulsion bezeichnet man als **„Emulgendum"**. Der Anteil, der die Tröpfchen oder Kügelchen bildet, heißt **„disperse"** oder **„offene"** oder **„innere Phase"**, die umgebende Flüssigkeit **„geschlossene"** oder **„äußere Phase"** od. **„Dispersionsmittel"**. Der Emulgator ist das verbindende Glied zwischen disperser Phase u. Dispersionsmittel. Unter „O/W" versteht man eine „Öl-in-Wasser-Emulsion" (z. B. Milch, da die Fette der Milch in wäßriger Lösung verteilt sind), unter „W/O" eine „Wasser-in-Öl-Emulsion" (z. B. Butter, da hier die Reste der wäßrigen Milchlsg. im Milchfett verteilt sind). Wichtig für die Beständigkeit einer Emulsion ist ihre Wasserstoffionenkonzentration (pH); eine Emulsion muß mind. schwach alkalisch sein, da Säuren u. Salzlösungen (saure Sirupe) die Emulsion zerstören, daher wirken amphotere Stoffe (Puffer) als Stabilisatoren besonders günstig. Wichtig ist eine gute Homogenisierung, am besten im Homogenisierapparat erreichbar.

Emundantium(a): Reinigendes Mittel.

Enanthem: Ausschlag auf der Schleimhaut.

Enantiomorphie: Enantiomerie; Isomere einer opt. akt. Verbindung, die sich weder chem. noch physikal. unterscheiden, aber das polarisierte Licht um gleich große Beträge nach rechts = (+) oder links = (—), ablenken — früher mit (d) bzw. (l) bez. — nennt man Antipoden, spiegelbildisomere oder enantiomorphe Formen, vgl. Optische Aktivität, Polarisation des Lichtes, Stereochemie.

Enantiostereo-Isomerie: s. Stereochemie.

Enantiotropie: Form der Allotropie*, bei der die Modifikationen wechselseitig ineinander überführbar sind.

Endemie: Ortsseuche, auf ein bestimmtes Gebiet beschränkte Seuche, vgl. Epidemie.

Endiole: 1,2-Dihydroxyolefine mit der Gruppierung

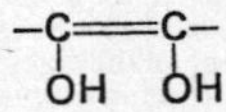

(zwei Hydroxylgruppen an zwei doppelt gebundenen C-Atomen, früher als „Dienol" bezeichnet, s. Strukturformel von Askorbinsäure unter Vitaminen). Endiole sind außerordentlich leicht (schon durch Luftsauerstoff) oxidierbar; syn. Reduktone.

Endodermis: *bot.* Scheidenförmige Zellenschicht, die oft die Gefäßbündel einzeln od. in ihrer Gesamtheit vom benachbarten Gewebe abgrenzt.

Endoenzyme: s. Fermente.

Endogen: *bot.* Von innen heraus entstehend bzw. entstanden; Gegensatz: exogen.

Endokarditis: Herzinnenhautentzündung.

Endokarp: *bot.* Innere Schicht der Fruchtwand (entspricht der oberen Epidermis des Blattes), s. Fruchtformen.

Endokrine Drüsen: Drüsen m. innerer Sekretion, s. Hormone.

Endolysine: Bakterienzerstörende Stoffe aus Leukozytenleibern.

Endometritis: Entzündung d. Gebärmutterschleimhaut.

Endoneural: Im Innern der Nerven.

Endophlebitis: Entzündung der inneren Venenhaut.

Endoplasma: Die innere Plasmaschicht, s. Protoplasma.

Endoprothalliaten: s. Embryophyta siphonogama.

Endosmose: s. Osmose.

Endosperm: *bot.* Nährgewebe, das entweder bereits vor der Befruchtung vorhanden ist (primäres E., z. B. Koniferen) od. nach der Befruchtung aus dem sekundären Endospermkern hervorgeht (sekundäres E.).

Endosporen: s. Sporen.

Endothecium: *bot.* Faserzellschicht unter der Epidermis der Pollensäcke m. mechanischer Funktion bei der Entleerung des Pollens.

Endothelzellen: *med.* innere Auskleidung der Gefäße, Kapillaren u. serösen Höhlen, Plattenepithel; *bot.* dünnwandige, polygonale Zellen, die die Ölstriemen (z.B. der Umbelliferen-Früchte) auskleiden.

Endotherm(isch): Eigenschaft chem. Prozesse, für deren Ablauf Wärme von außen zugeführt werden muß, vgl. exothermisch.

Endotoxine: Giftige Bakterienstoffe, die erst nach Auflösen der Bakterien frei werden, meist hitzebeständig und durch Immunserum schwerer angreifbar, vgl. Ektotoxine.

Enematum(a): Enema, Klistier.

Energine: Sammelbezeichnung für Hormone, Vitamine, Enzyme.

Enfleurage: s. Öle, Ätherische.

Engelblumen: Flor. Arnicae, s. Arnica montana.

Engelsüß: Polypodium vulgare*.

Engelwurzel: Rad. Angelicae, s. Angelica archangelica.

Englisches Gewürz: Fructus Pimentae, s. Pimenta officinalis.

Englische Krankheit: Rachitis*.

Englisches Salz: Magnesium sulfuricum, s. Magnesiumsulfat.

Englische Schwefelsäure: Acidum sulfuricum crudum, s. Schwefelsäure.

Engramm: Die im Gedächtnis bleibende Spur geist. Eindrücke (Mneme).

Enolase: Enzym (Hydratase), das 2 Phosphoglycerinsäure durch H-Abspaltung in Phosphoenolbrenztraubensäure überführt.

Enole: Organ. Verbindungen, in denen einem olefinischen (doppelt gebundenen) C-Atom eine Hydroxylgruppe (OH) benachbart ist:

$$-CH = C(OH)-$$

Entamoeba histolytica: s. Amöbenruhr.

Ente: Uringlas für bettlägerige Männer.

Enteral: Die Eingeweide betreffend.

Enteramin: s. Serotonin.

Enteritis: Darmentzündung, Darmkatarrh.

Enteritisbakterien: Salmonella-B., Gärtner-B.

Enterobius vermicularis: Oxyuris vermicularis*.

Enterokinase: Ein im Sekret der Darmschleimhaut, besonders des Duodenums, vorkommendes Enzym, das die Vorstufen Trypsinogen u. Chymotrypsinogen in Trypsin u. Chymotrypsin umwandelt.

Enterokokken: Darm-Streptokokken (Str. faecalis u. a.), grampositive, meist lanzettförmige Diplokokken. Normale Darmbewohner, außerhalb des Darmes pathogen (Peritonitis, Appendizitis, Pyelitis, Zystitis etc.

Entgiftungszentralen: s. Tabelle.

Enthärtung des Wassers: s. Wasser.

Entkeimung: s. Sterilisation.

Entseuchung: s. Desinfektion.

Entwesung: Raumentwesung, Desinsektion, Ungezieferbekämpfg. (Wanzen, Läuse, Flöhe, Ratten, Motten usw.) mittels Blausäure (s. Zyklon B), Chlorgas, Schwefeldioxid, DDT, trokkene Hitze usw. Entwesung ist keine Desinfektion, sie richtet sich gegen höher organisierte Lebewesen; Bakterien und Bakteriensporen werden nicht vernichtet.

Enuresis: Unwillkürliches Harnlassen. **E. nocturna:** nächtliches Bettnässen; **E. diurna:** Unfähigkeit, am Tage die Harnentleerung zurückzuhalten.

Enzephalitis: (griech.) Gehirnentzündung, Erkrankung des Gehirns auf infektiöser od. infektiös-toxischer Basis. **E. epidemica** (lethargica): „Gehirngrippe", „Kopfgrippe", europäische Schlafkrankheit, Virus-Erkrankung des Zentralnervensystems.

Enzianwurzel: s. Gentiana-Arten.

Enzyme: (von griech. en zyme = in der Hefe) neuere Bez. für Fermente.

Eosin: Natriumsalz des Tetrabromfluoresceins,

$$C_{20}H_6Br_4Na_2O_5.$$

Rotes, kr. Pv., l. i. Aq., A. Anw.: als Farbstoff, auch für Genußmittel; Reagens, s. Jennersche Eosin-Methylenblaulösung.

Epeira diadema: Kreuzspinne, Araneus diadematus, s. Aranea Diadema HOM.

Ephedra sinica: Fam. Ephedraceae, Ephedra, Meerträubchen, Ma Huang (China, Tibet, Indomalaiischer Archipel), neben anderen Ephedra-Arten, wie E. equisetina, E. shennungiana. Stpfl. v. **Herba Ephedrae:** Ephedrakraut, Ma Huang. Best.: l-Ephedrin, d-Pseudoephedrin, l-Methylephedrin, d-Methylpseudoephedrin, l-Norephedrin, d-Norpseudoephedrin, Ephedrin (Gesamtalkaloidgehalt mind. 1%), ferner Saponin, Gerbstoff u. ein Glykosid. Asche max. 10%. Anw. med.: gegen Asthma, Rhinitis, Heufieber, Kreislaufschwäche, hauptsächlich zur Herst. des Ephedrins*. HOM: Ephedra vulgaris, von Ephedra distachya (E. vulgaris), die frischen Blätter u. Zweige. (Ephedra vulgaris des Mittelmeergebietes enth. hauptsächl. Pseudoephedrin u. nur Spuren von Ephedrin.)

Ephedrin: l-Ephedrin, Phenylmethylaminopropanol, Alkaloid aus Ephedra-Arten,

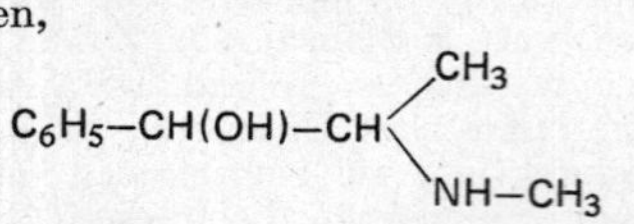

Farbl. Kr. od. kr. Pv., l. i. Aq., A., Ae., Paraffin u. Vaselinöl. Anw. findet fast ausschließl. nur Ephedrinhydrochlorid.

Ephedrinhydrochlorid: Ephedrinum hydrochloricum,

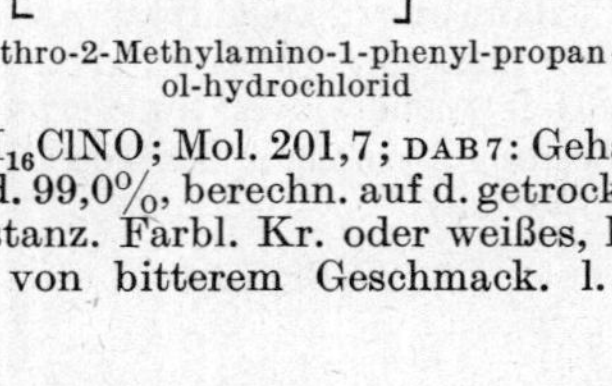

L-erythro-2-Methylamino-1-phenyl-propan-1-ol-hydrochlorid

$C_{10}H_{16}ClNO$; Mol. 201,7; DAB 7: Gehalt mind. 99,0%, berechn. auf d. getrockn. Substanz. Farbl. Kr. oder weißes, kr. Pv. von bitterem Geschmack. l. i. 4 T. Aq., 9 T. A., swl. i. Chlf. Schmelztemp.: 217—220°. Spez. Drehung: $(\alpha)_D^{20°}$ = —34° bis —35° (Meßlsg. 5 g in 100 ml Aq.). Aufbewahrung: Gut verschlossen. Vorsichtig aufzubewahren. MD 0,05 g; MTD 0,15 g. Anw. med.: Ephedrin wirkt wie Adrenalin erregend auf den Sympathicus, seine Wirkung ist jedoch viel schwächer, dafür länger anhaltend und weniger giftig. Hauptsächlich findet E. Anw. bei Asthma bronchiale, Husten, Rhinitis, allergischen Erkrankungen wie Heufieber u. a. sowie bei Kreislaufschwäche. E. u. seine Derivate werden auch als „Appetitzügler" zur Behandlung von Fettleibigkeit verwendet, wobei die Wirkung auf den Kreislauf zu beachten ist. Salzsaures Ephedrin ist m. vielen Stoffen unverträglich, s. Tabelle „Unverträgliche Arzneimischungen"; vgl. Nor-Ephedrin; racem. E. s. Ephetonin.

Ephedrin, Salzsaures: Ephedrinum hydrochloricum, s. Ephedrinhydrochlorid.

Ephedrin, Schwefelsaures: Ephedrinum sulfuricum, s. Ephedrinsulfat.

Ephedrinsulfat: Ephedrinum sulfuricum, Schwefelsaures Ephedrin,

$$(C_{10}H_{15}ON)_2 \cdot H_2SO_4.$$

Weiße Kr. od. kr. Pv., ll. i. Aq., l. i. A. Anw. med.: wie Ephedrinhydrochlorid.

Ephedrinum hydrochloricum: s. Ephedrinhydrochlorid.

Ephedrinum sulfuricum: s. Ephedrinsulfat.

Epheliden: Sommersprossen.

Ephetonin: ERG® Salzsaures, racem. Ephedrin, synth. dargest. F. 186 bis 188°. Weiß. kr. Pv., ll. i. Aq., l. i. A. Anw. med.: wie Ephedrin, auch als Schnupfensalbe (3%). MD 0,005 g, MTD 0,15 g.

Epi...: In Verbdgn.: auf, über, oberhalb, an, in, bei, nach, durch.

Epidemie: Seuche, plötzlich auftretende und sich rasch verbreitende Infektionskrankheit.

Epidermis: Außenhaut, Oberhaut.

Epidermophytie: Pilzkrankheit der Epidermis, Erreger: Epidermophyten, s. Pilze.

Epigastrium: Magengrube, die Region zwischen Schwertfortsatz des Brustbeins u. Nabel; „Oberbauch".

Epigyn: *bot.* Unterständig, s. Blüte.

Epikrise: (griech. κρίσις = Entscheidung) Endurteil (abschließender Bericht) über eine Krankheit.

Epilation: Kosmet. Enthaarung.

Epilatorium(a): Enthaarungsmittel.

Epilepsie: Fallsucht.

Epinephrin: (engl.) s. Adrenalin.

Epiphyse: s. Epiphysis.

Epiphysis: Glandula pinealis, Zirbeldrüse, an d. Gehirnbasis, mit noch unklarer Hormonfunktion; s. Organotherapeutica u. Hormone.

Epistaxis: (griech.) Nasenbluten.

Epithelkörperchen: Glandulae parathyreoideae, Nebenschilddrüsen (enth. Parathormon u. Calcitonin); s. Hormone.

Epithelschutzvitamin: Vitamin A, s. Vitamine.

Epithelzylinder: s. Harnzylinder.

Eppich: volkst.: 1. Apium graveolens, 2. Sambucus ebulus, 3. Hedera helix.

Epsomsalz: Magnesium sulfuricum, s. Magnesiumsulfat.

Equilin, Equilenin: Weibl. Keimdrüsenhormon aus d. Harn schwangerer Stuten, s. Hormone.

Equisetum arvense: Fam. Equisetaceae, Ackerschachtelhalm, Katzenwedel, Scheuerkraut, Zinnkraut (Europa). Stpfl. v. **Herba Equiseti:** Schachtelhalmkraut, Zinnkraut. Best.: Kieselsäure 7,4%, lösl. Kieselsäure ca. 0,5—1%, ferner Flavonglykoside (Isoquercitrin, Galuteolin, Equisetrin), Saponin (Equisetonin, bis 5%), Bitterstoff, Harz, Akonitsäure. Asche max. 20%. Anw. med.: als Diureticum, ferner bei Lungenleiden, Arteriosklerose, als Hämostypticum; äuß.: zur Behandlg. v. Wunden, Ekzemen, Erysipel, Bartflechte u. a. HOM: Equisetum arvense, die frische, im Spätsommer gesammelte Pflanze mit sterilen Stengeln.

Equisetum hiemale: Fam. Equisetaceae, Großer Schachtelhalm, Winterschachtelhalm (Europa). Stpfl. v. **Herba Equiseti majoris.** Best.: fett. Öl, Kieselsäure, Zucker. Anw. volkst.: als Diureticum. HOM: Equisetum hiemale, die frische Pflanze.

Er: *chem.* Erbium*.

Erbelkraut: Fol. Fragariae, s. Fragaria vesca.

Erbfaktoren: Gene, s. Gen.

Erbgrind: Favus*.

Erbium: Seltenes Erdmetall, Er, AtG. 167,26, dreiwertig, Ordnungszahl 68, gehört zu der Gruppe der „Lanthaniden", s. seltene Erdmetalle.

Erbrechen: s. Emesis.

Erbsenstärke: Amylum Pisi*.

Erdalkalien: Die Erdalkalimetalle.

Erdalkalimetalle: Erdalkalien, Barium, Beryllium, Calcium, Magnesium, Radium, Strontium (2. Hauptgruppe des Periodensystems). Sie gehören mit Ausnahme des Radiums sämtl. zu den Leichtmetallen.

Erdbeerblätter: Fol. Fragariae, s. Fragaria vesca.

Erdbrot: Rhiz. Cyclaminis, s. Cyclamen europaeum.

Erdefeu: Herba Hederae terrestris, s. Glechoma hederacea.

Erden: Die Oxide von Aluminium u. die Oxide der Seltenen Erden.

Erden, Alkalische: Die Oxide von Barium, Calcium, Magnesium, Strontium.

Erden, Seltene: s. Erdmetalle.

Erdige Quellen: Mineralwässer, die haupts. Calcium- u. Magnesiumhydrogencarbonat enthalten, s. Aquae minerales.

Erdkraut: Herba Fumariae, s. Fumaria officinalis.

Erdmetalle, Seltene: Die Gruppe der seltenen Erdmetalle umfaßt die Elemente Scandium, Yttrium, Lanthan und Actinium sowie die Lanthaniden: Cer, Praseodym, Neodym, Promethium, Samarium, Europium, Gadolinium, Terbium, Dysprosium, Holmium, Erbium, Thulium, Ytterbium, Lutetium; vgl. Seltene Erden.

Erdmoos: Lycopodium clavatum*.

Erdnuß: Semen Arachidis, s. Arachis hypogaea.

Erdnußöl: Oleum Arachidis, s. Arachis hypogaea.

Erdnußöl, Gehärtetes: Oleum Arachidis hydrogenatum, s. Arachis hypogaea.

Erdöl: Petroleum, s. Ol. Petrae*.

Erdölbenzin: Benzinum Petrolei, s. Benzin.

Erdpech: Asphaltum, s. Asphalt.

Erdphosphate: Die im Harnsediment vorkommenden Tricalcium- u. Trimagnesiumphosphate, s. Harnbestandteile u. Tab. Harnanalyse.

Erdrauch: Fumaria officinalis*.

Erdwachs: Ceresinum, Ozokerit, s. Paraffine.

Erepsin: Alte Bez. für die im Darmsekret vorkommenden Peptidasen (Aminopolypeptidase, Dipeptidase, Prolinase).

erg: Maßeinheit der Arbeit; 1 erg ist diejenige Arbeit, welche die Krafteinheit (1 dyn) längs eines Weges von 1 cm leistet, es ist also

$$1 \text{ erg} = 1 \text{ dyn} \cdot 1 \text{ cm}$$

Die Arbeit von 1 erg wird geleistet, wenn man eine Masse von 1,02 mg um 1 cm hochhebt.

Die größere Arbeitseinheit ist das **Joule:** die Arbeit, die notwendig ist, um 1,02 kg um 10 cm zu heben

$$10^7 \text{ erg} = 1 \text{ Joule (Wattsekunde)}$$

vgl. Joule und Watt sowie Tabellen.

Ergänzungsstoffe: (Wirkstoffe), s. Vitamine.

Ergine (Ergone): Sammelbezeichnung für Fermente, Hormone, Vitamine; auch „Energine“.

Ergobasin (Ergometrin): Alkaloid, s. Secale cornutum.

Ergocalciferol: s. Calciferol, Vitamine.

Ergocornin: Alkaloid, s. Secale cornutum.

Ergocristin: Alkaloid, s. Secale cornutum.

Ergokryptin: Alkaloid, s. Secale cornutum.

Ergolin: Grundgerüst der Clavinalkaloide von Secale cornutum; ein Indol-chinolinderivat.

Ergometrin: Ergobasin, Alkaloid, s. Secale cornutum.

Ergone: Ergine*.

Ergosterin: Provitamin D_2, s. Vitamine.

Ergotamin: Alkaloid, s. Secale cornutum.

Ergotinum: Extractum Secalis cornuti (auch HOM), s. Secale cornutum.

Ergotismus: Kriebelkrankheit, Mutterkornvergiftung, s. Secale cornutum.

Ergotoxin: s. Secale cornutum.

Erigeron canadensis: Fam. Compositae, Kanadisches Berufskraut (heim. Nordamerika; in Europa eingeschleppt u. verwildert). Stpfl. von **Herba Erigeronis canadensis:** Kanadisches Berufskraut. Best.: Äth. Öl (Hauptbest. d-Limonen), Gerbstoff, Gallussäure, Flavon, Cholin. Anw. med.: geg. uterine Blutungen, Durchfall, Dysenterie, Typhus, Ruhr, als Wurmmittel. HOM: *Erigeron canadensis,* die frische, blühende Pflanze.

Erika: Im Drogenhandel u. volkst. Bezeichnung für **Herba Callunae,** s. Calluna vulgaris.

Eriochromschwarz T:

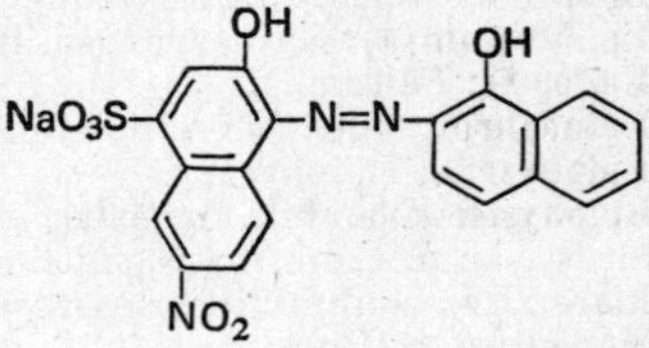

Reagens für die komplexometrische Maßanalyse, s. Chelate; weinrot unterhalb pH 6, blau bei pH 8 bis 12, orange oberhalb pH 13; mit Mg., Cd, Pl, Hg weinrote Komplexsalze.

Eriodictin: s. Vitamin P.

Eriodictyon glutinosum: (Eriodictyon californicum) Fam. Hydrophyllaceae, Santakraut (Nordamerika, Kalifornien) u. a. Eriodictyon-Arten. Stpfln. v. **Folia Eriodictyonis** (Herba E., Herba Santa): Eriodictyonblätter, Santakraut. Best.: Eriodictyonin, Vitamin P (Eriodictin u. Hesperidin), äth. Öl, Fett, Gerbsäure, Harz. Asche max. 7%. Anw.: als Geschmackskorrigens, soll die Empfindung für bitteren Geschmack aufheben, ferner auch als Diureticum und Expectorans (Tct. Eriodictyonis). HOM: Eriodictyon californicum, die frische Pflanze.

Erlenmeyers Bromwasser: Eine Lsg. von je 4 g Kal.bromat., Natr.bromat u. 2 g Ammon.bromat in 750 g natürlichem kohlensäurehaltigem Mineralwasser; Sedativum.

Erlenrinde: Cort. Alni, s. Alnus glutinosa.

Erstarrungspunkt, Erstarrungstemperatur: Als E. bezeichnet man die Temperatur des Übergangs vom flüssigen in den festen Aggregatzustand. Bei einh. Substanzen ist der E. mit dem Schmp. identisch. Zur Bestimmung d. E. werd. 6—8 g des zu unters. Stoffes in einem Probierrohr, in dem sich ein Thermometer befindet, vorsichtig geschmolzen. Durch Eintauchen in Wasser, dessen Temp. etwa 5° niedriger ist als der zu erwartende E., wird d. Schmelze auf ca. 2° unter dem E. abgekühlt u. darauf durch Rühren m. dem Therm., nötigenfalls durch Einimpfen eines klein. Kristalls des zu untersuchend. Stoffes, zum Erstarren gebracht. Beim Übergang i. d. festen Aggregatzustand tritt durch die freiwerd. Schmelzwärme ein vorübergeh. Temperaturanstieg ein (E. Wärme). Die Erstarrungstemperatur ist die während des Erstarrens beobachtete höchste Temperatur.

Zur Charakterisierung von Fetten, fettähnlichen Stoffen, Salbengrundlagen (Cetylstearylalkohol, Hartparaffinen, Vaselinen) wird die E. am **rotierenden Thermometer** bestimmt, einem Spezialthermometer mit Halbgradeinteilung u. olivenförmigem Quecksilbergefäß.

Das Thermometer wird kurze Zeit in die geschmolzene Substanz getaucht u. dann mit anhaftender Substanz im Luftbad langsam in horizontaler Lage um seine Längsachse gedreht.

Die Temperatur, bei der sich die Substanz mitdreht, wird als Erstarrungstemperatur bezeichnet.

Erstarrungswärme: s. Erstarrungspunkt, Schmelzwärme.

Erucasäure:

$CH_3 \cdot (CH_2)_7 \cdot CH{=}CH \cdot (CH_2)_{11} \cdot COOH$

Weiße, am. Masse, F. 34°, Kp. 255°, l. in A. u. Ae., unl. in Aq. Nat. als Glycerinester, im Oleum Rapae (s. Brassica-Arten), im fetten Öl der Senfsamen, im Traubenkernöl und Dorschleberöl.

Erycin: Erythromycin*.

Eryngium-Arten: Fam. Umbelliferae, Mannstreu, Brachdistel. **E. campestre:** Feldmannstreu (Mittelmeergebiet, Mitteleuropa). **E. planum** (östl. Deutschland bis Südrußland, Transkaukasien, Ural, Altai, Kaschmir). Stpfln. v. **Herba Eryngii:** Mannstreukraut u. **Radix Eryngii:** Mannstreuwurzel. Best.: Saponin, Gerbstoff, äth. Öl. Anw. med.: als Diureticum sowie gegen Keuchhusten, Bronchialkatarrh. **Eryngium maritimum:** Meerstranddistel (Küsten der Nord- und Ostsee) (Best.: Saponine). Stpfl. von HOM: Eryngium maritimum, die frische, blühende Pflanze.

Erysipelas: Erysipel, Gesichtsrose, Wundrose, ansteckende Hautentzündung. Erreger: Streptococcus erysipelatos (S. pyogenes).

Erysipeloid: Rotlauf, erysipelartiger Hautausschlag.

Erythema: Erythem, Rötung der Haut.

Erythraea centaurium: s. Centaurium umbellatum.

Erythraea chilensis: Fam. Gentianaceae, Bitterkraut (Peru, Chile). Stpfl. v. **Herba Canchalaguae:** Bitterkraut. Best.: glykosidischer Bitterstoff, fett. Öl, Gerbstoff. Anw.: als Tonicum, Fiebermittel. HOM: *Canchalagua*, das getrocknete, während der Blüte gesammelte Kraut ohne Wurzel.

Erythrit: meso-Erythrit, Erythritum, Butantetrol, Phycit, $C_4H_6(OH)_4$. Best. einiger Flechten (Rocella tinctoria). Weiß. Kr., ll. in Aq., wl. in A., F. 120°; ein Kohlenhydrat.

Erythritum tetranitricum: s. Erythrittetranitrat.

Erythrittetranitrat: Erythritum tetranitricum, Nitroerythrit, Erythrolnitrat, Salpetersäureester des Erythrits, $C_4H_6O_{12}N_4$, Mol. 302,08. Farbl. Kr., l. in A. u. sied. Aq.; explosiv; Anw.: wie Nitroglyzerin; bei Angina pectoris, ED 15—60 mg.

Erythroblasten: Die kernhaltigen Mutterzellen (Jugendzellen) der roten Blutkörperchen (normal nur im Knochenmark, patholog. im Blut als Zeichen schwerer Anämie).

Erythrocin: Erythromycin*.

Erythrodextrine: s. Dextrine.

Erythrolnitrat: Erythrittetranitrat.

Erythromycin: (Erycin, Ilotycin, Erythrocin), Antibioticum aus *Streptomyces erythreus*, Makrolidstruktur, wirksam gegen grampos. u. einige gramnegative Erreger, Staphylo- und Streptokokken (nicht aber gegen Coli- u. Proteus-Bakt., Pyocyaneus, Salmonellen), bes. gegen antibioticaresistente Bakt. E. ist eine Base u. bildet mit allen organ. u. anorg. SS Salze. Weiße kr. Substanz, swl. in Aq., ll. in A., Aceton, Chlf. Mol. ca. 734; Tagesdosis peroral 1—2 g in 4—6 Einzelgaben, i.v. 250 mg alle 6 Std., Kleinkinder 10—40 mg pro kg Körpergewicht.

Erythropsin: Rhodopsin*.

Erythrotin: Vitamin B_{12}, s. Vitamine.

Erythroxylum coca u. E. novogranatense: Fam. Erythroxylaceae (ein Strauch, in den Anden v. Peru u. Bolivien heim., dort auch kult.; ferner in Ekuador, Kolumbien, Brasilien, Indien kult.). Stpfl. v. **Folia Cocae (Folia Erythroxyli cocae):** Kokablätter. Best.: Alkaloide (0,7—2,5%), bes. Kokain (bis ca. 1%), Cinnamylkokain, Benzoylekgonin, Hygrin, Cuskhygrin, α- u. β-Truxillin u. a. (ferner Tropakokain i. d. auf Java kult. Pfl.), äth. Öl, Wachs, SS. Anw. med.: s. Betäubungsmittelgesetz, haupts. zur Herst. von Kokain. Bei den Eingeborenen als Genußmittel zum Kauen, mit Kalk gemischt, vgl. Cocainum.

Erythrozyten: Rote Blutkörperchen, s. Blut.

Erzengelwurzel: Angelikawurzel, Rad. Angelicae, s. Angelica archangelica.

Es: Einsteinium*.

Esbachs Reagens: (Esbachsche Lösung) Reagens: zum Nachweis von Eiweiß im Harn: Lsg. von 1 Pikrinsäure u. 2 Zitronensäure in 97 Aq. Ausführung: 10 ml mit Essigsäure angesäuerter Harn werden m. 10 ml Esbachs Reagens versetzt; positiv, wenn Trübung od. Fällung entsteht. Auch zur quantitativen Eiweißbestimmung im Esbachschen Albuminometer. Ungenau und nicht eindeutig, daher nicht mehr gebräuchlich. Vgl. Tabelle „Harnuntersuchung" (Esbach, Georges Hubert, Arzt, Paris 1843 bis 1890).

Eschenblätter: Folia Fraxini, s. Fraxinus exelsior.

Eschenmanna: Manna, s. Fraxinus ornus.

Eschenrinde: Cortex Fraxini, s. Fraxinus excelsior.

Escherichia-Bakterien: Gramnegative, bewegliche Stäbchen, die Dextrose u. Lactose in Gas u. Säure zerlegen. **Escherichia coli** (Bacterium coli): Kolibakterien, im Dickdarm u. Kot gesunder Warm- und Kaltblütler. (Escherich, Theodor, Arzt, Graz und Wien, 1857—1911.)

Eschscholzia californica: Fam. Papaveraceae (Kalifornien). Stpfl. v. **Herba Eschscholziae:** Eschscholzienkraut. Best.: Alkaloide, Chelidonin, β- u. γ-Homochelidonin, Chelerythrin, Sanguinarin, Protopin, ferner Xanthophylle u. Rutosid (Flavonglykosid). Anw. med.: als Schlafmittel u. Antineuralgicum, bes. f. Kinder (Dos. 2—10 g i. m. Infusum).

Esdragon: Estragon, s. Artemisia dracunculus.

Eseresamen: Semen Calabar, s. Physostigma venenosum.

Eseridin: Alkaloid aus den Samen von Physostigma venenosum*. $C_{15}H_{21}N_3O_3$. Farbl. Kr., fast unl. in Aq., l. in A., Ae., Chlf. u. SS. F. 132°. Anw. med.: wie Physostigmin, aber weniger giftig. MD 0,005 g; MTD 0,015 g; (Physostigmin-N-oxid).

Eseridintartrat: Eseridinum tartaricum, weinsaures Eseridin,

$$C_{15}H_{21}O_3N_3 \cdot C_4H_6O_6.$$

Farbl. Kr., l. in Aq. u. A. Anw. med.: wie Physostigmin.

Eserinum: syn. Physostigmin.

Eserinum salicylicum: s. Physostigminsalicylat. **E. sulfuricum:** s. Physostigminsulfat.

Esidrix®: s. Hydrochlorthiazid.

Esocin: Aus Hechtsperma gewonnenes Protamin, s. Protamine.

Essentiell: 1. (biolog.) Wesentlich, lebensnotwendig; gebraucht für Stoffe, die für den Körper lebensnotwendig sind, die er aber nicht selbst zu erzeugen vermag, so daß sie von außen, d. h. mit der Nahrung, zugeführt werden müssen, z. B. ess. Aminosäuren*, ess. Fettsäuren* sowie Vitamine und gewisse Spurenelemente. 2. med. ohne erkennbare Ursache (der Entstehung einer Krankheit, vgl. idiopathisch).

Essenzen: konz. meist alkohol. Auszüge bzw. Lsgn. von äth. Ölen und anderen Duftstoffen.

Essig: Acetum; klare, farbl. bis gelbliche Fl. von saurem Geschmack u. saurem, leicht aromatischem Geruch. Essig entsteht, wenn man verdünnte alkoholhaltige Fln., wie Wein, Bier, vergorene Fruchtsäfte dem Luftzutritt aussetzt. Hierbei wird durch Essigbakterien (Acetobacter aceti) die sog. „Essig-Gärung" bewirkt, d. h. der Äthylalkohol zu Essigsäure oxidiert. Die Essigbakterien sind vorwiegend gramnegative Kurzstäbchen, die in langen Ketten zusammenhängen. Bei einem Gehalt von 15% Alkohol oder 14% Essigsäure der Fl. sterben die Bakterien ab. Industriell erfolgt die Essigherst., indem man alkoholhaltige Maische mehrmals über mit Essigbakterien besiedelte Buchenholzspäne laufen läßt (Schnellessigfabrikation). Der übl. Handelsessig wird meist lediglich durch Verdünnen von Essigsäure mit Wasser hergestellt, unter evtl. Zusatz von Aromastoffen (Kunstessig). Die Prüfung erstreckt sich auf Schwermetallsalze, Salpeter-, Schwefel- und Salzsäure bzw. deren Salze, sowie auf evtl. scharfmachende Zusätze wie Paprika und ähnliche. 10 g durch Essiggärung gewonnener Essig sollen höchstens 0,5 g Rückstand hinterlassen, der weder scharf noch bitter schmecken darf (Pfeffer und ähnl. Zusätze) und der beim Glühen eine alkalisch reagierende Asche ergeben muß (freie Mineralsäuren).

Die **Handelssorten** sollen mindest. 3,5—5 g, jedoch höchstens 15 g wasserfreie Essigsäure in 100 ml enthalten. (Fln. mit über 15,5 g Essigsäure in 100 ml müssen als Essigsäure bezeichnet werden.) **Echter Weinessig** darf nur aus Wein, Traubenmost od. Traubenmaische hergest. werden. Wird dem Wein Branntweinmaische zugesetzt, so muß das Produkt als „Weinessigverschnitt" deklariert werden. Die handelsüblichen Weinessige best. meist aus 1 Teil echtem Weinessig u. 4 Teilen Branntweinessig (Spritessig).

Gärungsessige sind: Echter Weinessig (Traubenessig), Branntweinessig, Malzessig, Obstessig.

Es sollen an wasserfreier Essigsäure in 100 ml enthalten:
Echter Weinessig (Traubenessig) 6 g
Speise- oder Tafelessig mindest. 3,5—5 g
Einmacheessig mindest. 5 g
Doppelessig mindest. 7 g
Dreifachessig mindest. 10,5 g
Essigsprit (Branntweinessig) mindest. 10,5 g
Spritessig (aus Branntwein) mindest. 3,5 g

Essigessenz ist reine oder mit Aromen versetzte, bisweilen auch gefärbte Essigsäure, Gehalt 60—80% reine Essigsäure (Acid. aceticum).

Kräuter-, Frucht-, Gewürz-, Blütenessige (z. B. Estragon-, Himbeer-, Birnen-, Äpfel-, Pflaumen-, Rosenessig) werden durch Ausziehen der betr. Kräuter, Früchte, Gewürze oder Blüten mit Essig oder durch Vermischen von Essig oder Essigsäure mit Fruchtsäften hergestellt.

Essig darf nicht in Metallgefäßen aufbewahrt werden, da die Essigsäure allmählich die Metalle löst (Zink, Kupfer usw.), auch emaillierte Gefäße sind zu vermeiden.

In verdünnten Essigen bilden sich häufig durch **Essigälchen** oder sonstige Mikroorganismen hervorgerufene Trübungen. Durch kurzes Erwärmen auf 50° können diese Mikroorganismen abgetötet werden.

Toilette-Essig ist eine, meist leicht gefärbte Mischung von Essigsäure mit äth. Ölen oder sonst. Aromastoffen (z. B. Ol. Lavand. 5,0, Ol. Rosae 1,0, Acid. acet. 40,0, Aq. 434,0, Spirit. 500,0). Holzessig s. Acetum pyrolognosum; Bleiessig s. Acetum plumbicum; Sabadillessig s. Acetum Sabadillae.

Essigäther: Aether aceticus, s. Essigsäure-äthylester.

Essigbakterien: s. Essig.

Essigbaum: Rhus typhina, s. Rhus-Arten.

Essigessenz: s. Essig.

Essigester: s. Essigsäure-äthylester.

Essiggeist: s. Aceton.

Essigsäure: Acidum aceticum, Acidum aceticum concentratum, Äthansäure, Methancarbonsäure; Acidum aceticum glaciale = Eisessig.

$$CH_3—COOH,$$

Mol. 60,05; DAB 7: Gehalt mind. 99,0%, klare, farbl., ätzende Fl. von saurem Geruch u. Geschmack, mischbar mit Aq., A., Ae., Chlf., Glycerin; D. 1,049—1,051, Kp. 118° bis 119°; bei 16,7° (DAB 7: nicht unter 15,5°) erstarrt sie zu eisähnlichen Kristallen. Die Dämpfe sind leicht entzündl. Die Dichte der Essigsäure steigt bis zu 80%, je nach d. Wassergehalt, an, um dann wieder abzusinken; so können Dichten zwischen 1,0498—1,0700 zwei Konzentrationen entsprechen. Um in solchem Falle den genauen Essigsäure-Gehalt festzustellen, titriert man unter Zugabe von Phenolphthalein-Lösung mit N-Natronlauge (1 ml N-Natronlauge entspricht 60,05 mg $C_2H_4O_2$).

Nachweis: 1. durch den charakterist. Geruch. 2. Nach Neutralisierung mit NaOH werden Lsgn. von Essigsäure und essigs. Salzen durch Eisenchloridlsg. tief rot gefärbt; d. Färbg. verschwindet nach Zusatz von HCl. Darst.: Durch trockene Dest. des Holzes (s. Holzessig); durch Oxidation von Äthyl-A. (Essig-Gärung), heute großtechn. aus Calciumcarbid über Acetylen u. Acetaldehyd als Zwischenprodukte. HOM: Acidum aceticum. Anw. med.: zu durstlösch. Limonaden, zu Umschlägen bei Entzündungen u. Quetschungen (5- bis 6%ig), zu Abreibungen bei Nachtschweißen (5- bis 6%ig); zur Herst. von Speiseessig; techn.: in großem Umfang in der Großindustrie zur Herst. von Acetylcellulosen, Acetatseide, Farbstoffen und Arzneimitteln.

Essigsäure-äthylester: Aether aceticus, Aethylium aceticum, Äthylacetat, Essigäther, Essigester,

$$CH_3—CO—O—C_2H_5$$

(Essigäther, alte, aber falsche Bezeichnung, da chem. kein Äther, sondern ein Ester); D. 0,9021, F. 82,4°, Kp. 77,1°. Farbl., leicht entzündbare Fl. von angenehmem fruchtigem Geruch; l. in A., Ae., in fetten u. äth. Ölen, wl. in Aq. Darst.: Durch Dest. v. Alkohol, Essigsäure und konz. Schwefelsäure. Anw. med.: als Analepticum u. Antispasmodicum; MAK 400 ml/m³ Luft; techn.: Lösungsmittel (Zelluloid, Collodiumwolle usw.), zur Extraktion von

Antibiotika; zum Aromatisieren von Likören, Bonbons, Limonaden.

Essigsäureamylester: Essigsäure-isoamylester, s. Amylacetat.

Essigsäureanhydrid: s. Acetanhydrid.

Essigsäure-benzylester: Benzylium aceticum, s. Benzylacetat.

Essigsäure-bornylester: Bornylium aceticum, s. Bornylacetat.

Essigsäure-butylester: s. Butylacetat.

Essigsäurechlorid: s. Acetylchlorid.

Essigsäure-isoamylester: Amylium aceticum, s. Amylacetat.

Essigsäure-methylester: s. Methylacetat.

Essigsaure Tonerde: Liquor Aluminii acetici DAB 6 und Liq. Aluminii acetico-tartarici DAB 7, s. Aluminiumacetat.

Ester: Verbindungen, die durch Vereinigung eines Alkohols m. einer Säure unter Wasseraustritt entstehen u. den Salzen der Metalle entsprechen. Durch mehrbas. Säuren entstehen saure u. neutrale E. Man unterscheidet E. der Mineralsäuren, z. B. Schwefelsäureäthylester, $(C_2H_5)_2SO_4$, u. E. der organ. Säuren, z. B. Essigsäureäthylester, $CH_3COOC_2H_5$. Viele dieser E. werden als Duftstoffe u. Fruchtessenzen gebraucht. E. des Glyzerins mit den höheren Fett- u. Ölsäuren sind die Fette.

Esterasen: Fermente (Gruppe der Hydrolasen), die Ester sowohl zu spalten, wie auch zu synthetisieren vermögen; so spalten u. synthetisieren z. B. die Cholesterinesterase die Ester des Cholesterins, die Lipasen die Fette, die Lecithinasen (in gewissen Schlangengiften) das Lecithin, die Phosphatasen die esterartig gebundene Phosphorsäure aus den Nukleotiden, den Phosphatiden u. den Zuckerphosphorsäuren ab, die Cholinesterase spaltet das Acetylcholin in Essigsäure und Cholin, die Sulfatasen spalten Schwefelsäure-Ester (Chondroitinschwefelsäure, Phenolschwefelsäure, Indikan) u. a., vgl. Fermente.

Esterschwefelsäuren: s. Äthersäuren.

Esterzahl: EZ. Die EZ gibt an, wieviel Milligramm KOH zur Verseifung der in 1 g äth. Öls, Wachs usw. vorhandenen Ester verbraucht werden.

Estolide: Milchsäureester.

Estragon: Herba Dracunculi, s. Artemisia dracunculus.

Eu: *chem.* Europium, s. Seltene Erdmetalle.

Eubasinum®: s. Sulfonamide.

Eucalyptol: Eucalyptolum, Cineol, Zineol, 1,8-Cineol; 1,8-Oxido-p-menthan, $C_{10}H_{18}O$. Hauptbest. des äth. Öles von Eucalyptus globulus* u. a. Eucalyptus- u. Melaleuca-Arten. Mol. 154,1, D. 0,923—0,926, E. 0° bis +1°, Kp. 175—177°. Farbl., kampferartig riech. Fl., l. in Ae., Chlf., A., Terpentinöl, fett. Ölen; in Aq. fast unl. Anw. med.: als Antisepticum, Expectorans, Anthelminticum. Dos. 0,1 bis 1 g; MTD 3 g.

Eucalyptus globulus: Fam. Myrtaceae, Eukalyptusbaum (heim. Australien, kult. Südeuropa, Afrika, Mittelmeergebiet). Stpfl. v. **Folia Eucalypti:** Eukalyptusblätter. Best.: Äth. Öl (bis 3,5%, mind. 1,5%), Gerbstoff, Bitterstoff, Harz. Asche max. 6%. Anw. med.: als Antisepticum u. Febrifugum, b. Bronchial- u. Blasenkatarrhen. Dos. 1—3 g. HOM: Eucalyptus, die getrockneten Blätter älterer Zweige. **Oleum Eucalypti, Eucalyptusöl** DAB 7: Äther. Öl aus Eucalyptusarten, die vorwiegend Cineol enthalten (Eucalyptus globulus, Euc. fruticetorum, Euc. smithii). Gehalt mind. 70% Cineol; D. 0,905—0,925, Kp. 177° bis 179°. Farbl. bis gelbl. Fl. von angenehmem Geruch, opt. aktiv ($\alpha_D^{20°}$ = 0° bis +15°). Brechungsindex: n_D^{20} = 1,457—1,470. Best.: Cineol mind. 70%, Pinen, Camphen, Sesquiterpen u. a. Gew.: Durch Dest. der Bl. von Eucalyptusarten. Anw. med.: als Antisept., Antipyreticum, b. Cholera, Malaria, Bronchialkatarrh, zu Einreibgn. b. Rheumatismus, auch als Wurmmittel. Dos. 5—20 Tr. mehrmals tgl. Zur Gew. v. Eukalyptusöl dienen noch zahlreiche andere Eucalyptusarten (d. Gattung umfaßt über 400 Arten). Diese Öle unterscheiden sich z. T. stark durch d. Phellandren- u. Cineol-Gehalt, einige enth. auch Piperiton* (haupts. v. E. dives), das zur Herst. von Thymol verwendet wird, einige enth. Citral, Citronellol, Citronellal, Geranylacetat usw. u. finden Verwendung in der Parfümerie.

Eucerinum® anhydricum: Wollwachsalkoholsalbe, Gemisch aus Wollwachs- u. Fettalkoholen und hochraffinierten Kohlenwasserstoffwachsen u. -ölen; nimmt bis 2 T. Aq. auf.

Eucerinum® cum aqua: Wasserhaltige Wollwachsalkoholsalbe, Wasser-in-Öl-Emulsion aus gleichen Teilen Eucerinum anhydricum und Wasser.

Eucheuma spinosum: Fam. Rhodophyceae (Java, Makassar), m. Gelidium- u. Gracillaria-Arten. Stpfl. v. **Agar Agar***.

Euchinin ERG: Euchinin®, Chininum aethyl(o)-carbonicum, Äthylkohlensäureester des Chinins,

$$C_2H_5OCO \cdot OC_{20}H_{23}N_2O,$$

Mol. 396,48, F. 91—92°. Weißes, leichtes Pv., aus verfilzten Nadeln bestehend, ll. in A., Ae., Chlf. Anw. med.: wie Chinin bei Malaria, Grippe, Keuchhusten. Dos. 0,05—0,4 g; da fast geschmacklos, bes. in der Kinderpraxis gebräuchlich.

Eucupin ERG: (Eucupin basicum) Eucupin®, Isoamylhydrokuprein, $C_{24}H_{34}N_2O_2$, Mol. 382,3. Weißes Pv., ll. in A., Ae., Chlf. u. in heißen Fetten. Anw. med.: als Desinfiziens inn. bei Grippe, Angina usw. MD 0,25 g; MTD 0,75 g; äußerl. als Anästheticum in Salben oder Öl.

Eucupin bihydrochloricum ERG: Eukupindihydrochlorid, Isoamylhydrokupreindihydrochlorid,

$$(C_{24}H_{34}N_2O_2)\,2\,HCl + H_2O,$$

Mol. 473,2. Farblose Kr., ll. in Aq. u. A. Anw. med.: inn. u. äuß. als Antisepticum. MD 0,3 g; MTD 0,9 g. Mittl. ED = 0,1 g (zur Schleimhautbehdlg. 1%ig. Lsg., als Hautsalbe 2%ig). Unverträgl. mit alkalisch reagierenden Stoffen, Gerbsäure u. gerbstoffhaltig. Zubereitungen (Fällung).

Eudiometer: Einseitig geschlossenes und mit Gradeinteilung versehenes Glasrohr zum Auffangen und Abmessen von Gasen.

Eugenia caryophyllata: Syzygium aromaticum*.

Eugenia jambolana: Syzygium jambolanum*.

Eugenolum ERG: Eugenol (4-Allylbrenzkatechin-2-methyläther)

$$C_{10}H_{12}O_2$$

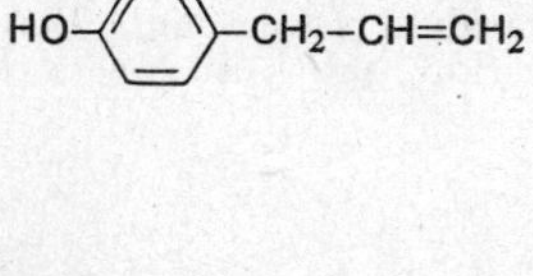

Mol. 164,2; D. 1,066—1,069, Kp. 252°. Hauptbest. des äth. Nelkenöls (Ol. Caryophylli) und and. äth. Öle (Bay-, Piment-, Lorbeer-, Kalmus-, Rosen-, Zimtrinden-, Nelkenwurzelöl u. a.). Farbl. bis schwach gelbl. Fl., stark nach Nelkenöl riechend u. sehr scharf schmeckend, ll. in A., Ae., Chlf., Eisessig; opt. inaktiv. Anw. med.: wie Nelkenöl, als Anästheticum in d. Zahnheilkunde, zu Salben geg. Ausschläge; techn.: in d. Mikroskopie zum Aufhellen der Präparate; in d. Parfümerie. In großem Umfang wird Eugenol zur Herst. von **Vanillin** verwendet: Eugenol wird zunächst durch Alkalien in **Iso-Eugenol** umgelagert und dieses mit Ozon oder Nitrobenzol + Alkali oder $KMnO_4$ zu Vanillin oxidiert.

Euglena-Test: Dient zur Bestimmung der Serum-Konzentration an Vitamin B_{12}; da Vitamin B_{12} in geringster Konzentration ein Wachstumsfaktor für gewisse Mikroorganismen, Bakterien, Grünalgen, Protisten ist, benutzt man Euglena gracilis (ein zu den Flagellaten gehöriger, grüner, einzelliger Organismus), um Vorhandensein von Vitamin B_{12} und Konz. in der zu untersuchenden Fl. festzustellen (Meßwerte bei 10^{-12} g Vit. B_{12}/ml.)

Eukalyptusblätter: Fol. Eucalypti, s. Eucalyptus globulus.

Eukalyptusöl: Oleum Eucalypti, s. Eucalyptus globulus.

Eukodal®: s. Dihydro-hydroxycodeinon-hydrochlorid.

Eukrasie: Gute (richtige) Mischung der Körpersäfte, vgl. Dyskrasie und Humoralpathologie.

Eulan®: Unter dieser Bezeichnung ist eine Anzahl von Stoffen im Handel, die Wolle dauernd vor Mottenfraß schützen. Sie werden zusammen mit der Farbe auf die Wolle gebracht, sind waschecht, farblos u. für den Menschen unschädlich. „Eulan Neu" ist ein Triphenylmethanderivat; „Eulan NK" ist Triphenyl-3,4-dichlorbenzyl-Phosphoniumchlorid; „Eulan BL" ist 3,4-Dichlorbenzolsulfonmethylamid, dieses ist in organ. L.-Mitteln löslich u. kann auch nachträglich auf die Wolle aufgebracht werden.

Eumycetes: *bot.* Echte Pilze, Gruppe des Pfl.systems, s. Pilze.

Eumydrin®: Atropinmethylnitrat, $C_{18}H_{26}N_2O_6$, Mol. 366,42; weiß. kr., geruchloses Pv. v. bitt. Geschmack, ll. in Aq. u. A., swl. in Ae. u. Chlf., F. 163°. Anw. med.: wie Atropin (jedoch weniger toxisch), äußerl. als Mydriaticum (1- bis 5%ige Lsg.), oral bei spastischen Zuständen im Verdauungskanal (1—2 mg), vgl. Homatropin-hydrobromid.

Euonymus: exakte neue Bez. für Evonymus.

Euonymus atropurpureus: Fam. Celastraceae, Pfaffenhütchen, Spindelbaum: Spillbaum (Nordamerika). Stpfl. v. **Cortex Evonymi atropurpureae radicis:** Pfaffenhütchen-Wurzelrinde. Best.: Bitterstoff, äth. Öl, Farbstoffe, Harz. Anw. med.: als Cholagogum, Laxativum, Diureticum. HOM: Evonymus atropurpurea, die frische Rinde der Zweige u. Wurzeln.

Euonymus europaeus: (Evonymus europaea) Fam. Celastraceae, Europäisches Pfaffenhütchen, Spindelbaum (heim. Nordamerika, verbr. Europa, Asien). Stpfl. von HOM: Evonymus europaea, die frischen, reifen Früchte. Best.: Bitterstoff (chem. noch nicht identifiziert), Evonosid (schwach herzwirksames Glykosid), Farbstoffe, Gerbstoffe, Phlobaphene; im fett. Öl der Samen Triacetin (Glycerintriacetat). Anw.: bei Leberstörungen, Diarrhöen, Kolik; Abkochung der Früchte volkst. gegen Krätze u. Ungeziefer. (Zweige u. Früchte sind sehr giftig, 30—40 Früchte sollen tödlich sein.) Antid.: Klistiere, Abführmittel, Tierkohle, Analeptica, s. Tabelle „Vergiftungen u. Gegenmittel".

Eupatorium cannabinum: Fam. Compositae, Wasserhanf, Wasserdost(en), Lämmerschwanz, Kunigundenkraut (Europa, Nordafrika, Syrien, Kleinasien, Persien, Westsibirien, Kaukasien). Stpfl. v. **Herba Eupatorii cannabini:** (Herba Cannabinae aquaticae) Wasserhanfkraut, Kunigundenkraut. Best.: Eupatorin (bitteres Glykosid), Harz, Gerbstoff. Anw. volkst.: als Febrifugum, Tonicum, Diureticum sowie b. Skorbut u. Gelbsucht. HOM: Eupatorium cannabinum, das frische blühende Kraut.

Eupatorium perfoliatum: Fam. Compositae, Wasserdost (Nordamerika). Stpfl. v. **Herba Eupatorii perfoliati:** Wasserdostenkraut. Best.: Eupatorin. Anw. med.: als Fiebermittel. HOM: Eupatorium perfoliatum, die frische, zu Beginn der Blüte gesammelte ganze Pflanze.

Eupaverin®: 1-Benzyl-3-äthyl-6,7-dimethoxy-isochinolin-hydrochlorid, $C_{20}H_{21}NO_2 + HCl$, Mol. 343,86; weiß. kr. Pv., wl. in kalt. Aq., l. in heißem Aq., heiß. A. u. in den meisten organ. Lösungsmitteln; F. 214°. Anw. med.: als Spasmolyticum wie Papaverin; bei arteriellen Embolien, Coronarinfarkt, peripheren Durchblutungsstörungen; MD oral 0,15 g, MTD 0,5 g; i.m. oder i.v. 0,03—0,06 g, bei Embolien u. schweren Spasmen 0,15 g intravenös.

Euphorbia cyparissias: (Tithymalus cyparissias) Fam. Euphorbiaceae, Zypressen-Wolfsmilch (Europa, Nordafrika). Stpfl. von HOM: Euphorbia Cyparissias, die ganze frische, blühende Pfl. (Aufbewahrung: Urtinktur, 1. bis 3. Dez.-Pot. vorsichtig.) Best.: im Milchsaft Euphorbon (N-freies Lacton), ferner bis 15% Harz, ca. 2% Kautschuk, Gummi, Euphorbin; im Kraut Gerbstoff, Cholin, in der Blüte Luteolin, im Samen fettes Öl. Anw. volkst.: als Diureticum u. Abführmittel (deswegen auch als „Bauernrhabarber" bezeichnet); äuß. als Hautreizmittel, der eingedickte Milchsaft wurde früher als Brech- u. Abführmittel verwendet (Scammonium europaeum); hom. bei Katarrhen der Atmungsorgane, bei Magenkrämpfen u. Durchfällen, ferner b. Psoriasis u. Ekzemen (die ganze Pfl. ist stark giftig), bei Berührung (Gärtner) führt sie zu starken Hautentzündungen mit Geschwürbildung, am Auge zu starker Bindehautentzündung, evtl. sogar zu dauernder Blindheit, inn. zu Krämpfen, Erbrechen u. heftigen Durchfällen, Kreislaufschwäche und Kollaps. Tod nach 2—3 Tagen. Antid.: Entleerung des Magen-Darm-Kanals, schleimhaltige Mittel, Uzara, Analeptica.

Euphorbia resinifera: Fam. Euphorbiaceae (Marokko, an den Abhängen des Atlas). Stpfl. v. **Euphorbium:** (Gummiresina Euphorbium) der eingetrocknete Milchsaft aus Stamm u. Zweigen. Unregelmäßige, leicht zerreibliche, gelblich-gelbbraune Stücke, geruchl. u. v. brennendem Geschm., in sied. A. fast völlig lösl. Best.: ca. 40% Euphorbon u. ca. 40% Harz (beide sind die Hauptwirkstoffe), ferner Kautschuk, Bitterstoff, Säuren. Asche max. 10%. Anw. vet.: als Rubefaciens. Giftig! Reizt stark die Schleimhäute! (DAB6: Emplastrum Cantharidum perpetuum, Emplastr. Cantharid. pro usu veterinario).

HOM: Euphorbium, der erhärtete Milchsaft. (Aufbewahrung: Ursubstanz, Urtinktur, 2. u. 3. Dez.-Pot. vorsichtig.) Ferner sind noch eine Reihe anderer Euphorbia-Arten hom. gebräuchlich, so E. amygdaloides, E. corollata, E. esula, E. villosa. Sämtliche E.-Arten sind giftig und vorsichtig aufzubewahren.

Euphorbium: Euphorbia resinifera.

Euphrasia officinalis: (E. stricta) Fam. Scrophulariaceae, Augentrost (Europa). Stpfl. v. **Herba Euphrasiae:** Augentrostkraut. Best.: Glykosid Aucupin, Gerbstoff, Bitterstoff, äth. Öl, Harz. Asche max. 10%. Anw. volkst.: bei Augenleiden, besonders Bindehaut- u. Hornhautentzündungen, bei Husten u. Schnupfen, ferner bei Gelbsucht u. als Magenmittel; hom. gegen entzündl. Zustände der Schleimhäute. HOM: Euphrasia, die ganze, blühende Pflanze.

Euphrasia stricta: Euphrasia officinalis*.

Europäisches Arzneibuch: s. Tab. im Anhang

Europium: Eu, metallisches Element, AtG. 151,96; II- u. III-wertig, Ordnungszahl 63; s. Seltene Erdmetalle.

Euryangium sumbul: Ferula sumbul*.

Eurythmie: Regelmäßigkeit der Herzschlagfolge, Pulsregelmäßigkeit.

Euspongia officinalis: s. Spongia marina.

Eutektikum: Löst man in einer Fl. A einen Stoff B oder umgekehrt in flüssig. B den Stoff A in steigenden Mengen, so werden d. Gefrierpunkte je nach dem Gehalt an B oder A sinken. Trägt man die erhalt. Gefrierpunkte in ein Koordinatensystem ein (Ordinate: Erstarrungspunkte; Abszisse: Molprozente A bzw. B), so erhält man zwei abfallende Kurven (Schmelzdiagramm), die sich schließlich in einem tiefsten Punkt (eutektischer Punkt) schneiden. Dies ist der niedrigste Erstarrungspunkt bzw. Schmelzpunkt, in dem sich sowohl A wie B in Form eines innigen mikroskop. kristall. Gemenges von konstanter Zusammensetzung „Eutektikum", abscheiden.

Eutrophie: Guter Ernährungszustand des Säuglings.

Euvernil®: s. Sulfonamide.

Evakuieren: s. Vakuum-Apparat.

Evaporation: Verdampfung, Verdunstung.

Evawurzel: Runder Allermannsharnisch, Bulbus Victorialis rotundus, s. Gladiolus communis u. G. palustris.

Evion®: s. α-Tocopherolacetat.

Evipal: Engl. Bez. für Evipan®*.

Evipan®: s. Methyl-cyclohexenyl-methyl-barbitursäure.

Evonymus atropurpureus: Euonymus atropurpureus*.

Evonymus europaea: Euonymus europaeus*.

Evosin: Antibioticagemisch aus Flechten(Usneaceae u. Parmeliaceae), haupts. wirksam gegen Tbc-Bazillen, Staphylokokken, Streptokokken. Anw.: meist lokal bei entspr. bakteriellen Hauterkrankungen.

EW: Abkz. für Eiweiß.

Examaratus(a, um): Entbittert.

Exanthem: Hautausschlag.

Excitantium(a): Excitans, Stimulans, anregendes, belebendes Mittel.

Exine: *bot.* äuß. Pollenhaut.

Exitus: (Exitus letalis) Tod.

Exkrement: Ausscheidung, besonders benutzt für Harn u. Kot.

Exkret: Absonderungsprodukt, das für den Körper nicht mehr nötig ist, z. B. Harn, Schweiß. Vgl. Sekret*.

Exoenzyme: Ektoenzyme, s. Fermente.

Exogen: (griech.) außen entstanden bzw. entstehend, von außen eingeführt.

Exogonium purga (Ipomoea purga): Fam. Convolvulaceae, Jalape (heim. in den ostmexikanischen Kordilleren, kult. in Ostindien, auf Ceylon und Jamaika). Stpfl. v. **Resina Jalapae:** Jalapenharz, das durch Ausziehen v. gepulverter Jalapenwurzel mit A. (1:6) gewonnen wird. Braune, leicht zerreibl. Stücke, ll. in A., unl. in Schwfkst.; SZ höchstens 28. Best.: ca. 95% Convolvulin, das abführend wirkt, ferner Ipurganol, β-Methylaesculetin, Palmitin-, Stearin-, Butter-, Ameisen-, Ipurol-, Linol-, Convolvulin-Säure, Spuren äth. Öls, Phytosterin. Asche max. 1%. Anw. med.: als drastisches Abführmittel. Dos. 0,1 bis 0,5 g; MD 0,5 g; MTD 1,5 g (kontraindiziert b. Darmentzündung), (DAB 6: Sapo Jalapinus, Extractum Rhei compositum). **Tubera Jalapae:** (Radix Jalapae) Jalapenwurzel, Jalapenknollen. Best.: 2—20% Harz (Hauptbestandteil Convolvulin, s. Resina Jalapae), ca. 19% Zucker, Mannit, Gummi, Äpfelsäure. Asche max. 6,5%. Anw. med.: als drastisches Abführmittel. MD. 0,5 g; MTD. 1,5 g (DAB: Pilulae Jalapae, Resina Jalapae). HOM: Jalapa, die getrocknete Wurzelknolle. (Aufbewahrung: Droge, Urtinktur, 1.—3. Dez.-Pot. vorsichtig.) **Stipites Jalapae (Radix Orizabae)** s. **Ipomoea orizabensis.**

Exokarp: *bot.* s. Fruchtformen.

Exosmose: s. Osmose.

Exosporen: Ektosporen. Durch Abschnürung oder Loslösung von Zellen entstandene Keime, s. Sporen.

Exothermisch: *chem.* Prozesse, bei denen Wärme-Entwicklung erfolgt, vgl. endothermisch.

Exotoxine: Ektotoxine, s. Toxine.

Expectorantium(a): Expectorans, Auswurf förderndes Mittel, Hustenmittel.

Explosion: in chem. Sinne außerordentlich schnell (schlagartig) ablaufende Reaktion, verbunden mit enormer Drucksteigerung, die durch gebildete heiße Gase hervorgerufen wird.

Exsiccantium(a): Austrocknendes Mittel.

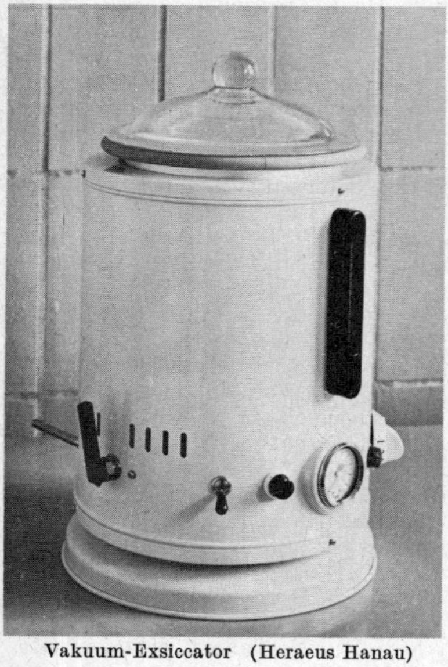

Vakuum-Exsiccator (Heraeus Hanau)

Exsiccator: Luftdicht abschließbares Glasgefäß, gefüllt mit hygrosk. Stoffen (ungelöschter Kalk, Blau-Gel*, Calciumchlorid, geglühtes Natriumsulfat, Kaliumcarbonat, konz. Schwfs. u. a.), zum Trocknen v. Chemikalien u. Drogen, s. Abb. Gefäßrand u. Deckel sind aufeinandergeschliffen u. werden, um die Außenluft abzuhalten, mit Vaseline eingefettet. Auch heizbare E. u. Vakuum-E., die mittels Glashahn an die Luftpumpe angeschlossen werden können, sind im Gebrauch (s. Abb.).

Exspektative Behandlung: Abwartende Behandlung (ohne Anwendung spezifischer Heilmittel).

Exstirpatio: Entfernung, Ausrottung eines erkrankten Organs oder einer Geschwulst.

Exsudat: (v. lat. sudare = schwitzen). Durch Entzündung hergerufener Austritt von Flüssigkeit, teils im Gewebe, teils in serösen Höhlen (z. B. im Brustfell); vgl. Transsudat.

Exsudative Diathese: s. Diathese.

Extinktion: 1. Auslöschung od. Veränderung eines stoffl. Zustandes, z. B. feinste Verteilung v. Quecksilber in Fett (Hydrargyrum extinctum*); 2. Opt. Schwächung eines Lichtstrahls beim Durchgang durch einen absorbierenden Körper. Sie wächst mit der Schichtdicke oder bei Flüssigkeiten mit der Konzentration. Die Lichtabsorption ist eine Stoffeigenschaft, die in enger Beziehung zum Molekelbau steht u. zu Identitäts- u. Reinheitsprüfungen dient. Der Extinktionskoeffizient ist eine charakteristische Stoffkonstante. Vgl. Kolorometrie u. Photometrie.

Extracta, Extrakte DAB 7: konzentrierte, gegebenenfalls auf einen bestimmten Wirkungswert eingestellte Zubereitungen aus Drogen. Nach der Beschaffenheit werden unterschieden:

Trockenextrakte (Extracta sicca)
Fluidextrakte (Extracta fluida)
Zähflüssige Extrakte, Dickextrakte (Extracta spissa).

Die Herstellung der Extrakte erfolgt entweder durch Mazeration (s. Tinkturen) oder durch Perkolation (Herst. durch Perkolation und Herst. der Fluidextrakte s. bei Perkolation). Extrakte DAB 7: Aloeextrakt, Belladonnaextrakt, Hefe-Dickextrakt, Hefe-

Trockenextrakt, Opiumextrakt, Rhabarberextrakt, Thymianfluidextrakt.

Extractum toxiferum americanum: s. Curare.

Extrahieren: Herauslösen (lat. extraho) eines oder mehrerer Stoffe aus einem festen oder flüssigen Substanzgemisch (Extraktionsgut) mittels eines geeigneten Lösungsmittels (Extraktionsmittel), wobei zwischen dem Extraktionsmittel und den extrahierten Stoffen möglichst keine chemischen Reaktionen stattfinden sollen. Als Extraktionsmittel benutzt man, je nach der Löslichkeit der herauszulösenden Stoffe: Wasser, Alkohol, Äther, Chloroform, Petroläther, Tetrachlorkohlenstoff, Benzol usw., bisweilen auch warme Fette (s. Olea aetherea). Die Extraktion kann erfolgen durch Mazerieren (bei Zimmertemperatur), Digerieren (bei ca. 35—40°), Infundieren, Perkolation, Ausschütteln im Scheidetrichter* od. man extrahiert in kontinuierlich arbeitenden Apparaten (Kolben mit Rückflußkühler, Soxhlet-Apparat, s. Abb.), in denen das Extraktionsgut mit immer neuem Lösungsmittel ausgezogen wird. Bei einer Extraktion unterscheidet man folgende Vorgänge:
1. Behandlung des Extraktionsgutes mit dem Extraktionsmittel; 2. Trennung des mit den herausgelösten Stoffen beladenen Extraktionsmittels von dem zurückbleibenden Restgut mittels Dekantieren, Filtern, Zentrifugieren; 3. Trennung des gelösten Stoffes vom Extraktionsmittel durch Destillation oder Verdampfung; 4. bei festen Rohstoffen Entfernung der Extraktionsmittelreste aus den Rückständen, vgl. Macerationes, Extracta, Digeriren, Perkolation.

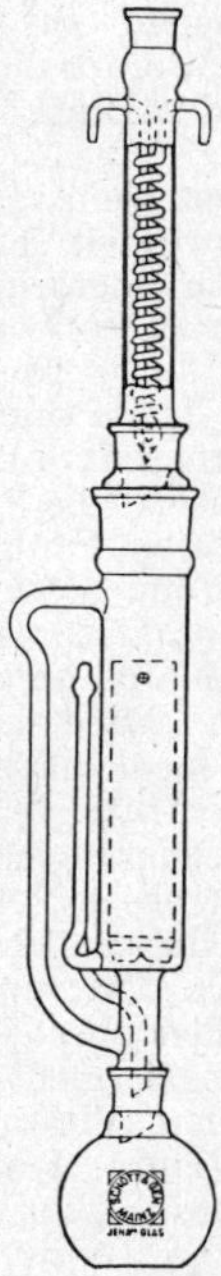

Soxhlet-Extraktions-Apparat

Extrinsic factor: s. Intrinsic factor u. Vitamin B_{12}.

EZ: Esterzahl*.

F

F: *chem.* Fluor; *phys.* Fusionspunkt, Schmelzpunkt; auf Thermometern: Fahrenheit. **f** (auf Rezepten) = fiat, fiant: es ist (sind) anzufertigen; **f. l. a.** = fiat lege artis: es möge kunstgerecht angefertigt werden.

Faba(e): Die Bohne.

Faba calabarica: Semen Calabar, Semen Physostigmatis, s. Physostigma venenosum*.

Faba de Tonca: F. Tonco, Semen Tonco, s. Dipteryx odorata.

Faba febrifuga: Semen Ignatii, s. Strychnos ignatius.

Faba Physostigmatis: Semen Physostigmatis, s. Physostigma venenosum*.

Fabae Pichurim: Pichurimbohnen, s. Nectandra puchury major.

Faba St. Ignatii: Semen Ignatii, s. Strychnos ignatius.

Fabiana imbricata: Fam. Solanaceae (Bolivien, Chile, Peru). Stpfl. von **Herba Fabianae imbricatae (Summitates Fabianae, Herba Pichi-Pichi):** Fabianakraut, Pichi-Pichi-Kraut. Best.: Äth. Öl, Fabiatrin (Glykosid), Fabiana-Glykotannoid, Zucker. Asche max. 6%. Anw. med.: gegen Cystitis, Enuresis, Gonorrhöe. HOM: Pichi-Pichi, die getrockneten, dünnen, beblätterten Zweige. **Lignum Fabianae** (Lignum Pichi-Pichi): Pichi-Pichi-Holz. Best.: Äth. Öl, Harz, Säure, ein Glykosid. Anw.: wie Herba Fabianae.

Fabianakraut: Herba Fabianae imbricatae, s. Fabiana imbricata.

Facies: Gesicht; F. hippocratica: der Gesichtsausdruck Sterbender; **facialis(e):** zum Gesicht gehörend.

Factitius(a, um): künstlich (z. B. Sal Carolinum factitium = Künstliches Karlsbader Salz).

Fadenpilze: Hyphomyzeten, Fungi imperfecti, s. Pilze.

Fadenwürmer: Nematodes*.

Faeces: Kot.

Fällung: Ausscheiden einer gel. Substanz durch Zusatz einer anderen Lsg.

Fällungsanalyse: s. Maßanalyse.

Färbeindex: F. I., Verhältnis der Hämoglobinmenge zur Anzahl der Erythrozyten, woraus sich der Hämoglobingehalt der Blutkörperchen berechnen läßt.

Färberginster: Genista tinctoria*.

Färberkrautwurzel: Radix Alkannae, s. Alkanna tinctoria.

Färberröte: Krappwurzel, Radix Rubiae, s. Rubia tinctorum.

Färberwaid: Isatis tinctoria*.

Fäulnis-Bakterien: Aerobe u. anaerobe Bakterien, die durch Abbau von Eiweißstoffen Fäulnis bewirken, wobei Verbindungen wie Indol, Skatol, Phenol u.a., Gase wie NH_3, H_2S, sowie die Ptomaine entstehen.

Faex: Hefe, Bärme, Lie, Yeast, Hefepilze. **F. medicinalis** DAB 6: Ausgewaschene, entbitterte, untergärige Bierhefe, **Saccharomyces cerevisiae** (Saccharomycetaceae), bei 40° getrocknet. Hellbräunlich, angenehm brotartig riech. Pv., aus toten und lebenden Zellen bestehend. Best.: Zymase (Gärungsferment-System), Vitamine, vor allem Vitamin B_1 u. B_2, H u. H‘, Folsäure, Pantothensäure, Nicotinsäureamid, Biotin, Ergosterin (Provitamin D_2), Inosit, ferner Orotsäure u. sämtl. essent. Aminosäuren, Glutathion. Nucleinsäure; Eiweißgehalt ca. 50—60%, ca. 1—2% Lecithin, ca. 5% Fett u. ca. 7—8% Mineralsalze, davon die Hälfte an Phosphorsäure gebunden. Anw. med.: bei Hautkrankheiten, Ekzemen, Furunkulose, Diabetes mell., Anämien, bei Eiweißmangel, Erschöpfungszuständen usw., vgl. Torula-Hefe und Gärung. **Faex medicinalis pro pilulis:** Zur Pillenbereitung darf nur med. Hefe verwendet werden, die 2 Stunden lang im Trockenschrank bei ca. 100° erhitzt worden ist u. die bei der Gärprobe innerhalb 3 Stunden keine Gärung hervorrufen soll (praktisch wird indessen durch 2stündiges Erhitzen auf 100° die Gärwirkung nicht oder wenig beeinträchtigt).

Hefe-Dickextrakt DAB 7: Extractum Faecis spissum, der aus entbitterter Bierhefe oder Preßhefe (Bäckerhefe) nach Selbstverdauung gewonnene dicke Extrakt. **Hefe-Trockenextrakt** DAB 7: Extractum Faecis, der aus entbitterter Bierhefe od. Preßhefe nach Selbstverdauung gewonnene, mit gärunfähiger Trockenhefe versetzte u. zur Trockne eingedampfte Extrakt. (Aufbewahrung: über Blaugel u. vor Licht geschützt.)

Fagopyrismus: s. Fagopyrum escul.

Fagopyrum esculentum: (Fagopyrum sagittatum): Fam. Polygonaceae, Buchweizen, Heidekorn (heim. Nord- u. Ost-Asien, kult. in Europa). Stpfl. v. HOM: Fagopyrum, die frische, zur Zeit der beginnenden Reife gesammelte Pflanze. Best.: In der Blüte u. Samenhülle Naphthodianthronderivate, v.a. Fagopyrin, als Photosensibilisatoren*, die bei Mensch u. Tier Vergiftungserscheinungen („Fagopyrismus") hervorrufen können; im Samen Stärke (bis 50%), fettes Öl (bis 32%), Eiweiß, Kieselsäure, im Kraut Rutin (s. Rutinum). Anw. hom.: bei Hautjucken, Ekzemen, Leberleiden, Rheuma.

Fagus silvatica: Fam. Fagaceae, Buche, Rotbuche (Westeuropa). Stpfl. von **Oleum Fagi silvaticae:** Bucheckernöl. Anw.: als Speiseöl.

(Bucheckern enth. bis zu 45% fettes Öl u. ca. 23% Eiweißstoffe; die Ölpreßkuchen enth. einen giftigen Wirkstoff, der zu langanhaltenden Durchfällen, Erbrechen u. in größeren Mengen auch zu Krämpfen u. Lähmungserscheinungen führt. Von den Haustieren scheinen Pferde besonders empfindlich zu sein. Das ausgepreßte Öl ist indessen völlig ungiftig.)

Oleum Fagi empyreumaticum: Buchenholzteer, s. Pix Fagi.

Faham-Tee: Folia Faham, s. Angraecum fragans.

Fahrenheit-Grade: s. Thermometer.

Faktor bei volumetrischen Lösungen: s. Maßanalyse.

Faktor P: Vitamin P, s. Vitamine.

Falicain®: β-Piperidinoäthyl-4-Propoxyphenylketonhydrochlorid, Lokalanästheticum mit etwa 10fach stärkerer Wirkung als Kokain, daneben besitzt es auch bakterizide Wirkung; syn. Propicocain.

Fallkrautblüten: Flores Arnicae, s. Arnica montana.

Fallsucht: Epilepsie.

Fango: Mineralschlamm zu Bädern (Eifel, Battaglia), enthält neben organischen Substanzen Calcium-, Aluminium-, Eisen-, Magnesiumsalze.

Farad: F, Maßeinheit f. d. elektr. Kapazität: Ein Leiter besitzt die Kap. = 1 F, wenn er durch d. Elektr.menge 1 Coulomb auf d. Spannung 1 Volt aufgeladen wird (Faraday, Michael 1791—1867, Prof. d. Chemie, London).

Faradisation: Farado-Therapie, *med.* Behandlung mit „faradischen" Strömen, d. h. Induktionsströmen.

Farfara HOM: s. Tussilago farfara.

Farina: (lat. = Mebl) s. Amylum*.

Farina Amygdalarum: Mandelkleie, der Preßrückstand bei der Gewinnung des fetten Mandelöls, Oleum amygdalarum (s. Prunus-Arten). Anw.: in der Kosmetik.

Farina Lini: Placenta Seminis Lini, s. Linum usitatissimum.

Farinzucker: Unreiner, gelb-braun gefärbter Zucker, Abfallprodukt bei der Zuckerraffination (zu Bäckereien, z. B. zu Honigkuchen verwendet).

Farnesol: Aliphatischer Sesquiterpenalkohol, farblos., nach Maiglöckchen riech. Öl, in äth. Ölen (i. Flores Tiliae, Flor. Convallariae u. a.).

Farnextrakt: Extractum Filicis DAB 6, s. Dryopteris filix-mas.

Farnhaare: Paleae haemostaticae, s. Cibotium barometz.

Farnochinon: Vitamin K_2*.

Farnwurzel: Rhizoma Filicis, s. Dryopteris filix-mas.

Faselrübe: s. Bryonia alba.

Faulbaumfluidextrakt: Extractum Frangulae fluidum DAB 6.

Faulbaumrinde: Cortex Frangulae, s. Rhamnus frangula. **F., Amerikanische:** Cortex Rhamni purshianae, s. Rhamnus purshiana.

Favus: Erbgrind, Kopfgrind, Pilzgrind, eine ansteckende Pilzkrankheit (Dermatomykose, s. Pilzkrankheiten), meist auf die behaarte Kopfhaut beschränkt.

FD: Froschdosis, vgl. Digitalis und Tabelle „Biologische Einheiten".

Fe: *chem.* Eisen, s. Ferrum.

Febris: Fieber. **F. intermittens:** Aussetzendes Fieber, Wechselfieber, Malaria; **F. remittens:** Nachlassendes F.; **F. recurrens:** Rückfallfieber; **F. continua:** Gleichmäßiges Fieber (von gleichbleibender Höhe). **Febril:** Fieberhaft.

Federalaun: Alumen plumosum, s. Asbest.

Federharz: Kautschuk.

Federweiß: Federalaun, Alumen plumosum, s. Asbest.

Fehlings Reagens: Fehlingsche Lsg. zum Nachw. v. Zucker im Harn, ist alkal. Kupfertartratlsg. und besteht aus den beiden folgenden Lsgn.: **I.** Lsg. von 7 g reinem kr. Kupfersulfat in Aq. zu 100 ml. **II.** Lsg. von 35 g Kaliumnatriumtartrat (Seignettesalz) und 10 g Natriumhydroxid in Aq. zu 100 ml. Beide Lsgn. werden getrennt aufbewahrt und erst unmittelbar vor der Probe zu gleichen Teilen gemischt, s. Tabelle „Harnuntersuchung".

Fehlingsche Lösung wird nicht nur von Traubenzucker, sondern auch von Fruchtzucker, Milchzucker u. Invertzucker reduziert, nicht aber von Rohrzucker (außer nach vorausgegangener Hydrolyse). Die Reaktion beruht auf der Reduktion von Kupferhydroxid, wobei Kupferoxydul als feinkörniger Niederschlag ausfällt. (Fehling, Hermann von, Prof. f. Chemie, Stuttgart 1811—1885.)

Feigen: Caricae, s. Ficus carica.

Feigwarze: Kondylom.

Feinbürette: Bürette von etwa 60 cm Länge, die 10 ml Fl. faßt und deren Skala in $^1/_{50}$ ml eingeteilt ist. Die Abflußvorrichtung der Feinbürette muß so beschaffen sein, daß etwa 40 Tropfen 1 ml entsprechen, s. Büretten und Maßanalyse.

Fel: (syn. Bilis) Galle, das Sekret der Leberzellen mit Schleim aus der Gallenblase vermischt. **Fel Tauri:** F. Bovis, Rindergalle, Ochsengalle, bräunl.-grüne, schleimige Fl. von eigentümlichem Geruch und außerordentlich bitterem Geschmack. D. (15°) 1,018—1,028. Best.: Gallensäuren, Gallenfarbstoffe (Bilirubin, Biliverdin), Cholesterin, Lecithin, Fette, Seifen, Harnstoff, Mineralstoffe [NaCl; $Ca_3(PO_4)_2$; $Mg_3(PO_4)_2$; $FePO_4$]. **F. Tauri inspissatum** ERG: Eingedickte Ochsengalle. **F. Tauri depuratum siccum** ERG: Gereinigte u. getrocknete Ochsengalle. Anw. med.: bei Gallen-, Leber-, Magenstörungen, meist in Industriepräparaten. HOM: Fel Tauri.

Fel Bovis: Fel Tauri ERG, s. Fel.

Feldgarbe: Achillea millefolium*.

Feldkamillen: Flores Chamomillae, s. Matricaria chamomilla.

Feldkümmel: Quendel, Herba Serpylli, s. Thymus serphyllum.

Feldmannstreu: Eryngium campestre*.

Feldmohnblüten: Flores Rhoeados, s. Papaver rhoeas.

Feldthymian: Thymus serpyllum*.

Feldwinde: Convolvulus arvensis*.

Felsenmoos: Carrageen.

Feminell: s. Crocus.

Femur: Oberschenkel, Oberschenkelknochen; **femoral:** zum O. gehörend.

Fenchel: s. Foeniculum vulgare*.

Fenchel, Römischer, Kretischer, Süßer: Fruct. Foeniculi romani, s. Foeniculum dulce.

Fenchelholz: Lignum Sassafras, s. Sassafras officinale.

Fenchelholzrinde: Cortex Sassafras Radicis, s. Sassafras officinale.

Fenchelöl: Oleum Foeniculi, s. Foeniculum vulgare.

Fenchelwasser: Aqua Foeniculi DAB 6.

Fenchon: $C_{10}H_{16}O$. Farbl., campherartig riech. Öl, mit Campher isomer. D. 0,947. Kp. 192—193°, F. 5—6°. Kommt im Fenchelöl (d-Form) und im Thujaöl (l-Form) vor. Anw.: als Lösungsmittel für Celluloid.

Fer: Ferrum, Eisen.

Fermentation: Fermentierung (lat. fermentum = Sauerteig, Gärung), durch Enzyme (Fermente) bewirkte chem. Umwandlung bzw. Zerlegung bestimmter Stoffe (biochem. Reaktionen), spez. Gärung.

Bei der Fermentierung pflanzlicher Stoffe (Tee, Kakao, Tabak, Kaffee usw.) wirken wahrscheinlich in d. Pflanzen enthalt. Enzyme u. Mikroorganismen zusammen. Vielfach werd. Enzyme künstlich zugesetzt, um eine kräftigere u. schnellere Fermentierung zu erreichen.

Fermentdiagnostik: klin.-diagnost. Nutzung der quant.-analyt. bestimmten Enzymspiegel in Körperflüssigkeiten u. Exkreten (präsymptomat. u. subklin. Krhtn.; genet. bedingte Enzymdefekte u. ihre pathol. Folgen, insbes. als „erbl. Stoffwechselkrankheiten").

Fermente: Syn. Enzyme (von griech. *ζυμόω* = säuern, in Gärung versetzen;

lat. fermentum, fervere = aufwallen), auch Biokatalysatoren; hochmolekulare Eiweißkörper im lebenden tierischen u. pflanzlichen Organismus, die für die Reaktionen im intermediären Stoffwechsel unerläßlich (s. Fermentdiagnostik) sind u. auch außerhalb des Organismus wirken. Die Fermente sind imstande, organ. Verbdgn. in einfachere Verbdgn. bzw. Moleküle zu zerlegen od. chem. Umsetzungen hervorzurufen bzw. deren Richtung zu bestimmen u. den Vorgang zu beschleunigen. Dabei bindet sich das Ferment zwar an den reagierenden Stoff, wird aber im Verlauf der Reaktion wieder frei, so daß es am Ende der Reaktion wieder im ursprünglichen Zustand vorhanden ist (ähnlich wie bei chem. Katalysatoren). F. wirken sowohl spaltend wie auch synthetisierend. Ein F. besteht i. allg. aus 2 Komponenten, dem nicht eiweißartigen **Coferment** (auch Agon od. prosthetische Gruppe genannt) u. dem Eiweißstoff **Apoferment** (Pheron). Coferment u. Apoferment zusammen ergeben erst das eigentliche F., das **Holoferment** (Holoenzym oder Symplex). Coferment u. Apoferment einzeln isoliert sind unwirksam. Zwischen Fermenten, Hormonen u. Vitaminen bestehen enge Beziehungen. So ist z. B. das Vitamin B_1, der Pyrophosphorsäureester des Aneurins, die prosthetische Gruppe der Carboxylase u. heißt als solche Cocarboxylase; s. Vitamine. Es gibt verschied. Fermente, die mit Metallen verbunden sind, z. B. mit Eisen, Zink, Kupfer, Molybdän u. a., die Metallproteide, (z. B. die eisenhaltigen Atmungsfermente). Die Fermente sind spezifisch, d. h. nur auf eine bestimmte Substanz (Substrat) wirksam, wonach sie auch bezeichnet werden, indem man dem Namen des Substrats die Endung „-ase" anhängt, z. B. heißt das den Malzzucker (Maltose) spaltende F. „Maltase". Man kennt aber auch Fermente, die ähnlich gebaute Substrate angreifen, man bezeichnet sie als „gruppenspezifisch". Entscheidend für die Wirkung der Fermente ist d. Wasserstoffionenkonzentration; erst bei einem bestimmten pH-Wert ist das F. optimal wirksam (pH-Optimum), z. B.:

Ferment	pH-Optimum
Arginase	9,0—9,5
Pankreaslipase	8
Erepsin	7,8
Trypsin	7,8—8,7
Urease	7
Katalase	7
Pepsin	1,5—1,6

Die F. sind kolloider Natur u. diffundieren nicht durch Membranen; durch neutrale Salze werden sie ausgefällt; Erhitzen auf über 60°, Zusatz von Schwermetallen, starke SS u. Basen machen sie unwirksam, indem sie das Fermentprotein chemisch verändern. Man konnte bisher eine Reihe von F. in kristallisiertem Zustand gewinnen (als erstes Urease 1926, später auch die Katalase, Pepsin, Amylase, Trypsin u. Papain), sämtlich Proteine.

Geschichtl.: Fermentative Vorgänge waren wahrscheinlich schon in prähistorischer Zeit bekannt (Gärung, Fäulnis); die Natur der Fermentwirkungen erkannte 1834 J. J. Berzelius (1779—1848, Schweden). 1815 fand Alexander Marzet (1770—1822) die F. Steapsin u. Lipase, 1817 Heinr. Aug. v. Vogel (1778—1867) das Emulsin; 1836 isolierte Theodor Schwann (1810—1882) das Pepsin aus dem Magensaft, 1894 isolierte Emil Fischer (1852—1919) Maltase u. Lactase, 1897 isolierte Eduard Buchner die Zymase; 1867 gelang Willy Kühne (1837—1900) die erste Reindarst. v. Fermenten; 1911 erkannt. Albert Prescott Mathews u. Glenn, daß die F. ein Coferment u. ein Apoferment enthalt. 1926 stellte James Sumner (geb. 1887) das erste kristall. Ferment (Urease) dar, 1930 gewann John Howard Northrop (geb. 1891) krist. Pepsin u. Trypsin, 1934 Eugen Bamann u. Laeverenz krist. Lipase.

Als Endoenzyme bezeichnet man solche Fermente, die ihre Wirksamkeit während des Lebens nur innerhalb der Zellen entfalten, als Ektoenzyme solche, die auch außerhalb der Zellen auftreten, wie z. B. die F. des Speichels, des Pankreas usw.

Die Einteilung der F. erfolgt nach der Art ihrer Wirkung in mehrere unterschiedl. Systeme. International gültig ist das der **„Enzyme Commission"** der Internat. Union of Biochemistry (IUB) von 1972 mit folgenden 6 Hauptgruppen:

I. Oxidoreductasen, z. B. H_2-übertragende Enzyme (Dehydrogenasen) u. Oxidasen, u. a. altes gelbes Ferment, Cytochromoxidase.

II. Transferasen: Gruppenübertragende Enzyme für C_1-, Aldehyd-, Keto-, Acyl-, Amino, - Glykosyl- u. a. Gruppen (z. B. Phosphomutasen).

III. Hydrolasen: hydrolyt. spaltende Enzyme für Ester-, Äther-, Peptid-, Glykosid- u. a. -Bindungen, z. B. Glucosidase, Pepsin, Trypsin, Chymotrypsin, Urease, Penicillinase, Esterasen.

IV. Lyasen: Enzyme, die auf folgende Bindungen u. a. m. einwirken: C-C, C-O, C-N, C-S; z. B. Hydratasen u. Dehydratasen, Decarboxylasen.

V. Isomerasen: Racemasen, Epimerasen u. Isomerasen.

VI. Ligasen: Enzyme, die neue Bindungen aufbauen zwischen C-C, C-O, C-N, C-S u. a. m., z. B. Synthetasen, Carboxylasen.

Fermentieren: s. Fermentation.

Fermentum Kefir: s. Kefir ERG.

Fermium: (Eka-Erbium) Fm, dreiwertig, bis jetzt 9 Isotope, Ordnungszahl 100; 1952 entdecktes Element, 1954 gewonnen (mit Einsteinium) bei der Einwirkung von Neutronen auf metall. Plutonium ($^{239}_{94}Pu$) sowie bei der Beschießung von $^{238}_{92}U$ mit Sauerstoffkernen (benannt nach dem ital. Forscher u. Nobelpreisträger Enrico Fermi) AtG. [257].

Fermo-Serum®: s. Serum.

Fernambukholz: Lignum Fernambuci, s. Caesalpinia echinata.

Ferrate: Verbindungen des sechswertigen Eisens, allg. Form. Me_2FeO_4.

Ferriacetat: Ferrum aceticum*.

Ferriammoniumcitrat, Braunes: Ferrum citricum ammoniatum fuscum, s. Ammoniumeisen(III)-citrat.

Ferriammoniumcitrat, Grünes: Ferrum citricum ammoniatum viride, s. Ammoniumeisen(III)-citrat.

Ferriammoniumcitrat mit arsenigsaurem Ammonium: Ferrum arseniato-citricum ammoniatum*.

Ferriammoniumsulfat: Ferrum sulfuricum oxydatum ammoniatum, s. Ammoniumeisen(III)-sulfat.

Ferriarsenit: Ferrum arsenicosum HOM*.

Ferribromidlösung: Liquor Ferri sesquibromati, s. Ferrum sesquibromatum solutum.

Ferrichlorid: s. Ferrum sesquichloratum cristallisatum.

Ferrichloridlösung: Liquor Ferri sesquichlorati DAB 6, s. Ferrum sesquichloratum cristallisatum.

Ferricitrat: Ferrum citricum oxydatum*.

Ferricyankalium: Kalium ferricyanatum, s. Kalium-Eisen(III)-cyanid.

Ferriferrocyanid: Berliner Blau, s. Ferrum cyanatum.

Ferriglycerophosphat: Ferrum glycerinophosphoricum*.

Ferrihypophosphit: Ferrum hypophosphorosum oxydatum*.

Ferrikakodylat: s. Ferrum kakodylicum.

Ferrikalium cyanatum rubrum: Kalium ferricyanatum, s. Kalium-Eisen(III)-cyanid.

Ferrimalat: Ferrum malicum*.

Ferrinitrat: Ferrum nitricum*.

Ferrioxid: Ferrum oxydatum rubrum*.

Ferripeptonat: s. Ferrum peptonatum.

Ferriphosphat: Ferrum phosphoricum oxydatum*.

Ferripyrophosphat: Ferrum pyrophosphoricum*.

Ferrirhodanid: Ferrum rhodanatum*.

Ferrisaccharat: s. Ferrum oxydatum cum Saccharo.

Ferrisulfat: Ferrum sulfuricum oxydatum*.

Ferrisulfocyanid: Ferrirhodanid, s. Ferrum rhodanatum.

Ferri-Verbindungen: Eisen(III)-Verbindungen.

Ferritin: Ein eisenhaltiges Protein, das sich in der Darmschleimhaut, in der Milz, Knochenmark u. i. d. Leber findet und das durch Anlagerung von zweiwertigem Eisen an den Eiweißkörper Apoferritin entsteht (Gehalt ca. 23% Fe). Es hat anscheinend die Aufgabe, das in den Darm gelangte Eisen zu speichern u. bei Bedarf wieder abzugeben. Das Fe ist im Ferritin als basisches Ferriphosphat enthalten (braunrote oktaedr. Kr.); Fe-Vorrat = 16% v. ges. Körperbestand.

Ferro-Ammoniumsulfat: Ferrum sulfuricum oxydulatum ammoniatum, s. Ammoniumeisen(II)-sulfat.

Ferroarsenat: Ferrum arsenicicum*.

Ferrochlorid: Ferrum chloratum*.

Ferrocyankalium: Kalium ferrocyanatum, s. Kalium-Eisen(II)-cyanid.

Ferrocyanwasserstoffsäure: Acidum ferrohydrocyanicum, Eisen(II)-cyanwasserstoffsäure, Cyanoeisen(II)-säure, Hexacyanoeisen(II)-säure,

$$H_4[Fe(CN)_6].$$

Weißes kr. Pv., das sich an der Luft infolge Zstzg. bläut, ll. i. Aq. u. A., beim Kochen mit verd. HCl entwickelt es Blausäure. Das Kaliumsalz der Ferrocyanwasserstoffsäure ist das gelbe Blutlaugensalz (s. Kalium-Eisen(II)-cyanid). Darst.: Man versetzt eine wäß. Lsg. des gelben Blutlaugensalzes mit Salzsäure u. schüttelt die Mischung mit Äther; nach dem Verdunsten des Ae. hinterbleibt Ferrocyanwasserstoffsäure als weißes Pulver. (Ferricyanwasserstoffsäure, Hexacyanoeisen(III)-säure hat die Formel $H_3[Fe(CN)_6]$, ihr Kaliumsalz ist das rote Blutlaugensalz (Kalium-Eisen(III)-cyanid*).

Ferrohypophosphit: Ferrum hypophosphorosum oxydulatum*.

Ferroin: Redoxindikator, s. Phenanthrolin-hydrochlorid.

Ferrojodid: Ferrum jodatum*.

Ferrokalium cyanatum flavum: Kalium ferrocyanatum, s. Kalium-Eisen(II)-cyanid.

Ferrokarbonat: Ferrum carbonicum*.

Ferrokarbonat, Zuckerhaltiges: Ferrum carbonicum cum Saccharo DAB 6*.

Ferrolaktat: Ferrum lacticum DAB 6*.

Ferrophosphat: Ferrum phosphoricum oxydulatum*.

Ferrosulfat: Ferrum sulfuricum*.

Ferrosulfid: Ferrum sulfuratum*.

Ferro-Verbindungen: Eisen(II)-Verbindungen.

Ferrum: s. Eisen, Ferrum pulv.

Ferrum aceticum: Bas. Ferriacetat, Eisen(III)-acetat, Basisch-essigsaures Eisenoxid. Zstzg. wechselnd, meist $^2/_3$ Acetat = $(CH_3COO)_2FeOH$, Gehalt an Eisen ca. 30%. Darst.: Durch Auflösen v. Eisenhydroxid in verd. Essigsäure; läßt man diese Lsg. verdunsten, so erhält man **Ferrum aceticum solubile:** Lösl. bas. Ferriacetat, rotbraunes Pv. od. Lamellen, l. i. kaltem Aq., A. sowie in HCl u. NO_3H. Dampft man d. Lsg. ein, so erhält man **Ferrum aceticum siccum:** Unl. bas. Ferriacetat, gelbbraunes Pv., unl. i. Aq. HOM: Ferrum aceticum = Ferrum aceticum solubile. Anw. med.: selten als Tonicum (Liqu. Ferri subacetici, Tct. Ferri acetici Rademacher); haupts. techn.: in der Gerberei.

Ferrum albuminatum: Eisenalbuminat, Zstzg. ungeklärt, Fe-Gehalt ca. 13%. Rotbraune Lamellen, i. Aq. teilw. l., od. braunes Pv., unl. i. Aq. **Liquor Ferri albuminati** DAB 6: Ferrum albuminatum solutum, Eisenalbuminatlsg. Darst.: Durch Zufügen einer Eiweißlsg. zu verd., dialysierter Eisenoxychloridlsg., Geh. an Fe 0,39—0,40%. Anw. med.: bei Chlorose, Wirkung gering, da als Ferriverbdg. nur wenig resorbierbar.

Ferrum arseniato-citricum ammoniatum: Ferriammoniumcitrat mit arsenigsaurem Ammonium. Grüne Lamellen, sll. i. Aq. Geh. an arseniger Säure 1,5%, an Fe ca. 18%. Anw. med.: bei Anämie, Tuberkulose, Schwächezuständen, auch bei Pellagra, meist als Injektionen.

Ferrum arsenicicum: Ferroarsenat, Eisen(II)-arsenat, Arsensaures Eisenoxydul, $Fe_2(AsO_4)_3 + 3H_2O$, Fe-Gehalt 10—12,5%. Gelbgrünes od. gelbbraunes Pv., unl. i. Aq., ll. i. verd. HCl. Anw. med.: bei Lupus, Krebs usw. Dos. 0,003—0,007 g; MD 0,025 g; MTD 0,05 g.

Ferrum arsenicosum HOM: Ferriarsenit, basisches arsenigsaures Eisenoxid, Zstzg. etwa: $4Fe_2O_3$, As_2O_3, $5H_2O$. Darst.: Durch Fällen einer Ferriacetat-Lsg. mit der Lsg. eines Alkaliarsenits.

Ferrum borussicum: Berliner Blau, s. Ferrum cyanatum.

Ferrum bromatum: Eisen(II)-bromid, Eisenbromür, $FeBr_2$. Hellgrüne, zerfl. Kr. Darst.: Durch Auflösen von Eisenpulver in Bromwasserstoffsäure.

Ferrum carbonicum: Ferrocarbonat, Eisen(II)-carbonat, $FeCO_3$. Darst.: Durch Zus.gießen heißer Lsgen von Ferrosulfat u. Natriumhydrogencarbonat. Grünlichweißes Pv., nicht haltbar, oxidiert sich an der Luft zu Eisenhydroxid u. wird braun. Es wird daher nur mit Zucker verrieben, der das Präparat vor der Oxidation schützt. Verwendet als **Ferrum carbonicum cum Saccharo** DAB 6: Zuckerhaltiges Ferrocarbonat, Ferrum carbonicum saccharatum. Grünlichgraues, geruchl., hygr. Pv., das anfangs süß, dann schwach nach Eisen schmeckt, in Aq. nur tw. l., Fe-Gehalt 9,5—10%. Darst.: Frisch gefälltes u. ausgewaschenes Ferrocarbonat (s. o.) wird mit Zucker verrieben und zur Trockne eingedampft. Anw. med.: wie alle Eisenpräparate gegen Chlorose. Dos. 0,3—0,5 g mehrmals tgl. HOM: Ferrum carbonicum = Ferrum carbonicum cum Saccharo DAB 6.

Ferrum chloratum: Ferrochlorid, Eisen(II)-chlorid, Eisenchlorür,

$$FeCl_2 + 4H_2O.$$

Blaßgrünes, kr. Pv., sll. i. Aq. unter Zusatz von einigen Tr. HCl. Darst.: Durch Auflösen v. Eisen in reiner HCl u. Eindampfen zur Krist. Anw. med.: als Stimulans. Dos. 0,1—0,3 g (unverträglich mit alkalisch reagierenden Stoffen, Oxidationsmitteln u. Phosphaten). **Ferrum chloratum siccum:** Trockenes Eisenchlorür. Weiß. Pv., in Aq. fast klar l. Anw.: wie Ferrum chloratum.

Ferrum citricum ammoniatum fuscum: s. Ammoniumeisen(III)-citrat.

Ferrum citricum ammoniatum viride: s. Ammoniumeisen(III)-citrat.

Ferrum citricum oxydatum ERG: Ferricitrat, Eisen(III)-citrat, Zitronensaures Eisenoxid, $FeC_6H_5O_7 + 3H_2O$. Geh. an Fe ca. 20%. Rote Lamellen, ll. i. heiß. Aq., langsam aber vollkommen l. i. kalt. Aq., unl. i. A. Anw. med.: als mildes Eisenmittel. Dos. 0,1—0,6 g. HOM: Ferrum citricum oxydatum.

Ferrum cyanatum: Ferriferrocyanid, Berliner Blau, Pariser Blau, Preußisch Blau, Ferrum borussicum, blausaures Eisen,

$$K[Fe^{III}Fe^{II}(CN)_6].$$

Versetzt man eine Lsg. von gelbem Blutlaugensalz [Kalium-Eisen(II)-cyanid] mit der Lsg. eines Eisen(III)-salzes oder eine Lsg. von rotem Blutlaugensalz [Kalium-Eisen(III)-cyanid] mit der Lsg. eines Eisen(II)-salzes, so entsteht in beiden Fällen zunächst kolloidal gelöstes „lösliches Berliner Blau" =

$$K[Fe^{II}Fe^{III}(CN)_6].$$

Fügt man nun im Überschuß weitere Eisen(III)-Ionen bzw. Eisen(II)-Ionen hinzu, so entsteht im ersteren Falle unlösliches Berliner Blau $[Fe(CN)_6]_3Fe_4$, im zweiten Fall unlösliches Turnbull's Blau $[Fe(CN)_6]_2Fe_3$. Beide Produkte finden als Malerfarbe Anwendung, hauptsächlich jedoch das Berliner Blau, es ist unl. in Aq., A. u. verd. SS, löst sich aber in Oxalsäure (blaue Tinte), mit starken Säuren u. Alkalien zersetzt es sich (es darf daher nicht m. Wasserglas oder Kalkbrei angerührt werden). Berliner Blau wurde im Jahre 1704 von Johann Conrad Diesbach im Laboratorium des Berliner Theosophen u. Alchemisten Joh. Conr. Dippel beim Arbeiten mit Dippels Tieröl (Oleum animale aethereum*), Kaliumcarbonat u. Eisenvitriol erfunden.

Ferrum gluconicum: Eisen(II)-glukonat, Ferrogluconat, $C_{12}H_{22}FeO_{14} + 2H_2O$; bräunl. Pv., l. in Aq., swl. in A., Anw.: bei Eisenmangelanämien.

Ferrum glycerinophosphoricum: Ferriglycerophosphat, Glycerinphosphorsaures Eisenoxid,

$$[C_3H_5(OH)_2OPO_3]_3Fe_2.$$

Gelbl.-grüne, glänz. Lamellen od. grünlichgelbes Pv., l. in Aq. u. verd. A. Fe-Geh. 14—15%. Darst.: Durch Auflösen v. Eisenhydroxid in Glycerinphosphorsäure. Anw. med.: b. Chlorose, Anämie, Rekonvaleszenz. Dos. 0,1—0,2 g (Kinder 0,05—0,2 g pro die).

Ferrum hydrogenio reductum: Ferrum reductum DAB 6*.

Ferrum hypophosphorosum oxydatum: Ferrihypophosphit, Unterphosphorigsaures Eisenoxid, $Fe(H_2PO_2)_3$. Grauweiß. Pv., fast unl. in Aq. Anw. med.: als Tonicum.

Ferrum hypophosphorosum oxydulatum: Ferrohypophosphit, Unterphosphorigsaures Eisenoxydul,

$$Fe(PO_2H_2)_2.$$

Grünl. kr. Pv.; sehr leicht zersetzlich.

Ferrum in filis pro analysi: Eisendraht zur chem. Analyse.

Ferrum jodatum: Ferrojodid, Eisen(II)-jodid, Eisenjodür, Jodeisen, FeJ_2. Graublaue, hygr., kr. Masse, nicht haltbar. Darst.: Durch Aufeinanderwirken v. Eisenpv. u. Jod in Aq. u. Eindampfen der Lsg. Verwendet in **Sirupus Ferri jodati** DAB 6: Jodeisensirup. Geh. 5% Eisen(II)-jodid. Anw. med.: b. skrofulösen Erkrankungen. Dos. ½ Teelöffel mehrmals tgl. **Ferrum jodatum saccharatum:** Zuckerhaltiges Eisen(II)-jodid, Verreibung v. Eisen(II)-jodid-Lsg. m. Milchzucker. Gelbl.-weiß. Pv., l. in Aq., Geh. ca. 20% FeJ_2. HOM: Ferrum jodatum.

Ferrum kakodylicum: Ferrikakodylat, Eisenkakodylat, kakodylsaures Eisenoxid, $[(CH_3)_2AsO_2]_3Fe$. Mol. 466,9. Gelbl. bis braungelbes Pv., l. in Aq., fast unl. in A., Geh. an As 45 bis 48,5%. Darst.: Durch Umsetzen v. Bariumkakodylat m. Ferrisulfat. Anw. med.: b. Chlorose usw. Dos. 0,05—0,3 g pro die, auch subkutan 0,03—0,1 g.

Ferrum lacticum DAB 6: Ferrolactat, Eisen(II)-lactat, milchsaures Eisenoxydul,

$[CH_3CH(OH)COO]_2Fe + 3H_2O$.

Mol. 288,03. Grünl.-weiße, aus kl. nadelförm. Kr. bestehende Krusten od. kr. Pv., l. in ca. 40 kalt. Aq. u. 12 heiß. Aq., swl. in A., Geh. mind. 97,3% Ferrolactat = 18,9% Fe. Darst.: Durch Zus.bringen v. Calciumlactat u. Eisen(II)-chlorid-Lsg. und Auskristallisieren. Anw. med.: b. Chlorose usw. Dos. 0,3—0,5 g. Mildes, wenig reizendes Eisenpräparat. HOM: Ferrum lacticum.

Ferrum malicum: Äpfelsaures Eisen, Ferrimalat $C_{12}H_{12}Fe_2O_{15}$. Darst.: Durch Auflösen v. metall. Eisen in Apfelsaft u. Eindampfen der Lsg. Angewandt nur in Form v. **Extr. Ferri pomati** DAB 6, eisenhaltiges Apfelextrakt, u. **Tct. Ferri pomati** DAB 6, äpfelsaure Eisentinktur. Anw. med.: b. Chlorose usw.

Ferrum metallicum HOM: Ferrum reductum DAB 6*.

Ferrum muriaticum HOM: Liquor Ferri sesquichlorati DAB 6, s. Ferr. sesquichloratum cristallisatum.

Ferrum nitricum: Ferrinitrat, Eisen(III)-nitrat, salpetersaures Eisenoxid, $Fe(NO_3)_3 + 9H_2O$. Hellviolette, hygr. Kr., ll. in Aq., l. in A., mit brauner Farbe. Darst.: Durch Auflösen von Eisenpulver in 20—30%iger Salpetersäure. Anw. med.: als Adstringens bei Magen- u. Darmblutungen (eiweißfällend); techn.: zum Schwarzfärben von Seide, als Beize in der Färberei (Eisenbeize), zum Gerben.

Ferrum oxychloratum: Eisenoxychlorid, Bas. Eisenchlorid. Anw.: nur als **Liqu. Ferri oxychlorati:** Eisenoxychloridlsg. Braunrote, klare Fl. Fe-Geh. ca. 3,5%. **Liqu. Ferri oxychlorati dialysati** DAB 6: Dialysierte Eisenoxychloridlsg., klare, tiefbraunrote Fl. Anw. med.: inn. als Eisenmittel nicht brauchbar; äuß. als Stypticum.

Ferrum oxydato-oxydulatum: Eisenoxyduloxid, ist nat. Magneteisenstein, Magnetit, Fe_3O_4.

Ferrum oxydatum fuscum ERG: Ferrum oxydatum hydricum*.

Ferrum oxydatum hydricum: Eisen (III)-hydroxid, Ferrum oxydatum fuscum ERG, Braunes Eisenoxidhydrat, $Fe(OH)_3$. Rotbraunes Pv., l. in verd. HCl. Anw. med.: als mildes Eisenmittel. **Ferrum oxydatum cum Saccharo** DAB 6: Eisenzucker, Ferrisaccharat, Ferrum oxydatum saccharatum. Rotbraunes, süß u. schwach nach Eisen schmeck. Pv., l. in Aq., Fe-Geh. 2,8—3%. Darst.: Durch Vermischen v. frisch gefälltem Eisenhydroxid m. Zucker. Anw. med.: als Tonicum. Dos. 0,2—2 g.

Ferrum oxydatum rubrum: Eisenoxid (rotes), Ferrioxid, Eisen(III)-oxid, Fe_2O_3. Rotes Pv., unl. in Aq. Anw. techn.: als Malerfarbe (Caput mortuum, Colcothar vitrioli, Englisch Rot, Braunrot, Pariser Rot, Pompejan. Rot) sowie als Poliermittel (Polierrot).

Ferrum oxydulatum nigrum: Eisenmohr, Aethiops martialis, wasserhaltiges Eisenoxyduloxid, Fe_3O_4. Schwarzes, am. Pv., l. in HCl. Anw.: nur noch techn. als Druckerfarbe.

Ferrum peptonatum ERG: Ferripeptonat, Eisenpeptonat, Peptoneisen. Braune Kr., l. in Aq., Fe-Geh. ca. 24 bis 25%. Anw. med.: b. Chlorose usw. (Liqu. Ferri peptonati*).

Ferrum perchloratum: Ferrum sesquichloratum crist. ERG*.

Ferrum phosphoricum oxydatum ERG: Ferriphosphat, Eisen(III)-phosphat, Phosphorsaures Eisenoxid, Eisenoxidphosphat,

$$FePO_4 + 4H_2O.$$

Mol. 222,9. Gelblichweißes Pv., unl. in Aq. u. A., l. in SS. Darst.: Durch Zus.gießen v. Eisenchlorid u. Natriumphosphatlsgen u. Trocknen des Ndschlgs. Anw. med.: b. Rachitis. Dos. 0,1—0,5 g mehrmals tgl. HOM: Ferrum phosphoricum.

Ferrum phosphoricum oxydulatum ERG: Ferrophosphat, Eisen(II)-phosphat, Phosphorsaures Eisenoxydul,

$$Fe_3(PO_4)_2 + 8H_2O.$$

Graublaues Pv., unl. in Aq. u. A., l. in SS. Anw. med.: wie Ferriphosphat, als Ferrosalz leichter resorbierbar.

Ferrum picrinicum HOM: Eisenpikrat,

$$[C_6H_2(NO_2)_3O]_2Fe + 5H_2O.$$

Ferrum pomatum HOM: Extractum Ferri pomati DAB 6, s. Ferrum malicum.

Ferrum porphyrisatum: Ferrum pulveratum DAB 6*.

Ferrum pulveratum, Eisenpulver DAB 7: Ferrum porphyrisatum, Limatura Martis praeparata, Geh. an Fe mind. 99%. Feines, schweres, graues Pv., l. in verd. Salz- u. Schwfs. unter Wasserstoffentwicklung.

Ferrum pyrophosphoricum ERG: Ferripyrophosphat, Pyrophosphorsaures Eisenoxid, $Fe_4(P_2O_7)_3 + 9H_2O$. Mol. 907,7. Fe-Geh. mind. 22%. Weiß. Pv., fast unl. in Aq., l. in verd. HCl. Anw. med.: als mildes Eisenmittel. Dos. 0,1 bis 0,6 g.

Ferrum pyrophosphoricum cum Ammonio citrico ERG: Eisenpyrophosphat mit Ammoniumcitrat, Gehalt ca. 15,6% Eisen. Grünlichgelbe Blättchen, l. in Aq.

Ferrum reductum DAB 6: Reduziertes Eisen, Ferrum hydrogenio reductum, reines Eisen, im Wasserstoffstrom reduziert. Fe-Geh. mind. 96,5%. Feines, schweres, glanzl., grauschwarzes Pv., l. in verd. Salz- od. Schwfs. unter Entwicklung v. Wasserstoff. Anw. med.: b. Chlorose usw.; mildes Eisenmittel, wird im Magen v. d. Salzsäure zu Ferrochlorid gel., daher unmittelbar vor den Mahlzeiten geben (evtl. unter Beigabe v. HCl). Dos. 0,5—1 g dreimal tgl. HOM: Ferrum metallicum.

Ferrum rhodanatum: Ferrirhodanid, Eisen(II)-rhodanid, Ferrisulfocyanid $Fe(CNS)_3$, entsteht als blutrote Lsg. beim Zusammengeben einer Eisen (III)-salzlsg. und einer Rhodanidlsg. Wegen der außerordentlichen Empfindlichkeit dieser Reaktion wird sie zum Nachweis geringster Spuren von Eisen(III)-Ionen benutzt.

Ferrum sesquibromatum solutum: Eisenbromidlsg., Ferribromidlsg., Liquor Ferri sesquibromati, wäß. Lsg. von $FeBr_3$. Darst.: Durch Eintragung von Eisenpulver in Brom unter Wasser; dunkelbraune Fl.

Ferrum sesquichloratum cristallisatum ERG: Ferrichlorid, Krist. Eisenchlorid, Ferrum perchloratum,

$$FeCl_3 + 6H_2O.$$

Mol. 270,3. Gelbe, kr., hygr. Stücke, sll. in Aq., A. u. Ae-A. Fe-Geh. 19,6—20,6%. **Liqu. Ferri sesquichlorati** DAB 6: Eisenchloridlsg., Ferrichloridlsg., eine wäß. Lsg. v. Ferrichlorid, $FeCl_3$. Fe-Geh. 9,8—10,3%. Klare, gelbbraune Fl., D. 1,275—1,285. Anw. med.: als Stypticum u. Kausticum (Eisenchloridlsg. koaguliert Eiweiß, daher inn. nicht verwendbar). HOM: Ferrum sesquichloratum = Liqu. Ferri sesquichlorati DAB.

Ferrum sulfuratum: Ferrosulfid, Schwefeleisen, Eisen(II)-sulfid, Eisenmonosulfid, Eisensulfür (nat. Magnetkies). FeS. Mol. 87,9. Grauschwarze, blasige Massen, entwickelt m. verd. Salzsäure Schwfwst. Darst.: Durch Erhitzen v. Eisenfeilspänen m. Schwefel. Anw.: zur Schwefelwasserstoffdarstellung im Laboratorium.

Ferrum sulfuricum, Eisen(II)-sulfat DAB 7: Ferrosulfat, schwefelsaures Eisenoxydul, $FeSO_4 \cdot 7H_2O$. Mol. 278,0; Geh. 19,9—20,2% Fe^{II}, daraus berechnet mind. 99% $FeSO_4 \cdot 7H_2O$; kr. hellgrün. Pv., ll. i. Aq. u. Glycerin, unl. i. A. Darst.: Durch Auflösen v. Eisen in Schwfs. Anw. med.: b. Chlorose usw. **Ferrum sulfuricum siccatum** DAB 6: Getrocknetes Ferrosulfat, Fe-Geh. mind. 30,2%. Weißl. Pv., das sich langsam in Aq. löst. Darst.: Durch Erwärmen v. Ferrosulfat im Wasserbad, bis es 35—36% seines Gewichts verloren hat. Anw.: wie Ferrosulfat. **Ferrum sulfuricum crudum** DAB 6: Eisenvitriol. Grüne Kr. Anw. vet. u. äuß.: zu Eisenbädern. HOM: Ferrum sulfuricum = Ferrum sulfuricum siccatum DAB.

Ferrum sulfuricum oxydatum: Ferrisulfat, Eisen(III)-sulfat, schwefelsaures Eisenoxid, $Fe_2(SO_4)_3$. Gelblichweißes Pv., l. in Aq. Anw. techn.: als Beize, zur Herst. v. Berliner Blau.

Ferrum sulfuricum oxydatum ammoniatum: s. Ammoniumeisen(III)-sulfat.

Ferrum sulfuricum oxydulatum ammoniatum: s. Ammoniumeisen(II)-sulfat.

Ferse: Calx; **Fersenbein:** Calcaneus.

Fertil: Fruchtbar.

Fertilitäts-Vitamin: Vitamin E, s. Vitamine.

Ferula-Arten: Fam. Umbelliferae (Iran, Afghanistan). **Ferula assa-foetida, Ferula narthex, Ferula foetida** u. a. F.-Arten. Stpfl. v. **Asa foetida:** (Gummiresina Asa foetida) Asant, Stinkasant, Teufelsdreck, Stercus diaboli, der eingetrocknete Milchsaft aus

d. Wurzeln d. Pfl. Gelbbraune, lose od. verklebte Körner od. Klumpen m. widerl., knoblauchartigem Geruch. Best. Harz (ca. 69%), Gummi (ca. 30%), äth. Öl, Vanillin, Ferulasäure. Anw. med.: b. Hysterie, Krämpfen, Kolik, zu Klistieren. HOM: Asa foetida. (Aufbewahrung: Urstoff, Urtinktur, 1.—3. Dez.-Pot. im Raume für Penetrantia.) **Ferula galbaniflua,** nebst anderen F.-Arten. Stpfl. v. **Galbanum:** Mutterharz, Gummiresina Galbanum, Galbensaft, das Gummiharz aus den Sekretbehältern der Stengel. Walnußgroße, unregelmäßige, harzartige Körner v. bräunlichgelber Farbe, meist verklebt, v. würzigem Geruch u. Geschm. Best.: Harz (ca. 69%), Gummi (ca. 20%), äth. Öl. Asche (max. 10%). Anw. med.: als Antirheumaticum, Expectorans, zu Pflastern. HOM: Galbanum.

Ferula sumbul: (Euryangium sumbul, Sumbulus moschatus) Fam. Umbelliferae (Zentralasien, Turkestan). Stpfl. v. **Radix Sumbuli:** Sumbulwurzel, Moschuswurzel. Best.: Äth. Öl, Harz, Angelikasäure, Umbelliferon. Anw.: als Tonicum u. Stimulans. HOM: Sumbulus moschatus, die getrocknete Wurzel.

Fervidus(a, um): (lat.) siedend, kochend.

Festucae Caryophyllorum: Stipites Caryophyllorum, Nelkenstiele, s. Syzygium aromaticum.

Fetal: s. Fetus.

Fettalkohole: Höhere einwertige Alkohole mit 8—18 C-Atomen in vorwiegend unverzweigten Ketten aus den entsprechenden Fettsäuren, z. B. Laurinalkohol = $C_{12}H_{25}OH$, Myristinalkohol = $C_{14}H_{29}OH$. Die höher molekularen Alkohole, die hauptsächlich durch Verseifung in Wachsen entstehen, nennt man **Wachsalkohole** (z. B. Cetylalkohol = $C_{16}H_{33}OH$, Cerylalkohol = $C_{26}H_{53}OH$). Fettalkohole sind neutrale ölige Flüssigkeiten oder weiche farblose Massen, ll. i. A. u. Ae., swl. i. Aq. (aber leicht damit emulgierbar). Bei der Sulfonierung der Fettalkohole mittels konz. Schwfs. entstehen die **Fettalkoholsulfonate,** die in großem Umfang als Wasch- u. Reinigungsmittel (Fewa® = Natriumlaurylsulfonat) Anwendung finden.

Fette: Olea pinguia*.

Fette, Gehärtete: s. Olea pinguia.

Fettgeschwulst: Lipom.

Fetthenne, Große: Sedum telephium, s. Sedum acre.

Fettsäuren: Gesättigte, einbasische Carbonsäuren, Monocarbonsäuren, aliphatische Carbonsäuren von der allgemeinen Formel $C_nH_{2n}O_2$ sowie die ungesättigten Säuren der Ölsäure-Reihe. Ferner gehört hierzu die Ameisensäure HCOOH, die das erste Glied der Fettsäurereihe darstellt. Die Fettsäuren kommen in der Natur in den Ölen, Fetten und Wachsen vor, esterartig gebunden an Glycerin oder an hochmolekulare Alkohole. Die niederen Glieder der Fettsäurereihe sind leicht bewegliche Flüssigkeiten mit stechendem Geruch, mit Wasser leicht mischbar und können bei gewöhnlich. Druck unzersetzt destilliert werden. Die mittleren Glieder von C_4—C_9 besitzen einen widerwärtigen ranzigen Geruch und sind nur begrenzt mit Wasser mischbar. Die höheren Glieder von C_{10} an sind feste paraffinartige Körper, geruchlos, sie werden vom Wasser kaum aufgenommen u. können nur im Vakuum unzersetzt destilliert werden. Alle Fettsäuren sind in A. u. Ae. ll. und, mit Ausnahme der Ameisensäure, gegen Oxidation beständig.

Man bezeichnet die Fettsäuren nach der Art ihres nat. Vorkommens mit Trivialnamen, wie Essigsäure, Buttersäure, Palmitinsäure, Arachinsäure usw.; ihre systematischen Namen werden gebildet, indem man der Endung „carbonsäure" die Namen der Alkane vorsetzt, also z. B.

$$CH_3 \cdot CH_2 \cdot CH_2 \cdot COOH$$

-Propan-carbonsäure-(1) = Buttersäure.

Die höheren Fettsäuren sind in der Natur außerordentlich verbreitet; die natürlichen Fette enthalten fast ausschließlich Fettsäuren mit einer geraden Zahl von C-Atomen. Von ihnen sind am wichtigsten die Palmitin- und die Stearinsäure, die als Glycerinester die Hauptbestandteile aller tierischen u. pflanzl. Fette sind. Bei der hydrolytischen Spaltung dieser Ester mit Alkalien (Verseifung) entstehen die Alkalisalze der F., die Seifen. Im tierischen u. pflanzl. Organismus er-

Fettsäuren

Name	Formel	F.	Kp.	Vorkommen
Ameisensäure	$HCOOH$	8,4	100,5	in Ameisen, Raupen, Bienengift, Brennessel, Tannennadeln
Essigsäure	CH_3COOH	16,6	118,1	entsteht bei der Oxidation des Alkohols an der Luft (Wein, Essiggärung), in zahlreichen Pflanzen
Propionsäure	C_2H_5COOH	—20	141,1	entsteht bei der Gärung, im Holzessig, im Schweiß
Buttersäure	C_3H_7COOH	— 5,5	164,5	Gärungsprodukt, findet sich in der Kuhbutter, Johannisbrot, Schweiß
Capronsäure	$C_5H_{11}COOH$	— 3,9	205	entsteht bei der Buttersäuregärung, in der Kuhbutter, Ziegenbutter
Caprylsäure	$C_7H_{15}COOH$	16	237	in der Kuhbutter, Kokosöl, als Ester im Wein
Pelargonsäure	$C_8H_{17}COOH$	12,5	253	im äth. Öl von Pelargonium roseum, im Fuselöl, in ranzigen Fetten
Laurinsäure	$C_{11}H_{23}COOH$	44	225/100 mm	im Lorbeeröl, Kokosöl, Walrat
Myristinsäure	$C_{13}H_{27}COOH$	58	250/100 mm	in der Muskatbutter, Kokosöl
Palmitinsäure	$C_{15}H_{31}COOH$	62,6	272/100 mm	in den meisten tierischen und pflanzl. Fetten, in Wachsen
Stearinsäure	$C_{17}H_{35}COOH$	72	291/100 mm	in tierischen und pflanzl. Fetten
Arachinsäure	$C_{19}H_{39}COOH$	77	305/100 mm	im Erdnußöl, Kokosöl, Makassaröl
Cerotinsäure	$C_{25}H_{51}COOH$	78,5	—	im Bienenwachs, im Wollschweiß
Melissinsäure	$C_{29}H_{59}COOH$	91	—	im Carnaubawachs und Bienenwachs

folgt die Spaltung der Fettsäuren durch die Lipasen*. **Ungesättigte** Fettsäuren sind solche Carbonsäuren, deren Kohlenstoffkette eine od. mehrere Doppelbindungen („Äthylenlücken") aufweisen. Zu ihnen gehören u. a. Ölsäure, Ricinolsäure, Erucasäure, Crotonsäure. Unter **essentiellen Fettsäuren** versteht man mehrfach ungesättigte Fettsäuren, die vom menschl. Körper selbst nicht aufgebaut werden können u. daher mit der Nahrung zugeführt werden müssen. Sie sind von großer Bedeutung für den Organismus, bes. für den Leberstoffwechsel. Hierher gehören Linolsäure, Linolensäure, Arachidonsäure u. a. Unrichtig bisher als „Vitamin F" (s. dort) bezeichnet. Sie kommen in den Phosphatiden vor u. daher in den tierischen u. pflanzlichen Fetten u. Ölen. Ihr Mangel verursacht Störungen im Fett- u. Wasserstoffwechsel, Hautschäden, Furunkulose, Haarausfall, auch Wachstumsstillstand. Sie finden Anw. bei Ekzemen, Psoriasis, Milchschorf, Verbrennungen, Furunkeln usw. sowie bei Leberleiden und i. d. Kosmetik, s. Tabelle S. 250.

Fetus: Foetus, Leibesfrucht v. 3. Monat an; **fetal:** zum Fetus gehörig.

Feuerblumen: Flor. Rhoeados, s. Papaver rhoeas.

Feuerschwamm: Fungus Chirurgorum, s. Fomes fomentarius.

FH: Follikelhormon, s. Hormone.

F.I.: Färbeindex*.

Fiat: abgek. „f." auf Rezepten = es werde gemacht.

Fibrin: (lat. fibra = Faser) Faserstoff des Blutes, unl. Eiweißkörper, der beim Gerinnen des Blutes bzw. beim Schlagen od. Quirlen desselben aus Fibrinogen durch d. Ferment Thrombin entsteht; s. Blut.

Fibrinogen: Eiweißkörper im Blutplasma (ca. 0,3%), der durch das Ferment Thrombin in unl. Fibrin* (Gerinnung des Blutes) übergeführt wird; s. Blut.

Fibrinolysine: Fermente, die Fibringerinnsel aufzulösen (= Fibrinolyse) vermögen; Entstehg. aus Profibrinolysin (= Plasminogen).

Fibrom: Gutartige Bindegewebsgeschwulst.

Fibula: Wadenbein.

Ficaria verna: s. Ranunculus ficaria.

Fichtenharz: Resina Pini, s. Terebinthina.

Fichtennadelextrakt: Extractum Pini, s. Pinus sylvestris.

Fichtennadelöl, Schwedisches: Oleum Pini silvestris, s. Pinus sylvestris.

Fichtennadelöl, Sibirisches: Oleum Pini sibiricum, s. Abies sibirica.

Fichtensprossen: Turiones Pini, s. Pinus sylvestris.

Ficus carica: Fam. Moraceae, Feigenbaum (Mittelmeergebiet, kult. in allen warmen Zonen). Stpfl. v. **Caricae: (Fruct. Caricae)** Feigen, eine Sammelfrucht. Best.: ca. 50% Zucker, Fett, Säuren, Eiweißstoffe, Vitamine. Asche max. 3%. Anw. med.: als Geschmackskorrigens, zu Teemischungen, als Abführmittel.

Ficus elastica: Stpfl. v. Kautschuk*.

Fieber: Febris (lat.).

Fieberbaum: Alstonia constricta*.

Fieberklee: s. Menyanthes trifoliata.

Fieberkraut: s. Centaurium umbellatum.

Fieberrinde: Chinarinde, Cort. Chinae, s. Cinchona-Arten.

Fieberrinde, Falsche: Cort. Cascarillae, s. Croton eluteria.

Fieberrinde, Mexikanische: Cortex Copalchi, s. Croton niveus.

Fieberwurzel: Galgantwurzel, Rhiz. Galangae, s. Alpinia officinarum.

Fiehes Reaktion: Nachweis von Invertzucker in Naturhonig als Reinheitsprobe. 5 g Honig verreibt man mit reinem, wasserfreiem (über Na aufbewahrt.) Äther, gibt den Ätherauszug in ein Porzellanschälchen u. läßt verdunsten. Den Rückstand befeuchtet man mit einigen Tropfen einer frisch bereiteten Lösung von 1 g Resorcin in 100 g rauchender Salzsäure (D. 1,19, 23° Bé). Bei Anwesenheit von künstl. Invertzucker tritt eine kirschrote Färbung auf, die mindestens 1 Stunde anhalten muß. (Rosa- oder Orangefärbung, die rasch verschwindet, ist nicht beweiskräftig.) Farbreaktion beruht auf Hydroxymethylfurfurolbildung.

Filamentum: Fadenförmige Gebilde, z. B. im Harn; *bot.* der fadenförmige Teil des Staubblattes, Filament, s. Blüte.

Filarien: (lat. filum = Faden) Gruppe von Fadenwürmern, Erreger von Tropenkrankheiten.

Filicin: Filixsäure. Best. d. Rhizoma Filicis, s. Dryopteris filix-mas.

Filipendula ulmaria (Spiraea ulmaria): Fam. Rosaceae, Mädesüß (Mitteleuropa). Stpfl. v. **Flores Spiraeae:** Spierblumen, Mädesüß. Best.: Phenylglykoside, Gaultherin mit Aglykon Salicylsäuremethylester und Spiraein mit Aglykon Salicylaldehyd, äth. Öl (mit Gaultherin, Salicylsäuremethylester, freier Salicylsäure, Salicylaldehyd), Spuren von Heliotropin u. Vanillin, ein Flavonylglykosid und Glykosid Gaultherosid (β-Äthylprimverosid). Asche max. 6%. Anw. volkst.: als Antirheumaticum. **Herba Spiraeae ulmariae:** Mädesüßkraut, Spierkraut. Best.: Salicylsäure, Salicylsäuremethylester, Glykoside (Gaultherin, Spiraein). Anw. volkst.: als Antirheumaticum u. Diureticum. HOM: Spiraea Ulmaria, die frische Wurzel.

Filix HOM: s. Dryopteris filix-mas.

Filixamaurose: s. Dryopteris filix-mas.

Filixsäure: s. Filicin.

Filmaron: Aspidinolfilicin, ein Phloroglucinderivat, Best. d. Rhiz. Filicis, s. Dryopteris filix-mas.

Filmaronöl: Filmaron®, Aspidinolfilicinum oleo solutum, eine 10%ige Lsg. v. Aspidinolfilicin in neutralem Pfl.öl, MD u. MTD 20,0; s. Dryopteris filix-mas.

Filtrat-Faktor: Pantothensäure, s. Vitamine.

Filtrieren: Trennung eines festen Stoffes v. einer Fl. mittels Filter, entweder um a) eine Fl. v. festen Best. zu befreien od. b) die in einer Fl. enthaltenen festen Stoffe zu sammeln (z. B. Niederschläge). Die durch das Filter laufende Flüssigkeit heißt Filtrat, der auf dem Filter verbleibende feste Stoff heißt Rückstand. Als Filter dienen d. verschiedensten Stoffe, hauptsächlich Filtrierpapier, das ist ungeleimtes Papier mit Poren von ca. 0,005 mm Weite, das eine bestimmte Saugfähigkeit u. (f. quantitative Analysen) einen bekannten Aschengeh. haben muß.

Zur Abtrennung feinster Niederschläge benutzt man „gehärtete Filter", das sind Filtrierpapiere, die in Schwefelsäure-Salpetersäure getaucht („pergamiert") wurden. Das Papier wird entweder kegelförmig gefaltet glatt in den Trichter gelegt (Filtertüte) oder gefaltet (Faltenfilter), wobei infolge der vergrößerten Oberfläche das Filtrieren rascher vonstatten geht. Um bei größeren Flüssigkeitsmengen ein Zerreißen des Filters zu vermeiden, legt man in den Trichter unter die Filterspitze einen Watte- oder Gazebausch oder ein kleines glattes Filter. Die Filter können ferner aus Gewebe (Filtertücher, s. Kolieren), Glaswolle, Asbest, Sand, Porzellan, Ton, Quarz, Kieselgur, Kohle oder aus einem Brei von zerrupftem u. befeuchtetem Filtrierpapier bestehen.

Bei Saugfiltern wird unter dem Filter mittels einer Wasserstrahlpumpe* ein luftleerer Raum erzeugt, so daß durch Druck- bzw. Saugwirkung ein schnelleres Filtrieren ermöglicht wird. Hierzu benutzt man d. Saugflasche u. Filter-Nutschen, s. Abb. Auf die Siebplatte der Nutsche

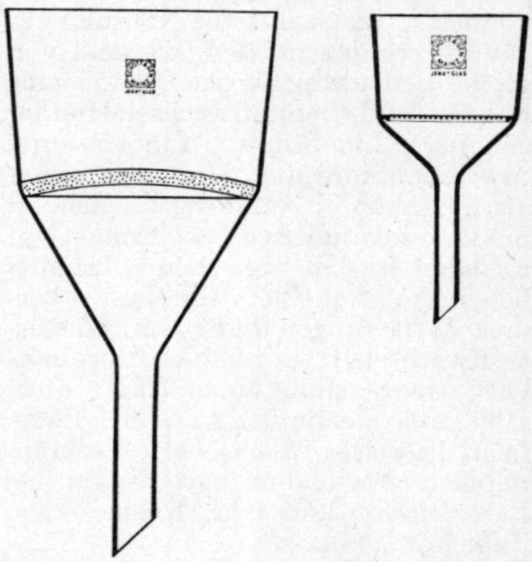

Filter-Nutsche nach Büchner

wird ein rundgeschnittenes gehärtetes glattes Filter gelegt (F.-Papier oder ein Stück Gewebe, Leinen, Perlon, Nylon, Nitrotuch), vgl. auch Aqua. Bei Druckfiltern und Filterpressen wird das Filtergut in geschlossenen Apparaten mittels Druckluft durch d. Filter gepreßt. Filterkerzen sind Filtriervorrichtungen in Form v. Hohlzylindern, bei denen die Fl. v. außen durch die Wandungen dringt, in denen die festen Stoffe festgehalten werden, im inneren Hohlraum hochsteigt u. v. da abgesaugt wird (s. a. Aq. fontana).

Goochtiegel (Filtertiegel) sind kleine Porzellantiegel mit Siebplatte, unter die fasriger gereinigter Asbest oder Filterbrei gelegt wird, zum Sammeln von quantitativen Niederschlägen. Zur **Heißfiltration** benutzt man mit Wasser oder Dampf heizbare doppelwandige Trichter (z. B. zum Filtrieren von geschmolzenen Fetten, Wachsen usw.). **Zsigmondysche Filter** sind bakteriendichte Filter, sie bestehen aus einer Membran von Zellulose oder Nitrozellulose.

Fingerhut: s. Digitalis-Arten.

Fingerhut, Gelber: Digitalis lutea*.

Fingerhut, Wolliger: Digitalis lanata*.

Fingerhutblätter: Folia Digitalis, s. Digitalis purpurea.

Fingerhuttinktur: Tinctura Digitalis DAB 7: s. Digitalis-Arten.

Fingerkraut: Potentilla anserina*.

Fingerkraut, Kriechendes: Potentilla reptans*.

Finne: Entwicklungsstufe des Bandwurms, s. Taenia, Echinococcus.

Finnenausschlag: s. Akne.

F.I.P.: Abkz. für Fédération Internationale Pharmaceutique.

Fischbein, Weißes: Sepiaknochen, Ossa Sepiae*.

Fischblase: s. Ichthyocolla.

Fischer-Gatsch: s. Gatsch.

Fischkörner: s. Anamirta cocculus.

Fischleim: Colla piscium, s. Ichthyocolla; Japanischer, Vegetabilischer Fischleim: Agar Agar*.

Fischtran: Waltran, durch Auskochen des Specks der Walfische gew.

Fischvergiftung: s. Lebensmittelvergiftung.

Fissura: Spalte, Rhagade, z. B. Fissura ani = Afterschrunde.

Fistula: Fistel; F. ani = Mastdarmfistel.

Fixiernatron, Fixiersalz: Natrium thiosulfuricum, s. Natriumthiosulfat.

Flachs: Linum usitatissimum*.

Flagellata: syn. Mastigophora, Geißeltierchen, s. Protozoen.

Firnis: Ein mit Sikkativen* (1—5%) versetztes trocknendes Öl, meist Leinöl; Firnis soll, auf eine undurchlässige Fläche gestrichen, innerhalb 12—24 Stunden zu einer festen, elastischen, nicht klebenden Haut eingetrocknet sein.

Flammpunkt: abgek. „FP“, der Entflammungspunkt, d. h. derjenige Temperaturgrad, bei dem sich über einer brennbaren Flüssigkeit durch Verdunstung so viel Dämpfe gebildet haben, daß diese durch eine angenäherte Flamme entzündet werden, ohne daß die Fl. weiterbrennt. Bei etwas höherer Temperatur, dem „Brennpunkt“, entzündet sich dann die ganze Fl. Wichtig für die Prüfung von Erdöl, Benzin, Schmierölen usw.

Flaschenlack: Siegellack od. Zelluloselack.

Flatulenz: Blähung.

Flavanone: Gelbe Pflanzenfarbstoffe (Flavon-Derivate), die sich vom 2,3-Dihydroflavon (Flavanon) ableiten.

Flavedo Aurantii: Pericarpium Aurantii, s. Citrus aurantium ssp. amara.

Flavine: Lyochrome. Wasserlösl. gelbgrüne, fluoresz. natürl. Farbstoffe, weit verbreitet, z. B. in Flavinenzymen, s. a. Vitamin B_2 (Lactoflavin).

Flavon: γ-Pyron-Derivat (2-Phenylbenzo-γ-pyron = 2-Phenylchromon). Farbl. Nadeln, F. 99—100°, fast unl. in Aq.

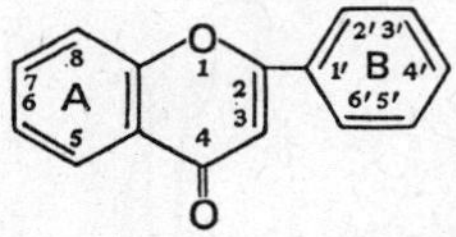

Grundkörper vieler gelber (flavus = gelb) Pflanzenstoffe („Flavonoide“ = Flavone, Flavonole, Flavanone, Anthocyanidine, Katechine, Chalkone u. Aurone) z. B. Hesperidin, Rutosid, Quercetin, Morin, Luteolin, Kämpferol, Chrysin u. a.

Flavoprotein: s. Vitamin B_2.

Flaxedil®: s. Curare.

Flechte, Isländische: Isländisches Moos, s. Lichen islandicus.

Flechten: *bot.* Lichenes*; *med.* Dermatomykosen* (Pilzflechten).

Flechtenfarbstoffe: s. Depside.

Fleckfieber: s. Typhus u. Rickettsia.

Fleckenkraut: Pulmonaria officinalis*.

Fleckschierlingkraut: Herba Conii, s. Conium maculatum.

Fleischextrakt: s. Caro.

Fleischpepton: s. Peptonum.

Fleischvergiftung: s. Lebensmittelvergiftung.

Fleischwasser, Fleischbouillon: Nährbouillon zur Herst. von Nährböden f. Bakterienkulturen: 500 g fett- u. sehnenfreies Rind- od. Pferdefleisch werden zerkleinert, in 1 Liter Aq. verrührt, 2 Std. stehengelassen, darauf 2 Std. im Dampftopf erhitzt, filtriert u. in dem Filtrat 10 g Pepton, 3 g Kochsalz gel. u. m. Natriumcarbonat neutralisiert. Darauf nochmals $^1/_2$ Std. im Dampftopf erhitzt u. sterilisiert; s. Nährböden.

Flieder, Deutscher: Holunder, Sambucus nigra*.

Flieder, Türkischer: Syringa vulgaris*.

Fliegen, Spanische: s. Canthariden.

Fliegenholz: Lign. Quassiae, s. Quassia amara u. Aeschrion excelsa.

Fliegenpfeffer: s. Piper longum.

Fliegenpilz: Amanita muscaria*.

Flintglas: Glas aus Kaliumbleisilikat, stark lichtbrechend.

Flohblume: Stachys officinalis (Stachys betonica)*.

Flohsame: Semen Psyllii, s. Plantago psyllium.

Florentiner Flasche: Vorrichtung zur Trennung von Fln., bes. bei der Gew. äth. Öle, s. Abb.

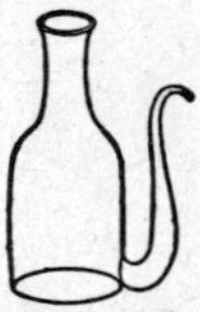

Florentiner Flasche

Florentium: s. Promethium.

Flores: Blüten.

Flores Acaciae (nostratis): Flores Pruni spinosae, s. Prunus spinosa.

— **Alceae:** Stockrosenblüten, s. Althaea rosea.

— **Althaeae:** Eibischblüten, s. Althaea officinalis.

— **Antimonii:** Antimonblüte, Stibium oxydatum, s. Antimontrioxid.

— **Anthos:** Rosmarinblüten, s. Rosmarinus officinalis.

— **Arnicae:** Arnikablüten, s. Arnica montana.

— **Aurantii:** Pomeranzenblüten, s. Citrus aurantium ssp. amara.

— **Balaustii:** Granatblüten, s. Punica granatum.

— **Bellidis:** Gänseblümchen, s. Bellis perennis.

— **Borraginis:** Borretschblüten, s. Borrago officinalis.

— **Brayerae:** Flores Koso, Kosoblüten, s. Hagenia abyssinica.

— **Cacti grandiflori:** Kaktusblüten, s. Cereus grandiflorus.

— **Calcatrippae:** Rittersspornblüten, s. Delphinium consolida.

— **Calendulae:** Ringelblumen, s. Calendula officinalis.

— **Calendulae sine Calycibus:** Ringelblumenblüten, s. Calendula officinalis.

— **Capparidis:** Kapern, s. Capparis spinosa.

— **Carthami:** Wilder Safran, s. Carthamus tinctorius.

— **Caryophylli:** Gewürznelken, s. Syzygium aromaticum.

— **Cassiae:** Zimtblüten, s. Cinnamomum cassia.

— **Chamomillae Romanae:** Römische Kamillen, s. Anthemis nobilis.

— **Chamomillae vulgaris:** Kamillen, s. Matricaria chamomilla.

— **Cheiri:** Goldlackblüten, s. Cheiranthus cheiri.

— **Chrysanthemi cinerariifolii:** Insektenblüten, s. Chrysanthemum cinerariifolium.

— **Cinae:** Zitwerblüten, s. Artemisia cina.

— **Cinnamomi:** Zimtblüten, s. Cinnamomum cassia.

— **Convallariae:** Maiglöckchenblüten, s. Convallaria majalis.

— **Crataegi (oxyacanthae):** Weißdornblüten, s. Crataegus oxyacantha.

— **Croci:** Crocus, Safran, s. Crocus sativus.

— **Cyani:** Kornblumenblüten, s. Centaurea cyanus.

— **Delphinii consolidae:** Rittersspornblüten, s. Delphinium consolida.

— **Ericae:** Heideblüten, s. Calluna vulgaris.

— **Farfarae:** Huflattichblüten, s. Tussilago farfara.

— **Genistae:** Flores Sarothamni scoparii*.

— **Gnaphalii:** Katzenpfötchen, s. Antennaria diocia.

— **Graminis:** Heublumen, Blüten verschiedener Gramineen.

— **Granati:** Granatbaumblüten, s. Punica granatum.

— **Helianthii annui:** Sonnenblumen, s. Helianthus annuus.

— **Hibisci sabdariffae:** Hibiscusblüten, Sudantee, s. Hibiscus sabdariffa.

— **Hippocastani:** Roßkastanienblüten, s. Aesculus hippocastanum.

— **Humuli lupuli:** Hopfenzapfen, s. Humulus lupulus.

— **Hyperici recentes:** Frische Johanniskrautblüten, s. Hypericum perforatum.

— **Koso:** Kosoblüten, s. Hagenia abyssinica.

— **Lamii albi:** Weiße Taubnesselblüten, s. Lamium album.

— **Lavandulae:** Lavendelblüten, s. Lavandula officinalis.

— **Macidis:** Macis, s. Myristica fragrans.

— **Malvae:** Malvenblüten, s. Malva silvestris.

— **Malvae arboreae:** Stockrosenblüten, s. Althaea rosea.

— **Matricariae discoideae:** s. Matricaria matricarioides.

— **Millefolii:** Schafgarbenblüten, s. Achillea millefolium.

— **Naphae:** Flores Aurantii*.

— **Napi:** Rapsblüten, s. Brassica napus.

— **Paeoniae:** Pfingstrosenblüten, s. Paeonia officinalis.

— **Papaveris rhoeados:** s. Flores Rhoeados.

— **Pedis cati:** s. Flores Gnaphalii.

— **Primulae** (cum Calycibus u. sine Calycibus): Schlüsselblumen, s. Primula veris.

— **Pruni spinosae:** Schlehdornblüten, s. Prunus spinosa.

— **Pyrethri:** Insektenpulver, s. Chrysanthemum cinerariifolium.

— **Rhoeados:** Klatschrosenblüten, s. Papaver rhoeas.

— **Rosae:** Rosenblütenblätter, s. Rosa centifolia.

— **Rosmarini:** Rosmarinblüten, s. Rosmarinus officinalis.

— **Sambuci:** Holunderblüten, s. Sambucus nigra.

— **Sarothamni scoparii:** Besenginsterblüten, s. Sarothamnus scoparius.

— **Sorbi:** Ebereschenblüten, s. Sorbus aucuparia.

— **Spartii scoparii:** Flores Sarothamni scoparii*.

— **Spicae:** s. Flores Lavandulae.

— **Spiraeae:** Spierblumen, s. Filipendula ulmaria.

— **Stoechados:** Ruhrkrautblüten, Gelbe Katzenpfötchen, s. Helichrysum arenarium.
— **Stramonii:** Stechapfelblüten, s. Datura stramonium.
— **Sulfuris:** Schwefelblüten, s. Sulfur sublimatum, s. Schwefel.
— **Syringae:** Türkische Fliederblüten, s. Syringa vulgaris.
— **Tanaceti:** Rainfarnblüten, s. Chrysanthemum vulgare.
— **Tiliae:** Lindenblüten, s. Tilia.
— **Ulmariae:** s. Flores Spiraeae.
— **Verbasci:** Königskerzenblüten, s. Verbascum-Arten.
— **Violae odoratae:** Veilchenblüten, s. Viola odorata.
— **Violae tricoloris:** Stiefmütterchenblüten, s. Viola tricolor.
— **Zinci:** Zinkweiß, Zincum oxydatum crudum, s. Zinkoxid.

Flos (Plur. Flores): Blüte; Kurztrieb m. stark gestauchter (zuweilen verbreiterter od. eingestülpter) Achse, der der geschlechtlichen Fortpflanzung dient.

Flüchtiges Salz: s. Ammoniumcarbonat.

Fluid (von fluidus = flüssig): Flüssiges Mittel, z. B. Einreibung.

Fluidextrakt: s. Extrakte.

Fluor: Fluorum, F. AtG. 18,9984 einwertig; Ordnungszahl 9; schwach gelbgrünes, sehr giftiges Gas von stechendem Geruch. Bei —188,1° verdichtet es sich zu einer hellgelb. Flüssigkeit, D. 1,108, mit E. —227,6°. Reaktionsfähigstes Element, ein Halogen. Es wurde zuerst rein dargest. v. Moissan, 1886. Nat. im Flußspat (CaF_2), Kryolith (Na_3AlF_6), Apatit, Topas u. a., ferner in den Knochen u. Zähnen (der Schmelz gesunder Z. enth. ca. 0,01% Fluor) sowie in Pflanzen. Darst.: Durch Elektrolyse aus fluorwasserstoffsaurer Kaliumfluoridlösung. **Fluorwasserstoff:** HF. Nat. nur gebunden in den Fluoriden. Darst.: Durch Erwärmen von CaF_2 (Flußspat) mit H_2SO_4. Farblos. Gas, durch Abkühlung farblose rauchende, stark giftige Fl.; F. —83,07°; Kp. +19,6°; l. in Aq. zu **Fluorwasserstoffsäure** (Acidum hydrofluoricum; Salze: **Fluoride**); MAK für Fluor 0,1 ml/m³ Luft.

Nachweis von Fluorwasserstoff erfolgt durch seine ätzende Wirkung auf Glas: Man erhitzt Fluoride mit Schwefelsäure im Bleitiegel u. läßt die Dämpfe auf eine Glasplatte einwirken.

Fluor albus: syn. Fluor vaginalis. Weißfluß.

Fluorammonium: Ammonium fluoratum, s. Ammoniumfluorid.

Fluorcalcium: Flußspat, Calcium fluoratum*, Calciumfluorid.

Fluorescein: Resorcinphthalein, 6-Hydroxy-9-(2-carboxyphenyl)-fluoron, $C_{20}H_{12}O_5$.

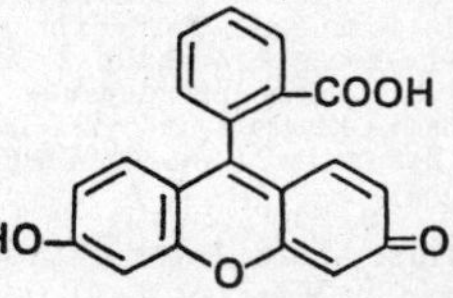

Fluorescein

Mol. 332,32. Rotes kr. Pv., fast unl. i. Aq., Chlf. u. Ae., l. i. A., Eisessig, Alkalihydroxid- u. -carbonatlösungen. Die Lösungen zeigen intensiv gelbgrüne Fluoreszenz, die noch in starken Verdünnungen nachweisbar ist (1:100 000 000). Darst.: Durch Erhitzen von Resorcin mit Phthalsäureanhydrid mehrere Stunden auf ca. 300°, lösen der Schmelze in verdünnt. NaOH, filtrieren u. Ausfällen des Fl. mit HCl. Anw. med.: zur Bestimmung der Kreislaufzeit bei peripheren Durchblutungsstörungen; zur Diagnose von Hornhautdefekten; in der analyt. Chemie als Indikator; zum Nachweis unterirdischer Wasserläufe; als Farbzusatz für Badetabletten. Fluorescein solubile (Uranin) ist Fluorescein-Natrium, rotes Pv., ll. i. Aq., mit gelber Farbe u. m. intensiv gelbgrüner Fluoreszenz, es wird ebenfalls zur Untersuchung unterirdischer Wasserläufe benutzt.

Fluoresceinpapier: (nach Dr. Zellner) mit Fl. getränktes schwarzes Papier zum Nachweis von Alkalien u. Ammoniak, besonders in Brunnenwässern (sehr empfindlich).

Fluorescein-Natrium: Uranin (gelb), $C_{20}H_{10}Na_2O_5$, Mol. 376,27; orangerotes, geruchlos. Pv., ll. i. Aq. mit gelbroter Farbe, wl. i. A., die wäßrige Lsg. ist von starker gelbgrüner Fluoreszenz, auch in stärkster Verdünnung (1:ca. 40 Millionen). Die Fluoreszenz verschwindet beim Ansäuern u. tritt auf Zusatz von Alkali wieder ein. Anw. med.: zur Diagnose von Coronaldefekten am Auge (lokal i. 2%iger Lsg., oral 2—3 g), als diagnost. Hilfsmittel bei Gallenblasen-

u. Darmoperationen. techn.: zur Untersuchung unterirdischer Wasserläufe.

Fluoreszenz: Eigenschaft mancher Körper, das auf sie fallende Licht nicht zu reflektieren, sondern eigenes andersfarbiges Licht zurückzuwerfen. Manche Körper bzw. Stoffe sind b. durchfallendem Licht farbl., b. auffallendem Licht dagegen gefärbt. Stoffe m. Fluoreszenz sind z. B. Uranglas, Petroleum, Flußspat, Fluorescein, Lsgen v. Aeskulin, Eosin, Chinin, Chlorophyll, Bariumplatincyanür (Fluoreszenzschirm). Fluoreszenz wird auch zur Analyse benutzt (z. B. v. Chininsulfat u. v. hom. Lsgen).

Fluoride: Salze der Fluorwasserstoffsäure, s. Fluor.

Fluorit: s. Calciumfluorid.

Fluornatrium: s. Natriumfluorid.

Fluorum: s. Fluor.

Fluorwasserstoffsäure: Acidum hydrofluoricum, s. Fluor.

Flußsäure: Acidum hydrofluoricum, s. Fluor.

Flußspat: s. Calciumfluorid.

Fm: Fermium*.

F.M.B.: Formulae Magistrales Berolinensis, eine Rezeptformelsammlung.

Föhre: Pinus sylvestris*.

Föhrensprossen: Turiones Pini, s. Pinus sylvestris.

Foeniculum capillaceum: s. F. vulgare*.

Foeniculum dulce: Varietät v. F. vulgare* (Südfrankreich, Südeuropa). Stpfl. v. **Fructus Foeniculi romani,** Römischer, kretischer od. süßer Fenchel. Anw.: wie gewöhnlicher Fenchel.

Foeniculum vulgare: Fam. Umbelliferae, Fenchel (heim. Mittelmeergebiet, westl. Asien; häufig kult. bes. in Galizien, Rumänien u. anderen südost- u. südeuropäischen Ländern, in Deutschland b. Leipzig u. Weißenfels). Stpfl. v. **Fructus Foeniculi: Fenchel** DAB7: die getrockneten, reifen Früchte von Foeniculum vulgare var. vulgare. Best.: Äth. Öl (mind. 4%), fettes Öl (ca. 12,5%), Zucker (ca. 5%), Stärke (ca. 15%), Eiweiß. Asche max. 8%. Anw. med.: als schleimlösendes, blähungtreibendes Mittel sowie als Galaktagogum u. Aromaticum u. zu Augenwässern (Aq. Foeniculi*). **Oleum Foeniculi: Fenchelöl** DAB7: das äth. Öl v. Fruct. Foeniculi. D. 0,960—0,970 E. nicht unter +5°. Farbl., v. würzig. Geruch u. Geschmack; ($\alpha_D^{20°}$ = +11° bis +24°). Brech.-Index: n_D^{20} = 1,528 bis 1,539. Best.: Anethol (50—60%), d-Fenchon (bis 20%), Isoanethol, d-Limonen, Phellandren, Foeniculin, Camphen, Anissäure, Anisaldehyd u. a. (das äth. Öl von F. vulgare var. dulce, Süßer oder Römischer Fenchel, enth. 50—60% Anethol, jedoch kein Fenchon). Anw. med.: als Carminativum.

Foenum graecum: s. Trigonella foenum-graecum.

Foetidus(a, um): Stinkend (z. B. Asa foetida).

Foetor: Übler Geruch.

Foetus: s. Fetus.

Fokalinfektion: Herdinfektion. Inf. durch Mikroben, besonders Streptokokken, die von einem Ausgangspunkt (Fokalherd, focus = Herd) schubweise oder dauernd in die Blutbahn gelangen und an anderer Stelle des Körpers Krankheiten (z. B. Herz-, Nieren- oder rheumatische Erkrankungen) oder Entzündungen (z. B. Appendizitis) hervorrufen.

Fokus: *phys.* Brennpunkt einer Konvexlinse: Punkt, in dem sich die Lichtstrahlen, die parallel m. d. Achse auf d. Linse fallen, hinter der Linse vereinigen bzw. b. einem Konkavspiegel (Hohlspiegel) der Punkt, in dem sich d. Lichtstrahlen nach der Reflektion vereinigen. Die Entfernung des Fokus vom Mittelpunkt der Linse bzw. der Spiegelfläche nennt man Brennweite od. Fokusdistanz. *Med.* s. Fokalinfektion.

Fol.: Abkürzung f. Folia, Blätter.

Folia Aconiti: Akonitblätter, s. Aconitum napellus.

— **Adianti:** Herba Capilli Veneris, Frauenhaar, s. Adiantum capillus-veneris.

— **Agrimoniae:** Odermennigkraut, s. Agrimonia eupatoria.

— **Althaeae:** Eibischblätter, s. Althaea officinalis.

— **Alypi:** Kugelblumenstrauchblätter, s. Globularia alypum.

— **Anthos:** s. Folia Rosmarini.

— **Arctostaphyli:** s. Folia Uvae Ursi.

— **Arnicae:** Arnikablätter, s. Arnica montana.

— **Aurantii:** Pomeranzenblätter, s. Citrus aurantium ssp. amara.

— **Balsami palustris:** Wasserminzenblätter, s. Mentha aquatica.

— **Belladonnae:** Tollkirschenblätter, s. Atropa belladonna.

— **Berberidis:** Berberitzenblätter, s. Berberis vulgaris.

— **Betulae:** Birkenblätter, s. Betula-Arten.

— **Boldo:** Boldoblätter, s. Peumus boldus.

— **Bucco:** Buccoblätter, s. Barosma-Arten.

— **Buxi:** Buxbaumblätter, s. Buxus sempervirens.

— **Capilli:** Herba Capilli Veneris, Frauenhaar, s. Adiantum capillus-veneris.

— **Carobae:** Karobablätter, s. Jacaranda caroba.
— **Castaneae:** Kastanienblätter, s. Castanea sativa.
— **Cerasi:** Kirschblätter, s. Prunus cerasus.
— **Citronellae:** Folia Melissae*.
— **Cocae:** Kokablätter, s. Erythroxylum coca.
— **Coryli avellanae:** Haselnußblätter, s. Corylus avellana.
— **Crataegi oxyacanthae:** Weißdornblätter, s. Craetagus oxyacantha.
— **Daturae:** s. Folia Stramonii.
— **Dictamni:** Diptamblätter, s. Dictamnus albus.
— **Digitalis (purpureae):** Fingerhutblätter, s. Digitalis purpurea.
— **Digitalis lanatae:** Wollige Fingerhutblätter, s. Digitalis lanata.
— **Djamboe:** Djambublätter, s. Psidium guajava.
— **Eriodictyonis:** Eriodictyonblätter, Santakraut, s. Eriodictyon glutinosum.
— **Erythroxyli Cocae:** Folia Cocae*.
— **Eucalypti:** Eukalyptusblätter, s. Eucalyptus globulus.
— **Farfarae:** Huflattichblätter, s. Tussilago farfara.
— **Fragariae:** Erdbeerblätter, s. Fragaria vesca.
— **Fraxini:** Eschenblätter, s. Fraxinus exelsior.
— **Gaultheriae:** Wintergrünblätter, s. Gaultheria procumbens.
— **Gymnemae silvestris:** Merasingiblätter, s. Gymnema silvestris.
— **Hamamelidis:** Hamamelisblätter, s. Hamamelis virginiana.
— **Hyoscyami:** Bilsenkrautblätter, s. Hyoscyamus niger.
— **Jaborandi:** Jaborandiblätter, s. Pilocarpus-Arten.
— **Jacarandae:** Folia Carobae*.
— **Juglandis:** Walnußblätter, s. Juglans regia.
— **Kalmiae:** Berglorbeerblätter, s. Kalmia latifolia.
— **Lauri:** Lorbeerblätter, s. Laurus nobilis.
— **Laurocerasi:** Kirschlorbeerblätter, s. Prunus laurocerasus.
— **Malvae:** Malvenblätter, s. Malva silvestris u. Malva neglecta.
— **Mate:** Mateblätter, s. Ilex paraguariensis.
— **Matico:** Matikoblätter, s. Piper angustifolium.
— **Melissae:** Melissenblätter, s. Melissa officinalis.
— **Menthae aquaticae:** Wasserminzenblätter, s. Mentha aquatica.
— **Menthae crispae:** Krauseminzblätter, s. Mentha crispa.
— **Menthae piperitae:** Pfefferminzblätter, s. Mentha piperita.
— **Menyanthidis:** s. Folia Trifolii fibrini.
— **Millefolii:** Schafgarbenkraut, s. Achillea millefolium.
— **Myrtilli:** Heidelbeerblätter, s. Vaccinium myrtillus.
— **Nerii:** s. Folia Oleandri.
— **Nicotianae:** Tabakblätter, s. Nicotiana tabacum.
— **Oleae:** Olivenblätter, s. Olea europaea.
— **Oleandri:** Oleanderblätter, s. Nerium oleander.
— **Orthosiphonis staminei:** Orthosiphonblätter, Indischer Nierentee, s. Orthosiphon stamineus.
— **Patchouli:** Patschuliblätter, s. Pogostemon patchouly.
— **Petasitidis:** Pestwurzelblätter, s. Petasites hybridus.
— **Pilocarpi:** Folia Jaborandi*.
— **Plantaginis:** Spitzwegerichkraut, s. Plantago lanceolata.
— **Psidii pyriferi:** Folia Djamboe*.
— **Rhododendri chrysanthi:** Sibirische Rhododendronblätter, s. Rhododendron chrysanthum.
— **Rhois toxicodendri:** s. Folia Toxicodendri.
— **Ribis nigri:** Schwarze Johannisbeerblätter, s. Ribes nigrum.
— **Roris marini:** Folia Rosmarini.
— **Rosmarini:** Rosmarinblätter, s. Rosmarinus officinalis.
— **Rubi fruticosi:** Brombeerblätter, s. Rubus fruticosus.
— **Rubi Idaei:** Himbeerblätter, s. Rubus idaeus.
— **Rutae:** Rautenblätter, s. Ruta graveolens.
— **Salicis:** Weidenblätter, s. Salix-Arten.
— **Salviae:** Salbeiblätter, s. Salvia officinalis.
— **Sambuci:** Holunderblätter, s. Sambucus nigra.
— **Saniculae:** Sanikelkraut, s. Sanicula europaea.
— **Santa:** s. Folia Eriodictyonis.
— **Scopoliae carnicoliae:** Skopoliablätter, s. Scopolia carniolica.
— **Sennae:** Sennesblätter, s. Cassia angustifolia u. Cassia acutifolia.
— **Sorbi:** Ebereschenblätter, s. Sorbus aucuparia.
— **Stramonii:** Stechapfelblätter, s. Datura stramonium.
— **Stramonii nitrata:** Asthmakraut, s. Datura stramonium.
— **Taraxaci:** Herba Taraxaci, s. Taraxacum officinale.
— **Theae:** Tee, s. Camellia sinensis.
— **Toxicodendri:** Giftsumachblätter, s. Rhus toxicodendron.
— **Trifolii fibrini:** Bitterkleeblätter, s. Menyanthes trifoliata.
— **Uvae Ursi:** Bärentraubenblätter, s. Arctostaphylos uva-ursi.
— **Verbasci:** Königskerzenblätter, s. Verbascum-Arten.
— **Vitis Idaeae:** Preiselbeerblätter, s. Vaccinium vitis-idaea.
— **vitis viniferae:** Weinblätter, s. Vitis vinifera.

Folidol: s. E 605.

Folinerin: Oleandrin, Glykosid aus den Blättern von Nerium oleander*.

Folliculi Sennae: Sennesbälge, s. Cassia angustifolia* u. C. acutifolia*.

Folliculus(i): *bot.* Balgfrucht. Die fälschlich als Folliculi Sennae, „Mutterblätter", bezeichneten Sennesfrüchte sind in Wirklichkeit Hülsen.

Follikelhormone: Östrogene (weibl. Keimdrüsenhormone); s. Hormone.

Follikulin: Östron; s. Hormone.

Follikulitis: Entzündung der Haarbälge u. Talgdrüsen.

Folsäure Acid. folicum: s. Vitamine.

Folium, Plur. Folia: Das Blatt.

Fomentatio(nes), Fomentum(a): Umschlag m. fl. Arzneimitteln zum Lindern, Erweichen, Kühlen.

Fomes fomentarius: (Polyporus fomentarius) Fam. Polyporaceae, Wundschwamm (Mitteleuropa, bes. an Laubholzbäumen, Buchen). Stpfl. v. **Fungus Chirurgorum:** (Boletus Chirurgorum, Fungus quercinus) Wundschwamm, Blutschwamm, die mittlere Schicht des Fruchtkörpers. Best.: Harz, Fungin, Asche max. 3%. Anw. med.: als Blutstillungsmittel; technisch m. Salpeter getränkt als Feuerschwamm (Fungus ignarius, Boletus ignarius praeparatus).

Fomes officinalis: (Polyporus officinalis) Fam. Polyporaceae, Lärchenschwamm, schmarotzend auf **Larix decidua** (Tirol, Schweiz, Ungarn, Südfrankreich, Norditalien) u. **Larix sibirica** (Nordrußland, Sibirien, bes. Archangelsk). Stpfl. v. **Fungus Laricis** (Boletus Laricis, Agaricus albus): Lärchenschwamm, Purgierschwamm, der getrocknete Hut des Pilzes. Best.: Agarizinsäure (bis 18%), Harz, Säuren, Gummi, Wachs, Bitterstoff. Asche max. 1%. Anw. volkst.: als Abführmittel sowie gegen Rheuma, Lungenleiden, Nachtschweiß sowie in der Likörindustrie als Bittermittel. MD 0,5 g. HOM: Boletus laricis, d. getrocknete Pilz. (Aufbewahrung: Droge, Urtinktur, 2. u. 3. Dez.-Pot. vorsichtig.)

Fontanelle: Knochenlücke am kindlichen Schädel. **Große F.:** Zwischen Stirn u. Scheitelbein; **Kleine F.:** Zwischen Scheitelb. u. Hinterhauptsbein.

Forensisch: (von lat. forum = Markt, Gericht) gerichtlich; **f. Chemie** = Gerichtschemie.

Formaldehyd: Formaldehydum, Formalin, Ameisensäurealdehyd, Methanal, Oxymethylen, HCHO. Farbl., stechend riechendes Gas; Mol. 30,03; D. 0,815; Kp. —19,2°; F. —118°; MAK: 5 ml Gas pro m^3 Luft. ll. in Aq. u. A., unl. in Ae. F. besitzt eine große Polymerisationsfähigkeit. Darst. durch Dehydrierung v. Methylalkohol. Anw. findet er in wäß. Lsg. u. in seinen polymeren Formen (Paraformaldehyd). **Formaldehyd-Lösung** DAB 7: Formaldehyd solutus, Solutio Formaldehydi, Formalin, wäßrige Lsg. v. Formaldehyd mit etwa 10% Methanol; Gehalt 35,0—37,0% CH_2O, D. 1.075—1,086, mischbar mit Aq. u. A. 90%. Farbl., stechend riech. Fl. Formaldehyd ist ein starkes Antisepticum, ein Protoplasmagift, es tötet Milzbrandbazillen in Verd. 1:2000 innerhalb einer Stunde. Zur Raumdesinfektion bringt man d. wäß. Lsg. zur Verdampfung (5 g Formaldehyd in 30 g Aq. f. 1 m^3 Raum, 12 Std. einwirken lassen) od. erhitzt festes Paraformaldehyd*. Jedoch wirkt F. nur auf Bakterien u. Pilzsporen ein, nicht auf Ungeziefer. Anw. findet F. ferner als Munddesinfiziens in Tablettenform, z. Konservierung anatomischer Präparate u. Pflanzen sowie äuß. gegen übermäßige Schweißsekretion (2%ige spirit. Lsgn.), zum Beizen v. Saatgetreide (2,5 g : 1 l Aq.); techn.: zur Herst. vieler Kunststoffe (Lanitalwolle, Galalith durch Härtung von Milcheiweiß mit F.), Kunstharze (Phenoplaste, Bakelit u. a.), ferner zur Synthese v. Fuchsin, Acridin- u. Pyroninfarbstoffen, i. d. Küpenfärberei (Rongalit C); i. d. chem. Analyse zum Nachweis von Cholesterin, Indol, Fuchsin, Heroin, Dionin, Codein u. a. Antid. b. inn. Vergiftung: Magenspülung m. Ammoncarbonatlsg. **Liqu. Formaldehydi saponatus:** Formaldehydseifenlsg., eine Mischung v. Formaldehydlsg., A. u. Kaliseife.

Vorschrift nach ERG: 78 T. KOH (50%), Formaldehydlösung 671 T., Ölsäure 200 T., Weingeist 50 T., Lavendelöl 1 T.; Geh. mind. 23% CH_2O. Anw.: zu desinfizierenden Waschungen 4:100; zur Desinfektion von tuberkulös. Ausscheidungen u. verschmutzter Wäsche 8:100.

Anw.: zu desinfizierenden Waschungen.

Formaldehydlösung: Formaldehyd solutus*, s. Formaldehyd.

Formaldehyd-Schwefelsäure® DAB 7: 3,0 ml Formaldehyd-Lösung werden mit konzentr. Schwefelsäure zu 100 ml verdünnt (zur Identitätsprüfung von Morphinalkaloiden u. Opiumtinktur).

Formaldehyd solutus: s. Formaldehyd.

Formaldehydum polymerisatum: Paraformaldehyd.

Formalin: s. Formaldehyd-Lösung.

Formamid: Ameisensäureamid, $HCONH_2$. Farbl., sirupartige, geruchl. Fl., D. 1,133; F. 2,5°; Kp. 210° unter Zersetzg., mischbar m. Aq., A., Methanol, Glycerin, wl. i. Bzl., Chlf., unl. i. Ae., löst Stärke, Tannin, Glucose, Gelatine, Celluloseacetat, Casein u. a. sowie viele anorg. Salze. Anw.: zu organ. Synthesen, als Lösungsmittel, zur Analyse.

Formanilid: Phenylformamid,

$$C_6H_5 \cdot NH \cdot CHO.$$

Farbl. bis gelbl. Kr., D. 1,14, l. in Aq. u. A. Anw. med.: früher als Hämostaticum u. Anästheticum.

Forme fruste: (franz.) Unausgeprägte Form (milder Verlauf) einer Krankheit.

Formiate: Salze der Ameisensäure.

Formica rufa: Fam. Hymenoptera, Waldameise. Best.: Ameisensäure, äth. Öl, fett. Öl. Lieferant der **Ova Formicarum,** Ameisenpuppen, fälschl. „Ameiseneier", ferner zur Herst. v. **Spirit. Formicarum*.** HOM: Formica rufa. Die ungeflügelten Arbeiterameisen; sie werden mittels 90%igem Weingeist getötet, zerrieben und mit 90%igem Weingeist mazeriert. Arzneigehalt der Tinktur 1/10.

Formo-Cibazol®: s. Sulfonamide.

Formol®: Formaldehyd solutus, s. Formaldehyd.

Formyl: Aldehydo-; die Gruppe, —CHO.

Formylchlorid: Chloroform.

Formylsäure: Ameisensäure.

Formyltrijodid: Jodoform.

Formylum tribromatum: Bromoformium.

Formylum trichloratum: s. Chloroform.

Forte: (lat.) Stark; z. B. als verstärkte Dosis bei Arzneimitteln.

Fowlersche Lösung: Liqu. Kalii arsenicosi, s. Arsentrioxid.

FP: Flammpunkt*.

Fragaria vesca: Fam. Rosaceae, Erdbeere (Europa). Stpfl. v. **Folia Fragariae:** (Herba Fragariae) Erdbeerblätter, Erbelkraut. Best.: Gerbstoff, Flavonole, Vitamin C. Asche max. 9%. Anw.: als Blutreinigungsmittel, bei Leberleiden, hauptsächl. als Ersatz f. chines. Tee. **Fructus Fragariae:** Erdbeeren, Walderdbeeren. Best. Zucker, Säuren, Pektin. Anw.: zu Teemischungen u. i. d. Likörindustrie. **Rhizoma Fragariae:** Erdbeerwurzel. Best.: Bis 10% Gerbstoff. Anw. med.: als Adstringens. HOM: Fragaria vesca, die reifen Früchte (Essenz gegen Frostbeulen).

Fraktionier-Aufsätze: Fraktionier-Röhren, Rückflußkühler, die auf den Siedekolben aufgesetzt werden, um bei der Dest. Flüssigkeiten v. verschd. Siedepunkten zu trennen (s. Abb.), vgl. Destillation.

Fraktionier-Kolben: Siedekolben, mit seitlichem Ansatzrohr, an das d. Kühler angeschlossen wird, vgl. Destillation.

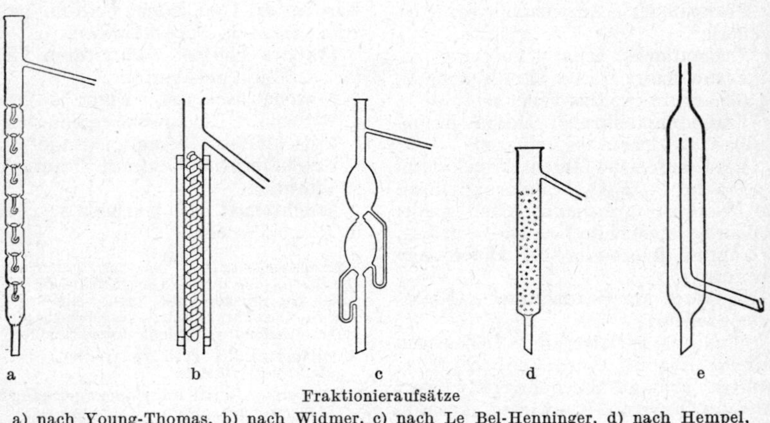

a b c d e

Fraktionieraufsätze

a) nach Young-Thomas, b) nach Widmer, c) nach Le Bel-Henninger, d) nach Hempel, e) nach Kahlbaum

Fraktur: (lat. fractura) Knochenbruch.

Framycetin: Antibioticum aus einer Streptomyces-Art; Neomycin B; Anw. nur äuß. („Kontakt-Antibioticum"), bes. bei Hautinfektionen, die durch Staphylokokken u. Pyocyaneus-Bakterien hervorgerufen werden.

Franciscea uniflora: (Brunfelsia hopeana) Fam. Solanaceae, Manaka (Trop. Amerika). Stpfl. v. **Radix Manacae (Rad. Francisceae uniflorae):** Manakawurzel. Best.: Alkaloide Manacin u. Manacein, Stärke. Anw. med.: als Antirheumaticum u. Diureticum. HOM: Franciscea uniflora, die frische Wurzel.

Francium: Fr, Ordnungszahl 87, radioaktives unbeständiges Alkalimetall, entd. 1939 dch. Frau M. Perey (Frankreich) als Abzweigungsprodukt der nat. radioaktiven Aktiniumreihe. AtG. (223)

Frangula: s. Rhamnus frangula.

Franzbranntwein: Spiritus vini gallici*.

Franzosenholz: Lignum Guaiaci, s. Guaiacum officinale u. G. sanctum.

Franzosenwurzel: Rad. Pyrethri romani, s. Anacyclus pyrethrum.

Frasera carolinensis: Fam. Gentianaceae. American Columbo (Nordamerika, Virginien). Stpfl. v. **Frasera carolinensis** HOM: Frische, im Oktober oder im November 2jährige, oder im März u. April gesammelte 3jährige Wurzel; Best.: Gerbsäure, Gentiopicrin, Dextrose, Farbstoff. Anw. hom.: als Emeticum, Katarthicum (in USA Ersatz für Rad. Colombo).

Frauendistel: Silybum marianum (Carduus marianus)*.

Frauenfarn: Adiantum capillus-veneris*.

Frauenflachs: Linaria vulgaris*.

Frauenhaar: Herba Capilli Veneris, s. Adiantum capillus-veneris.

Frauenmantelkraut: Herba Alchemillae, s. Alchemilla vulgaris.

Fraunhofersche Linien: s. Spektrum.

Fraxin: $C_{16}H_{18}O_{10}$, Cumaringlykosid in Fraxinus- u. Aesculus-Arten; gelbe, bitter schmeckende Kr.nadeln, in Lsg. blaugrün fluoreszierend. Diuretische Wirkung.

Fraxinus americana HOM: s. Fraxinus exelsior.

Fraxinus exelsior: Fam. Oleaceae, Esche (Europa, Nordasien). Stpfl. v. **Cortex Fraxini:** Eschenrinde. Best.: Fraxin, Fraxinol (Cumaringlykoside), Mannit. Anw. med.: als Antirheumaticum. HOM: Fraxinus exelsior, die frische Rinde (als Febrifugum), ferner HOM: Fraxinus americana (Nordamerika, Kanada), die frische Rinde der Weißen Esche (Best.: Fraxin, Fraxinol, Fraxetin, äth. Öl, Tannin). **Folia Fraxini:** Eschenblätter. Best.: Fraxin, Gerbstoff, Vitamin C, Inosit, Mannit, Quercetrin, Enzyme, äth. Öl. Asche max. 10%. Anw. volkst.: als Abführ-, Fieber- u. Rheumamittel.

Fraxinus ornus: Fam. Oleaceae. Mannaesche (Mittelmeergebiet, bes. Sizilien). Stpfl. v. **Manna:** (Manna cannellata) Manna, der durch Einschnitte in d. Rinde gew. u. getrocknete Saft. Gelbl., innen weiße, kristallinische, runde Stücke, ll. in Aq. Best.: mind. 75% d-Mannit, Glukose, Mannotriose u. a. Zucker, Harz, Spuren Fraxin (Glykosid). Anw. med.: als mildes Laxans, bes. in d. Kinderpraxis. Dos. ca. 20 g (Sirupus Mannae, Infus. Sennae comp.).

Freiname: s. Generic name.

Freisamkraut: s. Viola tricolor*.

Freßzellen: Phagozyten*.

FRH: Abkz. für Follikelreifungshormon, s. Hormone.

Frigene®: s. Aerosole.

Friktion: Reibung, Einreibung.

Fritillaria imperialis: Kaiserkrone, Fam. Liliaceae; Anw. der alkaloidhaltig. Zwiebeln als Schmerz- u. Fiebermittel in Ostasien, auch von F. roylei u. F. verticillata.

Fröhdes Reagens: Molybdän-Schwfs., 5 mg Ammoniummolybdat werden in 1 ml konz. Schwfs. gel.; zum Nachweis v. Alkaloiden.

Frondes Thujae: Summitates Thujae, s. Thuja occidentalis.

Froschdosis: s. unter Digitalis-Arten u. Tabelle „Biologische Einheiten".

Froschlöffel: Alisma plantago*.

Fruchtbarkeits-Vitamin: Vitamin E, s. Vitamine.

Fruchtblatt: *bot.* Karpell, s. Blüte u. Fruchtformen.

Fruchtformen: *bot.* An der Fruchtwand (Perikarp), die aus den Fruchtblättern (Karpelle) hervorgeht, kann man vielfach eine äußere (Exokarp), mittlere (Mesokarp) u. innere (Endokarp) Schicht unterscheiden:

I. **Springfrüchte:** Perikarp trocken, bei d. Reife sich öffnend.

1. Perikarp aus 1 Karpell hervorgegangen:

a) Balgfrucht (Balgkapsel): an der Bauchnaht aufspringend.

b) Hülse: an d. Bauch- u. Rückennaht aufspringend.
2. Perikarp aus 2 Karpellen hervorgegangen; Karpelle springen v. der falschen Scheidewand ab.
a) Schote: 3mal so lang wie breit.
b) Schötchen: höchstens 3mal so lang wie breit.
3. Perikarp aus 2 bis mehreren Karpellen hervorgegangen: Kapsel.
II. Schließfrüchte: Öffnen sich nicht bei d. Reife.
1. Beere: Perikarp fleischig.
2. Steinfrucht: Exokarp häutig, Mesokarp fleischig, Endokarp hart.
3. Nuß: Perikarp hart.
4a. Karypose: 1-samig, trockenes Perikarp, m. d. Samenschale verwachsen; a. oberständigem Fruchtknoten hervorgegangen (z. B. Gramineen).
4b. Achäne: 1-samig, trockenes Perikarp, nicht m. d. Samenschale verwachsen; aus unterständigem Fruchtknoten hervorgegangen (z. B. Compositae).
5. Spalt- od. Teilfrüchte (Merikarpien): Karpelle lösen sich b. d. Fruchtreife voneinander.
6. Sammelfrucht: Zahlreiche freie Früchte, b. d. Reife in d. Blüte vereinigt (z. B. Brombeere, Erdbeere).
7. Scheinfrucht:
a) Ganzer aus einem Blütenstand hervorgegangener Fruchtstand nimmt das Aussehen einer Einzelfrucht an (z. B. Maulbeere, Feige).
b) Teile der Blütenachse an d. Fruchtbildung beteiligt (z. B. Apfel).
Sammelfrüchte können gleichzeitig Scheinfrüchte sein (z. B. Erdbeere, Hagebutte).

Fruchtträger: *bot.* Karpophor*.

Fruchtzucker, Fructose: s. Saccharum.

Fruct.: Abk. f. Fructus, Frucht.

β-Fructosidase: Saccharase, Ferment, das Rohrzucker in Glucose und Fructose spaltet, s. Invertin.

Fructus: *bot.* Frucht, entwickelt sich nach der Befruchtung aus dem Fruchtknoten (Gynaeceum).

Fructus Alkekengi: Judenkirschen, s. Physalis alkekengi.

— **Ammi visnagae:** Khellafrüchte, s. Ammi visnaga.

— **Amomi:** Fructus Pimentae*, s. Pimenta officinalis.

— **Anacardii occidentalis:** Westindische Elefantenläuse, s. Anacardium occidentale.

— **Anacardii orientalis:** Ostindische Elefantenläuse, s. Semecarpus anacardium.

— **Anethi:** Dillfrüchte, s. Anethum graveolens.

— **Anisi stellati:** Sternanisfrüchte, s. Illicium verum.

— **Anisi (vulgaris):** Anissamen, s. Pimpinella anisum.

— **Aurantii immaturi:** Unreife Pomeranzen, s. Citrus aurantium ssp. amara.

— **Avenae excorticatus:** Hafergrütze, s. Avena sativa.

— **Belae indicae:** Belafrüchte, s. Aegle marmelos.

— **Berberidis:** Sauerdornbeeren, s. Berberis vulgaris.

— **Bruceae:** Bruceafrüchte, s. Brucea sumatrana.

— **Cannabis:** Hanffrüchte, s. Cannabis sativa.

— **Capsici:** Spanischer Pfeffer, s. Capsicum annuum.

— **Cardamomi:** Malabarkadamomen, s. Elettaria cardamomum.

— **Cardui benedicti:** Kardobenediktenfrüchte, s. Cnicus benedictus.

— **Cardui Mariae:** Marienkörner, s. Silybum marianum.

— **Caricae:** Caricae, Feigen, s. Ficus carica.

— **Caricae Papayae:** Melonenfrüchte, s. Carica papaya.

— **Carvi:** Kümmel, s. Carum carvi.

— **Caryophylli:** Antophylli, Mutternelken, s. Syzygium aromaticum.

— **Cassiae fistulae:** Röhrenkassia, Manna, s. Cassia fistula.

— **Cerasi acidi:** Sauerkirschen, s. Prunus cerasus.

— **Ceratoniae:** Johannisbrot, s. Ceratonia siliqua.

— **Cicutae:** s. Fructus Conii.

— **Citri:** Zitrone, s. Citrus medica.

— **Cocculi:** Kockelskörner, s. Anamirta cocculus.

— **Colocynthidis:** Koloquinten, s. Citrullus colocynthis.

— **Colocynthidis praeparati:** Gepulverte Koloquinten, s. Citrullus colocynthidis.

— **Conii:** Schierlingsfrüchte, s. Conium maculatum.

— **Coriandri:** Korianderfrüchte, s. Coriandrum sativum.

— **Crataegi Oxyacanthae:** Weißdornbeeren, s. Craetagus oxyacantha.

— **Cubebae:** Kubeben, s. Piper cubeba.

— **Cumini:** Mutterkümmel, s. Cuminum cymium.

— **Cynosbati:** Hagebutten, s. Rosa canina.

— **Cynosbati cum Semine:** Hagebutten (mit Samen), s. Rosa canina.

— **Cynosbati sine Semine:** Entkernte Hagebutten, s. Rosa canina.

— **Ebuli:** Attichbeeren, s. Sambucus ebulus.

— **Foeniculi:** Fenchel, s. Foeniculum vulgare.

— **Fragariae:** Erdbeeren, s. Fragaria vesca.

— **Hippocastani:** Roßkastanien, s. Aesculus hippocastanum.

— **Hordei decorticatus:** Geschälte Gerste, s. Hordeum vulgare.

— **Jujubae:** Brustbeeren, s. Zizyphus vulgaris.

— **Juniperi:** Wacholderbeeren, s. Juniperus communis.

— **Lauri:** Lorbeeren, s. Laurus nobilis.

— **Mali:** Äpfel, s. Malus silvestris.

— **Mori:** Maulbeeren, s. Morus alba u. M. nigra.

— **Myrtilli:** Heidelbeeren, s. Vaccinium myrtillus.

— **Olivarum:** Oliven, s. Olea europaea.

— **Papaveris immaturi:** Unreife Mohnköpfe, s. Papaver somniferum.

— **Petroselini:** Petersilienfrüchte, s. Petroselinum sativum.

— **Phaseoli sine semine:** Bohnenhülsen, s. Phaseolus vulgaris.

— **Phellandrii:** Wasserfenchelfrüchte, s. Oenanthe aquatica.

— **Phytolaccae decandrae:** Kermesbeeren, s. Phytolacca americana (Ph. decandra).

— **Pimentae:** Piment, s. Pimenta officinalis.
— **Piperis albi:** Weißer Pfeffer, s. Piper nigrum.
— **Piperis cayennense:** Fructus Capsici, Cayennepfeffer, s. Capsicum annuum.
— **Piperis nigri:** Schwarzer Pfeffer, s. Piper nigrum.
— **Pruni spinosae:** Schlehenfrüchte, s. Prunus spinosa.
— **Rhamni catharticae:** Fructus Rhamni cathartici*.
— **Rhamni catharticae recentes:** Frische Kreuzdornbeeren (richtig: Fructus Rhamni cathartici recentes).
— **Rhamni cathartici:** Kreuzdornbeeren, s. Rhamnus catharticus.
— **Ribis nigri:** Schwarze Johannisbeeren, s. Ribes nigrum.
— **Rubi idaei:** Himbeeren, s. Rubus idaeus.
— **Sabalae serrulatae:** Sabalfrüchte, s. Serenoa repens.
— **Sambuci:** Holunderbeeren, s. Sambucus nigra.
— **Sennae:** Folliculi Sennae, Sennesfrüchte, s. Cassia acutifolia u. C. angustifolia.
— **Sorbi:** Ebereschenbeeren, s. Sorbus aucuparia.
— **Stizilobii:** Juckbohnen, s. Mucuna pruriens.
— **Sycygii Jambolani:** Jamboulfrüchte, s. Syzygium jambolanum.
— **Tamarindi:** Tamarindenfrüchte, s. Tamarindus indica.
— **Vanillae:** Vanille, s. Vanilla planifolia.
— **Vitis idaeae:** Preiselbeeren, s. Vaccinium vitis-idaea.

Frühlingsadoniskraut: Adonis vernalis*.

Frühlingsschlüsselblume: Primula veris*.

Frühlingsteufelsauge: Adonis vernalis*.

Fruticosus: Buschig.

FSH: Abkzg. für Follikelstimulierendes Hormon, s. Hormone.

Fuadin®: s. Antimon-bisbrenzkatechin-disulfonsaures Natrium.

Fuchsin (Rosanilin, Diamantfuchsin, Rosanilinhydrochlorid, Gemisch aus hauptsächl. 4′,4″-Diamino-3′-methyl-fuchsoniminhydrochlorid und 4′, 4″-Diamino-fuchsonimin-hydrochlorid.

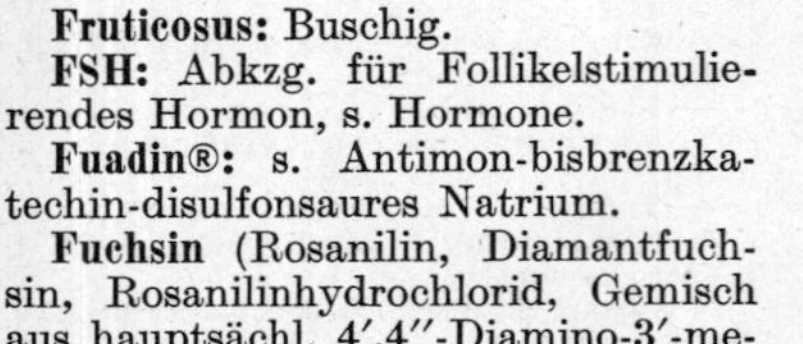

Fuchsin

Grün-rot (durchscheind.) metallisch glänzend. gr. Kr., l. in A. 96%, Isoamylalkohol, Essigsäure, swl. in Aq., mit tiefroter Farbe; färbt Seide, Wolle, Leder u. tannierte Baumwolle leucht. rot (nicht lichtecht). Fuchsin besitzt, gleich vielen anderen Farbstoffen, wie die Metalle ein starkes Reflexionsvermögen im gleichen Strahlenbezirk, in dem sie Licht absorbieren. Daher ist die Farbe, die sie im auffallenden Licht zeigen (Grün oder Gelb), der Farbe im durchfallenden Licht komplementär (Rot oder Violett), s. Schiffs-Reagens.

Fuchsinpapier: mit alkohol. Fuchsinlsg. getränktes Papier, zum Nachweis von schwefl. Säure (Entfärbung).

Fuchslungenkraut: Herba Pulmonaliae, s. Pulmonaria officinalis.

Fucus crispus: s. Carrageen.

Fucus irlandicus: s. Carrageen.

Fucus islandicus: Cetraria islandica*.

Fucus quercus marina: s. Fucus vesiculosus.

Fucus vesiculosus: (Quercus marina, Alga vesiculosa) Fam. Phaeophyceae, Blasentang, Meereiche (Küsten d. Atlant. Ozeans, des Stillen Ozeans, der Nord- u. Ostsee), die ganze getrocknete Alge. Best.: Jod (0,04 bis 0,1%), Brom, β-Carotin, carotinoide Farbstoffe, Fucoxanthin, Xanthophyll, Alginsäure (bis 30%), Fucoidin, Laminarin, Schleim, Zucker. Asche max. 24%. Anw. med.: als Entfettungsmittel sowie b. Arteriosklerose, Kropf, Skrofeln; techn.: zur Gew. von Alginaten (s. dort), als Viehfutter u. Düngemittel. HOM: Fucus vesiculosus.

Fucus vesiculosus tostus: Gerösteter Blasentang, Aethiops vegetabilis, Vegetabilischer Mohr. Anw.: wie Fucus vesiculosus, bes. b. Kropf.

Fünffingerkraut: Herba Pentaphylli, s. Potentilla reptans.

Fuligo: Ruß, Kienruß. Reiner, fein verteilter am. Kohlenstoff, gew. durch Verbrennen kohlenstoffreicher Substanzen (Harze, Terpentinöl, Kienholz usw.) b. ungenügendem Luftzutritt. Anw. techn.: zur Herst. v. Tusche, Druckerschwärze usw. **F. splendens:** Glanzruß, glänz. Masse, die sich b. Holzfeuerungen absetzt.

Fullererde: Bleicherde, kolloidales Aluminium-Magnesium-Silikat: wird wegen seiner hohen Adsorptionsfähigkeit als Klärmittel, besonders für Mineralöle, Fette, Wachse, benutzt.

Fulminate: Salze der Knallsäure* (Knallsilber, Knallquecksilber).

Fumarase: Eine Hydratase, s. Fermente.

Fumaria officinalis: Fam. Papaveraceae, Erdrauch (Europa, Asien). Stpfl. v. **Herba Fumariae:** Erdrauchkraut, Erdkraut, Grindkraut. Best.: Mehrere Alkaloide, bes Fumarin (= Protopin), Kryptocavin, Aurotensin u. a., ferner Bitterstoff, Harz, Schleim, Fumarsäure, Asche max. 16%. Anw. volkst.: als Blutreinigungsmittel, Stomachicum. HOM: Fumaria officinalis, die frische, blühende Pflanze.

Fumarsäure: Acidum fumaricum, HOOC · CH=CH · COOH, stereoisomer m. Maleinsäure (F. ist die trans-, M. die cis-Form, Äthylen-Isomerie). Farbl. Kr., die bei ca. 200° sublimieren; F. 287°, D. 1,635; swl. in Aq. u. Ae., l. in A., swl. in Chlf. u. Bzl.; nat. in viel. Pflanzen, so im Erdrauch (Fumaria officinalis), in Boletus- u. Agaricus-, Corydalis-Arten, in Cetraria islandica. Fumarsäure ist außer im pflanzl. auch im tierischen u. menschl. Stoffwechsel ein wichtiges Zwischenprodukt, vgl. Citronensäurezyklus.

Fumigatio(nes): Räucherung (zu Desinfektionszwecken, z. B. Fumigatio Formaldehydi).

Fundamentalpunkte d. Thermometers: s. Thermometer, Celsius.

Fungi: Einz. Fungus; s. Pilze.

Fungicidin: s. Nystatin.

Fungiformis: Pilzförmig.

Fungistatisch: Das Wachstum von Pilzen hemmend (Pilze = Krankheitserreger, Pilzschädlinge auf Pflanzen, Lebensmitteln, Papier, Textilien usw.).

Fungistaticum: Mittel, welches das Wachstum solcher Pilze hemmt.

Fungizid: Pilztötend.

Fungös: Schwammig, pilzartig.

Fungus cervinus: (Boletus cervinus) s. Elaphomyces cervinus.

Fungus chirurgorum: Wundschwamm, s. Fomes fomentarius.

Fungus Cynosbati: Rosenschwamm, s. Rosa canina.

Fungus ignarius: Feuerschwamm, s. Fomes fomentarius.

Fungus Laricis: (Agaricus albus) Lärchenschwamm, s. Fomes officinalis.

Fungus muscarius: Fliegenpilz, s. Amanita muscaria.

Fungus quercinus: Fungus Chirurgorum, Wundschwamm, s. Fomes fomentarius.

Fungus Secalis: Mutterkorn, s. Secale cornutum.

Funiculus: *bot.* Nabelstrang, Stielchen, an dem die Samenanlage sitzt, *med.* Kleiner Strang; **F. umbilicalis** = Nabelstrang; **F. spermaticus** = Samenstrang; **Funiculi medullae spinalis** (Fasciculus) = Rückenmark.

Furacin®: Nitrofurazon = 5-Nitro-2-furaldehydsemicarbazon, Chemotherapeutikum zur Behandlung infizierter Wunden, Verbrennungen, Furunkel, Phlegmonen, Abszesse usw. Breites antibakterielles Wirkspektrum.

Furan (Furfuran): C_4H_4O. Farbl., chloroformatig riech. Fl., D. 0,944, Kp. 31,3°; F. —85,6°, ll. in A. u. Ae., unl. in Aq., leicht zersetzbar durch SS; färbt mit HCl befeuchteten Fichtenspan grün. Darst.: Aus Furfurol*. Furan ähnelt dem Benzol; Struktur heterocyclischer 5-Ring mit ringschließendem Sauerstoff:

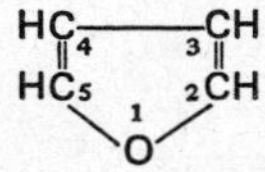

Grundgerüst vieler techn. wichtiger heterocyclischer Verbindung. (Kunststoffe, Klebstoffe, Basis der Nylonfabrikation usw.), vgl. Furfurolum.

Furanaldehyd: s. Furfurol.

Furazolidone: 3-(5-Nitrofurfurylidenamino)-oxazolidin-2-on. Anw. bei infekt. Darmkrhtn., z. B. als Furoxon®.

Furfur: Kleie.

Furfuraldehyd: Furfurol*.

Furfuralkohol: Furfurylalkohol*.

Furfurol: Furanaldehyd, α-Furfurylaldehyd, Aldehyd der Brenzschleimsäure,

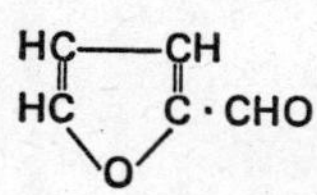

$C_4H_3O \cdot CHO$. D. 1,161, F. —36,5°, Kp. 161,7°. Farbl. Fl., ll. in A. Ae., l. in Aq. Darst.: Durch Dest. v. Kleie (lat. furfur), Maiskolben, Hafer- u. Erdnußschalen m. verd. Schwfs. (nat. auch in Erdölen, Rohholzessig, Wein, Cognak). Anw. chem.: als Reagens zum Nachweis von Sesamöl (z. B. in Margarine). **Sesamölreaktion:** s. Ol.

Sesami unt. Sesamum indicum; techn. Anw. s. Furan; MAK 5 ml/m³ Luft.

Furfurylalkohol: Furfuralkohol,

$C_4H_3 \cdot O \cdot CH_2OH$.

Entst. durch Reduktion von Furfurol. Gelbl., schwach riech. Fl., Kp. 170° bis 171°; D. 1,13, l. in Aq. u. A. Nat. in Gewürznelkenöl u. im Extrakt aus gebranntem Kaffee. Anw.: als Lösungs- u. Netzmittel, zur Herst. kalthärtender Kleber; MAK 50 m/m³ Luft.

Furoxon®: s. Furazolidon.

Furunkel: (lat. furunculus) Eiterige Entzündung der Talg- u. Schweißdrüsen an einem Haarbalg, Erreger meistens Staphylokokken, seltener Streptokokken. **Furunkulose:** Auftreten zahlreicher, über Körperabschnitte verbreiteter Furunkel. **Karbunkel** (lat. carbunculus): mehrere ineinanderfließende Furunkel.

Fuselöl: Alcohol amylicus. Gemisch von höheren Alkoholen, die bei der alkoholischen Gärung neben Äthanol entstehen (haupts. Butyl- u. Amylalkohole), s. Äthanol u. Amylalkohol.

Fusionspunkt: abgek.: F., Schmelzpunkt*.

Fustikholz, Fustikextrakt: s. Morus tinctoria unter Morus-Arten.

Fusus (a, um): ausgegossen, geschmolzen.

Futterkalk: Mischg. v. ca. 30—60% phosphors. u. ca. 10—20% kohlens. Kalk, ca. 5% Viehsalz, ca. 1% Eisenvitriol u. Kräuterpulvern (Fruct. Foenic., Juniperi, Sem. Foenugraec, Rhiz. Calam. u. a.). Anw. vet.: z. Beschleunigung d. Wachstums, Vermehrg. d. Eier- u. Milcherzg.

G

G: Giga- (Präfix für 10^9)

g: Gramm.

γ: (griech.) Gamma; 1 γ = alte Bez. für 1 μg = 1 Mikrogramm = 10^{-6} g.

γ-Strahlen: Gammastrahlen, unsichtbare Strahlen, die v. radioaktiven Stoffen ausgehen, vom Charakter der Röntgenstrahlen, jedoch v. kleinerer Wellenlänge (ca. 10^{-9}—10^{-11} cm), vgl. α- und β-Strahlen, Gamma-Strahler.

Ga: *chem.* Gallium*.

Gabelmücke: Anopheles, Überträgerin der Malaria, s. Plasmodium.

Gadolinium: Gd, 3-wert. metall. Element, AtG. 157,25, Ordn.z. 64, (n. J. Gadolin, 1760—1852); s. Seltene Erdmetalle.

Gadus Morrhua: Kabeljau, Lieferant d. Lebertrans (s. dort).

Gänseblümchen: Bellis perennis*.

Gänsefingerkraut: Herba Anserinae s. Potentilla anserina.

Gänsefußkraut: s. Chenopodium ambrosioides var. anthelminticum.

Gänsefuß, Wohlriechender: Chenopodium ambrosioides var. anthelminticum.

Gänsekraut: Artemisia vulgaris*.

Gänsekresse: Capsella bursa-pastoris*.

Gänserich: Potentilla anserina*.

Gärsalz: Ammoniumphosphat oder A. enthaltende Gemische; sie werden den Gärflüssigkeiten, besonders Obstwein, zugesetzt, um die Hefezellen mit Stickstoff u. Phosphor zu versorgen u. damit eine kräftigere u. kontinuierl. Gärung herbeizuführen (ca. 30 bis 40 g auf 100 Liter).

Gärtnerbakterien: Salmonella enteritidis, s. Salmonella-Bakterien.

Gärung: Vergärung, eine durch Pilze (Hefepilze) oder Bakterien meist fermentativ verursachte Zerlegung organ. Stoffe, v. a. Kohlenhydraten, i. allg. ohne Zufuhr von O_2 (= anaerob) meist unter Wärme- u. Gasentwicklung. **Alkoholische G.:** Zerlegung v. Traubenzucker durch Hefeenzyme (Zymase), wobei Kohlensäure u. A. entsteht.

(Im Jahre 1897 wies der deutsche Chemiker Eduard Buchner (1860—1917, Prof. i. Breslau u. Würzburg, Nobelpreisträger) nach, daß die Gärwirkung der Hefe nicht an die lebende Zelle gebunden ist, sondern durch ein in den Hefezellen enthaltenes, abtrennbares Enzym verursacht wird, das er „Zymase" nannte. Mit der Entdeckung der zellfreien Gärung wurde die moderne Enzym-Chemie begründet. Später stellte sich heraus, daß die Zymase kein einheitlicher Körper, sondern ein kompliziertes Enzymgemisch darstellt, das aus über 20 Enzymen besteht, die über ca. 12 Zwischenstufen den Traubenzucker zu CO_2 u. Alkohol abbauen.)

Milchsäure-G.: Verursacht durch Milchsäurebakterien (Bact. lactis acidi). **Buttersäure-G.:** Gewinnung von B. durch Vergärung von zucker- oder stärkehaltigen Materials mittels der Buttersäurebazillen (Bacillus butyricus, syn. Clostridium butyricum, Bacillus amylobacter). **Essig-„Gärung"** ist kein Gärprozeß, sondern eine Oxidation mit Hilfe der Essigbakterien (Bacterium aceti). Bedingungen f. d. Eintreten v. Gärung sind: Gegenwart v. Aq., entsprechenden Nährstoffen u. entsprechender Temperatur (ca. 25°) u. d. Abwesenheit v. gärungshemmenden (antiseptischen) Stoffen. Im weiteren Sinne gehören auch Fäulnis u. Verwesung (Eiweißgärung) sowie d. Fermentation zu den Gärungserscheinungen.

Gärungsamylalkohol: Alcohol amylicus, s. Amylalkohol.

Gärungsprobe: Enzymat. Nachweis von Zucker im Harn, s. Tabelle „Harnuntersuchung".

Gärungssaccharimeter: (Nach Einhorn), s. Tabelle „Harnuntersuchung".

Gagat: Schwarze Braunkohle, Pechkohle, in bituminösem Schiefer u. Mergel vorkommend.

Galaktagogum(a): (griech.: γάλα = Milch, ἄγω = treiben) Mittel, das die Milchabsonderung fördert.

Galaktometer: Aräometer* zur Milchuntersuchung.

Galaktosamin: s. Chondrosamin.

Galaktose: $C_6H_{12}O_6$,

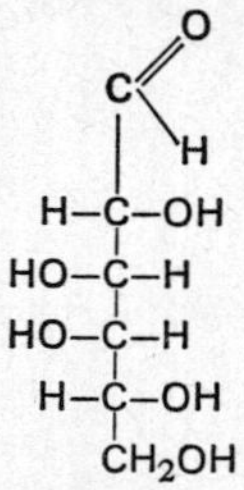

Monosaccharid (Aldohexose); D-G. bildet zusammen mit D-Glucose das Disaccharid Milchzucker; Galaktose ist am Aufbau der Cerebroside und mit Glucosamin zusammen am Aufbau der Glykoproteide beteiligt. Darst.: Durch Kochen von Milchzucker mit verd. Schwfs.; sie entsteht ferner bei der Hydrolyse von Raffinose, Gummi arabicum u. Pektinstoffen. **Galaktose** ERG: Laktoglukose, $C_6H_{12}O_6$. Mol. 180,1; F. 118—120°, wasserfrei 163° bis 165°. Weiß. bis gelbl. Pv., l. in Aq., wl. in A. u. Ae. Rechtsdrehend: Für eine mit 1 Tropfen Ammoniakfl. versetzte 10%ige wäß. Lsg. ist $(\alpha)_D^{20^\circ} = +78^\circ$. Anw. med.: als diagnostisches Mittel z. Prüfung d. Leberfunktion (vermehrte Ausscheidung von G. zeigt Leberschaden an).

β-Galaktosidase: Laktase*.

Galakturonsäure: s. Pektine.

Galalith®: Kunsthorn aus Kasein, das m. Formaldehyd gehärtet wird.

Galanga: s. Alpina officinarum*.

Galangaroot: s. Alpinia officinarum.

Galbanum: s. Ferula galbaniflua.

Galbensaft: s. Ferula galbaniflua.

Galega officinalis: Fam. Leguminosae, Geißraute, Geißklee, Suchtkraut (Mittel- u. Südeuropa). Stpfl. v. **Herba Galegae:** Geißrautenkraut, Bockskraut. Best.: Galegin (Isoamylenguanidin), Saponin, Galuteolin (Glykosid), Luteolin, Gerbstoff. Asche max. 10%. Anw. volkst.: als Galaktagogum und Diureticum sowie bei Zuckerkrankheit (Galegin wirkt blutzuckersenkend).

Galenica: Galenische Mittel, Arzneimittel, die durch Mischungen oder durch einfache pharmaz. Manipulationen hergestellt werden, wie Pulver, Kräutertees, gemischte Pflanzensäfte, Salben, Tinkturen, Extrakte (Theriak!), Latwergen, Pflaster, Macerationen, Infusa, Schleime, Morsuli usw. (nach Galenos, dem berühmten griech. Arzt in Rom, geb. 131 n. Chr. in Pergamon, gest. 201 in Rom. Er hatte den Arzneischatz um zahlreiche eigene Mittel u. Kombinationen erweitert und stellte seine Arzneimittel selbst in seiner eigenen „Apoteca" her u. bewahrte sie in geschlossenen Holzbüchsen auf).

Galenik: Auch Pharmazeutische Technologie genannt, ist die Wissenschaft von der Formgebung und technologischen Prüfung der Arzneimittel. In der Galenik wird aus einem Wirkstoff ein Arzneimittel.

Galenische Mittel: Galenica*.

Galeopsis ochroleuca: G. segetum*.

Galeopsis segetum (G. ochroleuca): Fam. Labiatae, Hohlzahn (Mittel- u. Südeuropa). Stpfl. v. **Herba Galeopsidis:** Hohlzahnkraut, Blankenheimer Tee, Liebersche Kräuter. Best.: Kieselsäure (bis 0,9%, davon 0,1 bis 0,2% lösliche Kieselsäure), ein glykosidischer Bitterstoff, Saponin, Zucker, äth. Öl. Asche max. 12%. Anw. volkst.: b. Lungenleiden, Blutarmut, auch als Expectorans u. Diureticum. HOM: Galeopsis, die frische blühende Pflanze. (Anw. hom.: bei Milzerkrankungen.)

Galgant: s. Alpinia officinarum.

Galipea officinalis: s. Cusparia trifoliata.

Galipot: s. Terebinthina.

Galitzenstein, Blauer: Cuprum sulfuricum crudum, s. Kupfer(II)-sulfat.

G., Weißer: s. Zinksulfat.

Galium-Arten: Fam. Rubiaceae. **G. aparine:** Klebendes Labkraut, Klebkraut (Europa, Asien). Stpfl. v. **Herba Galii aparinis:** Klebendes Labkraut. Best.: s. Gal. verum. Anw. volkst.: b. Hautleiden u. als Diureticum. HOM: Galium aparine, das frische blühende Kraut. **G. verum:** Käselabkraut (Europa). Stpfl. v. **Herba Galii lutei:** Gelbes Labkraut. Best.: Labenzym (bis 1 mg%), ferner die Glykoside Galiosin (Trioxyanthrachinonglykosid), Rubiadin, Asperulosid, etwas äth. Öl. Anw. med.: als Diureticum sowie zur Käsebereitung. HOM: Galium verum, die frische blühende Pflanze, ferner HOM: Galium album, das frische blühende Kraut von **Galium mollugo.**

Galläpfel: Cecidien; s. Gallen.

Galläpfeltinktur: Tinctura Gallarum*.

Galle: Fel*, syn. Bilis.

Gallen: Gallae, Galläpfel, Eichäpfel, Eichengallen, Gallae halepenses, Gallae quercinae. Wucherungen an den jungen Trieben der Galleiche, **Quercus infectoria,** verursacht durch den Stich und durch die Eiablage der Gallwespe, **Cynips tinctoria** (Östliches Mittelmeergebiet, vor allem Kleinasien; Hauptstapelplätze sind Aleppo, Trapezunt, Alexandrette, Smyrna, Mossul, Bagdad). Die Galläpfel sind kugelig bis birnenförmig, Durchmesser ca. 1,5 bis 2,5 cm. Best.: 60—70% Gallusgerbsäure (Tannin), daneben 3% Gallussäure, 2% Ellagsäure, 3% Zucker, 2% Stärke, Harz, Gummi, äth. Öl. Anw. med.: selten als Adstringens zu Pinselungen gegen Frostbeulen u. bei Zahnfleischerkrankungen (Tinctura Gallarum); haupts. techn. zur Gewinnung von Tannin u. zur Herst. von Tinten sowie i. d. Färberei. HOM: *Gallae turcicae*, getrocknete Galläpfel. Im Handel unterscheidet man: Aleppische, Türkische u. Levantinische Gallen, die sämtlich aus Kleinasien (Aleppo) stammen, sie sind von grau- bis schwärzlich-grüner Farbe: Mossulische Gallen sind etwas heller, die geringste Sorte sind die Smyrna-Gallen, die gelblich gefärbt sind. Die sog. Indischen Gallen stammen ebenfalls aus Aleppo und werden über Bombay exportiert. Deutsche Gallen stammen von anderen Wespen u. anderen Eichenarten, ebenso die Serbischen u. Tripolis-Gallen. **Gallae chinenses et japonicae:** Chinesische u. japanische Gallen. Wucherungen, die von der Blattlaus **Melaphis chinensis** (Aphis chinensis, Schlechtendalia sinensis) an den Zweigspitzen u. Blattstielen von **Rhus semialata** (Ostasien, bes. China u. Japan) verursacht werden. Sie enthalten ca. 80% Gerbsäure.

Gallenblase: Vesica fellea.

Gallenfarbstoffe: Die gelbbraun-grünliche Farbe der Gallenflüssigkeit wird v. a. durch das gelb-braun-rötl. **Bilirubin** (lat. bilis = Galle, ruber = rot) und das grüne **Biliverdin** (lat. viridis = grün) bestimmt. Beide sind Pyrrolverbindungen und Abbauprodukte des Hämoglobins aus zerfallenen Erythrozyten (s. Blut). Während aber beim Hämoglobin die vier Pyrrolkerne ringförmig angeordnet sind, liegen sie bei den Gallenfarbstoffen kettenförmig aneinander. Die Umwandlung des Blutfarbstoffs in Gallenfarbstoffe geht im reticulo-endothelialem System* (RES) vor sich. **Biliverdin** wird als

$$(C_{33}H_{34}N_4O_6)$$

Oxidationsprodukt des Bilirubins durch Leberenzyme wieder zu B. reduziert. **Bilirubin**

$$(C_{33}H_{36}N_4O_6)$$

indessen wird durch die Bakterien des Darmes über die Zwischenstufe Mesobilirubin zu Urobilinogen u. schließlich zu dem braunen Farbstoff Urobilin reduziert, z. T. über den enterohepat. Kreislauf (Pfortader) rückresorbiert, bis beide als Stercobilinogen u. Stercobilin mit dem Stuhl (dessen Farbe sie bedingen) ausgeschieden werden. Unter pathol. Bedingungen kommen die G. auch im Harn vor (Bilirubinurie, Urobiligenurie, Urobilinurie, Nachweis s. Tabelle „Harnuntersuchung").

Gallenkraut, Weißes: Gratiola officinalis*.

Gallensäuren: Steroide mit Cholansäurestruktur. Von ihr leiten sich die verschied. Gallensäuren durch Einführung von OH-Gruppen ab. Sie sind in der Galle als „gepaarte" G. enthalten: mit Glykokoll verbunden als **Glykocholsäuren,** mit Taurin verbunden als **Taurocholsäuren.** Die Paarung der G. geht in der Leber vor sich. Die G. sind für die Emulgierung u. Verdauung der Fette von Bedeutung. Hauptbestandteil der Gallensäuren der Rindergalle ist die Cholsäure. Die G. werden med. als **Choleretica*** benutzt.

Gallerten: s. Gelatinae.

Gallipot: s. Terebinthina.

Gallium: Ga, Metallisches Element. Weiß., dehnbares, weiches Metall, AtG. 69,72. D. 5,9; Kp. 2344°; F. 29,78°; I-, II-, III-wertig. Ordnungszahl 31. Nat.: Nur in sehr geringen Mengen in den Zinkblenden; entd. 1877 von Lecoq de Boisbaudran (1838—1912), nachdem bereits 1871 Mendelejew dieses Element als „Eka-Aluminium" vorausgesagt hatte. Anw. u. a. wegen seines hohen Kp. zu Thermometerfüllungen.

Gallseife: Mit Ochsengalle (8—10%) versetzte Kernseife, die geeignet ist, Fettflecke in Geweben zu emulgieren, so daß diese durch Nachwaschen mit lauwarmem Wasser leicht entfernt werden können.

Galltropfen: Tinctura amara DAB 6.

Gallusgerbsäure: s. Tannin.

Gallussäure: Acidum gallicum, 3,4, 5-Trihydroxy-benzoesäure,

$$C_6H_2(OH)_3 \cdot COOH.$$

Mol. 188,14. F. ca. 240° unter Zersetzung. Farbl. bis schwach gelbl. Nadeln oder kr. Pv., l. in Aq., ll. in sied. Aq., A., Glycerin, wl. in Ae.; Nat. in Eichenrinden, Galläpfeln, Granatwurzeln, Divi-Divi, Sumach. Darst.: Durch Kochen von Tannin mit Salzsäure oder durch enzymatische Hydrolyse mittels Schimmelpilzen (Penicillium glaucum, Aspergillus niger). Anw. med.: als Antisepticum (A. gallicum wirkt nicht adstringierend);

techn. zur Herst. von Tinten (gibt mit Fe-Salzen blauschwarze Niederschläge) u. von Farben. HOM: Acidum gallicum.

Galmei: Lapis Calaminaris ERG,

Galmei, Grauer: Tutia grisea, s. Zinkcarbonat.

Galvanische Elemente: s. Elemente, Galvanische.

Gamalzit®: s. Hexachlorcyclohexan.

Gamander: Edelgamander, s. Teucrium chamaedrys*.

Gambir: s. Uncaria gambir.

Gambir-Katechu: s. Uncaria gambir.

Gamboge: s. Garcinia hanburyi.

Gametangien: *bot.* Behälter, in denen die Gameten entstehen.

Gameten: Geschlechtszellen (Eizellen u. Spermien).

Gamma: s. γ.

Gamma-Globulin: s. Globuline.

Gamma-Strahler: radioakt. Isotop mit Gammastrahlung; therap. u. diagnost. Anw., z. B. ^{60}Co, ^{131}J, ^{14}C, ^{226}Ra.

Gammexan®: s. Hexachlorcyclohexan.

Gamone: Befruchtungsstoffe, hormonartige Wirkstoffe der weiblichen (Gynogamone) u. männlichen (Androgamone) Geschlechtszellen.

Ganglienblocker: Ganglioplegica*.

Ganglienzellen: Nervenzellen.

Ganglioplegica: Ganglienblocker, Stoffe, welche die synaptische Übertragung vegetativer Impulse von den präganglionären auf die postganglionären Fasern hemmen oder blockieren. Im Ganglion, Nervenknoten, findet die Übertragung der Nervenimpulse statt; die Synapsen (feine Nervenfasergeflechte) sind innerhalb eines Ganglions die Übergangsstellen (Umwertungsstellen der Erregung) zwischen zwei Neuronen, vom zentripetalen zum zentrifugalen Ast der Nerven. Durch Ganglienblocker wird diese Übertragung gehemmt. Hierzu gehören u. a. Nicotin, Atropin, Spartein, Coniin, Lobelin, Phenothiazinderivate, Methoniumverbindungen, Tetraäthylammoniumbromid. Sie finden Anw. bei Hypertonie, peripheren Durchblutungsstörungen, Coronarinsuffizienz, Magen- u. Darmgeschwüren, gewissen Schmerz- und Krampfzuständen u. a.

Gangraena: Gangrän, Brand. **G. senilis:** Altersbrand.

Ganja: Haschisch, s. Cannabis sativa.

Gantrisin®: s. Sulfonamide.

Garcinia hanburyi: Fam. Guttiferae (Siam, Kotschinchina, Kambodscha, Ceylon, Borneo) neben anderen Garcinia-Arten. Stpfl. v. **Gutti:** Gummigutt, Gummiresina Gutti, Gambogia, Gummi Cambogiae, Gamboge. Das Gummiharz aus d. Rinde des Baumes. Gelbe, walzenförmige Stücke oder Klumpen, geruchl.; l. in Aq., A., Ae., auf Zusatz von Alkalien färbt sich die gelbe Lösung dunkelrot. Best.: Gummi (ca. 23%), Harz (70 bis 75%, das größtenteils aus Carcinolsäuren besteht), Säuren. Anw. med.: als drastisches Abführmittel, jetzt nur noch vet. MD 0,3 g; MTD 1 g; früher als Farbmittel für Lacke u. für Aquarellfarben. HOM: Gutti. (Aufbewahrung: Ursubstanz, 1.—3. Dez.-Pot. vorsichtig.)

Gardjan-, Gardschan-Balsam: Balsamum Gurjunae*.

Gargarisma(ta): Gurgelwasser.

Gartenbohne: Phaseolus vulgaris*.

Gartenlattich: Lactuca sativa*.

Gartenquendel: Herba Saturejae, s. Satureja hortensis.

Gartenraute: Ruta graveolens*.

Gartenschierling: Aethusa cynapium*.

Gasbrandbazillen: Gasödembazillen, Clostridium-Arten, Erreger der Gasödemerkrankung (Gangraena).

Gasentwicklungsapparat: Kippscher Apparat*.

Gasolin: Produkt der Erdöl-Dest., s. Oleum Petrae.

Gastralgie: Magenschmerz.

Gastritis: Magenentzündung.

Gastroenteritis: Magen-Darmkatarrh.

Gastrogen: Vom Magen ausgehend, z. B. gastrogene Diarrhöen.

Gatsch: (Fischer-Gatsch) hierunter versteht man ein weißes festes Paraffin, das nach dem Verfahren von Franz Fischer aus Kohlenoxid u. Wasserstoff bei einem Druck von 5—20 at (Mitteldrucksynthese) gewonnen wird. Durch Oxidation kann Gatsch in feste, gesättigte Fettsäuren umgewandelt werden, die man auf Seifen u. Speisefette weiterverarbeitet.

Gauchheil: Anagallis arvensis*.

Gaultheriaöl: s. Gaultheria procumbens.

Gaultheria procumbens: Fam. Ericaceae (Nordamerika, Kanada). Stpfl. v. **Folia Gaultheriae:** Wintergrünblätter, Kanadischer Tee. Best.: Bis 0,8% äth. Öl (Methylsalicylat), Gerbstoff, Arbutin, Gaultherin (Glykosid), Dextrose, Gerbsäure. Anw.: als Genußmittel, z. Gew. d. äth. Öles. HOM: Gaultheria procumbens, die getrockn. Blätter. **Oleum Gaultheriae** ERG: Gaultheriaöl, Wintergrünöl, das äth. Öl der Blätter. Farbl. bis gelbl. Öl v. starkem, eigenartigem Geruch u. süßl. Geschmack, besteht bis zu 99% aus Salicylsäuremethylester (s. Methylium salicylicum). D. 1,174—1,187 (opt. schwach linksdrehend, $\alpha_D^{20°}$ = bis —2°). Anw. med.: als Antirheumaticum inn. 10—20 Tr. in Kapseln od. äuß. als Einreibung (ca. 20%) in Salben, Spirit. od. Öl; ferner in d. Parfümerie.

Gaumen: Palatum.

Gay-Lussacsches Gasgesetz: s. Ausdehnungs-Koeffizient.

Gaze: (nach der Stadt Gaza in Palästina) Netzartig gewebter Stoff aus Leinen, Baumwolle, Seide, Mull zu Verbandzwecken. **Appretierte Gaze:** Mit Stärkekleister getränkter u. getrockneter Mull; entweder sind nur die Fäden gestärkt und die Maschen offen (Rollbinden) oder es sind auch die Zwischenräume verkleinert (Kleistergaze), vgl. Verbandmull u. Watte.

Gd: *chem.* Gadolinium, s. Seltene Erdmetalle.

Ge: *chem.* Germanium*.

Gebrannte Magnesia: s. Magnesiumoxid.

Gebrannter Gips: s. Calciumsulfat

Gebrannter Kalk: s. Calciumoxid.

Gefäßbündel: *bot.* s. Leitbündel.

Gefäßbündelscheide: *bot.* Endodermis.

Gefäße: *bot.* Wasserleitende Zellen, die entweder 1. die Zellquerwände behalten (unechte Gefäße, Tracheiden) oder 2. die Zellquerwände auflösen, daher lange Röhren bilden (echte Gefäße, Tracheen), vgl. Leitbündel.

Geflügelcholeraserum DAB: s. Serum.

Gefrierpunkt: 1. Beim Thermometer: Temperatur des schmelzenden Schnees od. Eises (b. Celsius u. Réaumur 0°, b. Fahrenheit 32°). 2. = Erstarrungspunkt*.

Gefrierpunktserniedrigung (Kryoskopie-Gefrierpunktsbestimmung): Alle Lösungen haben einen niedrigeren Gefrierpunkt als die reinen Lösungsmittel, während d. Siedepunkt ansteigt. Dies wird bedingt durch d. Dampfdruckerniedrigung über den Lsgen (osmotischer Druck) u. ist f. d. betreffende Lösungsmittel eine charakteristische Eigenschaft v. gleichbleibender Größe. Die G. ist proportional der Konz. des gel. Stoffes, umgekehrt proportional seinem Molekulargewicht (Raoultsches Gesetz) u.

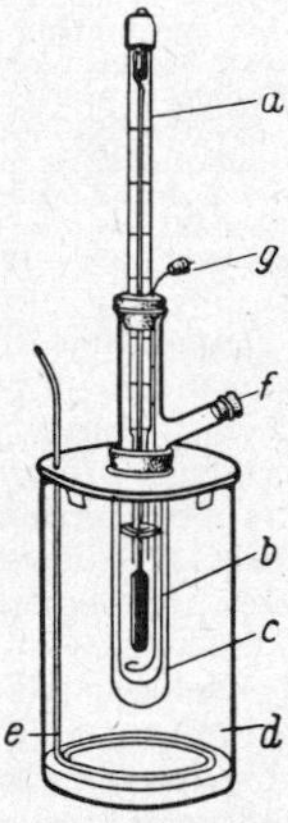

Beckmannscher Apparat.
a) Beckmann-Thermometer; *b)* Gefriergefäß mit der zu untersuchenden Substanz; *c)* Luftmantel; *d)* Glasgefäß mit Kältemischung, deren Temperatur einige Grade unter dem erwarteten Gefrierpunkt liegt; *e)* Rührer; *f)* Füllansatz; *g)* Rührer aus Platindraht zum Durchmischen der zu untersuchenden Probe

dient daher zur Bestimmung des letzteren b. unbekannten Stoffen. Zur Ausführung kryoskopischer Messungen (Gefrierpunktserniedrigung u. Siedepunktserhöhung) benutzt man den Beckmannschen Apparat mit dem Beckmann-Thermometer; dessen Skala umfaßt nur 6°, welche in $^1/_{100}$ Grade eingeteilt sind. Der Nullpunkt der Skala kann willkürlich auf beliebige Temperaturen eingestellt werden, so daß ein einziges Thermometer für alle Meßbereiche ausreicht. Als Lösungsmittel benutzt man Wasser, für wasserunl. organ. Substanzen meist Bzl., Campher u. dgl.

Gefrierverfahren: s. Konservieren.

Gegenmittel: s. Tabelle über „Gegenmittel".

Gehirnanhang: Hypophysis cerebri, s. Hormone u. Organotherapeutica.

Gehirnerschütterung: Commotio cerebri.

Gehirnhautentzündung: s. Meningitis.

Gehirn-Rückenmarksflüssigkeit: Liquor cerebrospinalis.

Geigenharz: s. Colophonium.

Geiger-Zähler: Geiger-Müller-Zählrohr zur Feststellung von Radioaktivität, das die von radioaktiven Substanzen bzw. Präparaten ausgesandten α- u. β-Teilchen einzeln anzeigt u. abzählt. Auch γ-Strahlen, Röntgenstrahlen u. ultraviolette Strahlen können mit Hilfe des Geiger-Zählrohrs geprüft werden. Es ist von außerordentlicher Empfindlichkeit, so daß auch die von Radioindikatoren (Isotopen) in einzelnen Organen des Körpers verursachte Strahlung festgestellt werden kann. (Hans Geiger, Atomphysiker 1882—1945.)

Geißbart: Filipendula ulmaria*.

Geißblatt: Lonicera caprifolium*.

Geißfuß: Aegopodium podagraria*.

Geißklee: Galega officinalis*.

Geißraute: Galega officinalis*.

Gel: viskos-elast. disperses System mit vernetzten dispersen Teilen; s. Kolloid.

Gelatinae: Gelees, Gallerten aus Gelatine, Carrageenschleim, Tragantschleim, m. Zusätzen v. Arzneimitteln (z. B. G. Jodoformii, Jodi, Zinci usw.).

Gelatine DAB 7: Gelatina alba, durch partielle Hydrolyse von kollagenhaltigem Material gewonnenes Protein; farblose bis fast farblose, dünne durchsichtige, glänzende Tafeln, Blättchen oder Körner von schwachem Geruch u. Geschmack; lösl. in 5 T. Aq. über 80°; in kalt Aq. quillt die Substanz auf ohne sich zu lösen; sie löst sich nach dem Vorquellen in 10 T. Glycerin. Sulfatasche max. 2,5%; ll. ferner in 30%iger Essigsäure. Anw. med.: inn. b. internen Blutungen, Hämorrhagien; subkutan (Gelatina sterilisata pro injectione) b. schwer stillbaren inn. Blutungen, ferner zu Klistieren b. postoperativen Blutungen, bisweilen auch b. Durchfall. **G. rubra:** Rot gefärbte Gelatine. **Gelatina Zinci, Zinkleim** DAB 7: Herst.: 10 T. Zinkoxid, 40 T. Glycerin, 15 T. Gelatine, 35 T. Aq.; Das Zinkoxid wird m. Glycerin angerieben. Die Gelatine läßt man in Wasser quellen; durch Erwärmen im Wasserbad wird eine Lsg. hergest., die mit der Zinkoxid-Anreibung gleichmäßig vermischt wird. Der Zusatz von 0,1% p-Hydroxybenzoesäuremethylester (Nipagin M) ist gestattet.

Gelatine, Chinesische, Japanische: s. Agar Agar.

Gelatosesilber: Albargin*.

Gelber Eisenhut: Aconitum lycoctonum*.

Gelbe Fermente: alte Bez. für die H_2-übertragenden Flavinenzyme (Oxidoreductasen), s. Fermente.

Gelbe Jasminwurzel: Rhiz. Gelsemii, s. Gelsemium sempervirens.

Gelbes Katzenpfötchen: Helichrysum arenarium*.

Gelbes Sandelholz: s. Santalum album.

Gelbbeeren: s. Rhamnus catharticus.

Gelbfieber: Tropische Infektionskrankheit, Yellow fever; Erreger Gelbfiebervirus, Übertragung erfolgt durch Mücken, bes. Aëdes aegypti. Anzeigepflichtig, Letalität bis 80%.

Gelbholzrinde: s. Rhamnus frangula.

Gelbkali: s. Kalium-Eisen(II)-cyanid.

Gelbkörper: Corpus luteum*.

Gelbkörperhormon: Progesteron, weibl.Keimdrüsenhormon,s.Hormone.

Gelböl: Produkt der Braunkohlenteer-Dest., Motorenöl.

Gelbveiglein: Cheiranthus cheiri*.

Gelbwurzel: s. Curcuma longa.

Gelbwurzel, Kanadische: Rhiz. Hydrastis, s. Hydrastis canadensis.

Gelbwurzelstock: s. Curcuma longa.

Gelees: s. Gelatinae u. Pektine.

Geleitzellen: *bot.* Lebende Zellen, die die Siebröhren begleiten.

Gelidium-Arten: Stpfln. v. Agar Agar*.

Gelseminum: Gelsemin,

$$C_{20}H_{22}N_2O_2.$$

Alkaloid aus Wurzel u. Rhizom v. **Gelsemium sempervirens*.** Farbl. Kr., l. in A., Ae., Chlf., Bzl., Aceton. Anw. med.: als Antineuralgicum u. Antispasmodicum (Vorsicht! Sehr giftig! Wirkung ähnl. d. v. Strychnin). Dos. 0,0005 g. (Bisweilen wird auch d. Harz als Gelsemin bezeichnet.)

Gelsemium sempervirens: Fam. Loganiaceae, Gelber Jasmin (Nordamerika heim.). Stpfl. v. **Rhizoma Gelsemii:** Gelsemiumwurzelstock, Gelbe Jasminwurzel. Best.: Gelsemin, Gelseminin, Gelsemoidin, Sempervirin, Scopoletin (insgesamt etwa 0,5%), äth. Öl, Harz. Asche max. 3%. Anw.: als Antineuralgicum, Sedativum, bei Asthma, Rheuma, Keuchhusten. (In Amerika in viel. Geheimmitteln geg. Zahn- u. Ohrenschmerzen.) Vorsicht! Außerordentlich toxisch, Wirkung strychninartig! (Stengel scheint wirkungslos zu sein.) HOM: Gelsemium, der frische Wurzelstock. (Aufbewahrung: Urtinktur, 1.—3. Dez.-Pot. vorsichtig.)

Gelsemiumwurzelstock: Rhizoma Gelsemii, s. Gelsemium sempervirens.

Gemmae Capparidis: Flor. Capparidis, Kapern, s. Capparis spinosa.

Gemmae Populi: Pappelknospen, s. Populus-Arten.

Gen: (Mehrz. Gene, von γένεσις = Entstehung) Träger der Erbanlage (Erbfaktor, Id) in den Chromosomen. Die Gesamtheit der Gene bezeichnet man als Genotypus (Idiotypus).

Gena: (lat.) Wange.

Generatorgas: „Luftgas". Mischung v. Stickstoff (ca. 70%) u. Kohlenmonoxid (ca. 25%), Darst.: durch Einblasen v. Luft u. Wasserdampf in glühenden Koks. Anw.: als Heiz- u. Kraftgas.

Generic name: Englische Bezeichnung für den internationalen Freinamen eines Wirkstoffs (z. B. International Non-Proprietary-Name der Weltgesundheitsorganisation, WHO: INN). INN oder generic name bezeichnen ebenso wie der wissenschaftliche oder chemische Name den Wirkstoff. Das Warenzeichen oder der Herstellername stehen für die Arzneispezialität.

Genese: (griech.) Ursache, Entstehung einer Krankheit.

Genickstarre-Serum: Meningokokken-Serum, s. Serum.

Genine: Aglykone, s. Glykoside.

Genippkraut: s. Achillae moschata.

Genista scoparia: s. Sarothamnus scoparius.

Genista tinctoria: Fam. Leguminosae, Färberginster (Europa). Stpfl. v. **Herba Genistae tinctoriae:** Färberginsterkraut. Best.: Alkaloide (ca. 0,33%), Gerbstoff, äth. Öl; in der Blüte Flavonglykosid, Luteolin u. Genistein (5,7,4-Trioxyflavon); im Samen Alkaloide Cytisin u. Methylcytisin (Anagyrin). Anw. volkst.: als Diureticum u. Laxans, als Färbemittel. HOM: Genista tinctoria, frische Sprossen, Blätter u. Blüten zu gleichen Teilen.

Genomorphin: Morphin-N-oxid,

$$C_{17}H_{19}O_3NO.$$

Weiße Kr., l. in Chlf. u. Aceton, wl. in Aq. u. A. Anw.: als Analgeticum. MTD 0,2 g; unterliegt dem Betäubungsmittelgesetz.

Gentiana-Arten: Fam. Gentianaceae, Enzian. **G. lutea** = Gelber Enzian (Gebirge Mittel- u. Südeuropas, Kleinasien), ferner **G. pannonica** = Ungar. Enzian, **G. purpurea** = Purpurner Enzian, **G. punctata** = Gefleckter Enzian (Alpen u. andere Hochgebirge). Stpfl. v. **Radix Gentianae: Enzianwurzel** DAB 7: die ohne Fermentation getrockneten unterirdischen Organe von *Gentiana lutea, Gentiana pannonica, Gentiana punctata, Gentiana purpurea*; Best.: die Bitterstoffe Amarogentin u. Gentiopikrin, ferner Gerbstoff, Schleim, Pektin; Asche max. 5,0%. Anw. med.: als Stomachicum, Amarum, Tonicum (Extr. Gentianae, Tinct. Gentianae, Tinct. Aloes compos., Tinct. amara, Tinct. Chinae comp.). HOM: Gentiana lutea, die frische Wurzel v. G. lutea.

Gentianaviolett B: s. Pyoktaninum coeruleum ERG.

Genuin: angeboren, echt. **Genuine Glykoside,** in ihrer ursprünglichen Form vorliegende, d. h. nicht enzymatisch gespaltene Glykoside (z. B. sind d. Purpurea-Glykoside A u. B genuine Gl.; Digitoxin u. Gitoxin jedoch deren Spaltprodukte).

Geoffroyrinde: s. Andira inermis.

Geotropismus: *bot.* Wachstumsbewegungen der Pflanzen, die durch die Erdschwerkraft bedingt sind.

Gepufferte Lösungen: s. Wasserstoffionenkonzentration.

Geranial: s. Citral.

Geraniol: $C_{10}H_{17}OH$. Farbl. Öl von rosenartigem Geruch, D. 0,88, l. in A. u. Ae., unl. in Aq., oxidiert leicht an der Luft unter Veränderung des Geruchs. Geraniol ist frei oder in Form von Estern in zahlreichen äth. Ölen enthalten, so im Palmarosaöl (ca. 95%), im Rosenöl, Neroli-, Geranium-, Citronell-, Jasmin-, Lemongrasöl u. a. Geraniol kann auch künstlich aus

Linalool* oder Citral* hergestellt werden. Anw.: in der Parfümerie.

Geraniumgras: Cymbopogon martini var. motia*. **Geraniumöl:** Oleum Geranii, s. Pelargonium-Arten. **Geraniumöl, Indisches:** Oleum Palmarosae, s. Cymbopogon martini var. motia*.

Geranium robertianum: Fam. Geraniceae (Europa, Nordamerika u. a.). Stpfl. v. **Herba Geranii Robertiani:** Ruprechtskraut (Herba Ruperti). Best.: Äth. Öl, Geraniin (Bitterstoff), Gerbstoff, Ellagsäure. Asche max. 14%. Anw.: als Adstringens. HOM: Geranium robertianum, die frische blühende Pflanze. Ferner werd. hom. noch verwendet: Geranium maculatum (Nordamerika), der frische Wurzelstock. Geranium odoratissimum, s. Pelargonium odoratissimum.

Gerbsäure: Acidum tannicum, s. Tannin.

Geriatrie: (γέρων = Greis), Altersheilkunde, auch Gerontotherapie; Anw. finden Geriatrika.

Gerinnung: Koagulation*.

Germanin®: Bayer 205 (intern. Bez. Suramin), Naganol®, F 309®. ein symm. Diphenylharnstoffderivat. Weiß-gelb, geruchloses Pv., ll. in Aq. Germanin wirkt spezifisch gegen die Erreger der afrikanischen Schlafkrankheit (Trypanosoma rhodensiense u. gambiense). Die therapeutische Dosis für Erwachsene beträgt 1 g intravenös, bei kräftigen Personen 1,5—2 g; Einzeldosis für Kinder je nach Alter 0,2—0,75 g, für Säuglinge 0,1—0,2 g. Man gibt die ersten Injektionen an drei aufeinanderfolgenden Tagen oder alle 2—3 Tage, die weiteren Injektionen in wöchentlichen Abständen, im ganzen 5—10 Injektionen i.v. in 10%iger steriler Lsg. Zur Prophylaxe: Erwachsene 1 g, Kinder 0,2—0,75 g, Säuglinge 0,1 bis 0,2 g. Nach 1—8 Tagen nochmals die gleiche Dosis, später alle 3—6 Monate.

Germanium: Ge, Grauweißes, sehr sprödes Metall, AtG. 72,59; D. 5,35. F. 958,5°, Kp. 2700°, Ordnungszahl 32, II- u. IV-wertig. Germanium wurde im Jahre 1886 von dem deutschen Chemiker Clemens Winkler in dem sächsischen Silbermineral Argyrodit entdeckt. Es erwies sich als das 1871 von Mendelejew vorausgesagte Eka-Silicium (s. Eka-Elemente).

Germerwurzel, Weiße: Rhiz. Veratri DAB, s. Veratrum album.

Gerontologie: Lehre, die sich mit den Erscheinungen des Alterns befaßt, im weiteren Sinne mit dem Verlauf der Krankheiten u. Änderungen der Funktionen in den verschiedenen Lebensaltern; auch „Alternsforschung" (nicht zu verwechseln mit Geriatrie*).

Gerontotherapie: s. Geriatrie.

Gerstenmalz: Maltum*.

Gerstenstärke: Amylum Hordei*.

Gerüsteiweiß: s. Eiweißkörper.

Gesarol®: DDT-Wirkstoff, s. Dichlor-diphenyl-trichloraethanum DAB u. Kontaktinsektizide.

Gesnerin: s. Anthocyane.

Gestafortin®: Chlormadinonacetat = 6-Chlor-6-dehydro-17α-acetoxy-progesteron. Anw. oral bei den auf Progesteronmangel beruhenden Krankheitsbildern (Vorsicht bei drohendem Abort), s. Hormone.

Gestagene: Stoffe mit der Wirkung des Progesterons, s. Hormone.

Gestosen: (Abkz. v. Gestationstoxikosen, Gestatio = Schwangerschaft) Schwangerschaftstoxikosen.

Getreidekeimöl: Das aus den Keimen kalt gepreßte fette Öl. Weizenk. enth. 6—9%, Roggenk. 10—12%, Reisk. ca. 24%, Maisk. 30—50%. Das z. Z. viel gebrauchte Weizenkeimöl enth. etwa 0,15% Vitamin E (α- u. β-Tokopherol), ferner Vitamine A, B_1, B_2, B_6, Pantothensäure, Provitamine D u. essentielle Fettsäuren (Vitamin F); Säurezahl 20 bis 30. Anw.: in d. Vitamin-Therapie (auch veterinär), in Wundsalben, Hautölen, Puder, Seifen, zu Gesichtspackungen usw.

Geum-Arten: Fam. Rosaceae. **Geum rivale:** Bachnelkenwurz (Europa, Asien, Nordamerika) und **Geum urbanum:** Echte Nelkenwurz, Mauernelkenwurz, Benediktenkraut (Europa, Asien, Nordamerika). Stpfln. von **Radix (Rhizoma) Caryophyllatae,** Nelkenwurzel, Benediktenwurzel, Allerweltsheilwurzel; Best.: Glykosid Gein, das bei der Hydrolyse äth. Öl mit Eugenol liefert, Gerbstoff, Bitterstoff. Anw. med.: als Adstringens u. Tonicum. HOM: Geum rivale, die frische blühende Pflanze; Geum urbanum, die getrocknete Wurzel.

Gewebelehre: Histologie*.

Gewebshormone: s. Hormone.

Gewichtsanalyse: Gravimetrie, Teil der quantitativen Analyse.

Gewürz, Englisches: Fruct. Pimentae ERG, s. Pimenta officinalis.

Gewürzkörner: Fruct. Pimentae, s. Pimenta officinalis.

Gewürznelken: Flor. Caryophylli, s. Syzygium aromaticum.

Gewürzsumachwurzel: Cortex Rhois aromaticae Radicis, s. Rhus aromatica. **Gewürzsumachwurzelrinde:** Cortex Rhois aromaticae Radicis, s. Rhus aromatica.

Gibberelline: (Gibberellinsäuren), Wuchsstoffe (Phytohormone, vgl. Auxine), die aus dem Pilz *Gibberella fujikuroi* isoliert wurden.

Gicht: (Podagra) Arthritis urica.

Gichtbeeren: s. Ribes nigrum.

Gichtkraut: s. Gratiola officinalis u. Chimophila umbellata.

Gichtrosensame: s. Paeonia officinalis.

Gichtrosenwurzel: Radix Paeoniae, s. Paeonia officinalis.

Gichtrübe: Bryonia alba*.

Giemsasche Lösung: Nach DAB 6: 3 Azur-II-Eosin u. 0,8 Azur II sind in 250 Glycerin bei 60° zu lösen u. nach dem Abkühlen mit 250 Methylalkohol zu vermischen. Die Lsg. dient bei der Untersuchung des Blutes zur Differenzierung der weißen Blutkörperchen. Ausführung: der lufttrockene Ausstrich wird 2—3 Minuten mit Methylalkohol fixiert, dann mit Giemsalsg. (10 Tropfen auf 10 ml Wasser) 20 bis 30 Minuten gefärbt. Ausstrich mit Aq. dest. abspülen u. in dest. oder mit Essigsäure schwach angesäuertem Wasser schwenken. Die Erythrozyten färben sich rot. G.-L. wird auch zu parasitologischen Färbungen benutzt (Kerne u. Geißeln: rot, Protoplasma: blau). (Gustav Giemsa, Chemiker, Hamburg, 1867—1948.)

Giersch: Aegopodium podagraria*.

Gifte: (von althochdeutsch „gift" = Gabe) Stoffe, die in kleinen Mengen dem lebenden Organismus zugeführt, Schädigungen, Funktionsstörungen oder Tod herbeiführen. Eine genaue Definition ist unmöglich, da die Giftwirkung zum wesentlichen Teil auch von der zeitlichen Körperbeschaffenheit des Individuums abhängt. „Nichts ist ohne Gift, allein die Dosis macht, daß ein Ding kein Gift sei" (Paracelsus). Das Gift kann durch die Speiseröhre, durch die Atmungswege, durch den Darm oder durch die Haut in den Körper gelangen. Die Wirkung eines in das Innere des Körpers gelangten Giftes hängt ab: 1. Von Dauer u. Menge der Resorption in den Körper, 2. von der Konz. des Giftes im Blut u. 3. von der Zeitdauer seiner Wiederausscheidung aus dem Körper. Für die Resorption eines Stoffes ist seine Löslichkeit entscheidend, mit Ausnahme der mit der Atemluft aufgenommenen Giftgase, die sofort ins Blut übergehen. Ein Gift, das in einer Fl. aufgelöst ist und getrunken wird, wirkt schneller als wenn das gleiche Gift in fester Substanz in den Magen gelangt, und eine fein zerriebene Substanz wirkt wiederum schneller als ein Giftbrocken; so entfaltet z. B. fein zerriebenes Arsenik seine tödliche Wirkung schneller als ein ganzes Stück amorph. Arsenik, weil der pulverisierte Stoff rascher resorbiert wird. Unl. Stoffe können praktisch nicht giftig wirken, sofern sie nicht im Organismus angegriffen werden. So sind z. B. die unl. Bariumsalze, wie Basulfat (das als Röntgenkontrastmittel verwendet wird), ungiftig, im Gegensatz zu den löslichen Salzen, wie Banitrat oder Ba-chlorid. Metallisches Quecksilber eingenommen ist fast ungiftig, während verdunstetes Hg eingeatmet zu schweren Vergiftungen führen kann. Am schnellsten wirkt eine Giftlsg., die direkt in die Blutbahn eingespritzt wird, weil dadurch sofort die toxische Konz. im Blut u. Gewebe erreicht wird.

Es gibt Stoffe, die sehr schnell resorbiert und sehr schnell wieder ausgeschieden werden, z. B. Alkohol. 100 ml reiner Alkohol, auf einmal eingenommen, führen zu schwerer Vergiftung, während die gleiche Menge, in einem Liter Wein getrunken, nur zu einem (je nach der Konstitution des Trinkers) mehr oder minder schweren Rausch führt, weil schon während des Trinkens ein Teil des Alkohols im Körper chemisch abgebaut und ausgeschieden wird, so daß eine toxische Konz. im Blut nicht eintritt. Andererseits wird z. B. Curare so schnell durch die Nieren ausgeschieden, daß es gar nicht zur Wirkung gelangen kann; in die Blutbahn eingespritzt, führt es jedoch sofort zu tödlicher Lähmung. Andere Stoffe werden zwar langsam resorbiert und langsam wieder ausgeschieden, so daß bei sukzessiver Zuführung an sich ungiftiger kleinster Mengen eine Kumulation eintritt, bis schließlich das Blut oder bestimmte Organe so mit Gift angereichert sind, daß eine Vergiftung erfolgt (z. B. bei Digitalisglykosiden).

Die Angriffspunkte der Gifte im Körper sind mannigfaltig. So kann äuß. durch Verätzung mit Säuren oder Laugen oder durch Kampfstoffe (Lost, Senfgas) die Haut zerstört werden; inn. können Gifte die Organe schädigen oder ihre Funktionen lähmen u. zum Stillstand bringen, sie können das Blut verändern, die Muskeln lähmen, zu Muskelkrämpfen führen oder sie können die Nerven schädigen. Man hat daher die Gifte in eine Anzahl Hauptgruppen eingeteilt: **Herzgifte** (Digitalis- u. Strophanthus-Glykoside, Maiglöckchen, Meerzwiebel, Akonitin, Tabak, Kleesalz, Bariumsalze, Krötengifte), **Blutgifte** (Blausäure, Kohlenoxid, Anilin, Bzl., Phenol, Arsenwasserstoff); sie zerstören die Blutbildungsstellen, verändern die roten Blutkörperchen oder den Blutfarbstoff, so daß die Atmung unmöglich wird; **Lebergifte** (Phosphor, Chlf., Tetrachlorkohlenstoff, Arsen, Pilzgifte); **Nierengifte** (Sublimat, Oxalsäure, Terpentinöl); **Magen- u. Darmgifte** (Phosphor, Arsenik, Thallium, Brechweinstein, Quecksilber, Blei, Kupfer), **Nervengifte** (Schwefelwasserstoff, Schwefelkohlenstoff, Grubengas, Alkohol, Äther, Strychnin, Kokain, Haschisch, Morphin, Coffein, Atropin) und die **Ätzgifte** (Säuren u. Laugen).

Verschiedene Gifte haben nun zwar die gleiche Endwirkung, beispielsweise Erstickung, aber diese Wirkung kommt auf ganz verschiedene Weise zustande. So führt Kohlenoxid zu Atemstillstand, indem es das Oxyhämoglobin des Blutes in Kohlenoxidhämoglobin umwandelt, wodurch den roten Blutkörperchen der Transport des Sauerstoffs unmöglich gemacht wird und Erstickung eintritt. Auch Blausäure führt zu Atemstillstand, aber auf ganz andere Weise wie das Kohlenoxid, indem es das Fe des Atmungsfermentes in den Zellen unwirksam macht, so daß der Sauerstofftransport auf die Gewebe gehemmt wird u. ebenfalls Erstickung erfolgt.

Bei allen Vergiftungen unterscheidet man einen akuten und einen chronischen Verlauf, mit Ausnahme bei Vergiftungen durch Ätzgifte, die lokale Erscheinungen hervorrufen, indem sie äuß. das Hautgewebe zerstören oder inn. die Speiseröhre oder den Magen schädigen. Die akute Vergiftung wird durch eine einmalige größere Giftzufuhr hervorgerufen und führt zu sofortiger heftiger Erkrankung bzw. zu sofortigem Tod. Die chronische Vergiftung hingegen wird durch regelmäßige Zufuhr kleiner oder kleinster Giftmengen in längerem Zeitraum ausgelöst (z. B. durch Arsenik, früher durch arsenikhaltige Tapeten).

Auch die Stoffwechselgifte, die giftigen Abbauprodukte der Nahrung (z. B. der Eiweißkörper), die normalerweise in der Leber zu unschädlichen Verbindungen umgewandelt werden, können bei Leberschädigungen zu Vergiftungen führen. (Man unterscheidet daher exogene Gifte, die von außen heran oder in die Organe gelangen und endogene Gifte, die im Organismus selbst entstehen.)

Man kennt eine angeborene Resistenz (Toleranz) des Körpers gegen Gifte sowie eine Überempfindlichkeit, die man als Idiosynkrasie bezeichnet, sowie eine Giftgewöhnung. Bei letzterer tritt eine Anpassung des Körpers und seiner inneren Organe an die zugeführten Gifte ein, z. B. bei den Arsenikessern, Morphinisten, Kokanisten, die oft das Vielfache einer normalerweise tödlichen Dosis ohne (zunächst ersichtlichen) Schaden zu sich nehmen, wie auch Arbeiter in Schwefelsäure- u. Akkumulatorenfabriken gegen die Schwfsdämpfe meist unempfindlich werden.

Häufig sind sog. Berufsvergiftungen, z. B. bei Chemiearbeitern, in Desinfektionsanstalten, in der Pflanzenschädlingsbekämpfung und Entwesung usw. Tätigen sowie Vergiftungen durch Grubengas (Schwfwst.), durch Kohlensäure (in Bergwerken, Gärkellern, Getreidesilos), Kohlenoxid (Leuchtgas), schlecht ziehende Öfen, Auspuffgase usw., Bleistaub (Hüttenarbeiter (s. Tabelle **„Berufskrankheiten“**); Beratg. u. Hilfe s. Tabelle **„Entgiftungszentralen“**; Gegengifte s. Tabelle **„Gegenmittel“**; Die Lehre von den Giften heißt **Toxikologie.** Der Handel mit Giften ist nur mit staatlicher Genehmigung gestattet. Stärkste Gifte sind in einem verschlossen zu haltenden Raum **(Giftkammer)** und innerhalb dieses Raumes in einem **Giftschrank** aufzubewahren. Bestimmte Gifte dürfen nur gegen schriftliche Empfangsbescheinigung **(Giftschein)** und gegen Eintragung in das **Giftbuch** verabfolgt werden (z. B. Cyankalium, Phosphor, Strychnin, E 605 usw.). Händler mit Giften (außerhalb der Apotheken) müssen eine **Giftprüfung** ablegen. An Personen unter 18 Jahren dürfen Gifte nicht verabfolgt werden.

Giftesche: Chionanthus virginica*.

Giftgetreide: Mit Strychninnitrat (0,5%) auch m. Thallium od. Phosphor getränkte u. m. Fuchsin rotgefärbte Körner von Weizen, Hafer oder Roggen; zur Vergift. v. Ratten u. Mäusen (gegen Giftschein abzugeben), s. Avena venenata.

Gifthahnenfuß: Ranunculus sceleratus, s. Ranunculus-Arten.

Giftheber: Heber zum Aussaugen u. Umfüllen giftiger u. ätzender Flüssigkeiten (s. Abb.).

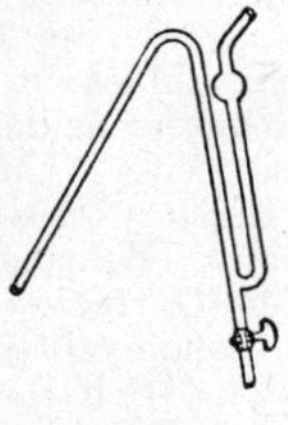

Giftheber

Giftlattich: Lactuca virosa*.

Giftpetersilienkraut: Herba Conii, s. Conium maculatum.

Giftsumach: Rhus toxicodendron*.

Giftsumachblätter: Folia Toxicodendri, s. Rhus toxicodendron.

Gift-Wulstling: Knollenblätterpilz, s. Amanita phalloides.

Gigartina mamillosa: Stpfl. v. Carrageen*.

Gileadbalsam: Balsamum de Mecca*.

Ginger: Ingwer, s. Zingiber officinale.

Ginger Oil: (engl.) Ingweröl, s. Zingiber officinale.

Gingivitis: Zahnfleischentzündung.

Ginsengwurzel: s. Panax ginseng.

Ginster: Sarothamnus scoparius*.

Gips: Calcium sulfuricum*. **G., Gebrannter:** Calcium sulfuricum ustum*. **G., Hydraulischer:** Calcium sulfuricum ustum (bis ca. 500° erhitzt), s. Calciumsulfat.

Girard-Reagens P: Pyridyl-acet-hydrazidchlorid

$[C_5H_5\overset{+}{N} \cdot CH_2 \cdot CO \cdot NH \cdot NH_2]Cl^-$

Mol. 187,63. Weiß. bis gelbl., kr. Pv., fast geruchlos, l. in Aq., A., Methanol, Eisessig, unl. in hydroxylfreien organ. Lösungsmitteln. **Girard-Reagens T:** Trimethylammonium-acethydrazidchlorid

$[(CH_3)_3\overset{+}{N} \cdot CH_2 \cdot CO \cdot NH \cdot NH_2]Cl^-$

Mol. 167,64. Weiß. bis schwach gelbl., hygr. kr. Pv. mit ammoniakalisch-fischartigem (trimethylaminähnl.) Geruch; ll. in Aq., l. in Methanol, A., Eisessig, unl. in hydroxylfreien organ. Lösungsmitteln. Anw. beider Reagenzien in d. analyt. u. präparativen organ. Chemie zum Nachweis, Isolierung u. Reindarstellung von Verbdgn., die Aldehyd- oder Ketogruppen enthalten (z. B. Ketosteroiden, Sexualhormonen, Vitaminen, äth. Ölen etc.).

Gitaloxin: Digitalis-Glykosid, s. Digitalis-Arten.

Gitonin: Digitalis-Glykosid, s. Digitalis-Arten.

Gitoxin, Gitoxigenin: s. Digitalis-Arten.

Gladiolus communis u. G. palustris: Fam. Iridaceae (Mittel- u. Südeuropa). Stpfl. v. **Bulbus Victorialis rotundus** (Radix Victorialis rotunda): Runder Allermannsharnisch, Evawurzel, Runde Siegwurz. Best.: Äth. Öl (die Blätter enth. ca. 500 mg% Vitamin C). Anw. volkst.: gegen Skrofulose, vgl. Allium victorialis.

Glandes Quercus (excorticatae): Eicheln (Geschälte), s. Quercus-Arten.

Glandes Quercus tostae: Geröstete Eicheln, s. Quercus-Arten.

Glandula(e): Drüse(n).

Glandula parathyreoidea: Nebenschilddrüse, Epithelkörperchen, s. Hormone u. Organotherapeutica. **G. pinealis:** Zirbeldrüse, s. Hormone u. Organotherapeutica. **G. pituitaria:** Hypophyse, Hirnanhang, s. Hormone

u. Organotherapeutica. **G. Thymi:** Thymusdrüse, s. Hormone u. Organotherapeutica. **G. thyreoidea:** Schilddrüse, s. Hormone u. Organotherapeutica.

Glandulae Lupuli: Hopfendrüsen, Lupulin, s. Humulus lupulus. **G. Rottlerae:** Kamala, s. Mallotus philippinensis.

Glandulae suprarenales: Nebennieren, s. Hormone u. Organotherapeutica.

Glandulae Thyreoideae siccatae: Getrocknete Schilddrüsen, die zerkleinerten, bei gelinder Wärme getrockneten u. gepulverten Schilddrüsen, von Rindern u. Schafen. Gehalt mindestens 0,18% Jod, s. Hormone u. Organotherapeutica.

Glanduläre Hormone: Hormone der Drüsen m. inn. Sekretion, s. Hormone.

Glasätztinte: Lsg. v. Fluorammonium in verd. Schwefelsäure.

Glaskopf, Roter: nat. Eisenoxid, Hämatit*.

Glaubersalz: s. Natriumsulfat.

Glaucoma: Glaukom, Grüner Star (griech. *γλαυκός* = grünbläulich, weil die Augenlinse bei dieser Erkrankung grünlich gefärbt ist); krankhafte Erhöhung des Augeninnendrucks, verbunden mit Erweiterung der Pupillen u. Sehstörungen („Nebel", „Schleier" vor d. Augen), die zu völliger Erblindung führen können, vgl. Amaurosis und Katarakt.

Glechoma hederacea: Fam. Labiatae, Gundermann, Gundelrebe, Erdefeu (Europa, Asien). Stpfl. v. **Herba Hederae terrestris:** (Herba Glechomae) Gundelrebenkraut. Best.: Äth. Öl, Gerbstoff, Bitterstoff (Glechomin), Cholin, Weinsäure. Asche max. 10%. Anw. volkst.: als Diureticum, Expectorans. HOM: Glechoma hederacea, die frische blühende Pflanze.

Gliadine: Prolamine, Eiweißstoffe im Kleber d. Getreidekorns reich an Prolin u. Glutaminsäure (Gliadin im Weizen, Zein im Mais, Hordein in Gerste), l. in 60—80%igem A., unl. in Aq. u. absol. A.

Gliotoxin: $C_{13}H_{14}N_2O_4S_2$. Ein aus verschiedenen Pilzen gewonnenes (Aspergillus fumigatus, Cliocladium fimbriatum, Penicillium jenense u. a.) fungistatisch wirkendes Antibioticum, das als Saatbeize Verwendung findet.

Globin: Albumin-artiges Protein; s. Hämoglobin.

Globoid: *bot.* Kugeliges Gebilde im Aleuronkorn*, aus Calcium- u. Magnesiumsalzen der Inositphosphorsäure bestehend.

Globucid®: s. Sulfonamid.

Globularia alypum: Fam. Globulariaceae, Kugelblumenstrauch (Mittel- u. Südeuropa). Stpfl. v. **Folia Alypi:** Kugelblumenstrauchblätter. Best.: Globularin mit Aglykon Globularetin, Globularicitrin (Flavonglykosid), Bitterstoff Picroglobularin, Gerbstoff; Globularin bewirkt Erbrechen, Koliken, starke Diarrhöen, Kopfschmerzen u. Schwindel; Globularetin wirkt in Dosen von 0,1—0,3 g stark abführend und diuretisch. In ihrem Heimatgebiet werden die Blätter wie Sennesblätter verwendet, jedoch ist Vorsicht geboten.

Globuli vaginales: Vaginalkugeln, Scheidenzäpfchen, Ovula; ei-, walzen- oder kugelförmige Zubereitungen mit Arzneistoffen zur Einführung in die Scheide; vgl. Suppositorien.

Globuline: Eiweißkörper; unl. in Aq., l. in verd. SS, Alkalien und Neutralsalzlösungen. Sie werd. durch Halbsättigung mit Ammoniumsulfat quantitativ ausgefällt. Die Globuline bilden mit den Albuminen die Hauptmenge aller tierischen und pflanzl. Proteine. Sie bestehen vorwiegend aus Leucin, Lysin, Glutaminsäure, Arginin, Tyrosin. Vork.: im Blutplasma, Milch, Eiern, Muskeln, Pflanzensamen. Man unterscheidet α-, β-, γ-Globuline u. weitere Untergruppen. Med. Anw. findet γ-Globulin (zus. mit β-Globulin, Behringwerke) bei Herpes zoster (Gürtelrose), zur Prophylaxe bei Poliomyelitis, bei infektiöser Hepatitis, Scharlach, Keuchhusten, Masern, Röteln u. viel. and. Infektionskrankheiten. Antihämophile Globuline (AHG) finden sich im Blutplasma, s. Blut.

Glockenbilsenkraut: Scopolia carniolica*.

Glonoinum HOM: Nitroglycerinum*.

Glossa: (griech.) Zunge; syn. lingua (lat.); **Glossitis:** Entzündung der Zunge; **Glotticus** (-a, -um) zur Zunge gehörig.

Glottis: Stimmritze, der aus beiden Stimmbändern gebild. Stimmapparat.

Glotzaugenkrankheit: Basedowsche Krankheit*.

Gloversäure: s. Schwefelsäure.

Glucagon: Ein in den α-Zellen der Langerhansschen Inseln produziertes Peptidhormon (29 Aminosäurereste), mobilisiert Leberglykogen u. seine Umwandlung in Glucose, es erzeugt also Hyperglykämie und sorgt mit Insulin zusammen für die Konstanterhaltung des Blutzuckerspiegels; s. Hormone.

Glucinium: Beryllium*.

Glucocorticoide: Hormone der Nebennierenrinde, die bes. auf den Kohlenhydrat- u. Proteinstoffwechsel einwirken, s. Hormone.

Glucokinine (Nach Collip): In Pfln. vorkommende blutzuckersenkende Substanzen, z. B. in Hefe, Vaccinium myrtillus, Galega officinalis, Allium cepa, Phaseolus vulgaris, Urtica dioica, Trigonella foenum-graecum u. a.

Gluconsäure: Acidum gluconicum, D-Gluconsäure

$$CH_2OH(CHOH)_4—COOH$$

Sirupartige Fl., l. in Aq., unl. in A. Entsteht bei der Oxidation von Traubenzucker. Ihre Salze, die Gluconate, werden medizinisch verwendet (Calciumgluconat, Eisengluconat usw.); techn. Anw. als Gerb- u. Beizmittel.

Glucoplastische Aminosäuren: s. Aminosäuren.

Glucosamin: Chitosamin, 2-Amino-2-desoxyglukose, Hexosamin

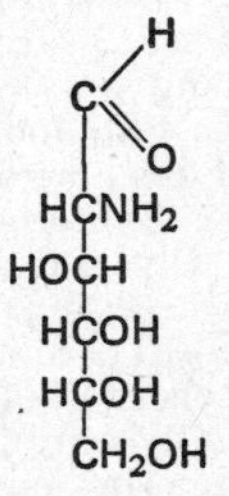

Ein Aminozucker, der sich von der Glucose ableitet. Glucosamin ist wichtiger Baustein hochmolekularer Naturstoffe, z. B. der Mucopolysaccharide (Chitin).

Glucose(-Monohydrat), Saccharum amylaceum, Traubenzucker, Stärkezucker, Saccharum Uvae, Dextrose, Glukose, Glykose, D-Glucopyranose; Dextropur®

$$C_6H_{12}O_6 \cdot H_2O,$$

Mol. 198,2; farblose Kr. oder weiß. kr. oder körniges Pv. von süß. Geschmack; l. in etwa 1,5 T. Aq., wl. in A., swl. in Chlf., Aceton, Methanol. Beim Erhitzen bläht sich die Substanz unter Schwarzfärbung u. unter Entwicklung des Geruchs nach Karamel auf. DAB 7: Spez. Drehung: $[\alpha]_D^{20°}$ = +52,2° bis +53,3°, in wäß. Lsg., die in 100 ml 0,25 ml 6 N-Ammoniaklsg. enthält, c = 10,0, die Messung ist 2 Stunden nach der Ammoniakzugabe vorzunehmen. Sulfatasche max. 0,1%. Bei Anfertigung von traubenzuckerhaltigen Lösungen zur Injektion ist die Gehaltsangabe auf die wasserfreie Substanz zu beziehen. Darst.: durch Säurehydrolyse von Stärke (Kartoffel-, Mais-, Reisstärke). Nat.: neben Fruchtzucker in den meist. süß. Früchten (als Di- u. Polysaccharid, z. B. Rohrzucker, Stärke, Cellulose), im Honig sowie in tierischen Organen; im normalen Blut zu 0,1%, path. vermehrt bei Diabetes mellitus (s. Blutzucker) sowie im Harn, als Glykogen in d. Leber usw. Zum Nachweis v. Tr. dienen: Fehlings, Trommers, Nylanders Reagens (s. Tab. „Harnuntersuchung"). Anw. med.: als Kräftigungsmittel, da Traubenzucker bes. leicht resorbiert wird, bes. in Form v. intravenösen Injektionen, Infusionen od. Klistieren. Ferner auch b. Infektionen, großen Wasserverlusten, Kollaps sowie b. Magen- u. Duodenalgeschwüren; äuß.: zur Wundbehandlung. **Stärkesirup,** Glucosum liquidum, Kapillärsirup, ist fl. Stärkezucker u. enth. ca. je 40% Dextrose u. Dextrin u. 20% Aq.

Glucosidasen: Glykosidasen, Enzyme, die v. a. glucosehaltige Disaccharide hydrolytisch spalten. α-Glucosidasen in Mikroorganismen, Tier u. Mensch, z. B. Maltase; β-Glucosidasen in Bakterien, Pilzen (Hefe), Pflanzen (Emulsin), Tier u. Mensch; Cellobiase, Gentiobiase.

Glucosum liquidum: s. Glucose.

Glucosurie: Glykosurie*.

Glucuronsäure: Uronsäure v. Typ Aldehydcarbonsäure,

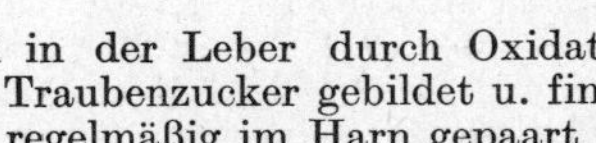

wird in der Leber durch Oxidation von Traubenzucker gebildet u. findet sich regelmäßig im Harn gepaart mit Phenol, Indoxyl u. a., sie dient im Körper zur Entgiftung u. als Baustein von Mukopolysacchariden.

Glukose: s. Glucose.

Glukoside: Glykoside*.

Glutaeus: Gesäßmuskel (Musculus glutaeus maximus, M. glut. medius, M. glut. minimus); **gluteal:** zum Gesäß gehörig, das G. betreffend, z. B. intragluteale Injektion.

Glutamin: Halbamid d. Glutaminsäure, nat. in viel. keimend. Pflanzensamen. **Glutaminsäure:** α-Aminosäure,

$$COOH\text{-}CH_2\text{-}CH_2\text{-}CHNH_2\text{-}COOH,$$

F. 225°, D. 1,54, wl. in A., unl. in Ae., l. in Aq. (1:100); nat. in fast all. Proteinkörpern; wichtiger Baustein d. Muskeleiweiß, wahrsch. auch am Hirnstoffwechsel beteil. Anw. med.: z. Erhöhung der geist. Spannkraft u. Leistungsfähigkeit (zuerst gew. aus Weizenkleber, Gluten, daher d. Name).

Glutaminase: In tierischen u. pflanzl. Organismen vorkommende Amidase, die Glutamin in Glutaminsäure u. Ammoniak spaltet.

Glutathion: SH-Glutathion, Glutamyl-cysteinyl-glycin, ein Tripeptid, das aus je einem Mol. der Aminosäuren Glutaminsäure, Cystein und Glykokoll besteht; G. kommt in fast allen lebenden Zellen vor, besonders in Hefen, Muskeln und Leber und kann auch synth. gewonnen werden. Weiße Kr., ll. in Aq., unl. in A. u. and. organ. Lösungsmitteln. Mol. 307,34; F. 190° bis 192° unter Zersetzg., linksdrehend. G. spielt als Sulfhydrilkörper bei den Oxidations- u. Reduktionsprozessen in den Zellen sowie als Aktivator verschiedener Fermente eine Rolle. Es wirkt blutzuckersenkend und scheint günstige Wirkung als Strahlenschutzmittel (Radium usw.) zu besitzen.

Gluten: Kleber(eiweiß), Weizenkleber.

Glyceride: Ester des Glycerins.

Glycerin: Glycerinum, Propan-1,2,3-triol, Trihydroxypropan, Ölsüß.

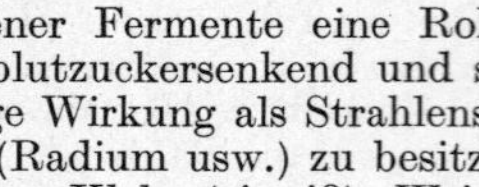

$C_3H_8O_3$, Mol. 92,10; DAB 7: Gehalt 86,0—88,0%, D. 1,224—1,230, Brech.-Ind.: $n_D^{20°}$ = 1,452—1,455; **Wasserfreies Glycerin:** Glycerinum anhydricum; DAB 7: Gehalt mind. 98,0%, D. 1,255—1,261, Brech.-Ind.: $n_D^{20°}$ = 1,470—1,474; klare, fast farblose, geruchlose, sirupartige, hygroskop. Fl. von süßem Geschmack; mischbar mit Aq., A. 90%, Äther-Äthanol-Gemisch (1 + 3), unl. in Ae., Chlf., Bzl., fetten u. äth. Ölen. Beim Erhitzen mit Kaliumhydrogensulfat entsteht unter Dunkelfärbung das stechend riechende Acrolein, dessen Dämpfe ein mit Nesslers Reagens getränkt. Filtrierpapier schwärzen (Identitätsprüfung). Glycerin ist die alkoholische Komponente sämtl. natürlicher Fette u. fetten Öle u. der Phosphatide, z. B. des Lecithins u. ist daher von größter Bedeutung beim Aufbau unserer Nahrungsmittel. Es entsteht auch als Nebenprodukt bei der alkohol. Gärung (Wein enth. 0,2—2% Glycerin) und beim Abbau der Kohlenhydrate im Organismus. (Das entstehende Gl. wird vom Körper aufgenommen und vollständig verwertet.) Darst.: Durch Spaltung der Fettsäureglycerinester der Fette b. d. Seifenherst. od. durch bes. Vergärung des Zuckers (Protolverfahren), vollsynth. heute aus Propylen (aus Kokereigasen). Als Austauschstoffe für Glycerin (jedoch nur f. techn. Zwecke!) werden verwendet u. a. Glykol*, Natriumlaktat*, Sorbit*, Tylose* u. 1-2-4-Butantriol* u.ä. (Unterscheidung von Glycerin u. Glykol: Letzteres löst Jod mit rotbrauner Farbe, Glycerin wird nur schwachgelb gefärbt; Gentianaviolett färbt Glykol blau, Glycerin wird nicht gefärbt.) Anw. med.: inn. selten als Abführmittel u. b. Trichinosis (Dos. 20 g bis 50 g); meist äuß. zu Salben (Unguentum Glycerini) sowie zu Klistieren u. Suppositorien.

Techn. findet Glycerin außerordentlich vielseitige Anw.: als Lösungsmittel für zahlreiche organ. u. anorgan. Stoffe (z.B. Borax, Alkalien, Alkaloide usw.), in der Sprengstoffindustrie (Nitroglycerin), in der Textil- u. Kunststoffindustrie, in der Kosmetik, zur Herst. v. Schuhkremen, Klebstoffen, Schmiermitteln, Kopiertinten; zur Konservierung von Nahrungsmitteln, zur Füllung von Gasuhren, als Gefrierschutzmittel usw.

Geschichtl.: Glycerin wurde 1779 von Scheele bei der Herst. von Bleipflaster entd., der Name „Glycerin" stammt von Michel Eugène Chevreul (1786—1889, Prof. d. Chemie in Paris), der erkannte, daß die Fette Glycerinester der Fettsäuren darstellen.

Glycerinäther: Ätherartige Verbindungen des Glycerins, die z. T. als Muskelrelaxantia Verwendung finden, z.B. o-Kresyl-α-glycerinäther, Guajakol-α-glycerinäther; Glycerin-mesitol-äther; vgl. Ataraktica.

Glycerin-Ersatz: s. Glycerin.

Glycerinmonostearat DAB 7: Gemisch von Monoglyceriden der Stearin- und Palmitinsäure m. wechselnden Mengen Di- u. Triglyceriden u. freiem Glycerin. Weiße bis elfenbeinfarb., feste Masse von schwach eigenart. Geruch u. Geschmack. E. am rotierenden Thermometer: 54—60°; VZ 162—173; SZ max. 2; JZ max. 5; Hydroxylzahl der glycerinfreien Substanz: mind. 195; ll. in Chlf., l. in Ae., wl. in 96%ig. A., swl. in Benzin. Anw.: als Emulgator und Verdickungsmittel.

Glycerinphosphorsäure: Acidum glycer(in)ophosphoricum,

$$C_3H_5(OH_2)O—PO(OH)_2.$$

Nur in wäß. Lsg. bekannt. Nat. in den Phosphatiden (in Kephalinen α-Gl., in den Lecithinen β-Gl.). Farbl. Fl., mischbar mit Aq. u. A. Im Handel in 20%-, 25%-, 50%iger Lsg. (zerfällt beim Eindampfen in Glyc. u. Phosphorsäure). Darst.: Durch Einw. von Phosphorsäureanhydrid auf Glycerin. Anw. med.: als Nervinum u. Tonicum; Salze: Glycerophosphate.

Glycerinphosphorsaures Calcium: s. Calciumglycerophosphat.

Glycerinsäure: 2,3-Dihydroxypropansäure; $CH_2OH \cdot CHOH \cdot COOH$. Farblose, ölige Fl.; l. in Aq. u. A., unl. in Ae. Geht beim Erhitzen in Brenztraubensäure über. Darst.: Durch Oxidation von Glycerin mit HNO_3.

Glycerinsäure-3-phosphat: 3-Phosphoglycerinsäure, ist ein Zwischenprodukt bei der Glykolyse* u. alkohol. Gärung,

$$H_2O_3P \cdot OCH_2 \cdot CHOH \cdot COOH.$$

Glycerinsalbe: Unguentum Glycerini* DAB 6.

Glycerinseife, Flüssige: Sapo glycerinatus liquidus* DAB 6.

Glycerintrinitrat: s. Nitroglycerin.

Glycerophosphate: Salze der Glycerinphosphorsäure; s. a. Phosphoglycerinsäure.

Glycin: 1. Glycocoll*, 2. Glycin®, ein photogr. Entwickler (p-Oxyphenolglycin).

Glycine soja: (Soja hispida und zahlreiche Varietäten.) Fam. Leguminosae, Sojabohne (kult. in Ostasien, bes. Mandschurei sowie in Nordamerika). Stpf. von **Semen Sojae:** Sojabohne. Best.: 20% Fett, 2% Lezithin, ca. 40% Eiweiß, 25—30% Kohlenhydrate, Vitamine, Ferment Canavalin, Mineralstoffe, Saponin, Sterine sowie ein Bitterstoff. Anw.: Die Sojabohne ist wegen ihres hohen Eiweiß- u. Fettgehaltes eine der wichtigsten Weltwirtschaftspflanzen; sie ist der Hauptlieferant für Lecithin; das Sojabohnenmehl dient zur Herst. von Diabetiker-Backwaren; ferner zur Herst. von Klebstoffen und Kunststoffen (Lanitalwolle). Die Soja-Saucen (Worcestershire-Sauce) und Reiswein (Saké) werden m. Hilfe bestimmter Aspergillus-Arten (Asp. Oryzae) hergestellt. Das Sojaeiweiß findet ferner ausgedehnte Verwendung zur Herst. von Kunstharzen. **Oleum Sojae:** Sojabohnenöl. Gelbes bis braungelbes Öl. D. 0,924—0,927, E. —8° bis —16°; JZ 130—135; VZ 191—194. Best.: Glyceride der Linol-, Linolen- u. Ölsäure (ca. 80% ungesättigte Fettsäuren), Sterine, Vitamine, Fermente. Anw.: als Speiseöl und in der Kosmetik.

Glycocoll: Glykokoll, Leimsüß, Leimzucker, Glycin, Aminoessigsäure,

$$\begin{array}{l} CH_2 \cdot NH_2 \\ | \\ COOH \end{array}$$

Mol. 75,07; F. 232—236° unter Zers. Farbl., süß schmeckende Kr., ll. in Aq., swl. in A. u. Ae. Nat. in d. meisten Eiweißkörpern, außer in d. Albuminen, besonders reichlich im Kollagen (Leimsubstanz der Knochen u. Haut); bildet mit Gallensäuren die Glykocholsäuren. Im Organismus entsteht aus Benzoesäure und G. die Hippursäure. Darst.: Synth. aus Chloressigsäure + NH_3. Anw. med.: in Form von 10 bis 20%igem Puder als Wundheilmittel (bes. Brand- u. Quetschwunden), inn. bei Muskeldystrophien.

Glycodiazin: Redul®, orales Antidiabeticum, s. Antidiabeticum.

Glycogen: s. Glykogen.

Glycolum: Glykol: 1) allg. Bez. für die chem. Verbindungsklasse d. Glykole (siehe dort). — 2) Äthandiol-1,2; $CH_2OH.CH_2OH$; s. Äthylenglykol.

Glycoproteine, Glykoproteine, Glykoproteide: zu den zusammengesetzten Proteinen (= Proteide) zählende große, im Tier- und Pflanzenreich weit verbr. und lebenswichtige Gruppe: zahlr. Enzyme, Hormone, Serumproteine (Blutgerinnungsfaktoren, Immunglobuline), lösl. Blutgruppensubstanzen, schleim. Sekrete, Membran tier. Zellen u. Mitochondrien.

Glycose: s. Glucose.

Glycosidasen: s. Glucosidasen.

Glycyrrhetin(säure): $C_3 H_{46}O_4$, Enoxolum, Aglukon der Glycyrrhizin(säure), s. Glycyrrhiza glabra.

Glycyrrhiza glabra: Fam. Leguminosae, Süßholzstrauch. **G. glabra var. typica** (heim. Südeuropa bis Mittelasien, kult. in Italien, Spanien, Südfrankreich, Lieferant d. ungeschälten spanischen Süßholzes). **G. glabra var. glandulifera** (Südosteuropa, Vorderasien, haupts. Rußland, Lieferant d. geschälten russ. Süßholzes). Stpfln. v. **Radix Liquiritiae:** Süßholz, Lakritzenwurzel, **Süßholzwurzel** DAB 7: Die ungeschälten oder geschälten, getrockn. Wurzeln u. Ausläufer von Glycyrrhiza-Arten, besond. von Glycyrrhiza glabra. Best.: bis 15% Glycyrrhizin (Diglucuronsäureester der Glycyrrhetinsäure, an K u. Ca gebunden). Es ist ca. 150mal süßer als Rohrzucker; weitere Best. sind Mannit, Traubenzucker, Rohrzucker, Flavonglykoside, z. B. Liquiritin mit spasmolyt. wirkendem Liquiritigenin, Cumarinderivate, z. B. Umbelliferon u. Herniarin, l-Asparagin, Harz, Gummi, Stärke, Bitterstoffe. Asche: Ungeschälte Droge max. 10,0%, geschälte Droge max. 5,0%. Anw. med.: als Expektorans und Geschmackskorrigens, hauptsächlich zur Herst. von Succus Liquiritiae: (Sirup. Liquiritiae, Pulv. Liqu. comp., Pulv. gummosus, Spec. diureticae, Spec. Lignorum, Spec. pectorales). HOM: Glycyrrhiza glabra, die getrocknete Wurzel. (Im Handel ferner noch die Wurzeln von **Gl. uralensis:** Asiatisches Süßholz, Sibirien.) **Succus Liquiritiae:** Süßholzsaft, Lakritzensaft, Bärensaft, wird durch Kochen mit Aq. u. Eindampfen hergestellt. Schwarze, harte, glänzende Stangen, die in der Wärme etwas erweichen, beim Bruch ergeben sie scharfkantige Stücke. 1 g Succ. Liqu. darf nach Trocknen bei 100° höchstens 0,17 g an Gewicht verlieren u. nach dem Verbrennen nicht weniger als 0,05 g und nicht mehr als 0,11 g Rückstand hinterlassen. Gehalt an Glycyrrhizin ca. 12—30%. Anw. med.: bei Ulcus ventriculi u. Ulcus duodeni; Dos. tägl. 40—60 g, in einem Glas Wasser auflösen und davon stündlich einen Schluck trinken, ab 12. Tag nur noch 12 g tägl., Dauer der Kur 3—4 Wochen. **Succus Liquiritiae depuratus** DAB 6: Durch Ausziehen von Süßholzsaft mit Wasser bei Zimmertemperatur u. Eindampfen der filtrierten, klaren Fl. bereitetes dickes Extract. Ferner DAB 6 Elixir e Succo Liquiritiae*, Sirupus Liquiritiae*.

Glycyrrhizin(säure): Saponinglykosid (Glycyrrhetin[säure] + 2 Mol. Glucuronsäure) in Glycyrrhiza glabra.

Glykämie: Gehalt des Blutes an Glucose, s. Blutzucker.

Glykocholsäure: s. Gallensäuren.

Glykogen: Tier. Stärke, Leberstärke; der Pflanzenstärke sehr ähnl. Polysaccharid; Molekulargew. rd. 10^6—10^7; Glykogen ist in allen tier. Zellen vorhanden, haupts. in der Leber („Leberstärke"), ferner in d. Muskeln (0,5 bis 2%) u. im Blutserum (3—70 mg%). Es dient im Körper als Reservekohlenhydrat und wird in den Muskeln zur Gewinnung von Muskelenergie abgebaut (Glykolyse). Auch die Zellen der Hefe und anderer Pilze enthalten Gl. Durch Hydrolyse wird Gl. zu d-Glukose, durch Amylase zu Maltose abgebaut. Glykogen bildet ein weißes, geschmackloses Pv., das mit Aq. zu einer opalisierenden kolloidalen Lösung aufquillt. Gl. reduziert Fehlingsche Lösung nicht, von Jod wird es rotbraun gefärbt.

Glykogenphosphorylase: Ferment, das Glykogen phosphorolytisch spaltet.

Glykokoll: Glycocoll*.

Glykole: Sammelname für zweiwertige Alkohole. Meist sirupöse, farbl. Fl. von süßlichem Geschmack. Ihre Namen werden gebildet, indem man die Silbe „-diol" an den Namen des Kohlenwasserstoffs hängt, von dem sie sich ableiten, z. B. Äthandiol-1,2 = Glycolum*.

Glykolyse: Enzymatischer Glucoseabbau (anaerob; auch aerobe Gl. möglich!) zu Milchsäure im Cytoplasma tier. Gewebe, v. a. in den Muskeln.

Glykoproteine: s. Glycoproteine.

Glykosidasen: Enzyme, die Glykoside hydrolyt. spalten (α-Glykosidase i. d. Hefe, β-Glykosidase im Emulsin der bitt. Mandeln).

Glykoside: Bes. in Pflanzen vork. aetherartige Verbindungen aus einem

Zucker, wie Glucose, Rhamnose, Fructose, Mannose usw., mit anderen organ. Komponenten, z. B. Alkoholen, Phenolen, Aldehyden oder einem anderen Zucker. Durch bestimmte Fermente, wie Amygdalase, Glucosidase usw., verd. Säuren oder Basen oder häufig auch durch Wasser allein werden sie in die betreffenden Zuckerarten und andere organ. Verbindungen, die sog. **Aglykone** (Nichtzuckeranteil) oder **Genine,** gespalten. Die Glykoside bestehen aus den Elementen C, H, O, teilweise auch N (z. B. die Glykoalkaloide Solanin u. Guanosin [Vernin]) und S (z. B. die Senfölglykoside). Die Gl. sind meist feste, kristallisierende, nicht flüchtige Substanzen, deren Löslichkeit in Aq und in organ. Lösungsmitteln sehr unterschiedlich ist. Zu den Glykosiden gehören viele pflanzl. Riechstoffe (z. B. Vanillin, Cumarin), Farbstoffe (z. B. Anthocyane, Flavonglykoside), Gerbstoffe und Stoffe mit bestimmten pharmakologischen Wirkungen (Digitalisglykoside, Saponine, Anthraglykoside, Strophanthin usw.). Häufig kommen in den Pfln. gleichzeitig chemisch ganz verschieden gebaute Glykoside vor (z. B. Digitalisgl. u. Saponine). Der Nachweis erfolgt durch Farbreaktionen, chromatographische Bestimmung, die Wertbestimmung stark wirkender Stoffe meist durch den Tierversuch (wie z. B. bei Digitalis, Strophanthus usw.). Man bezeichnet die Glykoside durch Anhängung der Silbe „-id" an d. Namen des betr. Zuckers, z. B. Glukosid = Glykosid der Glukose (der Name „Glukoside" wird häufig auch für die gesamte Gruppe der Glykoside gebraucht), Mannosid = Glykosid der Mannose, Fructosid = Glykosid der Fructose usw.

Glykosurie, Glykurie: Ausscheidung von Glucose im Harn.

Glyoxal: Äthandial, Oxalaldehyd CHO—CHO, einfachster Dialdehyd, der durch Oxidation von Äthylalkohol oder Glykol mit Salpetersäure gewonnen wird. Einfachste gefärbte organische Substanz, die wegen ihrer großen Polymerisationsfähigkeit (ähnlich wie Formaldehyd) techn. von Bedeutung ist (Kunststoffe, Kunstfasern, Knitterfestigkeit von Geweben usw.).

Glyoxalin: Imidazol*.

Glyoxylsäure: einfachste Aldehydcarbonsäure; OHC-COOH; auch Glyoxalsäure; natürl. Vork. in pflanzl., Tier u. Mensch.

Glyoxylsäurediureid: Allantoin*.

Glyptale: s. Kunstharze.

Glyzerin: s. Glycerin.

GMP: Abk. für die 1968 von der WHO herausgegebenen Grundregeln für die Herstellung von Arzneimitteln und die Sicherung ihrer Qualität („Draft Requirements for Good Manufacturing Practice in the Manufacture and Quality Control of Drugs and Pharmaceutical Specialities"; später überarbeitet als „Quality Control of Drugs").

GMS: Glycerinmonostearat*.

Gnadenkraut: Herba Gratiolae, s. Gratiola officinalis.

Gnaphalium arenarium: s. Helichrysum arenarium.

Gnaphalium dioicum: s. Antennaria dioica.

Go: Abkzg. für Gonorrhoe*.

Goa-Baum: Andira araroba*.

Goa-Pulver: Chrysarobin, s. Andira araroba.

Götterbaum: s. Ailanthus glandulosa.

Gold: Aurum, Au, AtG. 196,9665, Ordnungszahl 79, D. 19,3, F. 1063°, Kp. 2950°. I- u. III-wertig, gelb., glänzendes, weiches, dehnbarstes Metall. Nat. meist gediegen, von Silber od. anderen Metallen begleitet, in kr. Gesteinen, im Flußsand. Größte Goldvorkommen: Südafrika, Australien, Kalifornien, Alaska, Ural; im Meerwasser finden sich ca. 0,01—0,044 mg pro m^3 (Goldgehalt aller Weltmeere zusammen ca. 8 Millionen Tonnen!). Seit den frühesten Zeiten bekannt. Gew. durch Ausschlämmen od. durch Amalgamierung mit Quecksilber oder durch Behandlung der Erze mit Kaliumcyanidlösung bei Luftzutritt. Gold ist außerordentlich widerstandsfähig gegen Luft, Wasser, Säuren u. Alkalien, dagegen leicht löslich in Oxidationsmitteln, wie Chlorwasser, Königswasser oder Kaliumcyanidlösung. Infolge seiner Weichheit (Härte 2,5—3) wird Gold nur in Legierungen, meist mit Silber u. Kupfer verwendet. Es läßt sich zu „Blattgold" von 0,0001 mm Dicke auswalzen. Goldgehalt wurde früher in **Karat**, heute in Tausendsteln ausgedrückt: Reines Gold = 24 Karat oder $^{1000}/_{1000}$, 18 Karat = $^{750}/_{1000}$,

14 Karat = $^{585}/_{1000}$, 12 Karat = $^{500}/_{1000}$, 8 Karat = $^{333}/_{1000}$ Goldgehalt. HOM: Aurum, metall. Goldpulver.

Nachweis der Goldverbindungen: 1. Aus Goldsalzlsgen wird durch Metalle u. viele reduzierende Stoffe, z. B. As_2O_3, SO_2, Oxalsäure u. a. Gold als braunes Pv. gefällt. 2. H_2S fällt aus neutralen u. sauren Lsgn. schwarzes Aurisulfid u. Aurosulfid, l. in Königswasser u. Alkalisulfid. 3. Stannochloridlsg. fällt purpurrote Gemische von Zinnhydroxiden u. kolloidalem Gold **(Cassiusscher Goldpurpur),** er dient zum Färben von Porzellan und Glas, Goldrubinglas. **(Aurum foliatum,** s. dort); **Kolloides Gold,** s. Aurum colloidale; **„Trinkbares Gold“,** s. Aurum potabile.

Gold, Kolloides: Aurum colloidale, s. Gold.

Gold, Trinkbares: s. Aurum potabile.

Goldäther: Aurum chloratum, s. Gold(III) - chlorid - chlorwasserstoffsäure.

Goldblume: Calendula officinalis*.

Goldbromid: Aurum tribromatum, s. Gold(III)-bromid.

Gold(III)-bromid: Aurum tribromatum, Auribromid, Goldtribromid, $AuBr_3$, braunschwarzes Pv., wl. in Aq., A., Glycerin, lichtempfindlich; Darst.: Durch Lösen von Gold in Brom; Anw. med.: früher bei Epilepsie u. Migräne (Dos. 0,008—0,012 g, bei Kindern die Hälfte).

Goldbronze: Muschelgold; echte G.: Verreibung v. Blattgold mit Noniglsg., unechte G.: Kupfer-Zink-Legierung.

Goldchlorid: s. Gold(III)-chlorid.

Gold(III)-chlorid: Aurum trichloratum, Goldtrichlorid, $AuCl_3$, gelbbraune zerfließl. Kr., sll. in Aq. mit braunroter Farbe, wl. in A. u. Ae.; in HCl löst sich $AuCl_3$ mit hellgelber Farbe unter Bildung von **Gold(III)-chlorid-chlorwasserstoffsäure:** Tetrachlorogoldsäure, $H(AuCl_4) + 4\,H_2O$, hellgelbe, leicht zerfließl. Kr.-Nadeln, ll. in Aq. u. A. (Goldtinktur) sowie in Ae. (Goldäther); die wäßrige Lsg. färbt die Haut unter Blasenbildung purpurviolett. Anw. med.: selten als Ätzmittel, früher bei Syphilis; techn.: in d. Photographie (Goldtonbäder) sowie in d. Galvanotechnik, zur Herst. keramischer Goldfarben u. anderer Goldverbindungen.

HOM: Aurum chloratum (Aurum muriaticum); 1—6 Dil. werden mit Aq., die höheren Dil. mit 45%ig. A. hergest.; Verreibung erst ab 2. Dez.-Pot.; Aufbewahrg.: 1—3 Dez.-Pot. vorsichtig, vor Licht geschützt; s. ferner Aurum chloratum natronatum HOM.

Goldchlorid-Natrium: Aurum chloratum natronatum HOM*.

Goldchloridwasserstoffsäure: s. Gold(III)-chlorid.

Goldglätte: Bleiglätte, Lythargyrum, Plumbum oxydatum, s. Blei(II)-oxid.

Goldhaar: Herba Adianti aurei, s. Polytrichum commune.

Gold(I)-Kaliumcyanid: Aurum-Kalium cyanatum, Kaliumgoldcyanür, Kaliumaurocyanid, $KAu(CN_2)$, weiß. Pv., ll. in Aq., l. in A., swl. in Glycerin, unl. in Ae.; giftig, MAK: 2,77 mg Staub pro m^3 Luft. Goldgehalt ca. 68%. Anw. med.: früher i.v. bei Lungentuberkulose, Lupus u. Syphilis (Dos. 0,001—0,005 g); techn.: in der Galvanotechnik.

Goldkraut: Herba Chelidonii, s. Chelidonium majus.

Goldlackblüten: Flores Cheiri, s. Cheiranthus cheiri.

Goldorange: Methylorange*.

Goldpurpur, Cassiusscher: Gemisch v. kolloidalem Gold m. Zinnhydroxid. Anw.: in d. Porzellanmalerei u. zur Herst. von Rubinglas, s. Gold.

Goldregen, Traubiger: Laburnum anagyroides*.

Goldrutenkraut: Herba Virgaureae, s. Solidago virgaurea.

Goldsalz (Gozzisches): Natriumgoldchlorid, Auro-Natrium chloratum ERG*.

Goldschwefel: Stibium sulfuratum aurantiacum, s. Antiomonpentasulfid.

Goldsiegelwurzel: Rhizoma Hydrastis, s. Hydrastis canadensis.

Goldsolreaktion (nach Lange): Ausflockungsreaktion m. kolloidaler Goldslg. zur Diagnostik des Cerebrospinal-Liquors (b. patholog. Eiweißgeh. erfolgt Ausflockung des Goldes).

Goldtinktur: s. Aurum chloratum, s. Gold(III) - chlorid - chlorwasserstoffsäure.

Goldtribromid: s. Gold(III)-bromid.

Goldtrichlorid: s. Gold(III)-chlorid.

Gold(I)-Verbindungen: Auro-Verbindungen.

Gold(III)-Verbindungen: Auri-Verbindungen.

Gombardol®: s. Sulfonamide.

Gonaden: (griech. *γονή* = Zeugung, Geschlecht) Geschlechtsdrüsen, Keimdrüsen; **gonadotrop:** auf d. Keimdrüsen wirkend.

Gonadotrope Hormone: Hormone des Hypophysenvorderlappens, Gonadotropine, s. Hormone.

Gonitis: syn. Gonarthritis, Kniegelenksentzündung.

Gonokokken: Diplokokken, Erreger der Gonorrhöe, s. Neisseria.

Gonorrhoe: abgek. Go, Tripper, Samenfluß; Erreger Gonokokken, s. Neisseria.

Goochtiegel: Porzellantiegel mit Siebboden, gebraucht in d. Analyse zum Sammeln von Ndschlgen. (Saugfilter), s. Filtrieren.

Good Manufacturing Practice: s. GMP.

Gossypium: Fam. Malvaceae, Baumwolle. **G. arboreum** (wild nicht bekannt, kult. jetzt in Bengalen). **G. barbadense,** in 2 Kultursorten: 1. „Sea-Island“ (Westindien, Georgia, nordöstl. Florida). 2. „Ägyptische Baumwolle“ (Ägypten, Zentralasien, südwestl. Verein. Staaten v. Amerika). **G. herbaceum:** (heim wahrscheinl. Arabien, Kleinasien, kult. in Asien, Arabien, Kleinasien, südl. Europa). **G. hirsutum:** (wild nicht bekannt, kult. in verschied. Varietäten: Amerikanische Upland-Baumwolle, Mexikanische B., Dharwar-B. in Indien, Hindu-Baumwolle in Ägypten, Amerikanische Varietäten in China u. Afrika), nebst anderen Arten und Bastarden. Stpfln. v. **Gossypium depuratum:** Gereinigte Baumwolle, s. Verbandwatte und Verbandmull. Best.: bis 92% Cellulose, ca. 0,4% Fett, 7% Wasser. Asche max. 0,2%. Anw. med.: als Verbandmittel, vielfach auch mit Arzneistoffen imprägniert. **Cortex Gossypii Radicis:** Baumwollwurzelrinde, stammt hauptsächl. von **G. herbaceum.** Best.: Harze, Gerbstoffe. Asche max. 5%. Anw. med.: Hämostyptikum wie Secale cornutum (Extract. Gossypii, E. G. fluid.). HOM: Gossypium herbaceum, die frische, innere Wurzelrinde.

Oleum Gossypii: Baumwollsamenöl, Cottonöl, das gereinigte fette Öl der Samen versch. G.-Arten. Bräunliches (raffiniert gelbliches) Öl, F. —2°. Best.: Glyceride der Öl-, Palmitin-, Linol- u. Linolensäure, hoher Vitamin-E-Gehalt. Blaßgelb., geruchl. Öl. D. 0,922—0,930. Anw.: als Speiseöl sowie zur Gewinnung des Vitamin E (Tokopherol); med.: bei Vitamin-E-Mangelerscheinungen, s. Vitamine.

Gossypium haemostaticum ERG: Eisenchloridwatte. Darst.: 1000 T. gereinigte Baumwolle werden m. einer Mischg. v. 500 T. Eisenchloridlsg. u. 1100 T. Aq. gleichmäßig durchtränkt u. getrocknet. Anw.: zum Blutstillen.

Gottesgnadenkraut: Herba Gratiolae, s. Gratiola officinalis.

Goudron: s. Asphaltum.

Goulardsches Bleiwasser: Aqua Plumbi Coulard, s. Bleiacetat.

Gracilaria lichenoides: Stpfl. von Agar Agar DAB*.

Gram-Färbung: *bakt.* Färbeverfahren, das nur bestimmte Mikroorganismen z. Darst. bringt, während andere ungefärbt bleiben u. nur mit einer Kontrastfarbe zur Anschauung gebracht werden. Zur Färbung dienen: 1. Karbolgentianaviolett-Lösung od. Anilinwasser-Gentianaviolett-Lsg.; 2. Lugolsche Lösung; 3. verdünnte Karbolfuchsin-Lösung. T e c h n i k d e r F ä r b u n g: Der fixierte Ausstrich (3mal durch die Flamme ziehen) wird begossen mit: 1. Karbolgentianaviolettlösung, 2 Min., keine Wasserspülung; 2. Lugolsche Lsg., 2 Min., keine Wasserspülung; 3. Alkohol (96%), bis keine Farbwolken mehr abgehen; 4. trocknen zwischen Fließpapier; 5. gegenfärben mit verd. Karbolfuchsinlsg. (10%), 3 Min.; 6. mit Wasser spülen u. lufttrocknen. Durch den Gramfarbstoff werden Mg-Ribonucleoproteidkomplexe in der Zelloberfläche grampos. B. alkoholbeständig dunkelblau gefärbt; bei den gramnegativen B. wird der Farbstoff durch den A. wieder ausgespült, sie werden jedoch durch Karbolfuchsin wieder sichtbar gemacht (rot). **Grampositiv** (dunkelblau): z. B. Streptokokken, Coryne-Bakterien, Tetanus-, Milzbrand-, Tuberkel-Bakt., Staphylokokken, Pneumokokken; **Gramnegativ** (rot): Gonokokken (Neisseria), Meningokokken, Salmonella-Bakt. (Typhus, Paratyphus, Gärtnerbakt.), Coli-Bakt. (Escherichia), Spirochäten u. a. Hans Christian Joachim Gram, Bakteriologe, Kopenhagen 1853 bis 1938.

Gramicidin: Antibioticum aus Bacillus brevis, Komponente des Tyrothricin*; Gr. ist ein Polypeptid aus 7 Aminosäuren; lokal hochwirksam gegen Pneumokokken, Streptokokken, Staphylokokken; farbl. Kr., l. in A., unl. in Aq., F. ca. 270°; s. Tyrothricin.

Gramm-Äquivalent, -Atom, -Molekül: So viel Gramm eines Stoffes, wie dessen Äquivalent- oder Atom- oder Molekular-Gewicht angibt (z. B. 1 Grammäquivalent Sauerstoff = 8 g, 1 Grammatom Silber = 107,88 g, 1 Gramm-Molekül H_2SO_4 = 98 g).

Gran: Grain, altes Medizinalgewicht = 0,0609 g, s. Tabelle „Gewichte und Maße".

Granatapfelschalen: Cortex Granati fructuum, s. Punica granatum.

Granatillkörner: s. Croton tiglium.

Granatrinde: s. Punica granatum.

Granatum HOM: s. Punica granatum.

Granula: Körner, Kügelchen aus Zucker oder Milchzucker, mit Arzneistoffen imprägniert, haupts. für hom. Arzneien (auch Globuli); ca. 0,05 g.

Granulieren: „Körnen" v. Tablettenmasse, um ein leichtes Nachfließen der Masse in die Matrize zu gewährleisten, auch pelletisieren.

Granuloma: Granulom, Granulationsgeschwülste, (Pseudotumoren), auch infektiös.

Graphit: Graphites (Carbo mineralis), Plumbago, Reißblei, Wasserblei, Pottlot, eine Modifikation des Kohlenstoffs (s. Carboneum); nat. kommt Graphit in grau-schwarzen, amorphen, undurchsichtigen Massen vor, die sich fettig anfühlen u. einen schwachen Metallglanz besitzen. Hauptfundorte sind Ceylon, Madagaskar, Kanada, Finnland, Steiermark. Er kristallisiert hexagonal. D. 2,1—2,3; Härte 0,5—1; in reinem Sauerstoff verbrennt er bei etwa 690°; im Handel als feines, schwarzgraues, silbriges unl. Pv. In der Technik verwendet man „künstlichen Graphit", der nach dem „Acheson-Verfahren" durch Erhitzen von Koks bei Gegenwart von Silicium im elektrischen Ofen gewonnen wird. Anw. techn.: zur Herst. v. Bleistiften, Schmelztiegeln, als Schmiermittel. HOM: Graphites. **Graphites depuratus** ERG: Gereinigter Graphit.

Graswurzel: s. Agropyrum.

Gratiola officinalis: Fam. Scrophulariaceae, Gottesgnadenkraut (Mittel- u. Südeuropa, Mittelasien, südl. Nordamerika). Stpfl. v. **Herba Gratiolae:** Gottesgnadenkraut, Weißes Gallenkraut, Gnadenkraut, Gichtkraut, Purgierkraut. Best.: Glykoside, Gratiosid u. Gratiotoxin sowie das Triterpenderivat Gratiolon, Harz, Gerbsäure. Asche max. 10%. Anw. med.: selten als Abführmittel (0,15—0,3), ferner als Diureticum und Antiarthriticum. HOM: Gratiola, das frische, vor der Blüte gesammelte Kraut. (Aufbewahrung: Urtinktur, 1.—3. Dez.-Pot. vorsichtig.)

Graue Salbe: Ungt. Hydrargyri cinereum DAB 6.

Graukalk: s. Calciumacetat.

Grauspießglanz: s. Antimontrisulfid.

Graviditas: Gravidität, Schwangerschaft.

Gravimetrie: Gewichtsanalyse, Teil der quantitativen Analyse.

Gravindex®: Immunologischer Objektträgerschwangerschaftstest, s. Schwangerschaftsnachweis.

Grenzkohlenwasserstoffe: s. Kohlenwasserstoffe.

Grießwurzel: 1. Collinsonia canadensis*. 2. Chondodendron tomentosum*.

Grignards Reaktion: Läßt man auf Magnesiummetall in vollkommen trokkenem Äther Halogenalkyle einwirken, so entstehen sog. Organo-Magnesium-Verbindungen oder Grignardschen Verbindungen, die durch Aq. in Kohlenwasserstoffe zerlegt werden können, z. B.:

$$C_2H_5J + Mg = C_2H_5 \cdot MgJ.$$

$$2C_2H_5 \cdot MgJ + H_2O = 2C_2H_6 + MgO + MgJ_2.$$

Die Grignardsche Reaktion hat für die synth. organ. Chemie außerordentliche Bedeutung, da sich mit ihr zahlreiche Kohlenwasserstoffe, Aldehyde, Ketone, Alkohole, Carbonsäuren, Äther, Phenole usw. aufbauen lassen, vgl. Silicone. (Victor Grignard, Prof. der Chemie, Nobelpreisträger, Nancy u. Lyon, 1871—1935).

Grindeliakraut: s. Grindelia robusta.

Grindelia robusta: Fam. Compositae, Grindeliakraut (Nordamerika) u. **Grindelia squarrosa** (Mittelamerika). Stpfln. v. **Herba Grindeliae:** Grindeliakraut. Best.: Äth.Öl, Proteine, Kohlenhydrate, Phytosterin, Protocatechusäure, Harz, Gerbsäure, ein Glykosid. Asche max. 8%. Anw. med.: als Expektorans sowie b. Blasenleiden, Asthma, Rheumatismus. HOM: Grindelia robusta, das getrocknete, während der Blüte gesammelte Kraut. HOM: Grindelia squarrosa, das getrocknete Kraut.

Grindkraut: Senecio vulgaris, s. Senecio-Arten, Knautia arvensis und Fumaria officinalis.

Grippe, Virus-Grippe: syn. Influenza (Erreger Grippe-Virus).

Griseofulvin: Antimykoticum aus verschied. Penicillium-Arten („curling factor"), es wird peroral angew. gegen Pilzinfektionen der Haut, Haare u. Nägel (Scherpilzflechte, Erbgrind, Epidermphytie und andere Mykosen, nicht wirksam gegen Soor u. Aktinomykosen). Dos. 4mal tägl. 0,5 bis 1 g (Likuden®).

Griseus(a, um): Grau.

Grubengas: Methan*.

Grün, Scheeles: Cuprum arsenicosum, s. Kupferarsenit. **G., Schweinfurter:** Cuprum aceticoarsenicicum*, s. Schweinfurter Grün.

Grüner Star: Glaucoma*.

Grünspan: Aerugo, Cuprum subaceticum, s. Kupfer(II)-acetat.

Grundheil: Achillea millefolium*.

Grundumsatz: Abkzg. „GU", Energieproduktion im nüchternen Zustand bei völliger geistiger u. körperlicher Entspannung. Gemessen wird der GU durch Bestimmung des in einer bestimmten Zeit u. unter best. Bedingungen aufgenommenen Sauerstoffs u. der ausgeatmeten Kohlensäure. Normaler GU: 1 Cal pro 1 kg Körpergewicht u. pro Stunde; bei 70 kg Körpergewicht in 24 Stunden = ca. 1700 Cal. Der GU ist abhängig von der Körperoberfläche, dem Geschlecht u. dem Alter.

GU: Abkzg. für Grundumsatz.

Guaiacum: Fam. Zygophyllaceae, Guajakbaum. **G. officinale** (Florida, Antillen, Guayana, Venezuela, Kolumbien). **G. sanctum** (Florida, Bahama Inseln, Antillen, Haiti, Yukatan). Stpfl. v. **Lignum Guaiaci:** (Lign. sanctum) Guajakholz, Franzsoenholz, Pockholz. Best.: Harz (im Kernholz ca. 25%, im Splintholz ca. 3%, s. Resina G.), Saponine, äth. Öl (mit Guajakol), Spuren v. Vanillin. Asche max. 6%. Anw. volkst.: als Blutreinigungsmittel und Antisyphiliticum. **Resina Guaiaci:** Guajakharz, Gummi Guajaci, dunkelgrüne bis braunschwarze Massen, auch in haselnußgroßen Körnern od. Tränen im Handel; F. ca. 90°, l. in A., Ae., Amyl-A., Chlf., Alkalilauge. Best.: 70% α- u. β-Guajakonsäure, Guajakharzsäure, Vanillin, Spuren Saponin, äth. Öl. Verbrennungsrückstand max. 2%. Anw. med.: selten als Diureticum. HOM: Guajacum.

Guajacolum, Guajakol: Brenzkatechinmonomethyläther,

$$C_6H_4(OCH_3)OH,$$

Mol. 124,13; farbl. Kr. oder gelbl., ölige, lichtbrechende Fl. von würzigem Geruch u. brennendem Geschmack. D. 1,128, F. 28,2°, Kp. 205°, ll. in A., Ae., Schwfk., Ölen, Glycerin, wl. in Aq. Best. des Kreosots*, gew. durch Dest. des Guajakharzes und Buchenholzes, synth. durch partielle Methylierung von Brenzcatechin. Guajakol dient zur Gewinnung von Vanillin. Anw. med.: als Antisepticum u. Antipyreticum u. bei Husten, Bronchialkatarrh, Grippe usw., als Tbc.-mittel zweifelhaft, obwohl es hierzu viel verwendet wird (Dos. 0,1—0,5 g), äuß. bei Ekzemen, Furunkulose, Erysipel. Gleiche Anw. finden nachst. G.-Präparate: **G. benzoicum:** Guajakolbenzoat, Benzoesäure-Guajakolester,

$$C_6H_5CO \cdot OC_6H_4OCH_3.$$

Farbl. Kr., l. in A., Ae., Chlf., fast unl. in Aq. **G. carbonicum** DAB 6: Guajakolcarbonat,

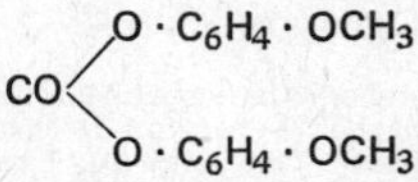

Mol. 274,28, F. 86—88°, Geh. 90,25% Guajakol. Weißes, kr. Pv., ll. in heißem A. u. Chlf., wl. in kaltem A. u. Ae., unl. in Aq. Darst.: Durch Einwirkung von Kohlenoxychlorid auf Guajakol-Natrium (Dos. 0,2—0,5 g). **G. liquidum** ERG: Flüssiges, fast reines Guajakol (verflüss. durch kleine Beimengungen and. Phenole). D. 1,141 bis 1,137; Kp. 200—205°. Farbl. bis gelbl., klare Fl., l. wie Guajacolum. MD. 0,5 g; MTD. 2,5 g. **G. phosphoricum:** Guajakolphosphat, Phosphorsäure-Guajakolester,

$$PO(OC_6H_4 \cdot OCH_3)_3.$$

Mol. 416,35. Farbl. Kr., unl. in Aq., l. in A., Ae., Chlf., Azeton. **G. salicylicum:** Guajakolsalizylat, Salizylsäure-Guajakolester,

$$C_6H_4(OH)CO \cdot OC_6H_4OCH_3.$$

Weiß., kr. Pv., unl. in Aq., l. in A., Ae., Chlf. **G. valerianicum** ERG: Guajakolvalerianat, Iso-Valeriansäure-Guajakolester,

$$C_6H_4(OCH_3)O \cdot COC_4H_9.$$

D. 1,050—1,065; Kp. 265—280°. Farbl., ölige Fl. Dos. 0,2—1 g; MD. 1 g; MTD. 3 g.

Guajakharz: Resina Guaiaci, s. Guaiacum officinale.

Guajakharzlösung, 2prozentige: Bei Bedarf ist 1 Guajakharz in 49 absolutem A. zu lösen. Dient zum Nachweis von Blut, s. Guajakprobe.

Guajakholz: Lign. Guaiaci, s. Guaiacum officinale.

Guajakol: sowie G.benzoat, -carbonat, -phosphat, -salizylat, -valerianat: s. u. Guajacolum.

Guajakol-α-glycerinäther:

$$C_6H_4(OCH_3) \cdot OCH_2—CHOH —CH_2OH,$$

weißes, kr. Pv. von bitterem Geschmack, ll. in Aq.; Anw. med.: als Muskelrelaxans, in geringerer Dosierung peroral als Expectorans, bei Keuchhusten, Bronchitis, Depressionszuständen (My 301®, Resyl®).

Guajakolsulfosaures Kalium: s. Kalium sulfoguajacolicum.

Guajakprobe: (Heller-Alménsche Guajak-Terpentinprobe, Weber-van Deensche Probe) zum Nachweis von Blut in Faeces, Urin, Magensaft. Ausführung: 5 ml neutraler od. schwach angesäuert., aufgekochter u. wieder abgekühlter Harn bzw. 10 ml Magensaft, der mit KOH neutralisiert wurde (Mineralsäuren stören die Probe) bzw. ein erbsengroß., mit 2 ml Eisessig fein zerrieb. Stuhlpartikelchen (od. 3 ml flüss. Stuhl) im Reagenzglas mit 3—10 Tropfen frisch hergest. Guajakharzlsg. (1 T. Resina Guajaci in 49 T. absolut. A.) schütteln u. 20 Tropfen altes verharztes (peroxidhaltiges) Terpentinöl zufügen, gut durchschütteln u. danach einige ccm A. od. Ae. zufügen (evtl. statt Terp.öl mit 2 ml 3%ig. H_2O_2 unterschichten). Bei Anwesenheit von Blut färbt sich die Mischung blau, je nach der vorhand. Blutmenge entweder sofort od. nach einig. Minuten. Zwar geben auch Nucleoproteide (Eiter), oxidierende Fermente od. sonst. Oxidationsmittel diese Reaktion, jedoch nicht mit gekocht. Harn. Die Probe ist äußerst empfindlich u. bei negativem Ausfall ist eine weitere Probe auf Blut überflüssig. Vgl. Tabelle „Harnuntersuchung“.

Guajazulen: s. Azulene.

Guanidin: Iminoharnstoff, Carbamidsäure-amidin,

$$NH{=}C \cdot (NH_2)_2.$$

Weiß. hygrosk. Kr., ll. in A. u. Aq.; Derivate d. G. sind u. a. die Aminosäuren Arginin, Kreatin u. Kreatinin. Auch in Pflanzen kommen Guanidin-Derivate vor, z. B. in Galega off. Guanidin wurde zuerst durch Oxidation der im Guano vorkommenden Purinbase Guanin gewonnen (durch Strecker 1861). Man stellt es heute her durch Erhitzen von Kalkstickstoff mit festem Ammoniumnitrat oder durch Erhitzen von Rhodanammonium auf ca. 180°. Mit Fettsäuren gibt Guanidin gut emulgierende Seifen. Anw. tech.: zur Herst. von Seifen, Emulsionen, Kunstharzen, Sprengstoffen usw.; med. werden Guanidin-Derivate zur Behandlung v. Zuckerkrankheit benutzt (s. Antidiabeticum).

Guanin: 2-Amino-6-hydroxypurin, $C_5H_5N_5O$, meist zus. mit Adenin in vielen Pflzn. u. tier. Organen, in der Haut von Fischen, Reptilien, Amphibien, im Guano, Best. d. Nucleinsäuren (entd. 1844 v. Unger im Guano).

Guano: Exkremente v. Vögeln, bes. d. Kormorane, in riesig. Lagern a. d. Küste Südamerikas (Peru-Guano); Best. 20—30% Calciumphosphat u. ca. 15% Stickstoff, letzt. haupts. als harnsaures Ammonium.

Guanosin: Guanin-d-ribosid, Vernin, $C_{12}H_{13}N_5O_5$, Mol. 283,24, F. 237° bis 240° unter Zersetzg. Weißes, kr., geruchloses Pv. oder farbl. Kristallnadeln, wl. in Aq., unl. in organ. Lösungsmitteln. Nat. in jungen grünen Pfln., in Samen, Blütenstaub, im Mutterkorn, Kaffee, im Pankreas und Hefe; Guanosin ist ein Spaltprodukt der Ribonucleinsäuren u. wird durch Hydrolyse hieraus gewonnen.

Guarana ERG **u.** HOM: s. Paullinia cupana.

Guayava: Fol. Djamboe, s. Psidium guayava.

Guayulekautschuk: s. Kautschuk.

Günzburgsche Lösung: Lsg. von 2 Phloroglucin u. 1 Vanillin in 30 absolutem A. (Es ist, besser Phl. u. Vanillin getrennt zu lösen u. beide Lösungen erst zum Gebrauch zusammenzugießen, da sich bei längerem Stehen die Lsg. leicht zersetzt; Braunfärbung!) Anw.: zur Untersuchung des Mageninhalts auf freie Salzsäure: 3—4 Tropfen des Reagenses werden mit der gleichen Menge filtrierten Mageninhalts in einer Porzellanschale auf dem Wasserbade vorsichtig u. langsam zur Trockne eingedampft. Noch bei einer Konz. von 0,01% freier Salzsäure entsteht ein roter Spiegel. Gilt als empfindlichste Reaktion zum Nachweis freier Salzsäure. (Alfred Günzburg, Internist, Frankfurt a. M., 1887.)

Gürtelrose: Herpes zoster.

Guilandina echinata: Caesalpinia echinata*.

Gummi: Kautschuk*.

Gummi Acaciae: Gummi arabicum*.

Gummi Ammoniacum: Ammoniacum, s. Dorema ammoniacum.

Gummi arabicum: Arabisches Gummi DAB 7: Gummi senegalense, Akaziengummi, Gummi Acaciae, stammt v. mehreren in Afrika heim. Acacia-Arten (Fam. Leguminosae), haupts. v. **Acacia senegal** (Mittelafrika, v. Nubien bis zum Senegal, Ostafrika, Arabien, Belutschistan bis Indien), **A. arabica** (Nilgebiet), **A. horrida** (Südwestafrika). Das Gummi bildet sich in d. Rinde der Bäume durch Vergummung der Cellulose, verursacht wahrscheinlich durch Bakterien. Rundl., weiße bis gelbl. u. bräunl. Stücke, geruchl., außen matt u. rissig, in kleinmuschelige, leicht irisierende Stücke zerbrechend, langsam l. in 2 Aq. zu einem klebenden, gelbl., schwach sauer reagierenden Schleim; in A. unl. Best.: haupts. das saure Ca- sowie Mg- u. K-Salz der Arabinsäure ($C_{12}H_{21}O_{11}$). Letztere ergibt bei der Hydrolyse d-Glukose, l-Arabinose, l-Rhamnose u. Aldobionsäure, die weiter in d-Galaktose u. d-Glucuronsäure zerlegt wird. Ferner enthält G. a. mehrere oxidierende Enzyme (Oxidase, Peroxidase, Amylase) u. ein dem Emulsin ähnl. Enzym, ferner etwas Stärke u. Zucker. Asche max. 3%. G. a. ist mit vielen Arzneistoffen unverträglich, da die Enzyme oxidierend wirken (s. Tabelle „Unverträgl. Arzneimischungen"), was durch vorheriges Kochen der Gummilsg. verhindert werden kann. Frische Gummilsg. bläut Guajaktinktur, gekochte G. nicht. Anw. med.: als reizmilderndes Mittel (Mucilaginosum) bei Katarrhen der Atmungswege u. des Darmes sowie als Geschmackskorrigens und Bindemittel f. Emulsionen, Pillen usw. (Mucilago Gummi arabici, Pulvis gummosus, Emulsio Olei Jecoris Aselli comp.); techn.: haupts. als Klebstoff sowie in großen Mengen in der Textil- u. Seidenindustrie zum Appretieren.

G., Armenisches: Ammoniacum DAB, s. Dorema ammoniacum. **G. Asa dulcis:** Benzoe*. **G. Cambogiae:** Gutti, s. Garcinia hanbury. **G. Cerasi:** Kirschgummi, s. Prunus cerasus. **G. Copal:** Copal*. **G. Dammar:** Dammar, s. Shorea wiesneri. **G. elasticum:** Kautschuk*. **G. Guajaci:** Resina Guaiaci ERG, s. Guaiacum officinale. **Gummigutt:** Gutti, s. Garcinia hanbury. **G. Kino:** Kino ERG, s. Pterocarpus marsupium. **G. Lacca:** Schellack, s. Lacca. **G. Ladanum:** Ladanum*. **G. Mastix:** Mastix DAB, s. Pistacia lentiscus. **Gummimixtur:** Mixtura gummosa ERG*. **G. Myrrha:** Myrrha DAB, s. Commiphora-Arten. **G. Olibanum:** Olibanum, s. Boswellia bhaw-dajiana u. B. carteri. **G. Opopanax:** Opopanax, s. Opopanax chirinium. **G. Sandaracae:** Resina Sandaraca, s. Tetraclinis articulata. **G. Sanguis Draconis:** Resina Draconis, s. Daemonorops draco. **Gummischleim:** Mucilago Gummi arabici DAB 6. **G. senegalense:** Gummi arabicum DAB*. **G. Tacamahaca:** s. Calophyllum inophyllum. **G. Tragacantha:** Tragacantha DAB, s. Astragalus-Arten.

Gummibaum: Ficus elastica*.

Gummilack: Schellack, s. Lacca.

Gummipflaster: Emplastrum Lithargyri compositum DAB 6.

Gummi plasticum: Guttapercha DAB*.

Gummipulver, Zusammengesetztes: Pulvis gummosus DAB 6.

Gummi-Resinae: s. Harze.

Gummiresina Ammoniacum: Ammoniacum DAB, s. Dorema ammoniacum.

Gummiresina Asa foetida: Asa foetida, s. Ferula assa foetida.

Gummiresina Euphorbium: Euphorbium, s. Euphorbia resinifera.

Gummiresina Galbanum: Galbanum, s. Ferula galbaniflua.

Gummiresina Gutti: Gutti, s. Garcinia hanbury.

Gummiresina Myrrha: Myrrha, s. Commiphora-Arten.

Gummiresina Olibanum: Olibanum, s. Boswellia bhaw-dajiana u. B. carteri*.

Gummiresina Opopanax: Opopanax, s. Opopanax chirinium.

Gummiresina Scammoniae: s. Convolvulus scammonia.

Gummizucker: Arabinose*.

Gundelrebenkraut: Herba Hederae terrestris, s. Glechoma hederacea.

Gundermannkraut: Herba Hederae terrestris, s. Glechoma hederacea.

Gurgelmittel: Gargarisma.

Gurjunbalsam: Balsamum Gurjunae*.

Gurke: Cucumis sativus*.

Gurkenkraut: Borrago officinalis u. Anethum graveolens*.

Gurunuß: Semen Colae, s. Cola.

Gutartig: Benigne.

Gutta(e): Tropfen. Abkzg. auf Rezepten: „gtt."

Gutta Gambir: s. Uncaria gambir.

Guttapercha: Guttapercha („Gummi von Sumatra", von malaiisch getah = Gummi, Pertcha = Sumatra) Gummi plasticum, der eingetrocknete Milchsaft verschd. Bäume aus d. Fam. der Sapotaceae, bes. Palaquium-Arten. Früher **Palaquium gutta,** jetzt vor allem **Palaquium oblongifolium** (Sumatra, Malakka, Borneo) sowie **P. borneense** (Borneo) und **P. treubii** (Banka) sowie auch **Payena-Arten.** Gelbbraune bis graubraune oder grauweiße Stücke, zäh u. biegsam, b. 45° knetbar, b. 60—70° formbar, b. 100° klebrig; F. 150°; in heiß. Aq. erweichend u. knetbar, beim Erkalten wieder erhärtend; l. in heiß. Chlf., Bzl., Schwfs., Terpentinöl, Toluol; D. 0,960 bis 0,990. Best.: bis 85% Gutta $C_{10}H_{16}$ (ebenfalls wie Kautschuk ein Polyisopren), 10—48% Harze, Gerbstoff, Farbstoffe. Asche (3—4%). Anw. med.: zu Pflastern, als Guttaperchapapier **(Guttapercha lamellata),** zu wasserdichten Verbänden; in Form von gebleichten, grauweißen Stäbchen **(Guttapercha in bacillis,** in glyz.-haltigem Aq. aufzubewahren) als Zahnkitt; in Chlf. gel. (**Traumaticinum** DAB 6) zum Verschließen kleiner Wunden wie Kollodium.

Guttaperchastäbchen: Guttapercha in bacillis, s. Guttapercha.

Gutti: Gummigutt, s. Garcinia hanburyi.

Gymnema silvestre: Fam. Asclepiadaceae (Westafrika, Australien). Stpfl. v. **Folia Gymnemae silvestris:** Merasingiblätter. Best.: Gymnemasäure u. andere organ. SS. Anw.: als Geschmackskorrigens, hebt die Empfindung für bitter u. süß auf.

Gymnocladus canadensis: Fam. Leguminosae (Östl. Nordamerika, in Europa angebaut). Stpfl. von HOM Gymnocladus canadensis, das frische in der Frucht enthalt. Mark (Schusserfruchtmark). Best.: Glykoaraban (gummiartiges Kohlenhydrat), Dextrose u. Saccharose, ca. 8% fett. Öl. Die Samen (saponinhaltig) werden als Kaffeesurrogat verwendet (Kentucky Coffee).

Gymnospermae: *bot.* Nacktsamige Pflanzen, d. h. die Samenanlagen befinden sich nicht im geschlossenen Fruchtblattgehäuse.

Gynaeceum: *bot.* s. Blüte.

Gynäkologie: Frauenheilkunde.

Gynocardiaöl: Oleum Chaulmoograe, s. Hydnocarpus kurzii.

Gyno-Termone: s. Termone.

Gypsophila-Arten: Fam. Caryophyllaceae. **G. paniculata** (Osteuropa), **G. arrostii** (Süditalien, Spanien) u. a. Arten. Stpfln. von **Radix Saponariae alba:** Weiße Seifenwurzel (levantinische, spanische, russische, ägyptische S.). Best.: Saponin (bis 20%). Anw. volkst.: als Diureticum, Expectorans, Antirheumaticum; techn.: zum Waschen, zur Gew. von Saponin. (Rad. Saponariae rubra stammt von Saponaria officinalis*.)

H

H: *chem.* Wasserstoff, Hydrogenium*. **h:** Stunde; hekto-.

Haare: Crines Pili; Kopfhaare = Capilli; Achselhaare = Hirci; Schamhaare = Pubes; Barthaare = Barba; Wollhaare = Lanugo; Wimpern = Cilia; Augenbrauen = Supercilia.
Haarausfall: (Krankhafter) Alopecia*.
Haarentfernungsmittel: Enthaarungsmittel, Depilatorium.

Habituell: Gewohnheitsmäßig.

Habitus: *bot.* Aussehen, das Äußere der Pflanze; *med.* die äußere Körperbeschaffenheit eines Menschen.

Hadrom: *bot.* Xylem, Holzteil, s. Leitbündel.

Häm: (Protohäm, Hämochromogen), eine Verbindung des Protoporphyrins mit zweiwert. Fe, prosthet., farbgebender Anteil des Hämoglobins* (griech. το αἶμα = Blut).

Hämagglutinine: Stoffe, die Agglutination von roten Blutkörperchen bewirken (z. B. Serumantikörper, Schlangengifte usw.); **Hämagglutination:** Zusammenballung von roten Blutkörperchen durch Hämagglutinine; **Isohämagglutinine** (ἴσος = gleich) agglutinieren Blutk. bestimmter Individuen derselben Art.

Hämagogum(a): Blutungsförderndes Mittel (z. B. Hirudin*).

Hämatemesis: Bluterbrechen.

Hämatin: Hydroxy-Hämin, Fe^{3+}-Protoporphyrinkomplex; pathol. Vork. i. Harn; Spaltprodukt des Methämoglobins.

Hämatit: Lapis Haematitis, Blutstein, Roter Glaskopf, natürl. Eisenoxid.

Hämatologie: Lehre vom Blut u. d. Blutkrankheiten.

Hämatoma: Hämatom, Bluterguß, Blutbeule, Blutgeschwulst.

Häm(at)opoese: Blutbereitung, spez. Bildung roter Blutkörperchen.

Hämatoporphyrin: $C_{34}H_{38}N_4O_6$, künstliches Abbauprodukt des Hämoglobins, das sich bei Zerlegung des Hämoglobins und Abspaltung des Globins u. Eisens aus dem Hämanteil des Hämoglobins bildet. Es unterscheidet sich von dem natürlichen Protoporphyrin durch Anlagerung von H_2O an die ungesättigten Seitenketten (Vinylgruppen) des Protoporphyrins, s. Hämoglobinum u. Porphyrine; violette Blättchen, wl. in A. u. Ae., unl. in Aq. u. Chlf., l. in Aceton. Anw. med.: bei Depressionen (nicht bei Leber- u. Nierenkrankheiten); Hämatoporphyrin wird in der Chirurgie zur Feststellung von Krebsgeweben benutzt, da diese Gewebe nach Injizierung von Hämatoporphyrin bei ultravioletter Bestrahlung Fluoreszenz zeigen.

Hämatorrhoe: (griech. ῥοή = Strömung, Flut) Starke Blutung, Blutsturz.

Hämatostypticum(a): Hämostypticum*.

Hämatoxylin: $C_{16}H_{14}O_6 + 3\,H_2O$. Mol. 356,32; F. 120—140° unter Wasserverlust. Farbl. bis blaßgelbl. Kr., sll. in A., ll. in Boraxlsg. u. heiß. Aq., wl. in kalt. Aq. u. Ae. Best. des Lignum Campechianum ERG, s. Haematoxylon campechianum. Hämatoxylin gibt mit Alkalien eine tiefpurpurrote Farbe, die an der Luft in blauviolett umschlägt. Hämatoxylin oxidiert an der Luft zu rotem Hämateïn (Oxy-Brasilein, $C_{16}H_{12}O_6$ braunrote metall. dunkelgrün glänzende Kr.). Anw.: als Indikator, s. Hämatoxylinpapier; als Färbemittel in d. Mikroskopie.

Hämatoxylinpapier: Mit Hämatoxylinlsg. getränktes Filtrierpapier, dient zum Nachweis von Ammoniak, Alkalien, alkal. Erden (intensive Rotfärbung infolge Bildung von Hämateïn; s. Hämatoxylinum).

Hämaturie: Blutharnen.

Haematoxylon campechianum: Fam. Leguminosae (Mexiko, Westindien). Stpfl. v. **Lignum Campechianum:** (Lignum Haematoxyli) Blauholz, Campecheholz, Blauspäne, hartes, schweres, außen blauschwarzes, innen rotbraunes Holz, von schwachem, aber charakteristischem Geruch. Best.: Hämatoxylin (bis 12%), das durch Oxidation in das rote Hämateïn übergeht, ferner äth. Öl, Gerbstoffe, Harz. Asche max. 3%. Anw. med.: als Adstringens; techn.: zur Herst. von Beizen und Tinten. Blauholzextrakt (Extractum campechianum) gehört heute noch zu den wichtigsten Beizenfarbstoffen (bes. f. Seide u. Kattun); Tonerdebeize = grauviolett, Chrombeize = blauschwarz bis schwarz, Eisenbeize = schwarz, Zinnbeize = rotviolett.

Hämiglobin: Methämoglobin, s. Hämoglobin.

Hämin: Salzsaures Hämatin, Chlor-Hämin. Das Eisen im Hämin ist dreiwertig, die dritte Valenz des Fe-Atoms ist durch Cl abgesättigt,

$$C_{34}H_{32}ClFeN_4O_4,$$

auch als Teichmannsche Kristalle bezeichnet. **Teichmannsche Blutprobe** zum Nachweis kleinster Blutmengen: betr. Gegenstände mit wenig kaltem Aq. auswaschen, Auszug auf Glas verdunsten lassen und dann mit einer Spur Kochsalz u. einigen Tropfen Eisessig erwärmen; bei Gegenwart von Blut sieht man nach dem Erkalten unter d. Mikroskop die blauschwarzen, im durchfallenden Licht braunen Kr. von Häminchlorid. Diese Reaktion kann jedoch nicht zur Unterscheidung von Menschen- und Tierblut dienen.

Hämochrome: Hämochromogene Verbindungen des Häms (s. Hämoglobin) mit Basen, wie Pyridin, Ammoniak usw. oder mit Eiweißkörpern.

Hämocyanine: Atmungspigmente im Blut vieler wirbelloser Tiere (Mollusken, Crustaceen u. a.), sie haben ähnliche Funktion wie das Hämoglobin, enthalten jedoch Kupfer statt Eisen (die Sauerstoffverbindungen sind blau gefärbt, die sauerstoffreien sind farblos).

Hämoglobin: Hb, der rote Blutfarbstoff in den Erythrozyten, in denen es zu etwa 35% enthalten ist. Hämoglobin besteht aus dem zu den Albuminen gehörigen Eiweißkörper **Globin** und der eigentlichen Farbstoffkomponente **Häm**; das Häm, auch Protohäm genannt, ist eine Verbindung des Protoporphyrins mit zweiwertigem Eisen, vgl. Porphyrin und Porphyrine. Das Häm ist bei allen höheren Tierarten gleich, d. Globin indessen, das 96% des Hämoglobins ausmacht u. reich an Histidin ist, ist bei d. einzelnen Tierarten verschieden und charakteristisch. Das Hämoglobin dient als Sauerstoffüberträger bei der Atmung, es verbindet sich mit dem Sauerstoff der eingeatmeten Luft zu **Oxy-Hämoglobin** (HbO_2), das im arteriellen Blut kreist und den Sauerstoff an die Gewebe abgibt. Auch im Oxy-Hämoglobin ist das Eisen II-wertig, bei Vergiftungen jedoch (Anilin, Nitrobenzol, Acetanilid usw.) geht es in III-wertiges Eisen über u. es entsteht das Met-hämoglobin, das für den Sauerstofftransport ungeeignet ist, da es kein O mehr addieren kann. In 100 ml Blut eines erwachsenen Mannes sind 16 g Hb, in dem der Frau 14,7 g Hb enthalten. Gesamtmenge im Körper ca. 600—800 g. Das Molekulargew. des Hb beträgt ca. 68000. Hb bildet bräunlich-schwarze, glänzende Blättchen od. ein braunes Pv., es ist in Aq. langsam aber vollkommen u. klar l., **Hämoglobinum** ERG soll mind. 0,34% Eisen enthalten. Anw. med.: als Tonicum u. Roborans bei Tuberkulose, Anämie usw.

Hämoglobinometer: Hämometer, Gerät zur kolorimetrischen Bestimmung des Hämoglobingehaltes des Blutes.

Hämoglobinurie: Ausscheidung von Hämoglobin im Harn.

Hämogramm: s. Blutbilddifferenzierung.

Hämokonien: s. Blut.

Hämolyse: Austritt des Hämoglobins aus den roten Blutkörperchen infolge Platzens der Zellmembran, entweder infolge Änderung des osmotischen Druckes (Verdünnung der die Blutkörperchen umgebenden Fl., z. B. durch Wasser) oder infolge Einwirkung von Hämolysinen, z. B. von Saponinen, gewissen Schlangengiften (Kobragift), Anilin, Cyankalium, Kaliumchlorat, von Bakteriengiften oder bei Injektion artfremden Blutes (das Blut wird dann durchsichtig u. lackfarben), s. Ambozeptoren.

Hämolytischer Index: H. I. zur Grenzwertbestimmung für Saponine; man versteht unter dem H. I. den reziproken Wert derjenigen Verdünnung eines Arzneistoffs oder einer Droge, bei der unter best. Versuchsbedingungen noch totale Hämolyse eintritt.

Hämolysine: s. Hämolyse.

Hämophilie: Bluterkrankheit.

Haemophilus: Gattung gramnegativer, unbeweglicher, sporenloser Stäbchen, die hämoglobinophil sind; H. influenzae, früher als Influenza-Erreger angesehen; Erreger einer bakt. Sekundärinfektion bei Virusgrippe. H. pertussis = Keuchhusten-Erreger.

Hämoptoe: Bluthusten, Blutspukken, Lungenblutung bei Lungentuberkulose.

Hämorrhoiden: Goldene Adern, variköse Erweiterungen der Venen am Mastdarmende, innerhalb oder außerhalb des Mastdarmschließmuskels.

Hämostaticum(a): Hämostypticum*.

Hämostypticum(a): Hämatostypticum, Stypticum(a), Hämostaticum(a), Blutstillungsmittel.

Härte des Wassers: s. Aqua.

Härteskala, Mohssche: Zur Bestimmung der Härtegrade von Mineralien: 10 Härtestufen, von d. jedes Glied das vorhergehende ritzt: 1/Talk, 2/Gips od. Steinsalz, 3/Kalkspat, 4/Flußspat, 5/Apatit, 6/Feldspat, 7/Quarz, 8/Topas, 9/Korund, 10/Diamant (Friedr. Mohs, 1773—1839, Prof. in Wien u. Graz).

Härtung von Ölen: s. Öle, fette.

Hafer, Hafergrütze: s. Avena sativa.

Haferstärke: Amylum Avenae*.

Hafnium: Hf, AtG. 178,49, IV-wertig; Ordnungszahl 72; Metall a. d. Titangruppe. Nat. in Begleitung des Zirkons. D. 13,31; F. 2222°. Kp. 3200°. Leicht schmied-, walz- und hämmerbares Metall. Entd. 1923 von Hevessy u. Coster.

Hagebutten: Fruct. Cynosbati, s. Rosa canina. **Hagebuttenkern:** Hagebuttensame, Semen Cynosbati, s. Rosa canina.

Hagedorn: Crataegus oxyacantha*.

Hagelzucker: Grobkr. weiß. Zucker.

Hagenia abyssinica: (Brayera anthelmintica, Bankesia abyssinica) Fam. Rosaceae (Baum in Abessinien, Kilimandscharo, Usambara). Stpfl. v. **Flores Koso:** (Flores Brayerae) Kosoblüten, Kussoblüten, die weibl. Blüten. Best.: Kosotoxin, Kosin, Kosidin, Protokosin, Gerbstoff, Gummi, Harz, äth. Öl. Asche max. 14%. Anw. med.: als Bandwurmmittel. Dos. 20—30 g, Kinder 10—15 g, in Rotwein od. Zitronensaft verrührt, möglichst nur frische Blüten verwenden, die von den unwirksamen Stielen befreit sind (bei längerer Lagerung wird die Droge unwirksam). HOM: Koso = Flores Koso.

Hahnenfuß, Scharfer: Ranunculus acer, s. Ranunculus-Arten.

Hahnenkamm-Einheit: Kamm-Einheit, K.E., dient z. Standardisierung von Hodenpräparaten, s. Tabelle „Biol. Einheiten".

Haines' Lösung: Reagens zum Nachweis von Zucker im Harn (beruht wie bei der Fehlingschen Lsg. auf der Reduktion von Kupferhydroxid u. Abscheidung von Kupferhydroxydul bzw. Kupferoxydul); 2 Kupfersulfat werden in 15 Aq. gelöst u. mit 15 Glycerin u. 150 Kaliumhydroxidlsg. (5%) versetzt. G. H. Pond und R. W. Webster gaben eine verbesserte Haines' Lösung an: 5 g Kupfersulfat, 250 ml Glycerin, 20 g Kalium- oder Natriumhydroxid, Aq. dest. ad 1000g. Das Kupfersulfat wird in der Wärme in 250 ml Glycerin u. 250 ml Aq. dest. gelöst, das Alkali getrennt in 200 ml dann die Lösungen zusammengezogen und zu 1 Liter mit Aq. dest. aufgefüllt. Ausführung der Probe s. Tabelle „Harnuntersuchung".

Hakenwurm: Ankylostoma duodenale*.

Halbacetal: s. Acetale.

Halbschattenapparat: s. Polarisation.

Halbwertzeit: s. Radium; **Biologische Halbwertszeit:** Zeit, in der ein dem Körper zugeführter Stoff (z. B. eine radioaktive Substanz oder eine Clearing*-Substanz) zur Hälfte ausgeschieden wird.

Halide: s. Halogene.

Hallersches Sauer: Mixtura sulfurica acida ERG*.

Halogene: „Salzbildner": Fluor, Chlor, Brom, Jod, da diese Elemente m. Metallen unmittelbar (d. h. ohne Sauerstoff) Salze (die Halogenide, Halide oder Haloidsalze) bilden können. Die wäß. Lsgn. der H-Verbdgn. der Halogene heißen Halogenwasserstoffsäuren (HCl = Chlorwasserstoffsäure-Salzsäure, HF = Fluorwasserstoffsäure-Flußsäure, HBr = Bromwasserstoffsäure, HJ = Jodwasserstoffsäure). Bei den Halogenkohlenwasserstoffen sind die H-Atome ganz oder z. Teil durch Halogene ersetzt (z. B. Chloroform = $CHCl_3$, Methylchlorid = CH_3Cl usw.).

Halogenide: s. Halogene.

Halogenkohlenwasserstoffe: s. Halogene.

Halogensäuren: s. Halogene.

Halogenwasserstoffsäuren: s. Halogene.

Haloide: s. Halogene.

Halosteroide: Mineralocorticoide, s. Nebennierenrindenhormone unter Hormone.

Halothermen: Warme Kochsalzquellen, s. Aquae minerales.

Haltbarkeit: Die Konstanz des Wirkstoffgehalts und des galenischen Zustands in der jeweiligen Verpackung unter definierten Bedingungen über einen bestimmten Zeitraum. Der Wirkstoffgehalt in der Darreichungsform darf dabei nach internationaler Übereinkunft nicht unter 90% des deklarierten Wertes absinken.

Hamamelisblätter: Folia Hamamelidis, **Hamamelisrinde:** Cortex Hamamelidis, s. Hamamelis virginiana.

Hamamelis virginiana: Fam. Hamamelidaceae, Virginischer Zauberstrauch, Hamamelis, Hexenhasel, Zauberhasel, Zauberstrauch (Atlantische Staaten v. Nordamerika). Stpfl. v. **Cortex Hamamelidis:** Hamamelisrinde (außen silberweiß, innen braun). Best. Gerbstoff (Hamamelitannin), Cholin, Saponin, Spuren Fett u. äth. Öl. Asche max. 5%. Anw. med.: als Adstringens b. Durchfällen, Blutungen, Hämorrhoiden, **Folia Hamamelidis:** Hamamelisblätter. Best.: 8% Gerbstoff (Hamamelitannin), Glykosid, Cholin, Saponin, äth. Öl. Asche max. 7%. Anw. med.: als Tonicum u. Adstringens wie d. Rinde. Hamamelispräparate aus Rinde u. Blättern kommen auch in Form von Destillaten u. Extrakten inn. u. äuß. zur Anw., bei Krampfadern, lokalen Entzündungen, Phlebitis, Hämorrhoiden sowie in Salben, Hautkremen u. Gesichtswässern (Hazeline). HOM: Hamamelis, die frische Rinde der Zweige u. Wurzeln. HOM: Hamamelis-Extrakt, Destillat aus frischen, im Spätherbst gesammelten blühenden Zweigen.

Hammeltalg: Sebum ovile DAB 6.

Hancornia speciosa: Stpfl. von Kautschuk.

Hanf, Amerikanischer: Apocynum cannabinum*. **H., Indischer:** Cannabis sativa var. indica*.

Hanffrüchte, Hanfsamen, Hanfkörner: Fructus Cannabis, s. Cannabis sativa.

Hanfwurzel, Kanadische: Apocynum androsaemifolium*.

Haploid: (griech.) einfach; haploide Zellen, die nur einen Chromosomensatz aufweisen, vgl. Diploid u. Polyploidie.

Hardwickia pinnata: s. Balsam Hardwickiae.

Harmelraute: Peganum harmala*.

Harmin: Banisterinum*.

Harn: Urin; **Harnblase:** Vesica urinalis; **Harnblasenentzündung:** Zystitis; **Harngrieß, Harnleiter:** Ureter; **Harnleiterentzündung:** Ureteritis; **Harnröhre:** Urethra; **Harnröhrenentzündung:** Urethritis; [**Harnsand:** Kleine u. kleinste Harnkonkremente;] **Harnsepsis:** Urosepsis; **Harnvergiftung:** Urämie; **Harnverhaltung:** Ischurie, (Unmöglichkeit den Harn zu entleeren, z. B. infolge Krampf des Schließmuskels); Anurie(fehlende Harnabsonderung, z. B. bei Nierenentzündung oder Versagen der Herzkraft); **Harnzucker:** Glykosurie*.

Harnanalyse, Harnbestandteile: s. Tabelle „Harnuntersuchung".

Harnantisepticum(a): Mittel zur Desinfizierung des Harns.

Harnblume: Helichrysum arenarium*.

Harn-Indican: s. Indican.

Harnkraut: 1. Herba Herniariae, s. Herniaria glabra. 2. Herba Ononidis, s. Ononis spinosa. 3. Herba Pirolae umbellatae, s. Chimophila umbellata.

Harnkrautwurzel: Radix Ononidis, s. Ononis spinosa.

Harnsäure: Acidum uricum, 2,6,8-Trihydroxy-purin, Ū; (Formel: Enolform).

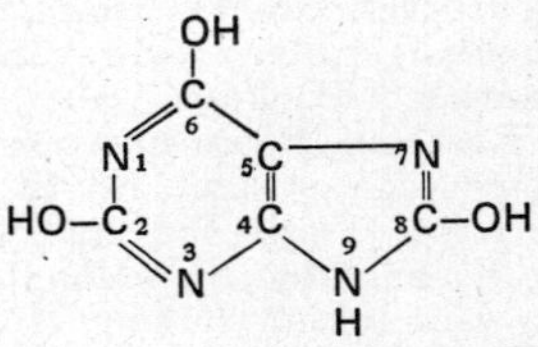

Mol. 168,11, D. 1,893, weiß., geruch- u. geschmackl. Pv., fast unl. i. Aq., unl. i. A., Ae., Chlf., sll. i. Alkalilaugen; kommt in Keto- u. Enol-Form vor, zersetzt sich beim Erhitzen, ohne zu schmelzen, unter Bildung v. Cyanwasserstoff (Vorsicht!). Vork. nat. als Endprodukt des tierischen Eiweißstoffwechsels in d. Exkrementen bes. der Vögel u. Reptilien, aus denen sie gewonnen wird (Guano), im Harn wird wenig ausgeschieden, der Mensch scheidet tägl. nur ca. 0,5—1 g aus. Pathol. in d. Gichtknoten, Blasen- u. Nierensteinen. Nachweis s. Murexid.

Harnsediment: Die festen Best., die sich als Bodensatz beim Zentrifugieren od. nach längerem Stehen des Harns absetzen u. mikroskopisch untersucht werden (organisierte u. nicht organisierte Elemente).

Harnstoff: Urea pura ERG, s. Carbamid, Symbol $\overset{+}{U}$.

Harnstoff, Salpetersaurer: Carbamidum nitricum, s. Carbamidnitrat.

Harnstoffharze: s. Kunstharze.

Harntreibendes Mittel: Diureticum(a).

Harnzylinder: Zylindr. Gebilde im Sediment des Harns, die Eiweißausgüsse der Harnkanälchen der Niere darstellen. Man unterscheid. **Hyaline Z.** (glashell), **Wachs-Z., Epithel-Z., Blut-Z., Fett-Z.** u. a.

Hartfett: Adeps solidus, DAB 7: Gemisch von Mono-, Di- u. Triglyceriden der gesättigten Fettsäuren $C_{12}H_{24}O_2$ bis $C_{18}H_{36}O_2$; weiße, fast geschmack- u. geruchlose Masse, die sich fettig anfühlt u. beim Erwärmen zu einer farblosen bis schwach gelbl. Fl. schmilzt. Nach d. Schmelzen bildet die Substanz — mit der gleichen Menge warmen Wassers geschüttelt — eine weiße Emulsion; ll. i. Ae. u. Bzl., wl. i. A., prakt. unl. i. Aq. F. 33,5° bis 35,5°; VZ. 225—240; Hydroxylzahl 10—50; JZ. max. 7; SZ. max. 0,3; unverseifbare Anteile max. 0,3%. Asche max. 0,05%; Anw. als Suppositoriengrundmasse (Massa estarinum®, Stadimol®).

Hartfilter: s. Filtrieren.

Hartgummi: Ebonit, s. Kautschuk.

Hartheu: Herba Hyperici, s. Hypericum perforatum.

Hartparaffin: Paraffinum durum, s. Paraffine.

Harze: Feste, am. oder zähflüssige, vielfach aromatische Ausscheidungsstoffe vieler Pfl. (meist von Bäumen), die entweder spontan od. nach künstlicher Verwundung ausfließen; vielfach erhärten sie erst nach dem Ausfließen. Gelb bis dunkelbraun gefärbte Gemenge verschiedenster Substanzen, wie Harzsäuren (Resinolsäuren), Harzalkoholen (Resinole), Resinotannolen (Phenole mit Gerbstoffcharakter), Resinen (Ester von Harzsäuren u. Harzalkoholen), Resenen (indifferente amorphe Stoffe, meist sauerstoffhaltig u. C-reich), ferner Gummi, Schleimen, äth. Ölen, Bitterstoffen; meist unl. in SS u. Aq., l. in A., Ae., Chlf., äth. Ölen; viele lösen sich in Alkalilaugen zu Harzseifen, den sog. Resinaten (harzsaure Metalle). Man unterscheidet:

1. *Hart-Harze* (*Resinae*), b. gewöhnlicher Temperatur hart u. spröde, z. B. Kolophonium, Mastix, Kopal, Benzoe, Sandarak.
2. *Weich-Harze* (*Balsame*), z. B. Elemi, Terpentin, Copaivabalsam, Perubalsam, Styrax.
3. *Gummi- od. Schleimharze* (*Gummi-Resinae*), z. B. Ammoniacum, Galbanum, Asa foetida, Gutti.
4. *Fossile Harze*, z. B. Bernstein, Erdwachs, Asphalt.

(*Kunstharze* s. dort.)

Harzgänge: *bot.* (Harzkanäle) mehr od. weniger weite, langgestreckte Gänge sowohl in d. Rinde als im Holz, die Harze, Gummiharze od. Balsame führen. Sie sind entweder primär vorhanden od. entstehen sekundär, meist nach Verletzungen. Sie entstehen schizogen, d. h. durch Auseinanderweichen von Zellen. Die dadurch entstehenden Hohlräume erweitern sich lysogen, d. h. durch Zerstören der angrenzenden Gewebe. Zuweilen sind d. Harzgänge m. Epithelzellen ausgekleidet, in denen d. Harz gebildet wird u. durch d. Zellwand in d. Gänge tritt.

Harzpflaster: Gemisch v. Fetten u. Harzen (Emplastrum Picis).

Harzsäuren: s. Harze.

Harzseifen: s. Harze.

Haschisch: s. Cannabis sativa var. indica.

Haselerle: Alnus serrulata*.

Haselnußblätter, H.-rinde, H.-öl: s. Corylus avellana.

Haselwurz: Asarum europaeum*.

Haselwurz, Kanadische: Asarum canadense*.

Hasenöhrlein: Asarum europaeum*.

Hasenpest: Tularämie*.

Haudorn: Ononis spinosa*.

Hauhechel: Ononis spinosa*.

Hauhechelwurzel: Radix Ononidis, s. Ononis spinosa.

Hausen: Acipenser Huso, Lieferant der Ichthyocolla*.

Hausenblase: Ichthyocolla*.

Hausenblase, Japanische: Agar Agar*.

Haustorien: *bot.* Saugorgane, z. B. bei Schmarotzern.

Haut: Cutis.

Hauteinheitsdosis: HED*.

Hautfaktor: Hautschutzvitamin, Vitamin H, s. Vitamine.

Hautfirnis: s. Vernisium.

Hautjucken: Pruritus.

Hautpilzerkrankungen: s. Dermatomykosen.

Hayem'sche Lösung: Reagens zur Zählung u. Konservierung der roten Blutkörperchen: Lsg. v. 5 Natriumsulfat, 1 Natriumchlorid u. 0,5 Quecksilberchlorid in 200 Aq.

Hazel Bark: Cortex Coryli avellanae, s. Corylus avellana.

Hazeline: Extr. Hamamelidis, s. Hamamelis virginiana.

Hb: Abkürzung f. Hämoglobin.

HCG: Abkzg. für Human-Choriongonadotropin, s. Choriongonadotropin.

HCH: Hexachlorcyclohexan*.

He: *chem.* Helium*.

Head-Drop-Einheit: HDE, Wirkungseinheit für Curare. Eine Head-Drop-Einheit = 0,15 mg d-Tubocurarin-Chlorid-Pentahydrat, s. Curare.

Heber: Gerät zum Umfüllen v. Flüssigkeiten; **Giftheber***.

Hebrasalbe: Unguentum diachylon DAB 6.

Heckenrose, Gemeine: Rosa canina*.

HED: Hauteinheitsdosis der Röntgenstrahlen (nach Seitz u. Wintz), Hauterythemdosis, Röntgenerythemdosis, dadurch charakterisiert, daß nach Bestrahlung eines Hautfeldes von 6 × 8 cm aus 23 cm Fokus-Hautabstand (FHD) mit harter Strahlung nach 8 Tagen eine leichte Röte, nach 6 Wochen deutliche Bräunung der bestrahlten Hautstelle auftritt. 1 HED = 550 r, gemessen in freier Strahlung für gesunde Haut.

Hedera helix: Efeu, Araliaceae (Europa), Stpfl. v. **Herba Hederae helicis:** Efeukraut. Best.: Hederin u. a. Glykoside (Saponine), ferner Hederagerbsäure, Cholesterin, Chlorogensäure, Inosit, Fett, Pektin, Säuren. Anw. volkst.: bei chron. Katarrhen, Leber- u. Gallenleiden, Gicht, Rheuma; hom. bei Arteriosklerose, Angina pectoris (Hederin soll in niedriger Dosis gefäßerweiternd wirken). HOM: Hedera helix, die frischen Sprossen.

Hefe: s. Faex.

Hefeadenylsäure: s. Adenosin-3-phosphorsäure.

Hefe-Dickextrakt, -Trockenextrakt: s. Faex.

Hefenucleinsäure: s. Nucleoproteide.

Heftpflaster: Emplastrum adhaesivum DAB 6.

Heidekorn: Buchweizen, Fagopyrum sagittatum*.

Heidekraut: Herba Callunae, s. Calluna vulgaris.

Heidelbeerblätter: Folia Myrtilli, s. Vaccinium myrtillus.

Heidelbeeren: Fruct. Myrtilli, s. Vaccinium myrtillus.

Heidnisch Wundkraut: Solidago virgaurea*.

Heil aller Schäden: Sanicula europaea*.

Heilbuttleberöl: Oleum Jecoris Hippoglossi, s. Lebertran.

Heildolde: Sanicula europaea*.

Heilerde: Ton, Lehm, Bolus alba DAB, Bolus rubra, Aluminiumsilikate von wechselnder Zusammensetzung. H. ist ein uraltes Heilmittel u. Antidotum. Ihre Wirkung beruht innerlich wie äußerlich auf (möglicherweise elektrochemischen) Adsorptionsvorgängen (Prof. Stumpf, Würzburg 1905). Anw. med.: innerl. bei infektiösen Darmerkrankungen wie Ruhr, Cholera, Typhus, Vergiftungen usw., äußerl. (sterilisiert) zur Abdeckung von haupts. übelriechenden Wunden, Entzündungen, Quetschungen, zu zerteilenden Umschlägen (Lehmpackungen), i. d. Frauenheilkunde zu Spülungen, ferner bei Venenentzündung, Blutstauungen, Erysipel, Ekzemen usw.

Heilsera: s. Serum.

Heilwurz: Althaea officinalis*.

Heilziest: Stachys officinalis*.

Heinrich, Böser: Mercurialis annua*.

Hektogramm: abgek. „hg" = 100 Gramm.

Helenenkrautwurzel: s. Helenkrautwurzel.

Helenium: Helenin, Alantkampfer, $C_{15}H_{20}O_2$. Best. des äth. Öls des Rhiz. Helenii, s. Inula helenium. Helenin läßt sich in Alantolacton, Isoalantolacton u. Dihydroisoalantolacton (Sesquiterpene) zerlegen. Farbl., nadelfg. Kr., ll. i. A. u. Ae., fast unl. i. Aq. F. 76°; Kp. 192°. Anw. med.: als Antisepticum u. Expektorans. Dos. 0,01—0,02 g.

Helenkraut: Inula helenium*.

Helenkrautwurzel: Rhizoma Helenii, s. Inula helenium.

Helianthin: Methylorange*.

Helianthus annuus: Fam. Compositae, Sonnenblume (aus Mexiko stammend, überall kult.). Stpfl. v. **Flores Helianthi annui:** Sonnenblumen. Best.: Quercimeritrin (Flavonglykosid) und Aglykon, Quercetrin, Cyanidinmonoglykosid, Xanthophyll, Cholin, Betain. Anw. volkst.: als Fiebermittel, bes. bei Malaria (soll angebl. beim Versagen von Chinin günstig wirken). **Semen Helianthi annui:** Sonnenblumenkerne. Best.: 40—50% fettes Öl, Lecithin, Cholin, Betain, Gerbstoff, 24% Eiweiß (histidinreich), Saccharose. Anw. volkst.: als Diureticum; techn.: zur Gew. des fetten Öls.

Oleum Helianthi annui: Sonnenblumenkernöl, das hellgelbe bis dunkle fette Öl aus den Samen; D. 0,92—0,93. VZ.: 188—194; JZ:

120—130; E. —16° bis —18°. Best.: 39% Ölsäure, 34% α-Linolsäure, 13% β-Linolsäure, ca. 4% Glyzerin, ca. 9% gesättigte SS, Cartinoide, Lecithin u. a.; in A. wl., ll. in Bzl., Chlf., Tetrachlorkohlenstoff. Das Öl gilt als vorzügl. u. wertvolles Speiseöl, wird zur Herstellung v. Margarine verwendet sowie in der Kosmetik, in der Seifen- u. Lackindustrie.

HOM: Helianthus annuus, die reifen Samen. Anw. hom.: bei Obstipation, Urticaria, äußerl. bei Kontusionen u. zur Wundbehandlung wie Arnika.

Helichrysum arenarium: (Gnaphalium arenarium) Fam. Compositae, Gelbes Katzenpfötchen (Europa, Mittelasien). Stpfl. v. **Flores Stoechados:** (Flores Gnaphalii arenarii) Gelbe Katzenpfötchenblumen, Gelbe Immortellen, Harnblumen, Ruhrkrautblüten. Best.: Äth. Öl, Bitterstoff, Gerbstoff. Asche max. 8%. Anw. med.: bei chronischer Cholecystitis; volkst.: als Diureticum, bei Blasen- u. Nierenleiden; hom.: bei Ischias. HOM: Gnaphalium arenarium, die frische blühende Pflanze.

Heliosis: (griech.) Sonnenstich.

Heliotropin: Piperonal, Methylenprotokatechualdehyd, $C_8H_6O_3$; Mol. 150,1; F. 35—36°; Kp. 263°. Farbl., heliotropartig riech. Kr.; ll. i. A. u. Ae., in 70%igem A. zu 5%, swl. i. Aq., färbt sich an Licht u. Luft allmählich dunkel (nat. u. a. in den äth. Ölen von Filipendula ulmaria u. Robinia pseudo-acacia). Anw. med.: inn. als Antisepticum (Dos. 1—3 g); techn. in der Parfümerie u. als Reagens.

Heliotropismus: *bot.* Phototropismus*.

Helium: He, gasförm. Element (Edelgas). Ordnungszahl 2; 0-wertig; AtG. 4,00260; F. —272,1°; Kp. —268,98°; krit. Temp. —267,9; krit. Druck 2,26 at; D. 0,069. Nat.: in den Ausstrahlungen der Sonne, in der Luft, in Quellgasen, seltenen Erden, ferner als Abspaltungsprodukt radioaktiver Stoffe. Dient zum Füllen v. Luftschiffen, da unbrennbar, sowie med. m. Sauerstoff gem. als „Heliumluft" z. Behandlung d. Asthmatiker. (He wurde 1868 von Pierre Jules César Jannssen in der Sonne entdeckt, 1895 wurde es von William Ramsay aus dem Mineral Cleveït isoliert.)

Helleborein: $C_{37}H_{56}O_{18}$. Gelbl. Pv., l. i. Aq. u. A., unl. i. Ae. Glykosid aus Helleborus niger*.

Helleborin: $C_{28}H_{36}O_6$. Farbl. Kr., l. i. A., unl. i. Aq. Glykosid aus Helleborus niger*.

Helleborus-Arten: Fam. Ranunculaceae. **Helleborus niger:** Schwarze Nieswurz (Gebirge Südeuropas, Italien, Balkan, Rußland). Stpfl. v. **Rhizoma Hellebori nigri** (Radix Hellebori): Nieswurzelstock, Schwarze Nies- oder Christwurz, Schneerosenwurzel. Best.: Helleborein*, Hellebrin*, Helleborin* (Saponin), Aconitsäure, Spuren äth. Öls; keine Alkaloide (im Gegensatz zu Helleborus viridis). Asche max. 6%. Die Helleborus-Glykoside (besonders Hellebrin) wirken ähnlich wie die Digitalis-Glykoside. Anw. med.: bei Herzinsuffizienz, ferner bisweilen als Emeticum; volkst.: als Diureticum bei Harn- u. Herzleiden, bei Gicht u. Rheumatismus, als Anthelminticum sowie als Abortivum, ferner zu Niespulvern (Schneeberger). MD 0,2 g; MTD 1,0 g. **Rhizoma Hellebori** ERG: Nieswurzelstock. Stpfln. sind H. niger u. H. viridis; Asche max. 6%: MD 0,2 g; MTD 1,0 g. HOM: Helleborus, der getrocknete Wurzelstock mit den anhängenden Wurzeln. (Aufbewahrung: Droge, Urtinktur, 2. u. 3. Dez.-Pot. vorsichtig.) **Helleborus viridis:** Grüne Nieswurz (Mitteleuropa). Stpfl. von **Rhizoma Hellebori viridis:** Grüne Nieswurzel, Grüne Christwurzel, Wrangenwurzel. Best.: Helleborin* (Glykosid) sowie die Alkaloide Celliamin, Sprintillamin, Sprintillin und wahrscheinl. ein weiteres Alkaloid, Harz, Fett, Farbstoff. Anw.: als Emeticum, Anthelminticum, Laxans sowie zu Niespulvern. MD 0,3 g; MTD 1,2 g. HOM: Helleborus viridis, der getrocknete Wurzelstock (ohne Wurzeln.) (Aufbewahrung: Droge, Urtinktur, 2. u. 3. Dez.-Pot. vorsichtig.) (Weiße Nieswurz s. Veratrum album.)

Hellebrin: $C_{36}H_{52}O_{15}$. Glykosid aus Helleborus niger*; besonders herzwirksam.

Heller-Almènsche Blutprobe: s. Guajakprobe.

Hellersche Eiweißprobe: s. Tabelle „Harnuntersuchung".

Helminthagogum(a): (griech. ἕλμινς = Wurm) (Anthelminticum) Wurmmittel.

Helminthes: Eingeweidewürmer.

Helminthiasis: Wurmkrankheit.

Helminthochorton: s. Alsidium helminthochortos.

Helmitol ERG: Helmitol®, Anhydromethylenzitronensaures Hexamethylentetramin, $C_7H_8O_7(CH_2)_6N_4$. Mol. 344,2, F. ca. 170° unter Zersetzung. Weiße Kr., l. i. Aq., fast unl. i. A. u. Ae. Anw. med.: als Blasenantisepticum.

Hemeralopie: Nachtblindheit, hervorgerufen bes. durch Mangel an Vitamin A.

Hemi-: Präfix f. halb, einseitig.

Hemicellulosen: Komplexe Polysaccharide, d. in d. Zellwänden der Pflanzen vorkommen u. als Reservestoffe dienen; sie werden bei d. Hydrolyse u. auch durch Fermente (Hemicellulasen) zu verschied. Zuckerarten abgebaut.

Hemikrania: (griech. κρανίον = Schädel); anfallsweise, meist einseitig auftretende Kopfschmerzen, häufig mit Erbrechen, Sehstörungen usw. verbunden. Hemikranie, Migräne.

Hemiplegia: (griech. πληγή = Schlag) Hemiplegie, halbseitige Lähmung, z. B. durch Apoplexie*.

Hemmstoffe: Antagonisten der Wuchsstoffe (s. Auxine), vgl. Blastokoline.

Henna: Die pv. Blätter v. **Lawsonia inermis,** Fam. Lythraceae (Afrika, Asien, Indien). Orientalisches Haarfärbemittel, färbt d. Haare u. Fingernägel rot bis braunschwarz, in Verbindg. mit *Reng* (Indigoblätter) blauschwarz.

Hepar: (Gen. hepatis, von griech. ἧπαρ = Leber): Leber. **Hepar siccatum:** Getrocknete Leber, s. Organotherapeutica. **Hepar Sulfuris:** Schwefelleber, Kalium sulfuratum, s. Kaliumsulfid. **Hepar Sulfuris** HOM: Kalkschwefelleber, s. Calcium sulfuratum Hahnemanni. **Hepar sulfuris kalinum** HOM: Kalischwefelleber, s. Kaliumsulfid.

Heparin: A. d. Leber isoliert. Substanz (Mucoitinschwefelsäureester), wirkt gerinnungshemmend. Anw. med.: i.v. bei Thrombose*.

Heparprobe: Zum Nachweis von Schwefel in Verbindungen, s. Sulfur.

Hepatica nobilis: Anemone hepatica*.

Hepatica triloba HOM: s. Anemone hepatica.

Hepatitis: Leberentzündung.

Hepatogen: In der Leber entstehend, von der Leber ausgehend.

Hepatose: Leberkrankheit.

hepta: (von griech. ἑπτά = 7). Präfix für „sieben".

Heptan: Aliphatischer Kohlenwasserstoff, C_7H_{16}. Kommt in neun isomeren Formen vor, Produkt b. der Erdöldestillation. Farbl., leicht brennbare Fl.; D. 0,683; F. —90°; Kp. 98,4°; l. i. A., Ae., Chlf., Benzol, Tetrachlorkohlenstoff. Anw.: als Lösungsmittel, Triebstoff usw.

Hepten: Heptylen,

$$CH_3 \cdot (CH_2)_4 \cdot CH : CH_2,$$

Kohlenwasserstoff der Olefinreihe mit einer endständigen Doppelbindung. D. 0,69; F. 119,2°; Kp. 93,3.

Heptyl: Alkylradikal, C_7H_{15}—.

Herba: (syn. auch Folia) Kraut; unter „Herba" im pharm. Sinne versteht man nur die getrockneten, während oder kurz nach der Blüte gesammelten, oberirdischen Teile (Stengel, Blätter, Blüten) einer meist krautigen Pflanze, wobei bisweilen auch Teile der Wurzel vorhanden sein können (z. B. Herba Polygalae); auch d. Sproßspitzen strauchartiger Pflanzen werden als „Herba" bezeichnet (z. B. Herba Sabinae, Herba Cannabis). In der Homöopathie wird das Kraut oder die ganze Pflanze oder bestimmte Teile davon meistens frisch verarbeitet.

Herba Abrotani: Eberraute, s. Artemisia abrotanum.

— **Absinthii:** Wermut, s. Artemisia absinthium.

— **Acalyphae indicae:** Indisches Brennkraut, s. Alcalypha indica.

— **Achilleae moschatae:** Moschuskraut, Ivakraut, s. Achillea moschata.

— **Aconiti:** Eisenhutkraut, s. Aconitum napellus.

— **Adianti aurei:** Goldhaar, s. Polytrichum commune.

— **Adonidis aestivalis:** Feuerröschenkraut, s. Adonis aestivalis.

— **Adonidis vernalis:** Adoniskraut, s. Adonis vernalis.

— **Aegopodii podagrariae:** Geißfußkraut, s. Aegopodium podagraria.

— **Aethusae:** Hundspetersilienkraut, s. Aethusa cynapium.

— **Agrimoniae:** Odermennigkraut, s. Agrimonia eupatoria.

— **Alchemillae (vulgaris):** Frauenmantelkraut, s. Alchemilla vulgaris.

— **Allii ursini:** Bärenlauch, s. Allium ursinum.

— **Anagallidis:** Gauchheil, s. Anagallis arvensis.

— **Anchusae:** Ochsenzungenkraut, s. Anchusa officinalis.

— **Andrographidis:** Andrographiskraut, s. Andrographis paniculata.

— **Anemone nemorosae:** Buschwindröschenkraut, s. Anemone nemorosa.

— **Anserinae:** Gänsefingerkraut, s. Potentilla anserina.

— **Antirrhini:** Herba Linariae*.

— **Apii:** Selleriekraut, s. Apium graveolens.

— **Arenariae rubrae:** Rotes Sandkraut, s. Spergularia rubra.

— **Aristolochiae:** Osterluzeikraut, s. Aristolochia clematitis.
— **Arnicae montanae:** Wohlverleihkraut, s. Arnica montana.
— **Artemisiae:** Beifußkraut, s. Artemisia vulgaris.
— **Asperulae:** Waldmeisterkraut, s. Asperula odorata.
— **Ballotae lanatae:** Wolliges Wolfstrappkraut, s. Leonurus lanatus.
— **Basilici:** Basilienkraut, s. Ocimum basilicum.
— **Beccabungae:** Bachbungenkraut, s. Veronica beccabunga.
— **Bellidis:** Gänseblümchenkraut, s. Bellis perennis.
— **Betonicae:** Betonienkraut, s. Stachys officinalis.
— **Bistortae:** Wiesenknöterich, s. Polygonum bistorta.
— **Borraginis:** Gurkenkraut, s. Borrago officinalis.
— **Buglossi:** Herba Anchusae*.
— **Bursae pastoris:** Hirtentäschelkraut, s. Capsella bursa-pastoris.
— **Cacti grandiflori:** Kaktuskraut, s. Cereus grandiflorus.
— **Calendulae:** Ringelblumenkraut, s. Calendula officinalis.
— **Callunae:** Heidekraut, s. Calluna vulgaris.
— **Canchalaguae:** Bitterkraut, s. Erythraea chilensis.
— **Cannabinae aquaticae:** Wasserhanfkraut, s. Eupatorium cannabinum*.
— **Cannabis indicae:** Indischer Hanf, s. Cannabis sativa var. indica.
— **Capilli Veneris:** Frauenhaar, s. Adiantum capillus-veneris.
— **Cardamines:** Herba Nasturtii*.
— **Cardui benedicti:** Kardobenediktenkraut, s. Cnicus benedictus.
— **Centaurii (minoris):** Tausendgüldenkraut, s. Centaurium umbellatum.
— **Cerefolii:** Kerbel, s. Anthriscus cerefolium.
— **Chamaedrys:** Edler Gamander, s. Teucrium chamaedrys.
— **Chamaedryos aquaticae:** Herb. Scordii vulgaris*.
— **Chelidonii:** Schöllkraut, s. Chelidonium majus.
— **Chelidonii recens:** Frisches Schöllkraut, s. Chelidonium majus.
— **Chenopodii ambrosioidis:** Mexikanisches Traubenkraut, s. Chenopodium ambrosioides var. anthelminticum.
— **Chirettae indicae:** Chirettakraut, s. Sweertia chirata.
— **Cicutae virosae:** Wasserschierlingskraut, s. Cicuta virosa.
— **Clematidis:** Waldrebenkraut, s. Clematitis recta.
— **Cochleariae:** Löffelkraut, s. Cochlearia officinalis.
— **Conii:** Schierlingskraut, s. Conium maculatum.
— **Consolidae sarracenicae:** s. Herba Virgaureae.
— **Convallariae:** Maiglöckchenkraut, s. Convallaria majalus.
— **Convolvuli:** Ackerwindenkraut, s. Convolvulus arvensis.
— **Crataegi oxyacanthae:** Weißdornkraut, s. Crataegus oxyacantha.
— **Dentariae:** Bleikraut, s. Plumbago europaea.
— **Dracunculi:** Estragon, s. Artemisia dracunculus.
— **Droserae:** Sonnentaukraut, s. Drosera rotundifolia.
— **Ebuli:** Attichkraut, s. Sambucus ebulus.
— **Ephedrae:** Ephedrakraut, Ma Huang, s. Ephedra sinica.
— **Equiseti:** Schachtelhalmkraut, s. Equisetum arvense.
— **Ericae:** Herba Callunae*.
— **Erigeronis canadensis:** Kanadisches Berufskraut, s. Erigeron canadensis.
— **Eriodictyonis:** Folia Eriodictyonis, Santakraut, s. Eriodictyon glutinosum.
— **Eryngii campestris:** Mannstreu, s. Eryngium campestre.
— **Eryngii plani:** Mannstreu, s. Eryngium planum.
— **Eschscholtziae:** Eschscholtzienkraut, s. Escholtzia californica.
— **Eupatorii cannabini:** Wasserhanf, s. Eupatorium cannabinum.
— **Eupatorii perfoliati:** Wasserdost, s. Eupatorium perfoliatum.
— **Euphrasiae:** Augentrostkraut, s. Euphrasia officinalis (E. stricta).
— **Fabianae:** Fabianakraut, s. Fabiana imbricata.
— **Fragariae:** Folia Fragariae, Erdbeerblätter, s. Fragaria vesca.
— **Fumariae:** Erdrauchkraut, s. Fumaria officinalis.
— **Galegae:** Geißrautenkraut, s. Galega officinalis.
— **Galeopsidis:** Hohlzahnkraut, Liebersche Kräuter, s. Galeopsis segetum.
— **Galii aparinis:** Klebendes Labkraut, s. Galium aparine.
— **Galii lutei:** Gelbes Labkraut, s. Galium verum.
— **Genippi veri:** s. Herba Ivae moschatae.
— **Genistae scopariae:** s. Herba Sarothamni scoparii.
— **Genistae tinctoriae:** Färberginster, s. Genista tinctoria.
— **Geranii Robertiani:** Ruprechtskraut, s. Geranium robertianum.
— **Glechomae:** s. Herba Hederae terrestris.
— **Gratiolae:** Gottesgnadenkraut, s. Gratiola officinalis.
— **Grindeliae:** Grindeliakraut, s. Grindelia robusta.
— **Hederae helicis:** Efeukraut, s. Hedera helix.
— **Hederae terrestris:** Gundelrebenkraut, s. Glechoma hederacea.
— **Hepaticae:** Leberkraut, s. Anemone hepatica.
— **Herniariae:** Bruch- od. Harnkraut, s. Herniaria glabra u. H. hirsuta.
— **Hyoscyami:** Fol. Hyoscyami, s. Hyoscyamus niger.
— **Hyperici:** Johanniskraut, s. Hypericum perforatum.
— **Hydropiperis:** s. Herba Polygoni hydropiperis.
— **Hyssopi:** Ysopkraut, s. Hyssopus officinalis.
— **Ilicis paraguariensis:** Folia Mate, s. Ilex aquifolium.
— **Intybi angusti:** s. Herba Lactucae virosae.
— **Ivae moschatae:** Moschusschafgarbenkraut, s. Achillea moschata.
— **Jaceae:** Herba Violae tricoloris*.
— **Knautiae arvensis:** s. Herba Scabiosae.

— **Lactucae virosae:** Giftlattichkraut, s. Lactuca virosa.
— **Ledi palustris:** Sumpfporstkraut, s. Ledum palustre.
— **Leontopodii:** s. Herba Alchemillae (vulgaris).
— **Leonuri cardiacae:** Herzgespannkraut, s. Leonurus cardiaca.
— **Leonuri lanati:** Herba Ballotae lanatae*.
— **Levistici:** Liebstöckelkraut, s. Levisticum officinale.
— **Linariae:** Leinkraut, s. Linaria vulgaris.
— **Lini cathartici:** Purgierleinkraut, s. Linum catharticum.
— **Lobeliae:** Lobelienkraut, s. Lobelia inflata.
— **Lycopodii:** Bärlappkraut, s. Lycopodium clavatum.
— **Majoranae:** Majorankraut, s. Majorana hortensis.
— **Mari veri:** Katzengamander, s. Teucrium marum.
— **Marrubii:** Weißer Andorn, s. Marrubium vulgare.
— **Matico:** Folia Matico, Matikoblätter, s. Piper angustifolium.
— **Matrisilvae:** Herba Asperulae*.
— **Meliloti:** Steinklee, s. Melilotus officinalis u. M. altissimus.
— **Melissae:** Folia Melissae, Melissenblätter, s. Melissa officinalis.
— **Mercurialis:** Bingelkraut, s. Mercurialis annua.
— **Millefolii:** Schafgarbenkraut, s. Achillea millefolium.
— **Musci clavati:** Herba Lycopodii*.
— **Myrtilli:** Folia Myrtilli, Heidelbeerblätter, s. Vaccinium myrtillus.
— **Napelli:** Folia Aconiti, Eisenhutblätter, s. Aconitum napellus.
— **Nasturtii:** Brunnenkressenkraut, s. Rorippa nasturtium-aquaticum.
— **Nepetae catariae:** Katzenminze, s. Nepeta cataria.
— **Ocimi:** Herba Basilici*.
— **Oenanthes crocatae:** Rebendoldenkraut, s. Oenanthe crocata.
— **Ononidis:** Hauhechelkraut, s. Ononis spinosa.
— **Origani:** Dostenkraut, s. Origanum vulgare.
— **Origani cretici:** Spanisch Hopfenkraut, s. Origanum creticum.
— **Patchouli:** Folia Patchouli, Patschuliblätter, s. Pogostemon patchouly.
— **Pentaphylli:** Fünffingerkraut, s. Potentilla reptans.
— **Petroselini:** Petersilienkraut, s. Petroselinum sativum.
— **Pichi-Pichi:** Herba Fabianae*.
— **Pirolae umbellatae:** Harnkraut, s. Chimophila umbellata.
— **Plantaginis lanceolatae:** Spitzwegerichkraut, s. Plantago lanceolata.
— **Plantaginis majoris:** Breitwegerichkraut, s. Plantago major.
— **Plumbaginis:** Bleikraut, s. Plumbago europaea.
— **Podagrariae:** Geißfußkraut, s. Aegopodium podagraria.
— **Polygalae amarae cum Radicibus:** Bitteres Kreuzblumenkraut, s. Polygala amara.
— **Polygoni avicularis:** Vogelknöterichkraut, s. Polygonum avicularis.
— **Polygoni hydropiperis:** Wasserpfefferkraut, s. Polygonum hydropiper.
— **Polypodii:** Engelsüßkraut, s. Polypodium vulgare.
— **Ptarmicae:** Wiesenbertram, s. Achillea ptarmica.
— **Pulegii:** Polei-Kraut, s. Mentha pulegium unter Mentha-Arten.
— **Pulmonariae arboreae:** Lichen Pulmonarius, Lungenflechte, s. Lobaria pulmonaria.
— **Pulmonariae (maculosae):** Lungenkraut, s. Pulmonaria officinalis.
— **Pulsatillae:** Küchenschellenkraut, s. Anemone pulsatilla u. A. pratensis.
— **Rhois toxicodendri:** Folia Toxicodendri, Giftsumachblätter, s. Rhus toxicodendron.
— **Rorellae:** Herba Droserae.
— **Roris marini:** Herba Rosmarini*.
— **Rosmarini:** Folia Rosmarini, Rosmarinblätter, s. Rosmarinus officinalis.
— **Rosmarini silvestris:** Herba Ledi palustris*.
— **Rubi Idaei:** Folia Rubi Idaei, Himbeerblätter, s. Rubus idaeus.
— **Rumicis acetosae:** Sauerampferkraut, s. Rumex acetosa.
— **Ruperti:** Herba Geranii Robertiani*.
— **Rutae:** Folia Rutae, Rautenblätter, s. Ruta graveolens.
— **Sabinae:** Summitates Sabinae, Sadebaumspitzen, s. Juniperus sabina.
— **Sanguinariae:** Herba Bursae pastoris* u. Herba Polygoni avicularis*.
— **Sanguisorbae:** Wiesenknopfkraut, s. Sanguisorba officinalis.
— **Saniculae:** Sanikelkraut, s. Sanicula europaea.
— **Santa:** Folia Eriodictyonis, s. Eriodictyon glutinosum.
— **Sarothamni scoparii:** Besenginsterkraut, s. Sarothamnus scoparius.
— **Saturejae:** Bohnenkraut, s. Satureja hortensis.
— **Scabiosae:** Skabiosenkraut, s. Knautia arvensis.
— **Scordii vulgaris:** Knoblauchgamanderkraut, s. Teuricum scordium.
— **Scrophulariae:** Braunwurzkraut, s. Scrophularia nodosa.
— **Senecionis Jacobaeae:** Jakobskraut, s. Senecio jacobaea.
— **Senecionis vulgaris:** Grindkraut, s. Senecio vulgaris.
— **Serpylli:** Quendel, s. Thymus serpyllum.
— **Sideritidis:** Berufskraut, s. Stachys recta.
— **Soldanellae:** Meerkohlkraut, s. Calystegia soldanella.
— **Solidaginis aureae:** Herba Virgaureae*.
— **Spartii scoparii:** Herba Sarothamni scoparii*.
— **Spigeliae:** Spigelienkraut; s. Spigelia anthelmia.
— **Spilanthis oleraceae:** Parakressenkraut, s. Spilanthis oleracea.
— **Spiraeae ulmariae:** Mädesüßkraut, s. Filipendula ulmaria.
— **Stramonii recens:** Stechapfelkraut, s. Datura stramonium.
— **Symphyti:** Beinwellkraut, s. Symphytum officinale.
— **Tabaci:** Folia Nicotianae, Tabakblätter, s. Nicotiana tabacum.
— **Tanaceti:** Rainfarnkraut, s. Chrysanthemum vulgare.
— **Taraxaci:** Löwenzahnkraut, s. Taraxacum officinale.
— **Teucrii Chamaedryos:** s. Herba Chamaedrys.

— **Thujae occidentalis:** Summitates Thujae, s. Thuja occidentalis.
— **Thymi:** Thymian, s. Thymus vulgaris.
— **Tussilaginis:** Folia Farfarae, Huflattichblätter, s. Tussilago farfara.
— **Urticae:** Brennesselkraut, s. Urtica dioica u. U. urens.
— **Verbasci:** Königskerzenkraut, s. Verbascum-Arten.
— **Verbenae:** Eisenkraut, s. Verbena officinalis.
— **Veronicae:** Ehrenpreiskraut, s. Veronica officinalis.
— **Vincae pervincae:** Immergrünkraut, s. Vinca minor.
— **Violae odoratae:** Veilchenkraut, s. Viola odorata.
— **Violae tricoloris:** Stiefmütterchenkraut, s. Viola tricolor.
— **Virgaureae:** Goldrutenkraut, s. Solidago virgaurea (S. virga aurea).
— **Visci albi:** Mistel, s. Viscum album.

Herbstzeitlose: Colchicum autumnale*.

Herbstzeitlosenknollen: Bulbus Colchici, s. Colchicum autumnale.

Herbstzeitlosensame: Semen Colchici, s. Colchicum autumnale.

Herdinfektion: s. Fokalinfektion.

Hereditär: Erblich.

Hermaphroditismus: Zwittertum; Vork. der Merkmale beider Geschlechter bei einem Individuum (Zwitter, Hermaphrodit).

Hernia: Eingeweidebruch.

Herniaria-Arten: Fam. Caryophyllaceae, Harn- oder Bruchkraut. **H. hirsuta** (Süd- u. Mitteleuropa). **H. glabra** (nördl. Europa bis Südskandinavien u. Schottland). Stpfln. v. **Herba Herniariae:** Harnkraut, Bruchkraut. Best.: Herniarin (Cumarin), Umbelliferonmethyläther, Gerbstoff, äth. Öl. Asche max. 10%. Anw. med.: als Diureticum, volkst.: als „Blutreinigungsmittel". HOM: Herniaria glabra, die frische blühende Pflanze.

Heroin®: s. Diacetylmorphinhydrochlorid.

Herpes: Bläschenausschlag. **H. zoster:** Gürtelrose.

Herrgottslöffel: Herba Droserae, s. Drosera rotundifolia.

Herz: Cor (lat.), Kardia (griech.); **Herzblock:** Unterbrechung des Reizleitungssystems im Herzen; **Herzbräune:** Angina pectoris*; **Herzinfarkt:** Herzmuskelinfarkt, Koronarinfarkt, s. Infarkt. **Herzinsuffizienz:** Herzmuskelschwäche; **Herzschwäche:** Herzinsuffizienz.

Herzgespann: Leonurus cardiaca*.

Herzheil: Leonurus cardiaca*.

Hesperidin: $C_{28}H_{34}O_{15}$, Mol. 610,55; unl. i. Aq., Ae., Chlf., wl. i. A., l. i. verd. Alkalilaugen u. in Pyridin; Hesperetin-7-rutinosid in Apfelsinen, Pomeranzen, Zitronen, Paprikaschoten. Anw. med.: als orales Antikonzipiens (hemmt Sperma- u. Ovulumhyluronidase), als kapillaren-abdichtendes Bioflavonoid („Vitamin P").

Hesperetin: $C_{16}H_{14}O_6$, Aglykon des Hesperidins*, farbl. Kr., unl. i. Aq., l. i. A. u. Ae.

Hetero-: (von griech. ἕτερος = andersartig, anders beschaffen, abweichend usw.). Vorsilbe, die den Gegensatz ausdrücken soll, vgl. homo.

Heteroauxin: s. Auxine.

Heterocyclische Verbindungen: Ringverbindungen mit noch anderen Ringatomen außer C; s. Kohlenwasserstoffe.

Heteromorphie: Dimorphie*.

Heterotrop: s. Anisotropie.

Heterotrophie: Abbau-Ernährung, d. h. die Ernährung von Mensch u. Tier durch tier. u. pflanzl. Material (= artfremd), im Gegensatz zu der autotrophen Ernährung der Pflanzen (Photosynthese); **heterotrophe Bakterien** leben vom Abbau organ. C- u. N-Verbindungen, die sie durch Zersetzung toter od. lebender Organismen gewinnen (Saprophyten u. Parasiten), vgl. Autotrophie.

Heubacillus: Bacillus subtilis.

Heublumen: Flores Graminis*.

Heufieber, Heuschnupfen: Allergische Erkrankung, s. Allergie.

Heusame: Semen Psyllii, s. Plantago psyllium; **H., Griechischer:** s. Trigonella foenum-graecum.

Hevea brasiliensis: Stpfl. v. Kautschuk.

Hexa: (griech. ἕξ) 1. Sechs; 2. Abkürzung für Hexacyclohexan*.

Hexachloräthan: Carboneum trichloratum, Carboneum sesquichloratum, C_2Cl_6, Mol. 236,76, weiße, kampferähnl. riech. Kr. od. Pv., l. i. A., Ae., Chlf., Bzl., unl. i. Aq.; D. 2,091; Anw. techn.: als Ersatz zur Herst. v. Zelluloid u. Sprengstoffen, zu Mottenmitteln (tox.: Nieren- u. Leberschädigung).

Hexachlorcyclohexan: Benzolhexachlorid, 666, HCH, Hexa; $C_6H_6Cl_6$ (Gemisch mehrerer Isomeren, von denen bes. die γ-Isomeren hochwirksam sind). DAB 7: γ-Isomeres von 1,2,3,4,5,6-Hexachlorcyclohexan, $C_6H_6Cl_6$.

Mol. 290,8, mindestens 99,0%. Weißes, kr., fast geruchl. Pv., l. i. A. von 20°, ll. i. sied. A., Ae., Chlf., Aceton, Bzl., wenig l. i. Petroläther, praktisch unl. i. Aq. Schmelzintervall: 112—114°. Vorsichtig aufzubewahren. Wichtiges Insektenvertilgungsmittel als Fraß-, Atmungs- u. Kontaktgift in Form von Puder, Emulsionen, Sprühmittel usw. (vgl. Kontaktinsektizide); tödlich für zahlreiche Insektenarten (Ameisen, Flöhe, Läuse, Wanzen, Motten, Maikäfer, Milben, Silberfische, Fliegen u. a. Schadinsekten; nicht Würmer), auf höhere Organismen im wesentlichen von geringerer tox. Wirkung, let. D. 150 mg/kg, MAK-Wert ca. 0,5 mg pro m^3. Hexachlorcyclohexan kommt unter zahlreichen geschützten Bezeichnungen in den Handel (Jacutin®, Lindan®, Gammexan®, Gamalzit® usw.).

Hexachlorophen: G11®, 2,2'-Methylen-bis-(3,4,6-trichlorphenol), stark bakterizide Substanz. Weiß. kr. Pv., unl. i. Aq., l. i. Aceton, Äther, A., Vaselin, Lanolin u. in fett. Ölen. Das Wachstum von Staphylococcus aureus wird durch H. noch in ein. Verd. von 1 : 8 Mill. in Agar verhindert. Anw.: zur Desinfektion u. Desodorierung der Haut, in Seifen (8×4-Seife) u. Salben 1—2%.

Hexachloro-platin(IV)-säure: Platinum chloratum, s. Platin(IV)-chloridchlorwasserstoff.

Hexa-cyano-ferrate: Eisen-Cyano-Komplexe.

n-Hexadecylsäure: Palmitinsäure*.

Hexafluorokieselsäure: Acidum hydrosiliciofluoricum, Fluorokieselsäure, Kieselflußsäure, Kieselfluorwasserstoffsäure, Fluorkieselsäure, $H_2[SiF_6]$, Mol. 144,11; die wäßrigen Lösungen können in Glasgefäßen aufbewahrt werden, da die Säure Glas nicht angreift. Ihre Salze heißen Hexafluorosilikate oder Silicofluoride, die wasserlösl. Salze bezeichnet man auch als Fluate. Farbl. rauchende Fl. Anw.: in d. Analyse zum Nachweis von Kalium u. Barium; ferner dienen die Säuren wie ihre Salze als Konservierungsmittel für Holz, als Reinigungsmittel für Kupfer- u. Messinggefäße sowie zur Keimfreimachung (in Verdünnung 1:1 Mill.) u. als Insektizid.

Hexafluorosilikate: s. Hexafluorokieselsäure.

Hexagonales System: s. Kristalle.

Hexahydrobenzol: Cyclohexan*.

Hexahydropyridin: Piperidinum*.

Hexal ERG: Hexal®, Saures sulfosalizylsaures Hexamethylentetramin,

$$C_6H_3(OH)(COOH)SO_3H \cdot (CH_2)_6N_4 + H_2O.$$

Mol. 376,3. Weiß. kr. Pv., ll. i. Aq., l. i. A. Anw. med.: wie Hexamethylentetramin.

Hexalin: Cyclohexanol*.

Hexamethonium: abgek. „C6", Bis-Trimethylammonium-hexamethylendijodid; Anw.: als Ganglienblocker, s. Ganglioplegica.

Hexamethylen: Cyclohexan*.

Hexamethylendiamin: 1,6-Hexandiamin, $H_2N(CH_2)_6NH_2$. Seidenglänzende Blättchen; F. 39°; Kp. 196°; l. i. Aq. u. A. Wichtiger Rohstoff für die „Nylon"-Herst. (s. Adipinsäure).

Hexamethylentetramin: Hexamethylentetraminum, Methenamin, Urotropin®, Hexamin,

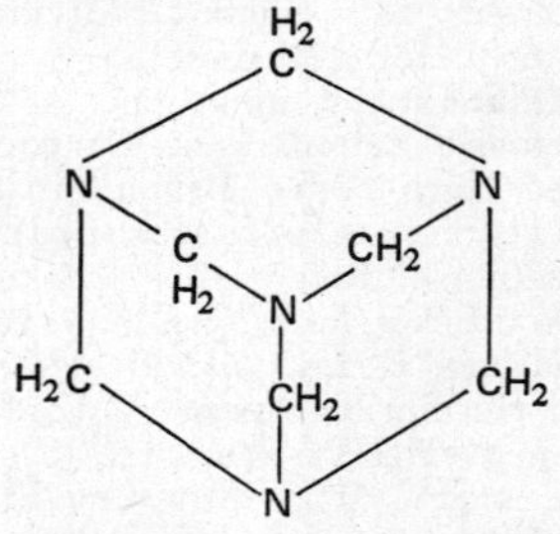

$C_6H_{12}N_4$; Mol. 140,2. DAB 7: Gehalt mind. 99,0%, berechn. auf d. getrockn. Substanz. Weiß., kr. Pv. v. anfangs süßem, später bitt. Geschmack; beim Erhitzen flüchtig, ohne zu schmelzen, l. i. 1,5 Aq. u. 10 A., ll. i. Chlf., unl. i. Ae.; verbrennt beim Erhitzen mit gelber, grüngesäumter Flamme. Darst.: Durch Einwirkung v. NH_3 auf Formaldehyd. Anw. med.: als harnsäurelösendes Mittel, Diureticum u. vor allem als inn. Antisepticum bei Zystitis (in sauerem Harn wird aus H. Formaldehyd abgespalten). Dos. mehrmals tägl. 0,5 g; vet.: gegen Geflügelcholera; techn.: als Härtemittel für Kunststoffe, ferner als „Hexa" zur Fischkonservierung (in Deutschland zur Konservierung verboten). **H., Neutrales, sulfosalizylsaures:** Neohexal ERG*. **H., Saures sulfosalizylsaures:** s. Hexal; weitere Salze: H.camphorat, -mandelat, -salicylat, -anhydromethylencitrat.

Hexan: Ein Grenzkohlenwasserstoff, C_6H_{14}. Best. des Steinkohlenteers u. Petroleums.

Hexandisäure: Adipinsäure*.

Hexenhasel: Hamamelis virginiana*.

Hexenkraut: 1. s. Lycopodium clavatum, 2. s. Hypericum perforatum.

Hexenmehl: s. Lycopodium clav.

Hexenmilch: Sekret aus den Brustdrüsen Neugeborener (Knaben und Mädchen; Colostrumähnl.).

Hexenschuß: Lumbago.

Hexite: Sechswertige Alkohole (mit 6 OH-Gruppen) von der allgemeinen Formel

$$CH_2OH—(CHOH)_4—CH_2OH.$$

Reduktionsprodukte der Hexosen, sie reduzieren jedoch Fehlingsche Lsg. nicht u. sind nicht vergärbar; gut kristallisierende, süß schmeckende Substanzen (z. B. Mannit, Sorbit, Idit).

Hexobarbital: s. Methyl-cyclohexenyl-methyl-barbitursäure.

Hexogen: Trimethylentrinitramin. Brisanter Sprengstoff (z. B. für Torpedos). Darst.: Durch Nitrierung von Hexamethylentetramin mit 98%iger Salpetersäure; auch Nagergift.

Hexonbasen: Die basischen Aminosäuren Arginin, Lysin u. Histidin (mit je 6 C-Atomen).

Hexosamin: Glukosamin*.

Hexosen: Monosaccharide mit sechs C-Atomen, allgemeine Formel

$$C_6H_{12}O_6.$$

ll. in Aq. u. A., wl. in Ae. Süß schmeckend, vergärbar, reduzieren Fehlingsche Lsg. zu gelbrotem Kupferoxydul, ammoniakalische Silberlsg. zu Silber; in der Natur sehr verbreitet (d-Glukose, d-Fructose, d-Galaktose, d-Mannose), vgl. Kohlenhydrate.

Hexosidasen: Enzyme (Kl. Glykosidasen), die Hexosen-enthaltende Glykoside o. Disaccharide spalten, z. B. Fructosidase; s. Fermente.

Hf: *chem.* Hafnium*.

Hg: *chem.* s. Hydrargyrum.

hg: Abkzg. für Hektogramm = 100g.

HHL: Hypophysenhinterlappen, s. Hormone.

H.I.: Hämolytischer Index*.

Hibernation artificielle: „Künstlicher Winterschlaf", „kontrollierte Hypothermie", pharmak. Hibernisation. Zu dieser künstlichen Unterkühlung, die mit dem nat. Winterschlaf mancher Tiere keineswegs gleichgesetzt werden kann, benutzt man Kombinationen lytisch wirkender Phenothiazinderivate (z. B. Megaphen®, Atosil® u. a.), welche die Körpertemperatur herabsetzen und dadurch die Stoffwechselvorgänge reduzieren. Ein solches Narkosegemisch, das z. B. aus Atosil, Megaphen u. Dolantin bestehen kann, nennt man „Coctail lytique". Die Körpertemperatur wird auf etwa 32—25° gesenkt, wobei künstliche Sauerstoffbeatmung durchgeführt wird. Es tritt eine tiefe Anästhesie ein, so daß man bestimmte Operationen (besonders Herzoperationen) durchführen kann (die erste künstliche Unterkühlung wurde 1940 bei Krebskranken und Schizophrenen angewandt), vgl. Phenothiazin u. Narkose.

Hibernon®: Antihistamin, s. Histamin.

Hibiscus abelmoschus: (Abelmoschus moschatus) Fam. Malvaceae (heim. Ostindien, kult. in allen Tropengebieten). Stpfl. v. **Semen Abelmoschi:** Moschuskörner, Ambrettekörner, Bisamkörner. Best.: Äth. Öl, fett. Öl, Schleim, Harz. Anw. volkst.: als Stimulans; techn.: i. d. Parfümerie. HOM: Abelmoschus, die getrockneten Samen. **Oleum Abelmoschi seminis:** Moschuskörneröl, das äth. Öl aus den Samen, gelbl. Öl od. feste Masse von moschusartigem Geruch, l. in A. Best.: Ambrettolid (ein Lacton, Träger des Moschusgeruchs), Farnesol, Ambretolsäure, Palmitinsäure. Anw.: i. d. Parfümerie.

Hibiscus sabdariffa: Fam. Malvaceae (Ägypten, Äthiopien, Nubien, in Indien kult., Ceylon, Java, Sumatra). Stpfl. v. **Flores Hibisci sabdariffae:** Hibiscusblüten, Afrikanische Malvenblüten, Sudantee, Nubiablüten. Best.: Fruchtsäuren, roter Farbstoff. Anw.: als Aromaticum, zu Erfrischungsgetränken, zu Teegemischen.

Hidroticum(a): Schweißtreibende(s) Mittel.

Hilfsstoff: Ein arzneilich nicht wirksamer Stoff, der zur Herstellung einer optimalen Darreichungsform unbedingt erforderlich und neben den Wirkstoffen im Arzneimittel enthalten ist. Pharmazeutische Hilfsstoffe sind Stoffe oder Stoffgemische, die zur Herstellung von Arzneimitteln, zur Unterstützung oder Regelung der Arzneimittelwirkung dienen. In der verwendeten Dosis kommt ihnen keine unmittelbare pharmakologische Wirkung zu.

Hilum: *bot.* Nabel, Ablösungsstelle des reifen Samens vom Nabelstrang.

Himbeerblätter: Folia Rubi Idaei, s. Rubus idaeus.

Himbeersirup: Sirup. Rubi Idaei DAB6*.

Himmelstau: Drosera rotundifolia*.

Hippuricase: Hippurase; Ferment (Desaminase), das Hippursäure in Glycocoll und Benzoesäure zerlegt (nat. in vielen tier. Organen).

Hippursäure: Acid. hippuricum*.

Hirci: (lat.) Achselhaare.

Hirn: Gehirn, Cerebrum*, Enzephalon (griech.).

Hirnanhang: Hypophyse, s. Hormone.

Hirnhautentzündung: s. Meningitis.

Hirschbrunst: Fungus (Boletus) cervinus, s. Elaphomyces cervinus.

Hirschhorn: Cornu Cervi*.

Hirschhornöl: Ol. animale crudum ERG*.

Hirschhornsalz: Ammonium carbonicum, s. Ammoniumcarbonat.

Hirschkolbensumach: Rhus typhina, s. Rhus-Arten.

Hirschtrüffel: Fungus cervinus, s. Elaphomyces cervinus.

Hirtentäschelkraut: s. Capsella bursa-pastoris.

Hirudin: Der die Blutgerinnung aufhebende Best. in Kopf u. Schlundringen des Blutegels, s. Hirudo; vgl. Blutgerinnung unter Blut.

Hirudo (Plur. Hirudines): Blutegel. **Sanguisuga medicinalis,** deutscher B. **Sanguisuga officinalis,** ungarischer, südosteuropäischer B. u. viele andere Arten der Ordnung Annelida. Best.: Hirudin*. Anw. med.: bei Entzündungen, Blutstockungen, Hämorrhoiden usw. (Ansetzen am besten im Blutegel-Ansatzglas).

Histamin: Biogenes Amin, Gewebshormon, *chem.* β-Imidazolyl-äthylamin,

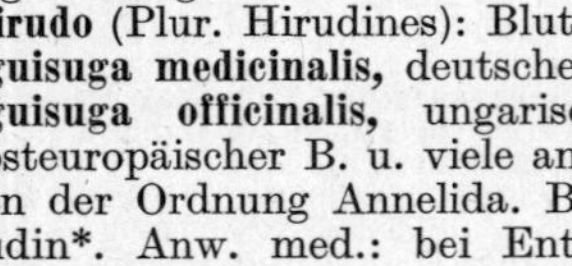

entsteht b. Fäulnis von Eiweiß, durch Decarboxylierung der Aminosäure Histidin* infolge enzymat. Einwirkung (Histidindecarboxylase). Histamin ist eine farblose Substanz, ll. in Aq. u. A., unl. in Ae., F. 83°; Kp. 209°. Histamin ist in fast allen Körperzellen enthalten (ferner wurde es auch im Mutterkorn nachgewiesen), und zeigt in noch außerordentlich geringen Mengen (Konz. von 10^{-10} bis 10^{-8}) ausgeprägte pharmak. Wirkungen: es erweitert die Kapillaren, wodurch der Blutdruck stark vermindert wird, gleichzeitig macht es die Kapillaren für das Blutserum durchlässig, das nun in die Gewebe übertreten kann; es erregt die glatte Muskulatur, worauf die Uteruswirkung von Mutterkorn mit beruht; es verstärkt die Drüsensekretion, besonders die des Magens. Die med. Anw. von Histamin entspricht diesen Grundwirkungen: um eine bessere Durchblutung bestimmt. Körperstellen zu erreichen, injiziert man (da Histamin im Darm durch d. Ferment Histidase zerstört wird) Histamin intrakutan (0,0001 bis 0,0003 g) oder subkutan (0,0003 bis 0,001 g) bei Neuralgien und rheumatischen Erkrankungen oder man verwendet es als hyperämisierenden Zusatz zu Einreibungen. Ferner gebraucht man H. zu Funktionsprüfungen d. Magensekretion oder zur Diagnose des latenten Ikterus (0,00025 bis 0,001 g subkutan).

Auch viele allergische Symptome führt man auf die Wirkung freigewordenen Histamins od. ähnlicher Stoffe (sog. H-Substanzen) zurück, wie z. B. Asthma, Heufieber, Urticaria, Exantheme, anaphylaktischer Schock usw. Man behandelt daher heute solche Erkrankungen mit **Antihistaminen.** Bei diesen handelt es sich um Derivate des Äthylendiamins

$$H_2N \cdot CH_2—CH_2 \cdot NH_2,$$

bei denen die H-Atome des Stickstoffs durch Phenyl- od. Alkylreste substituiert sind, des Colamins,

$$NH_2—CH_2—CH_2OH$$

des Propylamins,

$$CH_3—CH_2—CH_2NH_2$$

des Phenothiazins u. a. organ. Stoffe (s. Tabelle).

Neben der antiallergischen Wirkung besitzen die Antihistamine auch eine

Antihistamine

Formel	Internationaler Freiname (INN)	Präparate®
1	Alimemazin	Repeltin, Theralen
2	Antazolin	Antistin
3	Bamipin	Soventol
4	Bromazin	Ambodryl
5	Brompheniramin	Ilvin
6	Chloropyramin	Synpen
7	Chlorphenoxamin	Systral
8	Chlorpromazin	Megaphen, Largactil
9	Cyproheptadin	Nuran, Periactinol
10	Dimenhydrinat (= Diphenhydramin-8-chlortheophyllinat)	Vomex A
11	Dimetinden	Fenistil, Trimedil
10	Diphenhydramin (ohne 8-Chlortheophyllinat)	Benadryl, Dabylen
12	Diphenylpyralin (ohne 8-Chlortheophyllinat)	Kolton (Gelée)
13	Isothipendyl	Andantol
14	Levomepromazin	Neurocil
15	Mebhydrolin	Omeril
16	Meclastin	Tavegil
17	Meclizin	Bonamine, Postafen
18	Perthipendyl	Pervetrol
19	Phenbenzamin	(Antergan, Bridal, Lergitin)
20	Pheniramin	Avil
12	Piprinhydrinat (= Diphenylpyralin-8-chlortheophyllinat)	Kolton
21	Prochlorperazin	Nipodal
22	Promethazin	Atosil
23	Thiethylperazin	Torecan
24	Thonzylamin	Biomydrine T
25	Tripelennamin	Pyribenzamin

1

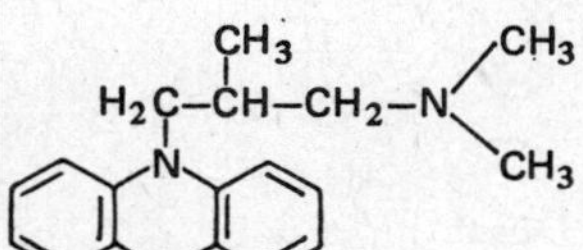

2

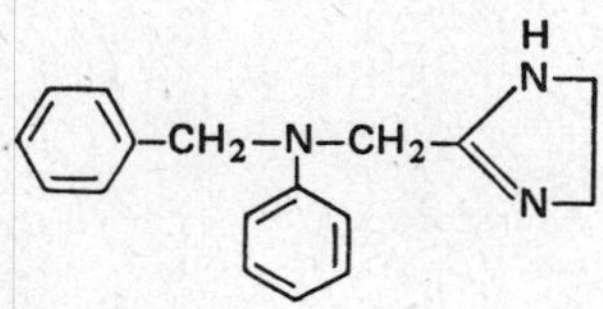

3

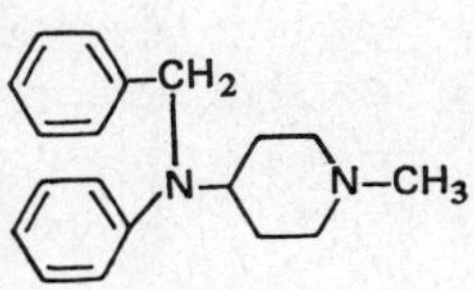

4

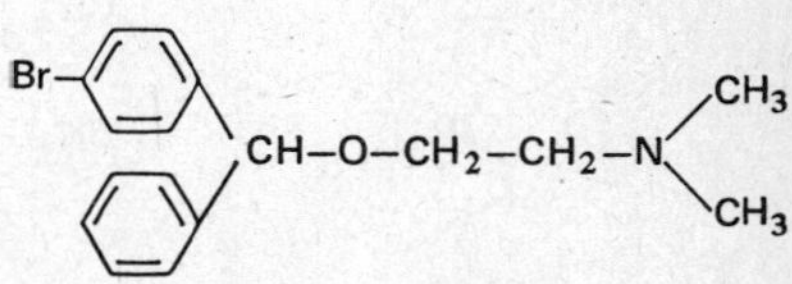

5

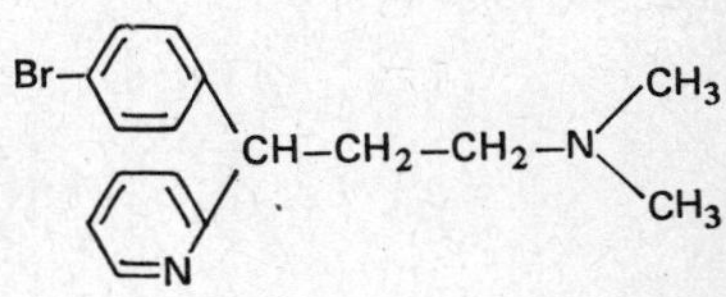

6

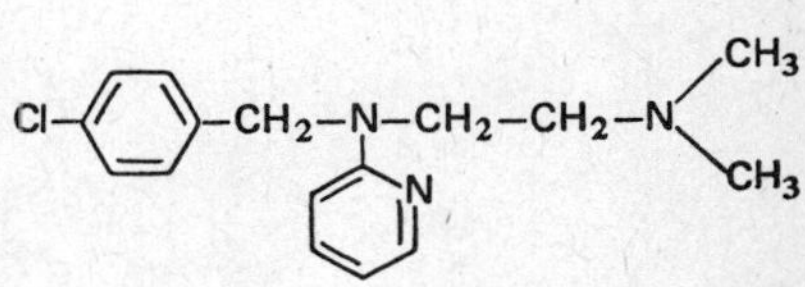

7 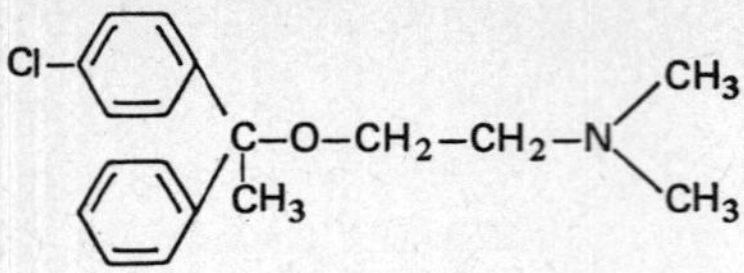

8 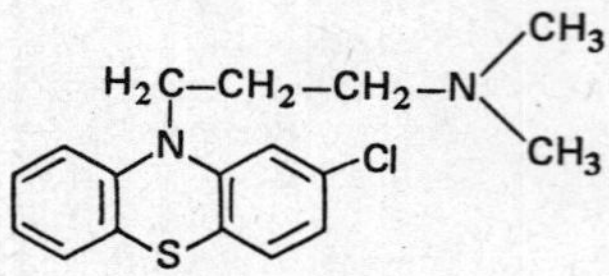

9 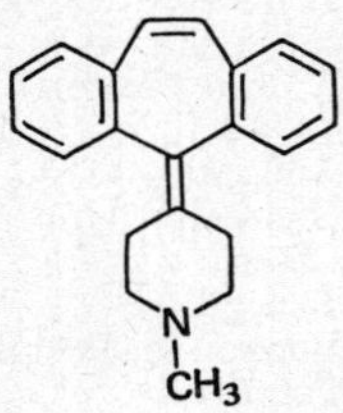

10 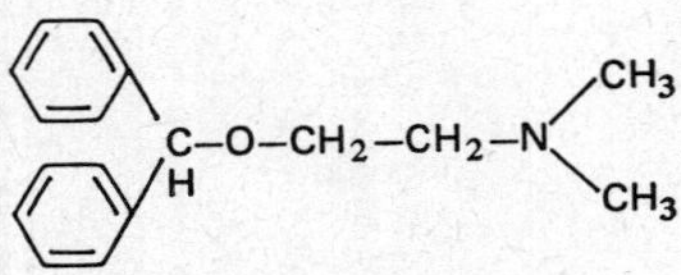

* (8-Chlortheophyllinat)

11 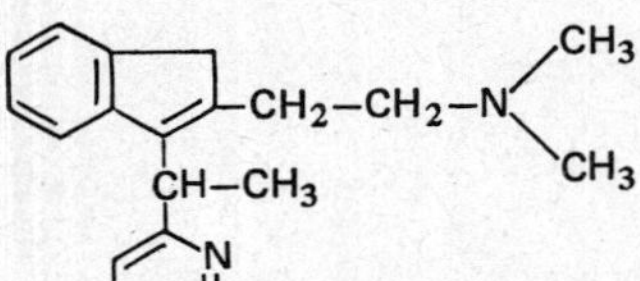

12 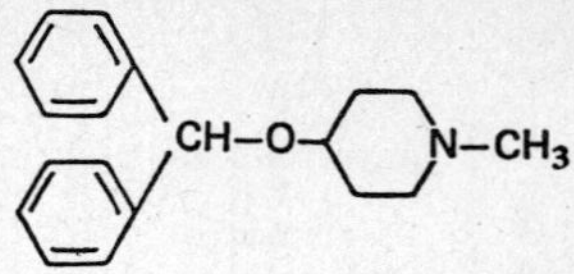

* (8-Chlortheophyllinat)

13 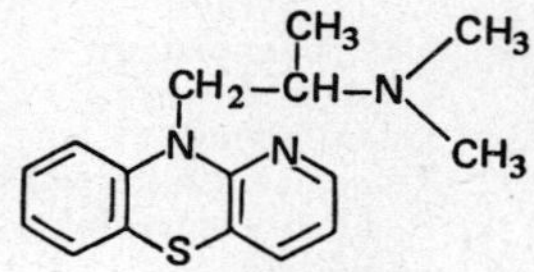

14 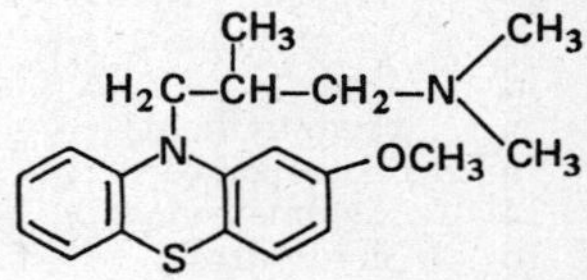

15 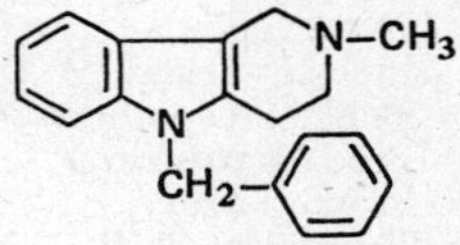

16 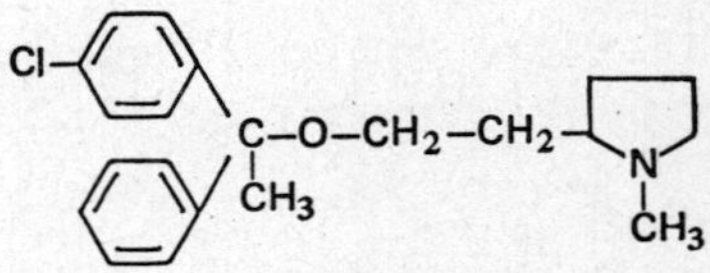

17 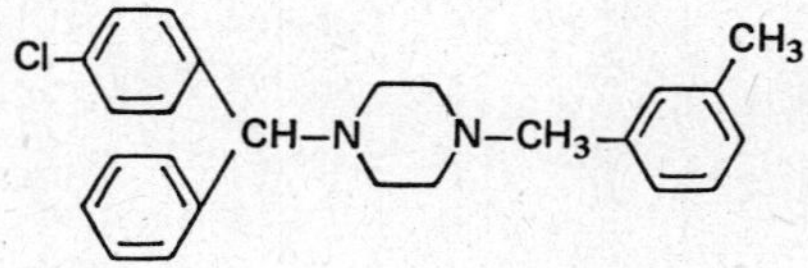

18 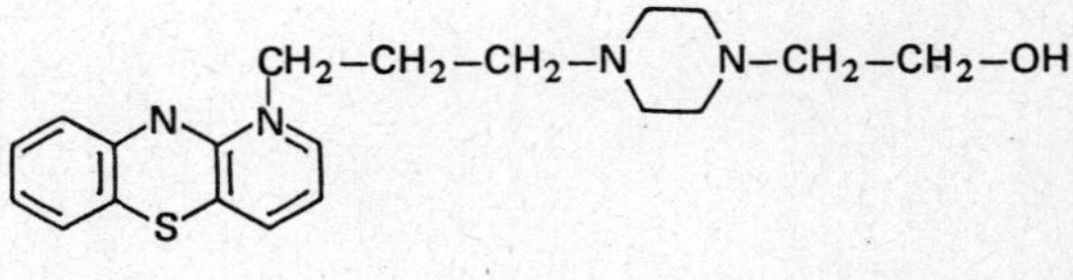

19 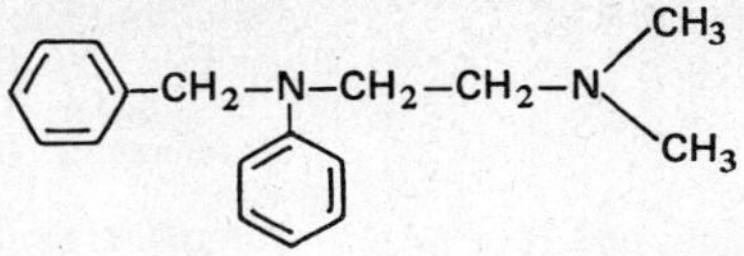

20 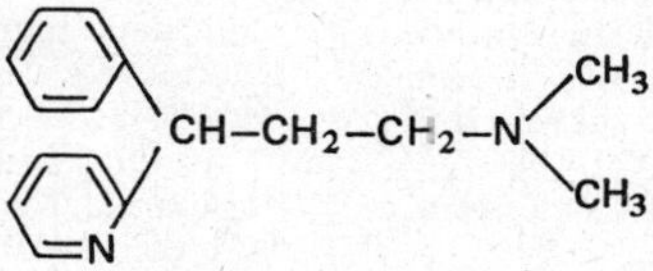

21 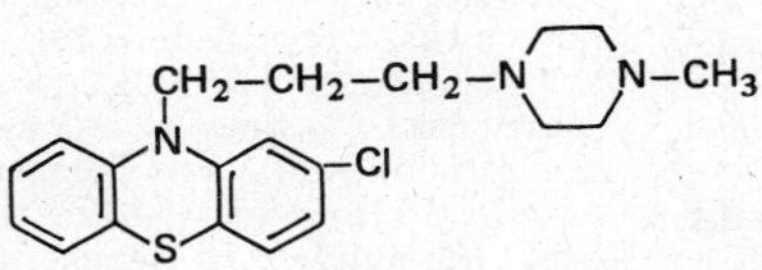

22 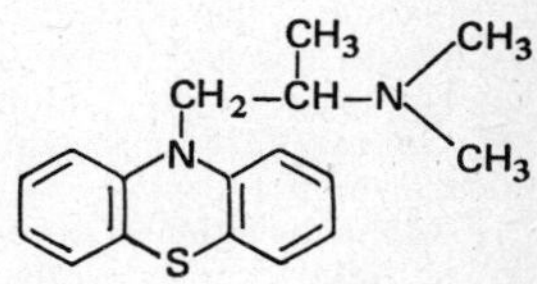

23 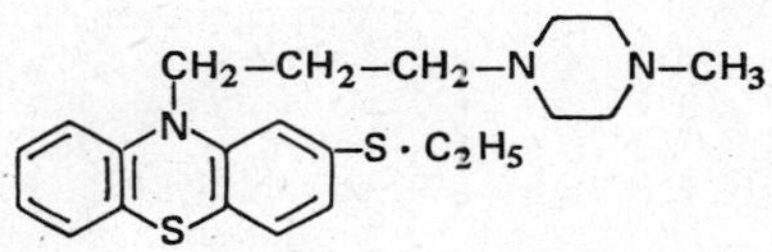

24 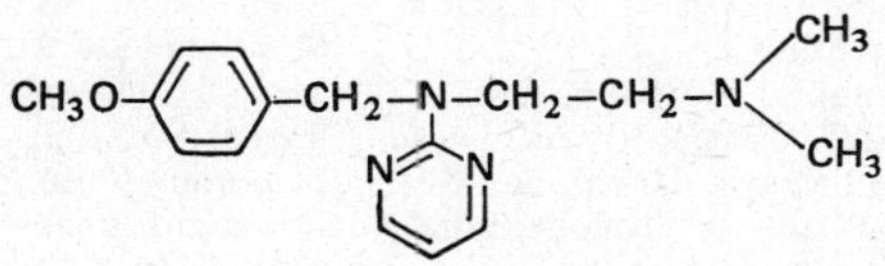

25 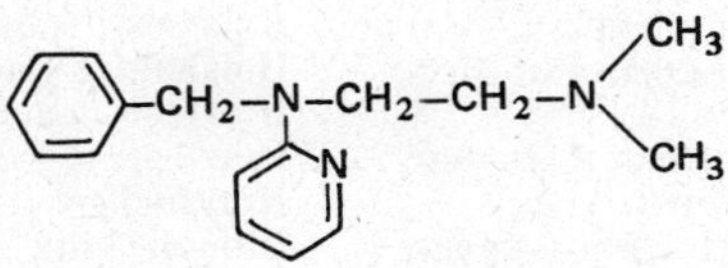

spasmolytische, lokalanästhetische und sedative Wirkung, und sie wirken auch fungistatisch, antibakteriell und entzündungswidrig. Zahlreiche Präparate im Handel.

Histaminase: histaminspalt. Enzym im Blut, eine Diaminoxidase.

Histamindihydrochlorid: Histaminum dihydrochloricum, 4-(β-Aminoäthyl)-imidazol-dihydrochlorid,

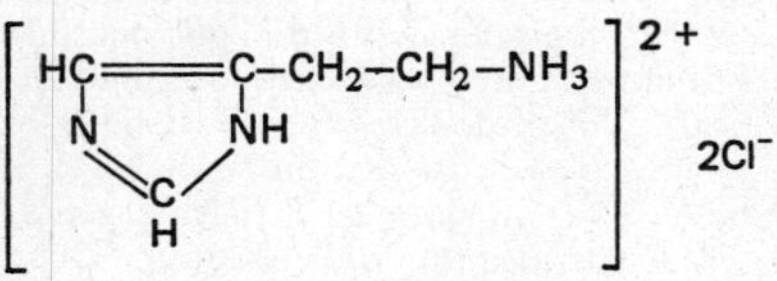

$C_5H_9N_3 \cdot 2\,HCl$, Mol. 184,1, DAB 7: Mindest. 99,0%, berechn. auf die getrocknete Substanz. Weißes, hygr., kr. Pv., das bei etwa 245° unter Zersetzg. schmilzt. ll. in Aq., A. MD 0,001 g. Aufbewahrung: Gut verschlossen und vor Licht geschützt. Vorsichtig aufzubewahren (Imido „Roche"®, s. dort).

Histidase: Histidin-(α)-desaminase, die Histidin in Glutaminsäure u. Ammoniak spaltet (nat. bes. in der Leber der Wirbeltiere).

Histidin: β-Imidazolyl-alanin, α-Aminosäure; leitet sich vom Alanin ab Histidin ist ein Baustein zahlreicher Eiweißstoffe und kommt besonders

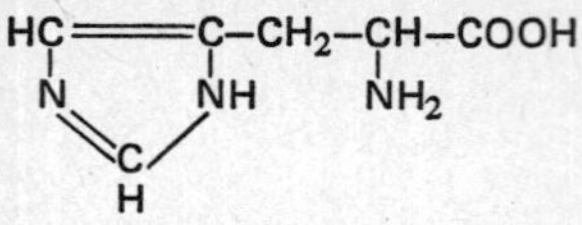

reichlich im Hämoglobin, und zwar im Globin-Anteil, vor und ist auch vermehrt im Schwangeren-Urin enthalten. In der Leber wird H. durch Histidase* in Glutaminsäure und Ammoniak zerlegt.

Histohämatin: alte Bez. f. Cytochrom.

Histologie: Gewebelehre.

Histone: Eiweißkörper, die in den Zellkernen an Nucleinsäure gebunden vorkommen (in der Thymusdrüse, in den roten Blutkörperchen der Vögel, in Spermien).

Histopathologie: Lehre von den krankhaften Veränderungen der Körpergewebe.

HML: Hypophysenmittellappen, s. Hormone.

Ho: *chem.* Holmium*.

Hoang Nau: Pfeilgift, s. Strychnos-Arten.

Hochgestellter Harn: s. Tabelle „Harnuntersuchung".

Hochpotenzen: s. Homöopathie.

Hoden: Testes, Testiculi, Orchis; s. Organotherapeutica u. Hormone. **Hodensack:** Skrotum; **Hodenentzündung:** Orchitis.

Höllenstein: s. Silbernitrat.

Hoffmannscher Lebensbalsam: Mixtura oleoso-balsamica DAB 6.

Hoffmannsgeist, Hoffmannstropfen: Spiritus aethereus DAB 6.

Hohlsuppositorien, Hohlkugeln: Längl. od. kugel. Kapseln aus Gelatine od. Kakaobutter, die m. der reinen Arzneisubstanz gefüllt und mit Gelatine bzw. Kakaobutter verschlossen werden, s. Arzneiformen.

Hohlzahnkraut: Herba Galeopsidis, s. Galeopsis segetum.

Holarrhena antidysenterica: Fam. Apocynaceae (Indien, Westafrika). Stpfl. v. **Cortex Holarrhenae antidysentericae:** Kurchirinde, Conessirinde. Best.: Conessin, Conessidin, Kurchicin, Conkurchin (Alkaloide). Anw. med.: gegen Amöbenruhr. Aus der Rinde von **Holarrhena floribunda** wurden die Steroidalkaloide Holaphyllin, Holamin u. Holaphyllamin isoliert, die sedativ u. spasmolytisch wirken u. lokal als Anästheticum Verwendung finden können (ihre anästhesierende Wirkung soll stärker sein als die des Cocainhydrochlorids).

Holler: Sambucus nigra*.

Holmium: Ho, AtG. 164, 9303, Ordnungszahl 67, III-wertig, s. Seltene Erdmetalle.

Holoenzym, Holoferment: s. Fermente.

Holunder: Sambucus nigra*.

Holunderblüten: Flores Sambuci, s. Sambucus nigra.

Holz: s. Kohlenhydrate.

Holzessig: Acetum pyrolignosum; gew. durch trockene Destillation von Holz (haupts. Fichten- u. Buchenholz), Gehalt ca. 8—10% Essigsäure. **Roher Holzessig:** Acetum pyrolignosum crudum DAB 6, Gehalt mind. 8,4% Essigsäure; braune, nach Teer u. Essigsäure riech., sauer u. etwas bitter schmeckende Fl., aus der sich allmählich teerartige Stoffe abscheiden. **Gereinigter Holzessig:** Acetum pyrolignosum rectificatum DAB 6, Gehalt mind. 5,4% Essigsäure. Gelbl., nach Teer u. Essigsäure riech., sauer u. bitter schmeckende Fl.; sowohl der rohe wie der gereinigte H. enthalten neben Essigsäure u. Teer auch Aceton u. Methanol. Auch finden beide gleiche Anwendung als Adstringens u. Desinfiziens (haupts. in der Tierheilkunde), zu Waschungen und Scheidenspülungen; techn.: zur sogen. „Schnellräucherung" (s. Konservieren).

Holzgeist: s. Methanol.

Holzkohle: Carbo Ligni, s. Carbo.

Holztee: s. Species Lignorum.

Holzteer: s. Pix liquida.

Holzzucker: s. Xylose.

Homatropin: Tropinester der Mandelsäure, $C_{16}H_{21}NO_3$, Mol. 275,33, F. 99°. Farbl. Kr., fast unl. in Aq., ll. in A., Chlf., Ae.; med. verwendet werden nur die Salze des H.

Homatropin, Bromwasserstoffsaures: Homatropinum hydrobromicum DAB 6.

Homatropinhydrobromid: Homatropinum hydrobromicum, bromwasserstoffsaures Homatropin,

$$C_{16}H_{22}BrNO_3,$$

Mol. 356,3; DAB 7: Gehalt mind. 99,0%, berechn. auf die getrocknete Substanz, Schmelztemp. 220—224° (auf Metallblock); farbl. Kr. oder weißes Pv., ll. in Aq. (in etwa 7 T.), l. in A. 90% (in etwa 40 T.); Anw. med.: als Mydriaticum wie Atropin. Dos.:

als Augentropfen 0,5—1,0%, oral 0,0005—0,001 g (ähnl. Anw. finden Homatropinchlorid u. Homatropinsulfat).

Homerianatee: Herba Polygoni avicularis, s. Polygonum aviculare.

homo-: (griech. ὅμοιος) Gleichartig, ähnlich. Präfix in der organischen Chemie, vgl. Hetero-.

Homöopathie: (v. griech. ὅμοιος παϑος = ähnliches Leiden) Heilverfahren, begründet v. Samuel Hahnemann (1755—1843), nach dem die Krankheiten m. solchen Arzneimitteln in kleinsten Dosen behandelt werden, die am gesunden Körper ähnliche Erscheinungen hervorrufen wie die zu behandelnde Krankheit (similia similibus curentur); im Gegensatz zur Allopathie (Ausdruck stammt ebenfalls v. Hahnemann), die meist entgegengesetzt wirkende Arzneimittel anwendet. Die hom. Arzneimittel werden in Potenzen verabfolgt, d. h. als Verreibungen und Verdünnungen, die nach dem Dezimalsystem (Dezimalpotenzen; D1 = 1:10, D2 = 1:100 usw.) oder nach d. Centesimalsystem (Centesimalpotenzen; C1 = 1:100, C2 = 1:10000, C3 = 1:1000000 usw.) hergestellt sind. Arzneien bis C3 od. D6 nennt man niedere Potenzen, solche von C3 bzw. D6 bis C30 bzw. D60 mittlere Potenzen u. solche ab C30 bzw. D60 (bis D200) Hochpotenzen. Als Arzneiträger dienen 1. Weingeist von verschied. %-Geh. (s. Alcohol aethylicus), 2. dest. Wasser, 3. Milchzucker, 4. Glyzerin, 5. Streukügelchen aus Rohrzucker. Urtinkturen u. Essenzen werden m. „∅" (Urtinktur), Mineralien u. Chemikalien mit „O" (Urstoff), fl. Potenzen m. „dil." (Dilutio), Verreibungen mit „trit." (Trituratio), Streukügelchen m. „glob." (Globuli), Tabletten mit „tabl." (Tabletten) bezeichnet. Maßgebend für d. Herst. von hom. Arzneien ist das Hom. Arzneibuch („HAB", 2. Aufl., erschienen 1934 b. Dr. Willmar Schwabe, Leipzig), ab 1. Okt. 1934 amtlich eingeführt, 3. Aufl., 4. Neudruck 1958; vgl. Arzneibuch.

Homogen: Durch und durch gleichartig, vgl. hetero.

Homogenisieren: Fein u. völlig gleichmäßig machen; das innige Vermischen v. Flgn. verschd. Schwere, meist m. Hilfe v. Rühr- u. Mischmaschinen (Homogenisiermaschine, Homogenisator), angewendet auch b. Emulsionen.

Homolog: (von griech. ὁμολογέω „übereinstimmend"). **Homologe Reihen:** Reihen organischer Verbdg., deren einzelne aufeinanderfolgende Glieder stets um CH_2 oder einem Vielfachen davon zunehmen, so ist z. B. die allgem. Summenformel der Paraffine C_nH_{2n+2} und d. nachfolgenden Glieder dieser homologen Reihe unterscheiden sich stets um CH_2 oder ein Vielfaches davon, z. B. CH_4 Methan, C_2H_6 Äthan, C_3H_8 Propan usw. Die einzelnen Verbdgen. einer solchen homologen Reihe, die „homologen Verbdgen.", zeigen ähnliche chem. u. phys. Eigenschaften, so daß man aus der Kenntnis eines Gliedes der Reihe Rückschlüsse auf die Eigenschaften der anderen Homologen ziehen kann. **Homologe Organe:** *med.* Organe, die ihrer Anlage nach gleichen Ursprungs sind. Sie können aber ganz verschied. Funktionen ausüben und ganz verschieden gestaltet sein.

Homorottlerin: Best. des Kamala, s. Mallotus philippinensis.

Homosexualität: Konträre Sexualempfindung, sexuale Zuneigung zu gleichgeschlechtlichen Partnern, tritt bei Männern und Frauen auf, bei letzteren auch als Tribadie, lesb. Liebe, Sapphismus bezeichnet.

Homozystein: α-Amino-γ-thiobuttersäure, eine schwefelhaltige Aminosäure; sie wird bei Zysturie im Harn ausgeschieden.

Hondurasbalsam: Amerikanischer Styrax, s. Liquidambar styraciflua.

Hondurasrinde: Cort. Cascarae amargae, s. Picramnia antidesma.

Honduras-Sarsaparille: Radix Sarsaparillae DAB, s. Smilax-Arten.

Honig: s. Mel.

Honigklee: Herba Meliloti, s. Melilotus officinalis* u. M. altissimus*.

Hopfendrüsen: Glandulae Lupuli, s. Humulus lupulus.

Hopfen, Spanischer: Origanum creticum*.

Hopfenöl, Spanisches: Oleum Origani cretici, s. Origanum creticum.

Hopfenseide: Cuscuta europaea*.

Hopfenzapfen: Strobuli Lupuli, s. Humulus lupulus.

Hora: (lat.) Stunde; **hor. un. spat.:** (horae unius spatio) auf Rezepten = in einstündigen Abständen, stündlich.

Hordenin:

$$HO \cdot C_6H_4 \cdot CH_2 \cdot CH_2 \cdot N \cdot (CH_3)_2,$$

β-(4 - Hydroxyphenyl) - äthyl] - dimethylamin, Dimethyltyramin; vork. i. Gerstenkeimen während der Keimung u. in exot. Kakteen. Farbl. Kr., l. in Aq., A., Chlf., SS u. Laugen; F. 118°, Kp. 173°.

Hordeninsulfat: Hordeninum sulfuricum,

$$(C_{10}H_{15}NO)_2 \cdot H_2SO_4 + 2\,H_2O.$$

Farbl. Kr., l. in Aq., swl. in A. Anw. med.: als Herztonicum (peripheres Kreislaufmittel ähnlich wirkend wie Sympatol). Dos. 0,5 g (subkutan 0,25 g), bei Dysentrie ED 0,5 — 5 g.

Hordeolum: *med.* Gerstenkorn (am Auge, Abszeß der Liddrüsen).

Hordeum vulgare: (u. andere Arten, H. sativum, H. polystichum). Fam. Gramineae, Gerste (kult. in Europa u. Mittelmeergebiet). Stpfl. v. **Fructus Hordei decorticatus:** (Semen Hordei decorticatum) Geschälte Gerste. **Amylum Hordei:** Gerstenmehl. **Gerstenkeime** (nicht die ruhenden Samen) enthalten neben Hordenin (s. Hordenin) reichlich Vitamine, vor allem A, B_1, D, E sowie Betain, Cholin u. Fermente. In den nicht gekeimten Samen ca. 60% Stärke u. Schleimstoffe, ca. 2% Fett. Gerstenschleim wird volkst. bei entzündlichen Magen- und Darmerkrankungen angewandt, vgl. auch Hordeninsulfat u. Maltum.

Hormone: (*ὁρμάω* = treibe an) Physiol. gebildete Wirkstoffe:

1. der Drüsen mit innerer Sekretion (*Endokrine Drüsen*); diese Hormone werden von den Drüsen unmittelbar in das Blut oder in die Lymphe abgeschieden (**Drüsenhormone** oder **glanduläre Hormone**); 2. *der Gewebe*; diese von den Geweben ausgeschiedenen Hormone entfalten ihre Wirkung an dem Ort, an dem sie gebildet werden oder in seiner nächsten Umgebung (**Gewebshormone, Lokalhormone** oder **aglanduläre Hormone**).

Man teilt die Hormone auch nach ihrer chem. Natur ein in a) **Proteohormone,** die Eiweißkörper sind oder einen eiweißähnlichen Charakter haben, z. B. Insulin, die Hypophysenhormone und das Parathormon; b) **Nichtproteohormone,** d. h. solche Hormone, die keine Eiweißkörper sind, die sich strukturchemisch von den Sterinen ableiten lassen (*Steroidhormone*) und vielfach synthetisch hergestellt werden können, z. B. die Hormone der Nebennieren und der Keimdrüsen, während man die Schilddrüsenhormone beiden Gruppen zurechnen muß.

Die Hormone sind physiologisch hochwirksame Stoffe, die in minimalsten Mengen regulierend auf die vegetativen Funktionen der Organe bzw. der Gewebe einwirken. So wirken z. B. die Hypophysenhormone noch in Mengen von ein Tausendstel Milligramm, Adrenalin noch in Verdünnungen von $1:10^{-8}$ bis 10^{-12}. Zwischen Hormonen, Vitaminen und Fermenten bestehen engste Zusammenhänge; man faßt sie unter dem Sammelbegriff „Biokatalysatoren" zusammen. Hormone kommen nicht nur im menschlichen, sondern auch im tierischen und pflanzl. Organismus vor. Über die Beziehungen der Hormone zu den Vitaminen vgl. Vitamine. Betr. der biologischen Einheiten der einzelnen Hormone s. Tabelle „Biologische Einheiten". Alle endokrinen Drüsen arbeiten auf das engste zusammen und bilden ein feinst abgestimmtes „endokrines System", dem die Hypophyse als Zentralorgan übergeordnet ist und die Funktionen der meisten anderen endokrinen Drüsen steuert.

Bei erhöhter (krankhafter) Produktion von Hormonen oder bei künstlicher Zuführung von H. in zu hoher Dosis kommt es zur Bildung von antagonistischen Stoffen im Körper (Antihormonen). Auch synthetische Substanzen können solche antagonist. Wirkungen ausüben, z. B. die Thyreostatica (Methyl- u. Propylthiouracil u. a.) oder die Antihistamine, wie auch andererseits gewisse Stoffe eine Überproduktion von Hormonen veranlassen können, so z. B. Jod, das eine Vermehrung von Schilddrüsenhormonen oder Kohlenoxid, das eine erhöhte Adrenalinausschüttung hervorruft.

Endokrine Drüsen und ihre **Hormone:**

Hypophyse (Hirnanhang, Glandula pituitaria). Diese etwa haselnußgroße Drüse mit einem Gewicht von ca. 0,5 g liegt an der Hirnbasis im sog. Türkensattel (Sella turcica) u. besteht aus zwei Hauptteilen, dem Vorderlappen (HVL, Pars anterior) und dem Hinterlappen (HHL, Pars posterior), während zwischen den beiden noch ein (beim Menschen rudimentäres) Gebilde, der Mittellappen (HML, Pars intermedia), liegt. Die Hypophyse bildet zweierlei Arten von Hormonen: solche mit selbständiger Funktion und dann die „glandotropen" H. des Hypophysenvorderlappens, welche die Funktionen der anderen endokrinen Drüsen regulieren. Insges. fand man zahlreiche Hormone der Hypophyse auf, oft ohne eindeutige Beweise, daß sie tatsächlich alle existieren, man kennt von einzelnen nur ihre Wirkungen, ohne die H. selbst bisher isolieren zu können. Von den drei Teilen der Hypophyse: Hypophysenvorderlappen, Hypophysenmittellappen, Hypophysenhinterlappen hat jeder seine ganz bestimmte Funktion und sondert bestimmte Hormone ab.

Hypophysenvorderlappen (HVL) · Adenotrope (glandotrope) Hormone.

1. **Wachstumshormon** (Somatotropes Hormon, STH) stimuliert den Kohlenhydrat- und Eiweißstoffwechsel, steigert die Assimilation und beeinflußt den Zuckerstoffwechsel. Unterfunktion ruft Zwergwuchs u. geistige Anomalien, Überfunktion Riesenwuchs (Akromegalie) hervor.
2. Die gonadotropen Hormone:
   a) **Follikelreifungshormon (FRH)** oder Follikelstimulierendes Hormon (FSH) od. Prolan A; es stimuliert das Wachstum d. Keimepithels, bewirkt im Ovarium das Wachstum der Follikel u. regt im Hoden die Samenbildung an.
   b) **Luteinisierungshormon (LH)** oder zwischenzellenstimulierendes Hormon (ICSH = interstitial cell stimulating hormone) oder Prolan B; dieses bringt die Follikel zur Reife (Follikelsprung) und „luteinisiert" das Follikel, d.h. bildet das Corpus luteum. Im Hoden stimuliert es die Zwischenzellen u. bringt sie zur Sekretion des androgenen Hormons (Testosteron).
   c) Das **luteotrope Hormon** (LTH, Prolaktin) stimuliert d. Zellen des Corpus luteum, bewirkt u. erhält deren sekretorische Funktion (Bildung des Progesterons), es bewirkt ferner die Milchsekretion u. hält sie im Gang (daher auch lactotropes Hormon oder Laktationshormon oder mammotropes Hormon genannt).
3. **Thyreotropes Hormon** reguliert die Funktion der Schilddrüse.
4. **Parathyreotropes Hormon** reguliert d. Funktion d. Nebenschilddrüsen (Epithelkörperchen).
5. **Corticotropes Hormon** (Adrenocorticotropes Hormon = ACTH*) regt die Nebennierenrinde zu vermehrter Hormonausschüttung an.

Hypothalasmus: Hier neben Vasopressin- u. Oxytocin auch Bildg. sog. hypophysotroper Releasing- u. Inhibiting-Faktoren (RF, RH; IF, IH) für HVL-Hormone.

Hypophysenmittellappen, HML, erzeugt das **Melanophorenhormon** Intermedin, Melanozyten- stimulierendes Hormon, MSH (α-u.β-Form), Polypeptide; regulieren Hautpigmentierung; Gegenspieler ist Melatonin (Epiphysenhormon).

Hypophysenhinterlappen, HHL:
Oxytocin: (Orasthin®, es wirkt uteruskontrahierend, wehenerzeugend bzw. -verstärkend. **Vasopressin** (Pitressin®, Tonephin®) wirkt gefäßkontrahierend und peristaltiksteigernd; **Adiuretin** wirkt diuresehemmend.

Schilddrüse (Glandula thyreoidea): Die etwa 25 g schwere Drüse liegt vor dem oberen Ende der Luftröhre u. des Kehlkopfes, sie enthält insgesamt ca. 8 mg Jod. 1915 wurde von Edvard Calvin Kendall aus der Schilddrüse das **Thyroxin** isoliert, das 65% Jod enthält. Jedoch ist diese Substanz nicht als das eigentliche Schilddrüsenhormon anzusprechen. Thyroxin ist vielmehr zusammen mit **Dijodtyrosin** (Jodgorgosäure) ein Bestandteil des **Thyreoglobulin** (Jod-

Hormone

Hormone der Schilddrüse

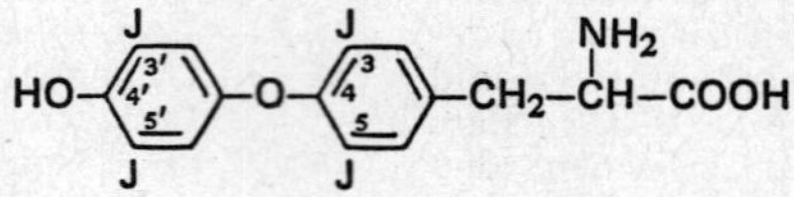

Thyroxin

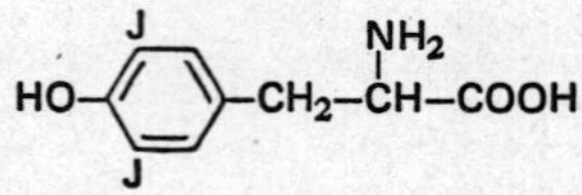

3.5-Dijodtyrosin

Sexualhormone

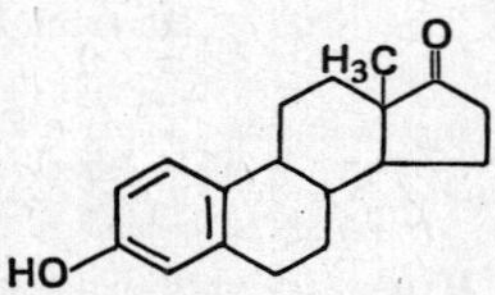

Östron
(α-Follikelhormon)

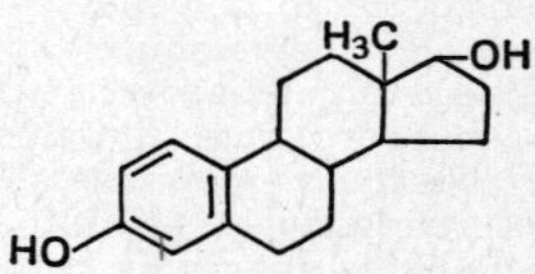

Östradiol

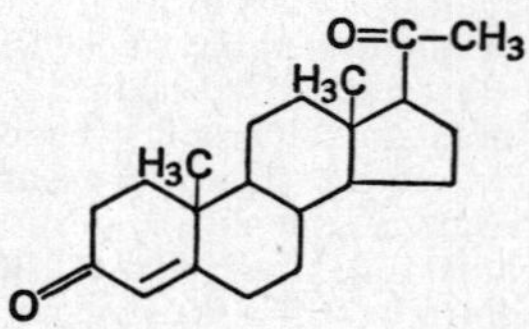

Progesteron

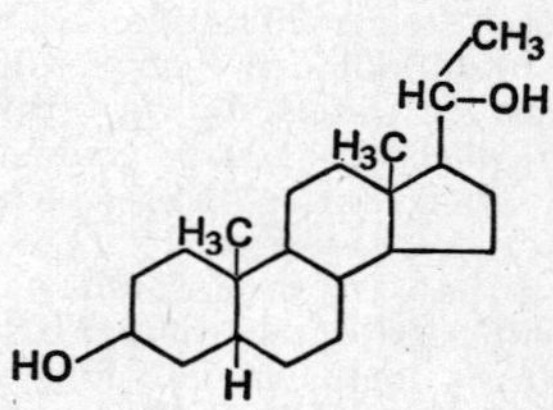

Pregnandiol

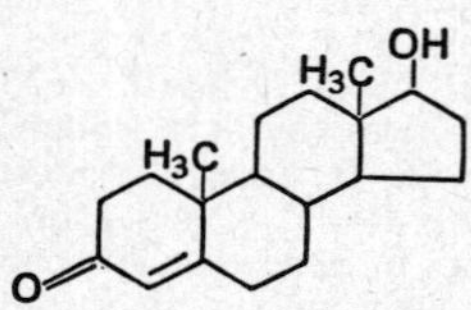

Testosteron

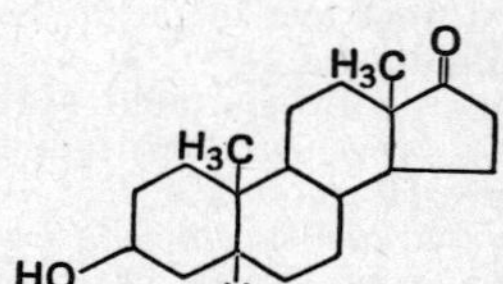

Androsteron

Hormone

Nebennierenrinden-Hormone

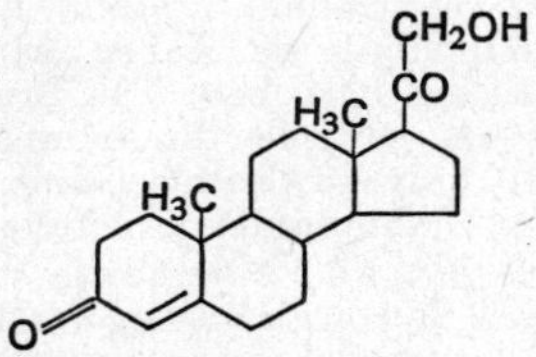

Desoxycorticosteron. DOC
(11-Desoxycorticosteron, Cortexon)

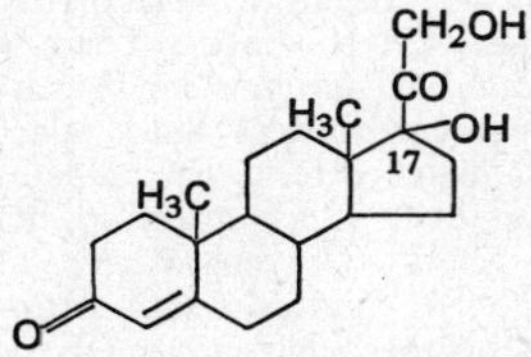

Desoxycortison, Cortexolon
(17-Hydroxy-11-desoxycorticosteron)

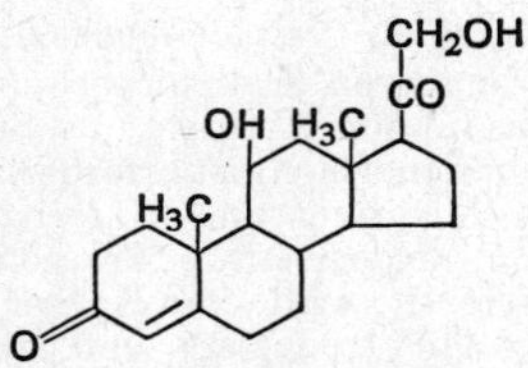

Corticosteron

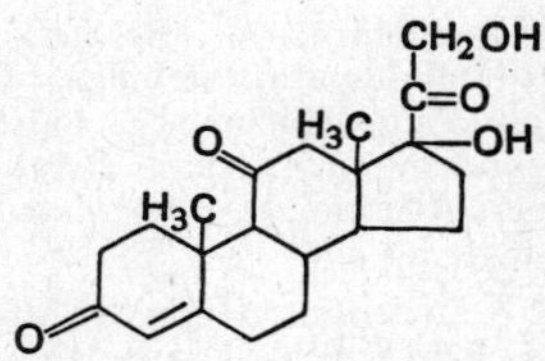

Cortison
(17-Hydroxy-11-dehydrocorticosteron)

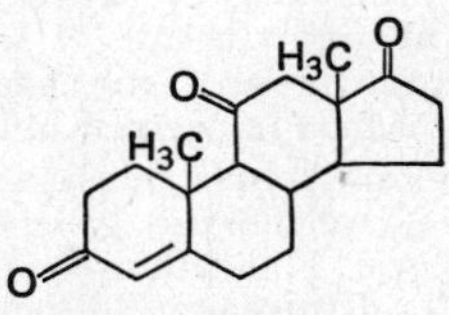

Adrenosteron

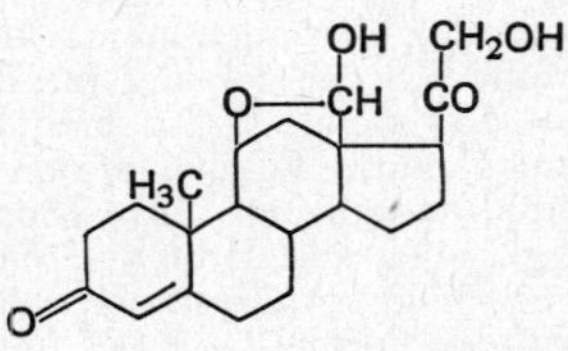

Aldosteron

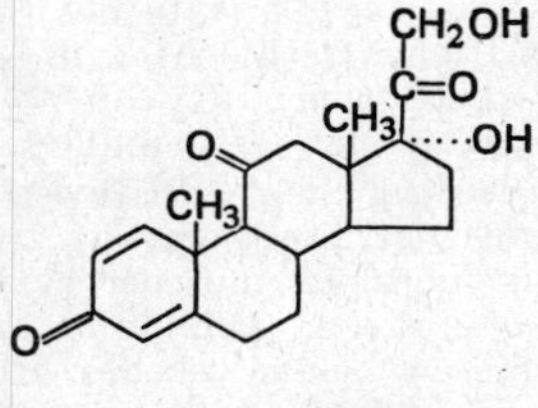

Prednison
(Δ_1-Dehydrocortison)

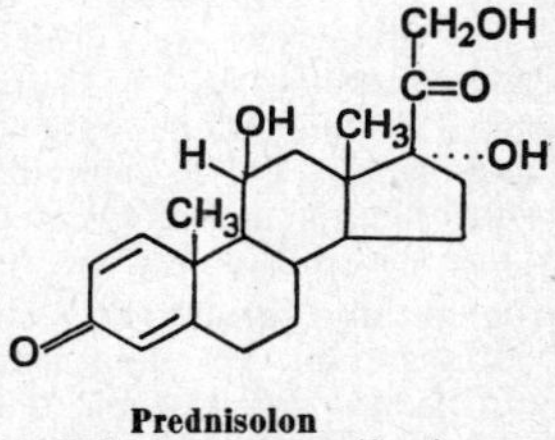

Prednisolon
(Δ_1-Dehydro-hydrocortison)

thyreoglobulin), das bei Bedarf in das Blut übertritt. Die Steuerung der Hormonausschüttung erfolgt u. a. durch das thyreotrope Hormon d. Hypophysenvorderlappens. Die Schilddrüsenhormone regulieren die gesamten Stoffwechselvorgänge im Körper, sie bestimmen die Größe des Grundumsatzes, der bei mangelnder Funktion der Drüse vermindert, bei Hyperfunktion dagegen erhöht ist. Gegen Hyperthyreosen (Thyreotoxikosen) verwendet man Thyreostatica (s. dort). Mangel an Schilddrüsenhormonen bewirkt Kropf, Myxödem, Kretinismus, Fettsucht; Überfunktion erzeugt Basedowsche Krankheit*. Winterschlaf der Tiere, durch verminderte Thyroxinbildung gelenkt? (Stoffwechsel stark herabgesetzt).

Nebenschilddrüse (Epithelkörperchen, Glandula parathyreoidea): Parathormon (Collip-Hormon) u. Calcitonin (Proteohormone) wirken regulierend auf den Calcium- u. Phosphat-Stoffwechsel.

Die **Keimdrüsen,** Hoden (Testes) u. Eierstöcke (Ovaria): Die Hormone der Keimdrüsen gehören chem. zur Gruppe der Cholesterinabkömmlinge (Steroide), sie bewirken die normale Funktion des männl. bzw. weibl. Genitalsystems und die Entwicklung der männl. bzw. weibl. Geschlechtsmerkmale. Es werden aber auch männliche H. im weibl. Körper gebildet (z. B. Androgen) und weibl. H. im männl. Organismus (vgl. Follikelhormon). **Androgene** (männliche) Sexualhormone: (vgl. auch die Hormone der Nebennierenrinde) **Androsteron,** ein Keton von der Formel $C_{19}H_{30}O_2$ und **Dehydroandrosteron,** $C_{19}H_{28}O_2$; beide Hormone werden aus dem Harn gewonnen. Das eigentliche Hormon des Hodens ist das **Testosteron,** das an Wirkung das Androsteron um das 10fache übertrifft (s. **Testosteron, Testosteronpropionat, Methyltestosteron**). Med. gelangen die männl. Sexualhormone bei hormonalen Ausfallserscheinungen, bei Potenzstörungen und Sterilität zur Anwendung. **Östrogene** und **gestagene** (weibliche) Sexualhormone: In den weiblichen Keimdrüsen werden zwei Arten von Hormonen gebildet: die **Follikelhormone** und das **Gelbkörperhormon** (Corpus-luteum-Hormon). Die **Follikelhormone** werden auch unter dem Sammelnamen „Follikulin“ oder „Östron-Gruppe“ zusammengefaßt. Hierzu gehören Östron, Östriol, α- u. β-Östradiol, Equilin, Equilinin u. Hippulin; sie haben sämtlich die Eigenschaft, beim Tier Brunst auszulösen, bewirken die Bildung der weibl. sekundären Geschlechtsmerkmale und die Proliferation des Uterus. Während Östron, die Östradiole und Östrol aus d. Harn schwangerer Frauen isoliert wurden, konnten Equilin, Equilinin u. Hippulin bisher nur im Harn schwangerer Stuten aufgefunden werden. Die Benzoesäure- und Propionsäure-Ester der Follikelhormone besitzen eine protrahierte Wirkung, (s. **Östradiol, Östradiolbenzoat, Östron**). **Progesteron** (Gelbkörperhormon, Corpus-luteum-Hormon, Schwangerschaftshormon) ist erforderlich für die Vorbereitung und Unterhaltung der Schwangerschaft, s. **Progesteron.** Progesteron wird im Körper zu **Pregnandiol** reduziert und als Diglucuronid im Harn ausgeschieden (synth. Progesteron ist z. B. Proluton®, Gestafortin® = 6-Chlor-6-dehydro-17-α-acetoxyprogesteron). Die Follikelhormone und das Gelbkörperhormon werden von den gonadotropen Hormonen Prolan A (Follikelreifungshormon) und Prolan B (Luteinisierungshormon) gesteuert. Man hat auch in Pflanzen, Kohle, Torf, Petroleum, Asphalt Substanzen aufgefunden, welche die gleichen Wirkungen wie Follikelhormone haben, die sog. **„östrogenen Stoffe“.** Auch zahlreiche künstlich gewonnene „östrogene Stoffe“ haben die gleiche Wirkung, obwohl sie chem. eine ganz andere Konstitution haben (also keine Steroide sind), so Derivate des Stilbens (α,β-Diphenyläthylen), z. B. Diäthyldihydroxystilben (Cyren A® u. Dipropionsäureester (Cyren B®) s. **Diäthylstilböstrol** und **Diäthylstilböstroldiproponiat.** Die therapeut. Anw. der Follikelhormone und der synth. Östrogene erstreckt sich außer auf die Ausfallserscheinungen des Hormons, wie Infantilismus, klimakterische Störungen, Kastrationsfolgen,

Dysmennorrhoe u. a. auch, da diese Stoffe sich gefäßerweiternd gezeigt haben, auf Durchblutungsstörungen, auch bei Erfrierungen, Migräne, Ulcus duodeni et ventriculi u. a.

Bauchspeicheldrüse (Pankreas): in den β-Zellen: **Insulin,** ein Proteohormon, s. Insulin: in den α-Zellen das Polypeptid **Glucagon,** das in der Leber das Glykogen mobilisiert und damit den Blutzucker erhöht; es hält zusammen mit Insulin den Blutzuckerspiegel konstant (Fermente s. unter Pancreatinum.)

Nebennieren (Glandulae suprarenales). Zwei den oberen Polen der Nieren aufliegende endokrine Drüsen (links von halbmondförmiger, rechts von dreieckiger Gestalt). Sie bestehen aus zwei Geweben mit völlig verschiedener Funktion: dem braunroten Mark u. der gelblichbraunen Rinde. Die Hormone des **Nebennierenmarks (NNM)** sind das **Adrenalin** u. das **Noradrenalin** mit verschied. physiol. u. pharmak. Eigenschaften u. enger biochem. Beziehung zu den sog. **Catecholaminen,** deren Biosyntheseweg vom Tyrosin über Dopa-Dopamin bei ihnen endet. Während aber Adrenalin auf die Gefäße verschieden einwirkt, indem es die tätigen Organe (Herz) erweitert, die ruhenden (Bauch, Haut) verengt, kontrahiert Noradrenalin alle Blutgefäße, mit Ausnahme der Herzkrampfgefäße. Das Nebennierenmark enthält ca. 80% Adrenalin u. ca. 20% Noradrenalin. Die Gesamtwirkung beider Hormone aber besteht in einer Erregung des Sympathicus, die Blutgefäße werden verengt, der Blutdruck erhöht, die Herztätigkeit beschleunigt und der Blutzuckerspiegel reguliert. Adrenalin wirkt sehr rasch, aber sehr kurz, da es in den Zellen sehr schnell durch eine Aminooxidase zerstört wird. (Adrenalin DAB 7 u. Adrenalin-Lösung DAB 7 s. unter Adrenalin.)

Die Nebennierenrinde (NNR) ist neben der Hypophyse das wichtigste Organ mit innersekretorischer Funktion. Sie liefert eine große Anzahl von Hormonen, die **Corticosteroide** oder Cortine (Sammelname), die sich vom Cholesterin ableiten.

Das Grundgerüst ist also — so wie dasjenige der Saponine, der Digitalisglykoside, der Krötengifte, des Ergosterins, Vitamins D u. der Keimdrüsenhormone — das Ringsystem des Cyclopentano-perhydrophenanthrens.

Von den bisher ca. 40 aus der NNR isolierten Steroiden haben sich einige als bes. wirksam erwiesen. Man teilt diese in 2 Gruppen ein: 1. **Glucocorticosteroide** u. 2. **Mineralocorticosteroide** (Halosteroide), eine scharfe Abgrenzung beider Gruppen ist jedoch nicht möglich, da sie fließende Übergänge zeigen u. ein Steroid der einen Gruppe auch die Wirkung der anderen Gruppe zeigen kann. Die Glucocorticosteroide wirken hauptsächlich auf den Kohlenhydratstoffwechsel, sie werden auch als 11-Hydroxy-Steroide bezeichnet, da sie am C_{11} eine sekundäre Hydroxyl- od. eine Ketogruppe tragen, hierzu gehören Cortison, Corticosteron, 11-Dehydrocorticosteron u. Cortisol (17-Hydroxycorticosteron, Hydrocortison). Die Mineralocorticosteroide, mit H am C_{11}, beeinflussen den Mineralstoffwechsel, ihre Hauptfunktion ist die Na-Retention. Zu dieser Gruppe gehören Desoxycorticosteron u. sein Acetat (DOCA, s. Desoxycorticosteronacetat DAB 7 u. Cortisonacetat DAB 7) u. das Aldosteron (früher Electrocortin), das 30mal stärker wirkt als Desoxycorticosteron. (Aldocorten®; natürlich. Nebennierenrindenhormon = Δ^3-3,20-Dioxo-11-β-18-oxido-18,21-dihydro-pregnen.)

Statt Cortison u. Cortisol werden heute haupts. ihre Dehydrierungsprodukte verwendet: Prednison = Δ_1-Dehydrocortison (Decortin®, Hostacortin®) u. Prednisolon = Δ_1-Dehydro-hydrocortison (Decortin H®, Hostacortin H®, Deltacortil®, die eine 5mal stärkere Wirkung aufweisen, aber den Mineralstoffwechsel und Wasserhaushalt nur wenig beeinflussen. Noch stärker wirken die Derivate des Prednisolon: 16-Methylenprednisolon (Decortilen®), 6-α-Methyl-prednisolon (Urbason®), 9-α-Fluor-16-α-hydroxy-prednisolon (Triamcinolon, Delphicort®), 9-α-Fluor-16-α-methylprednisolon (Dexamethason, Fortecortin®).

Die NNR produziert auch androgene Stoffe, das Adrenosteron,

Adrenostendion und 17-Hydroxyprogesteron, die jedoch keine geschlechtsbestimmd. Wirkung haben. Sie werden nicht nur im Urin des Mannes, sondern auch im Urin der Frau ausgeschieden, sie sind außerdem für den Eiweißaufbau wichtig.

Die NNR-Hormone werden durch das adrenocorticotrope Hormon (ACTH) des Hypophysenvorderlappens gesteuert.

Anwendung der NNR-Hormone: Als Substitutionstherapie bei Insuffizienz d. Nebennierenrinde sowie des Hypophysenvorderlappens, bei Addisonscher Krankheit; als pharmakodynamische Therapie (symptomatische Therapie) bei: rheumatischen Erkrankungen, Asthma bronchiale, Hautkrankheiten, Infektionskrankheiten, Leberkrankheiten, Blutkrankheiten, Verbrennungen, akuten Vergiftungen usw. Die Cortisone sind die stärksten entzündungs-, exsudations- u. proliferationshemmenden Mittel zur Zeit. Kontraindikationen sind vor allem Ulcus u. Osteoporose, Vorsicht bei Wunden (Operationen!) u. während der Schwangerschaft, sowie bei Diabetes.

Epiphyse (Zirbeldrüse) und Thymusdrüse: Unter den endokrinen Stoffen der Zirbeldrüse ist bisher nur Melatonin als Hormonprinzip u. Gegenspieler des Melanophorenhormons des HML erkannt worden. Die Faktoren der Thymusdrüse deuten auf immunolog. Funktionen hin.

Die Gewebshormone (aglanduläre Hormone): Histamin, *chem.* β-Imidazolyläthylamin, entsteht im Darm aus Histidin u. findet sich im Magensaft, Speichel, Galle sowie in der Lunge, Leber u. Milz; auch im Mutterkorn. Näheres über H. u. Antihistamine s. bei Histamin. **Cholin** u. **Acetylcholin** finden sich im Nervengewebe, im Darm, in d. Milz u. in d. Plazenta. Acetylcholin kommt auch in Pflanzen vor (Hirtentäschelkraut, Mutterkorn, Champignon u. and. Pilzen, sauren Gurken, Sauerkraut, Brennnesselhaaren u. a., Spuren in Kartoffeln u. im Honig). Beide H. wirken blutdrucksenkend u. anregend auf die Magen-Darm-Bewegung sowie auf die Blase. Med. Anw. finden sie bei Gefäßspasmen, bei Blasenlähmung u. atonischen Zuständen im Verdauungstractus. Acetylcholin ist der Antagonist des Adrenalins, es erregt die parasympathischen Nerven. Jedoch ist die Wirkung nur von kurzer Dauer, da es durch das Ferment Cholinesterase* (im Blut, Gehirn, Nerven) sehr schnell wieder in Cholin u. Essigsäure gespalten u. unwirksam wird (die Wirkung des Giftes E 605 kommt dadurch zustande, daß es die Cholinesterase unwirksam macht). **Sekretin,** ein Hormon der Duodenalschleimhaut, reguliert bzw. steigert die Pankreassekretion; **Cholecystokinin** u. **Pankreozymin** (ein Hormon?; Duodenum) stimulieren die Gallenblasenkontraktion u. die Enzymabgabe des Pankreas. **Gastrin** regt Magensaftsekretion an. **Angiotensin** reguliert die NNR-Tätigkeit. **Bradykinin** (Kallidin) senkt den Blutdruck.

Im Pankreas gebildet wird das **Kallikrein** (Padutin); es wirkt erweiternd auf die peripheren Gefäße u. findet daher bei Kreislaufstörungen Anwendung.

Serotonin (5-Hydroxytryptamin; Enteramin) ist offenbar wichtiger ZNS-Überträgerstoff; **8-Aminobuttersäure** (GABA) scheint neuronale Transmitterfunktion zu haben.

Auch in den Pflanzen sind Hormone aufgefunden worden, die als **Phytohormone** bezeichnet werden, so die Wachstumshormone **Auxin*** u. **Heteroauxin,** die **Blühhormone,** die **Wundhormone** u. a.

Hornblendeasbest: Alumen plumosum*.

Hornhaut des Auges: Cornea; **Hornhautentzündung:** Keratitis.

Hornkleesamen: Semen Foenugraeci, s. Trigonella foenum-graecum.

Hornstoff: s. Keratin.

Hostacain®: ω-n-Butylamino-essigsäure-2-methyl-6-chloranilid-hydrochlorid; weiß. kr. Pv., l. i. Aq. Anw.: als Lokalanaestheticum, zur Infiltrations- u. Leitungsanästhesie, auch in d. Zahnmedizin (wirksamer als Novocain u. gut verträglich).

Hostacyclin®: s. Tetracyclin.

H-Substanzen: Histaminähnl. wirkende Stoffe, s. Histamin.

Hüfte: Coxa; **Hüftgelenkentzündung:** Coxitis (Koxitis).

Hühnerauge: Clavus.

Hülse: *bot.* s. Fruchtformen.

Hüttenrauch: s. Arsentrioxid.

Huflattichblätter: Folia Farfarae, s. Tussilago farfara*.

Human-Choriongonadotropin: HCG; s. Schwangerschaftsnachweis.

Humatin®: Antibioticum, s. Paromomycin.

Humidus(a, um): Feucht.

Humor: Feuchtigkeit.

Humoralpathologie: Nach Hippokrates Entstehg. aller Krankheiten aus fehlerhafter Zusammensetzung des Blutes u. der Körpersäfte (Dyskrasie).

Humulon: α-Hopfenbittersäure, $C_{21}H_{30}O_5$, aus den Hopfendrüsen (ca. 5%) isolierter antimikrobieller Stoff (Phytonzid). Bacteriostaticum, besonders gegen grampositive Bakterien u. Mykobakterien; vgl. Humulus lup.

Humulus lupulus: Fam. Moraceae (Europa, Mittelasien, Nordamerika, in Deutschland vor allem in Bayern kult.). Stpfl. v. **Glandulae Lupuli**; Lupulinum, Hopfendrüsen, d-Drüsenschuppen d. getrockn. Fruchtstandes. Best.: ca. 50% Harzsubstanzen, aus denen Humulon* (α-Hopfenbittersäure) und Lupulon* (β-Hopfenbittersäure) isoliert wurden, die sich beide als antimikrobielle Stoffe (Phytonzide) erwiesen u. die konservierende Eigenschaft d. Hopfens bedingen. Ferner sind noch enthalt. 1—3% äth. Öl, das Humulen (Sesquiterpen), Luparon, Luparol, Myrcen, Geraniol u. a. enth. u. das Aroma bestimmt, im übrigen aber nur eine geringe sedative Wirkg. besitzt, sowie Gerbstoff, Cholin, Asparagin, Dextrose usw. Asche max. 12%. Ob die sedative Wirkung auf evtl. enthalt. Alkaloide zurückzuführen ist, ist noch strittig. Beim Lagern zersetzt sich die Droge schnell, wobei vermutlich Baldriansäure entsteht und ein baldrian- oder käseartiger Geruch auftritt. Anw. med.: als Sedativum, Antaphrodisiacum Amarum; techn.: in größt. Umfang in d. Brauerei als konservierender u. aromatisierender Zusatz zum Bier. HOM: Lupulinum. **Strobuli Lupuli:** (Flores Humuli Lupuli) Hopfenzapfen, die getrockn. weibl. Blütenstände. Best.: wie bei Gland. L., jedoch nur ca. 0,14% äth. Öl u. ca. 15% Harz. Asche max. 8%. Anw. volkst.: als Bittermittel u. mildes Schlafmittel. HOM: Lupulus, die frischen Fruchtzapfen.

Hundemilch: Lac caninum HOM.

Hundertjährige Aloe: Agave americana*.

Hundspetersilie: Aethusa cynapium*.

Hundsrose: Rosa canina*.

Hundswürger, Hanfartiger: Apocynum cannabinum*.

Hundswut: Tollwut, s. Lyssa.

Hundszungenwurzel: Radix Cynoglossi, s. Cynoglossum officinale.

Husten: Tussis; **Keuchhusten:** Pertussis.

HVL: Hypophysenvorderlappen, s. Hormone.

HWZ: Halbwertszeit*.

Hyalin: Durchscheinend, glasig; **hyaline Zylinder,** s. Harnzylinder.

Hyaline: Stickstoffhaltige Derivate der Kohlenhydrate, die z. T. frei vorkommen, z. B. in der Knorpelsubstanz (Chitin, Chondroitin u. a.).

Hyalogene: Gerüst- u. Stützsubstanzen bei niederen Tieren, die durch Alkalien in Eiweißstoffe u. Hyaline* zerlegt werden.

Hyaloplasma: Grundmasse des lebenden Plasmas, die völlig klar und durchsichtig ist und auch ultramikroskopisch nahezu leer erscheint.

Hyaluronidase: Enzymkomplex (spreading factor); setzt durch Spaltung d. Viskosität d. Hyaluronsäure, Mukoitin- u. Chondroitinschwefelsäure, der Hauptbestandteile der interzellulären Kittsubstanz mesodermaler Gewebe (Grundsubstanz), herab, wodurch sich die Permeabilität des Bindegewebes steigert. H. dient daher zur Resorptionsbeschleunigung subkutaner und rektaler Infusionen sowie subkutaner und intramuskul. Injekt. Bei der Leitungs- u. Infiltrat.-Anästhesie erfolgt schnellerer Wirkungseintritt. H. ist auch für den Befruchtungsvorgang wichtig, da durch H. der Verband der das Ei umgebend. Zellschicht gelöst u. dadurch das Eindringen d. Samens in die Eizelle ermöglicht wird. Auf die Blutgefäße wirkt H. dilatierend u. die Permeabilität steigernd. H. kommt in vielen menschl. u. tier. Organen vor, vor allem in Hoden (H. wird aus Stierhoden gewonnen) und im Sperma, in d. Haut, Milz, Hypophyse, ferner in d. Leber, Niere,

Lunge, Ovar, Uterus u. a., auch in Bakterien, Schlangen- u. Insektengiften, Standardpräparat: 1 I.E.= 0,1 mg. Viskositäts-Reduktions-Einheit (VRE) s. Tabelle „Biologische Einheiten". (Präparate: Kinetin®, Luronase®, Apertase® u. a.)

Hyaluronsäure: Ein Polysaccharid, das aus Acetylglucosamin u. Glucuronsäure (1:1) aufgebaut ist, eine stark viskose Substanz, die im Körper ein wesentlicher Bestandteil der interzellularen Kittsubstanz ist, die Oberfläche des Eies wird durch H. zusammengehalten, sie kommt ferner im Glaskörper des Auges u. i. der Nabelschnur vor. Vgl. Hyaluronidase.

Hybriden: *bot.* Bastarde.

Hydantoin: s. Diphenylhydantoin.

Hydathoden: *bot.* Wasserspalten*.

Hydnocarpus kurzii: (Taraktogenos kurzii) Fam. Flacourtiaceae (Indien). Stpfl. v. **Oleum Chaulmoograe:** (Ol. Gynocardiae, Ol. Hydnocarpi), Chaulmoograöl, Gynokardiaöl, d. fette Öl des Samens. Gelbbraunes, weiches Fett m. kristallinen Ausscheidungen u. v. eigenartigem Geruch. Best.: Glyceride der Palmitin- u. Arachinsäure, Hydnocarpussäure, Phytosterin, Eiweißstoffe. Anw. med.: inn. u. äuß. als Spezificum gegen Lepra sowie b. Hauttuberkulose, Lupus. Dos.: 4 bis 20 Tr. ansteigend, pro die bis 50 Tr., Kinder 3—4mal tgl. 2—4 Tr., am besten in Gelatinekapseln. Gleiche Anw. findet der Äthylester der Hydnocarpusfettsäuren, **Oleum Hydnocarpi aethylicum.**

Hydragogum (plur. -a). Mittel, das die Wasserausscheidung vermehrt (Harn, Schweiß, Stuhlgang).

Hydrargyri-Verbindungen: Quecksilber(II)-Verbindungen, Oxidverbindungen, Mercuri-Verbindungen, s. Hydrargyrum.

Hydrargyrosis: Quecksilbervergiftung, s. Hydrargyrum.

Hydrargyro-Verbindungen: Quecksilber(I)-Verbindungen, Oxydulverbindungen, Mercuro-Verbindungen, s. Hydrargyrum.

Hydrargyrum: (Mercurius vivus, Argentum vivum) Quecksilber, Hg, AtG. 200,59, I- u. IIwertig. Ordnungszahl 80, D. 13,594; F. —38,84°; Kp. +356,58°. Hg war schon im frühesten Altertum bekannt. Einziges bei gewöhnlicher Temperatur flüssiges Metall, silberweiß, das sich bei gewöhnl. Temp. an der Luft nicht verändert (unreines Q. überzieht sich an feuchter Luft mit einem dünnen Oxidhäutchen); verdampft schon b. gewöhnlicher Temperatur (Dämpfe sehr giftig, eingeatmetes Hg wird nur sehr langsam durch den Harn wieder ausgeschieden! Vorsicht bei zerbrochenen Thermometern! Verstreute Hg-Tröpfchen kann man mit aufgestreutem Zink- oder Kupferstaub, Schwefelblüte unschädlich machen, größere verstreute Mengen sofort aufsammeln! MAK = 0,1 mg pro m^3 Luft), beim Erhitzen geht es in rotes, kr. Mercurioxid über. Beim Schütteln m. Wasser, Salmiakgeist, Terpentinöl, Äther u. a. sowie durch Reiben m. pulverigen Stoffen läßt sich metallisches Hg zu einem feinen, grauen Pv. zerteilen, dem Hydr.extinctum o. Pulvis Aethiops per se u. den Vorgang selbst „Extingieren, Töten des Hg"; metall. Hg ist unl. in HCl u. kalter H_2SO_4, l. in heißer konz. H_2SO_4 u. in HNO_3. Die meisten Metalle (ausgen. Edelmetalle) fällen Hg aus seinen Salzlösungen. Viele Metalle lösen sich in Hg zu Legierungen, den A m a l g a m e n, die bei kleinem Metallgehalt flüssig, bei größ. Metallgeh. fest sind. Aufbewahrung erfolgt in eisernen Flaschen, da Eisen in Hg unlöslich ist. Vork. nat. meist gebunden als Zinnober (Cinnabarit, HgS), selten als Tropfen im Gestein (Jungfernquecksilber). Größte Lagerstätten sind Almadén (Süd-Spanien, bereits von den Römern ausgebeutet) u. Idria (Krain), ferner in Italien, Kalifornien, Mexiko, Rheinpfalz, Ungarn, Böhmen u. a. Gew. durch Rösten des Zinnobers b. Luftzutritt oder durch Erhitzen d. Zinnobers m. Ätzkalk od. Eisen und Kondensieren der Quecksilberdämpfe in glasierten Steinzeugröhren.

Nachweis der Quecksilberverbindungen: 1. Mit Soda i. Reagensglas erhitzt, scheidet sich am kälteren Teil des Röhrchens graues, metall. Quecksilber ab. 2. Auf metall. Kupfer, Zink od. Eisen schlägt sich aus den Lsgen. metall. Hg nieder. 3. Schwfwst. fällt schwarzes Mercurisulfid, in heißer HNO_3 unl. 4. Alkalilaugen fällen aus Mercurolsgen. schwarzes Hg_2O, aus Mercurilsgen. gelbes HgO. 5. HCl fällt aus Mercurolsgen. weißes HgCl, aus Mercuriverbdg. keine Fällung.

Quecksilber DAB 7: Hydrargyrum; Geh. 99,5—100,5%; Anw. med.: früher gegen Syphilis, heute ist diese Anwendung veraltet; techn. zur Herst. von Thermometern u. Spiegeln sowie zur Herst. galenischer Präparate verwendet (DAB 6: Unguentum Hydrargyri cinereum, Emplastrum Hydrargyri). HOM: Mercurius vivus (Aufbewahrung: Ursubstanz, 1.—3. Dez.-Pot. vorsichtig) u. Mercurius auratus (Goldamalgam) (Aufbewahrung: 1. bis 3. Dez.-Pot. vorsichtig.) Quecksilberdämpfe u. alle lösl. Hg-Verbdgen. gehören zu den stärksten anorgan. Giften (Plasmagifte). Nicht giftig sind Zinnober und gefälltes Schwefelquecksilber; Kalomel kann in größeren Mengen u. in Verbdg. m. gewissen anderen Arzneistoffen (s. Tabelle „Unverträgliche Arzneimischungen") ebenfalls Vergiftungserscheinungen hervorrufen. Symptome der **akuten Quecksilbervergiftung** sind: Metallgeschmack, Zahnfleischrötung u. -Blutung, Salivation, Erbrechen, Magen- u. Darmentzündung, Koliken, Anurie, Kollaps, der **chronischen Vergiftung:** Schwindelgefühl, Kopfschmerzen, Erregungszustände, Entzündung der Mundschleimhaut, Sprachstörungen, Schlaflosigkeit u. a. Antid.: Magenspülung, Einweiß, Milch, salinische Abführmittel, BAL*, s. Tabelle im Anhang „Gegenmittel".

Hydrargyrum aceticum oxydatum: Quecksilber(II)-acetat DAB 7, Mercuriacetat $(CH_3COO)_2Hg$, Mol. 318,7. Weiße glänzende, nach Essigsäure riech. Blättchen, ll. i. Aq., l. i. A. Darst.: Durch Lösen v. Quecksilberoxid in verd. Essigsäure u. Auskristallisieren lassen. Anw. med.: inn. als Antisyphiliticum. Dos. 0,006—0,06 g; äuß.: zu Waschungen gegen Sommersprossen (1%ige Lsgen), ferner als Reagens.

Hydrargyrum aceticum oxydulatum: Quecksilber(I)-acetat, Mercuroacetat, Essigsaures Quecksilberoxydul,

$$(CH_3COO)Hg.$$

Weißglänz. Schuppen, wl. in Aq., unl. in A. Darst.: Durch Aufeinanderwirken v. Mercuronitrat u. Natriumacetat. Anw. med.: inn. als Antisyphiliticum. Dos. 0,01—0,06 g; MD 0,1 g; MTD 0,3 g. HOM: Mercurius aceticus. (Aufbewahrung: Ursubstanz, 1.—3. Dez.-Pot. sehr vorsichtig, vor Licht geschützt.)

Hydrargyrum amidato-bichloratum: Hydrargyrum praecipitatum album DAB 6*.

Hydrargyrum ammoniatum: Hydrargyrum praecipitatum album DAB 6*.

Hydrargyrum bichloratum, Quecksilber(II)-chlorid DAB 7: (Hydrargyrum bichloratum corrosivum) Quecksilberchlorid, Mercurichlorid, **Sublimat,** $HgCl_2$. Mol. 271,5; D. 5,44; F. 277 bis 280°; Kp. 302°. Krist. weißes Pv. oder weiße, schwere, durchscheinende strahlig-krist. Stücke oder farblose glänzende Kr.; ll. i. Aq. (1 T. löst sich in 15,2 T. Aq. von 20°, in ca. 3 T. Aq. von 100°), ferner in 3,6 T. 90%ig. A., i. 17 T. Äthyläther, i. ca. 15 T. Glycerin u. i. vielen and. organ. Lösungsmitteln. Die wäßrige Lsg. reagiert schwach sauer. Beim Erhitzen schmilzt es (im Gegensatz zu HgCl) u. verflüchtigt sich vollständig. Darst.: Durch Sublimation v. Mercurisulfat m. Natriumchlorid od. durch Auflösen v. Hg-Oxid in verd. HCl. Mit vielen Alkaloiden sowie m. Eiweiß gibt es unl. Verbdgen. $HgCl_2$ ist ein starkes Protoplasmagift (bindet u. denaturiert das lebende Eiweiß), das in Verd. 1:20000 d. Wachstum der meisten Mikroorganismen hemmt u. sie in Verd. 1:1000 in wenigen Min. abtötet. Durch Zusatz v. Kochsalz wird d. Giftwirkung abgeschwächt, weil NaCl die hydrolytische Spaltung des Sublimats verhindert u. mit Sublimat ein Komplexsalz Na_2HgCl_4 bildet (s. Pastilli Hydrargyri bichlorati DAB 6). Anw. med.: inn. als Antisyphiliticum. Dos. 0,003—0,01 g; MD 0,02 g; MTD 0,06 g; letale Dos. 0,2—1,0 g; äuß. als Antisepticum (in 0,1—0,2%ig. Lsg.) u. Causticum (DAB 6: Pastilli H. bichl., bestehen zu gleichen T. aus $HgCl_2$ u. NaCl u. müssen m. Eosin rot gefärbt sein); techn.: z. Konservieren v. anatomischen Präparaten, z. Einbalsamieren v. Leichen, zur Holzkonservierung, als photograph. Verstärker, als Saatbeize (0,1%). HOM: Mercurius sublimatus corrosivus. (Aufbewahrung: Ursubstanz, 1.—3. Dez.-Pot. sehr vorsichtig.) Antidot. s. Hydrargyrum u. Tabelle im Anhang „Gegenmittel".

Hydrargyrum bichloratum ammoniatum: Hydrargyrum praecipitatum album DAB6*.

Hydrargyrum bijodatum (rubrum) DAB6: Quecksilber(II)-jodid, Mercurius jodatus ruber, Mercurijodid, HgJ_2. Mol. 454,4; D. 6,28; F. 257°; Kp. 351°. Scharlachrotes, schweres, kr. Pv., l. in heiß. A., wl. in kaltem A. sowie in Kaliumjodidlsg. (vgl. Nesslers Reagens) u. Ae., fast unl. in Aq. Darst.: Durch Verreiben der beid. Elemente (mit etwas A.) oder durch Zusammenbringen der Lsgen v. Quecksilberchlorid m. Kaliumjodid. Anw. med.: selten gegen Syphilis. Dos. 0,005 g; MD 0,02 g; MTD 0,06 g. HOM: Mercurius bijodatus. (Aufbewahrung: Ursubstanz, 1.—3. Dez.-Pot. sehr vorsichtig, vor Licht geschützt.)

Hydrargyrum bromatum: Quecksilber(I)-bromid, Mercurobromid, HgBr. Mol. 280,5. Anw. med.: früher wie Kalomel.

Hydrargyrum chloratum, Quecksilber(I)-chlorid DAB7: (Hydrargyrum chloratum mite sublimatione paratum) Quecksilber(I)-chlorid, Quecksilberchlorür, Mercurochlorid, **Kalomel,** Hg_2Cl_2, Mol. 472,1; D. 7,15. Feines, weißes bis gelbl.weißes Pv., Gehalt mind. 99,5% Hg_2Cl_2. Es zersetzt sich am Licht u. verflüchtigt sich beim Erhitzen auf 383° ohne zu schmelzen (im Gegensatz zu Sublimat!), unl. in Aq., A., Ae., l. in konz. SS. Kalomel ist stark lichtempfindlich, schon das Tageslicht kann eine Zersetzung in Sublimat (!) u. Quecksilber verursachen. Beim Übergießen mit NH_3 färbt es sich tiefschwarz (von fein verteilt. Hg); daher der Name „Kalomel" καλός = schön, μελας = schwarz). Mit Alkalien, blausäurehaltig. Stoffen, Hypophosphiten, Pyrazolonen u. a. (s. Tabelle „Unverträgliche Arzneimischungen") bildet es lösl. Komplexsalze, die ebenfalls schwere Vergiftungen hervorrufen können. Mit Zucker setzt es sich allmählich bei Gegenwart von Feuchtigkeit zu Sublimat um, Kalomel darf daher stets nur m. Milchzucker vermischt werden. Darst.: Durch Sublimation einer Mischung v. Sublimat m. Quecksilber oder durch Versetzen einer Quecksilber(I)-salzlsg. mit einem lösl. Chlorid. Anw. med.: als Diureticum u. Laxans, auch bei Leberstauung (färbt d. Kot grünlich). Dos. 0,2 bis 0,5 g, Kinder 0,01—0,1 g; MD zu Einspritzungen 0,1 g; techn.: in d. Porzellanmalerei. HOM: Mercurius dulcis. (Aufbewahrung: Ursubstanz, 1. bis 3. Dez.-Pot. vorsichtig, vor Licht geschützt.)

Hydrargyrum chloratum mite: Hydrargyrum chloratum DAB6*.

Hydrargyrum chloratum vapore paratum DAB6: Durch Dampf bereitetes Quecksilberchlorür, HgCl, Dampfkalomel. Darst.: Man leitet Quecksilberchlorürdämpfe (aus der Sublimation) in Wasserdampf, wobei sich HgCl niederschlägt. Feines, weißes Pv., das beim Reiben im Mörser gelbl. wird; mikrokristallinisch. Sonstige Eigenschaften wie H. chloratum mite, jedoch infolge seiner feineren Dispersion stärker wirkend, wird daher inn. kaum verwendet, sondern hauptsächlich als Einstäubemittel b. Augenerkrankungen (dabei darf gleichzeitig inn. Kaliumjodid nicht verabreicht werden, da dieses in der Tränenflgk. als HgJ, das ätzend wirkt, ausgeschieden werden würde!).

Hydrargyrum chloratum via humida paratum ERG: Gefälltes Quecksilberchlorür, Hg_2Cl_2. Mol. 472,1. Darst.: Durch Fällen einer Quecksilbersalzlsg. m. Kochsalz od. Salzsäure. Feines, weißes, am. Pv. Eigenschaften u. Anw. wie vorstehend, s. Tabelle „Unverträgliche Arzneimischungen".

Hydrargyrum cyanatum DAB6: Quecksilberzyanid, Quecksilber(II)-cyanid, Mercuricyanid, $Hg(CN)_2$. Mol. 252,6. Farbl. Kr., l. in Aq. u. A., wl. in Ae., Geh. an Hg 79,41%; an HCN 21,39%. Darst.: Durch Kochen v. HgO m. Berliner Blau. Anw. med.: früher b. Diphtherie. Dos. 0,0005 g; MD 0,01 g, MTD 0,03 g. HOM: Mercurius cyanatus. (Aufbewahrung: Ursubstanz, 1.—3. Dez.-Pot. sehr vorsichtig!)

Hydrargyrum dijodparaphenolsulfonicum: (H. sozojodolicum ERG) Dijodparaphenolsulfonsaures Quecksilberoxid, Sozojodol-Quecksilber,

$$C_5H_2J_2OSO_3Hg.$$

Mol. 654,5. Orangerotes, feines Pv., l. in NaCl-Lsg., fast unl. in Aq. u. A.,

Geh. an Hg 31,1%. Darst.: Durch Fällen einer Lsg. v. Sozojodolnatrium m. Mercurinitrat. Anw. med.: als Antisepticum u. Antiparasiticum. MD 0,05 g; MTD 0,1 g; haupts. vet. verwendet.

Hydrargyrum extinctum: „Getötetes“ Quecksilber, s. Hydrargyrum.

Hydrargyrum jodatum (flavum) ERG: Quecksilber(I)-jodid, Quecksilberjodür, Mercurius jodatus viridis, Mercurojodid, HgJ. Mol. 327,54. Gelbgrünes, am. Pv., unl. in A., swl. in Aq., sehr lichtempfindlich, Geh. an Hg 61,25%, an J 38,75%. Darst.: Durch Verreiben v. metallischem Quecksilber m. elementarem Jod. Anw. med.: als Antisyphiliticum. MD 0,02 g; MTD 0,06 g. HOM: Mercurius jodatus flavus. (Aufbewahrung: Ursubstanz, 1.—3. Dez.-Pot. sehr vorsichtig, vor Licht geschützt.)

Hydrargyrum nitricum oxydatum ERG: Quecksilber(II)-nitrat, Salpetersaures Quecksilberoxid, Quecksilberoxidnitrat, Mercurinitrat, $Hg(NO_3)_2$. Mol. 324,6; D. 4,3. Farbl., hygr. Kr., ll. in salpetersäurehaltigem Aq. Darst.: Durch Auflösen v. HgO in Salpetersäure. Anw. med.: als Antisyphiliticum. Dos. 0,004—0,015 g; MD 0,02 g; MTD 0,06 g.

Hydrargyrum nitricum oxydulatum ERG: Quecksilber(I)-nitrat, Salpetersaures Quecksilberoxydul, Quecksilberoxydulnitrat, Mercuronitrat,

$$Hg_2(NO_3)_2 + 2H_2O.$$

Mol. 561,3. Farbl., hygr. Kr., l. in Aq. u. verd. Salpetersäure. Anw. med.: als Antisyphiliticum. Dos. 0,006 bis 0,015 g; MD 0,02 g; MTD 0,06 g. HOM: Mercurius nitrosus. (Unrichtige Bezeichnung, da kein Nitrit! Aufbewahrung: Ursubst., 2. u. 3. Dez.-Pot. sehr vorsicht., vor Licht geschützt.)

Hydrargyrum oleinicum Erg. Quecksilberoleat, Ölsaures Quecksilberoxid, ein Gemisch v. Mercurioleat m. freier Ölsäure, Geh. 25% Quecksilberoxid entsprechen 23,15% Hg. Schwach gelbl.-weiße Masse v. Salbenkonsistenz, l. in fetten Ölen, Benzin, wl. in A. u. Ae. Darst.: 25 T. Gelb. Quecksilberoxid werden m. 25 T. A. in einer Porzellanschale angerührt, d. Gem. 75 T. Ölsäure zugefügt u. bis zur gleichmäßigen Dicke verrührt. Nach 24std. Stehen wird unter ständ. Rühren auf höchstens 60° erwärmt, bis der A. verdunstet ist u. das Gesamtgewicht 100 T. beträgt. Anw. med.: äuß. zu Einreibungen gegen Syphilis.

Hydrargyrum oxycyanatum DAB 6: (H. oxycyanatum cum Hydrargyro cyanato) Quecksilberoxycyanid, cyanidhaltiges Quecksilberoxycyanid; e. Misch. v. 33,3% Quecksilberoxycyanid $Hg(CN)_2 \cdot HgO$, u. 66,6% Quecksilbercyanid, $Hg(CN)_2$. Weiß. bis gelbl.-weiß. Pv., l. in 19 Aq. Darst.: Durch Lösen v. HgO u. $Hg(CN)_2$ in Aq. u. Eindampfen. Anw. med.: als Antisyphiliticum u. Antisepticum wie Sublimat, jedoch 6mal stärker wirkend u. weniger ätzend als dieses (da es Eiweiß nicht koaguliert). MD 0,01 g; MTD 0,03 g. **Pastilli Hydrargyri oxycyanati** DAB 6 bestehen aus 10 Quecksilberoxycyanid, 4 Natriumbicarbonat u. 6 Natriumchlorid, m. Teerfarbstoff blau gefärbt, je 1 oder 2 g schwer.

Hydrargyrum oxycyanatum verum ERG: Wahres Quecksilberoxycyanid, Geh. 97,36—99,24% Quecksilberoxycyanid. Weiß. bis gelbl. Pv., wl. in Aq. Sehr explosiv!

Hydrargyrum oxydatum (flavum) via humida paratum DAB 6: Gelbes Quecksilber(II)-oxid, Gelbes Mercurioxid, Gelbes Präzipitat, HgO. Mol. 216,61. Gelbes, am. Pv., unl. in Aq. u. A., ll. in SS, sehr lichtempfindlich, Geh. an Hg 92,61%. Darst.: Durch Fällen v. Sublimatlsg. m. NaOH. Anw. med.: als Antisepticum; äuß.: b. Augenerkrankungen (Blepharitis, Konjunktivitis, Keratitis) in Form der Ungt. Hydrargyri flavum DAB 6 u. DAB 7 (Gelbe Quecksilberoxidsalbe), s. Unguentum Hydrargyri flavum.

Hydrargyrum oxydatum (rubrum) DAB 6: Rotes Quecksilber(II)-oxid, Rotes Mercurioxid, Rotes Präzipitat, HgO. Sehr feines, gelbl.-rotes Pv., unl. in Aq. u. A., ll. in SS. Darst.: Durch Erhitzen v. Mercuronitrat m. metallischem Hg. Anw.: Reagens DAB 7, Anw. med.: äuß. als Salbe b. schlecht heilenden Geschwüren (DAB 6: Ungt. Hydrargyri rubrum 10%). HOM: Mercurius praecipitatus ruber. (Aufbewahrung: Ursubstanz, 1.—3. Dez.-Pot. sehr vorsichtig, vor Licht geschützt.)

Hydrargyrum oxydulatum nitrico-ammoniatum: Mercurius solubilis Hahnemanni HOM, Mercurius praecipitatus niger, Hahnemanns lösl. Quecksilber, kein einheitliches Präparat, z. größtem T. Mercuro-Ammoniumnitrat. Schwarzes Pv. Anw. med.: gegen Syphilis. (Aufbewahrung: 1.—3. Dez.-Pot. sehr vorsichtig.)

Hydrargyrum praecipitatum album DAB 6: Weißes Quecksilberpräzipitat, Quecksilber(II)-amidochlorid, Mercur. praecipitatus albus (H. ammoniatum, H. bichloratum ammoniatum, H. amidato-bichloratum, Mercuri-Ammoniumchlorid), $HgNH_2Cl$. Mol. 252,1, Geh. mind. 98,3% $HgNH_2Cl$. Weiße Stücke od. weiß. am. Pv., fast unl. in Aq., l. in SS. Darst.: Durch Umsetzen v. Quecksilberchlorid m. Ammoniaklsg. Anw. med.: zu Salben n. Ekzemen, syphilitischen Geschwüren, Skabies, Parasiten (Aftersalbe b. Oxyuren), s. Unguentum Hydrargyri album.

Hydrargyrum rhodanatum: Hydrargyrum sulfocyanatum*.

Hydrargyrum salicylicum DAB 6: Anhydro-Hydroxymercurisalicylsäure, Quecksilbersalicylat, Merkurisalicylat. Mol. 336,63, Geh. mind. 54,8% Hg, Weiß. bis hellrosa gefärbtes Pv., fast unl. in A. u. Aq., l. in NaOH u. Chlornatriumlsg. Darst.: Durch Einwirkung v. Salciylsäure auf Quecksilberoxid. Anw. med.: intramuskulär in Olivenöl od. Paraffin suspendiert b. Lues (Dos. 0,05—0,01 g); inn.: MD 0,15 g.

Hydrargyrum sozojodolicum ERG: H. dijodparaphenolsulfonicum*.

Hydrargyrum subsulfuricum: H. sulfuricum basicum*.

Hydrargyrum sulfocyanatum: Hydrargyrum rhodanatum, Quecksilbersulfocyanid, Quecksilberrhodanid, Mercurirhodanid, Rhodanquecksilber, $Hg(CNS)_2$. Weiße Kr., l. i. A., HCl, HNO_3, wl. i. Aq. Darst.: Durch Zusammenbringen von Quecksilber(II)-nitratlsg. mit Kaliumrhodanidlsg. Bläht sich beim Erhitzen stark auf (in der Feuerwerkerei zur Herst. von „Pharaoschlangen").

Hydrargyrum sulfuratum nigrum ERG: Schwarzes Quecksilbersulfid, Quecksilbermohr, Aethiops mineralis, Aethiops mercurialis, Schwarzes Mercurisulfid ein Gemisch v. schwarzem Quecksilbersulfid, Quecksilber u. Schwefel. Schwarzes Pv., unl. in Aq., A. u. SS, l. in Königswasser. Darst.: Durch Zusammenreiben gleicher Mengen Hg u. gereinigtem Schwefel. HOM: Aethiops mineralis. (Aufbewahrung: Ursubstanz, 1.—3. Dez.-Pot. vorsichtig.)

Hydrargyrum sulfuratum rubrum DAB 6: Rotes Quecksilber(II)-sulfid, Rotes Mercurisulfid, Zinnober, Cinnabaris, HgS. Mol. 232,7. Lebhaft rotes Pv., das sich beim Erhitzen an d. Luft zersetzt, wobei d. Schwefel m. blauer Flamme verbrennt u. d. Hg sich verflüchtigt, unl. in Aq., A., HCl, HNO_3, KOH, l. in Königswasser. Darst.: Durch Sublimation v. Hg m. Schwefel; med.: nicht mehr gebräuchlich, im DAB zur Herstellung des Decoctum Zittmanni. HOM: Cinnabaris. (Aufbewahrung: vor Licht geschützt.)

Hydrargyrum sulfuricum ERG: Quecksilberoxydsulfat, Quecksilber(II)-sulfat, Schwefelsaures Quecksilberoxid, Mercurisulfat, $HgSO_4$. Mol. 296,7. Weiß. kr. Pv., l. in HCl u. konz. NaCl-Lsg., wl. in kalt. Aq. Anw.: nur techn., jedoch gibt ERG MD. 0,02 g, MTD. 0,06 g an.

Hydrargyrum sulfuricum basicum: (H. subsulfuricum), Basisches Quecksilber(II)-sulfat, $HgSO_4 \cdot 2HgO$, Basisches Mercurisulfat (Mineralum turpethum des Paracelsus). Schweres gelbes Pv., l. in SS. Anw. med.: früher gegen Syphilis sowie als Emeticum u. Purgans. HOM: Mercurius sulfuricus. (Aufbewahrung: Ursubstanz, 1.—3. Dez.-Pot. sehr vorsichtig, vor Licht geschützt.)

Hydrargyrum sulfuricum oxydulatum: Quecksilber(I)-sulfat, Mercurosulfat, schwefelsaures Quecksilberoxydul, Hg_2SO_4. Farbl. Kr.-Prismen, D. 7,56, swl. in Aq. u. verd. H_2SO_4. Darst.: Durch Zufügung von verd. Schwefelsäure zu einer Lsg. von Quecksilber(I)-nitrat. Anw.: als Katalysator bei der Oxidation organ. Stoffe.

Hydrargyrum tannicum oxydulatum ERG: Quecksilbertannat, Mercurotannat, Gerbsaures Quecksilberoxydul. Grünbraune, körnige Masse od. Schuppen, unl., Geh. ca. 55% Hg. Darst.: Durch Fällung einer Mercuronitratlsg. m. Tannin. Anw. med.: inn. b. Syphilis als mildestes Quecksilberpräparat, Dos. 0,01 g bis 0,03 g; MD 0,05 g; MTD 0,1 g.

Hydrastin: Hydrastinum.

Hydrastin, Salzsaures; H. hydrochlorid: Hydrastinum hydrochloricum ERG*.

Hydrastinin: Hydrastininium*.

Hydrastinin, Salzsaures; H. (hydro)-chlorid: Hydrastininium chloratum DAB 6.

Hydrastininium: Hydrastinin,

$$C_{11}H_{13}NO_3.$$

Oxidationsprodukt des Hydrastins. Farbl. bis schwach gelbl. Kr., swl. i. Aq., ll. in A., Ae., Chlf.; Anw. als Chlorid.

Hydrastininium chloratum DAB 6: (Hydrastininium hydrochloricum) Hydrastininchlorid, $C_{11}H_{12}NO_2Cl$. Mol. 225,56. Hydrastininhydrochlorid, Salzsaures Hydrastinin. Schwach gelbl., nadelförmige Kr. oder gelbl.-weißes kr. Pv., ll. in Aq. u. A., wl. in Ae. u. Chlf. Anw. med.: als gefäßkontrahierendes Mittel bei uterinen Blutungen. Dos. 0,025g mehrmals tgl.; MD 0,05 g; MTD 0,15 g.

Hydrastinum: Hydrastin; Tetrahydroisochinolin-Alkaloid aus dem Rhi-

$$C_{21}H_{21}NO_6,$$

zom von Hydrastis canadensis*. Weiße glänzende Kr., l. in A., Ae., Chlf. F. 132°. Anw. als Hydrochlorid.

Hydrastinum hydrochloricum ERG: Hydrastinhydrochlorid, Salzsaures Hydrastin, $C_{21}H_{21}NO_6 \cdot HCl$. Mol. 419,7. Weiß. bis schwach gelbl., hygr., kr. Pv., ll. in Aq. u. A., wl. in Chlf., fast unl. in Ae. Anw. med.: als Hämostaticum bei uterinen Blutungen. Dos. 0,025—0,3 g; MD 0,1 g; MTD 0,3 g (selten, statt dessen wird fast ausschließl. jetzt Hydrastininchlorid, s. Hydrastininium chloratum, verwendet); äuß.: in Salben bei Hämorrhoiden, Akne, Seborrhöe.

Hydrastis canadensis: Fam. Ranunculaceae, Kanadische Gelbwurzel (Kanada, Kentucky, West-Virginia, Ohio, Indiana). Stpfl. v. **Rhizoma Hydrastis:** Hydrastisrhizom, Kanadische Gelbwurzel, Blutkrautwurzel, Goldsiegelwurzel. Best.: Hydrastin* (durchschnittl. ca. 3%, nach DAB mind. 2,5%), Berberin (s. Berberinum), Canadin, Mekonin, Phytosterin, Zucker, Harz, Fett. Asche max. 6%. Anw. med.: als Hämostaticum bei uterinen Blutungen, s. Hydrastinum hydrochloricum (Extr. Hydrastis fluidum, 20—40 Tropfen mehrmals tgl.). HOM: Hydrastis, der getrocknete Wurzelstock mit anhängenden Wurzeln. (Aufbewahrung: Droge, Urtinktur, 2. u. 3. Dez.-Pot. vorsichtig.)

Hydrastisfluidextrakt: Extractum Hydrastis fluidum DAB 6.

Hydratasen: s. Fermente.

Hydratation: Bindung von Wassermol. in wäßr. Lsg. an kolloide, Ionen etc. durch Nebenvalenzen; in nichtwäßr. Lsg. „Solvatation"; durch Hauptvalenzen „Hydratisierung."

Hydrate: Anorgan. oder organ. Verbindungen mit chem. gebundenem H_2O (Kristallwasser) im Molekül.

Hydrazide: (Säurehydrazide, Carbonsäurehydrazide). Feste krist., in Aq. lösl. Verbindungen, die beim Erhitzen von Hydrazinsalzen durch Wasserabspaltung entstehen u. ammoniakalische Silbernitratlsg. reduzieren. Allg. Formel (Sre.hydrazid):

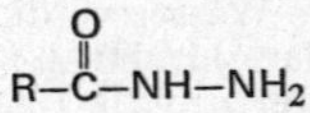

s. Isonicotinsäurehydrazid.

Hydrazin: Diamid, $NH_2—NH_2$. Darst.: Durch Oxidation von Ammoniak (z. B. mit Natriumhypochlorit). Farbl., rauchende Fl., D. 1,01; F. 1,4°; Kp. 113,5°, l. in Aq. u. A. Starkes Reduktionsmittel, bildet mit Säuren die sog. **Hydrazoniumsalze.** Beim Erhitzen explosibel; mit H_2O_2 oder fl. Sauerstoff als Raketentreibstoff benutzt.

Hydrazone: Reaktionsprodukte zwischen Hydrazin oder seinen Substitutionsprodukten (Phenylhydrazin) u. Aldehyden oder Ketonen.

Hydrazoniumsalze: s. Hydrazin.

Hydriatrie: s. Hydrotherapie.

Hydride: Verbindungen, die nur aus Wasserstoff u. einem anderen Element bestehen, z. B. Wasser, Schwefelwasserstoff, Halogenwasserstoffe usw.

Hydrierung: *chem.* Anlagerung v. Wasserstoff an organ. Verbindungen.

Hydrocarbonatwässer: s. Aquae minerales.

Hydrocarbonsäure: Ameisensäure.

Hydrocephalus: (griech.) Wasserkopf.

Hydrochinin: Hydrochininum*.

Hydrochininum: Hydrochinin,

$$C_{20}H_{26}N_2O_2.$$

Best. der Chinarinde, auch künstl. hergest. Farbl. Kr., ll. in A., Ae., Chlf., Darst.: Durch Reduktion des Chinins. Anw.: wie Chinin, gleiche Anwendung findet auch das Hydrochininhydrochlorid.

Hydrochinon: Hydrochinon, p-Dihydroxybenzol, $C_6H_4(OH)_2$. Mol. 110,1; D. 1,33; F. 172,3°; Kp. 285°. Farbl. Nadeln, l. in Aq., ll. in A., Ae. Es reduziert Fehlingsche Lsg. u.

alkal. Silbersalzlsg. Nat.: als Glykosid Arbutin* (in Bärentrauben-, Preißelbeer-, Heidelbeerblättern u. a.). Darst. durch Red. v. Chinon m. Natriumbisulfit. Anw. med.: als Antisepticum u. Antipyreticum. Dos. 0,2—0,5 g; in d. Photographie als Entwickler, da starkes Reduktionsmittel (Entwickler: 5 g H., + 70 g Kal.carb., + 40g krist. Na-sulfit werd. in 150 g Aq. gelöst u. zum Gebrauch mit der fünffach. Menge Wasser verdünnt).

Hydrochlorothiazid: 6-Chlor-7-sulfamoyl-3,4-dihydro-2H-1,2,4-benzothiadiazin-1,1-dioxid, $C_7H_8ClN_3O_4S_2$, Mol. 297,75; weiß. Pv., l. in heiß. Aq., A., Aceton, Methanol, NaOH, in kalt. Aq. prakt. unl. Anw. med.: als orales Diureticum (Salureticum) (Esidrix®).

Hydrocodonhydrogentartrat: s. Dihydrocodeinonhydrogentartrat.

Hydrocortison: 17α-Hydroxycorticosteron, Compound F, Hormon der Nebennierenrinde, s. Hormone.

Hydrogele: s. Kolloide.

Hydrogenium, Hydro-: (griech. ὕδωρ = Wasser) H, Wasserstoff, Hydrogen, AtG. 1,00797; Ordnungszahl 1; einwertig; 1 Liter H wiegt bei 0° u. 760 mm Druck 0,08995 g, er ist damit das leichteste aller Gase u. 14,38mal leichter als Luft. H ist ein farb-, geruch- u. geschmackl. sowie ungiftiges u. brennbares Gas mit kleinstem Mol, H_2 = 2,01594; es verbrennt an d. Luft mit fahler, bläulicher Flamme zu Wasser; mit Luft u. Sauerstoff gemischt ergibt es Knallgas. In Wasser ist H_2 nur sehr wenig lösl. (2 l in 100 l Wasser bei Zimmertemperatur), in A. etwas mehr, dagegen löst es sich außerordentlich gut in einigen Metallen, so vermag z. B. Palladiumschwamm das 850fache seines eigenen Volumens an H_2 aufzunehmen. Bei sehr starker Abkühlung verflüssigt sich W. zu einer farblosen Fl., die bei —252,8° C siedet u. bei —259,5° zu einer festen Masse erstarrt. D. flüssig 0,0700, fest 0,763; krit. Temp. —239,9 0,0700, fest 0,763; krit. Temp. —239,9°; krit. Druck 12,8 at; krit. D. 0,031 g/cm³. Nat.: frei in Vulkangasen, Steinölquellen, in den Gasen der Fixsterne u. des Sonnenkerns, gebunden als H_2O. Darst.: Durch Elektrolyse des Wassers, im Laboratorium durch Einwirkung v. verd. Schwfs. auf Zink od. Eisen im Kippschen Apparat*. Anw.: in der Industrie (Knallgasgebläse bis 2700°); für Reduktionsprozesse u. Hydrierungen aller Art, Ammoniaksynthese, Hydrierung von Kohle, Erdöl, Teer, zu Benzinen usw., zur Fetthärtung; als Heizgas (s. Leuchtgas) usw. **Wasserstoff-Isotope:** s. Deuterium u. Tritium.

(Wasserstoff wurde 1766 von *Henry Cavendish* geb. 1731 in Nizza, gest. 1810 in London entdeckt).

Hydrogenium hyperoxydatum solutum: Hydrogenium peroxydatum solutum, s. Wasserstoffperoxid.

Hydrogenium peroxydatum: s. Wasserstoffperoxid.

Hydrogenium sulfuratum: s. Schwefelwasserstoff unter Sulfur.

Hydrogenium superoxydatum solutum: Hydrogenium peroxydatum solutum, s. Wasserstoffperoxid.

Hydrogensalze: „Saure" Salze, „Bi"-Salze, z. B. Natriumbicarbonat = Natriumhydrogencarbonat.

Hydrolasen: s. Fermente.

Hydrolyse: *chem.* Spaltung chem. Verbdgen unter Wasseraufnahme und unter Beteiligung der Moleküle des Wassers am Vorgang, und zwar so, daß ein Spaltungsprodukt das OH-, das andere das H-Ion aufnimmt; auch der Zerfall neutraler Salze in wäß. Lsg. in SS und Basen wird als Hydrolyse bezeichnet (hydrolytische Dissoziation). In der organ. Chemie bezeichnet man u. a. als Hydrolysen: Die Zerlegung der Ester in Säuren u. Alkohole, die Spaltung von Cellulose, Stärke, Malzzucker, Rohrzucker, die Zerlegung von Eiweißstoffen usw.

Hydromorphinonhydrochlorid: s. Dihydromorphinonhydrochlorid.

Hydromorphonhydrochlorid: s. Dihydromorphinonhydrochlorid.

Hydronalium: Aluminium-Legierung mit 3—12% Magnesium sowie geringen Mengen Mangan u. Silicium. Diese Legierung ist seewasserfest u. findet daher haupts. beim Schiffsbau Verwendung, s. Aluminium.

Hydroperoxidasen: s. Katalase u. Peroxidasen.

Hydrophile Salbe: s. Unguentum emulsificans DAB 7.

Hydrophile Sole: s. Kolloide.

Hydrophobe Sole: s. Kolloide.

Hydrophobie: (griech. φόβος = Scheu, Angst) Wasserscheu, Furcht Wasser zu trinken wegen zu erwartenden Schluckkrämpfen, Symptom bei Tollwut, s. Lyssa.

Hydropiper HOM: Wasserpfeffer, s. Polygonum hydropiper.

Hydrops, Hydropsia: Wassersucht.

Hydroschweflige Säure: Thioschwefelsäure*.

Hydrosole: s. Kolloide.

Hydrostatische Waage: Waage zur Bestimmung des spez. Gewichts fester Körper, s. Spez. Gewicht, Dichte.

Hydrosulfide: Sulfhydrate*.

Hydrosulfit: Natriumdithionit, s. Natrium hydrosulfurosum.

Hydrotherapie: Hydriatrie, Wasserheilkunde (Güsse, Bäder, Wickel).

Hydrotropie: (von griech. τρεπω = werden, umändern) Fähigkeit, Stoffe in Wasser löslich zu machen, die an und für sich in Wasser unlöslich oder sehr schwer löslich sind (z. B. Eiweiße, Phenole, höhere Alkohole usw.). Die hydrotropen Stoffe heften sich an die wasserunlöslichen Stoffe u. machen sie auf diese Weise wasserlöslich, ohne jedoch eine chemische Verbindung mit ihnen einzugehen. Es sind hauptsächlich Alkalisalz-Lösungen gewisser organischer Säuren, die hydrotrop wirken, man nennt sie daher „hydrotrope Lösungen". Hydrotropie spielt in der Technik z. B. bei der Herst. von Waschmitteln, Netzmitteln („Entspannung des Wassers"), Emulgatoren sowie bei Extraktionen eine große Rolle. In der physiolog. Chemie sind hydrotrope Stoffe wichtig für die Resorption, z. B. wirkt Gallensäuren hydrotrop, indem sie sich mit Fettsäuren, Cholesterin, Carotinen usw. verknüpfen u. so ihre Resorption ermöglichen bzw. erleichtern.

Hydrovakzine: Bakteriensuspensionen in physiol. Kochsalzlsg., zur Prophylaxe.

Hydroxide: Hydroxide sind Verbindungen eines Elementes mit einer oder mehreren OH- (Hydroxyl-) Gruppen, z. B. KOH, $Ba(OH)_2$, $Al(OH)_3$. Die H. der Metalle bilden meist Basen, die H. der Nichtmetalle Säuren, z. B. Schwefelsäure, Phosphorsäure. Einige H. haben amphoteren Charakter, z. B. Aluminiumhydroxid. — In der organ. Chemie sind Hydroxyl-Gruppen Bestandteile der Alkohole u. SS.

3-Hydroxy-N-allyl-morphinantartrat: s. Lorfan.

o-Hydroxybenzamid: Salizylamid*.

4-Hydroxy-benzoesäureäthylester: Aethylium p-oxybenzoicum, Nipagin A®, $C_9H_{10}O_3$; Weißes kr., geruch- u. geschmackloses Pv.; swl. i. Aq. (etwa 1,5:1000), ll. i. A., Aceton, Ae. Anw. zur Konservierung (0,05—0,1%). **Nipakombin®** ist ein Gemisch von Natrium-Verbindungen des Äthyl- (60%) u. Propyl- (40%) Esters. Zur Konservierung (0,05—0,1%).

p-Hydroxybenzoesäuremethylester: Methylium para-oxybenzoicum, Nipagin M®; 4-Hydroxy-benzoesäure-methylester, Methylparaben,

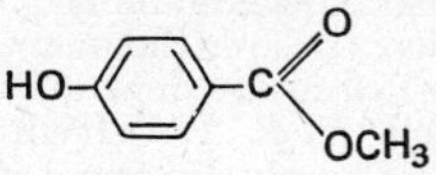

$C_8H_8O_3$. Mol. 152,2. DAB 7: Gehalt mind. 99,0%. Weißes, kr. schwach bitter schmeckendes Pv., ll. in A., Ae., Aceton, l. in Chlf., in 500 T. Aq. von 20°, 16 T. Aq. von 100°, swl. in Petroläther, l. in Alkalilaugen unter Salzbildung. Schmelztemp. 125—127°. Anw.: als Konservierungsmittel in 0,05- bis 0,14%iger Konz. (Nipagin M®). Konservieren von arzneilichen Zubereitungen s. Konservieren.

p-Hydroxy-benzoesäurepropylester: Propylium para-oxybenzoicum, Nipasol M®, Propylparaben,

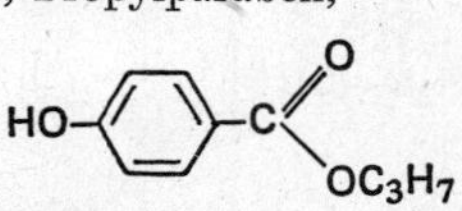

$C_{10}H_{12}O_3$. Mol. 180,2. DAB 7: Gehalt mind. 99,0%. Weißes, kr., sehr schwach bitter schmeckendes Pv., sll. in A., Ae., Aceton, l. in Chlf., ca. 2500 T. Aq. von 20°, ca. 120 T. Aq. v. 100°, swl. in Petroläther, l. in Alkalilaugen unter Salzbildung. Schmelztemp. 95—97°. Anw.: als Konservierungsmittel (0,05—0,2%) (Nipasol M®).

8-Hydroxychinolin: s. 8-Oxychinolin.

17-Hydroxycorticosteron: Hormon der Nebennierenrinde, s. Hormone.

Hydroxylamin: Oxyammoniak, NH_2OH. D. 1,204; F. 33° (unter Zersetzg.); Kp. 56,5° (bei 22 mm Druck). Farbl., hygr. Kr., sll. in Aq. u. A., swl. i. Ae., Chlf., Benzin, Schwkst., explosiv. Med. verwendet wird bisweilen **H. hydrochloricum** ERG: Hydroxylaminhydrochlorid, $NH_2OH \cdot HCl$. Mol. 69,5; D. 1,67; F. 151°; sehr giftig. Farbl. Kr., ll. in Aq., l. in A. u. Glyz. Anw. med.: wie Chrysarobin b. Hautleiden, Lupus; techn.: als Reduktionsmittel, Entwickler, Reagens.

Hydroxylaminhydrochlorid: Hydroxylaminum hydrochloricum ERG*, s. Hydroxylamin.

Hydroxyl-Gruppe: OH-Gruppe, vgl. Hydroxide.

Hydroxylzahl: Die H. gibt an, wieviel Milligramm Kaliumhydroxyd der von einem Gramm Substanz bei der Acetylierung gebundenen Essigsäure äquivalent sind. Die Hydroxylzahl dient zur Charakterisierung von Stoffen mit OH-Gruppen (z. B. von Fetten Ölen, Lösungsmitteln usw.).

Hydroxyphenyl-methylamino-äthanol-tartrat: Oxyphenyl-methylaminoaethanolum tartaricum, Oxedrin- oder Synephrintartrat, Sympatol®:

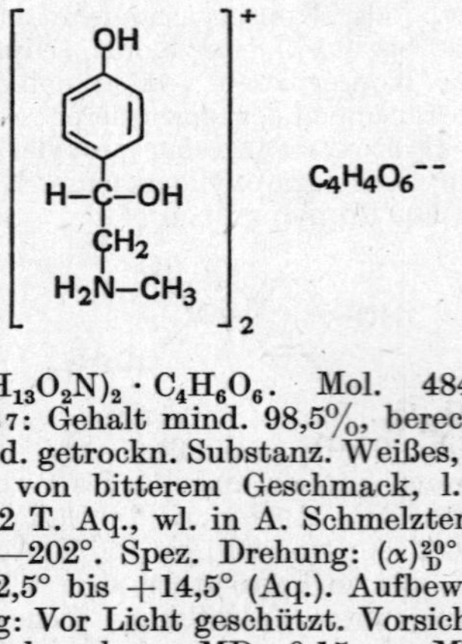

$(C_9H_{13}O_2N)_2 \cdot C_4H_6O_6$. Mol. 484,5. DAB 7: Gehalt mind. 98,5%, berechn. auf d. getrockn. Substanz. Weißes, kr. Pv. von bitterem Geschmack, l. in ca. 2 T. Aq., wl. in A. Schmelztemp. 200—202°. Spez. Drehung: $(\alpha)^{20°}_{D}$ = +12,5° bis +14,5° (Aq.). Aufbewahrung: Vor Licht geschützt. Vorsichtig aufzubewahren. MD 0,15 g; MTD 0,6 g. Anw.: als Kreislaufmittel (Sympatol®); mittl. Dos. peroral 0,1—0,2 g oder 15—20 Tr. einer 10%igen Lösung.

6-Hydroxy-purin: s. Hypoxanthin.

Hydroxy-Salze: „Basische" Salze, z. B. $Al(OH)SO_4$, basisches Aluminiumsulfat = Aluminiumhydroxysulfat, vgl. Salze.

Hydroxyzin: 1-p-Chlorbenzhydryl-4[2-(2-hydroxyäthoxy)-äthyl]-diäthylen-diamin. Anw.: bei Angst- u. Erregungszuständen, Schlaflosigkeit, Neurosen (Atarax®), vgl. Ataraktika.

Hydrozele: (griech.) Ansammlung von wäßriger Flüssigkeit, z. B. in der Scheidenhaut des Hodens (H. testis) oder des Samenstrangs (H. funiculi spermatici).

Hydrozyklon: Zentrifugalabscheider zum Trennen, Eindicken u. Entwässern festflüssiger Mischphasen. Im Gegensatz zur Zentrifuge besitzt der Hydrozyklon keine rotierenden Teile. Bei ihm läßt man die Suspension unter Druck tangential einströmen. Im Inneren entsteht so ein radiales Strömungsfeld, in dem die Festteilchen nach unten gerissen werden, während die klare Flüssigkeit oben durch ein Überlaufrohr abfließt.

Hygrometer, Hygroskop: Apparat zur Messung der Luftfeuchtigkeit.

Hygroskopisch: Wasseranziehend.

Hymen: (griech.) Jungfernhäutchen, Schleimhaut am Scheideneingang.

Hyoscin: s. Scopolamin.

Hyoscinhydrobromid: s. Scopolaminhydrobromid. **Hyoscinhydrochlorid:** s. Scopolaminhydrochlorid.

Hyoscyamin: Hyoscinum, L-Hyoscyamin, l-Atropin, Duboisin,

$$C_{17}H_{23}NO_3.$$

Mol. 289,36; F. 106—108°, Alkaloid aus den Hyoscyamus-Arten u. aus anderen Solanaceen. Weiße, verfilzte Nadeln ll. in A., Ae., Chlf. u. verd. SS, wl. in Aq., opt. linksdrehend. Anw. med.: wie Atropin. Dos. 0,0005 bis 0,001 g; MD 0,001 g; MTD 0,003 g; s. Tabelle „Unverträgliche Arzneimischungen".

Hyoscyamin, Bromwasserstoffsaures: s. Hyoscyaminhydrobromid. **H., Chlorwasserstoffsaures:** s. Hyoscyaminhydrochlorid. **H., Schwefelsaures:** s. Hyoscyaminsulfat.

Hyoscyaminhydrobromid: Hyoscyaminum (Hyoscinum) hydrobromicum; bei Verord.: Abg. v. Scopolamin-HBr.

$$C_{17}H_{23}NO_3 \cdot HBr;$$

F. 152°. Weiße hygr. Kr., ll. in Aq. u. A. Anw. med.: wie Atropin.

Hyoscyaminhydrochlorid: Hyoscyaminum hydrochloricum, Chlorwasserstoffsaures Hyoscyamin,

$$C_{17}H_{23}NO_3 \cdot HCl.$$

F. 149—151°. Weiße Kr., ll. in Aq., l. in A. Anw. med.: wie Atropin. Dos. 0,0005 g; MD 0,002 g; MTD 0,006 g.

Hyoscyaminsulfat: Hyoscyaminum sulfuricum, Schwefelsaures Hyoscyamin, $(C_{17}H_{23}NO_3)_2 \cdot H_2SO_4 + H_2O$. F. ca. 203°. Weiße, hygr. Nadeln, ll. in Aq. u. A., wl. in Ae. u. Chlf. Anw. med.: wie Atropin. MD 0,004 g; MTD 0,012 g.

Hyoscyamus muticus: s. u. H. niger.

Hyoscyamus niger: Fam. Solanaceae, Bilsenkraut (Europa, haupts. Balkan, Rußland; Indien, Nordafrika, Nordamerika). Stpfl. v. **Folia Hyoscyami: Bilsenkrautblätter,** Tollkraut, Saubohne, Saukraut, Zigeunerkraut. Best.: l-Hyoscyamin, d-Hyoscyamin, Atropin (d,l-Hyoscyamin), l-Scopolamin, Atroscin (d,l-Scopolamin), Cuskhygrine (Gesamtalkaloidgehalt mind. 0,07%), ferner Cholin u. Spuren äth. Öl, Gerbstoffe. Asche max. 30%. Anw. med.: als Narcoticum wie Fol. Belladonnae, bes. b. Asthma als Räuchermittel. MD 0,4 g; MTD 1,2 g. Die Auszüge dienen als Antineuralgica (Extr. Hyoscyami, Oleum Hyoscyami). HOM: Hyoscyamus, die ganze frische blühende Pflanze (Aufbewahrung: Urtinktur, 1.—3. Dez.-Pot. vorsichtig.) **Semen Hyoscyami: Bilsenkrautsamen.** Sehr kleine, nur 1—1,5 mm lange, nierenförmige, netzgrubige, matt graubräunliche Samen mit weißem Endosperm. Best.: Hypocyamin, Scopolamin, Atroscin, Hyoscypicrin (Bitterstoff), fettes Öl (Alkaloidgehalt 0,05 bis 0,3%). Anw. med.: wie Fol. H., jedoch stärker wirkend. MD 0,2 g; MTD 0,6 g. **Radix Hyoscyami: Bilsenkrautwurzel;** Best. wie bei Folia H. angegeben; Anw.: zur Gew. der Alkaloide. Zur Alkaloidgew. wird hauptsächlich **H. muticus,** Ägyptisches Bilsenkraut (Ägypten, Arabien, Persien) verwendet, das 1,2—1,4% Hyoscyamin enthält.

Hyoscyamus scopolia HOM: s. Scopolia carniolica.

Hypazidität: Subacidität*.

Hyper-: bezeichnet ein Übermaß, Über-, Super-, Per-.

Hyperämie: Blutüberfüllung.

Hyperästhesie: Überempfindlichkeit.

Hyperazidität: Superazidität, vermehrter Säuregehalt d. Magensaftes.

Hypercholie: Krankhafte Steigerung der Gallenbildung.

Hyperemesis: Übermäßig starkes Erbrechen. **H. gravidarum:** Erbrechen Schwangerer.

Hyperglykämie: Vermehrter Geh. des Blutes an Glucose, z. B. bei Diabetes mellitus*, s. Blutzucker.

Hyperhidrosis: Übermäßiges Schwitzen.

Hypericin: Hypericumrot, der rote Farbstoff des Johanniskrautes (s. Hypericum perforatum), Hexahydroxy-dimethylnaphthodianthron, l. in Chlf. mit tiefroter Farbe u. mit starker Fluoreszenz. Hypericin ist eine stark photosensibilisierende Substanz (s. Photosensibilisatoren). In starker Verdünnung (0,5 : 1000) wirkt es günstig bei depressiven Zuständen sowie bei Gallen- u. Leberleiden, peripheren Kreislaufstörungen u. als Diureticum; äuß. als Wundheilmittel, vgl. Oleum Hyperici unter Hyp. perforatum.

Hypericum perforatum: Fam. Guttiferae, Johanniskraut, Hexenkraut, Hartheu (Europa, Mittelasien, Nordafrika). Stpfl. v. **Herba Hyperici: Johanniskraut.** Best.: Rote Farbstoffe Hypericin* u. Pseudohypericin, gelber Farbstoff Hyperosid (= Hyperin = Quercetin-d-galaktosid), Quercetin, Gerbstoffe, Pektin, Cholin, Fett, Phlobaphene (kein Saponin), 0,05 bis 1% äth. Öl mit Terpenen u. Sesquiterpenen. Asche max. 8%. Anw. volkst.: als Nervenmittel, bei Magen- u. Darmkatarrh, als Wurmmittel; äußerl. als Wundheilmittel; vgl. Hypericin. **Flores Hyperici recentes** ERG: Frische Johanniskrautblüten.

Oleum Hyperici ERG: Johanniskrautöl. 250 T. frischer Blüten werden zerquetscht, mit 1000 T. Olivenöl gemischt u. unter wiederholtem Umschütteln an einem warmen Ort der Gärung überlassen. Danach verschließt man das Gefäß u. läßt es in der Sonne stehen, bis das Öl leuchtend rot geworden ist (was etwa sechs Wochen dauert; diese sechswöchige Sonnenlichtmazeration ist notwendig, um den gesamten Wirkstoff Hypericin* in das fette Öl übertreten zu lassen, da die fetten Öle an sich nur wenig H. aufnehmen). Danach wird abgepreßt, das Öl nach einigem Stehen von der wäßr. Schicht abgehebert, mit 60 T. getrocknetem Natriumsulfat getrocknet u. filtriert. Johannisöl ist im durchscheinenden Licht rubinrot, im auffallenden Licht fluoreszierend dunkelrot bis gelbrot u. riecht aromatisch. Unter der Analysenquarzlampe zeigt es eine ziegelrote Fluoreszenz. Anw. inn. (in starker Verd.): bei Leber- u. Gallenleiden, bei nervösen Störungen u. als allgemeines Anregungsmittel; äuß. als Wundöl; ggfs. in entspr. Verdünnungen als Zusatz zu kosmetischen Hautölen, Massageölen usw.

HOM: Hypericum, die ganze frischblühende Pflanze; ferner HOM: Hypericum pulchrum, die frische blühende Pflanze (Best. wie bei H. perforatum).

Hypermangansäure: Übermangansäure, Permangansäure, $HMnO_4$, s. Kaliumpermanganat.

Hyperoxide: Peroxide*.

Hypersekretion: s. Supersekretion.

Hypertension: s. Hypertonie.

Hyperthermie: Überhitzung, Wärmestauung, hohes Fieber.

Hyperthyreose: Krankhafte Überfunktion der Schilddrüse, s. Thyreotoxikose u. Basedowsche Krankheit.

Hypertonie: Hypertension, vermehrte Spannung (Tonus), hoher Blutdruck.

Hypertonische Lösungen: Lsgen., die einen stärkeren osmotischen Druck haben als Blut, vgl. Hypotonische Lsgen.

Hypertrichosis: Abnorm vermehrte Behaarung (Brust, Bauch, Damenbart).

Hypertrophie: Vergrößerung einzelner Gewebselemente bzw. Organe.

Hypervitaminosen: s. Vitamine.

Hyphen: Fadenförmige Pilzzellen, s. Pilze.

Hyphomyzeten: Fadenpilze, Unterklasse der Eumyzeten, s. Pilze.

Hypnagogum: (plur. -a) Schlafmittel, Hypnoticum, s. Schlafmittel.

Hypnosie: Schlafkrankheit, s. Trypanosoma gambiense.

Hypnoticum(a): Schlafmittel.

Hypo-: Präfix für unter (der Norm), auch Hyp-, Sub-.

Hypochlorige Säure: Unterchlorige Säure*. **Hypochlorite:** deren Salze.

Hypochondrium: Der seitlich unter den Rippenknorpeln liegende Teil der Oberbauchgegend.

Hypogeusie: Verminderte Geschmacksempfindung.

Hypoglykämie: Verminderter Zuckergehalt des Blutes, s. Blutzucker.

Hypogyn: *bot.* Oberständig (Fruchtknoten), s. Blüte.

Hypophosphite: Salze der unterphosphorigen Säure ($HP\,H_2O_2$).

Hypophyse: Hypophysis cerebri, Glandula pituitaria, Hirnanhang, s. Hormone u. Organotherapeutica.

Hypothalamus: (griech.) Teil des Zwischenhirns, s. Thalamus.

Hypothermie: Subnormale Körperwärme. **Hypothermie, Kontrollierte:** s. Hibernation artificielle.

Hypotonie: Hypotension, Verminderung des Tonus, des Druckes (Muskeln, Blutdruck, des intraokularen Druckes im Auge).

Hypotonische Lösungen: Lsgen, die einen geringeren osmot. Druck haben als das Blut; vgl. Hypertonische Lösungen.

Hypovitaminosen: s. Vitamine.

Hypoxanthin: 6-Hydroxy-purin. $C_5H_4N_4O$, entd. 1850 von Scherer, nat. weitverbreitete Purinbase, in pflanzl. Geweben u. tierischen Organen. Gew. durch Desaminierung von Adenin. Weiß. kr. Pv., od. farbl. Kr., swl. in Aq., unl. in A. u. and. organ. Lösungsmitteln, ll. in Mineralsäuren u. Alkali. Bei Oxidation von H. entsteht Harnsäure. Hypoxanthin hat sich für manche Mikroorganismen als Wachstumsfaktor erwiesen u. vermag bei Lactobacillusarten die Hemmwirkung von Sulfonamiden aufzuheben, vgl. Nucleoproteide u. Purin.

Hyssop: Hyssopus officinalis*.

Hyssopus officinalis: Fam. Labiatae, Ysop (Mittelmeergebiet, Mittelasien). Stpfl. v. **Herba Hyssopi: Ysopkraut**, Ispenkr., Josefskr. Best.: Äth. Öl (mind. 0,25%, s. Ol. Hyssopi), Gerbstoff, Harz, Zucker, Glykosid, Diosmin. Asche max. 10%. Anw. volkst.: bei Brustleiden, zum Gurgeln. **Oleum Hyssopi:** Ysop-Öl, das äth. Öl v. Hyss. off., würzig riech. Öl, D. 0,927—0,97, swl. i. A.; Best.: l-Pinocamphen (50%), Pinen, Sesquiterpene. Anw.: zu Gurgel- u. Augenwässern; in d. Gewürzindustrie.

I

Iatrochemie: (griech. $\iota\alpha\tau\varrho\acute{o}\varsigma$ = Arzt) Chemiatrie; Ärztl. Richtung im 16.—17. Jh., die alle Lebensvorgänge im menschlichen Körper auf chem. Vorgänge zurückführte u. ausschließlich durch chem. Mittel zu heilen versuchte. Die I. stand im Gegensatz zur **Iatrophysik,** der mechanistischen Deutung aller Lebensvorgänge, auf dem Boden der alten Säftelehre. Der wichtigste Begriff der I. war die „Fermentation", worunter man verstand, daß im Körper die Umsetzung der Stoffe, analog der Gärung, durch bestimmte Fermente erfolge, eine Anschauung, die sich bereits der modernen Physiologie nähert (z. B. hinsichtl. des Verdauungsvorgangs). Begründer der I. war Franz de le Boe (Sylvius), Arzt u. Univ.-Prof., geb. 1614 in Hanau, gest. 1672 in Leiden. Dagegen stand Paracelsus, der vielfach als Hauptvertreter dieser von ihm so benannten Lehre angesehen wird, keineswegs auf dem Boden der I.

Iatrorrhiza palmata: Fam. Menispermaceae (trop. Ostafrika, Indien, Südamerika). Stpfl. v. **Radix Colombo: Kolombowurzel,** Kalumbawurzel. Best.: die Alkaloide Iatrorrhizin, Palmatin u. Columbamin, d. Bitterstoffe Columbin u. Chasmanthin u. a., ferner Schleim, äth. Öl (thymolhaltig) u. Stärke. Asche max. 9%. Anw. med.: als Amarum u. Stomachicum, Adstringens. HOM: Columbo, die getrocknete Wurzel.

I.B.E.: Internationale Benzoat-Einheit (für oestrogene Stoffe), s. Tab. „Biologische Einheiten".

Ichthyocolla: Colla piscium ERG, Hausenblase, Fischleim. Die innere Schwimmblasenhaut verschiedener Acipenser-Arten, bes. **Acipenser huso** (Hausen, Beluga), **Acip. sturio** (Stör), **A. ruthenus** (Sterlet). Herkunft: Schwarzes u. Kaspisches Meer. Hornartige, weißl. durchscheinende, geruch- u. geschmacklose, blätterartige Häute, stark irisierend; I. besteht zu ca. 70% aus tier. Leim (s. Gelatina alba), quillt i. kalt. Aq. u. löst sich fast völlig in heiß. Aq. u. A. Asche max. 1%. Anw. techn.: z. Klären v. Flgn., als Klebemittel (Englisch Pflaster).

Ichthyol®, Ichthyolum: Ammonium bituminosulfonicum, s. Ammoniumbituminosulfonat.

ICSH: Interstitial cell stimulating hormone) Luteinisierungshormon, s. Hormone.

Icterus: Ikterus, Gelbsucht.

Ictus: (lat.) Schlag, Stoß, schlagartig auftretendes Symptom, z. B. I. apoplecticus = Gehirnschlag, I. solis = Sonnenstich.

Id: Gen, Erbanlagefaktor, s. Gen.

Identitätsreaktion: Chem. Reaktion, mit deren Hilfe eine gesuchte Substanz erkannt wird.

Idiopathisch: Bezeichnung für Krankheiten, die selbständig, primär (ohne erkennbare Ursache; essentiell) entstanden sind.

Idioplasma: Keimplasma; Substanz die die erblichen Anlagen enthält.

Idiosom(en): Chromosom*.

Idiosynkrasie: Überempfindlichkeit, außergewöhnliche Reaktion des Körpers auf bestimmte Stoffe, Arzneien, z. B. Jod, Eiweiß, vgl. Allergie.

Idiotypus: s. Gen.

I.E.: 1. Immunitätseinheit; 2. Internationale Einheit, s. Tab. „Biologische Einheiten".

Igelit: s. Polyvinylchlorid.

Ignatia HOM: s. Strychnos ignatius.

Ignatiusbohne: Semen Ignatii, s. Strychnos-Arten.

Ileum: Intestinum ileum. Krummdarm.

Ileus: Darmverschluß.

Ilex-Arten: Fam. Aquifoliaceae. **Ilex aquifolium: Stechpalme** (Mittel- u. Südeuropa). Stpfl. v. **Folia Aquifoliae:** (Folia Ilicis aquifolii) Stechpalmenblätter, Christdornblätter. Best.: Ilicin (Bitterstoff), Ilexsäure, Farbstoff, Gerbstoff, Kieselsäure, Zucker. Anw. volkst.: als Tonicum sowie gegen Fieber, Krämpfe, Kolik. HOM: Ilex aquifolium, die im Juni gesammelten, frischen Blätter. **Ilex paraguariensis:** (Strauch in trop. u. subtrop. Südamerika, Paraguay, Brasilien, kult. in Parana) neben anderen Ilexarten. Stpfl. v. **Folia Mate:** (Herba Ilicis paraguariensis) Mate, Mateblätter, Paraguaytee, Jesuitentee. Best.: ca. 1% Coffein, bis zu 6% Gerbstoffe, äth. Öl. Asche max. 6%. Anw. volkst.: als Excitans u. Diureticum, haupts. als Genußmittel an Stelle d. chines. Tees (bes. in Argentinien). HOM: Mate, die getrockneten Blätter.

Illicium anisatum I. religiosum: s. u. Illicium verum.

Illicium verum: Fam. Magnoliaceae, Sternanisbaum (heim. südl. u. südwestl. China, haupts. Provinz Kwangtsi, Tongking, Hainan; in manchen Tropengebieten kult.). Stpfl. v. **Fructus Anisi stellati** ERG: Sternanis, Badian. Best.: mind. 5% äth. Öl (bis 90% Anethol enthalt.), ca. 20% fettes Öl, Shikimisäure, Protokatechusäure. Asche max. 5%. Anw.: als Karminativum u. Aromaticum. HOM: Anisum stellatum, die getrockneten Früchte. (Sternanis wird häufig verwechselt mit den sehr giftigen **Shikimifrüchten** (Sikimifrüchte) von **Illicium anisatum (I. religiosum),** die Shikimisäure u. das sehr giftige Shikimitoxin enthalt., aber kein Anethol (sie riech. daher nicht nach Anis!; häufig bis zu 50% in der übl. Sternanisware enthalten, es ist deshalb größte Vorsicht geboten!) **Oleum Anisi stellati:** Sternanisöl, das äth. Öl der Früchte. Best. u. Anw.: wie Oleum Anisi, s. Pimpinella anisum.

Illinium: s. Promethium.

Illipe mallabrorum: (Bassia longifolia) Malabar, Ceylon u. **Illipe latifolia:** (Bassia latifolia) Vorderindien bis Himalaya. Stpfln. v. **Bassiaöl:** Das Fett aus den Samen. Anw.: zur Seifenfabrikation, raff. in d. Margarine- u. Schokoladenindustrie.

Illurinbalsam: Balsamum Copaivae africanum*.

Ilotycin®: s. Erythromycin.

Ilvin®: Antihistaminicum, 1-(2'-Pyridyl)-1-(p-bromphenyl)-3-dimethylaminopropan-maleat; s. Histamin.

i.m.: Intramuskulär (b. Injektionen).

Imbibition: Durchtränkung, Eindringen von Fl. in feste Körper, Gewebe, Kolloide usw., mit Quellung verbunden.

Imidazol: (Glyoxalin)

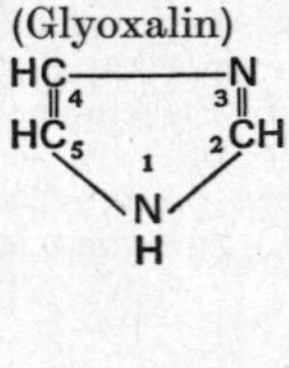

Farbl., Prismen, F. 90°, Kp. 257°, ll. in Aq. Kernsubstanz viel. nat. u. künstl. Stoffe, z. B. von Pilocarpin, Histamin, Histidin; auch im Ringgefüge d. Purine enthalten.

β-Imidazolyl-äthylamin: Histamin, ein Gewebshormon, s. Hormone.

Imidbasen: s. Imide.

Imide: Imine, Imidbasen, Verbindungen, welche die Imido- = Iminogruppe = NH enthalten.

Imido: 1. *chem.* =NH-Gruppe; 2. Imido „Roche": Histamindihydrochlorid (Histaminum dihydrochloricum). 1 ml enth. 1 mg; Anw. zur Magenfunktionsprüfung 0,25—1 ml sc.; zur Lungenfunktionsprüfung 1 ml sc.; bei rheumat. Erkankungen 0,3—1 ml sc.; vgl. Histamin.

Imidoharnstoff: Guanidin*.

Imidol: Pyrrol*.

Imine, Iminbasen: s. Imide.

Iminosäuren: Entstehen durch Dehydrierung aus Aminosäuren u. sind am Aufbau der Proteine beteiligt; allg. Formel R-C(=NH)·COOH.

Immaturus: Unreif.

Immergrünkraut: Herba Vincae pervincae, s. Vinca minor.

Immersion, Ölimmersion: Verfahren in d. Mikroskopie, b. dem zwischen Objektiv u. Objekt (unter Fortlassung des Deckblättchens) ein Tr. Öl oder Wasser eingeschaltet wird. Dadurch wird d. Absorption u. Brechung der Lichtstrahlen (durch Glas, Luft, Wasser) größtenteils beseitigt u. d. Bild wird schärfer u. klarer. Die Verwendung v. Fl., die d. gleichen Brechungsindex wie d. Glas der Linse hat (z. B. Zedernholzöl), bezeichnet man als **homogene Immersion,** vgl. Mikroskop.

Immissionskonzentration, maximale: MIK; höchstzulässige Konzentration einer Immission (= biol. schädlicher Stoff im Sinne einer Luftverunreinigung), die für Lebewesen (Mensch, Tier, Pflanze) als noch unbedenkl. Grenzwert gilt; Angabe — wie für MAK — in mg/m³ Luft oder in g/m² bei Stäuben (als Niederschlagsmenge/Tag).

Immortellen, Gelbe: Flores Stoechados, s. Helichrysum arenarium.

Immortellen, Weiße oder Rote: Flores Gnaphalii, s. Antennaria dioica.

Immun: Unempfänglich gegen Ansteckung oder gegen Gifte; seuchenfest, giftfest; s. Immunität.

Immunisierung: Durch Kontakt eines Organismus mit antigenen Stoffen (aktive I.) oder durch Applikation spezif. Anti-Körper (passive I.) natürl. oder künstl. herbeigeführte Immunität (s. d.). **Aktive I.** erfolgt entweder bei Befall mit einer Infektions-Krankheit oder durch künstliches Krankmachen mit lebenden Erregern od. deren Giften (Antigenen*), d. h. durch Impfung mit Vakzinen* oder durch Einreiben des Impfstoffes oder auch peroral durch Verschlucken oder Einatmen des Impfstoffes, wonach der Körper die Schutzstoffe (Antikörper, Immunkörper) selbst erzeugt. **Passive I.** erfolgt durch Einverleiben fertiger Schutzstoffe, die im Serum immun gewordener Tiere oder Menschen enthalten sind (Immunsera). Aktive I. erfolgt z. B. durch die Kuhpockenimpfung; passive I. erfolgt durch Einspritzen von Diphtherie-Tetanus-Serum usw. **Simultan-Impfung** ist eine gleichzeitige aktive u. passive Immunisierung, d. h. gleichzeitige Einverleibung von virulenten lebenden Krankheitserregern u. dem entsprechenden Immunserum, wobei letzteres den Ausbruch der Erkrankung verhindert u. die Erreger eine aktive Immunisierung bewirken; sie wird z. B. beim Schweinerotlauf angewendet. **Immunisierungseinheit:** Immunitäts-Einheit*.

Immunität: Unempfänglichkeit des Organismus gegen Krankheitserreger oder Gifte. **Natürliche I.** (nat. Resistenz) ist angeboren und beruht auf den im Körper vorhandenen Schutz- u. Abwehrstoffen (Alexine, Phagozyten, s. d.). **Erworbene I.** wird erworben: 1. durch einmaliges Überstehen einer Infektionskrankheit oder durch aktive Immunisierung **(Aktive Immunität)**; 2. durch passive Immunisierung **(Passive Immunität)**, s. Serum.

Immunitäts-Einheit: I.E. = Antitoxin-Einheit, A.E. Alte Einheit für den Anti-Körpertiter eines antitox. Serums. Heute erfolgt die Einstellung und Prüfung mittels internat. Standard- u. Referenzpräp.; s. Antitoxine.

Immunkörper: Antikörper, die von den Antigenen hervorgerufen werden, s. Immunisierung.

Immunserum: Serum zur pass. Immunisierung (pass. Impfung); s. Serum.

Imperatoria ostruthium: Peucedanum ostruthium*.

Imperial-Tee: Grüne Sorte des Chinesischen Tees.

Impermeabel: Undurchlässig, s. Osmose.

Impetigo: Hautausschlag m. Pustelbildung, Grindflechte, Eiterflechte; **impetiginös:** borkig.

Impfstoff: auch Vakzine; Anw. zur akt. Immunisierung (pass. Impfung).

Impfstoffe, Multipartiale: Vakzine aus verschiedenen Stämmen einer Bakterienart.

Implantation: Einpflanzung, Einheilung, z. B. v. Gewebeteilen u. ä. oder von krist. Hormonen (Implantate) in d. Körper, s. Transplantation.

Impotenz: „Manneschwäche", Zeugungsunvermögen, kann organisch, psychisch oder endokrin bedingt sein.

In: *chem.* Indium*.

Inaktiv: Unwirksam; vgl. Optische Aktivität.

Inazidität: syn. Anazidität*.

Incision: Einschnitt.

Incontinentia: Inkontinenz, Unvermögen, Harn (I. urinae) oder Stuhl (I. alvi) willkürlich zurückzuhalten.

Incortin®: s. Cortisonacetat.

Incurabilis(e): (lat.) Inkurabel, unheilbar.

Indanthren®: Handelsbezeichnung für eine große Anzahl echtester Farbstoffe aller Farbstoffklassen, bes. für Anthrachinon-Küpenfarbstoffe. (Der Name ist aus Indigo u. Anthracen zusammengezogen, weil der Entdecker R. Bohn annahm, daß der von ihm im Jahre 1901 zuerst entd. Ind.-Farbstoff, das Indanthren-Blau, ein Analogon des Indigo sei.)

Inden, aromat. Kohlenwasserstoff,

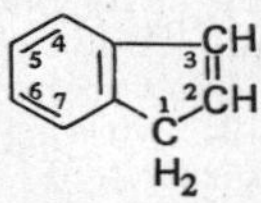

Farbl. Öl; D. 1,009; F. —2°; Kp. 182°. Kommt im Steinkohlenteer, Erdöl, u. in einigen äth. Ölen vor, polymerisiert leicht schon bei gewöhnl. Temp. u. im Dunkeln.

Indianischer Tabak: Lobelia inflata*.

Indican: Indikan; **1.** farblos. Indoxyl-Glukosid ($C_{14}H_{17}NO_6$) der Indigofera-Arten (s. Formel; R:—$C_6H_{11}O_5$) s. Indicum;

Indican

2. **Harn-Indikan** ist Indoxylschwefelsäure bzw. indoxylschwefelsaures Kalium (s. Formel; R:-SO_3K) Abbauprodukt des Tryptophans (s. Indoxylglucuronsäure, Nachweis s. Tabelle „Harnuntersuchung".

Indicatio: Indikation, Heilanzeige.

Indicum: Indigo, Indigotin, Indig, Indigoblau, $C_{16}H_{10}O_2N_2$,

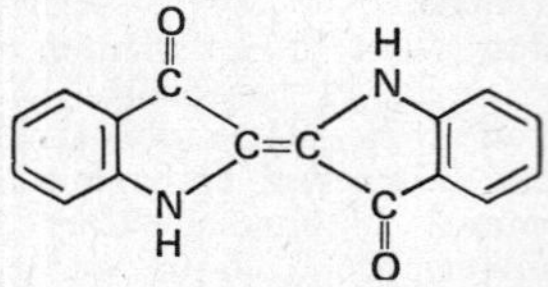

Indigo

Verschied. Indigofera-Arten, bes. *Indigofera tinctoria** sowie der früher in Deutschland kult. Färberwaid *Isatis tinctoria* enthalt. d. Glukosid des Indoxyls **Indican,** $C_{14}H_{17}NO_6 + 3H_2O$ das durch Hydrolyse mittels des gleichfalls in der Pfl. enthaltenen Ferments Indoxylase in Glucose u. **Indoxyl** (C_8H_7NO) zerfällt, letzt. oxidiert a. d. Luft zu Indigo. Zur Gew. d. Indigos werd. d. Pfl. einem Gärungsprozeß unterworfen. Nat. Indigo best. bis zu 80% aus Indigotin (dem eigentlichen blauen Farbstoff) sowie aus Indigorot u. Indigobraun. (I. wurde in Ägypt. schon v. 4000 verwend.) HOM: Indigo. **Synthetischer Indigo,** reines Indigoblau. Dunkelblaues Pv., das beim Reiben kupfrig-rotglänzend wird F. 390—392°, l. in rauch. Schwfs. sowie in Chlf., Anilin, Nitrobenzol, sonst unl.; dargest. zuerst 1875 v. A. v. Baeyer durch Einwirkung von NaOH auf Nitrobenzaldehyd u. Aceton. Heute nach dem Heumannschen Verfahren (1890), nach dem man zunächst aus Anilin u. Chloressigsäure oder aus Anilin, Formaldehyd u. Blausäure Phenylglycin gewinnt, das in der Alkalischmelze Indoxyl liefert. Da diese Schmelze bei zu hoher Temp. ausgeführt werden mußte, wobei ein Teil des gebild. Indoxyls wieder zerstört wurde, führte Pfleger (1901) an Stelle von Alkali das Natriumamid ($NaNH_2$) als Kondensationsmittel ein, das gestattet, die Kondens. schon bei 180—200° vorzunehmen. Nach der Schmelze bläst man in die alkal. Lsg. Luft ein, wodurch Indoxyl zu Indigo oxidiert wird. **Küpenfärberei:** Da Indigo in A. u. Aq. unl. ist, wird er durch Natriumdithionit ($Na_2S_2O_4$) od. Formaldehydnatriumsulfoxylat (Rongalit C*) zu **Indigoweiß** (Dihydroindigo, Leukobase, $C_{16}H_{12}N_2O_2$) reduziert. Die alkal. Lsg. der Leukobase nennt man „Küpe" und tränkt damit Wolle oder Baumwolle, die dann der Luft ausgesetzt wird, wodurch die Leukobase auf der Faser wieder zu Indigo oxidiert.

Indifferent: Ohne (starke) Wirkung, neutral, unbedenklich.

Indig: Indigo, Indicum*.

Indigestion: Leichte Verdauungsstörung.

Indigo: Indicum*.

Indigo, Wilder: Baptisia tinctoria*.

Indigoblätter: Folia indigoferae tinctoriae, s. Indigofera tinctoria*.

Indigoblau: s. Indicum.

Indigofera tinctoria: Fam. Leguminosae (Afrika, in den Tropen vielfach kult.). Stpfl. v. **Indigo*** u. **Folia Indigoferae tinctoriae:** Indigoblätter, Reng. Best.: Indican ($C_{14}H_{17}NO_6$), d. Enzym Indoxylase. Anw.: z. Herst. des Indigos.

Indigoide: Indigofarbstoffe, Indigoderivate, die das chromophore System d. Indigomoleküls enthalten:

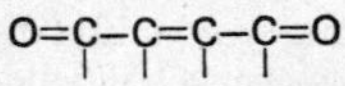

(z. B. Cibablau, Antiker Purpur).

Indigokarmin: Indigosulfonsaures Natrium, $C_{16}H_8N_2O_2(SO_3Na)_2$. Dunkelbl. Pv. od. Paste, l. in Aq. Anw.: als Färbemittel. **Indigokarminlösung:** Reagens DAB, Lsg. von 0,2 Indigokarmin in 100 Aq. evtl. unter Zusatz von NaOH bis zur vollständigen Lsg.

Indigosulfonsaures Natrium: Indigokarmin*.

Indigotin: Indigo, s. Indicum.

Indigoweiß: s. Indicum.

Indikan: Indican*.

Indikanprobe: (nach Obermayer) s. Tab. „Harnuntersuchung".

Indikation: Indicatio*.

Indikator: Chem. Substanz, meist Farbstoff, zum Nachweis best. Stoffe (SS u. Basen) u. zum Anzeigen einer pH-Änderg. von Lösgn. durch Farbumschlag (meist als Endpunkt einer chem. Reaktion; s. Tabelle); Anw.: finden u. a. Lackmus, Phenolphthalein, Methylorange, z. T. auch mehrere als **Mischindikatoren** (Methylrot+Methylenblau, sauer/alkal. = violett/grün); ferner I. für komplexometr. u. Fällungsanalysen (z. B. $FeCl_3$ bei der rhodanometr. Silbertitration; Endpunkt = Rötung durch $Fe(SCN)_3$). Vgl. Tabelle: Indikatoren. **Radioaktive I.** s. dort. **Redox-Indikatoren:** s. Redoxysystem, s. Chelate.

Indische Gallen: Über Bombay exportierte Gallae (halepenses), s. Gallen.

Indische Sennesblätter: Folia Sennae Tinnevelly, s. Cassia angustifolia.

Indischer Balsam: Bals. peruvianum, s. Perubalsam.

Indischer Hanf: Cannabis sativa var. indica*.

Indischer Nierentee: Folia Orthosiphonis staminei, s. Orthosiphon stamineus.

Indisches Brennkraut: Acalypha indica*.

Indium: In, AtG. 114,82, I-, II- u. III-wertig, Ordnungszahl 49, seltenes Element. Silberweißes, sehr weiches Metall. D. 7,31; F. 156,4°; Kp. 2000°. Nat.: nur gebunden (In_2S_3, Indiumsulfid). Darst.: Durch Elektrolyse seiner Salze. Entd. 1863 von Reich u. Richter in der Freiberger Zinkblende.

Indiziert: Angezeigt (b. Heilmitteln), s. Indicatio.

Indol: 2,3-Benzo-pyrrol,

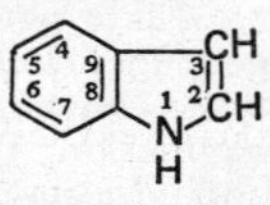

C_8H_7N, Mol. 117,15, Muttersubstanz der ganzen Indigogruppe, glänz. Kr.-Blättchen, l. i. A., Ae., Aq.; F. 52,5°; Kp. 253—254°; in unreinem Zustand von unangenehmem, rein v. blumenartig. Geruch, nat. in Jasmin- u. Orangenblütenöl, in den Blüten v. Rob. pseudacacia, in Zibet, in Faeces (Skatol = 3-Methylindol), in Krötengiften (Bufotenin) sowie im Tryptophan, Tryptamin u. Indican.

Indolent: (lat. dolor = Schmerz) Schmerzunempfindlich, gleichgültig.

Indoxyl: C_8H_7ON, Oxidationsprodukt des Indols, gelb. Kr., F. 85°, l. in Aq. mit gelbgrüner Fluoreszenz, s. Indicum.

Indoxylglucuronsäure: Mit Indoxyl konjugierte Glucuronsäure. Das bei der Darmfäulnis gebildete Indol wird in der Leber zu Indoxyl oxidiert und zur Entgiftung mit Schwefelsäure zu Indican* oder mit Glucuronsäure zu I. gepaart und im Harn ausgeschied. Ebenso werden auch andere Produkte der Darmfäulnis, wie Phenol, Skatol u. a. durch Glucuronsäure lösl. u. unschädlich gemacht.

Indoxylschwefelsäure: s. Indican.

Inert: Reaktionsträg, neutral.

Infarkt: (von infarcire = hineinstopfen) Durch Embolie oder Thrombose hervorgerufener Verschluß einer Arterie, wodurch der umgebende Gewebsbezirk abstirbt, da die Blutérnährung abgeschnitten wird (z. B. an Herz, Nieren, Milz und anderen Organen).

Infaust: Ungünstig (infauste Prognose einer Krankheit).

Infektion: Ansteckung, Infektionskrankheit, Eindringen von Krankheitserregern in den Körper.

Infertil: Unfruchtbar, steril.

Infiltrationsanästhesie: Lokalanästhesie (Terminalanästhesie): 1. direkte I. durch Durchtränkung der Gewebe im Operationsgebiet; 2. indirekte I. durch Umspritzung des Operationsgebietes.

Inflammatio: Entzündung.

Infloreszenz: *bot.* Blütenstand*.

Influenza: Grippe*.

Infra...: Unterhalb von, sub...

Infrarot: Ultrarot*.

Infusion: Eingießung, Einfließenlassen (Infundieren) größerer Flüssigkeitsmengen (z. B. von physiol. Kochsalzlsg.) ohne stärkeren Druck (mit Irrigator) mittels Hohlnadel in die Venen, unter die Haut, in Darm oder Blase.

Infusionslösungen: s. DAB 7 Anl. III.

Infusorien: „Aufgußtierchen" (da sie zuerst in Infusen beobachtet worden sind. v. Leeuwenhoek 1615), Wimpertierchen, Protozoen.

Infusorienerde: Kieselgur, Terra silicea, die Schalen abgestorbener Kieselalgen (Diatomeen).

Infusum(a): Aufguß, nach Vorschrift des DAB 7.

Infusum Sennae compositum DAB: Wiener Trank. Zstzg.: 50 T. mittelfein zerschnitt. Sennesblätter, 450 Aq., 50 Kaliumnatriumtartrat, 1 Natriumkarbonat, 100 Manna, 25 A. (Muß in kleinen, luftdicht verschlossenen Fl. aufbewahrt werden!) Anw. med.: als Abführmittel.

Ingesta: Die eingeführte feste u. flüssige Nahrung.

Ingestion: Nahrungsaufnahme.

Ingrediens: (lat., Mehrz. Ingredientien) Bestandteil einer Arznei.

Ingwer: Rhizoma Zingiberis, s. Zingiber officinale*. **I., Deutscher:** Acorus calamus*.

Ingwertinktur: Tinctura Zingiberis DAB 6.

INH: Abkz. für Isonicotinsäurehydrazid*.

Inhalation: Einatmung v. zerstäubten od. verdampften Heilmitteln. **Inhalationskrankheiten:** Krankheiten, d. durch Einatmen infektiöser Stoffe (Bakterien) entstehen.

Inhalations-Narkose: N. durch Einatmung gasförmiger Narcotica, wie Äther, Chlf., Chloräthyl, Stickoxydul, Trichloräthylen usw. (auch gesteuerte Narkose genannt), s. Narkose-Arten.

Inhibition: Hemmung.

Inhibitoren: Hemmstoffe, s. Antioxidantien.

Inhomogen: Ungleichartig, s. homogen.

Injectio(nes): Injektion, Einspritzung. Nach DAB 7.

Inkompatibel: Unverträglich, in bezug auf Arzneistoffe, die nicht zusammen (in einem Medium) verabreicht werden dürfen, da sie derart aufeinander einwirken, daß ihre spezifische Wirkung verändert, abgeschwächt od. gänzlich aufgehoben wird oder u. U. giftige Verbindungen (z. B. bei Quecksilbersalzen) entstehen. **Inkompatibilitäten** = unverträgliche Arzneimischungen, s. Tabelle.

Inkontinenz: s. Incontinentia.

Inkrete: Hormone*.

Inkubationszeit: (lat. incubare = brüten) Bei Infektionskrankheiten die Zeit zwischen dem Eindringen der Krankheitserreger in den Körper bis zum Ausbruch der Krankheit. Die Inkubationszeit schwankt je nach Art u. Menge der Erreger u. der Empfänglichkeit des Infizierten i. charakt. Grenzen:

Abdominaltyphus	7—14 Tage
Amöbenruhr s. Ruhr	
Blattern s. Pocken	
Botulismus	1— 3 Tage
Cholera asiatica	Std. — 9 Tage
Denguefieber	5— 8 Tage
Diphtherie	3— 5 Tage
Erysipel	1— 7 Tage
Fleckfieber (Typhus exanthemicus)	5—21 Tage
Gelbfieber	3— 6 Tage
Gehirnentzündung (Encephalitis epidemica)	2—10 Tage
Genickstarre (Meningitis cerebrospinalis epidemica)	1— 4 Tage
Gonorrhoe	2— 5 Tage
Grippe (Influenza)	1— 3 Tage
Keuchhusten	7—14 Tage
Kinderlähmung (Poliomyelitis anterior acuta)	7—14 Tage
Lepra (Aussatz)	Monate bis Jahrzehnte
Lebensmittelvergiftung (Bakteriolog.)	12—72 Std.
Lungenentzündung (Pneumokokken-Pneumonie)	5—72 Std.
Lues s. Syphilis	
Malaria quartana	23—42 Tage
Malaria tertiana (evtl. bis 10 Mon.)	10—14 Tage
Malaria tropica	8—12 Tage
Maltafieber	6—21 Tage
Masern (Morbilli)	9—14 Tage
Maul- u. Klauenseuche	3— 6 Tage
Milzbrand	1— 3 Tage
Mumps (Parotitis epidemica)	12—25 Tage
Papageienkrankheit (Psittakose)	7—14 Tage
Paratyphus	1—10 Tage
Pest	2— 5 Tage
Pneumonie s. Lungenentzündung	
Pocken (Variola)	11—13 Tage
Röteln	12—21 Tage
Ruhr, Bakterien-	2— 7 Tage
Ruhr, Amöben-	7—21 Tage
Rückfallfieber (Febris recurrens)	5— 7 Tage
Scharlach	2— 5 Tage
Schlafkrankheit	10—20 Tage
Syphilis	14—28 Tage
Tetanus	Tage—Mon.
Tollwut (Lyssa)	4—60 Tage (bis zu 2 Jahren)
Trichinose	14—28 Tage
Typhus abdominalis	7—14 Tage
Ulcus molle	1— 2 Tage
Windpocken (Varizellen)	14—21 Tage
Wolhynisches Fieber	3—60 Tage

Inkurabel: incurabilis = unheilbar.

Innenrinde: *bot.* Sekundäre Rinde, durch Kambiumtätigkeit gebildet. Die primäre Rinde wird daher auch Außenrinde genannt.

Innere Sekretion: s. Hormone.

Inokulation: Einbringen von pathogenen Erregern in den Körper, spez. von Pockenviren zur aktiven Schutzimpfung (Vakzination, Variolation).

Inosinsäure: Inosin-5-mono-phosphat, Muskel-I., IMP; ein Mononucleotid; $C_{10}H_{13}N_4O_8P$; best. aus Phosphorsäure, d-Ribose und Hypoxanthin; sie entsteht aus der Muskeladenylsäure durch Desaminierung und geht nach Abspaltung von Phosphat in Inosin über. Von J. Liebig im Fleischextrakt nachgewiesen (1847); vgl. Nucleoproteide.

Inosit: meso-Inosit; cycl. 6wert. Alkohol (Cyclit o. Hexit); s. Vitamine.

Insania: Wahnsinn.

Insektenblüten: s. Chrysanthemum.

Insektenpulver: Pulvis contra insecta, Pulvis insectorum, Pulvis florum Pyrethri, Pulvis florum Chrysanthemi; Dalmatinisches, Persisches, Kaukasisches Insektenpulver, s. Chrysanthemum-Arten.

Insekten-Wachs: Cera chinensis, s. Wachse.

Insektizid: Insekten vernichtend, s. Kontaktinsektizide.

Inselhormon, I.zellen: Insulin*.

Insipidus: Geschmacklos, fade; **Diabetes insipidus:** Wasserharnruhr (ohne Zucker u. Eiweiß im Harn).

Insolation: (sol = Sonne) *med.* Sonnenbestrahlung, Sonnenstich, Hitzschlag.

Insomnie: Schlaflosigkeit.

Inspissatus(a, um): Eingedickt.

Instillation: Einträufelung; **Rektale I.** = Tropfklistier.

Insuffizienz: Schwäche, ungenügende Leistung eines Körperorgans.

Insulin: Hormon aus den Langerhans'schen Inseln (β-Zellen) des Pankreas; „Inselhormon"; isoliert 1921 von Banting u. Best, krist. gew. 1926 von Joh. Abel. Komplizierter Eiweißkörper (artenspezif. Peptidhormon) besonders reich an Cystin, Leucin, Tyrosin, Glutaminsäure u. a., während Methionin fehlt. Die Struktur u. Synthese ist geklärt. Das Molekül besteht aus zwei Polypeptidketten A u. B mit 21 bzw. 30 Aminosäureresten (Proinsulin = 1kettige Vorstufe), beide Ketten sind durch zwei Disulfidbrücken miteinander verbunden. Rhomboedrische Kr., die bei 233° unt. Zersetzung schmelzen, l. in Aq. u. 80%igem A. sowie in schwachen SS u. Alkalien, in organ. Lösungsmitteln unl., opt. linksdrehend. Der Schwefelgehalt beträgt 3,15%, durch Reduktions- u. Oxidationsmittel sowie durch ultraviolettes Licht wird es rasch zerstört, ebenso durch Fermente, wie alle Eiweißkörper, es kann daher nur parenteral (subkutan oder intravenös) einverleibt werden. Darst.: Aus den besonders insulinreichen Bauchspeicheldrüsen der Fische und der Säugetiere, indem das zermahlene Pankreas mit angesäuertem Alkohol ausgezogen, ausgefällt u. dann gereinigt wird. Trocken ist I. einige Monate haltbar, in angesäuerter wäß. Lsg. (pH 3—4) hält es sich etwa 1½ Jahre. I. bewirkt Senkung des Blutzuckers u. dient daher zur Behandlung der Zuckerkrankheit (Insulärer Diabetes), ohne diese jedoch zu heilen; außerdem wird es bei Unterernährung u. Magersucht gegeben, da es Hungergefühl hervorruft (infolge Hypoglykämie) sowie bei Schizophrenie (Insulinschock-Therapie). **Insulin-Einheit:** 1 I.E. = 0,04167 mg des 4. international. Standardpräparates von 1958; 1 mg dieses Standardpräparates entspricht 24 I.E., s. Tabelle „Biologische Einheiten". **Depot-Insuline** sind Insulinpräparate mit protrahierter Wirkung, die durch Beifügung von Protamin (Fischsperma-Eiweiß), Zink, Surfen u. a. erreicht wird. Da die Wirkung der Depot-Insuline indessen sehr langsam einsetzt, gibt man Misch-Insuline d. h. Alt-Insulin gemischt mit Depot-Insulin (1 + 2 z. B. Komb-Insulin „Hoechst"). **Insulin** DAB 7: Gehalt: 1 mg enth. mind. 22 I.E. Die Bestimmung der Einheiten erfolgt nach den Vorschriften des Deutschen Insulin-Komitees. Insulin enthält 0,3 bis 1,0% Zink. Weißes bis schwach gelbl. kr. Pv., Sulfatasche max 2,7%. Insulin fällt bei einem pH zwischen 4,8 und 5,2 aus der Lsg. aus. Die Fällung löst sich klar in Säuren und unter Opaleszenz in verd. Alkalilaugen. Aufbewahrung: Bei einer Temperatur unter 25°, gut verschlossen und vor Licht geschützt. Vorsichtig aufzubewahren (vgl. peroral e Antidiabetica unter Antidiabeticum).

Insult: Anfall, z. B. apoplektischer Insult = Schlaganfall.

Integumente: *bot.* Hüllen der jungen Samenanlage, die vom Grunde der Samenanlage ringwallartig heranwachsen. *Med.* I.um = äußere Haut (Epidermis + Corium + Tela subcutanea).

Interdigitalmykose: Pilzerkrankung der Haut zwischen Fingern u. Zehen s. Pilzkrankheiten unter Pilze.

Interferenz: *phys.* Erscheinung, daß zwei od. mehrere Wellen (z. B. Licht) in einem Punkt zusammentreffen u. sich dort verstärken od. abschwächen.

Interkostalraum: Raum zwischen 2 benachbarten Rippen. **Interkostalneuralgie:** Neuralgie im Bereich der Interkostalnerven (Zwischenrippennerven).

Intermediärstoffwechsel: Gesamtheit der in den Zellen u. Geweben des Organismus sich abspielenden biochemischen Reaktionen, von der Resorption der Nahrungsstoffe bis zur Ausscheidung der Endprodukte, d. h. derjenige Teil des Stoffwechsels, der zwischen Beginn u. Ende der Dissimilation* liegt (daher „Zwischen"-Stoffwechsel genannt).

Intermedin: Melanophorenhormon, Hormon des Hypophysenmittellappens, s. Hormone.

Intern: Innerlich.

Internationale Einheiten: Abkzg. „I.E.", s. Tabelle „Biologische Einheiten".

Internodien: *bot.* Sproßabschnitte zwischen den Sproßknoten.

Intertrigo: *med.* Wundsein, „Wolf".

Interzellularen: *bot.* Lücken zwischen den Zellen eines Gewebes.

Intestinalis: Zu den Eingeweiden gehörig.

Intestinum: Der Darm, die Eingeweide: I. caecum = Blinddarm; I. colon = Grimmdarm; I. crassum = Dickdarm; I. duodenale = Zwölffingerdarm; I. ileum = Krummdarm; I. jejunum = Leerdarm; I. rectum = Mastdarm; I. tenue = Dünndarm.

Intima: (tunica intima) Innerste Schicht der Gefäßwandung (Arterien, Venen, Lymphgefäße).

Intoleranz: Unverträglichkeit, mangelnde Widerstandsfähigkeit.

Intoxikation: Vergiftung.

Intra: innerhalb.

Intragluteal: In den Gesäßmuskel (Musculus gluteus).

Intrakutan: In der (die) Haut.

Intramuskulär: Im Inneren bzw. ins Innere eines Muskels; i.m. Injektion.

Intrauterin: Innerhalb der oder in die Gebärmutterhöhle hinein.

Intravenös: Abkzg. „i.v." In eine(r) Vene, **intravenöse Injektion od. Infusion:** Einspritzung od. Eingießung in eine Vene.

intrinsic factor: Castle Faktor; mucoproteinartige Verbdg. m. Vork. in der Magenschleimhaut, die das Vitamin B_{12} („extrinsic factor") lose, aber für Darmbakterien untrennbar bindet u. so die Absorption des Vitamins ermöglicht. Das Vorhandensein des intrinsic factor ist nötig, um eine perniziöse Anämie zu verhindern; s. Vitamin B_{12}.

Intussusceptionswachstum: *bot.* Einlagerungswachstum; Wachstum der Zellwand, indem sich neugebildete Cellulosesubstanz zwischen die bereits vorhandene einschiebt.

Inula helenium: Fam. Compositae, Alant, Helenkraut (heim. Südosteuropa, Vorderasien, kult. in Sachsen, England, Holland). Stpfl. v. **Rhizoma Helenii:** (Radix Enulae) **Alantwurzelstock**, Alantwurzel, Brustalant, Helenenkrautwurzel. Best.: Äth. Öl (mind. 1,8% Ol. Helenii), Inulin* (bis 45%), Helianthenin, Pektinstoffe, Bitterstoff. Asche max. 6%. Anw. volkst.: als Expectorans, als Zusatz zu Diabetikerbrot; ferner als Diureticum, Choleretieum, Uterinum u. Vermifugum. HOM: Inula Helenium, die frische Wurzel. **Oleum Helenii:** Alantöl, das äth. Öl von Inula helenium, kristall., von braunem Öl durchtränkte Masse, Hauptbest.: Alantolacton, Isoalantolacton u. Dihydroisoalantolacton (Sesquiterpene), s. Heleninum, unl. in Aq. Anw.: als Antisepticum bei Infektionen der Blase u. Harnröhre, bei Tbc., chron. Diarrhöen, bei chron. Bronchitis u. Keuchhusten sowie als Uterinum u. Vermifugum.

Inulin: „Kompositenstärke", Alantstärke, stärkeähnliches Kohlenhydrat (Fructosan) aus d. Wurzeln vieler Kompositen, bes. Inula helenium. Weiß. Pv., l. in heiß. Aq.; geht b. Behandlung m. verd. SS in Fruchtzucker über. Anw.: zu Diabetikernährmitteln.

Invenol®: s. Antidiabeticum.

Inversion: Zerlegung höherer Zukker in einfache durch Hydrolyse, z. B. Spaltung des Rohrzuckers in Glucose u. Fructose mit gleichzeit. Wechsel der opt. Drehung („Inversion"); s. Invertzucker.

Invertase: Invertin*.

Invertin: Invertase, Saccharase, Glukosidase, β-Fructosidase; Ferment in vielen Pfln., Hefezellen, Dünndarm, das Rohrzucker spaltet (s. Inversion).

Invertseifen: Oberflächenaktive organ. Verbindungen (quaternäre Ammonium- u. Phosphoniumbasen), die desinfizierend u. antimykotisch wirken, z. B. Bradosol, Myxal, Zephirol®)

Invertzucker: Gemisch v. gleichen Teilen Traubenzucker u. Fruchtzukker; entsteht aus dem Rohrzucker durch Hydrolyse mittels verd. SS od. durch d. Ferment Invertin*. Optisch linksdrehend.

In vitro: Im Glase, im Reagensglas.

Involucrum: *bot.* Außenkelch, Hüllkelch.

Ion, Ionen: Die elektrisch geladenen Teilchen, in die bei der elektrolytischen Dissoziation die Moleküle der Elektrolyte (Basen, Säuren, Salze) ganz oder teilweise zerfallen („dissoziiert" werden). Die positiv gelandenen Teilchen nennt man **„Kationen"**, weil sie zur negativen Kathode wandern (z. B. Na^+, Ag^+, Ba^{2+}, Cu^{2+}), die negativ geladenen Teilchen **„Anionen"**, weil sie zur positiven Anode wandern (z. B. Cl^-, NO_3^-, SO_4^-, HCO_3^-, OH^-). Den Vorgang nennt man **„Ionisation"**. Man kennzeichnet Kationen und Anionen durch Plus-Minus-Zeichen oder durch Valenzstriche bzw. -punkte, z. B. $HCl \rightleftharpoons H^+ + Cl^-$ od. $HCl \rightleftharpoons H^\cdot + Cl'$ entsprechend ihrer Wertigkeit. Der **Dissoziationsgrad** gibt an, welcher Bruchteil der gelöst. Moleküle des Elektrolyten in Ionen dissoziiert ist, es wird also damit die Stärke eines Elektrolyten ausgedrückt. Die Ionenkonzentration bestimmt den osmotischen Druck einer Fl.

Ionenaustauscher: Austauschharze; natürl. Calcium- oder Natriumsilikate, wie Zeolithe, sind imstande, aus einer sie umgebenden Lsg. ein Kation aufzunehmen und dafür die äquivalente Menge des eigenen Kations abzugeben, sie nehmen z. B. aus dem Bodenwasser Kalium auf und tauschen es gegen ihr Natrium aus. Künstliche Zeolithe sind die Permutite®, Natrium-Aluminium-Silikate, die ihr Na gegen Ca oder Mg austauschen und zur Wasserenthärtung dienen. Dieser Basenaustausch kann so lange fortgeführt werden, bis alles Na des Permutits durch Ca oder Mg des Wassers ersetzt ist. Dann kann man das Permutit-Filter durch Übergießen von Kochsalzlösung wieder regenerieren und von neuem benutzen. Man nennt solche Stoffe „Ionenaustauscher". In den Zeolithen u. Permutiten bilden die Na-, O- und Si-Atome ein festes unl. Gerüst, in dessen Maschen die Kationen locker fixiert sind und leicht ausgetauscht werden können. Wichtig für den Austausch ist die elektrische Ladung der Ionen. Sie werden um so leichter vom Austauscher aufgenommen, je größer ihre Ladung ist und bei gleicher Ladung um so leichter, je höher ihr Molekulargewicht ist. In den letzten Jahren haben nun organische Austauscher eine bes. Bedeutung erlangt. Es handelt sich hierbei um hochpolymere unl. Stoffe, die entweder saure Gruppen wie —COOH, $—SO_3H$, —OH enthalten (Kationenaustauscher, weil sie positiv geladene Ionen austauschen) oder basische Gruppen wie —NH, $—NH_2$ u. a. (Anionenaustauscher, weil sie negativ geladene Ionen austauschen). Sie bestehen aus Teilchen mit großen äußeren oder inneren elektrisch aufgeladenen Oberflächen und stellen riesige Moleküle bzw. Molekülaggregate dar mit gelartigem Charakter. Ihre Gerüste bestehen aus netzartig verflochtenen C-Ketten, an die die ionisierten Gruppen fixiert sind. Man gewinnt solche organischen Austauscher aus polymeren Naturstoffen, z. B. durch Sulfonierung von bituminöser Kohle, Lignin, Kork, Dextrin oder durch Polymerisierung von Phenolen, Aminen, Aldehyden, Säuren. Am verbreitetsten sind die sog. „Austauschharze" aus synthetischen Harzen, wie Phenol-Formaldehyd-Harze oder Polystyrol-Harze (Wofatite, Lewatite, Amberlite, Dowex usw.). Man unterscheidet neben Kat- u. Anionenaustauschern noch solche mit Ampholytcharakter, die sowohl basische wie saure Gruppen nebeneinander tragen und austauschen können („Mischbettaustauscher"). Man hat auch Austauscher geschaffen mit besonders hoher Selektivität, die ein besonders starkes Fixierungsvermögen für ganz bestimmte Ionen besitzen, z. B. für Cu^{2+}, Fe^{3+}, K^+.

Man nimmt den Austausch entweder nach dem *Säulenverfahren* vor, wobei man den Austauscher in eine Röhre füllt und die Lsg. mit dem auszutauschenden Stoff darüberfließen läßt oder nach dem *Membranverfahren*, wobei man d. semipermeable Wand aus dem Ionenaustauscher herstellt oder nach dem *Batchverfahren*, wobei nach Art einer Mazeration der Ionenaustauscher mit der Lsg. des auszutauschenden Stoffes so lange geschüttelt wird, bis Gleichgewicht eingetreten ist.

Das Anwendungsgebiet der Ionenaustauscher ist außerordentlich groß; so finden sie Anwendung: zur Enthärtung u. vollständigen Entmineralisierung des Wassers, zur Beseitigung von Calcium aus der Kuhmilch (für Säuglinge), zur Gewinnung von Trinkwasser aus Meerwasser, zur Entsäuerung von Fruchtsäften, Weinen und

Branntwein, zur Entsalzung von Zuckersäften, überhaupt überall da, wo unerwünschte Ionen durch indifferente Ionen ersetzt werden sollen, aber sie dienen auch zur Anreicherung von bestimmten Ionen. In der analytischen und präparativen Chemie verwendet man sie zur Trennung von Nukleotiden, Aminosäuren, Vitaminen, Antibiotika, zur Trennung von Isotopen, Aktiniden, Lanthaniden, seltenen Erden u. der Transurane, zum Austausch von Aldehyden und Ketonen, zur Analyse von Alkaloiden usf.

Auch in der Medizin finden die Ionenaustauscher und besonders die Harzaustauscher Anwendung, z. B. zur Bindung überschüssiger Magensäure, b. Herz-, Nieren- u. Leberleiden, zum Austausch schädlicher Natrium- und Kalium-Ionen sowie zur Isolierung von γ-Globulin aus dem Blut; in der galvanischen Industrie zur Rückgewinnung von Metallen, in der Kupferkunstseidenindustrie zur Rückgewinnung von Kupfer aus den Abwässern usw.

Ionisation: Ionenbildung, s. Ion.

Ionium: Io, radioaktives Element, AtG. 230, Ordnungszahl 90, Isotop des Thoriums; Zerfallspro. von ^{234}U = Uran II, geht allmähl. in Radium über, Halbwertszeit 82 000 Jahre.

Ionographie: s. Elektrophorese*.

Ionometer: Meß- u. Warngerät bei Arbeiten mit Röntgen- u. Radiumstrahlen.

Ionophorese: Elektrophorese*.

Iontophorese: Einführung v. Heilmitteln in d. Körper durch die Haut od. die Schleimhaut mittels galvan. (elektr.) Stromes.

Ipecacuanhatinktur DAB 7: s. Tinctura Ipecacuanhae.

Ipecacuanhawurzel DAB 7: Radix Ipecacuanhae, Brechwurzel; die getrockneten unteriridischen Organe von *Cephaelis acuminata* u. *Cephaelis ipecacuanha*, Gehalt 1,8—2,5% Alkaloide, berechnet als Emetin ($C_{29}H_{40}N_2O_4$); Best.: die Alkaloide Emetin (s. Emetinum) u. Cephaelin, ferner Psychotrin u. Nebenalkaloide, 30—40% Stärke, Saponin, Zucker, Ipecacuanhasäure, Asche max. 5,0%. Man unterscheidet *Rio-Ipecacuanha* (von Cephaelis ipecacuanha) und *Cartagena-Ipecacuanha* (von Cephaelis acuminata). Erstere heim. i. Brasilien, kult. bes. in Matto Grosso u. Minas Geraes, von wo die Wurzel über Rio de Janeiro u. Bahia in den Handel kommt; letztere ist heim. in Nord- u. Zentralkolumbien; Unterschiede der beiden Drogen:

Rio: braune Farbe, tiefe Wülste, mäßige Dicke, kleine Stärkekörner.

Cartagena: Graue bis rötlich-braune Farbe, flachere Wülste, größere Dicke, größere Stärkekörner.

Anw. med.: als Expectorans (als Emeticum kaum mehr gebräuchlich), Dos. ca. 10 g eines 0,5%igen Infus., Tinktur ca. 25—30 Tropfen. HOM: Ipecacuanha, die getrocknete Wurzel (Aufbewahrung: Droge, Urtinktur, 2. u. 3. Dez.-Pot. vorsichtig.)

Ipomoea batatas: Stpfl. v. Amylum Batatae*.

Ipomoea orizabensis: Fam. Convolvulaceae (Mexiko). Stpfl. v. **Radix Scammoniae (mexicanae):** (Radix Orizabae, Stipites Jalapae) **Mexikanische Skammoniawurzel,** Orizabawurzel, enthält weniger Harz, ist aber sonst von der gleichen Wirkung wie Tubera Jalapae. **Resina Scammoniae** (Resina Ipomoeae), Skammoniumharz, enthält tox. Scammonin (Glykosid), vgl. Convolvulus scammonia.

Ipomoea purga: Exogonium purga*.

Ipomoea turpethum: Fam. Concolvulaceae (heim. Indien). Stpfl. v. **Radix Turpethi:** Turpethwurzel, Turbitwurzel; Best.: Harz, das Turpethin u. Thurpetein enth. Anw.: als Laxativum, Wurmmittel

IR: Infrarot.

Ir: *chem.* Iridium*.

Irgapyrin®: 3,5-Dioxo-1,2-diphenyl-4-n-butylpyrazolidin-Natrium (s. Butazolidin) mit Dimethylaminophenyldimethylpyrazolon aa. Anw.: als Antirheumaticum, Analgeticum, Antiphlogisticum, Antipyreticum. (Ampullen, Supp. Dragees).

Iridium: Ir, Metall aus der Gruppe der Platinmetalle, III-, IV-, VI-wertig, Ordnungszahl 77, AtG. 192,22; D. 22,65; F. 2454°; Kp. ca. 4800°. Härtegrad 7. Weißes, glänzendes, sprödes Metall, unl. i. SS u. Königswasser. (Entdeckt 1804 von Tennant.) Anw. techn.: als Iridium-Platin-Legierung zu chem. Gefäßen, die widerstandsfähiger sind als reine Platingefäße, ferner zu Injektionsnadeln, Zahnersatzteilen, Füllfederspitzen usw.; Anw.: des Radioisotops Ir-192 zur Strahlentherapie.

Iridocin®: Äthionamid = 2-Äthylthioisonicotinsäureamid, $C_8H_{10}N_2S$; Mol. 166,25. Tuberculostaticum bei pulmonaler u. extrapulmonaler Tuberkulose; Dos. 3mal 500 mg tgl. oral für Erw., Kinder je nach Alter 15—25 mg pro kg Körpergew. tgl. (Bisweilen treten bei der Medikation Übelkeit, Erbrechen, Kopfschmerzen, Inappentenz auf, bei Schwangerschaft soll es nicht verabfolgt werden.) Gelbl. Kr., swl. i. Aq., l. i. A., F. 160—163°. Iridocin pro infusione ist das Hydrochlorid des Äthionamid.

Iris: *med.* Regenbogenhaut des Auges.

Iris-Arten: Fam. Iridaceae **Iris florentina** (heim. Mittelmeergebiet, kult. bei Florenz, in Toskana, bei Verona u. in Marokko). **Iris germanica, Iris pallida,** Stpfln. v. **Rhizoma Iridis:** (Radix Iridis) **Veilchenwurzel,** Iriswurzel, Zahnwurzel. Best.: Äth. Öl (das haupts. aus Myristinsäure und dem veilchenähnlich duftenden Iron besteht, s. unten), ferner das Glykosid Iridin, Schleim, Stärke (bis 50%), Eiweißstoffe, Gerbstoff, Zucker. Asche max. 5%. Anw.: als Aromaticum (zu Teemischungen, Zahnpulver, Zahnpasten usw.) u. Mucilaginosum, haupts. aber als Beißwurzel für zahnende Kinder. **Oleum Iridis:** Das ätherische Veilchenwurzelöl, Irisbutter, Irisöl. Gelblichweiße bis gelbl., ziemlich feste Masse, stark nach Veilchen riechend; F. 40—50°; SZ 204—236. Best.: Myristinsäure (85%) u. deren Methylester, Iron* (ca. 12%), Ölsäure, Iridinsäure, Furfurol, Benzaldehyd, Terpene u. a. Gew.: Durch Dest. der Veilchenwurzeln (Rhiz. Iridis), Ausbeute ca. 0,1—0,2%. Zur Gew. des Irons werden die Wurzeln mit Benzin, Alkohol, Butan ausgezogen. Anw.: in d. Parfümerie. HOM: Iris, der frische, ungeschälte Wurzelstock der betreffenden Stammpflanze. **Iris versicolor** (östliches Nordamerika). Buntfarbige Schwertlilie, Stpfl. v. **Rhizoma Iridis versicoloris:** Amerikanische Iriswurzel. Best.: Äth. Öl, Gerbstoff, Zucker, Harz, Spuren von Salizylsäure. Anw. volkst.: früher als Abführmittel u. bei Nieren- und Leberaffektionen, bei Migräne; hom. bei Übelkeit, Erbrechen (mit Migräne), Durchfall u. Kolik. HOM: Iris, der frische ungeschälte Wurzelstock v. Iris versicolor.

Irisbutter, Iris-Öl: s. Iris-Arten.

Iris-Wurzel: s. Iris-Arten.

Iris-Wurzel, Amerikanische: Rhiz. Iridis versicoloris, s. Iris versicolor*.

Irländisches Moos: Carrageen*.

Iron: $C_{14}H_{22}O$. Ein Ketongemisch von Methylhomologen des Ionons, der Riechstoff der Veilchenwurzel. Farbl. Öl, l. in A., unl. in Aq. D. 0,94, F. 144°. Bestandteil des äth. Öls der Veilchenwurzel, s. Rhizoma Iridis; kommt auch in Veilchen, Schneeglöckchen, Levkojen, Seidelbast u. a. vor. Anw.: in d. Parfümerie.

Irreversibel: Nicht umkehrbar (bei chem. Reaktionen), vgl. reversibel.

Irritantium(a): Reizmittel (für die Haut, z. B. Senföl, Campher.

Isatin: Ein Oxidationsprodukt des Indigo, $C_8H_5NO_2$. Gelbrote Kr., l. i. heiß. Aq. u. Ae. mit rotbrauner Farbe, l. i. A., Bzl. u. Alkalilaugen mit violetter Farbe, die später in Gelb übergeht. Anw. chem.: als Reagens auf Cu-Ionen; techn. Küpenfarbstoff.

Isatis tinctoria: Fam. Cruciferae (Europa) Färberwaid, s. Indicum. (Mittel- u. Südeuropa) Färberwaid, s. Indicum.

Ischämie: (griech. ἰσχάνω = zurückhalten u. αἷμα = Blut) Blutleere eines Organs oder Organteils infolge Drosselung der Blutzufuhr (z. B. bei Embolie, Thrombose.)

Ischias: Ischialgie (griech.) Neuralgie des Nervus ischiadicus, „Hüftweh".

Ischurie: Ischuria, Harnverhaltung.

Isländisches Moos: Lichen islandicus, s. Cetraria islandica*.

Iso...: gleich, ähnlich, isomer*.

ISO: Intern. Standardization Organis., Genf.

Isoamylacetat: s. Amylacetat.

Isoamylalkohol: s. Amylalkohol.

Isoamylhydrokuprein: Eucupin ERG.

Isoamylhydrokupreindihydrochlorid: Eucupin bihydrochloricum ERG.

Isobaldriansäureamylester: s. Isovaleriansäure-isoamylester.

Isobare: s. Isotope.

Isobornylacetat: s. Bornylacetat.

Isobuttersäure: s. Buttersäure.

Isobutylalkohol: s. Butylalkohol.

Isobutylmethylketon: Reag. DAB 7.

Isochinolin: 3,4-Benzopyridin, eine im Steinkohlenteer entd. starke Base (nach Benzaldehyd riechende farbl. Fl. od. Kr., unl. i. Aq.), C_9H_7N,

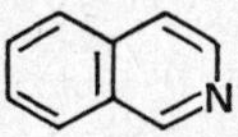

D. 1,098, F. 26,4°, Kp. 243,3°. Der Isochinolinring liegt zahlreichen Alkaloiden zugrunde, z. B. Papaverin, Narcotin, Cotarnin, Narcein, Hydrastin, Berberin, Pellotin u. a.

Isochondodendrin: Alkaloid aus Chondodendron tomentosum. Anw. med.: als Spasmolyticum; Dos. 3- bis 4mal tägl. 0,03 g, vgl. Curare.

Isochrom: Gleichfarbig.

Isocyanide: Isonitrile, s. Nitrile.

Isocyansäure: s. Cyansäure.

Isocyanwasserstoffsäure: s. Rhodanwasserstoffsäure.

Isocyclische Verbindungen: Carbocyclische Verbdg., s. Kohlenwasserstoffe.

Isoelektrischer Punkt: s. Kolloide.

Isoleucin: α-Aminosäure, kommt neben Leucin u. a. in der Melasse und im Kasein vor. Farbl. Kr., l. i. Aq. 1:25.

Isomer: heißen chem. Verbdgen, welche d. Eigensch. haben, b. gleicher quantitativer u. qualitativer Zstzg. (also b. gleicher empirischer Formel) in chem. u. phys. sich ganz verschd. verhaltenden Formen (verschied. Strukturformeln, verschiedene Schmelz- u. Siedepunkte, verschied. Dichten usw.) aufzutreten. Man unterscheidet bei der **Isomerie** Stereo- u. Strukturisomerie (Konstitutionsisomerie). Die Stereo-I. umfaßt cis-trans-I., Enantiomerie (opt. oder Spiegelbild-I.) Epimerie (Diastereomerie) u. Konformations- oder Konstellations-I. (= Rotations-I.). Vgl. Stereo-Chemie und Tautomerie.

Isomerasen: s. Fermente.

Isometrop: Auf beiden Augen gleichsichtig.

Isomorph: von gleicher Form, gleichem Äußerem z. B. Stoffe, die chemisch verschieden sind, aber in gleicher Kristallform auftreten.

Isonaphthol: s. Naphtholum.

Isoniazid: Isonicotinsäurehydrazid.

Isonicotinoylhydrazinum: s. Isonicotinsäurehydrazid.

Isonicotinsäurehydrazid: Isonicotinoylhydrazinum, Pyridin-4-carbonsäure-hydrazid, INH, Isoniazid. $C_6H_7N_3O$.

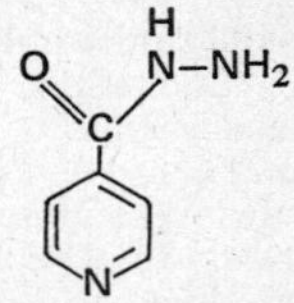

Mol. 137,1. DAB 7: Gehalt mind. 99,0%, berechn. auf d. getrockn. Substanz. Farb- u. geruchloses kr. Pv. od. farbl. Kr. von schwach bitterem Geschmack, ll. i. Aq., wl. i. A. 90%, swl. i. Ae. u. Chlf.; Schmelztemp.: 170—174°; Sulfatasche max. 0,1%. Die trockene Substanz kann durch einstünd. Erhitzen bei 150° sterilisiert werden, Lsgen (in Kochsalzlsg.) durch ½stünd. Erhitzen bei 120°. Aufbewahrung: Gut verschlossen. MD 0,2 g; MTD 0,6 g. Isonicotinsäurehydrazid ist ein hochwirksames Tuberculostaticum von nach bisherigen Erfahrungen geringer Toxizität (0,05—0,1 μg pro ml Nährlösung wirken bereits spezifisch tuberculostatisch). Anw.: erfolgt oral, parenteral (i.v., i.m., subcutan), lokal, intrapleural, intraperitoneal auch mittels Aerosol, Blasenspülung, Salben usw. bei allen Formen u. Stadien der Tuberkulose, wobei auch nach Absetzen der Medikation noch weitere Wirkung erfolgt (im Gegensatz zu PAS, Streptomycin u. a.). Tagesdosis für Erwachsene 5—10 mg pro kg Körpergewicht in 3—5 Einzelgaben von 100 bis 150 mg nach den Mahlzeiten verteilt; Kinder 2—4 mg pro kg Körpergewicht. Kann auch mit anderen Tbc-Mitteln kombiniert werd. Indessen ist auch bei dieser Substanz häufig Resistenzentwicklung der Tbc-Bakterien beobachtet worden. Präparate: Rimifon®, Neoteben®, Cedin®, Gluronacid® etc.; zahlr. Abwandlgn. am NH_2-Rest mit ebenfalls tuberculostat. Wirkung, z. B. Nialamid, Crotoniazid.

Isonitrile: s. Nitrile.

5-Isonitrosobarbitursäure: Acidum violuricum, s. Violursäure.

Isooctan: Reagens DAB 7.

Isoölsäuren: s. Gehärtete Öle unter Olea pinguia.

Isopren: Methylbutadien, C_5H_8, Best. des Kautschukmoleküls.

Isopropanol: s. Isopropylalkohol.

Isopropyläther: Aether isopropylicus,

$$(CH_3CH \cdot O \cdot CH(CH_3)_2.$$

Mol. 102,17; farbl., äth. riech. Fl., wl. i. Aq., mischbar mit A., Ae., Bzl., Chlf., Schwefelkohlenstoff; D. 0,7258, F. —60°, Kp. 68,5°; brennbar; MAK. = 500 ml pro m³ Luft. Anw.: techn. als Lösungsmittel für Öle, Fette, in d. Lack- u. Gummiindustrie.

Isopropylalkohol: Alcohol isopropylicus ERG, Isopropanaol DAB 7, sekundärer Propylalkohol,

$$CH_3—CH(OH) \cdot CH_3.$$

Mol. 60,10; farbl., brennbare Fl. von acetonähnl. Geruch, mischbar mit Aq., A., Ae. D. 0,785—0,787, Kp. 81—83°, Brech.-Index: $n_D^{20°}$ = 1,377 bis 1,378. Anw.: R 191 DAB 7, zur Gehaltsbestimmung v. Opium, Pyridoxinhydrochlorid-Tablen u. Vitamin-A-Präparaten; med. darf zu innerl. Medikamenten nicht verwendet werden; techn.: als Lösungsmittel und in der Parfümerie; in der Chromatographie als Elutions- und Steigflüssigkeit, mikrosk. als Konservierungs- u. Einbettmittel; Treibstoffzusatz.

Isopropyl-bromallyl-barbitursäure: Acidum isopropyl-bromallyl-barbituricum, 5-(2'-Brom-allyl)-5-isopropylbarbitursäure, $C_{10}H_{13}BrN_2O_3$, Mol. 289,1; DAB 7: Gehalt mind. 99,0%, berechn. auf die getrockn. Substanz.

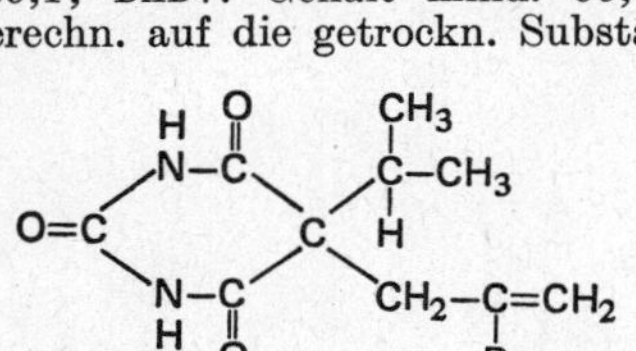

Weiß. kr. Pv. von schwach bitterem Geschmack; l. i. A. 90%, wl. i. Ae., swl. i. Aq., in verd. Alkalilaugen unter Salzbildung lösl.; Schmelztemp. 179° bis 182°, Sulfatasche max. 0,1%; vor Licht geschützt, vorsichtig aufbewahren. Anw. med.: als Schlafmittel, Dos. 0,1—0,3 g, MD 0,4 g, MTD 0,8 g (Noctal®).

Isopropylessigsäure: Isovaleriansäure*.

Isorhodanwasserstoffsäureallylester: Allylsenföl*.

Isosterie: Moleküle mit gleicher Atom- und Elektronenzahl zeigen, falls auch die Kernladungszahlen übereinstimmen, d. h. wenn die Moleküle auch gleiche elektrische Ladungen tragen, ähnl. physikal. (u. biol.) Eigensch., sie sind isoster (hinsichtlich des Schmelz- und Siedepunkts, der krit. Temp. u. krit. Druck, Löslichkeit in Aq. usw.). So sind z. B. Kohlenoxid und Stickstoff isoster.

Isoton(isch): heißen Lsgen. v. gleichem osmotischem Druck. Sie enthalten im gleichen Volumen d. gleiche Anzahl Moleküle; sie haben ferner d. gleiche Gefrierpunktserniedrigung u. gleiche Siedepunktserhöhung. **Isotonische Arzneilsgen** sind Lsgen von Arzneistoffen, die den gleichen Druck aufweisen wie d. Blutserum des Menschen. Eine dem Blut isotonische Lsg. ist z. B. eine wäßr. Lösung mit 0,8% NaCl + 0,015% Na_2CO_3; Lsgen v. höherem osmotischem Druck nennt man **hypertonisch,** v. niedrigerem osmotischem Druck **hypotonisch.**

Isotope: I. sind die zu einem chem. Element gehörenden Atome mit gleicher Kernladung, aber verschiedener Masse. Sämtl. I. haben ganzzahlige Atomgewichte, die Bruchzahlen einzelner Elemente kommen durch Mischung der Isotope zustande. Wie bei Elementen üblich, steht auch bei den Isotopen das Atomgewicht links neben dem Symbol und darunter d. Kernladungszahl

$$^{35}_{17}\text{Cl oder } ^{37}_{17}\text{Cl}.$$

allg. schriftl. Wiedergabe: Chlor-35 oder ^{35}Cl, Jod-131 oder ^{131}J.

Bei all. Isotopen eines Elementes sind Kernladungszahl und Elektronenzahl gleich, aber die Neutronenzahl verschieden, wodurch das abweichende Atomgewicht bedingt ist. Von den natürl. unter den 104 Elementen hat man festgestellt, daß sie als „Mischelemente", d. h. Isotopengemische vorliegen. Bekannt sind ca. 300 stabile u. mehr als 1000 instabile Isotope. Zum Nachweis der I. benutzt man den „Massenspektrographen" (konst. 1919 v. Francis Will. Aston), in dem man die Ablenkung von Kanalstrahlen im elektr. oder magnetisch. Felde zur Bestimmung benutzt od. spektroskopische Messungen, da die Spektrallinien u. -banden von Isotopen ein wenig gegeneinander verschoben sind. Die Trennung der I. erfolgt haupts. im „Trennrohrverfahren“ nach Prof. Klaus Clusius (1938), das auf der sog. „Thermodiffusion“ beruht, bei der sich die leichteren Moleküle in dem erwärmten Teil, die schweren Moleküle im gekühlten Teil des Rohres ansammeln. Das Diffusionsverfahren beruht darauf, daß leichte Gasmoleküle rascher durch eine Membran diffundieren als schwere. Beim Destillationsverfahren schließlich erwärmt man das Isotopengemisch, wobei die leichten Moleküle schneller verdampfen als die schwereren und diese durch Abkühlung getrennt werden können. Die reinen Isotope sind biologisch von Wichtigkeit, da man mit ihrer Hilfe den Weg bestimmter Stoffe im Körper bis ins einzelne verfolgen kann, besonders die radioaktiven I. sind zur „Markierung“ geeignet. So dienen die I. u. a. zum Studium der Assimilation und Dissimilation, zum Nachweis der Spurenelemente, der Wirkungsweise d. Bakterien, zur Feststellung des Angriffspunktes, der Wirkungsdauer und der Ausscheidung von Arzneimitteln usw.

Isotrop: heißen Körper, die nach allen Richtungen gleiche phys. Eigenschaften besitzen, also alle amorphen Körper, Glas, Flüssigkeiten sowie die im regulären System kristallisierenden Stoffe, vgl. Anisotropie.

Isovaleriansäure: (Isopropylessigsäure) $(CH_3)_2CH \cdot CH_2 \cdot COOH$. Ölige farblose Fl., die nach Baldrian riecht; D. 0,93, F. —29,3°, Kp. 177°. Sie findet sich frei in größerer Menge in der Baldrianwurzel, verestert in vielen ätherischen Ölen. Gew.: Durch Dampfdest. od. Auskochen der Baldrianwurzeln mit Soda, vgl. Baldriansäure.

Isovaleriansäureguajakolester: Guajacolum valerianicum ERG.

Isovaleriansäure-isoamylester: Amylium valerianicum, Isoamylisovalerianat, $C_{10}H_{20}O_2$; D. 0,858, Kp. 194°; farbl. Fl. v. apfelartig. Geruch; Anw. med.: früher als Sedativum; techn.: zu Fruchtessenzen.

Isovaleriansäurementhylester: Mentholum valerianicum ERG.

Ispenkraut: s. Hyssopus officinalis.

Istizin®: s. Dihydroxyanthrachinon.

Iteratur: Abkzg. auf Rezepten „it.“. Erneuerung einer Arzneiverordnung: **iteretur, reiteretur** = es werde wiederholt.

Itrol®: s. Silbercitrat.

i.v.: Intravenös*.

Ivakraut: s. Achillea moschata*.

Ivaöl: Oleum moschatae, s. Achillea moschata.

Ivarancusawurzel: Vetiverwurzel, Radix Vetiveriae, s. Vetiveria zizanioides.

J

J: *chem.* Jod, *physik.* Joule.

Jaborandiblätter: Folia Jaborandi, s. Pilocarpus-Arten.

Jacaranda copaia: Fam. Bignoniaceae (Brasilien), neben anderen J.-Arten wie **J. caroba J. procera,** u. a. Stpfln. v. **Folia Carobae:** (Folia Jacarandae) Karobablätter, Karaibablätter. Best.: Carobin, Carobasäure, Harz, Bitterstoff. Anw. volkst.: als Diureticum. HOM: Jacaranda Caroba, die getrockneten Blätter.

Jacutin®: s. Hexachlorcyclohexan.

Jahresringe: *bot.* Die im Stammquerschnitt der Dikotylen m. bloßem Auge bereits sichtbaren, ringförmigen Grenzen zwischen Frühjahrs- u. Herbstholz.

Jakobskraut: Herba Senecionis Jacobaeae, s. Senecio jacobaea.

Jalapa HOM: s. Exogonium purga.

Jalape: Exogonium purga*.

Jalapenharz: Resina Jalapae, s. Exogonium purga.

Jalapenknollen: Tubera Jalapae, s. Exogonium purga.

Jalapen-Pillen: Pilulae Jalapae DAB 6.

Jalapenwurzel: Tubera Jalapae, s. Exogonium purga.

Jamaika-Wurmrinde: Cort. Andirae inermis, s. Andira inermis.

Jamaisches Bitterholz: Lignum Quassiae (jamaicense), s. Aeschrion excelsa.

Jambosa Caryophyllus: Syzygium aromaticum*.

Jambulbaum: Syzygium jambolanum*.

Jambulrinde: Cort. Syzygii jambolani, s. Syzygium jambolanum.

Jambulsamen(früchte): Semen (Fruct). Syzygii jambolani, s. Syzygium jambolanum.

Japanholz: Lign. Fernambuci, s. Caesalpinia echinata.

Japanische Gallen: Gallae japonicae, s. Gallen.

Japanischer Fischleim: Agar Agar DAB.

Japanischer Lackbaum: Rhus vernicifera*.

Japankampfer: s. Campher.

Japanwachs: Cera japonica*.

Jasmin, gelber: Gelsemium sempervirens.

Jasminöl: Oleum Jasmini*.

Jasminwurzel, Gelbe: Rhizoma Gelsemii, s. Gelsemium sempervirens.

Jatropha curcas: (Croton purgans) Fam. Euphorbiaceae (Trop. Südamerika). Stpfl. v. HOM: Jatropha Curcas, die reifen Samen (Purgierstrauchsamen enth. das Toxalbumin Curcin). Aufbewahrung: Droge, Urtinktur, 1.—3. Dez.-Pot. vorsichtig.

Jatrorrhiza palmata: Iatrorrhiza palmata*.

Jauert: Joghurt*.

Javatee: Folia Orthosiphonis staminei, s. Orthosiphon stamineus.

Javellesche Lösung (Lauge): Liquor Kalii hypochlorosi, s. Kaliumhypochlorit.

Jecur: (lat.) Leber.

Jejunum: Intestinum jejunum = Leerdarm, Teil des Dünndarms.

Jelängerjelieber: Lonicera caprifolium* u. Solanum dulcamara*.

Jennersche Eosin-Methylenblau-Lösung: Reagens zur Färbung der Blutzellen. Mischg. von 25 ml einer 0,5%igen Lsg. von Eosin in Methylalkohol u. 20 ml einer 0,5%igen Lsg. von Methylenblau in Methylalkohol; entspricht May-Grünwald-Färbung.

Jesuitentee: Folia Mate, s. Ilex paraguariensis.

Jesuiterbalsam: Balsamum copiavae*.

Jod: Jodum, J, AtG. 126,9045, D. 4,942, F. 113,5°, Kp. 184,5° (m. veilchenblauen Dämpfen, daher d. Name von griech. ἰο-ειδής = veilchenblau), einwertig. Ordnungszahl 53. Graue, metallglänzende, rhombische Blättchen, von eigenartigem Geruch, die schon bei gewöhnl. Temperatur verdampfen, swl. in Aq. (ca. 1:5500), ll. in Alkalijodlsgen, A. (1:9), Ae., Chlf., Schwk., Bzl., ferner in Jodwasserstoffsäure u. Glyz. (1:200). Vorkommen Nat.: nur gebunden als Jodid in Meerwasser (ca. 0,0002%), Mineralquellen, Algen, Pfln., an Eiweiß gebunden in d. Schilddrüse. **Jod** DAB 7: Gehalt mind. 99,5%. Darst.: Durch Auslaugen der Asche d. Algen (Fucaceae) sowie aus d. Chilesalpeter (Caliche). Entdeckt 1811 in d. Asche von Seetangen durch d. Apotheker Bernard Courtois, geb. 1770 in Dijon, gest.

1838 in Paris. Anw. med.: in Form der **Jodtinktur** (s. unten Jodlösung, Alkoholische u. Jodlösung, Wäßrige) bei Kropf u. Arteriosklerose, äuß. als Antisepticum (auch als Jodsalbe). HOM: Jodum (Aufbewahrung: Ursubstanz, 1.—3. Dez.-Pot. vorsichtig). *Nachweis*: Jod gibt mit Stärke eine tiefblaue, beim Erwärmen sich entfärbende Adsorptionsverbdg. In Schwk. u. Chlf. löst es sich mit violetter Farbe, in A., Ae., Ketonen, Jodwasserstoff mit brauner Farbe. **Jodlösung, Alkoholische (Tinctura Jodi, Spiritus Jodi concentratus):** DAB 7: 2,5 T. Jod ,2,5 T. KJ, 28,5 T. Aq., 66,5 T. A. 90%; Jod u. KJ werden in 5 T. Aq. gelöst u. nach vollständiger Lösung mit d. restl. Aq. u. A. gemischt. D. 0,924 bis 0,929; Geh.: 2,4—2,7% Jod u. 2,4 bis 2,7% KJ. **Jodlösung, Wäßrige (Lugolsche Lösung):** DAB 7: 5 T. Jod, 10 T. KJ, 85 T. Aq. Jod u. KJ werden in 10 T. Aq. gelöst u. nach vollst. Lsg. mit d. restl. Aq. gemischt. D. 1,115 bis 1,130; Geh.: 4,8—5,2% Jod u. 9,5 bis 10,5% KJ. (Anw.: zur Gram-Färbung.) **Jodwasserstoffsäure:** Acidum hydrojodicum, wäßrige Lösg. von Jodwasserstoff, HJ, meist 10%ig, ihre Salze heißen *Jodide.*

Jod, Resublimiertes: Jodum resublimatum ist Jod DAB 7.

Jodäthyl: Aether jodatus, s. Äthyljodid.

Jod-Ammonium: Ammonium jodatum*.

Jodate: Salze der Jodsäure, HJO_3.

Jodbarium: Barium jodatum, s. Bariumjodid.

Jodbenzin: Reagens, Lsg. von 0,1 Jod in 100 ml Petroleumbenzin.

Jodblei: Plumbum jodatum, s. Bleijodid.

Jodcadmium: Cadmium jodatum, s. Cadmiumjodid.

Jodchloroxychinolin: Vioform®.

Jodeisen: Ferrum jodatum*.

Jodeisensirup: Sirupus Ferri jodati DAB 6.

Jodgorgosäure: Dijodtyrosin, jodhaltiges Benzolderivat, nat. in der Schilddrüse und in d. Rindenkorallen (Gattung Gorgonia).

Jod-hydroxychinolin-sulfonsäure: Acidum jod-oxychinolin-sulfonicum, 7-Jod-8-h droxy-chinolin-5-sulfonsäure

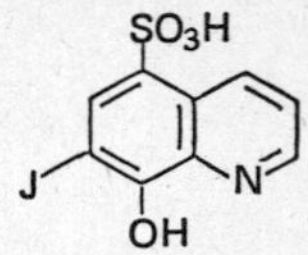

$C_9H_6JNO_4S$, Mol. 351,1; DAB 7: Gehalt 35,2—36,4% organisch gebundenes Jod, berechn. auf d. getrockn. Substanz. Blaßgelbes, fast geruchl. Pv. von schwach bitterem Geschmack, das sich oberhalb 260° unter Entwicklung von Joddämpfen zersetzt; wl. in Aq. u. A., prakt. unl. in Ae., in verdünnt. Alkalilaugen, Na-carbonatlösung und Ammoniaklsg. unter Salzbildg. lösl.; Sulfatasche max. 0,1%. Anw. med.: Als Antisepticum und Desinfizienz zur Behandlung von Wunden, Furunkeln, Eiterungen usw. (2—3%ig), bei infektiösen Darmerkrankungen, Amöbenruhr (oral 3mal tgl. 0,3 bis 1,0 g), in d. Gynäkologie zu Spülungen; *vet.*: bei Aktinomykose der Rinder; *techn.*: als Reagens auf Eisen-(III)- und Ca-Salze. (Yatren®-Gemisch der Säure mit 25% $NaHCO_3$; Chiniofon.)

Jodide: Salze der Jodwasserstoffsäure, z. B. KJ (Kaliumjodid).

Jodismus: Jodvergiftung. Nach Jodanwendung (inn. wie äußerl.) auftretende Reizerscheinungen (s. Allergie): Schnupfen, Fieber, Husten, Durchfall, Gesichtsschwellungen, Entzündung der Augenbindehaut.

Jodjodkaliumlösung: Reagens DAB 6. Lsg. von 3 Kaliumjodid und 2 Jod in 45 Aq.

Jodjodkaliumlösung, Lugolsche: s. Jodlösung, Wäßrige, s. Jod.

Jodkalium: Kalium jodatum, s. Kaliumjodid.

Jodkaliumstärkepapier: Filtrierpapier, das mit Stärke- u. Kaliumjodidlsg. getränkt ist; dient zum Nachweis v. Ozon, freien Halogenen u. Oxidationsmitteln. (Blaufärbung.)

Jodkalzium: Calcium jodatum, s. Calciumjodid.

Jodlithium: Lithium jodatum, s. Lithiumjodid.

Jodmonobromidlösung: Lsg. von Jodmonobromid (JBr) in Essigsäure; dient zur Bestimmung der Jodzahl (nach Hanuš).

Jodnatrium: Natrium jodatum, s. Natriumjodid.

Jodoform: Jodoformium, Trijodmethan, Formyltrijodid, CHJ_3. Mol. 393,77, D. 4,008, F. ca. 120° unter Zersetzung. Glänzende, zitronengelbe, fettig anzufühlende, hexagonale Kr. v. durchdringendem Geruch; fast unl. in Aq., l. in 70 A., ferner in Ae., Schwk., Chlf., Kollodium, wl. in fetten Ölen. Darst.: Durch Einwirkung von Jod u. Alkalilauge auf Äthyl-A. oder Aceton. Anw. med.: äuß. als Antisepticum, J. wirkt bakterienhemmend u. fäulniswidrig, wahrscheinlich durch eine Spaltung in eiweißhaltigem Gewebe, wobei Jod frei wird. (Jodoform bekannt seit 1832, seine antiseptischen Eigenschaften jedoch erst 1879 entdeckt.) **J. desodoratum** nach RF wird hergest. durch Zufügen v. 2 Tr. Sassafrasöl auf 10 g Jodoformpv., jedoch wird dadurch der Geruch lediglich etwas überdeckt, nicht aber beseitigt.

Jodometrie: Maßanalytisches Verfahren, auf der Reaktion von Jod mit Natriumthiosulfat beruhend. Man benutzt $^1/_{10}$-Normaljodlsg. u. $^1/_{10}$-Normalnatriumthiosulfatlsg., als Indikator dient Stärkelsg., vgl. Maßanalyse.

Jodschwefel: s. Jodum sulfuratum.

Jod-Stärke: Amylum jodatum*.

Jodstickstoff: NJ_2 (oder mit Ammoniak $NJ_3 \cdot NH_3$). Schwarze feste Masse, entsteht beim Zusammenbringen von Jod mit wäß. oder alkohol. Ammoniaklösungen (Jodtinktur + Salmiakgeist!), i. trock. Zustand äußerst explosiv (!).

Jod-Tetragnost® ERG: Tetrajodphenolphthalein-Natrium. Blaugraues kr. Pv., l. in Aq. Anw. med.: zur Röntgendarstellung der Gallenblase.

Jodtinktur: Tinctura Jodi, s. Jod.

Jodtrichlorid: Jodum trichloratum*.

Jodum anglicum: Rohes, ungereinigtes Jod.

Jodum pro analysi: Chlorfreies Jod.

Jodum resublimatum: s. Jod, Resublimiertes.

Jodum sulfuratum: (Sulfur jodatum) Jodschwefel, eine Schmelze von 1 Schwefel u. 4 Jod. Schwarzgrüne, kr. Stücke. Anw.: nur noch hom. HOM: Sulfur jodatum. (Aufbewahrung: Ursubstanz, 1.—3. Dez.-Verreibung vorsichtig, vor Licht geschützt.)

Jodum trichloratum: ERG Jodtrichlorid, JCl_3, Mol. 233,3; Geh. 54,4% Jod. Gelbe bis braunrote, stechend riech., hygr. Kr., l. in Aq., A., Ae., Bzl. Anw. med.: als Antisepticum und Desinfiziens in 0,1%igen Lsgen. MD 0,03 g; MTD 0,06 g.

Jodwasserstoffsäure: Acid. hydrojodicum, s. Jod.

Jodzahl: Dient zur Bestimmung der ungesättigt. Säuren in Fetten u. Ölen. Die JZ gibt an, wieviel g Jod von 100 g Fett od. Öl gebunden werden. Je höher der Gehalt an ungesättigten Fettsäuren ist, desto höher ist die Jodzahl. Die trocknenden Öle (Leinöl, Mohnöl usw.) haben eine Jodzahl zwischen 120 u. 200, die halbtrocknenden Öle (Rüböl, Sesamöl, Maisöl usw.) zwischen 95 u. 120, die nichttrocknenden Öle unter 95. JZ von: Ol. Olivarum = 80—88, Ad. suillus = 46—66, Ol. Arachidis 83 bis 100, Ol. Ricini = 82—90, Ol. Palmae = 51—58, Butterfett 30—35, Ol. Cocos = 8—10.

Jodzink: Zincum jodatum, s. Zinkjodid.

Jodzinkstärkelösung: (Zinkjodidstärkelsg., Liq. Amyli cum Zinco jodato), Reagens DAB: 4 g l. Stärke u. 20 g Zinkchlorid werden in 100 g siedendem Aq. gel.; der erkalteten Fl. wird die farbl., durch Erwärmen frisch bereitete Lsg. v. 1 g Zinkfeile u. 2 g Jod in 10 ml Aq. hinzugefügt, hierauf die Fl. zu 1 Liter verd. u. filtriert. Farbl., schwach opalisierende Fl. Anw.: als Reagens auf freies Chlor, Brom, salpetrige Säure, Ferrisalze sowie als Indikator in der Jodometrie, vgl. Maßanalyse.

Jodzinkstärkepapier: Filtrierpapier, d. m. Jodzinkstärkelsg. getränkt ist; dient zum Nachweis v. Ozon wie Jodkaliumstärkepapier.

Joghurt (Yoghurt, Jugurt, Jauert; türk. ja-urt): Eine durch Impfung warmer Ziegen-, Schaf-, Büffelmilch mit dem „Maja-Ferment" (Podkwassa) gewonnene puddingartige Sauermilch, in der das Kasein in besonders fein geflockter Form vorliegt. Das Maja-Ferment besteht im wesentlichen aus Lactobacillus bulgaricus u. Streptobacter. thermophilus. Hauptsächl. in der Türkei u. Bulgarien gebräuchlich. Sonst benutzt man im allgem. Kuhmilch, die man etwas eindampft, dann schnell auf ca. 45° abkühlt, ca. 5% des Ferment-Präparates hinzufügt und ca. 2½—3 Stunden auf der Temp. von 45° erhält (Wasserbad, Kochkiste), bis zur Gerinnung. Dann lagert man das so gewonnene Joghurt ca. 12—14 Stunden lang bei 4—5°. Joghurt ist im Gegensatz zu Kefir und

Kumys fast alkoholfrei. Anw. volkst.: bei Magen- u. Darmstörungen, gegen Darm-Fäulnisbakterien sowie bei Leberaffektionen. **Zehr-Joghurt** wird aus Magermilch hergestellt und ohne Zucker genossen; Zehr-Joghurt wird als Entfettungsmittel angewandt.

Johannisbeerblätter, Schwarze: Folia Ribis nigri, s. Ribes nigrum.

Johannisbeeren, Schwarze: Fruct. Ribis nigri, s. Ribes nigrum.

Johannisblume: Arnica montana*.

Johannisbrot: Fructus Ceratoniae, s. Ceratonia siliqua.

Johanniskraut: Herba Hyperici, Hypericum perforatum*.

Johanniskrautöl: Oleum Hyperici, s. Hypericum perforatum.

Johanniswurzel: Rhiz. Filicis, s. Dryopteris filix-mas.

Johimbin: s. Yohimbin.

Jonon: α-Jonon, $C_{13}H_{20}O$, farbl. Fl., l. in A. u. Ae., wl. in Aq., riecht konz. nach Zedernholz, in stark. Verdünnung nach Veilchen. Synth. gew. aus Citral. Künstl. J. best. aus α- u. β-Jonon. Anw.: i. d. Parfümerie.

Jontophorese: Iontophorese*.

Josefskraut: Herba Hyssopi, s. Hyssopus officinalis.

Joule: in der Physik Einheit der Arbeit; es ist die Arbeit, die notwendig ist, um 1,02 kg um 10 cm zu heben: 1 Joule = 10^7 Erg = 1 Watt · sec (James Prescott Joule, Physiker, 1818—1889); s. Tabelle.

Juckbohnen: Fruct. Stizolobii, s. Mucuna puriens.

Jucken: Hautjucken, Pruritus.

Judenkirsche: Physalis alkekengi*.

Juglans regia: Fam. Juglandaceae, Walnußbaum (heim. Kleinasien, kult. Mitteleuropa, Nordafrika, Nordamerika sowie in Japan). Stpf. von **Folia Juglandis:** Walnußblätter. Best.: Äth. Öl, Juglon (5-Hydroxy-1,4-naphthochinon, nur in frischen Blättern), Gerbstoff, Gallussäure, Ellagsäure, Inosit, Vitamin C. Asche max. 10%. Anw. volkst.: als Adstringens, b. Skrofulose, Gicht, Hautleiden sowie zur Vertreibung von Wanzen u. Läusen. **Cortex Juglandis regiae nucum:** Cortex Juglandis fructus, **Walnußschalen.** Best.: α- u. β-Hydrojuglon (in frischen Schalen; färbt auch wie das Juglon der Blätter, Haare und Haut braun), Säuren, Emulsin, Zucker, Ca-phosphat u. -oxylat, außerordentl. reich an Vitamin C (bis 1000 mg% in frischen Schalen!). Anw. volkst.: bei Vitamin-C-Mangelerscheinungen, Karies, Hautausschlägen, lymphatischen u. skrofulösen Erscheinungen; die frischen Schalen zu Haarfärbemitteln. HOM: Juglans, frische Fruchtschalen und Blätter, zu gleich. Teilen; ferner noch HOM: Juglans cinerea, die im Mai und Juni gesammelte innere, frische Rinde der Äste, des Stammes u. der Wurzeln von **Juglans cinerea,** Graue Walnuß (heim. Nordamerika). **Oleum Juglandis** ERG: Nußöl, das aus den Kernen ohne Anwendung v. Wärme gepreßte fette Öl, hellgelb-grünlichgelb. D. 0,920—0,924; JZ 141—153; Säuregrad nicht über 8: VZ 188—196. Best.: Glyzeride der Leinölsäuren, Ölsäure, Myristinsäure u. a. Anw.: als Speiseöl; das kosm. verwendete Nußöl (Walnußschalenöl) ist Oleum Juglandis Nucum infusum, ein mit Ol. Arachidis in der Wärme hergest. Auszug aus Walnußschalen (Herst. wie bei Ol. Hyoscyami beschrieben).

Juglon, Hydrojuglon: s. Juglans regia.

Jugurt: Joghurt*.

Jujuben: Fruct. Jujubae, s. Zizyphus vulgaris.

Julep: Ein im Mittelalter von d. Arabern erfundener, meist mit Zucker, Sirup od. Honig gesüßter, Drogenauszug als Kühltrank (Refrigerantium), auch Julapium.

Jungfernöl: Oleum Olivarum, s. Olea europaea.

Juniperus communis: Fam. Cupressaceae, Wacholder, Machandel, Kranewitt (fast alle Gebiete der gemäßigten u. kalten Zonen d. nördl. Halbkugel). Stpfl. von **Fructus Juniperi: Wacholderbeeren** (Baccae Juniperi, Machandel-, Kaddig-, Kranewittbeeren; DAB 7: Die getrockneten, reifen Beerenzapfen von *Juniperus communis* Linné; Gehalt: Äther. Öl mind. 1,0 ml/100 g; ferner 7% Invertzucker (trocken bis 30%), Gerbstoff, Flavonglykosid, Harz, Pektin, Säuren, Inosit, Gummi. Asche max. 4%. Anw. med.: als Diureticum und Harndesinfizienz bei Pyelitis und Cystitis, ferner als Stomachicum und Carminativum sowie bei Gicht u. Rheuma, Bronchialleiden, Wassersucht (kontraind. bei Nierenentzündung d. Gravidität): Species diureticae, Succus Juniperi inspissatus); äuß.: als Hautreizmittel (Spirit. Juniperi, Spirit. Angelicae comp., siehe auch Pix Juniperi, unter Juniperus oxycedrus). HOM: Juniperus communis, die frischen, reifen Beeren. **Lignum Juniperi:** Wacholderholz, das getrocknete Wurzel-, Stamm- und Astholz. Best.: Harz, äth. Öl. Asche max. 7%. Anw. volkst.: als harn- u. schweißtreibendes Mittel, als Blutreinigungsmittel. **Oleum Juniperi, Wacholderbeeröl:** DAB 7: das äth. Öl aus den reifen Beerenzapfen. Farbl. bis blaßgelbl. Fl., opt. Aktiv ($\alpha_D^{20°}$ = —1° bis —15°). D. 0,856—0,876. Brech.-Index: $n_D^{20°}$ = 1,472—1,484. Best.: Pinen, Camphen, Cadinen, Terpineol, Junipen, Stearopten, Junen u. a. Anw. med.: innerl. als Diureticum und Carminativum; äußerl. als hautreizendes Mittel zu Einreibungen. Spiritus Juniperi, Spiritus Angelicae compositus, Unguentum Rosmarini compositum). **Oleum Juniperi e Ligno:** Wacholderholzöl, das äth. Öl aus dem Holz u. den Zweigen, meist jedoch nur über Wacholderzweige destilliertes Terpentilöl. Anw. volkst.: zu Einreibungen.

Succus Juniperi inspissatus DAB 6: Wacholderbeermus, Wacholderbeersaft, Roob Juniperi. Herst.: 1 T. zerquetschte Beeren werden mit 4 T. Aq. übergossen, 12 Stunden lang unter wiederholtem Umrühren stehengelassen, dann ausgepreßt, durchgeseiht u. zu einem dünnen Mus eingedampft. Wacholdermus ist trübe, braun u. von süßem würzigen Geschmack, in Aq. ist es nicht klar lösl. Anw. volkst.: hauptsächl. als Roborans u. als „Blutreinigungsmittel".

Juniperus oxycedrus: Fam. Cupressaceae (Mittelmeergebiet), Baumwacholder, span. Zeder, eine Stpfl. von **Pix Juniperi: Wacholderteer** (Oleum Juniperi empyreumaticum, Oleum cadinum, Kaddigöl, Kranewittöl). Gew. durch trockene Dest. aus dem Holze u. den Zweigen. Sirupartige, rot- bis schwarzbraune Fl. von durchdringendem Geruch; l. in Chlf. u. Ae., teilw. l. in A. u. Petroleumäther. Best.: Guajacol, Kresol u. and. Phenole, Cadinen, Harze. Anw. volkst.: äuß. bei Rheumatismus, Krätze, Flechten, Ekzemen.

Juniperus sabina: Fam. Cupressaceae, Sadebaum, Sevenbaum (Mittel- u. Südeuropa, Alpengebiete, Kaukasus, Nordasien, Nordamerika). Stpfl. von **Summitates Sabinae:** (Herba Sabinae, Turiones Sabinae), die getrockneten jüngsten Zweigspitzen. Best.: Äth. Öl (mind. 3%), Pinipikrin (Glykosid), Gallussäure, Gerbstoff, Zucker, Harz. Asche max. 7%. Anw. med.: als Emmenagogum (MD 1,0 g; MTD 2,0 g!); äuß.: in Salben bei Kondylomen (volkst. häufig als Abortivum, sehr oft mit tödlichem Ausgang, daher sind Summ. Sabinae dem freien Verkehr entzogen!). HOM: Sabina, die frischen Zweigspitzen mit Blättern. (Aufbewahrung: Urtinktur, 1.—3. Dez.-Pot. vorsichtig.) **Oleum Sabinae: Sadebaumöl,** das äth. Öl aus den Zweigspitzen u. Blättern; farbl. bis gelblich, von widerl. Geruch. D. 0,902—0,925; opt. rechtsdrehend ($\alpha_D^{20°}$ = +38° bis +62°). Best.: ca. 17% Sabinol (ein Alkohol) u. dessen Ester Sabinolacetat (zusammen ca. 50%), ferner l-Sabinen (16%), d-Sabinen, Cadinen, ferner Citronellol, Linaylacetat, n-Decylaldehyd, Terpinen, Geraniol. Anw.: wie Summ. Sabinae, ebenfalls stark abortiv wirkend. MD 0,2 g; MTD 0,5 g; haupts. äuß. zu Einreibungen (1%, davon nicht mehr als 20 g).

Juniperus virginiana: Fam. Cupressaceae, Virginischer Wacholder, Virginische Zeder (Nordamerika). Stpfl. v. **Lignum Cedri:** Zedernholz. Best.: Harz, äth. Öl, Borneol, Terpene. Anw. volkst.: zu Räucherzwecken. **Oleum Ligni Cedri:** Zedernholzöl, Gew. durch Dest. aus d. Holz. Farbl. dickfl. Öl. D. 0,943—0,961. Best.: Cedrol (Zederkampfer), Sesquiterpene. Anw.: in d. Mikroskopie als Tauchfl. für Öl-Immersion, ferner zum Aufhellen der Präparate. HOM: Juniperus virginiana, die frischen Zweigspitzen.

Justieren: Ein Meßgerät (Waage) richtig einstellen.

Jute: Die gelbbräunlichen Bastfasern von **Corchorus capsularis** u. anderen Corchorus-Arten, Fam. Tiliaceae (heim. Indien, in den Tropen, vor allem Vorderindien, viel kultiviert). Das fette Öl aus den Samen, das Jutesamenöl, wird als Speise- u. Brennöl verwendet.

Juwelierborax: Borax, Oktaedrischer*.

K

K: *chem.* Kalium*; *physik.* Kelvin.

Kabeljau: Gadus Morrhua, Lieferant von Lebertran.

Kachexie: Kachexia (griech. κακός = schlecht, ἕξις = Zustand), allgemeiner Kräfteverfall.

Kadaverin: Cadaverin*.

Kaddigbeeren: Fructus Juniperi, s. Juniperus communis.

Kaddigöl, Kadeöl: Oleum Juniperi empyreumaticum, s. Juniperus communis.

Kadmium: Cadmium*.

Kältemischungen: Ihre Wirkung beruht auf der Tatsache, daß feste Stoffe bei ihrer Lsg. Wärme binden, d. h. Wärme verbrauchen, die dem zu kühlenden Gegenstand entzogen wird. Folgende Mischungen ergeben ein Sinken der Temperatur

(Gewichtsteile)

bis —15°: 1 T. Ammoniumchlorid + 4 T. Schnee (Eis) oder 1 T. Ammoniumnitrat + 1 T. Aq.,

bis —20°: 1 T. Kochsalz + 2 T. Schnee (Eis) od. 2 T. verd. Salpetersäure + 3 T. Natriumnitrat.

bis —25°: 5 T. krist. Calciumchlorid + 3 T. Aq.,

bis —30°: 2 T. krist. Calciumchlorid + 1 T. Schnee (Eis) oder 2 T, verd. Schwefelsäure + 3 T. Schnee (Eis),

bis —40°: 4 T. verd. Salpetersäure + 5 T. Ammoniumnitrat + 6 T. Natriumsulfat,

bis —50°: 3 T. krist. Calciumchlorid + 2 T. Schnee (Eis),

bis —60°: Kohlensäureschnee + Äthylchlorid,

bis —82°: Kohlensäureschnee + Methylchlorid,

bis -100°: Kohlensäureschnee + Äthyläther (i. Vakuum).

Kämpferol: Flavonol des Apigenins, in zahlreichen Pflanzen (meist in Form von Glukosiden), z. B. in Sennesblättern, in d. Blüten v. Prunus spinosa, in den Früchten von Rhamnusarten usw., s. Flavon.

Käselabkraut: Galium verum*.

Käsemalve: Malva silvestris*.

Käsepappel: Malva silvestris*.

Käsestoff: Casein*.

Kätzchen: *bot.* s. Blütenstand.

Kaffee: Coffea*.

Kaffeekohle: Carbo Coffea, s. Carbo.

Kaffeestrauch: Coffea arabica und Coffea liberica, s. Coffea.

Kaffein: s. Coffein.

Kaiserblau: Smalte*.

Kaiserling: Amanita caesarea, eßbarer Pilz (wird häufig mit dem Fliegenpilz verwechselt, s. Amanita muscaria).

Kaiserlingsche Lösung: Flüssigkeiten zur Erhaltung von anatomischen Präparaten in natürlichen Farben: (1) 3 Teile Kaliumnitrat sind in 188 Aq. zu lösen, die Lösung ist mit 18 Liq. Kalii acetici u. 40 Formaldehydlösung (35%) zu versetzen. (2) Alkohol. — (3) Liq. Kal.acet. 3,0, Aq. dest. 8,0, Glycerin 2,0. Die Präparate werden mehrere Tage in Lösung 1 gelegt, dann so lange in 80%igem Alkohol, bis die Farben wieder hervortreten und werden in Lösung 3 aufbewahrt.

Sehr umfangreiche u. dicke Organe kann man durch Injektion konservieren mit folg. Lösung: 3 Kal.nitr., 5 Kal.acet., 40 ml Formalin und 100 ml Aq. (Kaiserling, Karl, Pathologe, Königsberg 1869—1942.)

Kajeputöl: Oleum Cajeputi, s. Melaleuca leucadendron var. cajeputi.

Kakao: s. Theobroma cacao.

Kakaobutter: Oleum Cacao, s. Theobroma cacao.

Kakke: (chines.) Beriberi*.

Kakodyl: Das Radikal $(CH_3)_2As$— (nach Bunsen), das sich wie ein basisches Radikal verhält. Die Derivate d. Kakodylwasserstoffs = Dimethylarsins bezeichnet man als Kakodylverbindungen, s. Kakodylsäure und Arsine.

Kakodylsäure: Acidum kakodylicum, Dimethylarsinsäure,

$$(CH_3)_2AsO \cdot OH.$$

Weiße, geruchlose Kr., ll. in Aq. u. A., l. in Eisessig, unl. in Ae. Anw. med.: früher gegen Hautkrankheiten.

Kakothelin: Bis-desmethyl-nitrobrucin-hydrat-nitrat,

$$C_{21}H_{21}N_3O_7 + HNO_3,$$

Mol. 490,4; techn.: in der Analyse zum Nachweis von Eisen(II)-, Zinn(II)-, Vanadin(III)-Salzen sowie Thiosulfaten.

Kaktuskraut: s. Cereus grandiflorus.

Kaktus-Schildlaus: Coccus cacti*.

Kal: Abkzg. für Kilogrammkalorie = 1000 cal, s. Kalorie.

Kala-Azar: Schwarze Krankheit, Dum-Dum-Fieber; schwere, meist tödliche Infektionskrankheit, durch Leishmania* hervorgerufen (Asien, Afrika, Südeuropa).

Kalabarbohne, -same: Semen Calabur, s. Physostigma venenosum.

Kalappusöl: Oleum Cocos, s. Cocos nucifera.

Kali, Blausaures: Kalium cyanatum, s. Kaliumcyanid.

Kali borussicum: Kalium ferrocyanatum.

Kali causticum fusum: Kalium hydroxydatum, s. Kaliumhydroxid.

Kali, Chlorsaures: Kalium chloricum, s. Kaliumchlorat.

Kali, Doppeltchromsaures: Kalium dichromicum, s. Kaliumdichromat.

Kalialaun: s. Kaliumalaun.

Kaliaturholz: Lignum Santali rubrum, s. Pterocarpus santalinus und P. soyauxii.

Kalihydrat: s. Kaliumhydroxid.

Kali, Kaustisches: Kalium hydroxydatum, s. Kaliumhydroxid.

Kalilauge: s. Kaliumhydroxid.

Kalisalpeter: s. Kaliumnitrat.

Kaliseife: Sapo kalinus, s. Sapo.

Kali, Ubermangansaures: Kalium permanganicum, s. Kaliumpermanganat.

Kaliwasserglaslösung: Liquor Kalii silicici, s. Kalium silicicum.

Kali zooticum: Kalium ferrocyanatum.

Kalium: K, Potassium; AtG. 39,102; silbriges, bei gewöhnlicher Temperatur wachsweiches, leicht schneidbares Metall, an d. Luft leicht oxidierbar, färbt die farbl. Flamme violett; einwertig. Ordnungszahl 19; D. 0,86, F. +63,5°, Kp. 753,8° (unter Bildung eines blaugrünen Dampfes); geschmolzen entzündet es sich u. verbrennt m. violetter Flamme zu Kaliumperoxid (K_2O_4); Aq. zersetzt es unter Bildung v. KOH u. Freiwerden v. H., der sich entzündet. K ist reaktionsfähiger als Natrium. Nat.: Nur in seinen Salzen (Abraumsalze*) in großen Lagern; der Geh. d. Erdrinde an K beträgt ca. 2,4%; ferner im Meerwasser, Pfln., im tierischen Organismus (Milch, Eiern, Harn, Kot, Wollschweiß). Entdeckt 1807 von Humphry Davy (1778—1829). Darst.: Durch Elektrolyse v. geschmolzenem Kaliumhydroxid. Die Aufbewahrung von K erfolgt unter Petroleum.

Nachweis der Kaliumverbindungen: 1. Sie färben die nichtleuchtende Flamme violett. 2. Platinchloridlsg. fällt gelbes, kr. Kaliumplatinchlorid (K_2PtCl_6), unl. in A. 3. Weinsäure im Überschuß fällt kr. Kaliumhydrotartrat (Weinstein, $C_4H_5KO_6$). 4. Fällung mit Tetraphenylborat.

Kaliumacetat: Kalium aceticum, Essigsaures Kalium, CH_3COOK, Mol. 98,14, D. 1,8, F. 292°; weißes, kr., hygroskop. Pv., sll. in Aq., l. in A.; Darst.: durch Lösung von Kaliumhydrogencarbonat in Essigsäure; Anw. med.: als Diureticum (mittl. Dos. 1,0 g oder in 33,3%iger Lösung. Liquor Kali acetici DAB 6).

Kalium aceticum: s. Kaliumacetat.

Kaliumalaun: Aluminium-Kalium sulfuricum, Alumen kalicum, Aluminium-Kaliumsulfat, Alaun, Kalialaun, *Alumen* DAB 6: $KAl(SO_4)_2 + 12\,H_2O$, Mol. 474,40. Darst.: Durch Brennen von nat. Alaunstein, durch Aufschließen geglühter Tone und Bauxite mit Schwefelsäure, durch Auskristallisierenlassen einer Lsg. von Aluminiumsulfat und Kaliumsulfat. Farbl., oktaedrische Kr. oder weißes kr. Pv., von süßlich adstringierendem Geschmack, l. in 9 Aq., ll. in Glycerin und verdünnten SS, unl. in A. Anw. med.: inn. selten bei Diarrhöe und Darmblutungen; äuß.: als Ätzmittel; techn.: in d. Gerberei. HOM: Alumen, Alaun. **Alumen ammoniatum:** Aluminium-Ammonium sulfuricum*, s. Ammoniumalaun. **Alumen ustum:** Gebrannter Alaun, $KAl(SO_4)_2$. Mol. 258,12. Weiße Krusten od. weiß. Pv., l. i. 30 Aq. Anw. med.: als Ätzmittel; techn.: z. Klären.

Kalium-Ammoniumtartrat: Kalium-Ammonium tartaricum, Ammoniakweinstein, Tartarus ammoniatus, Weinsteinsalmiak,

$$CH(OH)COOK \cdot CH(OH)COONH_4 + \frac{1}{2}H_2O.$$

Farbl. Kr., ll. i. Aq. Darst.: Durch Auflösen v. Kaliumbitartrat u. Ammoniumcarbonat in 10%iger Ammoniaklsg. Anw. med.: als Diureticum u. Laxans.

Kalium arsenicosum: $KAsO_2$ Kaliummetarsenit. HOM: Kalium arsenicosum; ungef. Zstzg.: $KAsO_2$, $HAsO_2$, H_2O (saures Kaliummetarsenit).

Herst.: In siedende konz. Kal.carbonatlsg. wird solange Arsentrioxid eingetragen., bis die CO_2-Einwicklg. aufhört; dann läßt man erkalten, filtriert u. überschichtet das Filtrat mit Weingeist, wobei das Salz sich allmählich kristallinisch abscheidet. (Aufbewahrung: Ursubstanz, 1.—3. Dez.-Pot. sehr vorsichtig.)

Kaliumarsenit: s. Kalium arsenicosum.

Kaliumbicarbonat: s. Kaliumhydrogencarbonat.

Kalium bicarbonicum: s. Kaliumhydrogencarbonat.

Kalium bichromicum: Kalium dichromicum, s. Kaliumdichromat.

Kaliumbioxalat: Kalium bioxalicum, s. Kaliumhydrogenoxalat.

Kalium bioxalicum: s. Kaliumhydrogenoxalat.

Kaliumbiphthalicum: s. Kaliumhydrogenphthalat.

Kaliumbisulfat: s. Kaliumhydrogensulfat.

Kalium bisulfuricum: s. Kaliumhydrogensulfat.

Kalium bitartaricum, Tartarus depuratus: s. Kaliumhydrogentartrat.

Kaliumbitartrat: Kalium bitartaricum, s. Kaliumhydrogentartrat.

Kaliumbromat: Kalium bromicum ERG.

Kalium bromatum: s. Kaliumbromid.

Kalium bromatum effervescens: Brausendes Bromsalz. Herst.: 10 Kal.bromid, 46 Natr. bicarb., 24 Acid. tart., 16 Acid. citr., 16 Sacch. alb. werd. gut gemischt, auf ca. 100° unt. ständigem Umrühren erhitzt, die entstand. krümelige Masse durch ein Sieb geschlagen u. bei 40—50° getrocknet.

Kalium bromicum ERG: Kaliumbromat, Bromsaures Kalium, $KBrO_3$. Mol. 167,0; D. 3,42. Geh. mind. 99,6%. Weiße Kr., ll. i. Aq. Darst.: Durch Auflösen v. Brom in KOH. Anw.: in d. Maßanalyse.

Kaliumbromid: Kalium bromatum, Bromkalium, KBr, Mol. 119,0; DAB 7: Gehalt mind. 98%, berechn. auf die getrockn. Substanz; farbl. Kr. od. weiß. kr. Pv. von scharf salzigem Geschmack; ll. i. Aq. (in etwa 2 T.), wl. i. A. 90% von 20°, l. i. sied. A.; Anw. med.: als Sedativum (Dos. 1—2 g mehrmals tägl.); techn.: in der Photographie zu Entwicklern, Tönungslösungen, Bromsilberemulsionen. HOM: Kalium bromatum.

Kalium, Bromsaures: Kalium bromicum ERG.

Kaliumcarbonat: Kalium carbonicum, Kohlensaures Kalium, Pottasche, K_2CO_3. Mol. 138,21; D. 2,4; F. 891°; Geh. 95% K_2CO_3. Weiß., körniges, hygr. Pv., ll. i. Aq., unl. i. A. Darst.: Durch Erhitzen v. Kaliumhydrogencarbonat; techn. durch Einleiten von CO_2-Gas in Kalilauge. Anw. med.: bisweilen bei Gicht, sonst nur noch äuß. zur Hautentfettung. HOM: Kalium carbonicum. **K. carbonicum crudum:** Rohes Kaliumcarbonat, Pottasche, K_2CO_3. Geh. mind. 89,8% K_2CO_3. Weiß., körniges, hygr. Pv., ll. i. Aq. Gew.: wie oben sowie aus der Schlempekohle u. Wollschweiß. Früher durch Auslaugen v. Holzasche und Eindampfen in eisernen Töpfen (daher d. Name Pottasche). Anw.: zur Seifenherstellung, zur Herst. v. Gläsern, Kaliwasserglas, Salzen, Farben usw.

Kalium causticum: Kalium hydroxydatum, s. Kaliumhydroxid.

Kaliumchlorat DAB: Kalium chloricum.

Kaliumchlorid: Kalium chloratum, Chlorkalium, KCl, Mol. 74,56; DAB 7: Gehalt mind. 99,0%, berechn. auf die getrockn. Substanz; farbl. Kr. od. weiß. kr. Pv. von salzigem, schwach bitterem Geschmack, l. i. 3 Aq., unl. i. A.; Anw. med.: zu Infusionslösgen, bei Kaliummangel, früher als Fiebermittel (Sal febrifugum Sylvii); DAB 7:

Zur Identitätsprüfung v. Weinsäure. Vorsicht vor Verwechslg. m. Kaliumchlorat = Kalium chloricum $KClO_3$! Deshalb ist auf Rezepten das Wort „chloratum" auszuschreiben. HOM: Kalium chloratum, Kalium muriaticum.

Kalium chloricum: Kaliumchlorat, Chlorsaures Kalium, $KClO_3$. Mol. 122,55. D. 2,34; F. 370°. Farbl., glänz. Kr. od. kr. Pv., ll. i. 15 Aq., i. 2 heiß. Aq., i. 130 A. Vorsicht beim Reiben, Stoßen, Erhitzen m. oxidierbaren Stoffen (Explosion!), s. Tabelle „Unverträgliche Arzneimischungen". Darst.: Durch Umsetzen v. Calciumchlorat m. Kaliumchlorid od. durch Elektrolyse v. Kaliumchlorid in heiß. Lsg. Anw. med.: als Gurgelwasser in 2- bis 5%iger Lsg. Vorsicht vor inn. Anw., die zu schweren u. tödlichen Vergiftungen führen kann. Kaliumchlorat zersetzt d. Blutkörperchen u. verwandelt Hämoglobin in Methämoglobin, das nicht mehr imstande ist, Sauerstoff zu übertragen (Blut schokoladenfarben); Tod infolge Erstikkung u. Urämie; Dos. let. 5—15 g, s. Tabelle im Anhang „Gegenmittel"; techn.: zu Sprengstoffen, in d. Feuerwerkerei, zu „Sicherheitszündhölzern" usw. HOM: Kalium chloricum.

Kalium, Chlorsaures: Kalium chloricum*.

Kalium-Chromalaun: Chromi-Kalium sulfuricum*.

Kaliumchromat, Gelbes: Kalium chromicum flavum ERG.

Kaliumchromat, Rotes: Kalium dichromicum DAB.

Kaliumchromatlösung: Reagens: 1 chlorfreies, gelbes Kaliumchromat ist in 19 Aq. zu lösen.

Kalium chromicum flavum ERG: Gelbes Kaliumchromat, Gelbes chromsaures Kalium, K_2CrO_4. Mol. 194,2; D. 2,74. Gelbe Kr., l. i. 2 Aq., unl. i. A. Darst.: Aus Chromeisenstein. Anw. med.: äuß. in 5- bis 10%igen Lsgen als Verbandwasser b. Geschwüren, Exanthemen; inn.: selten als Emeticum. MD 0,03 g; MTD 0,06 g; techn.: in der Färberei, Tintenfabrikation, Maßanalyse.

Kalium chromicum rubrum: s. Kalium dichromicum.

Kalium, Chromsaures gelbes: Kalium chromicum flavum ERG.

Kalium-Chrom(III)-sulfat: Chromi-Kalium sulfuricum*.

Kaliumcitrat: Kalium citricum ERG.

Kalium citricum ERG: Kaliumcitrat, Zitronensaures Kal., Trikaliumcitrat,

$$C_3H_4(OH)(COOK)_3 + H_2O.$$

Mol. 324,42. Farbl. hygr. Kr. od. kr. Pv., ll. i. Aq., swl. i. A., verkohlt beim Erhitzen. Darst.: Durch Neutralisieren einer Lsg. von Zitronensäure mit Kaliumbicarbonat. Anw. med.: als Diaphoreticum u. Refrigerans bei fieberhaften Zuständen, auch bei Rheumatismus u. Gicht. Dos. 0,5—2,0 g mehrmals tgl.

Kaliumcyanat: Kalium cyanicum*.

Kalium cyanatum ERG: Kalium hydrocyanicum, Kaliumcyanid, Cyankalium, Blausaures Kali, KCN. Mol. 65,11, D. 1,56; F. 624°; Geh. mind. 95% KCN. Weiße, zerfließliche Stücke od. grobkörniges Pv. oder weiße, zerfließliche Stäbchen, ll. i. Aq., swl. i. A. Die Lösungen riechen nach Blausäure u. zersetzen sich bei längerem Stehen oder Erhitzen zu NH_3 und Kaliumformiat. Mit SS (auch mit Magensäure) entw. KCN Blausäure; an der Luft geht KCN infolge CO_2-Einwirkung allmählich in das ungiftige Kaliumcarbonat über. KCN ist eines der stärksten Gifte. Dos. let. 0,1 bis 0,3 g, inn.; in die Blutbahn gebracht, wirkt es schon in wesentlich geringerer Dosis tödlich! Daher beim Arbeiten mit KCN äußerste Vorsicht vor kleinsten Verwundungen, z. B. Ritzen durch Glasscherben sowie beim Zusammenbringen von KCN mit Säuren wegen des Freiwerdens von Blausäure (Dos. let. v. HCN 0,06 g; MAK = 10 ml pro m^3 Luft). Tod erfolgt durch Atmungslähmung (s. Cyanwasserstoff). Antid.: Künstliche Atmung (Sauerstoffgerät), Injektion von Lobelin, Kampfer; Magenspülungen mit 0,1%iger Kaliumpermanganatlösung od. Wasserstoffsuperoxidlsg. 3:1000, Traubenzucker i.v., Einatmen von Amylnitritdämpfen in zweiminütigem Abstand; bei Bewußtlosem langsame Injektion (1 ml pro Minute) von 10 ml 3%iger Natriumnitritlsg., Adrenalin 1 mg i.m., danach Injektion von 50 ml 3%ig. Natriumthiosulfatlsg., s. Tabelle im Anhang „Gegenmittel", Darst.: Durch Schmelzen von Kaliumferrocyanid mit Kaliumcarbonat oder durch Einleiten v. HCN in Kalilauge sowie nach zahlreichen patentierten Verfahren. Anw. med.: früher als Sedativum u. Antispasmodicum, jedoch heute nicht mehr verwendet. MD 0,03 g; techn.: hauptsächlich als Kalium cyanatum crudum in der Photographie, zur Galvanisation, zum Reinigen von Gold und Silber, zur Insektenvertilgung. HOM: Kalium cyanatum. (Aufbewahrung: Ursubstanz, 2. u. 3. Dez.-Pot. sehr vorsichtig.)

Kalium cyanicum: Cyansaures Kalium, Kaliumcyanat, KNCO. Farbl. Kr., l. i. Aq., unl. i. A.; D. 2,05. Darst.: Durch Oxidation von KCN (durch Erhitzen an der Luft oder durch Erwärmen mit Braunstein, Kal. permanganat oder durch Einleiten von Chlor od. Brom in konz. KCN-Lsg.). Anw.: zur Unkrautvertilgung.

Kaliumcyanid: Kalium cyanatum ERG.

Kaliumdichromat DAB: Kalium dichromicum DAB.

Kalium dichromicum: Kalium bichromicum, Kalium chromicum rubrum, Kaliumdichromat, Rotes Kaliumchromat, Saures chromsaures Kalium, Pyrochromsaures Kalium, Doppeltchromsaures Kalium, $K_2Cr_2O_7$. Mol. 294,22. D. 2,7; F. 396°; große dunkelgelbrote Kr., die beim Erhitzen zu einer braunroten Fl. schmelzen, l. i. 8 Aq., unl. i. A. Darst.: Aus Chromeisenstein oder durch Umsetzen v. Natriumdichromatlsg. mit KCl-Lsg. Anw. med.: äuß. als Ätzmittel bei Kondylomen u. syphilitischen Geschwüren; techn.: zum Härten anatomischer Präparate. HOM: Kalium bichromicum. (Aufbewahrung: Ursubstanz, 1.—2. Dez.-Pot. vorsichtig.)

Kaliumdihydrogenphosphat: Kaliumphosphat, primär, s. Kalium phosphoricum acidum.

Kalium dijodparaphenolsulfonicum: Kalium sozojodolicum ERG, Sozojodol-Kalium, $C_6H_2J_2(OH)SO_3K$. Mol. 464,0. Farbl. Kr. od. Pv., wl. i. Aq., fast unl. i. A. u. Ae. Anw. med.: als sekretionshemmender u. austrocknender Wundpuder (10%) od. in Salben.

Kalium, Doppeltchromsaures: Kal. dichromicum.

Kalium, Doppeltkohlensaures: s. Kaliumhydrogencarbonat.

Kaliumeisencyanür: Kalium ferrocyanatum ERG.

Kalium, Essigsaures: s. Kaliumacetat.

Kalium ferricyanatum ERG: Kaliumferricyanid, Ferricyankalium, Ferri-Kaliumcyanatum rubrum, Kalium-Eisen(III)-cyanid, Kaliumhexacyanoferrat(III), Rotes Blutlaugensalz, Rotkali, $K_3Fe(CN)_6$. Mol. 329,26. Rote, glänz. Kr. od. Pv., sll. i. Aq., unl. i. A. (die wäßrige Lsg. ist unbeständiger als die des gelben Bl. u. wirkt durch die spurenweise Abgabe von Blausäure, bes. im Magen, giftig). Darst.: Durch Einleiten v. Chlor od. Brom in Ferrocyankaliumlsg. Anw. techn.: als Reagens auf Ferrosalze, als Färbemittel (zur Herst. v. Turnbulls Blau, s. Ferrum cyanatum).

Kaliumferricyanid: Kalium ferricyanatum ERG.

Kaliumferricyanid-Lösung: Reagens: Bei Bedarf ist 1 Kaliumferricyanid (zuvor mit Aq. gewaschen) in 19 Aq. zu lösen.

Kaliumferriferrocyanid: Berliner Blau, s. Ferrum cyanatum*.

Kalium ferrocyanatum ERG: Ferro-Kalium cyanatum flavum, Kaliumferrocyanid, Ferrocyankalium, Kalium-Eisen(II)-cyanid, Kaliumhexacyanoferrat(II), Gelbes Blutlaugensalz, Kali zooticum, Kali borussicum, Cyankaliumeisen, Kaliumeisencyanür, $K_4Fe(CN)_6 + 3H_2O$. Mol. 422,41. D. 1,83. Zitronengelbe Kr. od. Pv., sll. i. Aq., unl. i. A. u. Ae., nicht giftig. Die wäßrige Lsg. zersetzt sich am Licht allmählich unter Abscheidg. von Ferrihydroxid. Darst.: Früher durch Glühen stickstoffhaltiger tierischer Abfälle (Blut, Horn, Leder, Klauen) mit Pottasche und Eisenpv., jetzt aus d. cyanhaltigen Reinigungsmasse der Leuchtgasfabriken. Im Labor durch Umsetzg. v. KCN-Lösg. mit Ferrosalzlsg. (Eisensulfat). Anw.: als Reagens auf Ferrisalze u. Kupfersalze; techn.: in d. Färberei u. Drukkerei, z. Herst. v. Berliner Blau (s. Ferrum cyanatum), als Härtemittel sowie zum Schönen von Wein.

Kaliumferrocyanid: Kalium ferrocyanatum ERG.

Kalium fluoratum: Kaliumfluorid, Fluorkalium, KF. Weiß. hygroskopisches Pv., leichtzerfließlich, ll. i. Aq. D. 2,48. Darst.: Durch Neutralisation v. Pottasche mit Flußsäure u. Eindampfen. Anw.: als Holzkonservierungsmittel, zum Glasätzen, als Antisepticum, in d. Gärungstechnik (giftig).

Kalium fluoresceinicum: Fluoresceinkalium, $C_{20}H_{10}K_2O_5$. Rotbraunes, metallglänz. Pv., l. i. Aq. Anw. med.: in d. Augenheilkunde zur Diagnose v. Cornealdefekten.

Kaliumfluorid: Kalium fluoratum*.

Kalium-Gold(I)-cyanid: Aurum-Kalium cyanatum, s. Gold.

Kalium-Goldcyanür: Aurum-Kalium cyanatum*.

Kalium guajakolsulfonicum: Kalium sulfoguajacolicum DAB.

Kalium, Guajakolsulfosaures DAB: Kalium sulfoguajacolicum DAB.

Kaliumhexacyanoferrat(II): s. Kalium ferrocyanatum.

Kaliumhexacyanoferrat(III): s. Kalium ferricyanatum.

Kaliumhexahydroxoantimonat (V): Kalium pyrostibicum, Kaliumpyroantimonat, $KSb(OH)_6$, Mol. 262,9; DAB 7: Gehalt mind. 95,0%, weiß. kr. Pv., l. i. etwa 50 T. Aq.; Kaliumhexahydroxoantimonat(V)-Lösung DAB 7: 4,0 g K. werden in einer Mischung von 28,0 ml 3 N-Kalilauge, 56 ml Aq. u. 16 ml verdünnt. Wasserstoffperoxid-Lösg. zum Sieden erhitzt u. nach Erkalten filtriert. Anw.: Zum Nachweis von Na-Ionen, zu Identitätsprüfungen v. Natriumhydrogencarbonat-Tabl. und Penicillin-G-Natrium, zu Reinheitsprüfungen v. KBr, Kaliumhydrogencarbonat u. KJ.

Kaliumhydrat: s. Kaliumhydroxid.

Kalium hydricum: s. Kaliumhydroxid.

Kalium hydrocyanicum: Kalium cyanatum ERG.

Kaliumhydrogencarbonat: Kaliumbicarbonat, Kalium bicarbonicum, Doppeltkohlensaures Kalium, $KHCO_3$, Mol. 100,1; DAB 7: Gehalt mind. 99,0%; faryl. Kr. od. weiß. kr. Pv. von salzigem, schwach laugenartigem Geschmack; l.i. 4 T. Aq., swl. i. A.; D. 2,17; Darst. durch Einleiten von CO_2 in Kaliumcarbonatlösg. Anw. med.: als Antacidum und bei Kaliummangel (Dos. 2 g, mehrmals tägl.).

Kaliumhydrogenoxalat: Kalium bioxalicum, Kaliumbioxalat, Kleesalz, $KHC_2O_4 + H_2O$, Mol. 146,14; weiß. Kr. od. Pv., wl. i. Aq. u. A.; Anw.: zum Entfernen von Tinten- und Rostflecken, in d. Textilindustrie als Beize. Vgl. Kaliumtetraoxalat.

Kaliumhydrogenphthalat: Kalium biphthalicum, Kaliumbiphthalat,

$$C_8H_5KO_4$$

Mol. 204,2, farbl. Kr. od. weiß. kr. Pv., l. i. etwa 10 T. Aq., prakt. unl. i. A. Anw.: Reagens DAB 7: als Urtitersubstanz zum Einstellen von 0,1 N-Perchlorsäure.

Kaliumhydrogensulfat: Kalium bisulfuricum, Kaliumbisulfat, $KHSO_4$, Mol. 136,2; DAB 7: farbl. Kr., ll. i. Aq. Anw.: bei der Identitätsprüfung von Cyanocobalamin, Glycerin, Glycerinmonostearat, zum Nachweis künstl. Farbstoffe in Paprika; techn.: zum Reinigen v. Platintiegeln, zum Aufschließen schwerlösl. Verbindungen.

Kaliumhydrogensulfid: Kaliumhydrosulfid*.

Kaliumhydrogentartrat: Kalium bitartaricum, Kaliumbitartrat, Tartarus depuratus, Saures weinsaures Kalium, Gereinigter Weinstein, Cremor Tartari,

$$CH(OH)COOK \cdot CH(OH)COOH.$$

Mol. 188,18. Weiß., kr. Pv., wl. i. kalt. Aq., l. i. heiß. Aq., ll. i. NaOH, unl. i. A., verkohlt beim Erhitzen unter Karamelgeruch. Nat. in Weinbeeren u. and. Früchten, scheidet sich bei der Weingärung an den Wänden der Fässer, zusammen mit Calciumtartrat, ab. Darst.: Durch Reinigung des rohen Weinsteins. Anw. med.: als Diureticum, Laxans, Katharticum; techn.: in der Färberei, z. Herst. v. Backpulver*.

Kaliumhydrosulfid: Kaliumsulfhydrat, Kaliumhydrogensulfid, KSH. Farbl. Kr., wasserfrei, eine gelbliche nach H_2S riechende Masse, ll. i. Aq. Darst.: Durch Sättigen von KOH mit H_2S. Anw.: in der Analyse zur Trennung von Schwermetallen.

Kaliumhydroxid: Kalium hydroxydatum, Kali causticum fusum DAB 6,

Lapis causticus chirurgorum, Ätzkali, Kalihydrat, Kaliumhydroxyd, Kalium hydricum, Kaustisches Kali, KOH. Mol. 56,11; Gehalt mind. 85% KOH; D. 2,04; F. 410°; Kp. 1324°; weiße Stücke, Stangen, Tafeln od. Pv., leicht zerfl., l. i. 0,5 Aq., in 2,5 A. Darst.: Durch Kochen einer Lsg. v. Kaliumcarbonat m. Calciumhydroxid od. durch Elektrolyse einer wäß. Lsg. v. Kaliumchlorid. Im Handel als K. crudum, depuratum, purum (Alcohole depuratum) u. purissimum. Anw. med.: als Causticum; techn.: z. Herst. v. Schmierseife, als Reagens. **Liquor Kali caustici** DAB 6: **Kalilauge,** die wäß. Lsg. v. KOH, Geh. 14,8—15% KOH, D. 1,135—1,137 (techn.: D. 1,34 = 37° Bé). Anw. med.: äuß. zu erweichenden Waschungen u. Pinselungen, z. Herst. v. Sapo kalinus u. Spirit. saponatus. **Kalilauge 3N** DAB 7: Gehalt 16,6 bis 17,1%. **Kalilauge 6N** DAB 7: Gehalt 33,1—34,2%. **Kalilauge, äthanolische** DAB 7: 10%ig. Lösg. in A.

Kalium hydroxydatum: s. Kaliumhydroxid.

Kalium hyperchloricum: Kalium perchloricum*.

Kalium hypermanganicum: s. Kaliumpermanganat.

Kaliumhypochlorit: Kalium hypochlorosum*.

Kaliumhypochloritlösung: Liquor Kalii hypochlorosi, s. Kalium hypochlorosum.

Kalium hypochlorosum: Kaliumhypochlorit, Unterchlorigsaures Kalium, KClO. Darst.: Durch Einleiten v. Chlor in Kalilauge od. durch Umsetzen v. Chlorkalk m. Pottasche. Nur in Lösg. bekannt als **Liquor Kalii hypochlorosi:** Kaliumhypochloritlösung. Eau de Javelle. Anw.: zum Bleichen.

Kaliumhypophosphit: Kalium hypophosphorosum ERG.

Kalium hypophosphorosum ERG: Kaliumhypophosphit, Unterphosphorigsaures Kalium, KH_2PO_2. Mol. 104,2. Weiße, zerfl. Kr.masse, Blättchen od. Pv., sll. i. Aq., l. i. A. Darst.: Durch Zus.gießen der Lsgen v. Calciumhypophosphit u. Kaliumcarbonat. Anw. med.: bei Knochenerweichung, Lungenleiden. Dos. 0,2—2,0 g.

Kaliumjodat: s. Kalium jodicum.

Kaliumjodatsalbe: Unguentum Kalii jodati DAB 6.

Kaliumjodat-Stärkepapier: Reagens DAB Filtrierpapier, das mit einer Lsg. von 0,1 Kaliumjodat (KJO_3) u. 1 löslicher Stärke in 100 Aq. getränkt ist; Reagens auf reduzierende Substanzen (= Bläuung).

Kalium jodatum: s. Kaliumjodid.

Kalium jodicum ERG: Kaliumjodat, Jodsaures Kalium, KJO_3. Mol. 214,0; D. 3,9; F. 560°. Geh. mind. 99,5%. KJO_3. Kleine, harte, weiße Kr., ll. i. Aq. Darst.: Durch Lösen v. Jodsäure in 10%iger Kaliumcarbonatlsg. Anw. med.: früher b. Diphtherie, als Reagens.

Kaliumjodid: Kalium jodatum, Jodkalium, KJ, Mol. 166,0; DAB 7: Gehalt mind. 99,5% KJ, berechn. auf die getrockn. Substanz. D. 3,12; F. 677°; Kp. 1325°. Geh. an Jod 76,1—76,8%. Farbl., würfelige Kr., sll. i. Aq., l. i. A. u. Glyz. Darst.: Durch Lösen v. Jod in Kalilauge unter Erwärmen, hierbei entst. Kal.jodid u. Kal.-jodat, letzteres wird nach Verdampfen der Lsg. u. Schmelzen des Rückstandes mit Kohle zu Kaliumjodid reduziert. Ferner durch Neutralisieren von Jodwasserstoffsäure mit Kaliumcarbonat. Anw. med.: vielseitig, so bei Syphilis, Struma, Skrofulose, Bronchitis, Rheuma, Herz- u. Gefäßerkrankungen. Dos. 0,1—0,5 g mehrmals tgl. (Vorsicht, b. Darreichung v. KJ tritt häufig Jodismus* auf!); äuß.: als Ungt. Kalii jodati, ferner auch in Form v. Klistieren, Augenwässern, Inhalationen. Unverträgl. m. vielen anderen Arzneistoffen, s. Tabelle „Unverträgliche Arzneimischungen". HOM: Kalium jodatum. (Aufbewahrung: Ursubstanz, 1.—3. Dez.-Pot. vorsichtig.)

Kaliumjodidlösung: Reagens: Lsg. von 1 Kaliumjodid in 9 Aq.

Kaliumjodid-Stärkepapier: s. Jodkaliumstärkepapier.

Kalium, Jodsaures: Kalium jodicum ERG*.

Kaliumkarbonat: s. Kaliumcarbonat.

Kalium, Kieselsaures: Kalium silicicum*.

Kalium, Kohlensaures: s. Kaliumcarbonat.

Kalium, Kreosotsulfosaures: Kalium sulfokreosoticum ERG*.

Kaliummetabisulfit: Kalium metabisulfurosum ERG*.

Kalium metabisulfurosum ERG: Kalium pyrosulfurosum, Kaliummetabisulfit, Kaliumpyrosulfit, $K_2S_2O_5$. Mol. 222,3. Geh. mind. 90%. Farbl. Kr., l. i. Aq., unl. i. A. Darst.: Durch Einleiten von SO_2 in heiß. Kaliumsulfitlösg. Anw. techn.: als Antichlor; zum Sterilisieren bei der Most- u. Weinbereitung (60 g auf 100 Liter).

Kaliummetantimoniat: Stibium oxydatum album*.

Kaliummetarsenit: s. Kalium arsenicosum.

Kaliummetasilikat: s. Kalium silicicum*.

Kaliummonophosphat: Kalium phosphoricum siccatum ERG*.

Kalium muriaticum HOM: s. Kaliumchlorid.

Kalium-Natrium tartaricum: Tartarus natronatus DAB6, Kalium-Natriumtartrat, Weinsaures Kalium-Natrium, Rochellesalz, Seignettesalz (nach dem Apotheker Pierre Seignette, La Rochelle, 1660—1719),

$$\begin{array}{l} CH(OH)COOK \\ | \\ CH(OH)COONa \end{array} + 4\,H_2O.$$

Mol. 282,20. D. 1,79. Große, farbl., rhombische Kr., ll. i. Aq., fast unl. i. A. Darst.: Durch Sättigen v. Kaliumbitartratlsg. mit Natriumcarbonat u. Abdampfen. Anw. med.: als Diureticum u. Laxans (DAB: Infusum Sennae compositum). HOM: Tartarus natronatus.

Kalium-Natriumtartrat: Tartarus natronatus, s. Kalium-Natrium tartaricum*.

Kalium-Natrium, Weinsaures: Kalium-Natrium tartaricum*.

Kalium, Neutrales weinsaures: Kalium tartaricum*.

Kaliumnitrat: Kalium nitricum*.

Kalium nitricum: Kaliumnitrat, Salpetersaures Kalium, Kalisalpeter, Salpeter, Nitrum, KNO_3. Mol. 101,11. D. 2,11; F. 333°. Farbl., durchsichtige Kr. od. Pv., sll. in Aq., fast unl. in A. Nat.: im Erdboden, bes. warmer Länder (Ägypten, Indien). Darst.: Durch Umsetzen v. Natriumnitrat (Chilesalpeter) m. Kaliumchlorid (Konversionssalpeter) oder durch Einwirkung der aus dem Stickstoff der Luft gew. Stickoxide auf Kalilauge. Anw. med.: als Diureticum u. Antipyreticum. Dos. 0,3—1,5 g, als Asthmamittel (Charta nitrata); techn.: z. Pökeln, in d. Feuerwerkerei, z. Herst. v. Sprengpvn., zu Kältemischungen*, als Düngemittel. HOM: Kalium nitricum (Nitrum).

Kalium nitricum fusum: Kalium nitricum rotulatum (tabulatum), Sal (Lapis) Prunellae, Brunellenstein. Mischung v. Kaliumnitrat m. Kaliumsulfat. Anw.: als Pökelmittel.

Kaliumnitrit: Kalium nitrosum ERG.

Kalium nitro-prussicum: Nitroprussidkalium, Kaliumnitrosopentacyanoferrat(II),

$$K_2FeNO(CN)_5 + 2\,H_2O.$$

Rote, hygr. Kr., sll. in Aq., l. in A. Anw.: als Reagens zum Nachweis v. Azeton im Harn, s. Tabelle „Harnuntersuchung", sowie Reagens auf Metallsulfide (Violettfärbung).

Kalium nitrosum ERG: Kaliumnitrit, Salpetrigsaures Kalium, KNO_2. Mol. 85,1; D. 1,92; F. 407°. Geh. mind. 90 %. Weiße od. schwach gelbl., zerfl. Stäbchen, sll. in Aq. Darst.: Durch Schmelzen v. Kaliumnitrat m. Blei. Anw. med.: inn. b. Angina pectoris, Asthma. Dos. 0,2 g; m. zahlreichen Arzneistoffen unverträglich, s. Tabelle „Unverträgl. Arzneimischungen.

Kaliumoxalat: Kalium oxalicum (neutrale) ERG.

Kaliumoxalat, Saures: s. Kaliumhydrogenoxalat.

Kaliumoxalat, Übersaures: Kalium tetraoxalicum*.

Kalium oxalicum (neutrale) ERG: Kaliumoxalat (neutrales), Oxalsaures Kalium $(COOK)_2 + H_2O$. Mol. 184,2. Farbl. Kr., l. in Aq. Darst.: Durch Neutralisieren einer Lsg. v. Oxalsäure m. Kaliumbicarbonatlsg. Anw. techn.: in d. Photographie, Galvanoplastik, vgl. K.hydrogenoxalat u. K.tetraoxalicum.

Kalium, Oxalsaures: Kalium oxalicum (neutrale) ERG*.

Kaliumperchlorat: Kalium perchloricum*.

Kalium perchloricum: Kalium hyperchloricum, K. superchloricum, Kaliumperchlorat, Überchlorsaures Kalium, $KClO_4$. Farbl. Kr., l. in kalt.

Aq., ll. in heiß. Aq., unl. in A. D. 2,52; F. 610°. Darst.: Durch Schmelzen v. Kaliumchlorat. Anw. med.: nicht mehr verwendet (früher b. Malaria); techn.: in d. Feuerwerkerei u. Photographie (Blitzlicht, m. Magnesium gem., Vorsicht! explosiv!).

Kaliumpermanganat: Kalium permanganicum: Kalium supermanganicum, Kalium oxymanganicum, Kalium hypermanganicum, Übermangansaures Kali, Chamäleon violett, $KMnO_4$. Mol. 158,03. D. 2,7. Dunkelviolette, fast schwarze, stahlblau glänz. Prismen, l. in 16 kalt., in 3 sied. Aq. m. blauroter Farbe.

Bei starkem Erhitzen zersetzt es sich unter Sauerstoffentwickl.; mit HCl entwickelt es Chlor; von mit verd. H_2SO_4 angesäuert. H_2O_2-Lsg. wird es entfärbt unter Sauerstoffentwicklung. $KMnO_4$ ist ein starkes Oxidationsmittel (Lsgn. dürfen daher nicht durch Papier filtriert werden, sondern durch Glaswolle od. Asbest). Viele organ. Stoffe, wie Glycerin, Äthylalkohol, äth. Öle, Zucker, Acetaldehyd, Benzaldehyd reagieren mit trockenem Kal.permang. unter Entflammung bzw. Explosion. K. wirkt zerstörend auf Fäulniserreger u. desodorisierend auf Fäulnisprodukte, pathogene Keime werd. weniger beeinflußt. Innerlich bewirkt es Magenentzündung infolge Ätzung. (Gegenmittel: gesüßte Milch, s. Tabelle über „Gegenmittel“). Entfernung von Kal.permanganat-Flecken s. Tab. „Fleckentfernung“.

Darst.: Durch Einwirkung v. CO_2 auf Kaliummanganatlsg. Anw. med.: als Desodorans zu Waschungen unreiner, übelriechender Wunden, bei Ozaena, Fluor albus; zu Mundwässern, als Antib. b. Vergiftungen m. Morphin, Phosphor, Cyankalium, b. Schlangenbissen (subkutan um die Bißstelle). Dos. let. 5—15 g; ferner i. d. Oxidimetrie (s. Maßanalyse; Reduktion bei saurem pH von Mn[VII] zu Mn[II], bei alkal. pH von Mn[VII] zu Mn[IV]), zur Trinkwasserdesinfektion, als 2%ige Lsg. zur Hautbräunung, s. Tabelle „Unverträgliche Arzneimischungen“.

Kaliumpermanganat-Phosphorsäure: DAB 7: 1 g feingepulvert. Kaliumpermanganat (s. Kalium permanganicum) u. 10 g konzentr. Phosphorsäure werden in 50 ml Aq. gelöst u. d. Lsg. zu 100 ml verdünnt. Anw. zum Nachweis von Methanol i. Äthanol.

Kalium permanganicum: s. Kaliumpermanganat.

Kaliumpersulfat: Kalium persulfuricum*.

Kalium persulfuricum: Kaliumpersulfat, Überschwefelsaures Kalium, Anthion, $K_2S_2O_8$. Weiße Kr., l. in Aq. Darst.: Durch Elektrolyse v. Kaliumbisulfat. Anw.: in d. Photographie (Abschwächer), als Bleichmittel u. als Antisepticum zu Umschlägen (0,5 bis 2%ig).

Kaliumphosphat, Getrocknetes: Kal. phosphoricum siccatum ERG*. **K., Neutrales:** Kal. phosphoricum tribasicum*. **K., Primäres:** Kal. phosphoricum acidum*. **K., Saures:** Kal. phosphoricum acidum*. **K., Sekundäres:** Kal. phosphoricum siccatum ERG*. **K., Tertiäres:** Kal. phosphoricum tribasicum*.

Kalium phosphoricum acidum: Primäres, Einbasisches oder Saures Kaliumphosphat, Monokaliumdihydrogenphosphat, KH_2PO_4. Farbl. Kr., l. in Aq. D. 2,33. Darst.: Durch Auflösen v. Kaliumcarbonat in Phosphorsäure im Überschuß. Anw. med.: als Alterans wie sek. Natriumphosphat. HOM: Kalium phosphoricum.

Kalium phosphoricum bibasicum: Kalium phosphoricum siccatum ERG*.

Kalium phosphoricum siccatum ERG: Kalium phosphoricum bibasicum, Getrocknetes Kaliumphosphat, Sekundäres o. Zweibas. Kaliumphosphat, Dikaliumorthophosphat, Kaliummonophosphat, Dikaliummonohydrogenphosph., K_2HPO_4. Mol. 174,18. Weiß., hygr. Pv. od. Stücke, sll. in Aq. Darst.: Durch Neutralisieren v. Kaliumcarbonatlsg. m. Phosphorsäure. Anw. med.: b. Skrofulose, Rheuma, als Alterans. Dos. 0,6—1,2 g.

Kalium phosphoricum tribasicum (neutrale): Tertiäres Kaliumphosphat, Trikaliumphosphat, Neutrales Kaliumphosphat, Dreibas. phosphorsaures Kalium, K_3PO_4. Mol. 212,28. D. 2,56. Weiß., zerfl. körniges Pv., sll. in Aq. Darst.: Durch Lösen v. Phosphorsäure in Kaliumcarbonatlsg. Anw. techn.: als Dünger sowie als Reinigungsmittel.

Kalium Phosphorsaures: Kalium phosphoricum siccatum ERG*.

Kaliumpyroantimonat: Kaliumhexahydroxoantimonat(V).

Kalium, Pyrochromsaures: Kalium dichromicum, s. Kaliumdichromat.

Kalium pyrostibicum: s. Kaliumhexahydroxoantimonat(V).

Kaliumpyrosulfit: Kalium metabisulfurosum*.

Kalium pyrosulfurosum: Kalium metabisulfurosum ERG*.

Kalium rhodanatum ERG: Kalium sulfocyanatum, Kaliumrhodanid, Kaliumsulfocyanid, Rhodankalium, Schwefelcyankalium, Kaliumthiocyanat, KSCN. Mol. 97,18. Farbl. zerfl. Kr., ll. in A., sll. in Aq. unter bedeutender Temperaturerniedrigung (bis ca. —34°); nicht giftig. Darst.: Durch Zusammenschmelzen v. Kaliumcyanid u. Schwefel. Anw. techn.: zu Kältemischungen sowie als Reagens auf Ferrisalze (gibt blutrote Färbg.).

Kaliumrhodanid: Kalium rhodanatum ERG*.

Kalium, Salpetersaures: Kalium nitricum DAB 6.

Kalium, Salpetrigsaures: Kalium nitrosum ERG*.

Kalium, Saures chromsaures: Kalium dichromicum ERG*.

Kalium, Saures weinsaures: s. Kaliumhydrogentartrat.

Kalium, Schwefelsaures: Kalium sulfuricum ERG*.

Kaliumsilicat: Kalium silicicum*.

Kalium silicicum (purum): Kaliumsilikat, Kieselsaures Kalium, Kaliummetasilikat, Reines Kaliwasserglas, K_2SiO_3. Mol. 154,62. Weiß., körniges, hygr. Pv., l. in Aq. Darst.: Durch Zus.schmelzen v. reinem Kaliumcarbonat m. reinem Quarz. Anw. med.: inn. bisweilen b. Krebs. Dos. 0,05 g 3mal tgl., ferner b. Arthritis, harnsaurer Diathese, z. Herst. künstl. Mineralwässer. **Liquor Kalii silicici** ERG: Kalium silicicum solutum, Kaliwasserglaslsg., ist eine wäßr. Lsg. v. Kaliumdisilikat ($K_2Si_2O_5$, Mol. 214,38). Dicke, farblose, klare Flüssigk. D. 1,246 bis 1,296. (Doppelwasserglas ist eine Mischung von Kalium- u. Natriumwasserglas, s. Natr. silicicum.) Anw. med.: zu Verbänden; techn.: zum Eiereinlegen, z. Herst. v. Kitten, zu Imprägnieren (feuersicher machen). (Aufbewahrung i. Flaschen mit Kork- od. Kautschukstopfen.)

Kalium silicicum solutum: Liq. Kalii silicici ERG, s. Kalium silicicum.

Kalium sozojodolicum ERG: Kalium dijodparaphenolsulfonicum*.

Kalium stibicum: Stibium oxydatum album*.

Kaliumsulfat: s. Kalium sulfuricum.

Kaliumsulfhydrat: Kaliumhydrosulfid*.

Kaliumsulfid: s. Kalium sulfuratum.

Kalium sulfocarbonicum: Kaliumsulfocarbonat, Sulfocarbonsaures Kalium, Kaliumthiocarbonat, K_2CS_3 + xAq. Gelbe, hygr. Kr., sll. in Aq. Darst.: Durch Einwirken v. Schwk. auf Kaliumsulfidlsg. Anw.: z. Bekämpfung v. Pfln.schädlingen (Reblaus).

Kalium sulfocyanatum: Kalium rhodanatum ERG*.

Kaliumsulfocyanid: Kalium rhodanatum.

Kalium sulfoguajacolicum: Guajakolsulfosaures Kalium, Thiokol®, Sulfagaiacolum. Mol. 242,23.

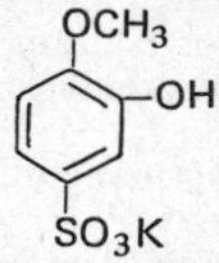

Geh. mind. 96,9% = Geh. an Guajakol 51,22%. Weiß., kr. Pv., l. in 8 Aq., unl. in A. u. Ae. Darst.: Durch Erwärmen v. Guajakol m. konz. Schwfs., Neutralisieren m. Bariumcarbonat u. Umsetzen m. Kaliumsulfat. Anw. med.: b. Bronchitis, Lungentuberkulose. Dosis 0,3—1,0 g mehrmals tgl. (Sirupus Kalii sulfoguajacolici).

Kaliumsulfokarbonat: Kalium sulfocarbonicum*.

Kalium, Sulfokarbonsaures: Kalium sulfocarbonicum*.

Kalium sulfokreosoticum ERG: Kreosotsulfosaures Kalium, besteht aus den Kaliumsalzen v. Sulfonsäuren der im Kreosot enthaltenen Phenole, bes. aus guajakolsulfonsaurem Kalium. Darst.: Aus Kreosot wie Kalium sulfoguajacolicum aus Guajakol (s. d.). Bräunl. od. graubraunes, schwach nach Kreosot riech. Pv., l. in Aq. Anw. med.: b. Bronchitis u. Lungentuberkulose. Mittl. Dos. 0,5 g mehrmals tgl.

Kalium sulfuratum: Hepar sulfuris, Kalium sulfuratum pro balneo, Schwefelleber, Gem. v. Kaliumtrisulfid (K_2S_3) und Kaliumthiosulfat

($K_2S_2O_3$). Leberbraune, später gelbgrüne Stücke, die schwach nach H_2S riechen, l. in Aq. Darst.: Durch Zus.-schmelzen v. Schwefel (1) m. Kaliumcarbonat (2). Anw. med.: zu Bädern b. Hauterkrankungen, Ekzemen, Psoriasis (50—100 g auf ein Vollbad, unter Zusatz v. 50—250 g Gelatine, um den Hautreiz zu mildern). HOM: Hepar sulfuris kalinum (Kalischwefelleber). Aufbewahrung unter Penetrantia.

Kalium sulfuricum DAB 6: Kaliumsulfat, Schwefelsaures Kalium, K_2SO_4. Mol. 174,27. D. 2,67. Weiße, harte Kr. od. Kr.-Krusten, l. in Aq., unl. in A. Darst.: Durch Umsetzen v. Kaliumchlorid m. Magnesiumsulfat. Anw. med.: als Abführmittel wie Natriumsulfat (DAB 6: Best. des Sal Carolinum factitium). Dos. 1—2,5 g; Kokain- u. Novokainlsgen zugesetzt, steigert es deren lokalanästhetischen Effekt. techn.: als Düngemittel u. zur Glasherstellg. HOM: Kalium sulfuricum.

Kalium superchloricum: Kalium perchloricum*.

Kalium supermanganicum: s. Kaliumpermanganat.

Kalium tartaricum: Kaliumtartrat, Neutrales weinsaures Kalium, Tartarus tartarisatus,

$$CH(OH) \cdot COOK \cdot CH(OH) \cdot COOK + \tfrac{1}{2} H_2O.$$

Mol. 235,28. Farbl. Kr. od. weiß., kr. Pv., sll. in Aq., wl. in A. Darst.: Durch Auflösen v. Tart. depuratus in einer Kaliumbicarbonatlsg. u. Auskristallisierenlassen. Anw. med.: als Diureticum u. Laxans, Dos. 3—10 g (DAB enthalten in Spec. laxantes). HOM: Kalium tartaricum.

Kalium tartaricum boraxatum: Tartarus boraxatus ERG, Boraxweinstein. Weiße Lamellen od. Pv., sll. in Aq. Darst.: Durch Auflösen v. Weinstein in einer Boraxlsg. u. Eindampfen bis zur Sirupdicke. Anw. med.: als Diureticum u. Laxans, Dos. 1—10 g tgl.

Kaliumtartrat: Kal. tartaricum.

Kalium tetraoxalicum: Kaliumtetraoxalat, Übersaures Kaliumoxalat, Kleesalz,

$$C_2O_4HK \cdot (COOH)_2 + 2 H_2O.$$

Farbl. Kr., l. in Aq. Darst.: Durch Versetzen einer Oxalsäurelsg. m. Kaliumhydrogencarbonat. Anw.: z. Entfernen v. Rost- u. Tintenflecken, d. sog. **Kleesalz** des Handels (Oxalium ERG, Sal Acetosellae) besteht aus einem Gem. v. Kaliumbioxalat u. Kaliumtetraoxalat oder auch nur aus Kaliumtetraoxalat; die Synonym-Bezeichnung „Kalium bioxalicum" des ERG ist nicht richtig.

Kaliumthiocarbonat: Kalium sulfocarbonicum.

Kaliumthiocyanat: Kalium rhodanatum ERG*.

Kaliumthiokarbonat: Kalium sulfocarbonicum*.

Kalium, Überchlorsaures: Kalium perchloricum*.

Kalium, Übermangansaures: s. Kaliumpermanganat.

Kalium, Überschwefelsaures: Kalium persulfuricum*.

Kalium, Unterchlorigsaures: Kalium hypochlorosum*.

Kalium, Unterphosphorigsaures: Kalium hypophosphorosum ERG*.

Kaliumwismutjodidlösung: Dragendorffs Reagens*.

Kaliumxanthogenat: Kalium xanthogenicum*.

Kalium xanthogenicum: Xanthogensaures Kalium, Kaliumxanthogenat, $C_2H_5O \cdot C(S)SK$. Gelbl. Kr., ll. in Aq., wl. in A., unl. in Ae. Darst.: Durch Einwirkung von Schwefelkohlenstoff auf alkohol. KOH. Anw.: als Reagens, als Schädlingsbekämpfungsmittel, vgl. Xanthogensäure.

Kaliumzitrat: Kalium citricum ERG*.

Kalium, Zitronensaures: Kalium citricum ERG*.

Kaliwasserglas: s. Kalium silicicum.

Kalk, Doppeltkohlensaurer: Calcium bicarbonicum, s. Calciumhydrogencarbonat.

Kalk, Gebrannter: Calcaria usta, s. Calcium oxydatum*.

Kalk, Gelöschter: s. Calcium hydritum.

Kalkammoniak: Ammoniak-Stickstoff-Dünger, besteht aus Ammoniumchlorid u. Kalkcarbonat. Gehalt ca. 35% Kalk u. ca. 15% Stickstoff.

Kalkammoniumphosphate: Stickstoff- u. Phosphorhaltige Düngesalze.

Kalkammonsalpeter: Dünger, Mischung von Kalk ($CaCO_3$) u. Ammoniumnitrat (NH_4NO_3). Gehalt ca. 35% Kalk u. ca. 20% Stickstoff.

Kalkaneus: Calcaneus, Fersenbein.

Kalkhydrat: s. Calciumhydroxid.

Kalkliniment: Linimentum Calcariae DAB 6.

Kalkmilch: s. Calciumoxid.

Kalksalpeter: s. Calciumnitrat.

Kalkschwefelleber: s. Calcium sulfuratum.

Kalkstein: s. Calciumcarbonat.

Kalkstickstoff: Calciumcyanamid,

$$Ca{=}N{-}C{\equiv}N.$$

Geh. an Stickstoff 17—22% u. ca. 65% Kalk. Feines, grauschwarzes Pv. Darst.: Durch Einwirkung von Stickstoff auf Calciumkarbid im elektr. Ofen (vgl. Cyanamid). Anw.: als Düngemittel. (Vorsicht! Giftig! Beim Streuen: Schutzbrille, Gesicht und Hände einfetten, keine offenen Wunden (Risse) im Gesicht u. an den Händen!)

Kalkwasser: Aqua Calcariae DAB 6.

Kalk, Wiener: Weißes, magnesiahaltiges Kalkhydrat. Anw.: als Polier- u. Putzmittel.

Kallikrein: Padutin®; fälschl. als „Gewebshormon" bez. Protease, die durch enzymat. Kininfreisetzg. (z. B. Kallidin) physiol. Wirkgn. auslöst (Erregung glatter Muskeln; Dilatation der peripheren u. Koronargefäße); — s. Hormone.

Kallus: s. Callus.

Kalmia latifolia: Fam. Ericaceae, Berglorbeer (Nordamerika). Stpfl. v. **Folia Kalmiae:** Berglorbeerblätter. Best.: Andromedotoxin, Arbutin, Pektin; tox. (Fischgift). Anw. med.: b. Angina pectoris, Hypertrophie, Wassersucht. HOM: Kalmia, die frischen Blätter.

Kalmus: s. Acorus calamus.

Kalmusextrakt: Extractum Calami*.

Kalmusöl: s. Acorus calamus.

Kalomel: s. Hydrargyrum chloratum.

Kalorie: (lat. calor = Wärme) Wärmeeinheit (W.E.); Wärmemenge, die nötig ist, um 1 kg Wasser (große od. Kilogramm-Kalorie, „Cal" oder „Kal" = kcal) od. 1 g Wasser (kleine od. Grammkalorie. „cal" oder „kal") um 1° (v. 14,5° auf 15,5°) zu erwärmen.

Die Messung der Wärme-Mengen, die bei physikal. u. chemischen Vorgängen entstehen, nennt man Kalorimetrie. 1 Grammkalorie (1 cal) entspricht der Arbeitsleistung von 4,186 Joule.

Kalorien dienen auch als Maßstab des menschlichen Energieumsatzes (s. Grundumsatz) und zur Feststellung des Nährwertes der Nahrungsmittel. Man bezeichnet die Wärmemenge, die bei der Verbrennung der Nahrungsmittel entsteht als „Kalorischer Wert". Der Kalorienbedarf eines 70 kg schweren Mannes beträgt bei Bettruhe in 24 Stunden ca. 1680 Kalorien (1 Kal pro kg u. Stunde), bei leichter Beschäftigung 2500 bis 3000 Kal, bei Schwerarbeit 3600—4500 Kal), der Kal.-Bedarf einer Frau bei mäßiger körperlicher Arbeit ca. 2500 Kal. Kalorischer Wert einiger wichtiger Nahrungsmittel für je 100 g: Eiweiß = 410, Zucker, Stärke = 410, Speiseöl = ca. 930, Butter = 785, Lebertran = 893, Kuhmilch = 67, Magermilch = 37, Frauenmilch = 69, Brot im Durchschnitt = 240; s. ferner „Lebensmittel-Tabelle" im Anhang.

Kalorimetrie: Messung v. Wärmemengen, s. Kalorie.

Kalumbawurzel: Rad. Colombo, s. Iatrorrhiza palmata.

Kalyptra: *bot.* Hülle, z. B. Wurzelhaube oder Haube auf der Sporenkapsel der Moose.

Kalzium und Kalziumverbindungen: s. Calcium.

Kalziumcyanamid: Kalkstickstoff*.

Kamala: s. Mallotus philippinensis.

Kambium: *bot.* Bildungsgewebe beim sekundären Dickenwachstum d. Pflanzen.

Kamille, Echte o. Gemeine: s. Matricaria chamomilla.

Kamille, Römische: s. Anthemis nobilis.

Kamille, Strahlenlose: Matricaria matricarioides*.

Kamillenblüten: s. Matricaria chamomilla.

Kamillenöl: s. Matricaria chamomilla*.

Kammersäure: 60- bis 70%ige Schwefelsäure, die sich a. Boden d. Bleikammern b. d. Schwefelsäurefabrikation ansammelt, D. 1,5—1,62.

Kampfer: Camphora, s. Campher.

Kampferbaum: s. Campher.

Kampferliniment, Flüchtiges: Linimentum ammoniato-camphoratum DAB 6.

Kampferöl: s. Campher.

Kampferöl, Natürliches: s. Campher.

Kampferöl, Starkes: s. Campher.

Kampfersäure: Acidum camphoricum ERG*.

Kampferspiritus: s. Campher.

Kampferwein: Vinum camphoratum DAB 6.

Kanadabalsam: Balsamum canadense ERG*.

Kanadische Collinsonie: Collinsonia canadensis*.

Kanadische Pappel: Populus monilifera, s. Populus-Arten.

Kanadischer Tee: Folia Gaultheriae, s. Gaultheria procumbens.

Kanadischer Terpentin: s. Balsamum canadense ERG.

Kanadisches Berufskraut: Erigeron canadensis*.

Kanamycin: Polybasisches Antibioticum aus Streptomyces kanamyceticus (entd. 1957 in Japan; 3 Komponenten: A, B, C), das chem. mit Streptomycin u. Neomycin eine gewisse Verwandtschaft zeigt. Therap. verwendet wird das Kanamycin(A)-sulfat, eine weiße, kr. Substanz, ll. in Aq., unl. in organ. Lösungsmitteln, es ist in einem pH-Bereich von 2—11 stabil, kann sterilisiert u. ohne Wirkungsverlust 30 Minuten gekocht werden. Kanamycin hat ein umfassendes Wirkungsspektrum, das sowohl grampositive wie gramnegative Erreger einschließt, besonders Staphylokokken, die gegen andere Antibiotica resistent sind, auch wirkt es tuberkulostatisch; weitere Indikationen sind: Harnwegsinfektionen aller Art, bakterielle Darminfektionen, Bronchitis, Pneumonie, Pleuritis, Wundinfektionen, Furunkel, Abszesse, Phlegmonen, Osteomyelitis, Periostitis, Septikämie, Bakteriämie u. a. Anw.: haupts. intramuskulär tgl. 2mal 0,5 g (bei Tuberkulose einen über den anderen Tag je 1 g). Intravenöse Dauertropfinfusion nur in schweren Fällen; Kinder 15 mg pro kg Körpergew., ebenfalls in Teilmengen. Oral zur Darmsterilisation vor u. nach Operationen; lokal als Augensalbe u. Augentropfen sowie mit Hydrocortison kombiniert als Salbe zur Behandlung von infizierten Wunden, bakteriellen Hauterkrankungen, Ulcus cruris usw. (Kanamytrex ®, Kantrex®, Bekamycinum (= K. B), Resistomycin®).

Kanangaöl: s. Cananga odorata.

Kandiszucker: s. Saccharum.

Kanel, Kaneel: s. Cinnamomum cassia.

Kanel-Blüten: Flores Cassiae, s. Cinnamomum cassia.

Kanel, Echter: Cort. Cinnamomi, s. Cinnamomum zeylanicum.

Kaninchen-Einheit: Abgek. „K.E.“ Einheit für mehrere biol. Wirkstoffe, z. B. für das Corpus-luteum-Hormon, für Insulin, Choriongonadotrophin, Vagotonin u. a.; s. Tabelle „Biologische Einheiten“.

Kannenkraut: s. Equisetum arvense.

Kanthariden: s. Canthariden.

Kantharidenkampfer: s. Cantharidin.

Kantharidenöl: Ol. Cantharidis ERG*.

Kanüle: Hohlnadel, Röhre z. Durchleiten v. Flg. od. Luft (z. B. Pravaz-Spritze, Trachealkanüle).

Kanzerogene Stoffe: s. Carcinogene Stoffe.

Kaolin: s. Aluminiumsilikate.

Kap-Aloe: Aloe.

Kapaunen-Kammeinheit: biol. Meßgröße für androgene Hormone.

Kapern: s. Capparis spinosa.

Kapillärsirup: Stärkesirup, Glucosum liquidum, s. Saccharum.

Kapillar: Haarfein; **Kapillaren:** Haardünne Röhrchen; *med.* Blutkapillaren = feinste Blutgefäße, die die Verbindung zwischen den Arterien u. den Venen herstellen.

Kapillaranalyse: Eine qualitativ-analytische Untersuchungsmethode v. gemischten Lsgen, bes. homöopathischen Lsgen. Die Fl. wird durch Filtrierpapierstreifen aufgesogen, dann läßt man sie verdunsten. Dadurch scheiden sich d. gel. Stoffe meist in d. Reihenfolge ihrer Löslichkeit ab u. bilden charakteristische Zonen u. Farbsäume, die dann verglichen werden. Auch d. elektr. Ladungen spielen hierbei eine Rolle, da positiv geladene Ionen auf dem negativ geladenen Papier infolge Ausgleich d. elektr. Ladungen eher ausgeschieden werden als die mit dem Papier gleich geladenen negativen Teilchen. Wichtig ist hierbei gleichbleibende Temperatur u. Luftfeuchtigkeit u. gleiche Filtrierpapiersorte (Schleicher u. Schüll Nr. 604), vgl. Kapillarität, s. auch Chromatographische Adsorptionsanalyse (Papierchromatographie).

Kapillarität: Taucht man ein Kapillarrohr in eine Fl. ein, so stellt sich d. Fl. in d. Kapillarrohr höher od. tiefer als die umgebende Fl. (im Gegensatz zu d. Gesetz der kommunizierenden Gefäße), es bildet sich ein konkaver oder konvexer Meniskus. Benetzt die Fl. die Glaswand des Rohres, so steht die Fl. höher als im Gefäß (**Kapillar-**

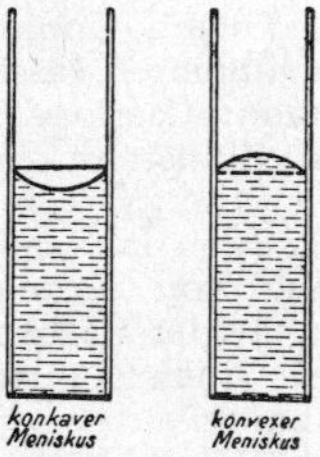

aszension); benetzt die Fl. die Wand nicht, so steht sie tiefer (**Kapillardepression)**, so z. B. beim Quecksilber. Je enger d. Kapillarrohr ist, desto größer ist d. Höhenunterschied der Fl. innerhalb u. außerhalb des Rohres. Man nennt diese Erscheinung **Kapillarität,** sie beruht auf der Adhäsion der Fl.teilchen an festen Körpern u. ihrer Kohäsion untereinander. Man benutzt diese Erscheinung auch zur **Kapillaranalyse***, da d. Steighöhe ver-

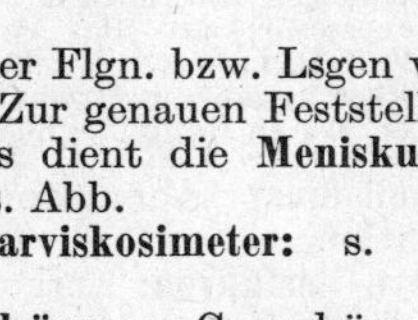

Meniskus-Visierblende

schiedener Flgn. bzw. Lsgen verschieden ist. Zur genauen Feststellung des Meniskus dient die **Meniskus-Visierblende,** s. Abb.

Kapillarviskosimeter: s. Viskosimetrie.

Kaprylsäure: s. Caprylsäure.

Kapsel: *bot.* s. Fruchtformen.

Kapseln: Capsulae, Arzneizubereitungen, die in einer unter physiologischen Bedingungen löslichen oder verdaulichen Hülle — vorwiegend aus Gelatine oder Stärke-Arzneimittel enthalten. Man unterscheidet Weichgelatinekapseln und Hartgelatinekapseln. DAB 7 läßt die Gewichtsabweichung u. die Zerfallszeit ermitteln. Stärkekapseln müssen beim Eintauchen in Wasser von 20° innerhalb von 30 Sekunden zu einer weichen Masse aufquellen u. sich verformen. Weichkapseln gibt es in den anatomisch entsprechenden Formen u. Größen für die orale, vaginale, rektale u. lokale Anwendung. (Hersteller von Hart- u. Weichkapseln: R. P. Scherer GmbH, Eberbach/Bad.)

Kapuzinerkresse: Tropaeolum majus.

Karaibablätter: Fol. Carobae, s. Jacaranda copaia.

Karamel: s. Saccharum.

Karat: s. Aurum.

Karb(amino)hämoglobin: ein rd. 10% des Gesamtblut —CO_2 bindendes Hämoglobin.

Karbide: s. Carbide.

Karbinol: Alcohol methylicus*.

Karboanhydrase: s. Carboanhydrase und Fermente.

Karbohydrasen: s. Fermente.

Karbol, Karbolsäure: s. Phenol.

Karbol-Fuchsinlösung, Verdünnte: Reagens DAB 6: 1 Teil Ziehl-Neelsensche Karbol-Fuchsinlsg.* ist mit 9 Teilen Aq. zu mischen (für die Gramsche Färbung*).

Karbol-Gentianaviolettlösung: 1 T. gesättigte weingeistige Gentianaviolettlösung* ist mit 10 Teilen einer 2,5%igen wäß. Lsg. von Phenol zu versetzen (für die Gramsche Färbung*).

Karbolineum: s. Carbolineum.

Karbolkalk: Calcium cresolicum*.

Karbolsäure: s. Phenol; rohe K.: s. Cresolum.

Karbolwasser: Aqua phenolata DAB 6*.

Karbonate: s. Carbonate.

Karbonathärte: Begriff bei der Wasseruntersuchung, s. Wasser.

Karbonsäuren: Carbonsäuren*.

Karborundum: Siliciumcarbid*.

Karboxylase: s. Fermente.

Karbozyklische Verbindungen: s. Kohlenwasserstoffe.

Karbunkel: Carbunculus*.

Kardamomen: Kardamom, Elettaria cardamomum*.

Kardia: (griech.) 1. Herz, 2. Magenmund; **kardial:** das Herz betreffend; **Kardialgie:** Magenkrampf; **Kardiogramm:** Aufzeichnung der Herzstöße; **cardiacus:** zum Herzen oder zum Magenmund gehörend.

Kardinalsblume, Blaue: Lobelia syphilitica*.

Kardobenediktenkraut: Herba Cardui benedicti, s. Cnicus benedictus.

Karies: Knochen-(Zahn-)Fraß.

Karl-Fischer-Reagens: Zur maßanalyt. Bestg. des Wassergehalts (Aquametrie). Das Reagens besteht aus einer Lsg. von Jod u. Schwefeldioxid in einer Mischung von Pyridin und Methanol. Tiefdunkelbraune Fl., die sich beim Titrieren mit den Reaktionsprodukten aufhellt. Ein Molekül Wasser entspricht einem Molekül Jod. Mit diesem Reagens kann man die Feuchtigkeit bzw. das gebundene Wasser in organ. u. anorgan. Substanzen feststellen, z. B. in Alkohol, Methanol, Glyzerin, Carbonsäuren, Äther, Kohlenwasserstoffen, Ölen, Fetten, Kohlenhydraten sowie in anorgan. Salzen u. Oxiden (Hydratwasser); in Nahrungsmitteln, Eiweißstoffen, Mineralölen, Lakken, äth. Ölen, in Marmelade, Kaffee, Kakao, Zucker usf.; ferner dient das Reagens zur Ermittlung und Bestimmung funktioneller Gruppen organ. Verbindungen, also zur Verfolgung chemischer Reaktionen (Kondensationen, Veresterungen, Verseifungen), bei denen H_2O entsteht oder verbraucht wird.

Karlsbader Salz, Künstliches: Sal Carolinum factitium DAB 6.

Karlsdistelwurzel: Radix Carlina, s. Carlina acaulis.

Karmelitergeist: Spiritus Melissae compositus DAB 6.

Karminrot: Carminum ERG*.

Karminsäure: s. Carmin.

Karnaubawachs: s. Wachse.

Karnitin: Vitamin B_T; natürl. Betain in tier. Geweben; ein Vitaminoid für Insekten („Mehlwurmfaktor").

Karobablätter: Folia Caroba, s. Jacaranda copaia.

Karoben: s. Ceratonia siliqua.

Karotin: s. Carotine.

Karotis: (griech.) Carotis, Kopfschlagader (Arteria carotis), die große, zum Kopf führende Halsarterie.

Karotte: Daucus carota.

Karpell: *bot.* Fruchtblatt, s. Blüte.

Karpophor: *bot.* Fruchtträger, der die Teilfrüchtchen (Merikarpien) der Umbelliferen-Früchte trägt.

Karthäusertee: s. Chenopodium ambrosioides.

Kartoffel: Solanum tuberosum*.

Kartoffel-stärke, -mehl: Amylum Solani ERG*.

Karwendol®: Ammoniumbituminosulfonat.

Karyokinese: Indirekte Zellkernteilung, s. Mitose.

Karyopse: *bot.* s. Fruchtformen.

Karzinom: Carcinoma, abgek. Ca, Krebs (Cancer).

Kaschunüsse: s. Anacardium occidentale.

Kasein: Caseinum ERG*.

Kaskara-Rinde: Cortex Cascarae sagradae = Cortex Rhamni Purshianae, s. Rhamnus-Arten.

Kaskarille: s. Croton eluteria.

Kaskarillrinde: s. Croton eluteria.

Kassavamehl: Amylum Manihot*.

Kassiakölbchen: s. Cassiakolben.

Kassiaöl: Oleum Cinnamomi Cassiae, s. Cinnamomum cassia.

Kassiopeium: Cassiopeium*.

Kassiterit: Zinnstein, Zinnerz, SnO_2, s. Stannum.

Kasuistik: (von lat. casus = Fall) Beschreibung von Krankheitsfällen.

Kastanie, Echte: Castanea sativa*.

Kastanie, Roßkastanie: Aesculus hippocastanum*.

Kastanienblätter: Folia Castaneae, s. Castanea sativa. **Roßkastanienblätter:** s. Aesculus hippocastanum.

Kastoröl: s. Ricinus communis.

Kastorsamen: Semen Ricini, s. Ricinus communis.

Kat: Die frischen Blätter von Catha edulis (Celastrus edulis), Fam. Celastraceae, eines baumartigen Strauches in den Hochgebirgstälern Äthiopiens (kult. in Südwestarabien), die als stimulierendes Genußmittel dienen. Kat (bei den Eingeborenen Tegg, Tedge genannt) läßt, ähnlich wie die Kokablätter, Anstrengungen leichter ertragen, verscheucht Müdigkeit, Schlafbedürfnis u. Hungergefühl, erzeugt Frohsinn, aber keinen eigentlichen Rausch. Gleichzeitig wirkt es hemmend auf den Geschlechtstrieb, womit es eine Sonderstellung unter den Genuß- u. Rauschmitteln einnimmt. Kat wird gekaut, als Tee getrunken oder auch mit Honig vergoren. Der Geschmack der Blätter ist angenehm aromatisch süßlich, leicht adstringierend. Als Wirkstoff wurde Chatin (Katin) isoliert, chem. d-nor-iso-Ephedrin $C_9H_{13}NO$, das also den Weckaminen nahesteht und die Wirkung wie auch die schädlichen Folgen dauernden und übermäßigen Katgenusses erklärt. Das Verbreitungsgebiet des Katgenusses erstreckt sich von Äthiopien über die ganze ostafrikanische Küste zum Kap der Guten Hoffnung, Südarabien.

Katabolismus: Abbaustoffwechsel, Dissimilation.

Katadyn-Verfahren: Entkeimung v. Wasser durch fein verteiltes Silber, das entweder direkt dem Wasser zugefügt oder auf Filtermasse (Kies) niedergeschlagen wird, oder man taucht Silberelektroden in das Wasser ein u. leitet einen schwachen elektrischen Strom hindurch (G. Krause 1928).

Katalase: Enzym, das Wasserstoffsuperoxid, das beim Zellstoffwechsel entsteht u. ein Zellgift darstellt, in H_2O u. O_2 (= katalat. Wirkg.) zerlegt u. zudem auch peroxidat. wirkt ($RCOOH + XH \rightarrow ROH + H_2O + X$; z. B. Oxidation von H-Donatoren wie z. B. Säuren). Katalase ist ein Häminproteid (pro Mol. 4 Ferriprotoporphyringruppen; Mol. 8—25×10^4) Katalase kommt in allen lebenden tier. Zellen vor; krist. Isolierg. aus Rinderleber.

Katalyse: Kontaktwirkung, Beschleunigung od. Verzögerung eines chem. Vorgangs durch Substanzen, die meist nur in geringster Menge vorhanden zu sein brauchen und selbst nicht durch die Reaktion verändert werden **(Katalysatoren),** z. B. Fermente (biolog. Katalisatoren) oder viele Metalle in kolloider Form (Silber, Platin).

Katalysin®: 0,2%ige stabile Thionin-Lösung in 10%iger Glukose-Lsg. Anw.: bei Vergiftungen durch Kohlenoxid u. methämoglobinbildende Substanzen. Unterstützung der künstl. Sauerstoffbeatmung. Dos.: 5—10 ml langsam i.v. oder i.m.; kann bei Gasvergiftungen bis zu 4- bis 6mal wiederholt werden. 5ml (= 1 Amp.) in 24 Std.

Katamenien: (griech.), Monatsblutung, Menstruation.

Katamnese: Beschreibung eines Krankheitsfalls, Bericht nach Abschluß der Krankheit.

Kataphorese: s. Kolloide.

Kataplasma: Breiumschlag, s. Cataplasma.

Katarakt: (von griech. καταρράκτης = herabstürzend, da man früher annahm, daß etwas von oben in das Auge herabgeflossen sei), Cataracta, Grauer Star (die Linse ist getrübt u. erscheint grau).

Katechu: s. Acacia-Arten.

Katechutinktur DAB: Tinctura Catechu DAB 6.

Katgut: Catgut*.

Katharticum(a): Abführmittel, in der Wirkung zwischen Laxans und Drasticum stehend, s. Abführmittel.

Kathepsin: Proteolytisch wirksame Fermente (Proteasen, Endopeptidasen), in den Gewebszellen, Leukocyten sowie in der Magenschleimhaut u. im Magensaft; optimale Wirksamkeit bei pH 5—7. Katheptische Enzyme sind neben Pepsin wesentlich an der Eiweißverdauung im Magen beteiligt und wahrscheinlich auch am Eiweißumsatz in den Zellen, u. a. der Autolyse.

Katheter: Röhrenförmiges Instrument zum Einführen in Körperhöhlen (z. B. Harnblase), um eine Entleerung von Flüssigkeit herbei zuführen oder zu Spülungen. Man unterscheidet 1. starre K. aus Metall od. Glas, 2. halbstarre K. aus Kautschuk mit Seidengespinst, 3. weiche K. aus Gummi (s. Nelaton-K.) oder zu Spülungen: Rücklauf-K.; katheterisieren. **Kathetergleitmittel:** s. Mucilago antisepticus DRF.

Kathode: Elektrode am negativen Pol eines elektrischen Stromes, s. Elektrolyse.

Kathodenstrahlen: Elektronenstrahlen, die in Geißlerschen Glasröhrchen auftreten, sich von der Kathode aus geradlinig fortpflanzen und durch elektrische oder magnetische Felder abgelenkt werden können. Vgl. Röntgenstrahlen.

Kation: positiv geladenes Ion, z. B. H^+; s. Ion.

Kationenaustauscher: s. Ionenaustauscher.

Katoptrik: Lehre von der Reflexion (Spiegelung) des Lichtes.

Katzengamander: Teuricum marum*.

Katzenkraut: Teuricum marum* und Nepeta cataria*.

Katzenminze: Nepeta cataria*.

Katzenpfötchen: Gelbes K.: Helichrysum arenarium*. Weißes oder rotes K.: Antennaria dioica*.

Katzenwedel: Equisetum arvense*.

Katzenwurzel: Rad. Valerianae, s. Valeriana officinalis.

Kaugummi: Zur Herst. v. Kaugummi (Chewing Gum) verwendet man Chiclegummi, den getrockn. Milchsaft aus Achras sapota (Fam. Sapotaceae, Mittelamerika), der ca. 17% Kautschuk, Zucker, Harze u. Stärke enthält. Das gereinigte Gummi wird mit Paraffin, Tolubalsam, Perubalsam, Zucker, Zimt, Schokolade, Ingwer u. sonstigen Gewürzen verknetet. Auch Crepe-Kautschuk (s. Kautschuk) u. künstl. Harze werden zu Kaugummi verarbeitet.

Kaukasische Insektenblüten: s. Chrysanthemum roseum.

Kaurikopal: Fossiler Hartkopal, s. Copal.

Kausalbehandlung: *med.* Behandlung einer Krankheit nach der Ursache (Gegensatz: Symptomatische Behandlung*).

Kaustische Alkalien: Ätzende Alkalien) KOH, NaOH).

Kautschuk: Cautschuc, Gereinigter Parakautschuk, Caoutschuc, Gummi elasticum depuratum, Resina elastica depurata, Federharz, Gummi. Zahlreiche Arten aus den Familien der Euphorbiaceae, Moraceae, Apocynaceae u. Compositae liefern Kautschuk. Die wichtigste Kautschukpfl. ist **Hevea brasiliensis,** Fam. Euphorbiaceae (10 bis 20 m hoher Baum, heim. im tropischen Südamerika, Amazonasgebiet, kult. auf der malaiischen Halbinsel und auf den Inseln des malaiischen Archipels, Brasilien, Westafrika, Indien, Kongo). Weitere Lieferanten sind: **Manihot glaziovii,** Fam. Euphorbiaceae, liefert den Cearákautschuk (heim. u. kult. in Brasilien). **Castilloa elastica,** Fam. Moraceae (heim. in Zentralamerika, Mexiko, kult. in den Tropen). **Ficus elastica,** Fam Moraceae, Gummibaum (heim. in Ostindien, Assam, Burma sowie kult. in Sumatra, Java, Penang). **Kickxia elastica,** Fam. Apocynaceae (heim. in Westafrika, von der Goldküste bis zum Kongo, dort auch kult., sowie in Kamerun u. Indien). **Hancornia speciosa,** Fam. Apocynaceae (Bahia, Pernambuco), liefert den Mangabeirakautschuk. **Landolphia-Arten,** Fam. Apocynaceae (Liberia, Guinea, Zentralkongo). **Raphionacme utilis,** Fam. Asclepiadaceae (Westafrika). **Parthenium argentatum,** Fam. Compositae (Mexikanisches Hochland), liefert den Guayulekautschuk, der im Gegensatz zu den vorgenannten Pflanzen nicht in Milchröhren, sondern in den Markzellen, Markstrahlen und Holzparenchym gebildet wird. **Taraxacum koksaghys,** Fam. Compositae (Russisches Zentralasien).

Kautschuk ist der zum Gerinnen gebrachte u. gereinigte Milchsaft. Die Kautschukgewinnung geschieht durch Anschneiden der Rinde. Der ausfließende Latex (pro Baum u. Zapfung 20—80 ml) wird in unterschiedl. Verfahren zu Rohkautschuk verarbeitet: **(1)** Durch Eindicken über stark rauchigem Feuer u. Trocknen bis zu Para-Ballen. — **(2)** Durch Sprühtrockng. zu Sprühkautschuk. **(3)** Durch Koagulation; entweder mit Ameisen- oder Essigsäure sowie Natriumfluorosilikat (= Plantagenverfahren), waschen u. auswalzen zu 3 m langen Fellen von Crepekautschuk — oder durch Ausflocken in erhitzten Flachpfannen (= Räucherverfahren), waschen u. auswalzen zu Platten, den smoked sheets. **Para-K.** ist der von Hevea-Arten stammende Roh-K. Er gilt als beste Sorte. **Cautschuc** DAB 6 ist gereinigter Para-Kautschuk von Hevea brasiliensis. Para-K. (D. 0,93—0,96) wird bei ca. 145° klebrig und schmilzt bei etwa 180—200°; er ist in Bzl., Leichtbenzin, Chlf., Tetrachlorkohlenstoff, Schwefelkohlenstoff, Äther sowie in Terpentinöl u. Leinöl kolloidal löslich. Nach DAB 6 soll 1 g K. in 6 g Petroleumbenzin innerhalb weniger Stunden eine gleichmäßige, trübe, dickliche Flüssigkeit ergeben. Natürl. K. ist wechselnd zusammengesetzt; nach dem Reinigen entsprechen jedoch alle K.arten der allg. Summenformel $(C_5H_8)_n$. Die Kautschuksubstanz ist ein hochmolekulares Polymerisationsprodukt des Isoprens (C_5H_8), wobei die Isopren-Moleküle kettenförmig angeordnet sind. Nach Staudinger besteht das Kautschukmolekül aus einer Kette von 1300 Isoprenresten. **Vulkanisierter Kautschuk** ist mit Schwefel bei 140—150° erhitzter K. („Heiß-Vulkanisation", erfunden von Goodyear 1839), wobei auch Füll- (Talk, Kaolin, Kreide usw.) und Farbstoffe (Antimonpentasulfid, Zinnober, Lithopone usw.) zugesetzt werden. Der Schwefelgehalt beträgt hierbei 1 bis 5%. Bei größerem Schwefelzusatz (25—40%) u. längerem Erhitzen entsteht der hornartige **Hartgummi (Ebonit).** Bei der „Kalt-Vulkanisation" legt man das Kautschukmaterial einige Minuten in eine Lösung von Chlorschwefel in Schwefelkohlenstoff (Benzin, Bzl.). Vulkanisierter K. ist elastischer, reißfester, dehnbarer u. temperaturbeständiger als Wildkautschuk. Der vulkanisierte K. findet fast ausschl. zur Herstellung der zahlreichen Gummigegenstände Verwendung. Gummigegenstände dürfen nicht zu warm und nicht zu kalt aufbewahrt werden, am besten in feuchter Luft bei ca. 15°. Fette u. Öle verderben den K. **Synthetischer Kautschuk** wird durch Polymerisation von Butadien hergest. Butadien ist ein Gas von der Formel

$H_2C=CH—CH=CH_2$ (Kp. —4,5°; F. —108,7°), das bei der Erdöldestillation anfällt. (Buna® ist zusammengesetzt aus Butadien u. Natrium, weil letzteres anfangs als Katalysator bei der Polymerisation benutzt wurde.)

Unter „Kautschuk" versteht man stets das nicht vulkanisierte Rohprodukt (Wildkautschuk), während das vulkanisierte Produkt als „der Gummi" bezeichnet wird, zum Unterschied von Pflanzengummiarten, wie Gummiarabikum, Kirschgummi usw. die als „das Gummi" bezeichnet werden. Anw. pharm.: zur Herstellung von Pflastern: Collemplastrum adhaesivum, Collemplastrum Zinci); techn.: zur Herstellung von sanitären Gummiwaren und zahlreichen anderen Gebrauchsgegenständen.

Geschichtl.: Kautschuk (indian. „cahutchu" wurde bereits vor ca. tausend Jahren von den *Mayas* in Mexiko zu Gummibällen u. Flaschen verarbeitet. 1536 beschreibt *De Oviedo y Valdas* die Eigenschaften des „indianischen" K. 1736 brachte *Ch. M. de la Condamine* die ersten Proben nach Europa. 1832 erfand *F. W. Lüdersdorf* das Vulkanisieren, u. 1839 *Goodyear* (USA) die Heißvulkanisation. 1909 Synthese des Methylkautschuk aus Dimethylbutadien durch *Fritz Hofmann* (1866 bis 1956).

Kava-Kava: s. Piper methysticum.

kcl: Abkzg. für Kilogrammkalorie, s. Kalorie.

Kefir: (Kefyr, Kephir) Durch Kefirferment (Saccharomyces Kefir) alkoholisch vergorene Stutenmilch (Kuhmilch). Unter **Arzneikefir** versteht man mit Arzneistoffen (z. B. Kaliumjodid, Guajakol u. a.) versetzten Kefir, vgl. Kumys.

Kehlkopf: Larynx.

Keim: Embryo*.

Keimblätter: *bot.* Kotyledonen*.

Keimdrüsenhormone: s. Hormone.

Keimfrei: Steril*.

Keimöl: s. Getreidekeimöl.

Kellerhals: Daphne mezereum*.

Kelp: Asche v. Seetangarten (Fucus vesiculosus), aus der Jod gewonnen wird; auch Varec.

Kelvin-Grade: s. Absolute Temperatur.

Kentucky Kaffee: s. Gymnocladus canadensis.

Kephaline: Phospholipide, die zusammen mit den Lecithinen die Gruppe der Esterphosphatide bilden, da sie Fettsäuren mit Glycerin verestert enthalten. Während die Lecithine Cholin enthalten, kommen in den Kephalinen Colamin und Serin vor. Neben den Lecithinen finden sich die K. in der Hirnsubstanz sowie im Blutserum vor, sie sind als „thromboplastische" Substanzen mit an der Auslösung der Gerinnung beteiligt.

Kephir: s. Kefir.

Kerasin: s. Cerebroside.

Keratine: (von griech. τό χέρας = Horn) Hornstoffe, die Gerüsteiweißstoffe aller hornartigen Körpersubstanzen, wie der Haare, Nägel, Klauen, Federn, Hörner, Fischbein, Stacheln, Epidermis. K. bestehen aus 18 Aminosäuren, von wechselnder Zusammensetzung, besonders reich an Cystin, daher hoher Schwefelgehalt. K. sind sehr schwer aufspaltbar u. werden auch von Proteasen nicht angegriffen (keratinierte Pillen lösen sich erst im Dünndarm) u. sind daher ohne Nährwert. **Keratinum,** Keratin für pharm. Zwecke wird aus Federspulen gewonnen, die man durch Waschen mit Äther-Weingeist entfettet u. von verdaulichen Stoffen durch Behandlung mit Pepsin-Salzsäure-Lösung befreit. Diese gereinigt. Federspulen werd. mit Eisessig ca. 30 Stunden erhitzt, dann filtriert u. die Lsg. auf Sirupdicke eingedampft, getrocknet. Bräunl.-gelbes, geruch- u. geschmacklose Pv. oder durchscheinende Lamellen, in Aq. u. verdünnt. SS unlösl., l. in Eisessig u. verd. Alkalilauge, Anw.: zum Überziehen v. dünndarmlösl. Pillen od. Tabletten, ferner als Haarwuchsmittel.

Keratitis: Hornhautentzündung des Auges.

Keratosis: Verhornung.

Kerbelkraut: Herba Cerefolii, s. Anthricus cerefolium.

Kermesbeere: Phytolacca americana*.

Kernisomerie: Isomerie, die dadurch entsteht, daß 2 od. mehrere, verschd. einwertige Atome od. Radikale in den Benzolkern eintreten. Je nach der Stellung der ersetzten H-Atome unterscheidet man beim Eintritt v. 2 Radikalen: Ortho- (1:2 od. 1:6), Meta- (1:3 oder 1:5), Para- (1:4 oder 2:5 oder 3:6) Verbindungen, s. Benzolring.

Kernladung: s. Atome.

Kernladungszahl: s. Ordnungszahl u. Periodensystem der Elemente.

Kernlestee: Semen Cynosbati, s. Rosa canina.

Kernschleifen: s. Chromosomen.

Kernteilung: s. Mitose.

Kerosin: Das bei der Erdöldestillation zwischen 150 und 300° übergehende eigentliche Petroleum, s. Oleum Petrae.

Kesselstein: Steinkruste, die sich in Kesseln u. Kochtöpfen b. Verdampfen harten Wassers allmählich absetzt; sie besteht meist aus Calcium- u. Magnesiumbicarbonat (Carbonathärte). Zur Entfernung des K. verwendet man verdünnte SS, z. B. 5%ige Ameisens., Milchs., Essigs. u. a. Kesselwasser wird v. d. Einfüllg. enthärtet (Kalkmilch-Soda, Trinatriumphosphat, Bariumoxidhydrat, vielfach in Verbdg. mit gerbstoffhalt. Stoffen oder Leim, Permutite, Harzaustauscher, vgl. Permutite, Zeolithe, Ionenaustauscher).

Kessowurzel: Radix Valerianae japonicae, s. Valeriana officinalis var. angustifolia.

Ketene: Ungesättigte Oxoverbindungen von der allgemeinen Formel

$$>C=C=O$$

das einfachste Keten ist das durch thermische Zers. von Essigsäureanhydrid gebildete Keten (Carbomethylen): $H_2C=C=O$; die Ketene sind unbeständige, leicht polymerisierende Verbindungen.

Keto-: Präfix zur Kennzeichnung der Oxo- oder Carbonylgruppe = CO.

Ketohexose: Keton eines sechswertigen Alkohols, Hexosen, die eine Ketogruppe enthalten (Fructose).

Ketone: Oxidationsprodukte sekundärer Alkohole. Sie enthalten die Carbonylgruppe $>C=O$ (Oxo-Gruppe), die mit 2 Kohlenwasserstoffresten verbunden ist. Bei einfachen K. sind die beiden Radikalgruppen gleich, z. B. CH_3—CO—CH_3 Dimethylketon oder Aceton, bei gemischten K. (z. B. CH_3—CO—C_2H_5 Methyläthylketon) verschieden.

Die Benennung erfolgt nach den vorhandenen Radikalen, wie vorstehend, oder nach der Genfer Nomenklatur, indem man an den Namen des KW die Endung -on anhängt, z. B. Aceton, Propanon, Butanon.

Die Ketone entsprechen in ihrem Charakter den Aldehyden, wirken aber im Gegensatz zu diesen nicht reduzierend; sie bilden m. Hydroxylamin unter H_2O-Austritt Ketoxime; mit Merkaptanen verbinden sie sich ebenfalls unter H_2O-Austritt zu Merkaptolen.

Keto(n)körper: Acetonkörper, s. Ketonurie.

Keto(n)säuren: Ketokarbonsäuren mit d. Gruppen =C=O u. —COOH, d. h. mit dem Charakter einer Säure wie dem eines Ketons. Je nach der Stellung der CO-Gruppe unterscheidet man α-, β- und γ-Ketonsäuren. Die Ester der β-Ketonsäuren (β-Ketonsäureester, z. B. Acetessigester* = β-Ketonbuttersäureäthylester) haben große Bedeutung für die organ. Synthese.

Ketonurie: Ausscheidung der 3 Ketonkörper,, β-Hydroxybuttersäure Aceton u. Acetessigsäure im Harn, bes. b. Diabetes mellitus. Nachweis s. Tabelle ,,Harnuntersuchung".

Ketoplastische Aminosäuren: s. Aminosäuren.

Ketosen: Monosaccharide, die eine Ketogruppe (Oxo-Gruppe) enthalten, s. Kohlenhydrate.

17-Ketosteroide: Diagnost. (Krankheiten, NNR- u. Keimdrüsenfunktion etc.) wichtige Steroide mit OH-Gruppe am C_{17} in Plasma u. Harn.

Ketoxime: s. Keton.

Keuchhusten: Pertussis.

Keuschlamm: Vitex agnus-castus*.

KH: Abkürzung f. Kohlenhydrate*.

Khellakraut: Ammi visnaga*.

Khellin: Visammin, 2-Methyl-5,8-dimethoxy-6,7-furanochromon,$C_{14}H_{12}O_5$. Grünlich-weiße Kr.nadeln, unl. in Aq., l. in ca. 130 A. (95%) von 25°, ll. in Chlf., Äther u. verd. Mineralsäuren; F. 154—155°,

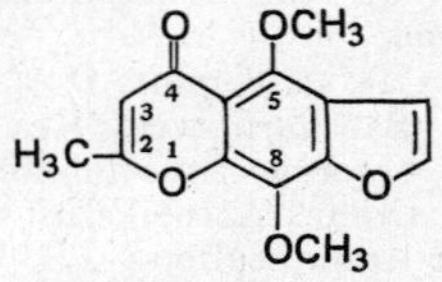

Wirkstoff aus Ammi visnaga*, auch synth. darstellbar. Anw. med.: als Spasmolyticum, besond. bei coronaren Durchblutungsstörungen (Kh. erweitert die Herzkranzgefäße), bei Angina pectoris, Asthma bronchiale (Dos. 3mal tägl. 50—100 mg).

Khellinin: Khellolglucosid*.

Khellolglucosid: Khellinin, 5-Methoxyfuranochromon-2-oxymethyl-glucosid, $C_{19}H_{20}O_{10}$ + $2\,H_2O$. Wirkstoff aus Sem. Ammi visnagae., l. in A. u. Pyridin, wl. in Aq., unl. in Ae., Benzin, Chlf., farbl. Kr., F. 174—176°; weniger wirksam als Khellin.

Kickxia elastica: Stpfl. von Kautschuk*.

Kiefer: s. Pinus sylvestris.

Kiefernharz: s. Terebinthina.

Kiefernnadelöl: s. Pinus sylvestris.

Kiefernsprossen: Turiones Pini, s. Pinus sylvestris.

Kienöl: Ol. Pini, s. Terebinthina.

Kienruß: Fuligo*.

Kieselerde: Kieselgur*.

Kieselfluornatrium: Natrium silicofluoratum*.

Kieselfluorwasserstoffsäure: Acid. hydrosiliciofluoricum, s. Silicium.

Kieselflußsäure: s. Silicium.

Kieselgel: s. Silica-Gel.

Kieselgur: Terra silicea, Infusorienerde; pulv. Schalen abgestorbener Kieselalgen (Diatomeen). Sie findet sich als fossile Ablagerung, bes. in d. Lüneburger Heide, Brandenburg, Böhmen, Australien, s. ferner Silicium. Wegen ihres starken Aufsaugungsvermögens wird K. als Verpackungsmaterial für Säureballons verwendet. Sie dient ferner zur Keimfreimachung von Wasser (Berkefeldfilter, s. Aqua). Früher zur Herst. v. Dynamit.

Kieselgur-Filtrierhilfsmittel: Reag. DAB 7.

Kieselsäure: s. Silicium.

Kieselsäureanhydrid: Siliciumdioxid, s. Silicium.

Kieselsaures Kalium: Kalium silicicum*.

Kieselsaures Natrium: Natrium silicicum*.

Kilowatt: kW = 1000 Watt (s. d.).

Kinasen: Phosphotransferasen; s. Fermente.

Kindbettfieber: Puerperalfieber.

Kinderdosis: s. Tabelle.

Kinderheilkunde: Pädiatrie.

Kinderlähmung, Spinale: s. Poliomyelitis.

Kindermehle: Diätet. Ersatz od. Ergänzung der Muttermilch. Sie bestehen meist aus dextrinierten oder verzuckerten Mehlen von Weizen oder Hafer unter Zusatz von eingedickter bzw. getrockneter Kuhmilch, Eiern, Zucker usw. Proteingehalt etwa 12 bis 15%, Fettgehalt ca. 5%.

Kinderpulver: Pulvis Magnesiae cum Rheo DAB 6.*

Kinetik: *phys.* Bewegungslehre. Die chemische Kinetik beschreibt den Ablauf chemischer Vorgänge.

Kinetin®: s. Hyaluronidase.

Kingiodendron pinnatum: Stpfl. v. Balsamum Hardwickiae*.

Kinine: Gewebshormone wie Bradykinin u. Kallidin; Peptidwirkstoffe.

Kino: s. Pterocarpus marsupium.

Kippscher Apparat: Apparat zur Herst. u. Entnahme v. Gasen für Laboratoriumsbedarf.

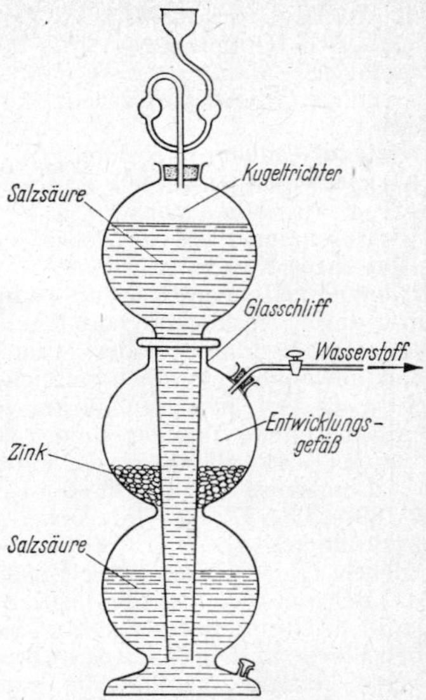

Kippscher Apparat zur Wasserstoffgewinnung (aus Holleman-Wiberg, Lehrb. d. anorgan. Chemie, de Gruyter, Berlin)

Die Abb. zeigt den Apparat mit Füllung zur Entwicklung von Wasserstoff aus Zink u. Salzsäure. Bei Öffnung des Hahns an der mittleren Kugel fließt infolge Überdrucks der Flüssigkeitssäule Säure aus der oberen Kugel (Kugel-Trichter) in die untere, bis sie sich mit den Zinkspänen in der mittleren Kugel berührt und so die Reaktion eingeleitet wird: $Zn + HCl = ZnCl_2 + H_2$. Nach Schließung des Hahns wird die Säure durch die zunächst noch anhaltende Weiterentwicklung des Gases in die obere Kugel zurückgedrängt, so daß die Berührung zwischen Säure u. Metall unterbrochen wird u. die Gasentwicklung aufhört. Auf gleiche Weise lassen sich CO_2 aus Marmor u. HCl, Chlor aus Chlorkalk u. HCl, Schwefelwasserstoff aus Eisensulfid u. HCl usw. herstellen. Die mittlere Kugel enth. stets die feste Substanz, die obere u. untere Kugel die Flüssigkeit (Kipp, Jacobus Petrus, Apotheker in Delft, 1808—1864).

Kirschblätter: Folia Cerasi, s. Prunus cerasus.

Kirsche, Saure: Prunus cerasus*.

Kirschenstiele: Stipites Cerasi acidi, s. Prunus cerasus.

Kirschlorbeer: Prunus laurocerasus*.

Kirschlorbeerwasser: Aqua Laurocerasi*.

Kjeldahl-N-Bestimmung: Verfahren zur Bestimmung des Stickstoffs in stickstoffhaltigen Körpern, z. B. Amiden, Imiden, Aminosäuren, Rest-Stickstoff-Bestimmung in Serum oder Plasma. (Kjeldahl, Joh., Chemiker, Kopenhagen, Carlsberg-Fond, 1849 bis 1900.)

Kjeldahl-Kolben: s. Kolben.

Klapperschlangenwurzel: Radix Senegae, s. Polygala senega.

Klatschmohn: Papaver rhoeas*.

Klatschrose: Papaver rhoeas*.

Klauenöl: Klauenfett, Oleum pedum tauri, durch Auskochen von Rinder- oder Hammelklauen oder Pferdefüßen gewonnen, weißlich-gelbliches, dickflüssiges Öl; fast geruchlos u. von geringem nicht unangenehmen Geschmack. Best.: Öl-, Stearin-, Palmitin-, Linolsäure u. a.; F. 0—1,5°; VZ 189—203; JZ 65—75. Anw.: als Schmiermittel.

Kleber: Gluten, wasserunl. Eiweißstoff, der aus den beiden Proteinen Gliadin u. Glutenin besteht, und sich neben Stärke in den Zellen des Getreidekorns befindet, bedingt die Backfähigkeit des Mehls. Gutes Mehl soll etwa 8% trocknen Kleber enthalten.

Klebkraut: Galium aparine*.

Klebsiella: Gattung von Kapsel-Bakterien (mit Schleimhülle), gramnegativ, sporenlos, unbeweglich; Klebsiella pneumoniae Friedländer = Erreger der Friedländer-Pneumonie, Klebsiella ozaenae: Erreger d. Stinknase (Edwin Klebs, Pathologe, Bern 1834—1913).

Kleesäure: Acid. oxalicum*.

Kleesalz: Kaliumhydrogenoxalat* u. Kalium tetraoxalicum*.

Kleeseide: Cuscuta europaea*.

Kleie: Beim Mahlprozeß d. Getreides auftretende Zelltrümmer des Speicherparenchyms und Teile der Frucht- und Samenschale, die vom Mehl abgetrennt werden, s. Amylum.

Klette: s. Arctium-Arten.

Klettendistelwurzel: Rad. Bardanae, s. Arctium-Arten.

Kletten-Labkraut: Galium aparine*.

Klettenwurzel: Radix Bardanae, s. Arctium-Arten.

Klimakterium: syn. Klimax, Wechseljahre der Frau.

Klimax: Klimakterium*.

Klonische Krämpfe: Krämpfe mit heftigen Zuckungen u. Schütteln.

Klysma: Klistier, Darmeinlauf.

Knabenkraut: Orchis morio*.

Knallgas: Gemisch aus 2 Vol Wasserstoff u. 1 Vol Sauerstoff, das entzündet mit heftigem Knall explodiert, wobei Wasserdampf entsteht. Auch jedes andere explosive Gemisch (z. B. $Cl_2 + H_2$) wird als Knallgas bezeichnet. Beim **Knallgasgebläse** werden Wasserstoff u. Sauerstoff getrennt voneinander einer gemeinsamen Austrittsöffnung (mittels des „Danielschen Hahns") zugeführt u. dort entzündet, wobei eine Temperatur von 3100—3300° erreicht wird.

Knallquecksilber: Quecksilbercyanat, Quecksilberfulminat, $Hg(CNO)_2$. Weißgraues Pv., l. in heiß. Aq., A., HNO_3, unl. in kalt. Aq., sehr giftig. Explodiert bei Stoß, Schlag, Reibung oder Erhitzung. Darst.: Durch Einwirkung von Alkohol auf salpetersaure Lsg. v. Quecksilber. Anw.: als Initialsprengstoff (Explosionserreger).

Knallsäure: C=N—OH, isomer mit Cyansäure, unbeständig, nach Blausäure riechend, stark giftig, nur in Lsg. darstellbar; bildet mit Metallen äußerst explosive Salze, die **Fulminate** (lat. fulmen = Blitz).

Knallsilber: Ag(CNO). Darst.: Analog dem Knallquecksilber; bildet sich auch bei längerem Stehenlassen von Silbersalzen in Salmiakgeist.

Knautia arvensis: Fam. Dipsaceae, Ackerskabiose, Grindkraut, Krätzkraut (Europa). Stpfl. v. **Herba Scabiosae:** Skabiosenkraut, Grindkraut. Best.: Bitterstoff, Gerbstoff, Zucker. Anw. med.: b. Hautleiden. HOM: Knautia arvensis, die frische, blühende Pflanze.

Knoblauch: Allium sativum*.

Knoblauch-Gamander: Teucrium scordium*.

Knochenkohle: Carbo ossium*.

Knochenkohle, Gereinigte: Carbo ossium depuratus*.

Knochenmark, Getrocknetes: Medulla ossium rubra siccata, s. Organotherapeutica.

Knochenöl: Das durch Auskochen oder durch Extraktion (z. B. mit Trichloräthylen) gewonnene, gereinigte u. gebleichte Knochenfett läßt man ausfrieren, um es von den festen Bestandteilen zu befreien, wonach ein auch in der Kälte flüssiges Öl resultiert: das Knochenöl, das als Schmiermittel, hauptsächlich für Uhren u. Nähmaschinen verwendet wird (vielfach ersetzt durch Paraffinum liquidum).

Knochenphosphorsäure: Acid. phosphoricum ex ossibus, s. Acid. phosphoricum, s. Phosphorsäure.

Knöllchenbakterien: Wurzelbakterien, s. Wurzelknöllchen.

Knöterich, Vogelknöterich: Polygonum aviculare*.

Knollen: Tubera*.

Knollenblätterpilz, Grüner: Amanita phalloides*.

Knollenhahnenfuß: Ranunculus bulbosus, s. Ranunculus-Arten.

Knolliges Steinkraut: Sedum telephium, s. Sedum acre.

Knorpelmoostang: Carrageen*.

Knospe: *bot.* Der v. Blättern od. deren Teilen u. Blattanlagen umgebene Sproßvegetationskegel. Die Knospenhüllen, die derbe Textur besitzen, nennt man Knospenschuppen. Der Stellung nach unterscheidet man zwischen der Endknospe u. den Achselknospen, die in den Achseln der Blätter sitzen. Enthält eine K. nur Blattanlagen, so nennt man sie eine Blattknospe, enthält sie Anlagen einer od. mehrerer Blüten, so nennt man sie Blütenknospe, enthält sie Anlagen v. Blättern u. Blüten, so nennt man sie gemischte Knospe.

Koagulation: Gerinnung, Eiweißgerinnung, Ausflockung von Kolloiden (Wechsel v. Sol z. Gel).

Koagulations-Vitamine: Vitamine K_1 und K_2, s. Vitamine.

Koaguline: 1. Syn. Präzipitine*. 2. Gerinnungserregende Stoffe aus den Geweben u. im Schlangengift z. B. von Crotalus.

Kobalt: Cobaltum, Co, AtG. 58,9332, II- u. IIIwertig, Ordnungszahl 27, D. 8,83, F. 1492°, Kp. 2900°. Schon im Altertum bekanntes stahlgraues,, magnetisches, glänzendes Metall, härter als Stahl, wird von feuchter Luft nicht angegriffen, l. in verd. Salpetersäure, Salzsäure und verd. Schwfs.; nat. Vork.: gediegen im Meteoreisen (ca. 2%), sonst nur gebunden (Speiskobalt, $CoAs_2$, Glanzkobalt, $CoS \cdot As$, Kobaltblüte, $Co_3(AsO_4)_2$), fast stets von Nickel begleitet. Hauptproduktionsgebiete sind Katanga (ehem. Belgisch-Kongo), Ontario (Kanada), Brit. Indien, China, früher haupts. Erzgebirge. Darst.: aus den Nickel - Kobalt - Kupfer - Erzen. Verw. zu Legierungen (Hartmetallen) und zu Kobaltfarben in der keramischen u. Glasindustrie („Smalte" = Kalium-Kobalt-Silicat). Da die wasserfreien Kobalt(II)-salze rein blau, nach Wasseraufnahme aber rot gefärbt sind, werden sie zu „sympathetischen Tinten" (s. Cobaltum chloratum), zu Hygrometern („Wetterblumen") sowie als Indikator in Silikagel benutzt. Von den künstl. radioakt. Kobaltisotopen dient ^{60}Co an Stelle von Radium zur Krebsbehandlung. Es sendet β- u. γ-Strahlen aus, seine Halbwertszeit beträgt 5,2 Jahre. Co ist ferner ein Bestandteil von Vitamin B_{12}. HOM: Cobaltum metallicum.

Nachweis von Kobaltverbindungen: 1. Mit Borax oder Phosphorsalz zusammengeschmolzen geben sie blaue, glasartige Massen (Kobaltperle). 2. Ammoniumsulfid fällt schwarzes, in verd. HCl unl. Kobaltosulfid. 3. Alkalilauge fällt blaue Kobaltosalze. 4. Aus mit Essigsäure versetzten Kobaltosalzlsgen fällt Kaliumnitrit gelbes komplexes Kaliumkobaltinitrit

$$K_3[Co(NO_2)_6],$$

das auch zur Co/Ni-Trennung dient; ferner mit α-Nitroso-β-naphthol, Nitroso-R-Salz.

Kobalt(II)-acetat: Kobaltoacetat, Cobaltum aceticum oxydulatum,

$$Co(CH_3CO_2)_2 + 4H_2O,$$

rote, nach Essigsäure riech. Kr., ll. in Aq. u. SS, l. in A. und Amylalkohol, Amylacetat. Anw. techn.: als Sikkativ für Lacke u. Firnisse.

Kobaltblau: Thénards-Blau, Kobalto-Aluminat.

Kobalt(II)-chlorid: Kobaltochlorid, Cobaltum chloratum oxydulatum, $CaCl_2 + 6H_2O$; rotviolette Kr., ll. in Aq. mit roter Farbe, l. in A. mit tiefblauer Farbe. DAB 7: Gehalt mind. 99,0% (R. 242). Anw. techn.: in der Glas- und Porzellanmalerei, zur Herst. sympathet. Tinten und von Hygrometern.

Kobaltchlorür: Cobaltum chloratum, s. Kobalt(II)-chlorid.

Kobaltiake: Kobalt-Ammoniakate, Kobalt-Ammine, Konplexe Ammoniak-Verbindungen der Kobalt(III)-Salze.

Kobalt(II)-nitrat: Kobaltonitrat, Cobaltum nitricum oxydulatum, $Co(NO_3)_2 + 6H_2O$, bräunlichrote, hygrosk. Kr., D. 1,87, F. 56°, sll. in Aq. u. A.; DAB 7: Gehalt mind. 99%. Anw. techn.: zur Lötrohranalyse u. zu Kobaltfarben.

Kobaltochlorid: Cobaltum chloratum, s. Kobalt(II)-chlorid.

Kobaltonitrat: Cobaltum nitricum, s. Kobalt(II)-nitrat.

Kobaltosulfat: Cobaltum sulfuricum, s. Kobalt(II)-sulfat.

Kobalt(II)-sulfat: Kobaltosulfat, Cobaltum sulfuricum oxydulatum, Kobaltvitriol, $CaSO_4 + 7 H_2O$; karmoisinrote Prismen, ll. in Aq., swl. in A. Anw. techn.: in der Porzellanmalerei, zur Herst. von Kobaltfarben.

Kobalt(II)-Verbindungen: Cobalto-Verbindungen.

Kobalt(III)-Verbindungen: Cobalti-Verbindungen.

Kobaltvitriol: s. Kobalt(II)-sulfat.

Kobra: Cobra, Brillenschlange, s. Naja tripudians.

Kobratoxin: s. Schlangengifte.

Kochenille: s. Coccus cacti.

Kochprobe: Probe auf Eiweiß im Harn, s. Tab. „Harnuntersuchung".

Kochpunkt: Kp., Siedepunkt*.

Kochsalz: s. Natriumchlorid.

Kochsalz, Jodiertes: s. Natriumchlorid.

Kochsalz, Rohes: Natrium chloratum crudum, s. Natriumchlorid.

Kochsalzersatz: s. Natriumchlorid.

Kochsalzlösung, Physiologische: Solutio Natrii chlorati physiologica, s. Natriumchlorid.

Kochsalzthermen: Warme natürl. Kochsalzquellen, Aquae minerales.

Kodehydrase: s. Codehydrasen.

Koemis Koetjing: s. Orthosiphon stamineus.

Königin der Nacht: Cereus grandiflorus*.

Königsblau: Smalte*.

Königschinarinde: Cortex Chinae Calisayae ERG, s. Cinchona-Arten.

Königskerze: s. Verbascum-Arten.

Königskraut: Ocimum basilicum*.

Königsnelken: Antophylli, s. Syzygium aromaticum.

Königsrinde, Braune: Cort. Chinae fuscae, s. Cinchona-Arten. **Königsrinde, Gelbe:** Cort. Chinae flavae, s. Cinchona-Arten. **Königsrinde, Rote:** Cort. Chinae, s. Cinchona-Arten.

Königssalbe: Unguentum basilicum DAB 6*.

Königswasser: Acidum nitro-hydrochloricum, Acidum chloronitrosum, Aqua regia; Darst. techn.: Durch Mischen von 20 ml Salpetersäure (68%) und 80 ml Salzsäure (32%); sie enthält Salpetersäure, Salzsäure, Nitrosylchlorid u. Chlor. Anw.: zur Auflösung von Gold u. Platin. **Königswasser** Reagens DAB 6: Mischg. von 1 T. Salpetersäure und 3 T. Salzsäure.

Koenzym: s. Fermente.

Köpfchen: *bot.* s. Blütenstand.

Körner, Kügelchen: Granula, eine Arzneiform.

Körnerlack: s. Lacca.

Koferment: s. Fermente.

Koffein: s. Coffein.

Koffeinprobetrunk: Reiztrunk zur Prüfung der Magensekretion: 0,2 g Coffeinum purum in 300 ml Aqua dest. lösen u. 3 Tropfen 2%ige wäßrige Methylenblaulösung zufügen.

Kofler-Heizbank: s. Schmelzpunkt.

Kohle: Carbo*.

Kohle, Medizinische DAB: Carbo medicinalis.

Kohle, Vegetabilische: Carbo Ligni pulveratus*.

Kohlendioxid: CO_2, Acid. carbonicum, s. Kohlensäure.

Kohlendisulfid: Carboneum sulfuratum, Schwefelkohlenstoff.

Kohlenhydrate, KH:

Der Name kommt daher, daß man früher annahm, alle Verbindungen dieser Gruppe enthielten in gleichem Verhältnis Kohlen(stoffatome) und Wassermol. = Hydrate, nämlich nach der allgemeinen Formel

$$C_n(H_2O)_n.$$

Indessen hat man zahlreiche Stoffe kennengelernt, die eine ganz andere Zusammensetzg. haben (z. B. Methylhexosen), die aber chemisch trotzdem zu den Kohlenhydraten gezählt werden müssen. Es werden daher heute alle Verbindungen, die den Charakter von Zuckern haben oder diesen im Aufbau und im chemischen Verhalten nahestehen, in der Gruppe „Kohlenhydrate" zusammengefaßt. Man teilt die K. ein in

1. **Monosaccharide** oder einfache Zukker, z. B. Glucose, Fructose.
2. **Oligosaccharide** (*ὀλίγος* = wenig)
3. **Polysaccharide** (*πολύς* = viel).

Zu den Oligosacchariden gehören z. B. Laktose, Maltose, Saccharose; zu den Polysacchariden gehören Stärke, Dextrin, Cellulose, Glykogen, Inulin, Pektine usw.

1. Monosaccharide, einfache Zucker, sind Oxyaldehyde (Aldosen, die eine endständige Aldehydgruppe, —CHO, besitzen, z. B. Mannose, Glukose, Galaktose) oder Oxyketone (Ketosen, die eine Keto-Gruppe, =C=O, tragen, z. B. Fructose).

Nach der Zahl der Sauerstoffatome unterscheidet man Biosen, Triosen, Tetrosen, Pentosen, Hexosen bis Dekosen. Sie sind sämtlich i. Aq. leicht l., i. A. schwer l., i. Ae. unl., meist von süßem Geschmack, manche aber auch geschmacklos oder von bitterem Geschmack. Beim Erhitzen verkohlen sie. Sie sind opt. aktiv. Ihr Drehungsvermögen, Vergärbarkeit u. reduzierende Eigenschaften dienen zu ihrer Charakterisierung. Reduktion führt zu den entsprechenden Polyalkoholen (Hexosen → Hexite), Oxidation ergibt Carbonsäuren.

Die wichtigsten **Pentosen** sind: l-Arabinose (im Arabischen Gummi, Kirschgummi), d-Ribose (in den Nukleinsäuren, Hefe), d-Xylose (Holzzucker). Die Pentosen werden durch Hefe nicht vergoren, beim Kochen mit HCl liefern sie Furfurol (charakterist.! z. B. als Pentosenprobe u. Bial).

Die wichtigsten **Hexosen** sind: d-Glukose (Traubenzucker), d-Fructose (Fruchtzucker), d-Galaktose, d-Mannose, vgl. Saccharum.

2. Oligosaccharide: Di-, Tri-, Tetra-, etc. Saccharide; sie entstehen durch Vereinigung von 2—12 Monosaccharid-Molekülen unter H_2O-Abspaltung. Durch Hydrolyse mit verd. SS oder durch Enzyme erfolgt Zerfall in die Einzelmoleküle. Sie sind in den Pflanzen außerordentlich verbreitet.

Disaccharide: $C_{12}H_{22}O_{11}$: Rohrzucker wird hydrol. zerlegt in Glucose u. Fructose, Milchzucker in Glucose u. Galaktose, Malzzucker in 2 Mol. Glucose, Cellobiose in 2 Mol. Glucose, vgl. Saccharum.

Trisaccharide: $C_{18}H_{32}O_{16}$: Raffinose (in den Zuckerrüben), Gentianose (in Gentiana-Arten).

3. Polysaccharide:
$(C_6H_{10}O_5)_{12}$. Die P. sind im Tier- und Pflanzenreich außerordentlich verbreitet; hierher gehören Stärke, Dextrin, Cellulose, Glykogen, Inulin, Pektine u. a., sie sind in Aq. nur kolloidal l. oder unl., meist kr., die Kristalle sind jedoch von submikroskopischen Dimensionen. Unter Einwirkung von Mineralsäuren zerfallen sie in Monosaccharide.

Cellulose: Gerüstcellulose, Best. der Zellwände der Pflanzen. In den meisten Fl. unl., dagegen reichlich l. in Kupferoxidammoniakslg., woraus sie mit SS wieder gefällt werden kann, ferner etwas l. in kalter Natronlauge. Durch Kochen mit Mineralsäuren wird Cellulose vollständig zu d-Glukose abgebaut, vgl. Celluloseacetat.

Glykogen: s. dort.

Holz ist eine Cellulose, die mit ca. 30% Lignin u. ca. 1—2% Holzgummi (Xylan) durchsetzt ist.

Kunstseide: Das Herstellungsprinzip besteht darin, daß man Celluloselsg. durch feine Spinndüsen in ein geeignetes Fällungsmittel preßt, wodurch die Cellulose rasch ausgefällt und so in Form eines feinen Fadens gewonnen wird. Chardonnetseide gewinnt man aus Kollodiumwolle (Nitrocellulose, Schießbaumwolle), die in Luft (Trockenspinnverfahren) od. in Wasser (Naßspinnverfahren) gepreßt und dann mittels Ammoniumsulfhydrat oder Natriumsulfhydrat denitriert wird. Acetatseide wird aus Acetylcellulosen gewonnen. Kupferseide (Glanzstoff): Hierzu verwendet man eine Lsg. von Cellulose in Kupferoxidammoniak. Als Fällungsmittel dienen Schwefelsäure oder schwefelsaure Salze. Viskoseseide: Hierzu wird Cellulosexanthogenat (das sich bei Einwirkung von Schwefelkohlenstoff u. Alkali auf Cellulose bildet) verwendet. Als Fällungsbad dienen Schwefelsäure oder schwefelsaure Salze. [Die modernen Kunstfasern wie Nylon, Perlon, Lanital, Ardil, Vicara usw., sind keine Cellulosefasern. Nylon ist ein Polyamid von Adipinsäure* u. Hexamethylendiamin*, Perlon ein Polyamid von Caprolactam, Lanital ist mit Formaldehyd gehärtetes Milchcasein (ähnlich dem Galalith), Vicara wird aus Maiseiweiß (Zein) und Ardil aus Erdnußprotein gewonnen.]

Papier: Wird aus reiner Cellulose hergestellt, die (aus Lumpen oder Holzfasern) mit SS oder Alkalien aufgeschlossen, mit Wasser zerstampft, dann geformt u. getrocknet wird. Gewisse Papiersorten, z. B. Schreibpapier, werden mit Füllstoffen (z. B. Gips, Talk u. a.) versehen u. geleimt.

Pektine: s. dort.

Stärke: s. Amylum.

Kohlendioxid: s. Kohlensäureanhydrid.

Kohlenmonoxid: s. Kohlenstoff.

Kohlenoxid: s. Kohlenstoff.

Kohlenoxidhämoglobin: Verbdg. v. Kohlenoxid mit dem Hämoglobin des Blutes, wodurch d. Atmung unmöglich wird, entsteht bei Kohlenoxidvergiftung (Leuchtgas, Kohlengas): Blut kirschrot, Nachweis im Spektrum, vgl. Kohlenstoff und Tabelle über „Gegenmittel".

Kohlenoxychlorid: s. Phosgen.

Kohlensäure: s. Kohlensäureanhydrid.

Kohlensäureanhydrid: Acidum carbonicum, **Kohlendioxid**, CO_2. Farbloses, nicht brennbares Gas v. säuerlichem Geruch und Geschmack. Es unterhält Atmung und Verbrennung nicht. In der Luft zu 0,04% enthalten, ferner gelöst in zahlreichen Mineralwässern, als Carbonat in zahlreichen Mineralien. Verflüssigt sich bei Druck von 34,3 Atm. und 0°.

Ein Liter wiegt 1,9768 (bei 0° u. 760 mm), sein spez. Gew. ist also anderthalbmal größer als das der Luft, Kohlensäure sinkt daher (in Gärkellern, Schächten usw.) zu Boden. Krit. Temp. 31,3°; krit. Druck 72,9 at; krit. Dichte 0,464 g/ml. 1 Lit. Wasser löst bei 15° 1 Liter u. bei 0° 1,7 Lit. CO_2 von Atm. Druck.

Beim Ausströmen v. CO_2 aus einer Druckflasche in ein Tuch oder Gefäß bildet sich **feste Kohlensäure (Kohlensäureschnee).**

Darst. von CO_2-Gas: Durch Zerlegen von Calciumcarbonat (Marmor) im Kippschen Apparat*, techn. durch Brennen von Carbonaten (Kalkstein, Dolomit) in Kalköfen oder aus CO_2-reichen Mineralwässern (Oberlahnstein, Hönnigen). Anw. med.: als Kohlensäureschnee zur Anästhesie (Vereisung) bei kleinen Operationen, Hautleiden; zur Herst. von Mineralwässern usw., zur Kälteerzeugung, zu Feuerlöschgeräten usw. Kohlensäure, H_2CO_3, nur in Salzform (Carbonate) u. als wäßr. Lösg. von CO_2 bekannt.

Kohlensaure Quellen: Aquae minerales, s. Wasser.

Kohlenstoff, Carboneum, C, AtG. 12,011; II- u. IV-wertig, Ordnungszahl 6. Drei natürl. allotrope Modifikationen: 1. **Diamant** (regulär krist., D. 3,51, Härte 10); 2. **Graphit** (hexagonal krist., D. 2,25, Härte 1); 3. **amorpher Kohlenstoff** (Kohle, Carbo, D. 1,5—2,3). K. ist eines der meistverbreiteten Elemente: in Carbonaten (Kalkstein, Marmor, Dolomit), im Erdöl, Erdgas, in Luft und in den organischen Verbindungen. K. ist ein wesentlicher Bestandteil aller tierischen u. pflanzlichen Organismen. Die C-Atome können sich kettenförmig oder ringförmig verbinden, vgl. Kohlenwasserstoffe u. Benzolring. Reiner Kohlenstoff schmilzt unter At-Druck bei etwa 4000° u. verdampft im elektr. Flammenbogen. Mit Metallen vereinigt er sich bei hoher Temperatur zu „Carbiden" (s. dort). Quantitativer Nachweis von C erfolgt durch Oxidation zu CO_2 mittels Kupferoxid u. Auffangen der Gase in Kalilauge (Elementaranalyse). Die **Kohlen** sind fossile, pflanzliche Zersetzungsprodukte, deren C-Gehalt mit steigendem Alter zunimmt und deren „Inkohlung" über Torf, Braunkohle, Steinkohle zum Anthrazit mit 90—96% C führt. **Ruß** ist reinster Kohlenstoff in amorpher Form (C-Gehalt mind. bei 99%). Durch künstliche Verkohlung von tierischen u. pflanzlichen Stoffen gelangt man zu Tier-, Blut-, Knochen- und Holzkohle (s. Carbo). Graphit ist ein guter elektr. Leiter, während amorpher K. weniger und Diamant gar nicht leitet. **Kohlenoxid, Kohlenmonoxid,** CO, entsteht bei ungenügender Verbrennung von Kohlenstoff (z. B. in schlecht ziehenden Öfen) im Leuchtgas 5—22%), Wassergas, Vulkangasen, Auspuffgasen, im Tabakrauch u. a. enthalten. Farb- u. geruchloses Gas, das zwar die Verbrennung nicht unterhält, aber selbst mit bläulicher Flamme brennt, etwas leichter als Luft. F. —204°; Kp. —191,5°; krit. Druck 34,6 at; krit. Temp. —140,2°. Darst.: Durch Erwärmen von Ameisensäure mit Schwefelsäure (Vorsicht: Ameisensäure langsam in heiße Schwefelsäure tropfen!); techn.: in Form v. Generatorgas und Wassergas bei der Umsetzung von Kohlenstoff mit Luft oder Wasserdampf, auch im Gichtgas der Hochöfen. CO ist äußerst giftig (MAK 110 mg/m³ Luft); feste Bindung an Hämoglobin (Hb) als COHb=

K.Hb=Karboxy-Hb, dadurch ungenüg. O_2-Transport (=Anoxämie) u. entspr. Folgen. CO-vergiftetes Blut ist kirschrot gefärbt. *Nachweis:* Ammoniakalische Silbernitrat- oder Palladiumchlorürlösung wird durch CO schwarz gefärbt (Metallabscheidung). In den Gruben verwendet man besondere Spürgeräte (nach Auer u. Dräger) oder den Ultrarotschreiber der BASF.

Kohlenstoffdisulfid: Carboneum sulfuratum*.

Kohlenstofftetrachlorid: Carboneum tetrachloratum, s. Tetrachlorkohlenstoff.

Kohlenwasserstoffe: (KW-Stoffe), Verbindungen von Kohlenstoff mit Wasserstoff, sie bilden die Grundlage der organ. Verbindungen. Je nach der Anordnung d. C-Atome unterscheidet man:

1. KW., deren C-Atome kettenförmig verbunden sind: Acyclische oder Aliphatische KW., unterteilt in gesätt. u. ungesätt.
2. KW., deren C-Atome ringförmig verbunden sind: Cyclische KW. unterteilt in iso- u. heterocycl. KW.

Acyclische Kohlenwasserstoffe:

1. Gesättigte KW., Grenz-KW. od. Paraffin-KW., auch als Alkane bezeichnet, Summenformel: C_nH_{2n+2}.
2. Ungesättigte KW.:
   a) Olefine, Alkene oder Alkylene mit Doppelbindung(en) Summenformel: C_nH_{2n}.
   (Olefine = „Ölbildner" deshalb genannt, weil sie mit Chlor u. Brom leicht zu öligen, mit Aq. nicht mischbaren Fl. zusammentreten, daher franz. mit „gaz oléfiant" = ölbildendes Gas, z. B. Äthylen, bezeichnet.)
   b) Diolefine (Diene) mit zwei u. Polyene mit zahlr. Doppelbindungen.
   c) Acetylene oder Alkine mit dreifacher Bindung, Summenformel: C_nH_{2n-2}.

Bei allen diesen KW. kann d. Kohlenstoffkette unverzweigt oder verzweigt (Isoverbindungen) sein. Während die gesättigten KW. nur Substitutionsprodukte bilden können, haben die ungesättigten KW. d. Fähigkeit, auch Additions- und Polymerisationsverbindungen zu bilden.

Cyclische Kohlenwasserstoffe:

1. Isocyclische oder carbocyclische Verbindungen, auch aromatische Verb. genannt, die nur C-Atome im Ring enthalten, die sich also vom Benzol ableiten (vgl. Benzolring).
2. Heterocyclische Verbindungen, die außer C-Atomen noch weitere sogen. Heteroatome wie O, N, S enthalten, z. B. Pyridin C_5H_5N;

Als alicyclische KW. bezeichnet man isocyclische Verbdgen mit aliphatischem Charakter; ihre gesättigten Verbindungen heißen Cycloalkane oder Naphthene, da sie reichlich in Erdölen vorkommen, ihre allgemeine Formel ist C_nH_{2n}.

Kojisäure: 5-Hydroxy-2-(hydroxymethyl)-4-pyron,

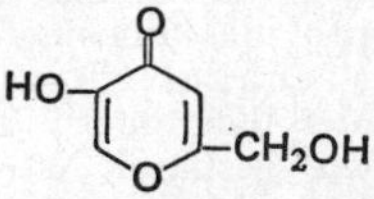

$C_6H_6O_4$. Mol. 142,11. Gelbl. Kr. von karamelartigem Geruch; ll. i. Aq., A., Aceton, Äthylacetat, wl. i. Ae., Chlf., Pyridin, prakt. unl. i. Bzl.; F. 152° bis 154°. Gibt mit einigen Schwermetallsalzen (z. B. Uran, Eisen, Kupfer) farbige Komplexsalze und wird daher in d. Chromatographie verwendet. Kojisäure ist ein Stoffwechselprodukt von Aspergillusarten (japan. koji = Reisschimmel, Aspergillus oryzae) mit antibiot. Eigenschaften.

Kokablätter: Folia Coca, s. Erythroxylum coca.

Kokain: s. Cocain.

Kokainhydrochlorid: s. Cocainhydrochlorid.

Kokainnitrat: s. Cocainnitrat.

Kokainsulfat: s. Cocainsulfat.

Kokarboxylase: Cocarboxylase, s. Decarboxylasen und Fermente.

Kokkelskörner: Fructus Cocculi, s. Anamirta cocculus.

Kokken: Coccaceae, Kugelförmige Bakterien, s. Bacteria.

Kokusbutter: s. Cocos nucifera.

Kokusnußöl: s. Cocos nucifera.

Kok-Saghz: Taraxacum kok-saghz, Stammpflanze von russ. Cautschuc*.

Kokzidiose: Schwere Tierkrankheit, hervorgerufen durch Infektion mit

Coccidia (Eimeria); rote Ruhr d. Rinder, Geflügelseuche, Kaninchenseuche, meist tödlich (Infektion des Menschen selten).

Kolanuß, Kolasame: Semen Colae, s. Cola vera u. C. acuminata.

Kolben: *chem.* Glasgerät zum Arbeiten mit Flüssigkeiten im Labor etc., z. B. Erlenmeyer-K. mit schräger Wand, Steh-K. mit ebenem Boden, Rund-K. mit gewölbt. Boden, Extraktions-K. mit weitem Hals, Kjeldahl-K. aus schwer schmelzbarem Glas, langer Hals, Cassiakolben (s. dort).

Kolben: *bot.* s. Blütenstand.

Kolchizin DAB: Colchicinum.

Koleoptile: *bot.* Keimscheide, Teil des Keimblattes einkeimblättr. Gräser.

Kolibakterien: s. Escherichia-Bakterien.

Kolieren: Durchseihen durch ein Koliertuch, das auf einen Kolierrahmen (Tenakel, ein mit 4 spitzen Nägeln oder Klammern versehener Holzrahmen) gespannt ist. **Kolatur:** Das Durchgeseihte.

Kolitis: (griech. κῶλον = Dickdarm), Colitis, Entzündung des Dickdarms.

Koliurie: Entleerung kolibakterihaltigen Harns.

Kollagen: (von griech. κόλλα = Leim) „Leimbildner", nat. Gerüsteiweiß, Skleroprotein im Knorpel, Bindegewebe, Sehnen, Lederhaut usw. K. besitzt sehr große Moleküle (Mol.-Gew. 30000—120000), an seinem Aufbau sind haupts. Glycocoll*, Prolin*, Hydroxy-Prolin*, Glutaminsäure*, Alanin*, u. a. beteiligt, dagegen fehlen Tyrosin*, Tryptophan* und Cystin*. Beim Kochen mit Aq. geht K. in Glutin oder Leim über. Vgl. Gelatina alba.

Kollaps: Plötzlicher Schwächeanfall infolge Versagens des peripheren Kreislaufs u. dadurch bedingter zu geringer Hirndurchblutung.

Kollargol: Argentum colloidale DAB 6.

Kollateral: Seitlich, benachbart.

Kollenchym: *bot.* Festigungsgewebe in jungen, noch wachstumsfähigen Pflanzen, dessen lebende Zellen char. Verdickungen aufweisen.

Kollidine: Trimethylpyridine, s. Pyridinum.

Kollidon®: Polyvinylpyrrolidon*.

Kollodium: s. Collodium.

Kollodium, Elastisches: Collodium elasticum DAB 6, s. Collodium.

Kolloide:

Dispersoide Stoffe, die bei der Osmose nicht od. nur schwer durch die Membran diffundieren u. die keine echten Lösungen bilden können, sondern „kolloidale Lösungen" („Sole" oder „Dispersionen"), d. h. sie befinden sich in der Fl., dem „Dispersionsmittel", in äußerst feiner, kolloiddisperser oder kolloidaler Verteilung, wobei die verteilten Moleküle oder Aggregate (10^3—10^9 Atome pro Teilchen) einen Durchmesser von ca. 10^{-4}—10^{-7} cm haben, damit zu groß sind, um durch Membranen zu diffundieren. Die alte Einteilung in „Kolloide" („leimartige Stoffe") und „Kristalloide" (nach Graham), ist nach heutigen Anschauungen nicht mehr aufrechtzuerhalten, da sich gezeigt hat, daß die kolloidalen Lösungen nicht auf einzelne Stoffe beschränkt sind, sondern daß kolloid. Lösungen einen bestimmten Zustand der Materie darstellen. Es kommt lediglich auf den Zerteilungsgrad, den „Dispersionsgrad", des gelösten Stoffes an. Kolloidale Lsgen stehen zwischen den echten Lsgen und den Aufschlämmungen. Nach dem Zerteilungszustand unterscheidet man:

Molekulardisperse Systeme, mit Teilchengrößen unter 10 Å (1 Å, Ångström $= 10^{-10}$m $= 10^{-8}$cm $= 10^{-7}$mm $= 10^{-1}$nm; echte Lösungen, die Teilchen („A-mikronen") sind weder mit freiem noch bewaffnetem Auge sichtbar, auch nicht durch das Ultramikroskop, sie werden weder von Filtrierpapier noch v. Membranen zurückgehalten, zeigen erheblichen osmotischen Druck, starke Siedepunktserhöhung und Gefrierpunktserniedrigung.

Kolloiddisperse Systeme, deren Teilchen ca. 10—1000 Å groß sind, diese sind die „kolloidalen Lösungen", deren Teilchen („Submikronen") zwar nicht mit dem Mikroskop, aber durch den Faraday-Tyndall-Effekt sichtbar gemacht werden können. Der Faraday-Tyndall-Effekt beruht darauf, daß man einen Lichtstrahl durch die Lsg.

schickt, der bei einer „echten Lsg." unsichtbar bleibt, während er in einer kolloidalen Lsg. an den suspendierten Partikelchen seitlich abgebogen wird, so daß in der Lsg. eine leuchtende Trübung (der „Tyndall-Kegel") entsteht. Im Ultramikroskop werd. die beleuchteten Teilchen einzeln sichtbar, und zwar bis zu einer Größe von 100 Å.

Grobdisperse Systeme mit Teilchengrößen über 1000 Å, die „Suspensionen", die Teilchen („Mikronen") sind mit freiem Auge sichtbar, laufen nicht durch Papierfilter, diffundieren und dialysieren nicht.

Aus echten und kolloidalen Lösungen läßt sich also die „disperse Phase" (der feste Bestandteil) nicht durch die gebräuchl. Filter vom „Dispersionsmittel" (Flüssigkeit oder „Flüssige Phase") trennen, sondern nur durch Membranen. Diese Trennung bezeichnet man als „Dialyse" (vgl. Osmose).

Zwischen den 3 Systemen können keine genauen Grenzen gezogen werden, es erfolgt vielmehr ein allmählicher Übergang von den echten über die kolloidalen Lösungen zu den Suspensionen, der mit einer steten Eigenschaftsveränderung verbunden sind. Disperse Phase und Dispersionsmittel können sich in verschiedenem Aggregatzustand befinden, z. B.:

Disperse Phase	Dispersionsmittel	Bezeichnung
fest	Gas	Rauch, Aerosole
flüssig	Gas	Nebel, kond. Dämpfe
Gas	flüssig	Schaum
flüssig	flüssig	Emulsion, Milch
fest	flüssig	Suspension, kolloidale Goldlösung
fest	fest	Legierung, Goldrubinglas usw.

Nach dem Dispersionsmittel unterscheidet man: **Hydrosole** (Wasser), **Alkosole** (Alkohol), **Organosole** (organische Mittel), **Vitreosole** (fest), **Aerosole** (Luft, Gas), **Aethersole** (Äther) usw. In **Solen** sind die Teilchen des dispersen Anteils nicht zusammenhängend und weitgehend voneinander unabhängig. Man teilt die Sole ein in „lyophile" und „lyophobe", oder, wenn Wasser das Dispersionsmittel ist, in „hydrophile" und „hydrophobe" Sole.

Lyophile (hydrophile) Sole zeigen große Affinität zum Dispersionsmittel, so stark, daß sie sich vielfach mit d. Dispersionsmittel verbinden (Solvatation oder Hydratation). Die Solvatation bedingt stark erhöhte Viskosität und oft verminderte Oberflächenspannung, die Lösungsmittelmoleküle schieben sich gleichsam zwischen die Kolloidteilchen. Beispiele: Leim, Gelatine, Gummi, Stärke, Eiweiß, Seife.

Lyophobe (hydrophobe) Sole werden durch elektrische Kräfte in Lösung gehalten und zeigen geringe Affinität zum Dispersionsmittel, sind aber sehr empfindlich gegen elektrische Einflüsse, z. B. führen Zusätze von Elektrolyten oder entgegengesetzt geladenen Kolloiden zur Ausflockung (Koagulation). Beispiele: Schwermetallsulfide, Oxide, Farbstoffe usw.

Wichtig für die Stabilität der Lösungen ist d. elektrische Ladung. Die Teilchen werden durch d. elektr. Strom ähnlich wie die Ionen beeinflußt, sie wandern je nach ihrem Ladungssinn zur Anode oder Kathode (Elektrophorese, Kataphorese). Bei einer Kompensation der elektr. Ladung der Kolloidteilchen, bei Zusatz v. Elektrolyten od. entgegengesetzt geladenen Kolloiden, koagulieren die Kolloide und fallen als Gele aus (Hydrogele, Alkogele usw.), es tritt eine weitgehende, gegenseitige Bindung der Teilchen ein (Gallerte). Den Punkt, an dem die elektrische Ladung des Kolloids neutralisiert ist und es ausflockt, nennt man den **„isoelektrischen Punkt"**. Sind die Gele wieder in Aq. löslich, so bezeichnet man sie als „reversible Gele", sind sie nicht mehr löslich, nennt man sie „irreversible Gele".

Kolloide, die einer Ausflockung entgegenwirken bzw. sie verhindern, nennt man Schutzkolloide, z. B. Kasein, Gelatine. Metallsole, die mit einem solchen Schutzkolloid versehen sind, lassen sich trocknen und gehen mit Wasser wieder in Lösung, ohne einen Metallniederschlag zu erzeugen (z. B. Collargol, mit Eiweiß-Schutzkolloid versehenes Silber).

Kolloidale Lösungen zeigen im Gegensatz zu d. echten Lösungen nur einen außerordentlich geringen osmotischen Druck und dementsprechend äußerst geringe Siedepunktserhöhung und Gefrierpunktserniedrigung, die jedoch meßbar sind.

Der kolloidale Verteilungszustand ist für das Leben von außerordentlicher Bedeutung: Die Zellmembranen des tierischen u. pflanzlichen Körpers, der Zellinhalt, die Eiweißstoffe, die Cellulose, die Stärke, die Milch sind kolloide Systeme. Der Ackerboden besteht aus einer Mischung kolloiddisperser Stoffe. Kolloide u. kolloidchemische Vorgänge spielen auch in Nahrungsmitteln, wie Brot, Gelees, usw., in Arzneimitteln, Lacken, Reinigungsmitteln usw. eine große Rolle.

Kolloid-Reaktionen: Serodiagnost. (quant.) Blut- u. Liquoranalysen auf Art u. Menge der verschied. kolloid. Eiweißfraktionen mit Hilfe von Flokkungsreaktionen; s. Takata-Reaktion.

Kolombowurzel: Radix Colombo, s. Iatrorrhiza palmata.

Kolon: Intestinum colon = Grimmdarm.

Kolophonium: s. Colophonium.

Koloquint(h)en: Fructus Colocynthidis, s. Citrullus colocynthis.

Koloquint(h)enextrakt: Extractum Colocynthidis DAB 6.

Koloquint(h)entinktur: Tinctura Colocynthidis DAB 6.

Kolorimetrie: Chem. Analysenverfahren, bei dem man die Feststellung d. Farbengleichheit zweier Lsgen zur Konzentrationsbestimmung benutzt. Man vergleicht die Prüflösung mit der Farbe einer Standardlsg. (= Lsg. des gleichen Stoffes im gleichen Lösungsmittel in bekannter Konzentration). Nach dem Lambert-Beer-Gesetz haben zwei Lösungen des gleichen Stoffes in verschied. Konzentrat. dann gleiche Farbe (gleiche Lichtabsorption), wenn sich die Schichtdicken der Lsgen umgekehrt proportional verhalten zu ihren Konzentrationen (Kolorimeter nach Autenrieth, Dubosq, Wolff, Lange u. a.). **Absolut-K.** nach Thiel ermittelt den Extinktionskoeffizienten und bestimmt danach die Konzentration einer Lsg. ohne Vergleichslsgen. Je nach Gerät u. Lichtquelle unterschiedl. Anordnung. u. Anwendg. als K., Spektro-, Spektrophoto-, Photo-, Fluori- u. Nephelometer.

Kolostrum: „Erstmilch", stark eiweißhaltige milchähnliche Flüssigkeit, die bereits im zweiten Schwangerschaftsmonat produziert wird u. nach der Geburt die erste Nahrung des Kindes darstellt.

Kolpitis: Scheidenentzündung.

Koma: (griech. κῶμα = fester Schlaf), Zustand tiefster Bewußtlosigkeit, aus der der Patient nicht erweckt werden kann und der u. U. in den Tod übergeht, bei gewissen schweren Erkrankungen (K. apoplecticum nach Schlaganfall, K. diabeticum bei Zuckerkrankheit, K. hepaticum bei Leberinsuffizienz, K. uraemicum bei Urämie u. a.).

Kombé, Gombi: afrikan. Bez. für Pfeilgift aus Strophanthus-Samen; danach Str.kombé sowie k-Strophanthin benannt.

Kombe-Strophanthus: s. Strophanthus-Arten.

Kombinations-Narkose: s. Narkose-Arten.

Kombinationspräparate: Arzneimittel, die mehrere Wirkstoffe enthalten. Mono-Präparate enthalten nur einen Wirkstoff.

Komedonen: Mitesser.

Kommabakterien: s. Vibrio.

Komplement: Alexin, ein im normalen Blut enthaltener Komplex mit 4 Komponenten C' 1—4; löst oder inaktiviert Bakterien, ergänzt Resistenzvorgänge; Biosynthese durch Leber(?).

Komplementärfarben: Zwei Spektralfarben, die zus. weiß. Licht ergeben: rot/blaugrün, orange/cyanblau, gelb/indigo, grüngelb/violett, grün/purpur (Mischung von rot und violett).

Kompletine: alt. Syn. f. Vitamine*.

Komplexometrie: s. Chelate.

Kompositenstärke: Inulin*.

Kondensation: *chem.* Zusammentreten von Molekülen oder innerhalb der Moleküle Vereinigung v. Atomgruppen, vgl. Polymerisation; *phys.* Verflüssigen von Gasen oder Dämpfen durch Abkühlung oder Komprimieren (Verdichtung).

Kondensor: s. Mikroskop.

Kondurangofluidextrakt: Extractum Condurango fluidum DAB 6

Kondurangorinde: Cortex Condurango, s. Marsdenia cundurango.

Kondylom: Condyloma, Feigwarze.

Konglutination: Verklebung bzw. Zusammenballung v. Bakterien, Zellen, Blutkörperchen; Syn. Agglutination*.

Konglutinine: Agglutinine*.

Kongopapier: Filtrierpapier, das mit einer 1-promilligen Lsg. von Kongorot* getränkt ist; zum Nachweis freier SS (unter pH 3 blau).

Kongorot: Natriumsalz der Benzidin-diazo-bis-1-naphthylamin-4-sulfosäure. Mol. 696,67.
Rotes Pv., das sich in kalt. u. heiß. Aq. mit blutroter Farbe löst, die auf Zusatz von SS in Blau umschlägt. Umschlaggebiet: pH 3,0—5,2 (blauviolett-rotorange). Anw. techn.: i. d. Färberei; ferner als Indikator i. d. Maßanalyse, zum Titrieren von Anilin und Pyridin, zum Nachweis freier Mineralsäuren. Zur Untersuchung des Magensaftes auf freie Säure. Kongorot-Lösung 1:1000 dient zur Prüfung der Avertinlösungen auf freien HBr (s. Avertin). **Kongorot puriss. pro injectione** „Merck“: Zur Blutmengenbestimmung nach Heilmeyer, zur Leberfunktionsprüfung; in 1%iger Lsg. als Hämostypticum intravenös (Lungenblutungen, typhöse Darmblutungen, in der Gynäkologie), falls erforderlich Wiederholung in 12—24 Stunden; bakt. Nährbodenzusatz.

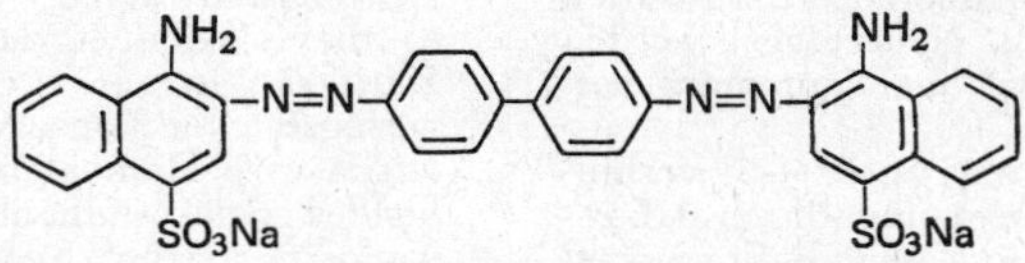

Kongorot

$C_{32}H_{22}O_6N_6S_2Na_2$

Konidien: *bot.* Ungeschlechtliche Keimzellen (Sporen), die aus dem Zellverband losgel. od. abgeschnürt werden (auch Exosporen genannt), z. B. bei vielen Pilzen.

Konjunktivitis: Conjunctivitis, Entzündung der Augenbindehaut.

Konkav: Ausgehöhlt, nach innen gewölbt; **Konkav-Linse:** Zerstreuungslinse; Gegensatz konvex.

Konnektiv: *bot.* Steriles Mittelstück der Anthere, s. Blüte.

Konservative Behandlung: „Erhaltende“ Behandlung ohne Operation.

Konservieren: Haltbarmachen von Nahrungs-, Genuß- u. Arzneimitteln sowie anderer organischer Stoffe, um sie vor dem Verderben durch Fäulnis (Eiweißstoffe), Gärung (Zuckerarten), Ranzigwerden (Fette) u. vor dem Befall mit Schimmelpilzen u. Bakterien zu schützen, möglichst unter Beibehaltung des Geschmacks und der Frischfarbe. Zur Vernichtg. der Gärungs- u. Fäulniserreger, Schimmelpilze, möglichst einschl. der Sporen, bzw. Ausschaltung ihrer Wirkung dienen zahlreiche Verfahren, Substanzen u. Präparate:

1. **Erhitzen** (Sterilisieren): Zum Abtöten aller Bazillensporen ist Erhitzen auf 110° zwei Stunden lang oder auf 120° 30 Minuten lang erforderlich. Man kann hierbei trockene Hitze oder strömenden Wasserdampf verwenden. Da viele Nahrungs- u. Genußmittel das Erhitzen auf so hohe Grade nicht vertragen, ohne eine Veränderung oder Zersetzung zu erleiden, konserviert man diese durch Pasteurisieren oder Tyndallisieren.

   Pasteurisieren (Louis Pasteur, Chemiker, Paris 1822 bis 1895): Ein Verfahren, das bes. bei Milch, Bier, Wein usw. angewendet wird; hierbei wird die Fl. 15—30 Minuten lang auf 60—70° erhitzt und dann schnell abgekühlt. Eine Abtötung der Sporen wird dadurch aber nicht erreicht.

   Tyndallisieren (John Tyndall, Physiker, London 1820—1893): Hierbei wird die Fl. an 4—7 aufeinanderfolgenden Tagen je 40 bis 60 Minuten lang auf 70—80° erhitzt und in der Zwischenzeit bei einer Temperatur von 30° (nach neuest. Erfahrungen genügen 15—20°) gehalten. Es ist also ein wiederholtes Pasteurisieren. Man bezeichnet das Verfahren auch als Fraktionierte Sterilisation. Auch hierbei werden die Dauersporen nicht abgetötet, da diese aber über Nacht auskeimen und die Keime dann sicher abgetötet werden, kann nach mehreren Tagen durchgeführter T. evtl. Keimfreiheit erreicht werd., vgl. Sterilisation. (Das Erhitzen von Nahrungsmitteln in Dosen wurde 1809 von Nic. Appert in Paris-Massy erfunden. Dosen aus verzinntem Blech, Weißblechdosen, in denen sauere Speisen konserviert werden sollen, werden innen mit einem Lack überzogen, sie werden „verniert". Neuerdings werden auch Dosen aus Kunstharz verwendet.)

2. **Kälte:** Kühlung unter —5° verhindert die Zersetzung durch Mikroben, tötet indessen Bakterien u. Pilze nicht. Enzyme wirken noch bis —20°. Im Schnellgefrierverfahren bei Temperaturen von —20° bis —45° lassen sich Fleisch, Gemüse (außer Salat), Obst, Eier (ohne Schale), Obstsäfte, Butter jahrelang erhalten, ohne daß sich die natürlichen Eigenschaften der Lebensmittel, wie Geschmack, Farbe, Nährwert u. der Vitamingehalt verändern. Kühlräume, Kühlschränke arbeiten mit trockener Luft von 1—4°. Die Feuchtigkeit schlägt sich hierbei am Kühlkörper nieder, die Oberfläche der Lebensmittel bleibt trocken, so daß sich Bakterien nicht ansiedeln können. Fleisch wird hierbei unter Bildung von Methämoglobin dunkler und das Ranzigwerden von Fetten wird nicht verhindert. Man bewahrt daher letztere besser in einer Kohlendioxidatmosphäre (mit einem Gehalt von 10—13% CO_2) auf, wodurch Fäulnis u. Ranzigwerden verhindert werden.

3. **Entziehung von Wasser:** Trocknen, Dörren wird besonders bei Fleisch, Gemüse, Obst, Milch, Eiern usw. angewendet. Trocknen zerstört indessen das Vitamin C u. andere Vitamine, außerdem wird das Trockengut leicht von Milben, Käfern usw. befallen. (Pemmikan ist getrocknetes, und dann pulverisiertes Fleisch, gemischt mit Salz, Pfeffer, evtl. mit Zucker.)

   Das Räuchern beruht teils auf Trocknung, teils auf dem antiseptisch wirkenden Einfluß der Rauchprodukte Phenol, Kresol, Kreosot, Formaldehyd.

   Auch das Einpökeln mit Salz oder Salpeter beruht teilweise auf Wasserentzug. Zum Einpökeln (Name soll von dem Holländer Willem Beukelsz stammen, der das Verfahren bereits vor 1400 anwandte) verwendet man 25%ige Salzlake, die etwa noch 1% Salpeter enthält. „Nitritpökelsalz" ist Kochsalz mit 0,5—0,6% $NaNO_2$, es dient lediglich dazu, die rote Blutfarbe zu erhalten, ohne im geringsten zu konservieren (durch Nitrit wird Hämoglobin in rotbleibendes Stickoxidhämoglobin verwandelt). Beim Schnellpökeln wird die Salzlake mittels Hohlnadel in das Fleisch injiziert.

4. **Abschluß der Luft:** Durch Fett, Öl (z. B. bei Wein in Italien), Paraffin, Kalk, Wasserglas (Eier).

5. **Chem. Verfahren:** Hierunter fällt auch z.T. das Räuchern u. Einpökeln (s. Abschn. 3) u. das Einzuckern (über 50%), ferner das Schnellräucherverfahren, wobei das Fleisch mit Holzessig bestrichen u. dann getrocknet wird. Zu den chem. Konservierungsmitteln gehören ferner Alkohol, Schweflige Säure, Borsäure, Borax, Sulfite, Hexamethylentetramin, Milchsäure, Formaldehyd, Ameisensäure, Salicylsäure, Sorbinsäure, Benzoesäure u. deren Ester Aethylium p-oxybenzoicum (Nipagin-A), Propylium p-oxybenzoicum (Nipasol M), Methylium p-oxybenzoicum (Nipagin M) u. a. Über die Anwendung der chem. Konservierungsmittel sind strenge, gesetzliche Bestimmungen erlassen. So ist in der BRD z. B. das Konservieren mit Sulfiten, Borax, Borsäure u.a. verboten; deklarationspflichtig sind lt. Konservierungsstoff-VO (1959/68) zugelassen: Sorbinsäure nebst ihren Na-, K- u. Ca-Verbindungen

(Kenn-Nr. 1), Benzoesäure u. ihre Na-Verbindung (Kenn-Nr. 2), para-Hydrobenzoesäure-äthylester, para-Hydroxybenzoesäure-propylester und deren Na-Verbindungen („PHB-Ester", Kenn-Nr. 3), Ameisensäure u. ihre Na-, K- u. Ca-Verbindungen (Kenn-Nr. 4). Hexamethylentetramin („Hexa", „Hexamin") ist, da es Formaldehyd abspaltet, nicht mehr zur Konservierung erlaubt (ab 1.1.1965). Die Lebensmittel, auch die Speisen in Gaststätten, müssen mit den angewandten u. erlaubten Konservierungsmitteln gekennzeichnet sein. Von Sorbinsäure u. deren Salzen sind 0,1—0,25 pro kg Lebensmittel (für Labpräparate bis 12 g) erlaubt, von Benzoesäure 0,1—4,0 g (f. Eigelb bis 10 g, f. Labpräparate bis 12 g), PHB-Ester 0,1—10 g (für Labpräparate bis 10 g), Ameisensäure u. ihre Salze 0,1—4 g. Die Verwendung alkohollös. Farbstoffe für Lebensmittel ist verboten, die Anw. weiterer Farb- u. Fremdstoffe wesentlich eingeschränkt worden.

Auch Ultraschallschwingungen, Ultraviolett-Bestrahlung, Hochfrequenzfelder, Kathodenstrahlen u. radioaktive Isotope werden zur Konservierung benutzt. Ferner werden verschied. Antibiotica verwendet, z. T. auch zur Viehmast. Grundsätzlich soll jeglicher anonyme Lebensmittelzusatz u. Behandlg. als gesundheitsschädigender Eingriff unterbleiben. Vgl. Sterilisation.

Zur Konservierung von arzneilichen Zubereitungen wird eine Kombination von 7 T. Methyl-p-oxybenzoicum u. 3 T. Propyl-p-oxybenzoicum empfohlen, u. zwar nach DAB in folg. Konzentrationen: 0,07% für Augentropfen, Mixturen, Sirupe, Hustensäfte, Schleime, Gallerten, Zinkleim und Emulsionen; 0,1% für Dekokte, Infuse, Extrakte aus Drogen u. Pflanzen, fettfreie Salben u. Cremes; 0,15—0,2% für Pillen; 0,2—0,3% für fette Öle, ölige Lösungen, fetthaltige Salben u. Pasten; 0,4% für Mundwässer; 0,25 bis 1% für Suppositorien, Stäbchen u. Vaginalkugeln.

Zur Konservierung anatomischer Präparate (Leichen) usw. dienen hauptsächl. Kaiserlingsche Lösung*, Zinkvitriol, Arsenige Säure, Phenol, Alkohol, Formaldehyd usw.

Pflanzen konserviert man am besten durch Einlegen in Chinosollösung (0,1%) oder durch Einlegen in Wasserglas, Spiritus oder Formaldehyd (10%).

Zur Konservierung von Harn verwendet man Thymol, Chloroform oder am besten 0,2% Nipagin M.

Konsistent: Fest, dickflüssig.

Konstipation: syn. Obstipation, Stuhlverstopfung.

Konstituens: Der formgebende indifferente Bestandteil einer Arznei, z. B. bei Tabletten, Pillen, Salben; bei Flüssigkeiten bezeichnet man das indifferente oder nur wenig wirksame Lösungsmittel als **Vehiculum***.

Konstitutionsformel: *chem.* Strukturformel*.

Kontagiös: Ansteckend.

Kontaktinfektion: Ansteckung durch Berührung.

Kontakt-Insektizide: Berührungs-(Kontakt-) Gifte zur Vernichtung von Schadinsekten. Sie wirken durch Berührung mit dem Insektenkörper (im Gegensatz zu den Atem- u. Magengiften), sie dringen infolge ihrer Lipoidlöslichkeit in den Insektenkörper ein und führen als „Nervengift" zu Krämpfen, Lähmungen u. schließlich zum Tode. Die seit langem bekannten Berührungsgifte, wie Nikotin, die Pyrethine (im Insektenpulver), das Rotenon (aus den Wurzeln verschiedener Derris-Arten, s. Derris elliptica), Cantharidin werden weit übertroffen durch die modernen Kontakt-Insektizide aus der Reihe der Halogenderivate aromatischer Kohlenwasserstoffe: *DDT*® (Dichlordiphenyl-trichloräthan, (s. Dichlordiphenyl-trichlormethylmethan) *Hexachlorcyclohexan* (Jakutin®, Gamalzit®, Lindane® u. viele andere), *Tetrachlordiphenyläthan* (TDE), Chlorphenyl-chlormethylsulfon, CCS (Lauseto-Neu® gegen Kleiderläuse). Während die obigen Kontaktinsektizide für Menschen u. Haustiere praktisch unschädlich sind (DDT führt bei Einnahme u. Einatmen des Staubes zu Leber- u. Herzschädigungen), sind die für Planzenschädlinge gebrauchten Kontaktgifte, wie E605*

(Folidol) für Menschen u. warmblütige Tiere ebenso giftig, meist tödlich.

Kontraindikation: „Gegenanzeige“, bei der ein bestimmtes Mittel (auch Operation, Bestrahlung usw.) nicht angewendet werden darf.

Kontrainsuläres Hormon: Adrenocorticotropes Hormon; s. Hormone.

Kontrastmittel für Röntgenphotographie: Substanzen bzw. Präparate, die vor der Aufnahme von Rö-Bildern in den Körper eingeführt werden (als Brei, Klistier, Injektion), um bestimmte Organe strahlenundurchlässig u. damit im Rö-Bild sichtbar zu machen. Meist Metallsalze oder Metallaufschwemmungen (bes. Bariumsulfat, Wismutcarbonat, Thoriumoxid, Jodverbindungen).

Kontundieren: Zerstoßen, zerquetschen (v. Vegetabilien).

Kontusion: Quetschung.

Konversionssalpeter: s. Kalium nitricum.

Konvex: Gewölbt; **bikonvex:** Zweiseitig gewölbt. Gegensatz: konkav*, bikonkav (b. optischen Linsen), vgl. Mikroskop.

Konvulsionen: Klonische (Schüttel-) Krämpfe.

Konzeption: Empfängnis.

Kopaivabalsam: s. Balsamum Copaivae.

Kopal: Copal*.

Kopfgrind: Favus.

Kopfsalat: s. Lactuca sativa*.

Kopfschlagader: Karotis*.

Kopfweide: Salix fragilis*.

Kopra: Das getrocknete Fruchtfleisch der Kokosnuß, s. Cocos nucifera.

Koproporphyrin: s. Porphin u. Porphyrine.

Korallenmoos: Helminthochorton, s. Alsidium helminthochortos.

Korallenwurzel: Rhizoma Polypodii, s. Polypodium vulgare.

Kordofangummi: s. Gummi arabicum.

Koriander: Fruct. Coriandri, s. Coriandrum sativum.

Korinthen: Passulae minores, die Früchte v. Vitis vinifera*.

Korium: Lederhaut, s. Cutis.

Kork: *bot.* Von der Korkbildungsschicht, dem sog. **Phellogen***, gebildete Zellen, in deren Zellwänden Korksubstanz, **Suberin,** eingelagert wird. Hierdurch sterben diese Zellen ab. Sie enthalten Luft, Gerbstoffe, Harze. Der Kork ist oft geschichtet, z. B. beim Flaschenkork der Korkeiche (Quercus suber*). *Pharmaz.* Lign. suberinum, Cort. Quercus suber, s. Quercus suber.

Korkeiche: Quercus suber*.

Korkkambium: Phellogen*.

Kormus: *bot.* Pflanzenkörper, aus Sproß und Wurzeln bestehend.

Kornblume: Centaurea cyanus*.

Kornrade: Agrostemma githago*.

Korolle: *bot.* Blumenkrone, s. Blüte.

Koronararterien: Kranzschlagadern des Herzens.

Koronarsklerose: Arteriosklerose der Kranzgefäße des Herzens.

Korpuskularstrahlen (vom lat. corpusculum = Körperchen): Strahlen, die aus winzigen materiellen Teilchen bestehen, so z. B. α-, β-Strahlen, Kathodenstrahlen usw.

Korrigens(-tien): Geschmacksverbessernde(s) Mittel.

Korsikanisches Wurmmoos: Alsidium helminthochorton*.

Kortexon: s. Desoxycorticosteron.

Kortikal: Cortical*.

Kortikosteroide: Hormone der Nebennierenrinde, s. Hormone.

Kortikotropes Hormon: ACTH, s. Adrenocorticotropes Hormon.

Kortin: Sammelbezeichnung für die Nebennierenrindenhormone, s. Hormone.

Kortison: s. Cortison.

Korynebacterium: s. Corynebacterium.

Koryza: syn. Rhinitis, Schnupfen.

Kosoblüten: s. Hagenia abyssinica.

Kotarnin: Cotarninium*.

Kotorinde, Echte: Cortex Coto, s. Nextandra coto.

Kotyledonen: *bot*: Keimblätter, das erste Blatt od. die ersten Blätter, die am Embryo der Samenpfln. auftreten.

Kousso, Kussoblüten: Flor. Koso, s. Hagenia abyssinica.

Koxalgie: Coxalgia (coxa = Hüfte), Hüftschmerz.

Kp: Kochpunkt, Siedepunkt.

Kr: *chem.* Krypton*.

Krähenaugen: Semen Strychni ERG, s. Strychnos nux-vomica.

Krämpfe: s. Konvulsionen.

Krätze: Scabies.

Krätzeliniment: Linimentum contra Scabiem DAB 6*.

Krätzheil: Fumaria officinalis*.

Krätzkraut: Knautia arvensis*.

Kräuter, Erweichende: Species emollientes DAB 6*.

Kräuter, Gewürzhafte: Species aromaticae DAB 6*.

Kraftwurzel: Radix Ginseng, s. Panax ginseng u. Petasites hybridus.

Krainer Tollkraut: Scopolia carniolica*.

Krameria triandra: Fam. Leguminosae (Strauch in den peruanischen Anden). Stpfl. v. **Radix Ratanhiae/ Ratanhiawurzel** DAB 7: (Radix Krameriae, Payta- oder Peru-Ratanhia). Best.: Ratanhia-Gerbsäure (10 bis 15%), die bei der Hydrolyse Glukose u. Ratanhiarot ergibt; ferner Catechin, Stärke, Wachs, Gummi, Asche max. 4,0%. Anw. med.: als Adstringens, zu Mund- u. Gurgelwässern; volkst.: gegen Hämorrhoiden u. Frostschäden, in Salben gegen Geschwüre. **Ratanhiatinktur** DAB 7: Tinct. Ratanhiae; Herst.: 1 T. Ratanhiawurzel u. 5 T. A. 70%. HOM: Ratanhia, die getrocknete Wurzel.

Kramperltee: Lichen islandicus, s. Cetraria islandica.

Krampfader: Varix (Mehrz. Varizen).

Krampfkraut: Potentilla anserina*.

Krampfstillendes Mittel: Antispasmodicum(-a).

Krampftropfen: Tinctura Valerianae aetherea, s. Valeriana.

Kranewittbeeren: Fruct. Juniperi, s. Juniperus communis.

Kranewittöl: Pix Juniperi, s. Juniperus oxycedrus.

Kranial: s. Cranium.

Krapp: Rubia tinctorum*.

Krapprot: Alizarin.

Kratzbeere: Rubus fruticosus*.

Krauseminze: Mentha crispa*.

Krauseminzöl: Oleum Menthae crispae ERG, s. Mentha crispa.

Kreatin: Methylguanidinoessigsäure, $C_4H_9N_3O_2$. Zwischenprodukt des intermediären Stoffwechsels als Phosphorsäureverbindung in den Muskeln, wird in der Leber aus Arginin u. Glykokoll gebildet u. wird auch mit Fleischnahrung, Fleischbrühe aufgenommen. Bisweilen wird es im Harn ausgeschieden, meist jedoch als **Kreatinin,** dem Anhydrid des Kreatins. Nachweis im Blut u. Harn mittels Pikrinsäurelösung: blutrote Färbung.

Kreatinin: s. Kreatin.

Kreatinurie: Auftreten von Kreatin im Harn, s. Kreatin.

Krebs: *med.* Carcinoma; **Flußkrebs:** s. Cancer fluciatilis.

Krebsauge, Krebsstein: Lapis Cancrorum*.

Kreide: Schlämmkreide, Creta praeparata, s. Calcium carbonicum nativum.

Kreislaufmittel: Arzneimittel, die die lichte Weite der Kreislaufgefäße beeinflussen, sie können gefäßverengend oder gefäßerweiternd wirken, sie können peripher an der Gefäßmuskulatur angreifen (z. B. Adrenalin, Sympathol) oder zentral am Kreislaufzentrum (z. B. Kardiazol, Koffein); Kreislaufanregende Mittel = Analeptica (z. B. Lobelin, Kampfer).

Kremserweiß: Cerussa, Plumbum subcarbonicum, s. Bleicarbonat, basisch.

Kren: Meerrettich, Rad. Armoraciae, s. Armoracia rusticana.

Kreosot: Kreosotum, Buchenholzteerkreosot, Gemisch aus Guajakol, Kreosol u. Kresolen. D. 1,075; Kp. 200—220°. Klare, schwach gelbl., ölige Fl., l. in Ae., A., Schwk., swl. in Aq. Darst.: Durch Dest. des Buchenholzteers. Anw. med.: inn. als Antisepticum b. Lungentuberkulose. MD 0,5 g; MTD 1,5 g DAB: Pilulae Kreosoti a 0,05 g (Kreosot). HOM: Kreosotum. (Aufbewahrung: Ursubstanz, 1.—3. Dez.-Pot. vorsichtig unter Penetrantia.)

Kreosotpillen: Pilulae Kreosoti*. DAB 6.

Kreosotsulfosaures Kalium: Kalium sulfokreosoticum ERG*.

Kreosotum carbonicum DAB6: Kreosotcarbonat, Creosotal®, besteht aus den Kohlensäureestern der Phenole des Kreosots. Zähe, farbl. bis gelbl., schwach nach Kreosot riech. Fl., l. in A., fett. u. äth. Ölen, unl. in Aq. Darst.: Durch Einwirkung v. Chlorkohlenoxid auf Kreosot-Natrium. Anw. med.: wie Kreosotum, geschmacklos u. reizlos. Dos. 0,2 g bis 1 g.

Kresalole: Salicylsäureester der Kresole.

Kresol: s. Cresolum*, m-Kresolum.

Kresol, Rohes: Cresolum crudum, s. Cresolum.

Kresolharze: Kunstharze, Kresol-Formaldehyd-Kondensationsprodukt.

Kresolphthalein (ortho): $C_{22}H_{18}O_4$, gelbl.-weiß. Pv., l. in A., swl. in Aq. Anw.: als Indikator in d. Maßanalyse.

Umschlagsgebiet: pH 8,2—9,8 farblos bis rot-lila.

m-Kresolpurpur: (m-Kresolsulfophthalein) $C_{21}H_{18}O_5S$; grünl., glänz. Pv., l. in A., wl. in Aq., unl. in Ae. Anw.: als Indikator, Umschlagsgebiet pH 1,2—2,8 rot-gelb und pH 7,4—9 gelb-purpur.

Kresolrot: o-Kresol-sulfophthalein, $C_{21}H_{18}O_5S$. Rotbraunes Pv., ll. in A., wl. in Aq.; Anw.: als Indikator, Umschlagsgebiet pH 0,2—1,8 rot-gelb, pH 7,0—8,8 gelb-purpur.

Kresolseifenlösung: Liqu. Cresoli saponatus DAB 6.

o-Kresol-sulfophthalein: Kresolrot*.

m-Kresolsulfophthalein: m-Kresolpurpur*.

m-Kresolum: m-Kresol, 1-Methyl-3-oxybenzol, C_7H_8O; farbl. bis gelbl. Fl. von phenolart. Geruch; swl. in Aq., mischbar mit Äthanol, Ae. Chlf.; Kp. ca. 200°, D. 1,030—1,033. Anw.: i. d. Papierchromatographie als Elutions- u. Steig-Flüssigkeit, auch zusammen mit and. Lösungsmitteln.

Kresolwasser: Aqua cresolica DAB 6 (1 T. Kresolseifenlösg. u. 9. T. Aq.).

Kresotinsäure: Hydroxy-methylbenzol-carbonsäuren (m-Kr., o-Kr., p-Kr.), $C_8H_8O_3$; farbl. Kr., wl. in Aq., ll. in A., Ae., Chlf. Anw.: wie Salicylsäure.

Kreuzbeeren: Fructus Rhamni cathartici, s. Rhamnus catharticus.

Kreuzblume: Polygala amara*.

Kreuzblumenkraut, Bitteres: Herba Polygalae amarae cum Radicibus ERG, s. Polygala amara.

Kreuzdorn: Rhamnus catharticus*.

Kreuzdornbeeren: Fructus Rhamni cathartici, s. Rhamnus catharticus.

Kreuzdornbeeren, Frische: Fructus Rhamni cathartici recentes ERG, s. Rhamnus catharticus.

Kreuzkraut: Grindkraut, Senecio vulgaris, s. Senecio-Arten.

Kreuzkraut, Goldenes: Senecio aureus, s. Senecio-Arten.

Kreuzkrautwurzel, Bittere: Radix Polygalae amarae, s. Polygala amara.

Kreuzkümmel: Cuminum cyminum*.

Kreuzotter: Vipera berus, s. Schlangengifte.

Kreuzraute: Ruta graveolens*.

Kriebelkrankheit: Ergotismus, s. Secale cornutum.

Kriebelkorn: s. Secale cornutum.

Kristalle: Körper v. einer bestimmten regelmäßigen, ihm eigentümlichen Gestalt (Gegensatz: „amorpher" = gestaltloser Körper). Die Kristallform wird bestimmt durch d. Anzahl der Flächen, die unter bestimmten Winkeln gegeneinander geneigt sind. Man teilt d. Kristallformen in einfache u. zus.gesetzte ein u. vereinigt diese zu Kristallsystemen; man unterscheidet folgende sechs Grundsysteme:

1. Das reguläre, kubische, tesserale od. gleichachsige S.: 3 gleichlange Achsen, alle rechtwinklig zueinander (Oktaeder, Würfel, Kochsalz, Jodkalium).
2. Das quadratische, tetragonale od. viergliedrige S.: 3 Achsen, davon 2 gleichlang, die dritte (Hauptachse) länger od. kürzer alle rechtwinklig zueinander (Quadratoktaeder, Prisma).
3. Das rhombische od. zweigliedrige S.: 3 verschd. lange Achsen, alle rechtwinklig zueinander (Rhombenoktaeder, Bittersalz, Kalisalpeter).
4. Das monokline od. klinorhombische S.: 3 verschd. lange Achsen, davon 2 schiefe, m. der dritten aber rechte Winkel bildend (Glaubersalz, Soda, Gips, Zucker, Borax).
5. Das trikline od. asymmetrische S.: 3 verschd. lange Achsen, die sämtlich schief aufeinander stehen (Kupfervitriol).
6. Das hexagonale od. sechsgliedrige S.: 4 Achsen, davon 3 gleichlang u. sich unter 60° schneidend, die vierte länger od. kürzer, senkrecht zur Ebene der drei anderen (Bergkristall, Quarz, Kalkspat), s. Abb.

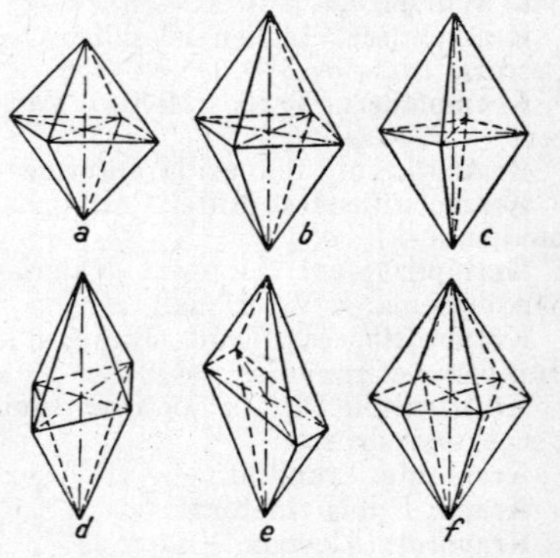

Kristallsysteme:
a) reguläres System, b) quadratisches System, c) rhombisches System, d) monoklines System, e) triklines System, f) hexagonales System

Kristallisation: Übergang eines Stoffes aus d. fl. od. gasfg. in den festen kristallinischen Zustand. Methode zum Reinigen od. Trennen gel. Substanzen, indem man einen Stoff aus einer heißen gesättigten Lsg. durch Erkalten od. Verdunsten des Lsgsmittels auskristallisieren läßt od. indem man einer Lsg. eine andere Fl. zusetzt, in der der betr. Stoff unl. oder schwer löslich ist.

Kristalloide: Kristallisierbare Stoffe, die bei d. Osmose durch d. Membran leicht diffundieren. Gegensatz: Kolloide, vgl. Osmose, Kolloide.

Kristallviolett: Hexamethyl-p-rosanilin, s. Pyoctaninum coeruleum.

Kritische Größen: Kritische Daten, hierzu gehören: kritische Temperatur, kritischer Druck u. kritische Dichte. **Kritische Temperatur** ist die Maximaltemperatur, oberhalb derer die Verflüssigung eines Gases durch noch so hohen Druck nicht möglich ist (krit. Temp. v. Sauerstoff —118,8°; Wasserstoff —239,9°, Stickstoff —147,1°, Ammoniak +132,4°, Chlor +143,5°). **Kritischer Druck** ist der Druck, bei dem unter der krit. Temp. die Verflüssigung vor sich geht (krit. Druck von Sauerstoff 49,7 at, Wasserstoff 12,8 at, Stickstoff 33,5 at, Ammoniak 112 at, Chlor 76,1 at). **Kritische Dichte** ist die bei der krit. Temp. u. krit. Druck gemess. Dichte, d. h. die Dichte des Dampfes ist dann so groß wie die der Flüssigkeit (krit. Dichte von Sauerstoff 0,43 g/ml, Wasserstoff 0,031 g/ml, Stickstoff 0,311 g/ml, Ammoniak 0,236 g/ml, Chlor 0,573 g/ml).

Krötengifte: Bufotoxine*.

Krötentest: s. Schwangerschafts-Nachweis.

Krokus: Crocus sativus*.

Kronsbeeren: Fructus Vitis Idaeae, s. Vaccinium vitis-idaea.

Kropf: Struma.

Kropfsalbe: Unguentum Kalii jodati DAB*.

Krotonöl: Oleum Crotonis, s. Croton tiglium.

Krummdarm: Intestinum ileum.

Krummholzöl: Ol. Pini pumilionis, s. Pinus mugo var. pumilio.

Kryolith: (Eisstein) s. Natrium-Aluminium fluoratum.

Kryoskopie: Methode zur Bestimmung des Molekulargewichts mittels Gefrierpunktserniedrigung*.

Kryptogamen: Blütenlose Sporenpflanzen (im Gegensatz zu den Phanerogamen, den Samenpflanzen); zu den Kryptogamen gehören die Thallophyta (Bakterien, Schleimpilze, Kieselalgen, Flagellaten, Grünalgen, Braunalgen, Armleuchtergewächse, Algenpilze, höhere Pilze), die Bryophyta (Moospflanzen) u. Pteridophyta (Farnpflanzen, Schachtelhalme, Bärlappe).

Krypton: Kr, Edelgas, Best. der Luft (0,000108 Vol.-%), einatomig, nullwertig. Ordnungszahl 36, AtG.: 83,80; F. —157,2°; Kp. —152,9°; krit. Temp. —62,5°; krit. Druck 54,3 at; krit. Dichte 0,7 g/ml; 1898 von William Ramsay (1852—1916) durch Verflüssigung und fraktionierte Dest. der Luft hergestellt.

Kryptoxanthin: Serumkarotinoid mit Provitamin A-Eigensch.; s. Vitamine.

Kubeben DAB: Fructus Cubeba DAB, s. Piper cubeba.

Kubebenpfeffer: Fructus Cubebae DAB, s. Piper cubeba.

Kuckucksblume: Orchis morio*.

Küchenschelle: s. Anemone pratensis u. A. pulsatilla.

Kühler: Vorrichtung z. Abkühlen und Kondensieren von Dämpfen bei der Destillation. Verschiedene Formen: Liebig-K., Kugel-K., Schlangen-K; Abb. S. 259.

Kühlsalbe DAB: Unguentum leniens DAB*.

Kühlverfahren: s. Konservieren.

Kümmel DAB: Fructus Carvi DAB, s. Carum carvi*.

Kümmel, Römischer: Fructus Cumini, s. Cuminum cyminum*.

Kümmelöl DAB: Oleum Carvi DAB, s. Carum carvi.

Küpenfärberei: s. Indicum.

Kürbissame: Semen Cucurbitae ERG, s. Cucurbita maxima, C. pepo, C. moschata.

Kugelblumenstrauch: Globularia alypum*.

Kugelblumenstrauchblätter: Folia Alypi, s. Globularia alypum.

Kugelmühle: Kugeltrommel, Maschine z. Zerkleinern u. Mischen v. Drogen.

Kugelstrauch: Caesalpinia bonducella*.

Kugelstrauchsamen: Semen Bonducellae, s. Caesalpinia bonducella.

Kuhblume: Taraxacum officinale*.

Kuhhornkleesamen: Semen Foenugraeci DAB, s. Trigonella foenum-graecum.

Kuhpocken: Variola vaccina, akuter pustolöser Hautausschlag bei Kühen durch Kivirus; beim Melken auf den Menschen übertragbar.

Kuhpockenlymphe: Pockenlymphe, Vaccina, (Blattern, Variola), besteht aus dem Inhalt der Pusteln von Kälbern, die mit Pocken infiziert wurden. Herst. nur in staatlichen Anstalten oder unter staatl. Aufsicht; vgl. Immunisierung u. Vakzine.

Kuhschelle: Anemone pulsatilla u. A. pratensis*.

Kukuruz (türk.): Mais, s. Zea mays.

Kummerfeldsches Waschwasser: Aqua cosmetica „Kummerfeld“ ERG: Campher 10 T., fein gepulvert. arab. Gummi 20 T., Gefällter Schwefel 120 T., Glycerin 50 T., Rosenwasser 400 T., Kalkwasser 400 T.; Herst.: Der Campher wird mit arab. Gummi u. der nötigen Menge Rosenwasser emulgiert, dann wird der fein angerieb. gefällte Schwefel u. die anderen Bestandteile zugefügt. (Vor der Abgabe umzuschütteln.) Anw. als Waschwasser unverdünnt.

Kumulation: „Häufung“, Summierung der Wirkung fortgesetzt gegebener kleiner, an sich unschädlicher Dosen von Arzneimitteln, die aber nur langsam ausgeschieden werden, z. B. Digitalis (kumulative Wirkung).

Kumys: Mit Bierhefe vergorene Kuhmilch oder Stutenmilch (Alkoholgehalt ca. 3%, Milchzucker 5—6%), hauptsächlich in Ostfriesland u. in Sibirien gebräuchl., vgl. Kefir ERG.

Kunigundenkraut: s. Eupatorium cannabinum.

Kunstharze: Durch Polymerisation oder Kondensation gewonnene, hochmolekulare, harzähnliche Stoffe (Cumaronharze, Phenol-, Kresolharze, Polystyrole, Aminoplaste, Glyptale, Polyvinylverbindungen u. a.), die heute in großem Umfang zu Gebrauchsgegenständen verarbeitet werden.

Kunsthonig: s. Mel; Fiehe Reaktion.

Kunsthorn: Galalith*.

Kunstseide: s. Kohlenhydrate.

Kupfer: Cuprum, Cu, I- u. II-wertiges Schwermetall, Ordnungszahl 29. AtG. 63,546, D. 8,93, F. 1083°, Kp. 2350°; hellrot, zäh u. dehnbar, überzieht sich an feuchter Luft mit grünem bas. Cupricarbonat (Patina, Grünspan), l. in HNO_3 und sied. Schwfs.; kr. in regulären Kr. (Würfeln oder Oktaedern). Nat. Vork.: gediegen oder gebunden [Rotkupfererz Cu_2O, Kupferglanz Cu_2S, Kupferkies $Cu_2S \cdot Fe_2S_3$, Kupferlasur $2CuCO_3 \cdot Cu(OH)_2$]. Darst.: Durch Glühen der Carbonate und Oxide mit Kohle oder Rösten der Sulfide oder durch Elektrolyse. Kupfer ist seit etwa 5000 v. Chr. bekannt. Um diese Zeit gewannen die Ägypter Cu am Sinai aus Malachit, ebenso alt dürfte die Cu-Gewinnung auf der Insel Cypern sein (daher der Name: „aes cyprium“); erste Kupfergewinnung in Deutschland um 960 n. Chr. auf dem Rammelsberg im Harz. Bronze (Kupfer/Zinn) stellten die Sumerer bereits 3000 v. Chr. her, wozu sie das Zinn aus dem Iran bezogen. Kupfer ist für niedere Organismen (Bakterien, Fäulniserreger, Algen usw.) ein starkes Gift, Menschen u. höhere Tiere vertragen dagegen größere Mengen MAK 1 mg/m³ Luft ohne Schaden, es ist vielmehr für sie ein lebenswichtiges Spurenelement u. für den Aufbau von Blut u. für die Pflanzen zur Bildung von Chlorophyll wichtig. Anw. techn.: zu Gefäßen u. Apparaten sowie zu Legierungen, z. B. Messing (Kupfer-Zink), Bronze (Kupfer-Zinn). HOM: Cuprum, Metallisches Kupfer (gew. durch Reduktion von gepulvertem reinem Kupferoxid).

Nachweis von Kupfer-Verbindungen: 1. Sie färben die nicht leuchtende Flamme grün oder blau. 2. Schwefelwasserstoff fällt braunschwarzes Cuprisulfid, unl. in verd. Säuren. 3. Ammoniak fällt grünblaue bas. Cuprisalze, im Überschuß des Ammoniak mit tiefblauer Farbe lösl. 4. Zink oder Eisen scheiden metall. Kupfer ab, das sich auf ihnen als roter Überzug niederschlägt.

Kupfer(II)-acetat: Cupriacetat, Cuprum aceticum neutrale, Essigsaures Kupfer, krist. Grünspan,

$$Cu(CH_3COO)_2 + H_2O,$$

Mol. 199,65, ll. i. Aq., l. i. A. u. Glycerin, wl. i. Ae., D. 1,882; Anw. med.: als Adstringens u. mild. Ätzmittel (nach ERG MD 0,1 g, MTD 0,3 g, als Augenwasser 0,2%); HOM: Cuprum aceticum. Aufbewahrung: Ursubstanz, 1.—3. Dez.-Pot. vorsichtig.)

Kupfer(II)-acetat, basisch: Cuprum subaceticum, Aerugo, Grünspan,

$$Cu(CH_3CO_2)_2 \cdot CuO + 6\,H_2O$$

(im Handel in wechselnder Zustzg.); blaue oder grüne Kr., in Aq. teilweise lösl., in verdünnt. Schwefels. u. verd. Essigsäure vollständig lösl. Anw. med.: früher in Salben u. Pflastern.

Kupferalaun: s. Cuprum aluminatum DAB 6.

Kupferammoniumsulfat: Cuprum sulfuricum ammoniatum ERG*.

Kupfer, Arsenigsaures: Cuprum arsenicosum, s. Kupferarsenit.

Kupferarsenit: Cuprum arsenicosum, Cupriarsenit, arsenigsaures Kupfer, $Cu_3(AsO_3)_2$. Gelbgrünes Pv., unl. in Aq. u. A., l. in verd. SS. Anw. med.: als Antisepticum, hauptsächlich als Malerfarbe (Scheeles Grün ist ein Gemisch von Kupferarsenit mit bas. Kupfercarbonat). HOM: Cuprum arsenicosum. Aufbewahrung: Ursubstanz, 1.—3. Dez.-Pot. sehr vorsichtig.

Kupferarsenit-acetat: Cuprum acetico-arsenicosum*.

Kupfer(II)-carbonat: Cuprum carbonicum, Cuprum subcarbonicum, basisches Kupfercarbonat,

$$CuCO_3 \cdot Cu(OH)_2.$$

Grünblaues Pv., unl. in Aq., l. in verd. SS u. Ammoniakfl. Anw. med.: früher b. Neuralgien; techn.: als Malerfarbe (Azurblau, Lasurblau, Kupferblau). HOM: Cuprum carbonicum. Aufbewahrung: Ursubstanz, 1.—3. Dez.Pot. vorsichtig.

Kupfer(I)-chlorid: Cuprum chloratum, Kupferchlorür, Cuprochlorid, CuCl, D. 3,53, F. 422°, unl. i. Aq. u. A., l. i. konz. Salzsäure u. wäßriger Ammoniaklsg.; Anw. techn.: i. d. Gasanalyse zum Nachweis v. Arsen- u. Antimonwasserstoff, i. d. Fett- u. Seifenherstlg. als Katalysator, i. d. Sprengstoffherstlg.

Kupfer(II)-chlorid: Cuprum bichloratum, Cuprichlorid

$$CuCl_2 + 2H_2O.$$

Blaugrüne, hygr. Kr., ll. in Aq., A., Aceton u. a.; Darst.: durch Auflösen von Kupferoxyd in Salzsäure u. Eindampfen. Anw. med.: als Tonicum, b. Skrofulose, Rachitis. MD 0,03 g; techn.: als Sauerstoffüberträger bei Farbstoffsynthesen, in der Feuerwerkerei (Grünfeuer).

Kupferchlorür: Kupfer(I)-chlorid.

Kupfer(I)-cyanid: Cuprum cyanatum, Cuprocyanid, Kupfercyanür, CuCN. Farbl. Kr., ll. i. konz. SS, Ammoniak, Ammoniumsalzlösungen, Alkalicyanidlösungen, unl. i. Aq. Anw.: zu galvanischen Verkupferungen.

Kupferfolie: Reagens DAB 7.

Kupferkalkbrühe: Bordelaiser Brühe, Bordeauxbrühe, Mischung von Kalkmilch mit einer Lsg. von Kupfersulfat (2 kg Kupfersulfat werd. i. 50 Lit. Wasser gelöst u. langsam 50 Lit. Kalkmilch aus 1 kg gelöscht. Kalk zugegossen, die K. muß alkalisch reagieren), auch mit Zusatz von Schmierseife (1%) oder Zucker (0,3%) oder mit Arsen (Schweinfurter Grün, Natrium-, Calciumarsenat, 0,1—0,2%): Arsenkupferkalkbrühe. Zum Spritzen gegen Pflanzenschädlinge, besonders gegen echten u. falschen Meltau der Weinreben, Kräuselkrankheit, Blattfallkrankheit usw. Die Burgunderbrühe wird statt mit Kalkmilch mit Soda hergest. (Kupfer-Soda-Brühe).

Kupfer-Legierungen: s. Kupfer.

Kupfer(II)-nitrat: Cuprum nitricum, Cuprinitrat, salpetersaures Kupferoxid

$$Cu(NO_3)_2 + 3H_2O.$$

Tief- blaue, hygr. Kr., ll. in Aq. u. A. Darst.: durch Auflösen von Kupferoxid u. Salpetersäure u. Eindampfen. Anw. med.: früher inn. u. äuß. b. Syphilis. MD 0,025 g; MTD 0,1 g; techn.: zum Brünieren von Eisen.

Kupfer(I)-oxid: Cuprum oxydulatum, Kupferoxydul Cu_2O; gelbl. bis bräunl. Pv. oder Kr., l. in NH_3, HCl, verd. H_2SO_4, unl. i. Aq., entsteht beim Nachweis von Traubenzucker mit Fehlingscher Lösung sowie bei der Oxidation von fein verteilt. Cu od. durch Erwärmen von Cu(I)-chlorid mit Laugen. Anw.: als Pflanzenschutzmittel, in der Galvanotechnik, zum Rotfärben von Glas usw.

Kupfer(II)-oxid: Cuprum oxydatum, Cuprioxid, CuO, Mol. 79,54, D. 6,45. Schwarzes, am. Pv., ll. in verd. HNO_3, unl. in Aq. u. A. Darst.: Durch Glühen v. bas. Kupfercarbonat. Anw. med.: inn. als Wurmmittel. Dos. 0,05—0,1 g mehrmals tgl. (saure Speisen vermeiden!). MD 0,3 g; MTD 0,8 g; äuß.: zur Zerteilung v. Geschwüren; techn.: i. d. Elementaranalyse, zur Herst. v. Kupferrubinglas.

Kupferoxidammoniak: Cuprum oxydatum ammoniatum, s. Schweizer's Reagens.

Kupferoxydul: s. Kupfer(I)-oxid.

Kupferrauch, Weißer: Zincum sulfuricum, s. Zinksulfat.

Kupferron: Phenylnitrosohydroxylamin*.

Kupfer(II)-sulfat: Cuprum sulfuricum, Cuprisulfat, Kupfervitriol,

$$CuSO_4 + H_2O;$$

DAB 7; blaue, durchscheinende, wenig verwitternd. Kr. oder blauweiß. Pv., l. i. Aq. (1:3,5), wl. i. A. Anw. med.:

äuß. als Ätzmittel, Adstringens in der Wundbehandlung; inn. als Brechmittel u. Blutstillungsmittel. Dos. 0,004 g bis 0,025 g; MD 0,25 g; als Gegengift b. akuter Phosphorvergiftung; techn.: zur Schädlingsbekämpfung (Kupferkalkbrühe*), zur Getreidebeizung, zur Holzkonservierung, zur Herst. von Kupferfarben usw. HOM: Cuprum sulfuricum. Aufbewahrung: Ursubstanz, 1.—3. Dez.-Pot. vorsichtig.

Kupfer(II)-sulfat-Ammoniak: s. Cuprum sulfuricum ammoniatum ERG.

Kupfer(I)-Verbindungen: Cupro-Verbindungen.

Kupfer(II)-Verbindungen: Cupri-Verbindungen.

Kupfervitriol: s. Kupfer(II)-sulfat.

Kupferzahl: Dient zum Nachweis von Faserschädigungen beim Bleichen der Watte. Nach DAB 7/DDR versteht man darunter die Grammenge Kupfer, die von den in 100 g getrockneter Watte enthaltenen, reduzierenden Stoffen als Kupfer(I)-oxid abgeschieden wird, dadurch wird Güte u. Lagerfähigkeit von Watte ermöglicht.

Kupieren: *med.* Eine Krankheit im Beginn unterdrücken bzw. abkürzen.

Kurare: Curare*.

Kurchirinde: s. Holarrhena antidysenterica.

Kurellasches Brustpulver: Pulvis Liquiritiae compositus DAB 6*.

Kurkumagelb: Curcumin*.

Kurkumapapier: Mit Kurkumatinktur getränktes Filtrierpapier, das von Alkalien u. Borsäure braun, von SS schwefelgelb gefärbt wird. Empfindlichkeit für KOH = 1:180000; für NH_3 = 1:35000 (Merck). Nach DAB wird bestes Filtrierpapier mit einer Mischg. von 1 Kurkumatinktur mit 3 A. u. 4 Aq. getränkt u. vorsichtig, vor Licht geschützt, getrocknet. Kurkumapapier DAB muß durch 1 Tropfen einer Mischg. aus 1 ml $^1/_{10}$-N-Kalilauge u. 25 ml Aq. sofort gebräunt werden.

Kurkumastärke: Amylum Curcumae*.

Kurkumawurzel, Javanische: Rhiz. Curcumae domesticae, s. Curcuma domestica.

Kurkumawurzel, Lange: Rhiz. Curcumae (longae), s. Curcuma longa.

Kurkumin: Curcumin*.

Kurzsichtigkeit: Myopie.

Kusauzuknollen: Bishiknollen, s. Aconitum fisheri.

Kussoblüten: Kosoblüten, Flores Koso, s. Hagenia abyssinica.

Kutanimpfung: Injektion von Antigenen in die Epidermis meist zu diagnost., selten therap. Zwecken.

Kutikula: *bot.* Zarte äußerste Membranlamelle über den Außenwänden der Epidermiszellen.

Kutis: s. Cutis.

kW: Abkz. für Kilowatt.

Kwass: Bierähnliches Getränk, in UdSSR gebräuchlich, hergest. durch Vergärung v. Getreide, Roggenbrot, Malz oder Früchten.

kWh: Abkz. für Kilowattstunde.

KW-Stoffe: Abkz. für Kohlenwasserstoffe*.

Kybernetik: Wichtiger Zweig der modernen Naturwissenschaften, der sich mit den Steuerungs- u. Regelungsverhältnissen in Technik u. Biologie befaßt. Die Bedeutung der K. liegt in der Zusammenschau u. der gegenseitigen Befruchtung technischer, biologischer u. soziologischer Forschungsweisen. Die K. führte zur Klärung zahlreicher biologischer Vorgänge, z. B. der Vererbung u. Eiweißsynthese. (Name und grundlegende Darstellung der K. stammten von dem Wiener Mathematiker N. Wiener (1948).)

Kyphose: (griech.) Verkrümmung der Wirbelsäule nach hinten, Buckel.

L

l: (von laevus = links) oder (—), bedeutet bei optisch aktiven Stoffen: linksdrehend. **L:** Praefix für die Konfiguration des Moleküls; *med.* Abkzg. für Lues = Syphilis.

La: *chem.* Lanthan*.

L.a.: (Abkzg. auf Rezepten) lege artis = nach den Regeln der Kunst.

Lab: Labferment, Chymosin, Enzym aus dem Labmagen (4. Kälbermagen, Abomasus), saugender Kälber, das Milchgerinnung ohne Mitwirkung von Säuren, bewirkt; es ist auch im Magen anderer Säugetiere enth. sowie in Fischen, Krebsen, Vögeln u. in manchen Pflanzen (s. z. B. Galium verum, Datteln, Feigen), auch in Bakterien u. Hefen. **Labpulver:** wird aus dem zerkleinerten Kälbermagen extrahiert u. getrocknet. Es ist meist so eingestellt, daß 1 g in 30—40 Minuten bei 35—40° 100 Liter (1:100000) bis 300 Liter (1:300000) Milch zur Gerinnung bringt, s. Caseinum. **Labessenz:** Liquor seriparus ERG, Molkenessenz, Fl. die Labferment enthält. Herst.: Durch Ausziehen zerkleinerter Kälber-Labmagen mit verd. Salzsäurelsg. oder Natriumchloridlsg. (nach ERG: 10 T. Labmagen, 3 T. Natriumchlorid, 50 T. Aq., 10 T. A., 8 Tage mazerieren u. filtrieren).

Labarraquesche Lauge: Liquor Natrii hypochlorosi ERG, s. Natrium hypochlorosum.

Labdanum: Ladanum*.

Labium: Lippe; **labialis:** zu den Lippen gehörig.

Labkraut:, Gelbes: s. Galium verum.

Labkraut, Klebendes: s. Galium aparine.

Laburnum anagyroides (Cytisus laburnum, L. vulgare): Fam. Leguminosae, Traubiger Goldregen, Bohnenbaum (heim. Südeuropa, vielfach angebaut). Best.: in allen Organen das sehr giftige Cytisin* (in d. Samen 1,5 bis 3%, Blättern 0,3%, Blüten 0,2%), in den Samen ferner Cholin u. fettes Öl, in d. Blüten Violaxanthin (carotinoider Farbstoff), s. Tabelle über „Gegenmittel". Anw.: früher als Emeticum; heute nur noch hom. bei Depressionszuständen, Krämpfen, Tenesmen. HOM: Cytisus Laburnum, frische Blätter u. Blüten zu gleichen Teilen (Aufbewahrung: Urtinktur, 1. bis 3. Dez.-Pot. vorsichtig.)

Lac: s. Milch; **Lac caninum** HOM: Hundemilch, s. Milch; **Lac defloratum** HOM: Abgerahmte Kuhmilch, s. Milch.

Lac Bismuti: Magma Bismuti, Wismutmilch, eine Aufschwemmung von bas. Wismutcarbonat u. Wismuthydroxid, Gehalt 5,6—6,2% Bi_2O_3.

Lac sulfuris: Sulfur praecipitatum*.

Lacca: Gummi Lacca, Resina Lacca, Lacca in tabulis, **Schellack,** Gummilack, Lackharz, Stocklack, Körnerlack; harzartiger Körper, erzeugt durch den Stich der Gummilackschildlaus **Coccus laccae (Carteria lacca)** in die jungen Triebe verschiedener Fiscus-Arten und anderer auf den Molukken, Ceylon, Sumatra, Antillen, in Siam heimischer, tropischer Bäume (Croton aromaticus, Ficus religiosa u. a., Croton lacciferus, Zizyphus jujuba u. a.). Die durch den Stich erzeugte eingetrocknete rote Harzmasse bildet den sog. **Stocklack,** die davon abgeschlagenen Stücke der **Körnerlack.** Durch Ausziehen des letzteren, Kolieren und Trocknen erhält man den **Schellack** in mehr oder weniger orange bis hellbraun gefärbten Blättchen, l. in Amylalkohol Aceton, Holzgeist, Essigsäure, Alkalilauge, Boraxlösung, in heiß. A. völlig lösl., in kalt. A. zu ca. 90% lösl., swl. in fett. Ölen, unl. in Aq.; F. 115° bis 120°; VZ 185—210, JZ 10—18. Best.: ca. 75% Harze (davon ca. 65% ätherunlösl. Resitannolester der Aleuritinsäure u. ca. 35% ätherlösl. Harze), ferner Fettsäuren, Resen, Bitterstoff u. Farbstoff Erytholaccin, u. Laccainsäure, Wachs. Anw. techn.: zur Herst. v. Lack, Siegellack, Firnis, Polituren, Kitt, als Isolier- u. Appreturmittel. **Lacca alba** ist gebleichter Schellack. **Kunstschellack** ist ein Kunstharz, hergest. aus Phenol mit Formaldehyd. **Lacklack,** der aus dem Körnerlack ausgezogene rote Farbstoff (Laccainsäure).

Lacca alba: s. Lacca.

Lacca Musci: Lackmus, Lacca Musica, Farbstoff verschiedener Flechten, bes. **Rocella tinctoria** (Felsen mediterraner u. westafrikanischer Küsten), **Rocella fuciformis** (Felsenküsten der Kanaren, Azoren, Mittelmeerküsten, Afrika), **Ochroleuca tartarea** (auf Steinen u. an Felsen in d. gemäßigten Zone), **Ochroleuca pallescens** (auf Bäumen im Gebirge). Herst. fast ausschließlich in Holland, indem man die gemahl. Flechten unter Zusatz von Kalk, Pottasche, Ammoniak, auch Harn, der Gärung überläßt, bis sich d. Farbstoff entwickelt hat und dann die Masse mit Kreide oder Gips verdickt. Dunkelblaue Würfel, die beim Erhitzen NH_3 entwickeln. Löst sich in Aq. zu dunkelblauer Fl., die mit SS sich rot färbt und mit Alkalien wieder blau. Best.: Eine Reihe verschiedener Farbstoffe, so Azolitmin, Erythrolitmin, Spaniolitmin u. a. Anw.: als Reagens, bes. als Lackmuspapier u. L.-Tinktur. **Wäßrige Lackmuslösung,** Reagens DAB6: 1 T. Lackmus wird 3mal mit je 5 T. Alkohol ausgekocht, der Rückstand mit 10 T. Aq. 24 Stunden lang bei Zimmertemperatur ausgezogen u. filtriert. Die nun fertige Indikatorlsg. muß vor Licht geschützt aufbewahrt werden, jedoch sollte die Luft Zutritt haben, man verschließt daher nur mit loser Watte. Umschlagsgebiet pH 5 bis 7, rötlich-violett. **Lackmuspapier** DAB7: **Blaues:** mit einer schwach alkalischen Lsg. des Lackmusfarbstoffes imprägniertes, saugfähiges Papier. **Rotes:** mit einer schwach sauren Lsg. des Lackmusfarbstoffes imprägniertes, saugfähiges Papier.

Lacerta agilis HOM: Zauneidechse. (Nach Betäubung wird das Tier zerquetscht u. mit 90%igem A. die Tinktur bereitet.)

Lachenknoblauch: Teuricum scordium*.

Lachesis mutus: Buschmeister, Sururuku, eine Giftschlange Mittel- u. Südamerikas. Das frische Gift wird hom. verwendet bei chron. Katarrhen d. Verdauungsorgane, Blinddarmentzündung, Furunkeln, Geschwüren, Typhus. HOM: Lachesis. (Aufbewahrung: 2. u. 3. Dez.-Pot. sehr vorsichtig.)

Lachgas: Nitrogenium oxydulatum*.

Lachnanthes tinctoria HOM: Fam. Haemodoraceae (Nordamerika). Wollnarzisse, angew. wird die frische blühende Pflanze; als Antipyreticum, das Rhizom gegen Pneumonie, Fieber u. a.; techn. als Färbemittel (Reed Root).

Lackbaum, Japanischer: Rhus vernicifera, s. Rhus-Arten.

Lackharz: s. Lacca.

Lacklack: s. Lacca.

Lackmoid: Resorzinblau,

$$(OH)_2C_6H_3{-}N = [C_6H_2(OH)_3]_2.$$

Darst.: Durch Schmelzen von Resorzin mit Natriumnitrit. Dunkelviolette Lamellen, l. in A., Ae., Aceton, wl. in Aq. Anw.: als Indikator wie Lackmus, jedoch empfindlicher als dieses: pH 4,4—6,4: rot-blau.

Lackmus: Lacca Musci*.

Lackmuslösung, Wäßrige: s. Lacca Musci.

Lackmuspapier: s. Lacca Musci.

Lact...: s. auch Lakt...

Lactafugum(a): Die Milchsekretion verminderndes Mittel.

Lactagogum(a): Galactagogum(a), die Milchsekretion förderndes Mittel.

Lactalbumin: Laktalbumin, in der Milch enth. Eiweißkörper.

Lactame: Innere Anhydride, die beim Erhitzen von γ-, δ-, ε-Aminosäuren durch H_2O-Abspaltung entstehen u. beim Kochen mit SS oder Alkalien wieder zu den Aminosäuren aufgespalten werden, ε-Caprolactam ist der Ausgangsstoff für die Kunstfaser Perlon (s. Kunstseiden unter Kohlenhydrate).

Lactase: β-Galaktosidase, Ferment, das Milchzucker in Glukose u. Galaktose zerlegt; in der Natur sehr verbreitet (im Darmsaft, Milchzuckerhefen, Kefirpilzen u. a.).

Lactate: Salze der Milchsäure.

Lactobacterium bifidum: s. Bifidus-Faktor.

Lactoflavin: s. Vitamin B_2.

Lactogenes Hormon: Luteotropes Hormon, s. Hormone.

Lactoglobulin: In der Milch enth. Eiweißkörper, s. Lac.

Lactone: Innere Ester von Hydroxycarbonsäuren, am beständigsten γ-Lacton.

Lactophenin®: Laktophenin, s. Lactylphenetidinum DAB6.

Lactose: Milchzucker, s. Saccharum.

Lactotropes Hormon: Prolactin, s. Hormone (Hypophysenvorderlappen).

Lactuca sativa: Fam. Compositae, Gartenlattich (als Gemüsepflanze angebaut, Kopfsalat ist L. sativa var. capitata). Best.: Äpfelsäure, Zitronensäure, Oxalsäure, Lactucerin (Lactucin), Lactucopicrin, α- u. β-Lactucerol,

Glukokinine, Eisen, Vitamine A, B_1, B_2, C (10 mg%), E.; äth. Öl. Stpfl. für HOM: Lactuca sativa, die frische, blühende Pflanze.

Lactuca virosa: Fam. Compositae, Giftlattich (Südwestl. Europa, Nordafrika, Moseltal, Österreich, Rußland). Stpfl. v. **Herba Lactucae virosae** (Herba Intybi angusti): Giftlattichkraut. Best.: s. Lactucarium. Anw.: volkst., bei Asthma, Gicht, als Schlafmittel. HOM: Lactuca die frische, ganze, blühende Pflanze. (Aufbewahrung: Urtinktur, 1.—3. Dez.-Pot. vorsichtig.)

Lactucarium germanicum (genuinum): Deutsches Laktukarium, der eingetrocknete Milchsaft von **Lactuca virosa***. Best.: Die Bitterstoffe Lactucin und Lactucopikrin, Lactucerin (Ester), α- u. β-Lactucerol, Mannit, Oxalsäure, Äpfelsäure, Zitronensäure, Kautschuk, Asparagin, Harz. Anw. med.: als Narcoticum u. Hypnoticum wie Opium (ohne jedoch stopfend zu wirken) sowie als Sedativum bei Hustenreiz, nervösen Erregungen, Neuralgien, als Anaphrodisiacum, jedoch kaum mehr verwendet. Dos. 0,05—0,2 g; MTD 1,0 g; äuß.: zu Augenwässern (darf nur gegen Rezept abgegeben werden). **Lactucarium gallicum:** Französ. Laktukarium, stammt von Lactuca sativa var. capitata.

Lactylphenetidinum DAB 6: Laktyl-p-phenetidin, Milchsäure-p-phenetidid, Laktophenin®,

$$C_6H_4 \begin{cases} OC_2H_5 & [1] \\ NH[CO \cdot CH(OH) \cdot CH_3] & [4] \end{cases}$$

Mol. 209,1; F. 117°—118°. Farbl. Kr., l. in ca. 400 Aq. v. 20°, in ca. 45 sied. Aq., in 6 A. Darst.: Durch Erhitzen einer Mischung v. p-Phenetidin u. Milchsäure. Anw. med.: als Antipyreticum u. Antineuralgicum, bes. bei Typhus, Influenza, Rheumatismus. Dos. 0,2 bis 0,75 g; MTD 3,0 g.

Ladanharz: Ladanum*.

Ladanum: Labdanum, Ladanharz, Resina Ladanum, Gummi Ladanum, das Harz verschd. Cistus-Arten: **Cistus villosus var. creticus** (Kreta, Zypern, Naxos, Ägypten, Brasilien), **C. ladaniferus** (Spanien, Portugal usw.), **C. cypricus** (C. ladaniferus, C. laurifolius), Fam. Cistaceae. Dunkelbraunrote bis schwarze, zähe, zwischen den Fingern klebrig werdende Masse oder Stangen von ambraähnlichem Geruch u. balsamisch-bitterem Geschmack, unl. in Aq., teilweise l. in A. Best.: Harz, äth. Öl, Wachs, Säuren, Gummi. Anw.: zu Pflastern in der Parfümerie u. Kosmetik (als beste Sorte gilt das ägypt. L.).

Ladungszahl: s. Oxidationszahl.

LAE: Lysergsäureäthylamid.

Lämmerschwanz: Eupatorium cannabinum*.

Lärche: Larix decidua*.

Lärchenschwamm: Fungus Laricis, s. Fomes officinalis.

Lärchenterpentin: Terebinthina laricina, s. Terebinthina.

Laesio: Läsion, Verletzung, Störung einer Funktion.

Läuse: Anoplura; Menschenläuse: Pediculidae; Kopflaus = Pediculus capitis, Kleiderlaus = Pediculus corporis, Filzlaus = Phthirus inguinalis.

Läuseessig: Acetum Sabadillae DAB 6.

Läusekörner: Semen Staphisagriae, s. Delphinium staphisagria.

Läusepfeffer: Semen Staphisagriae, s. Delphinium staphisagria.

Läusesamen: Semen Sabadillae, s. Sabadilla officinalis.

Laevigatus(a, um): Geschlämmt, fein zerrieben, geglättet.

Lävulose DAB: Fructose, s. Saccharum, Kohlenhydrate.

Lävulosurie: Auftreten von Lävulose im Harn (nach reichl. Genuß von Rohr- oder Fruchtzucker, bei Diabetes mellitus, bei Leberparenchymschäden). Nachweis s. Tab. „Harnuntersuchung".

Lakritze, Lakritzensaft, Lakritzenwurzel: s. Glycyrrhiza glabra.

Lakt...: s. auch Lact...

Laktalbumin: s. Lactalbumin.

Laktat: Salz der Milchsäure.

Laktation: Absonderung der Milch in den weibl. Brustdrüsen.

Laktations-Hormon: Hormon des HVL, s. Hormone.

Laktobutyrometer: Instrument zur Bestimmung d. Fettgehaltes der Milch.

Laktodensimeter: Laktometer*.

Laktoflavin: Vitamin B_2, s. Vitamine.

Laktoglucose: Galaktose ERG*.

Laktometer: Aräometer zur Bestg. d. spezif. Gewichts der Milch.

Lakton: inn. Ester von Hydroxycarbonsäuren (Laktonring).

Laktophenin®: Lactylphenetidinum DAB 6.

Laktose: Milchzucker, Saccharum Lactis, s. Saccharum, Kohlenhydrate.

Laktoskop: Galaktoskop, Apparat zur Prüfung der Milch nach ihrer Durchsichtigkeit.

Laktukarium, Deutsches: Lactucarium germanicum (genuinum)*.

Laktukarium, Französisches: Lactucarium gallicum, s. unter L. germanicum.

Laminaria: L. cloustoni u. **L. digitata,** Fam. Laminariaceae (Küsten der Nordsee u. des Atlantischen Ozeans von Spitzbergen bis Spanien). Stpfl. v. **Laminaria** ERG: (Stipites Laminariae) Laminariastiele, Riementang, d. mittlere stengelartige Teil des Thallus der Alge. Best.: Alginsäure 15—47%, Laminarin (Polysaccharid), Mannit, Eiweiß, Gerbstoff, Farbstoffe, Oxalate, Jod (0,5%), Spuren von Brom. Asche max. 20%. Anw. med.: die zylindrisch zugeschnittenen Stiele werden als Quellstifte benutzt zur Erweiterung von Wundkanälen u. Körperhöhlen, sie quellen bis zum Fünffachen ihres Volumens auf. (Abgabe darf nur gegen Rezept erfolgen, weil häufig als Abortivum benutzt!), techn.: zur Gew. von Alginsäure u. Alginaten (s. dort). Das Laminariapv. wird bisweilen als Füllmittel für Tabletten verwendet, die besonders leicht zerfallen sollen. Das aus den Sprossen von Laminaria mit 1%iger HCl extrahierte Laminarin ergibt bei der Hydrolyse 96% Traubenzucker.

Lamium album: Fam. Labiatae. Weiße Taubnessel, Bienensaug (gemäßigtes Eurasien, Haupterntegebiet Böhmen u. Mähren). Stpfl. v. **Flores Lamii albi** ERG: Weiße Taubnesselblüten, Weiße Bienensaugblüten. Best.: Schleim, Gerbstoff, Saponin, ein Glykosid, äth. Öl. Asche max. 10%. Anw. volkst.: bei Menstruationsstörungen, Fluor albus sowie gegen Schlaflosigkeit u. als Blutreinigungsmittel. HOM: Lamium album, die frischen Blätter u. Blüten.

Lana: Wollhaar, Wolle.

Lanatoside: Glykoside (A—E) aus Digitalis lanata, s. Digitalis-Arten.

Landolphia-Arten: s. Kautschuk.

Lanette®: s. Cetylstearylalkohol.

Langerhans' Inseln: Zellen im Pankreasgewebe, Erzeugungsstätten für Insulin* u. Glucagon.

Lanital®: Kunstfaser, Kaseinwolle, s. Kunstseide unter Kohlenhydrate.

Lanogen®: s. Polyäthylenglykole.

Lanolimentum: Lanolinsalbe.

Lanolin: Lanolinum, Wasserhaltiges Wollwachs; DAB 7: Wollwachs 13 T., Wasser 4 T., Dickflüssig. Paraffin 3 T. VZ. 57—67, SZ max. 0,5, Asche max. 0,15%. Vgl. Wollwachs.

Lanolinlymphe: Verreibung von Trockenlymphe mit Wollfett, zur Verw. in den Tropen.

Lanthan: La, Seltenes Erdmetall, AtG. 138,9055; dreiwertig, Ordnungszahl 57; D. 6,15; F. 885°. Nat.: haupts. mit Cerium zusammen im Cerit, Monazit, Orthit, vgl. „Seltene Erdmetalle".

Lanthaniden: s. Seltene Erdmetalle.

Laparotomie: Operative Eröffnung der Bauchhöhle.

Lapis: (lat.) Stein.

Lapis Calaminaris: Galmei, Zincum carbonicum, s. Zinkcarbonat.

Lapis Cancrorum: (Calculi cancrorum) Krebsstein, Krebsauge, die vom Flußkrebs **Astacus fluviatilis** während seiner Häutungszeit im Magen abgelagerten, runden, linsenförmigen weißen Körperchen, die aus kohlensaurem u. phosphorsaurem Kalk bestehen. Anw. volkst.: um Fremdkörper aus dem Auge zu entfernen.

Lapis causticus chirurgorum: Kalium hydroxydatum*, s. Kaliumhydroxid.

Lapis divinus: Cuprum aluminatum DAB 6.

Lapis Haematitis: Blutstein, Roter Glaskopf, nat. Eisenoxid. Anw.: als Schleif- u. Färbemittel.

Lapis infernalis: Höllenstein, Argentum nitricum, s. Silbernitrat.

Lapis infernalis mitigatus: (mitigatus = gemildert) Argentum nitricum cum Kalio nitrico, s. Silbernitrat.

Lapis ophthalmicus: Cuprum aluminatum DAB*.

Lapis Prunellae: Brunellenstein, s. Kalium nitricum fusum*.

Lapis Pumicis: Bimsstein, vulkanisches Mineral (Insel Lipari; Rheinland), Aluminium-Alkalisilikat. Anw.: als Hautreinigungs- u. Poliermittel.

Lapis smiridis: Schmirgel, nat. Aluminiumoxyd, Abart d. Korund. Nächst dem Diamant das härteste Mineral (Naxos, Samos, Spanien, Portugal, Sachsen). Anw.: als Schleifmittel, s. Aluminium.

Lappa maior, L. minor, L. tomentosa: s. Arctium-Arten.

Larix decidua: Stpfl. v. Terebinthina laricina, s. Terebinthina.

Larocain hydrochloricum ERG: Larokainhydrochlorid, Larocain®, p-Amino-benzoyl-2,2-dimethyl-3-diäthyl-amino-propanolhydrochlorid. Mol. 314,7, F. 196—197°. Weiße Kr., ll. in Aq. u. A. Anw. med.: als Lokalanästheticum; Dimethocain.

Larvicid: Insekticid gegen Insektenlarven.

Laryngitis: Kehlkopfentzündung.

Larynx: (griech.) Kehlkopf.

Lassarsche Paste: Pasta Zinci salicylati DAB 6, Oskar Lassar, Dermatologe, Berlin (1849—1907), führte die Pasten in die Hauttherapie ein.

Latent: (lat. latens) *med.* Verborgen, unbemerkt (Krankheit noch ohne erkennbare Symptome verlaufend).

Latenzstadium: s. Inkubationszeit.

Latenzzeit: Inkubationszeit*.

Latex: s. Kautschuk.

Lathyrus sativus: Fam. Leguminosae, Gemeine Platterbse, Deutsche Kichererbse (Mittelmeergebiet); Stpfl. v. HOM: Lathyrus satirus, die reifen Samen (Best.: Aleuron u. Stärke, Proteine, Fett, Betain, Cholin sowie einen Stoff, der bei Vieh Vergiftung [Lathyrismus] erzeugt). Anw. hom.: bei Gastroenteritis u. Rückenmarksleiden.

Latrodectus: Gattg. der gift. Witwenspinnen (Mittelmeerraum; Tropen).

Latschenkiefernöl: Oleum Pini pumilionis ERG, s. Pinus mugo var. pumilio*.

Latwerge: Electuarium(a),

Laudanum: Opium.* L.liquidum s. Opiumtinktur; —— **Sydenhami:** Tct. Opii crocata DAB 6.

Laugen: Wäßrige Lsgen von Alkalien, Erdalkalien, Ammoniak, die Hydroxylionen enthalten u. alkalisch reagieren. **Mutterlaugen:** Rückstände von Kristallisationen; in d. Mineralogie Salzlösungen jeder Art; unter **Ablaugen** versteht man in der Technik Lösungen, die Abfallprodukte enthalten (z. B. Sulfitablaugen).

Laugenstein: Natrium hydroxydatum crudum*.

Laurate: Salze der Laurinsäure*.

Laurineenkampfer: Campher.

Laurinsäure: $CH_3(CH_2)_{10} \cdot COOH$. Farbl. Kr.-nadeln. F. 43,5°, Kp. 225°; l. in A. u. Ae., unl. in Aq. Nat. als Glycerinester im Cocosnuß- u. Lorbeeröl, als Cetylester im Walrat.

Laurocerasus HOM: s. Prunus laurocerasus.

Laurus camphora: Cinnamomum camphora, s. Campher.

Laurus nobilis: Fam. Lauraceae, Lorbeer (Kleinasien vielleicht heim., bes. Mittelmeergebiet). 5—8 m hoher Strauch mit dunkelgrünen Blättern. Stpfl. v. **Folia Lauri:** Lorbeerblätter. Best.: Äth. Öl (mind. 1%), Bitterstoff. Asche max. 5%. Anw.: als Gewürz, Aromaticum. **Fructus Lauri:** Lorbeerfrüchte, Lorbeeren. Best.: Äth. Öl (1%), fettes Öl bis 40%, Zukker, Stärke. Asche max. 3%. Anw.: als Amarum, Gewürz. **Oleum Lauri (expressum):** Lorbeeröl, Lorbeerbutter, das durch Auspressen oder Auskochen gewonnene Fett aus den Früchten. Grünes salbenartiges Gemenge von Fett u. äth. Ölen. D. ca. 0,88, F. ca. 36°, VZ 198—199, Jodzahl 68—80, l. in Ae., Bzl., sied. A. Best.: 2,5% äth. Öl, Chlorophyll, Glyzeride der Laurin-, Palmitin- und Ölsäure, Bitterstoff; das **äth. Öl** besteht zu 50% aus Cineol, ferner enth. es ca. 12% Terpene sowie Sesquiterpene, Eugenol, Methyleugenol, Laurinsäure, Geraniol, Linalool u. a. Anw. med.: als mild hautreizende Einreibung bei Rheuma, Hautkrankheiten, Krätze; vet.: bei Kolik, als Eutersalbe. Schutzmittel gegen Insekten. HOM: Laurus nobilis, die frischen Blätter.

Lavandula latifolia: Lieferant von Oleum Spicae ERG, s. unter Lavandula officinalis.

Lavandula officinalis (Lavandula angustifolia): Fam. Labiatae, Lavendel (Westl. Mittelmeergebiete, Südfrankreich, dort auch kult., ferner kult. in Spanien, Nordafrika, England). Stpfl. v. **Flores Lavandulae:** (Flores Spicae) Lavendelblüten. Best.: Äth. Öl (1 bis 2%), Gerbstoff (12%). Anw. med.: bei Nervosität, Schlafstörungen, nervösen Herzleiden, Carminativum, Diureticum, ferner als Choleretricum u. Cholagogum sowie zu Räuchermitteln und als Geschmackskorrigens, als Mottenmittel (Species aromaticae). HOM: Lavandula, die frischen Blüten. **Oleum Lavandulae: Lavendelöl** DAB: Äther. Öl aus d. frischen Blüten oder Blütenständen; farbl. bis gelbl. Fl. v. charakt. Geruch u. von brennendem, schwach bitterem Geschmack; Gehalt mind. 33,4% Ester, berechn. als Linalylacetat ($C_{12}H_{20}O_2$); opt. aktiv ($\alpha_D^{20°}$ =

—3° bis —11°). Brechungsindex: $n_D^{20°}$ = 1,458—1,464; D. 0,875 bis 0,892. Best.: l-Linalool und dessen Ester, haupts. Linalylacetat (bis 60%), Geraniol, Cumarin, Borneol, Äthyl-n-amylketon, α-Pinen, Caryophyllen, Cineol, Furfurol u. a. (im französ. Lavendelöl auch l-Lavandulol, d-Citronellol, Isoamylalkohol, Cuminalkohol). Gesamtgeh. an Estern mind. 33,4%. Anw. med.: zu Einreibungen Spirit. Lavandulae, (0,3%), Mixtura oleoso-balsamica, ferner in d. Parfümerie. **Oleum Spicae** ERG: Spiköl, das äth. Öl der Blüten von **Lavandulla latifolia (L. spica pp)**, Narde. D. 0,900 bis 0,913. Best.: l-Linalool, d-Kampfer (im Gegensatz zu Ol. Lavandulae DAB). Anw.: als Ersatz für Lavendelöl (Speiköl) sowie zu Einreibungen.

Lavandula spica: s. Lavandula officinalis*.

Lavendelblüten: Flores Lavandulae, s. Lavandula officinalis.

Lavendelöl: Oleum Lavandulae, s. Lavandula officinalis.

Lavendelspiritus: Spiritus Lavandulae* DAB 6.

Lawrentium: (Eka-Lutetium), Lw, 1961 beim Beschuß eines Gemisches von Californium-Isotopen mit Borkernen erhalten. Ordnungszahl 103. (Benannt nach Orlando Lawrence, 1901—1958, dem Erfinder des Cyclotrons). AtG. [256]

Lawsonia inermis: s. Henna.

Laxans(tia), Laxativum(a): Mittelstarkes Abführmittel, s. Abführmittel.

Laxiermus: Electuarium Sennae DAB 6*.

Lea-Zahl: s. Peroxidzahl.

Lebensbalsam, Hoffmann'scher: Mixtura oleoso-balsamica DAB 9*.

Lebensbaum: Thuja occidentalis*.

Lebensbaumspitzen, Lebenskraut: Summitates Thujae, s. Thuja occidentalis.

Lebensmittelkonservierung: s. Konservieren.

Lebensmittelvergiftung: Hervorgerufen durch Aufnahme giftiger, zersetzter, verunreinigter oder bakteriell infizierter Nahrungsmittel: Chemische Gifte: Blei, Zink (wird durch saure Speisen gelöst), Pökelsalze (s. Konservieren); Natürliche Gifte: Pilzvergiftung (s. Pilze), Mutterkornvergiftung (s. Secale cornutum); Bakterielle Gifte: Salmonella-Bakterien*, Botulismus-Bakterien*, Fäulnis-Bakterien (verdorbenes Fleisch oder Fisch); s. Tab. „Gifte u. Gegenmittel".

Leber: Hepar (griech.), Gen. hepatis; lat. Iecur, (Gen. iecoris), s. Organotherapeutica.

Leberblümchen: Anemone hepatica (Hepatica nobilis)*.

Leberbouillon: s. Nährböden.

Leberentzündung: Hepatitis.

Leberkraut: Herba Hepaticae, s. Anemone hepatica (Hepatica nobilis)*.

Leberstärke: Glykogen*.

Lebertran: Oleum Jecoris. Zur Gewinnung des Lebertrans (**Oleum Jecoris Aselli** von lat. Iecur, gen. iecoris = Leber u. Asellus major = alter Name des Dorsches, Oleum Morrhuae) dienen hauptsächl. **Gadus morrhua** (Kabeljau), **G. calarias** (Dorsch) u. **G. aeglefinus** (Schellfisch), an d. norwegischen Küste den Lofoten und an der Küste Neufundlands. Lebertran ist das aus frischen oder durch Kälte konservierten Fischlebern gewonnene fette Öl, das durch Unterkühlen und Filtration bei 0° von den leicht erstarrenden Fettanteilen befreit ist. Vitamin-A-Gehalt mind. 850 I.E./Gramm Lebertran, 1 I.E. Vitamin A = 0,300 μg Vitamin A. Antirachitische Wirksamkeit mindestens 85 I.E. Vitamin D/Gramm Lebertran. 1 I.E. Vitamin D = 0,025 μg Vitamin D, bezogen auf Vitamin D_3. Hellgelbe bis goldgelbe, leicht fließende, klare, ölige Fl. von charakteristischem, höchstens schwach fischartigem, aber nicht ranzigem Geruch und Geschmack. Mischbar mit Ae., Chlf., Benzin, wl. in A. Dichte: 0,918—0,928. Brechungsindex: $n_D^{20°}$ = 1,477—1,484. Kennzahlen: JZ 150—180, SZ höchstens 2, VZ 180—197. Unverseifbare Anteile höchstens 1,3%. Best.: etwa 85% Glyceride ungesättigter Fettsäuren u. etwa 12—14% Glyceride gesättigter Fettsäuren; im unverseifbaren Anteil sind neben Sterinen (Cholesterin) die Vitamine A und D_3 enth., ferner Spuren von Jod, Brom, Chlor, Trimethylamin u. a. Aufbewahrung: In sorgfältig gereinigten, trockenen Gefäßen, die bis unter den Stopfen gefüllt sind oder ein indifferentes Gas (am besten CO_2) enthalten, kühl und vor Licht geschützt. Nur das

Standgefäß im Apothekenraum (Offizin) darf Lebertran auch im Anbruch enthalten. Frischer Lebertran darf nicht zu älteren Lebertranresten gefüllt werden.

Die therapeut. Bedeutung des Lebertrans beruht haupts. auf seinem hohen Geh. an den Vitaminen A u. D (s. Vitamine). Anw. med.: als Roborans bei chronischen Erkrankungen, Skrofulose, Rachitis, i. d. Rekonvaleszenz, da L. neben seinem hochwirksamen Gehalt an Vitaminen und Spuren zahlreicher Elemente auch als leichtverdauliches Fett eine große Wärmemenge liefert (1 g = 9,3 Kalorien). Dos. 5—10 g, 1- bis 2mal tägl. Tee- bis Kinderlöffel. Von Kindern wird die **Emulsio Olei Jecoris Aselli** DAB 6 bevorzugt, die zusätzl. noch Calciumhypophosphit enthält. Äußerl. wird L. zur Heilung von Wunden in Salben 10% verw. **Heilbuttleberöl:** Oleum Jecoris Hippoglossi ist das aus frischen od. durch Kälte konservierten Lebern von Hippoglossus hippoglossus Linné gew. fette Öl. Der Zusatz von Stabilisatoren ist gestattet. Vitamin-A-Gehalt mindestens 30000 u. höchstens 50000 I.E./Gramm Heilbuttleberöl. 1 I.E. Vitamin A = 0,300 μg Vitamin A. Antirachitische Wirksamkeit mindestens 600 I.E. Vitamin D/Gramm Heilbuttleberöl. 1 I.E. Vitamin D = 0,025 μg Vitamin D, bezogen auf Vitamin D_3. Gelbe bis bräunlichgelbe, ölige Fl. v. charakteristischem, schwach fischartigem, aber nicht ranzigem Geruch und Geschmack. Mischbar mit Ae., Chlf., Benzin, wl. in A. Dichte: 0,918—0,926. JZ 112—155, SZ höchstens 6, VZ 160—180, unverseifbare Anteile mind. 7,0 und höchstens 22,5%. Aufbewahrung: In sorgfältig gereinigten, trock. Gefäßen, die bis unter den Stopfen gefüllt sind oder ein indifferentes Gas (CO_2) enthalten, kühl und vor Licht geschützt. Vorsichtig aufzubewahren. MTD 1,0 g (im allgemeinen 2mal tägl. 5 Tropfen).

Lebertranemulsion: s. Lebertran.

Leberzirrhose: (von griech. κιρρός = gelb), Cirrhosis hepatis; chronische, mit Entzündung einhergehende Lebererkrankung.

Leblanc-Soda-Prozeß: s. Natrium carbonicum.

Lecithalbumin: s. Lecithinum.

Lecithin: Fett- bis wachsähnliche, bräunliche, hygroskopische Masse in Tier- u. Pflanzenzellen, hauptsächlich in Nervensubstanz, Eidotter, Herz, Blut, Niere, Leber, Sperma, Pflanzensamen, Pflanzenknollen. Chem. gehört L. zu den Phosphatiden, d. h. eine Verbdg. der Glycerinphosphorsäure mit Cholin u. 2 Mol. höh. Fettsäuren. Man unterscheidet α- und β-Lecithine, vgl. Phosphatide und Kephaline. Lecithin ist l. in A., Ae., Chlf., Glycerin, fetten Ölen, in Aq. quillt es auf. **Lecithinum ex ovo** ERG: Ei-Lezithin. Darst.: Durch Ausziehen von frischem Eigelb mit Methylalkohol. Geh. mind. 3% Phosphor und 1,7—2% Stickstoff. **Lecithalbumin** ist an Eiweiß gebundenes Lecithin. **Pflanzenlecithin** wird gewonnen durch Ausziehen von Pflanzensamen (Mais, Erbsen, Lupine, Weizenkeimen) mit Methylalkohol. Gehalt an reinem Lecithin geringer wie bei Lecithinum ex ovo. Anw. med.: als Roborans bei Anämie, Chlorose, Rachitis, Skrofulose, Tuberkulose usw., vgl. Kephaline.

Lecithinasen: Enzymgruppe m. Esterasen u. Phospholipase (= L. A—D); **L. A** spaltet Lecithin zu Fettsäure u. Lysolecithin (hämolysiert Erythrocyten; nat. im Schlangen-, Bienen-, Skorpiongiften). **L. B** (nat. in tier. Organen, Blutserum, auch in Reiskleie) spaltet Lysolecithin in Fettsäure u. Glycerinphosphorsäurecholinester.

Lecithinum ex ovo ERG: Ei-Lecithin, s. Lecithinum.

Lecksteine: Salzlecksteine für Tiere aus rohem Stein- bzw. Viehsalz mit Bindemittel.

Leclanché-Element: s. Elemente, Galvanische*.

L.D.: Letal-Dosis, tödliche Dosis; **L.D. 50:** DL_{50}; L.D. für 50% der Versuchstiere (Charakteristische Größe bei Prüfung v. Arzneimitteln).

Lederhaut: Korium, s. Cutis.

Lederkyn®: Sulfamethoxypyridazin, Langzeit-Sulfonamid, s. Sulfonamide.

Ledermycin®: Breitspektrum-Antibioticum mit Langzeitwirkung; chem. Demethylchlortetracyclin, gew. aus einer Mutante des Bodenpilzes Streptomyces aureofaciens (Duggar). Die Indikationen sind die gleichen wie bei den anderen Tetracyclinen (s. dort), bes. bei Pneumonien jeder Genese, dermatologischen und venerischen Infektionen (Furunkulose, Pyodermien, Gonorrhoe), bei Infektionen der Leber und Harnwege, sowie bei Scharlach, Grippe, Brucellose usw. Ledermycin zeichnet sich durch eine gegenüber den anderen Tetracyclinen erhöhte Stabilität in saurem und alkalischem Milieu sowie durch eine außergewöhnliche Hitzebeständigkeit aus. **Dos.:** für Erw. zweimal tägl. 300 mg, für Kinder 12 mg pro kg L.® 300: Kaps. u. Drag. à 300 mg.

Lederzucker: Pasta Althaeae, Eibischpaste; Pasta gummosa ERG, Gummipaste; P. Liquiritiae.

Ledol: Porst-Kampfer $C_{15}H_{26}O$, im äth. Öl von Ledum palustre*.

Ledum palustre: Fam. Ericaceae, Sumpfporst, Wilder Rosmarin (Nord- u. Mitteleuropa, Nordamerika, Nordasien). Stpfl. v. **Herba Ledi palustris** (Herba Rosmarini silvestris): Sumpfporstkraut, Porschkraut, Wilder Rosmarin, Mottenkraut. Best.: Äth. Öl (Hauptbest.: Ledol, toxisch wirksam Flavonglykoside, Quercetin, Gerbstoff, Arbutin, Fett, Pektin, Harz. Anw. volkst.: als Narcoticum u. Expectorans bei Keuchhusten, als Diureticum u. Diaphoreticum, bei Rheuma und Gicht, auch als Abortivum; äuß.: auf Wunden; als Motten- und Wanzenmittel. MTD 15 g. HOM: Ledum, die getrockneten jungen Sprossen.

Legal'sche Probe: Zum Nachweis von Aceton u. Acetessigsäure im Harn, s. Tab. „Harnuntersuchung".

Lege artis: abgek. „l.a.", nach den Regeln der Kunst, s. Tabelle „Rezeptabkürzungen".

Legierung: Metallgemisch, gewonnen durch Zusammenschmelzen verschiedener Metalle; eine L. stellt entweder die vollständige oder tw. Lsg. eines Metalls in einem anderen dar, oder es kann sich um ein einfaches mechanisches Gemenge handeln oder es können Mischkristalle oder intermetallische Verbindungen vorliegen. Vielfach werden auch Nichtmetalle, z. B. Kohlenstoff oder Silicium, den Legn. in kleinen Mengen beigefügt. Durch das Legieren werden die Eigenschaften der Grundmetalle wesentlich geändert, z. B. hinsichtlich des Schmelzpunktes (der bei einer Legierung meist wesentlich tiefer liegt als der der Komponenten), der Festigkeit, der Widerstandsfähigkeit usw. Legierungen mit Quecksilber heißen **Amalgame.**

Legumin: Hülsenfruchteiweiß.

Legumina Phaseoli: Fructus Phaseoli sine semine, s. Phaseolus vulgaris.

Leguminosen: Hülsenfrüchte.

Leichdorn: Hühnerauge, Clavus.

Leichengifte: Leichenalkaloide, Ptomaine*.

Leichtbenzin: s. Benzin.

Leim: s. Kollagene und Gelatine.

Leim, Weißer: Gelatina alba, s. Gelatine.

Leimzucker, Leimsüß: Glycocoll.

Lein: Linum usitatissimum.

Leinkraut: Herba Linariae, s. Linaria vulgaris.

Leinkuchen: Placenta seminis Lini, s. Linum usitatissimum.

Leinmehl: (Leinkuchenmehl) Placenta seminis Lini, s. Linum usitatissimum.

Leinöl: Oleum Lini, s. Linum usitatissimum. **L., Geschwefeltes:** Oleum Lini sulfuratum ERG*.

Leinsamen: Semen Lini, s. Linum usitatissimum. **Leinsamenöl:** Oleum Lini, s. Linum usitatissimum.

Leishmania: Protozoen (Trypanosomatidae); parasit. Erreger (Wirtswechsel Phlebotomus-Mücke-Mensch) trop. Krankheiten (Orientbeule, Kala-Azar; „Leishmaniasen"). (Leishman, engl. Arzt, 1865—1926.)

Leitbündel (Gefäßbündel): *bot.* Strangförmige Gewebekörper, die die Wasser u. Assimilate leitenden Elemente (Phloem u. Xylem) enthalten. Man unterscheidet einfache L., die nur der Wasserleitung dienen, und zusammenge. L. Leitbündel, die kein Cambium besitzen, nennt man geschlossene L., diejenigen, die ein Cambium führen, werden als offene L. bezeichnet. Man unterscheidet vor allem folgende Leitbündeltypen: 1. Kollaterales L.: Holzteil (Xylem) liegt neben dem Siebteil (Phloem). 2. Bikollaterales L.: Holzteil in der Mitte, an 2 gegenüberliegenden Seiten je ein Siebteil. 3. Konzentrisches L.: a) hadrozentrisch. Holzteil (Hadrom, Xylem) innen, Siebteil außen herum; b) leptozentrisch: Siebteil (Leptom, Phloem) innen, Holzteil außen herum. 4. Radiäres L.: Holzteil zentral u. strahlenförmig, in den Strahlenwinkeln die Siebteile.

Leitungsanästhesie: s. Lokalanästhesie.

Lemna minor: Fam. Lemnaceae, Kleine Wasserlinse (Europa, Asien, Amerika). HOM: Lemna minor, die frische Pflanze.

Lemonal: Citral*.

Lemongrasöl: s. Cymbopogon citratus u. Cymbopogon flexuosus.

Lenientium(a): Linderungsmittel; **leniens:** Lindernd, z. B. Unguentum leniens.

Lenitiva: Milde Abführmittel.

Lentizellen: *bot.* Korkwarzen, Korkporen, Rindenporen, Durchlaßstellen im Korkgewebe als Ersatz der Spaltöffnungen der absterbenden Epidermis.

Leontice thalictroides: (Caulophyllum thalictroides), Fam. Berberidaceae (Nordamerika, Asien). Stpfl. v. **Radix Caulophylli:** Löwenblattwurzel, Blauer Hahnenfuß. Best.: ca. 0,1% Saponine, äth. Öl, Alkaloid, Methylcytisin (früher Caulophyllin), Glykoside, Caulosaponin, Caulophyllosaponin, fett. Öl, Phytosterin, Citrullol. Anw. med.: als Antispasmodicum, Diureticum, Emmenagogum. HOM: Caulophyllum thalictroides, der frische Wurzelstock mit den daranhängenden Wurzeln (Anw. hom.: bei Gelenkrheumatismus, Dysmenorrhoe, Krampfzuständen des Uterus).

Leonurus cardiaca var. villosus: Fam. Labiatae, Löwenschwanz, Herzheil, Herzgespann, Wolfstrapp (Europa, Asien). Stpfl. v. **Herba Leonuri cardiacae:** Herzgespannkraut. Best.: Leonurin (Bitterstoff), ein Alkaloid, Gerbstoff, Zucker, äth. Öl, Harz. Asche max. 14%. Anw. med.: bei Herzbeschwerden, Magen- u. Darmstörungen. HOM: Leonurus cardiaca, das frische Kraut.

Leonurus lanatus: Fam. Labiatae, Wolfstrapp, Wollige Ballote (heim. Mittelasien, Sibirien, Rußland). Stpfl. v. **Herba Ballotae lanatae** (Herba Leonuri lanati): Wolliges Wolfstrappkraut, Wollige Ballote. Best.: Bitterstoff, Gerbstoff, äth. Öl. Anw. volkst.: als Antirheumaticum. HOM: Ballota lanata, das getrocknete blühende Kraut.

Lepra: Aussatz.

Leprom: Lepraknoten.

Leptandra HOM: s. Veronica virginica (Leptandra virginica)*.

Leptom: *bot.* Siebteil, Phloem, s. Leitbündel.

Lerchensporn, Hohler: Corydalis cava*.

Letal: Tödlich; **dosis letalis:** Tödliche Dosis; **Exitus letalis:** Tödlicher Ausgang. **Letalität:** Sterblichkeit, Verhältnis Todesfälle: Erkrankungsfälle.

Lethridone®: s. Nalorphin-hydrochlorid.

Leuchtbakterien: (Photobakterien) saprophytische Mikroorganismen (Kokken, Vibrionen, Stäbchen), die das Leuchten haupts. von Meerestieren u. -pflanzen, Pilzen, Leuchtkäfern u. auch bei gewissen Lebensmitteln hervorrufen, wobei Sauerstoff, wenn auch in minimalsten Mengen, erforderlich ist; es handelt sich also um oxidative Lebensvorgänge. Das Leuchten wird, soweit bisher bekannt, von 2 Stoffen erzeugt, dem Enzymsystem Luciferase u. Luciferin, einem lumineszierenden Komplex.

Leuchtfarben, L.stoffe, Luminophore: geglühte Erdalkalisulfide (Ca-, Strontium-, Bariumsulfid), denen Spuren eines Schwermetallsalzes (z. B. Wismutsulfid) als Aktivator beigemischt sind. Sie haben die Eigenschaft, nach Belichtung im Dunkeln nachzuleuchten oder bei Bestrahlung mit unsichtbaren Strahlen (Röntgen-, Elektronenstrahlen) sichtbares Licht auszusenden. Man bezeichnet sie auch als **„Luminophore“.** Entdeckt v. d. Alchemisten Vincentius Casciorulus, Bologna, ca. 1630 (Bologneser Leuchtstein). **Radioaktive Leuchtmassen** (Leuchtfarben) bestehen aus Zinksulfid oder Zink-Cadmiumsulfid, dem minimale Mengen radioaktiver Substanzen (Radiothorium, Mesothorium) beigemengt sind. α-Strahlen regen das Zinksulfid zur Lumineszenz an u. erzeugen dauerndes Leuchten, vgl. Spinthariskop.

Leuchtgas: Produkt der trockenen Destillation von Steinkohle. Die brennbaren Bestandteile des Leuchtgases sind: Wasserstoff (50%), Methan (30%), Kohlenoxid (9,4%), Äthylen, Azetylen, nicht brennbare Stoffe: Kohlendioxid (2,6%), Stickstoff (5%); die ferner noch im Rohgas enthaltenen Ammoniak, Schwefelwasserstoff, Schwefeldioxid, Schwefelkohlenstoff, Benzol u. Benzolderivate werden durch bes. Reinigungsverfahren abgeschieden. (Zum Nachweis v. Leuchtgas bzw. Kohlenoxid benutzt man mit Palladium-II-Chlorid (s. Palladium chloratum) getränktes Filtrierpapier, das bei Anwesenheit geringster Spuren von CO unter Abscheidung v. metall. Pd schwarz wird.) Leuchtgasvergiftung: s. Kohlenoxidhämoglobin.

Leuchtsternwurzel: Aletris farinosa*.

Leucin: Leuzin, α-Aminoisocapronsäure, essentielle Aminosäure (s. Aminosäuren),

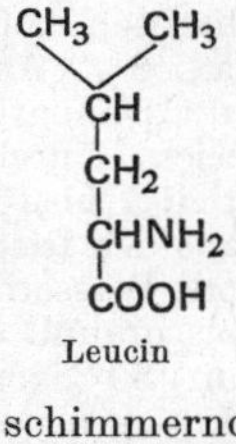

Leucin

Gelbl.-weiß, schimmernde Kr. Bestandteil vieler Eiweißkörper, kommt ferner im Harn bei Leberatrophie u. akuter Phosphorvergiftung vor.

Leucopiper: Fructus piperis albi, Weißer Pfeffer, s. Piper nigrum.

Leucopterin: s. Pterine.

Leukämie: Weißblütigkeit, Überschwemmung des Blutes mit weißen Blutzellen.

Leuko-: (griech.) Weiß.

Leukoalizarin: Anthrarobinum ERG*.

Leukoblasten: Vorstufen der Leukocyten.

Leukocyten: Weiße Blutzellen, s. Blut.

Leukomycin®: Chloramphenicol mit Polyvitaminzusatz, Kaps., Drag., Tbl., Amp., Salbe, Puder, Ohrentr., Saft, Augentropfen u. -salbe. Anw.: bei Keuchhusten, Fleckfieber, Typhus, Säuglingsdyspepsien, Pneumonien, chronische Infektionen der Harnwege, zur Infektionsprophylaxe in der Darmchir.; s. Chloramphenicol.

Leukopenie: Krankhafte Verminderung der Leukocyten.

Leukoplasten: *bot.* Farblose Chromatophoren.

Leukovorin: Folsäure; s. Vitamine.

Leukozytose: Krankhafte Vermehrung der Leukocyten.

Levallorphan: Lorfan®.

Levantinische Gallen: Gallae halepensis, s. Gallae.

Levarterenol: Noradrenalin.

Levis: Leicht; **Levissimus:** Sehr leicht.

Levisticum officinale: Fam. Umbelliferae, Liebstöckel (wahrscheinl. aus Südeuropa stammend, vielfach kult. in Deutschland, bes. in Thüringen u. Franken). Stpfl. v. **Herba Levistici:** Liebstöckelkraut. Best.: Äth. Öl, Bitterstoff. Anw. volkst.: als Diureticum u. Carminativum. **Radix Levistici, Liebstöckelwurzel** DAB 7: Best.: Äth. Öl (mind. 0,4 ml/100 g), Harz, Gummi, Zucker (bis 6,87% Invertzucker, bis 21,36% Saccharose), Äpfelsäure, Stärke. Asche max. 8%. Anw. med.: als Diureticum u. Carminativum (enthalten in Species diureticae DAB 6). **Oleum Levistici:** Liebstöckelwurzelöl, das äth. Öl, aus den frischen Wurzeln durch Dest. mit Wasserdampf gewonnen. Gelbes bis bräunl. Öl. D. 1,0 bis 1,049, lösl. in 80%igem A. Best.: d-α-Terpineol, Terpene, Carvacrol, Ester der Essig-, Baldrian- u. Benzoesäure. Anw.: wie Rad. Levistici. HOM: Levisticum officinale, der frische, im Herbst gesammelte Wurzelstock mit den daranhängenden Wurzeln.

Levorphanol: s. Dromoran.

Lewatit®: s. Ionenaustauscher.

Leydener Blau: Thénards Blau, Kobaltoaluminat, s. Aluminium-Nachweis.

Lezithalbumin: s. Lecithin.

Lezithin: Lecithin.

LH: Luteinisierungshormon, s. Hormone (Hypophysenvorderlappen).

Li: *chem.* Lithium*.

Libidibi: s. Caesalpinia coriaria.

Librium®: 7-Chlor-2-methylamino-5-phenyl-3H-1,4-benzodiazepin-4-oxid; Psychopharmakon; Anw.: bei neurovegetativen Störungen, Angst-, Spannungs-, Unruhezuständen, Angina pectoris usw., s. Ataraktika.

Lichen islandicus: Isländisches Moos, s. Cetraria islandica.

Lichen islandicus desamaratus: Entbittertes isländisches Moos, s. Cetraria islandica.

Lichen pulmonarius: Herba Pulmonariae arboreae, Lungenflechte, s. Lobaria pulmonaria.

Lichenes: 1. *bot.* symbiotische Organismen, die aus Pilzen (Askomyceten, Basidiomyceten, s. Pilze) u. Algen (Cyanophyceen, Chlorophyceen) bestehen. Der Pilz ernährt sich von den durch die assimilierenden Algen erzeugten organischen Stoffen mittels seiner Hyphen u. Haustorien, während der Pilz den Algen Mineralstoffe u. Wasser liefert. Die Flechten sind dadurch imstande, auch auf sterilen Böden (Steinen, Felsen u. in Polarländern) zu vegetieren. Der Pilz vermehrt sich durch Sporen, die Alge durch Teilung. Die Flechten sind in zahlreichen Arten über die ganze Erde verbreitet. Nach ihrer äußeren Form unterscheidet man Krusten-, Faden-, Gallert-, Blatt-, Strauch-Flechten. Wegen ihres Gehaltes an Gallerten u. Flechtenstärke (Lichenin) dienen einige als Nahrungs- u. Futtermittel, sowie als Arzneimittel (s. Cetraria islandica, Lobaria pulmonaria u. a.), andere werd. als Farbstofflieferanten gebraucht (s. Orseille u. Lacca Musci). 2. *med.* Flechten = Dermatomykosen*.

Lichenin: Reservecellulose in vielen Flechten, z. B. im Isländischen Moos (Cetraria islandica*), Bartflechte (Usnea barbata) u. a. In koch. Aq. kolloidal lösl.

Lichtabsorption: Aufnahme von Lichtstrahlen durch einen Körper mit nachfolg. Wärmebildg. oder Rückstrahlung. Messung mit Photometer bei Raumtemp.; die Stärke der L. ist abhängig von der Substanz, der Konzentration, der Schichtdicke u. dem Lösungsmittel. Sie wird meistens durch die spezif. Extinktion $E^{1\%}_{1cm}$ bei bestimmter Wellenlänge ausgedrückt.

Lichtbrechung: s. Dioptrik und Refraktometrie.

Lichtkrankheiten: Licht- oder Photodermatosen, s. Photosensibilatoren.

Lie: Hefe, Faex*.

Lieber'sche Kräuter: Herba Galeopsidis, s. Galeopsis segetum.

Liebstöckel: Levisticum officinale*.

Liebstöckelwurzel: Radix Levistici, s. Levisticum officinale.

Liebstöckelwurzelöl: Oleum Levistici, s. Levisticum officinale.

Lien: Milz, s. Organotherapeutica; **lienalis:** Zur Milz gehörend; **Lienitis:** Milzentzündung.

Lignin: Holzstoff, s. Kohlenhydrate.

Lignum: (lat.) Holz.

Lignum brasiliense rubrum: Fernambukholz, s. Caesalpinia echinata.

— **Campechianum:** Blauholz, s. Haematoxylon campechianum.

— **citrinum:** Citronenholz, gelbes Brasilholz, s. Morus tinctoria unter Morus-Arten.

— **Fabianae:** Pichi-Pichi-Holz, s. Fabiana imbricata.

— **Fernambuci:** Fernambukholz, s. Caesalpinia echinata.

— **floridum:** Lignum Sassafras, Sassafrasholz, s. Sassafras officinale.

— **Guajaci:** Guajakholz, s. Guaiacum officinale u. G. sanctum.

— **Haematoxyli:** Lignum Campechianum, Blauholz, s. Haematoxylon campechianum.

— **Juniperi:** Wacholderholz, s. Juniperus communis.

— **Muira-puama:** Muira-Puama-Holz, s. Ptychopetalum olacoides u. Pt. uncinatum.

— **Nyssae:** (Lignum Tupelo), s. Nyssa sylvatica (N. aquatica, N. multiflora).

— **Pichi-Pichi:** Pichi-Pichi-Holz, s. Fabiana imbricata.

— **Pterocarpi:** Lignum Santali rubrum, Rotes Sandelholz, s. Pterocarpus santalinus.

— **Quassiae (jamaicense):** Jamaika-Quassiaholz, s. Aeschrion excelsa.

— **Quassiae (surinamense):** Surinam-Quassiaholz, s. Quassia amara.

— **Quebracho:** Cortex Quebracho, s. Aspidosperma quebracho-blanco.

— **sanctum:** Lignum Guaiaci, Guajakholz, s. Guaiacum officinale u. G. sanctum.

— **Santali album:** Weißes (gelbes) Sandelholz, s. Santalum album.

— **Santali citrinum:** Lignum Santali album, Weißes (gelbes) Sandelholz, s. Santalum album.

— **Santali rubrum:** Rotes Sandelholz, s. Pterocarpus santalinus u. P. soyauxii.

— **Sassafras:** Sassafrasholz, s. Sassafras officinale.

— **suberinum:** Kork, Flaschenkork, s. Kork.

— **Tupelo:** Tupeloholz, s. Nyssa sylvatica (N. aquatica, N. multiflora).

Ligroin: Destillationsprodukt aus rohem Erdöl, s. Oleum Petrae.

Likariöl: Oleum Linaloës*.

Likuden® M: s. Griseofulvin.

Lilie: s. Lilium.

Lilienöl: 1) Oleum Liliorum, s. Lilium candidum; — 2) Weißes Baumöl, Oleum Olivarum album, s. Olea europaea.

Liliodendron tulipifera HOM: Die frische Rinde der jungen Zweige von Liliodendron tulipifera (Magnoliaceae).

Lilium album HOM: s. Lilium candidum.

Lilium candidum: Fam. Liliaceae, Weiße Lilie (Syrien, Palästina). Stpfl. v. **Flores Liliorum:** Weiße Lilien. Anw.: gegen Epilepsie. **Oleum Liliorum:** Lilienöl, ein Auszug der Lilienblüten mit Olivenöl (1:6). Anw. volkst.: bei Brandwunden, Geschwüren, Ekzemen, Quetschungen, Rheuma usw. HOM: Lilium album, die frische blühende Pflanze.

Lilium tigrinum: Fam. Liliaceae, Tigerlilie, Große Türkenbundlilie (heim. China, Japan). Stpfl. v. HOM: Lilium tigrinum, die frische blühende Pflanze. Anw. hom.: bei Uteruserkrankungen.

Limatura Martis praeparata: Ferrum pulveratum DAB*.

Limax ater HOM: Waldschnecke (Arion empiricorum). Aus dem mit 90%igem A. getöteten u. zerquetschten Tier wird mit 90%igem A. die Tinktur bereitet.

Limone: Zitrone, s. Citrus medica.

Limonen: $C_{10}H_{16}$. Bestandteil zahlreicher äth. Öle (Bergamott-, Zitronen-, Dill-, Kümmel-, Pomeranzen-, Fichtennadelöl u. a.), riecht zitronenartig.

Limonenöl: Oleum Citri, s. Citrus medica.

Linaloe-Öl: Oleum Linaloes*.

Linalool: 2,6-Dimethyloctadien-2,7-ol-6, ein mit Geraniol u. Nerol isomerer Alkohol:

$$\begin{array}{l} CH_3\cdot \underset{\displaystyle CH_3}{\underset{|}{C}} = CH\cdot CH_2\cdot CH_2\cdot \underset{\displaystyle CH_3}{\underset{|}{C}}(OH)\cdot CH = CH_2 \end{array}$$

Nach Maiglöckchen riechende, optisch aktive, farbl. Fl., in vielen äth. Ölen (Linaloe-, Koriander-, Bergamotte, Lavendel-, Rosen-, Zimt-, Thymianöl u. a.). Anw.: in der Parfümerie.

Linalylacetat: $C_{10}H_{17}\cdot O\cdot OCCH_3$; D. 0,895; Bestandteil des Bergamott- u. Lavendelöls u. vieler anderer äth. Öle. Anw.: in der Parfümerie.

Linamarin: Acetoncyanhydringlykosid, auch Phaseolunatin genannt, nach seinem Vork. in Phaseolus lunatus = Mondbohne, (Tropen). Nat. in Linum usitatissimum, Phaseolus lunatus, Hevea brasiliensis. Farbl. Kr. l. in Aq., wl. in A., s. Linum usitatissimum.

Linamentum: Verbandmull.

Linaria vulgaris: Fam. Scrophulariaceae, Leinkraut, Ackerlein, Gelbes Löwenmaul, Frauenflachs (Europa). Stpfl. v. **Herba Linariae** (Herba Antirrhini): Leinkraut, Ackerleinkraut, Gelbes Löwenmaul. Best.: Linarin (Glykosid), Linaresin, Phytosterin, Linaracin, Säuren, Pektin, Zucker. Asche max. 8%. Anw. volkst.: als Diureticum u. Laxans, gegen Hämorrhoiden (Unguentum Linariae, Leinkrautsalbe). HOM: Linaria, die frische blühende Pflanze.

Linctus: Lecksaft, s. Arzneiformen.

Lindane®: Kontaktinsektizid, s. Hexachlorcyclohexan.

Linde: s. Tilia-Arten.

Lindenblüten: Flores Tiliae, s. Tilia-Arten.

Lindenholzkohle: Carbo Tiliae*.

Lingua: (lat.) Glossa (griech.) Zunge; **Lingualis:** zur Zunge gehörig.

Linienspektrum: s. Spektrum.

Linimente: Linimenta. Zum äuß. Gebrauch bestimmte fl., emulsionsartige od. feste, homogene Mischungen, die aus fetten Ölen, Seifen, Fetten od. ähnlichen verseifbaren od. emulgierbaren Stoffen bestehen. Bisweilen auch dadurch hergestellt, daß man ein festes Fett durch Zusatz v. Fl. über die Salbenkonsistenz hinaus verdünnt. Vielfach aber bezeichnet man fl. Einreibungen überhaupt mit „Liniment", z.B. eine Auflsg. v. Kampfer in Öl u.a. Ein festes Liniment ist der **Opodeldoc,** eine heiß bereitete Auflsg. von medizinischer Seife in A. mit Kampfer, äth. Ölen und Ammoniak.

Linimentum ammoniato-camphoratum DAB6: Flüchtiges Kampferliniment. Zstzg.: 5 zerrieb. Kampfer, 55 Erdnußöl, 18 Rizinusöl, 22 Ammoniakflüssigkeit, 0,1 Medizinische Seife.

Linimentum ammoniatum DAB6: Flüchtiges Liniment, Zstzg.: 60 Erdnußöl, 18 Rizinusöl, 22 Ammoniakflüssigkeit, 0,1 Medizinische Seife.

Linimentum Calcariae DAB6: Kalkliniment (Brandliniment). Zstzg.: Leinöl und Kalkwasser zu gleichen Teilen.

Linimentum contra Scabiem DAB6: Krätzeliniment. Zstzg.: 2 Perubalsam, 1 Rizinusöl, 1 A.

Linimentum saponato-ammoniatum DAB6: Flüssiges Seifenliniment. Zstzg.: 1 Seifenspiritus, 1 Ammoniakflüssigkeit, 2 Aq.

Linimentum saponato camphoratum DAB6: Opodeldok. Zstzg.: 40 Medizinische Seife, 10 Kampfer, 420 Weingeist, 2 Thymianöl, 3 Rosmarinöl, 25 Ammoniakflüssigkeit.

Linimentum saponato-camphoratum liquidum: Spiritus saponato-camphoratus DAB6.

Linksdrehend: s. Optische Aktivität.

Linkszucker: Fructose, s. Saccharum.

Linolensäure: $C_{17}H_{29}COOH$. Farbl. Fl., ll. i. Ae., l. i. A., unl. i. Aq. D. 0,905. L. ist eine ungesättigte Fettsäure mit 3 Doppelbindungen; sie kommt vor allem im Leinöl vor und ist als eine der „essentiellen" Fettsäuren (s. dort) für den Organismus von Mensch u. höheren Tieren unentbehrlich, da sie von diesen nicht synthetisiert werden kann; vgl. Linolsäure u. Vitamin F.

Linolsäure: Eruca- oder Leinölsäure,

$$C_{17}H_{31}COOH,$$

ungesättigte Fettsäure. Nat. als Glycerid im Leinöl, Hanföl, Mohnöl sowie im Eilecithin u. Walfett; hellgelbes Öl, l. i. organ. Lösungsmitteln, unl. i. Aq., D. 0,903; F. 11°; Kp. 230°. Linolsäure ist wie die Linolensäure eine „essentielle" Fettsäure, vgl. Fettsäuren, essentielle, u. Vitamin F.

Linoxyn: Oxidiertes Leinöl, s. Oleum Lini unter Linum usitatissimum.

Linsenstärke: Amylum Lentis*.

Lint: Englische Charpie, festes, auf einer Seite weiches Leinengewebe für Verbände, vielfach mit Arzneistoffen (Borsäure) imprägniert.

Lintner Stärke: Lösl. Stärke.

Linum catharticum: Fam. Linaceae, Purgierlein (Europa). Stpfl. v. **Herba Lini cathartici:** Best.: Linin (Bitterstoff), Linarin (Glykosid), Harz, Saponin, Gerbstoff. Anw. volkst.: als Laxans, Diureticum, bei Leberleiden, HOM: Linum catharticum, die frische blühende Pflanze.

Linum usitatissimum: Fam. Linaceae, Lein, Flachs (heim. vielleicht westl. Asien, alte Kulturpflanze in allen Erdteilen). Stpfl. v. **Semen Lini:** Leinsamen DAB 7: die getrockneten reifen Samen.

Längl.-eiförmige, flachgedrückte, geruchlose Samen von 4—6 mm Länge u. ca. 3 mm Breite von glänzend hellbrauner-rotbrauner Farbe. In Wasser umgeben sich die Samen mit einer Schleimschicht, Geschmack nicht ölig.

Best.: 6—20% Schleim (bei der Hydrolyse in Glucose, Galaktose, Arabinose u. Xylose spaltend), Pektin, fettes Öl (35—43%), Eiweiß (21%, Lecithin (0,9%), mehrere Enzyme, Linamarin = Glykosid des Acetoncyanhydrins, das durch Einwirkung von Linamarase in Blausäure, Dextrose u. Aceton zerfällt. Zucker. Asche max. 5%. Anw. med.: bei katarrhalischen Affektionen jeder Art, als Mucilaginosum, Abführmittel, als entzündungswidriges und krampflösendes Mittel, zu Kataplasmen. HOM: Linum usitatissimum, die frische blühende Pflanze. **Placenta Seminis Lini:** Leinkuchen, Leinmehl, Farina Lini; die bei der Gewinnung d. Leinöls erhaltenen Preßrückstände. Best.: 10% Fett, 8% Schleim, Linamarin, 0,03% Blausäure. Anw. med.: zu Breiumschlägen (Kataplasmen). **Oleum Lini** DAB 7: Leinöl, das aus Leinsamen ohne Anw. von Wärme gepreßte Öl; goldgelbes, schnell trocknendes, fettes Öl, ll. in Ae., Bzl., Schwk., Tetrachlork., Trichloräthylen, Petroläther, swl. i. A. D. 0,926 bis 0,936; F. —16° bis —28°; JZ 165 bis 190; VZ 187—195; SZ max. 4,0. Brechungsindex: n_D^{20} = 1,478—1,485. Best.: Leinöl ist reich an ungesättigt. Fettsäuren (Linolensäure 40—62%, Linolsäure 16—25%, Ölsäure 14 bis 26%, Palmitin- u. Stearinsäure 9 bis 16%). In nördl. Ländern ist das Öl reicher an ungesätt. SS. Anw. med.: mit gleichem Teil Kalkwasser als Brandliniment (DAB 6: Linimentum Calcariae), als Abführmittel, zu Klistieren.

Ferner als Speiseöl sowie zur Herst. v. Firnissen, Lacken, Schmierseife usw. Das eingetrocknete oxidierte Leinöl heißt Linoxyn. **Oleum Lini album:** Weißes Leinöl ist mit Kaliumpermanganat, Natriumsulfit u. Salzsäure gebleichtes Leinöl. **Oleum Lini sulfuratum** ERG: s. dort.

Lipasen: Enzyme, zur Gruppe der Esterhydrolasen gehörend, die Fette in Glycerin u. Fettsäuren hydrolytisch zerlegen. Sie kommen im Pankreas, Magen, Leber, Lunge, Gehirn, Muskeln, Blut, Milch sowie in Samen u. Früchten zahlreicher Pflanzen vor. Sie spielen eine wichtige Rolle bei der Verdauung d. Fette, sie werden durch gewisse Aktivatoren, z. B. Gallensäuren, beeinflußt, und sie sind auch imstande, aus Glycerin u. Fettsäuren Fette aufzubauen. Sie sind bei verschiedenen pH wirksam, so Pankreaslipase bei pH 7—8, Magenlipase in saurem Medium.

Lipide: Oberbegriff für Fette und Lipoide.

Lipochrome: s. Carotinoide.

Lipoide: Fettähnliche, lebenswichtige, organische Substanzen, hierzu gehören: Wachse, Phosphatide, Cerebroside, Stearine, Carotinoide.

Lipoma: Lipom, Fettgeschwulst.

α-Liponsäure: Thiokt- oder 6,8-Thioctansäure; „thioctic acid", „lipoic acid",

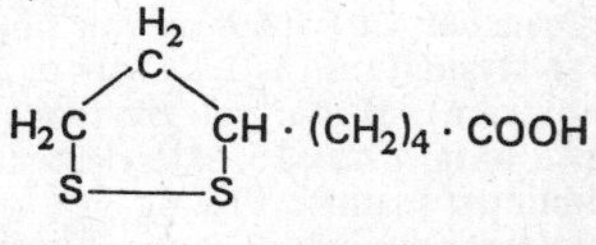

Wesentl. Stoffwechselfaktor (oxidative Decarboxylierung, Bakterien-Wuchsstoff, z. B. für Milchsäurebakterien); aus Leber u. Hefe isoliert; nat. in fast allen Lebewesen (Mensch: ca. 16 μg/l Serum); auch synthet. dargestellt; Salze: Lipoate. — Daneben noch β-L. (= α-L. sulfoxid) u. γ-L. (= Dihydro-L.).

Lipophil: „fettliebend"; Bez. für Eigenschaft von Stoffen bzw. Molekülgruppen, die sich in Fetten, Ölen oder fettähnlichen Medien leicht lösen.

Lipoproteine: Lipid-Protein-Komplexe im Serum mit Transport- u. immunolog. Funktionen.

Lipotrope Stoffe: Substanzen, die einer Leberverfettung (beim Tier) entgegenwirken, als wichtigste Cholin*. Die lipotrope Wirkung wird durch das Vorhandensein der Aminosäure Methionin bedingt, das die Methylgruppen zur Bildung des Cholins liefert, einem Baustein der Phosphatide, die zum Transport des Fettes nötig sind. Lipotrop wirken auch Coffein, Pyridoxin, Inosit, einige Steroidhormone.

„Alipotrope Faktoren“, u. a. Cystin, Aneurin, Lactoflavin, Pantothensäure, Biotin, fördern eine Leberverfettung.

Lippe: Labium.

Liquidambar orientalis: Fam. Hamamelidaceae (Kleinasien, Syrien). Stpfl. v. **Styrax:** Styrax liquidus, Balsamum styracinum, Balsamum Styrax liquidus. Storax, Styrax-Balsam, ein Ausscheidungsprodukt, das sich nach dem Einschneiden im Holzkörper d. Baumes bildet; trübe, klebrige, zähe Masse, grau bis braun, benzoeartig riechend, l. i. A., Ae., Essigäther, Aceton, Amylalkohol, Chlf. Best.: Zimtsäure (bis 30%), mehrere Zimtsäureester, Vanillin (ca. 2%), Styrol* (Phenyläthylen), Harz, Anw. med.: äuß. bei Hautkrankheiten (Krätze); vet.: gegen Räude; ferner in der Parfümerie. **Styrax calamitus** wird aus den Preßrückständen bei der Styraxgewinng. hergestellt u. dient lediglich zu Räucherzwecken. **Amerikanischer Styrax (Balsamum indicum album, Hondurasbalsam)** stammt von **Liquidambar styraciflua** (östl. Nord- u. Zentralamerika). Best.: wie Styrax v. L. orient., ohne Zimtsäureäthylester.

Liquidus(a, um): Flüssig.

Liquor: Flüssigkeit; auch Kurzbez. für L. cerebrospinalis.

Liquor Aluminii acetici: Aluminiumacetatlsg., Essigsaure Tonerdelsg., s. Aluminiumacetat.

— **Aluminii acetico-tartarici:** Aluminiumacetotartratlsg., s. Aluminiumacetat.

— **Ammonii acetici** ERG: Ammoniumacetatlsg., s. Ammoniumacetat.

— **Ammonii anisatus** DAB 6: Anisölhaltige Ammoniakfl., s. Ammoniak.

— **Ammonii carbonici pyrooleosi** ERG: Brenzl. Ammoniumkarbonatlsg. Zstzg.: 1 Brenzl. Ammoniumcarbonat u. 5 Aq. Anw. med.: früher als Excitans bei Fieber, Ohnmacht usw.

— **Ammonii caustici:** Ammoniakfl., Salmiakgeist, s. Ammoniak.

— **Ammonii caustici spirituosus** ERG: (Spiritus Dzondii) Weingeistige Ammoniakfl., weingeistige Lsg. von NH_3. Geh. 9,5—10%. D. 0,803—0,809. Anw. med.: selten zu Einreibungen, s. Ammoniak.

— **Ammonii hydrosulfurati** ERG: Schwefelammoniumlsg. Darst.: Durch Einleiten v. gewasch. H_2S in Ammoniakflüssigkeit bis zur Sättigung. Anw.: als Reagens.

— **Amyli cum Zinco jodato:** Jodzinkstärkelösung*.

— **Calcii chlorati** DAB 6: Calciumchloridlsg. Geh. 50% kr. Calciumchlorid. D. 1,226—1,233. Klare, farb- u. geruchl. Fl. Anw. med.: zur Calciumtherapie (intravenöse Injekt.).

— **Calcii sulfurati** ERG: Vleminckxsche Lsg., s. Calcium oxysulfuratum solutum.

Liquor Carbonis detergens DAB 6: Steinkohlenteerlsg. Darst.: 3 T. Seifenrinde werden mit verd. A. 10 Tage lang ausgezogen, danach die Fl. durchgeseiht, Rückstand ausgepreßt u. beide Fl. zusammengegossen. Nach dem Absetzen wird filtr. u. 13 T. des Filtrats mit 7 T. Steinkohlenteer unter häuf. Umschütteln 1 Woche lang stehengelassen. Die überstehende Fl. wird danach abfiltr. Klare, braune Fl. Anw. med.: äuß. b. Hautkrankheiten, Ekzemen **Liquor Carbonis detergens anglicus:** (Liquor Picis carbonis) Lösung von 2 T. Steinkohlenteer in 10 T. Quillaia-Tinktur. Anw. wie oben.

— **cerebrospinalis:** Gehirn-Rückenmarksflüssigkeit (gew. durch Lumbalpunktion). Klare, fast zellfreie Fl. Unters. diagnost. z. T. wichtig (Erreger, Blut, qual.-quant. Abweichgn. von der Norm der Best.).

— **Cresoli saponatus** DAB 6: Kresolseifenlösung, Lysol®, Cresolum saponatum. Zstzg.: 120 Ol. Lini, 27 Kalium causticum, 41 Aq., 12 Spirit., 200 Cresolum crudum. Klare, rotbraune, ölartige Fl., l. i. Aq., Glyc., A., Benzin. Anw. med.: als Desinfektionsmittel, zur Wundbehandlung in 0,5—1—5%igen Lsgen, vgl. Aqua cresolica.

Liquor Ferri albuminati DAB 6: Eisenalbuminatlösung. Geh. 0,39—0,4% Eisen. D. 0,982—0,992. Rotbraune, fast klare Fl. Darst.: 220 T. frisches Eiereiweiß werden durch ein Haarsieb gerieben, mit 2000 T. Aq. gemischt und durchgeseiht. Diesem Gemisch werden 120 T. dialysierte Eisenoxychloridlsg., die mit 2000 T. Aq. verdünnt und auf 50° erwärmt sind, in dünnem Strahle zugesetzt; nötigenfalls wird die Fällung durch Zufügen einer Lsg. v. 2 T. NaCl in 50 ml Aq. beschleunigt. Der entstandene Ndschlg. wird so lange ausgewaschen, bis das Waschwasser nach dem Ansäuern mit Salpetersäure durch Silbernitratlsg. höchstens schwach opalisierend getrübt wird. Der gesammelte Ndschlag. wird dann in einer Mischung von 3 T. NaOH mit 200 ml Aq. gelöst u. weitere 250 T. Aq. zugefügt. Nunmehr wird der Eisengehalt ermittelt und evtl. durch Zusatz von Aq. auf einen Geh. von 5,3 Eisen in 1000 T. Lsg. eingestellt. Auf je 750 T. dieser Fl. werden 2 T. aromatische Tinktur, 100 T. Zimtwasser u. 150 T. A. zugefügt. Anw. med.: bei Anämie u. Bleichsucht.

Liquor Ferri oxychlorati dialysati DAB6: Dialysierte Eisenoxychloridlösung. Gehalt 3,3 bis 3,6 Eisen. D. 1,041—1,045. Darst.: 50 T. gekühlter Eisenchloridlsg. werden nach und nach 33 T. Ammoniakfl. zugefügt, bis eine vollständige klare Lsg. eingetreten ist. Diese Lsg. wird so lange dialysiert, bis eine Probe des umgebenden Wassers nach dem Ansäuren mit Salpetersäure durch Silbernitratlsg. sofort höchstens opalisierend getrübt wird. Das Dialysat wird dann durch Wasserzusatz oder Eindampfen bei 40° auf die vorgeschriebene Dichte gebracht. Anw. med.: bei Anämie usw., wird jedoch nicht mehr verwendet, da sich im Magen Ferrichlorid bildet.

— **Ferri sesquichlorati** DAB6: Eisen (III)-chloridlsg. Geh. 9,8—10,3 Eisen. D. 1,275—1,285, s. Ferrum sesquichloratum.

— **Formaldehydi:** Formaldehyd solutus, s. Formaldehyd. — **Formaldehydi saponatus** ERG: s. Formaldehyd.

— **Fowleri:** Liquor Kalii arsenicosi, s. Arsentrioxid.

— **Kali caustici:** Kalilauge, s. Kaliumhydroxid.

— **Kalii acetici** DAB6: Kaliumacetatlsg. Geh. 33% CH_3COOK. D. 1,172—1,176. Darst.: 17 T. Kaliumbicarbonat werden in 34 T. verd. Essigsäure eingetragen u. d. Lsg. zum Sieden erhitzt, evtl. wird dann noch soviel Kaliumbicarbonat zugefügt, bis sich die Lösung mit Lackmuspapier schwach bläut. Nach dem Erkalten wird die Lsg. mit Aq. auf die vorgeschriebene Dichte gebracht. Anw. med.: als Diureticum. Dos. ca. 2—3 g.

— **Kalii arsenicosi:** Fowlersche Lsg., s. Arsentrioxid.

— **Kalii hypochlorosi:** Kaliumhypochloritlösung. Eau de Javelle, s. Kalium hypochlorosum.

— **Kalii silicici** ERG: Kaliwasserglaslösung, s. Kalium silicicum.

— **Natri caustici:** Natronlauge, s. Natriumhydroxid.

— **Natrii hypochlorosi** ERG: Natriumhypochloritlösung, s. Natrium hypochlorosum.

— **Natrii silicici:** Natronwasserglaslösung, s. Natrium silicicum.

— **Picis carbonis:** Liquor Carbonis detergens anglicus, s. unter Liquor Carbonis detergens.

— **Plumbi subacetici:** Bleiessig, s. Bleiacetat.

— **seriparus** ERG: Labessenz, s. Lab.

— **spinalis:** Liquor cerebrospinalis*.

— **Stibii chlorati** ERG: Spießglanzbutter, s. Antimontrichlorid.

Liriosma ovata: Bisher irrtümlich als Stpfl. v. **Lignum Muira-puama** angegeben, s. Ptychopetalum olacoides u. Pt. uncinatum.

Lithagogum(a): syn. Lithicum, harnsteintreibendes Mittel.

Lithantrax: Steinkohle, s. Carboneum.

Lithargyrum: Bleiglätte, Plumbum oxydatum, s. Blei(II)-oxid.

Lithiasis: Steinkrankheit, Steinbildung in Blase, Niere, Galle etc.

Lithicum: Lithagogum*.

Lithium: Li, AtG. 6,941, einwert., Ordnungszahl 3. Silberweißes, weiches Metall. D. 0,534 (leichtestes Metall); F. 179°; Kp. 1340°. Nat. nur gebunden, meist als Silikat (Lithionglimmer, Petalit). Entdeckt 1817 von Johann August Arfvedson, 1792—1837; elektrolytisch dargestellt von Humphry Davy 1818. Darst.: Durch Elektrolyse von Lithiumchlorid.

Nachweis von Lithiumverbindungen: Sie färben die nichtleuchtende Flamme karmesinrot, das Spektrum dieser Flamme zeigt eine rote Linie.

Lithiumsalze fördern die Harnstoff- u. Harnsäureausscheidung, lösen aber nicht Harnsäurekonkremente im Körper; Einwirkg. auf Katecholaminstoffwechsel; Dauermedikation bei best. Psychosen; bei Überdosierg. u. älteren Pat. Nebenwirkgn. möglich.

Lithium benzoicum ERG: **Lithiumbenzoat,** Benzoesaures Lithium,

$$C_6H_5COOLi.$$

Mol. 128,0. Darst.: Durch Auflösen v. Lithiumcarbonat u. Benzoesäure in Aq. und Eindampfen. Weiß. kr. Pv. oder dünne glänzende Schuppen, l. i. 10 Aq. u. 3 A. Anw. med.: bei harnsaurer Diathese. Dos. 0,3—1 g, mehrmals tägl.

Lithium bromatum ERG: **Lithiumbromid,** Bromlithium, LiBr. Mol. 86,86. D. 3,46; F. 547°. Darst.: Durch Umsetzen von Eisenbromürbromid mit Lithiumcarbonat. Weiß. hygr. Pv., sll. i. Aq., ll. i. A. Anw. med.: als Hypnoticum wie Kaliumbromid.

Lithium carbonicum DAB6: Lithiumcarbonat, Kohlensaures Lithium, Li_2CO_3. Mol. 73,89. D. 2,11; F. 618°. Darst.: Aus lithiumhaltigen Mineralien oder durch Fällen von Lithiumsalzlsgen mit Natriumcarbonat. Weiß. leichtes Pv., ll. i. verd. SS, wl. i. Aq., swl. i. A. Geh. mind. 99%. Anw. med.: bei harnsaurer Diathese, Gicht, Psychosen. Dos. 0,05—0,3 g mehrmals tägl. zu Injektionen in die Blase bei Uratsteinen. HOM: Lithium carbonicum.

Lithium chloratum ERG: **Lithiumchlorid,** Chlorlithium, LiCl. Mol. 42,4. D. 2,06; F. 606°. Darst.: Durch Umsetzen von Lithiumcarbonat mit Salzsäure. Weiße, würfelförmige Kr. oder weiß. hygr. Pv., ll. i. Aq. u. A. Anw. med.: wie Lith. carb. zur Herst. künstl. Mineralwässer.

Lithium citricum ERG: Lithiumzitrat, Zitronensaures Lithium,

$$C_3H_4 \cdot OH \cdot (COOLi)_3 + 4\,H_2O.$$

Mol. 281,9. Darst.: Durch Neutralisieren einer Lsg. von Zitronensäure in Aq. mit Lithiumcarbonat. Farbl. hygr. Kr. oder weiß. Pv., l. i. Aq. u. A. Anw. med.: wie Lith. carb.

Lithium jodatum ERG: **Lithiumjodid,** Jodlithium, LiJ. Mol. 133,85. Darst.: Durch Neutralisieren einer Lithiumcarbonatlsg. mit Jodwasserstoffsäure. Weiß., an der Luft sich gelb färbendes, zerfließl. Pv. oder Stücke, sll. i. Aq. u. A. Anw. med.: wie Lith. carb.

Lithiumkarbonat: s. Lithium carbonicum DAB 6.

Lithium, Kohlensaures: Lithium carbonicum*.

Lithium nitricum: Lithiumnitrat, $LiNO_3$. Farbl. hygr. Kr., sll. i. Aq. u. A. Anw.: in der Feuerwerkerei (Rotfeuer).

Lithium salicylicum ERG: **Lithiumsalizylat,** Salicylsaures Lithium,

$$C_6H_4OH \cdot COOLi.$$

Mol. 144,0. Darst.: Durch Umsetzen von Lithiumcarbonat mit Salicylsäure. Weißes od. schwach rötl., kr. Pv., sll. i. Aq. u. A. Anw. med.: wie Natriumsalizylat bei akutem Gelenkrheumatismus, Gicht. Dos. 0,5—1 g mehrmals tgl.

Lithiumzitrat: Lithium citricum ERG*.

Lithium, Zitronensaures: Lithium citricum ERG*.

Lithocholsäure: 3-Monohydroxycholansäure. Eine Gallensäure, sie ist wesentlich an der Bildung der Gallensteine beteiligt.

Lithopone: Weiße Farbe, die durch Umsetzung von Bariumsulfid u. Zinksulfat erhalten wird. Mit verschiedenem Zinksulfidgehalt im Handel: Gelbsiegel 15%, Rotsiegel 30%, Grünsiegel 40%, Bronzesiegel 50%, Silbersiegel 60%. Lichtecht und ungiftig.

Lobär: s. Pneumonie.

Lobaria pulmonaria: Fam. Stictaceae, Lungenmoos, Lungenflechte, Baumflechte (Europa, Asien, Amerika, Afrika). Stpfl. v. **Lichen pulmonarius:** (Herba Pulmonariae arboreae, Sticta pulmonaria) Lungenflechte, Baummoos, der Thallus der Flechte, Best.: Stictinsäure (Cetrarsäure), Schleim. Anw. volkst.: bei Lungenleiden. HOM: Sticta, die frische, von anhängender Baumrinde befreite Flechte (es soll nur die in Nord- u. Südamerika auf Zuckerahorn wachsende Pfl. verwendet werden).

Lobelia inflata: Fam. Campanulaceae (Nordamerika). Stpfl. v. **Herba Lobeliae:** Lobelienkraut, Indianischer Tabak. Best.: Etwa 10 verschiedene Alkaloide, Hauptalkaloid Lobelin*, ferner Lobelidin, Lobelanin, Lobelanidin, Nor-Lobelanin (brechenerregend) und Nor-Lobelanidin, im ganzen ca. 0,35—0,5% im trockenen Kraut; ferner Harz, äth. Öl, Asche max. 12%. Anw. med.: bei Asthma, Krämpfen, Keuchhusten sowie als Brechmittel (das Kraut wirkt anders als das reine Lobelin!) MD 0,1 g; MTD 0,3 g (DAB: Tinctura Lobeliae). HOM: Lobelia inflata, die ganze frische blühende Pflanze. (Aufbewahrung: Urtinktur, 1.—3. Dez.-Pot. vorsichtig.) Ferner HOM: Lobelia syphilitica. Blaue Kardinalsblume, Virginische Lobelie (Nordamerika), die frische Pflanze (Alkaloidgehalt 0,3—0,53%, ohne Lobelin, Aufbewahrung wie Lob. inflata). Anw.: als Diaphoreticum, gegen Syphilis.

Lobelie: Lobelia inflata*.

Lobelienkraut: Herba Lobeliae, s. Lobelia inflata.

Lobelientinktur: Tinctura Lobeliae DAB 6.

Lobelin: Hauptalkaloid aus dem Kraut von Lobelia inflata (isoliert von Wieland, 1921), $C_{22}H_{27}NO_2$, ein Piperidinderivat, Mol. 337,4. Farbl. Kr., l. i. A., Ae., Chlf., swl. i. Aq. Lobelin wirkt spezifisch erregend auf das Atemzentrum, daher wichtigstes Analepticum, bes. bei Vergiftungen (Kohlenoxid, Leuchtgas, Schlafmittel usw.) sowie bei Atemlähmung Neugeborener. Dos. 0,005 bis 0,01 g. Med. verwendet wird hauptsächlich das Hydrochlorid. **Lobelinhydrochlorid: Lobelinum hydrochloricum,** $C_{22}H_{28}ClNO_2$, Mol. 373,9. DAB 7: Gehalt mind. 99,0%, berechn. auf die getrockn. Substanz. Weiß. kr. Pv., l. i. 40 Aq. u. 10 A., sll. i. Chlf. F. nicht unter 178°, opt. linksdrehend, $[\alpha]_D^{20°} = -56°$ bis $-58°$ (c = 0,02). Lösungen mit L. h. dürfen nicht erhitzt werden. MD 0,02 g; MTD 0,1 g. Zur intramusk. Injekt. 0,01, zur intrav. Injekt. 0,003—0,01, Kinder 0,003 intramusk. 1 Ampulle enthält 1 g 1%ige Lsg.

Lobelinhydrochlorid: Lobelinum hydrochloricum, s. Lobelin.

Lobulär: s. Pneumonie.

Lochia: (Mehrz. Lochien, v. griech. λοχεῖα = Geburt) Wochenfluß.

Lockesche Lösung: Blutisotonische Lösung zum Blutersatz (s. dort): NaCl 0,9, KCl 0,042, $CaCl_2$ 0,048, $NaHCO_3$ 0,02, Glucose 0,2, Aq. dest. ad 100,0.

Löffel: als Maß, s. Tab. „Maße u. Gewichte".

Löffelkraut: Cochlearia officinalis*.

Loeffler-Bakterien: Diphtherie-Bakterien, s. Coryne-Bakterien.

Loefflers Methylenblaulösung: Reagens zur Färbung der Bakterien: 30 ml einer gesättigten Lsg. von Methylenblau in absol. A. sind mit einer Mischg. v. 1 ml einer 1%igen Kaliumhydroxidlsg. u. 99 ml Aq. zu versetzen. Zur Gegenfärbung verdünnt man diese Lsg. mit 4—9 Teilen Aq. (verdünnte L.M.L.).

Lösungen, Isotonische: s. Isotonisch.

Lösungen, Volumetrische: s. Maßanalyse.

Lötstein: s. Ammonium chloratum.

Löwenblattwurzel: s. Leontice thalictroides.

Löwenmaul, Gelbes: Linaria vulgaris*.

Löwenschwanz: Leonurus cardiaca var. villosus*.

Löwenschwanzkraut, Wolliges: Herba Ballotae lanatae, s. Leonurus lanatus.

Löwenzahn: Taraxacum officinale*.

Lohtanninbäder: Auf 1 Bad 1 kg gemahl. Eichenrinde (kalt ansetzen, dann kochen).

Lokalanästhesie: Örtliche Betäubung.

1. **Physikalisch:** durch Kälte, Chloräthylspray od. Unterkühlung (Eispackung); 2. **Chemisch:** durch Betäubung der Nervenendigungen mit Lokalanästhetica (Procain, Mepicain etc.). Man unterscheidet Oberflächen- od. Schleimhautanästhesie, Infiltrationsanästhesie (durch Umspritzung des Operationsgebietes), Leitungsanästhesie (durch Injektion in d. Nervensubstanz zur Unterbrechung der Nervenleitung, z. B. Plexus-, Interkostal-, Lumbal-A.).

Lolium temulentum: Fam. Gramineae, Taumellolch, Schlafweizen, Schwindelhafer (Europa, Getreideunkraut). Stpfl. v. **Fructus Lolii:** Taumellolchfrüchte. Best.: Temulin (Alkaloid), Fett, Gerbstoff, Kieselsäure, ein Glykosid sowie Enzyme. Anw. volkst.: als Narkoticum (sehr gefährlich!) sowie zur Tötung kleiner Tiere. (Die Früchte sind meist von einem Pilz befallen, dessen Mycel sich zwischen Samenschale u. Endosperm befindet. Indessen ist die Annahme, daß nur die von diesem Pilz befallenen Pflanzen giftig seien, unrichtig, da sich auch pilzfreie Pflanzen als giftig erwiesen haben), s. Tabelle über „Gegenmittel". HOM: Lolium temulentum, die reifen Früchte. (Aufbewahrung: Urtinktur, 2. u. 3. Dez.-Pot. vorsichtig.)

Longus(a, um): Lang.

Lonicera caprifolium: Fam. Caprifoliaceae, Geißblatt, Jelängerjelieber (Europa). Stpfl. v. **Flores Lonicerae:** Geißblattblüten. Best.: Saponin. Anw. volkst.: als Diureticum u. Diaphoreticum. HOM: Lonicera caprifolium, die frische Pflanze.

Looch: (Lohoch) alte Bezeichnung für sirupartige Arzneiformen, auch Mandelemulsionen u. dgl.; vgl. Linctus unter Arzneiformen.

Lophophora lewinii, Lophophora williamsii: Fam. Cactaceae (Mexiko). Stpfl. der **Mescal-Buttons** (Muscal-Buttons, Peyotl, Schnapsknöpfe), in Scheiben geschnittene, getrockn. Teile d. Kaktus. Best.: Zahlreiche, außerordentl. stark wirkende Alkaloide, wie Mescalin*, Pellotin, Lophophorin. Rauschmittel der Indianer in Mexiko (Meskalinrausch). Bisweilen als Schlafmittel angewandt. Dos. 0,04 bis 0,06 g.

HOM: Anhalonium lewinii, die frische Pflanze.

Lophophorin: s. Lophophora lewinii.

Loranthaceae: *bot.* Fam. Mistelgewächse.

Lorbeer, -Blätter, -Früchte, -Öl: s. Laurus nobilis.

Lorbeerkirsche: Prunus laurocerasus.

Lorfan®: (—)-3-N-Allyl-hydroxymorphinantartrat (Levallorphan), farbl. Kr.-nadeln, ll. i. Aq., unl. i. öligen Lösungsmitteln, F. 180—182°; spezifischer Morphin-Antagonist, wirkt der Atemdepression entgegen. Anw.: bei Überdosierung od. Vergiftung mit Morphin u. morphinähnlich wirkenden Substanzen (Dolantin, Pethidin, D-Moramid usw.). Dos.: Je nach Schwere des Falles 0,5—2 mg Lorfan intravenös. Ampullen zu 5 ml mit 5 mg Wirkstoff. (Der Antagonismus erstreckt sich nicht auf eine durch Barbiturate od. Inhalationsnarcotica hervorgerufene Atemhemmung.)

Losantin®: Calcium hypochlorosum, s. Calciumhypochlorit.

Loschmidt'sche Zahl: Sie bezeichnet die in einem Atomgramm (Grammatom) eines reinen Elementes enthaltene Anzahl Atome bzw. die in einem Molgramm (Gramm-Molekül) enthaltene Anzahl Moleküle (Avogadrosche Zahl), abgek. N_L, sie ist = $6{,}023 \cdot 10^{23}$, vgl. Moleküle (Joseph Loschmidt, Physiker, 1821—1895, Wien).

Lost: (n. Lommel u. Steinkopf) *chem.* Dichlordiäthylsulfid, Senfgas, Gelbkreuzkampfstoff.

Lotio(nes): (lat. lavare = waschen) Anreibung, Suspension oder Lösung von Arzneistoffen, die zur äußerlichen Anwendung dient (Waschung, Einreibung, Pinselung), vgl. Mixturae agitandae unter Arzneiformen (Unguenta).

LSD: Lysergsäure-diäthylamid*.

LTH: Abkzg. für Luteotropes Hormon, s. Hormone (HVL).

Lu: Lutetium*.

Luciferase, Luciferin: s. Leuchtbakterien.

Lues: (lat. = Seuche) Syphilis; luetisch (luisch) = syphilitisch.

Luffaschwämme: Die gurkenartigen, von den Weichteilen befreiten und getrockneten Früchte von **Luffa aegyptica (Luffa cylindrica),** Fam. Cucurbitaceae (trop. Afrika, Asien, Japan, China), heute haupts. aus Japan imp.

Luftgas: Generatorgas*.

Lugol'sche Lösung: Solutio Jodi „Lugol", Wäßrige Jodlösung DAB 7, s. Jod.

Lumbago: Hexenschuß, Lendenweh.

Lumbal: (lat. lumbus = Lende) Zur Lende gehörend; **Lumbalanaesthesie:** Injektion eines Lokalanaestheticums in den Liquor spinalis (Rückenmark); **Lumbalpunktion:** Spinalpunktion, s. Liquor cerebrospinalis.

Lumichrome: Flavine, s. Vitamin B_2.

Luminal: s. Phenyläthylbarbitursäure.

Luminal-Natrium: s. Phenyläthylbarbitursaures Natrium.

Lumineszenz: Das Leuchten von Körpern ohne gleichzeitige Temperatursteigerung, hervorgerufen durch Bestrahlung (Photolumineszenz, **Phosphoreszenz*, Fluoreszenz***) oder durch chemische Umsetzungen **(Chemilumineszenz)** oder durch elektrische Vorgänge **(Elektrolumineszenz).**

Lumineszenzanalyse: s. Fluoreszenz.

Luminophore: Leuchtsteine, s. Leuchtfarben.

Lumisterin: Stereoisomeres des Ergosterin, s. Vitamin D.

Lunge(n): Pulmo(nes), s. Organotherapeutica.

Lungenblähung: Emphysema pulmonum; **Lungenblutung:** Hämoptoe; **Lungenentzündung:** Pneumonia, s. Pneumonie.

Lungenflechte: Lobaria pulmonaria*.

Lungenkraut: Herba Pulmonariae, s. Pulmonaria officinalis.

Lungenmoos, Lungenflechte: Lichen pulmonarius, s. Lobaria pulmonaria.

Lungentuberkulose: s. Tuberkulose.

Lupinidin: Sparteinum*.

Lupolen®: Polyäthylen-Kunststoff für Flaschen, Ballons, Fässer, Kabel, Folien usw., unl. in allen bekannten Lösungsmitteln.

Lupulin: s. Humulus lupulus.

Lupulon: $C_{26}H_{36}O_4$, β-Hopfenbittersäure, Lupulinsäure, ein aus den Hopfendrüsen (s. Humulus lupulus) gewonn., (ca. 1%) antimikrobieller Stoff (Phytonzid), besonders wirksam geg. grampositive Bakt. u. Mykobakterien; 10mal wirksamer als Humulon*.

Lupulus: s. Humulus lupulus.

Lupus: (lat. = Wolf) Lupus vulgaris, Fressende Flechte, Hauttuberkulose.

Luronase®: s. Hyaluronidase.

Lustgarten' Reaktion: Chloroformnachweis; Blaufärbung der Probe mit warmer Lsg. von α-Naphthol in KOH, beim Ansäuern roter Niederschlag.

Lustgas: Lachgas, Nitrogenium oxydulatum*.

Lutin: Gelber Farbstoff, s. Xanthophyll.

Luteinisierendes Hormon: Gonadotropes HVL-Hormon, s. Hormone.

Luteohormon: Corpus-luteum-Hormon, s. Hormone.

Luteotropes Hormon: abgek. „LTH", Prolaktin, s. Hormone (HVL).

Lutetium: Lu (früher Cassiopeium = Cp), AtG. 174,97, III-wertig, Ordnungszahl 71, s. Seltene Erdmetalle.

Luteus(a, um): Gelb.

Lutidine: Dimethylpyridine, s. Pyridinum.

Luvatrem®: s. Curare.

Luxatio: Luxation, Verrenkung.

Lycium Berberis HOM: Stpfl. ist Lycium barbarum (Lycium halmifolium). Fam. Solanaceae (Mittelmeergebiet), Bocksdorn, Teufelszwirn; Best. Tropin, Betain, Cholin; hom. angew. wird die frische blühende Pflanze (Aufbewahrung: Urtinktur, 1.—3. Dez.-Pot. vorsichtig).

Lycoperdon bovista: Fam. Lycoperdaceae, Bovist, Stäubling (Mitteleuropa). Best.: Tyrosin, Lycoperdin, Fermente. Stpfl. v. HOM: Bovista, die Sporen des reifen Pilzes (hom. Anw. bei Anämien, venösen Stasen, Hautleiden sowie als Hämostypticum u. als Antaphrodisiacum).

Lycopersicum esculentum: Solanum lycopersicum, Tomate, s. Solanum-Arten.

Lycopin: $C_{40}H_{56}$, Gelbroter Pflanzenfarbstoff, haupts. in Tomaten, Hagebutten usw., mit Carotin isomer (s. Lipochromfarbstoffe); mit konz. Schwefelsäure, Antimontrichlorid u. Trichloressigsäure schlägt die Farbe von Lycopin in Blau um.

Lycopodium clavatum: Fam. Lycopodiaceae, Bärlapp, Hexenkraut, Erdmoos (fast über die ganze Erde verbreitet, haupts. gesammelt in Deutschland, Rußland, Oberitalien, Schweiz). Stpfl. v. **Herba Lycopodii** ERG: (Herba Musci clavati) Bärlappkraut, Schlangenmoos. Best.: die Alkaloide Lycopodin, Clavatin u. Clavotoxin (Gesamtgehalt ca. 0,12%), fettes Öl, Säuren, Harz, Gummi. Asche max. 4%. Anw. volkst.: als Diureticum (Herba L. ist giftig, 0,2 g töten Frösche u. Mäuse unter Lähmungserscheinungen wie Curare). **Lycopodium** DAB 7: Bärlappsporen (fälschlich Bärlappsamen), Hexenmehl, die reifen Sporen v. L. cl. u. anderen L.-Arten. Best.: Fett, Öl (bis 50%), Sporonin (20%, polymeres Terpen), Säuren, Harz, Gummi, Zucker, Spuren von Alkaloiden. Asche max. 3%. Anw. med.: früher inn. als Analgeticum u. Antispasmodicum, jetzt nur noch äuß. zu Streupulvern u. zum Bestreuen von Pillen; techn.: zu Feuerwerkskörpern (Blitzpulver). HOM: Lycopodium (Sporen) (hom. Anw.: bei Magen- u. Leberleiden, Blasen- u. Nierenentzündung, Hautkrankheiten sowie gegen Melancholie). **Lycopodium selago:** Tannenbärlapp, Purgierbärlapp, Purgiermoos (Europa, haupts. Alpen). Best.: Lycopodin, Selagin u. andere Alkaloide sowie ein Bitterstoff. Die Pfl. ruft auf der Haut Entzündung u. Pustelbildung hervor, innerlich führt sie zu Erbrechen, Krämpfen und Bewußtlosigkeit. Anw. volkst.: als Drasticum, Emeticum, Anthelminticum sowie äußerl. in Abkochung als Antiparasiticum, bes. beim Vieh. HOM: Lycopodium Selago, die frische Pflanze.

Lycopus-Arten: Fam. Labiatae. **Lycopus europaeus** (Mittel- u. Südeuropa). Gemeiner Wolfstrapp. Ufer-Wolfstrapp, Wasserandorn. Best.: Lycopin (Bitterstoff), Gerbstoff, äth. Öl. Stpfl. v. HOM: Lycopus europaeus, das frische, blühende Kraut. Anw. hom.: bei Thyreotoxikosen, Basedow. **Lycopus virginicus:** Virginischer Wolfsfuß (Nordamerika, von Kanada bis Florida, Missouri, Nebraska). Stpfl. v. HOM: Lycopus virginicus, die frische, blühende Pfl. Best. u. Anw.: wie bei Lycopus europaeus.

Lycosa: Gattg. der gift. Wolfsspinnen, darunter L. tarantula (Tarantel).

Lymphe: 1. Blaßgelbliche, dem Blutserum ähnliche Fl., entst. durch Austritt von Blutplasma aus den Kapillaren ins Gewebe u. wird von da durch die Lymphgefäße wieder dem Blut zugeführt. Sie besteht aus dem Lymphplasma u. den Lymphkörperchen u. enthält wie das Blut Fibrinogen u. Prothrombin, sie ist daher ebenfalls gerinnungsfähig. Die Zstzg. der Lymphe schwankt stark, je nach dem

Ort der Entstehung wie nach dem Ernährungszustand. 2. Kuhpocken-Lymphe*.

Lymphocyten: Lymphzellen, Form der Leukocyten, s. Blut.

Lyochrome: s. Flavine.

Lyofermente: s. Fermente.

Lyophile Sole: s. Kolloide.

Lyophobe Sole: s. Kolloide.

Lysergsäure: s. Secale cornutum.

Lysergsäure-diäthylamid: „LSD", Lysergidum, Delysid®, (s. Secale cornutum), bewirkt schon in geringsten Spuren (0,0002 mg pro kg Körpergewicht) schizophrenieähnliche psych. Störungen; Suchtmittel; s. Psychosomimetica.

Lysimachia nummularia HOM: Fam. Primulaceae, Pfennigkraut (Europa), verw. wird die frische blühende Pflanze (Best.: Gerbstoff, im Kraut das Enzym Primverase, i. Stengel u. Wurzel Saponine). Anw. hom.: bei Dysenterie, äußerl. bei Wunden u. Ulcera.

Lysin: essentielle Aminosäure (α, ε-Diaminocapronsäure); Bestandteil vieler Eiweißkörper (z. B. im Serumalbumin, Fibrin, Globulin) u. kommt auch frei vor, während sie z. B. in pflanzlichen Gliadinen fehlt; Lysin regt Knochenwachstum u. Zellteilung an, bei Fäulnis geht es in Cadaverin über; Tagesbedarf bis zu 800 mg/kg; s. Aminosäuren.

Lysine: s. Ambozeptor.

Lysol®: Liq. Cresoli saponatus DAB 6.

Lysolecithin: Entsteht aus dem Lecithin, durch Abspaltg. eines Moleküls Fettsäure, bewirkt Hämolyse der roten Blutkörperchen, s. Lecithinasen.

Lysozym: Muramidase; (1922 von R. Fleming) Enzym in Körperflüssigkeiten, Sekreten u. Exkreten sowie in Geweben; spaltet Mukopeptide u. Mukosaccharide u. wirkt bakteriolytisch.

Lyssa: syn. Rabies, Tollwut, Wasserscheu; Erreger: Tollwut-Virus.

Lytisch: Lösend, abfallend (z. B. bei Fieber), von $\lambda\upsilon\sigma\iota\varsigma$ = Auflösung.

Lytta vesicatoria: s. Canthariden.

M

m: meta-; milli- (0,001).
μ: Mikron* = $\mu m = 10^{-6}$ m.
mA: Milliampere = $^1/_{1000}$ Ampere*.
Macassarkerne: Fructus Bruceae, s. Brucea amarissima (B. sumatrana).
Maceratio: Mazeration*.
Machandelbeeren: s. Juniperus communis.
Mache-Einheit: abgek. „ME", Einheit für radioakt. Konzentration (in Wässern etc.) als Rn/l; s. Radium.
Macis: s. Myristica fragrans.
Macisöl: Oleum Myristicae, s. Myristica fragans.
Macrodex®: s. Blutersatz u. Blut.
Macrogolum: Polyäthylenglykole.
Macropiper: s. Piper longum.
Macula(e): Fleck(e); **Emaculatio** = Fleckentfernung.
Madar HOM: Calotropis gigantea*.
Madarwurzelrinde: Cortex Calotropidis radicis, s. Calotropis gigantea.
Madenwurm: Oxyuris vermicularis.
Madribon®: s. Sulfonamide.
Mädesüß: Filipendula ulmaria*.
Märzveilchenwurzelstock: Rhizoma Violae, s. Viola odorata.
Mäuseeinheit: M.E. (Ratteneinheit = R.E.), dient zur Standardisierung von Hypophysenvorderlappen-Präparaten u. v. Vitaminen, s. Tabelle „Biologische Einheiten".
Mäusezwiebel: Urginea maritima*.
Magellanischer Zimt, Magalhãesischer Zimt: Cortex Winteranus verus, s. Drimys winteri.
Magen: (lat.) ventriculus; (griech. *γαστήρ, στόμαχος*); **Magengeschwür:** Ulcus ventriculi.
Magenelixier, Hoffmanns: Elixir Aurantii compositum DAB 6.
Magermilch: s. Milch.
Magisterium Bismuti: Bismutum subnitricum, s. Wismutnitrat, Basisches.
Magistralformeln: Formulae magistrales, Reichsformeln (RF), Deutsche Rezept-Formeln (DRF), Formulae Magistrales Berolinenses (FMB) u. a.; erprobte ärztliche Vorschriften (magister = Meister).

Magma Bismuthi: s. Lac Bismuti.
Magma Magnesiae: Magnesiamilch*.
Magnalium: Legierung von Magnesium mit Aluminium.
Magnesia carbonica: Magnesium carbonicum, s. Magnesiumcarbonat, Basisches.
Magnesia chlorata: Magnesium hypochlorosum*.
Magnesia, Gebrannte: Magnesia usta, s. Magnesium oxydatum, s. Magnesiumoxid.

Magnesiamilch: Magma Magnesiae (Amer. Suppl), Milk of Magnesia, Cream of Magnesia: Aufschwemmung von Magnesiumhydroxid in Wasser, 6,5—8,5% $Mg(OH_2)$, häufig mit Zusatz v. 0,1% Acid. citr. Haupts. in USA u. England als Mittel gegen Sodbrennen u. als leichtes Abführmittel gebräuchl.

Magnesiamischung: Magnesia-Mixtur*.

Magnesia-Mixtur: (Magnesiumammoniumchloridlösung) Reagens DAB, zum Nachweis und Bestimmung der Phosphorsäure sowie zur quantitativen Ausfällung von Arsen; 1 Magnesiumchlorid u. 1,4 Ammoniumchlorid sind in einer Mischg. von 7 Ammoniakflüssigkeit u. 15 Aq. zu lösen. Nach mehrtägigem Stehen wird die Lösung filtriert.

Magnesia muriatica HOM: Magnesium chloratum, s. Magnesiumchlorid.

Magnesiastäbchen: Dünne, ca. 15 cm lange Stäbchen aus Magnesiumoxid, die an Stelle von Platindraht bei Flammenfärbungen u. bei Reaktionen mit der Borax- oder Phosphorsalzperle verwendet werden. Schmelzpunkt über 2600°.

Magnesia usta: Magnesium oxydatum, s. Magnesiumoxid.
Magnesit: Talkspat. Mineral, Magnesiumcarbonat, $MgCO_3$.
Magnesium: Mg, Erdalkalimetall, AtG. 24,305, II-wertig, Ordnungszahl 12. Silberweißes glänz. Metall. D. 1,74, F. 650°; Kp. ca. 1100°; hämmer- u. walzbar. Erhitzt, verbrennt es mit blendend weißem Licht zu MgO, ll. in SS, unl. in Alkalien u. kalt. Aq., warm. Aq. wird zersetzt. Starkes Reduktionsmittel, entd. v. Davy (1808). Nat.: nur gebunden als $MgCO_3$ (Magnesit), $MgCO_3 \cdot CaCO_3$ (Dolomit), Talk ($Mg_3Si_4O_{10}(OH)_2$), Meerschaum

($Mg_4Si_5O_{15}(HO)_2$), Kainit ($MgSO_4$, KCl). In der Erdrinde insges. zu 1,9% enthalten sowie im Meerwasser und Mineralwässern, auch im Chlorophyll. Darst.: Durch Elektrolyse von geschmolzenem, wasserfreiem Magnesiumchlorid (Carnallit). Anw.: haupts. in Form von Legierungen (den sog. Leichtmetallen: Magnalium, Hydronalium, Duraluminium, Elektron, s. d.), beim Flugzeug-, Schiffsbau usw. sowie i. d. Feuerwerkerei, Photographie (Blitzlicht).

Nachweis der Magnesiumverbindungen: 1. NaOH fällt aus d. Lsgen weißes Magnesiumhydroxid, l. in Ammoniumsalzlsg. 2. Na_2CO_3 fällt bas. Magnesiumcarbonat. l. in Ammoniumsalzlsg. 3. Na_2HPO_4 + NH_3 fällt weiß. Ammonium-Magnesiumphosphat, sehr schwerlösl.

Magnesiumacetat: Magnesium aceticum*.

Magnesium aceticum: Magnesiumacetat, Essigsaures Magnesium,

$$(CH_3COO)_2Mg + 4H_2O.$$

D. 1,45. Darst.: Durch Auflösen von Magnesiumcarbonat in 15%iger Essigsäure. Farbl. hygr. Kr., sll. in Aq. u. A. Anw. med.: wie Magnesiumzitrat; techn.: zur Herst. v. Bleiweiß.

Magnesiumammoniumchloridlösung: Magnesiamixtur DAB 6.

Magnesium-Ammoniumphosphat: s. Ammonium-Magnesiumphosphat.

Magnesium, Basisch-Kohlensaures: Magnesium carbonicum, s. Magnesiumcarbonat, basisches.

Magnesiumbenzoat: Magnesium benzoicum*.

Magnesium, Benzoesaures: Magnesium benzoicum*.

Magnesium benzoicum: Magnesiumbenzoat, Benzoesaures Magnesium,

$$(C_6H_5COO)_2Mg.$$

Darst.: Durch Neutralisieren einer Benzoesäure-Lsg. mit Magnesiumcarbonat. Weiß. Pv., l. in Aq. Anw. med.: als Antipyreticum, Antiarthriticum. Dos. 0,15 g bis 1 g.

Magnesium-Blitzlicht: 10 g Magnesiumpulver + 12 g Kaliumchlorat.

Magnesium boro-citricum ERG: Magnesiumborozitrat. Zstzg.: 150 Gebr. Magnesia, 150 pv. Borsäure, 500 pv. Zitronensäure, 200 Aq. Die Pv. werden gemischt, mit dem Aq. zu einem Brei angerührt, der nach seiner Erhärtung zu feinem Pv. verrieben wird.

Magnesiumborozitrat: Magnesium boro-citricum ERG*.

Magnesiumbromid: Magnesium bromatum, $MgBr_2 + 6H_2O$, farblose Kr., sll. i. Aq. Anw. med.: als Sedativum (Dos. 0,5—1 g).

Magnesiumcarbonat, Basisches: Magnesium carbonicum, Magnesium subcarbonicum, Basisches Magensiumcarbonat, Magnesia carbonica, Magnesia, Basisch-kohlensaures Magnesium. Zstzg. wechselnd:

$$3(MgCO_3)_3 + Mg(OH)_2 + 3H_2O$$

oder

$$4(MgCO_3) + Mg(OH)_2 + 4H_2O.$$

D. 3,04. DAB 7: Gehalt mind. 40,0 bis 44,0% basische Anteile, berechn. als MgO (40,31). Darst.: Durch Umsetzen von Magnesiumsulfat mit Natriumcarbonat. Weiß., sehr leicht. Pv. oder Stücke oder Ziegel, l. in kohlensaurem Aq. u. SS, swl. in Aq. (1:2500). Geh. mind. 24% Magnesium. Anw. med.: inn. als Antacidum u. Kathartícum (DAB: Magnesium citricum effervescens, Pulvis Magnesiae cum Rheo); äuß.: zu Zahnpulvern, Streupuder. HOM: Magnesium carbonicum.

Magnesiumcarbonat, schweres, basisches: s. Magnesium carbonicum ponderosum ERG.

Magnesium carbonicum leve: Magnesium carbonicum, s. Magnesiumcarbonat.

Magnesium carbonicum naturale: Magnesit, Talkspat.

Magnesium carbonicum neutrale: Neutrales Magnesiumcarbonat,

$$MgCO_3 + 3H_2O.$$

Darst.: Durch Auflösen von Magnesiumsubcarbonat in kohlensäurehaltigem Wasser. Weiße Kr., ll. in kohlensaurehaltigem Aq. Anw.: zu Brausepulvern.

Magnesium carbonicum ponderosum ERG: Schweres basisches Magnesiumcarbonat. Darstellung: 100 Magnesiumsulfat u. 125 Natriumcarbonat werden, jedes für sich, in je ca. 500 Aq. heiß gelöst, dann gemischt u. das Gemisch so lange erhitzt, bis sich ein dichter pulveriger Ndschlg. abgesetzt hat, der dann ausgewaschen, getrocknet u. zerrieben wird. Weiß. schweres Pv. Eigenschaften u. Anw. wie leichtes Magnesiumcarbonat.

Magnesium chloratum (cristallisatum) ERG: Magnesiumchlorid, Chlormagnesium $MgCl_2 + 6H_2O$. Mol. 203,33. Darst.: Aus den Mutterlaugen der Chlorkaliumfabriken oder durch Eintragen von $MgCO_3$ in 25%ige Salzsäure u. Eindampfen. Farbl., hygr. Kr., sll. in Aq., l. in A. Anw. med.: inn. als Laxans, Dos. 1 bis 3 g; äuß.: zu Klistieren; zur Herst. von Mineralwässern. HOM: Magnesium chloratum (Magnesia muriatica).

Magnesium chloratum crudum: Wird techn. benutzt zur Herst. feuerfester Steine; zur Darst. v. Chlorwasserstoff; konz Lsgen dienen zur Füllung der Gasuhren. Ferner zu Steinholz, Xylolith, Kunstmarmor, Frostschutzmittel, Feuerlöschmittel usw.

Magnesium chloratum siccatum ERG: Getrocknetes Magnesiumchlorid. Geh. mind. 60% wasserfreies Magnesiumchlorid. Weiße Stücke oder weiß. feines Pv.

Magnesiumchlorid: Magnesium chloratum ERG*.

Magnesiumchlorid, Getrocknetes: Magnesium chloratum siccatum ERG*.

Magnesium citricum ERG: Magnesiumcitrat, Zitronensaures Magnesium,

$$(C_6H_5O_7)_2Mg_3 + 14H_2O.$$

Darst.: Magnesia usta und Zitronensäure werden mit Wasser angerieben. erhärten lassen und dann pv. Weiß. Pv., l. in Aq. Anw. med.: als mildes Katharticum. Dos. 4—20 g; ferner zur Behandlung von Thrombose.

Magnesium citricum effervescens DAB 6: Brausemagnesia. Zstzg.: 5 Bas. Magnesiumcarbonat, 23 Zitronensäure, 2 Aq., 17 Natriumbicarbonat, 4 mittelfein gepulv. Zucker.

Magnesium, Essigsaures: Magnesium aceticum*.

Magnesium glycerinophosphoricum: Magnesiumglycerophosphat, Glycerinphosphorsaures Magnesium,

$$MgPO_4C_3H_7O_2.$$

Darst.: Durch Neutralisieren von Glycerinphosphorsäurelsg. mit Magnesiumcarbonat. Weiß. Pv., l. in Aq. oder 50%iger Lsg. Anw. med.: bei Stoffwechselstörungen, Rachitis, Skrofulose, Obstipation, Störungen des Phosphatstoffwechsels.

Magnesium Glycerinphosphorsaures Magnesium glycerinophosphoricum*.

Magnesiumglycerophosphat: Magnesium glycerinophosphoricum*.

Magnesiumhalogenalkyle: s. Grignards Reaktion.

Magnesiumhydrogenphosphat: Magnesium phosphoricum ERG*.

Magnesiumhydroxid: Magnesium oxydatum hydricum, $Mg(OH)_2$, Mol. 58,34; in Aq. prakt. unlösl., ll. i. verdünnt. SS; Anw. med.: wie Magnesiumoxid (s. Magnesiamilch).

Magnesium hyperoxydatum: Magnesium peroxydatum, s. Magnesiumperoxid.

Magnesiumhypochlorit: Magnesium hypochlorosum*.

Magnesium hypochlorosum: Magnesiumhypochlorit, Magnesia chlorata, $Mg(OCl)_2$. Darst.: Durch Umsetzen von Chlorkalk mit Magnesiumsulfat. Anw. med.: nur in Lsg. wie Chlorkalklsg. zur Behandlung von Wunden; techn.: als Bleichmittel wie Liq. Natrii hypochlorosi ERG.

Magnesiumhyposulfit: Magnesium thiosulfuricum*.

Magnesiumlaktat: Magnesium lacticum ERG*.

Magnesium lacticum ERG: Magnesiumlaktat, Milchsaures Magnesium,

$$(CH_3 \cdot CH \cdot OH \cdot COO)_2Mg + 3H_2O.$$

Mol. 256,4. Geh. mind. 79% wasserfreies Magnesiumlaktat. Darst.: Durch Eintragen v. Magnesiumsubcarbonat in eine verd. Milchsäurelsg., eindampfen u. auskristallisieren lassen. Weiß. kr. Pv. oder Kr., l. in Aq. Anw. med.: als mildes Laxans. Dos. 0,5—5 g mehrmals tgl. (mit Carbonaten u. Phosphaten unverträglich, Fällung).

Magnesium, Milchsaures: Magnesium lacticum ERG*.

Magnesiumnitrat: Magnesium nitricum*.

Magnesium nitricum: Magnesiumnitrat, $Mg(NO_3)_2 \cdot 6H_2O$. Farbl., zerfießl. Kr., ll. i. Aq. u. A.

Magnesiumnitrid: Mg_3N_2. Grünl.-graues Pv. Darst.: Durch Überleiten von Stickstoff über erhitztes Mg-Pulver. Anw.: zum Nachweis von Wasser in Alkoholkraftstoffen.

Magnesiumoxid: Magnesia usta, Magnesium oxydatum, Magnesium oxydatum leve, Gebrannte Magnesia, MgO, Mol. 40,31. DAB 7: Gehalt mind.

95,0%, berechnet auf die geglühte Substanz; weißes, feines Pv., in Aq. praktisch unlösl., in verdünnt. SS unter Salzbildung lösl.; Darst.: Durch Erhitzen von Magnesiumcarbonat im Tiegel. Anw. med.: inn. als Antacidum bei Dyspepsien, Sodbrennen, als mildes Katharticum (Dos. 0,3 vor den Mahlzeiten); äußerl. zu Zahn- u. Streupulvern.

Magnesium oxydatum: Magnesia usta, s. Magnesiumoxid.

Magnesium oxydatum hydricum: s. Magnesiumhydroxid.

Magnesium-Perhydrol®: s. Magnesiumperoxid.

Magnesiumperoxid: Magnesium peroxydatum, Magnesiumsuperoxyd, Magnesium-Perhydrol®; DAB 7: Gemisch von Magnesiumperoxid mit Magnesiumoxid, Gehalt 24,0—28,0% MgO_2 (56,31); weiß. leichtes Pv., in Aq. prakt. unlösl. in verdünnt. SS unter Umsetzung lösl. Anw. med.: inn. als Antacidum (Dos. 1,0 g vor den Mahlzeiten); äußerl. als Desodorans u. Bleichmittel in Zahnpasten u. Zahnpulvern.

Magnesiumphosphat, Sekundäres: Magnesium phosphoricum ERG*.

Magnesium phosphoricum ERG: Sekundäres Magnesiumphosphat, Magnesiumhydrogenphosphat, Phosphorsaures Magnesium, $MgHPO_4 + 3H_2O$. Mol. 174,4. D. 2,13. Darst.: Durch Auskristallisierenlassen einer Lsg. von Natriumphosphat u. Magnesiumsulfat. Weiß. kr. Pv., l. in verd. SS, swl. in Aq. Anw. med.: als mildes Laxans. Dos. 1—4 g. HOM: *Magnesium phosphoricum.*

Magnesium, Phosphorsaures: Magnesium phosphoricum ERG*.

Magnesium salicylicum ERG: Magnesiumsalicylat, Salicylsaures Magnesium,

$$Mg(C_6H_4 \cdot OH \cdot COO)_2 + 4H_2O.$$

Mol. 370,6. Darst.: Durch Eintragung von Magnesiumsubcarbonat in eine wäßß. Salicylsäurelsg. Weiß. bis schwach rötl. kr. Pv., l. in Aq. u. A. Anw. med.: bei Typhus abdominalis. Dos. 0,5—2 g, pro die bis 6 g.

Magnesiumsalizylat: Magnesium salicylicum ERG*.

Magnesium, Salizylsaures: Magnesium salicylicum ERG*.

Magnesium, Schwefelsaures: Magnesium sulfuricum, s. Magnesiumsulfat.

Magnesium, Schwefligsaures: Magnesium sulfurosum*.

Magnesiumsilicofluorid:

$$MgSiF_6 \cdot 6H_2O.$$

Weiße Kr. od. kr. Pv., ll. i. Aq. Anw.: als Härtungsmittel für Mörtel u. Beton, zur Holzkonservierung (10%ige Lsg.).

Magnesiumsilikat: Nat. in vielen Mineralien: Meerschaum, Talkum DAB*, Asbest* (Alumen plumosum*); entsteht als weißer, gallertartiger Ndschlg. beim Fällen von Magnesiumsalzlösungen mit Natronwasserglas. Anw.: als Sauerstoffstabilisator, in Wasch- u. Bleichmitteln, ferner in der Kunststoffindustrie, als Filtermaterial, als geruchbindendes Mittel, in Wundstreupulvern usw.

Magnesium stearinicum: Stearinsaures Magnesium, Magnesiumstearat, $(C_{17}H_{35}COO)Mg$; weiß. Pv., l. in heiß. A. Anw.: zu Pudern (ca. 10%) sowie als Gleit- u. Mattierungsmittel.

Magnesium subcarbonicum: Magnesium carbonicum, s. Magnesiumcarbonat, basisches.

Magnesium subsulfurosum: Magnesium thiosulfuricum*.

Magnesiumsulfat: Magnesium sulfuricum, Schwefelsaures Magnesium, Bitter-, Epsom-, Seydlitz-, Englisches o. Seidschützer Salz, Sal catharticum,

$$MgSO_4 + 7H_2O.$$

Mol. 246,49 (wasserfrei Mol 120,4). DAB 7: Gehalt mind. 99,0% berechnet auf d. getrocknete Substanz. Darst.: Aus dem Mineral Kieserit ($MgSO_4 \cdot H_2O$) oder durch Auflösen von Magnesit ($MgCO_3$) in verd. Schwfs. Farbl. Kr., ll. in Aq., unl. in A. Anw. med.: inn. bei Verstopfung als bekanntestes salinisches Abführmittel (s. Abführmittel). Dos. 5—20 g in Wasser gelöst. Auch als Muskelrelaxans (bei Tetanus u. Eklampsie) intravenös i. 10—20%iger Lsg. Wird Magnesiumsulfat zu Pulvermischungen verordnet, so ist getrocknetes Magnesiumsulfat (s. nachstehend) zu verwenden. **Getrocknetes Magnesiumsulfat:** Magnesium sulfuricum siccatum; DAB 7: Getrocknetes Magnesiumsulfat enthält etwa 30% Wasser, die getrocknete Substanz mind. 99,0% $MgSO_4$; l. i. ca. 3 T. Aq., i. A. prakt. unlösl. HOM: Magnesium sulfuricum.

Magnesiumsulfit: Magnesium sulfurosum*.

Magnesium sulfurosum: **Magnesiumsulfit,** Schwefligsaures Magnesium,

$$MgSO_3 + 6\,H_2O.$$

Darst.: Durch Einleiten von Schwefeldioxid in eine Magnesiumsubcarbonatlsg. Weiß. kr. Pv., wl. in Aq. Med. nicht mehr gebräuchlich.

Magnesiumsuperoxid: Magnesium peroxydatum, s. Magnesiumperoxid.

Magnesiumthiosulfat: Magnesium thiosulfuricum*.

Magnesium thiosulfuricum: Magnesiumthiosulfat, Magnesiumhyposulfit, Magnesium subsulfurosum, Unterschwefligsaures Magnesium,

$$MgS_2O_3 + 6\,H_2O.$$

D. 1,82. Farbl. Kr., l. in Aq., unl. in A. Anw. med.: als Abführmittel, Cholagogum u. Muskelrelaxans, zur Narkose bisweilen mit Evipan® kombiniert.

Magnesiumtrisilikat:

$$Mg_2Si_3O_8 + 5\,H_2O,$$

geruch- u. geschmackloses Pv., unl. i. Aq. Anw. med.: als Antacidum.

Magnesium, Unterschwefligsaures: Magnesium thiosulfuricum*.

Magnesiumzitrat: Magnesium citricum ERG*.

Magneteisenstein: Magnetit, Mineral, Eisenoxyduloxid, Fe_3O_4.

Magnetit: Magneteisenstein*.

Magnetochemie: Teil der physikal. Chemie, befaßt sich mit den Beziehungen zwischen Magnetismus u. chemischer Konstitution. Magnetische Messungen sind von Bedeutung für die Lösung chemischer Probleme.

Ma Huang: Ephedra sinica*.

Mahonia aquifolium: s. Berberis aquifolium.

Maiblume: Convallaria majalis*.

Maiglöckchenkraut: Herba Convallariae, s. Convallaria majalis.

Mairan: Majorana hortensis*.

Mais: Zea mays*.

Maisgriffel: Stigmata Maidis, s. Zea mays.

Maisstärke: s. Amylum Maydis.

Majoran: Majorana hortensis*.

Majoran, Wilder: Origanum vulgare*.

Majorana hortensis: (Origanum majorana) Fam. Labiatae, Majoran, Mairan (von Vorderindien durch Arabien u. Ägypten bis Tripolis, Mittelmeergebiet, kult. in Deutschland, Frankreich, Ungarn). Stpfl. v. **Herba Majoranae:** Majoran, Mairan, Meiran. Best.: Äth. Öl, Gerbstoff, Bitterstoff. Asche max. 14%. Anw. volkst.: als Carminativum u. Antispasmodicum, auch als Diureticum; äuß.: als Wundsalbe (Unguentum Majoranae ERG), als Kuchengewürz, Wurstkraut. HOM: Majorana, das frische blühende Kraut. **Oleum Majoranae** ERG: Majoranöl, das äth. Öl des Krautes, grünlichgelb. Öl, v. aromat. Geruch. Best.: α-Terpineol, Terpineol-4, ferner Terpinen, Sabinen u. a. Opt. aktiv ($\alpha_D^{20°}$ = +15° bis +25°). D. 0,896—0,912, l. in A. Anw.: als Stomachicum dun zu Likören.

Majoranöl: Oleum Majoranae ERG, s. Majorana hortensis.

MAK: „Maximale Arbeitsplatzkonzentration", der „MAK-Wert" bezeichnet die beim Arbeiten mit differenten Stoffen (z. B. Alkohol, Vergällungsmittel, Gasen usw.) gerade noch gesundheitlich erträgliche Menge des betr. Stoffes (z. B. beträgt der MAK-Wert für Äthylalkohol = 1900 mg/m^3).

Makromoleküle: (griech. μακρός = groß) Moleküle mit einem Molekulargewicht über 10000 (nach H. Staudinger). Hierzu gehören viele Naturstoffe (Cellulose, Pektine, Kautschuk, Chitine, Fermente usw.) und zahlreiche Umwandlungsprodukte v. Naturstoffen (vulkanisierter Kautschuk, Cellophan, Galalith usw.) sowie Polymerisations- u. Polykondensationsprodukte (Buna, Polystyrol, Perlon, Nylon usw.).

Mal: (franz. aus lat. malum) Krankheit, Übel.

Mala: (lat.) Die Wange; **Malaris:** zur Wange gehörend.

Malabar-Bohnen: Fructus Cardamomi, s. Elettaria cardamomum.

Malabar-Kardamomen: Fructus Cardamomi, s. Elettaria cardamomum*.

Malachit: Kupfererz, Kupferspat,

$$CuCO_3 \cdot Cu(OH)_2.$$

Smaragdgrüne, monokline Kr. oder traubige Massen. Härte 4; in der Antike als Malerfarbe verwendet, heute haupts. zu Schmucksachen.

Malachitgrün: Bittermandelölgrün*.

Malaria: s. Plasmodium u. Chininum; **Malariamittel, Synthetische:** s. Atebrin, Plasmochin, Paludrin. Resochin.

Malate: Salze der Äpfelsäure, (Acidum malicum).

Malaxieren: Durchkneten (z. B. von Pflaster).

Maleate: Salze oder Ester der Maleinsäure.

Maleinsäure: Acidum maleinicum, HOOC—CH = CH—COOH, weiß. kr. Pv., ll. i. Aq. u. A., l. i. Ae. u. Aceton; Anw. zur Herst. von Kunstharzen. Vgl. Fumarsäure.

Maleinsäurehydrazid: $C_4H_4N_2O_2$. Farbl. Kr., l. in heiß. Aq., wl. in A.; Unkrautvertilgungsmittel und Wachstumshemmstoff.

Maligne: Bösartig.

Mallotti glandulae: Kamala, s. Mallottus philippinensis*.

Mallotus philippinensis: (Rottlera tinctoria) Fam. Euphorbiaceae (ein Baum im tropischen Asien, nordöstl. Australien, Neu-Guinea, Phillippinen) Stpfl. v. **Kamala:** Jamala, Glandulae Rottlerae, Mallotti glandulae, die abgesiebten Drüsen u. Haare der Früchte. Leichtes, braunrotes, geruch- u. geschmackloses Pv. Best.: ca. 80% Harz, im Harz das giftige Rottlerin, ferner Homorottlerin, Zitronensäure, Gerbsäure, Gummi, Zukker, Wachs, Stärke, Asche max. 6%. Anw. med.: gegen Band-, Spul- und Madenwürmer. Dos. f. Erwachsene 8—30 g, f. Kinder 1,5—2 g (Abführmittel unnötig, da K. gleichzeitig abführend wirkt); äuß.: gegen Hautkrankheiten, Krätze; vet.: ebenfalls als Wurmmittel (f. Hunde 2—15 g); techn.: zum Färben von Seide. HOM: Kamala.

Malonate: Salze der Malonsäure*.

Malonsäure: Methandicarbonsäure,

$$HOOC—CH_2—COOH$$

Weiße Kr., ll. in Aq. u. A., F. 136°. Nat.: im Zuckerrübensaft; entsteht durch Oxidation von Äpfelsäure; techn. aus Chloressigsäure; ihre Salze heißen Malonate. Anw. zu organ. Synthesen, zur Herst. von Barbitursäure u. ihrer Derivate.

Malonyl: Radikal der Malonsäure:

$$—OC—CH_2—CO—$$

Malonylcarbamid: Acidum barbituricum, s. Barbitursäure.

Malonylharnstoff: Acidum barbituricum, s. Barbitursäure.

Malonylureid: s. Barbitursäure.

Maltase: α-Glucosidase, Enzym (im Darmsaft, Pankreassaft, Hefe), das Malzzucker (Maltose) in 2 Mol. d-Glucose spaltet.

Maltinum: Diastasis*.

Maltose, Malzzucker: Maltobiose, s. Saccharum.

Maltum: Maltum Hordei, **Malz**, Gerstenmalz, die gekeimten, getrockneten u. von Wurzelkeimen befreiten Getreidefrüchte, haupts. der Gerste. Best.: ca. 30% Zellstoff, 40% Stärke, 11% Protein, 10% Dextrin, 3% Zucker, 3% Mineralstoffe, 2% Fett, 1% Diastase (wasserlösl. Extraktivstoffe insgesamt ca. 70%). **Extractum Malti:** Malzextrakt, ist der wäßrige bis zur Sirupdicke bzw. zur völligen Trockne eingedampfte Auszug aus dem Malz, er enthält bis zu 70% Maltose, 10 bis 16% Dextrin, 10—12% Glucose, 4 bis 6% Eiweiß, daneben Salze, aktive Diastase, Vitamine. Anw. med.: als Kräftigungsmittel bes. für Kinder, sowie bei Husten, Bronchitis usw.

Malus sylvestris (Pirus malus): Fam. Rosaceae, Apfelbaum. Stpfl. v. **Cortex Piri mali fructus:** Apfelschale. Anw. volkst.: zu Teemischungen sowie als Ersatz des Chin. Tees. **Fructus Mali:** Äpfel. Best.: in der Apfelschale Pektin (bis 17% in d. Trockensubstanz), Arabane, u. Galaktane, Äpfel-, Citronen-, Bernstein-, Milchsäure, Zucker bis 16%, Gerbstoffe, Quercetin, Enzyme; im Samen etwas Amygdalin (0,6%). Anw. der Apfeldiät bei sommerlichen Diarrhöen, akuten u. chronischen Dyspepsien, Ernährungsstörungen usw. sowie bei Ekzemen.

Malva sylvestris: Fam. Malvaceae, Käsepappel, Roßpappel (Mittel- und Südeuropa, angebaut in Thüringen, Bayern, Belgien). Stpfl. v. **Flores Malvae: Malvenblüten,** Käsepappelblüten, Roßpappelblüten. DAB 7: die getrockn. Blüten von Malva silvestris (Malva mauritiana). Best.: Schleim, Gerbstoff, Malvin (Anthocyanglykosid). Asche max. 14,0%; Anw med.: als Schleim- u. reizmildernd. Mittel b. Husten, Katarrh, Entzündungen. HOM: Malva sylvestris, die frische, blühende Pfl. **Malva silvestris u. Malva neglecta** (Mitteleuropa). Stpfl. v. **Folia Malvae:** Malvenblätter. Best.: Gerbstoffe, Schleim. Asche max. 17%. Anw. med.: bei Katarrhen der Atmungswege und des Darmes, zu erweichenden Umschlägen.

Malvenblätter: Folia Malvae, s. Malva sylvestris.

Malvenblüten: Flores Malvae, s. Malva sylvestris.

Malvenblüten, Afrikanische: s. Hibiscus sabdariffa.

Malvenblüten, Schwarze: Flores Malvae arboreae, s. Althaea rosea.

Malz, Malzextrakt: s. Maltum.

Malzzucker: Maltose, s. Saccharum*.

Mammae: Milchdrüsen; **M. siccatae:** Getrocknete M., s. Organotherapeutica.

Mammotropes Hormon: Laktationshormon, H. d. Hypophysenvorderlappens, s. Hormone.

Manakawurzel: Radix Manacae, s. Franciscea uniflora*.

Mancinella HOM: Stpfl. Hippomane mancinella, Fam. Euphorbiaceae (heim. Westindien, ferner in Brasilien, Columbien). Alle Teile des Baumes enth. einen weißen, giftigen Milchsaft, in der Rinde außerdem Harz, äth. Öl, Kautschuk, Hom. verwendet werden die frischen Blätter, Rinde u. Früchte zu gleichen Teilen (Aufbewahrung: Urtinktur, 1.—3. Dez.-Pot. vorsichtig). Anw.: gegen Ausschlag, Wucherungen, die Früchte als Diureticum. Bei den Eingeborenen wird der Milchsaft als Pfeilgift benutzt; alle Teile des Baumes rufen bei Berührung Hautausschlag u. Blasen hervor.

Mandarinen: Früchte von Citrus nobilis*.

Mandel: *med.* Tonsilla; **Gaumenmandel:** Tonsilla palatina; **Rachenmandel:** Tonsilla pharyngica; **Mandelentzündung:** Angina, Tonsillitis, Angina tonsillaris.

Mandelate: Salze der Mandelsäure*.

Mandelbaum: Prunus amygdalus*.

Mandelkleie: Farina Amygdalarum*.

Mandeln, Bittere: Semen Amygdali amarum, s. Prunus amygdalus.

Mandeln, Süße: Amygdale dulces, s. Prunus amygdalus.

Mandelnitrilgentiobiosid: Amygdalinum*.

Mandelöl: Oleum Amygdalarum, s. Prunus amygdalus.

Mandelsäure: Acidum amygdalicum, DL-2-Hydroxy-2-phenyl-essigsäure $C_8H_8O_3$, Mol. 152,2; DAB 7: Gehalt mind. 99,0%

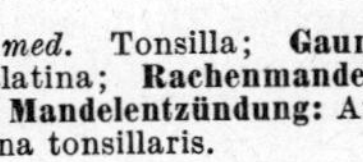

weißes krist. Pv., von saurem Geschmack; ll. i. Aq. (20°) u. Ae., sll. i. Aq. von 100°, Äthanol, Aceton, wl. i. Chloroform, l. i. Alkalilaugen u. Ammoniakfl. (unter Salzbildung), unl. i. Petroläther; Schmelzintervall 118 bis 122°. D. 1,361; F. 120,5°.

Darst.: Aus Amygdalin mit Salzsäure (Wöhler), synth. aus Benzaldehyd u. Blausäure über Benzaldehydcyanhydrin. Nat. Mandels. ist linksdrehend, die synth. kann durch Überführung in das Cinchoninsalz oder durch bestimmte Schimmelpilze gespalten werden; mit Ca-Salzen gibt M. schwerlösliche Fällungen. Anw. med.: als Harn- u. Gallenantisepticum, da es in saurem Medium bakteriostatisch u. bakterizid wirkt (Streptokokken, Staphylokokken, Colibakterien). Bei längerer Anwendg. (über 14 Tage) können Nierenreizungen auftreten.

Mandelsäurenitril: Benzaldehydcyanhydrin DAB 6.

Mandibula: (lat.) Unterkiefer; **Mandibularis:** zum Unterkiefer gehörend.

Mandiokastärke: Amylum Manihot*.

Mandragora officinarum: (Atropa mandragora) Fam. Solanaceae, Alraun, Weibliche Mandrogora (Südeuropa, Schweiz, Mittelmeergebiet). Stpfl. v. **Radix Mandragorae:** Alraunwurzel. Best.: l-Hyoscyamin, Atropin, l- u. d, l-Scopolamin, Mandragorin, Cuskhygrine (Gesamtgeh. an Alkaloiden 0,3—0,4%). Anw. volkst.: als Narkoticum. Anästheticum. (Im Altertum über das Mittelalter bis heute als Zaubermittel: „Alraunmännchen".) Vorsicht! Stark giftig! HOM: Mandragora, das frische Kraut. (Aufbewahrung: Urtinktur, 1.—3. Dez.-Pot. vorsichtig.)

Mandrin: (franz.) Führungsstab für weiche Katheter; Metallstab für Kanülen, um diese sauberzuhalten u. Verstopfung beim Einstich zu vermeiden.

Mangan: Manganum, Mn, AtG. 54,9380, II-, III-, IV-, V-, VI-, VII-wertig; Ordnungszahl 25; F. 1247°; Kp. 2095°; D. 7,21; F. 1244°; Härtegrad 6. (Entd. 1774 von Johann Gottlieb Gahn; 1745—1818, Stockholm, Lehrer d. Berzelius). Hellgraues, hartes, sehr sprödes Metall, l. in SS unter H-Entwicklung. Nat. als Braunstein (Pyrolusit, MnO_2), Manganit ($Mn_2O_3 \cdot H_2O$), Manganspat ($MnCO_3$), Hausmannit (Mn_3O_4) u. a. Meist in Verbdg. mit Eisenerzen. Darst.: Durch Reduktion v. Manganoxydul mit Aluminium (Thermitverfahren). Techn. nur in seinen Legierungen verwendet: Stahleisen (4—5% Mn), Spiegeleisen (5—20% Mn), Manganbronzen (20—30% Mn), Ferromangan (30—90% Mn.) Mangan ist in der Natur das zweithäufigste Schwermetall, am Aufbau der Erdkruste zu etwa 0,08% beteiligt, essentielles Spurenelement (Tagesbedarf 2—3 mg); MAK 6 mg/m³ Luft.

Nachweis der Manganverbindungen: 1. Mangansalzlsgen mit HNO_3 und etwas Bleidioxid aufgekocht färben sich tiefviolett durch Bildung v. Übermangansäure. 2. Ammoniumsulfid fällt fleischrotes Mangansulfid, ll. in SS. 3. Mit Soda u. Salpeter erhitzt geben Mangansalze blaugrüne Schmelzen v. Natriummanganat (Na_2MnO_4), die sich in verd. SS mit roter Farbe lösen (Bildung v. Natriumpermanganat, $NaMn_4$). 4. Alkalilauge fällt weißes Manganohydroxid, $Mn(OH)_2$, das a. d. Luft rasch braun wird infolge Bildung v. $Mn(OH)_3$.

Mangan(II)-Verbindungen: Mangano-Verbindungen.

Mangan(III)-Verbindungen: Manganiverbindungen.

Manganacetat: s. Manganum aceticum.

Manganate: Salze der hypothetischen Mangansäure, H_2MnO_4, z. B. Kaliummanganat = K_2MnO_4, ein Zwischenprodukt der Kaliumpermanganatgewinnung.

Manganborat: Manganum borium*.

Mangancarbonat: Manganum carbonicum*.

Manganchlorür: Manganum chloratum ERG*.

Mangandioxid: Manganum dioxydatum ERG*.

Manganèse: franz. Mangan.

Mangan, Essigsaures: Manganum aceticum, s. Mangan(II)-acetat.

Manganhypophosphit: Manganum hypophosphorosum ERG*.

Manganit: Manganerz, $Mn_2O_3 \cdot H_2O$.

Manganite: Salze der manganigen Säure H_2MnO_3.

Mangani-Verbindungen: Mangan-(III)-Verbindungen.

Manganjodür: Manganum jodatum*.

Mangan, Kohlensaures: Manganum carbonicum*.

Manganlaktat: Manganum lacticum ERG*.

Manganoacetat: Manganum aceticum*.

Manganochlorid: Manganum chloratum ERG*.

Manganoglycerophosphat: Manganum glycerinophosphoricum*.

Manganohypophosphit: Manganum hypophosphorosum ERG*.

Manganojodid: Manganum jodatum*.

Manganolaktat: Manganum lacticum ERG*.

Manganosulfat: Manganum sulfuricum ERG*.

Mangano-Verbindungen: Mangan-(II)-Verbindungen.

Manganoxydul, Borsaures: Manganum boricum*.

Manganoxydul, Essigsaures: Manganum aceticum*.

Manganoxydul, Milchsaures: Manganum lacticum ERG*.

Manganoxydul, Schwefelsaures: Manganum sulfuricum ERG*.

Manganoxydul, Unterphosphorigsaures: Manganum hypophosphorosum ERG*.

Manganoxydul, Zitronensaures: Manganum citricum solubile ERG*.

Manganperoxid: Manganum dioxydatum ERG*.

Mangansulfat: Manganum sulfuricum ERG*.

Manganum aceticum: Manganacetat, Manganoacetat, Mangan(II)-acetat, Essigsaures Manganoxydul,

$$(CH_3COO)_2Mn + 4H_2O.$$

Darst.: Durch Auflösen v. Mangancarbonat in verd. Essigsäure. Blaßrote Kr., l. i. Aq. u. A. Anw. techn.: zur Herst. v. Firnis (Zusatz zu Leinöl ca. 1—1,5%). HOM: Manganum aceticum.

Manganum boricum: Manganborat, Borsaures Manganoxydul, Mangan(II)-borat, $MnB_4O_7 + 8H_2O$; rötl. Pv., unl. i. Aq. u. A., l. i. verd. SS. Darst.: Durch Fällung einer Manganosulfatlsg. mit Borax. Anw. techn.: als Sikkativ*.

Manganum carbonicum: Mangancarbonat, Mangan(II)-carbonat, Kohlensaures Mangan, $MnCO_3$. Darst.: Durch Umsetzen von Manganosulfat mit Natriumcarbonat. Rötl.-weißes Pv., unl. i. Al., ll. i. SS. Anw. med.:

inn. bei Chlorose, meist als Beigabe bei der Eisentherapie, Dos. 0,3—1 g mehrmals tgl. HOM: Manganum carbonicum.

Manganum chloratum ERG: Manganchlorür, Mangan(II)-chlorid, Manganochlorid, $MnCl_2 + 4H_2O$. Mol. 197,9. D. 2,0. Darst.: Durch Umsetzen von Mangancarbonat mit Salzsäure. Rosarote hygr. Kr., sll. i. Aq., l. i. A. Anw. med.: inn. wie Mang. carb.: äuß.: zu Mundwässern bei syphilit. Mundgeschwüren.

Manganum citricum solubile ERG: Zitronensaures Manganoxydul, Lösl. Mangancitrat. Geh. 48—52% wasserfreies Mangancitrat. Eine Mischung von Mangancitrat u. Natriumcitrat. Rötl. Kr. od. gelbe Lamellen, l. i. Aq. Anw. med.: als Tonicum und Adstringens wie Eisencitrat. Dos. 0,05—0,2 g mehrmals tgl.

Manganum dioxydatum ERG: (Manganum peroxydatum, Manganum hyperoxydatum, Manganum superoxydatum) Mangandioxid, Mangan(IV)-oxid, Braunstein, MnO_2. Mol. 86,9. Nat. Mineral (Pyrolusit, Polianit). Darst.: Durch Erhitzen von Manganonitrat, $Mn(NO_3)_2$ Geh. mind. 76% (bis 98%) MnO_2. Schwere faserig-kr., schwarzgraue Stücke oder schwarzgraues Pv., liefert mit HCl erwärmt Chlor. Anw. med.: inn. bei Gastralgie, Sodbrennen, Chlorose. Dos. 0,1—0,06 g (selten); techn.: zur Chlordarst. Reagens (zum Nachweis von Alkaloiden, Chloriden). Ferner zur Entfärbung von Glasschmelzen („Glasmacherseife"), zur Herst. der braunen Glasuren bei Töpferwaren, i. d. Feuerwerkerei, zu Streichhölzern (Streichholzkuppen), zu Sikkativen, als Depolisator i. Leclanché-Elementen (s. Elemente, Galvanische).

Manganum glycerinophosphoricum: Manganglycerophosphat,

$$C_3H_5(OH)_2OPOO_2Mn.$$

Rötl.-weißes Pv., l. i. Aq. Anw.: wie Ferrum glyzerinophosph.

Manganum hyperoxydatum: Manganum dioxydatum ERG.

Manganum hypophosphorosum ERG: Manganohypophosphit. Unterphosphorigsaures Manganoxydul,

$$Mn(H_2PO_2)_2 + H_2O.$$

Mol. 203,1. Darst.: Durch Umsetzen v. Manganosulfat mit Calciumhypophosphit. Rosarote Kr., l. i. Aq. Anw. med.: wie Calciumhypophosphit.

Manganum jodatum: Manganjodid, Mangan(II)-jodid, Manganjodür,

$$MnJ_2 + 4H_2O.$$

Gelblichbraune hygr. Kr.masse, l. i. Aq. unter Zers. Anw. med.: früher bei Skrofulose, jetzt nicht mehr verwendet.

Manganum lacticum ERG: Manganolaktat, Milchsaures Manganoxydul, Mangan(II)-Laktat,

$$Mn(CH_3\cdot CH\cdot OH\cdot COO)_2 + 3H_2O.$$

Mol. 287,1. Darst.: Durch Auflösen von Mangancarbonat in verd. Milchsäure. Schwarzrote, glänzende Kr. oder weiß., schwach rötl. kr. Pv., l. i. Aq., unl. i. A. Anw. med.: inn. wie Mang. carb., meist mit Ferrum lact. zusammen, bei Chlorose. Dos. 0,05 bis 0,3 g.

Manganum peroxydatum: Manganum dioxydatum ERG*.

Manganum sulfuricum ERG: Manganosulfat, Mangan(II)-sulfat, Mangansulfat, Schwefelsaures Manganoxydul, Manganvitriol, $MnSO_4 + 4H_2O$. Mol. 223,1. Darst.: Durch Erhitzen v. Braunstein mit konz. Schwefelsäure. Blaßrote Kr., sll. i. Aq., unl. i. A. Anw. med.: früher bei Gallen-Leberstörungen, Gicht, Ikterus sowie als Laxans. Dos. 0,2—0,5 g; äuß.: als Stypticum, in Salben bei Neuralgien, Hautkrankheiten; techn.: in der Färberei, als Holzbeize, HOM: Manganum sulfuricum.

Manganum superoxydatum: Manganum dioxydatum ERG*.

Manganvitriol: Manganum sulfuricum*.

Manganzitrat, Lösliches: Manganum citricum solubile ERG*

Manihot HOM: s. Manihot utilissima.

Manihot glaziovii: Fam. Euphorbiaceae, Stpfl. v. **Ceara-Kautschuk,** s. Cautschuc DAB.

Manihotstärke: Amylum Manihot*.

Manihot utilissima: Fam. Euphorbiaceae (Tropen). Stpfl. v. **Amylum Manihot***. HOM: Manihot, der Milchsaft der frischen Wurzeln.

Manila-Elemi: Resina Elemi, s. Canarium luzonicum.

Manila-Kopal: s. Copal.

Maniok: Tapiokastärke, s. Manihot utilissima.

Manna (Manna cannellata): s. Fraxinus ornus*.

Manna-Esche: s. Fraxinus ornus*.

Manna (Röhrenkassie): Fructus Cassiae fistulae, s. Cassia fistula.

Mannan: Polysaccharid, s. Mannose.

Mannit: Mannitum ERG, Mannazucker, ein sechswertiger Alkohol, $C_6H_8(OH)_6$, entst. bei der Reduktion der D-Mannose,

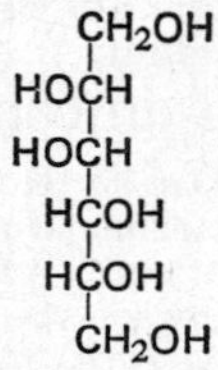

Best. der Manna, s. Fraxinus ornus* (auch in vielen anderen Pfl., wie Delphinium consolida, Melilotus off., Lactuca virosa, Apium graveolens sowie in Pilzen u. Algen, z. B. in Laminaria cloustoni bis zu 38%). Weiße, glänz., süßschmeckende Kr. oder weiß. Pv., l. i. Aq., wl. i. A.; D. 1,52; F. 165° bis 166°. Anw. med.: als Laxans. Dos. 30 g; ferner zu Bakteriennährböden, zu Diabetikernährmitteln, als Tablettenfüllmasse usw.

Mannose: D-Mannose; Aldohexose, entsteht durch Oxidation des sechswertigen Alkohols Mannit. Weiße, hygr., süßschmeckende Kr., sll. in Aq., durch Hefe leicht vergärbar. Nat.: in Pflanzen, z. T. frei (z. B. in Orangenschalen), meist aber als Polysaccharid (Mannan), so in den Samenschalen der Steinnuß (Phytellephas macrocarpa), in den Samen des Johannisbrotes, im Hefegummi, Seetang, Samen der Luzerne u. a.

Mannstreukraut: Herba Eryngii, s. Eryngium-Arten.

Manometer: Instrument zur Messung der Spannkraft eingeschlossener Gase u. Flüssigkeiten, z. B. des Dampfdrucks eines Kessels.

Manus: (lat.) Die Hand; **manuell:** mit der Hand.

Maranta-Arrowroot: s. Amylum Marantae.

Maranta arundinacea: Stpfl. von **Amylum Marantae** ERG*. HOM: Maranta arundinacea, d. getrocknete Wurzelstock.

Marantastärke: Amylum Marantae*.

Marasmus: Allgemeiner Kräfteverfall.

Marfanil®, Marfanil®-Prontalbin®: s. Sulfonamide.

Margarine: (von μαργαρον = Perle, wegen d. ursprüngl. milchweißen Farbe) Kunstbutter (erf. v. Apotheker Mege-Mouries, Paris, 1868, auf Anregung v. Napoleon III.) hergest. durch Verbuttern von Rindertalg oder gehärtetem Öl bzw. gehärtetem Tran, Cocosfett, Erdnußöl, Sojaöl, Rüböl u. a. Pflanzenölen mit Milch unter Zusatz von Farbstoffen, Konservierungsmitteln u. ca. 0,5% Eiweißstoffen (was Schäumen u. Bräunen wie Butter bewirkt). Butteraroma wird durch Zusatz von Milch oder Diacetyl erzeugt. Um die Marg. rahmartig u. streichfähig zu machen, wird sie „gekirnt", d. h. im Butterfaß, der Kirne, gerührt. Marg. ist eine Wasser-in-Öl-Emulsion, um sie von Butter unterscheiden zu können, ist ein Zusatz von 10% Sesamöl (Baudouinsche Reaktion, s. u. Sesamum indicum) oder von 2% Kartoffelmehl (Jodstärkereaktion) vorgeschrieben. Neuerdings werden auch Vitamine zugesetzt, da die natürl. Vitamine durch die Fetthärtung zerstört werden. Geh. ca. 80 bis 92% Fett. Zur Konservierung dienen Benzoesäure (0,07%) od. Natriumbenzoat (0,05%), in Deutschland durch Kochsalz (1—2%). Der Name „Margarine" ist durch das Reichsmargarinegesetz vom 12. 7. 1897 amtlich eingeführt; Neufassung 1968.

Mariendistel: Silybum marianum*.

Marienglas: Glacies Mariae, natürlicher kr. Gips, s. Calcium sulfuricum.

Marienkörner: Fruct. Cardui Mariae, s. Silybum marianum.

Marienmantel: Alchemilla vulgaris*.

Marienmantelkraut: Herba Alchemillae, s. Alchemilla vulgaris.

Marihuana: (sprich Marichuana) Mexikanischer Haschisch (Rosamaria) i. Lateinamerika außerordentlich verbreit. Genußgift, meist mit Tabak vermischt; vgl. Cannabis sativa var. indica.

Marmelosfrüchte: Fructus Belae indicae, s. Aegle marmelos.

Marmor: s. Calcium carbonicum*.

Marrubium vulgare: Fam. Labiatae, Weißer Andorn (Zentralasien bis Mittelmeergebiet, Nord- u. Südamerika). Stpfl. von **Herba Marrubii albi:** Andornkraut, Weißer Dorant. Best.: Marrubiin (Bitterstoff), Fett, Wachs, Schleim, äth. Öl, Gerbstoff. Asche max. 15%. Anw. volkst.: bei Katarrhen der Atmungsorgane u. d. Darmes, bei Gallen- und Leberleiden; äuß.: volkst. bei Hautausschlägen. HOM: Marrubium album, die frische Pflanze.

Marsdenia cundurango: Fam. Asclepiadaceae (Kletterstrauch in Südamerika, Kordilleren, Peru, Ekuador, kult. in Ostafrika). Stpfl. v. **Cortex Condurango:** Kondurangorinde;

5—10 cm lange, 2—7 mm dicke röhren- od. rinnenförmige, etwas verbogene Stücke, außen bräunlich-grau, von großen runden Lentizellen höckerig, innen hellgrau, unregelmäßig längsfurchig, Bruch körnig. Geruch eigentümlich schwach würzig, Geschmack bitter-kratzend.

Best.: 1—2% Condurangin (Glykosid, $C_{40}H_{60}O_{13}$), Condurit, Phytosterin, Amyrin, Zimtsäure, äth. Öl, Kautschuk. Harz. Asche max. 12%. Anw. med.: als Bittermittel (DAB 6: Extractum Condurango fluidum, Vinum Condurango), früher bei Magenkrebs. (Condurangin fällt in der Wärme aus, daher sind Dekokte erst nach dem Erkalten durchzuseihen.) HOM: Condurango, die getrocknete Rinde oberirdischer Achsen.

Marseiller Seife: Eine Natronkernseife, meist aus Olivenöl od. Erdnußöl bereitet, s. Sapo oleaceus.

Marsh'scher Apparat: Apparat zur Ausführung der Marsh'schen Probe zum Nachweis von Arsen (Abb. s. Arsenum).

Marum verum HOM: s. Teucrium marum.

Masern: Morbilli.

Masmoran®: Hydroxyzinpamoat, s. Ataraktika.

Massa estarinum®: s. Hartfett.

Massa pilularum: Masse zur Herst. v. Pillen, s. Faex.

Maßanalyse: Volumetrische Analyse, Volumetrie, Titrimetrie; quant. Erfassung gelöster chem. Verbindgn. durch tropfenweise Zugabe einer bekannten Reagenslösung („Titrieren"), bis ein zugesetzter Indikator den Endpunkt der Reaktion durch eine Farbänderung bzw. durch einen Niederschlag anzeigt (Neutralisation, Oxidation, Reduktion); Berechnung anhand des Verbrauchs (ml) an Reagenslösung. Die hierzu gebrauchten Reagenzien bestehen aus Lsgen von bestimmtem Geh. (Normal, $^1/_2$-, $^1/_{10}$-, $^1/_{100}$-normal) und werden Volumetrische Lsgn oder Normal- ($^1/_2$-, $^1/_{10}$-, $^1/_{100}$-N-) Lsgen genannt. Eine Normallsg. enthält im Liter ein Gramm-Äquivalent des gel. Stoffes, also die Menge, die nach ihrem chem. Wirkungswert jeweils 1 Grammatom H entspricht, z.B. enthält Normal-Schwfs. 49 g H_2SO_4 in 1000 ml Aq. Eine $^1/_{10}$-N-Lsg. hat nur den zehnten Teil dieses Gehalts, eine $^1/_{100}$-N-Lsg. nur den hundertsten Teil dieses Geh. usw. Die vol. Lsgen müssen nach den Vorschriften des DAB auf ihren Wirkungswert geprüft werden. Der nach diesen Vorschriften zu berechnende Faktor (F) gibt an, wieviel ml einer Lsg. von dem genau vorgeschriebenen Geh. einem ml der zu prüfenden Lsg. entsprechen. Dieser Faktor ist unter Angabe des Datums auf der Vorratsflasche zu vermerken. Die bei maßanalytischen Wertbestimmungen jeweils verbrauchte Anzahl ml ist mit diesem Faktor zu multiplizieren, wodurch man die Anzahl ml der Titrationsflüssigkeit erhält, deren Geh. genau der vorgeschriebene ist (Normal, $^1/_2$-, $^1/_{10}$- oder $^1/_{100}$-normal). Den Geh. einer vol. Lsg. an wirksamer Substanz bezeichnet man als „Titer", die Maßanalyse selbst als „Titration", das Ausführen einer Maßanalyse als „Titrieren". Zum Titrieren werden amtlich geprüfte graduierte Meßkolben*, Büretten* u. Pipetten* benutzt. Bei Flüssigkeiten, die mit einer über 0,1 ml hinausgehenden Genauigkeit abgemessen werden sollen, werden Feinbüretten verwendet, deren Skala in $^1/_{50}$ ml eingeteilt und deren Abflußvorrichtung so beschaffen ist, daß ca. 40 Tropfen Wasser 1 ml entsprechen. Mikrobüretten sind in Hundertstel-ml eingeteilt. Man unterscheidet bei d. maßanalyt. Verfahren:

1. Acidimetrie u. Alkalimetrie, bei der die Konzentration von Säuren mittels Normal-, Natron- oder Kalilaugen bzw. der Laugengehalt einer Fl. mittels Normalsalzsäure bestimmt werden, wobei Phenolphthalein oder Methylorange u. a. als Indikatoren dienen.

2. Jodometrie, die auf der Reaktion zwischen Jod u. Natriumthiosulfat beruht. Man benutzt $^1/_{10}$-Normaljodlösungen u. $^1/_{10}$-Normal-Natriumthiosulfatlösungen. Als Indikator dient Stärkelösung.

3. Oxidimetrie, diese benutzt quantitativ verlaufende Oxidations- u. Reduktionsreaktionen zur Bestimmung. Man verwendet $^1/_{10}$-Normal-Kaliumpermanganat-, $^1/_{10}$-Normal-Cer(IV)-sulfat- (Cerimetrie) oder $^1/_{10}$-Normal-Kaliumbromatlösungen (Bromometrie).

4. Fällungsanalyse: Hierbei ergeben die beiden miteinander reagierenden Stoffe einen Niederschlag. Man titriert so lange, bis kein Niederschlag bzw. Trübung mehr entsteht, z. B. die Bestimmung von Silber mittels $^1/_{10}$-Normal-Kochsalz-Lsg. oder die

Bestimmung von Chlorionen mittels $^1/_{10}$-Normal-Silbernitratlösung (Indikator: Kaliumchromat).

5. Komplexometrie: (Chelatometrie) s. Chelate.

Maßanalyse, Potentiometrische: s. Potentiometrie.

Massenspektrograph: s. Isotope.

Massenwirkungsgesetz: MWG, Theoretisches Grundgesetz der Chemie, das besagt, daß die Geschwindigkeit eines chem. Reaktionsverlaufs proportional ist dem Produkt aus den Konz. der beteiligten Stoffe (bei konstanter Temperatur). Unter Konz. ist hierbei die molekulare Konz. zu verstehen. Eine chem. Reaktion ist beendet, im „Gleichgewichtszustand", wenn der Quotient aus dem Produkt der Konz. der Ausgangsstoffe und dem Produkt der Konz. der gebildeten Stoffe einen bestimmten, für die Reaktion charakteristischen Zahlenwert (K) erreicht hat. Bei Wegnahme einer Komponente wird der Gleichgewichtszustand gestört und die Reaktion verläuft so lange, bis die Konstante „K" wieder erreicht ist. Man kann dadurch die chem. Reaktion zwingen, in einem ganz bestimmten Sinne zu verlaufen, und man kann die Gleichgewichtskonz. der beteiligten Stoffe berechnen, was besonders in der Technik (theor. Ausbeute) von Wichtigkeit ist. (Das M. wurde im Jahre 1867 von den Norwegern C. H. Guldberg, Mathematiker, und P. Waage, Chemiker, aufgestellt.)

Massikot: s. Plumbum oxydatum, s. Blei(II)-oxid.

Maßliebchen: Bellis perennis*.

Mastdarm: Intestinum rectum.

Mastiche: Mastix, s. Pistacia lentiscus.

Mastichkraut: Teucrium marum*.

Mastigophora: syn. Flagellata, Geißeltierchen, s. Protozoen.

Mastitis: Entzündung der Brustdrüse.

Mastix: s. Pistacia lentiscus.

Masurium: Technetium*.

Mate: Folia Mate, s. Ilex paraguariensis.

Maticoblätter: Folia Matico, s. Piper angustifolium.

Matricaria chamomilla: Fam. Compositae, Kamille (heim. Europa und Westasien, nach Amerika u. Australien verschleppt, in Mitteldeutschland eingebürgert und vor allem in Ungarn, Böhmen, Rumänien, Russland, Italien, Spanien kult., in Deutschland haupts. in Sachsen u. Franken). Stpfl. v. **Flores Chamomillae, Kamillenblüten,** Kamillen, die getrockn. Blütenköpfchen. DAB 7: Gehalt an äther. Öl mind. 0,4 ml/100 g (Deutsche K. 0,6—0,67%, ungar. K. 0,3—0,5%). Asche max. 12%. Best.: s. unten bei Ol. Chamomillae. Ferner Umbelliferonmethyläther, Dihydroxycumarin, Apiin (Flavonoid) und dessen Aglykon, Apigenin, Cholin, Phytosterin, Salicylsäure, Harz sowie ein Bitterst. und ein Glykosid. Letztere sollen die Träger der spasmolytischen Wirkung sein, während das äth. Öl entzündungswidrig wirkt. Anw. med.: als entzündungswidriges Mittel bei Verbrennungen, Wunden, Furunkeln, als Carminativum u. Spasmolyticum bei Krämpfen u. Koliken, zu Spülungen. HOM: Chamomilla, die frische, ganze, blühende Pflanze.

M. matricarioides (M. discoidea): Fam. Compositae, Strahlenlose Kamille, Zigeunerkamille (Ostasien, westl. Nordamerika, Europa). Stpfl. v. **Flores Matricariae discoideae,** enthält zwar viel äth. Öl, aber kein Azulen, besitzt daher nicht die entzündungswidrige Wirkung wie die echte Kamille. Anw. volkst.: als Carminativum.

Oleum Chamomillae ERG: Kamillenöl, das äth. Öl aus den Blütenköpfchen (die Zungen- u. Scheibenblüten liefern blaues, die Blütenböden und Kelche grünes äth. Öl; nur das blaue Blütenöl enthält Azulene); dickfl., bei niederer Temp. butterartiges, tief dunkelblaues Öl, das unter d. Einfluß v. Licht u. Luft allmählich in Grün und Braun übergeht. Bitterwürziger Geschmack. D. 0,922 bis 0,956. Es besteht haupts. aus Sesquiterpenen u. Sesquiterpenalkoholen u. enthält ca. 1—1,5% Azulen ($C_{15}H_{18}$). Azulen (Cham-Azulen) ist nicht ursprünglich i. K. enthalten, sondern bildet sich wahrscheinlich erst bei der Wasserdampfdestillation aus einem Proazulen. Auch dürfte das Azulen (Chamazulen) allein nicht die antiphlogistische Wirkung besitzen, wie bisher angenommen wurde, s. Azulene. **Oleum Chamo-**

millae citratum ERG ist eine Mischung v. Ol. Chamom. und Ol. Citri ana.

Matricariakampfer: linksdrehende Form des Kampfers, s. Campher.

Mattsalz: Ammonium fluoratum, s. Ammoniumhydrogenfluorid.

Mauernelkenwurz: Geum urbanum.

Mauerpfeffer: Sedum acre*.

Mauersalpeter: Calcium nitricum, s. Calciumnitrat.

Maulaffe: Weithalsflasche in Kegelform, mit Ansatz für Wasserpumpe, zum Filtrieren.

Maulbeeren: Fructus Mori, s. Morus alba u. Morus nigra.

Maul- u. Klauenseuche: Abkz. „MKS", Aphthenseuche, Infektionskrankheit des Klauenviehs (Rinder, Schweine, Ziegen, Schafe, Wild) mit Blasenausschlag auf den Schleimhäuten, besonders im Maul u. im Klauenspalt. Auch auf Menschen übertragbar, meist durch ungekochte Milch. **Erreger:** MKS-Virus. **MKS-Vakzine** (Riemser Vakzine) zur aktiven Immunisierung von Rindern besteht aus d. Blaseninhalt kranker Rinder + Formalin.

Maximaldosis: Amtlich (Arzneibuch) festgesetzte Höchstabgabemenge eines Arzneimittels. Ist eine höhere Dosis als die festgesetzte größte Einzeldosis (MD) oder größte Tagesdosis (MTD, die sich auf 24 Stunden verteilende Menge) auf einem Rezept verschrieben, so darf der Apotheker die Arznei nur dann abgeben, wenn der Arzt durch ein Ausrufezeichen (!) hinter der verordneten Menge u. eine Wiederholung der Menge in Buchstaben zu erkennen gegeben hat, daß die Überschreitung der Maximaldosen beabsichtigt ist. Gegebenenfalls muß der Apotheker beim Arzt nachfragen. (Die Maximaldosis stellt nicht unbedingt eine therapeutische Grenze dar!) Dies gilt nicht nur für Arzneien zum peroralen Gebrauch, sondern auch für Verordnungen in Form von Injektionen, Suppositorien, Einpinselungen, Einstäubungen, Eintropfungen, Eingießungen, Klistieren, s. Tabelle 2 „Maximaldosen".

Maximum-Thermometer: s. Thermometer.

Maya-Ferment: s. Yoghurt.

Mayers Reagens: Reagens DAB 7: 1,355 g Quecksilber(II)-chlorid u. 5,0 g Kaliumjodid werden in 30 ml Wasser gelöst und die Lösg. zu 100 ml verdünnt. Anw.: als Alkaloid-Fällungsreagenz.

Mazeration: Auszug einer Droge mit Wasser oder anderen Lösungsmitteln bei gewöhnlicher Temperatur, s. Extrakte u. Tinkturen.

Mc: Megacurie = 1 Million Curie, s. Radium.

mc: Millicurie = $^1/_{1000}$ Curie, s. Radium.

μc: Mikrocurie = Ein Millionstel Curie, s. Radium.

Md: Mendelevium*.

M.D.S.: (auf Rezepten) Misce, da, signa = mische, gib u. bezeichne, s. Tab. „Abkürzungen auf Rezepten".

M.E.: 1. Mache-Einheit (s. Radium); 2. Mäuse-Einheit* (s. Tabelle „Biologische Einheiten").

Meclizin: 1-p-Chlorbenzhydryl-4-m-methylbenzyl-piperazin, Antihistaminicum. Anw.: gegen Erbrechen, Übelkeit, Strahlenkater (Bonamine®).

Meconium: (griech. *μήκων* = Mohn) 1. Opium; 2. Kindspech.

Meconsäure: Bestandteil d. Opiums.

Mediane: *bot.* Ebene eines Seitenorgans (z. B. Blatt, Blüte), die zugleich die Achse des Hauptgliedes enthält.

Medikation: Arzneiverordnung.

Medinal®: Natrium diaethylbarbituricum: s. Diäthylbarbitursaures Natrium.

Medium: (lat. Mitte) Das Mittel, das einen Körper umgibt od. in dem eine Substanz sich löst (wäßriges, alkoholisches Medium) oder das Milieu, in dem eine chemische Reaktion vor sich geht („in saurem" oder „in alkalischem Medium").

Medizinalgewicht: Altes bis 1. Januar 1868 in der Rezeptur gebräuchliches Gewicht (Gran, Skrupel, Drachme, Unze, Medizinal-Pfund). Heute durch das Grammgewicht ersetzt, s. Tabelle „Maße und Gewichte".

Medizinische Hefe: s. Faex.

Medizinische Kohle: Carbo medicinalis, s. Carbo.

Medizinische Seife: Sapo medicatus, s. Sapo.

Medulla: Mark; **M. bovina:** Rindermark; **M. ossium:** Knochenmark; **M. spinalis:** Rückenmark; **Medullaris:** zum Mark gehörend.

Meereiche: Fucus vesiculosus ERG*.

Meerkohl: Calystegia soldanella*.

Meerkohlkraut: Herba soldanellae, s. Calystegia soldanella.

Meerrettich: Armoracia rusticana*.

Meerrettichöl: Oleum Armoraciae, s. Armoracia rusticana.

Meerschaum: Wasserhaltiges Magnesiumsilikat (Sepiolith),

$$2\,MgO \cdot 3\,SiO_2 + 2\,H_2O.$$

Weiße, gelbliche, graue oder rötliche, undurchsichtige Stücke oder erdige, knollige Massen, leicht schneidbar, Härte 2—3. Verwitterungsprodukt des Serpentin, Hauptfundort Eshischehir (Anatolien). M. spaltet beim Erhitzen unter Bräunung Wasser ab (Bräunung der M.-Pfeifen).

Meerschweinchen-Einheit: MSE. Dient zur Standardisierung v. Schilddrüsenpräp., Herzglykosiden, Vitaminen, s. Tabelle „Biologische Einheiten".

Meerträubchen: Ephedra sinica*.

Meerwasser: Aqua marina*.

Meerzwiebel: s. Urginea maritima.

Meerzwiebeltinktur: Tinctura Scillae DAB 6.

Mega: (griech. = groß, außergewöhnlich) Vorsilbe, auch für „Million"; gesetzl. zur Kennzeichng. einer 10^6-fachen Grundeinheit, meist als M-.

Megacillin®: Clemizol-Penicillin (Antihistamin-Penicillin) mit Langzeitwirkung, s. Penicilline.

Megacurie: abgek. „Mc" = 1 Million Curie, s. Radium.

Megalozyten: Abnorm große Erythrozyten*.

Megaphen®: s. Chlorpromazin.

Mehl: Amylum*.

Mehlbeeren: s. Crataegus oxyacantha*.

Mehldorn: Crataegus oxyacantha*.

Mehrstoffgemisch: Gemisch aus mehr als einem Stoff. Alle Arzneimittel, Mono- und Kombinationspräparate sind Mehrstoffgemische.

Meiran: s. Origanum majorana.

Meisterwurzel: Rhizoma Imperatoriae, s. Peucedanum ostruthium.

Mekkabalsam: Balsam de Mecca*.

Mekonsäure: Ac. meconicum, s. Opium.

Mel, Honig: Der von der Honigbiene, **Apis mellifica,** in Waben abgelagerte süße Stoff. Die Biene saugt den Nektarsaft aus den Blüten oder den Honigtau ein, der dann in ihrem Magen weiterverarbeitet u. invertiert wird. Nektar ist eine wäß. Lösung von Rohrzucker mit geringen Mengen von Trauben- u. Fruchtzucker. Honigtau sind Ausscheidungen an Blättern (der Linden-, Ahorn-, Kirsch-, Pflaumenbäume), die wahrscheinlich von Blattläusen erzeugt oder vom Blatt selbst aus den Spaltöffnungen ausgeschieden werden, sie enthalten u.a. Mannit u. Dulcit. Honig ist gelblich bis braun, in frischem Zustand sirupartig, durchscheinend, beim Stehen wird er dicker bei Kälte trübe u. kristallisiert, z. T. aus (Traubenzucker). Er löst sich in Aq. zu einer nicht ganz klaren, opt. aktiven Fl. von schwach saurer Reaktion. D. 1,410—1,445. Eine Mischung von 1 T. Honig u. 2 T. Aq. muß ein spez. Gewicht von 1,111 haben, Best.: ca. 20% Aq., 70—80% Invertzucker (22—44% Traubenzucker, 30—48% Fruchtzucker u. Dextrin), 5—10% Rohrzucker, 0,3—2,7% Eiweißstoffe, 0,1—0,2% organ. SS (Ameisen-, Äpfel-, Zitronensäure) sowie kleine Mengen von Enzymen (Amylase, Katalase, Invertase), Spuren von Vitaminen, Kalisalze, Farbstoffe, Wachs, Phosphate u. Pollenkörner. Trockensubstanz ca. 78—82%. Asche mind. 0,1%, max. 0,8%. Die Prüfung erstreckt sich auf den Geh. an Glucose u. Saccharose sowie künstl. zugefügte Stoffe, wie Invertzucker (Nachweis: s. Fiehes Reaktion), SS, Farbstoffe, Aromen. Verfälschungen erfolgen meist durch Zusatz von Kunsthonig, Stärkesirup, Stärkemehl od. Dextrin u. a. m.; Scheiben- oder Wabenhonig stammt aus frisch gebauten, unbebrüteten Waben. **Mel depuratum** DAB 6: Mel despumatum, Gereinigter Honig. Ein durch Zusatz von Bolus, Erwärmen u. Filtrieren von Eiweißstoffen, Wachs, Schmutz usw. befreiter Honig. **Kunsthonig:** Ist ein aus Rohrzucker (Rübenzucker) durch Inversion (mit Milch-, Zitronen-, Ameisen- u. verd. Salzsäure usw.) und nachfolgende Aromatisierung hergestelltes Produkt, das bei gleichem Zuckergehalt wie Naturhonig diesen als Nahrungsmittel zu ersetzen vermag (100 g Kunsthonig = 300 Kal.). **Oxymel:** Sauerhonig, wird durch Mischen von Honig mit Essigsäure hergestellt. **Mel Foeniculi:** Fenchelhonig, s. Foeniculum vulgare. **Mel rosatum** ERG: Rosenhonig. Zstzg.: Mel depurat. 900, Glycerin 100, Oleum Rosae 0,05 g. **Mel rosatum cum Borace (Mel boraxatum)** ERG: Rosenhonig mit Borax. Zstzg.: Mel rosatum mit Zusatz von 10% Borax.

Melaleuca leucadendra var. cajeputi: Fam. Myrtaceae (Australien, Mal. Archipel, Hinterindien). Stpfl. v.

Oleum Cajeputi: Kajeputöl. Gew. durch Dest. aus den frischen Blättern. Grüne bis blaugrüne Farbe, Geruch nach Eucalyptusöl. D. 0,915—0,931. Best.: Eucalyptol (ca. 50%), L-Pinen, L-α-Terpineol, Dipenten, Sesquiterpene, Sesquiterpenalkohole, Valeraldehyd, Azulen. Anw.: als Antisepticum. **Oleum Cajeputi rectificatum** ERG: Rektifiziertes Kajeputöl. Gew. durch Dest. des rohen Kajeputöls. Farbl. bis gelbe Fl., opt. linksdrehend ($\alpha_D^{20°}$ = bis —4°). Best.: s. oben. Anw. volkst.: als Antisepticum, als schmerzstillendes Mittel bei Zahn- u. Ohrenschmerzen; äuß.: bei Rheumatismus. HOM: Cajeputum u. Oleum Cajeputi, das äth. Öl (Aufbewahrung: Ursubstanz, 1.—3. Dez.-Pot. unter Penetrantia).

Melamin: Polymerisationsprodukt des Cyanamids (Cyanurtriamid)

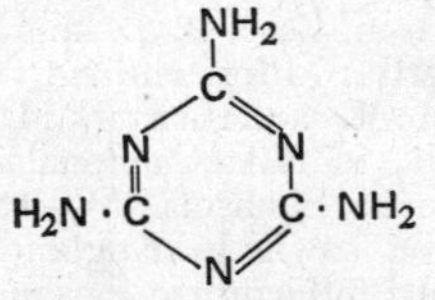

Darst.: Durch Erhitzen von Dicyandiamid mit fl. Ammoniak auf ca. 160°; monokline, leicht sublimierende Prismen, l. in Aq. u. A. F. 354° unt. Zersetzg.; kondensiert mit Formaldehyd zu Melaminharzen, die techn. von großer Bedeutung sind u. zur Herst. von Gebrauchsgegenständen aller Art, Lacken, Gerbstoffen, Wasserenthärtungsmitteln usw. sowie auch von Knitterfestmachen von Textilien dienen.

Melanine: Dunkle Pigmente, die sich in der Haut unter dem Einfluß von Enzymen (Tyrosinase) bilden; vermutlich Oxidationsprodukte des Tyrosins (über Dihydroxyphenylalanin). Die Melanine sind in der Natur weitverbreitet, ihre Konstitution ist noch ungeklärt, vgl. Phenoloxidasen.

Melanophorenhormon, Melanotropin: HVL-Hormon; s. Hormone.

Melaphis chinensis (Aphis chinensis, Schlechtendalia chinensis): s. Gallae chinenses.

Melasse: s. Saccharum.

Melilotus officinalis und **Melilotus altissimus:** Fam. Leguminosae, Steinklee (Mitteleuropa, Mittelasien). Stpfl. v. **Herba Meliloti:** Steinklee, Honigklee, Bärenklee. Best.: Cumaringlykosid und Melilotin, die beide bei der Hydrolyse Cumarin abspalten, 0,01% äth. Öl (enth. Cumaringlykosid u. freies Cumarin. Der Cumarinduft tritt erst beim Welken und Trocknen auf), ferner Schleim, Harz, Cholin· Anw.: in Form von Kataplasmen, Salben, Kräuterkissen bei Gelenk- und Drüsenschwellungen, Furunkeln, Rheuma; auch inn. als „erweichendes" und „zerteilendes" Mittel, bes. bei Magengeschwüren sowie b. Bronchialkatarrh. HOM: bei kongestiven Kopfschmerzen u. Krämpfen der Kinder (Vorsicht, Cumarin wirkt brechen- u. schwindelerregend sowie leber- u. nierenschädigend), als schleimlösendes Mittel bei Katarrhen (Species emollientes). HOM: Melilotus officinalis, die frischen Blätter u. Blüten.

Melis-Zucker: Ein billigerer Zucker, der aus der zweiten Charge bei der Zuckerfabrikation gewonnen wird (1. Produkt = Raffinade), kommt als Platten-, Brot- u. Hutzucker in den Handel.

Melissa officinalis: Fam. Labiatae, **Melisse** (heim. Mittelmeergebiet, kult. in Deutschland bei Kölleda). Stpfl. v. **Folia Melissae:** (Herba M., Folia Citronellae) Melissenblätter, Zitronenkraut (weil von zitronenähnl. Geruch). Best.: Äth. Öl (0,1—0,3%), das Citral, Citronellal, Geraniol, Linalool enthält, ferner Schleim, Bitterstoff, Gerbstoff. Asche max. 14%. Anw. med.: als Stimulans b. Darmstörung. als Spasmolyticum und Sedativum (DAB 6: Spirit. Melissae compositus, wird nicht aus der Droge, sondern mit Ol. Citronellae, s. Cympopogon nardus, bereitet). HOM: Melissa, die frischen Blätter.

Melissylalkohol: Myrizylalkohol,

$$C_{31}H_{63}OH.$$

Best. des Bienen- u. Carnaubawachses.

Melitoxin: Dicumarol*.

Melitriose: Raffinose*.

Melittin: Hauptwirkstoff von Bienengift; hämolysierendes Polypeptid (26 Aminosäuren; Mol.gew. rd. 2900).

Mellitus(a, um): (lat.) Honigsüß, z. B. Diabetes mellitus.

Melone: Cucumis melo*.

Membran: s. Osmose.

Membranfilter: Filter aus Cellulosegallerten, Celluloseestern usw., bes. für bakteriologische Arbeiten, Eiweißfiltration usw., vgl. Ultrafilter und Aqua fontana.

Menadion: Synth. Vitamin K_3; **Menadiol** = Vit. K_4; s. Methylnaphthochinon.

Menagogum(a): s. Emmenagogum.

Mendelevium: („Eka-Thulium") Md, AtG. 256, Ordnungszahl 101. Entd. 1955 von A. Ghorso bei der α-Beschießung von Einsteinium; Halbwertszeit ½ bis einige Stunden.

Meningitis: Hirnhautentzündung (M. cerebralis) oder Rückenmarkshautentzündung (M. spinalis); Genickstarre, Epidemische Gehirnhautentzündung (M. cerebrospinalis epidemica) Erreger: Neisseria meningitidis (syn. Diplococcus intracellularis meningitidis).

Meningokokken: Erreger der epidem. Genickstarre. s. Meningitis.

Meningokokken-Serum: s. Serum.

Meniskus: Die bogenförmige Einsenkung oder Wölbung der Oberfläche von Fl. in Röhren, konkaver oder konvexer Meniskus, s. Kapillarität, *med.* Zwischenknorpel im Kniegelenk.

Mennige: Minium, Plumbum oxydatum rubrum, Blei(II)-orthoplumbat, Rotes Bleioxid, Blei(II, IV)-oxid, Pb_3O_4 = $Pb_2(PbO_4)$, Mol. 685,63, prakt. unlösl. i. Aq., l. i. Eisessig; Anw. med.: zur Herst. von Pflastern u. Salben (Emplastrum fuscum camphoratum), techn. als Malerfarbe, in der Keramik, in d. Glasherstellung.

Menopause: (griech. παύω = beendigen) Aufhören der Monatsblutungen im Klimakterium.

Menorrhagie: Längere u. verstärkte Monatsblutung.

Menses: Menstruation.

Menstruation: (lat. menstruus = monatlich) Menses, Monatsblutung, Regel, Periode.

Menstruum: Lösungs- oder Extraktionsmittel.

Mensur: (meist geeichtes) Meßgefäß, s. Meßzylinder.

Mentha-Arten: Fam. Labiatae. **M. aquatica:** (Wasserminze (Europa, Nordamerika). Stpfl. v. **Folia Menthae aquaticae:** (Folia Balsami palustris) Wasserminzenblätter. Best. Äth. Öl (bis 0,9%, enth. Linalool, Carvon, Sesquiterpene), Bitterstoff, Gerbstoff. Anw. volkst.: bei Magen- u. Darmstörungen.

Mentha arvensis: (Europa, Nordamerika, Asien, Japan) Ackerminze, enth. 0,22% äth. Öl (mit Pulegon, s. unten M. pulegium, Piperiton, Menthon, jedoch kein Menthol). **M. arvensis var. piperascens:** Japanische Pfefferminze (haupts. i. Kobe kult.), enth. 1—2% äth. Öl mit ca. 80% Menthol u. ist der Hauptlieferant von nat. Menthol.

M. crispa: Krauseminze. Hierunter werden krausblätterige Formen verschiedener Minzarten, bes. **M. spicata var. crispata, M. longifolia var. undulata,** u. a. Arten u. Hybriden zusammengefaßt. Stpfl. von **Folia Menthae crispae** ERG: Krauseminzeblätter, Balsamkraut. Best.: 1—2,5% äth. Öl (nach ERG mindestens 1%); ferner Flavonglykosid Diosmin und Hesperidin, Asche max. 12%. Anw. volkst.: bei Magen- u. Darmstörungen. **Oleum Menthae crispae** ERG: (Oleum Menthae viridis) Krauseminzöl, das äth. Öl der Blätter u. der blühenden Zweigspitzen. Farbl. bis gelbl., opt. aktiv ($\alpha_D^{20°}$ = —34° bis —56°). D. 0,915—0,935, Best.: 42—66% l-Carvon, Limonen. Phellandren, Ester u. a., kein Menthol

M. piperita: Pfefferminze, Bastard zwischen **M. aquatica** u. **M. spicata** (nur kult. in Mitteldeutschland, bes. in Bayern, Sachsen, Württemberg, Thüringen sowie in England, dessen Mitcham-Pfefferminze besonders geschätzt ist, ferner in Polen, Rußland, Bakkan, Frankreich, Italien, Nord- u. Südamerika, Ägypten, Indien.) Stpfl. v. **Folia Menthae piperitae: Pfefferminzblätter.** Best.: 0,7—2,5% äth. Öl (nach DAB 7 mind. 0,8 ml/100 g), ferner Gerbstoff, Bitterstoff, Enzyme. Asche max. 12%. Anw. med.: innerl. als Carminativum, Cholagogum und Choleretícum, Spasmolyticum (Koliken), als Aromaticum; äußerl. zu Umschlägen (Kräuterkissen) und Bädern, zu Zahnpulvern. Species aromaticae, Species nervinae. HOM: Mentha piperita, die frische blühende Pflanze. **Oleum Menthae piperitae** DAB 7: **Pfefferminzöl,** das äth. Öl aus dem Kraut. Geh.: 4—12% Menthylester, berechnet als Menthylacetat ($C_{22}H_{22}O_2$) sowie 48% bis 80% Menthol ($C_{10}H_{20}O$). D. 0,893—0,915; $\alpha_D^{20°}$ = —16° bis —34°; Brech.-Ind.: $n_D^{20°}$ = 1,459—1,470; 1,00 ml Öl muß sich in 5,00 ml A. 70% klar lösen. Farbloses bis blaßgelblich. Öl. Best.: neben Menthol auch dessen Essig- u. Isovaleriansäureester, ferner Menthon, l-Limonen u. a. Terpene, Aldehyde, Alkohole. Anw. med.: wie Fol. Menth. pip.; inn.:

0,05—0,15 g auf Zucker; äuß.: gegen Migräne, Zahnschmerzen usw.; zu Pf.-Pastillen, Mundwässern, Zahnpv., Likören usw. (Aqua Menthae piperitae, Spiritus Menthae piperitae, Sirupus Menthae piperitae, Pulvis dentifricius, Pulvis dentifricius cum Sapone). **M. pulegium: Poleiminze** (Mittel- u. Südeuropa, Nordamerika). Stpfl. v. **Herba Pulegii:** Poleiminzenkraut, Poleykraut, Flohkraut, Hirschminze. Best.: äth. Öl (s. Oleum Pulegii), Gerbstoff, Diosmin, Hesperidin. Anw.: als Carminativum (Vorsicht!, abortiv wirkend). **Oleum Pulegii** (Oleum Menthae pulegii), Poleiöl, Poleyöl; das durch Wasserdampfdest. gew. äth. Öl (haupts. in Spanien, Südfrankreich, Algier, Sizilien, asiat. Türkei); gelbes bis rötlichgelbes Öl, von pfefferminzartigem Geruch; D. 0,930 bis 0,950. Best.: bis 80% Pulegon*, ca. 9% Menthol u. a. Terpene. Giftig!, s. Pulegon. Anw.: zur Menthol- und Pulegongewinnung; med. nicht verwendet; stark abortiv wirkend. HOM: Mentha Pulegium, die frische blühende Pflanze.

Mentha aquatica: s. Mentha-Arten.

Mentha arvensis var. piperascens: s. Mentha-Arten.

Mentha crispa: s. Mentha-Arten.

Menthakampfer: Menthol*.

Mentha longifolia var. undulata: s. Mentha-Arten.

Mentha piperita: s. Mentha-Arten.

Mentha pulegium: s. Mentha Arten.

Mentha spicata var. crispata: s. Mentha-Arten.

Menthan: 1-Methyl-4-isopropylcyclohexan. Farbl., fenchelartig riech. Fl.; D. 0,793; Kp. ca. 170°. Grundsubstanz vieler natürl. u. synth. Terpene u. Campher. Darst.: durch Hydrierung von p-Cymol, Limonen, Terpinen u. a.

Menthene: Sechs ungesättigte Kohlenwasserstoffe, die sich vom Menthan* ableiten, mit je einer Doppelbindung. *d*-3-Menthen, kurz Menthen genannt, entsteht durch H_2O-Abspaltung aus dem Menthol, natürl. kommt es in Thymianöl vor.

Menthol: Mentholum (Pfefferminz- oder Menthakampfer, D(—)-Menthol) DAB 7: $C_{10}H_{20}O$, D-p-Menthan-3-ol mit 3 asymmetrischen C-Atomen, Mol. 156,3.

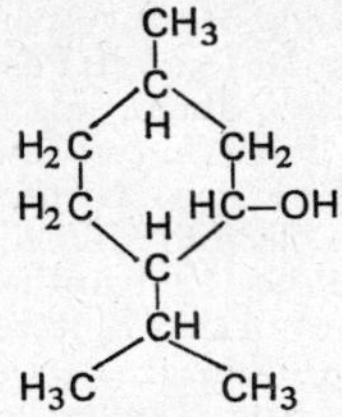

Gew. aus dem äth. Öl der Pfefferminze, haupts. der japanischen Pfefferminze, s. Mentha-Arten. Farbl. Kr. von pfefferminzähnl. Geruch, ll. in Ae., A., Chlf., l. in fetten u. äth. Ölen sowie in flüssigen Paraffinen, swl. in Aq.; D. 0,88, F. 42—44°, Kp. 212°. Hydroxylzahl: 350—360; nicht-flüchtige Bestandteile max. 0,1%. Für eine weingeistige Lsg., die in 10 ml 1 g Menthol enthält, ist $[\alpha]_D^{20°}$ = —47° bis —51°. Anw. med.: inn. bei Diarrhöen und Kardialgie, ferner als Cholagogum u. Choloreticum (Dos. 0,1 bis 0,2 g); äuß.: als Analgeticum (Migränestift) sowie als Anästheticum und juckreizstillendes Mittel (Balsamum Mentholi compositum). Mit Kampfer, Thymol, Borneol zusammen gibt Menthol flüssige Gemische, s. Tabelle „Unverträgliche Arzneimischungen“. **Razemisches Menthol** DAB 7: F. 33—37°, Hydroxylzahl wie Menthol, ebenso die Löslichkeit. Razem. Menthol wird hauptsächl. durch Hydrierung von Thymol gewonnen. **M. valerianicum** ERG Menthylvalerianat, Isovaleriansäure-menthylester, Validol®,

$$(CH_3)_2CH \cdot CH_2 \cdot CO_2(C_{10}H_{19}).$$

Mol. 240,2; D. 0,897—0,903; EZ 155 bis 170. Darst.: Durch Einwirkung von Isovalerylchlorid auf Menthol. Klare, farbl. ölige Fl., ll. in Ae. A., Chlf., swl. in Aq. Anw. med.: inn. als Carminativum, Analepticum, Antemeticum bei Seekrankheit. Dos. 5 bis 15 Tropfen auf Zucker.

Menthum: (lat.) Kinn.

Menthylvalerianat ERG: Mentholum valerianicum ERG*.

Menyanthes trifoliata: Fam. Gentianaceae, Bitterklee, Biberklee, Fieberklee, Sumpfklee (Europa bis Asien u. Nordamerika). Stpfl. v. **Folia Trifolii fibrini:** (Folia Menyanthidis) Bitterklee, Fieberklee. Best.: Menyanthin (Glykosid), Harz, Saponin, Gerbstoff, Cholin, Bitterstoff, Pektin, etwas äth. Öl. Anw. med.: als Amarum; volkst.: als Fiebermittel sowie b. Magen u. Leberleiden, Gicht, Migräne. (Extractum Trifolii fibrini, Species nervinae.) HOM: Menyanthes, die frische, zu Beginn der Blütezeit gesammelte ganze Pflanze.

Mepacrin: Int. Freiname für Atebrin®

Mephitis putorius HOM: Stinktier (Skunk, Mephitis mephitis), das frische Sekret der Stinkdrüsen. Anw. hom.: bei Neurasthenie, Schlaflosigkeit. (Aufbewahrung: 2. u. 3. Dez.-Pot. unter Penetrantia.)

Meprobamat: 2-Methyl-2-n-propyl-1,3-propandiol-dicarbamat,

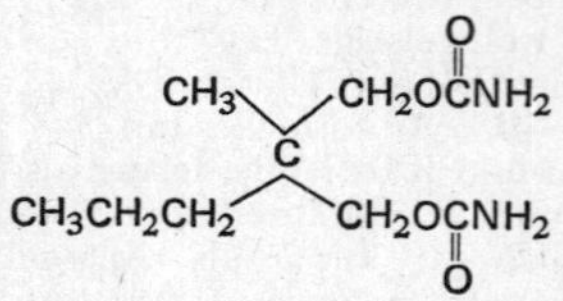

Weiß., kr. Pv. von bitt. Geschmack, wl. in Aq., ll. in organ. Lösungsmitteln. Als Psycho- und Muskelrelaxans findet es Anwendung bei Spannungs-, Erregungs- und Angstzuständen, bei Depressionen, Epilepsie sowie bei Schlafstörungen und schmerzhaften Spasmen, als Adjuvans bei Alkoholentziehungskuren. Dos. 3mal tägl. 200—400 mg. Meprobamat führt durch selektive Blockierung der interneuralen Leitungsbahnen zur Beruhigung, ohne narkotisch zu wirken. Wirkung tritt meist nach 30—45 Minuten bei oraler Gabe ein (Miltaun®, Cyrpon®, Restenil®, Aneural®, Urbilat® etc.), vgl. Ataraktika.

Merasingiblätter: Folia Gymnemae silvestris, s. Gymnema silvestre.

Mercaptane: Thioalkohole. Alkohole, in denen der Sauerstoff der Hydroxylgruppe durch Schwefel ersetzt ist, die also d. Metallhydrosulfiden entsprechen, z. B. CH_3—SH = Methylmercaptan. Meist Verbdgen v. widerlichem Geruch (im Harn nach Spargelgenuß, in den Darmgasen). Die M. bilden mit Basen u. Metalloxiden Salze: die **Mercaptide,** mit Aldehyden **Mercaptale,** mit Ketonen **Mercaptole.**

Mercaptide: s. Mercaptane.

Mercaptole: s. Mercaptane.

Mercaptopurin: Purinethol®, Merkaleukin®; Cytostaticum; Anw. med.: bei Leukämie.

Mercerisierung: Ein von Joh. Mercer 1850 erfundenes Veredlungsverfahren von Cellulosefasern (Baumwolle) durch Behandlung mittels Alkalien, wodurch die Baumwolle fester und glänzend wird und ein verstärktes Aufnahmevermögen für Farbstoffe u. Feuchtigkeit bekommt.

Mercurialis annua und **Mercurialis perennis:** Fam. Euphorbiaceae, Bingelkraut, Böser Heinrich (Europa, Mittelmeergebiet). Stpfl. von **Herba Mercurialis:** Bingelkraut. Best.: neutrales und saures Saponin, ein Sapogenin, Methylamin, Trimethylamin, äth. Öl, Farbstoffe. Anw. volkst.: als Abführmittel, Diureticum und Vermifugum, ferner bei Appetitmangel, Leberstauungen, Bronchialkatarrh (laxierende Wirkung soll nur dem im April geernteten frischen Kraut zukommen). HOM: Mercurialis annua, das frische, blühende Kraut. HOM: Mercurialis, von M. perennis, die frische, zur Zeit der beginnenden Blüte gesammelte ganze Pflanze.

Mercuri-Verbindungen: Quecksilber (II)-Verbindungen, s. Hydrargyrum.

Mercuriacetat: Hydrargyrum aceticum oxydatum*.

Mercuriammonumchlorid: Hydrargyrum praecipitatum album*.

Mercurichlorid: Hydrargyrum bichloratum*.

Mercuricyanid: Hydrargyrum cyanatum.

Mercurijodid: Hydrargyrum bijodatum (rubrum)*.

Mercurinitrat: Hydrargyrum nitricum oxydatum*.

Mercurioxid, Gelbes: Hydrargyrum oxydatum (flavum) via humida paratum*.

Mercurioxid, Rotes: Hydrargyrum oxydatum (rubrum)*.

Mercurisulfat: Hydrargyrum sulfuricum*.

Mercurisulfat, Basisches: Hydrargyrum sulfuricum basicum*.

Mercurisulfid, Rotes: Hydrargyrum sulfuratum rubrum*.

Mercurisulfid, Schwarzes: Hydrargyrum sulfuratum nigrum*.

Mercurius aceticus HOM: Hydrargyrum aceticum oxydulatum*.

Mercurius auratus HOM: Goldamalgam. Amalgam aus metall. Gold u.

Quecksilber (1+2) (Aufbewahrung: 1.—3. Dez.-Pot. vorsichtig.)

Mercurius bijodatus HOM: Hydrargyrum bijodatum (rubrum)*.

Mercurius cyanatus HOM: Hydrargyrum cyanatum*.

Mercurius dulcis HOM: Hydrargyrum chloratum mite*.

Mercurius jodatus flavus HOM: Hydrargyrum jodatum flavum*.

Mercurius jodatus ruber: Hydrargyrum bijodatum (rubrum)*.

Mercurius jodatus viridis: Hydrargyrum jodatum (flavum)*.

Mercurius nitricus oxydulatus HOM: Mercurius nitrosus HOM*.

Mercurius nitrosus HOM: Hydrargyrum nitricum oxydulatum*.

Mercurius praecipitatus albus: Hydrargyrum praecipitatum album*.

Mercurius praecipitatus flavus HOM: Hydrargyrum oxydatum via humida paratum.

Mercurius praecipitatus niger: Hydrargyrum oxydulatum nitrico-ammoniatum*.

Mercurius praecipitatus ruber HOM: Hydrargyrum oxydatum rubrum*.

Mercurius solubilis Hahnemanni HOM: Hydrargyrum oxydulatum nitrico-ammoniatum*.

Mercurius sublimatus corrosivus HOM: Hydrargyrum bichloratum*.

Mercurius sulfuricus HOM: Hydrargyrum sulfuricum*.

Mercurius vivus HOM: Hydrargyrum*.

Mercuro-Verbindungen: Quecksilber(I)-Verbindungen, s. Hydrargyrum.

Mercuroacetat: Hydrargyrum aceticum oxydulatum*.

Mercurobromid: Hydrargyrum bromatum*.

Mercurochlorid: Hydrargyrum chloratum*.

Mercurojodid: Hydrargyrum jodatum (flavum).*

Mercuronitrat: Hydrargyrum nitricum oxydulatum*.

Mercurosulfat: Hydrargyrum sulfuricum oxydulatum*.

Mercurotannat: Hydrargyrum tannicum oxydulatum*.

Merikarpien: *bot.* s. Fruchtformen.

Meristem: *bot.* Bildungsgewebe, Teilungsgewebe.

Meristine: *bot.* Eine Zellteilung auslösende Stoffe (z. B. an Wundflächen).

Merkurialismus: Quecksilbervergiftung, s. Hydrargyrum.

Merkurialpflaster: Emplastrum Hydrargyri DAB 6.

Merkurialsalbe, Graue: Unguentum Hydrargyri cinereum DAB 6*.

Mersolate: Alkylsulfonsäuresalze, hergest. durch Sulfochlorierung u. Verseifung höherer Paraffin-Kohlenwasserstoffe (Fischer-Tropsch-Paraffine); sie bilden keine unlöslichen Kalkseifen, daher zu Waschmitteln verwendet.

Mescal Buttons: s. Lophophora lewinii.

Mescalin: Mezkalin, Trimethyläther d. 3, 4, 5-Trihydroxyphenyläthylamins. Farbl. Öl, l. in Aq., A., Chlf., unl. in Ae.; halluzinogener Wirkstoff in Mescal Buttons.

Mesenterium: Dünndarmgekröse, Hautfalte des Bauchfells, die von hinten den Darm usw. umschließt.

Meso-: (griech.) Mitten, dazwischen, zwischen.

Meso-Inosit: s. Inosit, Kohlenhydrate.

Mesokarp: *bot.* Mittlere Schicht der Fruchtwand, s. Fruchtformen.

Mesomerie: s. Tautomerie.

Mesonen: Mesotronen, in der kosmischen Höhenstrahlung entdeckte (1937 von C. D. Andersen, Kalifornien) sowie bei der Beschießung von Atomkernen entstehende Teilchen; sie sind positiv oder negativ geladen, sie sind größer als die Elektronenmasse (ca. 200mal größer) und kleiner als die Protonenmasse. Ihre Lebensdauer beträgt nur Millionstel-Milliardstel Sekunden u. sie besitzen nahezu Lichtgeschwindigkeit.

Mesophyll: *bot.* Das von der Epidermis umschlossene Parenchymgewebe der Blattspreite.

Mesoporphyrin: s. Porphin u. Porphyrine.

Mesothorium: MsTh; Radioakt. Zerfallsprod. des Thorium* (entdeckt von Otto Hahn 1907). Mesothorium I ($^{228}_{88}$Ra; Halbwertzeit 6,7 Jahre) geht durch β-Bestrahlung in Mesothorium II (-$^{228}_{89}$Ac; Halbwertzeit 6,13 Stunden) über. Es wird aus den Rückständen bei der Thoriumfabrikation aus dem Monazitsand gewonnen. Anw.: hauptsächl. zu Leuchtmassen.

Mesoweinsäure: (Antiweinsäure). Optisch inaktive Weinsäure (intramolekular kompensiert: d,l- u. l,d-Form), s. Acid. tartaricum.

Mesoxalylharnstoff: Alloxan*.

Mespilus germanica: s. Mispel.

Meßgeräte: s. Büretten, Meßkolben, Meßpipette, Meßzylinder (Abb.).

Messing: Kupfer-Zink-(Aluminium)-Legierung (Cu 55—95%, Zn 5—45%; Rotmessing = Tombak).

Meßkolben: Maßkolben, Bürettenkolben, Standkolben, mit engem, langem Hals, meist mit eingeschliffenem Glasstöpsel, die für eine bestimmte Flüssigkeitsmenge geeicht sind, und zwar entweder auf Einguß = E oder auf Ablauf (Ausguß) = A; sie finden hauptsächlich bei der Maßanalyse Anwendung. Die Füllung erfolgt derart, daß man die Fl. bis in die Nähe des Eichstrichs am Hals eingießt und die letzten Tropfen mittels Pipette zutropft. Betr. genauer Ablesung des Meniskus s. Kapillarität.

Meßpipette: Saugrohr v. bestimmtem (geeichtem) Rauminhalt. Das Glasrohr ist in der Mitte erweitert und unten zu einer Spitze ausgezogen, die in die Fl. eintaucht, während man am oberen Ende d. Fl. vorsichtig aufsaugt. **Vollpipette** dient zur Abmessung eines bestimmten Volumens (1—100 ml), auf das sie geeicht ist. **Teil- od. Meßpipette** ist eine graduierte Glasröhre (wie Bürette*), mit der man beliebige Mengen aufsaugen und abmessen kann. **Sicherheitspipetten** für bakteriolog., ätzende u. tox. Fl. enthalten einen Ansaugschutz.

Meßzylinder: Maßzylinder, Mensuren, Mischzylinder; zylindrische od. becherförmige Glasgefäße mit Graduierung (s. Abb.), sie sind infolge des großen Durchmessers der Flüssigkeit nur für rohe Abmessungen geeignet.

Met: Honigwein, ein durch Vergärung von verdünntem Honig gew. alkohol. Getränk (15 kg Honig in 50 Liter Wasser auflösen u. 0,2 pro Mille Ammoniumphosphat zusetzen). Met ist eines der allerersten alkohol. Getränke, es war schon in der Steinzeit bekannt u. ist heute noch in Südafrika, Abessinien, Polen u. Rußland gebräuchlich.

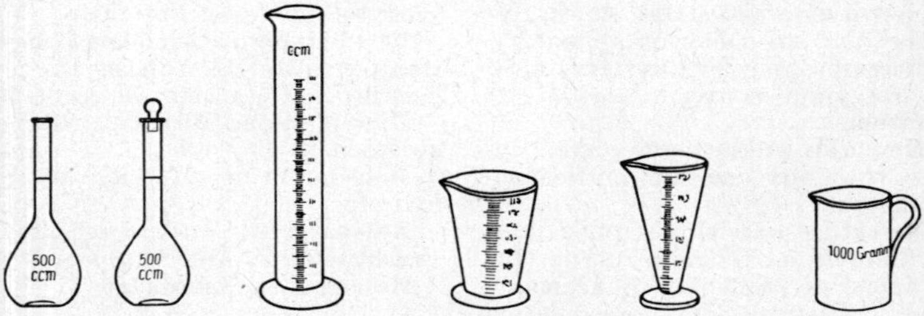

Meßkolben und Meßzylinder (Mensuren)

Meta: Metaldehyd*.

meta-: Vorsilbe, „zwischen", „inmitten", Angabe der 1,3-Stellung von 2 Substituenten am Benzolring (auch m-).

Metabolisch: (griech. *μεταβολή* = Veränderung) Im Stoffwechsel entstanden, den St. betreffend.

Metaboliten: Bezeichnung für Wirkstoffe (Enzyme, Vitamine, Aminosäuren, Hormone, Nukleide), die für den normalen Stoffwechsel unentbehrlich sind. Endogene M. werden im Organismus selbst erzeugt, exogene M. von außen aufgenommen. Antimetaboliten hemmen die Wirkung der Metaboliten oder heben sie ganz auf, indem sie die Moleküle verändern oder die Metaboliten infolge ihrer ähnlichen Struktur im Zellstoffwechsel ersetzen, ohne deren Funktion zu übernehmen.

Metaborsäure: s. Borsäure.

Metacyclin: s. Rondomycin®.

Meta-Dihydroxybenzol: s. Resorcin.

Metakieselsäure: Acidum silicicum*, s. Silicium.

Metalcaptase®: s, Penicillamin

Metaldehyd: Meta, $(CH_3CHO)_4$, Polymerisationsprodukt aus Acetaldehyd Farbl. Kr., l. in heißem A., unl. in Aq. Verbrennt mit bläulicher Flamme ohne zu schmelzen, sublimiert, bei 112—115°. Anw.: als fester Brennstoff (Stäbchen, Würfel) sowie als Schneckenbekämpfungsmittel.

Metallarsenide: s. Arsenide.

Metallblock: s. Schmelzpunkt.

Metallcarbonyle: s. Carbonyle.

Metalle: Gruppe von ca. 78 chem. Elementen, deren Hauptmerkmale Glanz, Undurchsichtigkeit, Verformbarkeit, gute Leitfähigkeit für Wärme und Elektrizität sowie hohe Festigkeit sind. Lediglich das Quecksilber ist flüssig. Ihre kristallinische Struktur ist durch Röntgenstrukturanalyse aufgeklärt. Nach ihrem chemischen Verhalten unterscheidet man **„Edel-Metalle"**, die sich an der Luft nicht verändern (höchstens sich mit einer kaum wahrnehmbaren Oxidschicht überziehen), Wasser nicht zersetzen und meistens in der Natur gediegen vorkommen (z. B. Gold, Silber, Platin, Iridium) und **Unedle Metalle,** die an der Luft oder beim Erhitzen oxidieren und

Wasser bei gewöhnlicher Temperatur oder beim Erhitzen zersetzen, von nichtoxidierenden Säuren angegriffen werden und selten elementar vorkommen, meist als Oxide, Hydroxide, Carbonate. Das spezifische Gewicht der M. beträgt zwischen 0,534 (Lithium) u. 22,48 (Osmium), die Schmelzpunkte zwischen —38,84° (Quecksilber) u. +3410° (Wolfram), die Kochpunkte zwischen 356,58° (Quecksilber) u. +5400° (Wolfram), die Härte zwischen 0,5 (Natrium) u. 7,0 (Iridium).

Metalloide: Nichtmetalle, Elemente mit gewissen metallischen Eigenschaften, die jedoch keine Metalle sind (z. B. Bor, Silicium, Phosphor, Schwefel, Kohlenstoff, Arsen, Stickstoff, Halogene usw.). Sie leiten Wärme u. Elektrizität sehr schlecht u. bilden meist saure Ionen.

Metallproteide: s. Fermente.

Metamerie: s. Isomerie.

Metandienon, Methandrostenolon: oral. Anabolikum; Dianabol®.

Metanilgelb: Indikator DAB 7.

Metaphosphorsäure: Acidum phosphoricum glaciale, s. Phosphorsäure.

Meta-Zinnsäure: s. Zinn.

Metenolon: oral. Anabolikum, Primobolan®.

Meteorismus: Blähsucht, starke Gasansammlung im Darm (M. intestinalis).

Methadonhydrochlorid: DL-2-Dimethylamino-4,4-diphenyl-heptanon-(5)-hydrochlorid s. L-Polamidon.

Methämoglobin: O-Verbindung des Hämoglobins, in der das Eisen III-wertig ist (deshalb auch Hämiglobin genannt), die prosthetische Gruppe ist das Hämatin; es hält den O fester an das Eisen gebunden, so daß der O nicht mehr an das Gewebe abgegeben werden kann, also ein Sauerstofftransport nicht möglich ist; es ist normalerweise zu etwa 0,1% im Blut enthalten. Bei vielen Vergiftungen wird es stark vermehrt (Nitrobenzol, Anilin, Kaliumchlorat, Sulfonamide u. a.) und führt zum Erstickungstod, falls über 40% Meth. im Blut vorhanden sind. Das Blut ist dann schokoladenfarbig, vgl. Hämoglobinum.

Methamphetamin: Methylamphetamin, 1-Phenyl-2-methyl-aminopropan

Methamphetaminhydrochlorid: Phenylmethylaminopropan-hydrochlorid, Phenyl-methylamino-propanum hydrochloricum, L-2-Methylamino-1-phenyl-propan-hydrochlorid, $C_{10}H_{16}ClN$, Mol. 185,7; DAB 7: Gehalt mind. 99,0%, berechn. auf d. getrockn. Substanz. Fast weißes kr. Pv. von bitterem Geschmack; l. in ca 1 T. Aq., in ca. 3 T. A, ca. 7 T. Chlf. Schmelzintervall: 171—175°. Spez. Drehung: $[\alpha]_D^{20°}$ = +16,0° bis +18,0° (Aq.). Aufbewahrung: Gut verschlossen und vor Licht geschützt. Vorsichtig aufzubewahren. MD 0,015 g, MTD 0,03 g; BTM; Anw.: als Sympathicomimeticum (Pervitin®), s. Weckamine.

Methan: Sumpfgas, Grubengas, Methylwasserstoff, CH_4, Kohlenwasserstoff der Paraffinreihe (Anfangsglied). Methan findet sich nat. in d. Vulkangasen, in den „Erdgasen", die den Petroleumquellen entströmen, im Grubengas in d. Höhlen der Steinkohlenflöze bis zu 90% (mit Luft gemischt erzeugt es die „schlagenden Wetter"); durch Einwirkung anaerober Bakterien auf organ. Stoffe bildet es sich aus dem Bodenschlamm der Sümpfe und dem „Faulschlamm" der Abwässer, infolge Zers. v. Cellulose findet es sich auch in den Darmgasen; im Leuchtgas ist es zu etwa 32%, im Kokereigas zu 23—29% enthalten; aus diesen Gasen wird es nach dem Linde-Verfahren, aus dem Erdöl als Nebenprodukt der Crack-Destillation gewonnen, im Labor durch Zers. von Aluminiumcarbid mit Wasser. Farb- u. geruchloses, betäubend-erstickendes Gas, das mit bläulicher Flamme verbrennt. D. 0,558, F. 182,6°, Kp. —161,5°; krit. Temp. —82,5°; krit. Druck 46 at; in Aq. praktisch unl., etwas besser löslich in A.

Methanal: s. Formaldehyd.

Methanol: Alcohol methylicus, Methylalkohol, Holzgeist, Carbinol, CH_3OH, Mol. 32,04, D. 0,790—0,792, Kp. 64—65°, Brech.-Ind. $n_D^{20°}$ = 1,328—1,330. DAB 7: Klare, farbl., leicht entzündbare Fl. Giftig, auch bei äuß. Anwendung (Antid. s. Tabelle über „Gegenmittel"). Symptome d. Vergiftung.: Sehstörungen bis zur Erblindung, Erbrechen, Zyanose, Bewußtlosigkeit, Koma, Atemlähmung; dos. let. 30—100 g, ggfs. auch weniger! (9—40 Std. Latenz-Zeit); MAK 200 ml/m³; Darst.: Aus dem bei der trockenen Dest. gewonnenen Holzessig. Anw. techn.: zur Denaturierung des Weingeistes, zur Herst. v. Formaldehyd und von Teerfarbstoffen, von Lacken, Firnissen usw. Zur Unterscheidung zwischen Äthylalkohol und Methylalkohol mischt man die zu untersuchende Fl. mit Borax und entzündet das Gemisch: tritt sofort eine grüne Flammenfärbung auf, so handelt es sich um Methylalkohol, während Äthylalkohol erst nach Zusatz von konz. H_2SO_4 eine grüne Fl.-Färbung ergibt.

Methansäure: s. Ameisensäure.

Metharbital: Internationale Kurzbezeichnung für 5,5-Diäthyl-1-methyl-barbitursäure (Gemonil®).

Methicillin: 2,6-Dimethoxy-phenylpenicillin, Cinopenil®; s. Penicillin.

Methionin: Methioninum, Thiomedon®, 2-Amino-4-methylmercaptobuttersäure (eine essentielle Aminosäure)

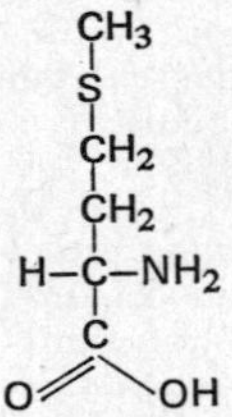

$C_5H_{11}NO_2S$, Mol. 149,2; DAB 7: Gehalt mind. 99,0%, berechn. auf die getrockn. Substanz, Sulfatasche max. 0,2%. Fast weißes kr. Pv. oder schuppenförmige Blättchen von schwachem, würzigem Geruch und langanhaltendem, süßlich-bitterem Geschmack. Die Substanz schmilzt bei raschem Erhitzen bei etwa 270° unter Zers., l. in Aq. von 20°, ll. in Aq. von 100°, wl. in A., praktisch unl. in Ae., l. unter Salzbildung in verd. Säuren und Alkalilaugen. Aufbewahrung: Gut verschlossen und vor Licht geschützt. Anw.: bei Lebererkrankungen, ferner bei Eiweißmangelschäden, Schwangerschaftstoxikosen u. Vergiftungen (Arsen, Phosphor, Wismut, Barbitale u. a.). M. wird oral od. intravenös angew. (subkutane u. intramuskuläre Applikation ist nicht möglich). Dos. 0,5—2,0 g pro Tag, intravenös 2,0 g.

M. ist neben Cystein u. Cystin der Hauptlieferant von Schwefel für den Aufbau der Proteine u. für die Transmethylierung im intermediären Stoffwechsel von Wichtigkeit, also für die Erhaltung des Lebens überhaupt erforderlich. Methioninmangel führt zu schweren Leberparenchymschäden (Leberzirrhose, Leberverfettung), vgl. Lipotrope Stoffe.

Methorphinan: racem. 3-Hydroxy-N-methyl-morphinan, s. Dromoran.

Methotrexat: Amethopterin; Folsäureantagonist; Zystostatikum.

Methoxygruppe: CH_3O-Gruppe.

Methyl: Methylgruppe, einwertiges Radikal des Methan, —CH_3.

Methylacetanilidum: Acetmethylanilid, Methylacetanilin, Methylantifebrin,

$$C_6H_5 \cdot N(CH_3) \cdot CO \cdot CH_3.$$

Darst.: Durch Einwirkung v. Acetylchlorid auf Methylanilin. Farbl. Kr., l. in Aq., A., Ae., Chlf.; F. 102°, Kp. 253°. Anw. med. als Antineuralgicum. MD 0,4 g; MTD 1 g (nicht mehr gebräuchlich:; techn.: in d. Celluloidindustrie als Kampferersatz.

Methylacetat: Essigsäuremethylester, CH_3COOCH_3. Farbl., feuergefährliche Fl.; D. 0,932, Kp. ca. 58°, Flammpunkt —13°, mischbar mit Aq. Anw.: als Lösungsmittel für Collodium, Acetylcellulose, Celluloid usw. (Ersatz für Aceton).

Methyläthylketon: Butanon,

$$CH_3—CO—CH_2—CH_3.$$

Farbl., ätherisch riech. Fl.; D. 0,8255, F. —86°, Kp. +79,6°; l. in Aq. zu etwa 30%. Dient als amtliches Vergällungsmittel für Branntwein (seit 15. 3. 1962), s. Spiritus denaturatus unter Äthanol.

Methylalkohol: s. Methanol.

Methylalum: Methylal, Formal, Methylendimethyläther, $CH_2(OCH_3)_2$. Darst.: Durch Dest. eines Gemisches von Methylalkohol, Braunstein und konz. Schwfs. Farbl. leichte, brennbare Fl. v. aromat. Geruch, ll. in Aq., A., Ae., fetten u. äth. Ölen. D. 0,86; F. —104,8°, Kp. 42,3°. Anw. med.: früher inn. als Hypnoticum, Anästheticum. Dos. 1—5 g; äuß.: zu schmerzstillenden Einreibungen u. Klistieren; techn.: als Lösungsmittel.

Methylamin: CH_3NH_2. Nat. in Secale cornutum, Mercurialis annua u. perennis, Acorus calamus, in Heringslake u. a. Farbl., nach Ammoniak riech. Gas, ll. in Aq. u. A.; MAK 25 ml oder 31 mg/m³.

Methylaminoessigsäure: Sarkosin.

Methylamphetamin: Methamphetamin*.

Methylantifebrin: Methylacetanilid.

Methylbenzol: Toluolum ERG*.

Methylbromid: Methylium bromatum*.

Methylcellulose: Tylose®, Methyläther einer Oxyäthylcellulose. Gehalt 22—42% Methoxyl (OCH_3). Entsteht durch Einwirkung von Methylchlorid oder Dimethylsulfat bei 50° auf Alkalicellulose. Weiße bis schwach gelbliche faserige, grießige, flockige, schuppige, pulv. Substanz, l. in Aq. zu viskosen Lsgen, auch l. in Mischungen von Aq. mit A. (bis 60%), Aceton, Glycerin u. a. Von Magen und Darm wird M. nicht aufgespalten, daher ist sie auch in Nahrungs- und Genußmitteln unschädlich. M. ist in verschiedenen Viskositätsgraden im Handel. Anw.: als Schleim-Gelier-Emulgiermittel in der pharm.-kosmet. Industrie (Zahnpasten, Hautcremes usw.), in der Nahrungsmittelindustrie sowie in zahlr. techn. Industrien (Textil-, Leder-, Papier-, Lack-, Waschmittel-Ind.), als Gelatineersatz, zu Klebstoffen usw., vgl. Carboxymethylcellulose.

Methylchlorid: Methylium chloratum*.

Methylchlorphenoxyessigsäure: 2-Methyl-4-chlorphenoxyessigsäure-Na, Wuchsstoff, Unkrautvertilgungsmittel (MCPA).

Methyl-cyclohexenyl-methyl-barbitursäure: Acidum methyl-cyclohexenyl-methyl-barbituricum, Cyclohexenyl-1,5-dimethylbarbitursäure, **Hexobarbital,** DAB 7:

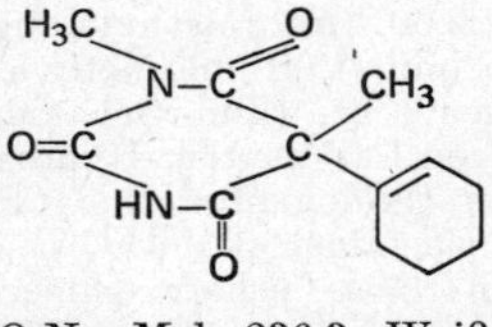

$C_{12}H_{16}O_3N_2$. Mol. 236,3. Weißes, kr. Pv., l. in A., Chlf., swl. in Aq., l. in verd. Alkalilaugen unter Salzbildung. Schmelzintervall 143—145°. Vorsichtig aufzubewahren. Anw. med.: als Schlafmittel, Das Na-Salz auch als Kurznarkotikum MD 0,75 g; MTD 1,5 g (Evipan®).

Methyldihydroxyanthrachinon: Chrysophansäure*.

Methyldinatriumarsenat: Natrium methylarsinicum*.

Methylen: Zweiwertiges Radikal des Methan: —CH_2—.

Methylenblau: Methylenum caeruleum*.

Methylenblaulösung, Loefflers: s. Loefflers Methylenblaulösung.

Methylenchlorid: Methylenum chloratum*.

Methylendimethyläther: Methylalum.

Methylenprotocatechualdehyd: Heliotropinum ERG*.

Methylenum caeruleum: Methylenblau, Tetramethylthioninchlorid (meist als Chlorzinkdoppelsalz im Handel), $C_{16}H_{18}ClN_3S + 3\,H_2O$, Mol. 373,91 (wasserfrei Mol. 319,9).

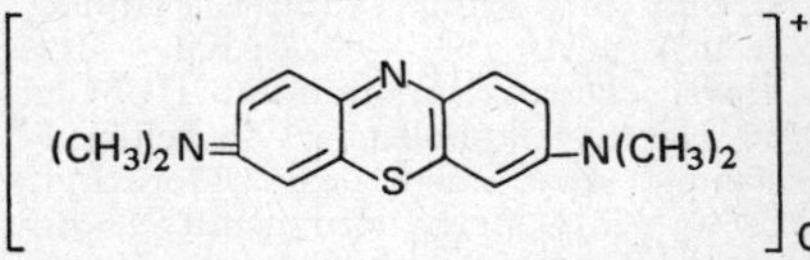

Dunkelgrüne, bronzeglänz. Kr. oder dunkelgrünes Pv., l. in Aq. mit dunkelblauer Farbe, swl. in A. Anw. med.: inn. als Antineuralgicum, Antipyreticum u. Antisepticum (bei Malaria heute nicht mehr verwendet). MTD 1 g. Intravenös (0,1 g) bei Kohlenoxid-, Anilin- u. Cyanwasserstoffvergiftung; äuß.: in Salben bei Hautkrankheiten; vet.: bei Schweineseuche, Maul- u. Klauenseuche; ferner als Vitalfarbstoff (s. Vitalfärbung), als Färbemittel in der Bakteriologie; techn.: in der Färberei, vgl. Thiazinfarbstoffe.

Methylenum chloratum: Methylenchlorid, Dichlormethan, CH_2Cl_2. D. 1,322—1,325, Kp. 39—42°. Brech.-Ind.: $n_D^{20°}$ = 1,423—1,425. Darst.: Durch Red. v. Chloroform; durch Chlorierung von Methan. Farbl., chloroformartig riechende Fl., l. in A., Ae., fetten Ölen, wl. in Aq.; Anw. med.: als Inhalationsanaestheticum; techn.: als Lösungs- u. Fleckreinigungsmittel.

Methylenum coeruleum: Methylenum caeruleum DAB*.

Methylgelb: Dimethylaminoazobenzol*.

Methylglykokoll: Sarkosin*.

Methylglykol: Glykolmonomethyläther, $CH_3O \cdot CH_2—CH_2OH$. Farbl. Fl., D. 0,965, Flammpunkt 36°, mit Aq. mischbar. Anw.: als Lösungsmittel für Acetylcellulose, Celluloid, Collodiumwolle, Harze u. a.

Methylgruppe: s. Methyl.

Methylguanidinessigsäure: Kreatin*.

β-Methylindol: Skatol*.

Methylisopropylphenol: s. Thymol.

Methylium bromatum: Brommethyl, Monobrommethan, Methylbromid, CH_3Br. Farbloses, kaum riechendes narkot. wirks. Gas; unl. in Aq., mischbar mit Ae., Chlf., A. Anw.: als Pesticid (Insekten, Nagetiere, Milben, Pilze usw.).

Methylium chloratum: Methylchlorid, Chlormethyl, Monochlormethan, CH_3Cl. Farbl., äth. riechendes Gas, brennt mit grüngesäumter Flamme, l. in A. u. Aq.; F. —97,7°; Kp. —24°. Darst.: Durch Einleiten von HCl-Gas in methylalkoholische Zinkchloridlösung. Anw. med.: wie Chloräthyl; techn.: als Methylierungsmittel, für Grignardsche Synthesen, zur Herst. von Methylcellulose, Farbstoffen, als Kühlmittel.

Methylium para-oxybenzoicum: s. 4-Hydroxy-benzoesäure-methylester.

Methylium phenylchinolincarbonicum: 2-Phenylchinolin-4-carbonsäuremethylester oder 2-Phenylcinchoninsäuremethylester, Neocinchophen,

$$C_9H_5N(C_6H_5)COOCH_3.$$

Mol. 263,1; F. zwischen 58° u. 60°. Gelblichweiß. kr. Pv., unl. in Aq., l. in Ae., Essigäther, Bzl., wl. in A., sll. in sied. A. Anw. med.: Novatophan® als Specificum gegen Gicht, Gelenkrheumatismus usw. Dos. 0,5—1,0 g mehrmals tgl.

Methylium salicylicum: Methylsalicylat, Salicylsäuremethylester, künstl. Gaultheriaöl, $C_6H_4(OH)COOCH_3$. Mol. 152,06. D. 1,180—1,185; Kp. 221 bis 225°; Geh. mind. 98%. Hauptbestandteil des amerikan. Wintergrünöls (s. Gaultheria procumbens) u. anderer Pfln. Farbl. bis schwach gelbl., eigenartig riechende Fl., ll. in A., Ae., fetten u. äth. Ölen, swl. in Aq. Darst.: Durch Sieden von Methylalkohol u. Salicylsäure mit Schwefelsäure. Anw. med.: inn. u. äuß. bei Rheumatismus (inn. 0,5 g bis 1 g mehrmals tgl.); techn.: i. d. Parfümerie, als Lichtschutzmittel in Hautcremes; in der Mikroskopie als Aufhellungsmittel; zur Abwehr von Stechmücken.

Methylmorphin: Codeinum ERG*.

2-Methyl-1,4-naphthochinon: Menadion, Vitamin K_3 (öllöslich)

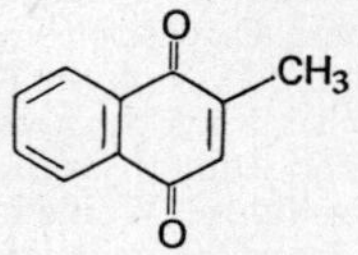

$C_{11}H_8O_2$. Mol. 172,2. DAB 7: Gehalt mind. 98,5%. Hellgelbes, kr. Pv. von schwachem, charakteristischem Geruch. Die Substanz reizt die Atmungsorgane und die Haut. ll. in Chlf., Aceton, l. in Ae., wenig l. in A., Methanol, praktisch unl. in Aq. Schmelztemp. 105—108°. Aufbewahrung: Gut verschlossen und vor Licht geschützt. Anw.: zur Verhütung von Blutungen (vgl. Vitamin K); bei Lebererkrankungen (Dos. 1—3 mg mehrmals tägl.).

Methylorange: Helianthin, Orange III, Goldorange, Tropaeolin D, Na-Salz der 4-(4′-Dimethylamino-phenylazo)-benzol-1-sulfonsäure

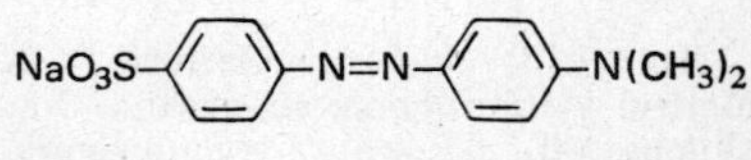

Gelbes Pv., unl. in A., l. in Aq.; in 0,1% wäßr.-alkohol. Lsg. Umschlagsbereich pH 3,1—4,4 (rot/gelb). Anw. als Indikator in der Alkalimetrie.

Methylorange-Mischindikator-Lösung: Tashiro-Indikator, Reagens DAB 7: 2,00 ml Methylorange-Lsg. werden mit 1,00 ml Methylenblau-Lsg. gemischt. (Zur Gehaltsbestimmung von Carbonaten, Hydrogencarbonaten, Oxiden, Hydroxiden.)

Methylpentinol: 3-Methyl-pentin(1)-ol(3). Farblose, scharf schmeckende, brennbare Fl., l. in Aq. (1:10), mischbar mit A. u. Ae. Anw.: bei Angst- u. Spannungszuständen sowie bei Schlafstörungen (Allotropal®, Atempol®, Dormison®, Oblivon®, Perlopal®), vgl. Ataraktika.

Methylphenobarbitalum: s. Methyl-phenyl-äthyl-barbitursäure.

Methylphenol: Cresolum*.

Methyl-phenyl-äthyl-barbitursäure Acidum methyl-phenyl-aethyl-barbituricum. Methylphenobarbital, DL-5-

Äthyl-1-methyl-5-phenyl-barbitursäure

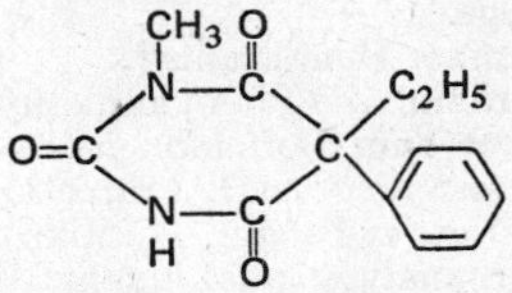

$C_{13}H_{14}O_3N_2$. Mol. 246,3. Weißes, kr. Pv., l. in A., Chlf., swl. in Aq. 20°, swl. i. Aq. in verdünnt. Alkalilaugen unter Salzbildung löslich; Schmelztemp. 175—178°; MD 0,4 g, MTD 0,8 g. Anw. med.: bei Psychosen, Epilepsie, als Sedativum (Dos. 0,03 g mehrmals tägl.) Prominal®.

Methyl-phenyl-piperidinocarbonoyl-äthanol-hydrochlorid: Pethidinhydrochlorid, 1-Methyl-4-phenyl-piperidin-4-carbonsäureäthyl-ester-hydrochlorid, Meperidin,

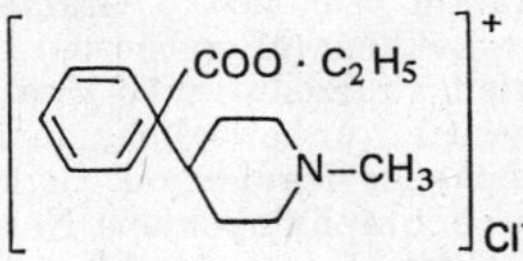

$C_{15}H_{21}NO_2 \cdot HCl$. Mol. 283,8 DAB 7: Gehalt mind. 99,0%. Weißes, kr. Pv. von salzigbitterem Geschmack. l. in 1 T. Aq., 2 T. A., 3 T. Chlf., wl. in Ae. Schmelzintervall 187—189°. Aufbewahrung: Gut verschlossen u. vor Licht geschützt. Vorsichtig aufzubewahren. MD 0,15 g; MTD 0,5 g. Anw. als Spasmolyticum u. Analgeticum wie Morphin, peroral o. intramuskulär, bes. bei Angina pectoris, Migräne, Glaukom, Koliken u. in der Geburtshilfe (es wirkt auch geburtsbeschleunigend) (Dolantin®). Unterliegt der Betäubungsmittelverordnung.

Methylprotokatechualdehyd: Vanillinum.

Methylpyridine: Picoline, s. Pyridin u. seine Homologen.

Methylrosanilinum: Pyoctaninum coeruleum ERG*.

Methylrot: Dimethylaminoazobenzolcarbonsäure.

$C_6H_4(COOH) \cdot N = N \cdot C_6H_4 \cdot N(CH_3)_2$;

Violette Kr.-nadeln, l. in A. u. Essigsäure, unl. in Aq., Anw.: als Indikator, Farbumschlag rot-gelb: pH 4,2—6,3.

Methylrotlösung: Reagens: Lsg. von 0,2 Methylrot in 100 A. **Methylrotnatriumlösung,** Reagens: Lsg. von 0,05 g Methylrotnatrium in 100 ml Aq. (CO_2-frei); Methylrotnatrium = $C_{15}H_{12}NaN_3O_2$.

Methylsalicylat: Methylium salicylicum*.

Methylsulfonal: Methylsulfonalum.

Methylsulfonalum DAB 6: Methylsulfonal, Trional®, Diäthylsulfonmethyläthylmethan,

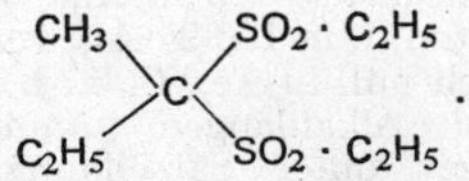

Mol. 242,28. F. 76°. Darst.: Durch Oxidation von Sulfonal mit Kalium permanganat. Farbl., glänzende Kristalltafeln, ll. in Ae., A., wl. in Aq. Anw. med.: als Schlafmittel, leichter lösl. u. rascher wirkend als Sulfonal. MD 1 g; MTD 2 g.

Methyltestosteron: 17-Methyltestosteronum, 17-β-Hydroxy-17-α-methyl-4-androsten-3-on

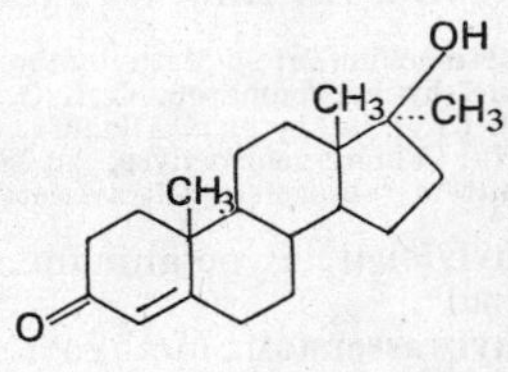

$C_{20}H_{30}O_2$. Mol. 302,5. Farbl. bis schwach gelbl. Kr. oder kr. Pv. ll. in A., Ae., Chlf., Aceton, wenig l. in fetten Ölen, praktisch unl. in Aq. Schmelzintervall: 161—166°. Spez. Drehung: $[\alpha]_D^{20°}$ = +69° bis +75° (Meßlsg. i. Dioxan, c = 1,0 g). Aufbewahrung: Gut verschlossen und vor Licht geschützt. Vorsichtig aufzubewahren (unverträglich mit wasserabspaltenden Mitteln). Anw. med.: hormonale Ausfallserscheinungen beim Mann; periphere Durchblutungsstörungen, Herzinsuffizienz, Psychosen usw.; bei der Frau: Klimakterium, Frigidität, Mammakarzinom, Genitalkarzinom usw. (Testoviron®, Testosid®, Perandren® u. a.).

Methylthiouracil: Methylthiouracilum, 4-Methyl-2-thio-uracil,

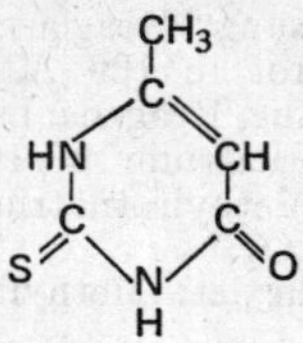

$C_5H_6ON_2S$. Mol. 142,2. DAB 7: Gehalt mind. 98,0%, berechn. auf d. getrockn. Substanz. Weißes bis elfenbeinfarbenes, feinkr. Pv. von schwachem, bitterem Geschmack, wl. in Aq. von 20°, A., Aceton, l. in 150 T. Aq. von 100°, praktisch unl. in Ae., Chlf., l. in verdünnten Alkalilaugen, Ammoniakflüssigkeit unter Salzbildung. Aufbewahrung: Gut verschlossen und vor Licht geschützt. Vorsichtig aufzubewahren. MD 0,15 g; MTD 0,5 g. Anw. med.: als Thyreostaticum; Dos. 0,05—0,1 g, mehrmals tägl.; Erhaltungsdosis 0,1 g tägl. (MTU®, Methioyl®, Thyreostat®).

Methylthymolblau:

$C_{37}H_{40}N_2Na_4O_{13}S$,

Mol. 844,8; bräunl.-schwarzes Pv., ll. i. Aq., swl. i. A.; Anw. als Indikator.

Methylumbelliferon: β-Methylumbelliferon, 4-Methyl-7-hydroxycumaron, $C_{10}H_8O_3$; weiße bis gelbl. Kr., l. in Aceton u. Alkalilsg., wl. in A. Anw.: zur Fluoreszenzanalyse, zu Sonnenschutzmitteln (absorbiert Ultraviolett).

Methylviolett: Pyoctaninum coeruleum ERG*.

Methylwasserstoff: Methan*.

Meticillin: s. Penicillin.

Metol: p-Methylaminophenolsulfat. Anw.: als photograph. Entwickler.

Metrorrhagie: Blutung aus der Gebärmutter, außerhalb der Menstruation, vgl. Menorrhagie.

Metroxylon: Fam. Palmae. **M. rumphii, M. laeve.** Stpfln. v. **Amylum Sagi.**

Mexikanische Fieberrinde: Cortex Copalchi, s. Croton niveus.

Mexikanisches Traubenkraut: Chenopodium ambrosioides var. anthelminticum*.

Mezereum HOM: Daphne mezereum*.

Mg: *chem.* Magnesium*.

mg: Abk. für Milligramm = $^1/_{1000}$ g.

Mianin: Chloramin.

Micrococcus gonorrhoeae: Erreger der Gonorrhöe, s. Neisseria.

Mictio: Miktion, Harnlassen; Mictio involuntaria: Bettnässen, s. Enuresis.

Migräne: Hemikrania*.

Migränin®: Phenyldimethylpyrazolonum cum Coffeino citrico ERG*.

Mikro-: μ; gesetzl. Präfix für 10^{-6} Einheiten, z. B. μm = Mikrometer.

Mikroanalyse: qual./quant. Unters. von Proben zwischen 0,02 u. 5 mg (Semi-M. 5—10 mg, Ultra-M. unter 0,05 mg).

Mikroben: Mikrobien (griech. μικρός = klein, βίος = Leben) Kleinste tier. od. pflanzl. Lebewesen (Bakterien, Viren, Protozoen, Mikrophyten); zuerst entd. von Antony van Leeuwenhoek in Delft (1632—1723).

Mikrobiologie: Lehre von den Mikroorganismen (Bakterien, Viren, Pilzen, Protozoen).

Mikrogramm: μg = 10^{-6} g = $^1/_{1000}$ Milligramm = 0,000 001 Gramm.

Mikrokokken: (Micrococcus) Kugelbakterien, kurzelliptische Stäbchen, grampositiv, unbeweglich, meist in Trauben oder Haufen od. in kurzen Ketten; s. Staphylokokken, Neisseria.

Mikroliter: 1μl = 10^{-6} l = 0,001 ml.

Mikrometer: (1) Glasplatte mit eingeätzter Skala, die in das Okular von Mikroskopen od. Fernrohren eingesetzt wird, zum Messen des Objekts. — (2) μm; die Längeneinheit 10^{-6} m; früher μ.

Mikrometerschraube: s. Mikroskop.

Mikromillimeter: s. Mikron.

Mikron: μ; alte Bez. für Mikrometer = 10^{-6} m.

Mikronen: Teilchen in kolloiddispersen Systemen, s. Kolloide.

Mikrophyten: pflanzl. Mikroorganismen (Bakterien, Pilze, Strahlenpilze, Algen).

Mikropyle: *bot.* Spalt zwischen den Integumenten der Spitze der Samenanlage. *med.* Öffnung in der Eihaut, die dem Samenfaden das Eindringen in das Eiplasma zur Befruchtung ermöglicht, sog. Eimund.

Mikroskop: Optisches Gerät, um sehr kleine, mit dem bloßen Auge meist nicht mehr sichtbare Objekte vergrößert sichtbar zu machen (s. Abb.). Im Tubus befinden sich in einem bestimmten Abstand zwei einfache oder Sammellinsen; die obere, in die das Auge blickt, heißt Okular, die untere, dem Objekt zugewandte, heißt Objektiv. Letzteres besteht aus mehreren achromatischen* Doppellinsen. Meist befinden sich 2 bis 4 Objektive an einem drehbaren Revolver. Der Tubus ist durch Zahntrieb grob und mittels Mikrometerschraube fein verschiebbar. Das Objekt befindet sich auf dem Objektträger und ist mit einem Deckglas bedeckt. Der Objektträger wird mit Klammern auf dem Objekttisch festgehalten und von unten mittels des Abbe'schen Beleuchtungs-Apparates (Kondensor) bzw. mittels eines einfachen

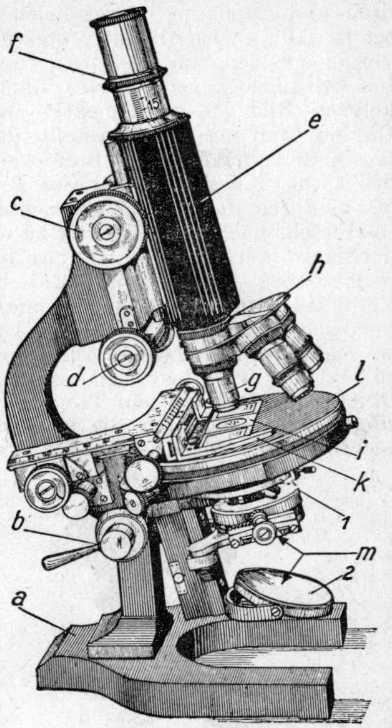

a Stativ
b Gelenk zur Schiefstellung
c Zahnbetrieb zur Grobeinstellung
d Mikrometerschraube zur Feineinstellung
e Tubus
f Auszugsröhre mit Okular
g Objektiv
h Revolver mit den Objektiven
i Objektträger
k Klammern zum Festhalten des Objektivträgers
l drehbarer Objekttisch
m Beleuchtungsapparat nach Abbe, mit
1 Irisblende
2 Beleuchtungsspiegel

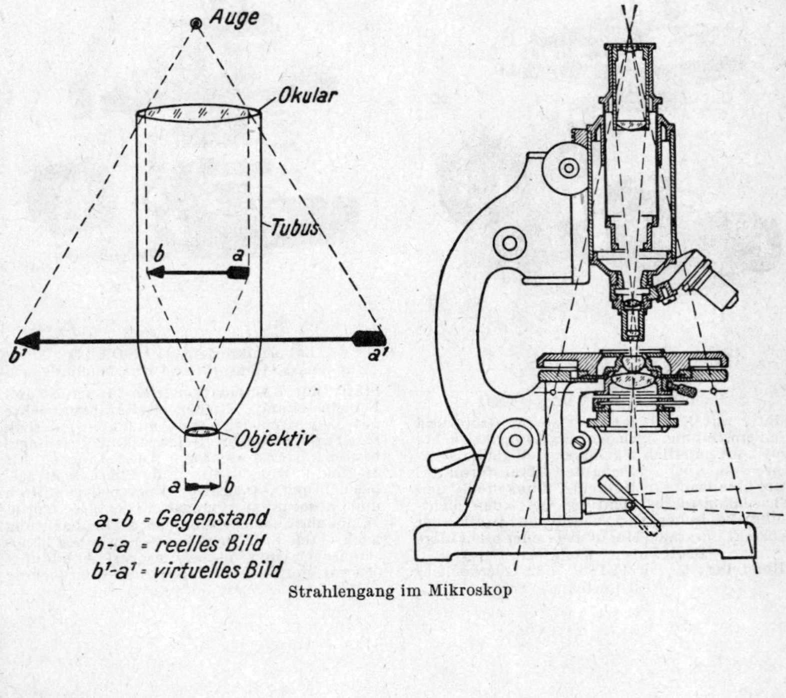

Strahlengang im Mikroskop

dreh- und kippbaren Spiegels beleuchtet (s. Abb.). Das Objektiv entwirft von dem Gegenstand (*a—b*) ein reelles (wirkliches), vergrößertes, umgekehrtes Bild (*b—a*). Objektiv und Okulare sind nun so eingestellt, daß dieses Bild innerhalb der Brennweite des Okulars liegt; wird dieses Bild (*b—a*) durch das Okular betrachtet, so entsteht nach dem Objektiv zu ein nochmals vergrößertes virtuelles (scheinbares) Bild (b^1—a^1), das im Verhältnis zum Gegenstand ebenfalls umgekehrt erscheint (s. Abb.). Um ein schärferes Bild (bessere Auflösung) zu erzielen, wird bisweilen zwischen Objekt und Objektiv ein Tropfen Öl eingeschaltet, wodurch die störende Lichtbrechung durch Glas, Luft usw. größtenteils beseitigt wird (**Ölimmersion**, s. Immersion). Bei der Dunkelfeldbeleuchtung wird der untere Lichtkegel völlig abgeblendet u. das Objekt mittels Spiegelkondensor seitlich beleuchtet. Die Leistung eines M. wird in Linearvergrößerung angegeben. Das **Binokular-M.** besitzt zwei Okulare, durch die der Beobachter mit beiden Augen sieht. Das **Ultra-M.** ermöglicht die Erkennung noch weit kleinerer Objekte, die durch das gewöhnliche Mikroskop nicht mehr erkennbar sind. Diese Teilchen sind selbst nicht sichtbar, sondern machen sich infolge seitlicher Beleuchtung durch Aufleuchten sichtbar (wie Staubteilchen der Luft bei seitlicher Beleuchtung durch einen Sonnenstrahl). Das **Elektronen-M.** arbeitet nicht mit Lichtstrahlen, sondern mit Elektronenstrahlen, die das vergrößerte Bild

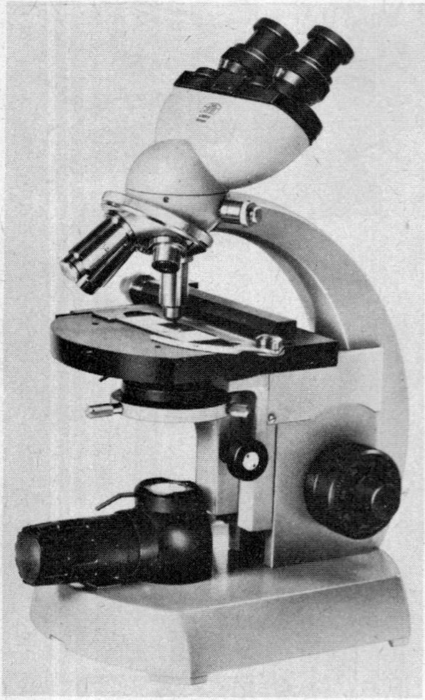

Labormikroskop STANDARD
Stativ mit Kombinationstrieb für Grob- und Feineinstellung. Niedervolt-Kompaktleuchte mit kontinuierlich regelbarer Helligkeit. Netzanschluß über eingebauten Transformator. Ausrüstungen für Hellfeld-, Dunkelfeld- und Phasenkontrastbeleuchtung bei allen lichtmikroskopischen Vergrößerungen. Optik aller Korrektionsgrade. Monokulare oder binokulare Beobachtung nach Wahl.
(Hersteller: CARL ZEISS, 7082 Oberkochen/West Germany)

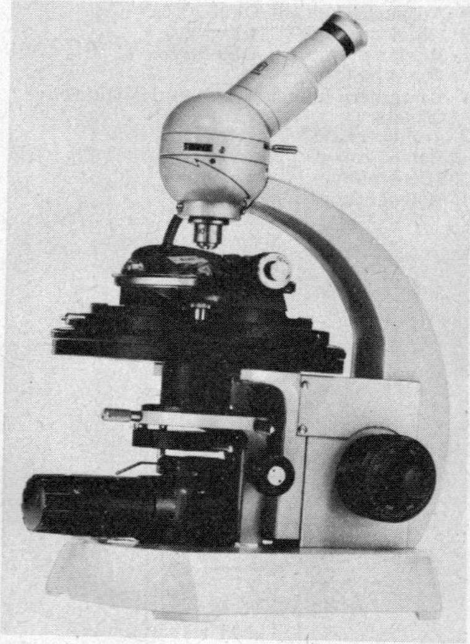

Labormikroskop STANDARD
für polarisationsoptische Untersuchungen
Stativ mit Kombinationstrieb für Grob- und Feineinstellung. Niedervolt-Kompaktleuchte mit Leuchtfeld-Irisblende und kontinuierlich regelbarer Helligkeit. Netzanschluß über eingebauten Transformator. Ausrüstungen für Hellfeld-, Dunkelfeld- und Phasenkontrastbeleuchtung. 4achsiger Universal-Drehtisch und absolut spannungsfrei gefaßte Optik. Monokulare oder binokulare Beobachtung nach Wahl. Einfacher Wechsel zwischen konoskopischer und othoskopischer Abbildung.
(Hersteller: CARL ZEISS, 7082 Oberkochen/West Germany.)

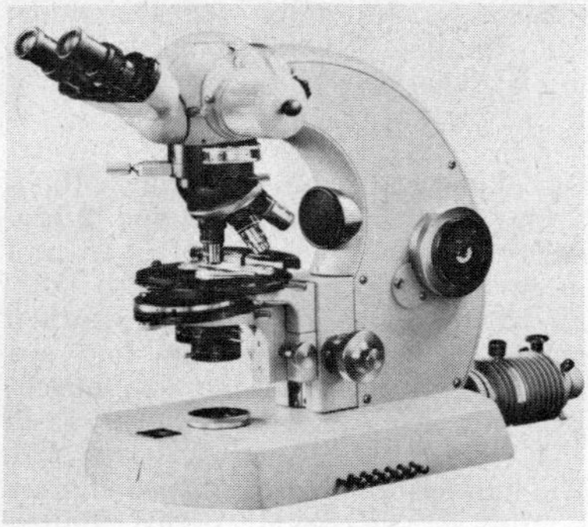

PHOTOMIKROSKOP,
großes Forschungsmikroskop mit eingebautem Kamerasystem

Stativ mit Kombinationstrieb für Grob- und Feineinstellung. Daran sind alle optisch-mechanischen Bauelemente wechselbar gegen Baugruppen für spezielle Untersuchungsaufgaben. Im Stativ integriert ist eine vollautomatisch belichtende Kleinbildkamera. Filmempfindlichkeitsbereich zwischen 5 DIN und 40 DIN. Einbauleuchte 6V 15W mit Leuchtfeld-Irisblende austauschbar gegen andere Lichtquellen für die verschiedensten Anwendungsarten. Filterschaltung für Lichtdämpfung, Lichtangleichung und Farbfilter. Optik aller Korrektionsgrade.
(Hersteller: CARL ZEISS, 7082 Oberkochen/West Germany.)

auf einen Fluoreszenzschirm werfen. Mit dem E. kann man bis zu 600000 fach linear vergrößern, man kann also Viren, Eiweißmoleküle, Kolloide direkt beobachten u. photographieren. Das **Stereomikroskop** ermöglicht plastische Bildwiedergabe bei relativ geringen Vergrößerungen. Mit dem übl. M. kann man bei sichtbarem Licht bis 1500f., mit UV-Licht bis 3000f. vergrößern. — Z. Janssen erfand 1590 das M., Leeuwenhoek's bestes M. vergrößerte 270f. (s. Mikroben).
Ultra-M. erfunden 1903 v. Siedentopf und Zsigmondy, Elektronen-M. erfunden 1932 v. Borries u. E. Ruska.

Mikrosomen: elektronenopt. sichtbare Partikel (Organellen; 50—150 nm) im **Hyaloplasma,** der glasklaren Grundmasse des lebenden Plasmas.

Mikrosporon: Gattung von Fadenpilzen mit sehr kleinen Ektosporen (s. Pilze), Haut- u. Haarpilze bei Menschen u. Haustieren, Erreger der Mikrosporie (bes. bei Kindern).

Miktion: s. Mictio.

Milch, Lac: Weiße undurchsichtige Fl., die von den Milchdrüsen weibl. Säuger abgeschieden wird; eine wäß. Lsg. von Milchzucker und Salzen, in der Eiweißstoffe (Kasein, Milchalbumin, Lactalbumin) und Fett feinst verteilt (emulgiert als sog. „Milchkügelchen") sind. Das Milchfett besteht aus den Glyceriden folgender Fettsäuren: Butter-, Capron-, Capryl-, Caprin-, Laurin-, Myristin-, Palmitin-, Stearin- u. Ölsäure, ferner Spuren von Cholesterin, Lecithin u. Carotinoiden. An Vitaminen sind enthalten (mg%) A (0,6), C (4,9—7), Biotin (0,8), ferner D, E, B_1, B_2, B_6 sowie Orotsäure mit 10 mg%. Neben Kreatin, Kreatinin, Harnstoff, Aminosäuren, Xanthin finden sich auch eine Reihe von Enzymen: Diastase, Lipase, Katalase, Peroxidase u. das sog. Schardinger-Enzym Xanthinoxidase, die beim Kochen zerstört werden. Der Nachweis von Peroxidase bzw. Xanthinoxidase dient zur Unterscheidung von gekochter und frischer Milch (Xanthinoxidase reduziert bei Gegenwart von Formaldehyd od. Acetaldehyd Methylenblau). Durchschnittlich besteht die Milch aus: Wasser 87%, Protein 3,3%, Fett 3,7%, Kohlenhydrat (Milchzukker) 4,8%, enthält Ca, P, Na, K, Mg, Cl sowie Spuren von Fe u. Cu u. 0,1—0,2% Zitronensäure. 100 g Vollmilch liefern ca. 66 Cal. Der Nicht-Eiweiß-Stickstoff beträgt 20—40 mg%. Das spez. Gew. beträgt zwischen 1,028—1,034, pH 6,4—6,7; Reaktion amphoter. Frauenmilch (Lac mulierum) ist ärmer an Eiweiß, Calcium u. Phosphat, aber reicher an Milchzucker als Kuhmilch. Auch die Milch der einzelnen Tierarten weist beträchtliche Verschiedenheiten in d. Zstg. auf. Die Milch wird pasteurisiert, um die enth. Bakterien (Milchsäure-, Coli-, Buttersäure-B.) zu vernichten. Chem. Konservierung ist verboten. **Trockenmilch** ist im Vakuum oder mittels Zerstäubung (Krause-Verfahren) getrockn. Milch. **Magermilch** ist entrahmte Milch (zentrifugierte Milch), sie enth. noch 0,1 bis 0,3% Fett, 3,4% Eiweiß u. 4,8% Kohlenhydrate. **Buttermilch:** die bei der Verbutterung nach Abscheidung der Butter zurückbleibende Fl. (Milchplasma), sie enth. noch 0,4—0,6% Fett, 0,1—0,4% Milchsäure, 3—

4% Eiweiß, ca. 4% Milchzucker u. ca. 0,7% Mineralstoffe; sie dient zur Säuglingsernährung (auch getrocknet als Buttermilchpulver) u. wird ferner bei Verdauungsbeschwerden sowie als Erfrischungsgetränk verwendet. **Sauermilch:** wird aus Vollmilch durch Gerinnung, Selbstsäuerung oder durch Zusatz von Milchsäurebakterien gew. **Sauermilch für Säuglingsernährung:** 5 ml 10%ige Milchsäurelösung auf 100 ml Milch. **Serum Lactis** ERG: Molke, Milchserum; ist die von geronnener Milch (Käse) abgepreßte Fl., die 6% Milchzucker, Salze, 0,3% Laktalbumin und Spuren von Fett enthält. Die Abscheidung des Kaseins und Fettes erfolgt mittels Lab oder Säure (s. Caseinum u. Lab). Die Molken werden bisweilen mit Arzneistoffen, Kräutersäften oder Mineralwässern versetzt verwendet. HOM: Lac defloratum (die Milch wird mit der gleichen Gewichtsmenge 90%igem A. gemischt), Abgerahmte Kuhmilch, Lac caninum, Hundemilch (die frische Milch wird 1+1 mit 90%igem A. gemischt) (Joghurt u. Kefir s. dort, vgl. a. Bifidus-Faktor).

Milchdrüsen, Getrocknete: Mammae siccatae, s. Organotherapeutica.

Milchgärung: Enzymat. Abbau des Milchzuckers (süße Molken) in Milchsäure durch Lactobacillus lactis u. a.; s. auch Milchsäure u. Gärung.

Milchkonservierung: s. Milch u. Konservieren.

Milchröhren: *bot.* a) Ungegliederte: Entstehen aus einer einzigen embryonalen Zelle, die in der wachsenden Pfl. auswächst, sich verzweigt, aber nie miteinander verschmilzt (z. B. Euphorbia). b) Gegliederte: Entstehen aus reihenförmig angeordneten, einzelnen Zellen durch sekundäre Auflösung der Zellwände (Zellfusionen) und bilden ein vielfach zusammenhängendes Netzwerk, sog. Milchgefäße (z. B. Hevea).

Milchsäure: Acidum lacticum, α-Hydroxypropionsäure, Äthylidenmilchsäure, M. enthält ein asymmetr. C-Atom u. kommt in 2 opt.-akt. Formen, L(+)-M. (Rechts-, Fleisch- o. Para-M., Acid. sarkolacticum; physiol. Form der M.) u. D(—)-M. (Links-M.; rel. selten) sowie als razem. DL-M. (Gärungs-, Äthyliden- o. Thebo-M.; übl. Handels-M.) vor; eine 4. Form, die Äthylen-M.

$$(CH_2OH \cdot CH_2 \cdot COOH),$$

ist bekannt, aber unübl.; DAB 7: Milchsäure, konzentrierte Lsg. von 2-Hydroxy-propionsäure ($C_3H_6O_3$) und ihren Estoliden (Eester); Gehalt: 88,0 bis 92,0%, klare, farblose bis schwach gelbl., sirupdicke, ätzende, fast geruchlose, hygroskopische Fl., mischbar mit Aq., A. 90%, Ae., wl. in Chlf., Mol. 90,08, D. 1,206—1,216. Die handelsübliche *Gärungsmilchsäure* kommt in verschiedenen %-Gehalten in den Handel.

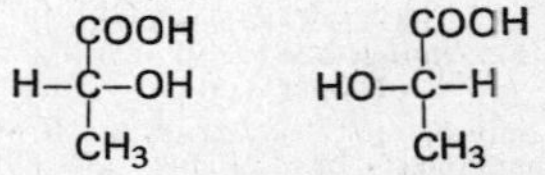

D(—)-Milchsäure **L(+)-Milchsäure**

(Milchsäure wurde 1780 von Scheele aus saurer Milch isoliert.) Vork.: in den sauer gewordenen zucker- u. stärkehaltigen Fl., wie saurer Milch, Sauerkraut, sauren Gurken usw., auch im Magen- u. Darminhalt, Muskeln u. Gehirn. Techn. Gew. erfolgt durch Vergärung von Dextrose, Rohrzucker, Malzzucker (nicht Milchzucker) durch den Bacillus delbrücki. Vergärung von Milchzucker s. Milchgärung. Die Salze der M. heißen *Lactate.* Anw. med.: zur Herst. v. Sauermilch für Säuglingsnahrung (5 ccm 10%ige Milchsäurelsg. auf 100 ml Milch); äuß. als Ätzmittel bei tuberkulosen Geschwüren; zu Mundwässern u. Limonaden; techn.: i. d. Färberei u. Gerberei. HOM: Acidum lactinum.

Milchsaft: *bot.* Wäß. Emulsion bzw. Suspension, die Alkaloide, unl. Fette, Kautschuk, Guttapercha u. a. suspendiert enthält u. an der Luft gerinnt; in den Milchzellen od. ungegliederten Milchröhren der Euphorbiaceen, Moraceen, Apocynaceen, Asclepiadaceen u. a.

Milchserum: Serum Lactis, s. Lac.

Milchtreibendes Mittel: Lactagogum.

Milchzucker: Saccharum Lactis, Lactose, s. Saccharum.

Miliar: (lat. milium = Hirsekorn) Hirsekorngroß; **Miliartuberkeln:** Hirsekorngroße Tuberkeln; **Miliartuberkulose:** Überschwemmung des ganzen Körpers mit Miliartuberkeln, früher fast immer tödlich, heute durch Streptomycin u. a. zum Teil einschränkbar.

Millefolium HOM: s. Achillea millefolium*.

milli-: m; gesetzl. Präfix für 10^{-3} Einheiten, z. B. mm = 10^{-3} m.

Milliäquivalent: Millival = $^1/_{1000}$ Äquivalent.

Millicurie: mc = $^1/_{1000}$ Curie, s. Radium.

Milligramm: mg = 10^{-3} g = $^1/_{1000}$ g.

Milliliter: ml = 10^{-3} l = 1,000028 cm^3, vgl. Mikroliter.

Millimikron: mμ, alte Bez. für Nanometer (nm) = 10^{-9} m; s. Mikron, Mikrometer.

Millival: Milliäquivalent, s. Val.

Millons Reagens: DAB 7: 40,0 g Quecksilber werden in 40,0 ml rauchender Salpetersäure gelöst u. die Lsg. mit Aq. zu 100 ml verdünnt. Zum Nachweis von Konservierungsmitteln (Salicylsäure, p-Hydroxybenzoesäure u. Estern) in Zuckersirup.

Milokorn: Andropogon sorghum*.

Miltaun®: s. Meprobamat.

Milz: Lien, s. Organotherapeutica.

Milzbrand: Anthrax; **Milzbrandbazillus:** Bacillus anthracis.

Mimetisch: Bewegend, erregend.

Mimusops balata (Mimusops globosa): Fam. Sapotaceae (Antillen, Bahamainseln, nördl. Südamerika). Liefert **Balata** (Guttapercha-Ersatz).

Mineralhefe: Künstlich gezüchtete Hefe, die dadurch hergestellt wird, daß zuckerhaltige Abfallprodukte (Melasse) unter Zusatz von Mineralsalzen (Ammoniumsulfat) mit Oberhefe vergoren werden, vgl. Faex u. Torula-Hefe.

Mineralkermes: Stibium sulfuratum rubrum*.

Mineralokortikoide: s. Hormone (Nebennierenrinde).

Mineralsäuren: Nichtorgan. Säuren (Salz-, Schwefel-, Salpetersäure usw.).

Mineralturpeth: Hydrargyrum sulfuricum basicum*.

Mineralwässer: Aquae minerales, s. Aqua.

Minium: Mennige, Plumbum oxydatum rubrum, s. Mennige.

Mintacol®: Diäthyl-p-nitrophenylphosphat. Hellgelbes, stark giftiges, sehr schwer lösl. Öl (l. in Aq. 1:1000); M. solubile (Paraoxon): 1,66% Mintacol in Natr. chlorat. puriss. Anw. med.: als Mioticum, ähnlich wie Physostigmin, bei Glaukom zur Herabsetzung des intraokularen Druckes. Augentropfen 1:6000 = 0,1 Mintacol solubile Aq. dest. steril. ad 10,0, mehrmals täglich 1—2 Tropfen einträufeln. Bei Anw. post operationem wird Ersatz des Aq. dest. steril durch eine Lösung aus 0,002 g Hydrargyrum oxycyanatum ad 10 g Aq. dest. sterilisata empfohlen.

Minusgläser: Zerstreuungsgläser, Konkavgläser.

Miosis: (griech.) Abnorme Verengung der Pupille.

Mioticum(a): Pupillenverengendes Mittel.

Mirbanöl, Mirbanessenz: Nitrobenzolum ERG*.

Mischbettaustauscher: s. Ionenaustauscher.

Mischinfektion: Infektion des Körpers, bei der neben dem Erreger der eigentlichen Infektionskrankheit noch andere Erreger eingedrungen sind, z. B. Streptokokken neben Tuberkelbakterien.

Mischnarkose: Narkose mittels fertiger Narcotica-Mischung, z. B. ACE-Mischung = Alkohol-Chloroform-Aether (1 + 2 + 3).

Mischsäure: Salpeterschwefelsäure, Gemisch aus rauch. HNO_3 u. rauch. H_2SO_4 zum Nitrieren organ. Verbindungen, in der Sprengstoff- u. Farbindustrie.

Mischzylinder: Glaszylinder mit verengtem Hals, ml-Einteilung u. eingeschliffenem Stöpsel zum Mischen von Flüssigkeiten.

Mispel: Mespilus germanica, Deutsche Mispel, Eriobothrya japonica, Japanische Mispel, Fam. Rosaceae, Kernobstbäumchen; die Früchte sind reich an Carotinoiden, die Samen enth. Amygdalin od. verwandte Blausäureglykoside. (Auch die Früchte von Crataegus oxyacantha* werden volkst. bisweilen als Mispeln bezeichnet.)

Mißpickel: Arsenkies, s. Arsenum.

Mistel: Viscum album*.

Miserere: Koterbrechen bei Darmverschluß, s. Ileus.

Mitella: Tragetuch für den Vorderarm, Dreiecktuch, das um den Hals geschlungen wird.

Mitesser: Komedonen.

Mithridaticum: s. Theriak; **Mithridatismus:** erworbene Giftfestigkeit.

Mitigatus(a, um): Gemildert, z. B. **Lapis m.:** Höllenstein mit Salpeter zusammengeschmolzen.

Mitis: Mild.

Mitizid: Milbentötendes Mittel.

Mitochondrien: Zellgranula, Chondriosomen; aus kleinsten Körnchen bestehende fadenförmige Einschlüsse im Protoplasma der

Zellen. Sie enthalten die Fermentkomplexe der biologischen Oxidation (Zellatmung, Phosphorylierung usw.), ferner spielen sich in ihnen noch weitere biologische Reaktionen ab (Transaminierung, Synth. von Hippursäure, Glutaminsäure, Allantoin usw.).

Mitose: Karyokinese, indirekte Zellteilung, die in mehreren Phasen verläuft (Prophase, Metaphase, Anaphase, Telophase) im Gegensatz zur Amitose, bei der d. Kern einfach durch Abschnürung in zwei Teile geteilt wird. **Mitosegifte:** Stoffe, die auf Mitose oder Ruhekern unter meist irreversibler Schädigung der Teilung, des Spindelapparates oder der Chromosomen einwirken. Bei ihrer Anw. als **Mitoseblocker** o. **-hemmer** (Krebsther.) unterscheidet man Zellteilungsgifte (z. B. Coffein, p-Dichlorbenzol), Spindelgifte (z. B. Colchicin, Podophyllin), Chromosomengifte (z. B. Trypaflavin), vgl. Polyploidie.

Mitral: mitralis (nach der Mitra, Bischofsmütze), die Mitralklappe (die zwischen linkem Vorhof u. l. Kammer liegende zweizipfelige Herzklappe) betreffend. Mitralinsuffizienz Schlußunfähigkeit der Mitralklappe während der Systole; Mitralstenose: Verengung der Mitralklappenöffnung.

Mitscherlich'sche Körper: *bot.* Eigenartig gekrümmte Haare der Samen von **Theobroma cacao.**

Mixtura: Mixtur, Flüssige Arzneimischung.

Mixtura agitanda: Schüttelmixtur.

Mixtura gummosa ERG: Gummimixtur. Zstzg.: Je 75 Arab. Gummi u. Zucker, 850 Aq.

Mixtura oleoso-balsamica DAB6: Hoffmannscher Lebensbalsam. Zstzg.: Je 1 Lavendelöl, Nelkenöl, Zimtöl, Thymianöl, Zitronenöl, äth. Muskatöl, 4 Perubalsam, 240 A. Mehrere Tage unter Umschütteln stehenlassen u. dann filtrieren.

Mixtura solvens ERG: Lösende Mixtur. Zstzg.: 25 gereinigt. Süßholzsaft, 25 Ammoniumchlorid, 950 Aq.

Mixtura Stockesii: (Mixtura Stockii) Vitelli ovi 1, Spirit. e vino 30, Sirup. simpl. 30, Aq. dest. ad 150.

Mixtura sulfurica acida ERG: Hallersches Sauer (nach Albrecht v. Haller, Arzt u. Naturforscher 1708—1777, Göttingen u. Bern). Mischg. v. 1 T. Acid. sulfur. u. 3 T. A. Anw. med.: als Refrigerans.

MKS: Abkzg. für Maul- u. Klauenseuche.

ml: s. Milliliter.

Mn: *chem.* Mangan.

Mo: *chem.* Molybdän.

Modjobaum: Aegle marmelos*.

Möhre: Daucus carota*.

Möhrensamen: Semen Dauci silvestris, s. Daucus carota.

Mönchspfeffer: Vitex agnus-castus*.

Mörser: Reibschale. Dickwandiges Gefäß aus Porzellan, Eisen oder Stahl mit halbkugelförmigem Boden, in dem harte Substanzen mittels eines keulenförmigen **Reibers** (Pistill, Stößel) zerstoßen bzw. zerrieben werden. Für feinste Mahlungen verwendet man Reibschalen aus Achat.

Mohn: s. Papaver rhoeas u. Papaver somniferum.

Mohnköpfe, Unreife: (Mohnkapseln) Fructus Papaveris immaturi, s. Papaver somniferum*.

Mohnöl: Oleum Papaveris, s. Papaver somniferum var. album.

Mohnsamen: Semen Papaveris, s. Papaver somniferum.

Mohr, vegetabilischer: Fucus vesiculosus tostus*.

Mohrenhirse: Andropogon sorghum*.

Mohrsches Salz: Ferrum sulfuricum oxydulatum ammoniatum, s. Ammoniumeisen(II)-sulfat.

Mohr-Westphalsche Waage: Waage zur Bestimmung des Spezifischen Gewichts nach dem Archimedischen Prinzip, s. Spez. Gewicht (Abb. S. 204).

Mohs'sche Härteskala: s. Härteskala.

Mol: Gramm-Molekül, Molekulargewicht, s. Molekül.

Molekel: Molekül*.

Molekül: Das Molekül, die Molekel, die kleinste selbständige Einheit eines Stoffes; sie besteht aus mehreren gleichartigen oder verschiedenen Atomen, die durch die chem. Affinität zusammengehalten werden u. durch chem. oder phys. Mittel wieder getrennt werden können. Die Summe der Atomgewichte aller in einem Molekül vereinigten Atome heißt Molekular-Gewicht („relatives" Molekulargewicht). Durch Division des relativen Molekulargewichts durch die Loschmidtsche Zahl ($N = 6{,}023 \cdot 10^{23}$) erhält man das „absolute" Molekulargewicht. Molekularkonzentration hat eine Flüssigkeit, die im Liter ein Mol einer Substanz gelöst enthält. Äquimolekulare Stoffe enthalten die gleiche Molekülzahl. Die Bestimmung des Molekulargewichts erfolgt nach verschied. Methoden. Bei gasförmigen oder unzersetzt verdampfbaren Stoffen nach dem Avogadroschen Gesetz, nach dem die Anzahl der Moleküle in der Volumeneinheit bei gleicher Temp. u. gleichem Druck stets gleich ist. Demnach sind die spez. Gewichte der Gase gleich ihrem Mol.-Gew. Bei nicht verdampfbaren Verbdgen bestimmt man das Mol.-G. aus der Gefrierpunktserniedrigung (Kryoskopie), der Siedepunktserhöhung (Ebullioskopie) oder dem osmot. Druck.

Molekularformel: Empirische Formel, vgl. Strukturformel.

Molekulargewicht: s. Molekül.

Molke: Serum Lactis ERG, s. Milch.

Molkenessenz: Labessenz, Liquor seriparus ERG, s. Lab.

mollis, -e: (lat.) weich

Molton: Flanell, geschorener Baumwollstoff.

Molvolumen: Rauminhalt, der von einem Mol eines idealen Gases (z. B. H_2, Cl_2) unter Normalbedingungen eingenommen wird. Gleiche Molmengen von Gasen nehmen bei gleichem Druck u. gleicher Temperatur, unabhängig von der Art des Gases, gleichen Raum ein, und zwar beträgt das Molvolumen der Gase, bezogen auf 0°C u. 760 mm Quecksilberdruck, stets 22,415 Liter.

Molybdän: Mo. AtG. 95,94; D. 10,2; F. 2650°; Kp. 5500°; l. in Salpetersäure, konz. Schwefelsäure, Königswasser; unl. in HCl u. verd. H_2SO_4; Härte 5,5, II-, III-, IV-, V- und VI-wertig. Ordnungszahl 42. Entd. von Hjelm 1780. Silberweißes schmiedbares Metall. Nat.: Nur als Molybdänglanz (MoS_4); Nordamerika, Norwegen, Erzgebirge) oder Gelbbleierz ($PbMoO_4$; Kärnten u. Oberbayern). Alle Salze tox. (MAK 5—15 mg/m³ Luft). Anw.: zu Legierungen (Molybdänstahl) u. in der Glühlampenindustrie. **Ammoniummolybdat,** s. Ammonium molybdaenicum*.

Momordica balsamina: Fam. Cucurbitaceae (heim. Ostindien, China, kult. in Westindien, trop. Afrika), Balsamgurke; Stpfl. v. HOM: Momordica Balsamina die reifen Früchte; diese sind scharlachrot, eiförmig-bauchig, von der Größe eines Taubeneies, an beiden Enden zugespitzt, im Innern viele abgeplattete Samen mit rotem Samenmantel; als Inhaltsstoffe wurden bisher lediglich die roten u. gelben Farbstoffe festgestellt. Die unreifen Früchte werden als Drasticum u. Emeticum verwend., das Öl der Samen bei Brandwunden u. Hämorrhoiden.

Monazit: s. Seltene Erdmetalle.

Mono-: (von μόνος) allein, einzig, ein, nur.

Monoamino - oxidase - hemmer: MAOH; Hemmstoffe des Monoamine (Adrenalin- u. Tryptaminderiv.) abbauenden Enzyms Mono-amino-oxidase („MAO"); Anw. als psychiatr. Arzneimittel (wirken antidepressiv durch Aminanreicherung im Blut); Kennsilbe bei internat. Freinamen „-moxinum".

Monoammoniumphosphat: Ammonium biphosphoricum*.

Monobromäthan: Aether bromatus, s. Äthylbromid.

Monobromkampfer: Camphora monobromata ERG*.

Monocalciumphosphat: s. Calciumphosphat, primäres.

Monocarbonsäuren: Carbonsäuren, die nur eine an Alkyl gebundene Carboxylgruppe (—COOH) enthalten.

Monochasium: *bot.* s. Blütenstand.

Monochloräthan: Aether chloratus, s. Äthylchlorid.

Monochloressigsäure: Acidum monochloraceticum ERG*.

$$CH_2Cl \cdot COOH,$$

Mol. 94,5, F. 62—63°, Kp. 185—187°, farbl. hygrosk. Kr., erwärmt von erstickendem, zu Tränen reizenden Geruch, ll. in Aq., l. in A., Ae., Chlf., Bzl. Anw.: äuß. als Ätzmittel bei Warzen u. Hühneraugen; vorsichtig aufzubewahren, vor Licht u. Feuchtigkeit geschützt.

Monochlormethan: Methylium chloratum*.

Monochlorphenol ERG: Phenolum parachloratum*.

p-Monochlorphenolkampfer, Monochlorphenolum (para) cum Camphora ERG: s. Phenolum parachloratum.

Monochromatisch: Einfarbig.

Monocyclische Verbindungen: Cyclische Verbdg. mit 1 Ring (z. B. Benzol), Gegensatz: polycycl. Verbdgen.

Monözisch: *bot.* Einhäusig, d. h. männliche u. weibliche Blüten befinden sich auf einer Pflanze (Monözie).

Monojodäthan: Aether jodatus ERG.

Monokaliumdihydrogenphosphat: Kalium phosphoricum acidum*.

monoklin: s. Kristall.

Monokotylen: *bot.* Einkeimblättrige Pflanzen.

Mononatriumdihydrogenphosphat: Natrium biphosphoricum ERG*.

Mononatriumorthophosphat: Natrium biphosphoricum ERG*.

Mono-nucleotide: s. Nucleoproteide.

Monophenoloxidase: s. Phenoloxidasen.

Monosaccharide: s. Kohlenhydrate.

Monose: Monosaccharid, s. Kohlenhydrate.

Monostearin: Glycerinmonostearat*.

Monosubstanzpräparate: Arzneimittel mit nur einem Wirkstoff. Kombinationspräparate enthalten zwei oder mehr Wirkstoffe.

Monosymmetrisch: *bot.* Dorsiventral, s. Blüte.

Monovalent: Einwertig.

Montanwachs: Braunschwarze, harte Masse (raffiniert weißgelb), die durch Ausziehen bitumenhaltiger Braunkohlen mit Benzol-Alkohol u. ähnl. gewonnen wird. Sie besteht aus Estern der Montansäure, Ceryl- u. anderen Alkoholen, Harzen usw. D. 1,02; F. 80° bis 84°; VZ 62—70, SZ 28—32. Anw.: zur Herst. v. Kerzen, Schuhputzmittel usw.

Moorbäder: Torfbäder, Schlammbäder, bestehen aus Moor-Wassermischungen. Moor, das durch Verwesung von Pflanzen entstanden ist, enth. Huminsäuren, Gerbsäuren, Harze, anorgan. u. organ. Salze, Schwefelsäure (Vitriolbäder, Schwefelbäder), östrogene u. radioaktive Substanzen. Die Moorbäder bewirken durch gleichmäßige Wärme eine bessere Durchblutung der Organe. Anw. med.: bei Frauenkrankheiten, rheumatischen Erkrankungen, Hautkrankheiten u. chronisch entzündl. Prozessen.

Moos, Irländisches: s. Carrageen

Moos, Isländisches: Lichen islandicus, s. Cetraria islandica.

Morbidität: Morbilität (lat. morbidus = krank), Krankheitsstand, Krankheitszahl im Verhältnis zur Gesamtbevölkerung in einem best. Zeitraum.

Morbilli: Masern.

Morbus: (lat.) Krankheit.

Moribund: Sterbend.

Morin: 3,5,7,2',4'-Pentahydroxyflavon (Farbstoff des Lignum citrinum, s. Morus-Arten): gelbl. krist. Pv., schwach bitter schmeckend, l. in A., Aceton, Alkalien, heiß. Aq., fast unl. in kalt. Aq. F. 295°; dient zum Nachweis von Al, Be, Ti, Mo, Zr, Ga u. a. sowie zur quant. Bestimmung von Be, Zr, Ur., Al., Zinn u. a. Morin bildet mit den Metallionen Komplexverbindungen, deren Lösungen meist gelb gefärbt sind u. gelbe Fluoreszenz zeigen, die im UV-Licht noch wesentlich verstärkt ist. Es wird haupts. in der Tüpfelanalyse angew. Aluminium läßt sich noch in einer Verdünnung von 1:10 Millionen (= 0,005 gamma) nachweisen (hellgrüne Fluoreszenz), Gallium in einer Verdünnung 1:6 Millionen, im UV-Licht 1:300 Millionen.

Moringa-Arten: Fam. Moringaceae, **M. oleifera (M. pterygosperma)** (heim. Ostindien, kult. i. d. Tropengebieten). **M. peregrina (M. aptera)** (Wüsten Arabiens, Syriens, Ägyptens, in trop. u. subtrop. Gebieten). Stpfl. v. **Semen Moringae:** Behennüsse, aus denen das **Oleum Moringae:** Behenöl, Moringaöl gewonnen wird, das als Speiseöl u. als Schmieröl verwendet wird. Die Wurzeln der Moringe, die eine antibiotische Substanz enth. sollen, werden von d. Einheimischen wie Meerrettich benutzt („Meerrettichbaum").

Moringaöl: Oleum Moringae, s. Moringa-Arten.

Morphin: Morphinum*.

Morphinacetat: Morphinum aceticum*.

Morphinan: $C_{16}H_{21}N$, Stammkörper der Morphinanreihe (1947 synth. dargest. v. R. Grewe aus 1-Benzyl-$\Delta^{9(10)}$-oktahydro-isochinolin); wirkt wie Morphin stark analgetisch, s. Dromoran®.

Morphin, Bromwasserstoffsaures: Morphinum hydrobromicum*.

Morphinchlorhydrat: Morphinum hydrochloricum*.

Morphin, Essigsaures: Morphinum aceticum*.

Morphinhydrochlorid: Morphinum hydrochloricum.

Morphinismus: s. Morphinum.

Morphin-Narkotinmekonat: Narcophin.

Morphin, Salzsaures: Morphinum hydrochloricum.

Morphin, Schwefelsaures: Morphinum sulfuricum ERG*.

Morphinsulfat: Morphinum sulfuricum ERG*.

Morphintartrat: Morphinum tartaricum*.

Morphin, Weinsaures: Morphinum tataricum*.

Morphinum: Morphin, Morphium, Morphinum cristallisatum,

$$C_{17}H_{19}NO_3 + H_2O.$$

Mol. 303,35, wasserfrei 285,3; F. ca. 254° (Kristallwasser entweicht bei ca. 110°). Weiße Prismen oder seidenglänzende Nadeln, swl. in Aq. (etwa 1:5000), etwas leichter l. in heiß. Aq., in ca. 250 A., in ca. 7500 Ae., in 15

Methylalkohol, in ca. 6400 Tetrachlorkohlenstoff, ll. in alkalihalt. Aq. Entd. v. Friedr. Wilh. Sertürner, Apotheker in Paderborn, 1805 (s. Näheres unter Opium).

Die Struktur des M. wurde 1925 durch Robert Robinson (geb. 1886) ermittelt, die Totalsynthese erfolgte 1952 durch M. Gates in Rochester. Da die synth. Herst. indessen zu teuer ist, wird M. immer noch wie folgt aus Opium gewonnen.

Darst.: Ein wäß. Opiumauszug wird mit Calciumchloridlsg. versetzt; nach Abtrennen des mekonsauren Calciums wird die Lsg. eingedampft, wobei sich Morphin u. Kodein als Hydrochloride abscheiden. Die Hydrochloride werden gelöst u. das Morphin durch NH_3 gefällt. Nachweis durch Fröhdes Reagens, das M. mit violetter Farbe löst, die allmähl. über Blau in Grün übergeht. Im Harn kann M. papierchromatograph. nachgewiesen werden. Biolog. Nachweis erfolgt am Frosch oder an jungen Mäusen, die schon wenige Minuten nach Einspritzung den Schwanz S-förmig starr nach oben richten („Morphinschwanz"). M. findet ausschließl. in Form seiner Salze Anwendung, haupts. als M. hydrochloricum DAB.

Morphin wirkt schmerzdämpfend oder schmerzaufhebend, auch bei größten Schmerzen, ohne daß dabei (in therapeutischen Dosen) eine Trübung des Bewußtseins oder allgemeine Narkose eintritt, es wirkt beruhigend u. euphorisch, erst in höheren Dosen einschläfernd. Es dämpft das Atemzentrum u. damit auch das Hustenzentrum u. setzt die Sekretion der Schleimhäute der Luftwege herab; es verengert die Pupillen, vermindert die Drüsensekretion u. die Magen- u. Darmbewegungen, verursacht also Obstipation, während der Kreislauf fast unbeeinflußt bleibt. Bei manchen Menschen ruft Morphin Erbrechen sowie Angst- u. Erregungszustände hervor, während es bei den meisten (in therapeutischen Dosen) Euphorie erzeugt, d. h. Abschaltung von Unlustgefühlen, Aufhebung von Müdigkeit u. Hunger, erhöhte geistige Leistungsfähigkeit, Wohlbehagen, ein allgemeines „Sichglücklichfühlen", ohne daß jedoch dieser Zustand den Charakter eines Rausches hat. Diese Euphorie ist es, die zur Morphium-Sucht (Morphinismus) führt, die um so gefährlicher ist, als der Organismus sich an das Gift gewöhnt u. auch im Stoffwechsel daran angleicht, so daß zur Erzielung der gewünschten euphorischen Wirkung immer höhere Dosen notwendig sind, wobei auch Dosen bis 0,5 g und mehr pro die vertragen werden, so daß schließlich die Sucht zu völligem geistigen u. körperlichen Verfall führt. Entziehungskuren, die nicht immer erfolgreich sind, lassen sich nur in geschlossenen Anstalten durchführen. Bei parenteraler Zufuhr setzt die Wirkung wesentlich schneller u. stärker ein als bei oralen Gaben (Therapeut. Dosen s. weiter unten bei Morph. hydrochloricum). Die Dosis letalis beträgt zwischen 0,3—0,4 g oral u. ab 0,1 i.v. u. subkutan. Der Tod erfolgt durch Lähmung des Atemzentrums. Gegenmittel: Magenspülung (auch bei parenteraler Giftzufuhr!) mit ½—1‰ Kaliumpermanganatlösung mit Kohle, mehrmals, danach 30 g Natriumsulfat (evtl. durch Sonde), Analeptica (Lobelin, Cardiazol, Pervitin), schwarzer Kaffee, Nalorphin, Lorfan intravenös, je nach Schwere des Falls evtl. nach 10 Minuten wiederholen, künstliche Sauerstoffbeatmung, s. Tab. „Vergiftungen u. Gegenmittel".

Morphinum aceticum: Morphinacetat, Essigsaures Morphin.

$$C_{17}H_{19}NO_3 \cdot C_2H_4O_2 + 3\,H_2O.$$

Darst.: Durch Auflösen v. Morphin in heißer Essigsäure. Gelblichweiß. Pv., ll. in Aq. u. Glyz., wl. in A. Da sehr leicht zersetzlich, wird es med. nicht mehr verwendet. Falls Morph. acetivum zur subkutanen Injektion verordnet wird, ist nach dem DAB stets Morph. hydrochloricum abzugeben.

Morphinum cristallisatum: Morphinum*.

Morphinum hydrobromicum: Bromwasserstoffsaures Morphin,

$$C_{17}H_{19}NO_3 \cdot HBr + 2\,H_2O.$$

Darst.: Durch Lösen v. Morphin in verd. warmer Bromwasserstoffsäure. Farbl. Prismen, l. in Aq. u. A. Anw. med.: wie Morph. hydrochloric.

Morphinum hydrochloricum, Morphinhydrochlorid: Salzsaures Morphin, Morphinchlorhydrat. Morphium muriaticum,

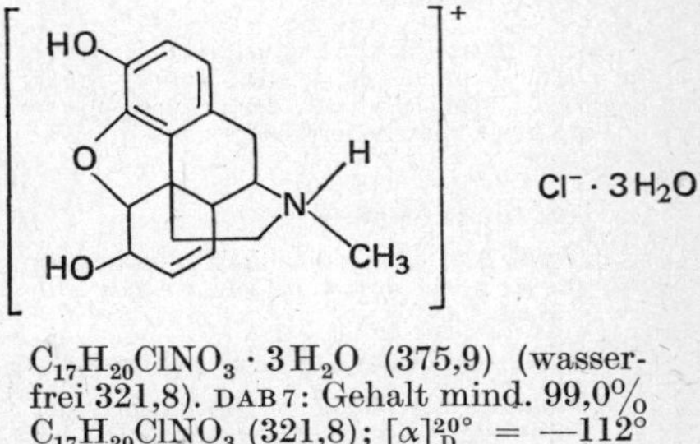

$C_{17}H_{20}ClNO_3 \cdot 3\,H_2O$ (375,9) (wasserfrei 321,8). DAB 7: Gehalt mind. 99,0% $C_{17}H_{20}ClNO_3$ (321,8); $[\alpha]_D^{20°} = -112°$ bis $-115°$ (c = 2,0), Sulfatasche max. 0,1%. Darst.: Durch Auflösen von Morphin in heißer verd. Salzsäure. Weiße, seidenglänzende büschelige Kristallnadeln oder weiße lockere Würfel v. mikrokristallinischer Beschaffenheit od. kr. Pv., l. in 25 kalt.

Aq., in 1 sied. Aq., in 50 A. Anw. med.: s. Morphinum, Dos. 0,005 bis 0,03 g, für Kinder 0,0003—0,0005 g pro Lebensjahr. MD 0,03 g; MTD 0,1 g für Erwachsene. Dos. let. 0,2 bis 0,4 g per os, ca. 0,1—0,3 g subkutan, 0,004 g bei Kindern (M. h. ist das meist gebrauchte Morphiumsalz). Antid. s. Morphinum u. Tabelle „Vergiftungen u. Gegenmittel". HOM: Morphinum hydrochloricum.

Morphinum sulfuricum ERG: Morphinsulfat, Schwefelsaures Morphin,

$$(C_{17}H_{19}NO_3)_2 + H_2SO_4 + 5\,H_2O.$$

Mol. 758,85. Darst.: Durch Auflösen v. Morphin in Schwfs. Farbl. Nadeln, l. in Aq., swl. in A. Anw. med.: wie Morph. hydrochlor. MD 0,03 g; MTD 0,1 g.

Morphinum tartaricum: Morphintartrat, Weinsaures Morphin,

$$(C_{17}H_{19}NO_3)_2 \cdot C_4H_6O_6 + 3\,H_2O.$$

Darst.: Durch Lösen von Morphin in einer wäß. Weinsäurelsg. Farbl. Kr.-Nadeln, l. in Aq., fast unl. in A. Anw. med.: wie Morph. hydrochlor.

Morphium muriaticum: s. Morphinum hydrochloricum.

Morpholin: C_4H_9ON, Tetrahydro-1,4-oxazin. Derivat des Diäthanolamins. Farbl. Fl.; D. 0,998; F. —4,9°; Kp. 128,9°, l. in Aq., A., SS. Anw.: als Lösungsmittel für Wachse, Harze, Schellack, Farbstoffe, ferner als Emulgator, Zusatz zu Seifen usw.

Morphologie: Lehre vom Bau der Pflanzen und Tiere.

Mors: (lat.) Tod, Exitus letalis; ante mortem: vor Eintritt des Todes; post mortem: nach Eintritt des Todes; mors subitanea: plötzlicher Tod; mors putiva: Scheintod.

Morsellen: Morsuli*.

Morsuli: Morsellen, Bissen, Konfekt, dem Gewürz u. Arzneimittel beigefügt sind; alte Arzneiform.

Morsus diaboli: Succisa pratensis*.

Mortalität: Sterblichkeit; Verhältnis der Todesfälle zur Gesamtbevölkerung (z. B. bei Epidemien), vgl. Letalität u. Morbidität.

Morus-Arten: Fam. Moraceae. **Morus alba** u. **Morus nigra:** Maulbeerbaum (M. nigra aus dem Iran stammend, M. alba aus China stammend, kult. im Mittelmeergebiet). Stpfl. v. **Fructus Mori:** Maulbeeren. Best.: Zucker, Säuren, Pektin. Anw.: zur Herst. v. Sirupus Mori, Mel Mororum, die als Geschmackskorrigentien wie Sirup. Rub. Id. dienen. **Morus tinctoria:** Färbermaulbeerbaum (Süd- u. Mittelamerika, Kuba, West- u. Ostindien). Stpfl. v. **Lignum citrinum:** Gelbes Brasilholz, Zitronenholz, Fustikholz, enth. die Farbstoffe Morin* u. Maclurin. Anw.: als Beizenfarbstoff bes. in Form des Extraktes (Gelbholzextrakt, Fustikextrakt).

Moschus ERG: Moschus, Moschus tibetanus, tonquinensis, orientalis, Almiscar, Bisam; das Sekret aus den Moschusbeuteln des Moschusbocks, **Moschus moschiferus,** Fam. Cervidae (ein rehartiges Tier in den Gebirgen Hochasiens von Tibet bis Sibirien). Krümelige oder weiche, dunkelrote bis schwarzbraune Masse, von sehr starkem eigentümlichem Geruch. Sie kommt in den behaarten Beuteln, die aus der Bauchhaut der Tiere herausgeschnitten sind, in den Handel. Die Beutel sind 15—50 g schwer. Best.: Äth. Öl, das das Keton Muscon* enthält, ferner Fett, Cholesterin, Eiweißstoffe, Salze. Asche max. 7%. Anw.: früher als Stimulans u. Analepticum, bei Hysterie, jetzt kaum mehr verwendet; techn.: in d. Parfümerie. Der beste u. pharm. gebräuchlichste Moschus ist der Tonkin-Moschus (**Moschus tonquinensis oder tibetanus**). Minderwertig ist der sibirische M. HOM: Moschus. (Aufbewahrung: Ursubstanz u. Urtinktur unter Penetrantia.)

Moschus artificiale: Künstl. Moschus, meist Nitroverbdgen der Benzolreihe, die moschusartig riechen, aber sonst mit echtem Moschus nichts gemein haben, daher med. nicht als Ersatz dienen können.

Moschuskörner: Semen Abelmoschi, s. Hibiscus abelmoschus.

Moschusschafgarbenkraut: Herba Ivae moschatae, s. Achillea moschata.

Moschuswurzel: Radix Sumbuli, s. Ferula sumbul.

Mosetigbatist: Baumwollgewebe, das beiderseits mit Kautschuk überzogen u. dann vulkanisiert worden ist; wasserdichter Verbandsstoff.

Moskito: Sammelname für Stechmücken (als mögliche Malariaüberträger).

Mostardum: Mostrich. Best.: Senfmehl, Zucker, Essig, Salz u. Gewürze. Zusätze von künstl. Senföl, Saccharin u. Mehl sind verboten; darf nicht mit Metall in Berührung kommen.

Motorische Nerven: Bewegungsnerven (die den Muskeln die Bewegungsimpulse zuleiten).

Mottenkraut: s. Ledum palustre.

Mottenwurzel: Rad. Vetiveriae, s. Vetiveria zizanioides.

MP-Puder: Marfanil®-Prontalbin®-Puder.

M.S.E.: Meerschweincheneinheit*, s. Tabelle „Biologische Einheiten".

MTU®: Methylthiouracilpräparat.

Mucilaginosum(a): Schleimiges Arzneimittel, meist Gummi- u. Pflanzenschleime enthaltend.

Mucilago: (Plur. Mucilagines) Schleim, dickflüssige durch Lösen, Ausziehen oder Anschütten von organ. o. Pflanzenstoffen in kaltem od. heissem Aq. hergestellte Arzneizubereitungen.

Mucilago antisepticus DRF: Hydrarg. oxycyanat. 0,01, Unguent. Glycerini, Mucilag. Tylose aa ad 50,0, Anw. als Kathetergleitmittel.

Mucilago Gummi arabici DAB 6: Gummischleim (1 Gummi arabicum + 2 Aq.).

Mucilago Salep DAB 6: Salepschleim. Zstzg.: Je 1 mittelfein gepulv. Salep u. Weingeist, 98 siedend. Aq.

Mucin: Schleimstoff vieler Sekrete u. Exkrete (Galle, Speichel, Harn usw.) sowie im Bindegewebe u. den Drüsen. Die Mucine gehören zu den Glykoproteiden, sind phosphorfrei u. werden durch Essigsäure gefällt.

Mucoide: Mucoproteide, Verbindungen von Proteinen mit Mucopolysacchariden*, den Mucinen ähnliche Stoffe, die im Bindegewebe, Knorpel u. in den Sehnen usw. vorkommen, aber durch Essigsäure nicht gefällt werden, s. Mucin.

Mucoitinschwefelsäure: Ein Polysaccharid aus Acetylglukosamin, Glucuronsäure, Galaktose u. Schwefelsäure; Bestandteil tierischer Schleimstoffe, bes. der Magenmucosa.

Mucopolysaccharide: Gruppe von hochmolekularen Stoffen, die neben einfachen Zuckern noch Aminozucker (Glukosamin*) u. Uronsäuren* (Galakturonsäure, Glukuronsäure) enthalten. Zu dieser Gruppe gehören wichtige biologische Stoffe, wie Heparin, Blutgruppensubstanzen, Chitin, Chondroitinsulfate, Hyaluronsäure u. a. Die Mucopolysaccharide bilden mit Proteinen die Mucoproteide oder Mucoide.

Mucosa: Tunica mucosa, Schleimhaut.

Mucuna pruriens: (Dolichos pruriens, Stizolobium pruriens) Fam. Leguminosae (verbreitet in den Tropen der Alten u. Neuen Welt). Stpfl. v. **Fructus Stizolobii:** (Dolichos pruriens, Siliqua hirsuta) Juckbohnen, deren Brennhaare (Setae, Pubes Stizolobii) zu hautreizenden Mitteln u. auch gegen Eingeweidewürmer angewandt werden. HOM: Dolichos pruriens, die Haare der Fruchthülsen.

Mucus: (lat.) Schleim; **mucosus:** schleimig, mukös.

Mudarwurzelrinde: Cortex Calotropidis radicis, s. Calotropis gigantea.

Muira-puama: Lignum Muira-puama, s. Ptychopetalum olacoides u. Pt. uncinatum.

Mull: Tela depurata, Verbandmull.

Multipartial: Polyvalent*; **Multipartialer Impfstoff,** ein Gemisch verschiedener Stämme der gleichen Bakterienart.

Mumia vera aegyptiaca: Echte ägyptische Mumie, meist jedoch lediglich Asphalt. Anw.: früher als Volksmittel; techn.: als Malerfarbe (Mumiin).

Mummel: Naphar luteum*.

Mumps: (engl.) Ziegenpeter, Parotitis epidemica*.

Murexid: Ammoniumsalz der Purpursäure, $C_8H_8N_6O_6$, rotbraunes Pv., swl. in kalt., leichter l. in heiß. Aq., unl. in A. u. Ae. Läßt man Salpetersäure auf Harnsäure einwirken, so wird letztere zu Alloxantin, einer Molekülverbindung von Alloxan u. Dialursäure, oxidiert, das bei Zufügung von Ammoniak das prächtig purpurrot gefärbte Murexid ergibt, welches sich mit Alkali blauviolett färbt (**Murexid-Probe,** s. Tabelle „Harnuntersuchung").

Muriatische Quellen: (lat. muria = Salzlake) Kochsalzquellen, s. Aquae minerales.

Muscon: (1-Methyl-cyclo-pentadecanon-3). Ein Ringketon mit 15 Ringgliedern. Best. des äth. Öls des Moschus, bedingt dessen spez. Geruch. Dickes farbloses Öl, ll. in A., wl. in Aq. Auch synth. darstellbar.

Musculus: (lat.) Muskel; **muscularis, -e:** muskulär, zum Muskel gehörend, auf Muskeln bezüglich.

Muscus corsicanus: Helminthochorton, s. Alsidium helminthochortos.

Musivgold: (Aurum musivum) Stannum bisulfuratum cristallisatum*.

Muskarin, Muskaridin: Alkaloide aus dem Fliegenpilz Amanita muscaria*.

Muskatbalsam, Muskatbutter: Oleum Nucistae DAB, s. Myristica fragrans.

Muskatbaum: Myristica fragrans*.

Muskatblüte: Macis ERG, s. Myristica fragrans.

Muskatnuß: Semen Myristicae ERG, s. Myristica fragrans.

Muskatnuß, Lange: s. Myristica argentea.

Muskatnußöl: Oleum Nucistae, s. Myristica fragrans.

Muskatöl, Ätherisches: Oleum Myristicae aetherum, s. Myristica fragrans.

Muskeladenylsäure: s. Adenylsäure.

Muskelatrophie: (griech. ἄ-τροφος = schlecht genährt) Muskelschwund.

Muskelrelaxans(-tia): Mittel, das Erschlaffung der quergestreiften Muskulatur herbeiführt; s. Curare, Dekamethonium, Glycerinäther.

Muskelruptur: Muskelriß.

Mutagene: s. Mutation.

Mutation: Plötzlich auftretende Veränderung im Erbgut. Stoffe bzw. Reize, welche die Bildung von Mutationen hervorrufen bzw. fördern (z. B. Röntgenstrahlen, ultraviolette Str., Gifte usw.) nennt man Mutagene.

Mutterblätter: Folliculi Sennae, s. Cassia acutifolia u. C. angustifolia.

Mutterharz: Galbanum, s. Ferula galbaniflua.

Mutterkorn: Secale cornutum*.

Mutterkornfluidextrakt: Extractum Secalis cornuti fluidum*.

Mutterkuchen: Placenta*.

Mutterkümmel: Cuminum cyminum*.

Mutterlauge: Bei der Kristallisation zurückbleibender, nicht mehr kristallisierender Flüssigkeitsrest.

Muttermal: Naevus.

Mutternelken: Antophylli, s. Syzygium aromaticum*.

Mutterpflaster: Emplastrum fuscum camphoratum DAB 6.

Mutterring: Pessar*.

Muttersennesblätter: Folliculi Sennae, s. Cassia acutifolia u. C. angustifolia.

MWG: Massenwirkungsgesetz*.

My 301®: 5%ige Lösung von Guajakol-α-glycerinäther in 5%iger Lävulose-Lösung (My 301 forte enth. 20% Guajakolglycerinäther), Muskelrelaxans, s. Glycerinäther u. Curare.

Myalgie: (griech.) Muskelschmerz.

Mycelium: *bot.* Myzel. Gesamtheit des aus meist feinfädigen Zellgebilden bestehenden Vegetationskörpers der Pilze. Diese Fäden können unverzweigt oder verzweigt sein; sie sind ein- oder mehrzellig.

Mycetes: allg. Name für Pilze.

Mycetologie: Mykologie.

Mycobacterium: Mykobakterien, grampositive, unbewegliche Stäbchen, deren Hauptmerkmal Säurefestigkeit ist, die auf einer wachsartigen Hülle beruht. Die M. sind daher schwer färbbar. Mycobacterium tuberculosis (Erreger der Tuberkulose, s. Tuberkelbakterien; M. leprae: Erreger der Lepra, Aussatz).

Mycoderma: Kahmhefen, die auf den befallenen Substraten eine Kahmhaut (Pilzhaut) bilden, z. B. M. aceti: Essigmutter, M. vini: Kahmpilz des Weines u. Bieres. Da die Kahmhefen organische Säuren verzehren, vermindern sie vielfach die Haltbarkeit der Nahrungsmittel (z. B. Sauerkohl, Essig, Wein).

Mydriaticum(a): Pupillenerweiternde(s) Mittel, z. B. Atropin.

Myelitis: Entzündung des Rückenmarks.

Myeloisch: Knochenmark-, vom Knochenmark ausgehend, z. B. myeloische Leukämie.

Mygale avicularis: Vogelspinne, s. Aranea avicularis.

Mykologie: Mycetologie, Pilzkunde (μύκης = Pilz).

Mykorrhiza: *bot.* Eigentl. „Pilzwurzeln", Symbiose von Pilzhyphen mit Wurzeln höherer Pflanzen.

Mykose: Pilzkrankheit, s. Pilzkrankheiten.

Myocain®: Muskelrelaxans, s. Curare.

Myocarditis: s. Myokarditis*.

Myocardium: Myokard, Herzmuskulatur.

Myoglobin: (Myohämoglobin). Der rote Farbstoff der Muskeln (dem Hämoglobin verwandt, enth. ebenfalls Protohäm als prosthetische Gruppe).

Myokarditis: Entzündung der Herzmuskulatur.

Myom: Muskelgeschwulst.

Myopie: (griech. μύωψ = kurzsichtig) Kurzsichtigkeit.

Myospasmus: Muskelkrampf.

Myotonia: Tonischer Muskelkrampf, Myotonie.

Myringitis: (griech.) Trommelfellentzündung.

Myristica argentea: (Neu-Guinea) Liefert die Makassar- oder Papua-Muskatnüsse. Lange Muskatnüsse, weniger aromatisch u. minderwertiger als die Samen der M. fragrans. **M. malabarica** (Vorderindien) liefert die Bombaynüsse u. Bombay-Macis, beide dienen zur Verfälschung der Samen u. des Arillus v. M. fragrans, desgleichen die Samen v. **M. speciosa** u. anderer Arten.

Myristica fragrans: Fam. Myristicaceae, Muskatbaum (Immergrüner, bis 15 m hoher Baum, heim. auf den Bandainseln, Molukken, kult. in allen Tropengebieten, bes. Java, Ceylon, Sumatra, Malakka). Stpfl. v. **Semen Myristicae** ERG: (Semen Nucistae, Nux Nucistae, Nux moschata) Muskatsame, Muskatnuß, der von dem Samenmantel (Arillus) u. der Samenschale befreite und getrocknete Same, der meist weiß gekalkt ist (gegen Insektenfraß).

Er ist von stumpfeiförmiger Gestalt, ca. 3 cm lang, 2 cm dick und besitzt unter dem Kalk eine braune, netzrunzelige Oberfläche, am stumpfen Ende eine hellere Stelle, den Nabel, u. am spitzen Ende einen kleinen dunklen vertieften Punkt, beide Punkte werden durch eine flache Längsfurche verbunden.

Best.: Äth. Öl (s. weiter unten Oleum Myristicae aethereum) (bis 15%, mind. 5%), fettes Öl (s. weiter unten Oleum Nucistae) (bis 40%), Stärke (bis 30%), N-Substanz (ca. 6%), N-freie Extraktstoffe (ca. 13%), ferner Saponin, Pektin, Farbstoff. Asche max. 4%. Anw. med.: als Magenmittel, Stimulans, Aromaticum, als Küchengewürz. HOM: Nux moschata, der getrocknete Same. **Macis:** (Arillus Myristicae) Flores Macidis, Muskatblüte. Der zusammengedrückte, getrocknete, orangegelbe, sich fettig anfühlende Samenmantel der Muskatnuß, ca. 3—4 cm lang und ca. 1 mm dick. Best.: Äth. Öl (bis 15%, mind. 4,5%), fett. Öl (ca. 20%), Stärke (Amylodextrin, ca. 30%). Asche max. 3%. Anw.: als Aromaticum, Küchengewürz (größere Mengen wirken abortiv). **Oleum Myristicae aethereum:** (Oleum Macidis) Ätherisches Muskatöl, Macisöl, das äth. Öl des Samens oder Samenmantels. Farbl. bis schw. gelbl. Fl. von mildem, hinterher scharf würzigem Geschmack, opt. aktiv ($\alpha_D^{20°}$ = +7° bis +30°). D. 0,860—0,925, ll. in A. Best.: Die Terpene d-Pinen u. d-Camphen (ca. 80%), ferner Myristicin*, Myristicinsäure*, Terpineol, Cymol, Eugenol, Geraniol, Safrol. Anw. med.: inn. bisweilen als Stomachicum; äuß.: als Hautreizmittel (Spirit. Melissae compos., Mixt. oleoso-balsamica); volkst.: als Abortivum; techn.: in d. Parfümerie.

Oleum Nucistae DAB: (Oleum Myristicae expressum, Butyrum Nucistae) Muskatnußöl, Muskatbutter, Muskatbalsam. Das aus der Muskatnuß durch Auspressen gewonnene Gemisch von fettem u. äth. Öl. Rotbraunes, stellenweise helleres talgartiges Fett v. aromat. Geruch u. Geschmack. F. 45—51°; fast völlig l. in heiß. A., Chlf., Äther, in kalt. A. zu ca. 55% l. Best. Triglycerid der Myristinsäure (75%), äth. Öl mit Myristicin (12,5%), Spuren von Estern. Anw. med.: selten; äuß.: zu Einreibungen DAB: Unguent. Rosmarini compos.

Myristicin: (Allylmethoxymethylendihydroxybenzol) Hellgelb. stark riechendes Öl, ll. in A., Kp. 149°, F. unter —20°. Best. des äth. Muskat-, Muskatnuß- u. Petersilienöls. Wirkt abortiv.

Myristinsäure: $C_{13}H_{27}COOH$. Farbl. Masse; F. 54°; Kp. 197°; l. in A., Ae., Chlf., Benzol, unl. in Aq., nat. als Glycerinester in Muskatbutter u. Kokosfett, als Cetylester in Walrat u. Wollfett, Anw.: in d. Parfümerie.

Myrizylalkohol: s. Melissylalkohol.

Myrobalanen: Terminalia chebula*

Myronsaures Kalium: Sinigrin*

Myroxylon balsamum var. genuinum: Stpfl. v. Balsamum tolutanum.

Myroxylon balsamum var. pereirae: Stpfl. v. Balsamum peruvianum.

Myrrhe: Myrrha, s. Commiphora-Arten.

Myrrhentinktur: Tinctura Myrrhae; nach DAB 7 wird Myrrhentinktur aus 1 T. grob gepulv. Myrrhe (Sieb 4) u. 5 T. Äthanol 90% durch Mazeration hergestellt.

Myrte: Myrtus communis*.

Myrtillin: Der blaurote Farbstoff der Heidelbeere, ein Anthocyan, s. Vaccinum myrtillus u. Anthocyane.

Myrtillus HOM: Vaccinium myrtillus*.

Myrtus communis: Fam. Myrtaceae, Myrte (heim. im Mittelmeergebiet). Stpfl. v. **Folia Myrti:** Myrtenblätter.

Best.: Äth. Öl, Gerbstoff, Bitterstoff. Anw. volkst.: als Adstringens, bei Bronchialkatarrh. HOM: Myrtos communis, die frischen blühenden Zweige.

Myrtus Pimenta HOM: s. Pimenta officinalis.

Myxödem: Teigige Anschwellung des Unterhautbindegewebes, infolge Unterfunktion oder Ausfall der Schilddrüsensekretion, häufig im Klimakterium, auch bei akuten Infektionskrankheiten; angeboren. Myxödem = Kretinismus.

Myxomyzeten: Schleimpilze, vielkernige, chlorophyllfreie, sich kriechend fortbewegende Plasmamassen, s. Plasmamodien.

Myzel: Mycelium*:

Myzeten: Pilze*.

Myzetismus: Pilzvergiftung, s. Pilze.

N

N: *chem.* Stickstoff (Nitrogenium*).

N-Bestimmung: s. Kjeldahl-N-Bestimmung.

n: 1. In der organ. Chemie Kennzeichnung normaler Verbindungen (ohne Seitenketten), z. B. n-Hexan, vgl. „Nor". 2. n = Neutron; 3. N = normal, in der Maßanalyse.

Na: *chem.* Natrium*.

Nabalus Serpentaria HOM: s. Prenanthes serpentaria.

Nabel: *bot.* Hilum*; *med.* Umbilicus.

Nabelschnur: Funiculus umbilicalis.

Nabelstrang: *bot.* Funiculus*.

Nachtkerze: Oenanthe biennis*.

Nachtschatten: Solanum nigrum*.

Nachtschatten, Amerikanischer: Phytolacca americana (Phytolacca decandra*).

Nachtschatten, Bittersüßer: Solanum dulcamara*.

Nachtschattengewächse: Solanaceae.

Nachtblindheit: Hemeralopie.

Nachtsichtigkeit: Nyktalopie.

NaDDTC: Natriumdiäthyldithiocarbamat*.

Nadelholzteer: Pix liquida*.

Nadisan®: s. Antidiabeticum.

Nägelein: Flores Caryophylli, s. Syzygium aromaticum.

Nähragar: s. Nährböden.

Nährböden DAB 7: N 1 **Nährbouillon.** Herstellung des Fleischwassers: 500 g durch den Fleischwolf gedrehtes oder in kleine Stücke geschnittenes fett- und sehnenfreies Rind- oder Pferdefleisch werden mit 1 Liter Leitungswasser übergossen und zweckmäßig über Nacht bei 4—6° aufbewahrt. Der Fleischbrei wird im Autoklaven bei 120° etwa 1 Std. lang erhitzt. Das durch Filtration gewonnene, klare Fleischwasser wird zur Herstellung der Nährbouillon und anderer Nährböden verwendet. Herstellung d. Nährbouillon: Die Lsg. von 2,00 g Natriummonohydrogenphosphat nach Sörensen 3,00 g Natriumchlorid und 10,0 g Pepton (R 108) in 1000 ml Fleischwasser wird mit Natronlauge (ca. 7—8 ml) bis zur alkalischen Reaktion versetzt, 1 Std. lang im Autoklaven bei 120° erhitzt, filtriert und gegebenenfalls mit einigen Tr. verd. Salzsäure auf pH 7,2—7,4 eingestellt. Anschließend wird in sterile Röhrchen oder Kölbchen abgefüllt und 20 Minuten lang im Autoklaven bei 120° sterilisiert. N 2 **Nähragar:** Das Gemisch von 2,00 g Natriummonohydrogenphosphat nach Sörensen 3,00 g Natriumchlorid, 10,0 g Pepton (R 108) und 20,0 g Agar-Agar mit 1000 ml Fleischwasser (N 1) läßt man zur Quellung des Agars einige Std. lang, möglichst über Nacht, stehen. Anschließend wird mit Natronlauge (ca. 7—8 ml) bis zur alkal. Reaktion versetzt, 1 Std. lang im Autoklaven bei 120° erhitzt, heiß filtriert und gegebenenfalls mit einigen Tr. verd. Salzsäure auf pH 7,2—7,4 eingestellt. Nach dem Abfüllen in sterile Röhrchen oder Kölbchen wird 20 Minuten lang im Autoklaven bei 120° sterilisiert. Die Agar-Röhrchen läßt man in schräger Lage erkalten (Schrägagar). N 3 **Thioglykolat-Bouillon** nach Brewer: 0,50 g Agar-Agar, 1,00 g Natriumthioglykolat, 5,00 g Traubenzucker werden in einer Mischung von 10,0 ml Methylenblaulsg. (R 272) und 1000 ml Nährbouillon (N 1) durch Erhitzen im Dampftopf gelöst. Der Nährboden wird auf pH 7,2—7,4 eingestellt und mindestens 7 cm hoch in Reagenzgläser abgefüllt, die mit Zellstoffstopfen verschlossen werden. Die Röhrchen werden 20 Minuten lang im Autoklaven bei 120° sterilisiert und bei Zimmertemperatur vor Licht geschützt aufbewahrt. Die Nährlösung hat bis auf die obere Flüssigkeitsschicht die normale Farbe der Nährbouillon. Sie ist unbrauchbar, falls sich während der Aufbewahrung mehr als das obere Fünftel des Nährbodens grün färbt. N 4 **Bierwürze:** Natursaure Bierwürze wird 1 Std. lang im Dampftopf bei 100° erhitzt, anschließend filtriert, in sterile Röhrchen oder Kölbchen abgefüllt und an zwei aufeinanderfolgenden Tagen je 1 Std. lang im Dampftopf bei 100° erhitzt. N 5 **Bierwürze-Agar:** Die auf 100° erhitzte Bierwürze wird mit ca. 2,5 bis 3% Agar-Agar versetzt, 1 Std. lang im Dampftopf erhitzt, filtriert und in sterile Röhrchen oder Kölbchen abgefüllt. Die im Dampftopf bei 100° 30 Minuten lang erhitzten Röhrchen läßt man in schräger Lage erkalten (Bierwürze-Schrägagar). N 6 **Blutagar:** Der durch Erwärmen im Dampftopf verflüssigte Nähragar (N 2) wird auf ca. 50° abgekühlt, mit 5—7% defibriniertem Hammel- oder Pferdeblut versetzt, gut umgeschüttelt und in sterile Petrischalen ausgegossen. N 7 **Anaerobenkultur** nach Fortner. Der durch Erwärmen im Wasserbad verflüssigte Nähragar (N 2) wird auf ca. 50° abgekühlt, mit 10% defibriniertem Hammelblut versetzt, kräftig umgeschüttelt und in flache Petrischalen so ausgegossen, daß zwischen Nährbodenoberfläche und Verschlußplatte ein nur wenige Millimeter hoher Luftraum bleibt. Vor der Beimpfung, der eine genügende Trocknung des Nährbodens vorausgehen muß, wird mit einem sterilen Messer in Richtung des Durchmessers ein ca. 0,5 cm breiter Nährbodenstreifen herausgeschnitten. Auf eine der Nährbodenhälften wird in dicker Schicht eine Kultur von Bacterium prodigiosum aufgetragen, während die andere Hälfte mit der zu untersuchenden Kultur beimpft wird. Nach der Beimpfung wird die Petrischale mit einer sterilen Glasplatte bedeckt und mit Plastilin luftdicht verschlossen. N 8 **Cystein-Nährboden I** a) Herstellung der Agar-Nährbouillon: 1,5 g Agar (R 26) werden in 1 Liter Nährbouillon (N 1) durch Erhitzen im Dampftopf gelöst. b) Herstellung des Cystein-Nährbodens: In 1 Liter der noch heißen Agar-Nährbouillon (N 8a) werden 10,0 g Glucose (R 178) und 1,0 g L-Cysteinhydrochlorid (R 138) gelöst. Der Nährboden wird mit N-Natronlauge (V 20) auf pH 7,7 bis 7,8 eingestellt, anschließend 15 Minuten lang im Dampftopf erhitzt und filtriert. Nach dem Abfüllen in sterile Gefäße wird im Autoklaven 30 Minuten lang bei 120° sterilisiert. Vor der Verwendung des Nährbodens wird dieser im Dampftopf auf 100° erwärmt und nach dem Abkühlen auf 35—40° beimpft. Bei Raumtemperatur ist der Nährboden etwa 14 Tage lang haltbar. N 9 **Cystein-Nährboden II:** In einer etwa 300 ml fassenden Reibschale werden 3,00 g Lecithin (R 260) unter tropfenweiser Zugabe von 30 g Polyäthylenglykol-Sorbitanoleat (R 391) verrieben, bis eine milchig aussehende Emulsion entstanden ist. Zu dieser Emulsion werden aus einem Kolben, der 1000 ml heiße Agar-Nährbouillon (N 8a) enthält, in kleinen Anteilen etwa 200 ml unter dauerndem Rühren gegeben. Die verdünnte Emulsion wird in den Kolben mit der restlichen Agar-Nährbouillon (N 8a) eingetragen und durch Schütteln homogen verteilt. In dem noch heißen Gemisch werden 10,0 g Glucose (R 178) und 1,50 g L-Cysteinhydrochlorid (R 138) gelöst. Der Nährboden wird mit N-Natronlauge (V 20) auf pH 8,5—8,7 eingestellt, im Dampftopf kurz erhitzt und noch heiß filtriert. Die mit Nährboden beschickten Kulturgefäße werden im Autoklaven 30 Minuten lang bei 120° sterilisiert. Die während der Sterilisation am Boden abgeschiedene zähe, braune Masse ist durch kräftiges Schütteln des noch heißen Nährbodens in Lösung zu bringen.

Nährbouillon: s. Nährböden.

Nahtmaterial: s. Chirurgisches Nahtmaterial.

Naevus: Muttermal (Macula matris).

Nahrungsmittel: s. Nahrungsmittel-Tabelle.

Naja tripudians: Brillenschlange, Cobra, Cobra de Capello, Fam. Colubridae (heim. Ostindien, südl. China, Sundainseln). HOM. verwendet wird das Gift aus den Giftdrüsen, das Ophiotoxin, Cobratoxin u. a. enth. (vgl. Schlangengifte). Anw.: bei Affektionen des Nervensystems, Migräne sowie bei Herzschwäche, Kompensationsstörungen. HOM: Naja tripudians (Aufbewahrung: 2. u. 3. Dez.-Pot. sehr vorsichtig).

Nalorphin: N-Allyl-normorphin; Anw. als Hydrochlorid u. Hydrobromid.

Nalorphin-hydrochlorid: Nalline®, Lethidrone®, $C_{19}H_{21}NO_3 + HCl$, Mol. 347,85; weiß. geruchlos. kr. Pv., das sich an Luft u. Licht dunkler färbt, ll. in Aq. (1:8), in verdünnt. Alkalilaugen, wl. in A., prakt. unl. in Ae. u. Chlf.; F. = 269°; Anw.: als Antagonist des Morphins u. morphinähnlich wirkender Stoffe, deren Wirkung auf die Atmung aufgehoben wird. Dos.: 5—10 mg (ggfs. alle 10—15 Min.) i. v., i. m. oder s. c.; Gesamtdos. 40 mg.

Nanacatl: Mexikanischer Giftpilz, unserem einheim. Fliegenpilz nahestehend; enth. ebenfalls Muscarin. Anw.: in Mexiko als Rauschgift.

Nandrolon: Nortestosteron.

Nano-: gesetzl. Vorsilbe für 10^{-9} bei Maßeinheiten; Abk. n.

Nanogramm: ng; 10^{-9} g.

Nanometer: nm; 10^{-9} m.

Naphtha: Oleum Petrae*.

Naphthalinum: (Naphthalenum) Naphthalin, $C_{10}H_8$.

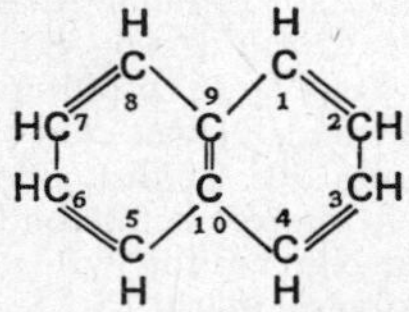

Mol. 128,1; D. 1,145; F. 81°; Kp. 217—218°. Farbl. glänz. Kr.blätter von eigenartigem durchdringend. Geruch, l. in A., Ae., Chlf., Schwefelkohlenstoff, Bzl., erwärmt auch in fett. Ölen u. Paraffinum liquidum lösl., unl. in Aq. N. sublimiert leicht u. verbrennt beim Entzünden mit leuchtender, stark rußender Flamme zu CO_2 u. H_2O-Dampf. Geschmolzenes N. löst Phosphor, Schwefel, Indigo, Arsensulfid, Antimonsulfid usw. N. ist zu 5 bis 10% im Steinkohlenteer enthalten, es scheidet sich beim Erkalten der zwischen 170 bis 250° übergehenden Fraktion aus, auch in einigen Erdölen u. spurenweise in äth. Ölen. Anw. med.: inn. als Darmantisepticum bei Typhus, als Anthelminticum (Dos. 0,3—0,5 g, Kinder 0,1 g); äuß.: bei Hautkrankheiten (Krätze); techn.: zur Konservierung (gegen Schimmelpilze), als Mottenmittel u. gegen Spinnmilben; ferner als Treibstoff für Verbrennungsmotoren, als Heizmittel (Heizwert 10% höher als der von Steinkohle), als Feueranzünder, Weichmacher (Palatinol); zur Herst. von Dekalin, Tetralin, zu Farbstoffsynthesen, zur Herst. von Kunstharzen, Kunstwachsen und anderen Kunststoffen usw. HOM: Naphthalinum. (Aufbewahrung: 1.—3. Dez.-Pot. unt. Penetrantia.)

Naphthalinsulfonsäuren: Sehr hygroskopische, an feuchter Luft zerfließl., kristallisierbare Substanzen, die bei der Einwirkung von konz. Schwefelsäure auf Naphthalin entstehen. Wichtige Zwischenprodukte bei der Teerfarbenfabrikation.

Naphthene: Gesättigte alicyclische Kohlenwasserstoffe, s. Kohlenwasserstoffe.

Naphthensäure: Alicyclische Mono- oder Dicarbonsäuren, bes. des Cyclopentans u. Cyclohexans. Bestandteile des kaukas. Baku-Erdöls; dunkle, nach Raffin. hellgelbe, dickflüssige, verseifbare Öle. Die Alkalisalze der N. werden wegen ihrer hohen Schaumkraft u. reinigenden Wirkung zur Herst. billiger Seifen, auch zu Sikkativen, Anstrichmitteln usw., ihre Kupfersalze zur Ungeziefervertilgung (Cuprex) verwendet.

Naphthin: s. β-Naphthochinolin.

β-Naphthochinolin: Naphthin, (5,6-Benzochinolin), $C_{13}H_9N$, gelbl. bis rötl. kr. Pv. od. Blättchen; Mol. 179,22; F. 93—94°; Kp. ca. 350°; l. in verd. Säuren, A., Ae., Bzl., swl. in Aq., bildet mit einigen Metallen schwerlösl. Verbdgen. Anw.: in der Analyse, zum Nachweis von Zn, Co u. Bi u. quant. Best. v. Cd, W, Ge, Bi.

α-Naphthochinon: 1,4-Naphthochinon, Oxidationsprodukt des Naphthalins; intensiv gelbe, sublimierbare Kr.-nadeln, F. 125°, l. in Ae., Bzl., Chlf., swl. in Aq. Muttersubstanz von Naturfarbstoffen (Juglon in Walnußschalen, Farbstoff der Hennablätter u. a.). Anw. med.: als Antimycoticum; techn.: zur Herst. von Kunstharzen, Kunstkautschuk, Farbstoffen.

β-Naphthochinon: 1,2-Naphthochinon. Entsteht bei der Oxidation des l-Amino-Naphthols. Orangerote Kr., die sich bei 115° zersetzen.

1,2-Naphthochinon-4-natriumsulfonat, $C_{10}H_5NaO_5S$, Mol. 260,2; DAB 7: Gehalt 98,0—100,5%; gelbe bis orangegelbe Kr. od. kr. Pv., l. i. Aq., wl. i. A. 96%.

Naphthol AS®: Anilid der 2-Oxy-3-Naphthoesäure,

$$C_{10}H_6(OH) \cdot CO \cdot NH \cdot C_6H_5.$$

Grundkörper der Naphthol-AS-Farbstoffe, die zum Echtfärben von Cellulosefasern (Baumwolle, Leinen, Viskoseseide usw.) dienen. Zur Entwicklung der Farbstoffe verwendet man Diazoverbindungen.

1-Naphthol: α-Naphthol, $C_{10}H_8O$, Mol. 144,2; farblose bis rötliche Kr. od. kr. Pv.; F. 95—97°.

2-Naphthol, Naphtholum (DAB 6), β-Naphthol (Reagens DAB 7), Isonaphthol, Naphthol-(2), $C_{10}H_8O$; Mol. 144, 17; D. 1,100; F. 121—123°; Kp. ca. 285°; farbl. glänz. Kr.blättchen o. weiß. kr. Pv. v. phenolart. Geruch; ll. in A., Al., Chlf., Alkalilauge, fett. Ölen; swl. in Aq. (1‰) l. in sied. Aq. (ca. 12‰); Darst.: Durch Erhitzen von Naphthalin mit Schwfs. im Autoklaven bei 200°; Anw. med.: äuß. bei Hautkrankheiten (Krätze); vet.: Wurm- u. Räudemittel; Hautresorption kann Vergiftungen auslösen (Hämaturie, Nephritis).

1-Naphtholbenzein: Reag. DAB 7.

α-Naphtholphthalein: $C_{26}H_{18}O_4$, grau-rötl. Pv., l. in A., swl. in Aq.; F. ca. 254°; Anw. in 0,1%iger alkohol. Lsg. als Indikator, Umschlagsgebiet: pH 7,3—pH 8,7 (rötlich-blaugrün).

Naphtholum (DAB 6): s. 2-Naphthol.

Naphtholum benzoicum: Benzonaphtholum ERG, Benzonaphthol, Benzoyl-β-naphthol, β-Naphthylbenzoat, Benzoesäure-β-naphthylester,

$$C_6H_5 \cdot COO \cdot C_{10}H_7.$$

Mol. 248,1; F. 108—110°. Weiß. kr. Pv., ll. in A., Chlf., wl. in Ae., fast unl. in Aq. Anw. med.: als Darmantisepticum. MD 0,5 g; MTD 2,0 g.

β-Naphtholum salicylicum: β-Naphthylsalizylat, β-Naphthalol, Betol®. Weiß. kr. Pv., l. in sied. A., Ae., Bzl., wl. in kalt. Aq. Anw. med.: wie Natrium salicylicum. Dos. 0,3—0,5 g.

Naphthyl-: Bez. für den Naphtholrest $C_{10}H_7$ —.

N-(1)-Naphthyl-äthylendiamindihydrochlorid:

$$C_{10}H_7NHC_2H_4NH_2 \cdot 2HCl$$

Mol. 291,2; weißes bis schwach rosa gefärbt. kr. Pv., l. in ca. 30 Aq., wl. in A. Reagens DAB 6: 0,05 g: 50,0 ml Aq. Bei Bedarf frisch herzustellen, zur Gehaltsbestimmung von Folsäure.

1-Naphthylamin: α-Naphthylamin, $C_{10}H_9N$, Mol. 143,2, fast farblose Kr. od. fast weiß. kr. Pv., an der Luft sich rötend, von bitt. Geschmack, D. 1,108, F. 49—51°, ll. i. A. u. Ae., wl. i. Aq. (Reagens DAB 7); Anw. techn.: z. Farbenfabrikation (Azofarbstoffe).

Naphthylamin-Sulfanilsäure-Lösung DAB 7: 0,25 g Sulfanilsäure u. 0,25 g 1-Naphthylamin werd. i. 60 ml 3-N-Essigsäure u. Aq. zu 100 ml gelöst. Bei Bedarf frisch herzust. (Zum Nachweis von Nitrat i. Dest. Wasser u. i. Aneurin-Tabletten.)

β-Naphthylbenzoat: Naphtholum benzoicum*.

β-Naphthylsalizylat: β-Naphtholum salicylicum*.

α-Naphthylthioharnstoff: ANTU.

$$C_{10}H_7—NHCSNH_2,$$

farbl. bittere Kr., sehr giftig (MAK 0,3 mg/m³ Luft); prakt. unl. in Aq., A., Ae., etwas l. in heiß. A. Anw.: als Rattengift (Letaldosis 6—8 mg/kg).

Narbe: *bot.* Der empfängnisfähige Teil des Fruchtknotens, entweder am oberen Ende des Griffels oder direkt dem Fruchtknoten aufsitzend.

Narcein: Narceinum*.

Narceinhydrochlorid; N., Salzsaures: Narceinum hydrochloricum*.

Narceinum: Narcein,

$$C_{23}H_{27}NO_8 + 3H_2O.$$

Alkaloid des Opiums, in dem es zu 0,1 bis 0,2% enthalten ist. Weiße Prismen od. büschelförmige kr. Massen, wl. in kalt. Aq., l. in heiß. Aq. Anw. med.: inn. als Hypnoticum, wirkt schwächer als Morphin. Dos. 0,05—0,1 g.

Narceinum hydrochloricum: Salzsaures Narcein, Narceinhydrochlorid.

$$C_{23}H_{27}NO_8 \cdot HCl.$$

Weiß. körniges Pv., ll. in heiß. Aq. u. A. Anw. med.: wie Narceinum.

Narcophin DAB 6: Narkophin®, Morphin-Narkotinmekonat, mit ca. 30% Morphin u. ca. 43% Narkotin. Gelblichweiß. kr. Pv., l. in A. Anw. med.: wie Morphinhydrochlorid; haupts. in d. Kinderpraxis, schont das Atemzentrum; Dos. 0,015—0,03 g; MD 0,03 g; MTD 0,1 g.

Narcoticum(a): Betäubendes, Gefühllosigkeit bzw. Schlaf herbeiführende(s) Mittel.

Narcotinum: Narkotin, $C_{22}H_{23}NO_7$. Mol. 413,43. F. 176°. Alkaloid des Opiums, in dem es zu etwa 8% enthalten ist. Farblose glänz. Nadeln, swl. in Aq., l. in A., Ae., Chlf. Anw. med.: als Antineuralgicum, Antispasmodicum. Dos. 0,1—0,25 g; MD 0,25 g; MTD 1,0 g. Narkotische Wirkung an sich gering (Anarkotin), es vermag aber die zentralnarkotische Wirkung des Morphins auf das Großhirn zu verstärken.

Narcotinum hydrochloricum: Narkotinhydrochlorid,

$$C_{22}H_{23}NO_7 \cdot HCl + H_2O.$$

Anw. med.: s. Narcotinum.

Narde: Lavandula latifolia*.

Narde, Amerikanische: Aralia racemosa*.

Naris: (lat.) Nasenloch; plur. **nares:** Nase (nasus).

Narkophin: s. Narcophin DAB 6.

Narkose: (νάρκωσις = Betäubung, Lähmung), Zustand allgemeiner Betäubung, mit Bewegungs- u. Empfindungslosigkeit u. zentraler Schmerzausschaltung (Anästhesie), die durch reversible partielle Lähmung der Ganglienzellen des Zentralnervensystems hervorgerufen wird. Man unterscheidet bei der Narkose: 1. das Rauschstadium, bei der die einsetzende Bewußtseinstrübung mit Halluzinationen u. Traumbildern verknüpft, die Schmerzempfindung aber schon weitgehend herabgesetzt ist, so daß leichte Eingriffe bereits ausgeführt werden können (Chloräthyl, Stickoxydul); 2. das Exzitationsstadium, wobei zunächst Erregung u. motorische Unruhe eintritt, die Bewußtseinstrübung schließlich zunimmt, völlige Analgesie eintritt und das endlich in das 3. Toleranzstadium übergeht, in dem die Zentren des Rückenmarks gelähmt sind, Bewußtsein und Schmerzempfindung erloschen und die Muskeln erschlafft sind. In diesem Stadium werden die großen Operationen ausgeführt. Nach Beendigung und Aussetzen der Narkose erfolgt allmähliches Erwachen, wobei die vorgenannten Stadien in umgekehrter Reihenfolge durchlaufen werden. Bei Überdosierung der Narcotica kann sich an das Toleranzstadium das gefährliche Kollapsstadium anschließen.

Narkose-Arten: Inhalationsnarkose durch Einatmen gas- oder dampfförmiger Narcotica (Äther, Chloräthyl, Chloroform, Äthylen, Trichloräthylen, Stickoxydul); intravenöse Narkose (Barbiturate, Evipan, Pentothal, Pernocton usw.); rektale N. (Avertin, Barbiturate); Kombinations-N. (verschiedene N. nacheinander, z. B. abends Schlafmittel, unmittelbar vor der Operation Morphium oder durch Mischung verschiedener Narcotica); potenzierte N., hierbei werden Narcotica mit nichtnarkotischen Mitteln, besonders Phenothiazinpräparaten*, kombiniert, wodurch die Wirkung verstärkt wird, so daß man mit weniger echten Narcotica auskommt; da Phenothiazin gleichzeitig die Körpertemperatur herabsetzt u. die Stoffwechselvorgänge reduziert, kann man, kombiniert mit physikalischer Unterkühlung, künstl. Hypothermie (künstl. Winterschlaf, kontrollierte Hypothermie s. Hibernation artificielle) erzeugen. Der Wirkungsmechanismus der Narcotica im Körper ist noch ungeklärt (Lipoidtheorie, Adsorptionstheorie u. a.).

Narkoseäther: Aether pro narcosi, s. Äther.

Narkosechloroform: Chloroformium pro narcosi, s. Chloroform.

Narkotin: Narcotinum*.

Narkotinhydrochlorid: Narcotinum hydrochloricum*.

Nasal(is, e): (Nasus = Nares: Nase). Zur Nase gehörend.

Nascens: Freiwerdend, entstehend, s. Status nascendi.

Nasenbluten: Epistaxis.

Nasturtium aquaticum HOM: s. Rorippa nasturtium-aquaticum.

Nasturtium armoracia: Armoracia rusticana*.

Nasturtium officinale: Rorippa nasturtium-aquaticum*.

Natal-Aloe: s. Aloë.

Nates: Hinterbacken, Gesäß.

Nativ: Natürlich, angeboren.

Nativ-Insulin: s. Insulin.

Natrium: Na, AtG. 22,9898, einwertig. Ordnungszahl 11. D. 0,97; F. 97,8°; Kp. 881,3°. Silberweißes weiches Metall, das sich mit dem Messer schneiden läßt (Härtegrad 0,5). An der Luft oxidiert es außerordentlich schnell und überzieht sich mit einer Hydroxidschicht, weshalb man es unter Petroleum oder Paraffinöl aufbewahrt. Beim Erwärmen an der Luft verbrennt es mit intensiv gelber Flamme unter Bildung von Natriumperoxid Na_2O_2. Auf Wasser geworfen schwimmt es zickzackförmig umher und geht unter Schmelzen u. unter H-Entwicklung in NaOH über. Der Wasserstoff entzündet sich jedoch erst dann, wenn man das Wasser erwärmt oder die Bewegung des Na-Stückchens mittels Filtrierpapier anhält. In flüssigem Ammoniak löst sich Natrium ohne H-Entwicklung mit intensiv blauer Farbe. Nat.: in vielen Mineralien: Natronsalpeter ($NaNO_3$), Natriumcarbonat (Na_2CO_3), Natriumsilikat, Kryolith $Na_3[AlF_6]$, Glaubersalz (Na_2SO_4), Steinsalz (NaCl), dieses auch im Meerwasser u. Salzseen, ferner in Pflanzen u. Tieren. Die Erdrinde enthält 2,6% Na. Darst.: Durch Elektrolyse von geschmolzenem Ätznatron oder geschmolzenem Natriumchlorid. Anw.: in der Technik, z. B. zur Herst. v. Natriumperoxid Na_2O_2 (für Bleich- und Waschmittel), von Natriumamid $NaNH_2$ für die Indigosynthese, von Natriumcyanid NaCN usf.; im Labor wird es als Reduktionsmittel gebraucht. Metallisches Natrium wurde zuerst von Davy im Jahre 1807 elektrolytisch dargestellt. Zunächst als „Sodium“ bezeichnet, wie es heute noch in England u. Frankreich heißt, von Berzellius 1811 „Natrium“ genannt.

Nachweis von Natriumverbindungen: 1. Alle Na-Verbdgen färben die nichtleuchtende Fl. intensiv gelb. 2. Dikaliumpyroantimoniat fällt aus Na-Lsg. weiß. unl. Dinatriumpyroantimoniat, ($Na_2H_2Sb_2O_7$), einziges in H_2O nicht lösl. Na-Salz.

Natriumacetat: Natrium aceticum, Essigsaures Natrium,

$$CH_3COONa + 3\,H_2O.$$

Mol. 136,1. F. 58°. Farbl., salzig u. bitterlich schmeckende Kr. ll. i. Aq. u. sied. A. 90%, l. i. kalt. A. (1:30); DAB 7: Gehalt 99,5—101,5%. Darst.: Durch Neutralisieren v. Essigsäure m. Natriumcarbonat. Techn. aus Holzessig. Anw. med.: als Diureticum wie Kaliumacetat, jedoch selten; techn.: zur Herst. von Eisessig, Essigsäureanhydrid, Essigäther, Cumarin usw., ferner in der Färberei, Gerberei usw. HOM: Natrium aceticum.

Natrium acetylarsanilicum DAB 6: Acetyl-p-aminophenylarsinsaures Natrium, Acetylarsanilsaures Natrium, Arsazetin®,

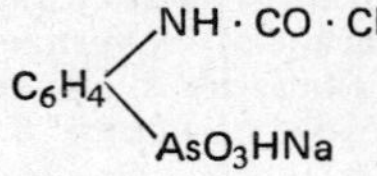

[1,4] $+ 4\,H_2O$

Mol. 353,10; Geh. 21,2—21,7% Arsen. Weiß. kr. Pv., ll. in Aq. Darst.: Durch Umsetzen v. Acetylarsanilsäure mit Natriumcarbonat. Anw. med.: wie Natrium arsanilicum gegen Schlafkrankheit. Dos. 0,03 g mehrmals tgl., heute nicht mehr verwendet.

Natrium, Acetyl-p-aminophenylarsinsaures: Natrium acetylarsanilicum*.

Natrium, Acetylarsanilsaures: Natrium acetylarsanilicum*.

Natrium-ÄDTA: s. Äthylendiamintetraessigsäure, Dinatriumsalz.

Natrium, Äthylphenylbarbitursaures: Luminal-Natrium, s. Phenyläthylbarbitursaures Natrium.

Natrium-Aluminium fluoratum: Natrium-Aluminiumfluorid, $Na_3[AlF_6]$, Kryolith, Eisstein (Grönland), dient zur Gew. v. Aluminium, wird jetzt in großem Umfang künstlich hergestellt durch Auflösen von Tonerde u. Soda in wäßriger Flußsäure.

Natrium-Aluminiumfluorid: Natrium-Aluminium fluoratum*.

Natrium, Ameisensaures: Natrium formicicum ERG*.

Natriumamid: $NaNH_2$. Farbl., rötlich oder grünlich gefärbte kristallinische Masse; F. 210°. Darst.: Durch Einleiten von absolut trockenem Ammoniakgas in geschmolzenes heiß. Natrium. Anw. techn.: zu organisch. Synthesen, bes. Indigosynthese, zur Darst. von Natriumcyanid u. a.

Natrium, p-aminophenylarsinsaures: Natrium arsanilicum*.

Natrium-Ammoniumphosphat: Natrium-Ammonium phosphoricum*.

Natrium-Ammonium phosphoricum: Natrium-Ammoniumphosphat, Natrium-Ammoniumhydrogenphosphat, Phosphorsalz, $NaNH_4HPO_4 + 4\,H_2O$. Farbl. Kr., l. in Aq. 1:5. Darst.: Durch Eindampfen v. Phosphorsäure mit Natriumcarbonat u. Ammoniakfl., ll. in A. Anw.: zur Analyse, da es Metalloxide aufzulösen vermag. Phosphorsalzperle: Am Platindraht od. Magnesiumstäbchen geht Natrium-

Ammoniumphosphat unter Entweichen von NH_3 in Natriummetaphosphat, $NaPO_3$, über, in dessen Schmelze sich zahlreiche Metalloxide unter charakterist. Färbungen lösen: Mangan = violett, Eisen(II) = grünlich, Kobalt = blau, Kupfer = blaugrün; vgl. Boraxperle unter Borax.

Natrium arsanilicum: Arsanilsaures Natrium, p-Aminophenylarsinsaures Natrium, Atoxyl®,

$$C_6H_4(NH_2)AsO_3HNa + 4H_2O.$$

Darst.: Durch Erhitzen von Anilin mit Arsensäure u. Umsetzen der gebildeten Arsanilsäure mit Natriumcarbonat. Weißes kr. Pv., ll. in Aq. Anw. med.: früher bei Trypanosomenerkrankungen (Schlafkrankheit), heute nicht mehr verwendet.

Natrium, Arsanilsaures: Natrium arsanilicum*.

Natriumarsenat: Natrium arsenicicum*.

Natrium arsenicicum: Natriumarsenat, Arsensaures Natrium,

$$Na_2HAsO_4 + 7H_2O.$$

D. 1,72; l. in Aq. u. Glyc., swl. in A. Anw. med.: wie Arsentrioxid. Dos. 0,001—0,003 g; techn.: z. Bekämpfung v. Pflanzenschädlingen.

Natrium arsenicosum HOM: Natriummetarsenit, $NaAsO_2$, Mol. 129,96; weiß. Pv., swl. in Aq., swl. in A. Darst.: Durch Eindampfen einer Lsg. v. Arsentrioxid in NaOH. (Aufbewahrung: Ursubstanz, 1.—3. Dez.-Pot. sehr vorsichtig.)

Natriumarsenit: Natrium arsenicosum*.

Natrium, Arsensaures: Natrium arsenicicum*.

Natrium, aurichloratum: Aurum chloratum natronatum*.

Natriumbenzoat: Natrium benzoicum, $C_7H_5NaO_2$, Mol. 144,1. Benzoesaures Natrium, $C_6H_5 \cdot COONa$., Mol. 144,11. Weiß., feinkrist. od. körniges Pv. von eigenartigem, süßl. u. salz. Geschmack; DAB 7: Gehalt mind. 99%, berechn. auf d. getrockn. Substanz, ll. in Aq., l. in A. Darst.: Durch Eindampfen einer Lsg. v. Natriumcarbonat u. Benzoesäure in Aq. Anw.: *med.* als Gurgelmittel, innerl. früher gegen Gelenkrheumatismus; techn.: z. Konservierung (0,2%).

Natrium biboracicum: Borax*.

Natrium biboricum: Borax*.

Natrium bicarbonicum: s. Natriumhydrogencarbonat.

Natriumbichromat: Natrium bichromicum*.

Natrium bichromicum: Natriumbichromat, Natriumdichromat, Doppeltchromsaures Natrium, Natriumpyrochromat, $Na_2Cr_2O_7 \cdot 2H_2O$. Rote hygr. Kr.; D. 2,5; F. 320°, sll. in Aq. u. A. Anw.: in d. Färberei u. Gerberei, zum Beizen, zum Konservieren von Holz, Leim, Gelatine, zur Herst. von Chromfarben, vgl. Kalium dichromicum.

Natriumbiphosphat, Natrium biphosphoricum ERG: s. Natriumdihydrogenphosphat.

Natriumbisulfat: Natrium bisulfuricum*.

Natriumbisulfit: Natrium bisulfurosum*.

Natriumbisulfit, Getrocknetes: Natrium bisulfurosum siccatum ERG*.

Natriumbisulfitlösung: Reagens DAB: Gehalt ca. 30% Natriumbisulfit.

Natrium bisulfuricum: Saures Natriumsulfat, Natriumhydrogensulfat, Natriumhydrosulfat, Doppeltschwefelsaures Natrium, primäres Natriumsulfat, Bisulfat, $NaHSO_4 \cdot H_2O$. Farbl. Kr., ll. in Aq. Darst.: Durch Übergießen von NaCl mit erwärmter konz. H_2SO_4. Anw.: in d. chem. Analyse zum Aufschließen schwerlösl. Verbindungen, zur Reinigung von Platintiegeln; bei Typhusgefahr als Zusatz zu Trinkwasser (0,3 g pro Liter).

Natrium bisulfurosum: Natriumbisulfit, Doppeltschwefligsaures Natrium, Saures Schwefligsaures Natrium, Natriumhydrogensulfit, Bisulfit,

$$NaHSO_3.$$

Farbl., nach Schwefeldioxid riechend. Kr., ll. in Aq., die auf Zusatz von SS Schwefeldioxid entwickeln. Anw. techn.: z. Bleichen, i. d. Analyse, als Reduktionsmittel in der Färberei. Zur Konservierung v. Nahrungsmitteln.

Natrium bisulfurosum siccatum ERG: Getrocknetes Natriumbisulfit. Gemisch aus wechselnden Mengen Natriummetabisulfit ($Na_2S_2O_5$) u. Natriumbisulfit ($NaHSO_3$). Weiß. Pv., ll. in Aq., wl. in A.

Natrium bitartaricum: Natriumbitartrat, Saures weinsaures Natrium, Natriumhydrogentartrat,

$$NaHC_4H_4O_6 + H_2O.$$

Weiß. Kr., l. in Aq. Anw.: z. Brausepulvern, in d. Analyse als Reagens auf Kaliumsalze.

Natriumbitartrat: Natrium bitrataricum*.

Natrium boracicum: Borax DAB*.

Natrium boricum: Borax DAB*.

Natrium bromatum: s. Natriumbromid.

Natriumbromid: Natrium bromatum, Bromnatrium, NaBr, Mol. 102,9 DAB 7: Gehalt mind. 98,0%, berechn. auf d. getrockn. Substanz. D. 2,2; F. 51°; Geh. mind. 98,0% NaBr, entsprechend 76,1—78,1% Brom. Weiß. kr. Pv., ll. in Aq., l. in A. Darst.: Durch Lösen v. Brom in NaOH, Eindampfen und Reinigen mit Kohle; techn.: durch Umsetzen v. Bromeisen ($FeBr_3$) mit Natriumcarbonat. Anw. med.: wie Kaliumbromid als Sedativum, 0,3 bis 2 g. HOM: Natrium bromatum.

Natriumcarbonat: Natrium carbonicum, Kohlensaures Natrium, Soda,

$$Na_2CO_3 + 10H_2O.$$

Mol. 286,1; DAB 7: Gehalt mind. 99,5% Na_2CO_3 (106,0), berechn. auf d. getrockn. Substanz; farblose, durchscheinende, leicht verwitternde Kr. od. weiß. kr. Pv., von laugenart., salzig. Geschmack. ll. i. Aq. (1:2), wl. i. A. 90%. **Natriumcarbonat-Monohydrat:** Natrium carbonicum siccatum, $Na_2CO_3 \cdot H_2O$, Mol. 124,0; DAB 7: Gehalt mind. 99,5% Na_2CO_3 (106,0), l. i. Aq. (1:4), swl. i. A. Nat.: in den gewaltigen Natronseen (zusammen mit Natriumbicarbonat) Nord- u. Südamerikas, Ägyptens u. Lybiens (Mono Lake in Kalifornien mit ca. 90 Millionen t, Magadi-See in Ostafrika mit schätzungsweise 200 Millionen t Natriumcarbonat), ferner in Mineralquellen, Seestrand- u. Salzsteppenpflanzen, aus denen früher Soda gewonnen wurde. Darst.: früher nach dem Leblanc-Verfahren, wobei Kochsalz durch Schwefelsäure in Natriumsulfat übergeführt, dieses mit Kohle in Flammenöfen zu Sulfid reduziert u. letzteres mit Calciumcarbonat zu Natriumcarbonat umgesetzt wurde. Heute wird Soda fast ausschließlich nach dem Ammoniak-Soda-Verfahren nach Solvay (entw. 1863 von Ernest Solvay, 1837—1922, Belgien) gewonnen: in eine Ammoniak enthaltende Kochsalzlösung wird CO_2 eingeleitet, das sich hierbei bildende Ammoniumbicarbonat setzt sich mit dem Kochsalz zu Ammoniumchlorid u. Natriumbicarbonat um; letzteres wird dann durch Glühen („Calcinieren") in Natriumcarbonat übergeführt. Die Soda findet in riesigen Mengen in der Großindustrie Verwendung zur Herst. zahlreicher Chemikalien, ferner in der Waschmittel- u. Glasindustrie, in Färbereien, Gerbereien u. a.; med.: zu Waschungen u. Bädern; im täglichen Haushalt als Reinigungsmittel. **N. carbonicum crudum** ERG: Rohes Natriumcarbonat, Soda, Geh. mind. 35,8% wasserfreies Natriumcarbonat. Anw. med.: zu Bädern; techn.: als Waschmittel. **N. carbonicum crudum siccum:** Kalzinierte, entwässerte Soda. HOM: Natrium carbonicum.

Natrium causticum: Natrium hydroxydatum*.

Natrium cetylstearylosulfuricum: s. Cetylstearylschwefelsaures Natrium.

Natrium cetylsulfuricum: Natriumcetylsulfat, Gemisch von Natriumsalzen gesättigter Alkylsulfate, im wesentl. Natriumcetylsulfat

$$C_{16}H_{33}OSO_3Na.$$

Weiß. bis gelbl.-weiß. Kr. od. Pv. v. schwach. Geruch u. Geschmack. Anw.: als Salbengrundlage.

Natriumchlorat: Natrium chloricum*.

Natrium chloratum: s. Natriumchlorid.

Natriumchlorid: Natrium chloratum, Chlornatrium, Kochsalz, NaCl, Mol. 58,44; D. 2,163, F. 800°, Kp. 1465°; DAB 7: Gehalt mind. 99,0%, berechn. auf d. getrockn. Substanz; farbl. Kr.-Würfel od. weiß. kr. Pv., ll. in Aq. Darst.: Durch Reinigen von rohem Kochsalz (s. unt.). Anw.: bei chron. Katarrhen der Schleimhäute, zu Mineralwässern; äuß.: als „Sole" zu Bädern, zu Augenwässern, Inhalationen. HOM: Natrium chloratum (Natrium muriaticum). **Solutio Natrii chlorati physiologica** DAB 6: Physiologische Kochsalzlsg. (0,9%). Zstzg.: 9 T. Natriumchlorid u. 991 T. Aq. Phys. Kochsalzlsg. darf nur keimfrei, völlig klar, insbesondere auch frei von Schwebestoffen, die meist aus dem Glase stammen, abgegeben werden. Anw.: zu intravenösen oder subkutanen Injektionen oder Klistieren, bei Kollaps, großen Flüssigkeitsverlusten (Cholera), bei Blutungen nach Operationen. Die Ph. K. ist der Blutflüssigkeit isotonisch, jedoch nur physikalisch, nicht physiologisch, daher wurde die Lsg. verbessert als **Ringersche Lösung,** Solutio Ringeri (nach S. Ringer, Pharmakologe, London, 1835 bis 1910). Zstzg.: 0,8 Natriumchlorid, 0,02 Kaliumchlorid, 0,02 Calciumchlorid, 0,01 Magnesiumchlorid, 0,1 Natriumbicarbonat in 100 ml Aq. dest. (sterilis.). Bisweilen wird noch 0,1% Traubenzucker zugefügt (nach Locke) u. evtl. ein Phosphatpuffer (0,05% NaH_2PO_4), um ein gleichbleibendes Säuren-Basen-Verhältnis zu Blut- u. Gewebsfl. zu erreichen. **Natrium chloratum crudum:** Rohes Kochsalz, Salz. Gew. als **Siedesalz** in den Salinen, als **Seesalz** aus dem Meerwasser (das 2,7% NaCl enthält), als **Steinsalz** im Bergbau. **Jodiertes Kochsalz** ist Kochsalz m. einem Zusatz v. ca. 5 mg Kaliumjodid auf 1 kg Salz. Anw.: Als Prophylacticum gegen Kropf, besonders in d. Schweiz u. in d. Alpenländern. **Kochsalzfreies Speisesalz** (Diätsalz) best. meist aus Mischungen v. Di- und Mononatriumphosphat m. Weinsäure, Zitronensäure, Äpfelsäure, Glutaminsäure od. es ist reines äpfelsaures Natrium u. a. **Viehsalz** ist mit Eisenoxid u. Wermutpulver (je ¼%) vergälltes rohes Kochsalz.

Natrium chloricum: Natriumchlorat, Chlorsaures Natrium, $NaClO_3$. Farbl. Kr., ll. in Aq., l. in A. Anw. med.: wie Kalium chloricum; techn.: als Oxidationsmittel, zur Vernichtung von Unkraut (1- bis 2%ige wäßrige Lsg.).

Natriumchlorit: Chlorigsaures Natrium, $NaClO_2$; Anw.: als Bleichmittel (gibt mit organ. Substanzen, Kohle, Schwefel-, Metallpulver explosive Gemische!).

Natrium, chlorsaures: Natrium chloricum*.

Natrium chromicum: Natriumchromat, Chromsaures Natrium.

$$Na_2CrO_4 + 10H_2O.$$

Gelbe hygr. Kr., ll. in Aq. wl. i. A., Anw.: zur Herst. von Chromfarben.

Natrium cinnamylicum ERG: Zimtsaures Natrium,

$$C_6H_5 \cdot CH:CH \cdot CO_2Na.$$

Mol. 170,1. Weiß. kr. Pv., l. in Aq. Darst.: Durch Neutralisieren einer Lsg. v. Zimtsäure mit Natriumcarbonat. Anw. med.: früher gegen Tuberkulose.

Natriumcitrat, Natrium citricum neutrale, Neutrales Natriumzitrat, Zitronensaures Natrium, Trinatriumsalz der 2-Hydroxypropan-1,2,3-tricarbonsäure; (1) DAB 7: $C_6H_5Na_3O_7 \cdot 2H_2O$; Mol. 294,1. Gehalt mind. 99,0% berechn. auf d. getrockn. Substanz. Farblose, körnige Kr. od. kr. Pv. v. salzig-kühlendem Geschmack, geruchlos; ll. in Aq., swl. in A.

$$(2)\ \text{ERG}: C_6H_5Na_3O_7 + 5\tfrac{1}{2}H_2O.$$

Mol. 357,1; Geh. ca. 97,6%. Darst.: Durch Neutralisieren einer Lsg. v. Zitronensäure mit Natrium carb. Farbl. Kr. Anw. med.: als Laxans, Diureticum u. Refrigerans wie Kaliumzitrat haupts. Anw. findet es bei der Blutsenkungsreaktion, s. Zitratblut.

Natrium cyanatum: Natriumcyanid, NaCN. Farbl. Kr., sll. in Aq., wl. i. A., D. 1,857, F. 563°; sehr giftig. Anw.: zu galvanischen Bädern, in der Cyanidlaugerei (s. Aurum), zur Enthaarung von Fellen, zur Schädlingsbekämpfung.

Natriumcyanid: Natrium cyanatum*.

Natriumcyclamat: Natrium-cyclohexylsulfamat, $C_6H_{11}NHSO_3Na$; Mol. 201,23; weiß. kr., geruchlos. Pv., l. in Aq. (bei 20° C = 15 g, bei 30° C = 25 g pro ml Aq.), unl. in A., Ae., Chlf., verträgl. mit SS u. Basen bis zu 30°. Anw.: als kalorienfreies Süßungsmittel mit rohrzuckerähnl. Geschmack, bes. bei Diabetes mellitus, ferner als Geschmackskorrigens für Arzneien u. Lebensmittel.

Natrium-cyclohexyl-sulfamat: Natrium-cyclamat.

Natrium diaethylbarbituricum: s. Diäthylbarbitursaures Natrium.

Natrium, Diäthylbarbitursaures: Natrium diaethylbarbituricum, s. Diäthylbarbitursaures Natrium.

Natriumdiäthyldithiocarbamat: (NaDDTC), farbl. kr. Pv., ll. in Aq., l. in A.; Mol. 225,3. Bildet mit zahlreichen Metallionen Komplexverbindungen. Anw.: in d. Analyse zur Bestimmung von Blei, Cu, Ni, Co, Zink, Bi, Hg u. deren Trennung.

Natriumdichromat: Natrium bichromicum*.

Natriumdihydrogenphosphat: Primäres Natriumphosphat, Natriumbiphosphat, Mononatriumorthophosphat, Natrium biphosphoricum

$$NaH_2PO_4 \cdot 2\,H_2O.$$

Mol. 156,0. D. 1,92. DAB 7: Gehalt mind. 98,0%. Darst.: Durch Eindampfen einer Lsg. v. Dinatriumphosphat u. Phosphorsäure. Farbl. Kr. od. weiß. kr. Pv., ll. in Aq. unl. in A. Anw. med.: inn. als Tonicum, bei Schwächezuständen sowie bei Zystitis; techn.: zur Wasserenthärtung.

Natrium dijodparaphenolsulfonicum (Natrium sozojodolicum ERG) Sozojodol-Natrium, $C_6H_2J_2(OH)SO_3Na + 2\,H_2O$. Mol. 484,0. Farbl. Kr., l. in Aq. Anw. med.: als Wundantisepticum.

Natrium, Dimethylarsinsaures DAB: Natrium kakodylicum DAB*.

Natriumdioctylsulfosuccinat: Reag. DAB 7.

Natriumdisulfit: Natriummetadisulfit, Natriumpyrosulfit, $Na_2S_2O_5$; farblose Kr. od. weiß. kr. Pv., l. in 2 Aq., swl. in A.; Reagens DAB 7 (bei der Gehaltsbestg. von Adrenalin-Lösung).

Natriumdithionit: Natrium hydrosulfurosum*.

Natrium, Doppeltchromsaures: Natrium bichromicum*.

Natrium, Doppeltkohlensaures: s. Natriumhydrogencarbonat.

Natrium, Doppeltschwefelsaures: Natrium bisulfuricum*.

Natrium Doppeltschwefligsaures: Natrium bisulfurosum*.

Natrium, Essigsaures: Natrium aceticum DAB*.

Natrium fluoratum ERG: Natriumfluorid, Fluornatrium, NaF. Mol. 42,0. D. 2,7; F. 990°. Würfelf. Kr. oder weiß. Pv., l. in Aq., swl. in A. Darst.: Eindampfen v. Flußsäure m. Soda. Anw.: med. inn. früher bei Tuberkulose (Dos. 0,0001 g); techn.: z. Reinigung, Desinfektion u. Konservierung.

Natriumfluorid: Natrium fluoratum*.

Natriumfluosilikat: Natrium silicofluoratum*.

Natriumformiat: Natrium formicicum*.

Natrium formicicum ERG: Natriumformiat, Ameisensaures Natrium,

$$HCOONa + H_2O.$$

Mol. 86,0. D. 1,9. Weiß. kr. Pv., ll. in Aq. Darst.: Durch Neutralisation von Ameisensäure mit Soda u. Eindampfen. Anw.: als Best. chlorfreier Kochsalzersatzmittel.

Natriumgluconat: Natrium gluconicum.

Natrium gluconicum: Natriumgluconat, $CH_2OH(CHOH)_4COONa$. Weiße Kr., l. in Aq. Darst.: Durch Neutralisation von Gluconsäure mit NaOH. Anw.: als Mittel gegen Kesselstein zusammen mit Ätznatron.

Natriumglutam(in)at: Natrium glutaminicum.

Natrium glutaminicum: Natriumglutamat, Mononatriumglutamat,

$$HOOC \cdot CH(NH)_2 \cdot CH_2 \cdot CH_2 \cdot COONa;$$

Mol. 169,12. Weiß. kr. Pv., l. in Aq. u. A. Darst.: Aus Gluten des Weizens, Mais u. Soja, aus Rübenzuckermelasse. Anw.: Da Natriumglutamat (u. zwar nur die linksdrehende natürliche Form) die Geschmackspapillen der Zunge sensibilisiert, selbst aber fast geschmacklos ist, wird es in großem Umfang zur Geschmacksverbesserung von Nahrungsmitteln, bes. von künstl. Suppen (zu etwa 2‰) verwendet, vgl. Glutaminsäure.

Natrium glycerinophosphoricum ERG: Glyzerinphosphorsaures Natrium,

$$C_3H_5(OH)_2OPO_3Na_2 + 5\,H_2O.$$

Mol. 306,2. Weiß. Kr. od. kr. Pv., ll. in Aq. Anw. med.: als Tonicum, bei Skrofulose, Rachitis, Stoffwechselstörungen. Dos. 0,5—2 g; Kinder 0,2 bis 0,5 g.

Natrium, Glyzerinphosphorsaures ERG: Glycerinphosphorsaures Natrium.

Natriumhexanitrocobaltat (III): Natriumkobaltinitrit.

$$Na_3[Co(NO_2)_6],$$

Mol. 403,9, orangegelb. Pv., ll. in Aq.; Reagens DAB 7 (zur Identitätsprüfung von Kaliumsalzen).

Natrium hydricum: Natrium hydroxydatum*.

Natrium hydrocarbonicum: Natrium bicarbonicum*.

Natriumhydrogencarbonat: Natrium bicarbonicum. Natriumbicarbonat, Natriumhydrogencarbonat, primäres Natriumcarbonat, Doppeltkohlensaures Natrium, Bullrichs Salz, Natrium hydrocarbonicum, Natron, $NaHCO_3$. Mol. 84,01; D. 2,2. Geh. mind. 99,5%. Weiß. Kr. od. weiß. kr. Pv., l. in Aq., swl. in A. Darst.: Durch Einleiten von CO_2 in Natriumcarbonatlsg.; durch Umkristallisieren des beim Solvay-Soda-Prozeß als Zwischenprodukt gewonnenem rohem Natriumbicarbonat. Anw. med.: als Antacidum (Pulvis aerophorus, Pulvis aerophorus mixtus); äuß.: zu Mund- u. Gurgelwässern u. Inhalationen bei Bronchialkatarrh; z. Backpulvern u. Limonadenpulvern; techn. in Feuerlöschgeräten.

Natriumhydrogencarbonatwässer: Alkalische Wässer, s. Aquae minerales.

Natriumhydrogensulfat: Natrium bisulfuricum*.

Natriumhydrogensulfid: Natrium hydrosulfuratum*.

Natriumhydrogensulfit: Natrium bisulfurosum*.

Natriumhydrogentartrat: Natrium bitartaricum*.

Natrium, Hydroschwefligsaures: Natrium hydrosulfurosum*.

Natriumhydrosulfat: Natrium bisulfuricum*.

Natriumhydrosulfid: Natrium hydrosulfuratum*.

Natriumhydrosulfit: Natrium hydrosulfurosum*.

Natrium hydrosulfuratum: Natrium hydrosulfid, Natriumhydrogensulfid, Natriumsulfhydrat, NaHS. D. 1,79, farbl. hygrosk., nach H_2S riechende Kr., sll. in Aq., ll. in A. Darst.: Durch Einleiten von Schwefelwasserstoff in Natronlauge. Anw.: als Enthaarungsmittel in der Gerberei; als Reagens.

Natrium hydrosulfurosum: Natriumhydrosulfit, Hydroschwefligsaures Natrium, Unterschwefligsaures Natrium, Natriumdithionit, $Na_2S_2O_4$. Darst.: Durch Einwirkung von Zink u. Schwefeldioxyd auf eine Lsg. v. Natriumbisulfit. Weiß. Pv., ll. in Aq. Anw. techn.: in d. Färberei u. Zeugdruckerei.

Natriumhydroxid: s. Natrium hydroxydatum.

Natrium hydroxydatum: Natrium hydricum, Natriumhydroxid, Ätznatron, Kaustische Soda, Kaustisches Natron, Natronhydrat, Natrium causticum, NaOH. Geh. mind. 95,0% NaOH (40,01). D. 2,13; F. 318°. Kp. 1390°. Darst.: Durch Elektrolyse v. Natriumchlorid od. durch Kochen v. Natriumcarbonatlsg. m. Calciumhydroxid. Weiße, faserig-kr., sehr hygr. Masse (auch in Körnern, Schuppen oder Stangen) die aus der Luft CO_2 anzieht u. dabei in Natriumcarbonat übergeht, sll. in Aq. (Natronlauge), l. in A. u. Glyc., unl. in Ae. NaOH kommt in verschd. Reinheitsgraden in d. Handel: **N. h. crudum:** Rohes Ätznatron. **N. h. depuratum:** Gereinigtes Ä.; **N. h. purum** (Alcohole depuratum): Gereinigtes Ä., **N. h. purum:** (Alcohole depuratum): Reines Ä. (mit Alkohol gereinigt); **N. h. purissimum:** Reinstes Natriumhydroxid. Anw.: in d. Analyse; techn.: z. Seifenherstellung, als Reinigungsmittel, zur Enthärtung von Kesselwasser, zum Reinigen von Fetten u. Ölen, zum Mercerisieren von Baumwolle, zum Abbeizen, zur Stalldesinfektion (in 1- bis 2%iger Lösung) usw. **Liquor Natrii caustici** DAB 6: Natronlauge; Geh. 14,8—15% NaOH; D. 1,165—1,169. Anw. med.: als Ätzmittel, als Zusatz zu Bädern; techn.: in d. Analyse. **Natrium causticum fusum** ERG: Natriumhydroxid; Geh. mind. 90%.

Natriumhypochlorit: Natrium hypochlorosum*.

Natrium hypochlorosum: Natriumhypochlorit, Unterchlorigsaures Natrium, NaOCl, **Liquor Natrii hypochlorosi** ERG: Natriumhypochloritlsg., Bleichlauge, Eau de Labarraque. Darst.: Durch Umsetzen v. Chlorkalk mit Natriumcarbonat (nach ERG mit Na_2SO_4) od. dch. Einleit. v. Chlor in NaOH od. dch. Elektrolyse v. NaCl-Lsg. Geh. mind. 0,5% wirksames Chlor. Klare, farbl. oder grünlich-gelbe Fl. v. schwachem Chlorgeruch (bei —10° Kr.: NaOCl + $6 H_2O$). Anw. med.: Zur Desinfektion b. Fluor albus.

eitrig. Wunden, in d. Zahnheilkunde, s. Antiformin; techn.: z. Bleichen.

Natriumhypophosphit: s. Natrium hypophosphorosum.

Natrium hypophosphorosum: Natriumhypophosphit, Unterphosphorigsaures Natrium, $NaH_2PO_2 + H_2O$. Mol. 106,0. Darst.: Durch Umsetzen v. Calciumhypophosphit m. Natriumcarbonat. Farbl., sehr hygr. Kr., sll. in Aq., l. in A. u. Glycerin. Beim Verreiben mit reduzierbaren Substanzen (Chlorate, Nitrate) Vorsicht! Explosionsgefahr! Lsgen v. N. sind sehr leicht zersetzlich, bes. beim Kochen. Anw. med.: als Tonicum u. Alterans. Dos. 0,2—1 g. Reagens DAB 7.

Natriumhyposulfit: Natrium thiosulfuricum*.

Natrium hyposulfurosum: Natrium thiosulfuricum*.

Natrium indigosulfonicum: Indigokarmin*.

Natrium, Indigosulfonsaures: Indigokarmin*.

Natriumjodat: Natrium jodicum, s. Natriumjodid.

Natrium jodatum: s. Natriumjodid.

Natrium jodicum: Natriumjodat, Jodsaures Natrium, $NaJO_3$. D. 4,28. Weiß. kr. Pv., l. in Aq., unl. i. A. Anw. med.: äuß. wie Kaliumchlorat.

Natriumjodid: Natrium jodatum, Jodnatrium, NaJ, Mol. 149,9; DAB 7: Gehalt mind. 99,5%, berechn. auf d. getrockn. Substanz; weiß. kr., hygrosk. Pv. von salzigem, später bitterem Geschmack, sll. in Aq. u. A. 90%; Darst.: wie Kaliumjodid (unter Verwendung v. Natriumsalzen); Anw. med.: wie Kaliumjodid. Dos. 0,1 bis 0,5 g. HOM: Natrium jodatum. (Aufbewahrung: Ursubstanz, 1.—3. Dez.-Pot. vorsichtig.)

Natriumkakodylat: Natrium kakodylicum*.

Natrium kakodylicum DAB 6: Natriumkakodylat, Dimethylarsinsaures Natrium, Kakodylsaures Natrium,

$$(CH_3)_2AsO_2Na + 3\,H_2O.$$

Mol. 214,06; Geh. 32,8—35% Arsen. Weiß. kr. hygr. Pv., sll. in Aq., l. in A. Darst.: Durch Zusammenbringen v. Natriumcarbonaten mit Kakodylsäure. Anw. med.: bei Tbc., nicht mehr gebräuchlich.

Natrium, Kakodylsaures: Natrium kakodylicum*.

Natrium, Kieselsaures: Natrium silicicum*.

Natriumkobaltinitrit: Natriumhexanitrocobaltat (III).

Natrium, Kohlensaures: Natrium carbonicum, s. Natriumcarbonat.

Natriumlactat: Natrium lacticum, Milchsaures Natrium, $C_3H_5NaO_3$, Mol. 112,1; weiße, hygr. Kr., sll. i. Aq. u. A. (im Handel meist als 50—60%ige Lösung). Anw. techn.: als Glycerinersatz (Perkaglycerin®), zu Stempelfarben, Schmiermitteln usw. **Natriumlactat-Lösung:** DAB 7: Gehalt 49,0 bis 51,0%. Anw. med.: bei metabolischer Acidose (Diabet. Koma, Urämie).

Natrium lacticum: s. Natriumlactat.

Natriumlaurylsulfonat: Fettalkoholsulfonat, s. Fettalkohole.

Natriummetadisulfit: Natriumdisulfit.

Natriummetaperjodat: $NaJO_4$; Reag. DAB 7.

Natriummetarsenit: Natrium arsenicosum.

Natrium methylarsinicum: Monomethylarsinsaures Natrium, Methyldinatriumarsenat, $CH_3AsO(ONa)_2 + 5\,H_2O$. Farbl. Kr., ll. in Aq., wl. in A. Anw. med.: wie Natriumkakodylat, selten.

Natriummonohydrogenphosphat: s. Natrium phosphoricum.

Natrium, Monomethylarsinsaures: Natrium methylarsinicum*.

Natrium, neutrales, weinsaures: Natrium tartaricum ERG*.

Natriumnitrat DAB: Natrium nitricum*.

Natrium nitricum DAB 6: Natriumnitrat, Natronsalpeter, Salpetersaures Natrium, $NaNO_3$. Mol. 85,01. D. 2,26; F. 317°. Farbl. Kr., ll. in Aq., l. in A. Nat.: in großen Lagern in Chile („Caliche"), woraus es durch Auslaugen u. Reinigen gewonnen wird. Anw. med.: als Diureticum. Dos. 0,5—1 g; techn.: „crudum" als Düngemittel, zur Herst. v. Salpetersäure, z. Einpökeln. HOM: Natrium nitricum.

Natriumnitrit: Natrium nitrosum, Salpetrigsaures Natrium, $NaNO_2$, Mol. 69,00. DAB 7: Gehalt mind. 99,0%, berechn. auf d. getrockn. Substanz; farblose bis schwach gelbl. hygr. Kr.-massen. ll. in Aq., wl. in A.; D. 2,17;

F. 271°. Darst.: Durch Reduktion v. Natriumnitrat mit Blei; techn.: bei der Ammoniakverbrennung. Anw. med.: als gefäßerweiterndes Mittel bei Koronarsklerose, Gefäßspasmen. Dos. 0,03—0,1 g; MD 0,3 g; MTD 1 g. Vorsicht! Dos. let. ca. 4 g!; bei subkutaner Verabreichung MD 0,1 g, MTD 0,5 g; techn.: in d. Azofarbstoffchemie zur Diazotierung, als Korrosionsschutzmittel, in der Textilindustrie, zu Reinigungsmitteln, als Pökelsalz (s. Konservieren).

Natrium nitroborussicum: Natrium nitroprussicum ERG*.

Natrium nitroferricyanatum: Natrium nitroprussicum ERG*.

Natrium nitroprussicum ERG: Nitroprussidnatrium, Natrium nitroborussicum, Natrium-nitrosyl-prussiat,

$$Na_2Fe(NO)(CN)_5 + 2H_2O.$$

Mol. 297,9. D. 1,71. Rubinrote Kr., ll. in Aq. u. A. Anw.: in d. Analyse als Reagens auf Sulfide u. H_2S, n. DAB 7 bei A. u. Ae. auf Azeton (s. Tabelle „Harnuntersuchung"), zur Identitätsprüfg. v. Methionin u. Salbeiblättern.

Natrium nitrosum: s. Natriumnitrit.

Natrium nucleinicum ERG: Nukleinsaures Natrium. Grauweiß bis gelblichweiß. Pv., l. in Aq., unl. in A. Anw. med.: zur unspez. Reiztherapie (Dos. 0,2 g zur Injektion).

Natrium, Nukleinsaures: Natrium nucleinicum ERG*.

Natriumoleat: Natrium oleinicum ERG*.

Natrium oleinicum ERG: Natriumoleat, $C_{18}H_{33}NaO_2$. Mol. 304,4; Geh. mind. 90% Ölsäure. Gelb. Pv., l. in heiß. Aq. u. A. Anw. med.: als Choleretícum.

Natriumoxalat: Natrium oxalicum*.

Natrium oxalicum: Oxalsaures Natrium, Natriumoxalat, $(COONa)_2$; farbl. Kr., l. in Aq., unl. in A.; D. 2,34. Anw.: in d. Maßanalyse zur Einstellung der $KMnO_4$-Normallsg., ferner in d. Textilindustrie.

Natrium para-aminosalicylicum: s. p-Aminosalicylsäure.

Natriumpentacyanonitrosylferrat(II) DAB 7: Natrium nitroprussicum.

Natriumperborat: Natrium perboricum ERG*.

Natrium perboricum ERG: Natriumperborat, Überborsaures Natrium,

$$NaBO_3 + 4H_2O.$$

Mol. 153,9; Geh. 97,8—100%. Darst.: Durch Zufügen von 30%iger H_2O_2-Lsg. zu einer Lsg. v. Borax in NaOH. Weiß. kr. Pv., l. in Aq. Anw. techn.: als Bleichmittel in Waschmitteln.

Natrium percarbonicum: Natriumpercarbonat, Natriumsupercarbonat, Überkohlensaures Natrium,

$$NaO \cdot O \cdot COONa + 1\tfrac{1}{2}H_2O.$$

Natriumsalz der im freien Zustand unbekannten Überkohlensäure. Weiß. Pv., ll. in Aq., zerfällt in wäß. Lsg. sehr schnell in $NaCO_3$ u. O. Anw.: als Wasch- u. Bleichmittel.

Natrium peroxydatum: Natriumperoxid, Natriumsuperoxid, Na_2O_2. Weißlichgelb. Pv., fast unzersetzt schmelzbar; F. 460°. Nicht selbstentzündlich, kann sich aber in Berührung mit brennbaren Stoffen, wie Papier, Stroh, Watte usw. sowie mit Kohlenstoff, Schwefel, Aluminiumpulver explosionsartig entzünden. In Aq. löst es sich unter Wärmeentwicklung. Anw. techn.: als Bleichmittel.

Natrium phenylaethylbarbituricum: s. Phenyläthylbarbitursaures Natrium.

Natrium phenyl-dimethyl-pyrazolon-methylamino-methansulfonicum: Phenyl-dimethyl-pyrazolon-methyl-amino-methansulfonsaures Natrium. Antipyrinylmethylaminomethansulfonsäure (Na-Salz), Noramidopyrinmethansulfonat-Natrium.

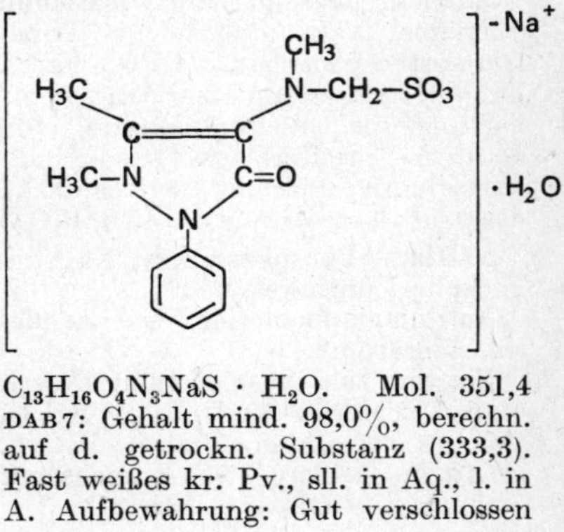

$C_{13}H_{16}O_4N_3NaS \cdot H_2O$. Mol. 351,4 DAB 7: Gehalt mind. 98,0%, berechn. auf d. getrockn. Substanz (333,3). Fast weißes kr. Pv., sll. in Aq., l. in A. Aufbewahrung: Gut verschlossen und vor Licht geschützt. Vorsichtig aufzubewahren. Anw.: als Analgeticum, Spasmolyticum; bei Gallen- u. Nierenkoliken, Gelenk- u. Muskelrheumatismus, Lumbago, Ischias, Neuralgien (Novalgin®); mittlere Dos. 0,5 g, 3—4mal tgl., i.m. 0,5 g, i.v. 1,0 g, rektal 1 g (Erwachsene) oder 0,3 g (Kinder) 1—3mal tgl.

Natriumphosphat DAB: Natrium phosphoricum DAB*.

Natriumphosphat, Primäres: Natrium biphosphoricum ERG*.

Natriumphosphat, Sekundäres: Natrium phosphoricum DAB*.

Natriumphosphatlösung: Reagens DAB: 10%ige Lsg. v. Natriumphosphat.

Natrium phosphoricum: Natriummonohydrogenphosphat, Natriumphosphat, Sekundäres Natriumphosphat, Dinatriumorthophosphat, Phosphorsaures Natrium, $Na_2HPO_4 \cdot 12 H_2O$. Mol. 358, 1. D. 1,53; F. 40°. Farbl. Kr., ll. in Aq. Darst.: Durch Auflösen v. Natriumcarbonat in Phosphorsäure; techn.: durch Umsetzen von Knochenasche mit Schwfs. Anw. med.: als Laxans für Kinder (10 bis 20 g), vet.: als Zusatz zu Futterkalk; techn.: zur Ledergerbung, zu feuersicheren Imprägnierungen. HOM: Natrium phosphoricum.

Natrium phosphoricum siccatum ERG: Entwässertes, getrocknetes Natriumphosphat, Na_2HPO_4; Geh. 50 bis 55% wasserfreies Natriumphosphat. Anw.: wie Natriumphosphat.

Natrium phosphoricum, Tertiäres: Natrium phosphoricum tribasicum.

Natrium phosphoricum tribasicum: Tertiäres Natriumphosphat, Trinatriumortho-phosphat, Na_3PO_4. Farbl. Kr., sll. in Aq. Anw.: zur Wasserenthärtung, als Geschirrspülmittel (Imi ®), in Waschpulver usw. (Das kristallwasserhaltige Produkt enth. ca. 20%, das kristallwasserfreie ca. 40% P_2O_2.)

Natrium, Phosphorsaures: Natrium phosphoricum DAB*.

Natriumplatinchlorid: Natrium platinochloratum*.

Natrium platinochloratum: Natriumplatinchlorid, $Na_2PtCl_6 + 6 H_2O$. Geh. 34,7% Platin. Bräunl. Kr., ll. in Aq. u. A. Anw.: als Reagens auf Kalium- u. Ammoniumsalze.

Natriumpyrochromat: Natrium bichromicum*.

Natriumpyrophosphat: Natrium pyrophosphoricum ERG*.

Natrium pyrophosphoricum ERG: Natriumpyrophosphat, Pyrophosphorsaures Natrium, $Na_4P_2O_7 + 10 H_2O$. Mol. 446,1 (wasserfrei Mol. 265,9); D. 1,82. Darst.: Durch Glühen von Natriumphosphat. Farbl. Kr., l. in Aq., unl. in A. u. Glyz. Anw. med.: wie Natriumphosphat; techn.: zur Wasserenthärtung, zu Wasch-, Geschirrspül-, Metallentfettungsmitteln, zur Rostfleckentfernung, auch zu Backpulvern.

Natrium, Pyrophosphorsaures: Natrium pyrophosphoricum ERG*.

Natriumpyrosulfit: s. Natriumdisulfit.

Natrium rhodanatum: Natrium sulfocyanatum, Natriumrhodanid, Natriumsulfocyanid, Rhodannatrium, Natriumthiocyanat, Schwefelcyannatrium, NaSCN. Mol. 81,07. F. 287°. Farbl. hygr. Kr., l. in Aq. u. A. Darst.: Durch Zusammenschmelzen v. Natriumcyanid mit Schwefel. Anw. med.: als Antispasmodicum, Antihypertonikum, Sedativum. Dos. 0,15—0,25 g.

Natriumrhodanid: Natrium rhodanatum*.

Natriumsalicylat: Natrium salicylicum, Salicylsaures Natrium, 2-Hydroxy-benzoesäure, Natriumsalz,

$$C_7H_5NaO_3,$$

Mol. 160,1; DAB 7: Gehalt mind. 99,0%, berechn. auf d. getrockn. Substanz- farblose Kr., Krist.-Schuppen od. weiß. kr. Pv., süßl. Geschmack, sll. in Aq., ll. in A. 90%, in ca. 5 T. Glycerin. Anw. med.: als Spezificum gegen akuten Gelenkrheumatismus sowie bei Gicht, Rheuma, Migräne, als Antipyreticum u. Cholagogum, Antisepticum. Dos. 0,5—2,0 g, zum Salizylstoß bis 10 g auf einmal.

Natrium salicylicum: s. Natriumsalicylat.

Natrium, Salpetersaures: Natrium nitricum, s. Natriumnitrat.

Natrium, Salpetrigsaures: Natrium nitrosum*.

Natrium, Saures phosphorsaures: Natrium biphosphoricum ERG*.

Natrium, Saures schwefligsaures: Natrium bisulfurosum*.

Natrium, Saures sulfosalicylsaures: Natrium sulfosalicylicum*.

Natrium, Saures weinsaures: Natrium bitartaricum*.

Natrium, Schwefelsaures: Natrium sulfuricum*.

Natrium, Schwefligsaures: Natrium sulfurosum ERG*.

Natrium silicicum: Natriumsilikat. Kieselsaures Natrium, Wasserglas, Na_2SiO_3. Darst.: Durch Zusammenschmelzen von Quarzsand mit entwässerter Soda u. Holzkohlenpulver. Anw.: zur Herst. v. **Liquor Natrii silicici** DAB 6: Natronwasserglaslsg. (Geh. ca. 35% wechselnder Mengen v. Natriumsilikat u. Natriumtetrasilikat). D. 1,296—1,396.

Dicke, klebrige, farblose bis schwach gelbl. Fl. Mit Säuren gibt die Lsg. eine gallertige Ausflockung von Kieselsäure. Doppelwasserglas ist eine Mischg. von Kalium- u. Natriumwasserglas, s. Kalium silicicum. Aufbewahrung in Flaschen mit Kork- oder Gummistopfen, da Glasstöpsel bald einkitten.

Anw. med.: zu steifen Verbänden; techn.: zur Eierkonservierung, zu Klebstoffen, Kitten, Farbbinde-, Flammenschutz-, Waschmitteln.

Natrium silico-fluoratum: Kieselfluornatrium, Natriumsilicofluorid, Natriumfluosilikat $Na_2[SiF_6]$. Farbl. giftige Kr., swl. in Aq., D. 2,7. Anw.: als Insektenvertilgungsmittel, zur Holzkonservierung, in der Emaille- u. Milchglasfabrikation als Trübungsmittel.

Natriumsilikat: Natrium silicicum*.

Natrium sozojodolicum ERG: Natrium dijodparaphenolsulfonicum*.

Natrium-Stibium-bisbrenzcatechin-disulfonicum: s. Antimon-bisbrenzcatechin-disulfonsaures Natrium.

Natrium subsulfurosum: Natrium thiosulfuricum*.

Natriumsulfantimonat: Schlippesches Salz*.

Natriumsulfat: Natrium sulfuricum.

Natriumsulfat, Getrocknetes: Natrium sulfuricum siccatum*.

Natriumsulfat, Primäres: Natrium bisulfuricum*.

Natriumsulfat, Saures: Natrium bisulfuricum*.

Natriumsulfhydrat: Natrium hydrosulfuratum*.

Natriumsulfid: Natrium sulfuratum.

Natriumsulfidlösung: Reagens DAB 7: Lösung von 40 mg Natriumsulfid in 100 ml Aq. (Bei Bedarf frisch herzustellen.) Zum Nachweis von Schwermetall-Salzen, z. B. von Zink in Insulin.

Natriumsulfit: Natrium sulfurosum ERG*.

Natrium sulfocyanatum: Natrium rhodanatum*.

Natrium sulfosalicylicum: Saures, sulfosalicylsaures Natrium,

$$C_6H_3(OH)(COOH)SO_3Na + 2H_2O.$$

Farbl. Kr., l. in Aq., unl. in A. Anw.: Reagens, zum Nachweis von Eiweiß im Harn.

Natriumsulfozyanid: Natrium rhodanatum*.

Natrium sulfuratum: Natriumsulfid, Schwefelnatrium, $Na_2S + 9H_2O$. Farbl. hygr. Kr., ll. in Aq. Anw.: als Reagens (entwickelt mit Säuren H_2S).

Natrium sulfuricum: Natriumsulfat, Schwefelsaures Natrium, Glaubersalz, $Na_2SO_4 + 10H_2O$. Mol. 322,2. D. 1,46. Farbl. Kr., unl. in A., ll. in Aq. (maximale Löslichkeit bei 32,38° = 33,2%, von da an nimmt die Löslichkeit wieder ab, bei 100° = 29,9%). Das kristallwasserfreie Salz löst sich unter Erwärmung, das kristallwasserhaltige unter Abkühlung. Nat.: als Begleiter der Kalisalze, in Mineralien (Thenardit), in Mineralwässern (Karlsbad, Friedrichshall). Darst.: Techn. aus den Mineralien, als Nebenprodukt beim Leblanc-Sodaprozeß, durch Erhitzen von NaCl mit Natriumbisulfat oder durch Umsetzen v. Magnesiumsulfat mit Natriumchlorid. Hergest. zuerst von Johann Rudolf Glauber (1604—1670) aus Kochsalz u. Schwefelsäure. Anw. med.: als Abführmittel (Wasserresorption einschränkend). Dos. 10—30 g (Sal Carolinum factitium), techn.: in d. Glas- u. Waschmittelindustrie, in d. Färberei usw. HOM: Natrium sulfuricum = Natrium sulfuricum siccatum.

Natrium sulfuricum siccatum: (Natrium sulfuricum siccum) **Entwässertes Natriumsulfat** Mol. 142,0, l. in 6 Aq. Geh. mind. 88,6 wasserfreies Na_2SO_4. D. 2,68. Darst.: Durch vorsichtiges Trocknen von Natr. sulf. bei 100°.

Natrium sulfurosum ERG: Natriumsulfit, Schwefligsaures Natrium,

$$Na_2SO_3 + 7H_2O.$$

Mol. 252,2. Farbl. Kr., ll. in Aq. Darst.: Durch Sättigen einer Natriumcarbonatlsg. mit Schwefeldioxid. Anw. techn.: als Antichlor, als Desinfektions- u. Konservierungsmittel.

Natriumsupercarbonat: Natrium percarbonicum*.

Natriumsuperoxid: Natrium peroxydatum*.

Natrium tartaricum ERG: Natriumtartrat, Neutrales weinsaures Natrium, $[CH(OH)COO]_2Na_2 + 2H_2O$. Mol. 230,1. Farbl. Kr., ll. in Aq. Darst.: Durch Neutralisieren einer Weinsäurelsg. mit Natriumcarbonat u. Eindampfen. Anw. 5—30 g als Laxans.

Natriumtartrat: Natrium tartaricum

Natriumtetraborat: Borax*.

Natriumthiocyanat: Natrium rhodanatum*.

Natriumthioglykolat: Reag. DAB 7.

Natriumthiosulfat: Natrium thiosulfuricum*.

Natrium thiosulfuricum: Natriumthiosulfat, Unterschwefligsaures Natrium, Natrium hyposulfurosum, Natriumhyposulfit, Natrium subsulfurosum, Antichlor, Fixiersalz,

$$Na_2S_2O_3 + 5H_2O.$$

Mol. 248,22. F. 45°. Farbl. Kr., ll. in Aq. Die wäßrige Lsg. entwickelt nach Zusatz von HCl schweflige Säure u. trübt sich allmählich infolge Ausscheidung von Schwefel. Darst.: Als Nebenprodukt beim Leblanc-Sodaprozeß. Anw. med.: äuß. in Salben od. Lsg. (5—10%), bei parasitären Hauterkrankungen, intravenös bei Blei-, Arsen-, Quecksilber-, Cyan-, Thallium-Vergiftungen; techn.: zur Entfernung v. Jodflecken, in d. Photographie als Fixiersalz, als Antichlor, in d. Maßanalyse.

Natrium, Überborsaures: Natrium perboricum ERG*.

Natrium, Überkohlensaures: Natrium percarbonicum*.

Natrium, Unterchlorigsaures: s. Natrium hypochlorosum.

Natrium, Unterphosphorigsaures: Natrium hypophosphorosum ERG*.

Natrium, Unterschwefligsaures: s. Natrium thiosulfuricum*.

Natrium uranicum: Urangelb, s. Uranium.

Natrium, wolframicum: s. Wolfram.

Natrium, Zimtsaures: Natrium cinnamylicum ERG*.

Natriumzitrat, Neutrales: Natrium citricum neutrale ERG*.

Natrium, Zitronensaures: Natrium citricum neutrale ERG*.

Natron, Doppeltkohlensaures: Natrium bicarbonicum, s. Natriumhydrogencarbonat.

Natronhydrat: Natrium hydroxydatum*.

Natron, Kaustisches: Natrium hydroxydatum*.

Natronlauge: Liquor Natrii caustici, s. Natrium hydroxydatum.

Natronsalpeter: Natrium nitricum*.

Natronseifen: s. Sapo.

Natron, Unterschwefligsaures: Natrium thiosulfuricum*.

Natronwässer: Glaubersalzwässer, s. Aquae minerales.

Natronwasserglaslösung: Liquor Natrii silicici DAB 6, s. Natrium silicicum.

Natrum causticum fusum ERG: Natrium hydroxydatum*.

Natterwurzel: Rhizoma Bistortae, s. Polygonum bistorta.

Nausea: (von griech. ναῦς = Schiff) Übelkeit, Seekrankheit.

Nb: *chem.* Niobium*.

Nd: *chem.* Neodym. s. Seltene Erdmetalle.

Ne: *chem.* Neon, s. Edelgase.

Nebennieren: Glandulae suprarenales, s. Organotherapeutica u. Hormone.

Nebennierenmark: s. Hormone.

Nebennierenrinde: s. Hormone.

Nebenschilddrüse: Glandula parathyreoidea, s. Organotherapeutica u. Hormone.

Nectandra coto: Fam. Lauraceae (Bolivien). Stpfl. v. **Cortex Coto:** Echte Kotorinde. Best.: Cotoin, Hydrocotoin, Methylhydrocotoin, Parostemin, Parosteminin, äth. Öle, Harz, Gummi, SS. Asche 1,7% (nach ERG max. 3%). Anw.: früher bei Diarrhöe u. Nachtschweiß der Phthisiker. HOM: Coto, die getrocknete Rinde (Aufbewahrung vorsichtig). (**Cortex Paracoto,** Stpfl. unbekannt, wird in gleicher Weise angewandt.)

Nectandra puchury-major: Fam. Lauraceae, Pichurimbaum (Trop. Amerika). Stpfl. v. **Fabae Pichurim:** Pichurimbohnen (sprich: pitschurim). Best.: Äth. Öl, Laurinsäure, Eugenol, fett. Öl, Harz. Anw.: als Vanilleersatz. HOM: Pichurim, die Keimblätter der großen Pichurimbohnen.

Negerkorn: Andropogon sorghum*.

Neisseria: Gattung von gramnegativen unbeweglichen Diplokokken: Neisseria gonorrhoeae (Micrococcus gonorrhoeae) = Erreger der Gonorrhoe; Neisseria meningitidis (Diplococcus intracellularis meningitidis) = Erreger der Meningitis epidemica* (Albert Neisser, Dermatologe, Breslau 1855—1916).

Nekrohormone: Wundhormone; hormonartige Stoffe, die von nekrotischen Geweben (Wundflächen, absterbenden Zellen) an angrenzendes gesundes Gewebe abgegeben werden u. dort vermehrtes Zellwachstum hervorrufen, wodurch die Wundheilung (bei Pflanzen Korkbildung) eingeleitet wird.

Nekrose: (Nekrosis) Absterben eines Organs oder Organteiles oder Gewebes inmitten lebender Umgebung; **nekrotisch:** abgestorben.

Nektarien: *bot.* Epidermale Drüsen an Blüten u. Blättern, die zuckerreiche Sekrete ausscheiden, um die Insekten anzulocken.

Nélaton-Katheter: Weicher Katheter aus vulkanis. Kautschuk ohne Krümmung mit 1—2 Augen, s. Katheter (Nélaton, Aug., Chirurg, Paris 1807—1873).

Nelken: Flores Caryophylli, s. Syzygium aromaticum.

Nelkenöl: Oleum Caryophylli, s. Syzygium aromaticum.

Nelkenpfeffer: Fructus Pimentae, s. Pimenta officinalis.

Nelkenpfefferöl: Oleum Pimentae, s. Pimenta officinalis.

Nelkenstiele: Stipites Caryophyllorum, s. Syzygium aromaticum.

Nelkenwurzel: Radix Caryophyllatae, s. Geum urbanum.

Nemathelminthes: Rund- oder Fadenwürmer, vgl. Nematodes.

Nematicide: Pflanzenschutzmittel gegen Nematoden.

Nematodes: Rundwürmer, hierzu gehören fast alle Rundwürmer des Menschen: Spulwurm, Hakenwurm, Filarien, Madenwurm, Trichine.

NE-Metalle: Nichteisenmetalle.

Neo-: (griech.) Neu.

Neodym: s. Seltene Erdmetalle.

Neohexal® ERG: Neutrales sulfosalizylsaures Hexamethylentetramin,

$$C_6H_3(OH)(COOH)SO_3H[(CH_2)_6N_4]_2 + H_2O.$$

Mol. 516,4. Weiß. kr. Pv., ll. in Aq., l. in A. F. ca. 180° unter Zersetzung. Anw.: s. Hexamethylentetramin, Mittl. Dos. 0,5 g.

Neomycin: Antibioticum aus Streptomyces fradiae (isoliert 1949 von Waksman und Lechevalier). Therapeutisch verwend. wird das Neomycin-B-Sulfat, ein weißes bis gelbl. Pv., sll. in Aq., schwerer l. in A. unl. in Aceton, Ae. u. Chlf. Die Lsgen sind rechtsdrehend. Die Trockensubstanz ist sehr stabil, 12stünd. Erhitzen auf 110° verursacht keinen Aktivitätsverlust. Die Wirkung ist bakteriostatisch (parenteral vorwieg. bakterizid) gegen gramnegative Keime, Staphylokokken u. Di-Bakt., hemmend auf Tbc.-Bakterien u. Ruhramöben, unwirksam gegen Pilze, Viren u. Trypanosomen. **Anw.** peroral zur Darmsterilisation, v. a. aber lokal in 5%iger wäßriger Lsg. od. Salbe gegen Infektionen der Haut, der Schleimhäute, der Augen, bei Konjunktivitis, Blepharitis, Hordeolum, Impetigo, Verbrennungen, Verletzungen usw. Bei parenteraler Applikation treten bisweilen Gleichgewichtsstörungen, Gehör- u. Nierenschädigungen auf. 1 Waksman-Einheit (W.E.) = 5 μg Neomycinsulfat (Bykomycin®, ferner sind zahlr. kombin. Präparate im Handel: Neomycin mit Bacitracin, Chloramphenicol, Amphomycin, Gramicidin, Streptomycin, Sulfonamiden, Corticosteroiden usw.).

Neon: s. Edelgase.

Neopren: Synth. Kautschuk, gew. durch Polymerisation von Chloropren (2-Chlorbutadien).

Neosalvarsan: s. Salvarsan.

Neostigminbromid: Dimethylcarbaminoyl-oxyphenyl-trimethylammonium bromatum*.

Neostigminmethylsulfat: Dimethylcarbaminoyl-oxyphenyl-trimethylammonium-methylsulfuricum*.

Neoteben®: Isonicotinsäurehydrazid*.

Neo-Uliron®: s. Sulfonamide.

Nepeta cataria: Fam. Labiatae, Katzenkraut, Katzenminze (Vorderasien, Europa). Stpfl. v. **Herba Nepetae catariae:** Katzenkraut. Best.: Äth. Öl, das Citral, Citronellol, Geraniol, Limonen u. a. enthält. Anw. volkst.: gegen Neurasthenie u. Hysterie.

Nephelometrie: Verfahren zur quantitativen Bestimmung, in dem der Grad der Trübung einer Fl. (Schlamm, Bakterien, feinste Niederschläge) oder eines Gases (Rauch) gemessen bzw. verglichen wird (ähnl. wie bei der Kolorimetrie) mit Hilfe des Nephelometers oder Tyndallmeters. Auch offiziell benutztes Verfahren zur Bestimmung des Chloridgehaltes durch Vergleich zwischen Untersuchungsprobe u. verdünnten, mit Silbernitrat versetzten NaCl-Lösungen.

Nephritis: Nierenentzündung.

Neptunium: Np, radioaktiv. Element, Atomgew. 237,0482, Ordnungszahl 93, entd. 1940 v. McMillan u. Abelson (Californien), bei der Bestrahlung von Uran 238 mit Neutronen, s. Uranium.

Neral: Citral*.

Ne reit.: (Abkzg. auf Rezepten) = ne reiteretur oder **ne repet.** = ne repetatur; Arznei soll nicht nochmals angefertigt werden.

Ne repet.: s. Ne reit.

Neriin: Glykosid aus den Blättern von **Nerium oleander***.

Nerium odorum: Fam. Apocynaceae (Indien, Persien, Japan). Stpfl. v. **Radix Nerii odori:** Indische Oleanderwurzel. Best.: Neriodorin, Neriodorein (in der Rinde Odorosid). Anw.: als Herzmittel.

Nerium oleander: Fam. Apocynaceae, Oleander, Rosenlorbeer (Mittelmeergebiet, Südamerika). Stpfl. v. **Folia Oleandri:** (Folia Nerii) Oleanderblätter, Rosenlorbeerblätter. Best.: Herzglykoside Oleandrin (Folinerin), Deacetyl-Oleandrin, Adynerin (Adynerigenin-Glykosid), Neriantin (Neriantogenin-Glykosid), sämtlich mit Digitalis-ähnlicher Wirkung, ferner Neriin (diuretisch wirkend), Rutin, Saponin, Gerbstoff, Harz, äth. Öl. Oleandrin spaltet bei der Hydrolyse in Oleandrigenin (Monoacetyl-gitoxigenin) u. Oleandrose. Anw.: als Herzmittel an Stelle von Digitalis; äußerl.: gegen Hautausschläge, Krätze u. a. HOM: Oleander, die frischen, vor der Blüte gesammelten Blätter. (Aufbewahrung: Urtinktur, 1.—3. Dez.-Pot. vorsichtig.)

Nernstsches Verteilungsgesetz: Das Verhältnis der Stoffmengen eines sich zwischen zwei Phasen (z. B. Flüssigkeit u. Gas oder zwei verschied. Flüssigkeiten) verteilenden Stoffes ist, nach Herstellung des Gleichgewichts, bei gegebener Temperatur konstant. Die Konstante heißt „Verteilungskoeffizient" u. hat bei gegeben. Phasen für jeden Stoff einen charakterist., bei analyt. u. präparativen Verteilungsverfahren genutzten Wert.

Neroliblüten: Flores Aurantii, s. Citrus aurantium ssp. amara.

Neroliöl: Oleum Aurantii Floris ERG, s. Citrus aurantium ssp. amara.

Nervensystem: s. Animales* und Vegetatives* Nervensystem.

Nervinum(a): Nervenheilmittel; meist syn. für Sedativum(a) gebraucht.

Nervus: abgek. N., n. = Nerv.

Nesselblumen, Weiße: Flores Lamii albi, s. Lamium album.

Nesselkraut: Herba urticae, s. Urtica dioica u. U. urens.

Nesslers Reagens: Alkalische Lösung von komplexem Kalium-Quecksilberjodid, $K_2[HgJ_4]$. Reagens DAB 7: 11,0 g Kaliumjodid u. 15,0 g Quecksilber(II)-jodid werden in Aq. zu 100 ml gelöst. Bei Bedarf wird ein Volumteil dieser Lösung mit einem Volumteil 6 N-Natronlauge gemischt. Anw.: als außerordentlich empfindliches Reagens auf Ammoniak u. Ammoniumverbdgen; Spuren geben Gelbfärbung, größere Mengen erzeugen rostbraunen Ndschlg. infolge Bildung von $Hg[HgJ_3(NH_2)]$. (Nessler, Chemiker, Karlsruhe, 1827—1905.)

Netzhaut: Retina.

Netzleistenzellen: *bot.* Parenchymzellen in der Umgebung der Gefäßbündel in den Rippen, z. B. der Früchte von Foeniculum vulgare.

Netzmittel: Benetzungsmittel; Stoffe, natürliche oder synthetische, welche die Oberflächenspannung von Flüssigkeiten (Wasser, Salzlösungen usw.) herabsetzen, so daß die „entspannten" Flüssigkeiten leichter in feste Körper (Gewebe, Holz usw.) eindringen können, wodurch Verunreinigungen verdrängt werden und andere Stoffe (Chemikalien, Flammenschutzmittel, Insektenvertilgungsmittel, Holzkonservierungsmittel usw.) sich leichter imprägnieren lassen. Solche Netzmittel sind z. B. Alkalien, Seifen, Fettalkoholsulfonate, Türkischrotöle usw.

Neugelb: Plumbum chromicum*.

Neugewürz: Fructus Pimentae, s. Pimenta officinalis.

Neural: s. Neuron.

Neuralgia: Neuralgie, anfallsweise auftretender Schmerz im Ausbreitungsgebiet eines sensiblen Nerven.

Neurasthenie: Reizbare Nervenschwäche.

Neurin: s. Ptomaine.

Neuritis: Nervenentzündung.

Neuroglia: (griech. γλία = Leim) Stützgewebe des Zentralnervensystems, „Nervenkitt", in das Nervenfasern u. Nervenzellen (Ganglienzellen) eingebettet sind.

Neurohormone: Gewebshormone, d. bei Erregung der Nerven freiwerden (u. nervöse Reize übertragen), z. B. Acetylcholin, Adrenalin.

Neurolepticum(a): s. Ataraktika.

Neurologie: Lehre von den Nerven u. Nervenkrankheiten (Neuropathologie).

Neuron: (griech. νεῦρον = Sehne, Nerv) plur. Neuronen od. Neuren, Nervenzelle; **Neural:** Von den Nerven herrührend, die Nerven betreffend.

Neuroplegicum(a): s. Psychopharmaka.

Neurose: Funktionelle Störung des Nervensystems.

Neurotoxine: Gifte, die besonders auf das Nervensystem wirken (z. B. Zytotoxine, verschiedene Schlangengifte, Stoffwechselgifte, Nahrungsmittelgifte, Schwangerschaftstoxine usw.). **Neurotoxikosen:** Durch Neurotoxine hervorgerufene Erkrankungen.

Neurotverfahren: s. Türkischrotöl.

Neurozyten: Nervenzellen (Ganglienzellen).

Neusilber: Cu-Zn-Ni-Legierung.

Neutral: „Keinem von beiden angehörig". ohne bestimmte Wirkung, chem. weder sauer noch basisch reagierend, weder positiv noch negativ elektrisch.

Neutrale Fette: Reine Fette.

Neutronen: Elektrisch neutrale Teilchen, neben den „Protonen" Bestandteile des Atomkerns.

Newtons Metall: Wismut-Blei-Zinn-Legierung (F. 91,6°—94,5°). Anw.: in d. Zahnheilkunde.

Ni: *chem.* Nickel.

Niacin: Engl. Bez. für Nicotinsäure.

Niccolum: s. Nickel.

Niccolum chloratum: s. Nickel(II)-chlorid.

Niccolum-Kalium cyanatum: s. Nikkel-Kalium-cyanid.

Niccolum nitricum: s. Nickel(II)-nitrat.

Niccolum sulfuricum: s. Nickel(II)-sulfat.

Nicethamidum: s. Nicotinsäurediäthylamid.

Nickel: Niccolum, Ni, AtG. 58,71, II-, III- und IV-wertig, Ordnungszahl 28. Silberweißes, schmiedbares, zähes Metall, D. 8,90, F. 1453°, Kp. 2910°, Härtegrad 3,8, Entd. 1751 von Axel Friedrich Cronstedt (1722 bis 1765, Stockholm). Nat.: Gediegen in Eisenmeteoriten, sonst nur gebunden (Rotnickelerz, NiAs, Weißnickelerz, $NiAs_2$, Nickelblende, NiS, Garnierit, Mg-Ni-Silikat, u. a.). Darst.: Durch Verhüttung der Nickelerze; hauptsächlich der Magnetkiese (Eisensulfide mit Cu u. Ni) in Kanada, die 90% der Weltproduktion liefern. Reinstes Nickel (99,9%) erhält man durch Zers. von Nickeltetracarbonyl $[Ni(Co)_4]$ nach dem sog. Mond-Verfahren. Reines Nickel ist widerstandsfähig gegen Luft, Wasser, Alkalien, Witterungseinflüsse sowie gegen viele organ. Stoffe. Es wird daher zur galvanischen Vernickelung oder „Plattierung" (Aufschweißen von Nickel) von Haus- u. Küchengeräten verwendet. Von nichtoxidierenden SS wird Ni sehr langsam, von oxidierenden SS, wie Schwefel-, Salz- oder Salpetersäure, sehr leicht unter Bildung von grünen, lösl. Nickelsalzen gelöst. Anw.: hauptsächlich in d. Stahlindustrie (Nickelstahl, Chrom-Nickel-Stahl). Fein verteiltes Ni dient als Katalysator für die Fetthärtung, s. Fette, gehärtete. HOM: Niccolum metallicum.

Nachweis von Nickelverbindungen: 1. Beim Schmelzen in d. Borax- oder Phosphorsalzperle ergeben sie rote, beim Erkalten blaßgelbe glasartige Massen. 2. Alkalilauge fällt grünes Nickelhydroxid, $Ni(OH)_2$. 3. Ammoniumsulfid fällt schwarzes NiS, l. in Königswasser. 4. Dimethylglyoxim + NH_3 fällt rotes, kr., unl. Ni-Dimethylglyoxim; ähnl. Komplexsalze ergibt auch α-Diphenylglyoxim, s. α-Benzildioxim.

Nickel(II)-chlorid: Niccolum chloratum, Nickelchlorür, Chlornickel,

$$NiCl_2 \cdot 6\,H_2O,$$

Mol. 237,72; hellgrüne monokline Prismen, ll. i. Aq. u. A.; geht beim Erhitzen im Chlorwasserstoffstrom in wasserfreies, gelbes $NiCl_2$ über. Anw. techn.: zur Galvanisierung.

Nickelchlorür: s. Nickel(II)-chlorid.

Nickel-Kaliumcyanid: Niccolum-Kalium cyanatum, $K_2Ni(CN_4) + H_2O$; orangegelbe Nadeln (wasserfrei rotgelb), ll. i. Aq. Anw. techn.: zur Galvanisierung.

Nickel(II)-nitrat: Niccolum nitricum, $Ni(NO_3)_2 + 6\,H_2O$; smaragdgrüne, hygrosk. Kr., ll. i. Aq. u. A.; Anw. techn.: i. d. Keramik (braune Farben), zur Galvanisierung.

Nickel(II)-sulfat: Niccolum sulfuricum, Schwefelsaures Nickel, Nickelvitriol, $NiSO_4 + 7\,H_2O$, Mol. 280,89; smaragdgrüne Kr., l. i. Aq., swl. i. A.; Anw. techn.: zur Galvanisierung, als Beize i. d. Färberei, zum Schwärzen v. Zink u. Messing.

Nickelvitriol: s. Nickel(II)-sulfat.

Nickersamen: Semen Bonducellae, s. Caesalpinia bonducella.

Nicobin®: s. Nicotinsäureamid.

Nicol: Nicolsches Prisma, s. Polarisation des Lichts.

Nicotiana tabacum: Fam. Solanaceae, (Virginischer) Tabak (heim. Südamerika, kult. in allen Ländern der warmen u. gemäßigten Zone). Stpfl. v. **Folia Nicotianae** (Herba Tabaci): Tabakblätter. Best.: Nicotin in wechselnder Menge (von 0,08—9%, am nicotinreichsten sind die Blattspitzen, das N. wird in der Wurzel gebildet u. steigt in die Blätter auf, im Samen tritt es erst beim Keimen auf) u. zahlreiche weitere verwandt. Basen, wie l-Nornicotin, d-l-Nornicotin, Nicotyrin, Nicotein, Nicotellin, Nicotimin, Nicotoin, l-Anabasin, d-l-Anatabin, Pyrrolidin, N-Methylpyrrolin, N-Methylpyrrolidin u. a., ferner Betain, Asparagin, Allantoin, Kaffeegerbsäure, Gallussäure u. a. SS, zahlreiche Enzyme, Nitrate (bis 10%). Asche max. 23%. Als „nicotinarm" dürfen Tabake bis zu einem Höchstgehalt von 0,2%, als „nicotinfrei" solche mit einem Höchstgehalt bis zu 0,08% an Nicotin (bezogen auf getrocknete Blätter) bezeichnet werden. Anw. med. (unfermentiert u. ungebeizt): selten bei hartnäckiger Verstopfung (Darmverschluß), Kolik sow. bei Würmern in Form von Klistieren, 0,5 bis max. 1 g (!) auf 100 ml Aq. (mit größter Vorsicht, da tödliche Vergiftungen schon bei Klistieren von 2,0:100 aufgetreten sind!); hauptsächl. vet.: in gleicher Weise; als Ungeziefermittel. Dos. let. 4—12 g Rauchtabak, 2—3 g Schnupftabak, d. h. eingenommen, nicht durch Rauchen, s. Nicotin. (Die Samen enth. bis ca. 35% fettes Öl, das als Brennöl u. in d. Industrie zur Seifenherstellung usw. verwend. wird.) YOM: Tabacum, die nicht fermentierten Blätter des echten Havannatabaks. HOM: Tabacum e seminibus, die reifen Samen. **Nicotiana rustica** ist die Stpfl. des ungarischen oder Bauerntabaks.

Nicotin: Nikotin, Nicotinum, $C_{10}H_{14}N_2$, 1-Methyl-2-(β-pyridyl)-pyrrolidin

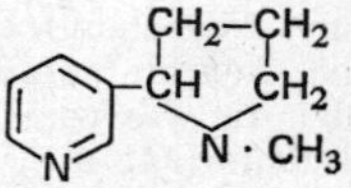

Mol. 162,23, das Alkaloid aus den Blättern von **Nicotiana tabacum.** Farbl., an der Luft sich bräunende, leicht bewegl. u. betäubend nach Tabak riechende Fl.; $[\alpha]_D^{20} = -169°$; D. 1,014—1.015. Kp. 246,7°, sll. in Aq., A., Ae., Chlf., fetten Ölen. Nicotin ist außerordentlich giftig. Die Giftwirkung ist heftiger als die der Blausäure! Tod erfolgt durch Atemlähmung. Die Dos. let. reinen Nicotins beträgt bei Einnahme 0,02—0,05 g; diese Menge ist enth. in einem Dekokt von 4—12 g Rauchtabak oder 2—3 g Schnupftabak oder 2—3 Zigaretten oder einer mittelgroßen Zigarre! Selbstverständlich wirken die angegeb. Mengen dieser Tabaksorten auch beim Kauen oder Verschlucken tödlich. Beim Tabakrauchen indessen gehen nur Spuren von Nicotin mit der Tabakluft in den Körper über. In kleinen Dosen (beim Tabakrauchen, -kauen, -schnupfen) wirkt Nicotin schädigend auf das periphere Gefäßsystem, verengend auf die Coronargefäße sowie verlangsamend und schwächend auf die Herztätigkeit. Es wirkt ferner schädigend auf die Leber, erhöht die Darmperistaltik u. führt zu Schweißausbrüchen. Nicotin wird auch von der Haut leicht resorbiert u. kann zu örtlichen Reizungen führen (z. B. bei der Schädlingsbekämpfung mit Tabakbrühen). Im Körper wird Nikotin verhältnismäßig schnell abgebaut u. zerstört oder teilweise unverändert ausgeschieden, durch den

Harn oder auch durch die Muttermilch, wobei Schädigungen von Säuglingen auftreten können. Symptome der Vergiftung: Schwindel, Schweißausbruch, Speichelfluß, Erbrechen, Durchfall, Sehstörungen, Koliken, Krämpfe, Kreislauf- u. Atemlähmung. Antid.: s. Tabelle „Vergiftungen u. Gegenmittel". HOM: Nicotinum. (Aufbewahrung: Ursubstanz, 2.—3. Dez.-Pot. sehr vorsichtig.)

Nicotinamidum: s. Nicotinsäureamid.

Nicotinmethylbetain: s. Trigonellin.

Nicotinoylamidum: s. Nicotinsäureamid.

Nicotinoyldiäthylamid: s. Nicotinsäurediäthylamid.

Nicotinsäure: Acidum nicotinicum, Pyridin-3-carbonsäure

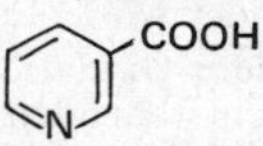

$C_6H_5NO_2$, Mol. 123,1; DAB 7: Gehalt mind. 99,5%, berechn. auf d. getrocknet. Substanz; farbl. Kr. od. weiß. kr. Pv. von schwach saurem Geschmack; wenig l. i. A. u. Aq., wl. i. Aceton, Chlf., Methanol, in Alkalilaugen, Natriumcarbonatlsg. unter Salzbildg. lösl. Anw. med.: bei Kreislaufstörungen (gefäßerweiternd), Dos. 0,1 g mehrmals tägl., subkutan 0,5 g; vgl. Antipellagra-Vitamin unt. Vitamine.

Nicotinsäureamid: Nicotinoylamidum, Pyridin-3-carbonsäure-amid

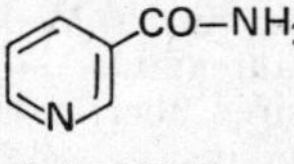

$C_6H_6N_2O$, Mol. 122,1; DAB 7: Gehalt mind. 98,5%, berechn. auf d. getrockn. Substanz. Farbl. Kr. od. weißes, kr. Pv. von bitterem Geschmack, ll. in Aq., A., Methanol, l. in Glycerin, wl. in Chlf., swl. in Ae., Aceton. Schmelzintervall: 128°—132°. Aufbewahrung: Vor Licht geschützt. Anw.: oral, i.m., i.v., sc. gegen Pellagra, Dermatitiden verschiedenst. Art, Lichtüberempfindlichkeit, Lichtdermatosen, Schleimhauterkrankungen, Leberschäden, Angina pectoris, vasomotorische Kopfschmerzen, Erfrierungen, Stomatitis u. a. (Benicot®, Nicobion®; Nicotinamidnucleotide sind NAD u. NADP; vgl. Antipellagra-Vitamin, unter Vitamin B.

Nicotinsäurebenzylester: Benzylum nicotinicum, $C_{13}H_{11}NO_2$, gelbl. ölige Fl., l. in A., Chlf., Aceton, wl. in Aq. D. 1,161—1,63; F. ca. 180°. Anw. med.: als Hyperämie erzeugendes Mittel, bei Frostschäden, in 3- bis 5%igen Salben.

Nicotinsäurediäthylamid: Nicotinoyldiäthylamid, Niketamid, Pyridin-3-carbonsäure-diäthylamid, $C_{10}H_{14}N_2O$, Mol. 178,2; DAB 7: Gehalt mind. 98,5%;

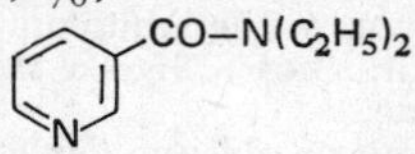

Klare, farbl. bis schwach gelbl., etwas viskose, in der Kälte kristallisierende Fl. von schwach bitterem und schwach brennendem Geschmack, sll. in Aq., l. in A., Chlf., Aceton. Erstarrungspunkt: 22°—24,5°. Brechungsindex: $n_D^{25°}$ = 1,522—1,524. Aufbewahrung: Gut verschlossen und vor Licht geschützt. Vorsichtig aufzubewahren. Unverträglich mit Alkalien (Verseifung) und mit Tannin (Fällung). Anw.: bei Kreislauf- u. Atemschwäche, Kollaps, Narkosezwischenfällen, Schlafmittelvergiftungen u. ä. (Coramin®, Cormed®).

Niere: Ren (Plur. Renes); **Nieren, Getrocknete:** Renes siccati, s. Organotherapeutica.

Nierenbaum: Anacardium occidentale.

Nierenentzündung: Nephritis.

Nierentee, Indischer: Folia Orthosiphonis staminei, s. Orthosiphon stamineus.

Niesmittel: Sternutatorium(a).

Nieswurz, Amerikanische: Veratrum viride*.

Nieswurz, Grüne: Helleborus viridis*.

Nieswurz, Schwarze: Helleborus niger*.

Nieswurz, Weiße: Rhizoma Veratri, s. Veratrum album.

Nieswurztinktur: Tinctura Veratri DAB 6.

Nigella damascena: Fam. Ranunculaceae (Mittelmeergebiet). Damaszener (Türkischer) Schwarzkümmel. Stpfl. v. **Semen Nigellae damascenae:** Damaszener Schwarzkümmel. Best.:

Äth. Öl (nach Erdbeeren riechend u. schmeckend); ferner Saponin, Dasmascenin (Alkaloid). Anw.: in der Parfümerie. HOM: Nigella damascena, die reifen Samen.

Nigella sativa: Fam. Ranunculaceae, Schwarzkümmel (Südeuropa, Balkan). Stpfl. v. **Semen Nigellae (sativae):** Schwarzkümmelsame. Best.: Fett. Öl (bis 40%), äth. Öl (0,5—1,5%), Saponin (Melanthin), Nigellin (Bitterstoff), Gerbstoff, keine Alkaloide. Asche max. 10%. Anw. volkst.: als Carminativum, Diureticum, Galactagogum. Anthelminticum; haupts. als Gewürz. HOM: Nigella sativa, der reife Same.

Niger, nigra, nigrum: (lat.) Schwarz.

Nigrosin: Schwarze Anilinfarbe, spiritusl. und wasserl.

Nihilum album: Augennichts, s. Zincum sulfuricum.

Nihilum griseum: Tutia grisea, s. Zincum carbonicum.

Niketamid: s. Nicotinsäurediäthylamid.

Nikosid®: s. Isonicotinsäurehydrazid.

Ninhydrin®: Triketohydrindenhydrat, 2,2-Dihydroxy-dioxo-hydrinden; $C_9H_6O_4$, Mol. 178,15.

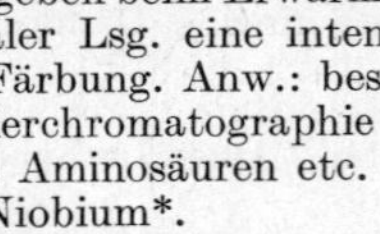

Mattgelbes kr. Pv., ll. in heiß. Aq., wl. in Ae. F. 240° unter Zersetzung. Alle α-Aminosäuren, Peptide und Proteide geben beim Erwärmen mit N. in neutraler Lsg. eine intensiv blauviolette Färbung. Anw.: besonders in der Papierchromatographie zur Ortung von Aminosäuren etc.

Niob: Niobium*.

Niobeöl®: Benzylium methylicum.

Niobium: Niob, Nb (im Ausland auch als Columbium, Cb, bezeichnet); AtG. 92,9064, II-, III-, IV-, V-wertig. Ordnungszahl 41. Silbergraues, glänzendes, eisenähnliches, schmiedbares, seltenes Metall; D. 8,58; F. 2415°; Kp. 5100°; wird von Laugen u. SS (mit Ausnahme von Flußsäure) nicht angegriffen. Wichtigstes Niobmineral ist d. Niobit (Columbit) = Eisenniobat = (Fe, Mn) $(NbO_3)_2$, zusammen mit Eisentantalat (Rußland, Grönland, Columbien).

Nipagin A®: Aethylium para-oxybenzoicum, s. 4-Hydroxy-benzoesäureäthylester.

Nipagin M®: Methylium paraoxybenzoicum, s. Hydroxybenzoesäuremethylester.

Nipakombin®: Aethylium paraoxybenzoicum, s. 4-Hydroxy-benzoesäureäthylester.

Nipasol M®: Propylium para-oxybenzoicum, s. p-Hydroxybenzoesäurepropylester.

Nirvanol®: s. Hydantoin.

Niton: Radon*.

Nitrat: Salz der Salpetersäure.

Nitratbakterien: Bacterium nitrobacter, s. Nitrifikation.

Nitrid: Verbdg. des Stickstoffs mit einem Metall, z. B. Magnesiumnitrid (Mg_3N_2).

Nitriersäure: Gemisch von konz. Schwfs. und Salpetersäure, die zum „Nitrieren" von Glyc., Cellulose, Bzl. usw. verwendet wird.

Nitrifikation: Oxidation des bei der Verwesung entstehenden NH_3 im Erdboden durch Bakterien. **Nitritbakterien** (Nitrosomonas) oxidieren NH_3 zu Nitrit N_2O_3, **Nitratbakterien** (Bacterium nitrobacter, Azotobacter) oxidieren Nitrit zu Nitrat N_2O_5, vgl. auch Wurzelknöllchen.

Nitrile: Ester der Cyanwasserstoffsäure (Blausäure), die Cyanide der organischen Chemie. Die Cyanwasserstoffsäure reagiert im Sinne zweier Formeln: 1. $R—C{\equiv}N$, 2. $R—N{=}C{=}$. Der Alkylrest (z. B. CH_3, C_2H_5 usw.) ist also bei 1. am Kohlenstoff **(Nitrile)**, bei 2. am Stickstoff **(Isonitrile, Isocyanide, Carbylamine)** gebunden. Die Nitrile gehen durch Verseifung zunächst in Säureamide und weiterhin in Carbonsäuren über, nach denen sie benannt werden, z. B. Acetonitril (Methylcyanid) CH_3CN oder Propionsäurenitril (Äthylcyanid) C_2H_5CN usw. Die Isonitrile sind mit d. Nitrilen isomer, sie unterscheiden sich von den Nitrilen durch ihren widerwärtigen Geruch, größere Giftigkeit und tiefere Siedepunkte.

Nitrit: Salz der Salpetrigen Säure.

Nitritbakterien: Nitrosomonas, s. Nitrifikation.

Nitrit-Pökelsalz: s. Konservieren*.

Nitroalkane: Nitrierte Paraffine, z. B. Nitromethan (CH_3NO_2), Nitroäthan $(C_2H_5NO_2)$ usw.; sie dienen haupts. als Lösungsmittel.

Nitrobacter: Bacterium nitrobacter, Nitratbakterien, s. Nitrifikation.

3-Nitrobenzaldehyd: $C_7H_5NO_3$, Mol. 152,1; gelbe Kr. od. gelbes kr. Pv., unl. in Aq., l. in A. 96%, Ae., Chlf.; Schmelztemp. 56°—58° (Reagenz DAB 7 zur Prüfung auf höhere Alkohole).

Nitrobenzolum ERG: Nitrobenzol, Mirbanöl, $C_6H_5NO_2$. Mol. 123,1; D. 1,203—1,205, F. ca. 8°; Kp. 205° bis 210°. Hellgelbe Fl., nach Bittermandelöl riechend, ll. in A. u. Ae., fett. Ölen, unl. in Aq. Darst.: Durch Erwärmen einer Mischung von Bzl., roher Salpetersäure und konz. Schwfs., Zusetzen von Aq. zu dem erkalteten Gemisch u. Abtrennen u. Destillieren des ausgeschiedenen Nitrobenzols. Anw.: in d. Parfümerie u. Seifenfabrikation, zur Darst. v. Anilin. Sehr giftig! Dos. let. 4—10 g, es haben auch schon wenige Tropfen oder Inhalation tödlich gewirkt. N. wird auch von der Haut u. bes. der Schleimhaut resorbiert. Es verändert das Hämoglobin des Blutes u. wirkt zentral lähmend. Siehe Tab. „Vergiftungen u. Gegenmittel".

Nitrocellulose: s. Cellulosenitrat.

Nitroerythrit: Erythritum tetranitricum*.

Nitrogenium: Stickstoff, Stickgas, N (franz. Azote), AtG. 14,0067. Farb-, geruch- u. geschmackloses, äußerst reaktionsträges Gas, nicht brennbar. III- u. IV-wertig. Ordnungszahl 7. 1 Lit. reinen Stickstoffs wiegt bei 0° und 760 mm Druck 1,2405 g, ist also leichter als das d. Luft (1 Lit. Luftstickstoff wiegt 1,2567 g, da hierin noch d. Edelgase enthalten sind). Kp. d. farbl. fl. Stickstoffs ca. —195,8. F. bei —210,5°; krit. Temp. —147,1°, krit. Druck 33,5 at, krit. Dichte 0,311. Nat.: Frei als Bestandteil der Luft (78,1 Vol.% = 75,5 Gew.-%), in manchen Quellen u. Vulkangasen. Gebund. in Form der Nitrate (Chilesalpeter, $NaNO_3$), Ammoniak, NH_3, in vielen organ. Verbindgen, bes. in d. Eiweißstoffen. Entd. 1772 v. Daniel Rutherdorf (1749 bis 1819). Darst.: Durch Erhitzen einer wäß. Ammoniumnitritlsg. oder indem man Luft über glühendes Kupfer leitet; techn.: durch Fraktionierung flüssiger Luft, aus Generatorgas*.

Stickstoffoxid (Stickoxid, Stickstoffmonoxid) ist ein farbl. Gas, das an der Luft sofort unt. Bildg. braunroter Dämpfe in Stickstoffdioxyd, NO_2, übergeht. Mit Metallsalzen gibt es gefärbte Additionsverbindungen. **Stickstoffdioxid,** NO_2, braunrotes, sehr giftiges Gas, das sich schon bei +22° zu einer braunroten Fl. verdichtet; starkes Oxydationsmittel. **Stickstoffpentoxid** (Distickstoffpentoxid, Salpetersäureanhydrid) N_2O_5, farbl., an d. Luft zerfließ. Kr., F. 30°, stark explosiv. **Stickstoffoxydul** (Distickstoffoxid, Lachgas), s. Nitrogenium oxydulatum; s. ferner Acidum nitricum u. Ammoniak.

Nitrogenium oxydulatum: Stickstoffoxydul, Stickoxydul, Lachgas, N_2O. Farbl., angenehm riech. u. süßl. schmeckendes Gas; D. 1,524, F. —102,4°, Kp. —89,5°. Darst.: Durch trock. Erhitzen von Ammoniumnitrat. Anw. med.: mit Sauerstoff gemischt (90% N_2O + 10% Sauerstoff) als Narkosemittel bei kleinen Operationen, bes. Zahnoperationen.

N_2O wurde erstmals 1776 von Joseph Priestley hergest., die narkotische Wirkung erkannte bereits Humphrey Davy (1799), der Zahnarzt Horace Wells wandte 1844 das Gas erstmals als Narcoticum an.

Nitroglycerinlösung DAB 6: Nitroglycerinum solutum.

Nitroglycerinum: Nitroglycerin, Trinitroglycerin, Glycerintrinitrat, Salpetersäureglycerinester, Glonoinum,

$$C_3H_5(ONO_2)_3.$$

Mol. 227,09. D. 1,60. Farbl. bis gelbl., glyzerinähnliche Fl., swl. in Aq., ll. in A., Ae., Chlf., Benz., unl. in Glyz. u. Schwk. Darst.: Durch langsames Eintragen v. Glycerin in Mischg. v. konz. Schwefelsäure u. rauchender Salpetersäure unter Kühlung. Äußerst explosiv, evtl. schon beim Erwärmen! Unterliegt d. Sprengstoffgesetz! Vgl. Dynamit. HOM: Glonoinum. (Aufbewahrung: 2. u. 3. Dez.-Pot. sehr vorsichtig, vor Licht geschützt.) **Nitroglycerinum solutum** DAB 6: Nitroglycerinlsg. Lsg. von 1 Nitroglycerin in 99 A. Geh.: 0,98 bis 1,02% Nitroglycerin. Farbl. Fl. D. 0,830—0,834. Anw.: bei Gefäßspasmen, bes. Stenokardie, Migräne (wirkt erweiternd auf die peripheren Gefäße). Dos. 1—20 Tropfen pro die; MD. 0,1 g (6 Tropfen); MTD. 0,4 g (24 Tropfen). Dos. let. ca. 10 g.

Nitrogruppe: Einwertige NO_2-Gruppe.

Nitrometer: s. Azotometer.

Nitron®: 1,4-Diphenyl-endo-anilotriazolin. Gelb. Kr.blättchen oder amorphes Pv., F. 189°, l. in A., Chlf., Benzol, Essigäther, wl. in Ae., unl. in Aq. Da das Nitrat des Nitron in Aq. völlig unlösl. ist, wird Nitron zum quantitativen Nachweis von NO_3-Ionen verwendet (n. Busch; Reagens: 10%ige Lsg. in 5%iger Essigsäure).

Nitroparaffine: Nitroalkane*.

p-Nitrophenylhydrazin:

$O_2N \cdot C_6H_4 \cdot NHNH_2$.

Orangerote Kr., l. in heißem Aq., A., Bzl. Reagens auf Ketone u. Aldehyde.

Nitroprussidkalium: Kalium nitroprussicum*.

Nitroprussidnatrium: Natrium nitroprussicum ERG*.

Nitroprussidnatriumlösung: Reagens DAB: Lsg. v. 1 Nitroprussidnatrium in 39 Aq. Reagens auf Schwfwst., lösliche Sulfide (Violettfärbung), auf Aceton (s. Tab. „Harnuntersuchung").

4-Nitrosodimethylanilin: $C_8H_{10}N_2O$, Mol. 150,2; grüne Kr. od. kr. Pv., ll. in A. 96%, l. in Ae., wl. in Aq.; Schmelztemp. 87°—93° (Reagens DAB 7 zur Identitätsprüfung von Faulbaumrinde).

Nitrosogruppe: (Nitrosylgruppe) Einwertige Gruppe —N=O.

Nitrosomonas: Nitritbakterien, s. Nitrifikation.

Nitroso-R-Salz: Reag. DAB 7.

Nitrosyl: s. Nitrosogruppe.

Nitrosylcarbonyle: s. Carbonyle.

Nitroverbindungen: Verbdgen, welche die **Nitrogruppe** NO_2 enthalten.

Nitrozellulose: Cellulosenitrat*.

Nitrum: s. Kaliumnitrat.

NNM: Abkzg. für Nebennierenmark.

NNR: Abkürzg. für Nebennierenrinde.

No: Nobelium*.

Nobelium: No (Eka-Ytterbium), At.-Gew. 255, Ordnungszahl 102. HWZ. ca. 10 min. Entd. 1957 im Nobel-Institut für Physik zu Stockholm bei der Beschießung v. Curium mit Kohlenstoffkernen.

Noctal®: s. Isopropyl-bromallylbarbitursäure.

Noctu: nachts (auf Rezepten). **Nocturnus:** Nächtlich.

Nodus: *med.* Knoten: N. arthriticus = Gichtknoten; N. lymphaticus = Lymphknoten. *bot.* Knoten, Querzone a. d. Stengeln, an der die Blätter befestigt sind; **Nodosus(a, um):** Knotig.

Noludar®: 2,4-Dioxo-3,3-diäthyl-5-methylpiperidin, Schlaf- u. Beruhigungsmittel; Methyprylon.

Nomenklatur: Namengebung, wissenschaftl. Bezeichnungssystem. Während man in der **Chemie** früher ausschließlich sog. „Trivialnamen" gebrauchte, die nach Herkunft, Aussehen, Eigenschaft usw. der betr. Stoffe gebildet wurden (wie z. B. Blausäure, Bittersalz, Glaubersalz usw.), trat im Jahre 1892 erstmalig in Genf ein internationaler Chemikerkongreß zusammen, um eine rationelle Bezeichnung der organischen Verbindungen einzuführen („Genfer Nomenklatur"). 1958 erschienen die „Richtsätze für die Nomenklatur in der anorg. Chemie". **Binäre Nomenklatur:** Zweiteilige N., bot. u. zool. Bezeichnung der Pflanzen- oder Tierart mit mindest. zwei lateinischen oder latinisierten Wörtern, von denen das erste Wort die Gattung (genus), das zweite die Art (species) bezeichnet. Hinter diese binäre Bezeichnung wird der abgekürzte Autorname dessen gesetzt, der die betr. Pflanze oder das betr. Tier zuerst unter diesem Namen beschrieben hat, z. B. Ranunculus (Gattung), R. acer (Art), L. (Linné, Autor).

Nonius: Hilfsmaßstab zur Längenmessung zum Ablesen von Zehnteleinheiten, s. Polarisationsapparat.

Nonylacetat: Essigsäure-nonylester, $CH_3COOC_9H_{19}$. Farbl. fruchtig-aromat. riech. Fl. D. 0,878—0,889, wl. in A., Anw.: in der Parfümerie.

Nonylalkohol: $CH_3(CH_2)_7CH_2OH$, farbl. zitronenartig riechende Fl.; D. 0,828, l. in A., unl. in Aq. Anw.: in d. Parfümerie (Köln. Wasser), zur Herst. von künstl. Zitronenöl.

Nonylsäure: s. Pelargonsäure.

Nor: (von normal) In der organ. Chemie bedient man sich der Vorsilbe „Nor", um den Trivialnamen des höheren Homologen auf den C-ärmeren Vertreter zu übertragen, es wird also hierbei der Name des Grundkohlenwasserstoffs von den (meistens als Naturstoff) bekannteren Derivat abgeleitet, z. B. Nor-Harmin, Nor-Pinan usw. Die „Nor"-Verbindung ist immer der einfachste gesättigte oder auch aromatische Kohlenwasserstoff bzw. die einfachste heterocyclische Verbindung, die das gleiche Ringsystem ohne jede Seitenkette oder sonst. funktionelle Gruppe enthält (nach Karrer „entalkylierte" Verbindgn.).

Noradrenalin: Norepinephrin, Arterenol. Am Stickstoff entmethyliertes Adrenalin (nat. im Nebennierenmark), $C_8H_{11}NO_3$, L-1-(3',4'-Dihydroxyphenyl)-2-amino-äthanol(1). Es steht physiol. dem Adrenalin nahe; seine blutdruckerhöhende (d. h. gefäßkontrahierende) Wirkung ist größer als die d. Adrenalins, während der hyperglykämische Effekt geringer ist. N. zählt — wie auch seine Derivate — zu den Katecholaminen, einer Gruppe wichtiger physiol. Überträger- u. Regelstoffe. Weiß. kr. Pv., l. in A.; Mol. 169,18; F. 216° bis 218° unter Zersetzung; INN: Levarterenol.

Noradrenalinbitartrat: s. Noradrenalinhydrogentartrat.

Noradrenalinum bitartaricum: s. Noradrenalinhydrogentartrat.

Noradrenalinum hydrochloricum: s. Noradrenalinhydrochlorid.

Noradrenalinhydrochlorid: Noradrenalinum hydrochloricum

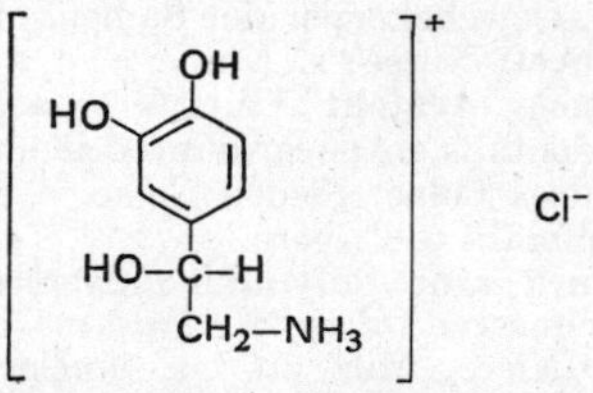

L-2-Amino-1-(3′,4′-dihydroxy-phenyl)-äthan-1-ol-hydrochlorid, Levarterenol

$C_8H_{12}ClNO_3$, Mol. 205,6; DAB 7: Gehalt mind. 95,0%, berechn. auf d. getrockn. Substanz. Weißes bis bräunlich-weißes, kr. Pv., das sich langsam unter Licht- und Lufteinwirkung verfärbt. sll. in Aq., l. in A. Schmelzintervall: Schmelztemp. 177°—179° unter Zers. Spez. Drehung $[\alpha]_D^{20°}$ = —37,0° bis —41,0° (Aqua). Aufbewahrung: In evakuierten Ampullen und vor Licht geschützt. Sehr vorsichtig aufzubewahren. MD 0,001 g, bei intravenöser u. intramusculärer Verabreichung 0,00025 g. Anw. med.: bei Kreislaufkollaps, als gefäßverengender Zusatz zu Lokalanaesthetica. Unverträglich mit Oxidationsmitteln und alkalisch reagierenden Stoffen. (Arterenol®-Hydrochlorid).

Noradrenalinhydrogentartrat: Noradrenalinum bitartaricum, Noradrenalin- o. Levarterenolbitartrat, $C_8H_{12}ClNO_3$ (205,6) DAB 7: Gehalt mind. 95,0%; weißes bis fast weißes kr. Pv., das sich unter Licht- u. Lufteinwirkung langsam verfärbt; ll. in Aq., l. in A. 90%, prakt. unl. in Ae.; Schmelztemp. 100°—106°, die Schmelze ist trübe. Spez. Drehung: $_D^{20°}$ = —10° bis —12° (Aqua). Aufbewahrung: in evakuierten od. mit einem indifferenten Gas gefüllten, zugeschmolzenen Glasröhren od. luftdicht verschloss. Gefäßen, vor Licht geschützt. Sehr vorsichtig aufzubewahren. Anw. med.: s. Noradenalinhydrochlorid. MED: 0,001 g; MD bei intravenöser u. intramuskulärer Verabreichung 0,00025 g; unverträglich mit Oxidationsmitteln u. alkalisch reagierenden Stoffen. (Arterenol®-Bitartrat).

Nordhäuser Vitriolöl: Acidum sulfuricum fumans, s. Schwefelsäure.

Norephedrin: Phenylaminopropanol,

$$C_6H_5 \cdot CHOH \cdot CH_2 \cdot NH_2.$$

Ein Sympathicomimeticum wie Ephedrin, jedoch in gewissen Fällen besser verträglich als dieses, vgl. Ephedrinum hydrochloricum ERG.

Norepinephrin: Noradrenalin*.

Norge-Salpeter: Calcium nitricum*.

Norleucin: α-Amino-n-capronsäure, eine in den meisten Eiweißkörpern enthaltene Aminosäure.

Normalitätsfaktor: Faktor bei volumetrischen Lsgen, s. Maßanalyse.

Normallösung: s. Maßanalyse.

Normal-Tropfenzähler: Liefert bei 15° C 20 Tropfen Aq. dest. im Gewicht von 1 g (DAB), von 1 g Tinkturen ca. 50—60 Tropfen, s. Tabelle.

Normdosen: (nach Haffner und Schultz); Mittlere, durchschnittliche, Dosierungen v. Arzneimitteln (keine amtlich festgesetzten Dosen).

Normethadon: 6-Dimethylamino-4, 4-diphenyl-3-hexanon, s. Ticarda®.

Normosal®: s. Blutersatzmittel unter Blut.

Nortestosteron, Nandrolon: oral. Anabolikum; Deca-Durabolin®.

Norvalin: Aminosäure; s. Valin.

Nosographie: (griech. νοσος = Krankheit, γραφω = schreibe) Krankheitsbeschreibung.

Nosologie: Krankheitslehre, systemat. Beschreibung der Krankheiten.

Novadral® DL-1-(3′-Hydroxyphenyl)-2-aminoäthanolhydrochlorid, Sympathicomimeticum; Anw.: bei peripherer Kreislaufschwäche, Dos.: 3 mg 3- bis 4mal tägl.

Novalgin: Novalgin®, s. Natrium phenyl - dimethyl - pyrazolonmethyl - amino-methansulfonicum.

Novatophan®: Methylium phenylchinolincarbonicum DAB 6.

Noviform ERG: Noviform®, Tetrabrombrenzkatechinwismut, Bibrocathol

$$(C_6Br_4O_2)_2BiOH.$$

Geh. mind. 26% Wismut. Feines gelbes Pv., unl. in Aq., swl. in A. u. Ae. Anw. med.: äuß. als Wundantisepticum in Salben u. Puder (2,5 und 5%).

Novobiocin: Antibioticum aus Streptomyces niveus u, Streptomyces spheroides (Entd. 1955); weißes kr. Pv., l. i. Aq., A., Aceton, Amyl- u. Äthylazetat. Wirkung bakteriostatisch, besonders gegen Proteus- u. Staphylokokken-Infektionen, die sich gegen andere Antibiotica od. gegen Sulfonamide resistent zeigen, ferner gegen Enterokokken, Diphtheriebakterien, Pyodermien, Zystitis, Pyelitis, Bronchopneumonie, Osteomyelitis u. a. **Dos.:** oral für Erw. 1 g täglich für die Dauer von 4—6 Tagen (Säuglinge u.) Kleinkinder tägl. 20—30 mg pro kg Körpergew. in 2—4 Einzelgaben; i.v. oder i.m. für Erw. 2mal 500 mg tgl., Kinder 15—30 mg pro kg Körpergew. tgl. in 2 Einzeldosen und 12stünd. Abstand (® Inamycin Hoechst (Novobiocin-Natrium); Keine Anw. bei Neugeborenen.

Novocain hydrochloricum: s. Procainhydrochlorid.

Novocain-Arterenol®: (N-A) Novocain mit einem Zusatz von Arterenol® (L-Noradrenalin „Hoechst"). Anw. med.: Zur Infiltrations- u. Leitungsanästhesie in der Zahnheilkunde (schonendes Lokalanaestheticum, auch für kreislauflabile u. hyperthyreotische Patienten).

Novocain-Corbasil®: (N-C) Novocain mit einem Zusatz von Corbasil® (o-Dihydroxyphenylpropanolamin). Anw. med.: als kreislaufschonendes Lokalanaestheticum.

Novocain-Penicillin®: s. Penicillinum.

Novocain nitricum DAB 6: Novocainnitrat, p-Aminobenzoyldiäthylaminoäthanolnitrat, Procainnitrat,

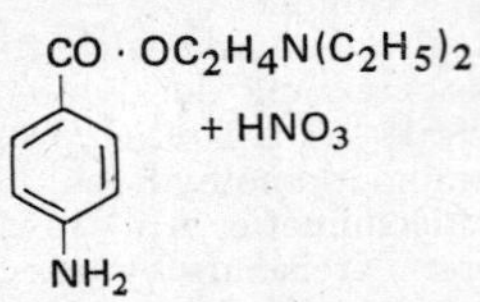

Mol. 299,2; F. 100°—102°. Farbl. Kr., ll. i. Aq. u. A. Anw. med.: wie Novocain hydrochloric. (s. u. Procain).

Novokainhydrochlorid: s. Procainhydrochlorid.

Novokainnitrat: Novocain nitricum DAB 6.

Noxe: (lat. noxa) Schädlichkeit, krankheitserregende Ursache.

Noxine: Bezeichnung (nach E. Gohrbandt, Berlin) für Abbauprodukte aus zugrunde gegangenem Körper-Eiweiß, die im Körper eine stark schädigende bzw. toxische Wirkung entfalten (Schädigung der Kapillargefäße, Ödeme, Leberschäden usw.).

Noyer-Paste: Zur Umrandung mikroskopischer Präparate: 20 T. Lanolin im Porzellantiegel erwärmen u. 80 T. Kolophonium langsam einrühren; mit Metallspatel auftragen.

Np: Neptunium*.

NTC: Tetrazolpurpur*.

Nubiablüten: Flores Hibisci sabdariffae, s. Hibiscus sabdariffa.

Nucellus: *bot.* Zentraler, parenchymat. Gewebekörper der Samenanlage.

Nuces: Nüsse; s. Nux.

Nuces Acajou: Fructus Anacardii occidentalis, s. Anacardium occidentale.

Nuces Colae: Semen Colae, s. Cola acuminata u. C. vera.

Nucleasen: Polynukleotidspaltende Enzyme im Darmsaft, Pankreas, Leber, Niere, Milz etc., s. Nucleoproteide.

Nucleine: Nucleoproteide*.

Nucleinsäuren: s. Nucleoproteide.

Nucleolus: Zellkern-Körperchen, s. Protoplasma.

Nucleonen: Sammel-Bezeichnung für die Bestandteile der Atomkerne (Protonen, Antiprotonen, Neutronen).

Nucleoplasma: s. Protoplasma.

Nucleoproteide: (Nucleine) Im Zellkern vorhandene Verbindungen von Eiweiß mit Nucleinsäuren. Sie kommen haupts. in der Thymusdrüse, Milz, Pankreas, Leber, in den Spermien u. Leukozyten vor. **Nucleinsäuren** (Polynucleotide) sind hochpolymere Verbindungen (mit Mol. bis $3 \cdot 10^6$), deren Grundmoleküle (= Mononucleotide) aus drei Grundbausteinen bestehen: 1. Kohlenhydraten (Pentose: Ribose, Desoxyribose), 2. Purin- sowie Pyrimidinbasen (Adenin, Guanin, Xanthin; Cytosin, Uracil, Thymin), 3. Phosphorsäure. Man unterscheidet nach Art des Zuckers Ribonucleinsäuren oder Hefenucleinsäure (abgek. **RNS** oder **RNA**) und Desoxyribonucleinsäuren oder Thymusnucleinsäure (abgek. **DNS** oder **DNA**). Erstere kommt im Zytoplasma u. im Nucleolus vor (u. ist u. a. ein wesentlicher Bestandteil der Viren), DNS findet sich im Zellkern. Beide Nucleinsäuren können nebeneinander in der gleichen Zelle vorkommen.

Im Körper werden die Nucleoproteide durch Enzyme in Eiweiß und Nucleinsäure zerlegt u. letztere zunächst in **Mononucleotide** (die aus Base-Pentose-Phosphosäure bestehen), durch Dephosphoryllierung in **Nucleoside** (Base u. Pentose, z. B. Adenosin, Guanosin, Cytidin) gespalten.

Diese werd. weiter in Zucker u. Purine bzw. Pyrimidine zerlegt, die dann weiterhin über Adenin u. Hypoxanthin zu Harnsäure oxidiert werden (Nuclein- oder Purinstoffwechsel). **Mono-nucleotide** sind: Inosinsäure, Guanylsäure, Adenylsäure (= AMP), Uridylsäure, Cytidilsäure.

Nucleosidasen: Enzyme, die Nucleoside in Pentosen u. Basen (Pyrimidin- u. Purinbasen) spalten.

Nucleotidasen: Enzyme (Nucleasen), die Nucleotide in Nucleoside u. Phosphorsäure zerlegen.

Nucleus: Zellkern, s. Protoplasma.

Nullipara: (lat.) Frau, die noch nicht geboren hat.

Nullpunkt, Absoluter: s. Absol. Nullpunkt.

Nuphar lutea: Fam. Nymphaeaceae, Gelbe Teichrose, Seekandel, Mummel (Europa, Asien). Stpfl. v. **Radix Nuphari lutei:** Gelbe Teichrosenwurzel. Best.: Alkaloide (Nupharin, α- u. β-Nupharidin), Gerbsäure, Stärke, Dextrose. Anw. hom.: als Aphrodisiacum. HOM: Nuphar luteum, der frische Wurzelstock.

Nuß: (lat. nux) *bot.* s. Fruchtformen.

Nußblätter: Folia Juglandis; **Nußöl:** Oleum Juglandis ERG, s. Juglans regia.

Nutramine: altes Syn. f. Vitamine*.

Nutrimentum(a): Nahrungsmittel.

Nutritio: Ernährung.

Nutsche, Nutschtrichter: Ein Saugfilter, das aus einer Saugflasche und dem Saugtrichter (Nutschtrichter) mit planer o. gewölbter, fester o. eingelegter Siebplatte besteht, z. B. als Büchner-Trichter (Abb. s. bei Filtrieren).

Nux: (Plur. nuces) Nuß.

Nux moschata, Nux Nucistae: Semen Myristicae, s. Myristica fragrans. **Nux vomica:** Semen Strychni, s. Strychnos nux-vomica.

Nyktalopie: Tagblindheit.

Nykturie: vermehrtes nächtl. Wasserlassen.

Nylanders Reagens: Nylandersche Lösung DAB6: 2 g Kaliumnatriumtartrat (Seignettesalz) u. 5 g Natriumhydroxid sind in 45 g Aq. zu lösen u. mit 1 g bas. Wismutnitrat unter Umschütteln zu versetzen. Reagens auf reduzierende Zucker im Harn, s. Tabelle „Harnuntersuchung". (Nylander, C. W. G., Chemiker, Schweden, 1835—1907.)

Nylon: Nylonfaser, Kunstfaser, synth. Polykondensationsprodukt (Polyamidfaser).

Nympha: *anat.* Kl. Schamlippe.

Nymphe: Entwicklungsstufe (zwischen Erstlarve u. erwachs. Tier) bei Milben u. Zecken.

Nyssa sylvatica: (N. aquatica, N. multiflora) Fam. Nyssaceae (heim. Südamerika). Stpfl. v. **Lignum Tupelo:** (Lignum Nyssae) Tupeloholz, Tupeloquellholz, Tupelowurzelholz. Anw. med.: als Quellstifte in der Chirurgie u. Gynäkologie.

Nystagmus: Augenzittern.

Nystatin: (Fungicidin) Antibioticum aus Streptomyces noursei, gelbl. Pv., swl. i. Aq., l. i. Methanol, Äthanol; Wirkung fungistatisch (i. hoh. Dos. fungizid) gegen Hefen, v. a. Candida. Anw.: peroral, mittels Inhalation (Lungenmykosen) u. lokal (Salben, Puder, Suspensionen; Ovula: bei Vulvitis); Moronal®.

O

O: *chem.* Sauerstoff (s. Oxygenium); O_2 = molekularer S., O_3 = Ozon.

o: *chem.* ortho-, s. Benzolring.

ω-Verbindungen: s. Omega-Verbindungen.

Obd.: (auf Rezepten) Obduce = überziehe.

Obduktion: Sektion, Leichenöffnung; Obduzent: Arzt, der obduziert.

Oberflächenaktivität: s. Oberflächenspannung.

Oberflächenspannung: Die bei Flüssigkeiten auf jedes Teilchen der Oberfläche wirkende, nach dem Inneren gerichtete Kraft, wodurch ein stärkerer Zus.hang der Oberfläche bedingt und der Zerreißung der Oberfläche wie dem Eindringen fremder Körper ein gewisser Widerstand entgegengesetzt wird; bei kleinster Fl.-menge wird durch d. Oberflächenspannung die Tropfenform verursacht (Kapillarität). **Oberflächenaktiv** nennt man Stoffe, welche die Oberflächenspannung einer Fl. stark erniedrigen u. sich selbst an der Oberfläche in größerer Konzentration ansammeln (z. B. Öl auf Wasser).

Oberkiefer: Maxilla.

Obermayersche Lösung: Reagens DAB 6: Mischung von 0,2 Tl. Eisen(III)-chloridlsg. mit 25 Tl. rauchender Salzsäure. Z. Nachweis v. Indikan, s. Tab. „Harnuntersuchung".

Obesitas: Obesität, Fettleibigkeit.

Objektiv: Dem Objekt zugekehrte Linse opt. Instrumente, s. Mikroskop.

Objektträger: s. Mikroskop.

Oblate: Aus Weizenmehl hergestelltes dünnes Blättchen od. Kapseln (Capsulae amylaceae, C. operculatae) z. Einhüllen v. Arzneimitteln, s. Arzneiformen.

Obsolet: Veraltet, nicht mehr gebräuchlich (ob-s-olescere = nach u. nach vergehen).

Obstreticus(a, um): (lat.) Geburtshilflich; **Obstetrix:** Hebamme.

Obstipation: syn. Konstipation, Obstructio alvi, Stuhlverstopfung.

Obstructio: Obstruktion, Verstopfung. **O. alvi:** Stuhlverstopfung.

Ochrea: *bot.* Nebenblattscheide, tütenförmig verwachsen, z. B. fast b. allen Polygonaceen.

Ochrolechia-Arten: Lackmus liefernde Flechten, s. Lacca Musci.

Ochsengalle: Fel Tauri*; —, **eingedickte:** — — inspissatum ERG*; —, **gereinigte u. getrocknete:** — — depuratum siccum ERG*.

Ochsenzunge: Anchusa officinalis*.

Ocimum basilicum: Fam. Labiatae, Basilie, Basilikum, Deutscher Pfeffer, Königskraut (Asien, Afrika, Amerika, kult. vor allem in Südfrankreich, Spanien, auch in Deutschland). Stpfl. v. **Herba Basilici:** (Herba Ocimi) Basilienkraut, Basilikumkraut. Best.: Äth. Öl (enth. Methylchavicol, bis 55%), Cineol, Linalool, Ocimen, Pinen), Gerbstoff. Anw. volkst.: als Carminativum u. Diureticum, als Aromaticum u. Gewürz. HOM: Basilicum, die frischen Blätter.

Octadecensäure: Ölsäure.

Octan: Kohlenwasserstoff, C_8H_{18}. Leicht brennbare Fl.; D. 0,703; F. —56,8°; Kp. 125,7°, l. in A., Benzin, Bzl., unl. in Aq. Bestandteil des Erdöls u. Benzins. **Octanzahl:** abgek. „OZ", Kennzahl für das Klopfverhalten der Treibstoffe.

Octana: Nach 8 Tagen wiederkehrendes Fieber.

n-Octylalkohol: (Octanol) $C_8H_{17}OH$, farbl. rosenartig riech. Fl.; D. 0,827; Anw. als Lösungsmittel für Harze, Wachse, Duftstoff.

Octylgallat: Antioxidans, wird durch Veresterung von Gallussäure mit Octylalkohol gew. u. dient zur Konservierung fetthaltiger Lebensmittel, um das Ranzigwerden zu vermeiden bzw. zu verzögern. (0,01%), ll. in fetten Ölen, wl. in Aq.

Oculentum(a): Augensalbe.

Oculi Cancrorum: Lapis Cancrorum*.

Oculus: Auge. **Ocularis(is, e):** Zu den Augen gehörend, Augen-.

Odermennig: Agrimonia eupatoria*.

Odermennigkraut: Herba Agrimoniae, s. Agrimonia eupatoria.

Odontalgie: Zahnschmerz.

Odontitis: Zahnentzündung; **Odontogen:** von den Zähnen ausgehend.

Odontologie: (Odontiatrie) Zahnheilkunde.

Odor: Geruch.

Odorosid: Glykosid aus Digitalis purpurea*, $C_{30}H_{46}O_8$.

O.E.: Oxford-Einheit, s. Penicillin.

Oechsle-Grade: Meßzahl f. d. Güte eines Süßmostes (Trauben- oder Obstsaft); Bestimmung mittels der Oechsle-Waage (Mostwaage, einer Senkspindel, die das abgerundete spezifische Gewicht des Mostes bei 15° C angibt. Aus der Gradzahl kann man den ungefähren Zuckergehalt des Mostes berechnen, indem man den Oechsle-Grad durch 4 teilt u. von der so erhaltenen Zahl bei geringen Most-Gewichten die Zahl 3, bei mittleren die Zahl 2,5 u. bei hohen Mostgewichten die Zahl 2 abzieht. Ein Most von 60° Oechsle enthält etwa 13% Zucker. Auch zur Feststellung des ungefähren Alkoholgehaltes des späteren Weins können die O.-Grade dienen, da nämlich die Grade ungefähr den Gramm Alkohol im Liter des spät. Weins entsprechen (Ferd. Oechsle, Goldschmied, 1774—1852, Pforzheim).

Oedema: Ödem, Wassersucht, Hydrops. Ansammlung seröser Fl. in Gewebslücken.

Ökologie: Lehre v. d. Beziehungen zwischen den Lebewesen u. ihrer Umwelt.

Ölbaum: Olea europaea*.

Öle, Ätherische: Olea aetherea*.

Öle, Arzneiliche: Olea medicata*.

Öle, Fette: Olea pinguia*.

Öle, Flüchtige: Olea aetherea*.

Öle, Gehärtete: s. Olea pinguia.

Öl für Injektionszwecke: bes. gerein. Pflanzenöl.

Ölimmersion: s. Immersion u. Mikroskop.

Ölpalme: Elaeis guineensis*.

Ölsäure: Acidum oleinicum, Octadecensäure, Elainsäure, Oleinsäure. $C_{18}H_{34}O_2$, Mol. 282,4; D. 895, Kp. 223°, SZ 197—202; farblose, ölige Fl., die an der Luft leicht oxidiert, wobei sie sich braun färbt u. einen ranzigen Geruch annimmt; ll. i. A., Ae., Chlf., in fetten u. aether. Ölen. (Die Ölsäure des Handels ist meist keine reine Ölsäure, sondern ein Gemisch von Ölsäure mit anderen Fettsäuren.) Anw. med.: inn. bei Gallensteinen (Dos. 1,0 g), äuß. zu Pflastern u. Einreibungen. **Acidum oleinicum venale:** Rohe Ölsäure, Olein, Stearinöl; braune ölige Fl. v. ranzig. Geruch. Anw. techn.: als Metallputzmittel.

Ölsäureoleylester: Oleylium oleinicum.

Ölsüß: Glycerin.

Ölzellen: *bot.* Öl führende Zellen (charakteristisch z. B. f. Lauraceae).

Ölzucker: Elaeosaccharum(a), s. Arzneiformen.

Oenanthe aquatica: (Oenanthe phellandrium, Phellandrium aquaticum) Fam. Umbelliferae, Wasserfenchel, Wasserkümmel, Roßfenchel (Europa, Asien). Stpfl. v. **Fructus Phellandrii:** Wasserfenchelfrüchte. Best.: Äth. Öl (1—2,5%, nach ERG mind. 0,8%. enth. bis 80% d-Phellandren, Phellandral sowie den Alkohol Androl, der den charakt. Geruch bedingt), fettes Öl (ca. 20%), Harz, Gummi, Kieselsäure, Asche max. 8%. Anw. volkst.: bei Bronchialkatarrh, Keuchhusten, auch als Carminativum u. Diureticum. HOM: Phellandrium, die reifen Samen.

Oenanthe crocata: Fam. Umbelliferae, Giftige Rebendolde (Südeuropa). Stpfl. v. **Herba Oenanthes crocatae:** Rebendoldenkraut. Best.: Oenanthotoxin (Krampfgift), äth. Öl, Mannit, Pektinsäure. Anw. volkst. u. hom.: gegen Epilepsie. HOM: Oenanthe crocata, der zur Blütezeit der Pfl. gesammelte frische Wurzelstock mit anhängenden Wurzeln. (Aufbewahrung: Urtinktur, 1.—3. Dez.-Pot. vorsichtig.)

Oenanthe phellandrium: Oenanthe aquatica*.

Oenothera biennis: (heim. Nordamerika, in Europa angebaut) Fam. Oenotheraceae; Nachtkerze, Gelbe Rapunzel; Best.: Gerbstoff, Phytosterin, Harz, Zucker, Stpfl. v. HOM: Oenothera biennis, die zu Beginn der Blüte ges. frisch. Pflanze (Anw. als Antidiarrhoicum). Das Öl der Samen (Rhapontikaöl) wird als Speiseöl verwendet.

Oesipus: Oesipum, Adeps Lanae cruδus*.

Oesophagus: Speiseröhre. **Oesophagitis:** Entzündung der Speiseröhre.

Östradiol: Oestradiolum (von lat. oestrus = Brunst), Follikelhormon. $\Delta^{1,3,5(10)}$-Östratrien-3,17β-diol

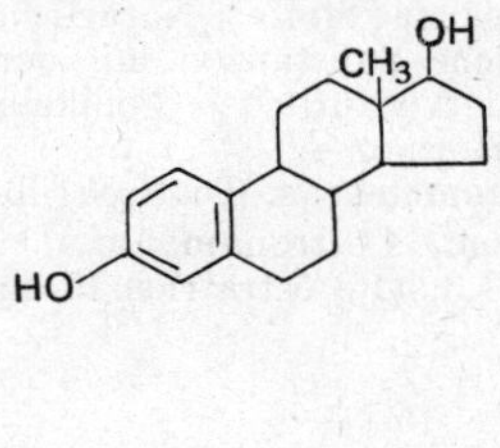

$C_{18}H_{24}O_2$. Mol. 272,4. Farbl. bis schwach gelbl. Kr. oder kr. Pv., ll. in A., Aceton, wenig l. in Chlf., fetten Ölen, praktisch unl. in Aq., unter Salzbildung in verd. Alkalilaugen lösl. Schmelzintervall: 173—180°. Spez. Drehung: $[\alpha]_D^{20°}$ = +76,0° bis +83,0° (Lsg. i. Dioxan); Lichtabsorption: $E_{1cm}^{1\%}$ = 80 (± 5) bei 281 nm, gemessen in Äthanol 96%. Aufbewahrung: Gut verschlossen und vor Licht geschützt. Vorsichtig aufzubewahren. Unverträg. mit Oxidationsmitteln. Anw.: als Östrogen bei Amenorrhoe, Sterilität u. anderen hormonalen Ausfallserscheinungen der Frau; bei Prostatakarzinom des Mannes; oral oder i. m. als Reinsubstanz oder als Ester verschied. Säuren mit Depoteffekt s. Hormone (Menformon®, Progynon®, Ovocyclin®).

Östradiolbenzoat: Östradiolum benzoicum DAB

$C_{25}H_{28}O_3$. Mol. 376,5. Farbl. bis schwach gelbl. Kr. oder kr. Pv., ll. in Chlf., Aceton, l. in A., Ae., wenig l. in fetten Ölen, praktisch unl. in Aq. Schmelztemp. 191—198°. Spez. Drehung: $[\alpha]_D^{20°}$ = +57,0° bis +63,0° (Lsg. i. Dioxan) Lichtabsorption: $E_{1cm}^{1\%}$ = 500 (± 20) bei 231 nm, (in Äthanol 96%). Aufbewahrung: Gut verschlossen und vor Licht geschützt. Vorsichtig aufzubewahren. Unverträglich mit Oxidationsmitteln, Alkalien u. Mineralsäuren. Anw.: wie Östradiol; Verabreichung in öliger Lsg., als Emulsion u. in Kristallsuspension (Ovocyclin M®; Progynon B oleosum®), Menformon®.

Östradiolcyclopentylpropionat: s. Östradiol.

Östradiolpropionat: s. Östradiol.

Oestradiolum: Östradiol.

Oestradiolum benzoicum: s. Östradiolbenzoat.

Östradiolundecylat: s. Östradiol.

Östradiolvalerianat: s. Östradiol.

Östriol: s. Hormone.

Östrogene Stoffe: Natürliche und künstliche Substanzen mit der Wirkung der natürlichen Follikelhormone, s. Hormone.

Oestromon®: s. Diäthylstilböstrol.

Östron: Oestronum DAB, 3-Hydroxy-1,3,5(10)-östratrien-17-on,

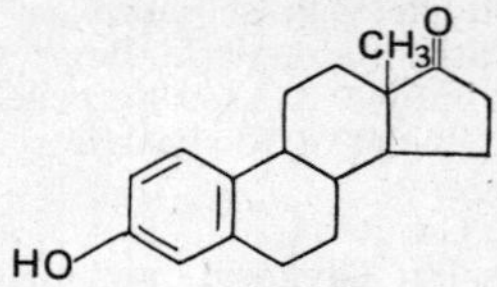

$C_{18}H_{22}O_2$. Mol. 270,4. Farbl. bis schwachgelbl. Kr. oder kr. Pv., das bei etwa 255° unter Verfärbung schmilzt. l. i. Aceton, Chlf., wl. i. A. u. Ae. wenig lösl. i. fetten Ölen, prakt. unl. i. Aq.; Spez. Drehung: $[\alpha]_D^{20°}$ = +158° bis +166° (in Dioxan); Lichtabsorption: $E_{1cm}^{1\%}$ = 80 (± 5) bei 281 nm (i. Äthanol 96%). Aufbewahrung: Gut verschlossen und vor Licht geschützt. Vorsichtig aufzubewahren. Anw.: wie Östradiol (Menformon®).

Östron-Gruppe: Gesamtheit der Follikelhormone, s. Hormone.

Oestronum: s. Östron.

Oestrus: Brunst. **Oestrus-Hormone:** Sexualhormone, s. Hormone.

Offizin: Abfertigungsraum f. d. Publikum in d. Apotheke samt — hiervon abgetrennter — Rezeptur.

Offizinell: Bez. für die in den Pharmakopoen enthaltenen Arzneimittel.

Ohm: Einheit des Widerstandes f. d. elektr. Strom. 1 Ohm ist d. Widerstand einer Quecksilbersäule v. 1 mm² Querschnitt u. 106,3 cm Länge b. 0° C (Ohm, Georg Simon, Physiker, München 1787—1854).

Ohr: Auris.

Okklusiv-Pessar: s. Pessar.

Okular: Die dem Auge zugekehrte Linse b. opt. Instrumenten, s. Mikroskop.

Okkult: Geheim, verborgen, z. B. okkulte Blutungen.

Olea aetherea: Ätherische Öle, Elaeoptene; flüchtige, stark riechende, dünnflüssig-ölartige Inhaltsstoffe (Exkrete) der Pflanze. Sie finden sich größtenteils fertig gebildet in besonderen Sekretbehältern (Ölzellen) vor; einige werden erst durch Einwirkung eines Enzyms auf ein Glykosid beim Zus.bringen der Pfl.teile mit Aq. gebildet (Bittermandelöl, Senföl, Wintergrünöl). Chem. stellen sie Gemische verschiedenartiger organ. Verbdgen dar, die teils der aliphatischen, teils der aromatischen u. teils der alizyklischen Reihe angehören. Zu den Kohlenwasserstoffen gehören bes. die **Terpene** (z. B. Terpinen, Limonen, Pinen) sowie Sesquiterpene, Azulene u. a. Unter den sauerstoffhaltigen Verbdgen. finden wir **Alkohole** (Geraniol, Borneol, Menthol, Fenchol), **Phenole** (Thymol, Carvacrol, Eugenol, Anethol, Apiol), **Aldehyde** (Benzaldehyd, Formaldehyd, Acetaldehyd, Salicylaldehyd, Vanillin, Heliotropin), **Ester** (Bornylacetat, Methylsalicylsäureester), **Ketone** (Aceton, Thujon, Carvon, Kampfer), **Äther** (Apiol, Safrol), **Lactone** (Kumarin), **Säuren** (Ameisensäure, Angelicasäure, Bernsteinsäure, Valerian-, Capron-, Butter-, Laurin-, Palmitin-, Myristinsäure), **Oxide:** (Eucalyptol, Ascaridol, Calameon), **Stickstoffhaltige Verbindungen** (Amine, Nitrile), **Schwefelhaltige Verbindungen** (Allyl-, Diallyl-, Divinylsulfide) u. zahlr. weitere Verbindungen. (Näheres über die einzelnen Öle s. unter d. betr. Stichworten bzw. unter den Gattungsnamen der Pfl.) Gewinnung der äth. Öle geschieht: 1. durch einfaches Auspressen der Pfl.teile; 2. durch Dest. mit Aq. od. Wasserdampf; 3. durch Ausziehen mit Ae. od. Schwk.; 4. durch Ausziehen mit fetten Ölen (kalt = Enfleurage à froid, heiß = Enfleurage à chaud). Bei gewöhnlicher Temp. sind die äth. Öle meist flüssig, einige erstarren zu Kr. (Rosenöl, Anisöl) oder sind fettartig (Irisöl). D. meist unter 1, am schwersten Wintergrünöl mit 1,188. Viele enthalten opt. aktive Verbdgen u. zeigen ein bestimmtes Drehungsvermögen. In Aq. sind sie kaum l., ll. dagegen in A., Ae., Chlf., fetten Ölen. Da sie an der Luft leicht oxidieren, „verharzen", soll die Aufbewahrung in kleinen, völlig gefüllten, braunen Flaschen geschehen, kühl u. vor Licht geschützt. Anw. med.: entsprechend ihrer mannigfaltigen Zstzg. sehr verschieden. Innerlich wirken sie z. T. appetitanregend u. verdauungsfördernd, antispasmodisch u. antiseptisch. Es werden nur kleinste Dosen (einige Tr.) verwendet. Große Gaben können zu u. U. gefährlichen Vergiftungen führen (Lähmungen, Krämpfe, Leberdegeneration, Atemlähmung, Exitus). Äuß. dienen sie vielfach zur Hautreizung. Zur Zeit sind weit über 1000 verschied. äth. Öle bekannt, von denen aber nur ca. 160 med., kosmet. oder techn. Anwendung finden.

Olea europaea: Fam. Oleaceae, Ölo. Olivenbaum (heim. Orient, im ganzen Mittelmeergebiet u. in Ländern ähnlichen Klimas, Kalifornien, Australien, angebaut). Stpfl. v. **Oleum Olivarum:** Olivenöl, Provenceröl. Baumöl, das aus d. Früchten (Oliven; darin zu ca. 10—15% enthalten) ohne Anw. v. Wärme gepreßte Öl. D. 0,910 bis 0,915, E. ca. 6°; JZ 78—90; SZ höchstens 2,0; VZ 187—196. Brechungsindex: n_D^{20} = 1,468—1,471. Gelb bis grünlichgelb, nicht trocknend; ll. in Ae., Chlf., Trichloräthylen, Benzin, Schw.kohlenstoff, Tetrachlorkohlenstoff, wl. in A., unl. in Aq.; unverseifbare Anteile max. 1,5%; b. ca. 10° beginnt d. Öl sich durch kr. Ausscheidungen zu trüben, b. 0° bildet es eine salbenartige Masse. Best.: ca. 25% feste Fette (Glyceride der Stearin-, Palmitin-, Arachinsäure) u. ca. 75% fl. Fette (Glyceride der Ölsäure, Linolsäure u. gem. Glyceride) sowie ca. 0,5—1,5% freie Fettsäure und Squalen (s. d.). Das feinste Öl (1. Pressung) wird als **Jungfernöl** bezeichnet. Anw. med.: als Cholagogum, ferner zu Klistieren, hauptsächlich aber dient es als Arzneiträger f. Einreibungen u. Salben. **Oleum Olivarum album:** Weißes Olivenöl, Weißes Baumöl, Lilienöl ist durch Tierkohle oder Sonnenlicht gebleichtes Olivenöl. Anw. volkst.: bei Brustleiden. **Folia Oleae:** (Folia Olivae) Olivenblätter, Ölbaumblätter, Best.: Oleosid (Glykosid), organ. SS, Mannit, Bitterstoffe, Oleanol, Cholin, Spuren äth. Öl, Carotinoide, Oleuropeosid. Fol. Oleae haben eine blutdrucksenkende Wirkung. Anw.: bei Hypertonie, Angina pectoris u. als Diureticum.

Olea medicata: (Olea medicinalia) **Arzneiliche Öle,** Zubereitungen, welche Arzneistoffe in fetten Ölen gelöst enthalten. Sie werden durch Mischen, Lösen oder Ausziehen in der Kälte oder unter Erwärmen (Olea cocta seu infusa) hergestellt (Ol. camphoratum, Ol. camphoratum forte, Ol. Chloroformii, Ol. Hyoscyami).

Olea mineralia: Mineralöle, s. Ol. Petrae, Paraffinum, Vaselinum.

Olea pinguia: Fette Öle, die aus Pflanzensamen, Früchten u. aus tierischen Organen (Leber, Speck) gew. Öle. Sie bestehen haupts. aus Glycerinestern verschd. Ölsäuren. Man unterscheidet: 1. Trocknende Öle, d. h. Öle, die in dünner Schicht an d. Luft zu einer firnisartigen Masse eintrocknen; sie enthalten haupts. die Glycerinester der Linol-, Linolen-, Isolinolensäure. Hierher gehören z. B. Leinöl, Mohnöl, Hanföl, Ricinusöl. 2. Halbtrocknende Öle, die erst nach längerer Zeit trocknen (Rüböl, Baumwollsaatöl). 3. Nichttrocknende Öle: Sie enthalten im wesentlichen Ölsäureglycerinester u. nur wenige andere Glycerinester. Diese Öle werden bei längerer Lagerung allmählich zersetzt, sie bekommen einen unangenehmen Geruch u. Geschmack u. saure Reaktion, d. h. sie werden ranzig. Dies beruht auf Zers. der in den Fetten enthaltenen Eiweißstoffe (z. T. durch Bakterien) u. auf der durch den Sauerstoff der Luft u. durch Einwirkung des Lichts bewirkten Oxidation, Freiwerden von Fettsäuren u. Entstehen von Aldehyden. (Zur Verhütung od. Verzögerung der Oxidation kann man den Ölen 0,01% Methionin od. Hydrochinon beifügen od. Spuren von α-Tocopherol, Nonyl- od. Propylgallat, auch Gewürze (Pfeffer, Paprika) können das Ranzigwerden verzögern.) Zu den nichttrockn. Ölen gehören das Olivenöl, Sesamöl, Erdnußöl. Feste Öle, wie Kokosfett, Kakaoöl, Muskatnußfett enthalten neben Ölsäureglycerinestern auch Glycerinester der Palmitin-, Stearin-, Myristinsäure. Pflanzenfette enth. ferner bis ca. 0,3% Phytosterin, tierische Fette etwas Cholesterin. Der Schmelzpunkt der Fette liegt um so tiefer, je höher der Gehalt an niederen u. ungesättigten Fettsäuren ist (niedrigster F.: Nußöl = —27°, höchster F.: Hammeltalg +55°). Die Untersuchung der Fette erstreckt sich auf Säurezahl*, Jodzahl*, Verseifungszahl*, Viskosität*, Schmelzpunkt*, Refraktion*. Beim Kochen der Fette mit Alkalilaugen entstehen die Alkalisalze der Öl-, Palmitin- usw. -säuren, die Seifen. Beim Kochen der Fette mit Bleioxid entstehen die Bleisalze der Öl-, Palmitin- usw. -säuren, die Bleipflaster. Die einzelnen Öle s. unter Oleum bzw. unter den betreffenden Stammpflanzen. Gehärtete Öle u. Fette: Flüssige Öle lassen sich durch Anlagerung von Wasserstoff (Hydrierungsverfahren nach W. Normann, wobei Nickel als Katalysator dient) in feste u. halbfeste Fette (hydrogenisierte Fette) überführen. Es bilden sich hierbei sog. „Isoölsäuren“, deren Bleisalze in A. nicht lösl. sind, im Gegensatz zu den Bleisalzen der Fettsäuren, was zu ihrem Nachweis (z. B. in der Margarine) dient (Bestimmungsmethode nach Grossfeld). Auch Spuren von Nickel lassen sich in gehärteten Fetten noch nachweisen. Zur Härtung verwendet man meist an sich zur menschl. Ernährung nicht geeignete Öle, z. B. Trane.

Oleander: Nerium oleander*.

Oleanderblätter: Folia Oleandri (Folia Nerii), s. Nerium oleander.

Oleanderwurzel, Indische: Radix Nerii odori, s. Nerium odorum.

Oleandomycin: Antibioticum (Makrolidgruppe) aus Streptomyces antibioticus.

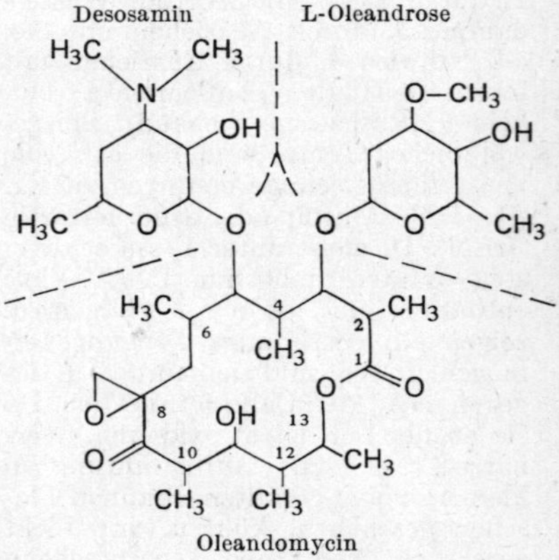

Oleandomycin

Therapeut. verwend. werd. Oleandomycinphosphat

$$(C_{35}H_{61}NO_{12}H_3PO_4)$$

(wasserlösl.) u. Oleandomycintriacetat ($C_{41}H_{67}NO_{15}$, swl. in Aq., ll. in SS u. im Magensaft). Wirkung: bakteriostatisch, überwiegend gegen grampositive Erreger, vor allem gegen Staphylokokken, Streptokokken, Pneumokokken sowie gegen verschiedene gramnegative Keime, wie Neisseria, Hämophilus, Brucella u. auch gegen Rickettsien, Protozoen u. große Virus-Arten; unwirksam ist es u. a. gegen Escherichia coli, Proteus, Salmonellen, Shigellen, Pilze. **Anw. u. Dos.:** Erwachs. per os 1,5—2 g tägl. in 4—6 Einzelgaben; i. v. oder i. m. 500 mg alle 4—6 Stdn, insges. 2—3 g tägl.; Kinder tägl. oral 30—80 mg/kg oder i.v. 40—50 mg/kg in 3—4 Einzeldosen; nicht länger als 10 Tage (Kontraindik. bei O. triacetat: Leberschäden) (® Oleandocyn, Sigmamycin [Oleandomycin + Tetracyclin]).

Oleandrigenin: s. Nerium oleander.

Oleandrin: s. Nerium oleander.

Oleate: Salze der Ölsäure, s. Acidum oleinicum.

Olefine: s. Kohlenwasserstoffe.

Olein: Acid. oleinicum venale*.

Oleinicus: Zur Ölsäure gehörig.

Oleosum(a): Öliges bzw. ölhaltiges Arzneimittel.

Oleum: lat. 1. allgemein Öl; 2. Trivialname für Rauchende Schwfs., Vitriolöl, s. Acidum sulfuricum fumans.

Oleum Abelmoschi seminis: Moschuskörneröl, s. Hibiscus abelmoschus.

— **Absinthii:** Wermutöl, s. Artemisia absinthium.

— **Absinthii infusum** ERG: Fettes Wermutöl, s. Artemisia absinthium.

— **Ajowan:** Ajowanöl, s. Carum ajowan.

— **Allii sativi:** Knoblauchöl, s. Allium sativum.

— **Amomi:** Oleum Pimentae, Pimentöl, s. Pimenta officinalis.

— **Amygdalae amarae:** Ätherisches Bittermandelöl, s. Prunus amygdalus.

— **Amygdalae expressum:** Oleum Amygdalarum, s. Prunus amygdalus.

— **Amygdalarum:** Mandelöl, s. Prunus amygdalus.

— **Amygdalarum aethereum artificiale:** Künstl. Bittermandelöl, s. Benzaldehyd.

— **Amygdalarum amararum aethereum:** Ätherisches Bittermandelöl, s. Prunus amygdalus.

— **Amygdalarum amararum sine Acido hydrocyanico:** Blausäurefreies Bittermandelöl, s. Prunus amygdalus.

— **Angelicae:** Angelikaöl, s. Angelica archangelica.

— **Anethi:** Dillöl, s. Anethum graveolens.

— **animale:** Tieröl. **Ol. animale crudum** ERG: Ol. animale foetidum, Ol. Cornu Cervi, Rohes (Stinkendes) Tieröl, Hirschhornöl. Darst.: Durch trockene Dest. tierischer Stoffe, wie Klauen, Horn, Knorpel, Haut, Wolle usw. Dicke, braunschwarze, trübe Fl. v. widerlichem Geruch, l. in 3 A. Best.: Ammoniumsalze, Pyridin, Pyridinderivate, Aminbasen der Methanreihe, Phenole. Anw. vet.: als Wurmmittel, zum Vertreiben v. Insekten, Ratten, Mäusen usw.

Ol. animale aethereum ERG: (Ol. Cornu Cervi rectificatum) Ätherisches Tieröl. Dippels Tieröl (nach dem Alchemisten J. C. Dippel, 1673—1743, der es zuerst herstellte; vgl. Ferrum cyanatum). Darst.: Durch Dest. des rohen Tieröls. Farbl. Fl., brennbar, l. in 80 Aq., ll. in A., Ae., fetten Ölen. Best.: Die leichtflüchtigen Best. des rohen Tieröles. Anw. med.: früher gegen Hysterie u. Krämpfe; auß.: in Salben gegen Hautkrankheiten.

— **Anisi:** Anisöl, s. Pimpinella anisum.

— **Anthemidis:** Oleum Chamomillae Romanae, s. Anthemis nobilis.

— **Arachidis:** Erdnußöl, s. Arachis hypogaea.

— **Arachidis hydrogenatum:** Gehärtetes Erdnußöl, s. Arachis hypogaea; s. auch Gehärtete Öle unter Olea pinguia.

— **Armoraciae:** Meerrettichöl, s. Armoracia rusticana.

— **Aurantii corticis:** Ol. Aurantii Pericarpii, Pomeranzenschalenöl, s. Citrus aurantium ssp. amara.

— **Aurantii dulcis:** Apfelsinenschalenöl, s. Citrus sinensis.

— **Aurantii Floris:** Orangenblütenöl, s. Citrus aurantium ssp. amara.

— **Aurantii Pericarpii:** Oleum Aurantii corticis*.

— **Bay:** Bayöl, s. Pimenta acris.

— **Bergamottae:** Bergamottöl, s. Citrus aurantium ssp. bergamia.

— **Betle:** Betelöl, s. Piper betle.

— **Betulae empyreumaticum:** Pix betulina, Birkenteer, s. Betula-Arten.

— **Betulae empyreumaticum rectificatum:** Rektifiziertes Birkenteeröl, s. Betula-Arten.

— **betulinum:** Pix betulina ERG, Birkenteer, s. Betula-Arten.

— **Cacao:** Kakaobutter, s. Theobroma cacao.

— **cadinum:** Pix Juniperi, Wacholderteer, s. Juniperus oxycedrus.

— **Cajeputi:** Kajeputöl, s. Melaleuca leucadendron var. cajeputi.

— **Cajeputi rectificatum:** Rektifiziertes Kajeputöl, s. Melaleuca leucadendron var. cajeputi.

— **Calami:** Kalmusöl, s. Acorus calamus.

— **Camphorae:** s. Oleum camphoratum forte.

— **camphoratum:** Campheröl. 10%ige Lsg. von D,L-Campher in Erdnußöl. **Oleum camphoratum forte** DAB 7. Starkes Campheröl (Oleum Camphorae). Gehalt: 19—21% Campher; 1 T. D,L-Campher wird in 4 T. Erdnußöl gelöst. SZ höchstens 2. Anw. med.: beide Kampferöle dienen zu subkutanen Injektionen, bes. bei Kollapsgefahr, s. Campher.

— **Canangae:** Canangaöl, Ylang-Ylang-Öl, s. Cananga odorata.

— **Cantharidis** ERG: Spanischfliegenöl, ein Auszug von Spanischen Fliegen mit Erdnußöl (3:10). Grünlichgelb. Öl. MD 0,15 g; MTD 0,5 g.

— **Carvi:** Kümmelöl, s. Carum carvi.

— **Caryophylli:** Nelkenöl, s. Syzygium aromaticum.

— **Cassiae:** Ol. Cinnamomi Cassiae, Chinesisches Zimtöl, s. Cinnamomum cassia.

— **Castoris:** Kastoröl, Oleum Ricini, s. Ricinus communis.

— **Cetacei:** Walratöl, s. Cetaceum.

— **Chamomillae:** Kamillenöl, s. Matricaria chamomilla.

— **Chamomillae Romanae:** Römisch Kamillenöl, s. Anthemis nobilis.

— **Chaulmoograe:** Chaulmugraöl, s. Hydnocarpus kurzii.

— **Chenopodii anthelminthici** DAB 6: Wurmsamenöl, s. Chenopodium ambrosioides var. anthelminticum.

— **Chloroformii** DAB 6: Mischg. v. Chloroform u. Erdnußöl zu gleich. Teilen.

— **Cinnamomi Cassiae:** Chinesisches Zimtöl, s. Cinnamomum cassia.

— **Cinnamomi (zeylanici):** Zimtöl, s. Cinnamomum zeylanicum.

— **Citri:** Zitronenöl, s. Citrus medica.

— **Citronellae:** Zitronellöl, s. Cymbopogon nardus.

— **Cocos:** Kokosfett, Kokosbutter, Kokosnußöl, s. Cocos nucifera.

— **Coryli avellanae:** Haselnußöl, s. Corylus avellana.

— **Crotonis:** Krotonöl, s. Croton tiglium.

— **Cubebae:** Kubebenöl, s. Piper cubeba.

— **Cupressi:** Zypressenöl, s. Cupressus sempervirens.

— **Eucalypti:** Eukalyptusöl, s. Eucalyptus globulus.

— **Fagi empyreumaticum:** Pix Fagi ERG, Buchenteer, s. Pix.

— **Fagi silvaticae:** Bucheneckernöl, s. Fagus silvatica.

— **Foeniculi:** Fenchelöl, s. Foeniculum vulgare.

— **Foliorum Patchouli:** Oleum Patchouli, s. Pogostemon patchouli.

— **Gaultheriae:** Wintergrünöl, s. Gaultheria procumbens.

— **Geranii:** Geraniumöl, s. Pelargonium-Arten.

— **Geranii indicum:** Oleum Palmarosae, s. Cymbopogon Martini var. Motia*.

— **Gossypii:** Baumwollsamenöl, s. Gossypium.

— **Gynocardiae:** Ol. Chaulmoograe, s. Hydnocarpus kurzii.

— **Helenii:** Alantöl, s. Inula helenium.

— **Helianthi annui:** Sonnenblumenkernöl, s. Helianthus annuus.

— **Hydnocarpi:** Ol. Chaulmoograe, s. Hydnocarpus kurzii.

Oleum Hyoscyami DAB: Bilsenkrautöl. Darst.: 100 T. grob gepulv. Bilsenkrautblätter werden mit einer Mischg. v. 75 T. A. u. 3 T. Ammoniakfl. durchfeuchtet u. in einer gut bedeckten Schale 12 Stunden lang stehengelassen; danach werden 1000 T. Erdnußöl zugesetzt u. die Misch. unter wiederholtem Umrühren a. d. Wasserbade bis zur Verflüchtigung des A. u. d. Ammoniakfl. erwärmt, danach wird abgepreßt u. nach einiger Zeit filtriert. Anw. med.: zu schmerzstillenden Einreibungen (Vorsicht!).

— **Hyperici:** s. Hypericum perforatum.

— **Hyssopi:** Ysopöl, s. Hyssopus officinalis.

— **Iridis:** Veilchenwurzelöl, s. Iris-Arten.

— **Ivae moschatae:** Ivaöl, s. Achillea moschata.

— **Ivarancusae:** Ol. Vetiveriae, Vetiveröl, s. Vetiveria zizanioides.

— **Jasmin:** Das äth. Öl aus den Blüten v. Jasminum officinale, Oleaceae (haupts. Südfrankreich, Italien, Marokko, überall kult.). Best.: Benzylacetat, Linalylacetat, Benzylbenzoat, Jasmon, Geraniol, Nerol, Eugenol, Farnesol, p-Kresol usw. Kommt in verschiedenen Qualitäten in den Handel. Anw.: in der Parfümerie.

— **Jecoris:** s. Lebertran.

— **Jecoris Hippoglossi:** Heilbuttleberöl, s. Lebertran.

— **Juglandis:** Nußöl, s. Juglans regia.

— **Juglandis nucum infusum:** s. Juglans regia.

— **Juniperi:** Wacholderöl, s. Juniperus communis.

— **Juniperi empyreumaticum:** Pix Juniperi, Wacholderteer, s. Juniperus oxycedrus.

— **Lauri:** Lorbeeröl, s. Laurus nobilis.

— **laurinum:** Ol. Lauri, s. Laurus nobilis.

— **Lavandulae:** Lavendelöl, s. Lavandula officinalis.

— **Levistici:** Liebstöckelwurzelöl, s. Levisticum officinale.

— **Ligni Cedri:** Zedernholzöl, s. Juniperus virginiana.

— **Linaloes:** Linaloeöl, Likariöl. Das äth. Öl aus d. Holz u. d. Früchten verschd. Bursera-Arten in Mexiko. Anw.: in d. Parfümerie (Maiglöckchenessenz).

— **Lini:** Leinöl, s. Linum usitatissimum.

Oleum Lini sulfuratum ERG: Geschwefeltes Leinöl. Darst.: 850 T. Leinöl werden in einem eisernen oder irdenen Gefäß auf ca. 130° erhitzt, dann allmählich mit 150 T. gut getrockn. gereinigt. Schwefel versetzt u. unter ständigem Umrühren weiter erhitzt, bis eine zähe rotbraune gleichmäßige Masse entsteht, die in Terpentinöl vollkommen lösl. ist (s. Ol. Terebinth. sulfuratum). Anw. volkst.: b. Tuberkulose (Bergöl, Thüringer Balsam).

— **Lithanthracis:** Pix Lithanthracis: Steinkohlenteer, s. Pix.

— **Lumbricorum:** Oleum Philosophorum*.

— **Macidis:** Ol. Nucistae, Muskatnußöl, s. Myristica fragrans.

— **Majoranae:** Majoranöl, s. Majorana hortensis.

— **Melissae indicum:** Oleum Citronellae, s. Cymbopogon nardus.

— **Menthae crispae:** Krauseminzöl, s. Mentha crispa.

— **Menthae piperitae:** Pfefferminzöl, s. Mentha piperita.

— **Menthae viridis:** Oleum Menthae crispae.

— **Moringae:** Behenöl, s. Moringa oleifera u. M. peregrina.

— **Morrhuae:** Ol. Jecoris, s. Lebertran.

— **Myrciae:** Oleum Bay ERG, Bay-Öl, s. Pimenta acris.

— **Myristicae aethereum** DAB 6: Ätherisches Muskatnußöl, s. Myristica fragrans.

— **Neroli:** Oleum Aurantii Floris.

— **Nucistae:** Muskatnußöl, s. Myristica fragrans.

— **Olivarum:** Olivenöl, s. Olea europaea.

— **Olivarum album:** Weißes Baumöl, s. Olea europaea.

— **Origani cretici:** Spanischhopfenöl, s. Origanum creticum.

— **Ovorum:** Eieröl, s. Ovum.

— **Palmae:** Palmöl, s. Elaeis guineensis.

— **Palmae Christi:** Oleum Ricini, s. Ricinus communis.

— **Palmarosae:** Indisches Geraniumöl, s. Cymbopogon Martini var. Motia.

— **Papaveris:** Mohnöl, s. Papaver somniferum var. album.

— **Paraffinae:** Paraffinum liquidum, s. Paraffine.

— **Patchouli:** Patchouliöl, s. Pogostemom patchouli.

— **Pedum Tauri:** Rinderklauenfett, s. Knochenöl (Klauenöl).

— **Persicarum:** Pfirsichkernöl, s. Prunus persica u. P. armeniaca.

— **Petitgrain:** Petitgrainöl, s. Citrus Aurantium ssp. amara.

— **Petrae: Petroleum, Erdöl,** Steinöl, Naphtha. Entstand (nach heutiger Auffassung) aus den Fetten, Eiweißstoffen u. Kohlenhydraten untergegangener Tiere u. Pflanzen, es findet sich daher nur in Schichtgesteinen, niemals in Erstarrungsgesteinen, 50% der heut. Ölausbeute stammt aus dem Tertiär. Entströmt entweder freiwillig dem Erdboden oder wird durch Pumpen gehoben, etwa 80% müssen bergmännisch erbohrt werden. Hauptvork.: USA (Louis., Oklahoma, Kalifornien, Texas), Canada, Mexico, Venezuela, Rumän., UdSSR, mittl. Osten; in Deutschld.: Nordseeküste, Mecklbg.,

Oberbayern, Thür., Lüneburger Heide. Je nach d. Herkunft ist d. Öl hell bis schwarz gefärbt, dünnfl. (Pennsylvanien, Sumatra) od. dickfl. (Baku). Erdöl ist ein Gemenge zahlreicher Kohlenwasserstoffe, vorwiegend der Methane und Naphthene, in kleineren Mengen Benzole, ferner der die Verharzung des Erdöls bedingenden Olefine, ferner finden sich i. E. Schwefelverbindungen, Stickstoff u. Spuren zahlreicher and. Elemente. Die Zstzg. ist sehr schwankend. Man teilt die Erdöle ein in: 1. Methanöle (Pennsylvanien), die haupts. Kohlenwasserstoffe der Paraffinreihe enthalten; 2. Naphthenöle (Baku), die reich an Naphthenen sind (etwa 80%); 3. Naphthenmethanöle, ein Gemenge d. Kohlenwasserstoffe der Paraffin- und Naphthenreihe. D. 0,78—0,94. Erdöl ist neben Kohle u. Wasser die größte Energiequelle für die Welt. Rohes E. dient als Feuerungsmittel f. Dampfkessel (Schiffe); Verbrennungswärme rd. 10000 kcal/kg; ebenso wichtig sind die b. seiner fraktionierten Dest. gew. Produkte. Man unterscheidet hierbei: 1. die bis 150°C übergehenden Anteile (Petroläther, Gasolin, Benzine, Ligroin); 2. das von 150° bis 300° destill. eigentl. **Petroleum** (Kerosin, Leuchtöl); 3. die bis 350° dest. Gas- u. Treiböle; 4. die über 350° dest. Anteile u. Rückstände (Schmieröle, Paraffin, durch Raffination Vaselin). **Ol. Petrae** ERG ist das aus dem rohen amerikan. Steinöl durch Dest. gew. Öl. Farblos bis schwach gelbl., unl. i. Aq., wl. i. A., ll. i. Ae., Chlf. u. in fetten Ölen. D. 0,790 bis 0,800; Kp. 150—270°. Es darf Lackmuspapier nicht röten. HOM: Petroleum. (Aufbewahrung: Ursubstanz u. 2. Dez.-Pot. unter Penetrantia.) Vgl. Benzinum Petrolei, Paraffinum, Vaselinum. **Oleum Petrae italicum** ERG: Steinöl, Destillat aus italienischem Rohöl. Gelbe oder rötl. klare, schillernde Fl.; ll. i. Ae., absol. A., fett. u. äth. Ölen, wl. i. A. D. 0,745—0,845. Anw. volkst.: zu Einreibungen.

— **Petroselini:** Petersilienöl, s. Petroselinum sativum.

— **Philosophorum:** Ol. Lumbricorum, Philosophenöl, eine Mischung v. Ol. Rapae m. ca. 1% Ol. animale crud. u. ca. 2% Ol. Petrae.

— **phosphoratum:** Eine Lsg. von weiß. Phosphor in einem fetten Öl, am besten Olivenöl, Phosphoranteil meist 1%.

— **Pimentae:** Pimentöl, s. Pimenta officinalis.

— **Pimentae acris:** Oleum Bay, s. Pimenta acris.

— **Pini:** Kienöl, s. Terebinthina.

— **Pini piceae:** Edeltannenöl, s. Abies alba.

— **Pini Pumilionis:** Latschenkiefernöl, s. Pinus mugo var. pumilio.

— **Pini sibiricum:** Sibirisches Fichtennadelöl, s. Abies sibirica.

— **Pini silvestris:** Kiefernnadelöl, Schwedisches Fichtennadelöl, s. Pinus silvestris.

— **Pulegii:** Poleiöl, s. Mentha pulegium unter Mentha-Arten.

— **Rapae:** Rüböl, s. Brassica rapa u. B. napus.

— **Ricini:** Rizinusöl, s. Ricinus communis.

— **Rosae:** Rosenöl, s. Rosa damascena.

— **Rosmarini:** Rosmarinöl, s. Rosmarinus officinalis.

— **Rusci:** Pix betulina DAB 6, Birkenteer, s. Betula-Arten.

— **Rusci rectificatum:** Oleum Betulae empyreumaticum rectificatum, Rektifiziertes Birkenteeröl, s. Betula-Arten.

— **Rutae:** Rautenöl, s. Ruta graveolens.

— **Sabinae:** Sadebaumöl, s. Juniperus sabina.

— **Salviae:** Salbeiöl, s. Salvia officinalis.

— **Santali:** Sandelöl, s. Santalum album.

— **Sassafras:** Sassafrasöl, s. Sassafras officinale.

— **Sesami:** Sesamöl, s. Sesamum indicum.

— **Sinapis:** Senföl, s. Brassica nigra u. Allylsenföl.

— **Sinapis pingue:** Fettes Senföl, s. Brassica nigra.

— **Sojae:** Sojabohnenöl, stammt v. Glycine soja (Soja hispida). Fam. Leguminosae (Ostasien, Japan).

— **Spicae:** Spiköl, s. unter Lavandula officinalis.

— **Succini rectificatum:** Gereinigtes Bernsteinöl, s. Succinum.

— **Tanaceti:** Rainfarnöl, s. Chrysanthemum vulgare.

— **templinum:** Templinöl, Edeltannenzapfenöl, s. Abies alba.

— **Tauri pedum:** Klauenöl*.

— **Terebinthinae:** Terpentinöl, s. Terebinthina.

— **Terebinthinae rectificatum:** Gereinigtes Terpentinöl, s. Terebinthina.

— **Terebinthinae sulfuratum** ERG: Geschwefeltes Terpentinöl, Mischung v. 1 Ol. Lini sulfuratum u. 3 Ol. Terebinthinae. Volksmittel (Harlemer Öl, Tillytropfen, Jerusalemer Balsam usw.).

— **Thymi:** Thymianöl, s. Thymus vulgaris.

— **Tiglii:** Ol. Crotonis, s. Croton tiglium.

— **Valerianae:** Baldrianöl, s. Valeriana officinalis var. angustifolia.

— **Vaselini album:** Weißes Vaselinöl, s. Vaselin.

— **Vaselini flavum:** Gelbes Vaselinöl, s. Vaselin.

— **Vetiveriae:** Ol. Ivarancusae, s. Vetiveria zizanioides.

— **Vitrioli (fumans):** Acid. sulfuricum fumans, s. Schwefelsäure.

— **Ylang-Ylang:** Ol. Canangae, s. Cananga odorata.

— **Zedoariae:** Zitwerwurzelöl, s. Curcuma zedoaria.

— **Zinci** ERG: Zinköl, Anreibung v. Zincum oxydatum crudum u. Oleum Olivarum aa.

Oleylalkohol:

$$C_8H_{17}CH{=}CH(CH_2)_7OH.$$

Farbl. Fl., D. 0,849, Kp. 205°/15 mm; l. in A. u. Ae., unl. in Aq. Nat.: im Walratöl. Anw.: in d. Textil- u. kosmetischen Industrie, zur Herst. v. Brillantinen, Lippenstiften usw., für Druckerfarben, zum Wasserdichtmachen von Stoffen, als Antischaummittel usw., vgl. Oleylium oleinicum DAB.

Oleylium oleinicum: Ölsäureoleylester DAB 7 wird durch Veresterung v. Ölsäure mit dem aus Naturprodukten durch Spaltung od. durch Reduktion gewonnenem Gemisch natürlicher, ungesättigter Fettalkohole, vorwiegend Oleylalkohol*, hergestellt. Der Zusatz v. Stabilisatoren ist gestattet. Schwach gelbl., klares Öl von charakteristischem Geruch und Geschmack. Ölsäureoleylester trübt sich beim Abkühlen unter 10° und erstarrt unter 5° zu einer salbenartigen Masse, sll. i. Ae., Petroläther, fetten Ölen, fl. Paraffin, swl. i. A., praktisch unl. i. Aq. Dichte: 0,860—0,880. Brechungsindex: $n_D^{20°}$ = 1,464—1,466. Viskosität: 25—30 cP. JZ 75—90, SZ höchstens 2, VZ 100—115, Hydroxylzahl höchstens 15. Aufbewahrung: Gut verschlossen und vor Licht geschützt. Anw.: als Lösungsmittel und Trägersubstanz für fettlösliche u. mit Fetten mischbare Arzneimittel (Cetiol®).

Olfactometrie: Geruchsprüfung.

Olfactorium(a): Riechmittel, Riechfläschchen (Olfactus = Geruchssinn, Olfactorius = Riechnerv).

Olibanum: Weihrauch, s. Boswellia bhaw-dajiana u. Boswellia carteri.

Oligodynamische Wirkung: Wirkung kleinster Mengen (z.B. die bakterizide Wirkung ionisierter Silberlösungen).

Oligoplexe®: Mischungen verschd. Arzneimittel in hom. Dosierungen.

Oligosaccharide: s. Kohlenhydrate.

Oligurie: Verminderung der Harnausscheidung (100—400 ml/24h).

Olivenblätter: Folia Oleae, s. Olea europaea.

Olivenöl: Ol. Olivarum, s. Olea europaea.

Omalgie: (von griech. ὦμος = Schulter) Schulterschmerz.

Omentum: (lat.) Netz, Teil des Bauchfells.

Omnacillin®: Suspension von Procain-Penicillin G + Omnadin-Konzentrat, entspr. 2 ml Omnadin. Anw.: als Depotpräp. bei Infektionen mit penicillinempfindlichen Erregern, bes. bei chronischen u. zu Rezidiven neigenden Infektionen. Nur zur intramuskulären Injektion, tägl. 1—3mal 400000 I.E., Kinder 200000 I.E. s. Penicillin.

Omnadin®: Gemisch von reaktiven Eiweißkörpern aus Stoffwechselprodukten verschiedener apathogener Keime, Gallenlipoiden, animalischen Fetten und gallensauren Salzen in physiol. Kochsalzlösung. Anw.: i.m., s.c. zur Mobilisierung der Abwehrkräfte des Körpers, bei akuten Infektionen.

Omnamycin®: Wassersuspendierbare Penicillin-Streptomycin-Omnadin-Kombination zur antibiotischen Behandlung bakterieller Mischinfektionen. Anw.: i.m. als O.®S, O.®-Manole o. -Manoject.

Omphalitis: (griech. ὀμφαλός = Nabel) Nabelentzündung der Neugeborenen.

Onkologie: (griech. ὄγκος = Haufen, Geschwulst) Lehre von den Geschwülsten.

onkozid: Geschwulstzellen vernichtend.

Ononis spinosa: Fam. Leguminosae, Hauhechel, Harnkraut, Haudorn (Europa). Stpfl. v. **Radix Ononidis:** Hauhechelwurzel, Harnkrautwurzel. Best.: Äth. Öl, Ononin (Glykosid), das Glycyrrhizin ähnliche Ononid, Onospin, Gerbstoff, Asche max. 7%. Anw. als Diureticum (Species diureticae, Species Lignorum). YOM: Ononis, das frische Kraut.

Ontario-Pappel: Populus candicans, s. Populus-Arten.

Ontogenese: Ontogenie. Entwicklung des Einzelwesens von der Eizelle bis zur endgültigen Ausbildung (Haeckel), vgl. Phylogenese.

Oogonium: *bot.* Einzelliger Behälter, in dem die Eizellen in Ein- oder Mehrzahl gebildet werden, vgl. Archegonium.

Oophoritis: Eierstockentzündung.

Oophoron: (griech. ὠόν = Ei) Eierstock.

Opaleszieren: Farbig schillern (wie ein Opal). **Opaleszenz:** Nach dem DAB 6 Höchstmaß einer Trübung, die entsteht, wenn 5 ml einer Mischung von 1 ml $^{1}/_{100}$-Normal-Salzsäure und 99 ml Aq. mit 0,5 ml $^{1}/_{10}$-Normal-Silbernitratlsg. versetzt werden. Die Beobachtung ist 5 Minuten nach dem Zusetzen der $^{1}/_{10}$-Normal-Silbernitratlsg. gegen eine dunkle Unterlage bei auffallendem Licht vorzunehmen.

Opalisierende Trübung: Ist nach dem DAB 6 d. Höchstmaß einer Trübung, d. entsteht, wenn 5 ml einer Mischung von 2 ml $^{1}/_{100}$-Normal-Salzsäure und 98 ml Aq. mit 0,5 ml $^{1}/_{10}$-Normal-Silbernitratlsg. versetzt werd. Beobachtung wie oben. Vgl. Trübung.

Operculum: Deckel; **Capsulae operculatae,** s. Arzneiformen.

Operment: Auripigment, Arsenum sulfuratum flavum ERG, s. Arsentrisulfid.

Ophthalmia: Augenentzündung.

Ophthalmiatrie: (griech. ὀφθαλμός = Auge) syn. Ophthalmologie, Augenheilkunde (Augenarzt = Ophthalmologe).

Ophthalmicum(a): Augenheilmittel.

Ophthalmoskop: Augenspiegel (erf. 1851 von Hermann von Helmholtz, Physiker u. Physiologe, 1821—1894, Berlin).

Opiate: Opiumhaltige bzw. Alkaloide des Opiums enthaltende Arzneimittel.

Opium: Opium, Meconium, Laudanum, Thebaicum. Der eingetrocknete Milchsaft der Früchte v. **Papaver somniferum** = Schlafmohn, Fam. Papaveraceae (heim. östl. Mittelmeergebiet, kult. in Mazedonien, Bulgarien, Persien, Kleinasien, haupts. in Vorderindien u. China). Zur Gew. d. Opiums werden d. unreifen Kapseln nach dem Abfallen d. Blumenblätter am Abend m. einem Messer od. einem Bündel parallel gestellter Messerchen quer geritzt u. am Morgen der ausgetretene Milchsaft abgeschabt und auf Blättern gesammelt. Die Ausbeute beträgt pro Kapsel nur etwa 2 Zentigramm. Nach d. Erhärten wird d. O. zu Kuchen od. Broten v. 300 g bis 3 kg vereinigt, in Mohnblätter eingewickelt u. m. Rumexfrüchten bestreut. So kommen sie über Smyrna od. Saloniki in den Handel. Die zuweilen m. helleren Körnern durchsetzten Stücke sind innen dunkelbraun, in frischem Zustande weich u. zähe, später werden sie durch Austrocknen hart u. spröde u. brechen dann uneben. Der Geruch ist betäubend. Geschmack stark bitter u. etwas scharf. O. ist in Aq. bis zu 70% l. Best.: Bisher wurd. ca. 25 Alkaloide isoliert. Hauptalkaloid ist das Morphin, daneben Codein, Thebain, Papaverin, Narcotin, ferner (in Mengen von 0,01 bis höchstens 0,1%) Pseudomorphin (Oxydimorphin) Neopin (Oxycodein), Laudanin (N-Methylpapaverin), Laudanidin = Tritopin, Laudanosin, Narcein, Kryptopin, Protopin, Narcotilin, Lanthopin, Codamin, Meconidin, Gnoscopin, Papaveramin, Xanthalin = Papaveraldin, Oxynarcotin u. a. Die Alkaloide sind in Opium größtenteils an Mekonsäure (Oxypyrondicarbonsäure) gebunden. Der Gesamtalkaloidgehalt beträgt 20 bis 25%, wovon auf Morphin allein 6—15% entfallen. Der Geh. des getrockneten Opiums soll nach dem DAB 7 mind. 12% **Morphin** betragen. Der Gehalt des Roh-Opiums an Alkaloiden ist äußerst schwankend, z. B. Morphin 3 bis ca. 20%, Codein 0,3—3%, Thebain 0,2—0,4%, Narcotin 2—12%, Papaverin 0,5—1,2%; neben Mekonsäure (bis 4%) sind im Roh-Opium noch andere organ. SS (Wein-, Zitronen-, Äpfel-, Bernstein- u. Milchsäure) sowie auch Schwefelsäure enthalten, ferner Schleim, Kautschuk, Harz, Eiweiß, Zucker, Enzyme, Salze u. Pektinstoffe usw. Anw. med.: Die Gesamtwirkung des O. ergibt sich aus d. synergetischen u. antagonistischen Eigenschaften d. vorhand. Alkaloide, sie ist also verschieden von der des reinen Morphiums. Die Wirkung der Hauptalkaloide zeigt vorstehende Tabelle.

O. ist d. Hauptmittel, um den Darm ruhig zu stellen; es wird deshalb vor allem bei Diarrhöen verwendet, aber auch bei Krankheiten, b. denen eine Ruhigstellung des Darmes zur Ausheilung nötig ist; ferner bei Husten sowie zur allgemeinen Schmerzlinderung. Jedoch ist größte Vorsicht bei der Verordnung wegen der bestehenden Gewöhnungsgefahr angezeigt.

	Morphium	Kodein	Thebain	Papaverin	Narkotin
Zentral analgetische Wirkung.	+++	++	—	—	+
Hypnotische Wirkung	+++	+	—	(+)	?
Wirkung auf d. Atemzentrum	lähmend	—	erregend	—	erregend
Lähmung d. glatt. Muskulatur	+	+	—	++	+

(n. Hans Braun, Pharmakologie des DAB, s. ferner d. einzelnen Alkaloide.

Eingestelltes Opium: Opium titratum, Opium pulveratum. Gehalt 9,8 bis 10,2% Morphin, berechnet auf die lufttrockene Droge, die Einstellung erfolgt mittels Milchzucker. Asche max. 6%. MED 0,15 g; MTD 0,5 g.

Opium pulveratum: s. Eingestelltes Opium.

Opium concentratum: Opiumkonzentrat DAB 6 enth. 48—50% Morphin. MED 0,03 g, MTD 0,1 g.

Opiumextrakt DAB 7: Gehalt 19,6 bis 20,4% Morphin; MED 0,075 g, MTD 0,25 g.

Opiumtinktur DAB 7: Tinctura Opii, Gehalt 0,95—1,05% Morphin; MED 1,5 g; MTD 5,0 g.

Tinctura Opii benzoica DAB 6: Gehalt 0,05% Morphin.

Tinctura Opii crocata DAB 6: Safranhaltige Opiumtinktur, Gehalt 0,98 bis 1,02% Morphin, MED 1,5 g, MTD 5,0 g.

Pulvis Ipecacuanhae opiatus DAB 6: Doversches Pulver. Gehalt 10% Opiumpulver. MED 1,5 g, MTD 5,0 g.

HOM: Opium (den Anforderungen des DAB entsprechend). Aufbewahrung: Droge, Urtinktur, 2. u. 3. Dez.-Pot. vorsichtig.

Geschichtliches: Opium, die „Mohnträne" (Meconium, „Nepenthes" bei Homer), ist bereits im Altertum bekannt, im Mittelmeergebiet etwa ab 3.—4. Jahrh. v. Chr. Im Mittelalter z. Herst. des Theriaks* verwendet. Paracelsus (1493—1541): „Ich habe ein Arcanum, heiße ich Laudanum, ist über alle, wo es zum Tode weichen will." 1664 erfand Sydenham die Tct. Opii crocata, 1803 isolierte der Pariser Apotheker Dérosne aus dem Opium ein Kristallgemisch, das wahrscheinlich aus Morphin u. Narcotin bestand. 1804 entdeckte der Apotheker Friedrich Wilhelm Adam Sertürner in Paderborn (geb. 1783 in Neuhaus bei Paderborn, gest. 1841 in Hameln) das Morphium. Seine erste Veröffentlichung trug den Titel „Darstellung der reinen Mohnsäure (Opiumsäure) nebst einer chem. Untersuchung des Opiums mit vorzüglicher Hinsicht auf einen darin neu entdeckten Stoff u. die dahingehörigen Bemerkungen". In der *Pharmacopoea Borussica ed IV* vom Jahre 1827 ist das Morphin zum ersten Male aufgeführt. Die Verwendung als Genußmittel ist bereits seit d. 16. Jahrh. im Orient stark verbreitet.

Opiumgesetz: s. Betäubungsmittelgesetz.

Opodeldoc (Name stammt vermutlich v. Paracelsus): Linimentum saponato-camphoratum (DAB)*. Eine gallertartige Lsg. von Seife in A., dem Ammoniak, Kampfer u. äth. Öle zugesetzt sind; Anw. als Einreibung.

Opopanax: s. Opopanax chironium.

Opopanax chironium: Fam. Umbelliferae (Westl. Mittelmeergebiet, Arabien, Ägypten, Somaliland). Stpfl..v **Opopanax:** Echtes Opopanax, Gummi Opopanax, Opopanax-Harz. Best.: Harz, äth. Öl, Gummi. Anw.: in der

Parfümerie. Das heute handelsübliche Opopanax stammt von Commiphora Kataf (s. Commiphora-Arten), es enth. neben Gummi vor allem bis ca. 50% Ferulasäure des Oporesinotannols. Das fälschlich als Opopanax-Öl bezeichnete **Bisabol-Myrrhenöl** (Burseraceen-Opopanax) stammt von Commiphora erythraeae var. glabrescens, s. Commiphora-Arten.

Opopanax-Öl: s. Opopanax chironium.

Opotherapeutica: (ὀπός = Saft) Organotherapeutica*.

Opressio: Beklemmung.

Opsonine: Bakteriotropine, Stoffe im normalen Blutserum, welche die Bakterien so verändern bzw. schädigen, daß sie von den Phagozyten aufgenommen werden können.

Optik: Lehre vom Licht.

Optimus(a, um): Der (die, das) Beste.

Optische Aktivität: Fähigkeit vieler Substanzen, die Schwingungsebene eines durch sie gehenden polarisierten Lichtstrahles nach rechts od. links zu drehen; Ursache ist die molekulare Asymmetrie (asymmetrisches C-Atom*). Die opt. aktiven Stoffe kommen in mind. 2 Isomeren vor, d. h. opt. links bzw. rechts drehend, gekennzeichnet durch den Vorsatz (+)- bzw. (—)-, veraltet auch durch l- bzw. d-; vgl. Stereochemie und Polarisation.

Optochin ERG: Optochin®, Äthylhydrokuprein, Optochin basicum,

$$C_{21}H_{28}N_2O_2.$$

Mol. 340,2. Weiß. bis schwach gelbl., sehr bitter schmeckendes Pv., fast unl. in Aq., l. in A., Ae., Chlf., heißen Ölen u. Fetten, ll. in SS; opt. linksdrehend, für eine 5%ige Lsg. in Normal-Salzsäure ist $[\alpha]_D^{20°}$ = —206° bis —212°. Anw. med.: inn. bei Pneumonie u. Malaria. Dos. mehrmals tgl. 0,2—0,3 g; MD 0,3 g; MTD 1,0 g; äuß.: in 2%iger Lsg. bei Hornhautgeschwüren.

Optochin hydrochloricum ERG: Optochinhydrochlorid, Äthylhydrokupreinhydrochlorid ($C_{21}H_{28}N_2O_2$)HCl. Mol. 376,7. Weiß., kr., sehr bitter schmeckendes Pv., l. in 2 Aq. u. 5. A. Opt. linksdrehend, für eine 5%ige Lsg. in Normal-Salzsäure ist $[\alpha]_D^{20°}$ = —183°— —189°. Anw. s. Optochin.

Optone: Durch künstl. Verdauung hergestellte wasserlösliche Organpräparate (Abderhalden).

Opuntia cochenillifera: s. Coccus cacti.

Oral: Den Mund betreffend, mündlich, durch den Mund.

Oralopen®: Phenethicillin; 2-Methylphenoxy-methyl-penicillin; oral wirksames halbsynthet. Penicillin.

Orange, Orangenbaum: Citrus aurantium ssp. amara*.

Orangenblätter: Folia Aurantii, s. Citrus aurantium ssp. amara.

Orangenblüten: Flores Aurantii, s. Citrus aurantium ssp. amara.

Orangenblütenöl: Ol. Aurantii Floris, s. Citrus aurantium ssp. amara.

Orangenschale: Pericarpum Aurantii, s. Citrus aurantium ssp. amara.

Orasthin: Oxytozin, Hormon aus dem Hypophysenhinterlappen, s. Hormone.

Oratren 200®: Penicillin V, s. Penicillin.

Orbita: (lat.) Augenhöhle.

Orcein: s. Orseille.

Orchis: *med.* (syn. Testes, Testiculi) Hoden; **Orchitis:** Hodenentzündung.

Orchis: *bot.* Fam. Orchidaceae, Knabenkraut, Kuckucksblume.

Orchis morio: Salep-Orchis (Dtschl., bes. Rhön, Taunus, Odenwald, ferner Balkan u. Kleinasien), u. a. Orchis-Arten, wie **O. mascula, O. militaris, Anacamptis pyramidalis, Platanthera bifolia** u. a. Stpfln. v. **Tubera Salep:** (Rad. Salep) Salepknollen: die zur Blütezeit gesammelten, jungen, prallen Tochterknollen, die mit sied. Wasser abgebrüht u. getrocknet werden. Best.: ca. 50% Schleim, der bei Hydrolyse Mannose u. Glucose liefert, ferner 30% Stärke, 5—15% Eiweißstoffe, Zucker. Asche max. 3%. Anw. med.: als Schleimdroge (Mucilago Salep), b. Diarrhöe, bes. der Kinder; inn. u. als Klistier; volkst.: auch als Kräftigungsmittel u. Aphrodisiacum.

Orcin: 3,5-Dihydroxytoluol, 5-Methylresorcin, $C_6H_3(CH_3)(OH)_2$. Muttersubstanz des Orseille- u. Lackmusfarbstoffes (s. dort). Weiße Kr., D. 1,29, F. 107—108°, ll. in Aq., A., Ae., l. in Bzl. Gibt mit Eisenchlorid blauviolette Färbung, mit Chlf. u. KOH Rotfärbung, die beim Verdünnen mit Aq. in Gelb umschlägt mit grüner Fluoreszenz. Anw.: als Indikator, als Bial' Reagens auf Pentosen, Rübenzucker, Diastase, Lignin u. a.

Orciprenalin: Resorcinäthanolamin; dem Isoprenalin (= Aludrin®) ähnl. wirkendes Sympathikomimetikum; Anw. oral, i.v.; Alupent®.

Ordnungszahl: Atomnummer, Kernladungszahl; abgek. „OZ“ oder „Z.“ Jedes chemische Element ist durch eine ganz bestimmte Anzahl von Protonen im Kern seiner Atome charakterisiert, diese Protonenzahl nennt man „Ordnungszahl“ oder „Kernladungszahl“ oder „Atomnummer“. Da Ordnungszahl u. Atomgewichte mit wenigen Ausnahmen parallel laufen, ist die Ordnungszahl gleich der Nummer des Elements im Periodensystem der Elemente. Bei den elektrisch neutralen Atomen entspricht die Ordnungszahl auch der Zahl der um den Atomkern kreisenden negativ geladenen Elektronen, vgl. Periodensystem der Elemente.

Orellana: Orlean, s. Bixa orellana.

Orexie: (griech.) Eßlust, Verlangen nach Nahrung.

Orexin, Gerbsaures; Orexin-Tannat ERG: Orexinum tannicum*.

Orexinum tannicum: Orexin-Tannat ERG, Gerbsaures Orexin. Gelblichweiß. Pv., unl. in Aq., ll. in SS. Darst.: Durch Einwirkung v. Gerbsäure auf Orexin (Phenyldihydrochinazolin, $C_{14}H_{12}N_2$). Anw. med.: als Stomachicum und Antemeticum. Dos. 0,3 bis 0,5 g; MD 0,5 g; MTD 1,5 g.

Organische Chemie: Chemie der Kohlenstoffverbindungen.

Organoleptik: sinnesmäßige Prüfung u. Bewertung von Produkten mit Hilfe von Geruch, Geschmack u. Aussehen.

Organo-Magnesium-Verbindungen: Grignardsche Verbindungen, s. Grignardsche Reaktion.

Organosiloxane: s. Silicone.

Organotherapeutica: Opotherapeutica, Organpräparate. Getrocknete tierische Organe bzw. Extrakte und Präparate hieraus od. d. Gewebssäfte dieser Organe od. ihre Sekrete bzw. Inkrete (Drüsen m. innerer Sekretion) zur Behandlung v. Krankheiten, bes. v. solchen, die auf einer verminderten Funktion dieser Organe beruhen (Implantation, Hormonsubstitution, Gewebetherapie nach Filatow, Frischzellentherapie nach Niehans, s. auch Anti-reticulo-endotheliales cytotoxisches Serum nach Bogomoletz). Heute werden d. getrockneten Organe selbst selten benutzt, haupts. die frischen Organe, ihre Extrakte bzw. ihre Hormone, z. T. die künstlich hergestellten Hormone. Die Organotherapie wurde von Brown-Séquard (Physiologe, Paris, 1818—1894) eingeführt. Die haupts. zur Verwendung gelangenden Organe (vgl. Hormone):

Bauchspeicheldrüse (Pankreas): Extracti Pancreatis, s. Pancreatin.

Bronchialdrüsen (Glandulae bronchiales): Glandulae bronchiales siccatae.

Eierstock: (Ovarium): Ovaria siccata.

Gelber Körper (Corpus luteum): Corpora lutea siccata.

Gehirn (Cerebrum): Cerebrum siccatum.

Gehirnanhang (Hypophysis cerebri, Glandula pituitaria): Hypophysis cerebri siccata, Glandula pituitaria siccata.

Hoden (Testis, Testiculis): Testes siccati.

Knochenmark: (Medulla ossium) Medulla ossium rubra siccata.

Leber (Hepar): Hepar siccatum.

Lunge (Pulmo): Pulmones siccati.

Milchdrüsen (Mammae): Mammae siccatae.

Milz (Lien): Lien siccatus.

Nebennieren (Glandulae suprarenales): Glandulae suprarenales siccatae.

Nieren (Renes): Renes siccati.

Schilddrüse (Glandula thyreoidea): Glandulae thyreoideae siccatae DAB 6.

Nebenschilddrüse, Epithelkörperchen (Glandulae parathyreoideae): Glandulae parathyreoideae siccatae.

Thymusdrüse (Glandula Thymi): Glandulae Thymi siccatae.

Zirbeldrüse: Epiphyse (Glandula pinealis), Glandulae pinealis siccatae. Vgl. Hormone.

Organpräparate: Organotherapeutica*.

Oricello: Orseille*.

Orificium: (lat. os = Mund) (Mundartige) Öffnung. **O. urethrae** (externum u. internum): Äußere bzw. innere Öffnung der Harnröhre; **O. uteri** (externum u. internum): Muttermund.

Origanum creticum: Fam. Labiatae, Spanischer Hopfen, Kretischer Dost (Mittelmeerländer, Kreta). Stpfl. v. **Herba Origani cretici:** Spanisch Hopfenkraut. Best.: Äth. Öl, Bitterstoff, Gerbstoff. Anw.: als Aromaticum u. Gewürz (Anchovis). HOM:

Origanum creticum, das frische, blühende Kraut. **Oleum Origani cretici** ERG: Spanisch Hopfenöl (stammt auch v. anderen Hopfenarten). Best.: mind. 60% Phenole, haupts. Carvacrol, ferner Pinen, Cedrol, p-Cymol u. a. Dickfl., gelbe bis rotbraune Fl., Geruch nach Thymian. Anw.: zu Einreibungen, ferner als Gewürz u. in der Parfümerie. D. 0,915—0,975, l. in 70%igem A.

Origanum majorana: Majorana hortensis*.

Origanum vulgare: Fam. Labiatae, Dosten, Wilder Majoran, Dorant (nördliche gemäßigte Zone). Stpfl. v. **Herba Origani:** Dostenkraut. Best.: Äth. Öl (bis 1%, mind. 0,3%, enth. haupts. Thymol, Carvacrol. u. a.), ferner Bitterstoff, Gerbstoff. Asche max. 8%. Anw. volkst.: als Aromaticum, Carminativum u. Antispasmodicum; äuß.: zu Gurgelwässern. HOM: Origanum vulgare, das frische, blühende Kraut.

Orizabawurzel: Radix Orizabae, Radix Scammoniae mexicanae, s. Ipomeoa orizabensis.

Orlean: Orellana, s. Bixa orellana.

Ornithin: α,δ-Diaminovaleriansäure

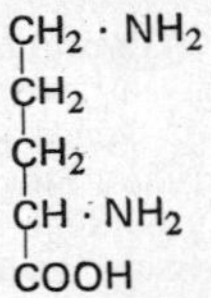

Eine Aminosäure, die wesentlich an der Harnstoffbildung beteiligt ist; bei der Eiweißfäulnis geht sie in Putreszin* über. Name kommt daher, daß O. als Ornithursäure (Verbindg. von Ornithin mit Benzoesäure) zuerst im Vogelharn (ὄρνις = Vogel) aufgefunden wurde.

Orotsäure: (von griech. ὀρός = Molke, da aus Molke von Kuhmilch isoliert; 1904, Biscaro u. Belloni, Italien) Molkensäure, Uracil-4-carbonsäure, 1,2,3,6-Tetrahydro-2,6-dioxo-4-pyrimidincarbonsäure,

$C_6H_4N_2O_4$; Mol. 156,10, F. 345°;

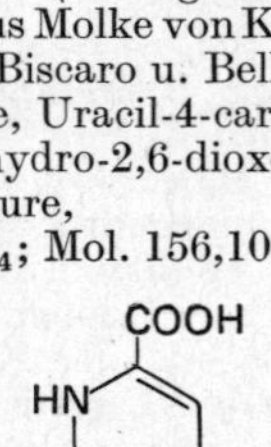

Weißl. kr., geruchloses Pulver von schwach säuerlichem Geschmack; swl. in Aq. (1:550), etwas besser l. in Alkalihydroxydlösungen, unl. in den gebräuchl. organ. Lösungsmitteln (eine 0,01-n-Orotsäurelsg. hat den pH-Wert von ca. 2,3). Die Lösungen sind sehr stabil u. können lange Zeit unverändert gelagert werden. Das Cholinsalz d. O. ist sll. in Aq. (bis 50%) u. eignet sich besonders für Injektionen. Die Orotsäure kommt in der Milch zahlreicher Säugetierarten vor, u. zwar je nach der Spezies in verschied. Konzentrationen (Kuhmilch enth. 100 mg pro Liter, Schafsmilch 325 mg) sowie in der Hefe; sie ist die Vorstufe für die Biosynthese des Pyrimidinanteils der Nucleinsäuren u. anscheinend auch am Aufbau des Vitamin B_{12} beteiligt. Anw. med.: bei Leberschädigungen (auch durch Gifte und Medikamente) ferner in der Säuglings-Kleinkinder-Diätetik, in der Geriatrie sowie in der Tieraufzucht, da O. wachstums- u. fruchtbarkeitsfördernd wirken soll.

Orseille: (Orchilla, Oricello) Ein aus verschd. Flechtenarten (haupts. **Rocella fuciformis, R. tinctoria** sowie **Lecanora-Arten** u. a.) gew. roter bis blauvioletter Farbstoff; er enthält **Orcin***, das an der Luft b. Gegenwart v. Ammoniak in den eigentlichen färbenden Best. **Orcein** übergeht. Braunes kr. Pv., unl. in Aq. u. Ae., l. in A., Aceton, Essigsäure, gibt m. Metallsalzen rote Farblacke. Anw.: als Färbemittel für Wolle und Seide (violett) sowie für Mundwässer u. dgl.

Ortho-: (griech. ὀρθός) gerade, richtig, z. B. orthochromatisch, orthomorph usw.; chem. Bezeichnung in der Substitutionsisomerie, s. Benzolring.

Ortho-Aminobenzoesäure: Anthranilsäure, Acidum aminobenzoicum, s. Aminobenzoesäuren.

Ortho-Hydroxybenzoesäure: Acidum salicylicum, s. Salicylsäure.

Ortho-Hydroxychinolinsulfat: Hydroxychinolinum sulfuricum, s. Chinosol ERG.

Orthophosphorsäure: Acidum phosphoricum, s. Phosphorsäure.

Orthophthalsäure: Acidum phthalicum, s. Phthalsäure.

Orthosiphonblätter: Folia Orthosiphonis staminei, s. Orthosiphon stamineus.

Orthosiphon stamineus: Fam. Labiatae (Indien, Sundainseln, Sumatra, Australien). Stpfl. v. **Folia Orthosiphonis staminei** ERG: Orthosiphonblätter, Javatee, Indischer Nierentee, Koemis Koetjing. Best.: Orthosiphonin (Glykosid), äth. Öl, Saponin, Gerbstoffe, organ. SS. Asche max. 10%. Anw. med.: als Specificum bei Nieren- u. Blasenleiden, ferner bei Gicht und Rheuma.

Orthosulfimidum benzoicum: Saccharin, s. Saccharin.

Ortho-Verbindungen: s. Benzolring.

Oryza sativa: Fam. Gramineae, Reis (in allen Tropen u. Subtropen angebaut). Stpfl. v. **Amylum Oryzae***.

Os: *chem.* Osmium*.

Os, oris: Mund.

Os, ossis (plur. ossa): Knochen.

Osazone: s. Phenylhydrazinum.

Osmium: Os, Metall aus d. Gruppe d. Platinmetalle. AtG. 190,2, II-, III-, IV-, VI- u. VIII-wertig. Ordnungszahl 76. D. 22,48, F. 2700°, Kp. bei etwa 5500°. Blaugraues, zinkähnlich aussehendes, sprödes und pulverisierbares Metall, oxidiert leicht an d. Luft zu Osmiumtetroxid (OsO_4), unl. in SS. Os ist d. schwerste aller Metalle. Entd. 1803 v. Smithson Tennant, Cambridge, 1761—1815. Anw.: als Metallfaden f. elektr. Glühlampen. **Osmiumsäure** (Acid. osmicum) ist **Osmiumtetroxid,** OsO_4. Farbl. Kr.nadeln. Die wäßr. Lösung dient als Fixiermittel in der Mikroskopie.

Osmiumsäure: Acidum osmicum, s. Osmium.

Osmium(VIII)-oxid: Acid. osmicum, s. Osmium.

Osmose: Setzt man zwischen einer Lösg. u. reinem Lösgs.mittel (Aq.) eine **semipermeable** (d. h. nur für Wasser = halbdurchlässige) Membran als Trennwand ein, so wandert das Lösungsmittel durch die Membran in die (konzentriertere) Lösung hinein. Man bezeichnet diese einseitige Diffusion als **Osmose** und den dabei entstehenden Druck, der mehrere Atmosphären betragen kann, als **osmotischen Druck.** Die Wanderung des Lösungsmittels durch die Membran erfolgt so lange, bis auf beiden Seiten ein gleichmäßiger osmotischer Druck herrscht. Der osmotische Druck ist bei gleicher Temperatur für eine gegebene Lösung proportional mit der Konzentration derselben. Lösungen von gleichem osmotischem Druck heißen **isotonisch** (z. B. Blut u. physiolog. Kochsalzlsg.; der osmotische Druck des menschlichen Blutes beträgt bei 37° = 7,7 at).

Man benutzt die Osmose auch zur Trennung kristalliner Stoffe von kolloidalen, da letztere nicht durch eine durchlässige **(permeable)** Membran

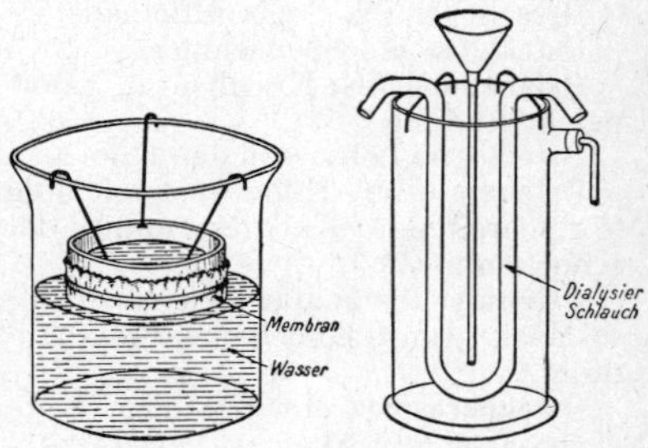

Dialysatoren

diffundieren können, man nennt diesen Vorgang **Dialyse** und das Dialysiergerät **Dialysator:** (Letzterer besteht aus einem Gefäß mit permeabler Membran, das in einem weiteren Gefäß mit Wasser hängt od. aus einem Schlauch m. poröser Wand, d. ebenfalls in einem größeren Gefäß mit Wasser hängt; s. Abb.). Als Membran können dienen: Pergament, Pergamentpapier, Schweinsblase, Cellophan, Kollodiumfilter, Tonzylinder u. a. **Endosmose** nennt man das Eindringen einer Fl. aus der Umgebung in einen von porösen Wänden umschlossenen Raum bzw. in ein solches Gefäß (Dialysierschlauch), **Exosmose** heißt das Austreten einer Fl. aus einem solchen Gefäß in die Umgebung. Einschaltung elektr. Spannung kann d. Diffusion beschleunigen **(Elektroosmose, Elektrodialyse).** Die Osmose ist f. d. pflanzl. u. tierische Leben v. höchster Bedeutung, da die Zellen v. semipermeablen Wänden umgeben sind, durch die ein ständiger Ausgleich v. Wasser bzw. der darin gelösten Nährstoffe (die Zellwände sind nicht völlig semipermeabel!) erfolgt. Der osmotische Druck bewirkt d. elastische Straffung (Turgor) der Zellwände bzw. des Gewebes, vgl. Kolloide.

Osmotherapie: Einspritzung hypertonischer Lösungen (meist 20- bis 40%iger Glucoselösungen) in das Blut, wodurch der osmotische Druck erhöht u. das Eindringen von Gewebeflüssigkeit veranlaßt wird (s. Osmose), so daß es zu einer Entwässerung der Gewebe kommt. Anw.: bei Lungenödem, Hirnödem, Pleuritis, Urämie sowie bei Herzkrankheiten.

Osmotischer Druck: s. Osmose.

Ossa Sepiae: s. Sepia officinalis.

Ostealgie: Knochenschmerz.

Osteochondritis: Knochen- u. Knorpelentzündung.

Osteologie: Lehre von den Knochen.

Osteomalazie: Knochenerweichung (fortschreitende Kalkverarmung der Knochen).

Osteomyelitis acuta: (griech. *μυελός* = Mark) Akute Knochenmarkentzündung.

Osteoporose: Schwund der Knochenmasse (im Alter u. bei Entzündung).

Osteosklerose: Örtliche oder allgemeine Verdichtung der Knochensubstanz.

Osterblumenkraut: Herba Pulsatillae, s. Anemone pulsatilla u. Anemone pratensis.

Osterluzei: Aristolochia clematitis*.

Ostindische Elefantenläuse: Fructus Anacardii orientalis, s. Semecarpus anacardium.

Ostitis: Knochenentzündung.

Ostrea Edulis: Auster, Lieferant der Austernschalen, Conchae praeparatae*.

Oszillatorisch: Schwankend, zitternd.

Otitis: Ohrenentzündung.

Otologie: Ohrenheilkunde.

Otosklerose: Vererbbare, meist doppelseitige, fortschreitende Mittelohrschwerhörigkeit.

Ouabain: Glykosid (ident. mit g-Strophanthin), aus dem Holz von *Acocanthera abyssinica* (Ouabaïholz), vgl. Strophanthus-Arten.

Ourari: Curare*.

Ouruparia gambir: Uncaria gambir*.

Ounce: Engl. und amerikan. Gewichtseinheit, s. Tab. „Gewichte und Maße".

Ova Formicarum: Ameiseneier, s. Formica rufa.

Ovaria siccata: Getrocknete Eierstöcke (v. Kühen), s. Organotherapeutica.

Ovarium: *med.* Eierstock; **ovarial:** zum Eierstock gehörend. *bot.* Fruchtknoten.

Ovarium-Präparate: Eierstock-Präparate, s. Organotherapeutica und Hormone.

Ovula: (Ovules, Globuli vaginales) Vaginalkugeln, Scheidenzäpfchen, s. Arzneiformen.

Ovulationshemmer: s. Antikonzeptionelle Mittel.

Ovum: Ei, Hühnerei, vom Haushuhn, **Gallus domesticus**, besteht aus d. äuß. harten **Schale** (89—97% Calciumcarbonat, bis 2% Magnesiumcarbonat, bis 5% Calcium- u. Magnesiumphosphat, 1—5% organ. Substanz), die innen m. d. **Schalenhaut** (einem hornartigen Stoff) bekleidet ist. Es folgt das v. d. **Eihaut** umkleidete **Eiweiß** (**Eiklar,** bestehend aus 84,7 bis 86,4% Wasser, 12,0—13,5% Proteinsubstanz (Ovoalbumin, Ovoglobin), Spuren Fett, Ca, P, K, Na; im Eiweiß eingebettet das **Eidotter (Eigelb),** umgeben von der **Dotterhaut** u. gehalten von 2 spiraligen **Eiweißschnüren** (Chalazae, Hagelschnüre), das eigentliche Ei, m. der **Keimscheibe** (Hahnentritt), dem Keimbläschen. Das Eidotter enthält die f. den Keimaufbau nötigen Vorratsstoffe: ca. 16% Proteine (Phosphatide, Lecithine, Ovovitellin, Purinbasen), 30—23% Fett, Ca-, Na-, K-, Mg-Phosphate, Eisen (6 mg%), Cholesterin, Enzyme, Vitamine A, B_1, B_2, besond. reichlich B_6, D, E), gelben Farbstoff, Lutein, Spuren Kieselsäure u. ca. 50—51% Wasser. Der Kalorienwert des Gesamteies beträgt 163 Cal/100 g. Ein normales Hühnerei wiegt 50—70 g, die Schale ca. 6 g, das Eiweiß ca. 29 g, Dotter ca. 15 g (bei einem 50 g schweren Ei). Das spez. Gew. frischer Eier beträgt 1,08 (sie sinken in 10%iger Kochsalzlsg. unter). **Oleum Ovorum:** Eieröl, das fette Öl des Eigelbes; volkst. angewandt bei Entzündungen der Augen und der Brustwarzen. **Albumen Ovi:** Eiereiweiß. **Albumen Ovi siccum** ERG: Getrocknetes Eiereiweiß, Eieralbumin; das von den Häuten befreite u. bei mäßiger Wärme getrocknete Hühnereiweiß. **Steriles Hühnereiweiß** in Ampullen wird zur parenteralen Eiweißtherapie angewandt. **Vitellus:** (Vitellum Ovi) Eigelb, Eidotter, kommt konserviert oder getrocknet haupts. aus China in den Handel (s. Mixtura Stockesii). **Ei-Ersatz** besteht meist aus Kasein mit einem geringen Zusatz von getrocknetem Eigelb od. aus gefärbtem Kasein od. gefärbter Maisstärke (Leim od. Gelatine darf nicht enthalten sein). **Enteneier** enthalten häufig Enteritisbakterien (Salmonella enteritidis Gärtner) und müssen vor dem Verbrauch 10 Minuten gekocht werden. **Eierkonservierung:** 1. In Kühlräumen bei 0—1,5° unter feuchter oder kohlensäurehaltiger Luft; bei —20° können Eier ohne Schale jahrelang erhalten werden. 2. Durch Einlegen in verd. Wasserglaslsg. (1+9), wobei sich in den Poren schwerlösl. Silikate bilden; 3. durch Einlegen in Kalkwasser oder in verd. Kalkmilch, wobei sich durch das aus dem Ei spurenweise entweichende CO_2 kohlensaurer Kalk bildet; 4. durch Einreiben mit Vaseline, Wachs, Paraffin u. dgl. Durch diese Verfahren werd. die Poren verstopft, so daß das Verdunsten von Wasser u. das Eindringen von Luft oder Bakterien verhindert wird. Bei Durchleuchtung (Ovoskop) zeigen verdorbene Eier dunkle Schatten od. Flecke, frische Eier sind gleichmäßig durchscheinend.

Oxalaldehyd: Glyoxal*.

Oxacillin: 5-Methyl-3-phenyl-4-isoxazolyl-Penicillin, s. Penicillin.

Oxalat: Salz der Oxalsäure.

Oxalatblut: Durch Natriumoxalat gerinnungsunfähig gemachtes Blut, s. Blut.

Oxalatsteine: Nierensteine (grau bis schwarz) aus oxalsaurem Kalk.

Oxalium ERG: Kleesalz, s. Kalium tetraoxalicum.

Oxalis acetosella: Fam. Oxalidaceae (Europa, Nordamerika), Sauerklee. Stpfl. v. HOM: Oxalis acetosella, die frische blühende Pflanze (Best.: Oxalsaure Salze, ein Enzym; Anw.: bei Leber- u. Verdauungsstörungen).

Oxalsäure: Acidum oxalicum, Zuckersäure, Kleesäure, Äthandisäure,

$$HOOC\text{-}COOH + 2H_2O.$$

Mol. 126,1; D. 1,653; F. 101,5°; die kristallwasserfreie O. läßt sich bei ca. 100° im Vakuum untersetzt sublimieren. Farbl. u. geruchlose Kr. v. saurem Geschmack, ll. i. Aq. u. A., wl. i. Ae. Vork.: als Kalksalz in Algen, Farnen, Flechten; als aures Kaliumsalz in Oxalis- u. Rumex-Arten; als Mg-Salz in Gramineen; im Guano; im Spinat (ca. 9 mg in 100 g), im Sellerie, Rhabarber, Spargel, Tomaten, Honig u. a.; im Harn. Darst.: Durch Einwirkung von Natrium auf CO_2 bei 360°; durch Oxidation von Glykol, durch Verseifung von Cyan; durch Schmelzen v. Cellulose (Sägemehl) mit Alkalihydroxid bei 250—300°. Anw. chem. in der Maßanalyse; techn.: in der Kattundruckerei, Tintenfabrikation, z. Reinigen. Oxalsäure ist ebenso wie ihre lösl. Salze giftig. Dos. let. 5 bis 15 g. Antid.: Kalkwasser, Kreide (teelöffelweise in Aq.), Klistiere mit Kalkwasser, auch intravenös Calciumchlorid, Analeptica. Gegengifte s. Tabelle 4 über „Gegenmittel". HOM: Acidum oxalicum. (Aufbewahrung: Ur-Subst., 1., 2., 3. Dez.-Pot. vorsichtig.)

Geschichtl.: Oxalsäure wurde 1769 erstmalig von Joh. Christ. Wiegleb, Apoth. (1732—1800, Langensalza) im Sauerklee nachgew. 1776 von Karl Wilh. Scheele, Apoth. (Köping/Schwed.) aus HNO_3 u. Zucker dargest. (daher der Name Zuckersäure). 1829 stellte Gay-Lussac O. aus Sägespänen und Ätzkali her. 1824 synth. Friedr. Wöhler O. aus Dicyan.

Oxalurie: Vermehrte Ausscheidung von Oxalsäure im Harn (bei Genuß von oxalsäurehaltigem Gemüse, wie Spinat, Sauerampfer u. a.).

Oxalyl: Zweiwertiges Radikal der Oxalsäure, —OC · CO—.

Oxazine: Derivate des Benzols, die die zweiwertige Gruppe =N—OH enthalten.

Oxedrin: Hydroxyphenyl-methylamino-äthanol-tartrat.

Oxford-Einheit: abgek. „O.E.", s. Penicillinum u. Tabelle.

Oxid (Oxyd): Verbindung eines Elementes mit Sauerstoff. Mit Ausnahme der Edelgase können alle Elemente (Metalle u. Nichtmetalle) Oxide bilden. Die O-ärmeren Oxide bezeichnete man früher als „Oxydule".

Oxidasen: Oxidierende Fermente*. **Peroxidasen*** oxidieren nur b. Gegenwart von Superoxiden. **Oxygenasen** b. Gegenwart v. Sauerstoff. Sie kommen in vielen Pfln. u. tierischen Organen (Leber, Milz, Nieren) sowie in d. Milch vor.

Oxidation (Oxydation): Nach ursprüngl. Definition bedeutet O. die chem. Vereinigung von Sauerstoff mit anderen Elementen od. Verbdgn. Später erweiterte man d. Begriff u. bezeichnete als Oxidation d. Sauerstoffzufuhr od. Wasserstoffentziehung. Nach heutiger Definition versteht man unter O. einen Entzug von Elektronen aus den Atomen eines Elementes. Der Elektronenentzug kann auch elektrolytisch mittels einer Anode (anodische Oxidation) oder durch geladene Ionen von verschd. Wertigkeit erfolgen. Man versteht also unter Oxidationsmitteln heute nicht nur wie früher solche Verbdgn., die leicht O abgeben und dabei selbst reduziert werden (wie Kaliumchlorat, Chromsäure usw.), sondern auch solche Stoffe, die H oder Elektronen aufnehmen können, auch wenn sie selbst keinen Sauerstoff enthalten, so bezeichnet man z. B. Eisen(III)salze als Oxidationsmittel, da die Fe^{3+}-Ionen das Bestreben haben, durch Aufnahme je eines Elektrons (⊖) in Fe^{2+}-Ionen überzugehen:

$$Fe^{3+} + \ominus > Fe^{2+},$$

vgl. Reduktion.

Oxidationsstufe: Oxidationszahl, Oxidationsgrad, Oxidationswert, Ladungswert, elektrochemische Wertigkeit. Man versteht darunter diejenige Ladung, die ein Atom in einem Molekül besäße, wenn das Molekül aus lauter Ionen aufgebaut wäre. Man setzt die Oxidationszahl (elektrochemische Wertigkeit) in kleinen arabischen Ziffern über das betreffende Elementsymbol mit + - oder —-Vorzeichen. Zum Beispiel hat der Stickstoff im Ammoniumchlorid (NH_4Cl) die Oxidationszahl —3, nämlich

$$4H^{1+} + Cl^{1-} + N^{3-},$$

man schreibt also $\overset{-3}{N}H_4Cl$.

Oxidationszahl: s. Oxidationsstufe.

Oxidimetrie: s. Maßanalyse.

Oxime: Isonitrosoverbindungen, Untergruppe der Schiffschen Basen, die entstehen, wenn Hydroxylamin auf Aldehyde („Aldoxime") oder Ketone („Ketoxime") einwirken. Sie sind wichtige Zwischenprodukte für Synthesen, treten teils kristallisiert, teils flüssig auf u. können als Säuren u. Basen zugleich reagieren, vgl. Keton u. Dimethylglyoxim (Reagens auf Nickel).

Oxin: s. 8-Oxychinolin.

Oxoniumsalze: Durch Anlagerung von Säuren, Metallsalzen oder Alkylresten an Äther, Alkohole, Aldehyde, Ketone, gebildete Salze. Da sich die Salzbildung am O-Atom vollzieht, und weitgehende Analogie mit den Ammoniumsalzen besteht, heißen diese Salze „Oxoniumsalze".

Oxy-: alte Kennsilbe für OH-Gruppe; jetzt Hydroxy-.

Oxyaldehyde: Aldosen, Monosaccharide, s. Kohlenhydrate.

Oxyammoniak: Hydroxylamin.

Oxyammonium chloratum: Hydroxylaminum hydrochloricum*.

o-Oxybenzaldehyd: Acid. salicylosum, s. Salicylaldehyd.

o-Oxybenzoesäure: Acid. salicylicum, s. Salicylsäure.

p-Oxybenzoesäuremethylester: Nipagin M, Methylium p-oxybenzoicum DAB*.

p-Oxybenzoesäurepropylester: Nipasol M, Propylium para-oxybenzoicum DAB*.

Oxybernsteinsäure: Acidum malicum*.

Oxy-Brasilein: s. Hämatoxylinum.

β-Oxybuttersäure, β-Hydroxybuttersäure:

$$CH_3CHOHCH_2COOH.$$

Best. des Harns b. schwerem Diabetes mellitus. Nachweis durch Polarisation des vergorenen Harns: die Säure ist linksdrehend.

8-Oxychinolin: Oxin, 8-Hydroxychinolin,

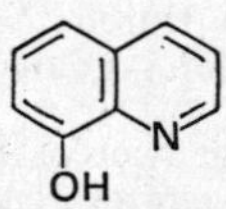

Farbl. Kr.nadeln. Mol. 145,15; F. 76°; Kp. 267°, ll. i. A., Aceton, Chlf., Bzl., Essigsäure, Alkalien, wl. i. Aq. u. Ae., gibt mit Metallionen Komplexsalze. Anw.: zum Nachweis und quantitativer Bestimmung zahlreicher Elemente, besonders von Aluminium, Magnesium sowie von Molybdän, Cadmium, Titan, Kupfer, Wismut, Eisen, Zink usw.

o-Oxychinolinsulfat: Chinosol ERG*.

Oxycodonhydrochlorid: Dihydrohydroxycodeinonhydrochlorid DAB, s. Eukodal.

Oxydendrum arboreum: (Andromeda arborea) Fam. Ericaceae (Nordamerika, von Pennsylvanien bis Florida). Stpfl. von HOM: Oxydendron arboreum, die frischen Blätter.

17-Oxy-11-dehydro-corticosteron: Cortison*.

Oxydul: s. Oxid.

Oxygenium: O, Sauerstoff. AtG. 15,9994 (bez. a. ^{12}C), II-wertig (in einigen organ. Verbdgen auch III- bzw. IV-wertig, s. Oxoniumsalze). Ordnungszahl 8. Farb-, geruch- u. geschmackloses Gas, das sich bei —183,96° zu einer bläulichen Fl. verdichtet, die bei —218,9° zu einer hellblauen kristallinischen Masse erstarrt von der Dichte 1,118. In 100 ml Wasser lösen sich bei 0° 4,9, bei 20° 3,1 und bei 100° 1,7 ccm Sauerstoffgas. Krit. Temp. 188,8°, krit. Druck 49,7 atm., krit. Dichte 0,43, Litergewicht bei 760 mm Druck u. 0° = 1,429 g. Nat.: in der Luft, die 20,9 Vol.-% od. 23,2 Gew.-% O enthält; gebunden im Wasser, das 88,8 Gew.-% O enthält; in der Erdrinde zu 47,3% enthalten. O ist das weitest verbreitete Element.

Darst.: Im Labor durch Erhitzen v. Kaliumchlorat mit Braunstein od. durch Glühen von Quecksilberoxid; techn.: durch fraktionierte Dest. v. fl. Luft od. durch elektrolytische Zerlegung des Wassers. Die charakteristische Eigenschaft des O ist seine Fähigkeit, sich bei erhöhter Temperatur mit zahlreichen Stoffen (mit Ausnahme d. Edelgase) unter Licht- u. Wärmeentwicklung zu verbinden (vgl. Oxidation und Oxid). Hierauf beruht auch die Verbrennung der Stoffe an der Luft. Auch die Atmung ist ein langsamer Verbrennungsvorgang, wobei sich der ins Blut aufgenommene O mit einem Teil des Kohlenstoffes d. Blutes zu Kohlendioxid verbindet, das ausgeatmet wird. Weitere Oxidationsprodukte werden durch den Harn ausgeschieden. Durch diese Oxidation wird die Körperwärme erzeugt. Die grünen Pfln. atmen Kohlendioxid ein und O aus. Auch das Vermodern von Holz, das Rosten und Anlaufen von Metall und Verwesungserscheinungen sind Oxidationen („Autoxidationen"*). Während das Einatmen reinen Sauerstoffs anscheinend ungefährlich ist, ist der Mangel an Sauerstoff in der Luft lebensgefährlich. Ein Gehalt von unter 7% Sauerstoff in d. Luft führt zu Bewußtlosigkeit, ein noch geringerer Gehalt zur Erstickung. *Nachweis:* Qualitativ (bei über 28% O.) durch Aufflammen eines glimmenden Holzspans, quantitativ mit weiß. Phosphor oder alkalischer Pyrogallollösung. Anw. med.: zum Einatmen bei Dyspnoe, Asthma, Herzkrankheiten Gasvergiftungen; techn.: in d. Metallurgie, zur Erzeugung hoher Temperaturen (Sauerstoffgebläse).

Ozon: O_3, stark aktive Modifikation des Sauerstoffs. Nat.: als Produkt elektrischer Entladungen (Blitz) und ultravioletter Strahlung, auch b. Oxidation von feuchtem Phosphor an der Luft, bei der Einwirkung ultravioletter Strahlen auf Luftsauerstoff; techn. Darst. im Siemens-Ozonisator. Im Gaszustande blau, flüssig schwarzblau (Kp. —111,5°), fest schwarz (F. —192,5°), swl. i. Aq., v. intensivem Geruch, der noch in Verdünnung v. 1:500000 Luft nachweisbar ist. Ozon wirkt im Gegensatz zu O. auch bereits bei gewöhnlicher Temperatur stark oxydierend. Konz. Ozon ist noch bei —120° stark explosiv. Anw.: zur Luftverbesserung, zur Entkeimung v. Wasser, zum Bleichen und Entfärben.

Geschichtl.: 1772 stellte Carl Wilhelm Scheele (Apotheker, 1742—1786, geb. Stralsund, gest. Köping i. Schweden) aus Braunstein („Feuerluft"); 1774 Joseph Priestley (Theologe u. Naturforscher, 1733—1804, geb. i. Fieldhead bei Leeds, gest. i. Northumberland) aus Salpeter u. Quecksilberoxyd Sauerstoff her („Dephlogistisierte Luft"). 1783 fand Heinrich Cavendish (1731—1810, geb. i. Nizza, gest. in London), daß Luft 20,85% Sauerstoff enthält. Der Name Oxygenium stammt v. Antoine Laurent Lavoisier, Paris, 1743—1794.

Oxyhämin: s. Hämatin.

Oxyhämoglobin: Sauerstoffhaltiges Hämoglobin, s. Hämoglobin.

Oxyketone: Ketone, Monosaccharide, s. Kohlenhydrate.

Oxymel: Sauerhonig, veraltete Arzneiform. Mischung von Honig mit ca. 1% Essigsäure, auch mit anderen Arzneistoffen (Aerugo, Extr. Secalis cornuti, Extr. Scillae usw.) versetzt. **Oxymel simplex** ERG ist eine Mischung von 25 Verd. Essigsäure mit 975 Gereinigt. Honig. **Oxymel Scillae** ERG: Meerzwiebelhonig, Mischung v. 500 Meerzwiebelessig u. 1000 Gereinigt. Honig, die auf 1000 T. eingedampft sind. MD 6,0 g; MTD 15,0 g (Anw. s. Urginea maritima).

Oxymethylen: s. Formaldehyd.

Oxynitrile: Cyanhydrine*.

Oxyphenyl-methylamino-aethanolum tartaricum: s. Hydroxyphenylmethylamino-äthanol-tartrat.

Oxyprolin: Oxypyrrolidincarbonsäure, wichtige Eiweißaminosäure, bes. reichlich im Kollagen*; nat. Form linksdrehend, F. 270°, mit 2 asym. C-Atomen; exakt: Hydroxyprolin.

Oxy- oder Hydroxysäuren: 1. Anorganische sauerstoffhaltige Säuren, z. B. H_2SO_4 = Schwfs., $HClO_3$ = Chlorsäure. 2. Organische Säuren, die außer der Carboxylgruppe COOH auch die Hydroxylgruppe OH enthalten, z. B. $CH_3CH(OH)$-COOH = Milchsäure. Je nach der Anzahl der OH-Gruppen unterscheidet man Mono-, Di- u. Polyhydroxysäuren und nach der Stellung der OH-Gruppe zur COOH-Gruppe: α-, β-, γ-Hydroxysäuren.

Oxy-tetracyclin: s. Terramycin*.

Oxytozin: Orasthin, Hormon des Hypophysen-Hinterlappens, s. Hormone.

Oxyuris vermicularis: syn. Enterobius vermicularis; Madenwurm, Pfriemenschwanz, Springwurm. **Oxyuriasis:** Erkrankung an Oxyuren.

OZ.: Ordnungszahl.

Ozaena: Stinknase.

Ozokerit: Erdwachs, Bergwachs; Gemisch höherer fester Paraffinkohlenwasserstoffe, vermischt mit aromatischen u. harzartigen sauerstoffhaltigen Substanzen; es handelt sich um die Rückstände bei der Verdunstung paraffinreicher Erdöle (s. Ol. Petrae); gelbe-braune-schwarze Massen, die teilweise salbenartig, teilweise hart u. spröde sind. D. 0,87—0,98, F. 50—100°. Vork. haupts. in Galizien, am Kaspischen Meer, am Baikalsee; vgl. Paraffinum solidum DAB6.

Ozon: s. Oxygenium.

P

P: *chem.* Phosphor.

p: 1. = para (s. Benzolring); 2. = Proton.

Pa: *chem.* Protactinium*.

PAB: para-Aminobenzoesäure.

Padus avium HOM: s. Prunus avium unter Prunus-Arten.

Padutin®: Kallikrein, Kinin bildendes Enzym aus Pankreas, s. Hormone.

Paeonia officinalis: (P. festiva, P. peregrina) Fam. Ranunculaceae, Pfingstrose (heim. Südeuropa, sonst kult.). Stpfl. v. **Flores Paeoniae** ERG: Pfingsrosenblüten, Gichtrosenblüten. Best.: Gerbstoff u. d. Farbstoff Paeonin, der in Glucose u. Paeonidin spaltet. Asche max. 3%. Anw. volkst.: gegen Epilepsie, zu Räuchertee. **Radix Paeoniae:** Pfingstrosenwurzel Gichtrosenwurzel. Best.: Glukose, Saccharose, Glutamin, Stärke, äth. Öl (Paeonol), Gerbstoff, ein Glykosid, ein Alkaloid (?). Anw. volkst.: gegen Epilepsie, Gicht, Asthma (das äth. Öl soll blutdrucksenkend wirken). HOM: Paeonia officinalis, frische, im Frühjahr gesammelte Wurzeln. **Semen Paeoniae** ERG: Pfingstrosensame, Gichtrosensame. Best.: Fett, Öl (ca. 24%), Zucker, Eiweiß, Gerbstoff, Farbstoff. Alkaloid (?). Asche max. 3%. Anw. volkst.: gegen Epilepsie, zu Zahnhalsbändern.

Paeonienblüten, -samen: s. Paeonia officinalis.

Palaquium-Arten: Stpfln. v. Guttapercha*.

Palatinole®: Weichmacher für Lacke u. Kunststoffe, im wesentl. aus Phthalsäureestern bestehend.

Palatum: Gaumen; **Palatinus(a, um):** zum Gaumen gehörend; **Palatum fissum:** Gaumenspalte.

Paleae haemostaticae, P. stypticae: Penghawar djambi, s. Cibotium barometz.

Pale-Catechu: Gelbes Catechu, Gambir, s. Uncaria gambir.

Palfium®: Dextromoramid, s. d-2,2-Diphenl-3-methyl-4-morpholinobutyryl-pyrrolidin; morphinähnlich wirks. Analgeticum.

Palisadenparenchym: *bot.* Gewebe, aus zylindrischen, in ihrer Längsrichtung dicht zusammenstehenden Zellen in der Blattspreite.

Palladium: Pd, AtG. 106,4. Metall aus der Gruppe der Platinmetalle, II-, III- u. IV-wertig. Ordnungszahl 46; D. 11,5; F. 1555°; Kp. 3387°. Entd. 1803 von dem engl. Arzt u. Physiker William Hyde Wollaston, 1766—1828. Silberweiß., schmiedbares Metall. Nat.: nur gediegen im Platinerz. Charakteristisch für Pd ist seine Fähigkeit, große Mengen v. Wasserstoff zu adsorbieren, bei Zimmertemperatur das ca. 600fache, als „Palladiumschwamm" das 850fache, in kolloidaler Lsg. bis zum 3000fachen. Pd wird hauptsächlich zu Legierungen verwendet, ferner dient es als Katalysator bei Hydrierungen.

Palladium chloratum: Palladium-(II)-chlorid, Palladiumchlorür, $PdCl_6 + 2H_2O$. Rotbraunes, hygroskop. Pv., l. in Aq. (unter Zusatz von HCl). D. 4,0. Anw.: zum Nachweis von Leuchtgas oder Kohlenoxid, das auf mit Palladiumchlorid getränkt. Fließpapier metallisches Palladium abscheidet.

Palliativum(a): Linderungsmittel.

Pallidin®: s. Sulfonamide.

Palmarosaöl: Ol. Palmarosae, s. Cymbopogon Martini var. Motia.

Palmendrachenblut: Resina Draconis, s. Daemonorops draco.

Palmenstärke: Amylum Sagi*.

Palmfett, Palmbutter: Palmöl, Ol. Palmae, s. Elaeis guineensis.

Palmitate: Salze der Palmitinsäure*.

Palmitinsäure: Acidum palmitinicum, n-Hexadecylsäure, Cetylsäure $C_{15}H_{31}COOH$; D. 0,853, F. 63°; weiß., brennbares Pv., ll. in heiß. A. u. Ae., unl. in Aq.; teils als Glycerinester, teils frei, Best. fetter Öle, bes. des Palmöls (s. Elaeis guineensis), als Palmitinsäure-Myrizylester im Bienenwachs, als Cetylester in Walrat (s. Cetaceum).

Palmkernöl: s. Elaeis guineensis.

Palmlilie: s. Yucca filamentosa.

Paludrin®: Synth. Malariamittel, 1-Isopropyl-5-(4-chlorphenyl)-biguanid; Proguanil; Schizontenmittel, ähnl. wirkend wie Atebrin*, Chinin*, Resochin*.

PAM®: Pralidoxim, Pyridin-2-aldoxim-methyljodid; Antidot bei Vergiftung mit Phosphorsäure-Estern (Kontaktinsektiziden, E 605, Folidol, Parthion, Systox, Thiophos usw.). Dos. 0,5—1 g langsam intravenös, evtl. nach 2 Std. wiederholen (bis 24 Stunden nach Gifteinnahme, dann wirkungslos). In allen Bayer-Büros vorrätig, vgl. Toxogonin (Merck).

Panacee: Allheilmittel.

Panamaholz, Panamarinde: Cort. Quillaiae DAB, s. Quillaja saponaria.

Panaritium: Eiterige Entzündung an Fingern, Nagelgeschwür, „Umlauf".

Panax ginseng: (P. quinquefolius var. coreense) Fam. Araliaceae, Ginseng (wild in der Mandschurei u. in Korea, kult. in Japan u. Nordamerika) Stpfl. v. **Radix Ginseng:** Ginsengwurzel, Panaxwurzel, Kraftwurzel, Samwurzel. Best.: 2 Glykoside, eines davon wahrscheinlich ein Saponin, äth. Öl, Harz, Vitamine. Anw. med.: als Stimulans u. Aphrodisiacum; in China seit uralten Zeiten berühmtes Allheilmittel, d. h. nur die wildwachsende Wurzel, die im Handel nicht erhältl. ist. Die amerikanische Ginsengwurzel stammt v. **Panax quinquefolius** u. wird kult. HOM: Ginseng u. Panax quinquefolium, die getrockneten Wurzeln.

Panaxwurzel: Rad. Ginseng, s. Panax ginseng.

Pancreatinum ERG: Pankreatin (früher auch als Trypsin bezeichnet), Gemisch der Enzyme des Bauchspeichelsaftes. Pankreatin enthält verschd. Enzyme, Stärke abbauende **α-Amylase** (Diastase), fettspaltende **Lipase** (Steapsin), das eiweißspaltende **Trypsin,** ferner Chymotrypsin, Nucleasen, Lecithinase B, Carboxypeptidase, bisweilen auch Labferment u. a. Darst.: Durch Ausziehen v. frischen Bauchspeicheldrüsen v. Rindern u. Schweinen. Weiß. bis gelbl. Pv. v. bouillonartigem Geruch, l. in Aq., unl. in A. 0,3 g P. verzuckern 7,5 g Stärke innerhalb 5 Minuten; 0,28 g peptonisieren 400 ml Milch in 30 Minuten. Anw. med.: als Digestivum, b. Schwächezuständen zur Unterstützung der Verdauung. Durchschnittl. Dos. 0,5 g, 1 Stunde nach d. Mahlzeit. **Pankreatin** DAB 7: zur Prüfung der Dünndarmlöslichkeit von überzogenen Pillen u. Tabletten.

Pangamsäure: Pangaminsäure, Pangametin, Vitamin B_{15}; $C_{10}H_{19}NO_8$; s. Vitamine.

Panis: Brot, Mehl, s. Amylum.

Pankreas: Bauchspeicheldrüse, s. Hormone, Organotherapeutica u. Pancreatinum.

Pankreasdiastase: Amylase, s. Pancreatinum.

Pankreatitis: Entzündung der Bauchspeicheldrüse.

Pankreotropes Hormon: Hormon d. Hypophysen-Vorderlappens, s. Hormone.

Pansen: Speichermagen der Wiederkäuer (Beseitigung der Schaumbildung bei Trommelsucht s. Silicone).

Panthenol: (Pantothenylalkohol, s. Pantothensäure unter Vitamine.

Pantocain®: s. Butylaminobenzoyldimethylamino-äthanol-hydrochlorid; Tetracain.

Pantocain nitricum ERG: Pantokainnitrat, p-Butylaminobenzoyldimethylaminoäthanolnitrat. Mol. 327,2; F. 132-133°. Farbl. Kr., l. in ca. 100 Aq., ll. in A., l. in Glycerin.

Pantothensäure: s. Vitamine.

Pantothensaures Calcium: Calcium pantothenicum DAB*.

Pantothenylalkohol: Panthenol, s. Pantothensäure unter Vitamine.

Papageienkrankheit: Psittakosis*.

Papain: Papayotinum ERG, s. Carica papaya.

Papaver-Arten: Fam. Papaveraceae.

Papaver rhoeas: Klatschmohn (Europa, Kleinasien, Syrien, Südpersien, Abessinien). Stpfl. v. **Flores Rhoeados:** Klatschrosenblüten, Feldmohnblüten, Feuerblumen, Mohnblumen. Best.: Rhoeadin (Alkaloid), Schleim, Farbstoff (Anthocyanglykosid), keine Opiumalkaloide. Asche max. 7%. Anw. volkst.: bei Husten, Heiserkeit, bes. der Kinder.

Papaver somniferum (var. album, var. nigrum): Mohn, Schlafmohn (heim. östl. Mittelmeergebiet, dort auch kult., sowie in ganz Vorderasien u. Vorderindien, Mazedonien, Bulgarien, Kleinasien, Persien, China, Marokko, Ägypten, auch in Europa kult., in Belgien, Holland, Deutschland, Polen, Frankreich). Stpfl. v. **Fructus Papaveris immaturi:** Unreife Mohnkapseln. Best. (ohne Samen): ca. 0,133—0,26% Opiumalkaloide (Morphin, Narcotin, Papaverin u. a.); mit zunehmender Reife steigt der Morphingehalt, entgegen früherer Ansicht, an bis auf 0,39%. Asche max. 12%. Anw. volkst.: als Beruhigungsmittel b. Husten usw. sowie b. Schlaflosigkeit. Abkochungen der Mohnköpfe (sowohl der unreifen wie der reifen Kapseln) wie auch der Sirupus Papaveris sollen keinesfalls kleinen Kindern verabreicht werden, da b. schwankenden Alkaloidgehalten schon häufig schwere u. tödliche Vergiftungen eingetreten sind. **Opium,** s. dort; **Stramentum Papaveris** = Mohnstroh u. **Radix Papaveris,** Mohnwurzel enthalten bis 0,03% Morphin und werden ebenfalls zur Morphingewinnung benutzt. **Oleum Papaveris** ERG: Mohnöl, das aus dem Mohnsamen gepreßte fette Öl. Blaßgelbes, trocknendes Öl. Best.: Glyz.-ester der Öl-, Linol-, Palmitin- u. Stearinsäure. D. 0,919—0,927; JZ 130—150; VZ 190—198; E. —17° bis —19°; Säuregrad nicht über 8. Anw.: zu Emulsionen, Linimenten, Salben, als Speiseöl. **Semen Papaveris:** Mohnsamen. Best.: 50—55% fett. Öl (s. Ol. Papaveris), 20% Eiweiß, Lezithin, morphinfrei, soll jedoch nach neuerer Angabe 0,01% Alkaloide (bisher unbekannter Natur) enthalten. Anw. med.: zu Emulsionen; techn.: zur Herst. des Speiseöls. HOM: *Papaver dubium,* die frische ganze Pfl. v. **Papaver dubium** (Mittelmeergebiet, Mitteleuropa. Der Milchsaft der unreifen Kapseln enth. Spuren von Alkaloiden).

Papaverin: Papaverinum ERG*.

Papaverinhydrochlorid: Papaverinum hydrochloricum, Salzsaures Papaverin. ($C_{20}H_{22}ClNO_4$). Mol. 375,9; F. 148° (Metallblock) DAB 7: Gehalt mind. 99,0%, berechn. auf d. getrockn. Substanz. Weiß., kr. Pv., l. in 40 Aq., swl. in A., Darst.: Durch Lösen v. Papaverin in verd. Salzsäure. Anw. med.: als Spasmolyticum, besonders bei Spasmen des Magen-Darm-Kanals u. der Gallenwege (P. setzt den Tonus der glatten Muskulatur herab, hypnotische u. analgetische Wirkung gering). MD 0,2 g; MTD 0,6 g; subkutan: MED 0,1 g, MTD 0,3 g; intravenös: MED 0,05 g, MTD 0,15 g.

Papaverin, Salzsaures: s. Papaverinhydrochlorid.

Papaverinsulfat: Papaverinum sulfuricum*.

Papaverinum: ERG Papaverin,

$$C_{20}H_{21}NO_4.$$

Mol. 339,2; F. 147°. Alkaloid aus dem Opium (entd. 1848 v. G. Merck). Weiße Kr.prismen, swl. in Aq., ll. in heiß. A., l. in Ae. u. Chlf. Anw. med.: als Spasmolyticum. MD 0,15 g; MTD 0,5 g (Verwendung findet haupts. das P. hydrochlorid).

Papaverinum hydrochloricum: Papaverinhydrochlorid.

Papaverinum sulfuricum: Papaverinsulfat, $(C_{20}H_{21}NO_4)_2H_2SO_4$. Weiß., kr. Pv., l. in Aq. Anw.: wie Papaverinhydrochlorid.

Papayotinum ERG: Papain, s. Carica papaya.

Papier: s. Kohlenhydrate.

Papiere, Arzneiliche: Chartae medicamentosae, Chartae DAB 6, Papier- oder Gewebestücke, die mit einer Arzneizubereitung getränkt od. überzogen sind (Charta nitrata = Salpeterpapier, Ch. sinapisata = Senfpapier, Ch. resinosa = Gichtpapier).

Papierchromatographie: s. Chromatographie.

Papierelektrophorese: s. Elektrophorese.

Papillen: *bot.* Epidermiszellen m. ausgestülpter äußerer Zellwand.

Pappelholzkohle: Carbo Populi.

Pappelknospen: Gemmae Populi, s. Populus-Arten.

Pappelrinde: Cortex Populi, s. Populus-Arten.

Pappelrose: Althaea rosea*.

Pappus: *bot.* Haarkrone, Federkrone. Nachträgliche Entwicklung des Kelches zu einem Kranz von Haaren (z. B. bei Valerianaceen u. Kompositen).

Paprika: Capsicum annuum*.

Para-: neben, bei, gegen, nach, beiderseits, darüber hinaus; *chem.* gebr. f. isomere Verbdgen (abgek. „p-"), s. Benzolring.

Para-Aminobenzoesäure: PAB, Acidum-para-aminobenzoicum, s. Aminobenzoesäuren.

Para-Aminobenzoyldiäthylaminoäthanol: Novocain®, s. Procainhydrochlorid.

Para-Aminosalicylsäure: Acidum para-aminosalicylicum, s. p-Aminosalicylsäure.

Para-anilinsulfonsäure: Sulfanilsäure, Acidum sulfanilicum ERG*.

Paracasein: s. Caseinum.

Paracodin®: s. Dihydrocodeinhydrogentartrat.

Paracotorinde: Cortex Paracoto, s. Nectandra coto*.

Paradaniella oliveri: Stpfl. v. Balsamum Copaivae africanum*.

Paradentium: Zahnbett, Zahnfleisch; **Paradentose:** s. Parodontose.

Paradichlorbenzol: p-Dichlorbenzol,

$$C_6H_4Cl_2(1, 4).$$

D. 1,458. F. 53°; Kp. 174°, ll. in Ae., Bzl., Schwefelkst., heiß. A. Farbl. Kr., bereits bei gewöhnl. Temp. flüchtig. Anw.: als Insektenvertilgungsmittel (Globol®), auch als Anthelminticum.

Paradiesapfel: Tomate, s. Solanum lycopersicum.

Paradihydroxybenzol: Hydrochinon.

Parästhesie: (griech.) Mißempfindung, z. B. Kribbeln, Taubsein, Pelzigsein der Haut.

Paraffine: *chem.* Gesättigte Kohlenwasserstoffe (von lat. parum affinis = wenig verwandt, sich wenig verbindend, reaktionsträge infolge gesätt. C—C-Bindungen), allgemeine Formel C_nH_{2n+2} (Methanreihe). Die niederen Glieder sind gasförmig, von C_5H_{12} an fl., von $C_{16}H_{34}$ an fest.

Paraffin, Dickflüssiges: Paraffinum subliquidum.

Paraffin, Dünnflüssiges: Paraffinum perliquidum.

Paraffin, Flüssiges: Paraffinum liquidum DAB 6.

Paraffin, Hartes: Paraffinum solidum, Paraffinum durum*.

Paraffinöl: s. Paraffinum liquidum.

Paraffinum durum DAB 7: **Hartparaffin.** Gemisch gereinigter, fester, gesättigter Kohlenwasserstoffe. Gew. aus den Rückständen der Erdöl-Destillation, ferner aus Braunkohlen- u. Torfteer; synth. nach dem Fischer-Tropsch-Verfahren. Farbl. oder weiße, auf frischem Bruch fast geruchlose Masse. l. in Chlf., Ae., wl. in absol. A., praktisch unl. in Aq., A. Erstarrungstemperatur, gemessen am rotierenden Thermometer: 50—62°. Anw.: als konsistenzerhöhender Salbenzusatz.

Paraffinum liquidum DAB 6: (Ol. Paraffini) Flüssiges Paraffin, **Paraffinöl.** Aus den Rückständen der Petroleumdest. (s. Ol. Petrae) gew., klare, farbl., nicht fluoreszierende, geruch- u. geschmackl., ölartige Fl., l. in Ae., Bzl., Chlf., unl. in Aq. u. A.; D. mind. 0,881. Kp. nicht unter 360°. Anw. med.: als Abführmittel (Gleitmittel), s. Paraffinum perliquidum u. Paraffinum subliquidum. Dos. tgl. 1—3 Eßlöffel, ferner zu Salben sowie als Backöl u. Schmieröl.

Paraffinum perliquidum DAB 7: **Dünnflüssiges Paraffin.** Fl. Mischung gereinigter, gesättigter Kohlenwasserstoffe. Klare, farbl., im Tageslicht nicht fluoreszierende, ölige Fl. ohne Geruch und Geschmack, ll. in Ae., Chlf., praktisch unl. in Aq., A. Dichte: 0,830—0,870. Viskosität: Höchstens 60 cP (± 10 cP). Falls fl. Paraffin für Sprühzwecke verordnet wird, ist dünnfl. Paraffin zu verwenden. Anw.: zu Nasenölen u. Sprayzwecken.

Paraffinum solidum: Zeresin, Gereinigtes Ozokerit*. Feste, weiße, mikrokr. Masse, geruch- und geschmacklos, unl. in Aq., l. in Ae., Benzin, Bzl., Chlf. Darst.: Durch Erhitzen des nat. Ozokerits m. Schwefels. Auswaschen m. Lauge u. Entfärben m. Tierkohle. Best.: Feste Kohlenwasserstoffe der Methanreihe. Anw. med.: als Salbengrundlage; techn.: zur Kerzenfabrikation, s. Paraffinum durum.

Paraffinum subliquidum DAB 7: **Dickflüssiges Paraffin.** Fl. Mischung gereinigter, gesättigter Kohlenwasserstoffe. Klare farbl., im Tageslicht nicht fluoreszierende, ölige Fl. ohne Geruch und Geschmack, ll. in Ae., Chlf., praktisch unl. in Aq., A. Dichte: 0,865—0,890. Viskosität: Mindestens 120 cP (Abweichung ± 20 cP). Falls fl. Paraffin verordnet wird, ist dickflüssiges Paraffin zu verwenden. Anw.: als Abführmittel (in Emulsionen) u. als Salbenzusatz.

Paraform: Paraformaldehyd ERG.

Paraformaldehyd ERG: (Formaldehydum polymerisatum) Paraform, ein polymerisierter Formaldehyd (Polyoxymethylen). Geh. mind. 95% $(HCHO)_x$. Darst.: Durch Erhitzen v. Formaldehydlsg. m. einem geringen Zusatz v. konz. Schwfs. Weiß., kr. Pv.; F. ca. 165—172°, l. in Alkalilaugen, Ammoniak u. erwärmten SS, kaum l. in Aq., A. u. Ae. Anw.: zur Raumdesinfektion (geht beim Erhitzen wieder in Formaldehyd über), pro cbm rechnet man 5 g; auch zu Munddesinfektionstabletten.

Parafuchsin: Pararosanilin, s. Fuchsin.

Paraguaytee: Folia Mate, s. Ilex paraguariensis.

Parakautschuk: s. Kautschuk.

Parakotoin: Cotoinum (Para)*.

Parakresol: s. Cresol.

Parakresotinsäure: Acidum paracrescotinicum, s. Kresotinsäure.

Parakresse: Spilanthes oleracea*.

Paraldehyd: Paraldehydum, 2,4,6-Trimethyl-1,3,5-trioxan $C_6H_{12}O_3$ Mol. 132,2. D. 0,992—0,994; mischbar mit A. 96%, Ae., Chlf. l. in Aq. v. 20° (1:10), in sied. Aq. (1:18), E. 10—12°, Siede-Temp. 123—125°; Brech.-Ind.: $n_D^{20°}$ = 1,04—1,406. Darst.: Durch Polymerisation des Acetaldehyds m. konz. Schwfs. Anw. med.: als Sedativum u. Hypnoticum, bes. bei Geisteskranken. Dos. 3—5 g; MD 5,0 g; MTD 15,0 g (Gewöhnungsgefahr); rektal als Klysma 3,0 g (unverträgl. mit Jodiden, Alkalien u. Oxidationsmitteln); technisch: als Lösungsmittel für Fette, Öle, Wachse, Gummi usw.

Paraldehydum: Paraldehyd*.

Paralysis, Paralyse: Bewegungslähmung, Progressive Paralyse der Irren (Dementia paralytica = Gehirnerweichung); **P. agitans** = Schüttellähmung (Parkinsonsche Krankheit).

Paramorfan®: Dihydromorphinhydrochlorid, $C_{17}H_{21}O_3N \cdot HCl$. Weiß. kr. Pv., sll. in Aq., wl. in A. Anw.: wie Morphinhydrochlorid (nur s.c.!).

Paramorphin: Thebainum*.

Paranatee: Folia Mate, s. Ilex paraguariensis.

Para-Oxybenzoesäureester: s. Nipagin.

Pararosanilin: s. Fuchsin.

Parasiten: Schmarotzer. Tiere oder Pflanzen, bes. Bakterien, Pilze, Algen Würmer, die entweder ganz (obligate, P.) oder teilweise (fakultative P.) auf oder in anderen lebenden Organismen leben und aus ihnen ihre Nahrung ziehen, vgl. Saprophyten.

Parasympathicomimetica: Den Parasympathicus erregende Stoffe, z. B. Muskarin, Acetylcholin, Pilocarpin, Physostigmin (Antagonisten des Atropins).

Parasympathicus: s. Sympathicus.

Parathion: E 605*.

Parathormon: Hormon der Nebenschilddrüsen, Epithelkörperchen, s. Hormone.

Parathyreoidea: Glandula parathyreoidea, Nebenschilddrüse, s. Hormone u. Organotherapeutica.

Parathyreotropes Hormon: Hormon des Hypophysen-Vorderlappens, s. Hormone.

Paratonkabohnen: s. Dipterix odorata.

Paratyphus: Eine dem Bauchtyphus (Typhus abdominalis*) ähnliche Erkrankung, die jedoch milder verläuft (Darmblutungen, Darmgeschwüre, Durchfälle, Fieber), bes. bei bakterieller Nahrungsmittelvergiftung (Fisch- u. Fleischvergiftung). Inkubationszeit 3—7 bis 21 Tage; Erreger s. Salmonella.

Para-Verbindungen: s. Benzolring.

Paraxin: s. Chloramphenicol.

Pareirawurzel: Radix Pareirae bravae, s. Chondodendron tomentosum.

Parenchym: *bot.* Gewebe, dessen lebende Zellen isodiametrisch oder gestreckt sind, von verschiedenem Umriß u. an den Enden nicht zugespitzt, vgl. Prosenchym.

Parenteral: Außerhalb des Magen-Darmtrakts; Einführung eines Stoffes in den Körper unter Umgehung des Magen-Darmkanals, d. h. durch Einspritzung in die Blutbahn, in die Muskeln od. unter die Haut.

Parese: (griech.) Schwäche, unvollständige Lähmung.

Paris quadrifolia: Fam. Liliaceae (Europa), Einbeere, Wolfsbeere, Sternkraut; Best.: in allen Organen, bes. reichlich im Rhizom, die Saponine Paristyphnin, Paridin, ferner Asparagin, Pektin, Citronensäure. Die Pflanze ist giftig u. kann evtl. zu tödlicher Atemlähmung führen (Verwechslungsgefahr mit Heidelbeeren!). Anw. volkst.: zur Behandlung von Wunden u. als Emeticum. Stpfl. v. HOM: Paris quadrifolia, die frische, zur Zeit der Fruchtreife ges. Pflanze. Aufbewahrung: Urtinktur, 1.—3. Dez.-Pot. vorsichtig. (Anw. hom.: bei Neuralgien, Kopfschmerzen, Schwindel, sowie bei rheumatischen Affektionen.)

Pariser Blau: Berliner Blau, s. Ferrum cyanatum*.

Pariser Gelb: Plumbum chromicum, s. Bleichromat.

Pariser Rot: Caput mortuum, s. Ferrum oxydatum rubrum.

Parkinsonismus: Erkrankung, deren Symptome der Parkinsonschen Erkrankung gleichen, die jedoch andere Ursachen hat (z. B. Enzephalitis epidemica*, Syphilis, Gehirntumor, Vergiftungen u. a.).

Parkinsonsche Krankheit: s. Paralysis agitans.

Parmycin: s. Evosin.

Parodontitis: (Paradentitis) Entzündung des Zahnbettes, Alveolarpyorrhoe (zus. m. Paradontose).

Parodontose: (Paradentose) Ohne Entzündung einhergehender Zahnfleischschwund, Lockerung der Zähne.

Paromomycin: Antibioticum aus Streptomyces rimosus forma paromomycinus; chem. wird es als D-Glucosamin-desoxystreptamin-D-ribosediaminohexose bezeichnet; Syn.: Catenulin, Gabbromycin, Monomycin A; $C_{23}H_{45}N_5O_{14}$;

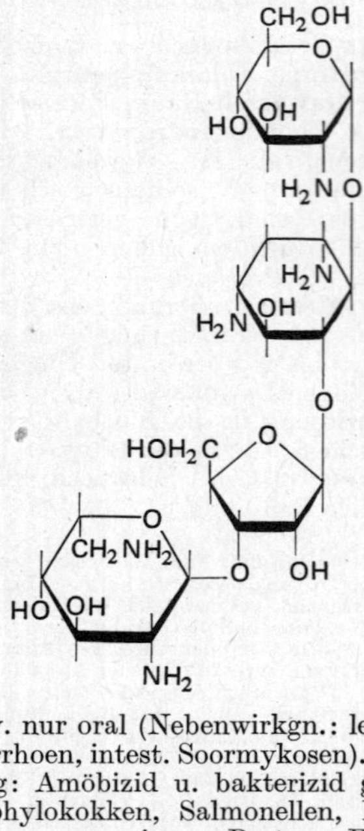

Anw. nur oral (Nebenwirkgn.: leichte Diarrhoen, intest. Soormykosen). Wirkung: Amöbizid u. bakterizid gegen Staphylokokken, Salmonellen, Pseudomonas aeruginosa, Proteus, Escherichia coli, Shigellen, Di-Bakterien, Entamoeba histolytica; Kreuzresistenz mit Kana- u. Neomycin. **Dos.:** bakt. Enteritiden: 2 g in 3—4 Einzeldosen, Kinder bis 7 Tage tägl. 35—60 mg/kg; intest. Amöbiasis: tägl. 25 mg/kg, Kinder 5 Tage 22 mg/kg; präop. Darmsteril.: tägl. 30 mg/kg oder 1. Tag 4 g, 2.—4. Tag 2 g; akute Leberdystrophie: tägl. bis zu 75 mg/kg oder 4—6 g über 3—8 Tage. (®Humatin (Kaps., Saft), Humatin-S-Salbe (Komb. von Chloramphenicol, Humatin u. Hydrocortisonacetat, Parke, Davis, zur Behandlung primär- od. sekundärinfizierter entzündlicher u. pruriginöser Hauterkrankungen).

Parotis: (Glandula parotis) Ohrspeicheldrüse.

Parotitis: Entzündung der Ohrspeicheldrüse, Mumps, Ziegenpeter.

Paroxysmal: in (plötzlichen) Anfällen auftretend.

Paroxysmus: anfallartige höchste Steigerung von Krankheitserscheinungen.

Parthenium argentatum: Fam. Compositae. Stpfl. v. Guayulekautschuk, s. Kautschuk.

Partus: Geburt; **post partum:** nach d. Geburt.

Parvus(a, um): Klein.

PAS: p-Aminosalicylsäure*.

Pasalon®: p-Aminosalicylsaures Natrium.

Passiflora incarnata: Fam. Passifloraceae, Passionsblume (Nord- u. Südamerika, Ostindien). Stpfl. v. **Herba Passiflorae:** Passionskraut. Best.: Passiflorin, ein Alkaloid. Anw. med.: als Sedativum. HOM: Passiflora incarnata, das frische Kraut.

Passionskraut: Herba Passiflorae, s. Passiflora incarnata.

Passulae majores: Rosinen, s. Vitis vinifera.

Passulae minores: Korinthen, s. Vitis vinifera.

Pasta: Paste; lt. DAB 7 Salbe mit bes. hohem Feststoffgehalt; s. a. Lotio, Liniment, Unguenta.

Pasta Cacao: Kakaomasse, s. Theobroma cacao.

Pasta Guarana: Guarana, s. Paullinia cupana (Paullinia sorbilis).

Pasta salicylica Lassar: Pasta Zinci salicylata Lassar*.

Pasta Zinci DAB7: Zinkpaste (25 T. Zinkoxid, 25 T. Weizenstärke, 50 T. weiß. Vaselin);

das Gemisch von Zinkoxid u. Weizenstärke wird in 0,5—1,0 cm dicker Schicht 3—4 Std. lang bei 40—45° getrocknet u. nach dem Sieben (Sieb 5) mit dem geschmolzenen Vaselin verrieben. Geh.: 23,5—26,5% ZnO und 47—53% Vaselin.

Pasta Zinci mollis (RF): Zinc. oxyd. crud. 15,0, Ol. Olivar. 10,0, Lanolin ad 50,0.

Pasta Zinci oleosa „Lassar" ERG: Lassars ölige Zinkpaste, Zinc. oxyd. crud. 60 T., Ol. Olivar. 40 T.

Pasta Zinci salicylata DAB 6: Zinksalicylsäurep. (1 Acid. salicyl., 12 Zinc. oxyd. crud., 12 Talcum, 25 Vaselin flav.).

Pasta Zinci salicylata Lassar: Pasta salicylica Lassar, Lassar's Salicylpaste. Acid. salic. 2,0, Zinc. oxyd. crud. 24,0, Amylum Tritici 24,0, Vasel. flav. 50,0.

Pasteurella: Bakterien-Gattung, kleine, unbewegliche, gramnegative, Stäbchen; Erreger septikäm. Erkrn. bei Tieren (Mensch selten); Fam. Brucellaceae; P. pestis (1894: Yersin u. Kitasato) = Bact. od. Yersinia pestis.

Pasteurisieren: Methode zum Konservieren v. Fln. (bes. v. Milch), s. Konservieren u. Sterilisation.

Pastillen: s. u. Tabletten.

Pastilli Ammonii chlorati ERG: Salmiakpastillen; Herst.: Succ. Liquirit. depurat. 9,0, Ammon.chlorat 1,0. Letzteres in Aq. lösen u. dem Succus zusetzen, zur Teigmasse eindampfen u. diese ausrollen (die Masse soll nicht gefärbt werden).

Pastilli Hydrargyri bichlorati DAB 6: Sublimatpastillen, Geh. 48,9—50,9% $HgCl_2$. Bestehen aus gleichen Teilen Quecksilberchlorid u. Natriumchlorid, sind rot gefärbt, walzenförmig, ll. in Aq., teilw. l. in A. u. Ae.; Gewicht 1—2 g.

Pastilli Hydrargyri oxycyanati DAB 6: Quecksilberoxycyanidpastillen, Gehalt 50% Quecksilberoxycyanid = 41% Gesamt-Quecksilbercyanid = 39,9% Gesamtquecksilber. Die Pastillen bestehen aus 10 Quecksilbercyanid, 4 Natriumbicarbonat, 6 Natriumchlorid, sind blau gefärbt u. haben ein Gewicht von 1 oder 2 g.

Pastilli Santonini DAB 6: Santoninpastillen, Geh. ca. 0,025 g. Santonin pro Pastille.

Patella: (lat.) Kniescheibe.

Pathogen: Krankheitserregend.

Pathologie: Krankheitslehre; **pathologisch:** krankhaft.

Patschouliblätter: Folia Patchouli, s. Pogostemon patchouli.

Patulin: (Clavacin) Antibioticum aus Penicillium patulum, sowie anderen Mikroorganismen; zur therap. Anw. nicht geeignet, da zu toxisch.

Paullinia cupana: (Paullinia sorbilis), Fam. Sapindaceae, Guarana (Kletterstrauch in Brasilien, Südvenezuela). Stpfl. v. **Guarana** ERG: Pasta Guarana. Eine aus den gerösteten u. pulv. Samen m. kalt. Aq. hergest. u. wieder getrocknete, meist mit Kakao oder Stärkemehl versetzte Masse, die bitter schmeckt u. zu braunschwarzen Stangen geformt in den Handel kommt. Best.: mind. 3,5% Coffein (meist. 4—8%), Gerbsäure, Katechin, Saponin, Fett, Stärke. Asche max. 3%. Anw. med.: als Antineuralgicum, bes. b. Migräne, sowie als Darmadstringens u. auch als Stimulans. Mittl. Dos. 1,0 g mehrmals tgl. HOM: Guarana, die reifen Samen, welche bereits am Ernteort zerquetscht u. zu einer Paste geformt sind.

Paullinia sorbilis: P. cupana*.

Pauly'sche Diazoreaktion: Nachweis von Eiweiß: bei Zusatz frisch bereiteter Lösung von Diazobenzolsulfonsäure zur sodaalkal. Probelösg.: positiv kirschrote Färbung, die beim Ansäuern orangerot wird. Färbung infolge Diazotierung von im Eiweiß (stets) enth. Tyrosin u. Histidin.

Pausinystalia yohimbe: (Corynanthe yohimbe) Fam. Rubiaceae (Westafrika, Kamerun, franz. Kongo). Stpfl. v. **Cortex Yohimbehe:** Yohimbeherinde, Yohimberinde, Potenzrinde. Best.: Yohimbin* u. mehrere andere Alkaloide (α-, β-, γ-Yohimbin), Yohimbesäure, Gerbstoff. Gesamtalkaloidgehalt bis ca. 6%, Geh. an Yohimbin mind. 1,5%. Asche max. 4%. Anw. med.: als Aphrodisiacum. MD 3 g; MTD 10,0 g.

Pavor nocturnus: Nachtangst, Nächtliches Aufschrecken, bes. bei Kindern.

Payta-(Peru-)Ratanhia: Rad. Ratanhiae, s. Krameria triandra.

Pb: *chem.* Blei (Plumbum).

PBZ: Pyribenzamin*.

PC: Papier-Chromatographie, s. Chromatographie.

Pd: *chem.* Palladium*.

Peccotee: Teesorte (s. Camellia sinensis*). Zweigspitzen m. den jüngsten Blättern u. Knospen, v. feinstem Aroma.

Pech: Pix*.

Pechblende: s. Uran.

Pectin: s. Pektine.

Pectoralis: Zur Brust gehörig.

Pectus: Brust.

Pedes: (lat.) Füße.

Pediculatus(a, um): (lat.) Gestielt.

Pediculus: 1. Füßchen; 2. Laus. **P. capitis:** Kopflaus; **P. pubis:** Filzlaus; **P. vestimenti:** Kleiderlaus, **Pediculose:** das Befallensein von Läusen.

Pedunculi Cerasorum: = Kirschenstiele. Stipites Cerasi acidi, s. Prunus Cerasus.

Pedunculus (plur. pedunculi) Stiel; z. B. Pedunculi Cerasorum.

Peganum harmala: Fam. Zygophyllaceae, Harmelraute, Steppenraute (Südeuropa, Orient). Stpfl. v. **Semen Harmalae** (Semen Rutae silvestris): Steppenrautensamen. Best.: (4%) Alkaloide Harmin, Harmalin, Harmacol. Anw. äuß.: zu Umschlägen. Das Alkaloid **Harmin** wird med. gegen Gehirngrippe u. deren Folgezustände angewandt.

Harmin hat sich als identisch erwiesen mit dem Alkaloid Banisterin der südamerikanischen Liane Banisteria caapi, aus der die Eingeborenen den Rauschtrank Ayahuasca oder Yagé herstellen, vgl. Banisterinum.

Pegu-Catechu: Catechu, s. Acacia-Arten.

Pektase: Pektinferment, s. Pektine.

Pektinasen: Pektinfermente, s. Pektine.

Pektine: Gruppe hochmolekularer Substanzen v. kohlenhydratartigem Aufbau, die d. Fähigkeit haben zu gelatinieren. Sie kommen i. Zellsaft, Zellgerüst, Nährgewebe der Pfln. vor, bes. in Früchten u. Wurzeln sowie als Pektin-Lignin i. verholzten Pflnteilen. In jung. Gewebe ist d. Pektingeh. bes. hoch. Haubtbest.: **Polygalakturonsäure** u. deren Homologe, Arabinose, Galaktose, Methylalkohol. Die Gelierfähigkeit hängt ab v. d. Molekülgröße (Länge der Säureketten), sowie vom Grad der Veresterung m. Methylalkohol und den Ballaststoffen. Wie die Galakturonsäure,

$$HOC(CHOH)_4 \cdot COOH,$$

durch α-galaktosidische Bindungen verknüpft ist zeigt nachstehende Formel:

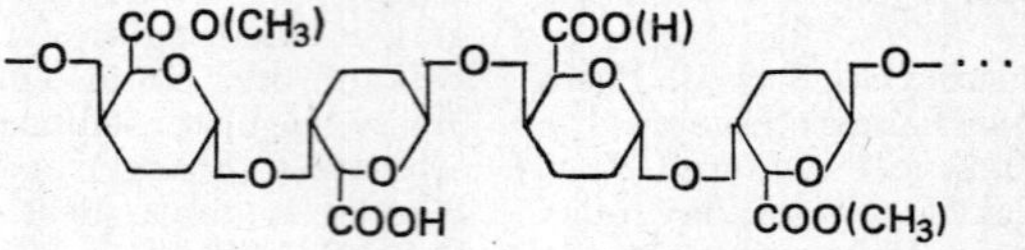

Die Mol.-Gew. betragen bis zu mehreren 100000 (Polygalakturonsäuren).

Man unterscheidet:

1. **Pektinstoffe:** Die techn. unreinen Pektinprodukte m. allen Ballaststoffen (u. a. Araban, Galaktan).
2. **Pektine:** Reine, tw. od. voll methylierte Galakturonsäureketten m. hohem Polymerisationsgrad; Pektin H = hochverestert, P.L = leicht, d. h. unter 50% verestert.
3. **Pektinsäuren:** tw. od. vollständig v. Methoxylgruppen befreite Polygalakturonsäuren.
4. **Hydropektine:** Durch Säurehydrolyse abgebaute Pektinstoffe (ohne Gelierkraft).

Zur techn. Herst. werden haupts. d. Preßrückstände der Fruchtsaftbereitung, ausgelaugte Rübenschnitzel usw. verwendet, die m. Aq. ausgekocht u. im Autoklaven erhitzt od. m. Säuren, extrahiert werden. Bei der Herst. ist es wichtig, eine Zerlegung der Pektine durch die **Pektinfermente** zu verhindern. (Pektase verwandelt unter Abspaltung von Methylgruppen Pektin in Pektinsäure; Pektinase spaltet die Polygalakturonsäureketten). Anw. der Pektine med.: b. Durchfall u. z. Regulierung der Darmperistaltik, als Blutstillungsmittel; pharmaz.: als Verdickungsmittel (Ersatz f. Tragant u. Agar Agar); techn.: in d. Nahrungsmittelindustrie zur Verdickung u. Gelierung sowie zu kosm. Präparaten (Hautkrems usw.).

Pelargonidin: s. Anthocyane.

Pelargonium-Arten: Fam. Geraniaceae, Pelargonien, z. B. **P. radulus (P. roseum). P. capitatum, P. graveolens** (Südfrankreich, Nordafrika, Réunion, Algier). Stpfln. v. **Oleum Geranii:** Geraniumöl, Pelargoniumöl; das aus den Blättern obiger wie zahlreicher anderer Arten destillierte äth. Öl. Je nach Herkunft unterscheidet man Afrikanisches, Französisches, Spanisches, Marokkanisches, Réunion- usw. Öl. Es ist farblos, grünlich od. bräunlich u. besitzt einen zarten bis intensiv schweren Rosengeruch. D. 0,888—0,907. Löslichkeit i. A. bei den einzelnen Sorten verschieden. Best.: Geraniol, Citronellol, Linalool, Phenyläthylalkohol (Rosengeruch), Pelargonsäure, Spuren v. Menthol. Anw.: in der Parfümerie als Ersatz für Rosenöl. **Pelargonium odoratissimum:** Citronengeranium (heim. Kapland, kult. in Frankreich, Spanien, Sizilien, Korsika). Stpfl. von HOM: Geranium odoratissimum, die frische blühende Pflanze.

Pelargoniumöl: Ol. Geranii, s. Pelargonium-Arten.

Pelargonsäure: n-Nonansäure,

$$CH_3(CH_2)_7COOH.$$

Farbl. Fl. D. 0,905; F. 12,5°; Kp. 253°. Nat. in d. Blättern v. Pelargonium-Arten, entsteht bei der Oxidation von Ölsäuren, daher auch in ranzigen Fetten. Anw.: zur Herst. v. Kunstharzen, als Schmiermittel.

Pella: (griech.) Haut.

Pellagra: (πέλλα = Haut, agra = rauh) „Rauhe Haut", chron. Hauterkrankung, Avitaminose, verbunden m. nervösen, zerebrospinalen, psychischen sowie Magen-Darmstörungen, hervorgerufen durch Mangel an Antipellagra-Vitamin* (Nikotinsäureamid).

Pellagraschutzstoff: Antipellagra-Vitamin (Nikotinsäureamid), s. Vitamine.

Pelletierinsulfat: Pelletierinum sulfuricum*.

Pelletierintannat: Pelletierinum tannicum ERG*.

Pelletierinum: Pelletierin, Punicin, $C_8H_{15}NO$, Alkaloid aus der Granatwurzelrinde (s. Punica granatum), Ölige, farbl., weinartig riechende, giftige Fl., l. in Aq., A., Ae., Chlf.; med.: verwendet werden nur Pelletierinum sulfuricum* u. P. tannicum ERG*.

Pelletierinum sulfuricum: Pelletierinsulfat, $(C_8H_{15}NO)_2H_2SO_4 + 3H_2O$. Mol. 434,37. Farbl. Kr., sll. in Aq. u. A. Anw. med.: als Taenifugum. Dos. 0,3 g bis 0,5 g; f. Kinder 0,1—0,15 g.

Pelletierinum tannicum ERG: Pelletierintannat, Punicintanat; meist ein Gem. der Tannate aller Alkaloide der Granatwurzelrinde. Hellgelb., geruchl. Pv., l. in 700 Aq. u. 80 A., ll. in warm. verd. SS. Anw. med.: als Taenifugum. Dos. 0,3—1 g; MD. 1 g.

Pellidol®: s. Diacetylaminoazotoluol; (2%-ig. Salbe; bei läng. Anw. evtl. Sensibilisierg.).

Pellote: Peyotl, Rauschmittel, s. Anhalonium lewinii.

Pellotin: $C_{13}H_{19}NO_3$, Alkaloid aus Anhalonium lewinii*.

Peloide: (von griech. πηλός = Schlamm) Durch geologisch-biologische Vorgänge entstandene Substanzen, die in Aufschwemmung zur therapeut. Zwecken (Bäder, Packungen) verwendet werden, Heilsedimente, Moore, Schlamme, Heilerden.

Pelotte: (franz.) Der ins Bruchband eingearbeitete Ballen, der den Bruch zurückdrängt.

Pelvis: (lat.) Das Becken.

Pemmikan: Konserviertes Fleischpulver, s. Konservieren 3.

Pemolin: Phenylpseudohydantoin; Anw.: als Psychotonikum (Tradon®).

Pemphigus: (griech. πέμφιξ = Blase) Mit Blasenbildung einhergehende, meist bösartige Erkrankung der Haut u. der Schleimhäute, wahrsch. z. T. eine Virus-Infektion.

Pen 200®: Phenethicillin (vgl. Oralopen®); s. Penicillin.

Penase: Penicillinase*.

Pendulus(a, um): Hängend.

Penetrantia: (lat.) Stark, durchdringend, scharf riechende Substanzen u. Drogen, haupts. in der Homöopathie gebräuchlich; Penetrantia sind abgesondert zu lagern.

Penghawar-(Penawar)Djambi: Paleae haemostaticae, s. Cibotium barometz.

Penicillamin: D-Penicillamin, Spaltprodukt des Penicillins; bildet mit Schwermetallsalzen Chelate, es wird daher bei Vergiftungen mit Schwermetallen, wie Blei, Gold, Kupfer, Quecksilber, Kobalt, Cadmium, Zink angew.; ferner bei WILSONscher Krankheit (Kupferspeicherung), Cystinurie, chronischer Polyarthritis, chron. aggressiver Hepatitis u. a., jedoch ist Vorsicht geboten, da häufig Nebenerscheinungen auftreten (allergische Hautreaktionen, gastrointestinale Beschwerden, Nierenschädigungen, neurologische Störungen); ® Metalcaptase, Trolovol; vgl. Tab. 14.

Penicillin: Im Jahre 1928 entdeckte der Londoner Bakteriologe Alexander Fleming (später Sir u. Nobelpr.), daß eine von dem Schimmelpilz Penicillium notatum, der sich zufällig auf einer Staphylococcus-pyogenes-Kultur angesiedelt hatte, ausgeschiedene Substanz auf eine Reihe anderer Bakterien auflösend bzw. wachstumshemmend wirkte, und er nannte diese zunächst rein hypothetische Substanz „Penicillin", das erst 1940 isoliert wurde vom „Oxford-Kreis" (Team m. Fleming, Florey, Chain: stl. Nobelpreis 1945); US-Prod. ab 1943; dt. Entwicklg ab 1942 mit 1. Präp. 1946 (Wundpuder); die verschied. Varianten bezeichnet man nach amerikanischer Nomenklatur mit Buchstaben, nach englischer Nomenklatur mit Zahlen; sie haben sämtlich das gleiche chem. Grundgerüst, nämlich den orthokondensierten Thiazolidinring u. β-Laktamring, unterscheiden sich aber durch die Seitenketten an der Säureamidgruppe: Penicillin F (I) = Δ^2-Pentenyl-penicillin; Penicillin G (II) = Benzylpenicillin; Penicillin X (III) = p-Hydroxy-benzyl-penicillin; Penicillin K (IV) = n-Heptyl-penicillin; Penicillin V = Phenoxymethyl-penicillin; Penicillin O = Allyl-mercapto-methylpenicillin; Dihydroflavicin = n-Amyl-Penicillin. 1959 gelang es Batchelor u. Mitarbeitern die 6-Amino-penicillansäure (abgk. 6-APA oder Penin) zu isolieren, die man nunmehr als die Grundsubstanz aller Penicilline ansieht u. als Vorstufe für die halbsynthet., penicillinaseresistenten Penicilline nutzt (1. Präp. war Phenethicillin, 1959). Zur Gewinnung verwendet man heute fast ausschließlich Stämme von Penicillium chrysogenum, und zwar im Submers-(= Tieftank)-Verfahren. Die Reinkulturen werden zur Erhöhung der Produktion noch einer Bestrahlung mit UV-Licht unterworfen. Die Isolierung u. Abfüllung muß unter strengster Aseptik erfolgen (Infektion mit Luftkeimen, Bildung von Penicillinase!).

Von den zahlreichen Penicillinvarianten kommen **Penicillin-G-Präparate** zur parenteralen Anwendung (sofort, aber kurz wirksame wasserlösliche Natrium- und Kalium-Salze, sowie in Öl oder Wasser suspendierte Präparate mit Depotwirkung in Form von Procain-, Clemizol-, Benzathin-, Penäthamat-Salzen). **Penicillin-V**-Präparate sind für die orale Anwendung (Penicillin-V-Säure, Kalium-, Kalzium- und Benzathin-Salze). **Halbsynthetische Penicilline** (Phenethicillin, Propicillin, Methicillin, Oxacillin. Cloxacillin, Dicloxacillin, Ampicillin, Carbenicillin) werden oral u. parenteral gebraucht.

Haltbarkeit, Anwendbarkeit und Wirkungsdauer je nach Präparat sehr verschieden. — Orale Penicillinpräparate sind weitgehend magensäureresistent. — Penicilline diffundieren gut in viele Körperflüssigkeiten (ausgenommen u. a. Liquor). Die Ausscheidung erfolgt über die Nieren (vorwiegend durch tubuläre Sekretion). Die Halbwertzeiten betragen (mit Ausnahme von Ampicillin) 30—60 Minuten.
Für die **Dos.** gilt allg., ausreichend hohe Dosen genügend lange zu geben, um die Entwicklg. resistenter Keime zu verhindern; parenteral als i.m.-Injektion (tägl. mind. 400000 I.E. Depotpenicillin) oder i.v.-Dauertropfinfusion; bei sehr empfindl. Erregern, z. B. Scharlach, genügt ggfs. orale Tagesmenge von 600000 I.E.; bei schweren Infektionen oder wenig empfindl. Erregern (z. B. Endocarditis lenta) tägl. 20—80 Mill. I.E. i.v. nötig, auch mehr (bei sehr hohen Dosen kein Depotpenicillin!); Penicilline sind prakt. atoxisch; als Nebenwirkgn. können auftreten: allerg. Erscheinungen vereinzelt auch anaphylakt. Schock; Kontraindikation: Penicillin-Allergie.

1 Oxford-Einheit (O.E.) entspricht der P.menge, die in 50 ml Nährlösg. das Wachstum des Staphylococcus aureus H (Oxford) vollständig hemmt (1 mg Penicillin G-Natriumsalz, reinst, = 1670 O.E; 600 mg = 1 Mill. I.E.)

Wirkung und Indikationen: P. wirkt bakteriostatisch, in genügend hoher Konzentration bakterizid. Gut wirksam auf grampositive Keime, vor allem Pneumo-, Strepto- und Staphylokokken, auf die gramnegativen Gono- und Meningokokken sowie auf Treponema pallidum, auch auf Aktinomyzeten. Neuere halbsynthetische

Penicilline sind auch gegen penicillinase-bildende, sonst resistente Staphylokokken wirksam. Das Ampicillin und das Carbenicillin sind die ersten Breitspektrum-Penicilline; neben den penicillinempfindlichen Keimen werden zusätzlich gramnegative Keime erfaßt (z. B. E. coli, Salmonellen durch Ampicillin, Ps. aeruginosa (pyocyanea) u. einzelne Proteusstämme durch Carbenicillin). — Erreger-Resistenzentwicklung möglich. **Kombination** mit anderen bakteriziden Mitteln (Streptomycin, Polymyxine, Neomycin, Gentamycin, Cephalosporine) gut möglich, mit bakteriostatischen Mitteln (wie Chloramphenicol, Tetracycline, Sulfonamide) unzweckmäßig. Literatur: Alexander Fleming, Penicillin its practical application, London 1946; Hans Kilian, Die Penicilline, Berlin 1946. Penicillin, Stationen einer Forschungsarbeit, Farbwerke Hoechst, 1952.

Penicillin G: Benzylpenicillin, Penicillin II; Penicillansäurederivat, das als K- oder Na-Salz sowie — durch Depoteffekt bewirkende Bindung an Procain, Antihistamine etc. — als „Depot-Penicillin-G" Anw. findet.

Penicillin-G-Kalium: Benzylpenicillin-Kalium (s. Formel). enthalten. Weiß. bis fast weißes, feines kr. Pv. von bitterem Geschmack, sll. i. Aq., l. i. A. absol., parkt. unl. i. Ae., Chlf., fetten Ölen, flüssig. Paraffinen. Spezif. Drehung: $[\alpha]_D^{20°}$ = +260°, gemessen an einer Verdünnung von 20,0 ml Prüflösung mit 10,0 ml frisch aufgekochtem u. wieder abgekühltem Wasser. (Prüflösung: 1,49—1,51g Substanz, genau gewogen, werden in einem 50-ml-Meßkolben in Wasser gelöst. Diese Lösung ist nur 1 Tag lang haltbar). Aufbewahrung in sterilisierten u. keimdichten Gefäßen (nicht erforderlich, sofern das Penicillin nur zum oralen oder äußerlichen Gebrauch bestimmt ist); vorsichtig aufzubewahren.

Penicillin-G-Natrium: Benzylpenicillin-Natrium, $C_{16}H_{17}N_2NaO_4S$, Mol. 356,4; DAB 7: Gehalt wie Penicillin-G-Kalium (Struktur-Formel wie Penicillin-G-Kalium; Na^+ statt K^+); die mikrobiol. Bestimmung der Wirksamkeit muß einen Gehalt von mind. 1500 bis höchstens 1750 I.E. je mg ergeben, berechn. auf die getrockn. Substanz; 1 mg Penicillin-G-Natrium-Standard entspricht 1670 I.E., eine I.E. ist in 0,0005988 mg des Penicillin-G-Natrium-Standards enthalten. Weißes bis fast weiß., fein., kr.

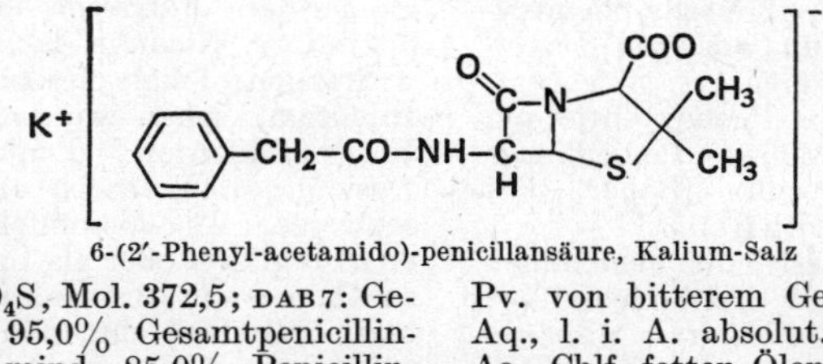

6-(2'-Phenyl-acetamido)-penicillansäure, Kalium-Salz

$C_{16}H_{17}KN_2O_4S$, Mol. 372,5; DAB 7: Gehalt mind. 95,0% Gesamtpenicillin-Kalium u. mind. 85,0% Penicillin-Kalium (bezogen auf d. getrockn. Substanz. Die mikrobiolog. Bestimmung der Wirksamkeit muß einen Gehalt von mind. 1440 bis höchstens 1680 I.E. je mg ergeben. 1 mg Penicillin-G-Kalium-Standard entspricht 1598 I.E. Eine I.E. ist in 0,0006258 mg des Penicillin-G-Kalium-Standards Pv. von bitterem Geschmack, sll. i. Aq., l. i. A. absolut., prakt. unl. i. Ae., Chlf. fetten Ölen u. flüssig. Paraffinen. Spezif. Drehung: $[\alpha]_D^{20°}$ = mind. +270° gemessen an einer Prüflösung (wie Penicillin-G-Kalium); Aufbewahrung: wie Penicillin-G-Kalium.

Procain-Penicillin-G: Procain-Benzylpenicillin, Benzylpenicillinum Procainum; ein Depot-Penicillin G.

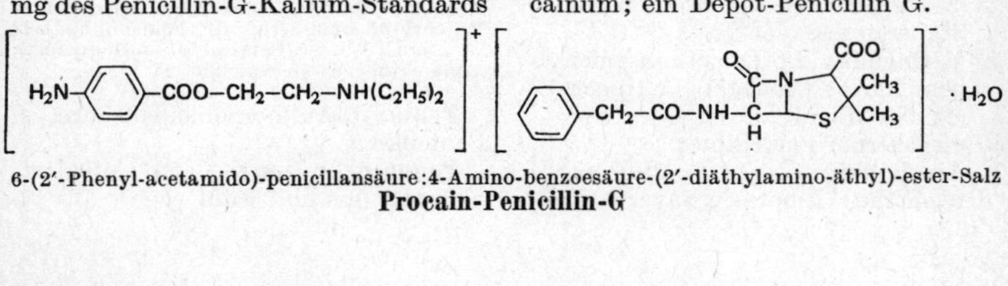

6-(2'-Phenyl-acetamido)-penicillansäure:4-Amino-benzoesäure-(2'-diäthylamino-äthyl)-ester-Salz
Procain-Penicillin-G

$C_{29}H_{38}N_4O_6S \cdot H_2O$, Mol. 588,7; DAB 7: Gehalt mind. 95,0% Procain-Gesamt-penicillin u. mind. 85% Procain-Penicillin-G, 37,5—40,5% Procain. Die mikrobiol. Bestg. der Wirksamkeit muß pro mg einen Gehalt von mind. 910 bis höchstens 1060 I.E. ergeben. 1 mg reinstes Procain-Penicillin-G entspricht 1011 I.E.; eine I.E. ist in 0,0009891 mg eines reinsten Procain-Penicillin-G enthalten. Weiß. bis fast weiß., feines kr. Pv., l. in 250 T. Aq., in ca. 100 T. A. absolut., in ca. 90 T. Chlf. Aufbewahrung wie Penicillin-G-Kalium.

Weitere Depot-Penicillin-G-Präparate:

1. **Procain-Penicillin-G** mit **Phenyracillin** (= 2,5-Diphenylpiperazin- bis Penicillin G) u. Lidocain- HCl (Depotpen-Prestule Göttingen);
2. **Clemizol-Penicillin G** (Clemizol = Antihistamin; Megacillin®);
3. **Benzathin-Penicillin G** (Benzathin = Antihistamin; Tardocillin®).

Penicillin V: Phenoxymethylpenicillin; 6-(Phenoxyacetamido)-penicillansäure; $C_{16}H_{18}N_2O_5S$; Anw. des K-Salzes als orales Penicillin. (Beromycin®, Immunocillin®, Oratren 200 „Bayer").

Halbsynthet. orale Penicilline:

1. **Phenethicillin,** 2-Methylphenoxymethylpenicillin (Oralopen „Bayer" Pen-200 „Pfizer");
2. **Propicillin,** α-Phenoxy-n-propylpenicillin; mäßige Penicillinaseresistenz (Baycillin „Bayer", Oricillin „Grünenthal").

Penicillinase-resistente Penicilline:

1. **Oxacillin:** 5-Methyl-3-phenyl-4-isoxazolyl-penicillin; orale u. parenterale Anw. (Cryptocillin „Hoechst", Stapenor „Bayer");
2. **Cloxacillin:** (3-o-Chlorphenyl-5-methyl-4-isoxazolyl)-penicillin; orale u. parenterale Anw.;
3. **Dicloxacillin:** 3-(2,6-Dichlorphenyl)-5-methyl-4-isoxazolyl-penicillin; orale u. parenterale Anw. (Stampen „Beecham"; Dichlor-Stapenor „Bayer");
4. **Methicillin:** 2,6-Dimethoxyphenylpenicillin; Cinopenil „Hoechst" (M.-Na-Monohydrat).

Breitspektrum-Penicilline:

1. **Ampicillin:** D-(—)-α-Aminobenzylpenicillin; Binotal „Bayer", Penbrock „Beecham", Amblosin „Hoechst"; Kombin. mit Oxacillin (Totocillin „Bayer") u. Dicloxacillin (Ampiclox „Beecham").

Wirkung auf grampositive und gramnegative Keime (z.B. Enterokokken, Listerien, Haemophilus influenzae, Salmonellen, Shigellen; unterschiedlich empfindlich sind E. coli, Proteus vulgaris, Proteus mirabillis. Nicht wirksam gegen penicillinasebildende Staphylokokken. Sehr niedrige Toxizität. Längere Halbwertszeiten (60 bis 120 Min.). Gewebediffusion wie bei Penicillin G. Ausscheidung mit der Galle und im Urin. Nebenwirkungen außer den bei Penicillin angegebenen: Magen-Darm-Störungen, Pruritus, Stomatitis, Glossitis, Kontaktekzeme bei Ärzten und Pflegepersonal. Allergische Hautreaktionen (u. a. abhängig von Protein-Verunreinigung).

2. **Carbenicillin:** Dinatrium-α-carboxyl-benzylpenicillin; Anabactyl „Beecham"; Wirkung gegen grampositive u. gramnegative Erreger wie Pseudomonas aeruginosa, E. coli und einzelne Proteusstämme. Nicht wirksam gegen penicillinase-bildende Staphylokokken, kaum wirksam gegen Enterokokken. Geringe Liquordiffusion. Ausscheidung vorwiegend im Urin (durch glomeruläre Filtration und tubuläre Sekretion). Niedrige Toxität. Nebenwirkungen: lokale Reizung bei i.m. Injektion, sonst wie bei Penicillin. Kontraindikation: Penicillinallergie. Dosierg.: Erwachsene 4—12 g (bei schweren Allgemeininfektionen bis 40 g) tägl. i.v. oder als Infusion (evtl. zusammen mit Probenecid, 4 mal 0,5 tägl. oral). Bei eingeschränkter Nierenfunktion 2 g i.v. alle 8—12 Stunden.

Penicillinase: (Penase) Stoffwechselprodukt gewisser Bakterien (z. B. Darmbakterien), durch das Penicillin inaktiviert bzw. zerstört wird; s. Penicillin.

Penicillium: Pinselschimmel, Schimmelpilzgattg., Fam. Aspergillaceae, mit pinselartigen Konidien. Ca. 600 Arten bekannt, darunter P. chrysogenum-Serie als Penicillinbildner; vork. auch in Käse (Camembert- u. Roquefort), nicht pathogen; s. Penicillin.

Penin: 6-Amino-penicillansäure, s. Penicillin.

Pennatus(a, um): (lat.) Gefiedert.

Penta: (griech.) Fünf.

Pentachlorphenol: $C_6Cl_5(OH)$. Weiß. Kr., l. in Alkalien u. organ. Lösungsmitteln. F. 190°, unl. in Aq. Stark bakterizide Substanz, auch giftig gegen Pilze, Algen, Hefen. Anw.: als Konservierungsmittel, bes. für Holz (Anw.: d. wasserlösl. Na-Salzes).

Pentaerythrit(ol): $C(CH_2OH)_4$. Kr. Pv.; F. ca. 253°. Darst.: Durch Einwirkung von Kalkwasser auf ein Gemisch von Formaldehyd u. Acetaldehyd. Anw.: zur Herstllg. von Sprengstoff (Pentrit*), Kunstharzen u. Lacken sowie P.tetanitrat.

Pentaerythritol-tetranitrat: Pentrit, PETN; $C(CH_2O—NO_2)_4$; Koronarerweiternder Wirkstoff (Nitrokörper); Anw.: bei Angina pectoris, Asthma etc., ED 10 mg. Dilcoran®, Pentafin®.

Pentamethonium: abgek. „C_5", Pentamethylen-1,5-bis-trimethyl-ammonium, $(CH)_3N—(CH_2)_5—N(CH_3)_3$. Anw.: als Ganglienblocker* (haupts. als Bromsalz), bei Hypertonie, peripheren Durchblutungsstörungen usw.

Pentamethylentetrazol: Pentylentetrazol, Pentetrazol,

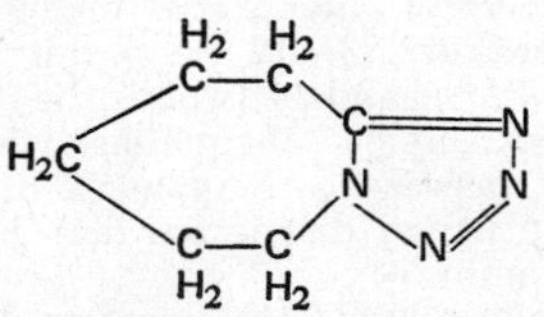

$C_6H_{10}N_4$. Mol. 138,2. DAB 7: Gehalt mind. 99,0%. Farbl. Kr. oder weißes, kr. Pv., fast geruchlos und von schwachbitterem Geschmack. l. in ca. 0,5 T. Aq., in ca. 0,6 T. A., in ca. 16 T. Ae., in ca. 20 T. fetten Ölen. Schmelztemp. 58—60°. Vor Licht geschützt u. vorsichtig aufzubewahren. Anw.: als Kreislaufmittel (Cardiazol®).

Pentan: C_5H_{12}. D. 0,626; Kp. +36,1; F. —129,7°. Farbl., feuergefährliche Fl., l. in Benzin, unl. in Aq. Nat.: im Erdöl; Reagens DAB 6 zur Prüfung v. Drogen auf den Geh. an äth. Ölen. Anw. techn.: als Lösungsmittel, zu Thermometerfüllungen.

n-Pentansäure: Valeriansäure, s. Acidum valerianicum.

Pentetrazol: Pentamethylentetrazol.

Pentosen: Monosaccharide mit 5 C-Atomen, s. Kohlenhydrate.

Pentanol: Alcohol amylicus s. Amylalkohol.

Pentobarbital: Mebutalum; Äthylmethylbutylbarbitursäure; schnell wirksames Ein- u. Durchschlafmittel; Dos.: 0,1 g; Repocal® (Ca-Salz).

Pentosurie: Auftreten v. Pentosen im Harn (bes. v. Arabinose).

Pentothal®: Äthyl-isoamylthiobarbitursaures Natrium, Thiopental; kurz wirkendes i.v. Narkotikum; Anw.: nur in 2,5%ig. oder schwächerer Lsg.; MD 0,35 (bis 0,7) g; Trapanal®.

Pentrit: Pentaerythritol-tetranitrat.

Pentyl: Syn. Amyl, einwertiges Radikal des Pentan, C_5H_{11}.

Pentylalkohol: s. Amylalkohol.

Pentylene: Syn. Amylene, die ungesättigten Kohlenwasserstoffe der Olefinreihe C_5H_{10} m. 5 Isomeren.

Pentylentetrazol: Pentamethylentetrazol.

Pepsin: das aus d. Schleimhaut des Magens der Schweine, Schafe od. Kälber gew. u. m. Milchzucker gem. Enzym (Endopeptidase); gelbl. Pv. (konz. Pepsin in bräunl. Lamellen). Pepsin hat d. Fähigkeit, unter Mitwirkung v. Salzsäure Eiweißstoffe zu lösen, d. h. sie zu Peptonen u. Peptiden abzubauen (das pH-Optimum des Pepsins liegt bei 1,8 bis 3,8). Man unterscheidet konz. u. verd. P. Letzteres sind Verreibungen m. Milchzucker od. anderen indifferenten Stoffen (Saccharose, Glucose-Monohydrat). Die Stärke der Handelssorten wird bezeichnet nach d. Menge Eiweiß, die das betr. Pepsinpräparat verdauen kann: z. B. verdaut ein 100faches Pepsin die 100fache Menge seines Gewichts an gekochtem Hühnereiweiß, vgl. Fermente. (Pepsin entd. 1836 v. Theodor Schwann, 1810—1882). **Pepsinum** DAB 6 ist 100faches Pepsin.

Pepsin DAB 7: Wirksamkeit: 1 T. Pepsin vermag 833 T. Casein (unter der vorgeschriebenen Wertbestimmung) zu 50% zu verdauen (1 T. Pepsin DAB 7 = 10 T. Pepsin DAB 6); P. ist ll. i. Aq. u. Glycerin, unl. i. A., Ae., Chlf. HOM: Pepsinum. **P. concentratum** ERG: 1000faches Pepsin (aus der Schleimhaut des Magens d. Schweine gewonnen). **P. liquidum** ERG: Flüss. P.; Lsg. v. 10 Pepsin in 50 Glyc. u. 40 Aq. Eine opalisierende dickliche Fl. Anw.: äußerl. Pinselg. bei Geschwüren, Schwielen usw.

Pepsinwein: Vinum Pepsini DAB 6.
Peptidasen: Zu den Proteasen gehörige Enzymgruppe, vgl. Erepsin u. Fermente.

Peptide: Verbdgen v. 2 od. mehreren Aminosäuren, deren Carboxyl- u. Aminogruppen säureamidartig miteinander verbunden sind; die für P. charakterist. —CO—NH-Bindung, die „Peptidbindg.“, ist hydrolyt. u. enzymat. (Peptidasen) spaltbar, wobei u.a. Peptone entstehen. Je nach Anzahl der Aminosäurebausteine unterscheidet man Di-, Tri-, Tetra-peptide etc., solche mit 2—10 A. heißen auch Oligopeptide, die mit mehr als 10 A. Polypeptide bzw. Proteine (etwa ab 80 bis 90 A.).

Pepton: Leicht verdaul., hochmol. Eiweißspaltprodukte, z. B. Zwischenprodukte bei der Eiweißverdauung durch Pepsin. Sie sind sehr leicht wasserlösl., koagulieren nicht beim Erhitzen u. sind nicht aussalzbar, geben aber die Biuretreaktion (s. d.). Zur techn. Herst. dienen Fleischabfälle, Eiweiß, Kasein, Hefe, Blut, Lupineneiweiß usw., die entweder hydrolytisch gespalten od. durch Fermente (Pepsin, Pankreatin, Papayotin) gespalten werden. Anw. med.: zu Nährpräparaten, zu Bakteriennährböden, s. Peptonum.

Peptonum siccum e carne: Trocknes Pepton aus Fleisch, s. Peptone. **Peptonum siccum ex albumine:** Trocknes Pepton aus Eiereiweiß, s. Peptone. **Peptonum siccum sine sale** ERG: Kochsalzfreies, trockenes Pepton. Hellgelbe, schaumige Stücke oder weißl. Pv., ll. in Aq.; 0,2 g Pepton dürfen durch Trocknen bei 100° höchstens 0,014 g an Gewicht verlieren u. nach dem Verbrennen nicht mehr als 0,007 g Rückstand hinterlassen, s. Peptone. **Peptonum spissum e carne:** Zu Extraktdicke eingedampftes Pepton aus Rindfleisch, s. Peptone. **Peptonwasser:** Mikrobiol. Nährmedium, bes. zur Anreicherung v. Choleravibrionen, Herst. der Stammlösung: 100 g Peptonum siccum e carne, 100 g NaCl, 20 g krist. Soda, 1 g Natriumnitrat in 1000 ml Aq. lösen, filtrieren, in Flaschen füllen und sterilisieren. Peptonwasser: Stammlsg. mit Aq. 1×9 verdünnen u. sterilisieren.
Peptoneisen: Ferrum peptonatum ERG*.
Peptonisierung: Umwandlung v. Eiweißstoffen in Peptone.
Per-: „durch“, bisweilen auch „über“, z. B. Perborat.

Perborate: Salze der Perborsäure, HBO_3.
Percain®: N-(2-Diäthyl-aminoäthyl)-2-butoxycinchoninamid-HCl. Farbl. Kr., sll. i. Aq. u. A., F. 97°. Lokalanästheticum, meist mit Adrenalin zusammen (0,5—1‰ zur Infiltrations-Anästhesie, 1‰ zu Leitungs-A., 1—2% zur Oberflächen-A., 0,1—1% zur Lumbal-A.); Cinchocain, Dibucain®, Nupercain®, Percain®.
Percha lamellata: Guttaperchapapier, s. Guttapercha.
Perchloräthan: Carboneum sesquichloratum*.
Perchlormethan: Carboneum tetrachloratum ERG*.
Perchlorsäure: s. Überchlorsäure.
Perennierende Pflanzen: *bot.* Ausdauernde Pfln. mit zahlr. Vegetationsperioden, z.B. Stauden.
Pergament: (nach d. Stadt Pergamon in Kleinasien). **Echtes P.:** Von den Haaren befreite, ungegerbte Tierhaut. **Pergamentpapier:** Charta pergamena, Vegetabilisches Pergament, wird hergest., indem man ungeleimtes Papier kurz (3—12 Sek.) mit konz. Schwfs. behandelt (wobei die Cellulose in Amyloid übergeführt wird) u. dann auswäscht. Pergament u. Pergamentpapier dienen bei der Osmose als Membran.

Perglycerin®: Glycerinersatz. Farbl. wäß. Lsg. von Calcium- u. Natriumlactat, s. Natrium lacticum u. Glycerinum.

Perhydrit®: H_2O_2 in fester Form (hergest. durch Auflösen v. Harnstoff in konz. H_2O_2-Lsg.; Auskristallisierenlassen u. Waschen).

Perhydrol®: 30%ige säurefreie Wasserstoffsuperoxidlsg.
Peri-: (griech.) Um, herum, ringsum.

Perianth: *bot.* Blütenhülle, s. Blüte.

Periarthritis: Entzündung der ein Gelenk umgebenden Weichteile.

Pericambium: *bot.* Perikambium, s. Pericykel.

Pericarditis: Perikarditis, Herzbeutelentzündung.

Pericardium: Perikard, Herzbeutel.

Pericarpium: *bot.* Fruchtwand, Perikarp, z. B. P. Aurantii, s. Fruchtformen.

Pericarpium Aurantii: Cort. Aurantii Fruct., Pomeranzenschale, s. Citrus aurantium ssp. amara.

Pericarpium Citri: Cort. Citri Fruct., Zitronenschale, s. Citrus medica.

Perichondrium: Knorpelhaut; **Perichondritis:** Entzündung der Knorpelhaut.

Pericykel: *bot.* Perikambium; die Zellreihe, die sich nach innen zu dem Endodermisring in der Wurzel anschließt.

Periderm: *bot.* Gesamtheit v. Kork*, Korkkambium u. Phelloderm*.

Perigon: *bot.* Blütenhülle, b. der Kelch u. Blumenblätter gleich sind, s. Blüte.

Perigyn: *bot.* Mittelständig (Stellung des Fruchtknotens), s. Blüte.

Perikambium: *bot.* s. Pericykel.

Perikarp: s. Pericarpium.

Perineum: (griech.) Der Damm (zwischen After u. äuß. Geschlechtsteilen).

Periodensystem der Elemente: (Periodisches System) Anordnung der chem. Elemente nach steigendem AtG., wobei sich in bestimmten periodischen Abständen immer Elemente mit ähnlichen chem. Eigenschaften wiederholen. Das P.S. umfaßt 7 waagerechte Perioden u. VIII senkrechte Gruppen mit Nebengruppen, wobei die Elemente unter laufenden Nummern (den Ordnungszahlen oder Atomnummern) eingeordnet sind. Joh. Wolfgang Döbereiner (1780—1849, Apotheker; ab 1810, von Goethe berufen, Prof. der Chemie in Jena) erkannte 1829, daß sich verschiedene Elemente ihrem chem. Verhalten nach in Gruppen von je 3 Elementen zusammenfassen lassen (Triadenregel). 1864 entd. der engl. Chemiker John A. R. Newlands (1838—1898), daß nach jeweils 7 Elementen, nach steigendem Atomgewicht geordnet, immer ein Element folgt, das dem ersten der Reihe chem. ähnlich ist (Gesetz der Oktaven). Darauf fußend wurde 1869 das P.S. gleichzeitig aufgestellt, von Lothar **Meyer**, Chemiker, Tübingen, 1830—1895, und Dimitrij Iwanowitsch **Mendelejew**, Chemiker, Rußland, 1834—1907; Mendelejew fand bei der Aufstellung seines Periodensystems einige Lücken, für die er 1871 drei noch unbekannte Elemente mit ganz bestimmten Eigenschaften voraussagte („Eka-Silicium“ = Germanium, „Eka-Bor“ = Scandium, „Eka-Aluminium“ = Gallium). Diese Elemente wurden bald darauf wirklich mit den vorausgesagten Eigenschaften entdeckt und bewiesen aufs glänzendste die Richtigkeit des Mendelejewschen Systems (s. Eka-Elemente).

Henry **Mosley**, Physiker, England, 1887—1915, fand 1913, daß die Ordnungszahl eines Elementes in Beziehung steht zu seinem Röntgenserienspektrum, woraus sich ergibt, daß d. **Ordnungszahl** gleich der **Kernladungszahl** ist, also gleich der Anzahl der im Atomkern eines Elementes vorhandenen positiven Ladungen (Protonen). Ferner ist d. Anzahl der Elektronen im neutralen Atom wieder gleich der Kernladungszahl, da je eine positive Ladung eines Protons v. der negativen Ladung eines Elektrons kompensiert ist; daraus ergibt sich also Ordnungszahl = Kernladungszahl = Zahl der Elektronen in der Hülle des Atoms. Demnach ist das P.S. nach heutigen Anschauungen eine Systematik der Elemente auf Grund ihrer Elektronenzahlen. Die Eigenschaften der Elemente sind periodische Funktionen ihrer Elektronen und damit auch der Kernladungszahlen. Die bis vor wenigen Jahren im P.S. noch offenstehenden Plätze 43, 61, 85, 87 sind inzwischen mit durch künstl. Elementumwandlung gewonn. Grundstoffen besetzt worden; ferner wurden durch künstl. Elementumwandlung weitere neue (bisher 10) Grundstoffe, die **„Transurane“** gewonnen, es sind dies die Elemente 93 bis 103; vgl. Transurane, Aktiniden.

Periodontium: Wurzelhaut d. Zähne.

Periodontitis: Entzündung d. Wurzelhaut der Zähne.

Periost: Knochenhaut.

Periostitis: Knochenhautentzündung.

Periplaneta orientalis: Blatta orientalis*.

Perisperm: *bot.* Vom Nucellusgewebe gebildetes Nährgewebe.

Peristaltik: Die wurmartig fortschreitende Bewegung des Darmes, Magens, Samenleiters u. Ureters.

Periston®: s. Polyvinylpyrrolidon.

Perithecium: Fruchtbehälter bei Pilzen.

Peritoneum: Bauchfell.

Peritonitis: Bauchfellentzündung.

Perjodate: Salze der Überjodsäure H_5JO_6.

Perkaglyzerin®: Glyc.-Ersatz, s. Natrium lacticum.

Perkolation: Verfahren zur Herst. von Fluid-Extrakten (Extracta fluida) nach dem Verdrängungsverfahren. Nach DAB 7 werden Fluid-Extrakte mit Äthanol oder mit Mischungen aus Äthanol u. Wasser, gegebenenfalls mit best. Zusätzen, so hergestellt, daß aus 1 T. Droge 2 T. Fluidextrakt gew. werden. Art und Konzentration des verwend. Extraktionsmittels sind anzugeben. Sämtliche Herstellungsvorgänge sind m. Apparaturen aus indifferentem Material durchzuführen, die gegen das Lösungsmittel und die Drogeninhaltsstoffe beständig sind.

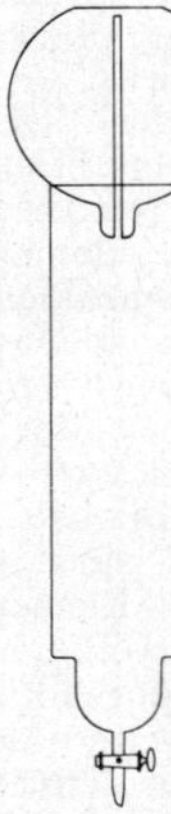

Perkolator nach DAB 7
Ganzglas-Apparatur aus hitzebeständigem Borosilikatglas.
(WEPA, Höhr-Grenzhausen)

Als Perkolatoren sind Formen zu verw., bei denen das Verhältnis des mittl. Durchmessers zur ausgenutzten Höhe (Länge des Drogendochtes) mindestens das Fünffache des mittleren Durchmessers beträgt.

Herstellung der Fluidextrakte: Die nach Vorschrift zerkleinerte Droge wird mit der Menge der vorgeschriebenen Flüssigkeit, die 30% des Drogengewichts entspricht, gleichmäßig durchfeuchtet u. bleibt mind. 2 Std. lang bedeckt stehen. Dann wird abgesiebt (Sieb 2) und die Droge unter schwachem Druck in den unten mit einer Watteschicht geschlossenen Perkolator bei geöffnetem Abflußhahn eingefüllt. Die Drogenoberfläche wird so abgedeckt (z. B. Filtrierpapier oder Glaskugeln), daß beim Nachgießen der Flüssigkeit keine Drogenteile aufgewirbelt werden. Es wird langsam soviel Extraktionsflüssigkeit zugegeben, bis die Extraktlösung abzutropfen beginnt, anschließend wird der Hahn geschlossen u. soviel Flüssigkeit nachgefüllt, daß sie über der Oberfläche d. Droge steht. Der Perkolator wird bedeckt u. bleibt 24 Std. lang stehen. Danach läßt man die Flüssigkeit so abfließen, daß für je 100 g Droge 4—6 Tropfen in der Min. abtropfen; die Extraktionsflüssigkeit wird so nachgegossen, daß die Drogenoberfläche stets bedeckt bleibt. Wenn nach Beendigung d. Zugabe das im Perkolator noch vorhandene Extraktionsmittel abgetropft ist, wird der Drogenrückstand ausgepreßt, die Preßflüssigkeit mit dem Perkolat vereinigt und die Mischung filtriert. Die Perkolation ist beendet, wenn die dem doppelten Drogengewicht entsprechende Extraktionsflüssigkeit verbraucht ist. Das mit d. Preßflüssigkeit vereinigte u. filtrierte Perkolat wird mit der Extraktionsflüssigkeit auf d. vorgeschriebene Gewicht gebracht. Das Fluidextrakt wird 5 Tage lang an einem kühlen Ort (nicht über 15°) gestellt u. unter Vermeidung von Verdunstungsverlusten filtriert.

Bei der Herst. von Trockenextrakten wird die Perkolation im allg. beendet, wenn von 1 T. Droge 3—4 T. Perkolat erhalten wurden od. die vorgeschriebene Menge Extraktionsflüssigkeit verbraucht ist. Das Entfernen des Lösungsmittels erfolgt, wenn nicht anders angegeben, bei vermindertem Druck im Wasserbad bei einer 70° nicht übersteigenden Temperatur. Die Temp. der Extraktlösung darf nicht höher als 50° sein. Das erforderlichenfalls im Exsikkator nachgetrocknete Extrakt wird durch Verreiben mit Milchzucker od. Dextrin auf den vorgeschriebenen Wirkstoffgehalt eingestellt.

Neben dem oben beschriebenen Verfahren sind vom DAB 7 auch andere Verfahren zugelassen (Evakolation, Diakolation u.a.), sofern das Ergebnis der Extraktion den Vorschriften des DAB 7 entspricht.

Perkutan: Durch d. Haut hindurch; perkutan wirken z. B. Salben, Bäder usw.
Perlingual: Perlinguale Methode, Auflegen von Arzneimitteln auf die Zunge, von wo sie resorbiert werden.
Perlmoos: Carrageen.
Perlon: Kunstfaser, s. Kohlenhydrate.
Perlsago: Amylum Sagi*.
Perlsucht: Tuberkulose der Rinder; Erreger: Mycobacterium Typus bovinus (auch für Menschen infektiös).
Permanentweiß: Barium sulfuricum, s. Bariumsulfat.
Permanganate: Salze der Übermangansäure $HMnO_4$.
Permeabel: Durchlässig, s. Osmose.
Permeabilitätsvitamin: Vitamin P, s. Vitamine.
Permutite: Künstliche Zeolithe* (Aluminium-Calcium- od. Aluminium-Natrium-Silikate); sie dienen zur Enthärtung des Wassers, s. Ionenaustauscher.

Perniones: Frostbeulen.
Perniziös: Gefährlich, bösartig, z. B. perniziöse Anämie.
Peronaeus: Fibularis, Zum Wadenbein gehörend; **Musculus peronaeus:** Wadenbeinmuskel (Musculus fibularis).
Peroral: (per os) Durch den Mund.
Perosmiumsäure: Acid. osmicum, s. Osmium.

Peroxidasen: Gruppe häminhaltiger Enzyme in Pflanzen (Meerrettich) u. Tieren (Milz, Lymphdrüsen, Knochenmark, Sperma, Milch); hiervon setzen z. B. Katalase u. Peroxidase das als Zellgift wirksame, im Stoffwechsel gebildete H_2O_2 durch Übertragung von Wasserstoff um; dieser entstammt bei Katalase (allg. Reaktion $2\,H_2O_2 = 2\,H_2O + O_2$) einem zweiten H_2O_2-Molekül, bei Peroxidase

$$(R{-}H_2 + H_2O_2 = R + 2\,H_2O)$$

einem geeigneten Substrat, das dabei oxidiert wird (z. B. Aminophenole, Diamine. Harnsäure; red. = farbloses Methylenblau sog. Leukoform, das wieder blau wird: Peroxidasenachweis).

Peroxide: Superoxide (alte Bez.); durch eine Peroxogruppe (—O—O—) gekennzeichnete Verbindgn. von Sauerstoff mit Metallen u. org. Radikalen, z. B. Na-peroxid, Na—O—O—Na; zumeist sehr labil (explosibel) und unter H_2O_2-Bildung zerfallend.
Peroxidzahl: (Lea-Zahl), sie gibt an, wieviel Milliäquivalente Sauerstoff in 1000 g Substanz enthalten sind nach der vom DAB 7 vorgeschriebenen Bestimmungsmethode.
Peroxo-: Vorsilbe für Säuren, in denen —O— durch —O—O— ersetzt ist z. B. Peroxo-di-schwefelsäure (alte Bez.: Peroxy- . . .).

Peroxo-dischwefelsäure: Perschwefelsäure, Überschwefelsäure $H_2S_2O_8$, entsteht bei der Elektrolyse konz. Schwefelsäurelösungen (40 bis 50%) od. durch Einwirkung v. Chlorsulfonsäure auf Peroxomonoschwefelsäure (Carosche Säure) H_2SO_5; weiße, in Aq. l. Kr. Ihre Salze heißen **Peroxodisulfate,** Persulfate, die stark oxidierend wirken; alte Bez. Peroxydisulfate.

Peroxo-disulfate: s. Peroxo-dischwefelsäure.
Peroxo-monoschwefelsäure: Peroxoschwefelsäure, s. Peroxo-dischwefelsäure.
Peroxy-: s. Peroxo-; Per-Verbindungen.

Per rectum: Vom Mastdarm aus; durch den After.
Persäuren: s. Per-Verbindungen.
Perschwefelsäure: Peroxo-dischwefelsäure*.
Persea americana: Persea gratissima, s. Avocado-Öl.
Persische Insektenblüten: s. Chrysanthemum roseum u. C. marschallii.
Persulfate: Peroxodisulfate, s. Peroxodischwefelsäure.

Pertussis: Keuchhusten (Erreger: Hämophilus* pertussis).
Perubalsam: Balsamum peruvianum*.
Per-Verbindungen: Sammelbez. für Stoffe, die von einem Bestandteil mehr enthalten als die namengebende Grundverbindg.; 3 Gruppen:

(1) —O—O—

enthaltende Peroxide, Peroxoverbindgn., organ. Persäuren;

R—C = O (OOH);

(2) O-enthaltende anorgan. Persäuren u. ihre Salze, z. B. Perjod- u. Perchlorsäure; (3) andere Elemente, z. B. N enthaltende Stoffe, z. B. Pernitride. O-haltige P. zumeist starke Oxidationsmittel.
Pervitin®: s. Phenyl-methylaminopropanum hydrochloricum.
Pes: (lat.; Genet.: pedis, plur.: pedes) Fuß.

Pessar: (Pessarium) Mutterring (aus Hartgummi o. Kunststoff), der in die Scheide eingelegt wird, um die Gebärmutter zu stützen, **Okklusivpessar** zur Empfängnisverhütung.

Pestbakterien: s. Pasteurella.
Pestizide: Sammelbez. für die Schädlingsbekämpfungsmittel.
Pestwurz: Petasites hybridus*.

Petala: *bot.* Blumenblätter, s. Blüte.

Petasites hybridus (P. officinalis, Tussilago petasites): Fam. Compositae, Pestwurz (Europa). Stpfl. v. **Folia Petasides:** Pestwurzblätter u. **Radix Petasitidis:** Pestwurz, Kraftwurz. Best. in Wurzel u. Stengel: Inulin, Pektinstoffe, äth. Öl, Harz, Bitterstoff, Gerbstoff, Helianthenin, Synanthrin. Anw. volkst.: als Expectorans, sowie als schweiß-, harntreibendes u. eröffnendes Mittel; äuß.: b. Geschwüren u. Brandwunden. HOM: Petasites, die frische, im April gesammelte, ganze Pflanze.

Petersilie: Petroselinum crispum*.

Petersilienkampfer: s. Apiol.

Petersilienöl: Pl. Petroselini ERG, s. Petroselinum sativum.

Petersilienwurzel: Rad. Petroselini, s. Petroselinum sativum.

Pethidinhydrochlorid: Methyl-phenyl-piperidinocarbonoyl-äthanol-hydrochlorid.

Petitgrainöl: Ol. Petitgrain, s. Citrus aurantium ssp. amara.

PETN: Pentaerythritol-tetranitrat.

Petrischalen: Runde, flache Glasschalen mit übergreifendem Deckel, für Bakterienkulturen.

Petroläther: Aether Petrolei*.

Petroleum: s. Ol. Petrae.

Petroleum-Benzin: Benzinum Petrolei DAB 6.

Petroselinum sativum (P. crispum, P. hortense): Fam. Umbelliferae, Petersilie (heim. Mittelmeergebiet, kult. als Gemüsepfl.). Stpfl. v. **Fructus Petroselini** (fälschl. Semen Petroselini): Petersilienfrucht, Petersiliensame. Best.: Apiin (Glykosid), äth. Öl (mind. 2%), fett. Öl. Asche max. 7%. Anw. volkst.: als Diureticum sowie bei Milz- u. Leberleiden, Verdauungsschwäche, Blutungen, auch als Abortivum (infolge des Apiol- u. Myristicingehalts des äth. Öls stark uteruserregend). **Herba Petroselini:** Petersilienkraut; Best.: äth. Öl (ca. 0,3%), Apiin, Oxyapiinmethyläther, hoher Gehalt an Vitamin C; Anw. volkst.: als Diureticum, Carminativum und Aphrodisiacum. Abkochungen des Krautes dienen als Haarwuchsmittel sowie zur Bekämpfung von Kopfläusen und Krätzemilben. Das aus dem Kraut durch Dest. mit Aq. gewonnene Öl (Oleum Petroselini herbaceum aethereum) wird zur Herstellung von Suppenwürzen verwendet. **Radix Petroselini:** Petersilienwurzel. Best.: Apiin (Glykosid), äth. Öl, Schleim, Zucker. Asche max. 6%. Anw. volkst.: wie Fruct. Petroselini, mittl. Dos. 1,0 g. HOM: Petroselinum, die frische, zu Beginn der Blüte gesammelte ganze Pflanze u. Petroselinum e seminibus, die reifen Früchte. **Oleum Petroselini** ERG: Petersilienöl, das äth. Öl der Früchte. Gelbl. bis blaß-grünl. Fl. D. 1,037—1,095, l. i. 80%igem A. Best.: Apiol, das sich b. Schütteln d. Öles mit Aq. u. in der Kälte kr. abscheidet, ferner Myristicin, Pinen, Phenole u. a. Anw. med.: als Diureticum u. Emmenagogum (Vorsicht, vgl. Apiolum). Mittl. Dos. 0,1 g. (**Aqua Petroselini** ERG: 1 T. Ol. Petroselini, 10 T. Talcum, 999 T. Aq. von 35 bis 40°.)

Petroselinum e seminibus HOM: s. Petroselinum sativum.

Peucedanin: Bitterstoff aus Peucedanum ostruthium*.

Peucedanum ostruthium: (Imperatoria ostruthium) Fam. Umbelliferae, Meisterwurz (Mittel- und Südeuropa). Stpfl. von **Rhizoma Imperatoriae:** (fälschl. Rad. Imperatoriae) Meisterwurzelstock. Best.: Die Cumarinderivate Ostruthin, Ostruthol, Imperatorin, Isoimperatorin, Peucedanin, Oxypeucedanin, äth. Öl (mind. 0,6%). Gerbstoff, Harz, Stärke u. a. Asche max. 5%. Anw. volkst.: als Stomachicum u. Diureticum, gegen Gicht, Rheuma, Fieber. (Verw. auch als Fischgift auf Grund der enthaltenen Cumarinderivate.) HOM: Imperatoria Ostruthium, die frische Wurzel.

Peumus boldus: (Boldoa fragrans) Fam. Monimiaceae, Boldo (Chile). Stpfl. v. **Folia Boldo:** Boldoblätter. Best.: Boldin (Alkaloid), Boldoglucin (Glykosid), äth. Öl (mind. 2%, enth. Ascaridol, Cymol u. a.), Gerbstoff, Gummi. Asche max. 6%. Anw. volkst. als Cholagogum, Antirheumaticum, früher auch bei Gonorrhöe. HOM: Boldo, die getrockneten Blätter.

Peyotl: Mescal-Buttons, s. Anhalonium lewinii.

Pfaffenhütlein: Euonymus atropurpureus*.

Pfeffer, Langer: Piper longum*.

Pfeffer, Schwarzer: Fructus Piperis nigri, s. Piper nigrum.*

Pfeffer, Spanischer: s. Capsicum annuum.*

Pfeffer, Türkischer, Ungarischer: s. Capsicum annuum.*

Pfeffer, Weißer: Fructus Piperis albi, s. Piper nigrum.*

Pfefferkraut: (Bohnenkraut) Herba Saturejae, s. Satureja hortensis.*

Pfefferminzblätter: Folia Menthae piperitae, s. Mentha piperita.

Pfefferminze: Mentha piperita*.

Pfefferminzkampfer: Menthol.

Pfefferminzöl: Ol. Menthae piperitae, s. Mentha piperita.

Pfefferminzsirup: Sirupus Menthae piperitae DAB 6.

Pfefferminzspiritus: Spirit. Menthae piperitae DAB 6.

Pfefferminzwasser: Aqua Menthae piperitae DAB 6.

Pfeilgift: südamerikanisches Pf., s. Curare unter Strychnos-Arten; afrikan. Pf., s. Strophanthus-Arten.

Pfeilwurzelmehl: Amylum Marantae.

Pfingstrose: Paeonia officinalis*.

Pfingstrosenblüten: Flores Paeoniae, s. Paeonia officinalis.

Pfingstrosensame: Semen Paeoniae, s. Paeonia officinalis.

Pfingstrosenwurzel: Radix Paeoniae, s. Paeonia officinalis.

Pfirsich: Prunus persica*.

Pfirsichkernöl: Ol. persicarum, s. Prunus armeniaca u. Pr. persica.

Pflanzenlezithin: s. Lecithinum.

Pflaster: Emplastrum(a)*; **Kautschukpflaster:** Collemplastrum(a).

Pflasterkäfer: Canthariden.

Pfortader: Vena portae, die große Vene, die das Blut aus Magen, Darm, Bauchspeicheldrüse, Milz sammelt u. in die Leber führt, zusammen mit den im Darm resorbierten Nahrungsstoffen, Kohlenhydraten, Eiweiß, Salzen.

Pfriemenblüten: Flores Spartii scoparii, s. Sarothamnus scoparius.

Pfriemenschwanz: Madenwurm, Oxyuris vermicularis.

pH: Wasserstoffexponent, s. Wasserstoffionenkonzentration.

Phagozyten: Freßzellen (nach Metschnikow), Zellen, die die Fähigkeit besitzen, Fremdkörper (Gewebstrümmer, bes. Bakterien) in sich aufzunehmen u. unschädlich zu machen.

Phalloidin: $C_{35}H_{46}N_8O_{10}S \cdot 6\,H_2O$. Mol. 673. Neben Amanitin d. Hauptwirkstoff des Grünen Knollenblätterpilzes (Amanita phalloides*). Phalloidin, ein Hexapeptid aus Hydroxytryptophan, Cystein, Alanin, Hydroxyprolin, ist thermostabil u. wird durch Kochen, Braten, Backen oder durch Trocknen des Pilzes nicht zerstört. Rein. Ph. ist ll. i. A. u. organ. Lösungsmitteln, l. i. heiß. Aq., wl. i. kalt. Aq.; gibt pos. Xanthoproteinreaktion.

Phanerogamen: Samenpflanzen; s. Embryophyta siphonogama.

Phanodorm®: s. Äthyl-cyclohexenyl-äthyl-barbitursäure u. Ä.-Calcium.

Pharmakochemie: Pharmaz. Chemie*.

Pharmakodynamik: Lehre von den Wirkungen der Arzneimittel.

Pharmakognosie: Drogenkunde; pharmazeut. Biologie.

Pharmakokinetik: Lehre von der Veränderung der arzneilich wirksamen Stoffe im menschlichen oder tierischen Organismus und vom zeitlichen Ablauf dieser Veränderung.

Pharmakologie: Arzneimittellehre; sie umfaßt Pharmakodynamik, -therapie u. Arzneiverordnungslehre.

Pharmakon: Arzneimittel.

Pharmakopoe: Arzneibuch; amtl. Verzeichnis u. Vorschriftenbuch eines Landes (o. Staatengruppe); enthält die in den Apotheken zu führenden („offizinellen") Mittel nebst Angabe ihrer Beschaffenheit (z. T. auch Herstellungsvorschriften), z. B. DAB 7, Pharmacopoea Internationalis Ph. Europ.

Pharmakotherapie: Lehre von der Arzneibehandlung.

Pharmazie: Wissenschaft von den Arzneimitteln u. Praxis ihrer Herstellung als Grundlage des Apothekerberufes; lt. Approbationsordnung von 1971 als Studienfach unterteilt in Arzneiformen- u. Arzneiwirkungslehre, Pharmazeut. Biologie und Pharmazeut. Chemie.

Pharyngitis: Rachenentzündung.

Pharynx: (griech.) Rachen, Schlund.

Phase: Emulsionen.

Phasenkontrastverfahren: Mikroskopisches Verfahren zur kontrastreichen Sichtbarmachung ungefärbter toter und lebender Objekte.

Phaseolunatin: Linamarin*.

Phaseolus vulgaris: Fam. Leguminosae, Bohne, Gartenbohne (heim. Amerika). Stpfl. v. **Fructus Phaseoli sine semine:** (Legumina Phaseoli) Bohnenschalen, Bohnenhülsen, die von d. Samen befreiten Früchte. (Die Samen enth. Phasin, ein Toxalbumin, das Erbrechen, Diarrhöen, auch Hämorrhagien hervorruft, aber durch mindestens 15 Minuten langes Kochen zerstört wird.) Best.: Trigonellin, Asparagin, Cholin sowie die Aminosäuren Arginin, Tryosin, Leucin, Tryptophan, Lysin (kein Guanidin u. keine Saponine), ferner Kieselsäure, Phosphorsäure, Kalium, Calcium, Magnesium u. a., bis 48% Hemicellulosen. Asche max. 5%. Anw. volkst.: bei Erkrankungen der Harnwege als Diureticum, bei Gicht, gegen Gesichtsakne, gegen Hautjucken, bei Zuckerkrankheit (blutzuckersenkende Wirkung, Wirkstoffe bisher nicht ermittelt). HOM: Phaseolus vulgaris e tota planta, die ganze Pflanze.

Phaseolus vulgaris var. nanus: Buschbohne, Zwergbohne (heim. Südamerika). HOM: Phaseolus nanus, die nach d. Blüte gesammelte Pflanze.

Phasin: Toxalbumin in Phaseolus vulg.

PHB: Abkzg. für Para-hydroxybenzoesäure-Ester, s. Konservieren.

Phellandren:

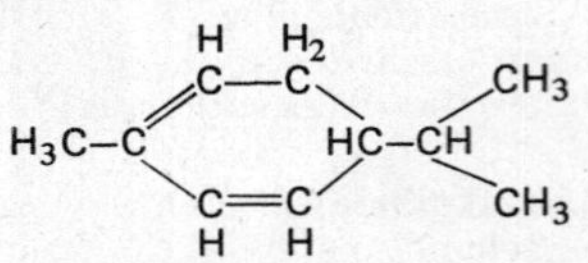

Farbl. Fl.; D. 0,844, Kp. 174°, l. in A. u. Ae. Bestandteil zahlreicher äth. Öle: das optisch aktive α-Phellandren rechtsdrehend im Gingergrasöl, Fenchelöl, Elemi; linksdrehend im Eucalyptusöl, Pimentöl, Sternanisöl, Terpentinöl u. a. Anw.: in der Parfümerie.

Phellandrium: s. Oenanthe.

Phelloderm: *bot.* Vom Korkkambium gebildetes sek. Rindengewebe.

Phellogen: *bot.* Korkkambium. Bildet nach außen Korkzellen, nach innen Phelloderm*. Ist auch an der Borkenbildung beteiligt.

Phenacetin: 4-Äthoxy-acetanilid, p-Acetphenetidin, 4-Acetamino-phenetol,

C_6H_4 mit OC_2H_5 [1] und $NH(CO \cdot CH_3)$ [4]

Mol. 179,2; DAB 7: Schmelztemp. 134°—137°. Farbl. Kr., l. in 1400 Aq. von 20°, in 80 sied. Aq., in 16 A., wl. in Ae. Sulfatasche höchstens 0,1%. Darst.: Durch Erhitzen von p-Phenetidin mit Essigsäure. Anw. med.: als Antipyreticum und Analgeticum (wird rasch vom Körper wieder ausgeschieden). Dos. 0,25—0,50 g; MD 1 g; MTD 3 g.

Phenanthren: $C_{14}H_{10}$, Anthracen-isomerer aromat. Kohlenwasserstoff im Steinkohlenteer (Fraktion 310 bis 350°);

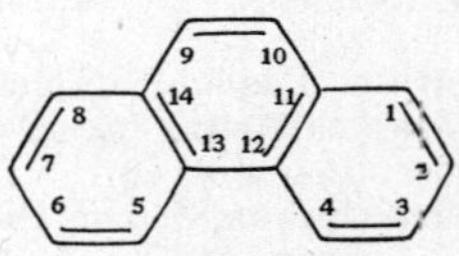

Phenanthren

Weiße bis gelbl. Kr., unl. in Aq., l. in heiß. A., ll. in Chlf., Bzl., Ae. D. 1,025; F. 101°, Kp. 332°. Grundgerüst zahlreicher Naturstoffe (Saponine, D-Vitamine, Cholesterin, Sexualhormone, Morphin, Thebain, Kodein u. a.).

Phenanthrolin-hydrochlorid: $C_{12}H_9ClN_2 \cdot H_2O$, Mol. 234,7; DAB 7: Gehalt 99,0—100,5%, berechn. auf d. getrockn. Substanz; weiß. bis rötl. oder braunes kr. Pv., ll. in Aq. u. A. 96%, Schmelztemp. 224—227°. Anw.: in der chem. Analyse zum Nachweis u. zur kolorimetr. Bestimmung von 2wertigem Eisen. Als Eisen(II)-Phenanthrolinkomplex („Ferroin") auch zum Nachweis u. zur Titration oxidierender bzw. reduzierender Ionen, z. B. von Cerium(IV), Vanadin(IV) sowie zur Identitätsprüfung von α-Tocopherolacetat (Reagenz DAB 7 = R 372).

Phenazin: Dibenzopyrazin,

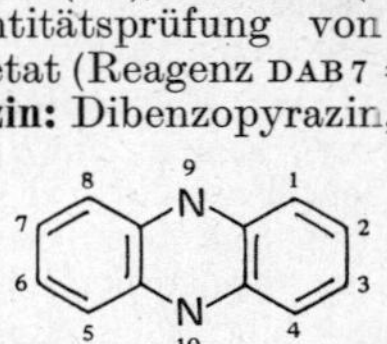

Hellgelbe Kr.nadeln, unl. in Aq., F. 171°; Stammkörper der Phenazinfarbstoffe (Safranine, Induline, Mauvein, Pyocyanin usw.).

Phenazon: s. Phenyldimethylpyrazolon (Antipyrin®).

Phenethicillin: Phenoxyäthyl-Penicillin, s. Penicillin.

Phenetidine: Aminophenoläthyläther, Derivate des Anilins, in denen ein H-Atom des Benzolrestes durch die Äthoxygruppe (—OC_2H_5) ersetzt ist. **Para-Phenetidinum:** p-Phenetidin, $C_6H_4(OC_2H_5)NH_2$. Farbl., dem Anilin ähnliche Fl., dient zur Darst. der Phenitidinabkömmlinge. **Lactylphenetidinum:** s. d.

p-Phenetylcarbamid: s. Dulzin.

Pfennigkraut: Lysimachia nummularia*.

Phenobarbital: (Phenobarbitone) Internationale Bezeichng. für Phenyläthylbarbitursäure, Acid. phenylaethylbarbituricum.

Phenobarbital-Natrium: Natrium phenyläthylbarbituricum s. Phenyläthylbarbitursaures Natrium.

Phenodure: Härtbare, feste oder flüssige Phenolharze, zur Herst. von kalthärtenden Lacken u. Einbrennlacken.

Phenol: Phenolum, Acidum carbolicum, Carbolsäure, Monohydroxybenzol, C_6H_6O, Mol. 94,11; DAB 7: Gehalt mind. 98,0%, farbl., schwach rosa od. gelbl. Kr. oder strahlig-kr. Masse, an der Luft sich allmählich rosa oder gelbl. färbend, sll. in A. 96%, Chlf., Ae., Schwk., fetten Ölen, l. in Glyzerin u. Aq., in Alkalilaugen unter Phenolatbildung lösl., Siedetemp. 180—182°, F. 40,9°, D. 1,072. Entdeckt 1834 von Friedlieb Ferdinand Runge (1795 bis 1867, Apotheker, später Dozent in Berlin und Paris, Prof. in Breslau). 1841 ermitt. Auguste Laurant (1807 bis 1853) die Konstitution. Darst.: Aus den zwischen 170 u. 250° siedenden Anteilen des Steinkohlenteers; synth. durch Alkalischmelze der Benzolsulfonpaste (Calcium- bzw. Kaliumsalz der Benzolmonosulfonsäure) oder durch Verseifung von Chlorbenzol. Außer im Steinkohlenteer findet sich Phenol auch in manchen Erdölsorten sowie als normales Stoffwechselprodukt im Tier- und Menschenharn und bildet sich auch bei zahlreichen Zersetzungsdestillationen, z. B. des Holzes und d. Torfes. Ph. ist ein Protoplasmagift, konz. tötet es alle lebenden Zellen, in verd. Zustand wirkt es entwicklungshemmend; auf die Haut wirkt Ph. ätzend und anästhesierend. Anw. med.: als Antisepticum (eingeführt v. d. Chirurgen Joseph Lister, Glasgow 1867); heute zur Wundbehandlung kaum mehr verwendet, sondern fast ausschließlich zur Grobdesinfektion v. Gegenständen, Instrumenten, Zimmern, Abortgruben usw. Inn. starkes Gift (Harn bräunl.-grün bis schwarz), das zu Kollaps u. Tod führt. Antid.: Zuckerkalk, Magenspülung mit Kaliumpermanganat (1‰) und 10% Glycerin-Zusatz; Olivenöl mit Eiweiß, keine Mineralöle! Äußerlich: Abwaschen der Haut mit Schmierseife, Cortisonsalbe (s. Tabellen über „Gegenmittel“). Dos. let.: per os 10—30 g, rektal 1—2 g. Techn. eine d. wichtigsten Substanzen, dient zur Herst. v. Kunstharzen, künstl. Gerbstoffen, Riechstoffen und zahlreichen Farbstoffen sowie zur Synthese vieler Arzneimittel (Salicylsäure, Salol usw.). HOM: Acidum carbolicum (Aufbewahrung: Ursubstanz, 1.—3. Dez.-Pot. vorsichtig, vor Licht geschützt, unter Penetrantia). **Rohe Karbolsäure:** Acidum carbolicum crudum, s. Cresolum.

Phenol, Verflüssigtes: Phenolum liquefactum, Acidum carbolicum liquefactum; Verflüssigtes Phenol. DAB 7: Mischg. v. 90,9 T. Phenol mit 9,1 T. Aq. (im Wasserbad); Gehalt mind. 89,0—91,0% C_6H_6O; D. 1,065 bis 1,070; l. in Aq., mischbar m. A. 96%. Anw. techn.: als Desinfektionsmittel (unter 8° kann sich krist. Phenol ausscheiden).

Phenoläther: Aromatische Verbindungen, in denen d. H-Atom der phenolischen Hydroxylgruppen durch Alkylreste ersetzt ist, z. B. Anisol = $C_6H_5 \cdot O \cdot CH_3$, Phenetol = $C_6H_5 \cdot O \cdot C_2H_5$. Phenoläther sind sehr beständige, in Aq. schwer lösliche Verbindungen, meist mit starkem Geruch.

Phenole: Derivate des Benzols u. seiner Homologen, b. denen ein oder mehrere H-Atome des Bzl.kerns durch die Hydroxylgruppe —OH ersetzt sind, z. B. Phenol, Resorcin, Brenzkatechin, Thymol u. a.

Phenoloxidasen: Enzyme (Kupferproteide), die Phenole zu oxidieren vermögen, z. B. Tyrosinase*; bei Pflanze u. Tier weitverbreitet, u. a. wird auch die Bildung dunkler Farbstoffe (Melanine*) in pflanzl. u. tierischem Gewebe sowie Fermentierungen, z. B. beim chines. Tee, auf die Wirkung der Phenoloxidasen zurückgeführt. Man unterscheidet Mono- und Polyphenoloxidasen.

Phenolphthalein: $C_{20}H_{14}O_4$, Dihydroxyphthalophenon,

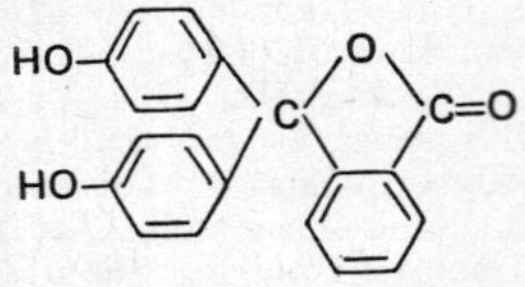

Mol. 318,31, F. 255°—260°. Weißes Pv., l. in 12 A., in ca. 50 Ae., in Aq. fast unl. Das in saurem u. neutralem Medium farblose Ph. färbt sich bei Anwesenheit von Alkalien (selbst in geringsten Spuren) tief karminrot (noch in Verdünnung 1 : 1 Million sichtbar). Darst.: Durch Erhitzen v. Phenol m. Phthalsäureanhydrid u. Schwfs., Auskochen des erkalteten Gemisches m. Aq., Lösen des Rückstandes in NaOH u. Ausfällen des Ph. mit Essigsäure. Anw. med.: als Abführmittel. Dos. 0,05—0,1 g; chem.: als Indikator in 1%iger alkohol. Lsg. Umschlagsgebiet pH 8—9,8 (farblos-rot durch Übergang der laktoiden in die rote chinoide Form), s. Tabelle „Indikatoren“. Ph. wurde 1871 von A. von Baeyer entd.

Phenolphthaleinlösung: Reagenz DAB 7: Lösg. v. 1,00 g Ph. in 100 ml A. 70%; Indikator in d. Maßanalyse.

Phenolphthaleinpapier: Reagenz, m. Ph.-lsg. getränktes Filtrierpapier; Indikator in d. Alkalimetrie.

Phenolrot: Phenolsulfophthalein*.

Phenolsulfonsäure: Acidum phenolsulfonicum*; s. Sozolsäure.

Phenolsulfophthalein: abgek. PSP, Phenolrot, $C_{19}H_{14}O_5S$; dunkelrote Kr. od. Pv., l. in A., u. in Alkalien, swl. in Aq. Anw.: als Indikator, Umschlagsgebiet pH 6,4—8,2 (gelb-rot). *med.* zur Nierenfunktionsprüfung.

Phenolum liquefactum: Verflüssigtes Phenol, s. Phenol.

Phenolum parachloratum: p-Monochlorphenol ERG, $C_6H_4Cl(OH)$. Mol. 128,5. Farbl. Kr., ll. in Ae., A., Alkalien, wl. in Aq. F. 42°. MD 0,1 g; MTD 0,2 g. Anw. med.: zu Verbänden (1—2%), z. Ätzen tuberkulöser Geschwüre (5—20%) u. in d. Zahnheilkunde. **Monochlorphenolum (para) cum Camphora** ERG: p-Monochlorphenolkampfer. Zstzg.: 300 p-Monochlorphenol, 600 Kampfer, 100 abs. A.

Phenolum tribromatum: Tribromphenol, $C_6H_2Br_3OH$. Farbl. Kr. od. kr. Pv., ll. in A., Ae., Chlf., Glyz., fett. u. äth. Ölen, in Aq. fast unl. Anw. med.: als Antisepticum u. Ätzmittel; inn.: selten zur Darmdesinfektion b. Typhus, Diarrhöe. MD 0,1 g.

Phenolum trichloratum: Trichlorphenol, $C_6H_2Cl_3OH$. Farbl. Kr., ll. in A., Ae., Glyz., in Aq. unl. Anw. med.: als Antisepticum.

Phenolwasser: Aq. phenolata DAB 6.

Phenoplaste: Phenolharze, Kunstharze (Resole, Bakelite), Kondensationsprodukte aus Phenol u. Formaldehyd, meist mit Füllstoffen (Faserstoffen usw.) vermischt.

Phenothiazin: (Phenthiazin, Thiodiphenylamin), 2,3,5,6-Dibenzo-1,4-thiazin.

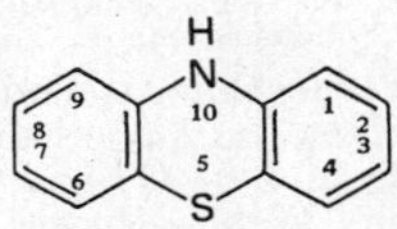

Gelb. Kr., F. 180°, Kp. 370°, swl. in Aq., wl. in A. u. Ae., l. in Bzl., Aceton, Xylol; Grundkörper für Thiazinfarbstoffe* u. zahlr. wichtige Psychopharmaka. Anw. med.: gegen Spul- und Madenwürmer (Vorsicht, toxisch). Mit zentral-sedativer Wirkung, die Angst- u. Spannungszustände beseitigt (s. Ataractica). Sie potenzieren die Wirkung echter Narcotica u. Hypnotica u. dienen daher zur Narkosevorbereitung sowie zur „potenzierten“ Narkose (s. Narkose), z. B. Megaphen®, Atosil® u. a. Da sie gleichzeitig die Körpertemperatur herabsetzen, verwendet man sie auch zur Herbeiführung des „künstlichen Winterschlafs“ (siehe Hibernation artificielle sowie Tabelle Antihistamine).

Phenoxy-Gruppe: C_6H_5O-Gruppe.

Phenyl: 1-wertiges Radikal des Benzols: C_6H_5—.

Phenylacetaldehyd:

$$C_6H_5 \cdot CH_2 \cdot CHO.$$

Farbl. Fl., D. 1,025. Anw.: in d. Parfümerie (Hyazinthe, Flieder usw.).

Phenylacetamid: s. Acetanilid.

Phenylacetylpenin: Penicillin G.

Phenyläthylalkohol: $C_6H_5 \cdot CH_2 \cdot CH_2OH$. Farbl., rosenartig riechende Fl., D. 1,023, l. in A., in Aq. 1:50. Nat.: im Rosen- u. Neroliöl. Anw.: i. d. Parfümerie.

Phenyl-äthyl-barbitursäure: Acidum phenylaethylbarbituricum, Phenobarbital, 5-Äthyl-5-phenyl-barbitursäure, $C_{12}H_{12}N_2O_3$, Mol. 232,2; DAB 7: Gehalt mind. 99,0%, berechn. auf d. getrockn. Substanz; ll. in A. 90% u. Aceton, l. in Ae., swl. in Aq. von 20°, wenig lösl. in sied. Aq. und Chlf., in verdünnt. Alkalilaugen, Alkalicarbonat-Lsgn. unter Salzbildung lösl.; farbl. Kr. od. weiß. kr. Pv. von schwach bitt. Geschmack. Schmelztemp. 174°—178°, Sulfatasche max. 0,1%; Anw. med.: als Hypnoticum, bes. bei Epilepsie (0,1—0,3 g, als Sedativum 0,015—0,03 g, mehrmals tägl. MD 0,4 g; MTD 0,8 g (Luminal®), Luminaletten®, Phenaemal®, Phenobarbyl®).

Phenyl-äthyl-barbitursaures Natrium: Natrium phenylaethylbarbituricum, Phenobarbital-Natr.,

$C_{12}H_{11}N_2NaO_3$

Mol. 254,2; DAB 7: Gehalt mind. 99,0% berechn. auf d. getrockn. Substanz; farbl. Kr. od. weiß. kr. Pv. von schwach bitt. Geschmack, hygroskopisch, ll. in Aq. u. A. 90%, unl. in Ae. u. Chlf. Anw. med.: wie Phenylbarbitursäure, MED 0,5 g; MTD 1,0 g (i.m. 0,2 g). Luminal-Natrium®.

Phenylakrylsäure: Acid. cinnamylicum ERG*.

Phenylalanin: α-Amino-β-phenylpropionsäure,

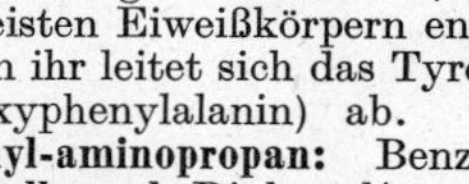

Lebenswichtige Aminosäure, die in den meisten Eiweißkörpern enthalten ist. Von ihr leitet sich das Tyrosin (p-Hydroxyphenylalanin) ab.

Phenyl-aminopropan: Benzedrin*.

Phenylbenzol: Diphenyl*.

Phenylbutazon: Internat. Bezeichnung für Butazolidin.

Phenylchinolincarbonsäure: Acid. phenylchinolincarbonicum DAB 6, (Atophan®), $C_{16}H_{11}NO_2$, weiße Kr. od. gelbl.-weißes Pv. von schwach bitt. Geschmack, unl. in Aq., wl. in A., Ae., Chlf. Anw. med.: als Analgeticum und Antipyreticum, Specificum geg. Gicht, da es eine vermehrte Harnsäure-Ausscheidung hervorruft; Dos. 0,5 g. Ph. (internat. Bez. Cinchophen) ist Grundkörper zahlr. weiterer antirheum. Wirkstoffe, Novatophan = Phenylchinolincarbonsäuremethylester = Neocinchophenin (häufig Nebenwirkgn.).

Phenyldimethylpyrazolon: 1-Phenyl-2,3-dimethylpyrazolon-(5), Antipyrin®, Pyrazolonum phenyldimethylicum, Dimethyloxychinizin, Phenazon, Analgesin®, Anodynin®, $C_{11}H_{12}ON_2$, Mol. 188,2, Schmelztemp. 110°—113°.

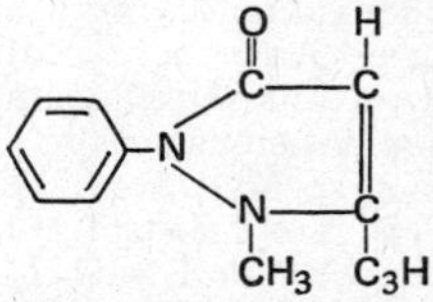

Phenyldimethylpyrazolon, Phenazon

Farbl., tafelige Kr., ll. in Aq., A., Chlf., wl. in Ae. Darst.: Durch Methylierung von Phenylmethylpyrazolon (entd. 1884 v. Knorr). Anw. med.: als Analgeticum und Antipyreticum. Dos. 0,5 g mehrmals tgl. (zur Herabsetzung der Temperatur 2- bis 3mal 1,0 g innerhalb 3 Stunden; bei Gesunden wird die Temperatur nicht oder kaum beeinflußt). MD 1 g; MTD 4 g (färbt d. Harn dunkelgelb bis rötlich), rektal 1,0 g, s. Tab. „Unverträgliche Arzneimischungen".

Phenyldimethylpyrazolon, Acetylsalicylsaures: Phenyldimethylpyrazolonum acetylosalicylicum*.

Phenyldimethylpyrazolon, Salicylsaures: Phenyldimethylpyrazolonum salicylicum DAB 6*.

Phenyl-dimethyl-pyrazolon-methylamino-methansulfonsaures Natrium: s. Natrium phenyl-dimethyl-pyrazolon-methylamino-methansulfonicum.

Phenyldimethylpyrazolonum acetylosalicylicum: Acetylsalicylsaures Phenyldimethylpyrazolon, Acetopyrin®, Antipyrinum acetylsalicylicum, Mol. 368. Weiß., kr. Pv., l. in Aq., ll.

in A. u. Ae. Anw. med.: wie Phenyldimethylpyrazolon.

Phenyldimethylpyrazolonum cum Coffeino citrico ERG: Antipyreticum compositum, Phenyldimethylpyrazolon mit Coffeincitrat, Migränin®, pro Tabl. 500 mg Phenyldimethylpyrazolon, 2,8 Zitronensäure u. 48 Coffein, ll. in Aq., u. A.; F. ca. 105—110°. Anw. med.: als Analgeticum, mittl. Dos. 1,0 g.

Phenyldimethylpyrazolonum salicylicum DAB 6: Phenyldimethylpyrazolonsalicylat, Salipyrin®, Pyrazolonum phenyldimethylicum salicylicum, Salicylsaures Phenyldimethylpyrazolon, (Phenyldimethylpyrazolon 57,7%, Salicylsäure 42,3%.) Mol. 326, F. 91° bis 92°. Weiß., kr. Pv. od. Kr., l. in 250 Aq. v. 20°, in 40 sied. Aq., ll. in A. u. Ae. Darst.: Durch Zus.-Schmelzen v. Phenyldimethylpyrazolon mit Salicylsäure. Anw. med.: als Antipyreticum u. Antineuralgicum, bes. b. Gelenkrheumatismus. Dos. 1—2 g mehrmals tgl.; MD 2 g; MTD 6 g.

Phenylen: Vom Benzol ableitbares zweiwertiges Radikal, $—C_6H_4—$.

Phenylendiamine: Die vom Benzol abgeleiteten Diamine (m-, o- u. p-Ph.).

$$NH_2—C_6H_4—NH_2.$$

Sie werden zum Färben von Haaren u. Pelzen benutzt u. sind wichtig für Farbstoffsynthesen (Azofarbstoffe). Das **para-Phenylendiamin** gibt bei Auflösung in Schwefelwasserstoffwasser u. Zusatz von Ferrichlorid das Lauthsche Violett. **m-Phenylendiamin** wird als Reagens auf Brom u. Bromwasserstoffsäure benutzt, das Hydrochlorid zum Nachweis von salpetriger Säure.

Phenylformamid: Formanilidum*.

Phenylglykolsäure: s. Mandelsäure (Acid. amygdalicum).

Phenylhydrazin: $C_6H_5 \cdot NH \cdot NH_2$. Farbl., an der Luft sich bräunende Fl., l. in heiß. Aq., A., Ae. D. 1,098; F. 19,6°; Kp. 241°; es verbindet sich mit Aldehyden u. Ketonen zu Hydrazonen bzw. Osazonen u. dient als Reagens auf Aldehyde, Ketone u. Kohlenhydrate. Zum Nachweis von Traubenzucker im Harn. Starkes Blutgift (zerstört die roten Blutkörperchen unter Bildung von Methämoglobin; MAK 5 ml Dampf pro m³ Luft).

Phenylhydrazinhydrochlorid: Phenylhydrazinum hydrochloricum,

$$C_6H_5 \cdot NH \cdot NH_2 + HCl,$$

Mol. 144,6; DAB 7: Gehalt mind. 98,0—100,5%; weiße bis gelbl. weiße Kr. od. kr. Pv., an Licht sich braun färbend, l. in Aq. u. A. 90%, Schmelztemp. 239°—246° unter Zersetzung. Anw. med.: bisweilen bei Polyglobulie (Polyzythämie); mittl. Dos. 0,2 g; techn.: als Reagenz, s. Phenylhydrazin.

Phenylmethylaminopropanol: Ephedrin*.

Phenyl - methylamino - propan - hydrochlorid: Phenyl-methylamino-propanum hydrochloricum, Methamphetaminhydrochlorid, L-2-Methylamino-1-phenyl-propanhydrochlorid,

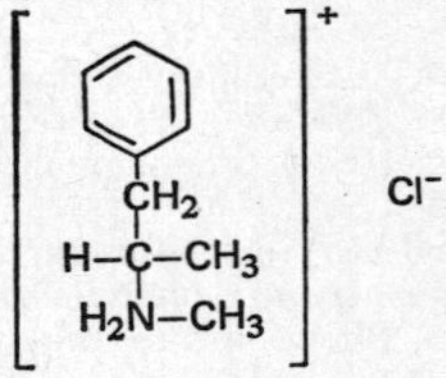

$C_{10}H_{15}N \cdot HCl$, Mol. 185,7. DAB 7: Gehalt mind. 99,0%, berechn. auf d. getrockn. Substanz. Fast weißes, kr. Pv., von bitterem Geschmack, l. in ca. 1 T. Aq., in ca. 3 T. A., ca. 7 T. Chlf. Schmelztemp. 171°—175°. Spez. Drehung: $[\alpha]_D^{20°} = +16{,}0°$ bis 18,0° (Aq.). Aufbewahrung: Gut verschlossen und v. Licht geschützt. Vorsichtig aufzubewahren. MED 0,015 g; MTD 0,03 g. Anw.: als Sympathicomimeticum (Isophen®, Pervitin®), s. Weckamine.

Phenylnitroso-hydroxylamin: Kupferron*.

Phenylpseudohydantoin: Pemolin.

Phenylsalicylat: Phenylum salicylicum*.

Phenylum salicylicum DAB 6: Phenylsalicylat, Salol®, Salicylsäurephenylester, $C_{13}H_{10}O_2$,

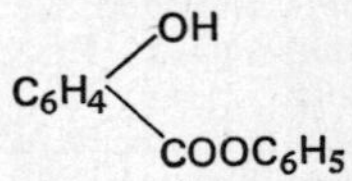

[1] [2]

Mol. 214,18, F. annähernd 42°. Weiß., kr. Pv., l. in 10 A., ,l. in Chlf. u. Ae., fast unl. in Aq. Anw. med.: als Antipyreticum u. Antitheumaticum, haupts. aber als Harnantisepticum bei chron. Cystitis (Harn färbt sich olivgrün bis grünschwarz). Dos. 1—2 g; Tagesdosis 5—8 g; äußerl.: als Streupulver u. in Salben zur Wundbehandlung, zu Gurgelwässern.

Phenylurethan:

$$C_6H_5 \cdot NH \cdot COOC_2H_5.$$

Farbl. Kr., l. in A., wl. in Aq.; F. 52°. Anw.: als Konservierungsmittel für Kartoffeln (verhindert das Auskeimen während der Lagerung).

Phenytoin: s. Diphenylhydantoin.

Pherasen: ältere Bez. für die Kl. der Transferasen; gruppenübertragende Enzyme, die gewisse Atomgruppen (Amino-, Methylgruppen, Zucker- oder Phosphorreste u. a.) von einem Molekül auf ein anderes übertragen.

Pheromone: Tierische Sekrete, die von einem Individuum (Männchen oder Weibchen) abgegeben werden, um auf andere Individuen der gleichen Art einzuwirken (Lockstoffe, Markierungsstoffe, z. B. bei Schmetterlingen, Bienen, Ameisen usw.), auch „Soziohormone" genannt.

Pheron: Apo-Ferment, s. Fermente.

Philosophenöl: Ol. Philosophorum*.

Phlebitis: Venenentzündung.

Phlegmone: (griech.) Zellgewebsentzündung.

Phlobaphene: Bezeichnung für die in Pfln. verbreiteten Phloroglucingerbstoffe und Gerbstoffrote (wahrscheinl. von Catechinen ableitbar).

Phloëm: *bot.* Siebteil, s. Leitbündel.

Phlogisticus(a, um): Entzündlich.

Phlorizin: Phloridzin, Phlorrhizin, Phloretinglucosid aus der Wurzel u. Stammrinde v. Apfel-, Kischen-, Pflaumen- u. Birnbäumen, $C_{21}H_{24}O_{10} + 2\,H_2O$. Farbl. Kr.nadeln, ll. in heiß. Aq. u. A., swl. in halt. Aq.; F. 217°. Anw. med.: früher bei Wechselfieber als Chininersatz. Ruft in Dos. v. 0,2 g Glucosurie hervor.

Phloroglucin: 1,3,5-Trihydroxybenzol,

$$C_6H_3(OH)_3 + 2\,H_2O.$$

Mol. 162,1. Farbl. Kr., ll. in A. u. Ae. Schmelztemp. 222°—225° (Metallblock). Nat.: Baustein vieler Pflanzenstoffe, bes. Glykoside, wie Hesperidin, Anthocyane u. a. Darst.: Durch Kochen v. 1,3,5-Triaminobenzol, $C_6H_3(NH_2)_3$ m. Salzsäure oder durch Schmelzen v. Resorcin m. NaOH. Anw.: als Reagens (zus. mit Vanillin, s. Günzburgsche Lsg.) zum Nachweis der Salzsäure im Magen sowie zum Nachweis v. Lignin, das von Phloroglucin-Salzsäure intensiv kirschrot gefärbt wird, in d. Harnanalyse zum Nachweis von Pentosen (Violettfärbung). **Phloroglucinlsg., Reagens** DAB 7: zur Identitätsprüfung von Vanillin. Lsg. von 2 Ph. in 100 A.

Phloxin: Erythrosin BB, Cyanosin, Dikaliumsalz des 3′,6′-Dichlor-2,4,5,7-tetrabromfluoresceins, $C_{20}H_4Br_4Cl_2K_2O_5$; braunes Pv., ll. in Aq. u. Äthanol, die wäßrige karminrote Lösung fluoresziert gelb bis grüngelb, die alkoholische stark gelbrot. Anw.: zur Auszählung der eosinophilen Zellen im Blut, die leuchtend rot gefärbt werden; techn.: zum Färben von Textilien (Seide), Papier u. von kosmetischen Mitteln.

Phoenix dactylifera: Fam. Palmae, Dattelpalme (Oasen der Sahara bis nach Südwestasien, in vielen Kulturformen), Lieferant der Datteln.

Phosgen: Kohlenoxychlorid, Carboneum oxychloratum, $COCl_2$, Karbonylchlorid; techn. Zwischenprod.; kann bei Hitzeeinw. aus $Cl_2C = CHCl$, CCl_4 u. $CHCl_3$ entstehen! Gefährl., erstick. Gas (farbl., faul. Heu-Geruch, MAK 0,1 ml/m³); Antid.: hohe Dosen Hexamethylentetramin; O_2, Glucose, Ca.

Phosphatasen: Zu den Hydrolasen zählende Enzymgruppe, die aus Nucleotiden, Phosphatiden u. den Zuckerphosphorsäuren die esterartig gebundene Phosphorsäure abspalten. Man unterscheidet „sauere Ph.", die in sauerem Milieu, u. „alkalische Ph.", die in alkalischem Milieu spalten. Sie kommen in d. Darmschleimhaut, Nieren, Blutserum, Knochen, Prostata u. in Hefen vor und sind am Intermediärstoffwechsel (und Knochenbildung beteiligt); s. Ribonuclease.

Phosphate: Salze d. Phosphorsäure.

Phosphatide: Lipoide, die Phosphor in Form v. Phosphorsäure, ferner Glycerin, Fettsäuren u. stickstoffhaltige Basen (Cholin, Colamin) enthalten. Fettsäuren wie Phosphorsäure sind wahrsch. esterartig an das Glycerin gebunden. Die Ph. sind im Tier- u. Pflanzenreich sehr verbreitet u. physiologisch außerordentl. wichtige Substanzen, wie z. B. das Lecithin.

Phosphatpuffer: DAB 7: Phosphat-Pufferlsg. (1) 80,0 ml 0,5 M-Natriumhydrogenphosphat-Lösung und 20 ml M - Kaliumdihydrogenphosphat - Lsg. werden gemischt (zur Gehaltsbestimmung von Adrenalin-Lösung); Phosphat-Pufferlsg. (2) 7,20 ml Natriumchloridlsg. 4,00 ml. 0,5 M-Natriummonohydrogenphosphatlösung und 1,00 ml 0,5 M-Kaliumdihydrogenphosphat-Lösg. werden gemischt und mit Aq. zu 100,0 ml verdünnt (pH ca. 7,4); Anw.: bei der Grenzwertbestimmung für Saponine in Primelwurzel (s. Primula-Arten).

Phosphaturie: Starke Ausscheidung von Erdalkalien (Phosphaten) im Harn (im normalen Harn nur bei alkalischer Reaktion).

Phosphide: Verbindungen des Phosphors mit Metallen, z. B. Magnesiumphosphid = Mg_3P_2, Calciumphosphid = Ca_3P_2.

Phosphin: Gasförmiger Phosphorwasserstoff, s. Phosphorus.

Phosphite: Salze der phosphorigen Säure, H_3PO_3.

Phosphoglycerinsäure: Glycerinphosphorsäure, s. Acidum glycerinophosphoricum.

Phosphoproteide: Eiweißkörper, die Phosphorsäure als prosthetische Gruppe enthalten, wichtigster Vertreter ist das Casein, s. Caseinum.

Phosphor: Phosphorus, P, AtG. 30,9738, III- u. V-wertig (seltener auch I- u. IV-wertig). Ordnungszahl 15. Nat.: Nur in Form v. Salzen d. Orthophosphorsäure, den Phosphaten, an Calcium, Eisen, Tonerde u. a. gebunden, z. B. Phosphorit = $3Ca_3(PO_4)_2 \cdot Ca(OH,F,Cl)_2$, Apatit = $3Ca_3(PO_4)_2 \cdot CaF_2$, Wawellit = $Al_3(PO_4)_2(OH,F)_3 \cdot 5H_2O$, Vivianit $Fe_3(PO_4)_2 \cdot 8H_2O$, Türkis u. a., ferner organ. gebunden in pflanzl. u. tierischen Organismus (Blut, Eiweiß, Eidotter, Lecithin, Nucleoproteide, Phosphoproteide, Hirnsubstanz, Muskelfasern) sowie in den Zähnen, Knochen, Schalen v. Muscheln u. Krebsen, Klauen, in den menschlichen u. tierischen Exkrementen (Guano)*. Ph. kommt in 3 Mod. vor als weißer (gelber), roter (violetter) u. schwarzer Ph. **Weißer (gelber) Phosphor, Phosphorus** DAB: Weiße od. gelbliche, durchscheinende, wachsähnliche Masse (meist in Stangen). D. 1,82; F. 44,1°; Kp. 280°; unl. i. Aq., ll. i. Schwk., Phosphortrichlorid, Chlorschwefel, fett. u. äth. Ölen, swl. i. Ae., A., Benzol. Ph. raucht an der Luft, leuchtet im Dunkeln u. entzündet sich leicht (bei ca. 50°) (in fein verteiltem Zustand schon bei Zimmertemperatur, wobei er mit hell leuchtender Flamme zu Phosphorpentoxid P_2O_5 verbrennt). Er muß unter Wasser u. vor Licht geschützt aufbewahrt werden (nicht mit den Händen berühren!, unter Wasser schneiden!). Darst.: Durch Erhitzen v. tertiärem Calciumphosphat m. Sand u. Kohle im elektr. Ofen. Anw. med.: bei Rachitis, Skrofulose, Osteomalazie (Ph. regt das Knochenwachstum an). Dos. ½ bis 1 mg pro die; MD 0,001 g; MTD 0,003 g. HOM: Phosphorus. (Aufbewahrung: Ursubstanz unter Wasser, vor Licht geschützt und in feuersicherem Behältnis; 3. Dez.-Pot. sehr vorsichtig unter Penetrantia.) **Phosphorvergiftung.** Man unterscheidet: **Chronische V.** entsteht durch Aufnahme kleinster P.-Mengen längere Zeit hindurch; sie äußert sich hauptsächlich in Knochenveränderungen, Unterkiefer-Nekrose. **Akute V.** entsteht bei Aufnahme einer größeren Menge P. auf einmal. Dos. let. 0,05—0,5 g; äußert sich durch Erbrechen nach P. riechender u. im Dunkeln leuchtender Massen, starke Leibschmerzen, Magen-, Darm-, Nierenblutungen, Nasenbluten, Leberanschwellung. Gegenmittel: Magenpumpe, Magenspülung mit 1%iger Kaliumpermanganatlösung, 1 bis 2 Ampullen Prostigmin, salinische Abführmittel; **kein Rizinusöl, keine Milch, kein Eigelb!** Alle 10 Minuten 1 Teelöffel 1%iger Kupfersulfatlösung. Phosphorbrandwunden bepinselt oder badet man mit 5%iger Natriumbicarbonatlösung bis Schmerzen nachlassen u. die Wunden nicht mehr leuchten; s. Tabellen über „Gegenmittel". MAK-Wert* bei Phosphordämpfen 0,05 mg/m^3.

Roter (violetter) Phosphor, Phosphor amorphus, entsteht beim Erhitzen von weißem P auf 250° unter Luftabschluß. D. 2,2. Dunkelrotes kr. Pv., unlöslich, ungiftig, entzündet sich erst bei 400°, explodiert jedoch beim Zus.reiben mit oxidierenden Stoffen, wie Kaliumchlorat, Kaliumpermanganat u. a. (die Reibfläche der Zündholzschachteln enthält roten Phosphor, der Zündholzkopf brennbares Antimonsulfid u. Kaliumchlorat. Beim Anstreichen des Zündholzes wird etwas P von der Reibfläche abgerieben, der dann mit dem Kaliumchlorat des Zündholzkopfes Feuer fängt u. das Holz entzündet). Hittorfscher Phosphor ist kristallisierter violetter P (tafelförmige Kr., D. 2,36). Der Schencksche Phosphor oder hellrote P entst. beim Kochen von weiß. P in Phosphortribromid, er steht in seiner Reaktionsfähigkeit zwischen weiß. u. rot. P **Schwarzer Phosphor** (Metallischer P), entsteht b. Erhitzen v. weißem P auf 200° unter sehr hohem Druck. D. 2,70. Schwarze, metallisch glänz. Kr. **Nachweis** v. P. erfolgt nach der Mitscherlichschen Methode: Kochen der zu prüfenden Substanz m. Aq. am Rückflußkühler u. Beobachten der entweichenden Dämpfe im Dunkelkasten (Aufleuchten der Dämpfe bei Gegenwart von P.). Gesch.: Phosphor wurde im Jahre 1669 von dem Alchemisten Hennig Brand in Hamburg bei der Destillation von eingedicktem Harn mit Sand entdeckt und 1678 (unabhängig v. Brand) v. Joh. Kunckel v. Löwenstern, geb. 1630 in Rendsburg, gest. 1702 in Niederbarnim). 1770 stellte Scheele P aus Knochen dar. Ant. Laurent Lavoisier, 1743—1794, hingerichtet in Paris, erkennt P als Element. 1766 fand Johann Gottlieb Gahn (Stockholm, 1745—1818) Phosphorsäure in den Knochen; 1740 stellte Andreas Siegismund Marggraf (Berlin 1709—1782) Phosphorsäure aus Phosphor her.

Phosphorchlorür: Phosphortrichlorid*.

Phosphore: Organ. o. anorg. Stoffe, die Phosphoreszenz zeigen.

Phosphoreszenz: eine Form der Lumineszenz, bei der die durch sichtbare, UV-, Elektronen- o. Röntgenstrahlen angeregten Stoffe („Phosphore") ein eigenes Nachleuchten (bis 2 Mon.) zeigen, u. a. Erdalkalisulfide wie z. B. Balmainsche Leuchtfarbe, Bologneser Leuchtsteine, vgl. Fluoreszenz.

Phosphorige Säure: Acidum phosphorosum, H_3PO_3 (Orthophosphorige Säure), D. 1,65, F. 73,6°; farblose, hygrosk. Kr., sll. i. Aq., l. i. A. Anw.: in der Analyse. Ihre Salze heißen Phosphite.

Phosphorigsäureanhydrid: Phosphortrioxid*.

Phosphorit: s. Phosphor.

Phosphorlösung: Phosphorus solutus DAB*.

Phosphormolybdänsäure: 12-Molybdatophosphorsäure

$$H_3PO_4 \cdot 12MoO_3.$$

Reagens auf Alkaloide, Harnsäure, Kreatinin, Glykoside (Digitalin); Eiweißstoffe u. Peptone werden gefällt.

Phosphoröl: Oleum phosphoratum*.

Phosphor(V)-oxid: s. Phosphorpentoxid.

Phosphoroxychlorid: $POCl_3$. Farblose, stark lichtbrechende, an feuchter Luft rauchende Fl. D. 1,72; F. 1,3°; Kp. 108,7°. Darst.: Durch Einwirkenlassen von Oxalsäure oder Borsäure auf Phosphorpentachlorid. Anw.: in der organ. Chemie zur Chlorierung; ätzend u. giftig!

Phosphorpentachlorid: PCl_5, entsteht bei d. Einwirkung v. Chlor auf Phosphortrichlorid*. In reinem trock. Zustande weiße-grünlichweiße Kr. An d. Luft geht es in Phosphoroxychlorid ($POCl_4$) u. HCl über (gelb. rauchende feuchte Kr.-Masse, die sich mit viel Aq. zu Orthophosphorsäure u. Salzsäure löst).

Phosphorpentoxid: Phosphorsäureanhydrid, P_2O_5, entsteht beim Verbrennen v. Phosphor an trockner Luft als weiß., lockeres Pv., od. geschmolzen als glasige Masse; giftig (MAK 1 mg/m³); da stark hygroskop. (Übergang in Meta- dann Orthophosphorsäure) Anw. zum Trocknen bes. von Gasen, sowie zur Wasserabspaltung aus chem. Verbindungen und auch zur Bindung von Wasser bei chem. Umsetzungen.

Phosphorsäuren: **Ortho**phosphorsäure, H_3PO_4, Acid. phosphoricum; **Meta**phosphorsäure, HPO_3, Acid. phosphoricum glaciale*; **Pyro**phosphorsäure, $H_4P_2O_7$, entsteht b. Erhitzen v. Orthophosphorsäure auf 210°. Farbl., kr. Masse, ll. i. Aq., geht allmählich wieder in Orthophosphorsäure über.

Orthophosphorsäure: Phosphorsäure, H_3PO_4. Gehalt 24,7—25,3%; D. 1,148—1,153. Klare farb- u. geruchl. Fl., je nach Konzentration von wäßriger bis sirupartiger Konsistenz. Rein u. wasserfrei stellt Ph. eine farbl. kr. Masse dar (D. 1,88; F. 42,3°). Nat. in ihren Salzen, den Phosphaten, bes. als Calciumphosphat in d. Knochen, ferner in d. Nucleoproteiden u. Lecithinen, in d. Harnsteinen, Muskeln, Leber, Milch, Thymusdrüse (Kaliumphosphat), in d. Mineralien Vivianit (Ferriphosphat), Monazit (Ceriumphosphat). Darst.: Durch Oxidation v. Phosphor mit Salpetersäure; techn. durch Behandlung d. Knochenaschen mit Schwefelsäure (Acid. phosphoricum ex ossibus). Im Handel in verschied. Konzentrat. u. Reinheitsgraden. Nachweis: Ammoniummolybdatlsg.* gibt gelb. Niederschlag von phosphormolybdänsaurem Ammonium, Magnesiamixtur* einen weiß. Ndg. von Magnesiumammoniumphosphat (auch quantitativ). Anw. med.: als Tonicum bei Ermüdungszuständen sowie als

Antipyreticum (mildeste reizlose Mineralsäure). HOM: Acidum phosphoricum. **Konzentrierte Phosphorsäure:** Acidum phosphoricum concentratum; DAB 7: Gehalt mind. 85,0—90,0%, D. 1,689 bis 1,760, mischbar mit Aq. u. A. 90% (Wird Phosphorsäure verordnet, ist „Verdünnte Phosphorsäure" abzugeben.) **Verdünnte Phosphorsäure:** Acidum phosphoricum; DAB 7: Gehalt 24,7—25,3%, D. 1,148—1,153, mischbar mit Aq. u. A. 90%.

Phosphorsäureanhydrid: Phosphorpentoxid*.

Phosphorsäureester, Organische: s. Alkylphosphate.

Phosphorsäure-Guajakolester: Guajacolum phosphoricum*.

Phosphorsaurer Kalk: Calcium phosphoricum*.

Phosphorsalz: Natrium-Ammonium phosphoricum*.

Phosphorsalzperle: s. Natrium-Ammonium phosphoricum.

Phosphortrichlorid: Phosphorchlorür, PCl_3. Farbl., stechend riechende Fl., D. 1,57; F. —91°; Kp. 78°. An feuchter Luft wird sie zersetzt unter Bildung von phosphoriger Säure und Salzsäure unter Rauchentwicklung. Darst.: Durch Überleiten von trockenem Chlorgas über erwärmten weißen Phosphor; ätzend u. giftig.

Phosphortrioxid: Phosphorigsäureanhydrid, P_2O_3, entsteht bei Verbrennen v. Phosphor b. ungenügender Luftzufuhr. Weiße, weiche kr., sehr giftige Masse, geht beim Erhitzen in roten P. u. Phosphortetroxid über.

Phosphorus solutus DAB 6: Phosphorlsg., Gehalt 0,47—0,51% Phosphor. Darst.: 194 T. fl. Paraffin werden 10 Minuten lang auf 150° erhitzt, sodann wird der von d. äußeren Schichten u. von Wasser befreite P. mit dem auf ca. 60° abgekühlten fl. Paraffin in einem gut verschlossenen Gefäß solange geschüttelt, bis er sich vollständig gelöst hat. Der erkalteten Lsg. setzt man dann 5 T. Äther zu. Anw. med.: in Lebertran bei Rachitis. Dos. 1—2 Tr. MD 0,2 g; MTD 0,6 g.

Phosphorwasserstoff: (1) PH_3, Phosphin. Farbl., giftiges, knoblauchartig riechendes Gas, Kp. —87,74°; F. —133,78°. Darst.: Durch Einwirkung von Phosphor auf warme Kalilauge, durch Erhitzen von phosphoriger od. unterphosphoriger Säure oder deren Salzen; PH_3 bildet mit Halogen-Wasserstoffsäuren unbeständige „Phosphoniumsalze". (2) P_2H_4, Diphosphin, farblose, selbstentzündliche Fl.; Kp. +51,7°; F. —99°; entsteht als Nebenprodukt bei d. Phosphindarst. durch Zers. von Phosphiden mit Aq.

Phosphorwolframsäure: s. Wolframium.

Phosphorylasen: s. Fermente.

Phosphorzink: Zincum phosphoricum*.

Photobakterien: s. Leuchtbakterien.

Photolumineszenz: s. Lumineszenz u. Phosphoreszenz.

Photometrie: Verfahren zur Messung: (1) phys. von Lichtstärken u. Lichtströmen, (2) chem. der Lichtdurchlässigkeit oder Extinktion von gefärbten Lösungen zur Konzentrationsbestimmung mittels des Photometers. Hierbei wird die Helligkeit zweier Gesichtsfelder miteinander verglichen, vgl. Kolorimetrie und Nephelometrie; s. Abb.

Photon: (Mehrz. Photonen = Lichtquanten) Energiequantum des Lichts, Nach der Quantentheorie besteht — wie die Materie aus Atomen — auch das Licht aus kleinsten, nicht weiter teilbaren Teilchen.

Photosensibilatoren: In Pflanzen vorkommende fluoreszierende Substanzen, welche die Haut „sensibilisieren", d. h. überempfindlich gegen schädliche Lichtstrahlen machen (bes.

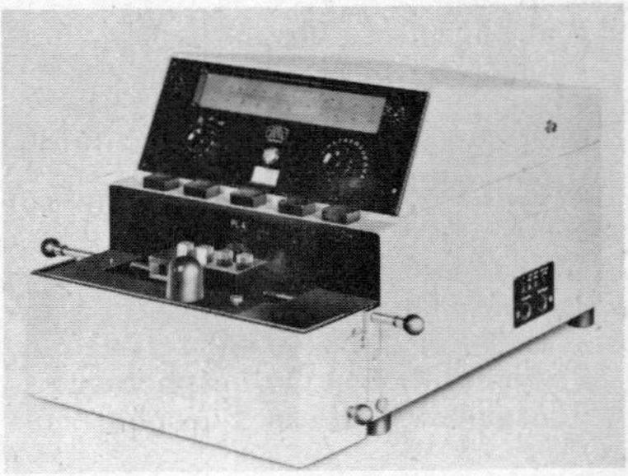

Filterphotometer

Filter Hg 297 bis Hg 1014; Richtigkeit des Meßwertes: ± 0,3% vom Skalenendwert. Skala, linear geteilt in Transmissionsgrad, nicht linear in Extinktion 0 bis 2. (Zeiss, Oberkochen)

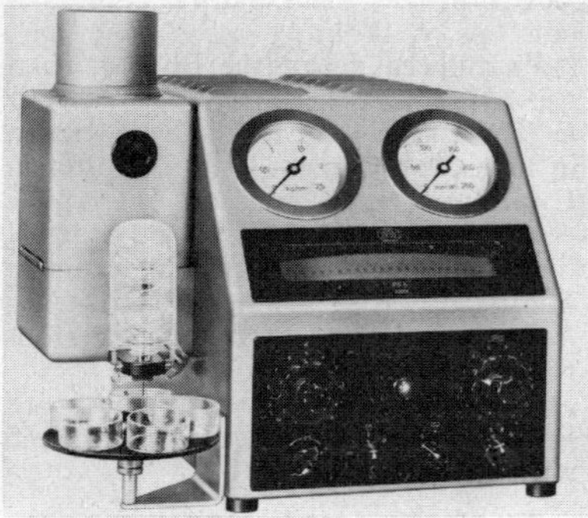

Flammenphotometer
zur Bestimmung von Natrium, Kalium, Calcium, Strontium, Barium, Lithium. Auswechselbare Skalen.
(Carl Zeiss, Oberkochen)

die Schleimhäute) und bei inn. und äuß. Zuführung sog. „Lichtkrankheiten" hervorrufen, wie Dermatitiden (Bade- u. Wiesendermatitis), aber auch Diarrhöen, Hämorrhagien und Krämpfe. Solche Stoffe sind besonders Hypericin* u. gewisse Cumarinderivate, vor allem Furanocumarine, wie Angelicin, Osthol u. a., wie sie z. B. im Johanniskraut, Schafgarbe, Angelika, Gartenraute, Buchweizen („Fagopyrismus"), Luzerne, Bärenklau u.a. vorkommen. Manche Tiere, wie Pferde, Schafe, Schweine, sind besonders empfindlich gegen Photosensibilatoren u. bei Nagetieren können sie letal wirken.

Photosynthese: s. Chlorophyllum.

Phototropismus: *bot.* (Heliotropismus) Wachstumsbewegung, die durch das Licht bedingt ist.

Phrenes: Zwerchfell, Diaphragma.

Phrenesie: (griech.) Wahnsinn.

Phthaleine: Farbstoffe, die durch Einwirkung v. Phenolen auf Phthalsäureanhydrid entstehen, z. B. Phenolphthalein, Fluoreszein, Eosin.

Phthalsäure: Acid. phthalicum, Benzol-1,2-dicarbonsäure, $C_6H_4(COOH)_2$, F. ca. 208°. Farbl. glänz. Nadeln, wl. in Aq., l. in A. u. Ae.; techn. z. Herst. v. Kunstharzen, Phthaleinen.

Phthiriasis: = Pediculose: Läusesucht. **Phthir(i)us:** Pediculus*.

Phthisis: Lungentuberkulose, -krht.

Phycit: Erythritum*.

Phykomyzeten: Hauptklasse der Pilze*.

Phyllochinon: α-Ph. = Vit. K_1, β-Ph. = Vit. K_2; s. Vitamine.

Phyllodien: *bot.* Blattartig verbreiterte Blattstiele unter Reduktion der eigentlichen Blattspreite.

Phylogenese: Phylogenie, Stammesentwicklung, vgl. Ontogenese.

Physalis alkekengi: Fam. Solanaceae, Judenkirsche, Blasenkirsche (südöstl. Europa, bis Japan). Stpfl. v. **Fructus Alkekengi:** Judenkirschen, Teufelskirschen, Boberellen, Blasenkirschen. Best.: Physalin (Bitterstoff), Carotinoid Physalien (Zeaxanthin*), Zitronensäure, bes. reich an Vitamin C. Anw. volkst.: als Diureticum. HOM: Physalis Alkekengi, die frischen, reifen Beeren.

Physeter macrocephalus: Pottwal, Lieferant v. Ambra* u. Cetaceum.

Physiologie: Lehre v. den normalen Lebensvorgängen.

Physiologische Kochsalzlsg. DAB 6: Solutio Natrii chlorati physiologica, s. Natriumchlorid.

Physostigma venenosum: Fam. Leguminosae (trop. Westafrika, Kamerun, Indien, Brasilien). Stpfl. von **Semen Calabar:** Semen Physostigmatis, Faba Calabaricae, Gottesurteil- o. Kalabarbohne, Esere- o. Kalabarsame, bohnenförmige, ca. 3 cm lange u. ca. 2 cm breite Samen, außen rot-dunkelschwarzbraun, mattglänzend, körnig-runzelig, mit rinnenförmiger Raphe. Best.: Mehrere Alkaloide (ca. 0,5%), bes. Physostigmin* (Eserin (0,15%)), ferner Geneserin, Eseridin, Eseramin, Isophysostigmin; Stigmasterin, fett. Öl, Schleim, Stärke. Asche max. 5%. MD 0,2 g. MTD 0,6 g. Anw.: s. Physostigminum. HOM: Calabar, der getrocknete Same. (Aufbewahrung: Urtinktur, 2. u. 3. Dez.-Pot. vorsichtig.)

Physostigmin: Physostigminum, Eserin, $C_{15}H_{21}N_3O_2$, Alkaloid aus den Samen v. **Physostigma venenosum.** Weiße, an der Luft rötlich anlaufende Kr., wl. i. Aq., ll. i. A., Ae., Chlf., Bzl., fett. Ölen; optisch aktiv, äußerst stark wirkendes, zur Lähmung des Zentralnervensystems führendes Gift (Dos. let. ca. 0,01 g). MD 0,001 g. Med. Anw. s. Ph. salicylicum. Antid.: Atropin, s. Tabellen über „Gegenmittel".

Physostigminsalicylat: Physostigminum salicylicum (Eserinum salicylicum), $C_{22}H_{27}N_3O_5$; Mol. 413,5; F. 182° bis 185° (Metallblock = 186°—188°); $[\alpha]_D^{20°}$ = —91° bis —94° (Aq.). Farbl. od. schwach gelbl. Kr., l. i. 90 Aq. u. 12 A. DAB 7: Gehalt mind. 99,0%, berechn. auf d. getrockn. Substanz. Die wäß. u. weingeistigen Lsgen färben sich allmählich rötlich. Anw. med.: haupts. äuß. als Mioticum in 0,5%iger Lsg. bei Akkomodationslähmung u. zur Herabsetzung des intraokularen Druckes b. Glaukom; inn. zur Anregung der Peristaltik bei Darmatonie u. postoperativer Darmlähmung sowie bei Epilepsie, Chorea, Tetanus. Gegenmittel bei Curare-Vergiftung (s. Curare). MD 0,001 g; MTD 0,003 g; subkutan 0,0005 bis 0,001 g; Dos. let. ca. 0,01 g. Lösungen, die Physostigminsalicylat enthalten, dürfen nicht erhitzt werden.

Physostigminsulfat: Physostigminum sulfuricum DAB 6.

Physostigminum salicylicum: s. Physostigminsalicylat.

Physostigminum sulfuricum DAB 6: (Eserinum sulfuricum) Physostigminsulfat $(C_{15}H_{21}N_3O_2)_2H_2SO_4$. Mol. 648,5. Weiß., kr., hygr. Pv., ll. i. Aq. u. A. Anw. med.: wie Physostigminum salicylicum. MD 0,001 g; MTD 0,003 g.

Phyto-: (griech.) Pflanzen-.

Phytohormone: Pflanzenhormone (Wuchsstoffe, Wundhormone), s. Auxine.

Phytol: $C_{20}H_{39}OH$. Alkohol, der mit Porphyrin verestert einen Bestandteil des Chlorophylls bildet. Dickes, farbl. Öl, D. 0,845, mit A. u. Ae. mischbar.

Phytolacca americana: (Ph. decandra) Fam. Phytolaccaceae, Kermesbeere, Amerikanischer Nachtschatten (Nordamerika, Südeuropa verwild.). Stpfl. v. **Radix Phytolaccae decandrae:** Kermeswurzel, Amerikan. Nachtschattenwurzel. Best.: Phytolaccin (Alkaloid ?), ein Saponin, Ferment, Stärke, Harz, fettes Öl, Gerbstoff. Anw. med.: als Abführmittel, Emeticum, Antisyphiliticum. HOM: Phytolacca, Frische Wurzel u. Phytolacca e baccis, reife, frische Beeren. (Aufbewahrung: Urtinktur, 1.—3. Dez.-Pot. vorsichtig.) **Fructus Phytolaccae decandrae:** Kermesbeeren, Alkermesbeeren. Best.: Ein roter Farbstoff. Anw.: zum Färben, bes. v. Wein.

Phytolacca decandra: Ph. americana*.

Phytonzide: Antimikrobielle Stoffe in höheren Pflanzen, vgl. Lupulon u. Humulon.

Phytosterine: pflanzl. Sterine, finden sich stets frei in geringer Menge in allen Pflanzenteilen, s. Sterine.

Phytotherapie: Pflanzenheilverfahren.

Phytozide: Substanzen, die auf Pflanzen hemmend oder zerstörend wirken.

Picea excelsa: Fam. Pinaceae (Europa) Rotfichte, Rottanne; das Holz dient zur Gewinnung von Holzkohle, s. Carbo ligni, deutschem Fichtennadelöl, Terpentin, vgl. Pinus-Arten u. Terepinthina.

Pichi-Kraut: Herba Fabianae ERG, s. Fabiana imbricata.

Pichurim HOM: s. Nectandra puchury-major.

Pichurim-Bohnen: Fabae Pichurim, s. Nectandra puchury-major.

Picoline: s. Pyridinum.

Picramnia antidesma: Fam. Simarubaceae (heim. Mexiko, Jamaika, Panama, Kolumbien). Stpfl. v. **Cortex Cascarae amargae:** Hondurasrinde. Best.: Picramnin (Bitterstoff), Picrasmin (Alkaloid). Anw. med.: als Tonicum u. Antisyphiliticum. HOM: Cascara amarga, d. getrocknete Rinde.

Picrasma excelsa: Fam. Simaroubaceae (Westindische Inseln). Stpfl. v. **Lignum Quassiae (jamaicense)** DAB: Quassiaholz, Jamaika-Quassiaholz, Jamaika-Bitterholz, Fliegenholz, hellgelbes bis gelblichweiß. Holz, geruchlos u. v. bitterem Geschmack. Best.: 0,07% Pikrasmin (Bitterstoff), äth. Öl. Asche 8%. Anw. volkst.: als Amarum (Vorsicht, da uterus-kontrahierend!); techn.: als Extrakt. Quassiae zur Herst. v. Fliegenpapier, als Spirit. Quassiae gegen Kopfläuse HOM: Quassia amara, das getrocknete Holz (vgl. Quassia amara). **Lignum Quassiae surinamense** stammt v. **Quassia amara***.

Picrotoxinum ERG: Pikrotoxin, Cocculin, Bitterstoff aus den Samen v. Anamirta cocculus (Anamirta paniculata)*, $C_{30}H_{34}O_{13}$. Farbl. Kr., l. in Aq., A., Chlf., NaOH, Ammoniak; F. 199—200°. Starkes Krampfgift.

Anw. med.: als Analepticum bei Barbitursäurevergiftungen. Dos. inn. u. subkutan 0,001—0,002 g; MD 0,005 g; MTD 0,01 g.

Pigment: (lat. pingere = malen) *med.* In Zellen u. Geweben gebildete Farbstoffe (s. Dioxyphenylalanin). Man unterscheidet endogene P., die im Körper selbst entstanden sind, z. B. Methämoglobin, Malariapigment, Bilirubin, die Farbstoffe der Augen, Haare, Haut und exogene P., die von außen in den Körper eingedrungen sind, z. B. Tusche, Kohle, Eisenstaub, die Farbstoffe, die bei Tätowierungen gebräuchl. sind. Pigmentdegeneration: Krankhaftes Auftreten v. Pigmenten; *techn.:* Fein dispersierte (also im Medium unlösl.) Farbstoffe, die dem Anstrich ein farbiges Aussehen verleihen, z. B. Mineralfarben, Sepia.

Pikrate: Salze der Pikrinsäure.

Pikrinsäure: Acidum picrinicum, 2,4,6-Trinitro-phenol, $C_6H_3N_3O_7$, Mol. 229,11; D. 1,767. F. 122,5°. Blaßgelbe, glänz., geruchl. Kr. v. sehr bitterem Geschm.; l. in wl. i. kalt. Aq., l. i. sied. Aq., Chlf. Bzl., Ae.; DAB 7: Gehalt 99,5—101,0%, berechn. auf d. getrockn. Substanz. Färbt die Haut gelb. Ihre Salze heißen Pikrate. Darst.: Durch Nitrieren v. Phenol. Sehr explosiv! Aufbewahrung vorsichtig an feuersicherem Ort. P. unterliegt dem Sprengstoffgesetz (nicht jedoch die wäßrige Lösung). Starkes Gift für niedere Tiere. Anw. med.: äuß. als Adstringens u. Desinfiziens (Vorsicht bei gr. Wundflächen!) Letaldosis 2—10 g; techn.: zur Herst. v. Schießpulver, i. d. Analyse zum Fällen der Alkaloide, i. d. Harnanalyse zum Nachweis v. Eiweiß. Reagenz DAB 7: zur Identitätsprüfung v. Streptomycinsulfat; zur Blutzuckerbestg. nach Crecelius-Seifert; HOM: Acidum picrinicum. (Aufbewahrung: Ursubstanz 1., 2., 3. Dez.-Pot. vorsichtig.)

Pikrotoxin: Picrotoxinum ERG*.

Pillen: Pilulae, Arzneizubereitungen.

Pilocarpin: $C_{11}H_{16}N_2O_2$, Alkaloid aus d. Blättern v. Pilocarpus-Arten (s. d.); F. 34°. Farbl. od. gelbl., siruppartige Fl., ll. in Aq., A., Chlf., Bzl. Med. verwendet werden nur seine Salze.

Pilocarpinhydrochlorid: Pilocarpinum hydrochloricum,

$$C_{11}H_{16}N_2O_2 + HCl,$$

Mol. 244,7; DAB 7: Gehalt mind. 99,0%, berechn. auf d. getrockn. Substanz. Schmelztemp. 199—204°. $[\alpha]_D^{20°}$ = +89° bis +93° (c = 0,02). Weiße, hygr. Kr., ll. in Aq. u. A., wl. in Ae. u. Chlf. Darst.: Durch Auflösen v. Pilokarpin in verd. Salzsäure u. Eindampfen. Anw. med.: als kräftiges Anregungsmittel für die Schweiß- u. Speichelsekretion, dient daher besonders zur Behandlung der Ödeme b. Wassersucht sowie bei Nephritis u. Urämie (während der Gravidität kontraindiziert, da P. Uterus-Kontraktionen bewirkt). MD 0,02 g; MTD 0,04 g; ferner als Gegenmittel b. Atropinvergiftung; äuß.: als Mioticum (0,1—0,2:10); kosmet.: zu Haarwuchsmitteln. HOM: Pilocarpinum hydrochloricum. (Aufbewahrung: Ursubstanz, 1.—3. Dez.-Pot. vorsichtig.)

Pilocarpinum nitricum: Pilocarpinnitrat, $C_{11}H_{16}N_2O_2 + HNO_3$. Mol. 271,16; F. ca. 175°. Farbl. Kr., l. in Aq. u. A. Anw. med. (selten): wie P. hydrochloricum.

Pilocarpus-Arten: Rutaceae, baumartige Sträucher in Südamerika, bes. östl. Brasilien: **Pilocarpus pennatifolius** (Paraguay-Jaborandi), **P. jaborandi** (Pernambuco-Jaborandi), **P. microphyllus** (Maranham-Jaborandi). Stpfl. v. **Folia Jaborandi** (Folia Pilocarpi): Jaborandiblätter. Best.: Die Alkaloide Pilocarpin*, Isopilocarpin, Pilocarpidin (Gesamtgeh. an Alkaloiden 0,15 bis 1,9%, durchschnittl. 0,75%), äth. Öl. Asche max. 8%. Anw. med.: s. Pilocarpinum hydrochloricum. HOM: Jaborandi, d. getrockn. Blätter v. Pilocarpus jaborandi u. P. pennatifolius. (Aufbewahrung: Urtinktur, 1. bis 3. Dez.-Pot. vorsichtig.)

Pilokarpin: Pilocarpinum*.

Pilokarpinhydrochlorid: Pilocarpinum hydrochloricum.

Pilokarpinnitrat: Pilocarpinum nitricum*.

Pilulae: Pillen. Arzneizubereitungen v. kleiner, kugelförmiger od. auch eiförmiger Gestalt u. einem Gewicht v. 0,1—0,25 g. Zu ihrer Herst. werden die Arzneistoffe mit Bindemitteln zu einer knetbaren Masse angestoßen, diese zu einem Strang geformt, der auf der Pillenmaschine abgeteilt und zu Pillen ausgerollt wird. Wesentl. Kriterium der Wirksamkeit ist die leichte Zerfallbarkeit der P. im Magen od. Darm. Als Bindemittel werden verwendet: pv. Süßholz, Süßholzsaft, Hefeextrakt, Glyc., Zuckersirup, Tragant. DAB 6 schreibt pv. Süßholz, wenn die Masse zu feucht u. gerein. Süßholzsaft, wenn die Masse zu trocken ist, vor. Besser ist eine Mischung v. Hefeextrakt u. getrockneter Hefe (Extr. Faecis u. Faex. med.). Ein gutes Bindemittel ist auch Glucose, da dadurch die Pille nicht zu trocken wird. Enthält die Pillenmasse Stoffe, die sich mit organ. Stoffen leicht zersetzen (z. B. Silbernitrat, Jodsalze), so werden als Bindemittel weißer Ton (Bolus alba) u. Glyc. benutzt, auch etwas Vaselin od. wasserfreies Wollfett kann hierzu genommen werden. Bei äth. Ölen, Balsamen, fetten Ölen kann man etwas Wachs zufügen. Wasserlösl. Salze werden mit Wasser u. Tragant angestoßen (Mischung: Tragant 3,0, Glyc. 15,0, Aq. 2,0). Kalium permanganicum mit Bolus u. wasserfreiem Wollfett (kein Glyc., da Explosionsgefahr!). Zum Bestreuen (conspergere) der P. dienen Lycopodium, Süßholzpv., auch Talkum, Graphit u. a. Bisweilen werden die P. auch überzogen, um die Masse vor der Einwirkung der Luft zu schützen od. eine langsamere Resorption im Magen- u. Darmkanal zu veranlassen, z. B. lackieren mit alkoholischer Tolubalsamlsg., überziehen mit Gelatine, Blattsilber, Blattgold, Keratin (darmlösl.). Für die Großherstellung wird die Tropfmethode empfohlen, wobei man die Arzneisubstanz in gehärteten Ölen (38—40°) unter Zusatz von Konservierungsmitteln löst u. die Schmelze in gekühltem 65%igem A. eintropfen läßt. **Dragees** sind mit Zucker überzogene Pillen od. Tabletten, die meist nur fabrikmäßig hergestellt werden in besonderen Dragierkesseln; vgl. Tabletten.

Pilulae aloeticae ferratae DAB 6: Eisenhaltige Aloëpillen, bestehen aus gleichen Tl. getrockn. Ferrosulfats u. gepv. Aloë.

Pilulae asiaticae DAB 6: Arsenikpillen, Geh. 0,001g Arsenige Säure pro Pille. 100 Pillen enthalten 0,1 g Arsenige Säure, 4 g Hefeextrakt, 3 g schwarzen Pfeffer, 3 g Glyc. u. 1 g Wasser. MD 5 Pillen; MTD 15 Pillen.

Pilulae Ferri carbonici Blaudii DAB 6: Blaudsche Pillen, Geh. ca. 0,028 g Eisen pro Pille. 100 Pillen enthalten: 9 g getrocknetes Ferrosulfat, 7 g Kaliumcarbonat, 3 g Zucker, 0,7 g gebrannte Magnesia, 1,3 g Hefeextrakt, 4 g Glycerin.

Pilulae Jalapae DAB 6: Jalapenpillen. 100 Pillen enthalten 7,5 g Jalapenseife u. 2,5 g Jalapenwurzel.

Pilulae Kreosoti DAB 6: Kreosotpillen, Geh. 0,05 g Kreosot pro Pille. 100 Pillen bestehen aus 5 g Kreosot, 9 g Süßholz u. 1g Glycerinsalbe.

Pilus, (Plur. Pili): Haar(e); **Pilaris:** zu den Haaren gehörend, die Haare betreffend.

Pilze: Fungi (lat.), Mycetes o. Myzeten (griech. μυκης = Pilz); Pilze = systemat. Bez. für die zu den Thallophyten zählende Abt. Mycophyta; Pflanzen ohne Wurzeln, Stengel u. Blätter, die sich saprophytisch (auf Fäulnisstoffen) oder parasitisch (als Schmarotzer) ernähren, also keine Kohlensäure assimilieren. Ihre chlorophyllosen Zellen besitzen ein oder mehrere Chromosomenkerne, Protoplasma u. eine aus Chitin od. Cellulose bestehende Membran. Der eigentliche Pflanzenkörper (Thallus) besteht aus zahlreichen zarten u. farblosen Fäden, den Hyphen, die das Substrat durchziehen. Aus diesem Hyphen-Geflecht, dem Mycelium, wächst der z. T. imponierende Fruchtkörper (z. B. die Speisepilze) hervor. Die Vermehrung erfolgt ungeschlechtlich durch Sporen (Zoosporen, Endosporen oder Ektosporen (Konidien)) oder geschlechtlich durch Vereinigung von Gameten, ganzen Gametangien oder durch Verschmelzung zweier vegetativer Zellen. Bei der systemat. Abt. Pilze unterscheidet man neben der Kl. der Schleimpilze (Mycomycetes) folg. 2 Klassen:

1. **Phykomyzeten** (Algenpilze, Niedere Pilze) mit einzelligem Myzel, ein- oder mehrkernig; viele im Wasser lebend, aber auch an der Luft, auf höheren Pflanzen oder Tieren.
2. **Eumyzeten** (Echte oder Höhere Pilze) mit vielzelligem Myzel, nicht im Wasser lebend; Fortpflanzung geschlechtlich oder ungeschlechtlich; 2 Unterklassen:
   a) **Ascomyzeten,** Schlauchpilze, da sie schlauchartige Hyphen (Asci)

besitzen. Hierzu gehören die Hefen (Saccharomyces-Arten), Schimmelpilze (Penicillium, Aspergillus) u. die Haut- u. Haarpilze (Nacktpilze, Epidermophyten), insges. rd. 20000 Arten.

b) **Basidiomyzeten,** die Stiel- oder Ständerpilze mit stielartigen Hyphen (Basidien). Hierzu geh. die Hutpilze (Speise- u. Giftpilze), Boviste sowie die Brand- u. Rostpilze (z. B. Ustilago maydis, s. Zea mays) u. die Bauholzschädlinge (Hausschwamm), rd. 15—20000 Arten.

Im künstl. System der *Fungi imperfecti* sind aufgrund morphol. Ähnlichkeit alle unvollständigen Pilze u. Pilzformen, insbes. viele Fadenpilze (*Hyphomycetes*) vereint, darunter Haut- u. Sproßpilze.

Speisepilze: Ihr frischer Nährwert (25—40 Kalor./100 g) entspricht zumindest dem bester Gemüse. Von rd. 500 eßbaren Pilzarten kommen — ortsverschieden — etwa 80—100 als lohnende Speisepilze in Frage; sie enthalten (in % Frischgew.) etwa 90 Wasser, 1,5—2,8 Eiweiß, 0,2—0,4 Fett, 3—5 Kohlenhydrate, um 1 Mineralstoffe; neben nahezu allen wasserlösl. Vitaminen auch B, D u. E; außerdem Enzyme, Sterine u. a. artspezif. Stoffe.

Vergiftungen: Von rd. 80 bei Genuß nicht unschädl. Arten sind etwa 20 besonders gefährlich, so u. a. der Knollenblätterpilz (s. Amanita phalloides), Fliegenpilz (s. Amanita muscaria), Speiteufel, Satanspilz, Giftreizker, ziegelroter Rißpilz, Pantherpilz, Kartoffelbovist, die Frühlingslorchel od. Morchel (deren Leber-Gift in heißem Wasser löslich ist, der Pilz ist daher nach Abbrühen u. Weggießen des Brühwassers genießbar). Im übrigen werden Giftpilze durch Abkochen nicht ungiftig. Man unterscheidet anhand ihrer tox. Wirkg. Pilze mit lokaler Reizwirkg., mit neurotroper u. mit hepatotroper Wirkg. Die meisten, aber ungefährlicheren, Pilzvergiftungen kommen durch Überlastg. des Magens, Rohverzehr, Allergie u. Idiosynkrasie gegenüber Pilzeiweiß sowie unsachgemäße Zubereitung u. falsche Lagerung, d. h. durch Genuß verdorbener Pilze zustande. Bei Verdacht auf Pilzvergiftg. Arzt verständigen!

Pilzdiastase: In gewissen Schimmelpilzen (z. B. Aspergillus oryzae, Aspergillus niger u. a.) vorkommende Diastase (s. Diastasis), die an Stelle von Malzdiastase verwendet werden kann.

Pilzkrankheiten: Mykosen; durch Pilze aus den 3 Gruppen der Dermatophyten (Hautpilze), Hefe- oder Sproßpilze sowie Schimmelpilze hervorgerufene Krankheiten. Die Infektion kann erfolgen durch Einatmen von Sporen pathogener Pilze (Pneumonomykose, Pilzsporenasthma), durch Nahrungsaufnahme (Giftpilze) oder durch Kontakt (s. Dermatomykosen, Blastomykosen, Interdigitalmykosen, Pilzekzeme).

Piment: Fructus Pimentae, s. Pimenta officinalis.

Pimenta acris: Fam. Myrtaceae (heim. Westindien, bes. auf Jamaika Dominikan. Republik, Puerto Rico, Bermuda-Inseln). Stpfl. v. **Oleum Pimentae acris, Oleum Bay** ERG: (Oleum Myrciae) Bayöl, das äth. Öl der Blätter u. jungen Zweigspitzen. Gelbe, an d. Luft sich bräunende Fl. v. nelkenähnl. Geruch. D. 0,955—0,980; opt. aktiv $\alpha_D^{20°}$ = bis —3°). Best.: Eugenol, Chavicol (Geh. 50—70% Gesamt-Eugenol u. Chavicol), ferner Methyleugenol, Methylchavicol, Myrcen, 1-Phellandren u. a. Anw.: zur Herst. v. Bayrum s. Spirit. Myrciae ERG.

Pimenta officinalis: Fam. Myrtaceae (Bäume heim. in Zentralamerika, kult. auf Jamaika u. Réunion). Stpfl. v. **Fructus Pimentae:** (Fructus Amomi, Semen Amomi) Piment, Gewürzkörner, Nelkenpfeffer, Englisches Gewürz, Neugewürz. Best.: Äth. Öl (mind. 2,5%), Gerbstoff, Harz, Zukker, Stärke, Calciumoxalat, fettes Öl. Asche max. 5%. Anw.: als Gewürz, selten als Stomachicum. HOM: Capsicum jamaicum, Myrtus Pimenta, die nicht völlig reifen, getrockneten Früchte. **Oleum Pimentae** (Oleum Amomi): Pimentöl, Nelkenpfefferöl, das durch Dest. aus den unreifen getrockneten Beeren gewonnene äth. Öl, bräunlich, von nelkenart. Geruch, l. in

A., D. 1,055—1,204; Best. 60—80% Eugenol, Cineol, Eugenolmethyläther, Phellandren u. a. Anw.: in d. Parfümerie u. Likörindustrie.

Pimentöl: Oleum Pimentae, s. Pimenta officinalis.

Pimpinella-Arten: Fam. Umbelliferae. **Pimpinella anisum:** Anis (heim. im östl. Mittelmeergebiet, kult. in Deutschland, Rußland, Holland, Polen, Spanien, Griechenland, Türkei, Ostindien, Afrika, Amerika). Stpfl. v. **Fructus Anisi:** (Fructus Anisi vulgaris, Semen Anisi), **Anis:** DAB 7: Gehalt an äth. Öl. mind. 2,0 ml/100 g, Asche max. 8,0% (weitere Best. sind ca. 10—30% fettes Öl, Zucker, Cholin, Eiweiß). Anw. med.: als Carminativum, Spasmolyticum u. Expectorans; volkst.: als Galaktagogum, ferner als Geschmackskorrigens u. Gewürz. HOM: Anisum, d. reife Frucht. **Oleum Anisi** DAB 7: Anisöl, das äth. Öl der reifen Früchte. D. 0,978—0,992; E. +15° bis +19°; Brech.-Index: $n_D^{20°}$ = 1,552 bis 1,559; Opt. Drehung: $\alpha_D^{20°}$ = +0,6° bis —2,0°. JZ 170—185 farbl., blaßgelbe Fl. v. würz. Geruch u. aromat.-süßl. Geschmack, die in d. Kälte zu einer weiß. Krist.-Masse erstarrt. L. in 90%ig. A., Ae., Chlf., Bzl., mit Petroläther, flüss. Paraffinen u. fett. Ölen mischbar. Feste Anteile sind vor Abgabe u. Gebrauch durch schwaches Erwärmen in Lösung zu bringen. Hauptbest. bis 90% Anethol, ferner Methylchavicol (Isoanethol), Anisketon, Anissäure (bei der Lagerung entsteht Anisaldehyd). Vom DAB 6 war ferner als Ol. Anisi zugelassen das äth. Öl von **Illicium verum*.** Anw. med.: inn. wie Fruct. Anisi (Liqu. Ammonii anisatus, Tct. Opii benzoica, Elixir e succo Liquiritiae); äuß.: in fett. Öl gel. als Ungeziefermittel (Läuse), ferner als Taubenwitterung. **Pimpinella major** u. **P. saxifraga,** Bibernell, Pimpinell (Europa, westl. Asien). Stpfln. v. **Radix Pimpinellae:** Bibernellwurzel, Pimpinellwurzel. Best.: Pimpinellin, Isopimpinellin u. Isobergapten (Cumarinderivate), äth. Öl (ca. 0,4%), Harz, Zucker. Asche max. 6,5%. Anw. volkst.: als Expectorans, als Gurgelmittel b. Angina, als Stomachicum, Diureticum u. Emmenagogum: (Tct. Pimpinellae). HOM: Pimpinella alba, die frische Wurzel.

Pimpinellwurzel: Radix Pimpinellae DAB, s. Pimpinella-Arten.

Pinea: (lat. = Tannenzapfen) Zirbeldrüse, Glandula pinealis, s. Epiphysis.

Pinen: α-Pinen (neben β-Pinen) Hauptbestandteil des Terpentinöls (s. Terebinthina DAB) sowie in vielen anderen äth. Ölen; $C_{10}H_{16}$,

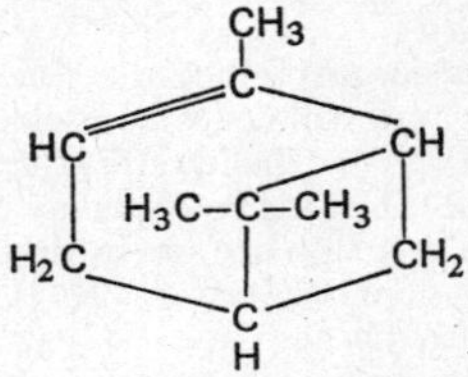

α-Pinen

D. 0,86; Kp. 155—156°; F. —55°, l. in A., unl. in Aq. α-Pinen kommt in rechtsdrehender, linksdrehender u. inaktiver Form vor, es oxidiert von selbst an der Luft (autoxydabel) u. bildet primär Peroxide, die dann unter Abgabe von Sauerstoff in einfachere Oxide zerfallen. Bei Gegenwart von Feuchtigkeit entst. Pinolhydrat (Sobrerol), das sich im Terpentinöl kr. abscheidet u. das beim Kochen mit SS in Pinol übergeht. α-Pinen ist Ausgangspunkt der Camphersynthese.

Pinksalz: Stannum-Ammonium chloratum*; $(NH_4)_2\,[SnCl_6]$.

Pinus-Arten: Fam. Pinaceae.

Pinus abies HOM: Die frischen Sprossen v. **Pinus excelsa,** Fam. Pinaceae.

Pinus balsamea: Abies balsamea, s. Balsamum canadense.

Pinus caribaea: s. Terebinthina.

Pinus maritima (Pinus pinaster): s. Terebinthina.

Pinus mugo var. pumilio (Pinus pumilio): Fam. Pinaceae, Latschenkiefer (Alpen). Stpfl. v. **Oleum Pini pumilionis** ERG: Latschenkiefernöl, Krummholzöl; gew. durch Dest. der Nadeln u. Zweigspitzen. Farbl. bis hellgelbe, angenehm riech. Fl., opt. aktiv ($\alpha_D^{20°}$ = —4,5° bis —15,5°). D. 0,835 bis 0,870. Best.: α-Pinen, Bornylacetat, Phellandren, Cadinen (Gesamtgehalt ca. 70% Terpene). Anw. med.: zu Inhalationen b. Erkrankungen der Atmungswege; zur Herst. v. Tannenduftessenzen.

Pinus nigricans (P. nigra), Pinus palustris, Pinus pinaster: s. Terebinthina DAB.

Pinus picea: s. Abies alba.

Pinus pumilio: Pinus mugo var. pumilio*.

Pinus sylvestris (silvestris): Fam. Pinaceae, Kiefer, Föhre (Europa u.

Asien bis östl. Sibirien). Stpfl. von **Terebinthina, Oleum Terebinthinae, Colophonium, Resina Pini** (s. sämtlich unter Terebinthina) sowie v. **Pix Liquida** (s. d.). **Turiones Pini:** (Strobuli Pini, Gemmae Pini), Kiefernsprossen, Föhrensprossen, Fichtensprossen, Tannensprossen. Die 3 bis 5 cm langen harzreichen Langtriebe. Best.: Äth. Öl (mit L-α-Pinen, Phellandren u. a. Terpenen), Harz, Vitamin C, Picein (Glykosid), Pinipikrin (Bitterstoff), Wachs, Gerbstoff. Asche max. 3%. Anw. med.: bei Luftröhrenkatarrh als Sirup (Sirupus Turionis Pini) zu Inhalationen; volkst. bei Gicht, Skorbut, Hautleiden sowie als Diaphoreticum. HOM: Pinus silvestris, d. fr. Sprossen. **Oleum Pini silvestris** ERG: Kiefernnadelöl, Schwedisches Fichtennadelöl; gew. durch Dest. m. Wasserdampf a. d. fr. Nadeln u. Zweigspitzen. Dünnes, farbl. bis gelbl. grünes Öl, opt. aktiv ($\alpha_D^{20°}$ = —2° bis +13°). D. 0,860—0,880. Best.: α-Pinen, α-Silvestren, Bornylacetat. Anw. volkst.: zu Einreibungen u. Inhalationen. **Extractum Pini** ERG: Fichtennadelextrakt, Geh. mind. 1% äth. Öl; das aus frischen jungen Fichtenzweigen gew. Extrakt, dem das vorher abdestillierte äth. Öl zugesetzt ist. Braunschwarzes, kräftig nach Harz riechendes, schwer fließbares Extrakt, in 10 Aq. trübe lösl. Anw.: zu kräftigenden Bädern (auf ein Vollbad ca. 150—500 g) sowie zu Pinselungen gegen Prurigo, Herpes usw.

Im Kambialsaft des Stammes der Pinaceen findet sich Coniferin*, in der Rinde der Bitterstoff Pinicorretin.

Pinus succinifera: s. Succinum.

Pinus taeda: s. Terebinthina.

Piper album: Fructus Piperis albi, s. P. nigrum.

Piper angustifolium (P. elongatum): Fam. Piperaceae (Anden v. Peru bis Kolumbien). Stpfl. v. **Folia Matico** ERG: Matikoblätter, Soldatenkraut. Best.: Äth. Öl (0,3—6%, nach ERG mind. 0,8%), Maticin (Bitterstoff), Gerbstoff, SS. Asche max. 15%. Anw.: als Hämostypticum b. Lungen- u. Darmblutungen sowie als Adstringens u. b. Blasenkatarrh. HOM: Matico, d. getrockneten Blätter.

Piper betle: Fam. Piperaceae (heim. u. kult. in Indien, Malayischem Archipel, Madagaskar, Bourbon). Stpfl. v. **Oleum Betle:** Betelöl, das äth. Öl der Blätter, hellgelb bis braun. Best.: Kadinen, Terpene, Chavicol, Cineol, Betelphenol u. a. Anw. volkst.: gegen Halsentzündungen. (Das Betelblatt dient zusammen mit Arecanuß u. Kalk u. bisweilen auch etwas Gambir als Genußmittel bei den Eingeborenen. Das Betelkauen ist uralt u. wird z. Z. von ca. 200 Millionen Menschen geübt, es bewirkt langanhaltenden Speichelfluß, fördert die Verdauung, wirkt euphorisierend bzw. schwach narkotisch; Speichel u. Zähne färben sich rot.)

Piper caudatum: s. P. cubeba.

Piper cayennense: Cayennepfeffer, s. Capsicum fastigiatum u. Capsicum frutescens.

Piper cubeba: Fam. Piperaceae (Kletterstrauch, heim. auf Java, Borneo, Sumatra, kult. in Westafrika, Sierra Leone u. am Kongo). Stpfl. v. **Fructus Cubebae:** Piper caudatum, Kubeben, Cubebae, Kubebenpfeffer. Best.: 2,5% Kubebin, 7—18% äth. Öl, Kubebenharzsäure, 0,4% Piperin, ca. 0,15% Piperidin, Harz, fett. Öl. Asche max. 8%. Anw. med.: als Harndesinficiens u. Diureticum; volkst.: auch gegen Kopfschmerzen. HOM: Cubeba, d. getrockneten, unreifen Beeren. **Oleum Cubebae:** Kubebenöl, das durch Dest. gew. äth. Öl der Kubeben. Best.: Terpen, Sesquiterpene, Cineol. Sabinen, Terpineol u. a. Anw.: wie Fruct. Cubebae.

Piper hispanicum: Spanischer Pfeffer. Fruct. Capsici, s. Capsicum annuum.

Piper longum (Chavica roxburghii): Fam. Piperaceae (heim. Bengalen, kult. auf Ceylon, Sumatra, Java, an der Malabarküste, auf den Phillippinen) Stpfl. v. **Fructus Piperis longi:** Langer Pfeffer, Macropiper, Fliegenpfeffer. Best.: Piperin (bis 6%), Piperidin, äth. Öl, Stärke, Harz. Anw. volkst.: als Stimulans u. Diureticum; techn.: zur Fliegenvertilgung (1:10 in Milch aufgekocht).

Piper methysticum: Fam. Piperaceae, Rauschpfeffer, eine strauchartige, in dichten Gebüschen wachsende Pflanze (heim. u. kult. auf den Südseeinseln, v. Neu-Guinea bis zu den Sandwichinseln). Stpfl. v. **Rhizoma Kava-Kava:** Kawakawa-Wurzelstock, Kava-Kava. Best.: Kawain, Dihydrokawain, Methysticin, Dihydromethysticin, Yangonin (Kawalaktone). Asche max. 4%. Anw. med.: als Diaphoreticum u. Antisepticum, b. Gonorrhoe, Bronchitis. HOM: Piper methysticum, der frische Wurzelstock m. daranhängenden Wurzeln. Bei den Eingeborenen dient Kava-Kava in großem Umfange als Rauschmittel (Rauschpfeffer), ist aber viel weniger schädlich als Alkohol!

Piper nigrum: Fam. Piperaceae, Pfeffer (Kletterpfl., heim. in Südostasien, Hauptkulturen auf Sumatra, Malakka, Borneo, Philippinen; auch in anderen tropischen Gebieten angebaut). Stpfl. v. **Fructus Piperis nigri:** (Piper nigrum) **Schwarzer Pfeffer,** die unreifen, ungeschälten, in der Sonne, am Feuer oder auf geheizten Darren getrockneten beerenartigen, etwa erbsengroßen Früchte. Best.: das Alkaloid Piperin* (5—9%, Piperinsäurepiperidid), das den scharfen Geschmack bedingt, Chavicin (Chavicinsäure-piperidid, scharf u. bitter schmeckend), ferner 2% äth. Öl, das d. Geruch bedingt und u. a. Phellandren u. Sesquiterpene enth., fett. Öl, Stärke (bis 35%). Asche max. 5%. Anw. med.: als Stomachicum; früher als Fiebermittel, hauptsächliche Verw. als Gewürz. HOM: Piper nigrum, die unreifen, getrockneten Früchte. **Fructus Piperis albi:** (Piper album) Weißer Pfeffer, Leucopiper; die reifen, getrockneten u. v. den äußeren Schichten der Fruchtwand befreiten Früchte.

Die reifen roten Früchte werd. zunächst in aufgeschichteten Haufen einer Fermentation überlassen, dann in Wasser getaucht u. an der Sonne getrocknet; die rote Schale wird sodann mit den Händen abgerieben. Weißer P. ist von milderem Geschmack und Geruch als schwarzer P.

Best.: wie b. Fruct. Piperis nigri. Geh. an äth. Öl mind. 0,9%. Asche max. 2%.

Wegen des hohen Preises unterliegt P. vielfachen Verfälschungen: schwarzer P. wird bisweilen mit Kreide, Gips oder Stärke überzogen, um den teueren weiß. P. vorzutäuschen, es werden auch andere Beeren od. Kügelchen aus Ton od. Gips usw. eingemischt. Im Pfefferpulver finden sich pulverisierte P.-Stiele u. -Schalen, Nußschalen, Rinde, Holzmehl, Stärke, Kleie, Brotkrümel u. dgl.

Piperazinum ERG: Piperazin, Diäthylendiamin, $C_4H_{10}N_2$. Mol. 86,1; F. 104—107°. Kp. 145°. Farbl. Kr., ll. in Aq. u. A. Anw. med.: als Harnsäurelösendes Mittel b. Gicht, Harngrieß, Blasenleiden. Mittl. Dos. 1 g. **Piperazinhydrat** (sowie Citrat, Phosphat, adipinsaures Salz) find. Anw. geg. Spul- u. Madenwürmer, Dos. f. Erwachs. u. Kinder ab 6 Jahren: Dreimal tägl. 1 g, Kinder von 3—5 Jahr. zweimal tägl. 1 g, Säuglinge tägl. 0,2 g pro kg Körpergewicht (Kontraindiziert bei Epilepsie u. bei Niereninsuffizienz!, Vorsicht bei Kindern, die zu Krämpfen neigen u. bei Patienten mit Leber- u. Nierenerkrankungen).

Piperidin: $C_5H_{11}N$, Hexahydropyridin, Pentamethylenimin. Farbl., pfefferartig bzw. ammoniakalisch riech. Fl. l. in Aq., A., Ae., Chlf., Bzl. DAB 7: Gehalt 98,0—100,5%, D. 0,861 bis 0,864, Siedetemp. 105—107°, Brech.-Ind.: $n_D^{20°}$ = 1,453 bis 1,455; Reagenz DAB 7 zur Identitäts-Prüfung von Äthanol, in 10%iger Lsg. zur Identitäts-Prüfung von Barbituraten u. Diphenylhydantoin. Techn. zur organ. Synthese (Muttersubstanz viel. Alkaloide, z. B. Coniin, Cocain, Nicotin u. a.).

Piperin, Piperinum: Piperidid der Piperinsäure. Alkaloid aus d. Früchten v. Piper nigrum, Piper longum u. a., $C_{17}H_{19}NO_3$. Gelbl. Kr., l. in A., Ae., Chlf. D. 1,193; F. 128-129°. Anw. med.: selten als Antipyreticum u. Peristalticum.

Piperonal: Heliotropinum ERG*.

Pipette: s. Meßpipette.

Pirola: *bot.* Gattg. Wintergrün; jetzt Pyrola.

Pirola umbellata: Chimaphila umbellata*.

Pirus: *bot.* Gattg. Birne; jetzt Pyrus.

Pirus malus: Malus silestris*.

Piscidia erythrina: Fam. Leguminosae (Westindische Inseln, Florida, Mexiko). Stpfl. v. **Cortex Piscidiae Radicis:** Cortex Piscidiae erythrinae, Piscidiawurzelrinde, Fisch- o. Piscidiarinde. Best.: Piscidin, Piscidinsäure, Harz, Ester, Gerbstoff. Asche max. 13%. Anw. med.: als Sedativum u. Hypnoticum, besonders bei Asthma, Keuchhusten, Lungentuberkulose (die Rinde wird auch z. Betäuben d.

Fische benutzt). HOM: Piscidia Erythrina, d. frische, b. Beginn der Blüte vor dem Erscheinen der Blätter gesammelte Wurzelrinde.

Piscidiarinde: s. Piscidia erythrina.

Pistacia lentiscus: Fam. Anacardiaceae; Mastix pistazie; kl. immergrüner Baum auf einigen Inseln im Mittelmeer u. an den südlichen Küsten des Mittelmeeres, bis Marokko u. auf den Canarischen Inseln; kult. im südl. u. südwestl. Teil der Insel Chios; nur das Harz von diesem kult. Baum (Pistacia lentiscus var. Chia) ist offizinell. Stpfl. v. **Mastix** DAB 6: Mastix, Mastiche, Resina Mastix, Gummi Mastix, das freiwillig aus der Rinde ausfließende Harz. Rundliche od. birnenförmige, blaßzitronengelbe Körner, meist bestäubt, v. glasartigem Bruch. Die Körner sind leicht zerbrechlich u. erweichen beim Kauen; sie riechen u. schmecken würzig, l. in Ae., Essigäther, Bzl., Xylol, Amylalkohol, teilweise l. in A., Methylalkohol Aceton, Chlf., Terpentinöl. D. 1,07—1,074; F. 105—120°; SZ 44—53; Best.: 1—3% äth. Öl, ca. 40% Masticonsäuren, ca. 50% Masticoresene (α- u. β-Masticoresen), α- u. β-Masticinsäure, ca. 5% Bitterstoff. Anw.: zu Pflastern, zur Fixierung v. Verbänden (Mastisol), als Kaumittel, zu Mundwässern, zu Räucherungen; techn.: zu Lacken, Firnissen u. Porzellankitten.

Pistacia vera: Fam. Anacardiaceae (kult. im Mittelmeergebiet). Stpfl. v. **Semen Pistaciae:** (Amygdalae virides) Pistazien. Anw.: wie Mandeln; d. fette Öl wird als Speiseöl verwendet.

Pistazien: Semen Pistaciae, s. Pistacia vera.

Pistill: Keule (Reiber, Stößel, Stampfer) des Mörsers*.

Pistillum: *bot.* Blütenstempel, s. Blüte.

Pisum sativum: Fam. Leguminosae, Stpfl. v. Amylum Pisi*, Erbsenstärke.

Pitahanf: s. Agava americana.

Pitocin: Oxytozin, Hormon des Hypophysenhinterlappens, s. Hormone.

Pitressin: Vasopressin, Hormon des Hypophysenhinterlappens, s. Hormone.

Pituitaria, Glandula: Hypophyse, s. Hormone u. Organotherapeutica.

Pityriasis: Hautkrankheit mit kleienförmiger Schuppung; **P. vulgaris:** Seborrhoe*.

Pix: Pech, Teer.

Pix alba: (Pix burgundica) Ist gereinigte Resina Pini, s. u. Terebinthina.

Pix betulina: Birkenteer, Ol. Rusci, s. Betula-Arten.

Pix burgundica: Pix alba*.

Pix Fagi ERG: Ol. Fagi empyreumaticum, Buchenteer; der durch trockene Dest. v. Buchenholz (Fagus silvatica) gew. Teer. Dicke, schwarzbraune, nach Kreosot riech. Fl., D. ca. 1,08, l. in Anilin, fast l. in Chlf. u. Ae., etwas l. in Terpentinöl. Best.: Phenole, Kresole, Kreosot, Guajakol, Paraffine, Fettsäure u. Fettsäureester usw. Durch Ausschütteln mit NaOH u. anschließende Dest. erhält man das Kreosot. Anw. med.: inn. bei Lungentuberkulose; äuß.: bei Ekzemen, Klauenseuche usw., wie Pix liquida; ferner zum sog. „Schnellräuchern" (s. Konservieren).

Pix Juniperi DAB 6: Wacholderteer, s. Juniperus oxycedrus.

Pix liquida DAB 6: Holzteer, Nadelholzteer; der durch trockene Dest. des Holzes verschiedener Bäume aus der Fam. der Pinaceae, bes. **Pinus sylvestris u. Larix sibirica** gew. Teer. Dicke, braunschwarze, etw. körnige Fl., l. in absol. A. Best.: Kohlenwasserstoffe, haupts. Phenole, Kresole, Brenzkatechin, Bzl., Xylol, Naphthalin u. a. Anw. med.: als Antisepticum; äuß.: b. Hautleiden; inn.: als Teerwasser (Aq. Picis) b. Erkrankungen d. Atmungsorgane. HOM: Pix liquida.

Pix Lithanthracis DAB 6: Steinkohlenteer, der durch trockene Dest. der Steinkohlen b. d. Leuchtgasfabrikation gew. Teer. Dickliche, braunschwarze, an der Luft allmählich erhärtende Masse, l. in Chlf. u. Bzl., tw. l. in absol. A. u. Ae. Best.: zahlreiche Verbdgen der Bzl.-reihe, Anilin-, Chinolin-, Pyridinbasen. Anw. med.: äuß. b. Hautleiden (Liqu. Carbonis detergens).

Pix navalis ERG: (P. solida, P. nigra) Schiffspech, Schwarzpech; Rückstand b. der Dest. des Holzteers. Harzartige, schwarze, leicht zerbrechliche Masse, erwärmt weich, klebend u. zähe werdend, in A. u. Ae. klar l. Best.: Phenole, Carbonsäuren usw. Anw. techn.: zu Klebemitteln, Schusterpech usw.

Pix nigra: Pix navalis ERG*.

Pix solida: Pix navalis ERG*.

Placebo: (lat. = „ich werde zufrieden sein") Scheinarznei ohne pharmakolog. Wirkstoff (Leer-Tablette oder -injektion usw.); dient einesteils zur objektiven Prüfung eines Arzneimittels, um suggestive Wirkung auszuschalten, anderenteils aber auch zu (suggestiver) Therapie, um den Patienten zu versehen.

Placenta: (von griech. πλακοῦς = Kuchen) Plazenta. *med.* Frucht- oder Mutterkuchen, Nachgeburt; s. Placenta-Extrakt; *bot.* Wucherung der Fruchtblätter, an denen die Samenanlagen sitzen.

Placenta-Extrakt: Tierischer u. menschlicher Placenta-Extrakt enth. u. a. östrogene u. androgene Hormone, Corticosteroide u. wahrscheinlich auch thyreotrope Substanzen, ferner Vitamine (B-Gruppe, A, C, E, Folsäure), Aminosäuren, Albumine, Enzyme, Mucopolysaccharide u. Spuren-Elemente (Mg, Ca, Mn, Si, Ph, Fe, Cu). Kosmetisch verwend. wird ausschließl. Kuhplacenta (menschl. Pl. kann wegen der Infektionsgefahr nicht verw. werd.), sie soll (infolge der zweifellos vorhandenen erhöhten Durchblutung) Hautstraffung u. „Zellerneuerung" herbeiführen, auch zur Wundbehandlung.

Placenta Seminis Lini: Leinkuchen, s. Linum usitatissimum.

Planta: 1. Pflanze; 2. *med.* Fußsohle; **Plantaris:** Zur Fußsohle gehörend.

Plantago-Arten: Fam. Plantaginaceae. **Plantago lanceolata:** Spitzwegerich (ganz Europa, Mittelmeergebiet, westl. Asien, Nordamerika). Stpfl. v. **Herba (Folia) Plantaginis lanceolatae:** Spitzwegerichkraut. Best.: Schleimstoffe, Aucubin (Glykosid), Labenzym, Vitamin C, Kieselsäure, Gerbstoff. Asche max. 10%. Anw. volkst.: geg. Husten, Lungenkrankheiten, a. b. Cystitis u. Blasenschwäche (Bettnässen), Diarrhöen u. Leberleiden. HOM: Plantago lanceolata, d. frische Kraut. **Plantago major:** Breitwegerich (Europa, in Nordamerika eingeschleppt). Stpfl. v. **Herba Plantaginis majoris:** Breitwegerichkraut. Best. u. Anw: wie Plantago lanceolata. Asche max. 15%. HOM: Plantago major, das frische Kraut. **Plantago psyllium:** Flohkraut (Mittelmeergebiet). Stpfl. v. **Semen Psyllii:** Flohsame, Heusame. Best.: 10—12% Schleim. Asche max. 5%. Anw. volkst.: als Abführmittel u. zu Klistieren; techn.: als Appreturmittel.

Plasma: s. 1. Protoplasma; 2. Blutplasma (Plasma sanguinis), s. Blut. 3. *physik.* Gas, dessen Moleküle durch Ionisation weitgehend in Ionen u. Elektronen zerfallen sind, z. B. elektr. Lichtbögen, bei Kernfusionen.

Plasma-Konserve: Blutkonserve, s. Blutersatz.

Plasmochin®: 8-(4-Diäthylamino-1-methylbutyl-amino)-6-metoxychinolin, Pamaquin; weiß-gelbl. Pv., ll. in A., swl. in Aq. (0,03 : 100). Spezificum gegen Malaria, bes. Malaria tropica, da es die Gameten (Halbmonde) vernichtet, die von Chinin nicht angegriffen werden. Chinoplasmin® ist eine Kombination von Plasmochin (0,01) mit Chininsulfat (0,3), die die geschlechtlichen wie die ungeschlechtlichen Zellen (Gameten u. Schizonten) der Malaria-Erreger angreift, s. Plasmodium u. Chininum.

Plasmodien: 1. Vegetat. Stadium der Schleimpilze (s. Pilze); amöboid bewegl. vielkernige Protoplasmamasse; 2. s. Plasmodium.

Plasmodium: Gattung der Protozoen, Ordnung Hämosporidia, Erreger der Malaria (Wechselfieber, Sumpffieber). Die drei verschiedenen Fieberarten, entsprechen drei verschiedenen Erregern, die sämtlich durch den Stich der Anopheles-Mücke (u. zwar nur der weiblichen M.) übertragen werden: 1. **Malaria tertiana** (jeden dritten Tag Fieberanfälle, für Mitteleuropa wichtigste Form, selten tödlich), Erreger: Plasmodium vivax. 2. **Malaria quartana** (jeden vierten Tag Fieberanfälle, seltenere Form, fast nie tödlich), Erreger: Plasmodium malariae; 3. **Malaria tropica** (Perniziöse Malaria, unregelmäßige Fieberanfälle, meist tödlich), Erreger: Plasmodium immaculatum. Malaria ist anzeigepflichtig!, s. Chininum, ferner die Malaria-Mittel Atebrin, Plasmochin, Paludrin, Resochin.

Plasmolyse: Loslösung des Protoplasmas v. der Zellwand infolge Änderung des osmotischen Druckes (Wasserabgabe).

Platanthera bifolia: Fam. Orchidaceae, Waldhyazinthe; zus. mit Orchis-Arten. Stpfl. v. **Tubera Salep:** s. Orchis morio.

Platin: Platinum*.

Platinasbest: s. Platinum.

Platinchlorid: Platinum chloratum*.

Platinchlorid-Chlorwasserstoff: s. u. Platinum chloratum*.

Platindijodid: Platinum dijodatum*.

Platinjodür: Platinum dijodatum*.

Platinmetalle: Edelmetallgruppe im Period. System mit Ruthenium, Rhodium, Palladium, Osmium, Iridium u. Platin.

Platinmohr: s. Platinum.

Platinschwamm: s. Platinum.

Platinum: Platin, Pt, AtG. 195,09, II-, IV- (u. selten I-, III-, VI-)-wertig, Ordnungszahl 78. D. 21,45, F. 1769°. Kp. 3830°. Grauweißes, zähes, dehnbares Metall in der Kälte nur in Königswasser lösl., wird aber von heißer konz. Schwefelsäure und Salzsäure angegriffen, wenn Oxidationsmittel beigefügt sind, ebenso von schmelzenden Hydroxyden, Sulfiden u. Cyaniden (die daher nicht im Platintiegel erhitzt werden dürfen). Nat. nur gediegen in Form von Körnern u. mit anderen Metallen legiert. Gewinnung erfolgt in kompliziert. Verhüttungsverfahren (Ural, Kanada, Mittel- u. Südamerika). Platin wurde als Goldbegleiter im 17./18. Jh. in Kolumbien entdeckt, aber als Verunreinigung verworfen (span. plata = Silber, platina = minderes Silber); 1735 nach Europa gebracht, entdeckte 1750 Richard Watson, Bischof v. Llandaff, 1737—1816, seine edelmetallischen Eigenschaften. Anw.: z. Herst. v. Labor-Geräten (Platintiegel), in d. Elektro- u. Schmuckwarenindustrie. **Platinschwamm,** Platinum spongiosum, ist Platin in sehr fein verteilter Form als poröse, weißgraue, durch Glühen von Ammoniumchloroplatinat erhaltene Masse, die Wasserstoff an der Luft zur Entzündung bringt (Döbereiners Feuerzeug: J. W. Döbereiner, 1780—1849, Apotheker, Prof. d. Chem. u. Pharm. in Jena). **Platinmohr,** Platinum nigrum, feines schwarzes Pv., das an seiner Oberfläche das 100fache seines Vol. an H_2 absorbiert u. aktiviert, ebenso O_2. **Platinasbest** ist Asbest m. einem fein verteilten Überzug v. Platin u. dient ebenfalls als Katalysator. HOM: Platinum metallicum. *Nachweis von Platinverbindungen:* H_2S fällt aus Platinsalzlsgen braunschwarzes Platin(II)-sulfid, PtS, od. Platin(IV)-sulfid, PtS_2; beide unl. in SS, l. in Alkalisulfiden.

Platinum chloratum: Platin(IV)-chlorid, $PtCl_4$. Rotbraune kr. Masse, l. in Aq. u. Aceton, swl. in A.; meist ist unt. dies. Bezeichng. die Platinchloridchlorwasserstoff = Hexachloro-platin(IV)-säure im Handel: $H_2(PtCl_6) + 6H_2O$. D. 2,43, ll. in Aq., A. u. Ae. Sie gibt mit NH_4, Kalium, Rubidium, Caesium in Aq. schwer lösl. goldgelbe Salze (z. Unterschied v. Na u. Li) u. wird daher zur Analyse benutzt; techn.: zum Platinieren. HOM: Platinum chloratum. (Aufbewahrung: Urtinktur, 1. bis 3. Dez.-Pot. vorsichtig.)

Platinum dijodatum: Platindijodid, Platinjodür, PtJ_2; Mol. 449,0; schwarzes, schweres Pv., unl. in Aq. u. A., beim Erhitzen zerfällt es in Jod (violette Dämpfe) u. fein verteiltes grauschwarzes Platin. HOM: Platinum dijodatum (Aufbewahrung: Ursubstanz, 1.—3. Dez.-Pot. vorsichtig).

Platinum-Natrium chloratum HOM: Platinum-Natrium muriaticum, Natriumplatinchlorid, $Na_2PtCl_6 \cdot 4H_2O$.

Platinum nigrum, Platinum spongiosum: s. Platinum.

Platterbse: Lathyrus sativus*.

Pleiochasium: *bot.* Vielgabelige Trugdolde, s. Blütenstand.

Plethora: (von griech. πληθώρη = Fülle) Überfülle; **Pl. serosa:** Übermäßiger Wassergehalt der Gewebe; **Pl. vera:** (Pl. sanguinea) Vollblütigkeit.

Pleura: Brustfell; **Pleura costalis:** Rippenfell.

Pleuritis: Brustfellentzündung.

Plexiglas®: Glasartiger, biegsamer, nicht splitternder Kunststoff aus Polymethylacrylsäureestern, leichter als Fensterglas, Härte 2—3; durchlässig für Ultraviolett- u. Röntgenstrahlen; beständig gegen Wasser, Säuren, Laugen. Benzin, Mineralöl, Terpentinöl, wird aber von A., Benzol, Estern, Ketonen, Chlorkohlenwasserstoffen gelöst o. quillt darin.

Plexus: (lat.) Geflecht, netzartige Vereinigung von Nerven, oder Gefäßen; **Plexus solaris:** Geflecht der sympathischen Nerven im oberen Bauchraum, größtes sympath. Gefl. des Körpers, Druck auf dieses erzeugt Pulsverlangsamung = **Solarreflex.**

Plumbago: (1) „Reißblei“, Graphit; (2) *bot.* Gattg. Bleiwurz.

Plumbago europaea: Fam. Plumbaginaceae (Südeuropa, Kaukasus). Stpfl. v. **Herba Plumbaginis** (Herba Dentariae): Zehrwurz, Bleiwurz, Zahnkraut, St. Antoniuskraut. Best.: 1% Plumbagin (2-Methyl-5-hydroxy-

1,4-naphthochinon, eine antibiotische Substanz), Plumbagol, Gerbstoff. Anw. volkst.: als blasenziehendes Mittel sowie als Antiepilepticum. HOM Plumbago europaea, das frische Kraut.

Plumbagol: Plumbagin; s. u. Plumbago europaea.

Plumbi: Kennz. f. Blei(IV)-verbindungen.

Plumbi acetas: Blei(II)-acetat.

Plumbi acetici unguentum: Unguentum Plumbi.

Plumbi aceticum unguentum: Unguentum Plumbi.

Plumbi aqua: s. Bleiwasser u. Blei-(II)-acetat.

Plumbi aqua Goulardi: s. Blei(II)-acetat.

Plumbi carbonas: Bleicarbonat, basisch.

Plumbi jodati unguentum: Salbe mit Bleijodid, PbJ_2; altes Luesmittel.

Plumbi jodidi unguentum: Salbe mit Bleijodid, PbJ_2; altes Luesmittel.

Plumbi jodidum: Bleijodid.

Plumbi monoxidum: Blei(II)-oxid.

Plumbi oxidum: (Blei(II)-oxid.

Plumbi subacetici unguentum: Unguentum Plumbi.

Plumbi subcarbonas: Bleicarbonat, basisch.

Plumbi tannici unguentum: Unguentum Plumbi tannici.

Plumbi unguentum: Ungt. Plumbi.

Plumbicum rubrum: s. Mennige.

Plumbicum subfusum: Blei(II)-oxid.

Plumbo: Kennz. f. Blei(II)-verbindungen.

Plumbosulfat: Bleisulfat.

Plumbosum citrinum: Blei(II)-oxid.

Plumbum: (lat.) Blei.

Plumbum acetatum: Blei(II)acetat.

Plumbum aceticum: s. Blei(II)-acetat.

Plumbum aceticum basicum solutum: s. Liq. Plumbi subacet. u. Bleiacetat.

Plumbum acetosum: Blei(II)acetat.

Plumbum aeratum: Bleicarbonat, bas.

Plumbum album: Stannum (Zinn).

Plumbum antimoniatum: Antimonsaures Blei; Gelbe Farbe (Neapelgelb).

Plumbum antimonii: Antimon.

Plumbum arsenicicum: s. Bleiarsenat.

Plumbum arsenicosum: s. Bleiarsenit.

Plumbum boricum: s. Bleiborat.

Plumbum candidum: Stannum (Zinn).

Plumbum carbonicum: Bleicarbonat, basisch.

Plumbum chloratum: s. Bleichlorid.

Plumbum chloratum basicum: Bleioxychlorid; Gelbe Farbe (Patentgelb).

Plumbum chromicum: s. Bleichromat.

Plumbum cyanatum: Bleicyanid.

Plumbum dioxydatum: Blei(IV)-oxid.

Plumbum chromicum basicum: bas. Bleichromat; Rote Farbe (Chromrot).

Plumbum chromicum citrinum (flavum): Bleichromat.

Plumbum chromicum neutrale: Bleichromat.

Plumbum chromicum praecipitatum: Bleichromat.

Plumbum chromicum rubrum: bas. Bleichromat; Rote Farbe (Chromrot).

Plumbum cinereum: metall. Wismut.

Plumbum falsum: Graphit.

Plumbum fulminans: Bleinitrat.

Plumbum gallotannicum: Bleitannat.

Plumbum glaciale: metall. Wismut.

Plumbum hydrico-aceticum solutum: s. Liq. Plumbi subac. u. Blei(II)-acetat.

Plumbum hydrico-carbonicum: Bleicarbonat: basisch.

Pumblum hydrochloricum: Bleichlorid·

Plumbum hydrojodatum: Bleijodid.

Plumbum jodatum: Bleijodid.

Plumbum manganicum: Bleimanganat, $PbMnO_4$. Darst.: Durch Schmelzen eines Gemisches v. Manganoxid u. Bleinitrat. Anw.: als Sikkativ.

Plumbum metallicum HOM: Reines Blei.

Plumbum nitricum: s. Bleinitrat.

Plumbum oxydatum: s. Blei(II)-oxid.

Plumbum oxydatum rubrum: Mennige.

Plumbum peroxydatum: Blei(IV)-oxid.

Plumbum stearinicum: Bleistearat.

Plumbum subaceticum solutum: Blei(II)-acetat.

Plumbum subcarbonicum: s. Bleicarbonat, basisch.

Plumbum subsulfurosum: Plumbum thiosulfuricum*.

Plumbum sulfuratum: Bleisulfid.

Plumbum sulfuricum: Bleisulfat.

Plumbum tannicum ERG: Bleitannat.

Plumbum thiosulfuricum: Plumbum subsulfurosum, Bleithiosulfat, Unterschwefligsaures Blei, PbS_2O_3. Weiß. Pv., swl. in Aq. Darst.: Durch Fällen v. Bleiacetatslg. m. einer Natriumthiosulfatlsg. Anw. techn.: z. Zerst. v. phosphorfreien Zündmassen f. Zündhölzer.

Plumula: *bot.* Knospe zwischen den Keimblättern im Samen.

Pluriglandulär: Mehrere Drüsen betreffend (haupts. endokrine Drüsen).

Plusgläser: Konvexgläser.

Pluszucker: s. Raffinose.

Plutonium: Pu, entd. 1940 als 2. Transuran bei der Beschießung von Uran $^{238}_{92}U$ mit Deutonen (von G. T. Seaburg, E. M. McMillan, A. C. Wahl, J. W. Kennedy, Kalifornien); wichtigstes, sehr langlebiges Isotop ist $^{239}_{94}Pu$ (α-Strahler), Ordnungszahl 94, D. 19,737; F. 639,5°; III-, IV-, V-, VI-wertig. Pu wirkt auf den Körper schädlicher als Radium. In d. Natur kommt es nur in winzigsten Mengen vor (Pechblende, Carnotit). Die künstl. Herst. erfolgt heute zentnerweise im Plutonium-Reaktor; vgl. Transurane unter Uranium.

Pm: *chem.* Promethium*.

P.m.: Post mortem, nach dem Tode.

Pneumococcus: Diplococcus pneumoniae, Erreger der Pneumonie, Lungenentzündung.

Pneumokokken: s. Pneumococcus.

Pneumonie: Pneumonia, Lungenentzündung; **lobäre** Pn. = kruppöse Pneumonie: Entzündung eines ganzen Lungenlappens (lat. lobus = Lappen); **lobuläre** Pn. = Bronchopneumonie; Entzündung einzelner Läppchen eines Lungenlappens (lat. lobulus = Läppchen).

Po: *chem.* Polonium*.

Pocken: Variola*.

Pockenlymphe: s. Vakzine.

Pockholz: Lignum Guaiaci, s. Guaiacum officinale u. G. sanctum.

Podagra: (griech.) Gicht der großen Zehe.

Podophyllin: Podophyllinum DAB 6, Podophyllin, Resina Podophylli, Podophyllumharz; das Harz aus dem Rhizom v. **Podophyllum peltatum***. (Nach DAB: Ein Gemenge verschd. Stoffe, das aus dem weingeist. Extrakte der unterirdischen Teile v. P. peltatum durch Wasser abgeschieden wird.) Gelbes, am. Pv. od. lockere, zerreibliche, am. Masse v. gelbl. od. bräunlich-grauer Farbe u. v. bitterem Geschmack; l. in 100 Ammoniakfl., in 10 A., tw. l. in Schwk. u. Ae. Best.: Podophyllotoxin (ca. 1%; bedingt abführende Wirkung), ferner Pikropodophyllin, Podophyllinsäure, Podophyllo-resin u. -querzetin. Asche max. 5%. Anw. med.: als Abführmittel nur in Dosen v. 10—20 mg, Wirkg. sonst stark drastisch, oft m. Erbrechen verbunden. Mitosegift*. Wegen seiner teratogenen Wirkung darf P. nicht während der Schwangerschaft gegeben werden! MD 0,1 g; MTD 0,3 g. HOM: Podophyllinum. (Aufbewahrung: Ursubstanz, 1.—3. Dez.-Pot. vorsichtig.)

Podophyllum emodi: Fam. Berberidaceae (Indien, Himalaya). Stpfl. v. **Rhizoma Podophylli emodi:** Indische Podophyllwurzel. Anw.: als drastisches Abführmittel (teratogene Wirkung, s. Podophyllinum; Rezeptpflichtig!), haupts. zur Gew. v. Podophyllin (enthält mehr P. als P. peltatum).

Podophyllum peltatum: Fam. Berberidaceae (Nordamerika). Stpfl. v. **Rhizoma Podophylli:** Podophyllwurzel (teratogene Wirkung, s. Podophyllinum; Rezeptpflichtig!). Best.: 4—6% Harz, das **Podophyllin.** Anw. findet nur das Podophyllin. HOM: Podophyllum, der frische Wurzelstock m. anhängenden Wurzeln. (Aufbewahrung: Urtinktur, 1.—3. Dez.-Pot. vorsichtig.)

Podophyllwurzel: Rhiz. Podophylli, s. Podophyllum peltatum u. P. emodi.

Poise: abgek. „P", Maßeinheit der Viskosität (s. dort).

Pökeln: s. Konservieren.

Pogostemon patchouli: Fam. Labiatae, Patschuli (heim. im indisch-malaiischen Gebiet, kult. in Hinterindien, auf d. Philippinen, Ceylon, Java, Mauritius, Réunion). Stpfl. v. **Folia Patchouli:** Patchuliblätter. Best.: Äth. Öl (enth. Eugenol, Benzaldehyd, Zimtalkohol, Azulen, Ketone, Sequiterpene sowie ca. 50% „Patschulialkohol" u. ein Alkohol mit rosenähnl. Geruch). Anw.: zur Gew. des Patschuliöles (Ol. Foliorum Patchouli, Oleum Patchouli, das in der Parfümeriefabrikation Verwendung findet. HOM: Patchouli, d. getrockneten Blätter.

L-Polamidon®: Levomethadon-hydrochlorid; L-2-Dimethylamino-4,4-di-phenyl-heptanon(5)-hydrochlorid; $C_{21}H_{28}ClNO$; Mol. 345,9; weiß. kr. Pv. od. Kr. von bitterem, danach säuerlich scharfem Geschmack; l. in Aq. u. A., unl. in Ae. F. 231—236°. Anw. med.: bei schweren Schmerzzuständen (stärker analget. als Morphin; die Wirkung auf das Atemzentrum ist dagegen geringer); Anw.: oral, parenteral od. rektal MED 2,5 mg.

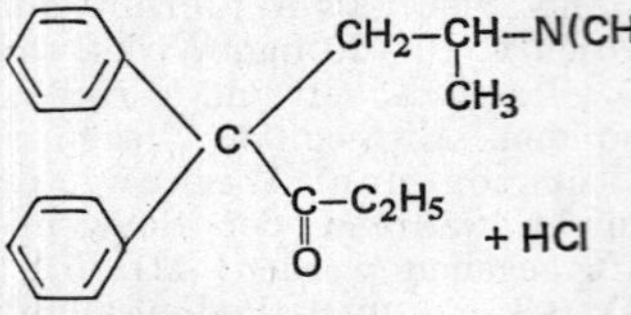

Levomethadon (HCl), L-Polamidon)

Der Arzt darf für einen Patienten oder für seinen Praxisbedarf an einem Tage bis zu 0,1 g L-Polamidon® verschreiben (unterliegt Btm-VV, ebenso L-Polamidon C; Suchtgefahr); L-Polamidon C „Hoechst"®: Kombination von 2,5 mg L-Polamidon® mit 0,25 mg 2,2-Diphenyl-4-piperidino-butyramid-hydrochlorid. Letzteres wirkt atropinartig, so daß die analgetische Wirkg. des P. durch eine spasmolyt. Wirkung verstärkt wird. Anw. erfolgt oral, parenteral u. rektal.

Der Polamidon®-Wirkstoff = **Methadon** (Internat. Freiname; Einführg. 1945/46 als „Hoechst 10820") gehört zur Gruppe der synthet. Morphinomimetica, die — von Eisleb u. Schaumann (Hoechst) entwickelt — ab 1938 mit dem ersten vollsynthet., morphinähnl. wirkenden Analgeticum, dem Dolantin®-Wirkstoff = **Pethidin** in den Arzneischatz eingezogen sind. Da die Syntheseprodukte stets als Racemat, d. h. als 1 + 1-Gemisch der links- u. rechtsdrehenden Form (D,L-Form) anfallen, kamen sie zunächst auch so bei Polamidon® zur Anw., bis man feststellte, daß die analget. Wirkg. praktisch allein von der L-Form = **Levomethadon** = **L-Polamidon**® ausgeht; heute enthalten die P.-Präparate nur noch die L-Form, was zur Halbierung der bisherigen Dosierungen u. Btm-Tageshöchstmengen geführt hat.

Polarimeter: Polarisationsapparat, s. Polarisation, DAB 7 (Ziffer 33).

Polarisation des Lichtes: Das nat. Licht ist eine transversale Wellenbewegung, d. h. seine Schwingungen erfolgen senkrecht zu seiner Fortpflanzungsrichtung, ändern dabei aber rasch wechselnd u. völlig ungleichmäßig ihre Schwingungsebene. Licht, dessen Schwingung nur in einer Ebene erfolgt, heißt vollständig od. linear polarisiert. Solches Licht läßt sich durch Reflexion unter bestimmten Bedingungen od. durch Doppelbrechung erzeugen. Fällt ein Lichtstrahl in einem solchen Einfallswinkel auf d. Fläche eines durchsichtigen Spiegels, daß der reflektierte Strahl m. dem gebrochenen Strahl einen rechten Winkel bildet, dann ist der reflektierte Strahl vollständig, und zwar in seiner Einfallsebene (Polarisationsebene) polarisiert. Dieser polarisierte Lichtstrahl hat andere Eigenschaften als ein gewöhnlicher Lichtstrahl, er wird nämlich v. einem zweiten Spiegel nur dann reflektiert, wenn beide Spiegel parallel zueinander stehen; stehen jedoch die beiden Spiegel senkrecht zueinander, so wird der polarisierte Lichtstrahl nicht zurückgeworfen. Trifft ein Lichtstrahl unter einem anderen Winkel, als oben angegeben, auf einen Spiegel, so tritt d. Polarisation nur unvollständig ein.

Ein Lichtstrahl, der nicht in der Richtung der opt. Achse eines doppelbrechenden einachsigen Kristalls (z. B. Kalkspatkristall) auf diesen trifft, wird in 2 Strahlen, den ordentlichen u. den außerordentlichen Strahl, zerlegt, die beide polarisiert sind, deren Schwingungsebenen aber senkrecht zueinander stehen. Da man zur Polarisationsanalyse nur einen Strahl benötigt, wird d. zweite Strahl, u. zwar der ordentliche Strahl, künstlich abgelenkt. Man erreicht dies dadurch, daß man einen Kalkspatkristall m. parallel geschnittenen Endflächen diagonal durchschneidet u. die beiden Stücke längs der Schnittflächen m. Kanadabalsam, dessen Brechungsexponent zw. denen der beiden gebrochenen Strahlen liegt, wieder zus.-kittet. Man nennt ein solches Prisma **Nicolsches Prisma** od. kurz „Nicol" nach dem Erfinder William Nicol, engl. Physiker, 1768—1851. Trifft nun ein Lichtstrahl auf ein solches Nicolsches Prisma, so wird der ordentliche Strahl v. der Balsamschicht total reflektiert u. tritt aus dem Prisma aus, während der außerordentliche Strahl, der senkrecht zum Hauptschnitt polarisiert ist, durch das Prisma hindurchgeht u. zur Analyse benutzt wird.

Es gibt nun sog. „optisch aktive" Stoffe, die die Eigenschaft haben, die Schwingungsebene des durchgehenden polarisierten Lichtes zu drehen. Man nennt diese Eigenschaft „Optische Aktivität" od. „Optisches Drehungsvermögen". Die Art u. Stärke der Drehung solcher Stoffe kann man m. Hilfe des **Polarisationsapparates** feststellen, ihre Ermittlung läßt auf Art u. Konzentration dieser opt. aktiven Stoffe Rückschlüsse zu.

Der Polarisationsapparat (Polarimeter) besteht aus zwei Nicolschen

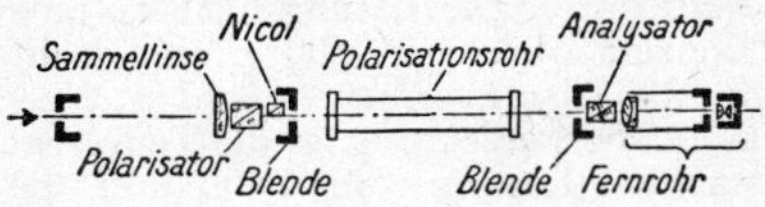

Schema des Polarimeters

Prismen, einem als Polarisator, welcher der Lichtquelle und einem als Analysator, der dem Auge des Beobachters zugewandt ist. Die Lichtstrahlen gelangen von der Lichtquelle zunächst zu der Beleuchtungslinse und werden durch den Polarisator linear polarisiert. Nach Verlassen des Polarisators durchsetzen sie die drehende Substanz, welche in einer Beobachtungsröhre von bestimmter Länge (Schichttiefe, z. B. 100, 200 mm) eingeschlossen ist und gelangen in den mit einer Meßvorrichtung (Teilkreis 0—360°) versehenen Analysator mit

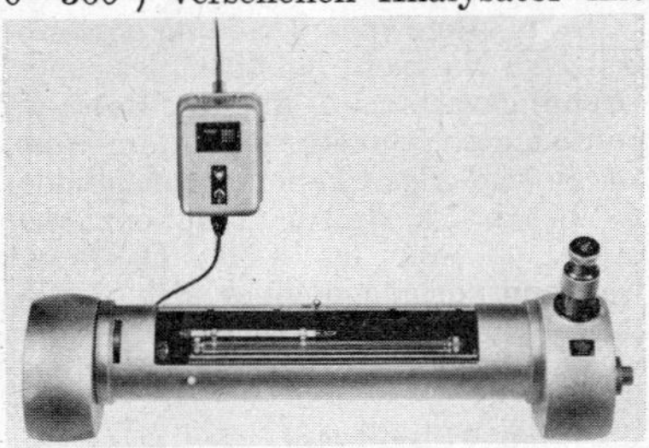

Kreispolarimeter 0,01°
mit Natriumlampe.
Meßbereich 360°, Ablesegenauigkeit 0,01°
(Schätzung auf 0,005° möglich)
(Carl Zeiss, Oberkochen)

dem Beobachtungsfernrohr für das Gesichtsfeld. Die Drehung der zu untersuchenden Substanz wird durch eine entsprechende Drehung des Analysators ermittelt und am Teilkreis in Winkelgrade abgelesen. Bei den älteren Polarisationsapparaten (Biot-Mitscherlich) wurden durch Drehung des Analysator-Prismas die Polarisationsebenen der beiden Nicolschen Prismen in gekreuzte Stellung gebracht, so daß der Analysator den polarisierten Lichtstrahl vollständig auslöschte und die Einstellung auf absolute Dunkelheit des Gesichtsfeldes erfolgte. Die Einstellung wird als Nullpunktlage bezeichnet. Durch eine zwischen Polarisator und Analysator gebrachte

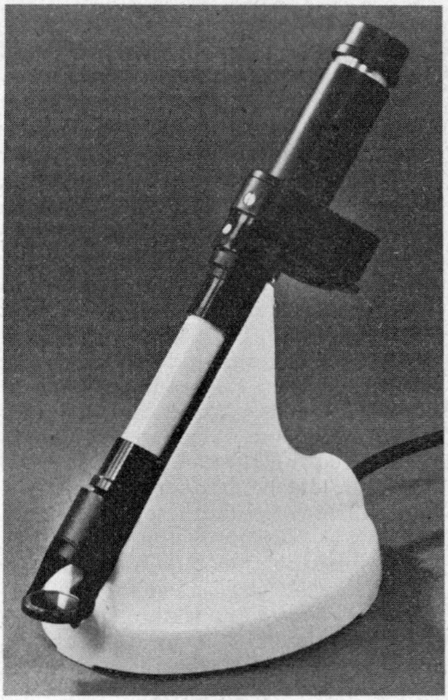

Prozentpolarimeter
mit eingebauter Beleuchtung zur Messung des Harnzuckers u. Eiweißgehaltes im Harn.
Meßbereich —39 bis +50%
(Carl Zeiss, Oberkochen)

Beobachtungsröhre mit optisch-aktiver Substanz hellt sich das Gesichtsfeld wieder auf, da durch die drehende Substanz die Schwingungsebene des polarisierten Lichts um einen bestimmten Winkel (Drehungswinkel) gedreht wird. Durch Nachdrehen des Analysators auf erneute absolute Dunkelheit kann man d. Drehungswinkel d. untersuchten Substanz messen. Die Ablesung d. Drehungswinkels erfolgt an dem mit dem Analysator verbundenen Teilkreis.

Heute werden für pharmazeutische Zwecke hauptsächlich die **Halbschatten-Apparate** nach Mitscherlich-Laurent mit fest eingestelltem Halbschattenwinkel benutzt. Hier tritt keine absolute Verdunklung ein, sondern nur eine „Beschattung" des Gesichtsfeldes. Bei diesen Apparaten befindet sich vor dem Polarisator nach der Seite des Analysators zu, ein kleines Quarzplättchen (Laurent) od. ein kleineres Nicolsches Prisma (Lippich), welches die Hälfte des Gesichtsfeldes bedeckt. Das kreisrunde Diaphragma am Polarisator wird dadurch in zwei gleiche Hälften geteilt (an Polarimetern mit erhöhter Genauigkeit auch in 3 Teile). Diese Apparate haben somit ein aus 2 oder 3 Teilen bestehendes Gesichtsfeld, dessen Polarisationsrichtungen einen Halbschattenwinkel miteinander bilden, welcher in seiner Größe durch die Stellung des Polarisators bedingt ist. Das Licht, welches linearpolarisiert vom Polarisator her kommt, gelangt in der einen Hälfte direkt zu der zu untersuchenden Substanz, in der anderen Hälfte durchsetzt es das Quarzplättchen (Laurent) oder das Nicolsche Prisma (Lippich), welches jedoch nur die Komponente durchläßt, die in ihrer Schwingungsebene gelegen ist. Beide Gesichtsfeldhälften haben somit linearpolarisiertes Licht. Durch diese Einrichtung erscheint im Gesichtsfeld eine feine senkrechte Linie, die das Gesichtsfeld in 2 halbkreisförmige gleiche Hälften teilt. Wenn keine mit optisch-aktiver Substanz gefüllte Röhre sich im Apparat befindet und die Ableseskala auf 0° steht, so erscheinen beide Gesichtsfeldhälften gleich hell beleuchtet. Wird der Analysator jedoch nach rechts oder links verdreht, so ändert sich sofort die Helligkeit, eine Hälfte wird dunkel und die andere hell. Der Abgleich dieser wechselnden Helligkeit wird mit Halbschatten bezeichnet. Der Analysator wird solange gedreht, bis beide Gesichtsfeldhälften gleiche Helligkeit haben; der Drehungswinkel kann dann am Teilkreis abgelesen werden. Da bei diesen Apparaten der Analysator fest mit der Ablesevorrichtung (Teilkreis) verbunden und um seine optische Achse drehbar ist, nennt man sie Kreis-Polarimeter. Als Lichtquelle wird ausschließlich Natriumlicht (Linie D des Spektrums) verwendet.

Legt man ein 100 mm langes Beobachtungsrohr bei Nullstellung zwischen Polarisator und Analysator, welches mit einer Lösung von 100 g eines Stoffes in 100 ml der Lösung gefüllt ist, muß man den Analysator mit dem Teilkreis um einen bestimmten Winkel drehen, um gleiche Helligkeit in den beiden Gesichtsfeldhälften zu erreichen. Diesen Drehungswinkel bezeichnet man als „**spezifisches Drehungsvermögen** $[\alpha]_D^{20}$“ des betreffenden Stoffes. Die Lösung hat also eine Konzentration von 100 g und dreht die Polarisationsebene um den Winkel α. Voraussetzung ist die Temperatur der Lösung von 20° C und die Verwendung von Na-Licht (Linie D des Spektrums, Wellenlänge 589,2 nm). Der Drehungswinkel einer Lösung ist also abhängig von der spez. Drehung der zu untersuchenden Substanz, von der Art der Lichtquelle, von der Temperatur, von der Länge der durchstrahlten Schicht und der Menge des in Lösung sich befindlichen Stoffes. Die Ermittlung der Konzentration einer Lösung erfolgt aus der Formel: $c = \frac{100}{l} \cdot \frac{\alpha}{[\alpha]}$; c = Gramm der aktiven Substanz in 100 ml Lösung; l = Schichttiefe in Dezimeter (Länge des Beobachtungsrohres; α = abgelesener Drehungswinkel in Na-Licht bei 20°C; $[\alpha]$ = mittlere spez. Drehung der Substanz im Na-Licht bei 20° C. Das spez. Drehungsvermögen der in Betracht kommenden Substanzen kann man aus einschlägigen Tabellen entnehmen. Es beträgt z. B. für Traubenzucker $[\alpha]_D^{20°} = +52°$ bis $+53°$. Das spez. Drehungsvermögen einer sich in Lösung befindenden Substanz errechnet sich aus der Formel: $[\alpha]_D^{20} = \frac{\alpha \cdot 10}{l \cdot \alpha}$. Mit dem Polarimeter wird stets nur der Drehungswinkel optisch-aktiver Substanzen bestimmt, der wahre Substanzgehalt muß errechnet werden. Nur bei Verwendung von Beobachtungsröhren bestimmter Länge gibt d. abgelesene Drehungswinkel zugleich den prozentualen Gehalt an.

Während Kreis-Polarimeter hauptsächlich für wissenschaftliche und allgemeine Untersuchungen optisch-aktiver Substanzen verwendet werden, werden **Saccharimeter** fast ausschließlich von der Zuckerindustrie für die Untersuchung von Zuckerlösungen benutzt. Während bei den Kreis-Polarimetern die Ablesung durch Drehung des Analysators in Winkelgrade erfolgt, erfolgt die Ablesung bei den Saccharimetern durch einen Kompensator, einer Kombination von 2 oder mehreren Quarzkeilen und nicht mit Hilfe des Analysators. Die Ablesung erfolgt nach der „Internationalen Zuckerskala" in °S (sugar). Die hergestellten Zuckerlösungen werden in einem 200 mm langen Beobachtungsrohr polarimetriert und die Ablesung gibt direkt den Prozentgehalt Saccharose der untersuchten Substanz an.

Die Quarzkeilkompensation besteht aus einer rechts oder links drehenden parallelen Quarzplatte (Kompensationsplatte). Vor dieser Platte sind zwei keilförmig geschliffene Quarzplatten von unter sich gleicher, aber zu der parallelen Quarzplatte entgegengesetzter Drehung, angeordnet. Von diesen beiden keilförmigen Platten ist die eine kurz und feststehend, während die andere doppelt so lang mit ihrer Fassung verschiebbar gelagert ist. Dadurch kann die Gesamtdicke der beiden keilförmigen Platten beliebig verändert werden. Bei einer bestimmten Stellung, der Nullpunktstellung, ist die Dicke des Plattenpaares genau so groß wie die der entgegengesetzt drehenden parallelen Platte. In dieser Stellung heben sich die beiden entgegengesetzten Drehungen völlig auf und das Gesichtsfeld zeigt auf beiden Hälften die gleiche Helligkeit. Bringt man nun zwischen Polarisator und Analysator eine Röhre mit optisch-aktiver Substanz, so ändert sich die Helligkeit der beiden Gesichtsfeldhälften wie beim Kreis-Polarimeter beschrieben. Durch Verschiebung des beweglichen Quarzkeiles kann die gleiche Helligkeit der beiden Gesichtsfeldhälften wieder erreicht werden. Da die Drehung der Quarzplatten mit der des Rohrzuckers fast übereinstimmt und mit der Dicke der Quarzplatten ihre Drehung regelmäßig zunimmt, läßt sich aus der jeweils erreichten Gesamtdicke beider Quarzkeile der Gehalt der Zuckerlösung an Rohrzucker bestimmen. Der verschiebbare Keil ist mit einer Teilung versehen, an welcher man nach der jeweiligen Gesamtdicke der Quarzplatten den entsprechenden Zuckergehalt prozentual ablesen kann. Während beim Kreis-Polarimeter eine monochromatische Lichtquelle absolut notwendig ist, kann bei Saccharimetern mit weißem Licht gearbeitet werden.

Polarisation, Elektrische: Wird z. B. bei der Elektrolyse von verd. H_2SO_4 nach einiger Zeit der elektrische Strom abgeschaltet und der Stromkreis über einen empfindlichen Strommesser (Galvanometer) kurzgeschlossen, so wird der Strom gemessen, der dem ursprünglichen entgegenfließt. Der Zersetzungsapparat ist jetzt zur Stromquelle geworden. Man nennt diese Erscheinung „Elektrische Polarisation", sie beruht darauf, daß Teile der bei der Elektrolyse entstehenden Gase, Wasserstoff und Sauerstoff an den Elektroden haften bleiben. Der an der Kathode haftende Wasserstoff lädt diese negativ, der an der Anode haftende Sauerstoff diese positiv. Bei Kurzschluß gleicht sich diese **„Polarisationsspannung"** aus, es fließt ein **„Polarisationsstrom"**, allerdings nur von kurzer Dauer, bis die Gasladung verbraucht ist. Die für die Elektrolyse nötige Spannung muß dauernd diese „Polarisationsspannung" überwinden. Natürlich tritt Polarisation auch ein, wenn die an den Elektroden abgeschiedenen Schichten nicht gasförmig, aber verschieden sind, z. B. bei den Akkumulatoren. Bei letzteren bewirkt die Polarisation ein Absinken der Klemmenspannung. Um dies zu verhindern, werden Stoffe zugesetzt, welche die die Polarisation bewirkenden Stoffe chemisch binden. Solche Stoffe nennt man **„Depolarisatoren"**.

Polarisationsapparat: s. Polarisation

Polarisationsmikroskop: Mikroskop, in das 2 Nicolsche Prismen eingebaut sind, so daß die Objekte im polarisierten Licht beobachtet werden können, Abb. s. Mikroskop.

Polarisator: s. Polarisation.

Polarographie: Methode zur chem. qualitat. u. quantitat. Analyse mittels Elektrolyse, wobei eine tropfende (Kathode) sowie eine ruhende (Anode) Quecksilberelektrode benutzt wird. Die Spannung wird einer mit einem Akkumulator verbund. Walzenbrücke entnommen. Die durch depolarisierend wirkende Bestandteile v. Lösungen erzeugten Stromspannungskurven werd. von einem Spiegelgalvanometer angezeigt u. automatisch auf einen photograph. Film übertragen, der dann entwickelt wird u. die treppenförmigen Kurven anzeigt (Polarogramm). Analyt. Genauigkeit 1—2% u. höchste Empfindlichkeit (bis 10^{-6} molar). Anw.: haupts. in d. Materialanalyse, zur Spurensuche, Vitaminbestimmung usw. P. begründet 1925 v. J. Heyrovsky, Prag, 1890—1967; Nobelpreis Chemie 1959.

Poleikraut: Poleiminz(en)kraut, Poleykraut, s. Mentha pulegium, unter Mentha-Arten.

Polei-Öl: Oleum Pulegii, s. Mentha pulegium, unter Mentha-Arten.

Poleykraut: s. Poleikraut.

Polierrot: Caput mortuum, s. Ferrum oxydatum rubrum.

Poliersäure: Flußsäure, s. u. Fluor.

Polioenzephalitis: (von griech. πολιός = grau, εγ-κέφαλος = Gehirn) Entzündung der grauen Gehirnmasse.

Poliomyelitis: P. epidemica, P. anterior acuta, Heine-Medin'sche Krankheit, Epidemische oder spinale Kinderlähmung. Weltweit verbreitet; meldepflichtig! Empfänglichkeit bereits beim Säugling, Gipfel im Kleinkind- u. Schulalter, auch bei Jugendlichen u. noch bei Erwachsenen. Aparalytische (rd. 99%) u. paralytische (0,5 bis 1%) Verlaufsformen mit Lähmungen spinaler u./o. bulbopontiner Form. Erworbene Immunität Typ-spezifisch lebenslang anhaltend. Erreger sind RNS-Viren (Enteroviren); 3 bekannte Stämme: Typ I („Brunhilde"), II („Lansing"), III („Leon"). Inkubationszeit 5—14 (bis 35) Tage, Ansteckung zumeist als Schmutz- u. Schmierinfektion mit Eintritt des Erregers durch Intestinaltrakt. *Prophylaxe* durch *aktive Immunisierung* **(1)** mit inaktiviertem Impfstoff n. *Salk* (z. B. Virelon® Formol- u. Hitzeinaktivierter Impfstoff mit allen 3 Serotypen; 2mal in 4—6 Wochen 0,5 ml i.m. oder tief s.c., nach 12 Mon. weitere 0,5 ml; nach 4 Jahren wieder 0,5 ml oder orale Auffrischimpfung) oder **(2)** Orale Impfung (*Schluck-* oder *Lebend-Impfung*) mit abgeschwächtem = attenuiertem Impfstoff n. *Sabin* (z. B. Oral-Virelon®; vermehrungsfähige, in der Pathogenität abgeschwächte Polio-Viren aller 3 Serotypen- 3mal in 12 Monaten; bis zum 40. Lebensjahr angezeigt; Schutz tritt nach 7—10 Tagen ein; Geimpfte können mehrere Wochen lang Virusausscheider sein, ohne Kontaktpersonen zu gefährden: Ungeimpfte werden vielmehr durch diese „Impfvirusinfektionen" als zusätzlicher Bevölkerungsteil geschützt. *Passive Immunisierung* als relativer Schutz während der Inkubinationszeit durch Gamma-Globulin-Gaben (i.m., i.v.). Gegenindikationen beachten. Virelon® auch als Tri-, Quatro- u. Quinto-V.® verfügbar, d. h. als Polio-Di.-Tetanus, P.-D.-T.-Pertussis u. P.-D.-T.-P.-Masern-Adsorbat-Impstoff.

Polio-Serum: Polio-Vakzine, s. Poliomyelitis.

Pollakisurie: Pollakurie (von griech. πολλάκις = oft) Drang zu häufiger Harnentleerung.

Pollenkorn: *bot.* Männliche Keimzelle, s. Blüte.

Pollensäcke: *bot.* Die im Staubbeutel (Anthere) vorhandenen, Pollen führenden Fächer, s. Blüte.

Pollex: (lat.) Daumen.

Polonium: Po, Radium F, radioaktives Zerfallsprodukt d. Uranreihe. AtG. 209; Ordnungszahl 84; D. 9,32; F. 254°; Kp. 962°; eines der seltensten Elemente; entd. von Marie Curie (1898).

Polreagenspapier: Dient zur schnellen Bestimmung des negativen Pols einer elektrischen Stromquelle. Es besteht aus ungeleimten Papier, das mit einer verdünnten alkohol. Lösung von Phenolphthalein (1:15) u. Natriumsulfat (1:10) getränkt u. dann getrocknet wurde. Legt man auf das befeuchtete farblose Papier die Enden beider Drähte, so zeigt sich der negative Pol durch Rotfärbung des Papiers an (infolge Bildung von NaOH).

Polyalkohole: Alkohole mit mehreren OH-Gruppen, z. B. Glycerin, Hexit usw.

Polyamide: Polykondensationsprodukte mit den Gruppen —CO · NH—; vgl. Nylon unter Adipinsäure.

Polyasen: Enzyme, die Polysaccharide spalten (Amylase, Cellulase, Pectinase, Glykosidasen), s. Fermente.

Polyäthylene: Durch Polymerisation von Äthylenen erzeugte Kunststoffe, d. in der Technik viel Verwendung finden, u. a. zur Herstellung chemikalienbeständiger, weicher Gefäße (unzerbrechl. Milchflaschen, Eimer u. dgl.). Die P. sind durchscheinend bis opalweiß, von paraffinartigem Griff, geruchlos, geschmacklos

u. werden von Chemikalien nicht angegriffen.

Polyäthylenglykole: Polyaethylenglycola, Macrogolum,

$$HO\text{-}CH_2\text{-}CH_2\text{-}(O\text{-}CH_2\text{-}CH_2)_n\text{-}OH$$

DAB 7: Kondensationspolymere des Äthylenoxids mit Aq.; n kann zwischen 3 und ca. 200 variieren. Die dem Namen angefügte Zahl gibt jeweils das mittlere Mol. des Präparates an. Polyäthylenglykole haben einen schwachen Geruch; sie sind bis zu einem Mol. von 600 nahezu farbl., klare, viskose Fl; die höheren Kondensationsprodukte sind wachsartig, von weicher bis harter Konsistenz, sll. in Aq. (von Mol. über 6000 an unter Erwärmen), A., Chlf., Aceton, praktisch unl.in Ae., fetten Ölen, Paraffinkohlenwasserstoffen. Sulfatasche max. 0,15%. Erstarrungstemperatur, Viskosität u. Hydroxylzahl abhängig vom Mol. Anw.: die fl. Typen sind glycerinähnlich u. dienen als Glycerinersatz usw. Die höheren Kondensationsprodukte (F. 35° u. höher) werden zu Salbengrundlagen in d. Pharmazie (Cremophore) u. Kosmetik (Gesichtswässern) u. als Weichmacher verwendet.

Polyäthylenglykolsalbe: Unguentum Polyaethylenglycoli; DAB 7: 1 Teil Polyäthylenglykol 300 und 1 Teil Polyäthylenglykol 1500 werd. unter Erwärmen auf d. Wasserbad gemischt u. bis zum Erkalten gerührt. Falls nach der angegbn. Vorschrift keine gut streichbare Salbe erhalten wird, dürfen Polyäthylenglykol 300 und 1500 bis zu 10% gegeneinander ausgetauscht werden. Weiße bis fast weiße, geruchlose Salbe; sll. i. Aq., A. 96%, Chlf., Aceton, prakt. unl. i. Ae., Fetten, fett. Ölen, flüssig. Paraffinen; Hydroxylzahl 200—250, Sulfatasche max. 0,15% (die Salbe ist wasserlöslich u. leicht abwaschbar, hat aber nur eine geringe Wasseraufnahmefähigkeit).

Polyäthylenglykol-Sorbitan-oleat: Polyaethylenglycol-Sorbitanum olenicum; DAB 7: Sorbitanhydride, die mit Polyäthylenglykolen veräthert und mit einem Mol Ölsäure verestert sind. Hellgelbe bis bräunlich-gelbe, ölige Fl. von schwachem Geruch und schwachbitterem Geschmack. Konz. Lsg. mit einem Gehalt von 50—65% zeigen Gelbildung. sll. in A., fetten Ölen, Chlf., ll. in Aq., praktisch unl. in Petroleumbenzin, fl. Paraffinen. Dichte: 1,06—1,10. Viskosität: 370 bis 480 cP bei 25°. JZ 19—24, SZ höchstens 2, VZ 45—60, Hydroxylzahl 68—83 (Atlas Emulgator Tween 80, vgl. Spans u. Tweens).

Polyäthylenglykol-400-stearat DAB 7: Monoester des Polyäthylenglykol-400 mit Stearinsäure. Gelbl.-weiße, in Aq. leicht dispergierbare Masse von salbenartiger Konsistenz und schwachem Geruch. ll. in A., Ae., Chlf.; praktisch unl. in Aq. Tropfpunkt: 26 bis 31°. SZ höchstens 2, VZ 88—98, Hydroxylzahl 80—105. Anw.: zu Salbengrundlagen.

Polyäthylenoxid: Postonal® ERG*.

Polyäthylenoxide: Polyäthylenglykole.

Polyarthritis: Entzündung mehrerer bis zahlreicher Gelenke; **P. rheumatica acuta:** Akuter Gelenkrheumatismus.

Polyborane: s. Borane.

Polyen-Verbindungen: Verbindungen mit zahlreichen Doppelbindungen in fortlaufender Konjugation (z. B. Carotinoide).

Polygala amara: Fam. Polygalaceae, Kreuzblume (Nord- u. Mitteleuropa). Stpfl. v. **Herba Polygalae amarae cum Radicibus:** Bitteres Kreuzblumenkraut. Best.: Neutrales Saponin (Senegin), saures Saponin (Polygalasäure), Saponingehalt ca. 1%, Bitterstoff Polygalin (Polygamarin), Gaultherin (Phenolglykosid), äth. Öl (mit Salicylsäuremethylester) u. etwas fettes Öl, Gerbstoff, Gummi, Zucker, Pektinsäure. Asche max. 8%. Anw. volkst.: als Expectorans (wie Rad. Senegae), Stomachicum u. als Galaktagogum. HOM: Polygala amara, die frische, blühende Pflanze. **Radix Polygalae amarae:** Bittere Kreuzkrautwurzel, Best.: Saponine, Salicylsäuremethylester, Bitterstoffe Harz. Anw. volkst.: als Amarum u. Expectorans.

Polygala senega: Fam. Polygalaceae (heim. Nordamerika u. Kanada, Minnesota, Süd-Karolina, Georgia). Stpfl. v. **Radix Senegae:** (Rad. Polygalae Senegae) Senegawurzel, Klapperschlangenwurzel. Best.: bis 10% Senegin (Saponin), Polygalasäure, Salicylsäure sowie Salicylsäure- u. Baldriansäuremethylester, fett. Öl, Zukker. Asche max. 5%. Anw. med.: als Expectorans (DAB 6 Sirupus Senegae). HOM: Senega, die getrocknete Wurzel.

Polygalakturonsäure: s. Pektine.

Polyglandulär: Pluriglandulär*.

Polyglykole: s. Polyäthylenglykola.

Polygonum-Arten: Fam. Polygonaceae. **P. amphibium:** Wasserknöterich (in beiden gemäß. Zonen). Stpfl. v. **Rhizoma Polygoni amphibii:** Wasserknöterichwurzel. Best.: Hydroxymethylanthrachinon, Gerbstoffe (bis 18%). Anw.: als Blutreinigungsmittel. HOM: Polygonum amphibium, d. frische Wurzelstock. **P. aviculare:** Vogelknöterich (fast Kosmopolit). Stpfl. v. **Herba Polygoni avicularis** ERG: Vogelknöterichkraut, Homerianatee. Best.: 0,2% lösliche u. 0,8—1% unl. öl. Kieselsäure, Gerbstoff, Schleim, kleine Mengen eines Anthrachinonderivates. Vitamin C. Asche max. 10%. Anw. volkst.: b. Lungentuberkulose sowie als Diureticum. HOM: Polygonum aviculare, das frische Kraut. **P. bistorta:** Wiesenknöterich, Natterwurz, Drachenwurz (gemäß. nördl. Zone). Stpfl. v. **Rhizoma Bistortae:** Wiesenknöterichkraut, Natterwurzel, Schlangenwurzel. Best.: Gerbstoff (bis 20%), Gallussäure, Stärke (bis 30%), Eiweiß, geringe Mengen Anthrachinone. Anw. volkst.: als Adstringens u. Mucilaginosum. **P. hydropiper:** Wasserpfeffer (Europa, Nordamerika). Stpfl. v. **Herba Polygoni hydropiperis:** Wasserpfeffer. Best.: äth. Öl (mit Polygonon), Flavone, ein Glykosid, ein Alkaloid, Gerbstoff), Öl. Anw.: als Hämostypticum. HOM: Hydropiper, die frische, blühende Pflanze.

Polymerisation: Reaktion, bei der — gleiche oder verschiedene — Monomere (Grundbausteine) spontan oder unter Einfluß von Initiatoren in unterschiedl. Anzahl (= Polymerisationsgrad) zu größeren Molekülverbänden (Polymeren) zusammentreten; biol. wie techn. bedeutender Vorgang.

Polymethacrylsäureester: s. Plexiglas.

Polymorphie: „Vielgestaltigkeit", Vorkommen eines Stoffes (einer Verbindung) in verschied. Modifikationen je nach d. Zustandsbedingungen (Temperatur, Druck).

Polymyxin: Antibioticum aus Bacillus polymyxa. Von den fünf isolierten Polymyxinen (A, B, C, D, E), die bas. Heptapeptide sind, erwies sich Polymyxin B (Aerosporin®) als wirksamste u. am wenigsten toxische Substanz. Die Trockensubstanz ist hitzestabil u. unbegrenzt haltbar, Lösungen können etwa 14 Tage lang bei 4° C aufbewahrt werden. Polymyxin B wirkt bakteriostatisch u. bakterizid gegen eine große Reihe gramnegativer Erreger u. a. Bact. pyocyaneum, Escherichia coli, Klebsiella pneumoniae, Hämophilus-Arten, Salmonellen u. Shigellen. **Indikationen:** Sepsis, Endokarditis, eitrige Nephritis, Meningitis, Infektionen der Harnu. Atemwege u. des Magen-Darm-Kanals, Operationsprophylaxe. P. wird peroral, intramuskulär, intralumbal u. lokal angewendet, nicht dagegen intravenös. **Dos.: i.m.** 3—5 Tage lang tägl. 3—4 Einzelgaben, Erw. (40—80 kg u. m.) tägl. 100—200 mg, Früh- u. Neugeb. tägl. 1—2,5 mg/kg, Kinder bis 40 kg tägl. 50 mg; **oral** Erw. u. Ki. über 5 Jahre tägl. 300—400 mg, Ki. bis 2 Jahre 75—150 mg, 2—5 Jahre 150—225 mg, jeweils auf 3—4 Gaben verteilt. **Lokal** in 0,1 bis 1%igen Lsg. u. Salben bei infizierten Wunden u. Verbrennungen, Infekten der Schleimhäute, Augen, Ohren sowie b. Infektionen der Harnblase u. Pleurahöhle. Parenterale Anw. nur unt. Kontrolle, da häufig Nierenschäden u. neurotoxische Effekte auftreten.

Poly-nucleotide: s. Nucleoproteide.

Polyosen: Polysaccharide, s. Kohlenhydrate.

Polypeptidasen: Enzyme, die Polypeptide spalten; in fast allen Zellen.

Polypeptide: s. Peptide.

Polyphenoloxidasen: s. Phenoloxidasen.

Polyploidie: Vervielfältigung der Chromosomensätze über die normale diploide Form hinaus als tetra-, hexa-, oktaploide, d. h. vier-, sechs-, achtf. Form u. darüber hinaus. Vielfach künstl. herbeigeführt durch Mitosegifte*, vgl. Chromosomen.

Polypodium vulgare: Fam. Polypodiaceae, Engelsüß, Tüpfelfarn (Mittel- u. Südeuropa, Asien, Nordafrika, Amerika). Stpfl. v. **Rhizoma Polypodii:** Engelsüßwurzelstock, Korallenwurzel, Eichenfarnwurzel. Best.: Zucker (ca. 5%), Gerbstoff, ein Bitterstoff, fett. Öl, Eiweiß, Stärke. Asche max. 5%. Anw. volkst.: als Expectorans, Cholagogum, mild. Abführmittel sowie als Mucilaginosum u. Anthelminthicum.

Polyporus fomentarius: Fomes fomentarius*.

Polyporus officinalis: Fomes officinalis*.

Polypragmasie: (Vielgeschäftigkeit) Das Behandeln mit vielerlei Arzneimitteln bzw. Methoden.

Polysaccharide: s. Kohlenhydrate.

Polystyrole: s. Styrol.

Polysulfide: (Alkali-sulfane) Verbindungen der Alkalisulfide mit Schwefel nach der Formel $Me_2S_\times$, sie entstehen beim Schmelzen von Alkalisulfiden mit Schwefel, wobei die Alkalisulfide weiteren Schwefel aufnehmen, „x" kann hierbei die Werte 2, 3, 4, 5 u. höher annehmen. Sie sind meist gelb bis braunrot gefärbt und werden durch SS unter Abscheidung von Schwefel zersetzt (z. B. Kalium sulfuratum*).

Polysymmetrisch: *bot.* s. Blüte.

Polythiolstyrole: Kunstharz-Ionenaustauscher, s. Ionenaustauscher.

Polytrichum commune: Polytrichaceae, Goldener Widerton (Europa, Asien, Nordamerika). Stpfl. v. **Herba Adianti aurei:** Goldhaar, Goldener Widerton. Best.: Fett. Öl, Gerbstoff, Harz, Gummi. Anw. volkst.: b. Blutungen, Menstruationsbeschwerden. HOM: Adiantum aureum, d. frische Pflanze.

Polyurethane: Polycarbamidsäureester, Polyadditionsprodukte von Diisocyanaten. Wichtiges Verfahren zur Herst. von Kunststoffen (Lacken, Gerbstoffen, Klebstoffen, Kunstfasern (Perlon U) usw.)

Polyurie: Krankhafte Vermehrung der Harnmenge, z. B. bei Diabetes mellitus u. Diabetes insipidus, bis zu 10—20 Lit. am Tag, vgl. Pollakisurie.

Polyvalentes Serum: Serum, das nach Immunisierg. mit verschd. Bakterienstämmen od. durch Mischung v. Sera verschd. Tiere gewonnen wird, wodurch d. Wahrscheinlichkeit erhöht wird, daß die Ambozeptoren* des Immunserums im Blute des Geimpften das passende Komplement* finden u. dadurch zur Wirkung kommen.

Polyvinylchlorid: PVC, Polymerisationsprod. des Vinylchlorids, $CH_2=CHCl$, einer der wichtigsten Kunststoffe. Glasklar, geruch- u. geschmacklos, ungiftig, unbrennbar, gegen viele Chemikalien, SS, Laugen u. Öle widerstandsfähig. Dient zur Herstellung von Kunstfasern, Kunstleder, Schuhsohlen, Säurekleidung, Handtaschen, Bodenbeschlägen, Rohren, Schläuchen, Klebstoffen, Lacken usw. (Igelit, Vinoflex, Vinylit, Mipolam, Protodur u. a.).

Polyvinylpyrrolidon: Polyvidon, PVP, Kollidon®, Periston®, in 4,5- bis 6%iger kolloidaler gepufferter Lösung als blutisotonischer Blutflüssigkeitsersatz bei schweren Blutverlusten, zur Entgiftung bei Intoxikationen sowie bei durch Erbrechen oder Durchfälle verursachter Bluteindickung. Polyvividon (Int. Bez.) hat ein ähnliches Molekulargewicht wie das Serumalbumin, ähnlichen Kolloiddruck wie das Blutplasma, ist chemisch indifferent u. kann lange Zeit ohne Kühlung gelagert werden. Während Ringerlösung u. and. Blutflüssigkeitsersatzlösungen meist schon nach 1—1½ Stunden wieder ausgeschieden werden, hält eine intravenöse Peristoninjektion bis zu 2 Tagen an. Vinylpyrrolidon wird hergestellt durch Anlagerung von Acetylen an Pyrrolidon (aus β-Butyrolacton), u. dann zu Polyvidon polymerisiert. Bereits im letzten Kriege wurde Polyvinylpyrrolidon in großem Umfange zu Bluttransfusionen benützt. Periston N® ist eine 6%ige Lösung von Polyvinylpyrrolidon in physiologischer Salzlösung u. dient zur Entgiftung bei Infektionskrankheiten, da Polyvinylpyrrolidon mit Toxinen (Diphtherie, Tetanus, Typhus, Grippe usw.) wasserlösl. Verbindungen bildet, die durch die Nieren ausgeschieden werden, ferner zur Entwässerung bei durch Nephrosen u. chron. Nephritis bedingten Ödemen.

Pomeranzen, Unreife: Fruct. Aurantii immaturi, s. Citrus aurantium ssp. amara.

Pomeranzenbaum: Citrus aurantium ssp. amara*.

Pomeranzenblätter: Fol. Aurantii, s. Citrus aurantium ssp. amara.

Pomeranzenblüten: Flor. Aurantii, s. Citrus aurantium ssp. amara.

Pomeranzenblütenöl: Ol. Aurantii Floris, ERG, s. Citrus aurantium ssp. amara.

Pomeranzenelixir: Elixir Aurantii compositum DAB 6.

Pomeranzenfluidextrakt: Extractum Aurantii fluidum DAB 6.

Pomeranzenschale: Pericarpium Aurantii, s. Citrus aurantium ssp. amara.

Pomeranzenschalenöl: Ol. Aurantii corticis, s. Citrus aurantium ssp. amara.

Pomeranzensirup: Sirupus Aurantii DAB 6.

Pomeranzentinktur: Tinctura Aurantii, s. Tinkturen.

Pompeianisches Rot: Caput mortuum, s. Ferrum oxydatum rubrum.

Pondus: Gewicht; **Pondus medicinale:** Medizinalgewicht, s. Tabelle „Gewichte und Maße".

Populus-Arten: Fam. Salicaceae, Pappel; verschiedene einheimische u. angepflanzte Arten, z. B. **Populus nigra** (Schwarzpappel), **P. monilifera** (Kanadische P.), **P. balsamifera** (Balsampappel), **P. pyramidalis** (Pyramidenp.), **P. candicans** (Ontario-P.), **P. alba** (Silberpappel, Abele) u. a. Stpfln. v. **Gemmae Populi (Turiones Populi):** Pappelknospen, Bellenknospsen. Best.: Salicin, Populin (5-Benzoylderivat des Salicins), Chrysin (Flavonglykosid), Mannit, Äpfelsäure, Gallussäure, Fett, ein angenehm riechendes Harz, äth. Öl (0,5%, enth. d-Humulen, α-Caryophyllen u. Sequiterpen), Gerbstoff. Asche max. 4%. Anw. volkst.: in Form der Pappelsalbe (Ungt. Populi ERG) b. Hämorrhoiden, Verbrennungen, Entzündungen, ferner inn. b. Darmkatarrhen, Blasenleiden, Gicht u. Rheuma u. Erkältungskrankheiten. **Cortex Populi:** Pappelrinde. Best.: haupts. Salicin. Anw. b. Blasenleiden. HOM: Populus tremuloides, d. frische innere Rinde der jungen Zweige u. d. Blätter zu gleichen Teilen von **Populus tremula** (Zitterpappel), Espe. HOM: *Populus candicans*, die frischen Sprossen von **Populus candicans.**

Porphin u. Porphyrine: Das Porphin $C_{20}H_{14}N_4$, ist die Grundsubstanz vieler lebenswichtiger Stoffe im tierischen u. pflanzl. Organismus, so des Häm im Hämoglobin, des Atmungsfermentes, der Cytochrome, der Katalasen u. a. und des Chlorophylls. Das Porphin besteht aus 4 Pyrrolringen, die durch 4 Methingruppen (—CH=) verbunden sind. (Porphin kann auch aus Pyrrol u. Formaldehyd synth. dargestellt werden; es bildet dunkelrote Blättchen, die sich über 360° zersetzen, ohne zu schmelzen.)

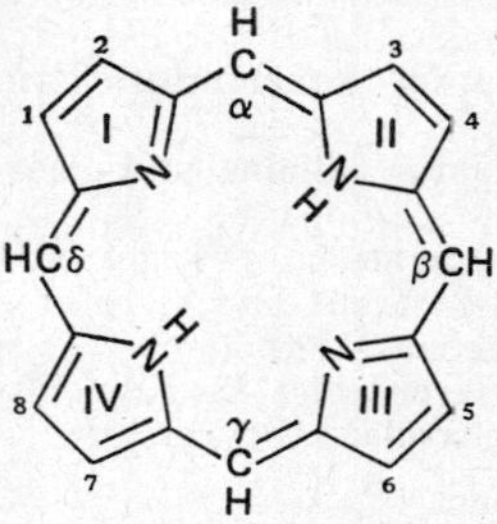

Porphin

Die **Porphyrine** sind Derivate des Porphins. Entzieht man dem Häm das Fe, so entsteht der Farbstoff **Protoporphyrin** $C_{34}H_{34}N_4O_4$. Behandelt man den Blutfarbstoff mit starken Säuren, so erhält man den Farbstoff **Hämatophorphyrin** $C_{34}H_{34}N_4O_6$, der sich durch Anlagerung von H_2O an die Vinylgruppen des Protophorphyrins bildet. Durch Red. der Vinylgruppen zu Äthylgruppen entsteht das **Mesoporphyrin** $C_{34}H_{38}N_4O_4$ und durch CO_2-Abspaltung das sauerstofffreie **Ätioporphyrin** $C_{32}H_{38}N_4$. Bei bestimmten Stoffwechselkrankheiten wird **Uroporphyrin** im Urin (Porphinurie) oder **Koproporphyrin** im Stuhl ausgeschieden. Protoporphyrin ist auch der Farbstoff der Schalen mancher Vogeleier (Ooporphyrin), es kommt ferner in Hefen, Mais, Hafer u. a. vor. Die Porphyrine wirken als Photosensibilisatoren* (vgl. Häm, Hämatoporphyrin u. Hämoglobin usw.).

Porphyrinurie: (Porphyrismus) Vermehrtes Auftreten von Porphyrinen, Uroporphyrin u. Koproporphyrin, die normalerweise nur in Spuren ausgeschieden werden, im Harn, bes. bei Leberschäden, Blutkrankheiten, Alkoholismus, bei abnormen Fäulnisprozessen im Darm u. a.; vgl. Porphyrin u. Porphyrine.

Porphyrismus: Porphyrinurie*.

Porschkraut: Herba Ledi palustris, s. Ledum palustre.

Porst: Ledum palustre*.

Porstkampfer: Ledol*.

Portio vaginalis: (kurz „Portio" genannt) Teil der Gebärmutter, der in die Scheide hineinragt.

Portlandzement: s. Zement.

Porzellan: Tonware, die aus einem feinst pulverisiertem Gemisch von reinstem Kaolin, Quarz u. Feldspat gebrannt wird. Durchscheinende, glasig dichte, porenfreie, weiße Scherben von großer Härte, undurchlässig für Gase u. Flüssigkeiten. P. ist den Chinesen seit dem 6. Jahrhundert nach Chr. bekannt. In Deutschland erfunden 1708/09 von Apotheker Joh. Friedrich Böttger (1682—1719) in Dresden u. Meißen unter Anregung von E. W. von Tschirnhaus.

Positron: (positives Elektron) Sehr kurzlebiges, schnell bewegtes Teilchen, mit gleicher Masse wie ein Elektron*, jedoch positiv geladen.

Post: (lat.) Nach, danach, hinter; **Post cenam:** Nach d. Essen.

Post partum: Nach der Geburt (abgek. „p.p").

Postmortal: Nach dem Tode.

Postnatal: Nach der Geburt.

Postonal® ERG: Aethylenum oxydatum polymerisatum, Polyäthylenoxid- o. -glykol $(C_2H_2O)_x$. Gelbl.-bräunl., wachsartige Masse, ll. in 10 Aq., in 5 Chlf. u. in sied. A. D. 1,17—1,2; F. 55—60°. Anw.: als Ersatz für Oleum Cacao zur Herst. von Suppositorien. (Postonal ist physiologisch indifferent, wirkt aber leicht reduzierend, darf daher nicht mit Silbersalzen kombiniert werden.)

Potamobius Astacus: (Astacus fluviatilis) Flußkrebs, s. Cancer fluviatilis HOM.

Potassium: (Engl., franz.) Kalium*.

Potassium Penicillin G: Penicillin-G-Kalium (amerik. Pharmakopoe USP).

Potatorium: syn. Potomanie, Trunksucht; **Potator:** Trinker.

Potentia: Fähigkeit, bes. F. zur Ausübung des Beischlafs (P. coeundi) und Zeugungsfähigkeit (P. generandi); Empfängnisfähigkeit = P. concipiendi. Vgl. Impotenz.

Potential: Phys. Maß für die Stärke eines Kraftfeldes (elektromotorische Kraft = EMK) in einem Punkt. Das Potential in einem Punkt des elektrischen Feldes ist die Arbeit, die man aufwenden muß, um die positive Einheitsladung aus dem Unendlichen bis an den Punkt zu bringen.

Potentialgifte: Stoffe, deren physiolog. Wirkung durch das Konzentrationsgefälle zu beiden Seiten der Zellgrenzen bedingt wird. Zu den P. rechnen z. B. Acetylcholin, Muskarin u. a.

Potentilla-Arten: Fam. Rosaceae.

Potentilla anserina: Gänserich, Gänsefingerkraut, Krampfkraut (fast ganze Nordhemisphäre). Stpfl. v. **Herba Anserinae:** Gänsefingerkraut. Best.: ein noch nicht identifizierter Wirkstoff, der spasmolytisch wirkt, ferner Gerbstoffe (ca. 7%), Flavone, Harz. Asche max. 10%. Anw. volkst.: als Adstringens u. Antispasmodicum (Dysmenorrhöe, Meteorismus), volkst. als Hämostypticum; äußerl.: zur Behandlung von Wunden u. Ekzemen. HOM: Potentilla anserina, d. frische blühende Pfl. **P. silvestris** (P. erecta, P. tormentilla) Ruhrwurz, Blutwurz (Mitteleuropa bis Sibirien). Stpfl. von **Rhizoma Tormentillae:** Tormentillwurzel, Ruhrwurzel, Blutwurzel. Best.: Tormentillgerbsäure (bis 20%), Tormentillin (Glykosid), Tormentillrot (Phlobaphen), Ellagsäure, Chinovasäure, Harz, Stärke. Asche max. 6%. Anw. med.: als Adstringens b. Sommerdiarrhöen u. paratyphösen Erscheinungen (Rhiz. Tormentillae, soll bakteriostatisch u. bakterizid wirken, volkst. wurde sie früher bei Malaria gebraucht!); äuß.: zu Pinselungen bei Schleimhauterkrankungen des Mundes u. Rachens (Tinct. Tormentillae). HOM: Potentilla erecta, d. frische, blühende Pfl. **P. reptans:** Kriechendes Fingerkraut, Fünffingerkraut (Europa u. Asien). Stpfl. v. **Herba Pentaphylli:** Fünffingerkraut. Best.: Gerbstoff. Anw. volkst.: als Adstringens. HOM: Potentilla reptans, d. frische, blühende Pfl. **P. tormentilla:** s. P. silvestris.

Potentiometrie: Elektrometrische Maßanalyse, Analysenverfahren, das auf der Potentialmessung von Elektrolyten beruht. Man benutzt die Beziehung zwischen Potential und Ionenkonzentration u. ermittelt durch Messung des Einzelpotentials einer in eine Lsg. unbekannter Ionenkonzentration eintauchenden Elektrode die Ionenkonzentration der Lsg. Besonders häufig zur pH-Bestimmung (Potentiometrische pH-Bestimmung) benutzt, mittels des Potentiometers.

Potenz: s. Potentia.

Potenzen, Homöopathische: s. Homöopathie.

Potenzholz: Lignum Muira-puama, s. Ptychopetalum olacoides u. Pt. uncinatum.

Potenzierte Narkose: s. Narkose-Arten.

Potenzierte Wirkung: Steigerung der Wirkung bei der Kombination von Arzneimitteln, synergistische Stoffe, die gegenseitig ihre Wirkung verstärken über die Summation der Einzeleffekte hinaus.

Potenzrinde: Cortex Yohimbehe, s. Pausinystalia yohimbe.

Potio (Plur. **Potiones**): (Syn. Ptysana(e)) Trank, Arzneitrank; meist schwache Lsgen oder Macerationen, vgl. Julep.

Potio Riverii DAB 6: Rivierescher Trank. Zstzg.: 4 Zitronensäure, 9 Natriumkarbonat, 190 Aq. Anw. med.: als Refrigerans.

Pottasche: Kalium carbonicum crudum, s. Kaliumcarbonat.

Pottlot: Graphit.

Pound: Engl.-amerik. Gewichtseinheit; s. Tabelle „Gewichte u. Maße".

PP.-Faktor: Nicotinsäureamid, Antipellagra-Vitamin, s. Vitamine.

ppm: (engl.: parts per million = Teile auf 1 Million) Abkzg. für mg/l.

Pr: *chem.* Praseodym, s. Seltene Erdmetalle.

Prae: (lat.) vor.

Präcipitat: Niederschlag.

Präcipitat, Gelbes: Hydrargyrum oxydatum via humida paratum (flavum)*. **Präcipitat, Rotes:** Hydrargyrum oxydatum (rubrum). **Präcipitat, Weißes:** Hydrargyrum praecipitatum album. **Präcipitatsalbe, Gelbe:** Ungt. Hydrargyri flavum. **Präcipitatsalbe, Rote:** Ungt. Hydrargyri rubrum. **Präcipitatsalbe, Weiße:** Ungt. Hydrargyri album.

Präcipitieren: Fällen.

Präcipitine: (Koaguline) Antikörper, die sich im Serum d. Versuchstieres nach wiederholter parenteraler Einverleibung gelöster od. kolloidaler Antigene bilden u. die nach dem Vermischen des Serums m. einer dünnen Lsg. des Antigens Niederschläge, Präcipitate, erzeugen. Der Ndschlg. bildet sich nur mit dem gleichen Protein, das eingespritzt wurde.

Praecox: Vorzeitig, frühzeitig.

Präpariersalz: Natriumhexahydroxostannat, $Na_2[Sn(OH)_6]$; Anw. als Beize in d. Färberei, vgl. Stannum.

Präservativ: Kondom, Gummischutz; konzeptionsverhütendes Mittel u. Infektionsschutz.

Präventiv: Vorbeugend.

Pralidoximjodid: s. PAM.

Praseodym: Pr, AtG. 140,9077; s. Seltene Erdmetalle.

Pravaz-Spritze: Hohlnadelspritze für Injektionen (Charl. Gabr. Pravaz, Chirurg, Lyon, 1791—1853).

Prednisolon: Int. Bez. für Dehydrocortisol (Glucocorticosteroid); s. Hormone.

Prednison: Int. Bez. für Dehydrocortison; s. Hormone.

Prednyliden: Int. Bez. für Methylenprednisolon, z. B. Decortilen ®; s. Hormone.

Pregnan: $C_{21}H_{36}$, ein C_{21}-Steroid,

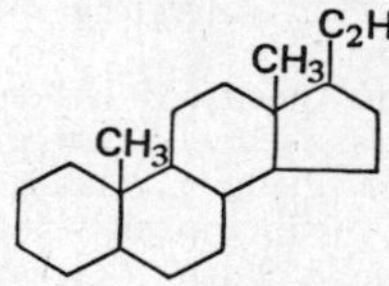

Grundkörper des Corpus-luteum-Hormons (Progesteron), s. Keimdrüsenhormone unter Hormone.

Pregnandiol: s. Keimdrüsenhormone unter Hormone.

Preiselbeerblätter: Folia Vitis Idaeae, s. Vaccinium vitis-idaea.

Preiselbeeren: Fructus Vitis Idaeae, s. Vaccinium vitis-idaea.

Prenanthes serpentaria: Nordamerika; Stpfl. von HOM: Nabalus Serpentaria die frische Pflanze (Best.: Tannin; v. d. Eingeborenen gegen Schlangenbisse verwendet).

Presbyakusis: Altersschwerhörigkeit.

Presbyopie: Altersweitsichtigkeit.

Primäraffekt: Erster Ausbruch einer Krankheit, bes. bei Syphilis.

Primäre Alkohole: s. Alkohole.

Primäres Kohlenstoffatom: Ein C-Atom, das nur mit einem anderen C-Atom verbunden ist (ist es mit 2, 3 od. 4 anderen C-Atomen verknüpft, so bezeichnete man es als sekundär bzw. tertiär oder quartär gebunden).

Primasprit: Feinsprit, Spiritus rectificatissimus, alte Bezeichng. für Äthylalkohol (s. Äthanol), handelsüblich damals mit einem Gehalt von ca. 95 Vol.-% = 92,5 Gewichts-% reinem Alkohol.

Primelkrankheit: Primeldermatitis, schwere u. meist langanhaltende Hautentzündung mit Bläschen u. Knötchenekzem, die durch Berührung der Haut u. Schleimhaut mit dem Drüsenhaarsekret der Gift-Primel, Primula obconica, hervorgerufen wird, u. zwar durch das im Sekret enthalt. giftige Primin. Bei der Giftprimel handelt es sich um die beliebte Zimmerblume, die arzneilich verwendeten Primula-Arten enth. kein Primin (s. Primula-Arten).

Primeln: Flor. Primulae, s. Primula-Arten.

Primelwurzel: Radix Primulae, s. Primula-Arten.

Primipara: Erstgebärende.

Primordial: Von Ursprung an.

Primula-Arten: Fam. Primulaceae. **P. veris (P. officinalis),** Frühlingsschlüsselblume, Apothekerprimel (von östl. Asien durch ganz Zentral- und Vorderasien und Europa). Stpfl. v. **Flores Primulae (cum Calycibus und sine Calycibus):** Schlüsselblumenblüten, Primeln (mit Kelch u. ohne Kelch), Aurikeln. Best.: Äth. Öl, Saponin (ca. 2%; nach Kofler enth. nur die Kelchblätter Saponin), Harz, ein Glykosid. Asche max. mit Kelch 8%, ohne Kelch 6%. Anw.: als Expectorans, Diureticum und Laxativum, Schlüsselblumenauszüge haben sich äuß. als Kompressen bei Quetschungen und Blutergüssen bewährt. **P. elatior:** Hohe Schlüsselblume (Mitteleuropa, Kaukasus, Nordpersien, Ural, Altai). **P. elatior** und **P. veris:** (syn. Primula officinalis) Stpfln. v. **Radix Primulae: Primelwurzel** DAB 7; Best.: 5—10% Saponine, ferner die Glykoside Primulaverosid (Primulaverin) u. Primverosid (Primverin) und ihre Aglykone (Methylester der Methoxyresorcylsäure und der Methoxysalicylsäure), das Enzym Primverosidase (Primverase), geringe Mengen äth. Öl u. Kieselsäure. Asche max. 10%. (Nach Kofler enth. Pr. veris nur ein saures Saponin, die Primulasäure, Pr. elatior ein amorphes S., das Elatior-Saponin; der kratzende Geschmack wird nach Kofler nicht durch Saponin, sondern durch einen besonderen „Primelkratzstoff" bedingt). Anw. med.: als Expectorans (der Rad. Senegae gleichwertig), auch als Nervinum u. Herztonicum. HOM: Primula veris, die frische blühende Pflanze.

Primverosid: (Primverin) s. Radix Primulae unter Primula-Arten.

Prioria copaifera: Stpfl. v. Balsamum Cativo*.

Prisma: *phys.* Durchsichtiger Körper mit 2 keilförmig zueinander geneigten Flächen. Ein Lichtstrahl wird b. Durchgang durch d. Prisma abgelenkt und, da die Ablenkung für die verschd. Spektralfarben verschd. ist, in seine farbigen Bestandteile zerlegt (Dispersion*).

Prisma, Nicolsches: s. Polarisation.

Pro: Für, vor; **pro baln.** (pro balneo): für das Bad; **pro die:** für den Tag, **pro dosi:** für die einzelne Gabe; **pro infant.** (pro infante): für das Kind (bzw. für die Kinder); **pro med.** (pro medico); für den Arzt, zu Händen des Arztes.

Probiergläser: Reagenzgläser.

Probierstein: s. unter Argentum.

Procainamid: Novocamid®; Herz- u. Kreislaufmittel.

Procain-Benzylpenicillin: Procain-Penicillin G, s. Penicillinum.

Procainhydrochlorid: p-Aminobenzoyl-diäthylamino-äthanol-hydrochlorid, Novocain®,

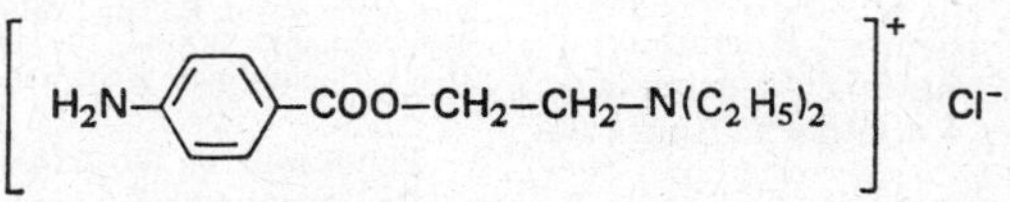

4-Amino-benzoesäure-(2'-diäthylamino-äthyl)-ester-hydrochlorid

$C_{13}H_{21}ClN_2O_2$, Mol. 272,8; DAB 7: Gehalt mind. 99,0%, berechn. auf d. getrockn. Substanz; farbl. Kr. oder weiß. kr. Pv.; sll. i. Aq., ll. i. A. 90%, Schmelztemp. 154—157°, Sulfatasche max. 0,1%; Anw. med.: zur Infiltrations- (0,5%), Leitungs- (1—2%) und Lumbal-(Paravertebral)-Anästhesie (1%), evtl. mit Zusatz v. Adrenalin. Ferner findet Procain (oral od. mitt. intramusk. Injektionen) in der Geriatrie, bei Arteriosklerose, peripheren Durchblutungsstörungen, Neuralgien usw. Anwendung.

Procain-Penicillin-G: Benzylpenicillinum Procainum; s. Penicillinum.

Progenine: Zuckerhaltige Spaltprodukte der Glykoside, die noch Glykosidcharakter haben.

Progesteron, 4-Pregnen-3,20-dion, Corpus-Luteum-Hormon,

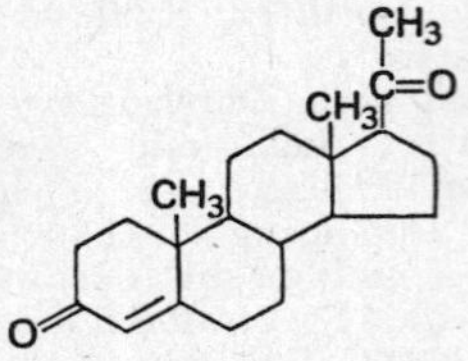

$C_{21}H_{30}O_2$. Mol. 314,5. Farbl. bis schwach gelbl. Kr. oder kr. Pv., 2 Modifikationen, ll. i. Ae., Chlf., l. i. A., Aceton, wenig l. i. fetten Ölen, praktisch unl. i. Aq. Schmelztemp.: häufigste Modif. 127—131°, andere 120—122°. Spez. Drehg.: $[\alpha]_D^{20°}$ = +178° bis +186° (Lösung in Dioxan); Lichtabsorption: $E_{1cm}^{1\%}$ = 535 (±10) bei 241 nm (gemessen in Äthanol 96%). Aufbewahrung: Gut verschlossen und vor Licht geschützt. Vorsichtig aufzubewahren (unverträglich mit Reduktionsmitteln). Anw.: bei Menstruationsstörungen, bei habituellem und drohendem Abort, Sterilität, präklimakterischen Blutungen (Proluton®, Lutren®, Progestin®, Luteosid®, Lutocyclin®), vgl. Corpus-Luteum-Hormon unter Hormone.

Prognose: Prognosis, Vorhersage, Beurteilung des Verlaufs u. Ausgangs einer Krankheit.

Progynon®: s. Östradiol u. Hormone.

Proktitis: Mastdarmentzündung, Mastdarmkatarrh.

Proktologie: Lehre von den Mastdarmkrankheiten.

Proktoskopie: Rektoskopie*.

Prolaktin: Laktationshormon des Hypophysenvorderlappens, s. Hormone.

Prolamine: Gliadine, Eiweißkörper.

Prolan A und B: Follikelreifungshormon (A), Luteinisierungshormon (B) des Hypophysenvorderlappens, s. Hormone.

Prolapsus: (lat.) Prolaps, Vorfall innerer Organe durch physiologische oder künstliche Öffnungen; **Pr. ani:** Vorfall der Afterschleimhaut; **Pr. recti:** Vorfall des Mastdarms.

Prolidase: Enzym (Muskel, Dünndarmschleimhaut), das Dipeptide vom Typus des Glycylprolins spaltet.

Proliferation: Sprossung, Wucherung.

Prolin: Pyrrolidincarbonsäure, wichtige Eiweißaminosäure, bes. reichlich im Kollagen* und Casein*; auch synth. darstellbar, vgl. Oxyprolin.

Prolinase: Peptidase in der Darmschleimhaut und in der Hefe, spaltet aus Peptiden mit entständigem Prolylrest das Prolin ab.

Proluton®: s. Progesteronum DAB.

Promethium: Pm, AtG. 145, Ordz. 61 (früher als Illinum, Florentinum u. Cyclonium bezeichnet), entd. 1945 durch J. A. Marisky, L. E. Glendenin, C. D. Coryell, USA; Spaltungsprodukt des Urans. Bisher wurden 12 künstl. Isotope gewonnen, deren Halbwertszeiten von 20 Minuten bis zu 30 Jahren variieren.

Prominal®: Methylphenyläthylbarbitursäure.

Promotoren: Aktivatoren*.

Prontalbin: s. Sulfonamide.

Prontosil album: Prontalbin*.

Prontosil rubrum: s. Sulfonamide.

Prontosil solubile: s. Sulfonamide.

Propan: C_3H_8. Farb- u. geruchloses, ungiftiges Gas, das zu Leucht- u. Kochzwecken verwendet wird (Flaschengas). Es kommt in Erdgasen vor u. fällt in großen Mengen bei der Hydrierung v. Kohlen, Teeren, Erdölen u. bei der Zerlegung von Koksofengasen an.

Propanol: s. Isopropylalkohol.

Propanon: s. Aceton.

Propanonsäure: Brenztraubensäure*.

Propansäure: Propionsäure*.

Propantricarbonsäure-(1,2,3): Tricarballylsäure, $C_6H_8O_6$; Mol. 176,13; farbl. Kr., ll. in Aq., A., Meth., wl. in Ae., Chlf., Bzl. F. 158° bis 160°. Anw.: bei Vergiftungen mit Strontium 90 (intraperitoneal); P. vermag das radioaktive Strontium aus dem Knochengewebe u. anschließend aus den Nieren auszuscheiden.

Propantriol-(1,2,3): s. Glycerin.

Propargylalkohol: Propin-(1)-ol-(3),

$$CH{\equiv}C \cdot CH_2 \cdot OH.$$

Farbl., angenehm riech. Fl. von brennendem Geschmack, l. in Aq., A., Ae., Bzl.; D. 0,971, Kp. 114-115°. Darst.: durch Umsetzung von Acetylennatrium mit Formaldehyd. Anw.: in d. Ind. zu Synthesen.

Properdin: Serumeiweiß-Komponente in Tier- u. Menschenblut, die (im Rahmen der natürl. Immunität) Bakterien tötet, Viren neutralisiert und in bestimmten Krankheitsfällen rote Blutkörperchen auflöst.

Prophylaxe: Verhütung, Vorbeugung v. Krankheiten; **Prophylaktisch:** Vorbeugend; **Prophylacticum(a):** Vorbeugendes Mittel.

Propicillin: Phenoxypropyl-penicillin, s. Penicillin.

Propionsäure: Propansäure,

$$CH_3—CH_2—COOH,$$

einbas. Fettsäure, die sich u. a. im Harn, Schweiß, Holzessig u. in manchen Pfln. findet. Farbl., stechend riechende Fl.; Kp. 141,1°, D. 0,998, F. —22°; mit Aq. in jed. Verhältnis mischbar, l. in A., Ae., Chlf. Darst.: Durch Oxidation von Propylalkohol, durch Vergärung von äpfel- oder milchsaurem Calcium. Anw.: als Konservierungsmittel, verhütet das Schimmeln von Brot und Käse u. verhindert das Fadenziehen im Brot (Ropal®); auch äußerl. gegen Mycodermatosen.

Propyl: -C_3H_7, einwertiges Radikal des Propan.

Propylalkohol, Primärer: Alcohol propylicus, Propylium, n-Propanol; $CH_3CH_2CH_2OH$; farbl., gift., brennbare Fl.; techn. Lösungsmittel.

Propylalkohol, Sekundärer: Isopropylalkohol.

Propylen: $CH_3—CH=CH_2$. Farblos. Gas, dient zur Synthese von Isopropylalkohol, von Glycerin u. a.

Propylenglykol: (Propandiol-1,2),

$$CH_3 \cdot CHOH \cdot CH_2OH.$$

Farbloses, süß schmeckendes Öl, mit Aq. u. A. mischbar; D. 1,04, F. 188°; Propylenglykol ist ungiftig, wirkt aber stark bakterizid, weshalb es in d. USA zum Versprühen in Wohnräumen benutzt wird, um Ansteckung (z. B. bei Grippe usw.) zu vermindern bzw. zu verhüten. P. soll noch in einer Verdünnung 1:15 Millionen wirksam sein. Anw.: ferner als Feuchthalte-, Frostschutz-, Schmier- und Lösungsmittel, als Konservierungsmittel u. zur Herst. von Kunstharzen usw.

Propylium: Primärer Propylalkohol, Alcohol propylicus.

Propylium para-oxybenzoicum DAB: s. p-Hydroxybenzoesäurepropylester.

Propylthiouracil: Propylthiouracilum, 4-Propyl-2-thio-uracil,

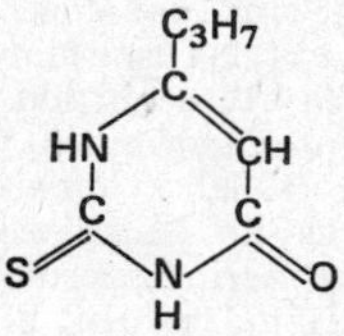

$C_7H_{10}N_2OS$. Mol. 170,2. DAB 7: Gehalt mind, 98,0%, berechn. auf d. getrockn. Substanz. Weißes bis elfenbeinfarbenes, feinkr. Pv. von schwach bitterem Geschmack, wl. in Aq. v. 20°, l. in 100 T. Aq. von 100°, ca. 60 T. A., Aceton, praktisch unl. in Ae., Chlf., l. in verd. Alkalilaugen, Ammoniakfl. unter Salzbildung. Schmelztemp. 217 bis 220° C. Aufbewahrung: Gut verschlossen und vor Licht geschützt. Vorsichtig aufzubewahren. MD 0,1 g; MTD 0,3 g. Anw.: als Thyreostaticum; dos. 50—300 mg tgl., 6—9 Monate lang. Nach Normalisierung des Grundumsatzes 25—100 mg zur Dauerbehandlung (Propycil®, Thyreostat II®).

Prosenchym: bot. Gewebe, dessen Zellen in einer Richtung gestreckt, faserähnlich und zugespitzt sind, im Gegensatz z. Parenchym*.

Prostata: Vorsteherdrüse; **Prostatitis:** Entzündung der Vorsteherdrüse.

Prosthetische Gruppe: Der Anteil in zusammengesetzten Eiweißkörpern (Proteiden), der selbst keinen Eiweißcharakter hat (prosthetisch von griech. *προσ-τίθημι* = hinzufügen), z. B. ist im Hämoglobin die Farbkomponente Häm die prosthetische Gruppe. Bei Enzymen nennt man die pr. Gruppe „Coferment" oder „Agon".

Prostigmin®: s. Dimethylcarbamoyl-oxyphenyl-trimethylammonium-bromid (Int. Bez. Neostigmin).

Protactinium: Pa, AtG. 231,0359; Ordnungszahl 91; IV- u. V-wertig, silberweißes Metall; radioaktives Zerfallsprodukt des Urans, kommt spurenweise in den Uranmineralien vor; geht allmählich in Actinium über

(Halbwertszeit 32000 Jahre) (entd. 1918 von Otto Hahn und Lise Meitner).

Protamine: Einfachste in der Natur vorkommende Proteine (s. Eiweißkörper); sie enth. 80—90% Arginin, vielfach auch Lysin u. Histidin, aber kein Cystin, sind daher schwefelfrei. Sie werden aus den Spermatozoen der Fische durch Ausschütteln mit verdünnten Säuren gewonnen, da sie mit Mineralsäuren Salze bilden; in den Zellen sind sie an Nukleinsäuren ge-. bunden.(Aus Heringssperma gewonn. Protamin heißt Clupein, Rheinlachsprotamin Salmin, Hechtprotamin Escoin, Karpfenprotamin Cyprinin usw.). Da die Fischprotamine mit Insulin schwer lösl. Verbindg. eingehen, werden sie zur Herst. von Depot-Insulinen benutzt (s. Insulin).

Protamin-Insulin: s. Insulin.

Protargol: Argentum proteinicum, s. Silberproteinat.

Proteasen: Zu den Hydrolasen gehörende Enzyme, die Eiweißkörper bis zu den Aminosäuren aufspalten, indem sie die Peptidbindung lösen. Man unterscheidet zwei Untergruppen: 1. **Proteinasen,** die nur auf intakte Proteine einwirken (hierzu gehören Pepsin, Trypsin, Chymotrypsin, Kathepsin, Papain, Enterokinase). 2. **Peptidasen,** die nur auf die nativen Eiweißkörper einwirken (Aminopeptidase Carboxypeptidase, Dipeptidase sowie die in der Darmschleimhaut vorkommenden Prolinase und Prolidase), s. Fermente.

Proteide: s. Eiweißkörper.

Proteinasen: s. Proteasen.

Proteine: Zusammengesetzte Eiweißkörper, die aus Proteinen u. prosthetischen* Gruppen bestehen, s. Eiweißkörper.

Proteinkörner: Aleuronkörner*.

Proteinstoffe: s. Eiweißkörper*.

Proteinurie: s. Albuminurie.

Proteohormone: Hormone, die Eiweißkörper oder von eiweißähnlichem Charakter sind, s. Hormone.

Proteolyse: Aufspaltung der Proteine; **Proteolytisch:** Eiweißverdauend; **Proteolytische Enzyme:** s. Proteasen.

Prothallium: *bot.* Vorkeim (z. B. bei Farnen.

Prothrombin: Best. d. Blutes, Vorstufe des Gerinnungsenzyms Thrombin, s. Blutgerinnung unter Blut.

Protium: Bezeichnung für „leichten" Wasserstoff ^1H oder H.

Protanemonin: Anemonol*.

Protocid®: s. Sulfonamide.

Protohäm: s. Hämoglobinum.

Proton: *phys.* Das positiv-elektrische Elementarteilchen im Atomkern.

Protopin: Fumarin, $C_{20}H_{19}NO_5$, Alkaloid in zahlreichen Papaveraceen-Arten (z. B. Papaver somniferum*, Fumaria officinalis*, Chelidonium maius*, Corydalis cava*).

Protoplasma: (griech. *πρῶτος* = zuerst von allem) Die lebende Grundsubstanz in allen menschl., tierischen u. pflanzl. Zellen, Träger allen Lebens; das Protoplasma zeigt zwei Formen: das **Cytoplasma** (Zellplasma oder kurz Plasma genannt), und das **Nukleoplasma** (Kernplasma). Das Cytoplasma ist eine halbflüssige Masse, in die winzige Körperchen, die Mikrosomen, eingelagert sind; das Nukleoplasma bildet den rundlichen Zellkern (Nucleus), der zentral im Cytoplasma liegt. Das Protoplasma besteht aus Wasser, Kohlenhydraten, Fetten, Lipoiden und Salzen. Wasser (80—90%) u. Eiweiß machen die Hauptmasse aus. Es stellt ein kolloidales System dar, das sich in ständiger Bewegung befindet (Plasmaströmung).

Protoporphyrin: s. Porphin u. Porphyrine.

Protozoen: (griech. *πρωτον* = das Erste, *ξωον* = Tier) Urtierchen, einzellige Lebewesen, niedrigste Tiere (aber nicht die einfachsten Lebewesen, Bakterien u. Viren sind einfacher), mit Chromosomenkern (im Gegensatz zu den Bakterien) u. hochdifferenziertem Plasma, mit Organen zur Fortbewegung u. zur Nahrungsaufnahme, Vermehrung geschlechtlich u. ungeschlechtlich. Viele sind Krankheitserreger. Man teilt die Pr. in vier Klassen ein: 1. **Flagellata** (Mastigophora) Geißeltierchen, hierzu gehören: Trypanosoma* (Erreger der Schlafkrankheit), Leishmania* (Erreger der Orientbeule u. Kala-Azar), Trichomonas*; 2. **Rhizopoda:** Wurzelfüßer, Amöben; 3. **Sporozoa:** Sporentierchen, hierzu geh. u. a. Plasmodium (Erreger der Malaria), Eimeria (Erreger der Kokzidiose*); 4. **Ciliophora:** Infusorien, Wimpertierchen, Pantoffeltierchen.

Protrahiert: (lat.) Verzögert.

Provenceröl: Ol. Olivarum, s. Olea europaea.

Provenienz: Herkunft (z. B. von Drogen).

Provitamin: Vorstufe eines Vitamins, s. Vitamine.

Prunase: Enzym in den bitteren Mandeln, s. Amygdalinum.

Prunus-Arten: Fam. Rosaceae. **Prunus amygdalus:** (Amygdalus communis) Mandelbaum (heim. im westl. Zentralasien, kult. in den warmen gemäß. Zonen, bes. Mittelmeergebiet, Südeuropa, Nordafrika sowie Kalifornien). **Prunus amygdalus var. dulcis:** (Amygdalus communis var. dulcis): Stpfl. v. **Amygdalae dulces:** (Semen Amygdalae dulce) **Süße Mandeln.** Best.: 40—65% fett. Öl, ca. 10% Zucker, bis 30% Eiweiß, Cholin, Asparagin, kein oder höchstens 0,1% Amygdalin. Anw.: zu Emulsionen; zur Gew. des fetten Öls. **P. amygdalus var. amara:** Stpfl. v. **Semen Amygdali amarum** (**amarae** ERG): (Amygdalae amarae) **Bitterer Mandelsame.** Bittere Mandel. Best.: 30—50% fettes Öl, 25—35% Eiweißstoffe, 3% Zucker, Cholin, Asparagin und 1,7—4% Amygdalin. Asche max. 4%. Das Glykosid Amygdalin ($C_{20}H_{27}NO_{11}$) wird durch das Enzym Amygdalase in Traubenzucker und Mandelsäurenitrilglucosid zerlegt; letzteres zerfällt unter dem Einfluß des Enzyms Prunase weiter in Traubenzucker u. Benzaldehydcyanhydrin u. dieses schließlich wird durch das Enzym Oxynitrilase in Bittermandelöl u. Blausäure (bis 0,25%, physiol. Wirkung, s. Acidum hydrocyanicum) zerlegt. Man bezeichnet die Enzyme in ihrer Gesamtheit mit **Emulsin.** Anw.: früher zur Herst. v. Aq. amygdalarum amararum, das jetzt auch mit Mandelsäurenitril (Benzaldehydcyanhydrin) hergestellt wird, ferner zur Herst. von Ol. Amygdalarum aethereum. Der Genuß größerer Mengen von bitteren Mandeln kann tödlich wirken (Dos. let. für Erwachsene 50 bis 60 bittere Mandeln, für Kinder 5 bis 12 bittere Mandeln). HOM: Amygdalae amarae, die reifen von der Schale befreiten Samen. (Aufbewahrung: Droge, Urtinktur, 1.—3. Dez.-Pot. vorsichtig.) **Oleum Amygdalarum** DAB 6: (Ol. Amygdalae expressum) Mandelöl, d. fette blausäurefreie Öl d. bitteren u. süßen Mandeln. Hellgelbes, geruchl. Öl, noch bei —10° klar u. ohne Ausscheidungen, ll. in Ae., Bzl., Chlf., wl. in A. D. 0,911—0,916; JZ 95 bis 100, Säuregrad nicht über 8; VZ 190 bis 195; unverseifbare Anteile höchstens 1,5%. Best.: haupts. Glyceride d. Öl- u. Linolsäure. Die Preßrückstände, die noch ca. 10% Öl u. etwas Emulsin enth., kommen als **Farina Amygdalarum** in d. Handel und werden vorwiegend in d. Kosmetik verwendet (Mandelkleie). Das Öl findet med. Anw. als reizmilderndes Mittel, bes. in Form der Emulsio oleosa, auch als Augen- u. Ohrenöl sowie als Salbengrundlage (Ungt. leniens); techn.: als Uhrenöl usw. **Oleum Amygdalarum (amararum) aethereum:** (Oleum Amygdalae amarae) Ätherisches Bittermandelöl, das aus den bitteren Mandeln, nach Entfettung u. Fermentierung durch Dest. gew. äth. Öl. Farbl. bis gelbl. Fl. D. 1,038—1,060 (bei 25°). Best.: mind. 95% Benzaldehyd und 2—4% HCN (techn. wird äth. Bittermandelöl haupts. aus Aprikosenkernen gewonnen; das äth. Aprikosenkernöl ist völlig identisch mit dem äth. B.öl). Anw.: in der Parfümerie u. Likörindustrie; med. wird äth. B. wegen des schwankenden HCN-Geh. nicht mehr verwendet. **Oleum Amygdalarum amararum sine Acido hydrocyanico:** Blausäurefreies Bittermandelöl. Darst.: 10 T. äth. Bittermandelöl werden mit 6 T. gelöscht. Kalk u. einer Lsg. von 3 T. Ferrosulfat in 50 T. Aq. geschüttelt u. dann mit Wasserdampf dest., vgl. Benzaldehyd DAB 6: **Oleum Amygdalarum aethereum artificiale:** Künstl. Bittermandelöl, s. Benzaldehyd. **Acidum amygdalicum:** Mandelsäure, s. Acid. amygdalicum. **Amygdalinum:** s. d.; **Aqua Amygdalarum amararum,** s. d.

Prunus armeniaca: Aprikose (heim. in Turkestan, Mongolei, kult. in Mittelmeerländern) und **Prunus persica,** Pfirsich (heim. Nordchina ?). Stpfln. v. **Oleum Persicarum** DAB 6: Pfirsichkernöl, das fette Öl der Samen (die bis 8% d-Amygdalin enth.). Hellgelb., geruchl. Öl, bei —10° noch klar u. ohne Ausscheidungen. D. 0,911—0,916; JZ 95—100; Säuregrad nicht über 8; VZ 190—195; unverseifbare Anteile höchstens 1,5%. Best.: Ölsäureglyzeride. Anw.: wie Oleum Amygdalarum. HOM: Amygdalus Persica e cortice, die frische Rinde von Prunus Persica.

Prunus avium: Süßkirsche, Vogelkirsche; Stpfl. von HOM: Padus avium, frische zur Zeit der Blüte ges. Blätter (Best.: Saccharose, Dextrose u. Cumarin, jedoch kein Amygdalin, das in den Samen indessen zu 0,8—2% enth. ist). Die Blätter dienen vielfach als Tabakersatz. Aus der Pfl. wird auch das Gummi, Gummi Cerasorum = Kirschgummi, gew., das als Ersatz für Gummi arabicum, bes. als Appreturmittel in der Textilindustrie verwendet wird.

Prunus cerasus: Sauerkirsche (heim. Kleinasien, kult. in ganz Europa). Stpfl. v. **Fructus Pruni Cerasi (Fruct. Cerasi acidi):** Sauerkirsche. Best.: Zucker (bis ca. 9%), SS, Pektinstoffe, Eiweißstoffe (im Samen Blausäureglykosid). Anw.: zur Herst. v. Sirupus Cerasi. **Stipites Cerasi acidi:** (Stipites Cerasorum, Pedunculi Cerasorum) Kirschenstiele. Best.: Gerbstoff. Anw. volkst.: als Adstringens u. Diureticum. **Gummi Cerasi:** Kirschgummi. Anw.: zur Herst. v. Klebstoff. **Folia Cerasi:** Kirschblätter. Best.: Gerbstoff, Querzetin, Zitronensäure, Cumarin, Zucker. Anw. volkst.: als Tabakersatz; in der Tabakindustrie zur Streckung billiger Tabaksorten.

Prunus domestica: Zwetschge. Stpfl. v. HOM: Prunus domestica, die frische Rinde.

Prunus laurocerasus: Kirschlorbeer (Kleinasien, Balkan, bei uns oft kult.). Stpfl. v. **Folia Laurocerasi:** Kirschlorbeerblätter. Best.: Blausäureglykoside Prulaurasin (Isoamygdalin) u. Prunasin (l-Mandelsäurenitrilglucosid), zusammen etwa 1%; Emulsin (Prunase) (auch Rinde, Knospe u. Samen enth. Spuren von Blausäureglykosid, nicht aber das Fruchtfleisch), Zucker. Gerbstoff. Anw.: als Antineuralgicum u. Antispasmodicum; früher zur Herst. v. Aqua Laurocerasi*. HOM: Laurocerasus, die frischen, im August gesammelten Blätter. (Aufbewahrung: Urtinktur, 1.—3. Dez.-Pot. vorsichtig.)

Prunus mahaleb: Türk. o. Steinweichsel (Südeuropa, Vorderasien). Stpfl. v. HOM: Prunus Mahaleb, die frische Rinde junger Zweige (die Samen, die Cumarin u. HCN enthalten, werden zur Herst. des Likörs Cherry Brandy verwendet).

Prunus padus: Ahlkirsche, Traubenkirsche (Europa, nördl. Asien). Stpfl. v. **Cortex Pruni Padi:** Traubenkirschenrinde. Best.: Isoamygdalin (bis 1%), Gerbstoff, Gummi, Harz (im Samen bis 1,5% d-Amygdalin). Anw. volkst.: als Sedativum bei Husten. HOM: Prunus Padus e cortice, die frische, zur Blütezeit gesammelte Rinde junger Zweige. HOM: Prunus Padus e foliis, die frischen, zur Blütezeit gesammelten Blätter.

Prunus persica: s. Prunus armeniaca.

Prunus serotina: (USA: black cherry) s. Prunus virginiana.

Prunus spinosa: Schlehe, Schlehdorn, Schwarzdorn (Europa, Vorderasien). Stpfl. v. **Flores Pruni spinosae:** (Flores Acaciae, Flores Acaciae nostratis) Schlehdornblüten, Schwarzdornblüten,, Schlehenblüten. Best.: Spuren von Amygdalin (in den Samen bis 3%), Gerbstoff. Asche max. 8%. Anw. volkst.: als mildes Abführmittel u. Diureticum. HOM: Prunus spinosa, die frischen, im Aufblühen begriffenen Blüten.

Prunus virginiana: (Prunus serotina) Virgin. Traubenkirsche (heim. Nordamerika). Stpfl. v. **Cortex Pruni virginianae:** Virginische Traubenkirschenrinde. Best.: Blausäureglykosid, Gerbstoff. Anw. volkst.: bei Lungenleiden u. als Sedativum. HOM: Cerasus virginia, die frische Rinde.

Prurigo: Juckflechte.

Pruritus: Hautjucken.

Psalliota campestris: Champignon, Feld-Champignon, eßbar. Unterscheidung vom giftigen Knollenblätterpilz: der eßbare Champignon hat blaßrosa bis schokoladenbraun gefärbte Lamellen (der Knollenblätterpilz weiße Lamellen!); der Champignon hat an d. Stielbasis keine Knolle, s. Amanita phalloides.

Pseudo: (von griech. ψεῦδος = Täuschung) Falsch, scheinbar; z. B. *bot.* Pseudoparenchym; *chem.* Pseudobasen, Pseudosäuren usw.

Pseudochinarinde: Cortex Copalchi, s. Croton niveus.

Pseudomonas: Gattung gramnegativer, sporenloser, begeißelter Bakterien, Farbstoffbildner, z. B. Ps. pyocyanea (s. Pyocyanase).

Pseudosäuren: Nicht-sauere Form organ. Verbindungen, deren tautomere „aci-Form" Salze bilden kann, z. B. Nitromethan u. Nitronsäure.

Psicain®: D-ψ-Cocain, Benzoyl-d-pseudotropin-carbonsäuremethylester-HCl; Lokalanästheticum, weniger tox. u. stärker wirkend als Cocain; Psicain®-Neu = analoger Propylester.

Psidium guajava: Fam. Myrtaceae, Guayava (Trop. Amerika). Stpfl. von **Folia Djamboe** ERG: (Folia Psidii pyriferi) Djambublätter, Guayavablätter. Best.: Äth. Öl, Fett, Harz, Gerbstoff. Asche max. 7%. Anw. volkst.: bei Magen- u. Darmkatarrh, als Adstringens.

Psittacosis: Psittakose, Papageienkrankheit, schwere grippeartige Viruskrankheit (Erreger: Miyagawanella psittaci; Wirt = viele Vogelarten [v. a. Papageien- u. Taubenvögel] Säuger u. Mensch); mildere Form = Ornithose. Anzeigepflichtig!

Psoriasis: Schuppenflechte.

PSP: Phenolsulfophthalein*.

Psychotria ipecacuanha: s. Uragoga ipecacuanha*.

Pt: *chem.* Platin.

Ptarmicum(a): syn. Sternutatorium, Niesmittel.

Pterine: (von griech. τό πτερόν = Flügel) Eine den Purinen nahestehende biol. wichtige Gruppe (Grundsubstanz Pteridin). Die Pterine wurden zuerst aus Insektenflügeln (Schmetterlinge etc.) isoliert (Leucopterin, Xanthopterin) u. sind natürl. weit verbreitet (Haut und Augen der Fische, in d. Leber u. im Harn v. Menschen und Säugetieren). Die Folsäure (s. Vitamine) enth. ebenfalls das Pteridingerüst u. wird daher auch als Pteroylglutaminsäure bezeichnet.

Folsäure (Pteroylglutaminsäure)

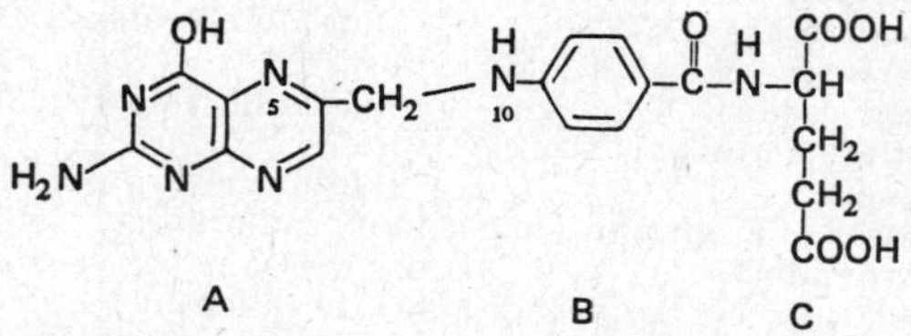

A = Pteridinrest; B = p-Aminobenzoesäurerest; C = Glutaminsäurerest

Psychiatrie: Lehre über Erkennung u. Behandlung seel. Erkrankungen.

Psychogen: Seelisch (durch Vorstellungen, Gemütsbewegungen) entstanden.

Psychologie: Lehre v. d. normalen seel.-geistigen Funktionsabläufen.

Psychopharmaka: Arzneimittel, die auf die Psyche bzw. psych. Phänomene einwirken, zahlr. u. uneinheitl. Syn., u. a. Neuroplegica, Thymoleptica, psychotrope Substanzen, Ataractica.

Psychose: Geisteskrankheit.

Psychosomimetica: Substanzen, die Psychosen hervorrufen oder nachahmen können, u. a. die Rauschgifte Meskalin, Solanaceen-Alkaloide, Lysergsäure-diäthylamid = LSD.

Psychotherapie: Behandlungsmethoden mit direkter Einwirkung auf d. Psyche des Patienten, auch bei körperlichen Leiden, z. B. durch Zuspruch, Suggestion, Hypnose, autog. Training usw.

Pterocarpus-Arten: Fam. Leguminosae. **L. marsupium:** (Vorder- und Hinterindien, Ceylon, Malabarküste). Stpfl. von **Kino:** (Gummi Kino) Kino, Malabarkino, der nach Verwundung der Stammrinde (Februar, März) ausgeflossene u. erhärtete Saft. Kantige, glänzende, leicht zerbrechliche Stücke von schwärzlicher oder dunkelrotbrauner Farbe, am Rande durchscheinend; in heißem Aq. u. A. fast vollständig l., in kaltem Aq. quillt es auf mit dunkelrotbrauner Farbe. Best.: 70—80% Kinogerbsäure, Kinorot, Brenzkatechin, Kinoin, Protokatechusäure. Asche max. 4%. Anw.: als Adstringens; techn.: z. Gerben. HOM: Kino. **P. santalinus** (Indien) u. **P. soyauxii** (Afrika). Stpfln. v. **Lignum Santali rubrum:** (Lignum Pterocarpi) Rotes Sandelholz, Kaliaturholz. Best.: Santalin (roter Farbstoff), Pterocarpin, Gallussäure. Asche max. 3%. Anw.: zu Teemischungen als schmückender Best. (der rote Farbstoff ist in Aq. unl., färbt daher den Aufguß nicht).

Pteroylglutaminsäure: Folsäure, s. Vitamine sowie Pterine.

PTH: Abkzg. für Parathyreotropes Hormon, s. Hypophysenvorderlappen unter Hormone.

Ptisana: Potio*.

Ptomaine: (πτῶμα = Leichnam) Leichenalkaloide, Leichengifte. Basische, stickstoffhaltige, organ. Verbindungen, die sich aus faulendem Eiweiß (Fleisch) bilden: sie sind teils außerordentlich giftig (z. B. Neurin), teils ungiftig; s. a. Putreszin.

Ptyalin: alte Bez. für Speichel- u. Pankreasdiastase.

Ptyalismus: Speichelfluß.

Ptychopetalum-Arten: Fam. Oleaceae. **P. olacoides** u. **P. uncinatum** (Brasilien). Stpfln. v. **Lignum Muirapuama:** Muirapuama-Holz, Potenzholz. Best. Aromatisches Harz, Gerbstoff, möglicherweise ein Alkaloid. Anw.: als Aphrodisiacum u. Tonicum. (Früher galt **Liriosma ovata** als Stpfl.) HOM: Muira Puama.

Ptychotis ajowan: Carum ajowan*.

Pu: *chem.* Plutonium*.

Pubes: Schamhaare, Schamgegend.

Pubes Stizolobii: Die Brennhaare v. Fruct. Stizolobii, s. Mucuna pruriens.

Puccinia Malvacearum: Rostpilz, der auf Malven schmarotzt; die Sporenlager bilden auf d. Unterseite der Malvaceenblätter (Fol. Althaeae, Fol. Malvae) oft kleine, braune Flecke.

Puddingpulver: Mischungen aus feinst gepulvertem Kartoffelmehl, Mais- oder Weizenstärke, Farbstoff u. Aroma, vielfach unter Zusatz von getrocknetem Eigelb.

Puerpera: Wöchnerin.

Puerperalfieber: Kindbettfieber; anzeigepflichtig!

Puerperium: Wochenbett.

Pufferung, Pufferlösungen: s. Wasserstoffionenkonzentration.

Pulegon: 1-Methyl-4-isopropylidencyclohexanon-(3), $C_{11}H_{16}O$. Hauptbestandteil d. Poleiöls (s. Mentha pulegium unter Mentha-Arten). Farbl. nach Pfefferminz riechende Fl. D. 0,932, Kp. 224°, l. in A., unl. in Aq. Bei der Oxidation u. beim Erhitzen mit Wasser spaltet es Aceton ab. Anw.: in der Parfümerie.

Pulmo (Plur. **Pulmones**): Lunge(n), s. Organotherapeutica.

Pulmonaria officinalis: Fam. Borraginaceae, Lungenkraut, Fleckenkraut (Europa). Stpfl. v. **Herba Pulmonaria (maculosae):** Lungenkraut, Fuchslungenkraut. Best.: Kieselsäure, Gerbstoffe, Schleimstoffe, Saponin. Asche max. 18%. Anw.: als Expectorans, Mucilaginosum u. Adstringens; volkst.: bei Lungenerkrankungen (Tuberkulose). HOM: Pulmonaria vulgaris, das frische, blühende Kraut.

Pulpa: (lat.) Fleisch; **Pulpa dentium:** Zahnpulpa, Zahnmark; **Pulpitis:** Entzündung der Zahnpulpa.

Pulpa Tamarindorum cruda: Tamarindenmus, s. Tamarindus indica.

Pulpa Tamarindorum depurata: Gereinigtes Tamarindenmus, s. Tamarindus indica.

Pulque: s. Agave americana.

Pulsatilla HOM: s. Anemone pulsatilla.

Pulsatilla pratensis: Anemone pratensis*.

Pulsatilla vulgaris: Anemone pulsatilla*.

Pultiformis: Breiförmig. **Unguentum pultiforme** ist eine Salbe, bei der der wirksame Arzneistoff frisch gefällt und noch feucht mit der Salbengrundlage verrieben worden ist, wodurch eine sehr feine Verteilung des Arzneistoffes in der Salbe gewährleistet wird, z. B. Unguentum Hydrargyri oxydati flavi pultiforme = Gelbe Augensalbe.

Pulver, Doversches: Pulvis Ipecacuanhae opiatus DAB 6.

Pulver, Gemischte: Pulveres mixti.

Pulveres mixti: Gemischte Pulver. Sind mit od. ohne Zusatz v. indifferenten Stoffen hergestellt, gleichmäßige Mischungen v. Arzneimitteln, die durch Stoßen, Reiben od. Mahlen grob, mittelfein od. fein gepv. sind.

Pulvis adspersorius: Streupulver für Pillen, um das Zusammenkleben zu verhindern (meist Lycopodium*).

Pulvis aerophorus DAB 6: Brausepulver. Mischung v. 2 Natriumhydrogencarbonat u. 1,5 Weinsäure; die Best. werden getrennt abgegeben; Natriumhydrogencarbonat in gefärbter, Weinsäure in weißer Papierkapsel.

Pulvis aerophorus laxans DAB 6: Abführendes Brausepv., Mischung v. 7,5 Kaliumnatriumtartrat, 2,5 Natriumhydrogencarbonat u. 2 Weinsäure.

Pulvis aerophorus mixtus DAB 6: Gemischtes Brausepv., Mischung v. 13 Natriumhydrogencarbonat, 12 Weinsäure u. 25 Zucker.

Pulvis contra insecta: Insektenpulver (s. Chrysanthemum-Arten).

Pulvis dentifricius: Zahnputzpv. Zstzg.: 100 Calciumcarbonat u. 1,25 Pfefferminzöl.

Pulvis dentifricius cum Sapone: Seifen-Zahnputzpv. Zstzg.: 90 Calciumcarbonat, 10 Med. Seife, 1,25 Pfefferminzöl.

Pulvis Doveri: Pulvis Ipecacuanhae opiatus DAB 6.

Pulvis effervescens: Pulvis aerophorus*.

Pulvis exsiccans: Zinkstreupulver; Wundpuder (DRF).

Pulvis Florum Chrysanthemi: Insektenpulver, s. Chrysanthem.-Arten.

Pulvis Florum Pyrethri: Pulvis Florum Chrysanthemi*.

Pulvis fumalis: Species fumales, Räucherpulver.

Pulvis gummosus DAB 6: Zus.gesetztes Gummipv. Zstzg.: 5 Arabisches Gummi, 3 Süßholz, 2 Zucker.

Pulvis insecticidus: Pulvis insectorum, Insektenpulver.

Pulvis inspersorius: Streupulver.

Pulvis Ipecacuanhae opiatus DAB 6: Doversches Pulver (Thom. Dover, Arzt, London, 1660—1742). Geh. 10% Opiumpv. Zstzg.: 1 Opiumpv., 1 Brechwurzel, 8 Milchzucker. MD 1,5 g; MTD 5 g.

Pulvis Liquiritiae compositus DAB 6: Brustpulver. Zstzg.: 10 Zucker, 3 Sennesblätterpv., 3 Süßholzpv., 2 Fenchelpv., 2 gereinigter Schwefel.

Pulvis Magnesiae cum Rheo DAB 6: Kinderpulver. Zstzg.: 10 Magnesiumkarbonat, 7 Fenchel-Ölzucker, 3 Rhabarberpulver.

Pulvis Opii: Opium pulveratum, s. Opium. **Pulvis Opii Standardisatus:** internat. Bezeichng. für Eingestelltes Opium, s. Opium.

Pulvis refrigerans ERG: Pulvis temperans, Niederschlagendes Pulver; Kal. nitric. 1 g, Kal. bitartar. 3 g, Sacch. alb. 6 g; mittl. Einzelgabe 2,5 g.

Pulvis salicylicus cum Talco: Salicylstreupulver. Zstzg.: 3 Salicylsäure, 10 Weizenstärke, 87 Talkum.

Pulvis Sinapis concentratus: Semen Sinapis pulveratum exoleatum. Entöltes Senfmehl, s. Brassica nigra.

Pulvis sternutatorius: Schnupfpulver.

Pulvis stomachicus: Magenpulver.

Pulvis temperans: s. Pulvis refrigerans.

Pumex: Lapis Pumicis*, Bimsstein.

Punica granatum: Fam. Punicaceae, Granatapfelbaum (heim. westl. Asien, v. Nordwestindien bis Kleinasien, kult. in allen wärmeren Ländern). Stpfl. v. **Cortex Granati:** (Cort. Punicae Granati) **Granatrinde,** die getrocknete Rinde der oberirdischen Achsen und der Wurzeln. Best.: die Alkaloide Pelletierin (s. Pelletierinum), Isopelletierin, Pseudopelletierin, Methylisopelletierin (Gesamtgeh. der Alkaloide nach DAB 6 mind. 0,4%), ferner Gerbstoff, Stärke, Harz. Asche max. 17%. Anw.: als Bandwurmmittel, meist als Mazerationsdekokt aus 40—60 g der Rinde. Bei größeren Mengen treten häufig unangenehme Nebenerscheinungen auf: Steigerung des Blutdrucks, Sehstörungen, Erbrechen, Kollaps. HOM: Granatum, die getrocknete Rinde wie Cort. Granati. **Cortex Granati fructum** (Pericarpium Granati): Granatapfelschalen. Best.: Gerbstoffe (bis 28%), Schleim, Harz. Anw. med.: als Adstringens; techn.: in der Gerberei. **Flores Granati** (Flor. Balaustii): Granatblüten. Best.: Gerbstoffe. Anw. volkst.: als Adstringens. (Die Früchte v. P. granatum dienen zur Herst. v. erfrischend. Getränken (Scherbet, Grenadine).)

Punicin: Pelletierinum*.

Punicintannat: Pelletierinum tannicum ERG*.

Purgantium(a): syn. Purgativum, Abführmittel.

Purgierbärlapp: Lycopodium selago*.

Purgierkassie: Fruct. Cassiae fistulae, s. Cassia fistula.

Purgierkörner: Semen Crotonis, s. Croton tiglium.

Purgierkraut: Herba Gratiolae, s. Gratiola officinalis.

Purgierlein: Linum catharticum*.

Purgiermoos: Lycopodium selago*.

Purgierschwamm: Fungus Laricis, s. Fomes officinalis.

Purgierstrauchsamen: s. Jatropha curcas.

Purgierwindenwurzel: Radix Scammoniae asiaticae, s. Convulvulus scammonia.

Purin (Name gebildet aus „purum acidum uricum", d. d. die reine Substanz der Harnsäure, v. E. Fischer, der Purin 1884 erstmalig rein darst.):

$C_5H_4N_4$, 7-Imidazo-[4,5-d]-pyrimidin; Mol. 120,12. Muttersubstanz aller Purine, besteht aus einem 6gliedrigen Pyrimidinring u. einem 5gliedrigen Imidazolring:

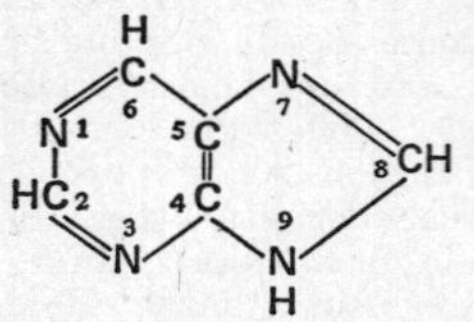

Farbl. Kr., F. 217°, l. i. Aq. Purin, als solches in der Natur bisher nicht aufgefunden, ist mit seinen Derivaten im Tier- und Pflanzenreich sehr verbreitet, die biol. eine große Rolle spielen (vgl. Nucleoproteide, Nucleinstoffwechsel). Man unterscheidet drei Gruppen: **(1)** Harnsäure (2,6,8-Trihydroxypurin); **(2)** Purinbasen (z. B. Adenin (6-Aminopurin), Hypoxanthin (6-Hydroxypurin), Guanin (2-Amino-6-hydroxypurin, Xanthin (2,6-Dihydroxypurin); **(3)** pflanzl. Methylpurine (Coffein (1,3, 7-Trimethylxanthin), Theobromin (3, 7-Dimethylxanthin), Theophyllin (1,3-Dimethylxanthin)).

Purindesaminasen: Enzyme, die Purine desaminieren (Guanase, Adenase), s. Desaminasen.

Purpureaglykoside: Digitalisglykoside, s. Digitalis purpurea.

Purulent: (Pus = Eiter) Eitrig.

Purus(a, um): Rein; purissimum: am reinsten, das Reinste.

Pus: (lat.) Eiter.

Putamen (Plur. **Putamina**): Schale(n), Fruchtschale, Hülse.

Putreszenz: (lat.) Fäulnis.

Putreszin: 1,4-Diamino-butan, Tetramethylendiamin,

$$H_2N \cdot CH_2(CH_2)_2 \cdot CH_2 \cdot NH_2,$$

entsteht bei der Fäulnis von Fleisch aus den Aminosäuren Lysin u. Ornithin unter bakterieller Einwirkung. P. wurde früher zu den Ptomainen* gerechnet, ist aber ungiftig.

Putrid: (lat.) Faulig, übelriechend.

PVC: Polyvinylchlorid.

PVP: Polyvinylpyrrolidon*.

Pyämie: Sepsis*.

Pyelitis: Nierenbeckenentzündung.

Pyknometer: Geeichtes o. eichfähiges Fläschchen zur Bestimmung d. Dichte von Flüssigkeiten, s. Dichte.

Pylorus: Pförtner, Magenausgang.

Pyoctaninum aureum ERG: Gelbes Pyoktanin, Auramin,

$$C_{17}H_{21}N_3 \cdot HCl + H_2O.$$

Mol. 321,7. Goldgelbes Pv., wl. i. Aq., ll. i. A. u. Chlf., unl. i. Ae. Anw. med.: als Antisepticum zu Wund- u. Schleimhautspülungen.

Pyoctaninum coeruleum ERG: Blaues Pyoktanin, Methylviolett, Gentianaviolett B, Methylpararosanilinum, ein Gem. v. Penta- und Hexamethylrosanilinchlorhydrat. Dunkelgrünes, metallisch glänz., kr. Pv., ll. i. Aq. u. A. m. blau-violetter Farbe sowie in Glyz. und Chlf. (Reines Hexamethyl-pararosanilin wird als „Kristallviolett" bezeichnet.) Anw. med.: als Antisepticum wie Pyoctaninum aureum in Form v. Lsgen, Salben, Pudern, Stiften, Tabletten; inn.: als Anthelminthicum (Erwachs. etwa eine Woche lang tgl. 0,2 g auf 3 Dosen verteilt, Kinder 0,01 g pro Lebensjahr); vet.: bei Maul- u. Klauenseuche; techn.: in d. Mikroskopie als Farbstoff (s. Anilinwasser-Gentianaviolettlsg. u. Karbol-Gentianaviolettlsg.); ferner als Färbemittel für Wolle, Baumwolle, Seide, Tinte, Tintenstifte, Stempelkissen.

Pyocyanase: Stoffwechselprodukt der Pyocyaneus-Bakterien (Pseudomonas pyocyanea, Bakterium des blaugrünen Eiters) mit antibiotischer Wirkung: P. hemmt die Vermehrung anderer Mikroben u. wird örtlich als Pinselung oder Spray bei Angina, Diphtherie, Streptokokkeninfektionen usw. (parenteral wirkt P. toxisch) angewendet. Pyocyanase ist das erste antibiotische Präparat (Emmerich u. Loew 1899). Der wirksame Stoff ist das **Pyocyanin,** dunkelbl. Kr., l. i. Aq., A. u. Chlf. (P.-Bakterien sind penicillinresistent).

Pyodermie(n): Hauterkrankung, Grind- od. Eiterausschlag, verursacht durch Staphylo- oder Streptokokken.

Pyogen: (πῦον = Eiter) Eiterung erregend. **Pyogene Erreger:** Strepto-, Staphylo-, Gono-, Pneumo-, Meningokokken, Pseudomonas pyocyanea u. a.

Pyoktanin, Blaues: Pyoctaninum coeruleum. **P., Gelbes:** Pyoctaninum aureum.

Pyorrhoe: Eiterfluß, eitriger Katarrh. **Pyorrhoea alveolaris:** Alveolarpyorrhoe, Eiterfluß aus dem Zahnfach.

Pyramidenpappel: Populus pyramidalis, s. Populus-Arten.

Pyramidon®: s. Dimethylaminophenyl-dimethyl-pyrazolon.

Pyrazol: Isomer mit Imidazol*,

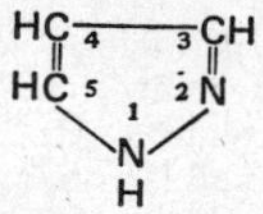

Sehr beständige Verbdg. vom Charakter einer einbasischen Säure. ll. i. Aq., A., Ae., Bzl., F. 69°—70°; Kp. 185°. Geruch pyridinähnlich. P. läßt sich leicht sulfurieren u. nitrieren. Durch Reduktion (z. B. mit Natrium und Alkohol) entstehen d. unbeständigeren **Pyrazoline.** Ein Oxoderivat des Pyrazolins ist das **Pyrazolon,**

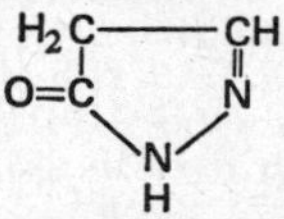

von dem sich die wichtigen Arzneimittel Antipyrin, Pyramidon, Melubrin u. a. sowie die Pyrazolon-Farbstoffe ableiten.

Pyrazolonum dimethylaminophenyldimethylicum: Pyramidon®, s. Dimethylaminophenyldimethylpyrazolon. **P. phenyldimethylicum:** Antipyrin, s. Phenyldimethylpyrazolon. **P. phenyldimethylicum cum Coffeino citrico:** Phenyldimethylpyrazolonum cum Coffeino citrico ERG*. **P. phenyldimethylicum salicylicum:** s. Phenyldimethylpyrazolonum salicylicum DAB 6.

Pyrethrine: s. Chrysanthemum-Arten.

Pyrethrum HOM: s. Anacyclus officinarum. **P. carneum:** Chrysanthemum roseum*. **P. cinerariifolium:** Chrysanthemum cinerariifolium*. **P. roseum:** Chrysanthemum marschallii*, s. Chrysanthemum-Arten.

Pyrethrumwurzel: Rad. Pyrethri germanici, s. Anacyclus officinarum.

Pyreticum(a): Syn. Antipyreticum, Fiebermittel.

Pyrexie: (griech.) Fieber.

Pyribenzamin®: PBZ, Tripelennamin, Benzyl-(α-pyridyl)-dimethyl-äthylen-diamin-HCl, Antihistamin (Strukturformel s. b. Histamin). Weiße, wasserl. Substanz. Anw.: bei allergischen Affektionen, bes. bei Heufieber, ferner bei Urticaria, Serumkrankheit, anaphylaktischem Schock. Dos. 4mal tägl. 0,05 g (1 Tablette).

Pyridin: Pyridinum ERG*.

Pyridin-aldoxim-methyljodid, s. PAM.

Pyridinbasen: Gem. v. bas. Körpern, die b. der trocknen Dest. v. stickstoffhaltigen Kohlenstoffverbdgen (Steinkohlenteer, Tieröl, s. Ol. animale) gewonnen werden. Farbl. Fln. Anw.: zur Denaturierung v. Weingeist.

Pyridin-3-carbonsäure: s. Nicotinsäure.

Pyridin-3-carbonsäureamid: s. Nicotinsäureamid.

Pyridin-3-carbonsäurediäthylamid: s. Nicotinsäurediäthylamid.

Pyridin-4-carbonsäurehydrazid: s. Isonicotinsäurehydrazid*.

Pyridinum ERG: Pyridin, C_5H_5N. Mol. 79,1; D. 0,979—0,982; Kp. 114° bis 116°; F. —41,8°; Geh. mind. 99,6%. Farbl., scharf riechende Fl., mischbar m. Aq., A., Ae., Benzin, fett. Ölen. Gew.: Durch Dest. des Steinkohlenteers oder Tieröls (Oleum animale aethereum*, hieraus erstmalig von Anderson 1851 gewonnen). Anw. med.: inn. selten als Sedativum bei Asthma, Dyspnoe, Angina pectoris, Keuchhusten, auch zu Inhalationen (wirkt in Lsg. 1:700 bakterizid); techn.: als Lösungsmittel, zur Denaturierung von Spiritus, zur Schädlingsbekämpfung (Bremsenöl, Mückensalbe 1:100), als Steigflüssigkeit in der Papierchromatographie usw., zu Synthesen (Alkaloiden, Farbstoffen, Piperidin usw.),

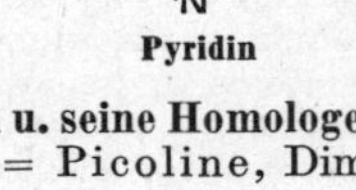

Pyridin

Pyridin u. seine Homologen (Methylpyridine = Picoline, Dimethylpyridine = Lutidine, Trimethylpyridine = Kollidine) sind Ausgangssubstanzen vieler Alkaloide und wichtiger Arzneistoffe: Nicotin, Trigonellin, Piperidin, Coniin, Lobelin u. a., ferner Nicotinsäure, Nicotinsäureamid (Antipellagra-Vitamin), Chinolin, die Sulfonamide Eubasin, Sulfapyridin, Dagenan, das Analepticum Coramin, das Tuberculostaticum Isonikotinsäurehydrazid* sowie Insektizid usw.

Pyridinum aminocarbonicum ERG: Pyridin-β-carbonsäureamid: Nicotinsäureamid; vgl. Antipellagra-Vitamin unter Vitamine.

Pyridostigmin: Int. Bez. für den parasympathikoton. u. Cholinesterasehemmenden Wirkstoff in Mestinon®.

Pyridoxal: s. Pyridoxinhydrochlorid.

Pyridoxin: Int. Bez. für Vitamin B_6; Pyridoxal = physiol. Wirkform.

Pyridoxinhydrochlorid: Pyridoxinum hydrochloricum, Vitamin-B_6-hydrochlorid, Aderman,

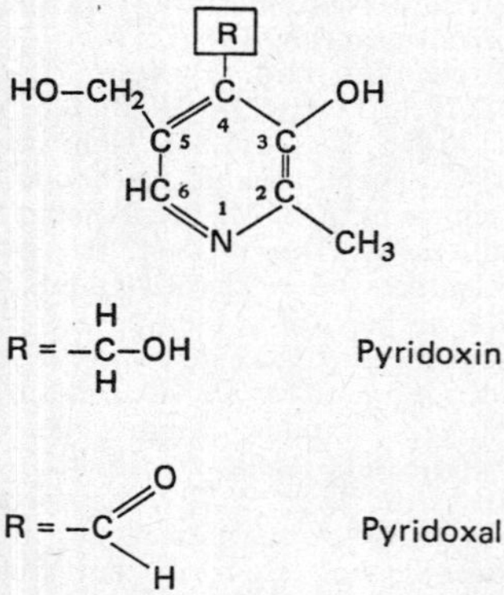

3-Hydroxy-4,5-bis-(hydroxymethyl)-2-methyl-pyridin-hydrochlorid,

$C_8H_{12}ClNO_2$,

Mol. 205,6; DAB 7: Gehalt mind. 98,0%, berechn. auf d. getrockn. Substanz. Weißes bis fast weißes kr. Pv., das sich bei ca. 210°C unter Braunfärbung zersetzt, ll. i. Aq., wenig l. i. Methanol, wl. i. A. Aufbewahrung: Gut verschlossen und vor Licht geschützt (Benadon®, Hexobion®). Weiteres s. bei Vitamin B_6 unter Vitamine.

Pyridoxol: Syn. für Pyridoxin.

Pyridyl - acet - hydrazid - chlorid: Girards Reagens P.

Pyrifer®: Präparat, das fiebererregende Eiweißstoffe aus nichtpathogenen Bakterienarten der Coligruppe enthält. 8 Stärken von 10—5000 Einheiten (IE = 1 Million Keime). Anw.: zur Heilfiebertherapie (bei Lues, Gonorrhoe, Typhus, Erysipel usw.).

Pyrimethamin: Int. Bez. für den Daraprim®-Wirkstoff (Malariamittel).

Pyrimidine: Gruppe der Diazine. Vom Pyrimidinring:

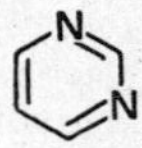

leiten sich viele wicht. Pflanzenbasen (Harnsäurederivate) u. Spaltprodukte der Nucleinsäuren ab, vgl. Cytosin, Thymin, Uracil, Orotsäure.

pyro: (πῦρ = Feuer) Vorsilbe für Verbindungen, die infolge Glühens eine Wasserabspaltung erfahren haben und daher weniger H_2O chem. gebund. enthalten als verwandte Verbindungen (z. B. Pyrophosphate, Pyrosulfate, Pyrosulfite usw.).

Pyrocatechin: (Pyrocatechol) Brenzkatechin*.

Pyrochromsaures Kalium: Kalium dichromicum, s. Kaliumdichromat.

Pyrogallol: Pyrogallolum DAB 6, Acidum pyrogallicum, Pyrogallin, Pyrogallussäure, 1,2,3-Trihydroxy-benzol, $C_6H_3(OH)_3$. Mol. 126,11; D. 1,463; Kp. 309°C; F. 131—132°. Leichte, weiße, glänz. Blättchen od. Nadeln von bitterem Geschmack, die sich an der Luft allmählich bräunlich färben, ll. i. Aq., A., Ae., swl. i. Chlf. u. Bzl., starkes Reduktionsmittel. Darst.: Durch Erhitzen von Gallussäure im Autoklaven. Anw. med.: äuß. bei Psoriasis und Lupus; kosmet.: zum Haarfärben; techn.: in der Photographie und zum Gerben. Vorsicht! Giftig, auch bei äuß. Anwendung (Haut färbt sich schwarz; Methämoglobinurie, Hämaturie, Koma uraemicum, Harn grünschwarz). Dos. let. ca. 15 g.

Pyrogallussäure: s. Pyrogallol.

Pyrogene: Pyrogene Stoffe (pyrogen = fiebererzeugend), toxische Stoffwechselprodukte von Bakterien (auch von nichtpathogenen), die, in die Blutbahn gebracht, heftige Reaktionen des Organismus hervorrufen, wie Temperaturerhöhung, Schüttelfrost, Erbrechen, Benommenheit, Blausucht usw. Es handelt sich hauptsächlich um Stoffe aus gramnegativen Bakterien (sowohl lebenden wie toten), v. a. wohl Lipopolysaccharide, die schon in geringsten Spuren ($^1/_{1000}$ μg pro kg Körpergewicht) wirken, zudem dialysierbar u. z. T. hitzebeständig sind, so daß sie mit den üblichen Sterilisationsverfahren nicht unschädlich gemacht werden können. Es ist deshalb notwendig, bei Herst. von Injektions- und Infusionsflüssigkeiten mit unbedingt keimfreien Substanzen und keimfreien Lösungsmitteln in keimfreien Räumen zu arbeiten. Pyrogene werden auch therapeutisch zur Reizkörpertherapie* verwendet, s. Pyrifer®. Die Prüfung auf pyrogene Stoffe erfolgt nach dem DAB 7, Ziff. 89, am Kaninchen durch Messung der Körpertemperatur vor und einige Stunden nach der intravenösen Injektion des zu untersuchenden Arzneimittels.

Pyrola: *bot.* neue Bez. für die Gattg. Pirola.

Pyroleum animale: Ol. animale crudum ERG*.

Pyron: Heterocyclische Verbdg. α-Pyron = Cumalin, eine cumarinähnlich riechende, ölige Fl., D. 1,2; F. 50; γ-Pyron, farbl. Kr., F. 32°,

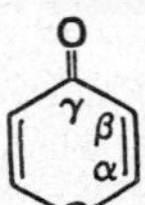

γ-Pyron

Von ihm leiten sich viele Naturstoffe ab, z. B. Chelidonsäure (γ-Pyron-α,α'-dicarbonsäure), Anthocyane, Flavone, Hämatoxylin usw.

Pyrophores Blei: Äußerst fein verteiltes Blei, das sich schon bei gewöhnl. Temperatur an der Luft von selbst entzündet, auch Eisen u. einige andere Metalle haben die gleiche Eigenschaft (Pyrophore Metalle).

Pyrophosphate: Salze der Pyrophosphorsäure.

Pyrophosphorsäure: Acidum pyrophosphoricum, s. Phosphorsäure.

Pyroschwefelsäure: $H_2S_2O_7$, durchsichtige, kristalline Masse, F. 36°, kristallisiert aus rauchender Schwefelsäure, die 18—62% Schwefeltrioxyd enthält, beim Abkühlen aus. Ihre Salze heißen **Pyrosulfate.**

Pyrosis: Sodbrennen.

Pyrosulfite: Disulfite, entst. durch Wasserabspaltung aus den Bisulfiten, s. Kalium metabisulfurosum.

Pyrotechnik: Feuerwerkerei.

Pyroxilinum: Amerik., brit., franz. Bezeichnung für Nitrocellulose.

Pyrrol: Imidol, C_4H_4NH (Formel I)

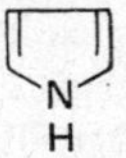 I 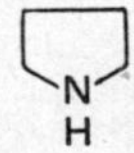 II

Mol. 67,09. Best. des Steinkohlen-, Braunkohlen-, Schiefer- u. Knochenteers, aus letzterem wird es haupts. dargestellt. Farblose, stark lichtbrechende, brennbare Fl. v. chloroformart. Geruch, die sich an der Luft rasch braun färbt, l. i. A., Ae., wl. i. Aq. D. 0,968; Kp. 131°. Anw.: als Reagens auf Holzstoff (ein mit Salzsäure betupfter Fichtenspan färbt sich mit Pyrrol rot, (Pyrrol von πυρρός = feurigrot). Pyrrol ist der Grundkörper wichtiger Naturprodukte und zahlreicher synth. Substanzen (s. a. Pyrrolidin, Formel II); zu den natürlichen Pyrrolderivaten zählen u. a.: Indikan, d. Stammkörper d. Indigo, die Blut-, Gallen- und Blattfarbstoffe (Chlorophyll), viele Alkaloide, wie Nicotin, Atropin, Cocain, auch im Eiweißmolekül ist d. Pyrrolkern enthalten (Pyrrol muß gut verschlossen, feuersicher und vor Licht geschützt aufbewahrt werden).

Pyrrolfarbstoffe: s. Chlorophyll, Hämoglobinum, Porphin und Porphyrine.

Pyrrolidin: C_4H_9N, Tetrahydropyrrol. Farbl., stark ammoniakalisch riechende, brennbare Fl.; D. 0,852; Kp. 87—88°, l. i. A., Ae., Chlf. u. in viel. organ. Lösungsmitteln, mit Aq. mischbar. Nat.: im Tabak, in den Blättern der Möhre, Stammkörper der Aminosäuren Prolin u. Hydroxyprolin. Struktur s. Pyrrol, Formel II.

Anw. zu organ. Synthesen, als Katalysator, Zwischenprodukt bei der Herst. v. Kunststoffen, als Lösungsvermittler für saure Chemikalien. Aufbewahrung: feuersicher.

Pyrus: *bot.* neue Bez. für die Gattg. Pirus.

Pyrus aucuparia: Sorbus aucuparia.

Pyurie: Eiterausscheidung im Harn.

Pyruvate: Brenztraubensäure und deren Salze.

Q

Q.s.: (auf Rezepten) Quantum satis = genügend viel, so viel wie nötig (auch q.l. = quantum libet).

Quadratisches Kristallsystem: s. Kristall.

Qualitative u. quantitative Analyse: s. Analyse.

Quantentheorie: Von Max Planck (1858—1947; Nobelpreis Physik 1918) 1900 aufgestellte grundlegende Theorie, wonach die Atome Strahlungsenergie nicht stetig in beliebigen Mengen abgeben oder aufnehmen, sondern in bestimmten winzigen Portionen, den „Quanten", deren Größe bei den verschiedenen Arten von Strahlungen verschieden, aber proportional der Frequenz γ der jeweiligen Strahlung ist: E = hv. Hiervon wird h, das Plank'sche Elementar- oder Wirkungsquantum als Grundkonstante gewertet (Betrag = $4{,}13557 \cdot 10^{-22}$ eV). Heute in der Physik allg. eingeführt; von Einstein 1905 zur Erklärung des Lichtelektrischen Effekts verwendet; maßgebl. bei der Erkennung des Atombaues u. der H-Atomspektren; um 1925 Entwicklung der Quantenmechanik.

Quartäre (quaternäre) Ammoniumbasen: Quats, Tetraalkylammoniumsalze, in denen alle 4 H-Atome der NH_4-Gruppe durch Alkylreste ersetzt sind.

Quartana: Malaria quartana, s. Plasmodium.

Quarz: Mineral, Siliciumdioxid, SiO_2. Dient zur Herst. von **Quarzglas** (durch Schmelzen) u. **Quarzgut** (durch Sintern), die für chemische Geräte verwendet werden, da sie unempfindlich sind gegen Temperaturunterschiede u. von SS u. Alkalien kaum angegriffen werden.

Quassein: $C_{22}H_{30}O_6$, Bitterstoff, Oxyanthrachinonderivat, weiß. Kr. oder gelb. Pv., l. i. A., swl. i. Aq., F. 210°. Anw. med.: als Amarum (Dos. 0,001—0,01), s. Quassia amara.

Quassia amara: Fam. Simarubaceae (Nördl. Brasilien, Trinidad, Guayana, in den Tropen oft als Zierstrauch kult.). Stpfl. v. **Lignum Quassiae:** (surinamense) Surinam-Quassiaholz, Bitterholz, Fliegenholz, hellgelbes bis gelblich-weißes, geruchloses Holz von starkem und anhaltend bitterem Geschmack. Best.: 0,15% nichtglykosidische Bitterstoffe (Quassein* u. Neoquassein). Anw.: wie Lignum Quassiae jamaicense (s. Picrasma excelsa). (DAB 6 führt Quassia amara und Picrasma excelsa als Stpfl. v. Lignum Quassiae am.) HOM: Quassia amara = Lignum Quassiae.

Quassiaholz: Lignum Quassiae, s. Quassia amara u. Picrasma excelsa.

Quats: Abkzg. (amerikan.) für quartäre Ammoniumverbindungen.

Quebracho HOM: s. Aspidosperma quebracho-blanco.

Quebrachorinde: Cortex Quebracho, s. Aspidosperma quebracho-blanco.

Quecke: Agropyrum repens*.

Queckenwurzel, Rote: Rhizoma Caricis, s. Carex arenaria.

Queckenwurzelstock: Rhizoma Graminis, s. Agropyrum repens.

Quecksilber: Hydrargyrum*.

Quecksilber(I)-acetat: Hydrargyrum aceticum oxydulatum*.

Quecksilber(II)-acetat: Hydrargyrum aceticum oxydatum*.

Quecksilberamidchlorid: Hydrargyrum praecipitatum album.

Quecksilber(I)-bromid: Hydrargyrum bromatum*.

Quecksilberchlorid: Quecksilber(II)-chlorid, Hydrargyrum bichloratum.

Quecksilber(I)-chlorid: Hydrargyrum chloratum*.

Quecksilber(II)-chlorid: Hydrargyrum bichloratum.

Quecksilberchloridlösung: Reagens DAB 7: Lösung I: $HgCl_2$ 5,0 g/100ml; Lösung II: $HgCl_2$ 0,100 g/100ml.

Quecksilberchlorür DAB: Quecksilber(I)-chlorid, Hydrargyrum chloratum DAB*.

Quecksilberchlorür, durch Dampf bereitetes: Hydrargyrum chloratum vapore paratum.

Quecksilberchlorür, Gefälltes: Hydrargyrum chloratum via humida paratum.

Quecksilbercyanid: Quecksilber(II)-cyanid, s. Hydrargyrum cyanatum.

Quecksilber(II)-cyanid: Hydrargyrum cyanatum*.

Quecksilber, Getötetes: Hydrargyrum extinctum*.

Quecksilber, Hahnemanns, Lösliches: Hydrargyrum oxydulatum nitrico-ammoniatum*.

Quecksilberjodid: Quecksilber(II)-jodid, Hydrargyrum bijodatum*.

Quecksilber(I)-jodid: Hydrargyrum jodatum flavum*.

Quecksilber(II)-jodid: Hydrargyrum bijodatum (rubrum)*.

Quecksilberjodür: Quecksilber(I)-jodid, Hydrargyrum jodatum flavum*.

Quecksilbermohr: Hydrargyrum sulfuratum nigrum*.

Quecksilber(I)-nitrat: Hydrargyrum nitricum oxydulatum*.

Quecksilber(II)-nitrat: Hydrargyrum nitricum oxydatum*.

Quecksilberoleat: Hydrargyrum oleinicum*.

Quecksilberoxid, Dijodparaphenolsulfonsaures: Hydrargyrum sozojodolicum, Sozojodol-Quecksilber, s. Hydrargyrum dijodparaphenolsulfonicum*.

Quecksilberoxid, Essigsaures: Quecksilber(II)-acetat, Hydrargyrum aceticum oxydatum*.

Quecksilberoxid, Gelbes: Gelbes Quecksilber(II)-oxid, Hydrargyrum oxydatum via humida paratum*.

Quecksilberoxid, Ölsaures: Hydrargyrum oleinicum*.

Quecksilberoxid, Rotes: Rotes Quecksilber(II)-oxid, Hydrargyrum oxydatum*.

Quecksilberoxid, Salpetersaures: Quecksilber(I)-nitrat, Hydrargyrum nitricum oxydatum*.

Quecksilberoxid, Schwefelsaures: Quecksilber(II)-sulfat, Hydrargyrum sulfuricum*.

Quecksilberoxidnitrat: Hydrargyrum nitrium oxydatum*.

Quecksilberoxidsalbe: Unguentum Hydrargyri rubrum*.

Quecksilberoxidsalbe, Gelbe: Unguentum Hydrargyri flavum*.

Quecksilberoxidsalbe, Rote: Unguentum Hydrargyri rubrum*.

Quecksilberoxidsulfat: Quecksilber(II)-sulfat, Hydrargyrum sulfuricum*.

Quecksilberoxycyanid: Hydrargyrum oxycyanatum*.

Quecksilberoxycyanid, Cyanidhaltiges: Hydrargyrum oxycyanatum*.

Quecksilberoxycyanid, Wahres: Hydrargyrum oxycyanatum verum*.

Quecksilberoxydul. Essigsaures: Quecksilber(I)-acetat, Hydrargyrum aceticum oxydulatum*.

Quecksilberoxydul, Gerbsaures: Hydrargyrum tannicum oxydulatum*.

Quecksilberoxydulnitrat: Quecksilber(I)-nitrat, Hydrargyrum nitricum oxydulatum*.

Quecksilberoxydul, Salpetersaures: Quecksilber(I)-nitrat, Hydrargyrum nitricum oxydulatum*.

Quecksilberoxydul, Schwefelsaures: Quecksilber(I)-sulfat, s. Hydrargyrum sulfuricum oxydulatum.

Quecksilber-Pflaster: Emplastrum Hydrargyri*.

Quecksilberpräzipitat-Salbe: Unguentum Hydrargyri album*.

Quecksilberpräzipitat, Weißes: Hydrargyrum praecipitatum album*.

Quecksilberpumpe: Quecksilberdampfstrahlpumpe zur Erzeugung eines Hochvakuums (bis ca. 0,001 mm Quecksilbersäule) mittels strömenden Quecksilberdampfes.

Quecksilberrhodanid: Hydrargyrum sulfocyanatum*.

Quecksilber-Salbe: Unguentum Hydrargyri cinereum*.

Quecksilber-Salbe, Graue: Unguentum Hydrargyri cinereum*.

Quecksilbersalicylat: Hydrargyrum salicylicum*.

Quecksilbersublimat: Hydrargyrum bichloratum*.

Quecksilber(I)-sulfat: Hydrargyrum sulfuricum oxydulatum.

Quecksilber(II)-sulfat: Hydrargyrum sulfuricum*.

Quecksilber(II)-sulfat, Basisches: Hydrargyrum sulfuricum basicum*.

Quecksilbersulfatlösung: Reagens, Lsg. von 1 Quecksilberoxid in 4 ml Schwfs. u. 20 ml Aq.

Quecksilbersulfid, Rotes: Rotes Quecksilber(II)-sulfid, Zinnober, Hydrargyrum sulfuratum rubrum*.

Quecksilbersulfid, Schwarzes: Hydrargyrum sulfuratum nigrum*.

Quecksilbersulfocyanid: Hydrargyrum sulfocyanatum.

Quecksilbertannat: Hydrargyrum tannicum oxydulatum*.

Quecksilber-Vergiftung: s. Hydrargyrum u. Tabellen über „Gegenmittel".

Queensland-Arrowroot: Amylum Cannae*.

Quellmehle: Mehlartige Trockenerzeugnisse, die einen Mindestgehalt von 70% Stärke in der Trockensubstanz aufweisen, und zwar in verkleisterter Form.

Quellsalze, Künstliche: Künstliche Mineralsalze, Salia thermarum factitia, s. Aquae minerales.

Quellungszahl: (Quellungsfaktor), die Quellungszahl gibt das Volumen in Milliliter an, das 1,0 g Droge von einem bestimmten Zerkleinerungsgrad nach dem Quellen in einer wasserhaltigen Flüssigkeit nach 4 Stunden einnimmt.

Quellstift: s. Laminaria u. Nyssa silvatica.

Quendel: Thymus serpyllum*.

Quendel: Herba Serpylli, s. Thymus serpyllum.

Quendel, Römischer: Thymus vulgaris*.

Querbalkenzellen: *bot.* Parenchym im Mesophyll mit balken- oder zapfenförmigen, in das Zellumen vorspringenden Membranverdickungen, z. B. in den Blättern von Juniperus sabina.

Quercetin: 3,5,7,3',4'-Pentahydroxyflavon. Kommt nat. frei oder als Glukosid im Hopfen, i. d. Blüten des Goldlacks, im Tee, i. gelb. Stiefmütterchen, i. d. roten Rose u. a. Pflanzen vor. Als Glucosid Quercitrin in der Rinde der amerik. Färbereiche Quercus tinctoria, die pulv. oder als wäßriges Extrakt unter dem Namen Quercitron zum Färben von Wolle, Seide, Baumwolle dient.

Quercit: Pentahydroxycyclohexan,

$$C_6H_{12}O_5.$$

Farbl. Kr., l. in Aq., wl. in A. Nat.: in Eicheln (Eichelzucker).

Quercitron: s. Quercetin.

Quercus-Arten: Fam. Fagaceae. **Qu. robur** (Quercus pedunculata) Stieleiche, Sommereiche (Europa). **Qu. petraea** (Qu. sessiliflora) Stein-, Trauben- o. Wintereiche (Europa). Stpfln. v. **Cortex Quercus:** Eichenrinde. Best.: Gerbstoff (8—20%), er spaltet Eichenrot ab (esterartige Verbindung von Ellagsäure mit Zucker u. einer Quercussäure), ferner Gallussäure, Ellagsäure, Quercit, Lävulin u. a. Asche max. 8%. Als **Spiegelrinde** bezeichnet man die Rinde junger Zweige der beiden Quercus-Arten. Spiegelrinde besitzt eine glatte, silberglänzende, graubraune Oberfläche. Anw. med.: als Adstringens b. Magen- u. Darmblutungen, Ruhr, Bettnässen; Abkochungen als Gurgelwasser b. leicht blutendem Zahnfleisch, Stomatitis usw.; äuß. gegen Frostbeulen, Hämorrhoiden u. gegen Fußschweiß, techn. zum Gerben. HOM: Quercus e cortice, die frische Rinde der jungen Zweige. **Semen Quercus** (Glandes Quercus excorticatae): Eicheln. Best.: Gerbstoff (6—9%), Quercit, fett. Öl (ca. 4%), Stickstoffsubstanz (ca. 6%), Zucker (ca. 7%), Stärke (ca. 35%). Anw. volkst.: als Adstringens bei Durchfall, ferner bei Rachitis, Bleichsucht, zu Nährmitteln. HOM: Quercus e glandibus, die getrockneten Früchte mit der Schale. **Semen Quercus tostum** (Glandes Quercus tostae): Geröstete Eicheln, Eichelkaffee. Die von der Samenschale befreiten u. gerösteten Samen. Asche max. 3%. Anw.: s. Semen Quercus. **Quercus suber:** Korkeiche (Westl. Mittelmeergebiet) liefert Kork (Cortex suberis, Lignum suberinum). **Quercus infectoria:** Galleiche (Syrien, Kleinasien), s. Gallen.

Quickwert: Bestimmung der Thromboplastinzeit, s. Blutgerinnung.

Quillaja saponaria: Fam. Rosaceae (Immergrüner Baum, heim. Südamerika, bes. Chile, Peru, Bolivien). Stpfl. v. **Cortex Quillaiae: Seifenrinde,** Quillajarinde, Panamarinde, Waschrinde, Waschholz. Die von der braunen Borke befreite Stammrinde; flache, bis 1 m lange, ca. 10 cm breite u. ca. 1 cm dicke, rinnenförmige gelblichweiße Stücke; Geschmack schleimig u. kratzend, ohne Geruch. Best.: 8—9%

Saponin, das wahrscheinlich aus Sapotoxin u. Quillajasäure (beide Herzgifte) besteht, ferner Rohrzucker, Stärke u. bis 11% Calciumoxalat. Asche max. 18%. Anw. med.: als Expectorans wie Rad. Senegae, techn.: zu Waschmitteln, zu Kopfwässern sowie als Schaummittel für Getränke. HOM: Quillaja, die getrocknete Rinde.

Quinine: Engl. Bez. für Chinin.

Quinquina: Franz. Bez. für Chinarinde, Chinabaum.

Quitte: Cydonia oblonga*.

Quittensamen, Quittenkerne: Semen Cydoniae, s. Cydonia oblonga.

Quotidiana: (lat. quotidie = täglich) Febris quotidiana, Malariafieber mit täglich auftretendem Anfall s. Plasmodium.

R

R: Abk. für Radikal.

°R: Grad Réaumur, s. Thermometer.

r: 1 Röntgen, Internationale Röntgeneinheit, s. Röntgenstrahlen.

R 875®: s. d-2,2-Diphenyl-3-methyl-4-morpholino-butyryl-pyrrolidin (Dextromoramid);Btm-VV.

Ra: *chem.* Radium*.

Rabies: syn. Lyssa*, Tollwut.

rac.: razemisch, s. Razemat.

Racemische Verbindungen: s. Razemat.

Racemös: *bot.* Traubenförmig, s. Blütenstand.

Racemus: (lat.) Traube, s. Blütenstand.

Rachen: Pharynx, -yngis (griech.); **Rachenentzündung:** Pharingitis; **Rachenmandel:** Tonsilla pharyngica.

Rachitis: (Rhachitis) Englische Krankheit, Vitamin-D-Mangelkrankheit.

Radiäre Blüten: *bot.* Aktinomorphe Blüten, strahlige Blüten, s. Blüte.

Radicula: *bot.* Würzelchen des Embryos.

Radikale: *chem.* Ungesättigte Atomgruppen, ein- od. mehrwertig, die sich ähnlich den Elementen verhalten. Sie bilden den unverändert bleibenden Best. v. Verbdgen u. können in diesen durch andere Atome od. Atomgruppen ausgetauscht werden, z. B. Hydroxyl (—OH), Ammonium (—NH_4), Methyl (—CH_3). Je nach der Anzahl der einwertigen Atome, welche die Radikale zu binden bzw. zu ersetzen vermögen, bezeichnet man d. Radikale als primär (einwertig), sekundär (zweiwertig), tertiär (dreiwertig) usw.

Radioaktive Indikatoren: Die mit den natürlichen u. künstlichen radioaktiven Stoffen verknüpfte Strahlung läßt sich noch bei Anwesenheit selbst geringster unwägbarer Spuren mittels hochempfindlicher Elektroskope bzw. Elektrometer nachweisen, mit dem Geigerzählrohr* lassen sich einzelne Atome u. Elektronen feststellen. Man benutzt daher solche radioaktiven Stoffe zur „Markierung“ nichtaktiver Elemente, deren Weg u. deren Verhalten man auf diese Weise bei chemischen Reaktionen bzw. biochemischen Vorgängen, wie z. B. beim Stoffwechsel des Organismus, Wirkungsweise von Bakterien, Heilmitteln, Spurenelementen usw. genau verfolgen kann, da die radioaktiven Atome den zu prüfenden u. mit ihnen indizierten Stoff bei allen Reaktionen begleiten. Man nennt diese Stoffe **radioaktive Indikatoren;** sie sind fast millionenfach empfindlicher als die gewöhnlichen chem. Indikatoren u. sind auch den nicht radioaktiven Isotopen*, die analytisch weniger leicht nachweisbar sind, wesentlich überlegen. Man indiziert z. B. einen Stoff (etwa eine Aminosäure oder ein Arzneimittel) mit einer Spur (ca. 1:1 Million) $^{14}_{6}C'$ oder $^{131}_{53}J$ und kann dann mit dem Geigerzählrohr den Weg der Substanz im Körper genau verfolgen. Das Kohlenstoffisotop $^{14}_{6}C$ wird zur Altersbestimmung historischer u. prähistorischer Gegenstände benutzt.

Radioaktivität: Die R. ist eine Eigenschaft von Stoffen ohne äußere Beeinflussung Strahlen auszusenden, die photographische Platten schwärzen, Luft ionisieren, Körper durchdringen u. gewisse Stoffe, z. B. Barium-Platin(II)-cyanid, zum Leuchten bringen. Sie zeigen also ein ähnliches Verhalten wie Röntgenstrahlen, nur erfolgt d. radioaktive Zerfall ohne Zufuhr äußerer Energie u. ist weder durch thermische, elektrische od. andere Einwirkungen beeinflußbar. Man unterscheidet natürliche u. künstliche (s. weiter unten) Radioaktivität. Bis jetzt sind 40 nat. Elemente m. radioaktiven Eigenschaften bekannt, hauptsächl. Isotope der schwersten Elemente vom Thallium bis Uran (Ordnungszahlen 81—92), ferner Isotope von Kalium, Lutetium, Neodym, Rhenium, Rubidium, Samarium, Indium, Platin.

Die radioaktiven Stoffe senden 3 verschiedene Strahlungsarten aus:

1. α-Strahlen, das sind zweifach positiv geladene Heliumkerne, die m. großer Geschwindigkeit ausgeschleudert werden.
2. β-Strahlen, das sind sehr schnell bewegte Elektronen, deren Geschwindigkeit nahezu d. Lichtgeschwindigkeit erreicht.
3. γ-Strahlen, die den Röntgenstrahlen gleichen, jedoch noch viel kurzwelliger sind.

Die Energie der Strahlung wird durch den Zerfall der Atomkerne geliefert (Theorie v. Rutherford). Bei der radioaktiven Strahlung werden also d. radioaktiven Elemente in andere Elemente umgewandelt. Diese neugebildeten Elemente sind meist wiederum instabil, d. h. sie zerfallen weiter, so daß eine **Zerfallsreihe** entsteht. Man kennt bisher 3 natürl. Zerfallsreihen:
1. die Uran-Reihe,
2. die Aktinium-Reihe,
3. die Thorium-Reihe.

Jedes radioaktive Element ist charakterisiert durch d. Geschwindigkeit seines Zerfalls u. b. Emission v. α-Strahlen. Bei einem radioaktiven Prozeß zerfällt in jeder Zeit derselbe Bruchteil der gerade vorhandenen Stoffmenge. Zur Kennzeichnung des Zerfalls gibt man gewöhnlich die **Halbwertszeit** an, das ist d. Zeit, die vergeht, bis eine beliebige Menge eines Stoffes zur Hälfte zerfallen ist. Die Halbwertzeiten variieren bei den in der Natur vorkommenden Stoffen zwischen einer zehnmillionstel Sekunde (Thorium C′ $^{212}_{84}$Po) und 600 Billionen Jahren (Indium $^{115}_{49}$In).

Die Energie der Strahlung: Durch d. hohe Geschwindigkeit der Strahlung wird eine große Energie frei. Die Geschwindigkeit ist abhängig v. d. Art der Strahlung u. vom zerfallenden Element. Beim Abstrahlen büßt das α-Teilchen seine Energie ein. Die Energie wird hauptsächlich in Wärme umgewandelt. Jedes radioaktive Element hat eine Umgebung v. höherer Temperatur.

Die Ursprungselemente aller radioaktiven Elemente sind das **Uran** u. das **Thorium.** Das Endzerfallsprodukt aller radioaktiven Elemente ist das Blei (Uranblei, Thoriumblei, Aktiniumblei). Beim radioaktiven Zerfall entstehen auch gasförmige Zerfallsprodukte, die sog. **Emanationen** Radon, Actinon, Thoron, die Isotope des Edelgases Radon sind. Sie sind die Ursache dafür, daß jeder in die Nähe eines Emanation abgebenden radioaktiven Stoffes gebrachte Körper selber radioaktiv wird („induzierte Radioaktivität“).

Künstliche Radioaktivität. Die nat. Radioaktivität ist ein freiwilliger Dissoziationsvorgang der Atomkerne, wobei sich die einzelnen radioaktiven Elemente ineinander umwandeln. Neben diesen natürlich v. selbst verlaufenden Umwandlungen sind eine große Anzahl künstlicher Umwandlungen bekannt geworden, **die künstliche Radioaktivität.** Hierbei werden Atome (z. B. Aluminium, Bor) m. Protonen, Neutronen u. α-Teilchen beschossen, wonach d. beschossenen (bestrahlten) Elemente radioaktiv werden, die Atome eine Umwandlung in eine andere Atomart erleiden. Von jedem der 103 bekannten Elemente kennt man heute mindestens ein, meistens sogar mehrere radioaktive Isotope, vgl. Radium u. Isotope.

Nachweis u. Messung der Radioaktivität erfolgt, indem man mittels geeichter Elektroskope die Ionisation einer bestimmten Luftmenge feststellt („Ionisationskammer“); α-Strahlen lassen sich im „Spinthariskop“ (Zinksulfidleuchtschirm) nachweisen. Die „Wilson-Kammer“ dient zur Sichtbarmachung der Spuren von α-Teilchen, Betastrahlung von natürl. u. künstl. Präparaten, Protonen, Neutronen, Röntgenstrahlen usw. Außerordentlich empfindlich ist das „Geigerzählrohr“*, mit dem sich geringste Spuren von Ionen nachweisen lassen.

Die radioaktive Strahlung ist v. intensiver Wirkung auf den pflanzlichen u. tierischen Organismus, bes. auf d. Keimdrüsen, auf die blutbildenden Organe u. auf Geschwulstbildungen wie Krebs usw. Radioaktive Stoffe werden daher in der Medizin in großem Umfange angewendet, wobei größte Vorsicht sowohl hinsichtlich der Dosierung als auch beim Umgang m. der radioaktiven Substanz überhaupt erforderlich ist. Meist, bes. bei Krebs, werden die Gammastrahlen allein benutzt, während die anderen Strahlen durch Metallfilter abgeschirmt werden.

Radioaktivität wurde zuerst 1896 von H. Bequerel am Uran entdeckt; das Ehepaar Pierre (1859—1906) u. Marie Curie (1867—1934) entdeckte 1898 das Radium u. Polonium; 1934 entd. G. Joliot u. seine Ehefrau Irene geb. Curie d. künstliche Radioaktivität, fortgeführt von O. Hahn.

Radioblei: Radium D, s. Radium.

Radiochromatographie: s. Chromatographie.

Radioelemente: Radioaktive Elemente, s. Radioaktivität.

Radioindikatoren: s. Radioaktive Indikatoren.

Radiokobalt: ^{60}Co (Halbwertszeit 5,08 Jahre), entsteht bei der Bestrahlung von ^{59}Co mit Neutronen; es besitzt eine schwächere Strahlung als Radium und wird, da es leichter dosierbar u. billiger ist, an Stelle von Radium zur Gammabestrahlung benutzt, haupts. zur Behandlung von Krebsgeschwülsten sowie auch zu Materialprüfungen.

Radiologie: Strahlenkunde, Lehre von (Radium-, Röntgen- usw.) Strahlen u. deren Anwendung.

Radioskopie: s. Röntgenoskopie.

Radium: Ra, AtG. 226,0254, II-wertig. D. 6,0; F. 960°; Kp. 1140°C; Ordnungszahl 88. Entdeckt 1898 von dem Ehepaar Curie (Paris) bei den Untersuchungen von Uranerzen. Reindarst. des Radiums durch Marie Curie 1910. Es kommt nur in Spuren im Erdreich vor, haupts. als Zerfallsprodukt des Urans im **Uranpecherz** (Pechblende), U_3O_8, etwa in einer Menge von 0,14 g pro 1000 Kilo sowie im **Carnotit,** $V_2O_5 + UO_3$. Die größten Vorkommen der Pechblende find. sich im Kongogebiet (Katanga), in Nordkanada (am Bärensee) u. in Joachimstal (Böhmen). Darst.: Die Gewinnung erfolgt aus radiumhaltigen Uranerzen durch Zusatz von Bariumsalzen und Ausfällung des Ba u. Ra als schwer lösliche Sulfate, die dann in Bromide übergeführt werden und durch fraktionierte Kristallisation getrennt werden können, da Radiumbromid schwerer löslich ist als Bariumbromid. Aus seinen Salzen wird Ra elektrolytisch an einer Hg-Kathode als Amalagum abgeschieden und dieses durch Erhitzen auf 400—700° im Wasserstoffstrom zersetzt.

Radium ist ein weißglänzendes Metall und ähnelt in seinen anderen Eigenschaften weitgehend dem Barium. Es wird wie dieses von der Luft angegriffen und zersetzt lebhaft Wasser. Das Chlorid, Bromid, Nitrat u. Acetat des Radiums sind in Aq. leicht lösl., während sein Sulfat, Carbonat, Oxalat u. tert. Phosphat in Aq. so gut wie unl. sind. Die Radiumsalze färben die Flamme karminrot.

Ra ist ein Zerfallsprodukt des Urans. Es zerfällt selbst unter Abgabe eines α-Teilchens in **Radium-Emanation (Radon)** und geht schließlich über eine Reihe kurzlebiger Zwischenprodukte in das stabile **Radium G (Uranblei, Radiumblei** = $^{206}_{82}$Pb) über. Seine **Halbwertszeit,** s. Radioaktivität, beträgt 1622 Jahre. Radium entwickelt in einem Jahre rund 1200 Kalorien. Bis heute ist in der ganzen Welt insgesamt etwa 1 Kilo reines Radium gewonnen worden. Anw. med.: haupts. in Form des Radiumbromids, $RaBr_2 + 2\,H_2O$, zu Bestrahlungen bei Krebserkrankungen. Das Radiumbromid wird zu diesem Zweck in eine Kapsel aus Kautschuk oder Metall (Platiniridium mit 0,3 mm Wanddicke) eingeschlossen, die auf einer Seite durch eine Glimmerplatte abgeschlossen ist, und diese Kapsel auf der zu bestrahlenden Stelle befestigt. Die Kapsel enthält 10 mg aktive Substanz. Verwendet werden auch 1—3 cm lange Hohlnadeln mit 1 mg aktiver Substanz je cm Länge. Infolge der Platinfilterung kommt nur die Gammastrahlung zur Wirkung.

Die Radium-Emanation benutzt man ferner, um andere Stoffe zu induzieren, so daß diese nunmehr selbst radioaktiv werden („*Induzierte Radioaktivität*", s. Radioaktivität) u. verwendet diese künstlich radioaktiv gemachten Präparate zu Bädern, Inhalations- u. Trinkkuren, bes. bei Gicht, Rheumatismus, Haut- u. Konstitutionskrankheiten u. a. Auch natürliche Radium-Emanation-haltige Mineralwässer, Moor u. Schlamm werden hierzu benutzt. In gleicher Weise wie Radium verwendet man auch Mesothorium u. seine Präparate (s. Thorium. Internationale Radiumnormale ist ein Radiumchlorid-Präparat, das von Frau Curie dargestellt wurde.

Als Einheit der Aktivität einer radioaktiven Substanz gilt derzeit noch das **„Curie“**, **„1 Curie“** (Ci) ist diejenige Menge eines radioaktiven „Nuclids“, in dem die Zahl der Zerfallsakte in der Sekunde $3{,}7 \cdot 10^{10}$ beträgt; ab 1970 tritt hierfür die SI-Einheit s^{-1} in Kraft. Der 1000. Teil des Ci ist das **„Millicurie“** (0,001 Ci = **mc**), der millionste Teil ist das **„Mikrocurie“** (*μCi und der millionenfache Wert das **„Megacurie“** (**MCi**). Eine früher v. a. in der Balneologie übl. Einheit für die radiolog. Aktivität von Quellwässern etc. war das Stat. „1 Stat“ = „1 St“, ist die Menge Radiumemanation, die in 1 s beim Zerfall in der Luft durch Ionisation eine Einheit der absoluten elektrostatischen Elektrizität erzeugt. $1\ St = 3 \cdot 64 \cdot 10^{-7}\ c = 10^3$ Mache-Einheit-Liter; 1 mSt = 1 Millistat = $^1/_{1000}$ St. Die Radioaktivität von Quellwassern gibt man in **Mache-Einheiten** (ME) an (nach Heinrich Mache, Physiker, Wien, geb. 1876): $1\ ME = 3{,}64 \cdot 10^{-10}$ Curie/Liter. Als Mindestwerte werden gefordert: für Trinkquellen 800 ME, für Badequellen 80 ME u. für Inhalationen 8 ME. Höchster Gehalt in den Quellen von Oberschlema u. Brambach (2000 ME im ml).

Radiumschäden: Bei Personen, die beruflich mit Radium oder radioaktiven Stoffen, Thorium, Mesothorium usw. umgehen, können z. T. schwere Schäden durch die Strahlung oder Einatmen oder Verschlucken radioaktiver Teilchen entstehen. Die Erkrankungen ähneln denen durch Röntgenstrahlen hervorgerufenen: Nervosität, Müdigkeit, Hautschäden, Haarausfall, Geschwüre, Krebs, Leukämie, Keimschäden. Radiumerkrankungen sind meldepflichtig!

Radix (Plur. **Radices**): Wurzel. Unterschied vom Sproß durch das völlige Fehlen von Blattanlagen, vgl. Rhizom.

Radix Aconiti: Rhiz. Aconiti, Akonitknollen, s. Aconitum napellus.

— **Actaeae:** Cristophskrautwurzel, s. Actaea spicata.

— **Actaeae racemosae:** Rhizoma Cimicifugae, Amerikanische Schlangenwurzel, s. Cimicifuga racemosa.

Radix Alizari: Rad. Rubiae, Krappwurzel, s. Rubia tinctorum.

— **Alkannae:** Alkannawurzel, s. Alkanna tinctoria.

— **Althaeae:** Eibischwurzel, s. Althaea officinalis.

— **Anchusae tinctoriae:** Radix Alkannae.

— **Angelicae:** Angelikawurzel, s. Angelica archangelica.

— **Apii graveolentis:** Selleriewurzel, s. Apium graveolens.

— **Apocyni androsaemifolii:** Kanadische Hanfwurzel, s. Apocynum androsaemifolium.

— **Apocyni cannabini:** Kanadische Hanfwurzel, s. Apocynum cannabinum.

— **Aristolochiae cavae:** Rhizoma Corydalidis, Lerchenspornwurzel, s. Corydalis cava.

— **Arnicae:** Arnikawurzel, s. Arnica montana.

— **Artemisiae:** Beifußwurzel, s. Artemisia vulgaris.

— **Asari:** Haselwurzel, s. Asarum europaeum.

— **Asparagi:** Spargelwurzel, s. Asparagus officinalis.

— **Asphodeli:** Affodillwurzel, s. Asphodelus albus.

— **Baptisiae tinctoriae:** Wilde Indigowurzel, s. Baptisia tinctoria.

— **Bardanae:** Klettenwurzel, s. Arcticum-Arten.

— **Belladonnae:** Tollkirschenwurzel, s. Atropa bella-donna.

— **Bryoniae:** Zaunrübe, s. Bryonia alba u. B. dioica.

— **Calami aromatici:** Rhiz. Calami, Kalmuswurzel, s. Acorus calamus.

— **Carlinae:** Eberwurzel, s. Carlina acaulis.

— **Caryophyllatae:** Nelkenwurzel, s. Geum urbanum.

— **Chelidonii:** Schöllkrautwurzel, s. Chelidonium majus.

— **Chinae:** Tubera Chinae, Chinaknollen, s. Smilax china.

— **Cichorii:** Cichorienwurzel, s. Cichorium intybus.

— **Cimicifugae:** Rhizoma Cimicifugae, Amerikanische Schlangenwurzel, s. Cimicifuga racemosa.

— **Colombo:** Kolombowurzel, s. Iatrorrhiza palmata.

— **Consolidae:** Schwarzwurzel, s. Symphytum officinale.

Radix Cynoglossi: Hundszungenwurzel, s. Cynoglossum officinale.

— **Dauci:** Mohrrübe, s. Daucus carota.

— **Derridis:** Derriswurzel, s. Derris elliptica.

— **Dictamni:** Diptamwurzel, s. Dictamnus albus.

— **Ebuli:** Attichwurzel, s. Sambucus ebulus.

— **Enulae:** Rhizoma Helenii, Alantwurzel, s. Inula helenium.

— **Filicis maris:** Rhiz. Filicis, Farnwurzel, s. Dryopteris filix-mas.

— **Foeniculi:** Fenchelwurzel, s. Foeniculum vulgare.

— **Galangae:** s. Rhiz. Galangae.

— **Gelsemii:** s. Rhiz. Gelsemii.

— **Genistae:** Radix Sarothamni scoparii*.

— **Gentianae:** Enzianwurzel, s. Gentiana-Arten.

— **Gentianae rubrae:** Radix Gentianae*.

— **Ginseng:** Chinesische Ginsengwurzel, s. Panax ginseng.

— **Helenii:** Rhizoma Helenii, Alantwurzel, s. Inula helenium.

— **Hellebori nigri:** Rhiz. Hellebori (nigri), s. Helleborus-Arten.

— **Hellebori viridis:** Rhiz. Hellebori (viridis), s. Helleborus-Arten.

— **Hydrastidis:** s. Rhiz. Hydrastis.

— **Hyoscyami:** Bilsenkrautwurzel, s. Hyoscyamus niger.

— **Imperatoriae:** s. Rhiz. Imperatoriae*.

— **Inulae:** Rhiz. Helenii, Alantwurzel, s. Inula helenium.

— **Ipecacuanhae:** Brechwurzel, s. Ipecacuanhawurzel.

— **Iridis:** s. Rhiz. Iridis.

— **Ivarancusae:** (Rad. Vetiveriae) Ivarancusawurzel, s. Vetiveria zizanioides.

— **Jalapae:** Tubera Jalapae, Jalapenwurzel, s. Exogonium purga.

— **Kava-Kava:** s. Rhiz. Kava-Kava.

— **Kolumbo:** Rad. Colombo, Kolombowurzel, s. Iatrorrhiza palmata.

— **Krameriae:** Rad. Ratanhiae, Ratanhiawurzel, s. Krameria triandra.

— **Levistici:** Liebstöckelwurzel, s. Levisticum officinale.

— **Liquiritiae:** Süßholz, s. Glycyrrhiza glabra*.

Radix Manacae: Manakawurzel, s. Franciscea uniflora.

— **Morsus Diaboli:** Radix Succisae*.

— **Nerii odori:** Indische Oleanderwurzel, s. Nerium odorum.

— **Nuphari lutei:** Gelbe Teichrosenwurzel, s. Nuphar luteum.

— **Ononidis:** Hauhechelwurzel, s. Ononis spinosa.

— **Orizabae:** Radix Scammoniae (mexicanae), s. Ipomoea orizabensis.

— **Paeoniae:** Pfingstrosenwurzel, s. Paeonia officinalis.

— **Papaveris:** Mohnwurzel, s. Papaver somniferum.

— **Pareirae bravae:** Grieswurzel, s. Chondodendron tomentosum.

— **Petasitis:** Pestwurz, s. Petasites hybridus.

— **Petroselini:** Petersilienwurzel, s. Petroselinum sativum.

— **Phytolaccae decandrae:** Kermeswurzel, s. Phytolacca americana.

— **Pimpinellae:** Bibernellwurzel, s. Pimpinella major u. P. saxifraga.

— **Polygalae amarae:** Bittere Kreuzkrautwurzel, s. Polygala amara.

— **Primulae:** Primelwurzel, s. Primula-Arten.

— **Pyrethri germanici:** Deutsche Bertramwurzel, s. Anacyclus officinarum.

— **Pyrethri (romani):** Römische Bertramwurzel, s. Anacyclus pyrethrum.

— **Raphani:** Rettich, s. Raphanus sativus.

— **Ratanhiae:** Ratanhiawurzel, s. Krameria triandra.

— **Rauwolfiae serpentariae:** Rauwolfiawurzel, s. Rauwolfia serpentaria.

— **Rhapontici:** Rhapontikawurzel, s. Rheum rhaponticum.

— **Rhei:** Rhizoma Rhei, Rhabarberwurzel, s. Rheum-Arten.

— **Rhei austriaci:** Rhapontikawurzel, s. Rheum rhaponticum.

— **Rhei rhapontici:** Rhapontikawurzel, s. Rheum rhaponticum.

— **Rubiae tinctorum:** Krappwurzel, s. Rubia tinctorum.

— **Salep:** Tubera Salep, Salep, s. Orchis-Arten.

— **Saniculae:** Sanikelwurzel, s. Sanicula europaea.

Radix Saponariae: Rad. Saponariae rubrae, (Rote) Seifenwurzel, s. Saponaria officinalis.

— **Saponariae alba:** Weiße Seifenwurzel, s. Gypsophila-Arten.

— **Sarothamni scoparii:** Besenginsterwurzel, s. Sarothamnus scoparius.

— **Sarsaparillae:** Sarsaparille, s. Smilax-Arten.

— **Sassafras:** Lign. Sassafras, Sassafrasholz, s. Sassafras officinale.

— **Scammoniae asiaticae:** Asiatische Skammoniawurzel, s. Convolvulus scammonia.

— **Scammoniae (mexicanae):** Mexikanische Skammoniawurzel, s. Ipomoea orizabensis.

— **Scrophulariae:** Braunwurz, s. Scrophularia nodosa.

— **Senegae:** Senegawurzel, s. Polygala senega.

— **Senegae virginianae:** Rad. Senegae, Senegawurzel, s. Polygala senega.

— **Serpentariae virginianae:** Virginische Schlangenwurzel, s. Aristolochia serpentaria.

— **Smilacis:** Rad. Sarsaparillae, Sarsaparille, s. Smilax-Arten.

— **Spartii scoparii:** Radix Sarothamni scoparii*.

— **Spigeliae:** Rhiz. Spigeliae, Spigelienwurzel, s. Spigelia marilandica u. Sp. anthelmia.

— **Succisae:** Teufelabbißwurzel, s. Succisa pratensis.

— **Sumbuli:** Sumbulwurzel, s. Ferula sumbul.

— **Symphyti:** Rad. Consolidae, Schwarzwurzel, s. Symphytum officinale.

— **Taraxaci:** Löwenzahnwurzel, s. Taraxacum officinale.

— **Taraxaci cum Herba:** Löwenzahn, s. Taraxacum officinale.

— **Tormentillae:** s. Rhiz. Tormentillae.

— **Turpethi:** Turpethwurzel, s. Ipomoea turpethi.

— **Urticae:** Rhiz. Urticae, Brennnesselwurzel, s. Urtica dioica u. U. urens.

— **Valerianae:** Baldrianwurzel, s. Valeriana officinalis.

— **Valerianae japonicae:** Japanische Baldrianwurzel, s. Valeriana officinalis var. angustifolia.

Radix Vetiveriae: Rad. Ivarancusae, Ivarancusawurzel, s. Vetiveria zizanioides.

— **Victorialis longae:** Bulbus Victorialis longae, Allermannharnisch (Adamwurzel), s. Allium victorialis.

— **Vincetoxici:** s. Rhiz. Vincetoxici.

— **Violae:** Rhiz. Violae, Echte Veilchenwurzel, s. Viola odorata.

— **Violae odoratae:** Rhiz. Violae, Märzveilchenwurzelstock, s. Viola odorata.

— **Zedoariae:** s. Rhiz. Zedoariae.

— **Zingiberis:** s. Rhiz. Zingiberis.

Radon: Emanation, Niton, Rn; radioaktiv; Edelgas, daher nullwertig, AtG. 222; F.—71°; Kp.—65°; Ordnungszahl 86; Halbwertszeit: 3,825 Tage. Zerfallsprodukt des Radiums (s. dort), findet sich spurenweise in allen radioaktiven Elementen u. deren Umgebung. Mineralwässern, Luft. Entd. 1903 von Rutherford u. Soddy.

Räucherkerzen: Candelae fumales nigrae et rubrae*.

Räuchern: s. Konservieren.

Räucherung: Fumigatio*.

Raffinade: Gereinigter Rübenzukker.

Raffinose: (Melitose), ein Trisaccharid, $C_{18}H_{32}O_{16} + 5\,H_2O$, kommt in den Zuckerrüben, im Baumwollsamen (3%) u. reichlich in Eucalyptus-Manna vor; sie besteht aus je 1 Molekül d-Fructose, d-Glucose u. d-Galaktose. Durch verd. SS sowie durch Hefe wird die Raffinose in Fructose u. in das Disaccharid Melibiose zerlegt, durch Emulsin in Rohrzucker u. Galaktose, sie zeigt nicht die Zuckerreaktionen (Fehlingsche Lsg.) u. ist gegen Alkalien beständig. Da sie stärker rechts dreht ($[a]^{20}_{D} = +104°$) als Rohrzucker ($[a]^{20}_{D} = +66{,}5°$) wird sie auch als „Pluszucker“ bezeichnet. Man benutzt Raffinose u. a. zu Bakteriennährböden. Weißes kr., schwach süß schmeckendes Pv.; D. 1,465; F. 118—119°, ll. in Aq.

Rainfarn: Chrysanthemum vulgare*.

Rainfarnblüten: Flores Tanaceti, s. Chrysanthemum vulgare.

Rainfarnkraut: Herba Tanaceti, s. Chrysanthemum vulgare.

Rainfarnöl: Oleum Tanaceti, s. Chrysanthemum vulgare.

Raney-Nickel: Reagenz DAB 7 zum Nachweis organ. Halogenverbindungen in Benzoesäure, Natriumbenzoat, Phenacetin u. Glycerin; feines, graues Pv., unl. in Aq., l. in Mineralsäuren unter Salzbildung; Gehalt 48—52% Al u. 48—52% Nickel.

Rangoonbohnen: Die eßbaren (blausäurehaltigen) Samen v. **Phaseolus lunatus,** Fam. Papilionaceae (kult. in den Tropen).

Ranunculus-Arten: Fam. Ranunculaceae. **R. acer:** Scharfer Hahnenfuß (Europa, Nord- u. Südasien, in Nordamerika eingeschleppt). Stpfl. v. HOM: Ranunculus acer, d. im Mai u. Juni oder Oktober gesammelte, frische Kraut. **R. bulbosus:** Knollenhahnenfuß (Europa, in Nordamerika eingeschleppt). Stpfl. v. HOM: Ranunculus bulbosus, frische, im Juni ges. blüh. Pfl. **R. ficaria** (Ficaria verna): Scharbockskraut. Stpfl. v. HOM: Ranunculus Ficaria, das frische Kraut. **R. sceleratus:** Gifthahnenfuß (auf der ganzen nördl. Halbkugel). Stpfl. v. HOM: Ranunculus sceleratus, d. frische, im Oktober gesammelte Kraut. Sämtliche genannten Ranunculus-Arten enthalten als wirksamen Best. Protoanemonin (Anemonol*, nur in frischen Pflanzen) sowie Anemonin u. Saponin, in d. Blüte Flavoxanthin, Vitamin C. Anw. d. Ranunculus-Arten volkst.: früher äuß. gegen Warzen, Gicht, Rheumatismus, Rippenfellentzündg.; hom.: gegen Krämpfe, Meningitis, Delirium tremens, Neuralgien, Lumbago, Pleuritis, Heuschnupfen, Urticaria, Pemphigus, Herpes zoster usw. (Aufbewahrung sämtlicher hom. verwend. Ranunculus-Arten: Urtinktur, 1.—3. Dez.-Pot. vorsichtig.)

Ranzigwerden der Fette: s. Olea pinguia.

Raoultsches Gesetz: s. Gefrierpunktserniedrigung.

Raphanus sativus: Fam. Cruciferae, Rettich (heim. Asien, als Gemüsepfl. kult.). Stpfl. v. **Radix Raphani,** Rettich. Best.: Ein durch enzymat. Spaltung eines Glykosids entst. äth. Öl (mit Raphanol), ferner Diastase, Methylmerkaptan, Rhodanwasserstoff, Pentosane, Vitamin C. Der scharfe Geschmack geht haupts. auf vorhand. Allyl- u. Butylsenföl zurück. Anw.: als Cholagogum u. Choleretícum, ferner als Antispasmodicum bei krampfartigem Husten. HOM: Raphanus sativus, d. frische Wurzel.

Raphe: *bot.* Nabelleiste. Der m. der Samenschale verwachsene Teil des Funiculus (Nabelstrang).

Raphiden: *bot.* Feine, nadelförmige Calciumoxalatkristalle in den Pflanzen.

Raphionacme utilis: Fam. Asclepiadaceae. Stpfl. v. Kautschuk*.

Raps: Brassica napus. **Rapsöl:** Ol. Rapae, Rüböl, s. Brassica-Arten.

Rastinon®: N-(4-Methyl-benzol-sulfonyl)-N'-n-butylharnstoff (Int. Bez. Tolbutamid), zur oralen Behandlung bestimmter Formen des Diabetes mellitus, vor allem des Alters-Diabetes s. Antidiabeticum.

Ratanhiatinktur: Tinct. Ratanhiae, s. Krameria triandra.

Ratanhiawurzel: Rad. Ratanhiae, s. Krameria triandra.

Rattenzwiebel: Bulbus Scillae DAB 6, Meerzwiebel, s. Urginea maritima.

Rauchende Salpetersäure: Acidum nitricum fumans, s. Salpetersäure.

Rauchende Salzsäure: Acidum hydrochloricum fumans, s. Salzsäure.

Rauchende Schwefelsäure: Acidum sulfuricum fumans, s. Schwefelsäure.

Raumdesinfektion: s. Formaldehydum u. Zyklon B.

Raupin: ein Rauwolfia-Alkaloid.

Rauschnarkose: s. Narkose.

Rauschpfeffer: s. Piper methysticum.

Raute: Ruta graveolens*.

Rautenöl: Oleum Rutae, s. Ruta graveolens.

Rauwolfia: *bot.* von Ch. Plumier (1646—1704; franz. Botaniker) n. dem Augsburger Arzt Leonhard Rauwolf (1540—1596) benannte, in den Tropen u. Subtropen mit nahezu 100 zumeist alkaloidhaltigen Arten (Bäume u. Sträucher, z. T. angebaut) verbreitete Gattg. der Fam. Apocynaceae; hiervon R. serpentina als bes. wertvolle Alkaloiddroge um 1930 neu erkannt (alte ind. Volksmedizin!), daneben R. vomitoria u. R. tetraphylla (= R. canescens); jetzt **Rauvolfia!**

Rauwolfia serpentina: Fam. Apocynaceae (Indien, Himalaja). Stpfl. v. **Radix Rauwolfiae serpentina:** Rauwolfiawurzel. Best.: Zahlr. Alkaloide (davon ca. 40 identifiziert u. z. T. synthetisiert; 4 Strukturgruppen: Yohimban, Hetero-Y., Oxindol-Indoxyl, Sarpagin = Ajmalin bei gemeinsamer Indolgrundstruktur; Gesamtalkaloidgehalt 0,8—1,5%); Totalextrakt zeigt 3 Wirkungen: Zentrale Dämpfung (sedativ), periphere Gefäßerweiterg. (hypoton), verlangsamte Herzfrequenz, die sich als spezifisches Wirkbild den einzelnen Alkaloiden zuordnen lassen. Die Hauptträger der zentralsedativen Wirkung sind Reserpin*, Deserpidin

u. Rescinnamin*, während dem Ajmalin*, Raubasin, Raupin etc. sympathikolytische Wirkung zukommt, Asche max. ca. 8%. Anw. med.: als stark wirkendes Antihypertonicum, Spasmolyticum, Sympathicolyticum u. Sedativum. Dos. des Drogenpulvers 2 bis 4mal tägl. ca. 0,3 g.

Razemat: (abgek. „rac", nach Acidum racemicum = Traubensäure, da bei dieser zuerst beobachtet, s. Traubensäure). Razemische Verbdg., chem. Verbdg., die, obwohl sie ein asymmetrisches C-Atom enthält, opt. inaktiv ist; dies beruht darauf, daß sie ein Gemenge gleicher Teile stereoisomerer Stoffe ist, von denen das eine Isomere in gleicher Stärke nach rechts (D-), das andere nach links (L-) dreht, deshalb Kennz. durch Präfix „dl" oder „DL"; vgl. Stereochemie u. Optische Aktivität.

Rb: *chem.* Rubidium*.

R.E.: Ratteneinheit*, s. Tabelle „Biologische Einheiten**.

Re: *chem.* Rhenium.

Reagenz: (Mehrz. Reagenzien) Prüfungsmittel. Substanz, die m. einer anderen „reagiert", d. h. auf sie so chem. einwirkt, daß sie durch d. „Reaktion" erkennbar wird.

Reaktion, endotherme u. exotherme: **Endothermen** Reaktionen muß Wärme (od. andere Energie) zugeführt werden; man bezeichnet sie auch als Reaktionen m. „negativer Wärmetönung". **Exotherme** Reaktionen geben während ihres Ablaufs Energie (Wärme) ab: man bezeichnet sie als Reaktionen m. „positiver Wärmetönung".

Realgar: Mineral, nat. Schwefelarsen, As_2S_2, Arsenum sulfuratum rubrum, Rauschrot.

Rebendolde, Giftige: Oenanthe crocata*.

Recenter paratus: Frisch bereitet.

Receptaculum: *bot.* Der mehr od. weniger scheiben-, becher- od. krugförmig verbreiterte od. auch kegelförmige Blütenachsenteil, an dem d. Blütenteile (Kelch-, Blumen-, Staub-Fruchtblätter) stehen.

Rechtsdrehend: s. Optische Aktivität.

Rectal: z. Mastdarm (Rectum) gehörig.

Rectificatus, Rectificatissimus: s. Rektifikation.

Rectum: Mastdarm; **per rectum:** Durch d. Mastdarm.

Recurrens: zurücklaufend; **febris recurrens:** Rückfallfieber.

Redoxindikatoren: s. Redoxsystem.

Redoxsystem: Jede Oxidation ist mit einer Reduktion verbunden u. umgekehrt; denn ein Stoff muß ja die Elektronen abgeben (Reduktionsmittel, oxidierter Stoff), ein anderer muß sie aufnehmen (Oxidationsmittel, reduzierter Stoff). Man kann deshalb die beiden Vorgänge zu folgender Gleichung zusammenfassen:

$$\left.\begin{array}{r}\text{Reduktionsmittel} \underset{\text{Reduktion}}{\overset{\text{Oxidation}}{\rightleftarrows}} \\ \text{Oxidationsmittel} + \text{Elektronen}\end{array}\right\}$$

oder abgekürzt:

$$\text{Red.} \rightleftarrows \text{Ox.} + \ominus .$$

Ein dieser Gleichung entsprechendes elektronenabgebendes u. elektronenaufnehmendes System bezeichnet man als „Oxidations-Reduktionssystem" od. abgekürzt als „Redoxsystem", vgl. Oxidation u. Reduktion. Analog d. pH-Werten kann man durch exakte elektr. Messungen den „rH"- (Redoxpotential-) Wert feststellen. Man kennt auch Redoxindikatoren, Farbstoffe, die i. d. oxidierten Form eine andere Farbe besitzen als i. d. reduzierten Form. Redoxprozesse sind physiol. v. großer Bedeutung, rH-Messungen finden i. d. Industrie weitgehende Anwendung.

Redul®: Orales Antidiabeticum, 2-Benzolsulfonamido-5-methoxy-äthoxy-pyrimidin-Na (Glymidin-Na), ll. in Aq. u. Methanol; Tagesdos. 0,5—1,5 g (1—3 Tabl.). Kontraindiziert im diabet. Koma u. Präkoma sowie in der Schwangerschaft u. bei Infektionskrankheiten, s. Antidiabeticum.

Reduktion: (von reducere = zurückführen, d. h. Rückgängigmachen der Oxidation) Unter R. verstand man früher die Überführung von chem. Verbdg. in sauerstoffärmere oder sauerstofffreie, also einfach Fortnahme von O. Nach heutiger Definition versteht man unter Reduktion die Zufuhr von Elektronen, dabei braucht O oder H gar nicht beteiligt zu sein. Auch geladene Ionen u. bei d. Elektrolyse die Kathode können als Reduktionsmittel dienen, vgl. Oxidation u. Redoxsystem.

Refraktär: Unempfänglich, widerspenstig, nicht beeinflußbar.

Refraktion des Lichtes: Dioptrik*.

Refraktometrie: Physikalische Meßverfahren, die die Bestimmung des Brechungsindex eines optisch durchlässigen Stoffes zum Ziele haben. Da der Brechungsindex außer von der Substanz noch von der zur Messung benutzten Wellenlänge des Lichtes abhängt, fügt man bei der Zahlenangabe des Brechungsindex die zugehörige Lichtart als Index an, z. B. n_D = Brechungsindex, gemessen mit dem gelben Licht der Natrium-Dampflampe bei $\alpha = \frac{\lambda_1 + \lambda_2}{2} = 589{,}2$ nm oder n_0 = Brechungsindex, gemessen mit dem roten Licht von 656,3 nm eines Wasserstoff-Geißler-Rohres oder n_F = 486,1 nm, ebenfalls mit dem Wasserstoffrohr gemessen. Die Buchstaben *C*, *D*, *F* sind die von Fraunhofer eingeführten Bezeichnungen für die angegebenen Wellenlängen.

Die Brechungsindizes vermögen im allgemeinen die verschiedenen Stoffe zu charakterisieren; man benutzt sie deshalb zur Bestimmung dieser Stoffe. Oft genügen jedoch solche Zahlenangaben allein noch nicht. Dann benutzt man zur weiteren Unterscheidung die „Dispersion", d. h. den Unterschied zweier Brechzahlen verschiedener Wellenlänge für dieselbe Substanz. Meist braucht man dafür *F*—*C*, die Differenz von n_F—n_C.

Da der Brechungsindex sich in einfacher Weise u. mit geringem math. Aufwand bestimmen läßt, wenn der Fall der totalen Reflexion vorliegt, hat Abbe die Messung der Grenzlinie der totalen Reflexion in die optische Meßkunde eingeführt und auf diesem Prinzip Meßgeräte aufgebaut, die **Refraktometer.** Diese bestehen aus einem Meßprisma, zu dem häufig noch ein 2. Prisma, das Beleuchtungsprisma, hinzukommt. Auf das Meßprisma oder zwischen die beiden Prismen bringt man die zu prüfende Substanz und bildet auf diese Weise die „Grenzlinie". Man beobachtet sie mit einem auf „Unendlich" eingestellten Fernrohr und mißt die Lage entweder auf einer in einem festen Fernrohr befindlichen Skala oder mit einem beweglichen Fernrohr auf einem Teilkreis, über den das Fernrohr beim Schwenken dahingleitet. Der Teilkreis ist bei den neueren Instrumenten geschickt in das Innere des Gerätes verlegt und auf diese Weise gegen Staub u. Verschmutzung geschützt.

Da für die verschiedenen Farben auch verschiedene Brechzahlen erhalten werden, würde man bei Beobachtung im weißen Licht, das ja aus Licht vieler Wellenlängen zusammengesetzt ist, eine ganze Schar von Grenzlinien nebeneinander erhalten, d. h. man würde in der Praxis eine farbige, verschwommene Grenzlinie erhalten, die für eine exakte Messung wenig geeignet wäre. Um das zu verhindern, sind in den verschiedenen Refraktometern besondere Vorkehrungen getroffen. Mittels des „Kompensators", einer Kombination von mehreren Geradsicht-Prismen nach *Amici*, bewirkt man, daß die im Meß-

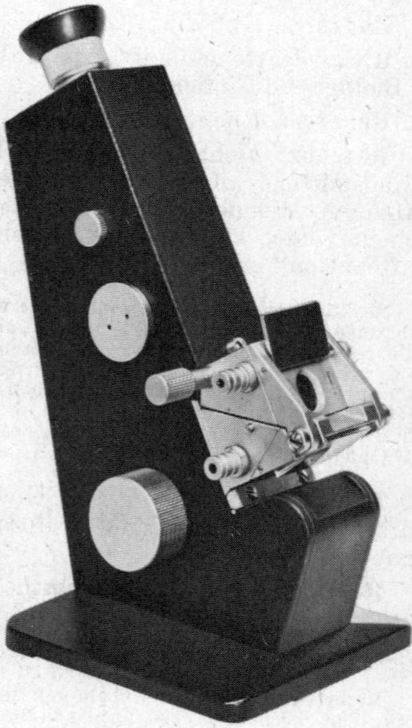

Abbe-Refraktometer
Standardgerät zur Messung der Brechungszahl flüssiger und fester Substanzen. Meßgenauigkeit: 0,0002 n_D bzw. 0,1% TS. Meßbereich: Modell 0/85: 0—85% Trockensubstanz (TS) bzw. ° Brix entsprechend n_D = 1,333—1,435. Modell 0/30/Oe: 0—30% Trockensubstanz (TS) bzw. ° Brix sowie 20—130° Oechsle (Oe) entsprechend n_D = 1,333—1,381. Meßgenauigkeit: Modell 0/85: 0,5% TS. Modell 0/30/Oe: 0,1% TS bzw. 0,5° Oe
Schmidt + Haensch, Berlin)

prisma auftretende Farbwirkung sich mit der des Kompensators aufhebt. Durch Drehen des Kompensators um seine Achse, die mit der optischen Achse des Fernrohres zusammenfällt, kann man für die verschiedenen Substanzen die Farbwirkung des Meßprismas gerade kompensieren.

Aus der Zahl der verschiedenen technischen Refraktometer sind für die pharmaz. Praxis besonders wichtig: Das **Abbe-Refraktometer,** das **Eintauch-Refraktometer** u. das **Mikro-Refraktometer.**

Mit dem **Abbe-Refraktometer** s. Abb.) kann man die Brechungsindizes von Lösungen, Fetten u. Ölen jeder Art messen. Der Meßbereich reicht von $n_D = 1{,}3$ bis $n_D = 1{,}7$. Es werden keine Winkelwerte, sondern direkt n_D-Werte abgelesen, so daß sich eine nochmalige Umrechnung oder Benutzung einer Tabelle erübrigt. Zur Bestimmung der Trockensubstanz befindet sich auf der Skala, auf der die n_D-Werte abgelesen werden, noch eine zweite empirisch nach Prozenten geeichte Skala, mit der man den Prozentgehalt an Trockensubstanz ebenfalls unmittelbar bestimmen kann.

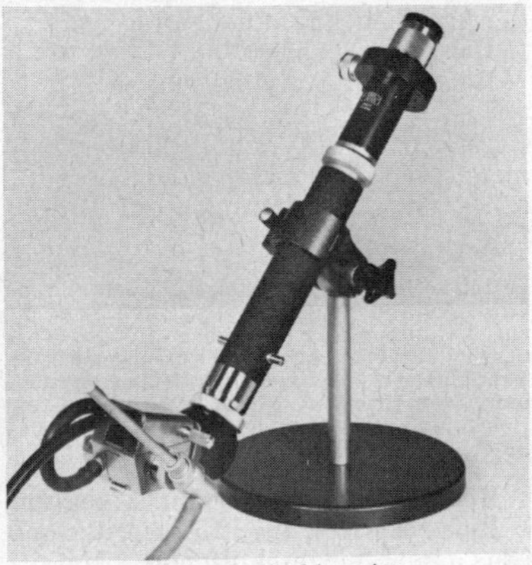

Eintauchrefraktometer
Meßbereich: $n_D = 1{,}3245—1{,}6470$ in 10 sich überlappenden Teilbereichen (dafür besondere Meßprismen erforderlich.) (Carl Zeiss, Oberkochen)

Mit der am Kompensator befindlichen dritten Skala kann man außerdem noch Dispersionsmessungen ausführen, und auf diese Weise die Molekulardispersion eines Stoffes ermitteln.

Da die Brechungsindizes von Lösungen stark temperaturabhängig sind, sind die beiden Prismen, zwischen denen sich die flüssige Probe befindet, als heizbare Prismen ausgebildet und mit einem Thermometer versehen. Durch besondere Temperiereinrichtungen kann man die zur Messung notwendige Temperatur erzielen. Die Fehlergrenze beträgt für die Skala des Brechungsindex 1—2 Einheiten der vierten Dezimale und für die Skala der Trockensubstanz 0,1—0,2%.

Das zur Zeit genaueste Refraktometer ist das **Eintauch-R.** (s. Abb.); mit ihm kann man den Brechungsindex bis auf 2 Einheiten der 5. Dezimale, also 10mal genauer als mit dem Abbe-R. bestimmen. Der Meßbereich reicht von $n_D = 1{,}32539$ bis 1,64700. Bei der hohen Genauigkeit kann dieser große Meßbereich nicht mit einem einzelnen Prisma überbrückt werden, es sind daher 10 leicht gegeneinander auswechselbare Prismen, deren Meßbereiche sich stets etwas überschneiden, vorhanden.

Das Mikro-Refraktometer zeichnet sich in Konstruktion u. Anwendung durch besondere Einfachheit aus. Die schematische Darstellung zeigt die Arbeitsweise des Gerätes:

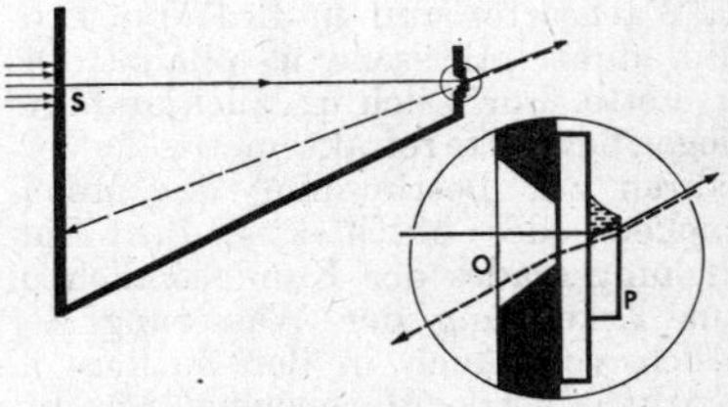

Schema des Mikro-Refraktometers

Ein beleuchteter Spalt S wird durch eine kleine Öffnung O betrachtet. Vor diese Öffnung ist das sorgfältig mit wenig Lösung gefüllte Meßprisma mit seinem Objektträger so zu schieben, daß die brechende Kante horizontal und etwas in der Mitte der schmalen Öffnung O liegt; der Objektträger wird dabei durch eine Federklemme gehalten. Im Meßprisma (Hohlprisma) wird das Bild des betrachteten Spaltes S je nach dem Brechungsindex der eingefüllten zu messenden Flüssigkeit

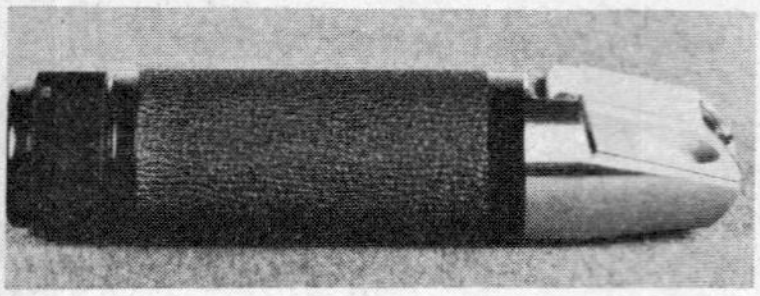

Handrefraktometer
sehr handliches Gerät für Konzentrationsbestimmungen, bes. für zuckerhaltige Substanzen (Zeiss, Oberkochen)

abgelenkt. Das durch das Meßprisma hindurchblickende Auge des Betrachters sieht das evtl. farbige Spaltbild an der Stelle der Skala, die dem Brechungsindex der zu messenden Substanz entspricht. Mit Hilfe eines Schiebers, der eine Strichmarke besitzt, kann die Einstellung auf das Spaltbild festgehalten und danach auf eine Einheit der dritten Dezimale abgelesen werden. Die Brechungswerte von 1,333 bis 1,92 werden in Verbindung mit dem zugehörigen Prisma an der linken Skala abgelesen. Die rechts danebenliegende Millimeterskala dient in Verbindung mit einem zusätzlichen Prisma hoher Brechung zur Erfassung der Werte zwischen 1,116 und 2,35. Die abgelesenen Millimeterwerte werden an Hand der zugehörigen Tabelle ausgewertet.

Die Refraktometrie der Öle, Fette u. Wachsarten umfaßt Erdöle u. Erdölprodukte, tierische u. pflanzl. Öle u. Fette. Für Milch u. Milchprodukte liegen bewährte refraktometrische Verfahren zur Bestimmung des Milchzuckers, des Milchfettes, des Eindichungsgrades der Kondensmilch u. zur Erkennung der Wässerung der Milch vor. Auch in der Zucker- u. Stärkeindustrie (Marmeladen, Fruchtsäfte, Honig, Kunsthonig, Sirup) sowie im Gärungsgewerbe (Malz, Bier, Trinkbranntwein, Traubensaft, Wein, Brennereiprodukte aller Art) finden die refraktometrischen Meßmethoden Anwendung. In der Biochemie u. Medizin wird die R. zur Bestimmung der verschiedenen Eiweißarten des Blutes u. seiner Bestandteile u. des Pepsins benutzt.

Literatur: Dr. Fritz Löwe, Optische Messungen des Chemikers u. Mediziners, Bd. 6, d. Techn. Fortschrittsberichte, 6. Aufl. 1944; L. Heilmeyer, Handbuch d. allgemeinen Hämatologie von H. Hirschfeld u. A. Hittmair, 2. Band I, Berlin 1933; Wagners Tabellen zum Eintausch-Refraktometer. Jelley, Edwin E.: Ein Mikro-Refraktometer und seine Anwendung in der chemischen Mikroskopie. J. Roy. Microscop. Soc. London, (3, 54, 1934) S. 234—245.
Ellinger, H. W.: Das Leitz-Jelley-Refraktometer und seine Anwendung in der chemischen Mikroskopie. Docentra, Nr. 6 vom 12. 3. 1939.
Opfer-Schaum, R.: Tabellen zum Leitz-Mikro-Refraktometer I; Arzneimittelprüfung. Editio Cantor, Aulendorf, 1955.

RF: s. Magistralformeln.

Refrigerantium(a): Refrigerans, Abkühlendes, erfrischendes Mittel.

Refrigeratio: Erkältung.

Regressiv: *med.* Zurückgehend, sich zurückbildend.

Reguläres Kristallsystem: s. Kristall.

Reibschale: s. Mörser.

Reineckesalz: Ammonium-tetrathiocyanato-diamminchromat(III)

$$NH_4[Cr(NH_3)_2(CNS)_4].$$

Dunkelrote Kr., wl. in heiß. Aq. u. A. Darst. durch Eintragen von Ammoniumdichromat $(NH_4)_2Cr_2O_7$ in geschmolz. Ammoniumrhodanid (NH_4CNS). Anw.: analyt. zur Fällung der Alkaloide (Cholin, Betaine); als kolorimetr. Reagens.

Reinfektion: Erneute Infektion mit den gleichen Krankheitserregern.

Reis: Oryza sativa*.

Reisstärke: Amylum Oryzae*.

Reit.: Auf Rezepten Abkzg. für reiteretur = die Arznei soll nochmals angefertigt werden; negativ: ne reit., s. Tabelle „Abkürzungen auf Rezepten".

Reizkörpertherapie: (Reiztherapie), parenterale Verabfolgung von sog. „Reizkörpern" zur Aktivierung der Abwehrkräfte des Körpers u. unspezifischen Beeinflussung gewisser Krankheitserscheinungen. Hierzu werden haupts. artfremdes Eiweiß (Milch), Silber, Gold, Schwefel, Terpentinöl, Jod usw. benutzt.

Rekonvalenzentenserum: s. Serum.

Rekordspritze: Injektionsspritze aus Glas mit eingeschliffenem Metallkolben.

Rektifikation: Wiederholte Dest. einer Fl., um sie v. restlichen Beimengungen völlig zu reinigen (rectificatus, rectificatissimus).

Rektifizieren: Eine Fl. einer Rektifikation* unterwerfen.

Rektoskop: Mastdarmspiegel.

Remedium(a): Heilmittel.

Ren(nis), Plur. **Renes:** Niere(n); **Renes siccati:** Getrocknete Nieren, s. Organotherapeutica. **Renalis:** Zur Niere gehörend, Nieren-.

Reng: Indigoblätter, s. Henna.

Rennin: Engl. Bez. für Lab*.

RES: Reticuloendotheliales System (nach Aschoff u. Landau), eine Zusammenfassung funktionell zusammengehörender mesenchymaler Zellen, die eine Affinität zu bestimmten Farbstoffen (Lithiumcarmin, Trypanblau u. a., sog. Vitalfärbung) besitzen. Hierzu gehören die reticulären Gerüstzellen der Milz, Leber, Knochenmark, Wanderzellen des Bindegewebes usw. In das RES werden heute zahlreiche Stoffwechsel- u. Immunisierungsvorgänge verlegt. Vgl. Antireticulo-endotheliales cytotoxisches Serum (Bogomeletz).

Rescinnamin: Alkaloid aus Rauwolfia serpentina* mit blutdrucksenkender Wirkung, neben Reserpin Hauptträger der zentralsedativen Wirkung des Rauwolfia-Extraktes. Chem. 3,4,5-Trimethoxyzimtsäureester des Reserpsäuremethylesters, weiß. bis schwach gelbl. kr. Pv., ll. in Chlf. u. Dimethylformamid, wl. in A., prakt. unl. in Aq.; F. 235—239°. Anw.: als Antihypertonicum.

Resene: s. Harze.

Reserpin DAB: (Serpasil) Alkaloid aus Rauwolfia serpentina und anderen Rauwolfia-Arten sowie aus Alstonia constricta (einer in Queensland heim. Solanacee), ferner synth. dargest.; 3,4,5-Trimethoxybenzoyl-reserpsäuremethylester, $C_{33}H_{40}N_2O_9$.

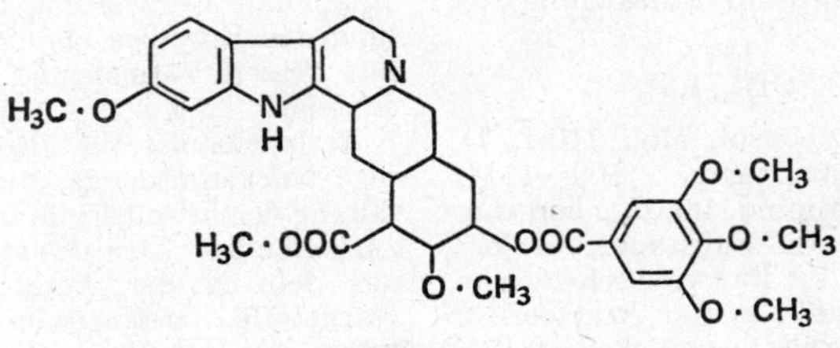

Reserpin

Mol. 608,70. Farbl. bis schwach gelbl. Pv., geruch- u. geschmacklos; ll. in Chlf., Eisessig, Essigester, Pyridin, swl. in A. u. Ae., prakt. unl. in Aq.; F. 262—268° (unter Zstzg.); DAB 7: Gehalt mind. 99,0%, berechn. auf d. getrockn. Substanz; spez. Drehung $[\alpha]_D^{20°}$ = —114° bis —131° (c = 1 in Chlf.). (Handelspräp. meist zwischen —120° bis —128°.) Gut verschlossen u. vor Licht geschützt aufbewahren. Reserpin bewirkt Herabsetzung des Blutdrucks u. Erweiterung der Gefäße. Anregung der Peristaltik u. Spasmolyse. Seiner zentral sedativen Wirkung wegen wird es bei Angst- u. Dämmerzuständen sowie bei Schizophrenie u. anderen Geisteskrankheiten angewandt. MED = 0,0015 g; MTD = 0,003 g.

Residual: (lat.) Zurückbleibend; **R.-Harn:** Restharn*; **R.-Stickstoff:** Reststickstoff*; **R.-Luft:** Der auch nach stärkster Ausatmung in den Lungen zurückbleibende Luftrest.

Resina: (lat.) Harz.

Resina alba: Resina Pini, Fichtenharz, Burgunderharz, s. Terebinthina.

— **Benzoe:** Benzoe, s. Styrax tonkinensis u. St. benzoides.

— **Colophonium:** Colophonium.

— **Copal:** Kopal, s. Copal.

— **Dammar:** Dammar, Dammarharz, s. Shorea wiesneri.

— **Draconis:** Ostindisches Drachenblut, s. Daemonorops draco.

Resina elastica depurata: s. Kautschuk.

— **Elemi:** Manila-Elemi, s. Canarium luzonicum.

— **Guajaci:** Guajakharz, s. Guaiacum officinale u. G. sanctum.

— **Ipomoeae:** Resina Scammoniae, s. Ipomoea orizabensis.

— **Jalapae:** Jalapenharz, s. Exogonium purga.

— **Kino:** Kino, s. Pterocarpus marsupium.

— **Lacca:** Schellack, s. Lacca.

— **Ladanum:** Labdanum, s. Ladanum.

Resina Mastix: Mastix, s. Pistacia lentiscus.
— **Pini:** Fichtenharz, s. Terebinthina.
— **Podophylli:** Podophyllinum, s. Podophyllum peltatum.
— **Sandaraca:** Sandarakharz, s. Tetraclinis articulata.
— **Scammoniae:** Skammoniaharz, s. Ipomoea orizabensis.
— **Soldanellae:** Soldanellaharz, s. Calystegia soldanella.
— **tolutana:** Balsamum tolutanum.

Resinae: s. Harze.

Resinate: Harzseifen, s. Harze.

Resine: s. Harze.

Resinoide: Auszüge (m. A., Aceton, Bzl. usw.) aus wohlriechenden Harzen, Balsamen, Drogen (z. B. Olibanum, Benzoe, Storax usw.), die als Fixateure in der Parfum- u. Seifenherstellung verwendet werden.

Resinole: s. Harze.

Resinolsäuren: s. Harze.

Resinotannole: s. Harze.

Resistenz: Angeborene Immunität (natürlich I.) s. Immunität.

Resistomycin®: Antibioticum, Kanamycinsulfat, s. Kanamycin.

Resochin®: Chloroquin-diphosphat, 7-Chlor-4-(4'-diäthylamino-1-methylbutylamino)-chinolin-diphosphat). Anw.: zur Therapie u. Prophylaxe der Malaria (Schizontenmittel, s. Plasmodium u. Chininum), ferner zur Therapie der Amöbenhepatitis, Polyarthritis rheumatica, Rosacea u. anderer Hautkrankheiten.

Resole: Phenoplaste*.

Resolventium(a): Auflösendes Mittel.

Resorbentium(a): Mittel z. Förderung der Resorption (Aufsaugung).

Resorcin:

$$C_6H_4(OH)_2[1,3],$$

1,3-Dihydroxybenzol. Mol. 110,1. D. 1,283; Schmelztemp. 109—111°; DAB 7: Gehalt mind. 99,0%, berechn. auf d. getrockn. Substanz; farblose Kr. od. weiß. kr. Pv. von schwachem Geruch u. süßl., später kratzendem Geschmack. Sulfatasche max. 0,1%, sll. in Aq. u. A., ll. in Ae., Glyc., wl. in Chlf. Darst.: Durch Schmelzen v. benzol-m-disulfonsaurem Natrium m. Natriumhydroxid. Resorzin reduziert Fehlingsche Lösung beim Erhitzen, mit Eisenchloridlsg. violette Färbung, beim Erhitzen mit Phthalsäureanhydrid ergibt es Fluorescein*, beim Schmelzen mit NaOH entst. Phloroglucin. Anw. med.: äuß. als Antisepticum b. Hautkrankheiten (Psoriasis, Akne) u. als mildes Ätzmittel (Salben 5%, für Waschungen 2%, als Haarspiritus 1%), innerlich nicht mehr verwendet. R. gibt m. vielen anderen Substanzen sich verflüssigende u. unverträgliche Gemische, bes. mit Antipyrin, Menthol, Kampfer, Phenol, Acetanilid, Urethan, s. Tabelle „Unverträgliche Arzneimischungen".

Resorcinblau: Lackmoid*.

Resorcin-Lösung DAB 7: 0,20 g Resorcin werd. mit 100 ml Benzol geschüttelt bis zur Sättigung, die überstehende Lsg. wird verwendet (zur Prüfung auf Verdorbenheit von Fetten u. auf Samenöle in Olivenöl).

Resorcinphthalein: Fluoresceinum ERG*.

Resorcin-Salzsäure: Reagens DAB 6: Lsg. v. 1 Resorzin in 99 rauchender Salzsäure.

Resorption: Aufnahme von Stoffen (Nahrungsstoffe, Giften) in die Blut- u. Lymphbahnen durch die Darmwand, Magen, Mundhöhle, Nasenhöhle, Lungengewebe (Gase) oder durch die Haut.

Respiration: Atmung.

Restbazillus: Tuberkelbazillus, dem bestimmte Toxine entzogen wurden, der jedoch in seiner Gestalt u. in seinen Farbreaktionen unverändert ist.

Restharn: Residualharn, der beim Urinieren in der Blase zurückbleibende Harn (bei Prostatahypertrophie, Harnverhaltung u. a.).

Restkohlenstoff: (Rest-C) Kohlenstoffgehalt des Serums nach Ausfällung des Eiweißes analog d. Rest-N, mit dessen Vermehrung er ebenfalls ansteigt.

Reststickstoff: RN, Rest-N. Diejenige Stickstoffmenge, die nach Ausfällung der Eiweißstoffe im Blutserum zurückbleibt. Der Rest-N besteht aus dem N der Aminosäuren, des Harnstoffs, der Harnsäure, des Kreatins u. des Kreatinins. Der Rest-N ist u. a. bei akuter Nierenentzündung u. Schrumpfniere erhöht. Er wird meist im Blut oder im Liquor bestimmt (Normalwert 20—45 mg%).

Resulfon®: s. Sulfanilguanidin unter Sulfonamide.

Retard: (von lat. retardare = zurückbehalten, hemmen, hinziehen) Retard-Arzneimittel sind Präparate mit verzögerter, langanhaltender Wirkung (Retard-Tabletten).

Retentio: (lat.) Zurückhaltung; **R. urinae:** Harnverhaltung.

Retentionsanalyse: s. Chromatographie.

Reticulum: *med.* kleines Netz; **retikulär:** netzförmig; **reticularis:** zum Netz gehörende.

Retikuloendotheliales System: RES*.

Retina: Netzhaut des Auges.

Retinitis: Netzhautentzündung.

Retinol: s. Vitamin A.

Retorte: Glas- od. Metallgefäß mit langem, nach unten geneigtem Hals, das klassische Destilliergefäß, heute fast ausschließlich durch Kolben* ersetzt, s. Destillation.

Rettich: Radix Raphani, s. Raphanus sativus.

Reverin®: Pyrrolidino-methyltetracyclin, Breitband-Antibioticum zur parenteralen Anwendung; Int. Bez. Rolitetracyclin. s. Tetracycline.

Reversibel: Umkehrbar (bei chem. Reaktionen), vgl. irreversibel; *med.* heilbar.

Revolver: s. Mikroskop.

Rezept: Ärztliche Anweisung für den Apotheker zur Herst. einer Arznei.

Rezidiv: Rückfall.

R_f-Wert: s. Chromatographie.

Rh: *chem.* Rhodium*.

Rh-Faktor: s. Blutgruppen.

rH: Redoxpotential, s. Redoxsystem.

Rhabarber, Chinesischer, Echter: Rhiz. Rhei, s. Rheum palmatum var. tanguticum u. Rh. officinale.

Rhabarber, Pontischer, Falscher: Rad. Rhapontici, s. Rheum rhaponticum*.

Rhabarberextrakt: Extr. Rhei.

Rhabarberextrakt, Zusammengesetztes: Extr. Rhei compositum DAB 6.

Rhabarbersirup Sirupus Rhei**D** AB 6.

Rhabarbertinktur, Wäßrige: Tct. Rhei aquosa DAB 6.

Rhabarbertinktur, Weinige DAB: Tct. Rhei vinosa DAB 6.

Rhabarberwurzel: Rhizoma Rhei, s. Rheum palmatum var. tanguticum und Rh. officinale.

Rhagaden: Schrunden an Haut u. Schleimhaut.

Rhamnose: l-Rhamnose, Mannomethylose, Methylpentose. Farblose bis gelbl., durchscheinende Kr. von zuerst süßem, dann bitterem Geschmack, ll. in Aq., l. in A.; D. 1,471; F. 122—124°. Kommt natürl. als Bestandteil vieler Glykoside vor (z. B. Quercitrin, Strophantin, Hesperidin u. a.) u. in einigen Anthocyanen.

Rhamnus-Arten: Fam. Rhamnaceae. **R. catharticus** (Rhamnus cathartica): Kreuzdorn (Mitteleuropa). Stpfl. v. **Fructus Rhamni catharticae:** (Baccae Spinae cervinae), Kreuzdornbeeren, Kreuzbeeren, Gelbbeeren, Amselbeeren. Best.: Freie und glykosidisch gebundene Anthrachinone u. Anthranole, Rhamno-Emodin (Trioxymethylanthrachinon), Glykosid Rhamnocathartin, Emodin-Anthranol u. sein Glykosid Shesterin, ferner Rhamnetin (Methylquercetin), Rhamnoxanthin, Quercetin, Kämpferol, Glucose, Rhamnose, Pentose, Harz, Enzyme, hoher Vitamin-C-Gehalt (Saponin nur in unreifen Früchten). Asche max. 3%. Anw. med.: als mildes Laxans, bes. für Kinder (3—5 g pro dos.) (Sirupus Rhamni cathartici, für Kinder teelöffelweise). **Fructus Rhamni catharticiae recentes** ERG: Frische Kreuzdornbeeren. HOM: Rhamnus cathartica, die frischen, reifen Früchte. **R. frangula:** Faulbaum (Europa, Nordwestasien, Mittelmeergebiet). Stpfl. v. **Cortex Frangulae** DAB 7: **Faulbaumrinde,** die getrockn. Rinde der Zweige u. jüngeren Stämme, die vor der Verwendung mind. 1 Jahr gelagert haben muß. Best.: das Glykosid Glucofrangulin (Frangula-emodinglucosido-rhamnosid, nur in getrockneter, abgelagerter Rinde, fehlt in der frischen Rinde) und Frangulin (Frangula-emodinmonoglucosid), d. beide bei d. Hydrolyse in Frangula-Emodin u. Glucose bzw. Rhamnose spalten, ferner freies Frangula-Emodin, Isoemodin, Chrysophansäure u. a. Anthrachinonderivate, Saponin, Bitterstoff und Gerbstoff. Gehalt nach DAB 7: mindestens 4,5% Gesamtanthraglykoside, berechnet als 1,8-Dihydroxyanthachinonglucosid. (Im Samen Blausäureglykosid.) Asche max. 8%. (Frische Rinde enthält d. brechenerregende Frangularosid, das durch längeres Lagern oder durch ca. 1stündiges Erhitzen auf 100° zerstört wird.) Anw. med.: als Abführmittel, bei chron. Obstipation

(Dos. 2 g, als 10%iges Dekokt 20 g) sowie bei Leberschwellung, Gallenkolik, Wasserstauung, Hämorrhoiden u. Würmern; volkst.: auch als Abortivum (DAB 6: Extr. Frangulae fluidum; Dos. 20—40 Tropfen, s. ferner Species gynaecologicae Martin). HOM: Frangula, die frische Rinde. **R. purshiana:** Amerikanischer Faulbaum (Weststaaten v. Nordamerika). Stpfl. v. **Cortex Rhamni Purshianae** ERG: **(Cort. Cascarae sagradae)** Cascara-Rinde, Amerikanische Faulbaumrinde, Cascara sagrada. Best.: wie bei Cort. Frangulae, aber in etwas geringerer Menge. Asche max. 6%. Auch Cort. Rh. Pur. muß vor Gebrauch 1 Jahr gelagert haben od. 1 Std. auf 100° erhitzt werden. Anw. med.: als Abführmittel wie Cort. Frangulae DAB. HOM: Cascara sagrada, die getrocknete Rinde.

Rhapontikaöl: s. Oenothera biennis.

Rhapontikarhabarber: Rad. Rhapontici, s. Rheum rhaponticum.

Rhapontikwurzel: Rad. Rhapontici, s. Rheum rhaponticum.

Rhenium: Re, AtG. 186,2; VII-wertig. D. 21,0; F. 3180°; Kp. 5900°. Ordnungszahl 75. Nat.: haupts. im Molybdänglanz. Hartes, weißglänzendes Metall, ll. i. Salpetersäure, unl. i. Salz- und Flußsäure. Entd. 1925 von Walter Noddack und Ida Tacke.

Rheologie: Lehre vom mechanischen Verhalten nahezu fester bis dünnflüssiger Körper, Fließkunde. Rheologische Eigenschaften sind die Fließeigenschaften eines Körpers.

Rheopurgarin: Zusammenfassende Bezeichng. für die Anthraglykoside in Rhiz. Rhei.

Rhesus-Faktor: s. Blutgruppen.

Rheum-Arten: Fam. Polygonaceae, Rhabarber. **Rh. palmatum var. tanguticum** u. **Rh. officinale** (Hochgebirge Nordwest- bis Nordchina, haupts. zw. d. Flüssen Hoangho u. Jangtsekiang, Provinzen Szetschuan und Kansu bis nach Shensi sowie Osttibet [Kukunoorgebirge]. Hauptausfuhrhäfen sind Tientsin, Schanghai, Hankow und Kanton). Stpfl. v. **Rhabarber** DAB 7: (Rhizoma Rhei DAB 6, Rad. Rhei), die getrockn. unterirdischen Organe von Rheum-Arten, bes. von Rheum palmatum (nicht von Rheum rhaponticum u. Rheum rhabarbarum), Rhabarber (rha barbarum = Wurzel der Barbaren, Ausländer). Die chinesische Droge wird von wildwachsenden Pfln. gew. Als beste Sorte gilt der Shensi-Rhabarber. Die Rhizome u. Wurzeln kommen geschält u. gespalten in den Handel. Best.: Rad. Rhei enthält sowohl abführende wie adstringierende Best.: Abführend wirkt haupts. das Rheopurgarin, ein Komplex von 4 Anthraglykosiden: Rheinglykosid, Rheumemodinglykosid, Chrysophanein, Rheochrysin, deren Aglykone Rhein, Rheum-Emodin, Chrysophansäure u. Rheochrysidin sind (nach DAB 7: mind. 4,5% Gesamtanthraglykoside, berechnet als 1,8-Dihydroxyanthrachinonglucosid). Adstringierend wirken die Tannoglykoside Glucogallin und Tetrarin, außerdem etwas freie Gallussäure. Weitere Best. sind Stärke, Zucker, Pektin, Oxalsäure, etwas Fett, Spuren äth. Öls. Asche max. 18%. Anw. med.: in größeren Dosen (1—3 g) als mildes Laxans, in kleinen Dosen (0,05 bis 0,5 g) als Adstringens bei Magen- u. Darmkatarrh (DAB 7: **Rhabarberextrakt** (Extractum Rhei), Herst.: fein zerschnitt. Rh. (Sieb 3), 1 Teil Äthanol 70% nach Bedarf (Perkolation), Gehalt mind. 10,0% Gesamtanthraglykoside, berechn. als 1,8-Dihydroxyanthrachinonglucosid (DAB 6: Extr. Rhei, Extr. Rhei compositum, Sirupus Rhei, Tct. Rhei aquosa, Tct. Rhei vinosa, Tct. Aloes composita, Pulvis Magnesiae cum Rheo). Der Urin wird bei Einnahme von Rhabarber gelbrot gefärbt, die Farbe schlägt bei Zusatz von Alkali in rot um. Der Farbstoff geht auch in die Milch über und macht sie leicht abführend (daher Vorsicht während der Laktation). HOM: Rheum, wie Rhiz. Rhei u. HOM: Rheum e radice recente, die frische Wurzel von Rheum palmatum var. tanguticum und Rh. officinale. **Rh. rhaponticum:** Rhapontikarhabarber (China, kult. in Europa, bes. Österreich, Böhmen u. Frankreich). Stpfl. v. **Radix Rhei rhapontici:** (Rhiz. Rhei rhapontici) Rhapontikawurzel, Rhapontikarhabarber. Best.: Anthraglykoside ähnl. wie in Rheum palmatum, ferner Rhaponticin, das aber unwirksam ist, ferner Chrysophansäure, Oxalsäure, Gerbstoff. Anw.

volkst.: wie Rhiz. Rhei (jedoch weniger wirksam), bes. in d. Tierheilkunde.

Rhinitis: Schnupfen, Nasenkatarrh.

Rhinorrhagie: Heftiges Nasenbluten, vgl. Epistaxis.

Rhizobium: s. Wurzelknöllchen.

Rhizoiden: *bot.* Haarähnliche Zellfäden, mit denen sich niedere Pfl. (Moose, Algen, Pilze) im Substrat befestigen, z. T. dienen sie auch zur Wasseraufnahme.

Rhizom: *bot.* Wurzelstock (rhizoma); unterirdischer, meist horizontal wachsender Sproß, mit nur kleinen schuppenförmigen Blättern, vgl. Radix.

Rhizoma (plur. Rhizomata): Rhizom* (s. auch unter Radix).

Rhizoma Acori: Rhiz. Calami, Kalmuswurzel, s. Acorus calamus.

— **Actaeae racemosae:** Rhizoma Cimicifugae, Amerikanische Schlangenwurzel, s. Cimicifuga racemosa.

— **Aletris farinosae:** Sternwurzel, s. Aletris farinosa.

— **Ari:** Aronwurzel, s. Arum maculatum.

— **Aristolochiae vulgaris:** Osterluzeiwurzel, s. Aristolochia clematitis.

— **Arnicae:** Rad. Arnicae, Arnikawurzel, s. Arnica montana.

— **Aronis:** Aronwurzel, s. Arum maculatum.

— **Arundinis donacis:** Spanisch-Rohrwurzel, s. Arundo donax.

— **Asari:** Radix Asari, Haselwurz, s. Asarum europaeum.

— **Asari canadensis:** Kanadische Haselwurz, s. Asarum canadense.

— **Asparagi:** Rad. Asparagi, Spargelwurzel, s. Asparagus officinalis.

— **Bistortae:** Natterwurzel, s. Polygonum bistorta.

— **Calami:** Kalmuswurzel, s. Acorus calamus.

— **Cannae hispanicae:** Spanisch-Rohrwurzel, s. Arundo donax.

— **Caricis (arenariae):** Sandseggenwurzel, s. Carex arenaria.

— **Chinae:** Tubera Chinae, Chinaknollen, s. Smilax china.

— **Cimicifugae:** Amerikanische Schlangenwurzel, s. Cimicifuga racemosa.

— **Clematitidis:** Rhiz. Aristolochiae vulgaris, Osterluzeiwurzel, s. Aristolochia clematitis.

— **Curcumae domesticae (javanicae):** Javanische Kurkumawurzel, s. Curcuma domestica.

Rhizoma Curcumae longae: Lange Kurkumawurzel, s. Curcuma longa.

— **Cyclaminis:** Alpenveilchenknollen, s. Cyclamen europaeum.

— **Filicis (maris):** Farnwurzel, s. Dryopteris filix-mas.

— **Dioscoreae villosae:** Yamswurzel, s. Dioscorea villosa.

— **Galangae:** Galgantwurzel, s. Alpinia officinarum.

— **Gelsemii:** Gelsemiumwurzelstock, s. Gelsemium sempervirens.

— **Graminis:** Queckenwurzelstock, s. Agropyrum repens.

— **Helenii:** Alantwurzelstock, s. Inula helenium.

— **Hellebori (nigri):** (Rad. Hellebori nigri) Schwarze Nieswurzel, s. Helleborus niger.

— **Hellebori (viridis):** (Rad. Hellebori viridis) Grüne Nieswurzel, s. Helleborus viridis.

— **Hydrastis:** Hydrastisrhizom, s. Hydrastis canadensis.

— **Imperatoriae:** Meisterwurzelstock, s. Peucedanum ostruthium.

— **Iridis:** Veilchenwurzel, s. Iris-Arten.

— **Iridis mundatum:** Geschälte Veilchenwurzel, s. Iridis-Arten.

— **Iridis pro infantibus:** Veilchenwurzel f. Kinder (Beißwurzel), s. Iris-Arten.

— **Iridis versicoloris:** Amerikanische Iriswurzel, s. Iris versicolor.

— **Kava-Kava:** Kava-Kava-Wurzelstock, s. Piper methysticum.

— **Podophylli:** Podophyllwurzel, s. Podophyllum peltatum.

— **Polypodii:** Engelsüßwurzelstock, s. Polypodium vulgare.

— **Rhei:** Rhabarberwurzel, s. Rheum-Arten.

— **Rhei rhapontici:** Rhapontikawurzel, s. Rheum rhaponticum.

— **Sanguinariae canadensis:** Kanadische Blutwurzel, s. Sanguinaria canadensis.

— **Scopoliae carniolicae:** Scopoliawurzel, s. Scopolia carniolica.

— **Smilacis chinae:** Tubera Chinae, Chinaknollen, s. Smilax china.

— **Tormentillae:** Tormentillwurzel, s. Potentilla erecta.

— **Valerianae:** Rad. Valerianae, Baldrianwurzel, s. Valeriana officinalis.

Rhizoma Veratri: Weiße Nieswurz, s. Veratrum album.

— **Vincetoxici:** Schwalbenwurz, s. Vincetoxicum officinale.

— **Violae:** Märzveilchenwurzelstock, s. Viola odorata.

— **Zedoariae:** Zitwerwurzel, s. Curcuma zedoaria.

— **Zingiberis:** Ingwer, s. Zingiber officinale.

Rhodamine: Pyroninderivate, fluoreszierende Farbstoffe (rot bis violett, ziemlich lichtecht) zum Färben von Wolle und Seide.

Rhodan: N≡C—S—S—C≡N, eine unangenehm riech., leicht zersetzl. gelbe Fl. od. Kr., ll. i. organ. Lösungsmitteln, ähnlich reaktionsfähig wie die Halogene.

Rhodan-Ammonium: Ammoniumrhodanid.

Rhodanide, Rhodanate: (Thiocyanate, Sulfocyanate); d. Verbdgen der Rhodanwasserstoffsäure (Sulfocyan-, Thiocyansäure), HSCN, s. Rhodanwasserstoffsäure.

Rhodan-Kalium: Kalium rhodanatum ERG*.

Rhodan-Natrium: Natrium rhodanatum*.

Rhodanquecksilber: Hydrargyrum sulfocyanatum*.

Rhodanwasserstoffsäure: Thiocyansäure, Thiocyanwasserstoffsäure,

H—S—C≡N

(Iso-Rh. in Allylsenföl: HN=C=S), farblose, stechend riechende, ölige Fl., nur in wäß. Lsg. beständig. Wichtigste Salze: Ammoniumrhodanid NH_4SCN, Ferrirhodanid $(FeSCN)_3$; die Rhodanide wirken bakterizid, sie werden in Schädlingsbekämpfungsmitteln, auch in Zahnpasten, verwendet sowie in der Färberei, Druckerei und in der Photographie zum Fixieren.

Rhodites Rosae: Cynips Rosae, Gallwespe, s. Fungus Cynosbati unter Rosa-Arten.

Rhodium: Rh, AtG. 102,9055, III- u. IV-wertig. Ordnungszahl 45. Element aus der Gruppe der Platinmetalle. D. 12,35; F. 1960°; Kp. 3670°; Silberweiß., sehr dehnbares Metall, unl. i. SS, auch in Königswasser; entd. 1803 von William Hyde Wollaston, 1766—1828. Anw. techn.: haupts. zu Legierungen, zu Silberspiegeln.

Rhododendron HOM: s. Rhododendron chrysanthum.

Rhododendron-Arten: Fam. Ericaceae. **Rh. chrysanthum:** Goldgelbe Alpenrose, Sibirische Schneerose (Sibirien, Kamtschatka). Stpf. v. **Folia Rhododendri chrysanthi:** Gelbe Alpenrosenblätter. Best.: Andromedotoxin* (Asbetoxin, nichtglykosidisch, mit aconitinähnlicher Wirkung, jedoch ohne Mydriasis hervorzurufen), Arbutin, Rhododendrol, Rhododendrin, äth. Öl, Gerbstoff. Anw. volkst.: als Antirheumaticum sowie b. Blutungen. HOM: Rhododendron, die getrockneten Zweige. **Rh. ferrugineum:** Rostblättrige Alpenrose (Alpen, Mitteleuropa u. Gebirge Mittelasiens). Stpf. v. **Folia Rhododendri ferruginei:** Alpenrosenblätter. Best.: Äth. Öl, Gerbstoff, Arbutin. Anw. volkst.: als Diureticum und als Antirheumaticum. HOM: Rhododendron ferrugineum, die getrockneten Blätter.

Rhodopsin: (Erythropsin) Sehpurpur, Farbstoff der Sehstäbchen, der das Sehen bei niedrigen Lichtintensitäten (Dämmerung) ermöglicht, er wird durch das Licht photochemisch gespalten und in der Dunkelheit wieder regeneriert. Zu seinem Aufbau ist das Vitamin A bzw. Carotin erforderlich.

Rhombisches Kristallsystem: s. Kristall.

Rhus-Arten: Fam. Anacardiaceae. **Rh. aromatica:** Gewürzsumach (Atlantisches Nordamerika, von Kanada bis Mexiko). Stpfl. von **Cortex Rhois aromaticae Radicis:** Gewürzsumachwurzelrinde. Best.: Gerbstoff, Gallussäure, fett. Öl, etwas äth. Öl. Asche max. 6%. Anw.: gegen Blasenleiden, bes. gegen Bettnässen (Dosis für Kinder 2- bis 3mal tgl. 0,5—1 g). HOM: Rhus aromatica, die frische Wurzelrinde. **Rh. glabra** (Nordamerika): Stpfl. v. HOM: Rhus glabra, die frische Rinde. **Rh. semialata** (Ostasien, bes. China u. Japan): Liefert die Chinesischen od. Japanischen Gallen: **Gallae chinenses et japonicae,** s. Gallae. **Rh. toxicodendron:** Giftsumach (Nordamerika). Stpfl. von **Folia Toxicodendri:** (Herba Rhois toxicodendri) Giftsumachblätter. Best.: Der weiße Milchsaft enthält Urushiol (l-n-Pentadecyl-2,3-dihydroxybenzol) Wirkg. s. u.), ferner Gerbstoff (bis 25%), Gallussäure, Gummi. Harz, äth. Öl. Asche max. 8%. Anw. äuß.: zu schmerzstillenden Einreibungen, in d. Homöopathie gegen Gelenkentzündung und Nervenschmerzen.

(Der beim Reiben oder Quetschen der Blätter austretende Milchsaft ruft auf der Haut sehr heftige Entzündungen, bläschenförmige Ausschläge und unerträgliches Jucken hervor. Die Dermatitis ist äußerst hartnäckig u. kann noch nach Jahren, selbst ohne neuerliches Berühren der Pfl., rezidivieren. An den Augen ruft das Gift Binde- u. Hornhautentzündungen hervor. Auch bei oraler Aufnahme treten heftige Vergiftungserscheinungen, wie Erbrechen, Kolik, Gastroenteritis, Schwindel, Benommenheit, Hämaturie auf, s. Tabelle „Vergiftungen u. Gegenmittel".)

MD. 0,05 g; MTD. 0,15 g. HOM: Rhus Toxicodendron, d. frischen Blätter. HOM: Rhus radicans, d. frische Wurzel. **Rh. typhina:** (Nordamerika, Java) Amerikanischer Sumach, Essigbaum, Hirschkolbensumach. Die stark gerbstoffhaltigen Blätter liefern den amerikan. Sumach. **Rh. venenata:** (Nordamerika). Stpfl. v. HOM: Rhus venenata, frische Rinde und frische Blätter zu gleichen Teilen. **Rh. vernicifera** (Rhus vernix): Japanischer Lackbaum (Ostasien). Stpfl. v. HOM: Rhus Vernix, frische Blätter u. frische Rinde zu gleichen Teilen. (Aufbewahrung aller hom. verwend. Rhus-Arten: Urtinktur, 1.—3. Dez.-Pot. vorsichtig.)

Ribes nigrum: Fam. Saxifragaceae, Schwarze Johannisbeere (heim. europäisch-asiatisches Waldgebiet bis Mandschurei, Himalaja, kult. in Mitteleuropa). Stpfl. v. **Folia Ribis nigri:** Schwarze Johannisbeerblätter, Ahlbeerblätter. Best.: Gerbstoff, Säuren, Emulsin, äth. Öl (mit Cymol), Vitamin C. Asche max. 10%. Anw. volkst.: als Diureticum u. Antiarthriticum. **Fructus Ribis nigri:** Schwarze Johannisbeeren, Gichtbeeren, Ahlbeeren. Best.: Vitamin C (120 mg%) u. a. Vitamine, Fruchtsäuren, bes. Zitronensäure (3,5%), Pektin, Zucker, roter Farbstoff, etwas fett. Öl u. Spuren von Bor (0,3‰). Anw. volkst.: als Diaphoreticum, Diureticum, ferner bei Gicht, Rheuma, Rachen- u. Mandelentzündung, Keuchhusten u. zur Wundbehandlung; in der Likörindustrie.

Riboflavin: Lactoflavin, s. Vitamin B_2.

Ribonuclease: Enzym, das Ribonucleinsäure zerlegt. Ribonuclease wie Desoxyribonuclease wurden aus dem Pankreas kr. gew. (1940 von Kunitz). Sie kommen beide in der Milz und in Bakterien vor.

Ribose: $C_5H_{10}O_5$, Pentose, Weißes Pv., l. in Aq., unvergärbar. **d-Ribose:** nat. in Nucleinsäuren (Inosinsäure, Guanylsäure, Hefenucleinsäure, u a.) sowie als Glucosid (Crotonisid) in Semen Crotonis. **l-Ribose:** synth. aus l-Arabinose.

Ribosenucleinsäuren: „Hefenucleinsäuren", finden sich haupts. im Protoplasma, s. Nucleinproteide.

Ricin, Ricinin: s. Ricinus communis.

Ricinus communis: Fam. Euphorbiaceae, Ricinus (heim. trop. Afrika, kult. in allen wärmer. Gegenden). Stpfl. v. **Semen Ricini:** Ricinussamen. Best.: 45—65% fett. Öl (Ol. Ricini, s. u.), 20—25% Eiweißstoffe, d. schwach giftige Alkaloid Ricinin ($C_8H_8N_2O_2$) sowie bis ca. 3% das außerordentlich giftige Ricin (ein Toxalbumin), d. bei kalter Pressung nicht in d. Öl übergeht. Ricin ist ein Blutgift, das die Blutkörperchen agglutiniert und ausfällt. Bereits 10 Samen vermögen einen erwachsenen Menschen zu töten! (subkutan sind 0,003 g tödlich). Anw.: wegen ihrer Giftigkeit werden d. Samen med. nicht verwendet, sie dienen nur zur Gew. des Öles; die Preßkuchen als Düngemittel (sie können wegen ihres Ricingehaltes nicht verfüttert werden!). HOM: Ricinus communis, die reifen Samen. (Aufbewahrung: Droge, Urtinktur, 2. u. 3. Dez.-Pot. vorsichtig.) **Oleum Ricini,** Rizinusöl DAB 7: (Castoröl, Oleum Palmae Christi), das aus d. geschälten Samen kalt ausgepreßte u. dann m. Wasser ausgekochte Öl. D. 0,946—0,966; Brechungsindex: n_D^{20} = 1,475—1,479; opt. Drehung: α_D^{20} = +3,0° bis +9,0°. VZ: 175—187; JZ: 80—88; SZ: höchstens 2,0; Hydroxylzahl: 160—165; unverseifbare Anteile: höchstens 1,0%. Klar, blaßgelb, dickfl., fast geruch- u. geschmacklos, ll. in A., Ae., Eisessig. Best.: Hauptbest. (bis 80%) das Triglycerid der Ricinolsäure, dem auch die abführende Wirkung zukommt, daneben einige andere Glyzeride und geringe Mengen freie SS. [Das Auskochen mit Aq. dient dazu, um drastisch wirkende Stoffe u. evtl. übergegangenes Ricin (s. Semen Ricini) zu zerstören]. Anw. med.: als vorzüglichstes, sicher wirkendes Abführmittel ohne irgendwelche Nebenwirkungen, daher bes. f. Kinder u. Wöchnerinnen geeignet. Die Wirkung (die nach etwa 2—3 Stunden eintritt) beginnt im Dünndarm u. beruht darauf, daß durch die Galle u. Pankreaslipase das Ricinolsäureglycerid in Glyc. und freie Ricinolsäure gespalten u. letztere in Ricinolseife übergeführt wird, welche die vermehrte Peristaltik bewirkt. Dos. 15 g bis 30 g, am besten in heißer Milch, Kaffee od. Tee. Zu Klistieren 30—50 g in Haferschleim; äuß.: zur Haarpflege; techn.: als Schmiermittel, zur Herst. von Türkischrotöl*, als Weichmacher für Lacke. (DAB 6: Lin. amm., Lin. amm.-camph., Lin. contra Scabiem.)

Rickettsia, Plur. **Rickettsien:** Klasse von Mikroorganismen, zwischen Bakterien und Viren stehend. Sie sind grampositiv, unbeweglich, gehen nicht durch Bakterienfilter und sind meist nicht auf künstl. Nährböden züchtbar, da obligate Zellparasiten. (Ricketts, Arzt, Chicago, 1871—1910.) Rickettsien sind die Erreger der verschied. Fleckfiebererkrankungen (Rikkettsiosen): Rickettsia prowazeki: Erreg. des epidemischen Fleckfiebers (Typhus exanthematicus); R. quintana: Erreger des Wolhynischen Fiebers,

Riementang: Laminaria ERG*.

Rimifon®: s. Isonikotinsäurehydrazid.

Rinde: Cortex, -icis; alle Gewebe außerhalb des Kambiums. **Primäre R.:** Rindengewebe vor dem Beginn der Kambiumtätigkeit. **Sekundäre R.** (Bast): Vom Kambium nach außen abgegebenes Gewebe. Primäre Rinde = Außenrinde. Sekundäre Rinde = Innenrinde. Diese Bezeichnungen decken sich nicht ganz. Grenze zw. Außen- u. Innenrinde: Perizykel. Der primäre Siebteil wird b. dieser Terminologie zur Innenrinde gerechnet, gehört aber in Wirklichkeit nicht dazu. Da aber der Perizykel durch einen Ring skleremchymatischer Zellen gekennzeichnet ist, so ist diese Einteilung in Innen- u. Außenrinde beliebt. In der Wurzel Endodermis vielfach als Grenze der primären Rinde bezeichnet.

Rindenbalsam: Aus Rindenteilen gew. Perubalsam, s. Balsamum peruvianum.

Rindergalle: Fel Tauri ERG, s. Fel.

Rindertalg: Sebum bovinum (tauricum), s. Sebum.

Ringelblume: Calendula officinalis*.

Ringelblumenblüten: Flores Calendualae sine Calicybus ERG, s. Calendula officinalis.

Ringelborke: *bot.* s. Borke.

Ringersche Lösung: Solutio Ringeri, s. Natriumchlorid.

Ringverbindungen: Cyclische Verbindungen, s. Kohlenwasserstoffe u. Benzolring.

Rinmans Grün: Kobaltgrün, Türkisgrün Cobaltozinkat. Dunkelgrünes- grünblaues Pv. Darst.: Durch Glühen von Zinkoxid mit Kobaltsalzen; entst. beim Nachweis von Zink (s. Zincum). Anw.: als Malerfarbe.

Rio-Ipecacuanha: s. Ipecacuanhawurzel.

Rippe: Costa.

Rippenfell: Pleura costalis; Rippenfellentzündung: Pleuritis.

Rispe: *bot.* Blütenstandsform, s. Blütenstand.

Ristocetin: Antibiotikum aus Nocardia lurida (Aktinomyzeten); besteht, soweit bisher ermittelt, aus zwei Komponenten: A und B. Anw.: gegen Staphylokokken, Strepto- und Pneumokokken; Dos.: 25—50 mg pro kg Körpergewicht tägl. in mehrere Einzeldosen verteilt (Spontin®).

Rittersporn: Delphinium consolida*.

Rittersporblüten: Flores Calcatrippae, s. Delphinium consolida.

Rivanol®: Äthacridinlactat DAB 7, 2-Äthoxy-6,9-diaminoacridinlactat (s. Acridin); $C_{18}H_{21}N_3O_4 \cdot H_2O$. Mol. 361,4 (wasserfrei: Mol. 343,39). Gelb. kr. Pv., l. in Aq., wl. in A. Anw. med.: als Antisepticum b. Wundinfektionen, Angina, Pyodermien, Erysipel, Konjunktivitis usw. (Rivanoletten zur oralen Behandl. infektiöser Darmerkrankungen.)

Riva-Rocci-Apparat: Apparat zur Blutdruckmessung.

Rivierischer Trank: Potio Riverii DAB 6.

Rizinstearolsäuredijodid: Dijodil ERG*.

Rizinusöl: Ol. Ricini, s. Ricinus communis.

RN: Reststickstoff*.

Rn: *chem.* Radon*, Radium-Emanation.

Robinia pseudoacacia: Fam. Leguminosae, Robinie, falsche Akazie (heim. östl. Nordamerika, in Europa als Zierbaum). Stpfl. v. HOM: Robinia Pseudoacacia, d. frische Rinde der jungen Zweige. Best.: die Toxalbumine Robin u. Phasin, Glykosid Syringin, Gerbstoff, Harz. (In d. Blättern äth. Öl, Indican, Asparagin; in d. Blüte Flavonglykoside, Acaciin, äth. Öl mit Farnesol, Heliotropin, Terpineol, Linalool, Anthranilsäuremethylester u. a.). Hom. Anw. der Rinde u. jungen Zweige bei Hyperacidität, Ulcus ventriculi et duodeni, Obstipation, Migräne usw. Robinia pseudoacacia wird fälschlich auch als Akazie bezeichnet, ist aber nicht d. Stpfl. v. Flor. Acaciae, deren Stpfl. Prunus spinosa* ist.

Robinie: Robinia pseudoacacia*.

Roborans: Roborantium*.

Roborantium(a): Roborans, Kräftigungsmittel.

Rocella tinctoria u. **R. fuciformis:** Stpfln. v. Lacca Musci* u. v. Orseille*.

Rochellesalz: Kalium-Natrium tartaricum.

Rodinal®: Para-Aminophenol, Photo-Entwickler.

Röhrenkassie: Fruct. Cassiae fistulae, s. Cassia fistula.

Römische Kamille: Anthemis nobilis*.

Römischer Bertram: Anacyclus pyrethrum*.

Römischer, kretischer oder süßer Fenchel: Cuminum cyminum*.

Römischer Kümmel: Cuminum cyminum*.

Römischer Quendel: Thymus vulgaris*.

Röntgendermatitis: s. Röntgenschäden.

Röntgenerythemdosis: s. HED.

Röntgenstrahlen: x-Strahlen. Von Wilhelm Konrad Röntgen (1845 bis 1923) in Würzburg im Jahre 1895 entd. elektromagnetische Wellenstrahlung mit einer Wellenlänge von 10^{-7} bis 10^{-9} cm, also etwa tausendmal kleiner als sichtbares Licht. Die R.strahlen haben die gleichen Eigenschaften wie die sichtbaren Lichtstrahlen, d. h. sie werd. gebeugt, gebrochen, reflektiert, sie interferieren u. sind polarisierbar. Sie zeigen ein charakteristisches Durchdringungsvermögen, ionisieren die Luft, schwärzen photogr. Papier und vermögen gewisse Stoffe zur Fluoreszenz anzuregen. Sie werden wegen ihrer kleinen Wellenlänge zu Längenmessungen im Gebiete atomarer Dimensionen, zur Ausmessung von Kristallgittern sowie in der Röntgendiagnostik u. Röntgentherapie benutzt. In den Röntgenröhren werden schnelle Elektronen-Kathodenstrahlen auf eine Antikathode konzentriert. Im Auftreffpunkt (Bremsklotz) werden die Röntgenstrahlen ausgelöst (daher auch Bremsstrahlen genannt), die um so kurzwelliger sind, je größer die Röhrenspannung ist. Außerdem ist die Wellenlänge von der Wahl des Antikathodenmaterials abhängig.

Internationale Röntgeneinheit = „r" = 1 Röntgen ist diejenige Röntgenstrahlen- (od. Gammastrahlen-) Menge, die in 1 cm³ (= 1,293 mg) Luft bei 0° C u. 760 mm Quecksilberdruck eine Korpuskularemission erzeugt, deren Ionen eine Ladung von 1 elektrostatischen Einheit (bei Sättigungsstrom) tragen, vgl. HED* (Hauteinheitsdosis der Röntgenstrahlen).

Röntgenkater: s. Röntgenschäden.

Röntgenkontrastmittel: Um Organe und Körperhohlräume im Röntgenbild gut sichtbar zu machen, gibt man dem Patienten vor der Aufnahme sog. Kontrastmittel ein, die für Röntgenstrahlen schwer durchlässig sind. Sie können fest, fl. oder gasförmig sein. Zur Sichtbarmachung des Magen-Darm-Kanals verwendet man z. B. in Stärke oder Grießbrei angerührte unlösl. Metallverbindungen von Barium, Wismut, Strontium usw., für Gallen- u. Harnwege sowie für Blutgefäße lösliche organ. Jod- u. Bromverbindungen u. a. Auch Luft, Sauerstoff, Kohlensäure dienen als Kontrastmittel, vgl. Tetragnoste.

Röntgenogramm: Röntgenbild.

Röntgenoskopie: (Radioskopie) Durchleuchtung mit Röntgenstrahlen.

Röntgenschäden: Durch Überdosierung bei Röntgenbestrahlung können Unwohlsein, Übelkeit, Kopfschmerzen (Röntgenkater) auftreten, auch Verbrennungen u. Geschwüre, durch zu starke Hoden- u. Eierstockbestrahlung Keimzellenschädigungen u. evtl. Unfruchtbarkeit. Bei Personen, die beruflich mit Röntgenstrahlen zu tun haben, treten meist chronische Schäden auf: Haarausfall, Schädigungen der Nägel, nervöse Beschwerden, schwerheilende Geschwüre (Krebs), Funktionsstörungen der Geschlechtsdrüsen, Blutschädigungen, Entzündungen der Haut (Röntgendermatitis) usw.

Röntgenschirm: s. Bariumplatincyanür.

Röntgenspektrum: s. Spektrum.

Röteln: Rubeola*.
Roggen: Secale cereale*.
Roggenstärke: Amylum Secalis*.
Rohkresol: Cresolum crudum*.
Rohr, Spanisches: Arundo donax*.
Rohrzucker: s. Saccharum.
Rollkur: s. Silbereiweiß-Acetyltannat.
Romershausens Augenessenz: Aqua ophthalmica Romershausen ERG.

Rondomycin®: halbsynth. Breitspektrum-Antibioticum, Derivat des Oxytetracyclins; chem. 6-Methylen-5- Hydroxytetracyclin (Metacyclin), $C_{22}H_{22}O_8N_2$ (meist als salzsaures Salz ang.). Wirksam geg. Staphylo-, Strepto-, Enterokokken, Salmonellen, Brucellen, Neisseria usw. (Pneumonie, Bronchitis, Otitis, Furunkel, Abszesse, Infekt. der Harnwege usw.). **Dos.** oral 2mal 300 mg pro Tag für Erw.

Rongalit: Rongalit C, Hyraldit, Formaldehydnatriumsulfoxylat,

$$NaHSO_2 \cdot CH_2O \cdot 2H_2O.$$

Wasserl. Kr., dient als Reduktionsmittel bei der Küpenfärberei, s. Indicum.

Roob: Alte (arab.) Bezeichnung f. „Saft“, haupts. Frucht- od. Wurzelsaft.

Rorippa nasturtium-aquaticum: (Nasturtium officinale) Fam. Cruciferae, Brunnenkresse, Wasserhanf, Wasserkresse (Kosmopolit.) Stpfl. v. **Herba Nasturtii** ERG: (Herba Cardamines) Brunnenkressenkraut. Best.: Glykonasturtin (Senfölglykosid, wahrscheinlich nur in d. frischen Pflanze), ein Enzym (Myrosin?), Raphanol, Rhodanwasserstoff, Diastase, Spuren, Eisen, Jod, Arsen, Vitamin C. Asche max. 12%. Anw. volkst.: als Diureticum, zu Frühlingskuren. HOM: Nasturtium aquaticum, d. frisch. blühende Kraut.

Rosa-Arten: Fam. Rosaceae. **R. canina:** Hundsrose, Gemeine Heckenrose (Europa). Stpfl. v. **Fructus Cynosbati:** (Cynosbata) Hagebutten, Hainbutten. **Fructus Cynosbati cum Semine:** Hagebutten mit Kernen. **Fructus Cynosbati sine Semine:** Entkernte Hagebutten (die Hagebutte ist eine Scheinfrucht, die Kerne sind nicht „Samen“, sondern die eigentlichen Früchte). Best.: außerordentlich hohen Vitamin-C-Gehalt (0,5—1,7%) in frischen Hagebutten, beim Trocknen verschwindet der Vitamin-C-Gehalt fast vollständig); ferner Carotin (bis 6 mg%), Vitamin B_1 u. B_2, Nicotinsäureamid, Vitamin K, Vitamin P, Flavone, Zitronen- u. Äpfelsäure (ca. 3%), Zucker, Invertzucker (ca. 15%), Pectin (ca. 11%), Gerbstoff (2—3%), fettes u. äth. Öl, Spuren von Vanillin, Lycopin (carotinoider Farbstoff). Asche max. cum „Semine“ 4%, sine „Semine“ 5%. Anw. volkst.: als Diureticum u. Adstringens sowie als Ersatz für chines. Tee. HOM: Rosa canina, die frischen Blumenblätter. **Semen Cynosbati:** Hagebuttensame, Hagebuttenkern, Kernlestee. Best.: 0,3% Invertzucker, 8,8% fett. Öl, Dextrin, SS, kein oder nur Spuren Vitamin C, im Keimöl 47 mg% α- u. β-Tokopherol (Vitamin E). Asche max. 3%. Anw. volkst.: als Adstringens. **Fungus Cynosbati:** Schlafapfel, Schlafkunze, Rosenschwamm. Wucherung, erzeugt durch den Stich und durch die Eiablage der Rosen-Gallwespe **Cynips Rosae** (Rhodites Rosae) an den jungen Trieben von Rosa canina. Best.: Tannin. HOM: Cynosbatus, der getrocknete Rosenschwamm. **R. centifolia** und **R. gallica:** (heim. im Orient, seit den ältesten Zeiten kult., Hauptliefergebiete sind Bulgarien u. Frankreich). Stpfl. v. **Flores Rosae:** Rosenblütenblätter. Best.: Gerbstoff, Gallussäure, Quercitrin u. ca. 0,02% äth. Öl (Ol. Rosae). Asche max. 4%. Anw. volkst.: bisweilen als Adstringens; techn.: zur Gew. des Rosenöls. HOM: Rosa, d. frischen Blütenblätter von Rosa centifolia.

R. damascena: (haupts. Bulgarien) nebst anderen Rosenarten. Stpfl. v. **Oleum Rosae** DAB 6: Rosenöl, das äth. Öl der Blüten. D. b. 30° 0,848—0,862; erstarrt bereits unter 24°. Blaßgelbe, opt. aktive ($\alpha_D^{25°}$ = —1° bis —4°) Fl. v. bekanntem Geruch u. scharfem Geschmack. Gew. geschieht durch Dest. der Blüten m. Wasser, evtl. Rektifikation u. Stehenlassen, bis sich das Öl an der Oberfläche der Fl. angesammelt hat u. abgeschöpft werden kann. Zur Gew. v. 1 kg Rosenöl sind 3000 bis 4000 kg (nach Schimmel 5000 bis 6000 kg) Blüten erforderlich. Best.: Hauptbest. ist 50 bis 70% Geraniol* (ein Alkohol, $C_{10}H_{17}OH$), ferner Phenyläthylalkohol, Eugenol, Nerol, l-Citronellol, l-Linalool, Farnesol, Citral, Methyleugenol, Spuren Carvon, azulenogene Sesquiterpene, Ester, Nonylaldehyde u. Homologe sowie 15 bis 30% Stearoptene, die den niedrigen Erstarrungspunkt des Öls bedingen, zwar selbst geruchlos sind, aber die Identität beweisen. Der wertvollste Teil ist die erste Fraktion. Anw.:

als geruch- u. geschmacksverbesserndes Mittel (Aq. Rosae, Ungt. leniens); techn.: in d. Parfümerie. Zur Verfälschung dient haupts. das **Palmarosaöl,** das äth. Öl v. **Cymbopogon martini var. motia** (Andropogon schoenanthus), s. dort.

Rosacea: Rotfinnen, Kupferfinnen, Hauterkrankung auf seborrhoischer Basis. *botan* Fam. Rosengewächse.

Rosamaria: Marihuana*.

Rosanilinhydrochlorid: s. Fuchsin.

Rose: Gesichtsrose, Wundrose, s. Erysipelas.

Rose-Tiegel: *chem.* Tiegel zum Erhitzen fester Substanzen im Gasstrom; hoher Tiegel aus Porzellan oder Quarz mit durchbohrtem Deckel, durch den ein gebogenes Porzellanrohr führt zum Einleiten des Gases.

Rosenblütenblätter: Flores Rosae, s. Rosa-Arten.

Rosengallwespe: Cynips Rosae (Rhodites Rosae), s. Rosa-Arten.

Rosenhonig: Mel rosatum ERG*.

Rosenhonig m. Borax: Mel rosatum cum Borace ERG*, s. Mel.

Rosenlorbeerblätter: Fol. Oleandri, s. Nerium oleander*.

Rosenöl: Oleum Rosae DAB 6, s. Rosa-Arten.

Rosenschwamm: Fungus Cynosbati, s. Rosa canina.

Rosenwasser: Aq. Rosae DAB 6*.

Roses Metall: Eine Wismut-Legierung, s. Bismutum.

Rosiersalz: Stannum bichloratum, s. Zinn(II)-chlorid.

Rosinen: Passulae majores, s. Vitis vinifera.

Rosmarinblätter: Folia Rosmarini, s. Rosmarinus officinalis.

Rosmarinöl: Ol. Rosmarini, s. Rosmarinus officinalis.

Rosmarinsalbe: Ungt. Rosmarini compositum DAB 6.*

Rosmarin, Wilder: Ledum palustre.

Rosmarinus officinalis: Fam. Labiatae, Rosmarin (heim. Mittelmeergebiet, kult. in Deutschland, England, Nordamerika). Stpfl. v. **Folia Rosmarini:** (Folia Anthos, Folia Roris marini) Rosmarinblätter. Best.: bis 2% (nach ERG mind. 1%) äth. Öl (Ol. Rosmarini), Gerbstoff, Bitterstoff, Harz. Asche max. 7%. Anw. volkst.: als Diureticum, Nervinum, Antisepticum, Aromaticum, als Tonicum für den Magen-Darm-Tractus, zu Bädern u. Umschlägen (auch als Abortivum). HOM: Rosmarinus officinalis, die getrockneten Blätter. **Flores Rosmarini:** (Flor. Anthos) Rosmarinblüten. Best.: Äth. Öl. Anw. volkst.: zu Bädern u. Umschlägen. **Oleum Rosmarini** DAB 6: Rosmarinöl, d. äth. Öl der Blätter. D. 0,895—0,915. Farbl. oder schwach gelbliche, opt. aktive ($\alpha_D^{20°}$ = —5° bis +12°) Fl. v. kampferartigem Geruch u. würzig bitterem Geschmack. Best.: Cineol, Borneol, Kampfer, Camphen, Pinen. Anw. med.: zu hautreizenden Einreibungen (DAB 6: Ungt. Rosmarini compositum, Linimentum saponato-camphoratum, Spiritus saponato-camphoratus).

Rosolsäure: Acidum rosolicum, Phenylrot, $C_{20}H_{16}O_3$, Mol. 304,35; braunrote, grünlich glänzende Stücke oder ziegelrotes Pv., unl. in Aq., l. in A., sll. in heiß. A., in verdünnt. Alkalilaugen u. in Eisessig, swl. in Ae. u. Chlf. Anw. techn.: in d. Färberei und in d. Farbstoffindustrie; Indikator in d. Acidimetrie. Farbumschlag pH 6,9 (orange) bis 8,0 (rotviolett).

Rosolsäurelösung: Reagenz DAB 6, Lösg. v. 1 T. Rosolsäure in 99 T. A. (zur Untersuchung des Magensaftes).

Roßfenchel: s. Oenanthe aquatica.

Roßkastanie: Aesculus hippocastanum*.

Roßkastanienrinde: Cort. Hippocastani, s. Aesculus hippocastanum.

Roßkastaniensamen: Semen Hippocastani, s. Aesculus hippocastanum.

Roßpappelblüten: Flor. Malvae, s. Malva silvestris.

Roßschwefel: Sulfur griseum, s. Sulfur.

Rostblättrige Alpenrose: Rhododendron ferrugineum*.

Rostpilze: Gattung Puccinia, Getreideschädlinge mit rostbraunen Sporen; vgl. Ustilago (Brandpilz) unter Zea mays.

Rotation des Protoplasmas: *bot.* Plasmaströmung in der Zelle in einer Richtung im Plasmabelag der Zellwand, vgl. Zirkulation.

Rotbuche: Fagus silvatica*.

Rotenon: (Tubatoxin) $C_{23}H_{22}O_6$, Giftstoff (Benzolderivat) aus Derris elliptica; Insektizid bes. gegen Dasselfliegenlarven, Tabakläuse, Blattläuse, Raupen usw., auch als Fischgift.

Roter Fingerhut: Digitalis purpurea*.

Roter Phosphor: s. Phosphor.

Rotholz, Brasilianisches: Lign. Fernambuci, s. Caesalpinia echinata.

Rotierendes Thermometer: Spezialthermometer mit Halbgradeinteilung und olivenförmigem Quecksilbergefäß. Es dient zur Bestimmung des Erstarrungspunktes von Salbengrundlagen. Hierzu wird es kurze Zeit in die geschmolzene Substanz getaucht und dann langsam in horizontaler Lage um seine Längsachse gedreht. Diejenige Temperatur, bei der sich die Substanz stanz mitdreht, wird als Erstarrungstemperatur bezeichnet.

Rotkali: Rotes Blutlaugensalz, s. Kalium ferricyanatum.

Rotlauf: Schweinerotlauf, s. Erysipeloid.

Rottlerae glandulae: (Glandulae Rottlerae) Kamala, s. Mallotus philippinensis.

Rottlera tinctoria: Stpfl. v. Kamala, s. Mallotus philippinensis*.

Rotulae: Zuckerplätzchen, z. B. Rotulae Menthae piperitae = Pfefferminzplätzchen.

Rotwurzel: Rhiz. Tormentillae, s. Potentilla erecta.

Rp.: Recipe (auf Rezepten) = nimm.

RR: Abkzg. für Riva-Rocci, bezeichnet die Blutdruckhöhe bei Messung mit dem Riva-Rocci-Apparat*.

Ru: *chem.* Ruthenium*.

Rubeanwasserstoffsäure:

$$H_2N \cdot SC \cdot CS \cdot NH_2.$$

Rote Kr. od. kr. Pv., l. in A., wl. in Aq. Anw.: als Reagens in der Chromatographie (Cu, Ni, Co, Ruthenium).

Rubefaciens(ienta): Hautrötendes, hautreizendes Mittel.

Rubella: Rubeola, Röteln.

Ruber, rubra, rubrum: (lat.) Rot.

Ruberythrinsäure: s. Alizarin.

Rubia tinctorum: Fam. Rubiaceae, Krapp, Färberröte (Südeuropa, Westasien, in verschd. Ländern Europas, früher auch in Deutschland und in Nordamerika kult.). Neben vielen anderen Rubia-Arten Stpfl. von **Radix Rubiae tinctorum:** (Rad. Alizari) Krappwurzel, Färberwurzel, Färberröte. Best.: Die Glykoside Ruberythrinsäure (β-2-Primverosid des Alizarin*) u. Galiosin. Erstere geht unter Einwirkung des gleichzeit. vorhand. Enzyms Erythrozym bzw. bei der Hydrolyse in Alizarin u. Glucose über. Weiterhin sind enth. die Farbstoffe Xanthopurpurin u. Purpurin, ferner Asperulosid (Anthraglykosid = Rubichlorsäure = Chlorogenin), Rubiadin-3-glykosid, Zucker (bis 15%), Pektin, Pektase, Eiweiß, fett. Öl, Zitronensäure. Anw.: bei Nieren- und Blasensteinen, bei Blasenkatarrh (Harn färbt sich rosarot), gegen Bettnässen sowie bei Darmtuberkulose; hom.: bei Anämie, Unterernährung, Amenorrhöe; techn. früher zum Färben, jetzt durch das künstliche Alizarin verdrängt. HOM: Rubia tinctorum, die getrocknete Wurzel.

Rubidium: Rb. AtG. 85,4687, einwertig. D. 1,52; F. 38,5°; Kp. 696°; Ordnungszahl 37. Silberweißes, weiches, dem Kalium ähnliches Metall. Entd. 1861 v. Bunsen u. Kirchhoff im Dürkheimer Mineralwasser durch Spektralanalyse zus. m. Caesium (Rubidium dunkelrote, Caesium himmelblaue Spektrallinien). Rubidium entzündet sich an der Luft u. zersetzt wie Kalium Wasser unter Entzündung des gebildeten Wasserstoffs. Rubidium muß daher unter Petroleum aufbewahrt werden. Flamme rötlichviolett. Nat.: in Eruptivgesteinen, im Lepidolith (1%), im Carnallit, mit and. Alkalimetallen zusammen. Darst.: Durch Reduktion der Hydroxide mit Magnesium im H-Strom bzw. von Calcium im Vakuum.

Rubidium jodatum ERG: Rubidiumjodid, RbJ. Mol. 212,4. Farbl. Kr. od. kr. Pv., ll. in Aq. Anw.: wie Kaliumjodid, kaum gebräuchlich.

Rubidiumjodid: Rubidium jodatum ERG*.

Rubin: Edelstein, s. Aluminium oxydatum.

Rubrum scarlatinum: Scharlachrot, Biebricher Scharlach*.

Rubus fruticosus: (fruticosus = buschig) Fam. Rosaceae, Brombeere, Brambeere, Kratzbeere (Asien, nördl. Europa, Deutschland). Stpfl. v. **Folia Rubi fruticosi:** Brombeerblätter, Kratzbeerblätter. Best.: Gerbstoff, Äpfelsäure, Oxalsäure, Bernsteinsäure, Inosit, Pektin, Flavon, Vitamin C. Asche max. 8%. Anw. volkst.: als Tee-Ersatz (auch fermentiert).

Rubus idaeus: Fam. Rosaceae, Himbeere (mittl. u. nördl. Europa, Asien, oft kult.). Stpf. v. **Fructus Rubi idaei:** Himbeeren. Best.: Zitronensäure, Äpfelsäure, Ameisensäure (Gesamtsäuregehalt 1,4—2%, davon 97% Zitronensäure), Zucker (bis 7%), Pektin, Gummi, Anthocyanglykosid (im Samen ca. 20—25% fettes Öl). Die Beeren ergeben ca. 70—90% Saft. Anw.: zur Herst. v. Himbeersirup DAB 6: Sirupus Rubi Idaei, der aus 7 T. Himbeersaft u. 13 T. Zucker besteht). **Folia Rubi Idaei:** (Herba Rubi idaei) Himbeerblätter. Best.: SS, Gerbstoff, Vitamin C. Asche max. 8%. Anw. volkst.: als Adstringens, zu Haustee.

Rudbeckia pallida: Echinacea angustifolia*.

Rübe, Gelbe: Daucus carota.

Rübenzucker: s. Saccharum.

Rüböl: Ol. Rapae, s. Brassica-Arten.

Rübsen: Brassica rapa*.

Rückenmark: Medulla spinalis, der im Wirbelkanal eingeschlossene Teil des Zentralnervensystems.

Rückenmarkanästhesie: Lumbalanästhesie*.

Rückflußkühler: s. Kühler.

Rüsterrinde: Cort. Ulmi, s. Ulmus-Arten.

Ruhrkrautblüten: Flor. Stoechados citrinae, s. Helichrysum arenarium.

Ruhrrinde: Cort. Simarubae Radicis, s. Simaruba amara.

Ruhrsamen, Asiatischer: Fruct. Bruceae, s. Brucea amarissima.

Ruhrwurzel: Rhiz. Tormentillae, s. Potentilla-Arten.

Rum: Spiritus e Saccharo*.

Rumäther: Ameisensäureäthylester.

Rumex-Arten: Fam. Polygonaceae, **R. acetosa:** Sauerampfer (fast ganz Europa, gemäßigtes Asien, Nordamerika, Chile). Stpfl. v. **Herba Rumicis acetosae:** Sauerampferkraut. Best.: Saures Kaliumoxalat (Kalium bioxalicum = Sal Acetosellae), freie Oxalsäure, Zucker, Gerbstoff, Vitamin C, Fett. Anw. volkst.: als Diureticum u. „Blutreinigungsmittel" sowie gegen Askariden und bei Hautkrankheiten. HOM: Rumex Acetosa, die frische, im Juni gesammelte Wurzel (enth. Anthrachinonderivat, hom. Anw. bei Hautkrankheiten, Krämpfen, Halsschmerzen). **R. crispus:** Krausblättriger Ampfer (fast ganz Europa, Nordasien, Mexiko, Chile, Falklandinseln; auf Neuseeland u. Java eingeschleppt). Stpfl. v. HOM: Rumex, die frische, im Frühlung gesammelte Wurzel (Best.: Anthrachinonderivate; Anw. hom.: bei Asthma, Bronchitis, Lungenleiden; allopath.: bisweilen als Laxans).

Ruminationsgewebe: *bot.* Gewebe der Samenschale, das in das Endosperm unregelmäßig hineinwächst. Ein derartiges Endosperm nennt man auch ruminiertes Endosperm (z. B. b. Semen Myristicae ERG, Semen Arecae DAB).

Rundkolben: s. Kolben.

Rundwürmer: Nemathelminthes, vgl. Nematodes.

Runzelwurzel: s. Aletris farinosa.

Ruprechtskraut: Herba Geranii Robertiani, s. Geranium robertianum.

Ruptura: Ruptur, Zerreißung, Berstung.

Rusagras: Cymbopogon martini var. motia*.

Russula emetica: (Agaricus emeticus) Fam. Agaricaceae. Speiteufel, Giftiger Täubling, Spei-Täubling (Europa, Nordamerika, Indien). Sehr giftiger Blätterpilz (auch nach dem Abkochen!). Best.: Muskarin, Cholin. Symptome der Vergiftung: bereits nach ¼—½ Stunde sehr heftige Diarrhöen, heftig. Erbrechen, Schwindel, Ohnmacht, später Ikterus, Cyanose. Tod nach 1 bis mehreren Tagen im Kollaps. Gegengift wie bei Amanita phalloides, s. Tabellen (Anhang) über „Gegenmittel". HOM: Agaricus emeticus, der frische Pilz. (Aufbewahrung: Urtinktur, 1., 2., 3. Dez.-Pot. vorsichtig.)

Russischer Spiritus: Spiritus russicus DAB 6.

Ruß: Fuligo*.

Ruta graveolens: Fam. Rutaceae, Raute, Gartenraute, Edelraute, Weinraute, Kreuzraute (heim. im Mittelmeergebiet, kult. in Deutschland, Osteuropa). Stpfl. v. **Folia Rutae** (Herba Rutae hortensis, Herba Rutae graveolentis): Rautenblätter, Weinrautenblätter, Gartenrautenblätter. Best.: Äth. Öl (Ol. Rutae, mind. 0,2% s. u.), Rutin (s. d.), Furocumarine, Harz, Bitterstoff, Äpfelsäure. Asche max. 16%. Anw. volkst.: als Emmenagogum (Vorsicht!: Abortivum), auch als Carminativum sowie bei Blutandrang zum Kopf, Herzklopfen, Atmungsbeschwerden, Hysterie; äuß.: wie Arnika bei Schmerzen und Verletzungen der Knochen und Knochenhaut. Verstauchungen u. ä. MD. 0,5 g. HOM: Ruta, das frische, vor Beginn der Blüte gesammelte Kraut. **Oleum Rutae** ERG: Rautenöl, das äth. Öl verschied. Arten d. Gattung Ruta (R. graveolens, R. angustifolia, R. bracteosa, R. montana, kult. Nordafrika). Gew. durch Dest. des Krautes

m. Wasserdampf. Farbl. bis hellgelbes, fluoreszierende Fl. D. 0,825—0,845. Best.: bis 90% Methyl-n-nonylketon sowie Methyl-n-heptylketon, ferner Methylsalizylat, Methylanthranilsäuremethylester, Pinen, Citronellol, Pinen, Cineol, u. a. Anw. med.: als Antispasmodicum und Emmenagogum. Dos. 0,05—0,15 g (1—3 Tr.); MD 0,2 g; MTD 0,8 g; äuß.: zu reizenden Einreibungen (10%).

Ruthen: Ru, AtG. 101,07. Ordnungszahl 44; D. 12,2, F. 2370°, Kp. 4150°; IV- u. VIII-wertig. Element aus d. Gruppe der Platinmetalle. Silbergraues, sprödes Metall, l. in Königswasser. Nat.: im Platinerz. Entd. 1845 von Claus.

Rutheniumrot: Rutheniumsesquichlorid, dient in ammoniakalischer Lsg. als Farbstoff in d. Mikroskopie, es färbt Pektine u. Glykogene, nicht aber Cellulose.

Rutil: Titandioxid, TiO_2, Mineral. Blutrote, bisweilen gelbliche oder gelbbraune nadelförmige Kr. oder derbe Massen; D. 4,2 bis 4,3; Härtegrad 6—6,5; dient zur Gewinnung von Titan und Herst. von Titanverbindungen; ferner Anw. in d. keram. Industrie, s. Titanium.

Rutin: Rutinum, 3,3′,4′,5,7-Pentahydroxy-flavon-3-rutinosid

$$C_{27}H_{30}O_{16} \cdot 3\,H_2O,$$

Mol. 664,6. DAB 7: Gehalt mind. 97,0% ($C_{27}H_{30}O_{16}$ = 610,5), berechnet auf d. getrockn. Substanz. Hellgelbes, feinkr. Pv., swl. in Aq. von 20°, l. in ca. 400 T. Aq. von 100°, wl. in A., praktisch unl. in Ae., Chlf., l. in Alkalilaugen, Ammoniakfl. unter Salzbildung. Sulfatasche max. 0,1%. Aufbewahrung: Gut verschlossen. Anw.: gegen Kapillarbrüchigkeit, n. Membrandurchlässigkeit, z. Behandlung v. Gefäßschäden bei Hypertonie, zur Apoplexieprophylaxe sowie gegen Netzhautbildungen der Diabetiker; Dos.: 0,5—0,2 g pro die, i.m. 0,1 g. (Birutan® Merck, Rutinon®, Rutosidum.)

Rutin (Rutinosid, Quercetin-Rhamnoglykosid, Violaquercitrin) kommt nat. in zahlreichen Pflanzen vor: Buchweizen, Tabak, Weinraute, Tomatenstengeln, Stiefmütterchen, Forsythia u. a. Es wurde zuerst 1842 v. Apoth. Dr. Aug. Weiss, Nürnberg, aus Ruta graveolens isoliert, vgl. Vitamin P.

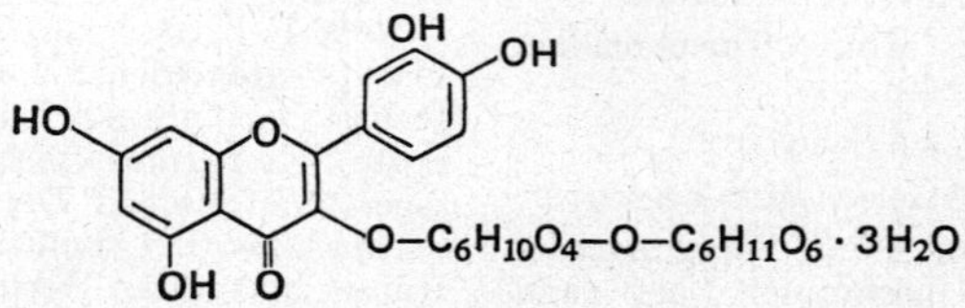

Rutin

S

S: 1. *chem.* Schwefel, s. Sulfur; 2. auf Rezepten: signa od. signetur = mache die Aufschrift; 3. ophthal. = Sehschärfe, Sehleistung.

s.a.: auf Rezepten: secundam artem = nach den Regeln der Kunst.

Sabadilla HOM: s. Schoenocaulon officinale.

Sabadilla officinarum: (Sabadilla officinalis) Schoenocaulon officinale*.

Sabadillessig: Acetum Sabadillae DAB 6.

Sabadillsamen: Semen Sabadillae, s. Schoenocaulon officinale.

Sabal serrulatum HOM: s. Serenoa repens.

Sabina HOM: s. Juniperus sabina.

Sabinakraut: Summitates Sabinae, s. Juniperus sabina.

Saccharase: β-Fructosidase, Invertin*.

Saccharate: Salzartige Verbindungen des Rohrzuckers mit Alkalien, bes. mit Erdalkalien (Calcium, Strontium), die bei der Rohrzuckerfabrikation von Wichtigkeit sind (Entzuckerung der Melasse).

Saccharatus(a, um): Gezuckert.

Saccharide: s. Kohlenhydrate.

Saccharimeter: s. Polarisation.

Saccharin: o-Sulfobenzoesäureimid, Benzoesäuresulfimid, Süßstoff,

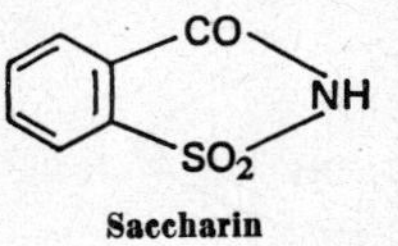

Saccharin

$C_7H_5NO_3S$; Mol. 183,19. Darst.: Durch Einwirkung v. Chlorsulfonsäure auf Toluol. Weiß., kr., geruchloses Pv. D. 0,828; F. um 220° (völlig reines S. schmilzt bei 229°)

100 kalt. Aq. lösen ca. 0,26 Saccharin;
100 sied. Aq. „ „ 3,6 „ ;
100 A. (90%) „ „ 2,4 „ ;
100 Ae. „ „ 1,05 „ .

Die Süßkraft des S. beträgt etwa das 550fache des Rohrzuckers. Eine wäß. Lsg. 1:100000 schmeckt noch deutlich süß. **Saccharin solubile, Saccharin-Natrium** DAB 7. Lösl. Saccharin, 2-Benzoesäuresulfimidnatrium, Saccharin-Natrium, das Natriumsalz des Saccharin, $C_7H_4NaNO_3S + 2\,H_2O$. Mol. 241,2, l. i. 1,5 Aq., wenig l. i. A., unl. i. Ae. u. Chlf. Süßkraft etwas geringer als die des reinen Saccharin, ca. das 475fache des Rohrzuckers. Darst.: Durch Neutralisation des reinen Saccharin mit NaOH. Anw. med.: als Ersatz des Zuckers für Diabetiker. S. ist unschädlich und wird im Harn unverändert wieder ausgeschieden. Es wirkt leicht antiseptisch und antifermentativ, daher bisweilen auch bei Darmgärungen verwendet, vgl. Cyclohexylsulfamat (Cyclamat).

(Saccharin wurde erstmal. dargest. im Jahre 1879 durch C. Fahlberg u. I. Remsen.)

Saccharin, Lösliches: Saccharin solubile, s. Saccharin.

Saccharin-Natrium: Saccharin solubile.

Saccharin solubile: Lösl. Saccharin, s. Saccharin.

Saccharometer: Aräometer zur Bestimmung d. Zuckergehalts einer Fl.; nicht zu verwechseln m. Saccharimeter bei Polarisation.

Saccharomyces cerevisiae: Bierhefe, s. Faex.

Saccharomyces ellipsoideus: Weinhefe.

Saccharomyces-Einheit: s. Vitamin H.

Saccharomyces Kefir: s. Kefir.

Saccharomycetes: Saccharomyzeten, Sproßpilze, Hefepilze.

Saccharose: Rohrzucker, s. Saccharum.

Saccharosen: Disaccharide, s. Kohlenhydrate.

Saccharum:

Zucker. Rohrzucker, Rübenzucker, Saccharose, Saccharobiose, $C_{12}H_{22}O_{11}$, ein Disaccharid, das zu je 1 Mol. aus Fructose u. Glucose besteht, in die es bei der Hydrolyse mit SS oder Enzymen wieder zerfällt. Nat. findet er sich fertig gebildet im **Zuckerrohr,** Saccharum officinarum, der **Zuckerrübe,** Beta vulgaris, im **Zuckerahorn,** Acer saccharinum sowie in zahlreich. anderen Pflanzen u. Früchten. In Europa erfolgt die Gew. fast ausschließlich aus den Rüben, die ca. 15—20% Zucker enthalten, u. zwar im **Diffusionsverfahren,** ein osmotisch. Vorgang, bei dem die gewaschenen Rübenschnitzel in eisernen Zylindern (Diffuseuren) mit warmem Wasser ausgelaugt werden, wobei der Rohrzucker durch die Zellwandung in die wäßrige Fl. diffundiert. Danach wird der Saft, der etwa 15—18% Zucker enthält, mit Kalk behandelt, der die Säuren (Zitronen-, Oxal-, Phosphorsäure) bindet u. die Eiweißstoffe ausfällt. Durch Einleiten von Kohlensäure wird der überschüssige Kalk ausgefällt und die gebild. Saccharate wieder zerlegt (Saturierungsprozeß). Der Zuckersaft wird nunmehr durch Tierkohle-Filter filtriert, gereinigt (raffiniert) u. eingedampft. Die zurückbleibende, nicht mehr kristallisierende Mutterlauge heißt **Melasse,** sie enthält neben Betain, Dextrin, Milchsäure u. Aminosäuren noch etwa 50% Zucker u. ist außerordentlich stickstoffreich; sie dient daher haupts. als Futtermittel.

Rohrzucker krist. in farblosen, monoklinen Prismen, ll. i. Aq., wl. i. A., unl. i. Ae. D. 1,588; er schmilzt b. Erhitzen auf ca. 180° und erstarrt beim Erkalten zu einer am. Masse (Gerstenzucker, Bonbonz.), die nach längerem Liegen wieder krist. wird. Beim Erhitzen auf 200° geht er in **Karamel** ($C_{12}H_{18}O_9$) über, eine nicht mehr gärungsfähige, braune u. nicht mehr süß schmeckende Masse, deren wäß. Lsg. als **Zuckerkouleur, Saccharum tostum,** zum Färben v. Speisen dient. Weiter erhitzt entwickelt er brennbare Dämpfe und hinterläßt poröse Kohle (**Zuckerkohle**). Rohrzucker ist opt. rechtsdrehend, jedoch werden Rohrzuckerlsgen beim Erwärmen mit SS od. durch das Hefeenzym Invertin* invertiert, d. h. ihr Drehungsvermögen wird umgekehrt; der Rohrzucker wird in Trauben- und Fruchtzucker gespalten, u. da Fruchtzucker stärker nach links dreht als der Traubenzucker nach rechts, sind die Lsgen nunmehr linksdrehend, s. Invertzucker. Rohrzucker reduziert Fehlingsche Lsg. nicht und bildet mit Phenylhydrazin kein Osazon. **Kandiszucker** ist aus reinen Zuckerlsgen in großen Kr. langsam auskristallisierter Zucker.

Geschichtl.: 327 v. Chr. wird Zuckerrohr von Theophrastos, ca. 200 v. Chr. in China erwähnt; ca. 300 n. Chr. erste Kenntnis von festem Zucker. Primitive Raffination etwa Anfang des 7. Jahrh. bei den Persern bekannt, die auch die heute noch gebräuchl. kegelförmige Form, den Zuckerhut, herstellen. 1747 entd. der Apotheker Andreas Sigismund Marggraf (1709—1782 Berlin) den Rohrzucker in der Runkelrübe, sein Schüler Franz Karl Achard (1723—1821) gründet 1802 die erste Rübenzuckerfabrik in Cunern.

Lit.: Achard, Die europäische Zuckerfabrikation aus Runkelrüben (1800); O. Lippmann, Geschichte des Zuckers, 2. Aufl. 1929; Hinze, Die Weißzuckerherstellung in der Rübenzuckerfabrikation, 1925; Brückner-Dörfeld, Fortschritte in d. Zuckerindustrie, 1939.

Saccharose: (Saccharum album) 2-(α-D-Glucopyranosido)-β-D-fructofuranosid,

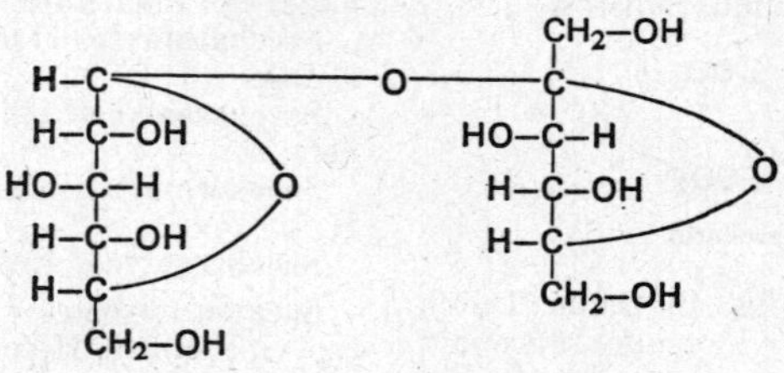

$C_{12}H_{22}O_{11}$. Mol. 342,3. Weiße, kr. Stücke od. weißes kr. Pv. Die wäß. Lsg. dreht den polarisierten Lichtstrahl nach rechts. Für eine 10%ige wäß. Lsg. ist $[\alpha]_D^{20°}$ = +66,2° bis +66,8°. **Sirupus simplex** DAB 7: **Zuckersirup** ist eine Lsg. von 64 T. Saccharose in 36 T. Aq.; D. 1,300 bis 1,324.

Saccharum amylaceum, Glukose-Monohydrat: s. Glucose-Monohydrat.

Saccharum Lactis, Lactose DAB 7: Milchzucker, Lactobiose; 4-(β-D-Galaktosido)-α-D-glucose-monohydrat, $C_{12}H_{22}O_{11} \cdot H_2O$; Mol. 360,3. Weiß. krist. Pv. von schwach süßem Geschmack, ll. i. Aq., swl. i. A., unl. i. Ae. $[\alpha]_D^{20°} = +54,6°$ bis $+55,3°$. Sulfatasche höchstens 0,1%. Reduziert Fehlings R. und bildet mit Phenylhydrazin Osazon. Nat. in d. Säugetiermilch (Kuhmilch ca. 4,5%, Frauenmilch 6—7%). Darst.: Aus d. Molken, die etwa 3—6% Milchzucker enthalten, durch Eindampfen u. Auskristallisierenlassen. Anw. med.: haupts. als Konstituens bes. in der Homöopathie: für Säuglinge als Nährmittel sowie als leicht. Laxans (10—20 g).

Malzzucker, Maltose ERG, 4-(α-D-Glucosido)-D-glucose,

$$C_{12}H_{22}O_{11} + H_2O.$$

Mol. 360,32. D. 1,54, F. 102—103°, sll. i. Aq. Entsteht aus Stärke durch Einwirkung von Diastase, die bes. reichlich in keimender Gerste, Malz, enthalten ist. Maltose besteht aus 2 Mol. Traubenzucker u. wird durch d. Enzym Maltase wieder in Traubenzucker zerlegt. M. ist vollständig vergärbar u. opt. rechtsdrehend, f. eine 20%ige wäß. Lsg. ist $[\alpha]_D^{20°} = +137°$ (nach ERG nicht weniger als +130°). Reduziert Fehlings R. und bildet mit Phenylhydrazin Osazon.

Fructose: Lävulose, Fruchtzucker, Fructosum, $C_6H_{12}O_6$. Mol. 180,2; DAB 7: weiß. kr. Pv. von stark süßem Geschmack, ll. i. Aq., l. i. A., Glycerin, Methanol, swl. i. Ae., Chlf., Bzl. $[\alpha]_D^{20°} = -91,0°$ bis $-93,5°$, in wäß. Lsg.; c = 10,0. (Die Messung ist 1 Std. nach Herst. d. Lsg. vorzunehmen.) Sulfatasche höchstens 0,1%. Nat.: neben Traubenzucker in den süßen Früchten, im Honig, im Blut zu 0,5—5 mg%, in Polysacchariden, bes. Inulin. Darst.: Durch Hydrolyse von Inulin od. durch Invertierung von Melasse. Fruktose ist vollständig vergärbar, reduziert Fehlings R. und bildet mit Phenylhydrazin Osazon. Anw.: als Nährmittel bes. f. Lungenkranke u. Säuglinge, b. Leberschäden u. Herzleiden, vgl. Kohlenhydrate.

Saccharum Saturni: Bleiacetat, Plumbum aceticum, s. Blei(II)-acetat.

Sadebaumkraut: Summitates Sabinae. **Sadebaumöl:** Oleum Sabinae. **Sadebaumspitzen:** Summitates Sabinae ERG, s. Juniperus sabina.

Säuerlinge: Kohlensäurereiche Mineralwässer, s. Aquae minerales.

Säureamide: Derivate des NH_3, dessen H-Atome ganz od. tw. durch einwertige Säureradikale ersetzt sind, bzw. Carbonsäuren, in denen das OH der COOH-Gruppe durch die NH_2-Gruppe ersetzt ist, allgemeine Formel:

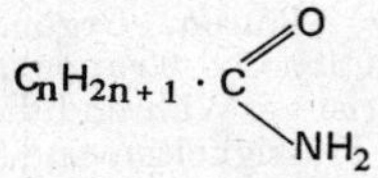

Meist feste kr., i. Aq. sehr leicht lösl. Verbindungen, mit Ausnahme von Formamid, das flüssig ist. Sie entstehen bei der Einw. von NH_3 auf Säurechloride oder aus den Ammoniumsalzen der Fettsäuren unter Wasserabspaltung. Formamid (Ameisensäureamid) $HCO \cdot NH_2$, farbl. viskose Fl. D. 1,133 (s. Formamidum); Acetamid (Essigsäureamid) $CH_3 \cdot CO \cdot NH_2$, weiße Kr., i. Aq. u. A. ll.; D. 1,16 (Mäusegeruch).

Säureanhydride: Oxide, die sich mit Wasser zu einer Säure verbinden, bzw. durch Wasserentzug wieder aus letzterer entstehen können.

Säurechloride: Verbdgen, bei denen die OH-Gruppe der Säuren durch Cl ersetzt ist. Sie entstehen bei Einwirkung von Phosphortrichlorid (oder Ph.-pentachlorid oder Ph.-oxychlorid) auf Säuren, s. Acetylchlorid.

Säuregrad: Unter Säuregrad eines Fettes od. Öles versteht man d. Anzahl ml Normal-Kalilauge, die notwendig ist, um die in 100 g Fett od. Öl vorhandene freie Säure zu neutralisieren.

Säurehydrazide: Allgemeine Formel: $R \cdot CO \cdot NH \cdot NH_2$. Feste, kr., wasserlösl. Verbdgen, die ammoniak. Silberlsg. reduzieren. Sie entstehen bei Einw. von Hydrazin auf Säurechloride oder Ester, mit salpetriger Säure ergeben sie Säureazide.

Säureimide: Derivate des NH_3, in dem zwei H-Atome durch ein zweiwertiges Säureradikal ersetzt sind.

Säurekasein: s. Casein.

Säuren: S. sind Verbdgen, die in wäß. Lsg. Wasserstoff-Ionen abspalten. Letztere bedingen den sauren Geschmack der Lsg. u. färben blaues Lackmuspapier rot. Nach der Zahl der abzuspaltenden H-Ionen unterscheidet man ein-, zwei-, drei- usw. basische od. ein-, zwei- u. mehrwertige SS. Die Stärke einer Säure wird durch die Größe ihrer Dissoziationsfähigkeit bedingt, je stärker eine Säure dissoziiert, desto mehr H-Ionen enthält sie. Man unterscheidet sauerstoffhaltige (z. B. H_2SO_4 = Schwefelsäure) u. sauerstofffreie (z. B. HCl = Salzsäure) Säuren. Organ. SS sind durch d. Carboxyl-Gruppe „—COOH" charakterisiert. Während die anorgan. SS meist Flüssigkeiten sind (Salzsäure, Schwefelsäure usw.), handelt es sich bei den organ. SS vorwiegend um feste Stoffe (Stearinsäure, Salicylsäure, Zitronensäure, Oxalsäure usw.). Mit Basen zus. bilden die SS die Salze*.

Säureradikale: Atomgruppen, die nach Austritt aller OH-Gruppen aus einem Molekül sauerstoffhaltiger SS entstehen. Sie werden durch Anhängung der Silbe „yl" an den Stamm des lateinischen Namens der Säure bezeichnet, z. B. Nitryl NO_2 = Radikal der Salpetersäure $NO_2H = NO_2(OH)$.

Säurereste: Atomgruppen (frei nicht existierend), die nach Austritt v. einem od. mehreren H-Atomen aus einem Säuremolekül entstehen, z. B. ist SO_4'' der Säurerest der Schwefelsäure H_2SO_4, PO_4''' der Säurerest der Phosphorsäure H_3PO_4.

Säurewecker: Stoffe zur Anregung der Magensäurebildung, z. B. Alkohol, Fleischextrakt, Coffein, Histamin, Gewürze.

Säurezahl: Die SZ gibt an, wieviel Milligramm Kaliumhydroxid notwendig sind, um die in 1 g Substanz vorhandene freie Säure zu neutralisieren (z. B. in Wachs, Walrat, Balsam od. Fetten).

Saflor: s. Carthamus tinctorius.

Safran: s. Crocus sativus.

Safran, Wilder: Saflor, s. Carthamus tinctorius.

Safranal: Das äth. Öl v. Crocus sativus*.

Safranine: Diaminoderivate der Phenylphenazoniumsalze, die als Farbstoffe (rot bis violett) Anw. finden.

Safrol: 4-Allyl-1,2-methylendioxybenzol. Farbl. Fl. od. Kr., l. in A. u. Ae., unl. in Aq.; F. 11,2°; Kp. 234,5°. Nat.: i. Campher- u. Sassafrasöl. Anw.: in d. Riechstoffindustrie (Ausgangsprod. f. Heliotropin).

Sago, Sagostärke: Amylum Sagi*.

Sagradarinde: Cascara Sagrada, Cort. Rhamni Purshianae ERG, s. Rhamnus purshiana.

Saint-Germain-Tee: Species laxantes DAB*.

Sakral: Zum Kreuzbein (Os sacrum) gehörig; **Sakral-Anaesthesie:** Leitungsanaesthesie im Bereich d. Kreuzbeins.

Sal: (lat.) Salz.

Sal Acetosellae: s. Kalium tetraoxalicum.

Sal ammoniacum: Ammonium chloratum, s. Ammoniumchlorid.

Sal ammoniacum tartaricum: Kalium-Ammonium tartaricum, s. Kalium-Ammoniumtartrat.

Sal Carolinum factitium DAB 6: Künstliches Karlsbader Salz. Zstzg.: 22 Natriumsulfat, 1 Kaliumsulfat, 9 Natriumchlorid, 18 Natriumbikarbonat (sämtl. mittelfein gepulv.). 6 g des Salzes geben mit 1 Liter Aq. eine dem nat. Karlsbader Wasser ähnliche Lsg.

Sal Carolinum factitium effervescens: Brausendes Karlsbader Salz. Künstl. Karlsbader Salz m. Zusatz v. Natriumbikarbonat, Wein- u. Zitronensäure.

Sal catharticum: Magnesium sulfuricum, s. Magnesiumsulfat.

Sal Cornu Cervi: Rohes Hirschhornsalz, Ammonium carbonicum pyrooleosum ERG*.

Sal febrifugum Sylvii: Kalium chloratum, s. Kaliumchlorid.

Sal marinum: Seesalz. Das durch Verdunsten des Meerwassers gew. Salz, das aus NaCl, $CaCl_2$, $MgSO_4$, $MgCl_2$, FeO sowie Spuren v. Bromiden u. Jodiden besteht. Anw.: zu Bädern. Vielfach versteht man unter Seesalz auch das aus dem Meerwasser gew. Kochsalz, s. Natrium chloratum crudum.

Sal Prunellae: Brunellenstein, Kalium nitricum fusum*.

Sal volatile: Ammon. carbonicum, s. Ammoniumcarbonat.

Salbe: Unguentum, s. Arzneiformen.

Salbe, Graue: Ungt. Hydrargyri cinereum DAB 6. **S., Schwarze:** Unguentum Argenti nitrici comp. ERG*. **S., Weiche** DAB 6: Ungt. molle DAB 6.

Salbeiblätter: Fol. Salviae, s. Salvia officinalis.

Salbeiöl: Ol. Salviae ERG, s. Salvia officinalis.

Salben: DAB 6, DAB 7 u. ERG s. unter Unguenta.

Salbengrundlagen: s. „Unguenta".

Salcomin: Salicylaldehyd-Cobalt-Äthylendiamin. Bindet Sauerstoff aus der Luft (bis ca. 5 Gewichtsprozente) u. gibt ihn bei Erwärmen wieder ab. Anw.: zur Gew. von Sauerstoff.

Salep: Tubera Salep. **Salepknollen:** Tubera Salep, s. Orchis-Arten.

Salepschleim: Mucilago Salep DAB 6.

Salepwurzeln: Tubera Salep, s. Orchis-Arten.

Salia thermarum factitia: Künstl. Mineralwassersalze.

Salicin: Glykosid aus der Rinde von Salix*-, Populus*-Arten u. a., o-Hydroxymethyl-phenol-β-D-glucosid,

$$(C_6H_4(OC_6H_{11}O_5) \cdot CH_2OH.$$

Weiße Kr., ll. i. heiß. Aq. u. A.; F. 201°; wird durch SS u. Fermente in Glucose u. Saligenin zerlegt (letzterer Alkohol läßt sich zu Salicylsäure oxidieren). Anw. med.: als Antipyreticum, Dos. 0,5—5 g; in der Fleischbeschau zur Bakterien-Differenzierung.

Salicylaldehyd: Acidum salicylosum, Salicylige Säure, Spirige Säure,

$$C_6H_4OH \cdot CHO.$$

klare, farblose bis schwach gelbliche, ölige Fl., die bittermandelartig riecht; mischbar mit A. 96% u. Ae., wl. i. Aq.; D. 1,164—1,68; F. +1,6°, Kp. 195—198°, Brech.-Ind.: $n_D^{20°} = 1{,}572$ bis 1,574. Nat. in viel. äth. Ölen (Spiraea-Arten); Reagenz DAB 7: Zum Nachweis von Fuselöl in Äthanol (1%ige alkohol. Lsg.).

Salicylaldoxim: HO—C_6H_4—CH—NOH; Mol. 137,14,

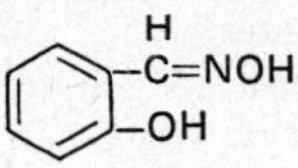

Weiß. kr. Pv., ll. i. A., Aceton, Ae., wl. i. Aq.; F. 57—59°; bildet mit einer Reihe von Metallionen Chelate, die wegen ihrer Schwerlöslichkeit od. wegen der intensiven Farbe ihrer Lösungen analyt. verwendet werden (zum Nachweis von Fe, Cu, Uran, Vanadin, zur Bestimmung von Cu, Pd, Pb, Bi, Ni sowie zur photometr. Bestimmung von Fe^{3+}).

Salicylamid: Salicylsäureamid, o-Hydroxybenzamid,

$$C_6H_4(OH)CONH_2.$$

Weißes, kr. Pv., l. i. A., wl. i. Aq. Anw.: als Analgeticum, Antipyreticum, Antirheumaticum, Dos. 0,5 bis 1,0 g mehrmals tgl.

Salicylate: Salze der Salicylsäure.

Salicylige Säure: Acid. salicylosum, s. Salicylaldehyd.

Salicylsäure: Acidum salicylicum (von salix = Weide), Spirsäure, 2-Hydroxy-benzoesäure,

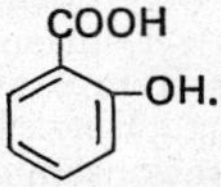

$C_6H_4(OH)COOH$. Mol. 138,1; D. 1,443; Schmelztemp. 156—160°. DAB 7: Geh. mind. 99,0%. Weiße, leichte, nadelförm. Kr. von süßl.-saurem, kratzendem Geschmack, l. i. ca. 500 Aq., i. 15 heiß. Aq., ll. i. A., Ae., wl. i. Fetten, fett. Ölen, Chlf. Sulfatasche max. 0,1%. Beim Erhitzen zerfällt sie in Phenol und CO_2. S. gibt in wäß. Lsg. mit Eisen(III)-chlorid violettrote Färbg. Nat. i. Blüten der Spiraea-Arten, Kamillenblüten, Senegawurzeln, als Glykoside u. Ester (Salicylsäuremethylester) in vielen äth. Ölen (Viola-Arten, Betula lenta, Gaultheria procumbens, Syzygium aromaticum u. a.); Weidenrinde enth. keine freie Salicylsäure, sondern das Glykosid Salicin*. Darst.: Durch Einw. von CO_2 unter hohem Druck auf Phenolnatrium. Anw. med.: Als Antipyreticum, Analgeticum, Antirheumaticum, bes. bei Gelenkrheumatismus. Dos. 0,2—1 g, mehrmals tgl.; äuß. als Antisepticum in Form von Pudern, Salben, Pinselungen (geg. Fußschweiß und juckende Hauterkrankungen: 2—5%), als antisept. Verbandmaterial; als Darm- u. Harnantisepticum; als Keratolyticum (in Hühneraugenmitteln). Auf intakter Haut wirkt S. langsam u. schmerzlos epithelauflösend, auf Schleimhäuten leicht ätzend. (DAB 6: Emplastrum saponatum salicylatum, Pulvis salicylicus cum Talco, Sebum salicylatum.) S. wirkt bakteriostatisch (da sie die für das Leben der Mikroorganismen nötige Pantothensäure aus den Zellen verdrängt), es verhindert die alkohol. Gärung des Zuckers u. das Sauerwerden d. Milch; zum Konservieren von Nahrungsmitteln (Eingemachtem) benutzt man eine 0,05%ige Lsg., die jedoch nicht mitgekocht werden darf, da sich sonst Phenol entwickelt (u. CO_2). In der analyt. Chemie als Fluoreszenzindikator (0,1%ige Lsg. in 70%ig. A.). Umschlag zwischen pH 2,5 und 4,0, farbl.-blauviol. fluoreszierend. Anw. techn.: zu Farbstoffsynthesen u. zur Herst. von Arzneimitteln; in der Parfümerie in Form ihrer Ester. Vergiftungen bei übergroßen Dosen (Dos. let. über 25 g): Delirien, Somnolenz, Absinken der Temperatur, verlangsamte Atmung, Herzschwäche, Tod infolge Respirationslähmung. Gegengifte s. Tabellen über „Gegenmittel".

Geschichtl.: S. wurde zuerst von Raffaele Piria (1815—1865, Prof. i. Pisa u. Turin) 1838 aus Salicin rein dargest. 1843 isol. Auguste Cahours (1813—1891) Salicylsäuremethylester aus Gaulth, procumb. 1860 gelang Adolf Wilh. Herm. Kolbe (1818—1884, Marburg, Leipzig) die Synthese der S. aus Phenolnatrium u. Kohlendioxid. Kolbe empfahl auch zuerst die Verwend. der S. als Heil- und als Konservierungsmittel (1873).

Salicylsäure-äthylester: Aethylium salicylicum, Aether salicylicus,

$$C_9H_{10}O_3,$$

klare, farblose, aromat. riech. Fl., mischbar mit A. u. Ae., unl. i. Aq. Anw.: in der Parfümerie.

Salicylsäure-isoamylester: Amylium salicylicum, $C_{12}H_{16}O_3$; farblose, angenehm riech. Fl., ll. i. A., Ae., Chlf., unl. i. Aq. u. Glycerin. Anw. in der Parfümerie.

Salicylsäure-guajakolester: s. Guajacolum salicylicum.

Salicylsäure-methylester: s. Methylium salicylicum DAB 6.

Salicylsäure-phenylester: Salol®, Phenylum salicylicum DAB 6.

Salicylseifenpflaster: Emplastrum saponatum salicylatum DAB 6.

Salicylstreupulver: Pulvis salicylicus cum Talco DAB 6.

Salicylsulfonsäure: Acid. sulfosalicylicum, s. Sulfosalicylsäure.

Salicyltalg: Sebum salicylatum DAB 6.

Salinische Wässer: Mineralwässer mit Glauber- oder Bittersalz-Geh.; **salinisch** = salzartig, s. Wasser.

Salipyrin: Phenyldimethylpyrazolonum salicylicum.

Salivantium(a): (von „salivatio" = Speichelfluß) Speichelfluß anregendes Mittel; syn. Sialagogum*.

Salix-Arten: Fam. Salicaceae, Weide. Mehrere einheimische Arten wie **Salix alba** (Silberweide), **S. fragilis** (Bruchweide, Kopfweide), **S. pentandra** (Fünfmännige Weide), **S. purpurea** (Purpurweide) sowie **S. nigra** (Schwarze Weide, Nordamerika). Stpfln. v. **Cortex Salicis** ERG: Weidenrinde. Best.: Salicin* (wechselnder Geh., durchschn. 2—7%), das v. dem Enzym Salicase in Saligenin u. Dextrose gespalten wird; ferner Gerbstoff, Gummi, Harz, Oxalate. Asche max. 8%. Anw. volkst.: gegen Fieber, Gicht, Rheuma, Asthma, ferner bei Magen-, Milz- und Leberschmerzen sowie als sex. Sedativum. HOM: Salix purpurea, Salix alba, Salix nigra, die frische Rinde der betr. Bäume.

Salk-Serum: Polio-Serum, s. Poliomyelitis.

Salmiak: s. Ammoniumchlorid.

Salmiakgeist: s. Ammoniak*.

Salmiakpastillen: Pastilli Ammonii chlorati*.

Salmin: Aus Rheinlachssperma gewonn. Protamin, s. Protamine.

Salmonella (nach dem Bakteriologen E. Salmon): Sammelbezeichng. f. d. Gruppe der Typhus-, Paratyphus- u. Enteritis-Bakterien (TPE-Gruppe). Bis jetzt 174 Stämme bekannt u. bei „Enteritis-S." über 1600 Serotypen.

Salol: Phenylum salicylicum DAB 6.

Salpeter: Kalisalpeter: Kalium nitricum; **Natronsalpeter:** Natrium nitricum; **Kalksalpeter:** Calcium nitricum ERG*, s. Calciumnitrat.

Salpeter, Geschmolzener: Kalium nitricum fusum.

Salpetergeist, Versüßter: Spiritus Aetheris nitrosi DAB 6.

Salpeterglycerinester: Nitroglycerinum*.

Salpeterpapier: Charta nitrata DAB 6.

Salpetersäure: Acidum nitricum, Acidum azoticum, HNO_3, eine der stärksten Mineralsäuren und Oxidationsmittel. Darst.: Durch Erhitzen von Salpeter mit konz. Schwefelsäure; techn.: heute fast ausschließlich durch Ammoniak-Oxidation. S.

kommt in den verschiedenen Reinheitsgraden u. verschiedenen Prozentgehalten in den Handel. Reinste S. enth. ca. 98% HNO_3, farbl., sich allmähl. gelb färbende Fl.; D. 1,50 bis 1,52; Kp. 84°. F. —41,1°; S. zerstört viele organ. Substanzen, löst Papier, Holz, Kork unter Gelbfärbung, löst viele Metalle zu Nitraten, während Gold u. Platin u. eine Reihe unedler Metalle, wie Al, Cr, Fe nicht angegriffen werden. Haut u. Wolle werden von S. gelb gefärbt (vgl. Xanthoproteinreaktion). **A. nitricum** DAB 6: Reine Salpetersäure, hergest. durch Verdünnen der reinen S-Säure mit Aq. Gehalt 24,8—25,2%, HNO_3, D. 1,145 bis 1,148. Klare, farbl. Fl. HOM: Acidum nitricum. (Aufbewahrg.: Ursubst. 1., 2., 3. Dez.-Pot. vorsichtig.)

Rohe Salpetersäure (Acidum nitricum crudum) DAB 6: Gehalt 61—65% HNO_3, klare, farbl. oder schwach gelbl., an der Luft rauchende Fl. D. 1,372—1,392. **Konzentrierte Salpetersäure** DAB 7: (Acidum nitricum concentratum) ist reine Salpetersäure mit einem Gehalt von 65,0—68,0%. D. 1,392—1,408. Farbl. od. durch Stickoxide schwach gelb gef. Fl., die an der Luft raucht. **Rauchende Salpetersäure** DAB 7: (Acidum nitricum fumans) Gehalt mind. 96,0%, daneben Stickstoffoxide. Klare, gelbe bis rotbraune Fl., die erstickende gelbrote Dämpfe entwickelt. D. 1,476. Anw.: als Reagenz; Anw. med.: nur noch als Ätzmittel bei Pigmentflecken, Warzen usw. Das Einatmen d. S.-Dämpfe (Stickoxide) ist sehr gefährlich (MAK = 10 ml pro m^3 Luft). Vergiftungserscheinungen treten erst nach mehreren Stunden auf (außer den Ätzwirkungen an Mund u. Schleimhäuten auch Nierenrenentzündung, Lungenentzündung, Krämpfe, Kollaps). Dos. let. 6—10 g. Antid.: Lauwarmes Seifenwasser bis zur Brechwirkung, Magenspülung, Magnesia usta, Kreide, Soda, Seifenwasser, Schleim, Milch, s. Tabelle (Anhang) „Gegenmittel". Nachweis: 1 ml der zu untersuch. Fl. wird mit 3 ml Schwefels. vermischt und mit einer frisch bereit. Eisen(II)-sulfatlsg. (1 T. Ferrosulfat + 1 T. Aq. + 1 verd. H_2SO_4) überschichtet. Bei Gegenwart von HNO_3 oder Nitraten bildet sich an der Berührungsfläche ein brauner Ring. — Beim Erhitzen von nicht zu verd. HNO_3 mit Cu entwickeln sich braune Dämpfe. — Mit Diphenylaminlsg. gibt HNO_3 od. Nitrate dunkelblaue Färbung. S. Diphenylamin u. Nitron. **Salpetersäureanhydrid.** Stickstoffpentoxid (Distickstoff-pentoxid) N_2O entsteht beim Behandeln von Salpetersäure mit Phosphorpentoxid. Farblose, an der Luft zerfließliche Kr., die bei 30° schmelzen. Sehr unbeständige, oft explosionsartig zerfallende Verbindung, die sich mit H_2O wieder zu Salpetersäure vereinigt. **Salpetrige Säure,** HNO_2, ist in rein. Zustand nicht beständig, nur in verdünnten kalt. wäßrigen Lösungen u. in Form ihrer Salze, der Nitrite. Ihre Ester finden med. Anwendung. **Äthylnitrit:** Salpetrigsäure-äthylester, $C_2H_5 \cdot O \cdot NO$; **Isoamylnitrit:** Amylnitrit, Amylium nitrosum, Salpetrigsäureisoamylester, $C_5H_{11}NO_2$ (Anw. med.: bei Stenokardie, Migräne, Asthma z. Inhalation, oral: MED 0,2 g, MTD 0,5 g), s. auch Spiritus Aetheris nitrosi DAB 6.

Salpetersäureanhydrid: Stickstoffpentoxid, N_2O_5, s. Salpetersäure.

Salpetersäureglyzerinester: Nitroglycerinum*.

Salpetersäurecelluloseester: Cellulosenitrat*.

Salpetrige Säure: s. Salpetersäure.

Salpetrigsäureäthylester: Äthylium nitrosum DAB 6, s. Salpetersäure.

Salpetrigsäureisoamylester: Amylium nitrosum DAB 6, s. Salpetersäure.

Salpingitis: Eileiterentzündung.

Salvarsan®: 3,3'-Diamino-4,4'-dihydroxy-arsenobenzol-dichlorhydrat. (Entd. 1910 v. Paul Ehrlich, Frankfurt a. M., 1854—1915, zusammen mit Bertheim u. dem Japaner S. Hata.) Int. Bez. für Salvarsan = Arsphenamin. Gelbes, lockeres Pv., ll. i. Aq., unl. i. Ae. u. A. S. oxidiert an der Luft außerordentlich leicht, es kann daher nur in luftleeren oder mit indifferenten Gasen (CO_2) gefüllten, zugeschmolzenen Ampullen aufbewahrt werden. (Eine Aufbewahrung im Giftschrank bzw. getrennt von anderen Arzneimitteln ist nicht mehr erforderlich.) Anw. med.: als Spezificum gegen Syphilis in allen Stadien; ferner findet S. Anw. bei Rückfallfieber (Febris recurrens), Frambösie u. and. Tropenkrankheiten, Milzbrand, Brucellosen, Angina Plaut-Vincenti. Die Salvarsane (Hoechst) werden im Paul-Ehrlich-Institut, Frankfurt a. M., nach den erlassenen besonderen Bestimmungen biologisch auf einwandfreie Beschaffenheit und Ungefährlichkeit geprüft. Der Inhalt schadhafter Ampullen darf nicht genommen werden, ebensowenig Reste aus früher geöffneten Ampullen sowie Präparate, die eine abweichende Färbung zeigen. Frisch zubereitete Lösungen sind sofort zu verwenden. Es ist unzulässig, eine grössere Menge Lsg. für mehrere nacheinander zu behandelnde Kranke herzustellen sowie überhaupt Lösungen länger als einige Minuten stehenzulassen.

Salvarsan-Präparate DAB 7:

Salvarsanpräparate sind nachstehend aufgeführte Arsenobenzolverbindungen. (Von den 6 Salvarsanpräparaten des DAB6 wird im DAB7 nur noch Neosalvarsan® aufgeführt. Neu aufgenommen wurde Spirotrypan®.)

Sie werden nach besonderen Verfahren hergestellt und dürfen nur in den Handel gebracht werden, nachdem sie einer staatlichen Prüfung im Paul-Ehrlich-Institut, Frankfurt/Main, nach den erlassenen besonderen Bestimmungen unterzogen und zum Verkauf zugelassen sind. Staatsanzeiger für das Land Hessen Nr. 28, S. 301, Ziff. 335 (1948), Nr. 23, S. 291, Ziff. 497 (1951) und Nr. 15, S. 370, Ziff. 401 (1955).

Die Einzeldosenbehälter, in denen die Erzeugnisse mit der jeweiligen Kontrollnummer in den Handel gebracht werden, und ihre Umhüllungen sowie die Umhüllungen der Sammelpackungen müssen außer der genauen Bezeichnung der Herstellungsstätte und des Erzeugnisses in lichtechtem Metallstempelaufdurck die Angabe der Dosis und der Kontrollnummer sowie den Vermerk „Staatlich geprüft" und die Angabe des Prüfungsdatums tragen.

Zur Kennzeichnung der erfolgten Prüfung dürfen die Salvarsan-Präparate (Arsenbenzol-Präparate) nur in Behälter abgefüllt werden, die mit einem die erfolgte Prüfung kennzeichnenden Ätzstempel versehen sind.

Salvarsanpräparate einer bestimmten Kontrollnummer, deren Einziehung verfügt wurde, dürfen nicht abgegeben werden.

Neosalvarsan®: Gelbes Pv., das aus 3,3-Diamino-4,4-dioxyarsenobenzol-N-methansulfinsaurem Natrium $C_{13}H_{12}As_2NaN_2O_4$, Mol. 466,2, besteht u. mit NaCl auf d. vorgeschriebenen Arsengehalt von 18,5—19,5% eingestellt ist. Die Lösungen sind gelb gefärbt und von neutraler bis schwach alkal. Reaktion, ll. i. Aq., praktisch unl. i. A., Ae. Aufbewahrung: In evakuierten Ampullen bei einer Temp. unter 25° und vor Licht geschützt. (Einzeldosis für Männer: 0,3—0,6 g, für Frauen: 0,15—0,45 g, für Kinder: 0,15—0,3 g; Säuglinge pro Kilo Körpergewicht 0,01—0,03 g; Gesamtdosis f. Männer: 4,5—6 g, f. Frauen: 4—5 g.)

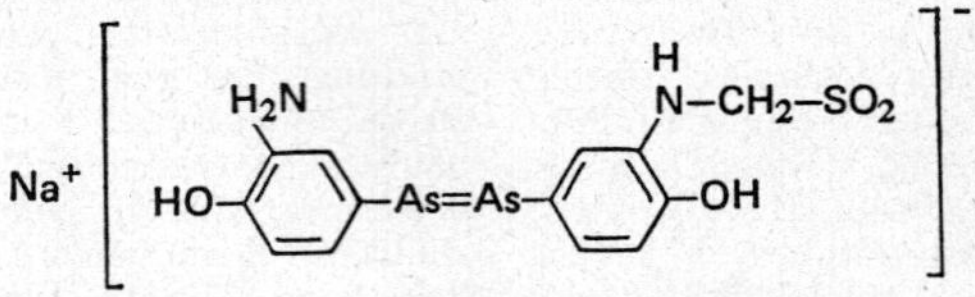

Neosalvarsan, Neoarsphenamin

Spirotrypan®: Klare, gelbe, wäß. und neutralreagierende Lsg. von 2-Di-(2,3-dioxypropyl)-amino-phenol-(4-arseno-5)-β-benzoxazolyl-(2)-mercapto-propionsaurem Natrium,

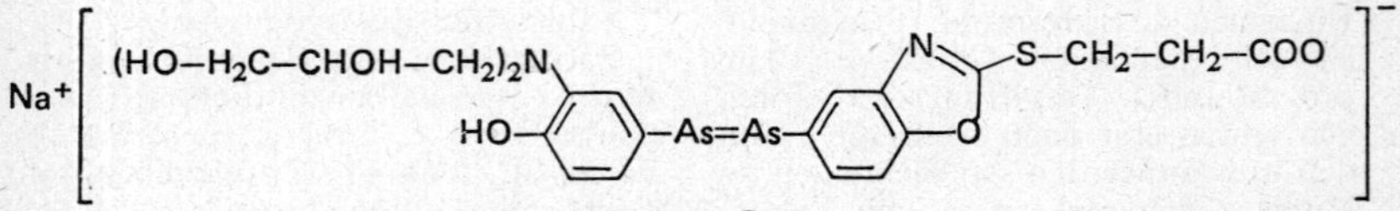

Spirotrypan®

$C_{22}H_{25}As_2NaN_2O_8S$ Mol. 650,4. 1 ml der Lösung enthält 0,018—0,022 g Arsen und als Stabilisator 0,006 g Natriumformaldehydsulfoxylat. Aufbewahrung: In Ampullen unter Kohlendioxid bei einer Temperatur unter 25° und vor Licht geschützt. (Goldgelbes Pv., l. i. Aq., unl. i. A. u. Ae.; im Handel in 10%iger gebrauchsfertiger Lsg. zur intravenösen Injektion; 1 ml Spirotrypan entspricht 0,1 g Neosalvarsan; Einzeldosis für Männer: 3—6 ml, für Frauen: 1,5—4,5 ml, für Kinder: 1,5—3 ml, für Säuglinge pro kg Körpergewicht 0,1—0,3 ml; Kurdosis für Männer: 60—70 ml, für Frauen: 50—60 ml, für Kinder über 6 Jahre: 40—45 ml.)

Salvia officinalis: Fam. Labiatae, Salbei (heim. im Mittelmeergebiet, kult. in Deutschland, England, Nordamerika). Stpfl. v. **Folia Salviae: Salbeiblätter.** Best.: 1,5—2,5% äth. Öl (nach DAB 7 mind. 1,5 ml/100 g), Gerbstoff (bis 8%), saures Saponin (0,15%), ein Glykosid, Nicotinsäureamid (0,5%), ein östrogener Stoff sowie ein anscheinend tuberkulostat. wirkend. Phytonzid, Bitterstoff, Harz, Eiweiß, SS, Stärke u. a. Asche max. 8%. Anw. med.: gegen Nachtschweiße der Phthisiker, ferner zu Mundspülungen bei Mund- u. Zahnfleischentzündungen, bei entzündlichen u. katarrh. Erkrankungen des Magen-Darm-Kanals, Blähungen, Appetitlosigkeit u. ähnl. HOM: Salvia officinalis, die frischen Blätter. **Oleum Salviae** ERG: Salbeiöl, das durch Dest. aus dem Kraut gew. äth. Öl. Gelbl. bis grünl.-gelb., von würzig. Geruch. Best.: Bis 50% Thujon, ferner p-Cymol, Terpene, Cineol (bis 15%), Borneol (bis 14%), Kampfer, opt. rechtsdrehend ($\alpha_D^{20°}$ = +2° bis +25°). D. 0,909—0,924. Anw.: wie Fol. Salviae.

Salz, Englisches: Magnesium sulfuricum, s. Magnesiumsulfat.

Salz, Epsom-: Magnesium sulfuricum, s. Magnesiumsulfat.

Salz, Flüchtiges: Sal volatile, Ammonium carbonicum, s. Ammoniumcarbonat.

Salz, Kochsalz: Natrium chloratum, s. Natriumchlorid.

Salz, Seidschützer: Magnesium sulfuricum, s. Magnesiumsulfat.

Salzbildner: Halogene*.

Salze: Salze sind Verbdgen, die durch Einwirkung v. Säuren auf Basen unter Wasserabspaltung entstehen bzw. durch Vereinigung v. Metallen, Metalloxiden, Metallhydroxiden od. Carbonaten mit Säuren od. Säureanhydriden. Sie leiten sich ab von den Säuren, bei denen H durch positiven Baserest oder von Basen, bei denen d. Hydroxyl durch einen negativen Säurerest ersetzt ist. Dementsprechend dissoziieren sie in wäßriger Lsg. in Base-Kationen u. Säure-Anionen. Die Metalle können auch durch organische Radikale ersetzt sein. Sind alle Wasserstoff-Ionen durch Kationen od. alle Hydroxylionen durch Anionen ersetzt, erhält man neutrale Salze; verbleiben H- od. HO-Ionen, so resultieren saure (Hydrogen- oder Bi-) bzw. basische (Hydroxy-) Salze.

Salzlecksteine: s. Lecksteine.

Salzsäure: Acidum hydrochloricum, Acidum muriaticum, Chlorwasserstoffsäure, wäß. Lsg. v. Chlorwasserstoff, HCl, D. 1,19 = ca. 38%, klare, farblose, stechend riech. Fl.; *Salzsäure, konzentrierte* (Reagenz DAB 7) 35,0 bis 38,0%, D. 1,174—1,189; **Verdünnte Salzsäure** DAB 7: Acidum hydrochloricum dilutum, Gehalt 9,8—10,2%, D. 1,046 bis 1,049. **Rohe Salzsäure:** Acidum hydrochloricum crudum ERG, Gehalt mind. 30% HCl = 20° Bé, D. nicht unter 1,150; Anw. med.: Verdünnte Salzsäure bei Achylie u. Subazidität, bei akuter Gastroenteritis (10—25 Tropfen auf ein Glas Wasser, während des Essens), evtl. auch Mixtura Acid. hydrochlor. DRF. HOM: Acidum hydrochloricum (Ur-Subst., 1., 2., 3. Dez.-Pot. vorsichtig aufbewahren). Anw. techn.: Rohe Salzsäure als Reinigungsmittel, zum Ätzen u. zum Entfernen von Kesselstein.

Samak: Divi-Divi, s. Caesalpinia coriaria.

Samarium: s. Seltene Erdmetalle.

Sambucus-Arten: Fam. Caprifoliaceae. **Sambucus ebulus:** Attich, Zwergholunder (Europa, Asien, Nordafrika). Stpfl. v. **Fructus Ebuli:** Attichbeeren, Eppichbeeren. Best.: Giftiger, noch nicht identif. „Bitterstoff", äth. Öl, etwas Blausäureglykosid, Gerbstoff, Anthocyan, SS. Anw. volkst.: als mildes Abführmittel u. Diureticum. HOM: Sambucus Ebulus, die frischen, reifen Beeren. **Radix Ebuli:** Attichwurzel, Eppichwurzel, Zwergholunderwurzel. Best.: Gerbstoff, Saponin, Harz, Bitterstoff, Spuren äth. Öles. Asche max. 6%. Anw. volkst.: als Diureticum und Laxativum. **Herba (Fol.) Ebuli:** Attichblätter, Attichkraut, Eppichkraut. Best.: Bitterstoff, äth. Öl, Emulsin. Anw. volkst.: als Abführ- und Blutreinigungsmittel. **Sambucus nigra:** Holunder, Schwarzer Holunder, Deutscher Flieder (heim. Mitteleuropa, Balkan, Asien, vielfach kult.). Stpfl. v. **Holunderblüten** DAB 7: Flores Sambuci, Fliederblüten. Best.: Äth. Öl, Flavonglykosid, Eldrin (Rutin), Quercetin, Cholin, Gerbstoff,

Schleim, d-Sambunigrin (Blausäureglykosid), Emulsin, Säuren, Harz, Zucker, Asche max. 9%. Anw. volkst.: als Diureticum u. schweißtr. Mittel; bes. b. Erkältungskrankh. angewandt. HOM: Sambucus e floribus, d. frischen Blüten. HOM: Sambucus nigra, die frischen Blüten und Blätter, zu gleichen Teilen. HOM: Sambucus e cortice, die frische, innere Rinde der jungen Zweige. **Fructus Sambuci:** Holunderbeeren, enthalten reichlich Vitamin C (10 mg% in der frischen Beere) sowie Vitamin I u. A, daneben Fruchtsäuren, Gerbstoff, Zucker, Anthocyanfarbstoffe. **Folia Sambuci:** Holunderblätter. **Cortex Sambuci:** Holunderrinde. Best.: Saponin sowie das Alkaloid Sambucin, etwas äth. Öl, Gerbstoff, Harz, Cholin, Schleim. Anw. volkst.: als Diureticum und Laxativum.

Same: Semen, -inis, plur. semina. Geht durch die Befruchtung aus der Samenanlage* hervor; *med.* Sperma.

Samenanlage: *bot.* (ovulum) besteht aus dem **Stiel** (Nabelstrang, Funiculus), den **Integumenten** (2 od. 1) u. dem **Nucellus.** Die Basis des Nucellus wird **Chalaza** genannt.

1. **Orthotrope S.:** Gerade S., Nucellus u. Funiculus in einer geraden Achse.
2. **Anatrope S.:** Umgewendete S., Nucellus m. Integumenten v. der Basis ab umgewendet.
3. **Kampylotrope S.:** Gekrümmte S., Nucellus m. den Integumenten gekrümmt.

Samenmantel: *bot.* Arillus, Auswuchs am Funiculus.

Samenpflanzen: *bot.* s. Embryophyta siphonogama.

Samenschale: *bot.* Entwickelt sich aus den Integumenten.

Samenstrang: *med.* Funiculus spermaticus.

Sammelfrucht: *bot.* s. Fruchtformen.

Sammelzellen: *bot.* Die dem Palisadengewebe im Mesophyll unmittelbar anschließenden Zellen, die die Assimilate sammeln u. an die Gefäßbündel abgeben.

Sammetpappel: Althaea officinalis*.

Samwurzel: Panax Ginseng.

Sanabel: (lat.) Heilbar.

Sanamycin®: Antibioticum, s. Actinomycin C.

Sanatio: (lat.) Heilung.

Sandaraca: Resina Sandaraca, s. Tetraclinis articulata.

Sandarach: Realgar, Arsenum sulfuratum rubrum.

Sandarakharz: Resina Sandaraca, s. Tetraclinis articulata.

Sandbad: Metall- oder Porzellanschale mit einer dünnen Schicht gesiebten Sandes, auf den das zu erhitzende Gefäß (Kolben) gestellt wird, um eine langsame u. gleichmäßige Erhitzung mit der Bunsenflamme zu ermöglichen.

Sandbäder: *med.* Einhüllung des Patienten oder einzelner Körperteile mit auf 45—55° erwärmtem Sand, Dauer ca. ½—1 Stunde, Wirkung erwärmend, anregend, ableitend (bei Rheumatismus, Gicht, Neuralgien, Frauenkrankheiten).

Sandelholz, Gelbes: Lign. Santali citrinum, s. Santalum album.

Sandelholz, Rotes: Lignum Santali rubrum, s. Pterocarpus santalinus.

Sandelholz, Weißes: Lignum Santali album, s. Santalum album.

Sandelöl: Oleum Santali, s. Santalum album.

Sandkraut, Rotes: Herba Arenariae rubrae, s. Spergularia rubra.

Sandriedgras: Carex arenaria*.

Sandriedgraswurzelstock: Rhizoma Caricis, s. Carex arenaria.

Sandsegge: Carex arenaria*.

Sandstrohblume: Helichrysum arenarium*.

Sangajol®: Schwerbenzin, als Lösungsmittel, Terpentinölersatz usw. verwendet; Kp. ca. 130°.

Sanguinaria HOM: s. Sanguinaria canadensis.

Sanguinaria canadensis: Fam. Papaveraceae, Kanadische Blutwurzel (Nordamerika). Stpfl. v. **Rhizoma Sanguinariae canadensis:** Kanadische Blutwurzel. Best.: Mehrere Alkaloide, wie Sanguinarin (bis 6%), Hydroxysanguinarin, β-Homochelidonin, Methylchelidonin, Spartein, Chelidoxanthin (Berberin), Protopin, Chelerythrin. Anw.: als Expectorans, Emeticum u. Laxans. HOM: Sanguinaria, d. getrocknete Wurzelstock m. d. daranhängenden Wurzeln.

Sanguis: (lat.) Blut (griech. αἷμα), s. Blut.

Sanguis Draconis: Resina Draconis, s. Daemonorops draco.

Sanguisorba officinalis: Fam. Rosaceae, Wiesenknopf (nördl. gemäß. Zone). Stpfl. v. **Herba Sanguisorbae:** Wiesenknopfkraut. Best.: Gerbstoff, Bitterstoff, Zucker, 2,5—4% Saponin Sanguisorbin u. sein Sapogenin Sanguisorbigenin. Anw. volkst.: als Adstringens; hom.: als Haemostypticum bei klimat. Blutungen. HOM: Sanguisorba officinalis, d. frische, blühende Kraut.

Sanguisuga medicinalis u. **S. officinalis:** Blutegel, s. Hirudo.

Sanicula europaea: Fam. Umbelliferae, Sanikel, Heil aller Schäden, Heildolde (heim. Europa über Kaukasus bis Persien). Stpfl. v. **Herba Saniculae (Fol. Saniculae):** Sanikelkraut, Heildoldenkraut. Best.: Saponin, Bitterstoff, Gerbstoff, Harz, Spuren äth. Öls, Vitamin C (ca. 0,1%). Anw. volkst.: b. Katarrhen der Luftwege, Lungenleiden, Blutharnen Magenblutungen, Skorbut, Mund- u. Halsentzündungen. HOM: Sanicula europaea, d. frische, blühende Kraut. **Radix Saniculae:** Sanikelwurzel. Best.: Bitterstoff, Gerbstoff, Saponin. Anw. volkst.: wie Herba S. sowie als Adstringens*.

Sanikel: Sanicula europaea*.

Sankt Antoniuskraut: s. Plumbago europaea.

Sanktlorenzwurzel: Rhiz. Vincetoxici, s. Cynanchum vincetoxicum.

Sansibar-Kopal: s. Copal.

Santakraut: Herba Eriodictyonis, s. Eriodictyon glutinosum.

Santalholz: s. Sandelholz.

Santalum album: Fam. Santalaceae (Baum, heim. im Ind.-malayischen Gebiet, kult. in Vorderindien). Stpfl. v. **Lignum Santali album (citrinum)** ERG: Weißes (gelbes) Sandelholz, Santalholz, Citrinholz, Macassar-Sandelholz. Das v. d. Rinde u. dem Splint befreite Kernholz d. Stammes u. der Zweige. Best.: 3—5% äth. Öl (Ol. Santali), roter Farbstoff Santalin, Harz. Anw.: als Räuchermittel, hauptsächl. z. Gew. d. Öls. **Oleum Santali** DAB 6: Sandelöl, das durch Dest. m. Wasserdampf aus dem Wurzel-, Stamm- u. Zweigholz gew. äth. Öl. Dickes, farbl., würzig, eigenartig, etwas nach Rosen riech. Öl. D. 0,968 bis 0,980; opt. linksdrehend ($\alpha_D^{20°}$ = —16° bis —21°). Best.: α- u. β-Santalol (2 Sesquiterpenalkohole v. d. Formel $C_{15}H_{23}OH$, Gesamtgeh. an beiden nach DAB 6 mind. 90,3%), ferner weitere Alkohole, Ketone, Säuren, Phenole. Anw. med. :als Antisepticum, bes. b. Gonorrhöe. Dos. 20 Tr. 3mal tägl.

Santoninpastillen: Pastilli Santonini, s. Santoninum.

Santoninum DAB 6: Santonin, $C_{15}H_{18}O_3$; der wirksame Inhaltsstoff der Drüsenköpfchen v. **Flor. Cinae** (s. Artemisia Cina), Mol. 246,31; D. 1,186; F. 172—173°; $[\alpha]_D^{20°}$ = —172° bis —176° (c = 2 i. abs. A.). Farbl., glänz., bitter schmeck. Kr., swl. in Aq., l. in 44 T. A., in 4 T. Chlf. u. in fett. Ölen. Anw. med.: als Hauptmittel gegen Spulw. (Askariden), die es zwar nicht tötet, aber zur Abwanderung in den Dickdarm veranlaßt, aus dem sie dann leicht durch Abführmittel (salinische, kein Rizinusöl) entfernt werden können. Dos. 0,025 bis 0,05 g; MD 0,1 g; MTD 0,3 g. Größere Dosen können zur Vergiftung führen, die sich zunächst in Violett-, dann in Gelbsehen (Xanthopsie) äußert, aber auch zu Erbrechen, Muskelzittern, Krämpfen u. Tod führen kann. S. darf niemals auf leeren Magen gegeben werden. Antid.: Magenspülung, Laxans, Klistier; gegen Krämpfe: Chloralhydrat, b. Kollaps Excintia, s. Tabelle (Anhang) über „Gegenmittel" (DAB 6: Pastilli Santonini, Geh. einer Pastille ca. 0,025 g Santonin). HOM: Santoninum. (Aufbewahrung: Ursubstanz, 1.—3. Dez.-Pot. vorsichtig, vor Licht geschützt.)

Saphir: Edelstein, s. Aluminium oxydatum.

Sapo (Pl. **sapones**): Seife(n). Seifen sind d. Alkalisalze der höheren Fettsäuren u. Ölsäuren. Sie entstehen b. Kochen pflanzl. od. tierischer Fette m. Alkalilaugen (Verseifen). Kalilauge liefert weiche Seifen **(Kali- od. Schmierseifen),** Natronlauge feste Seifen **(Natronseifen),** wobei neben dem Salz der Fettsäure Glyz. entsteht. Auch d. Alkalisalze der Harzsäuren (Kolophonium) werden zu den Seifen gerechnet. In Aq. bilden d. Seifen ein kolloidales System. Die reinigende Wirkung beruht z. T. auf abgespaltenem freiem Alkali, z. T. auf der Emulgierung der Schmutzteilchen. Bei den sog. „gefüllten" Seifen bleibt das beim Verseifungsprozeß gebildete Glyz. u. Aq., die sonst durch Aussalzen abgetrennt werden, in der Seifenmasse, die dadurch beim Erkalten nur halb fest wird. „Überfetteten" Seifen wird nachträglich noch etwas nicht verseiftes Fett zugefügt, um so einer zu starken Entfettung der Haut (haupts. b. med. Seifen) vorzubeugen.

Sapo domesticus ERG: Hausseife, eine harte möglichst weiße Natronkernseife aus Talg. In Wasser klar od. fast klar lösl., in heiß. A. ohne erhebl. Rückstand lösl. Die konz. weingeist. Lsg. erstarrt nach dem Erkalten zu einer gallertartigen Masse. Gehalt mind. 60% Fettsäuren.

Sapo glycerinatus liquidus DAB 6: Flüssige Glyzerinseife. Eine Lsg. v. 50 Kaliseife, 9 A., 40 Glyz., 1. Lavendelöl.

Sapo jalapinus DAB 6: Jalapenseife. Eine Mischung v. gleichen T. fein pv. Jalapenharz u. Med. Seife.

Sapo kalinus DAB 6: Kaliseife, Gelbbraune, durchsichtige, weiche, schlüpfrige Masse, in 2 Aq. od. A. klar od. fast klar l. Geh. mind. 40% Fettsäuren. Darst.: Durch Verseifung v. 43 Leinöl m. 58 Kalilauge u. 5 A.; nach d. Verseifung wird d. Masse durch Abdampfen od. durch Zusatz v. heiß. Aq. auf 100 T. gebracht.

Sapo kalinus venalis DAB 6: Sapo viridis, Schmierseife. Gelbbraune od. grünliche, weiche Masse, in 2 Aq. od. A. klar od. fast klar l. Geh. mind. 40% Fettsäuren. Darst.: Wie bei S. kalinus.

Sapo medicatus DAB 6: Medizinische Seife. Eine weiße, nicht ranzige Seife, l. in Aq. u. A. Darst.: Aus 120 Natronlauge, 50 Schweineschmalz, 50 Olivenöl, 12 A., 25 Natriumchlorid, 3 Natriumcarbonat, 280 Aq. im üblichen Verseifungsverfahren.

Sapo oleaceus ERG: Harte, weiße Öl-Natronseife (Marseiller Seife), klar lösl. in heiß. Aq. u. A. Die aus 1 T. Ölseife u. 20 T. A. in d. Wärme bereit. Lsg. darf nach dem Erkalten nicht erstarren. Gehalt mind. 65% Fettsäuren.

Sapogenine: s. Saponine.

Saponaria officinalis: Fam. Caryophyllaceae, Seifenkraut (Mittel- u. Südeuropa). Stpfl. v. **Radix Saponariae (rubra):** (Rote Seifenwurzel. Best. ca. 5% Saponin (Saporubin), Saporubinsäure, beide Stoffe sind giftig u. brechenerregend. Anw. med.: als Expectorans (an Stelle v. Rad. Senegae) in Form v. Abkochungen 10—15: 200; ferner b. Darmkatarrhen, Rheumatismus, Skrofulose, Ekzemen, als Blutreinigungsmittel; techn.: als Waschmittel. HOM: Saponaria, d. getrocknete Wurzel. (Rad. Saponariae alba, Weiße Seifenwurzel, s. Gypsophila-Arten).

Saponine: In zahlreichen Pflanzen vorkommende Glykoside, deren Aglykone (Sapogenine) z. T. hydrierte Naphthalinkerne enthalten, z. T. den Sterinen nahestehen. Sie sind in Aq. unter Schaumbildung lösl. u. besitzen einen kratzenden Geschmack. Sie sind amorph oder kr. u. werden aus ihren Lsgen durch Kochsalz u. Gerbsäuren ausgefällt. In vitro wirken sie stark hämolytisch, während sie im Organismus durch Cholesterin gebunden und dadurch weitgehend entgiftet werden. Bei parenteraler Zufuhr wirken alle Saponine stark toxisch u. können u. U. sehr schnell letal wirken. Orale Anwendg. kleiner Dosen ist unschädlich, ja, scheint sogar von Wichtigkeit zu sein, da sie die Resorption fördern (z. B. bei Digitalis) und sind auch bei der Ernährung von vorteilhafter Wirkung (Nahrungsmittelsaponine, z. B. in Spinat, Rüben usw.). Außerdem entfalten die Saponine eine lokale Reizwirkung u. wirken anregend auf d. Sekretion der Bronchialdrüsen. Die Saponindrogen dienen daher med. als Expectorantia (Cort. Quill., Rad. Saponar., Rad. Senegae, Flor. Verbasci, Rad. Primulae); einige Saponine besitzen auch diuretische Wirkung (z. B. in Betula alba, Herniaria- u. Primula-Arten); techn. werden die S. als Zusätze zu Waschmitteln benutzt u. haupts. aus Quillaiarinde, Roßkastanien u. d. weißen Seifenwurzel gewonnen.

Sapotoxine: Besonders giftige Saponine*.

Sapo viridis: Sapo kalinus venalis DAB 6*.

Saprogen: Fäulniserregend.

Saprophyten: *bot.* Pfln., bes. Bakterien u. Pilze, die auf toten, verwesenden tierischen od. pflanzl. Stoffen leben u. nicht d. Fähigkeit besitzen, d. Kohlensäure aus der Luft zu assimilieren, vgl. Parasiten.

Sarkom: Fleischgeschwulst, bösartige, aus dem Bindegewebe hervorgehende Geschwulst.

Sarkosin: $CH_3NH \cdot CH_2COOH$, Abbauprodukt des Kreatins, Methylderivat des Glykokolls. Farbl. Kr., ll. in Aq., wl. in A., unl. in Ae.

Sarmentogenin: $C_{23}H_{34}O_5$. Farbl. Kr., l. in A. Steroid aus den Samen von Strophanthus sarmentosus, dient zur Gew. von Cortison*.

Sarothamnus scoparius: (Spartium scoparium, Genista scoparia) Fam. Leguminosae, Besenginster, Besenpfriem, Bram (Mitteleuropa bis Ural). Stpfl. v. **Flores Spartii scoparii** (Flores Genistae, Flores Genistae scopariae, Flores Sarothamni scoparii): Besenginsterblüten, Pfriemblüten. Best.: l-Spartein (s. Sparteinum), Scoparosid (Scoparin, Flavonglykosid), Tyramin, Oxytyramin, äth. Öl, Gerbstoff, Schleim, Wachs, Zucker, Vitamin C. Anw. med.: als Diureticum u. Cardiatonicum sowie als wehenförderndes Mittel (Sparteinwirkung); volkst. auch als Blutreinigungsmittel. HOM: Spartium Scoparium, die frischen Blüten. **Herba Sarothamni scoparii:** (Herba Spartii scoparii, Herba Genistae scopariae) Besenginsterkraut. Best.: Die

Alkaloide Spartein*, Genistein, Sarothamin, Pachycarpin u. weitere Alkaloide, ferner Tyramin u. Oxytyramin, Scoparosid (Scoparin, Flavon), Bitterstoff, Gerbstoff, harzart. Substanzen. Spuren äth. Öl. Asche max. 6%. Anw. med. u. volkst.: wie Flor. Spartii scop. **Radix Spartii scoparii:** (Radix Sarothamni scoparii, Radix Genistae scopariae) Besenginsterwurzel. Best.: Spartein u. Nebenalkaloide, äth. Öl, Bitterstoff. Anw.: wie Flor. Spartii scop. **Semen Sparti scoparii:** (Semen, Sarothamni scoparii, Semen Genistae scopariae) Besenginstersamen, Ginstersamen. Best.: Spartein, Scoparosid (Scoparin), fett. Öl, Enzyme. Anw.: wie Flores Spartii scop.

Sarsaparillabkochung: Decoctum Sarsaparillae compositum DAB 6*.

Sarsaparille-Wurzel: Rad. Sarsaparillae, s. Smilax utilis u. S. medica.

Sassafras officinale: Fam. Lauraceae (Baum des atlantischen Nordamerika von Kanada bis Florida). Stpfl. v. **Cortex Sassafras Radicis:** Sassafraswurzelrinde, Fenchelholzrinde. Best.: Äth. Öl (Oleum Sassafras ERG, bis 8%, mind. 4%), Gerbstoff, Stärke. Asche max. 4%. Anw.: wie Lignum Sassafras. HOM: Sassafras, die getrocknete Wurzelrinde. **Lignum Sassafras:** (Lignum floridum, Radix Sassafras) Sassafrasholz, Fenchelholz, das Holz der Wurzel, das stark fenchelartig riecht. Best.: Äth. Öl (Oleum Sassafras ERG, 1—2%), ferner Harz, Gerbstoff, Schleim, Gummi, Zucker. Anw. med.: als mildes Diureticum; volkst.: als Blutreinigungsmittel sowie bei Gelenkerkrankungen, Gicht usw. (Species Lignorum). **Oleum Sassafras** ERG: Sassafrasöl, das durch Dest. mit Wasserdampf aus d. Wurzeln gew. äth. Öl, gelb bis rötlichgelb. Best.: Bis 80% Safrol, ferner Pinen, Phellandren, Eugenol, d-Kampfer, Sesquiterpen; opt. rechtsdrehend ($\alpha_D^{20°}$ = +2° bis +4°). D. 1,064 bis 1,074. Anw.: in d. Parfümerie sowie als Aromaticum für Getränke, Tabak, Seife, zur Gewinnung von Safrol.

Sassafrasholz: Lign. Sassafras, s. Sassafras officinale.

Sassafrasöl: Oleum Sassafras ERG, s. Sassafras officinale.

Sassafrasrinde: Cortex Sassafras Radicis, s. Sassafras officinale.

Sassafraswurzelrinde: Cort. Sassafras Radicis, s. Sassafras officinale.

Sassolin: Mineral, nat. Borsäure, s. Acid. boricum*.

Saturatio (Plur. **saturationes**): Saturation, kohlensäurehaltige Arzneimischung, die durch Sättigung der Lsg. einer Säure m. einem Alkalikarbonat bereitet wird. DAB 6: Wird eine Saturation ohne Angabe der Best. verordnet, so ist Rivièrescher Trank (Potio Rivierii DAB 6) abzugeben.

Satureja hortensis: Fam. Labiatae, Bohnenkraut (heim. Südeuropa, Orient, häufig als Küchengewürz angebaut). Stpfl. v. **Herba Saturejae:** Bohnenkraut, Gartenquendel, Wurstkraut, Pfefferkraut. Best.: Äth. Öl (0,1—2%, nach ERG mind. 0,4%. Best.: 30% Carvacrol, 20% Cymol, Terpen, Phenol u. a.). Asche max. 12%. Anw. volkst.: als Diureticum u. Diaphoreticum sowie als Anthelminticum u. Adstringens; als Küchengewürz.

Saturnismus: Bleivergiftung (saturnus = Blei), s. Plumbum.

Saubohne: Hyoscyamus niger*.

Saubrot: s. Cyclamen europaeum.

Sauerampfer: Rumex acetosa*.

Sauerdorn: Berberis vulgaris*.

Sauerdornbeeren: Fruct. Berberidis, s. Berberis vulgaris.

Sauerhonig: Oxymel*.

Sauerkirsche: Prunus cerasus*.

Sauerkleesalz: Kalium bioxalicum, s. Kaliumhydrogenoxalat.

Sauermilch: s. Milch.

Sauerstoff: Oxygenium*.

Saugfähigkeit von Watte u. Verbandzellstoff: Absinkdauer, s. Watte.

Saukraut: Hyoscyamus niger*.

Saunickel: Sanikel, Sanicula europaea*.

Sb: *chem.* Antimon, s. dort.

Sc: *chem.* Skandium, Scandium.

Scabies: Skabies, Krätze.

Scabiosa succisa: Succisa pratensis*.

Scammonium europaeum: s. Euphorbia cyparissias.

Scammonium germanicum: v. Convolvulus sepium, s. Convolvulus arvensis.

Scammonium HOM: s. Convolvulus scammonia.

Scammonium usu Aleppo: s. Convolvulus scammonia.

Scandium: Sc, AtG. 44,956; F. 1400°. D. 3,1; Ordnungszahl 21. III-wertiges Element aus d. Gruppe der seltenen Erdmetalle*. Hellgraues, dem Aluminium ähnliches Metall von Mendelejeff (s. Periodensystem) als „Eka-Bor" 1871 vorausgesagt; entd. 1879 von Laro Fredrik Nilson (1840—1899).

Scarlatina: Scharlach.

Scatula: Schachtel; **ad scatulam** = in eine Schachtel.

Schachtelhalm: Ackerschachtelhalm, Equisetum arvense*.

Schachtelhalm, Großer: Equisetum hiemale*.

Schachtelhalmkraut: Herba Equiseti, s. Equisetum arvense.

Schafgarbenblüten: Flor. Millefolii, s. Achillea millefolium.

Schafgarbenkraut: Herba Millefolii, s. Achillea millefolium.

Schamhaare: Pubes.

Schamotte: (Chamotte) Feuerfeste Kacheln oder Ziegel aus Ton, Kaolin, Schieferton. Gehalt 42—45% Al_2O_3 u. 50—54% SiO_2; für Temperaturen bis ca. 1600°; zum Auskleiden von Feuerungsanlagen, als Tiegel für chem. Operationen.

Scharbock: Skorbut*.

Scharbockskraut: Herba Cochleariae, s. Cochlearia officinalis u. Ranunculus ficaria.

Schardingers Enzym: s. Xanthinoxidase.

Scharlach: med. Scarlatina.

Scharlach, Biebricher: Scharlachrot, Aminoazotoluol-azo-β-naphthol*.

Schauerklapperschlange: s. Crotalus terrificus.

Schaumverhütungsmittel: Zur Zerstörung des bei der Arbeit bzw. Fabrikation auftretenden lästigen Schaums (z. B. in d. Zuckerindustrie, Gärungsgewerbe, beim Arbeiten mit Gelatine, in d. Textilindustrie usw.) benutzt man geringe Mengen von Ölgemischen (Rüböl, Paraffinöl) oder Isoamylalkohol, Octylalkohol, Laurinsäure mit Glykol, Sorbit, Sorbit-Monolaurat, Silicone u. a., welche die Eigenschaft haben, die Oberflächenspannung zu erhöhen u. dadurch die Schaumbildung zu verhindern. Sie werden in geringer Menge (meist 0,1—0,5%) der Fl. zugesetzt bzw. aufgespritzt.

Schleckhaut: Vitiligo*.

Scheeles Grün: Cuprum arsenicosum, s. Kupferarsenit.

Scheelsäure: Acidum wolframicum, s. Wolfram.

Scheiblers Reagens: Phosphorwolframsäure, Reagens auf Alkaloide u. Eiweiß, s. Wolframium.

Scheide: Vagina; **Scheidenkrampf:** Vaginismus; **Scheidenentzündung:** Vaginitis (syn. Kolpitis).

Scheidetrichter: Dient z. Trennen v. Fln. v. verschied. spez. Gewicht, die sich nicht mischen, z. B. Chlf. u. Wasser sowie auch z. Ausschütteln von Fln., z. B. von Emulsionen, s. Abb.

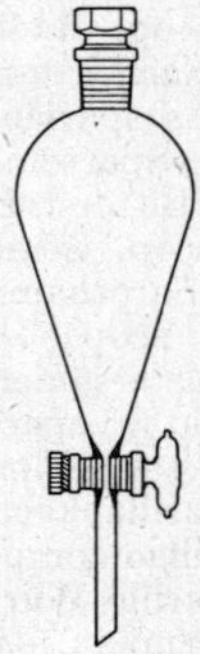

Scheidewasser: Acid. nitricum crudum, s. Salpetersäure.

Scheinfrucht: *bot.* s. Fruchtformen.

Schellack: Lacca*.

Schellkraut: Chelidonium majus*.

Schensi-Rhabarber: Shensi-Rhabarber, s. Rheum-Arten.

Scherbenkobalt: Nat. Arsen, s. Arsen.

Scherpilzflechte: Trichphytie.

Scheuerkraut: Equisetum arvense*.

Schieferöl: Dest.produkt aus bituminösem Schiefer, vgl. Ammonium sulfoichthyolicum ERG.

Schienbein: Tibia.

Schierlingsamen, Schierlingfrüchte: Fruct. Conii. **Schierlingskraut:** Herba Conii, s. Conium maculatum.

Schießbaumwolle: s. Cellulosenitrat*.

Schiffspech: Pix navalis ERG*.

Schiffs Reagenz: Reagenz DAB 7: 0,10 g Rosanilinhydrochlorid wird unter Erwärmen in 50 ml Wasser gelöst; nach Zugabe von 1,25 g Natriumsulfit u. 2,00 ml 6-N-Salzsäure wird zu 100,0 ml verdünnt. Ist die Lsg nach 12 Stunden noch nicht vollständig farblos, so wird sie durch Schütteln mit 0,5—0,6 mediz. Kohle entfärbt. Anw.: zum Nachweis von Aldehyden, welche die entfärbte Fuchsinlsg. wieder röten (Hugo Schiff, Chemiker, Florenz 1834—1915).

Schilddrüsen, Getrocknete: Glandulae thyreoideae siccatae DAB6, s. Organotherapeutica.

Schilddrüsen-Hormon: s. Hormone.

Schimmelpilze: s. Pilze.

Schirting: Pflastermull, gestärkter Mull.

Schistosomiasis: Bilharziosis, e. durch Bilharzien (Pärchenegel, Saugwürmer, Schistosoma haematobium) hervorgerufene Erkrankung, hauptsächlich auf den Reisfeldern Ägyptens, Chinas, Japans, s. Antimon-bisbrenzkatechin-disulfonsaures Natrium DAB7.

Schizolysigene Drüsen: *bot.* Drüsenräume, die durch Zerreißung v. Zellen angelegt, später aber durch Auflsg. v. Zellen noch erweitert werden.

Schizomycetes: Schizomyzeten, Spaltpilze, Bakterien, s. Bacteria.

Schizophrenie: Spaltungsirresein.

Schlämmkreide: Creta praeparata ERG, Calcium carbonicum, s. Calciumcarbonat.

Schlafapfel: Fungus Cynosbati, s. Rosa canina.

Schlafkirsche: Atropa belladonna*.

Schlafkrankheit, Afrikanische: Trypanosomiasis, s. Germanin®.

Schlafkraut: Fol. Hyoscyami, s. Hyoscyamus niger.

Schlafkrautsamen: Semen Hyoscyami, s. Hyoscyamus niger.

Schlafkunze: Fungus Cynosbati, s. Rosa canina.

Schlaflosigkeit: Agrypnie, Asonie, Insomnie.

Schlafmittel: Hypnotica; Stoffe, die einen dem physiologischen Schlaf ähnlichen Zustand hervorrufen. Man unterscheidet Einschlaf- bzw. Wiedereinschlafmittel (z. B. Evipan, Bromural), Durchschlafmittel (z. B. Phanodorm, Noctal, Chloralhydrat) Dauerschlafmittel (z. B. Luminal, Avertin, Veronal, Medinal) od. n. d. Angriffspunkt unterscheidet man Mittel, die an der Großhirnrinde (z. B. Paraldehyd) u. solche, die vorwiegend an den Stammganglien des Mittelhirns („Hirnstammschlafmittel", z. B. Luminal) angreifen. Ein Schlafmittel sollte folgende Bedingungen erfüllen: 1. es darf keine Gefährdung der lebenswichtigen Zentren hervorrufen; 2. es muß schnell resorbiert werden, damit die Wirkung rasch eintritt; 3. es muß schnell wieder ausgeschieden werden, damit am anderen Tage die Müdigkeit nicht mehr anhält u. auch keine sonstigen Nachwirkungen auftreten; 4. es soll keine Süchtigkeit hervorrufen u. 5. nicht kumulierend wirken. Selbstverständlich ist die Wirkung eines Schlafmittels individuell verschieden, und es dürfte daher schon aus diesem Grunde ein wirklich vollkommenes Schlafmittel, das allen obigen Anforderungen restlos entspricht, schwer zu finden sein. Wahllose Verabreichung bzw. Mißbrauch von Schlafmitteln ist nicht ohne Gefahr, besonders bei Herz- u. Asthmakranken sowie bei psychisch labilen Personen (Suchtgefahr). Als erstes synthetisches Schlafmittel wurde Chloralhydrat im Jahre 1869 von Oskar Liebreich (1839—1908) in die Therapie eingeführt, nachdem es Liebig im Jahre 1832 erstmalig dargestellt hatte.

Schlafmohn: Papaver somniferum*.

Schlaftherapie: s. Hibernation artificielle.

Schlafweizen: Lolium temulentum*.

Schlagader: Arterie.

Schlaganfall: Apoplexia, Apoplexie.

Schlammbäder: s. Moorbäder.

Schlangengifte: Klare, durchsichtige, bisweilen gelbliche oder milchigtrübe Fl., geruchlos u. ohne oder von leicht bitterem Geschmack, in Aq. meist leicht lösl. Die verdünnten Lösungen opalisieren u. schäumen (Eiweißstoffe!). Es handelt sich um Protoplasmagifte, den Sapotoxinen ähnlich u. von verschiedenster Wirkung; auch ein und dieselbe Schlange liefert meist mehrere Gifte gleichzeitig (Partialgifte). Chem. Konstitution noch ungeklärt. Die Träger der Hauptwirkung sind vermutlich Albumine, Globuline u. sekundäre Proteine, daneben wurden auch proteolytische, koagulierende u. lecithinspaltende Enzyme aufgefunden. Festgestellt wurden u. a.: *Neurotoxine* (bes. im Sekret d. Brillenschlange), die das Zentralnervensystem angreifen u. zur Atmungslähmung führen; *Hämorrhagine*, die Schädigungen der Kapillaren verursachen (Klapperschlange, Kreuzotter); *Hämolysine*, die zum Zerfall der Blutkörperchen führen (Vipern); *Leukolysine*, *Koaguline* (Daboia), die zur

Blutgerinnung führen, aber auch ein *Anticoagulin*, das die Blutgerinnung verhindert, auch ein Adenosintriphosphorsäure spaltendes Enzym u. eine Cholinesterase (im Cobragift) wurden nachgewiesen. Cobratoxin wirkt etwa 8mal so stark wie Blausäure u. etwa 10mal so stark wie Strychnin, noch in einer Verdünnung 1:100 000 führt es zu rasch einsetzender motorischer Lähmung, es hat curareähnliche Wirkung. Die meisten Schl.-Gifte kommen oral zu keiner oder nur geringer, jedenfalls nicht tödlicher Wirkung. Letztere tritt nur dann ein, wenn das Gift unmittelbar ins Blut gelangt. Die Homöopathie machte schon bald von mehreren Schlangengiften Gebrauch (Crotalus, Lachesis, Vipera Aspis, Vipera Berus) u. seit etwa 2 Jahrzehnten auch die Allopathie. Die Anw. erfolgt durch Injektion oder Einreibung bzw. Einmassierung (wie beim Bienengift). **Indikationen** sind: unspezifische Reiztherapie, Allergie, Schnupfen, Schmerzen, Krämpfe, Epilepsie, Durchblutungsstörungen, Kapillarbrüchigkeit, Bluthochdruck, Ödeme, rheumatische Erkrankungen usw. **Schlangenserum:** Calmette (Bakteriologe, Paris 1863 bis 1933) wies zuerst nach, daß es sich bei den Schlangengiften um antigen wirkende Toxine im Sinne der Immunitätsforschung handelt. Schlangenserum gewinnt man heute durch Immunisierung von Pferden. Monovalente Sera wirken spezifisch, z. B. Kobraserum nur gegen Kobragift (nicht aber z. B. gegen Kreuzottergift). In Europa verwendet man polyvalente Sera, durch Immunisierung mit mehreren Schl.-Giften gewonnen. Schlangenserum Behringwerke vermag d. Gifte sämtlicher europäischer Giftschlangen zu neutralisieren, ist aber auch wirksam geg. die Gifte der Levante-Otter (Vorderasien, Nordafrika), der Bitis-Arten (Puffotter) u. der Cerastes-Arten, nicht aber gegen das Gift der Colubriden (Kobra). Ferner stellen die Behringwerke noch zwei Schlangen-Sera (vom Pferd) her: 1. Gegen die Gifte der wichtigsten Schlangenarten Afrikas; 2. wirksam gegen die Gifte der wichtigsten Schlangenarten Mittel- u. Südamerikas. Man injiziert schnellstens intravenös 10 u. mehr ml, je nach Schwere der Vergiftungserscheinungen; stets Arzt hinzuziehen!

Schlangenkraut: Herba Lycopodii, s. Lycopodium clavatum.

Schlangenwurz: Dracucnulus vulgaris*.

Schlangenwurzel: Rhizoma Bistortae, s. Polygonum bistorta.

Schlangenwurzel, Amerikanische: Rhizoma Cimicifugae, s. Cimicifuga racemosa. **Sch., Virginische:** Radix Serpentariae virginianae, s. Aristolochia serpentaria.

Schlauchpilze: Askomyzeten, s. Pilze.

Schlechtendalia sinensis: Melaphis chinensis, Blattlaus, die die Gallae chinenses et japonicae erzeugt, s. unter Gallae.

Schlehdornblüten: Flores Pruni spinosae ERG, s. Prunus spinosa.

Schleim, Schleimiges Mittel: Mucilago* (plur. Mucilagines).

Schleimpilze: Myxomyzeten*.

Schleimiges Mittel: Mucilaginosum*.

Schlempe: Abfallprodukt bei der Alkoholgew. aus Kartoffeln u. Getreide; sie enthält unvergärte Rohstoffe und Heferückstände, Vitamine, Wuchsstoffe, Mineralsalze, Eiweiß, Fett usw. u. wird als Kraftfutter für Tiere verwendet.

Schlesingers Reagens: Zum Nachweis von Urobilin in Harn u. Stuhl; s. Tab. „Harnuntersuchung".

Schließfrucht: *bot.* s. Fruchtformen.

Schließmuskel: Sphinkter.

Schließzellen: *bot.* Die Chlorophyll führenden Zellen der Spaltöffnungsapparate, die das Öffnen u. Schließen der Spaltöffnungen bewirken.

Schlippesches Salz: Natriumsulfantimonat (Natriumthioantimonat), $Na_3SbS_4 \cdot 9H_2O$. Gelbe Kr., sll. in Aq., unl. in A.; D. 1,86. Darst.: Durch Kochen v. Antimon m. Schwefel u. Soda. Anw.: Zur Darst. v. Stibium sulfuratum aurantiacum* (Apotheker Carl Friedr. v. Schlippe, Berlin, geb. 1799 in Pegau, gest. 1874).

Schlucken: Schluckauf, Singultus.

Schlüsselblume: Primula. Frühlingsschlüsselblume: P. veris*. Hohe Schlüsselblume: P. elatior*.

Schmelzintervalle: s. Schmelzpunkt.

Schmelzpunkt, Schmelztemperatur: Der Smp. od. F. (Fusionspunkt) od. die Schmelztemperatur eines Stoffes ist diejenige Temperatur, bei der der betr. Stoff in den fl Aggregatzustand übergeht; er hängt vom Druck ab. Die Angabe erfolgt daher in Graden Celsius bei atmosphärischem Druck. Apparat n. Roth (Kapillare) zur Schmelzpunktbestimmung nach

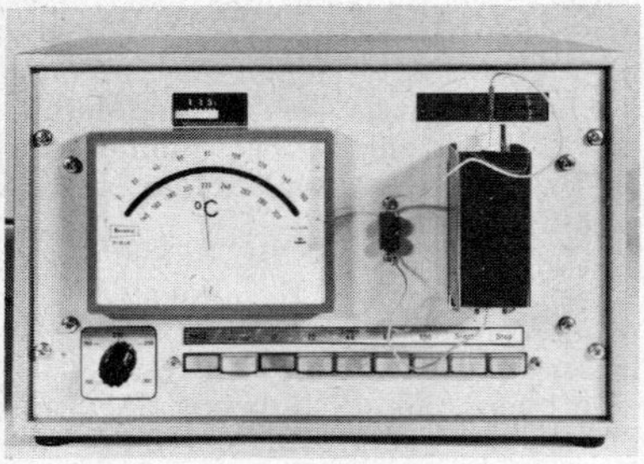

Fus — O-Mat
Apparatur zur automatischen Bestimmung von Schmelz-, Siede- u. sonstigen Umwandlungstemperaturen.
(Heraeus Hanau)

DAB. Ein unten zugeschmolzenes Kapillarröhrchen von ca. 1 mm lichter Weite, in dem sich die zu untersuchende, zuvor scharf getrockn. Substanz befindet, wird mittels Platindrahtes an einem Thermometer befestigt u. das Ganze in ein Reagensglas gebracht, das ca. 5 cm hoch mit Schwefelsäure gefüllt ist. Das Probierrohr wiederum wird in einen Rundkolben gesetzt, der ebenfalls zu $^2/_3$ mit Schwefelsäure gefüllt ist. Der Kolben wird langsam ansteigend erwärmt. Die Temperatur, bei der die undurchsichtige Substanz durchsichtig wird u. zu durchsichtigen Tröpfchen zusammenfließt, ist als der F. anzusehen.

Neben der Kapillarröhrchenmethode von Bunsen hat in neuerer Zeit die Bestimmung des Schmelzpunktes auf dem Heizmikroskop immer mehr an Bedeutung gewonnen. Diese Methode hat neben dem geringeren Substanzverbrauch den Vorteil, daß jedes einzelne Kriställchen während des Schmelzens genau beobachtet werden kann. Die Pharmakopea danica IX zieht als erstes Arzneibuch neben der Kapillarröhrchenmethode auch die mikroskopische Schmelzpunktbestimmung heran.

In neuester Zeit wurde zur besonders raschen Schmelzpunktbestimmung die Kofler-Heizbank entwickelt. Sie besteht im wesentlichen aus einem langen, schmalen Metallkörper, auf dem durch einseitige elektrische Heizung ein Temperaturgefälle erzeugt wird. Auf der Heizbankoberfläche fällt die Temperatur von 270° bis 50° annähernd linear ab. Zum Ablesen der Temperatur dient eine Skala m. Temperaturlinien v. 2 zu 2° und eine Ablesevorrichtung, die entlang der Skala horizontal verschiebbar ist.

Zur Bestimmung eines Schmelzpunktes wird die Substanz unmittelbar auf die Oberfläche der Heizb. aufgebracht. Schon nach wenigen Sekunden sieht man bei reinen Substanzen zwischen der festen und der flüssigen Phase eine scharfe Grenze, auf die der Zeiger der Ablesevorrichtung eingestellt wird. Die entsprechende Temperatur kann dann an der Skala abgelesen werden. Eine Schmelzpunktbestimmung einschließlich Eichung der Ablesevorrichtung braucht nicht länger als 1 Minute.

Die Schmelzpunktbestimmung auf der Heizb. erlaubt eine empfindliche Prüfung der Reinheit. Während bei reinen Stoffen die Schmelzgrenze scharf ist, zeigen unreine Substanzen ein Schmelzintervall, das um so stärker hervortritt, je größer die Menge der Verunreinigung ist. Auf der Heizb. ist ein Schmelzintervall deutlich daran zu erkennen, daß unterhalb der zu klaren Schmelztropfen geschmolzenen Substanz noch „feuchte“ Massen zu sehen sind. In vielen Fällen läßt sich noch 1% einer Beimengung erkennen.

Zur Bestimmung des Mischschmelzpunktes werden die beiden Substanzen zunächst nebeneinander auf die Heizb. aufgestreut. Nachdem man die Schmelzpunkte verglichen hat, werden die ungeschmolzenen Teile beider Stoffe mit der Lanzettnadel vermischt. Bei Identität der Substanzen zeigt die Mischung den gleichen Schmelzpunkt, im anderen Fall rückt die Verflüssigung deutlich zu tieferen Temperaturbereichen ab. Diese Prüfung auf Identität und Reinheit läßt sich auf der Heizbank in 1 bis 2 Minuten durchführen.

Da auf der Heizbank die Substanzen innerhalb weniger Sekunden die

Schmelztemperatur erreichen, lassen sich hier Schmelzpunkte auch bei vielen zersetzlichen Substanzen gut reproduzierbar bestimmen, bei denen im Kapillarröhrchen nur eine Zersetzungstemperatur beobachtet werden kann. Die auf der Heizbank abgelesenen Schmelzpunkte zersetzlicher Stoffe sind höher als die des Schrifttums.

Die Heizbank ist zur Untersuchung von Gemischen, d. h. zur Thermoanalyse, besonders geeignet. Jedes in einem schmalen Längsstreifen auf die Heizbank aufgestreute Gemisch läßt 3 Zonen erkennen. Auf der linken, heißeren Seite ist das Gemisch zu klaren Tropfen geschmolzen, am rechten, kühleren Ende bleibt es unverändert trocken; dazwischen liegt eine „feuchte" Zone. Die Klarschmelzgrenze zeigt d. Schmelzpunkt der jeweiligen Mischung an, die Grenze zwischen „feucht" und trocken entspricht der eutektischen Temperatur. Nur Gemische der jeweiligen eutektischen Konzentration besitzen einen scharfen Schmelzpunkt, wenn sie genügend fein gepulvert waren.

Die Mischungen eines bestimmten Stoffpaares besitzen die gleiche eutektische Temperatur, hingegen verschiedene Klarschmelzpunkte. Durch Prüfung der Mischungen verschiedener Konzentration kann man das Schmelzdiagramm auf der Heizbank in ungleich kürzerer Zeit bestimmen als mit jeder anderen Methode. Zur Prüfung eines Arzneigemisches stellt man sich eine Vergleichsmischung von der Zusammensetzung her, die die zu prüfende Substanz haben soll und vergleicht beide auf der Heizbank. Wenn Klarschmelze und eutektische Temperatur übereinstimmen, ist die Identität erwiesen. Ist nur die eutektische Temperatur gleich, die Klarschmelzgrenze aber verschieden, so handelt es sich zwar um dieselben Substanzen, aber um verschiedene Konzentrationen.

Statt der Schmelzpunkte sind im DAB 7 Schmelzintervalle angegeben. Hierunter versteht man den Temperaturbereich, innerhalb dessen die Substanz schmelzen muß. Unterhalb der angegebenen Grenze darf keine Tröpfchenbildung eintreten und oberhalb derselben muß die Substanz völlig geschmolzen sein.

Neben den im DAB 6 angegebenen Rothschen Apparat (wie anfangs erläutert) hat nunmehr das DAB 7 auch die in der Französischen Pharmakopoe angegebene Methode zur Bestimmung der Schmelzintervalle mittels „Metallblock" nach der von H. Böhme und H.-P. Teltz ausgearbeiteten Methode aufgenommen.

An einem Stativ ist durch einen wärmeisolierenden Keramikstab ein runder Metallblock von 4 cm Durchmesser und 4,5 cm Höhe befestigt, der eine obere radiale Bohrung zur Aufnahme des Thermometers und eine untere zylindrische Bohrung von 3 cm Durchmesser besitzt. Zur besseren Wärmeübertragung zwischen Metallblock und Thermometer wird das untere Ende des in 0,2° geteilten Thermometers mit Silberwolle umwickelt und bis zum Anschlag in die Bohrung eingeführt. Das Erhitzen geschieht mit einem Mikrobrenner mit möglichst kleiner Flamme, vor Luftzug geschützt. Die Abbildung zeigt eine schematische Darstellung der Apparatur.

Kommt die auf dem Thermometer abgelesene Temperatur in die Nähe der zu erwartenden Schmelztemperatur, so streut man sukzessive kleinste Mengen der feingepulverten und getrockneten Substanz auf die polierte

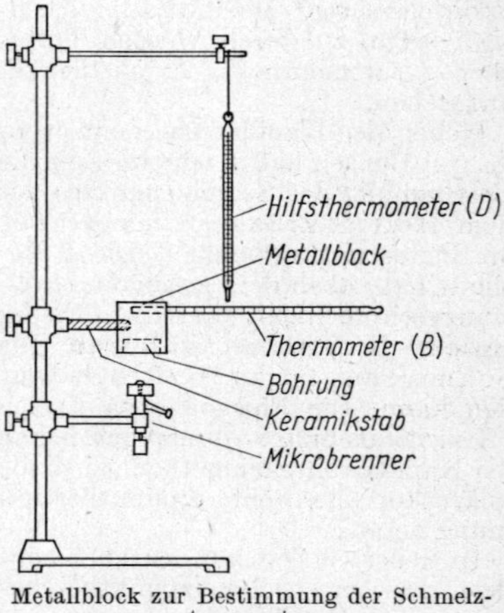

Metallblock zur Bestimmung der Schmelztemperatur

Oberfläche des Metallblocks. Die Wärmezufuhr ist dabei so zu regeln, daß zur Erhöhung um 1° mindestens 30 Sekunden erforderlich sind. Man ermittelt die Temperatur, bei der die auffallende Substanz ohne Verzögerung schmilzt. Mit Hilfe eines 2. Thermometers (D), das in 1° geteilt ist, dessen Quecksilberkugel sich in gleicher Höhe und in der Mitte des herausragenden Quecksilberfadens des 1. Thermometers (B) befindet, wird die Korrektur ermittelt. Der nach der Formel

$$k = 0{,}00016\, n\, (t_1 - t_2)$$

berechnete Wert ist der am 1. Thermometer abgelesenen Schmelztemperatur hinzuzuzählen.

Beispiel: Die Schmelztemperatur sei mit 150° abgelesen, der aus dem Metallblock herausragende Quecksilberfaden umfasse 140 Grade und die am Hilfsthermometer abgelesene Temperatur betrage 25°. Nach der obigen Formel, in der

k = Korrektur
n = Anzahl der Grade, die der Quecksilberfaden des Thermometers B aus dem Block herausragt
t_1 = abgelesene Temperatur am Thermometer B
t_2 = abgelesene Temperatur am Hilfsthermometer D

bedeutet, beträgt die korrigierte Schmelztemperatur:

$$150 + 0{,}00016 \cdot 140 \cdot (150 - 25)°$$
$$= 150 + 2{,}80°$$
$$= 152{,}8°$$

(Nach Dr. H. J. Roth, DAZ Nr. 23/1965)

Schmelztemperatur: s. Schmelzpunkt.

Schmelztiegel: s. Tiegel.

Schmelzwärme: Diejenige Wärmemenge, die erforderlich ist, um 1 g fester Substanz zum Schmelzen zu bringen (die gleiche Wärmemenge wird beim Erstarren der fl. Substanz wieder frei und dann als **Erstarrungswärme** bezeichnet).

Schmierseife: Sapo kalinus venalis*.

Schmirgel: Lapis Smiridis*.

Schneeballbaumrinde, Amerikanische: Cort. Viburni prunifolii, s. Viburnum prunifolium.

Schneebeerenbaum: Chiococca racemosa*.

Schneeflockenbaum, Virginischer: Chionanthus virginica*.

Schneerosenwurzel: Rhiz. Hellebori nigri, s. Helleborus niger.

Schneerose, Sibirische: Rhododendron chrysanthum*.

Schnellgefrierverfahren: s. Konservieren.

Schnellräucherung: s. Konservieren.

Schnupfen: Rhinitis*, Koryza.

Schöllkraut: Herba Chelidonii, s. Chelidonium majus.

Schöllkraut, Frisches: Herba Chelidonii recens ERG, s. Chelidonium majus.

Schöllkrautwurzel: Radix Chelidonii, s. Chelidonium majus.

Schoenocaulon officinale: (Veratrum officinale, Sabadilla officinarum, Sabadilla officinalis) Fam. Liliaceae, Sabadilla (nördl. Südamerika). Stpfl. v. **Semen Sabadillae:** Sabadillsamen, Läusesamen, länglich-lanzettliche, unregelmäßig-kantige, braun-schwarzglänzedne Samen, 5—9 mm lang, bis 2 mm dick, Geschmack der geruchlosen Samen anhaltend scharf u. bitter. Das braune Pulver wirkt niesenerregend. Best.: Die Alkaloide Cevadin (kr. Veratrin), Veratridin (am. Veratrin), Sabadillin, Sabadin, Sabatrin, Sabadinin (Gesamtgeh. an Alkaloiden ca. 1—5%), ferner Veratrumsäure, Cevadinsäure, fettes Öl. Asche max. 8%. Anw. med.: als Antiparasiticum (DAB 6: Acetum Sabadillae). Von Wunden werden d. Alkaloide leicht resorbiert, daher darf Acet. Sabadillae nicht auf die verletzte Kopfhaut gebracht werden. Vgl. Veratrinum DAB. HOM: Sabadilla, die reifen Samen.

Schote: *bot.* s. Fruchtformen.

Schotenpfeffer: Fruct. Capsici, s. Capsicum annuum.

Schraubel: *bot.* s. Blütenstand.

Schraubenbakterien: Spirillen, s. Bacteria.

Schrumpfleber: Leberzirrhose, s. Cirrhosis.

Schüttelmixtur: Mixtura agitanda, s. Unguenta.

Schuppenborke: *bot.* s. Borke.

Schusserfruchtmark: s. Gymnocladus canadensis.

Schutzimpfung: s. Immunisierung.

Schutzkolloide: s. Kolloide.

Schutz- und Heilsera: s. Serum*.

Schwalbenwurzel: Rhiz. Vincetoxici, s. Cynanchum vincetoxicum*.

Schwalbenwurzel, Knollige: s. Asclepias tuberosa.

Schwamm, Badeschwamm: Spongia marina.

Schwammkohle: Carbo Spongiae*.

Schwammparenchym: *bot.* Lockeres, große Interzellularen aufweisendes Gewebe im Mesophyll d. Blattes.

Schwangerschaft: Graviditas; Schwangerschaftstoxikose s. Gestose.

Schwangerschafts-Nachweis: Erfolgt heute fast ausschließlich nach biologischen Methoden, d. h. Nachweis von Choriongonadotropin* im Urin u. Serum von schwangeren Frauen. Nach der **Aschheim-Zondek**schen Methode (abgek. AZR) wird der Frauenurin subkutan infantilen weibl. Mäusen injiziert. Nach 5 Tagen weist der Eierstock der Mäuse im positiven Falle charakterist. Veränderungen auf 1. Follikel-Reifung, 2. Blutaustritte im Ovar, 3. Corpus-luteum-Bildung. (Während die Reaktion 1 auch bei and. Zuständen, wie Klimakterium, Karzinom, auftreten kann, sind die Reaktionen 2 und 3 unbedingt beweisend). Beim **Krötentest** (nach Galli-Mainini) spritzt man einer männlichen Erdkröte (Bufo vulgaris) oder Rana esculenta Urin oder Blutserum der Schwangeren in den dorsalen Lymphsack: im positiven Falle treten bereits 2—5 Stunden nach der Injektion Spermatozoen im Harn der Kröte auf. Beide Reaktionen geben zu fast 99% richtige Ergebnisse.

Bei dem „Cyclus- u. Schwangerschaftstest Merck" wird mittels Dünnschicht-Chromatographie* die im Morgenurin ausgeschiedene Menge von Pregnandiol (s. Hormone) quantitativ bestimmt. Ein Ansteigen des Pregnandiol-Gehaltes (10—14 Tage nach der Konzeption auf ca. 2 mg/l Urin über den normalen Wert) beweist Gravidität, Ergebnis nach 2 Stunden.

Zur Frühdiagnose der Schwangerschaft u. Kurzbehandlung der sekundären Amenorrhoe dient ferner Amenyl® Merck, ein Kombinationspräparat aus Gestafortin®*, Gestagen u. Äthinylöstradiol (1 Tablette Amenyl enth. 4,0 mg Gestafortin u. 0,04 mg Äthinylöstradiol). An 2 aufeinanderfolgenden Tagen wird jeweils 1 Tabl. Amenyl eingenommen. Liegt eine sekundäre Amenorrhoe vor, so tritt etwa 1—5 Tage nach Beendigung der Zufuhr eine menstruationsähnliche Blutung ein. Kommt es nicht zur Blutung, so besteht Schwangerschaft. (Nebenwirkungen auf eine evtl. bestehende Gravidität, sowie eine Maskulinisierung eines weiblichen Fetus soll nicht zu befürchten sein.)

Neue Teste zum Nachweis von Schwangerschaft sind die *immunologischen* Schnellteste, mit denen durch eine Antigen-Antikörper-Reaktion Choriongonadotropin (HCG) im Urin schwangerer Frauen nachgewiesen wer schwangerer Frauen nachgewiesen werden kann, schon wenige Tage nach Ausbleiben der letzten Menstruation (® Gravindex, Pregnosticon, Dirapreg).

Schwarzdornblüten: Flor. Acaciae, s. Prunus spinosa.

Schwarzerle: Alnus glutinosa*.

Schwarzer Pfeffer: Piper nigrum*.

Schwarzer Senf: Brassica nigra*.

Schwarzkümmel: Nigella sativa*.

Schwarzkümmel, Damascener: Semen Nigellae damascenae, s. Nigella damascena.

Schwarzkümmelsame: Semen Nigellae (sativae), s. Nigella sativa.

Schwarznessel: Ballota nigra*.

Schwarzpappel: Populus nigra, s. Populus-Arten.

Schwarzpech: Pix navalis*.

Schwarzwurz: Symphytum officinale*.

Schwefel: s. Sulfur*. **Schwefel** DAB 7: Sulfur depuratum; **Feinverteilter Schw.** DAB 7: Sulfur praecipitatum; **Gefällter Schw.** DAB 6: Sulfur praecipitatum; **Sublimierter Schw.** DAB 6: Sulfur sublimatum; **Grauer Schw.:** Sulfur griseum; **Kolloider Schw.:** Sulfur colloidale.

Schwefeläther: s. Äther.

Schwefelalkohol: s. Carboneum sulfuratum*.

Schwefelammonium: Ammonium sulfuratum*, s. Ammoniumsulfid.

Schwefelammoniumlösung: Liquor Ammonii hydrosulfurati ERG*.

Schwefelantimon, Schwarzes: Stibium sulfuratum nigrum, s. Antimontrisulfid.

Schwefelarsen, Gelbes: Arsenum sulfuratum flavum, s. Arsentrisulfid.

Schwefelarsen, Rotes: Arsenum sulfuratum rubrum, s. Arsendisulfid.

Schwefelbakterien: s. Sulfur.

Schwefelbalsam: Geschwefeltes Leinöl, Ol. Lini sulfuratum ERG*.

Schwefelbarium: Barium sulfuratum, s. Bariumsulfid.

Schwefelblei: Plumbum sulfuratum*, s. Bleisulfid.

Schwefelblüte: Sulfur sublimatum*.

Schwefelblumen: Sulfur sublimatum*.

Schwefelblumen, Gewaschene: Sulfur depuratum*.

Schwefelcadmium: Cadmium sulfuratum*, s. Cadmiumsulfid.

Schwefelcalcium: Calcium sulfuratum, s. Calciumsulfid.

Schwefelchlorür: Sulfur chloratum.

Schwefelcyanammonium: Ammonium rhodanatum, s. Ammoniumrhodanid.

Schwefelcyankalium: Kalium rhodanatum ERG*.

Schwefelcyannatrium: Natrium rhodanatum*.

Schwefeldioxid: Schwefligsäureanhydrid, s. Sulfur.

Schwefeleisen: Ferrum sulfuratum.

Schwefelharnstoff Thioharnstoff*.

Schwefelkalklösung: Liquor Calcii sulfurati ERG, s. Calc. oxysulfurat. solut.

Schwefelkohlenstoff: Carboneum sulfuratum ERG*.

Schwefelleber: s. Kalium sulfuratum.

Schwefelmilch: Sulfur praecipitatum*.

Schwefelnatrium: Natrium sulfuratum*.

Schwefelquecksilber: Hydrargyrum sulfuratum*.

Schwefelquellen: Aquae mineralis.

Schwefelsäure: Acidum sulfuricum, H_2SO_4. Mol. 98,08. Reine 100%ige Schwefelsäure ist eine farbl., ölige Fl., D. 1,836, die beim Abkühlen auf 0° langsam zu Kristallen erstarrt, die bei 10,36° schmelzen. Durch geringe Mengen Aq. wird der Schmelzp. stark erniedrigt (er beträgt z. B. für eine 18%ige S. 3,0°). Mit Wasser ist S. in jedem Verhältnis mischbar, wobei eine bedeutende Wärmeentwicklung stattfindet (Vorsicht! Stets Säure langsam in das Wasser gießen!). Viele organische Stoffe (Papier, Tuche, Kork, Holz, Zucker, Stärke usw.) werden durch S. infolge der starken Wasserentziehung zerstört. Darst.: Durch Oxidation von SO_2 zu SO_3, das dann mit Wasser in H_2SO_2 übergeführt wird. SO_2 wird aus den Röstgasen von Pyrit (Eisenkies, FeS_2) oder aus anderen Metallsulfiden oder aus direkter Verbrennung von Schwefel oder aus Schwefelwasserstoff oder aus dem Schwefel der Gasreinigungsmasse oder durch Reduktion von Sulfaten (Gips) gewonnen. Zur techn. Herstellung werden heute zwei Verfahren angew.: 1. das Kontaktverfahren, bei dem SO_2 mit Hilfe von Vanadiumpentoxyd (früher Platinasbest) als Katalysator durch den Sauerstoff der Luft bei ca. 500° zu SO_3 oxidiert u. dieses dann in 98%ige S. eingeleitet wird; durch Zufließen von Aq. wird die Konzentration konstant erhalten. 2. das alte Bleikammerverfahren (von dem man heute mehr u. mehr abkommt), wobei Stickstoffoxide als Sauerstoff-Überträger dienen. Schwefels. ist in den verschiedensten Konzentrationen im Handel; die wichtigste ist die **Konzentrierte Schwefelsäure** (Acidum sulfuricum crudum, gereinigt = Acid. sulfuric, purissimum) mit einem Gehalt von 98% H_2SO_2, s. unten. **Rauchende S. (Oleum)** Acid. sulfuric. fumans. **Kammersäure** (aus den Bleikammern) Gen. 60—70% H_2SO_4, D. 1,5—1,62. **Gloversäure** (aus dem Gloverturm b. Bleikammerverfahren) Geh. 78—80%, D. ca. 1,71. **Englische Schw.:** Acidum sulfuricum crudum (s. unten). **Rauchende Schw.:** (Oleum, Nordhäuser Schw.) Acidum sulfuricum fumans.

Dichte u. Konzentration verschiedener Schwefelsäuren:

D $\frac{15°}{4°}$	Bé	%-Gehalt an H_2SO_4 in 100 g Säure
1,0069	1	1,02
1,0357	5	5,28
1,0741	10	10,77
1,1154	15	16,38
1,1600	20	22,25
1,2609	30	34,65
1,3810	40	48,10
1,5263	50	62,18
1,7059	60	77,67
1,8125	65	88,65
1,8354	66	93,19
1,8410		98,20

Nachweis: H_2SO_4 gibt mit Bariumchloridlösung einen weißen Niederschlag von Bariumsulfat, der in verd. HCl unlösl. ist.

Anw. med.: nur als Acid. sulf. dilutum*; techn.: zur Herst. von Kunstdüngern, Farbstoffen, Beizen, Explosivstoffen (s. Nitriersäure), Akku-Säuren, in der Analyse, zum Trocknen im Exsikkator usw.

Konzentrierte Schwefelsäure R. DAB 7: 95,0—97,0% H_2SO_4; D. 1,835 bis 1,839.

Acidum sulfuricum (purum) DAB 6: Reine Schwefelsäure. Gehalt ca. 94 bis 98%, H_2SO_4; D. 1,829—1,834. Farbl., ölige stark hygr. Fl. HOM: Acidum sulfuricum. (Aufbewahrung: Ur-Subst., 1., 2., 3. Dez.-Pot. vorsichtig.)

Acidum sulfuricum dilutum DAB 6: Verdünnte Schwefelsäure (1 Schwfs. + 5 Aq.). Gehalt 15,6—16,3% H_2SO_2, D. 1,106 bis 1,111. Anw. med.: zu durstlöschenden Limonaden, s. Mixtura sulfurica acida.

Acidum sulfuricum crudum DAB 6: Rohe Schwefelsäure, Englische Schwefelsäure, Gehalt mind. 94%, D. mind. 1,829. Klare, farbl. bis bräunl. ölige Fl. Anw.: i. d. Industrie; im Haushalt als Reinigungsmittel.

Schwefelsäureanhydrid: Schwefeltrioxid, s. Sulfur.

Schwefelsaures Blei: Plumbum sulfuricum, s. Bleisulfat.

Schwefeltrioxid: s. Sulfur.

Schwefelwasserstoff: Hydrogenium sulfuratum*; s. Sulfur.

Schwefelwasserstoffwasser: Aq. hydrosulfurata; s. Sulfur.

Schweflige Säure: Acidum sulfurosum ERG, Acidum sulfurosum solutum, wäßrige Lsgen v. SO_2 von verschied. Gehalt, meist 5—6% SO_2, D. 1,024 bis 1,030; farblose, stechend riech. Fl. Anw. med.: äuß. bei Hautkrankheiten; techn. als Konservierungs- u. Bleichmittel.

Schwefligsäureanhydrid: s. Sulfur.

Schweinerotlauf-Serum: s. Serum.

Schweineschmalz: Adeps suillus (Axungia porci); DAB 7: Das zwischen 75—100° ausgeschmolzene, vom Wasser befreite Fett, das vorwiegend aus dem frischen, ungesalzenen Gewebe des Netzes und der Nierenumhüllung gesunder, nach dem jeweils geltenden Fleischbeschauungsgesetz tauglich befundener Schweine gewonnene, oder, falls aus dem Zollausland eingeführt, nach der Auslandsfleischbeschauverordnung untersucht ist. Weiße, weiche, fettige Masse von schwachem Geruch u. mild. Geschmack; ll. i. Ae., Chlf., Benzin, wl. i. A.; Schmelztemp.: 36—43°; Brech.Ind.: $n_D^{20°}$ = 1,458 bis 1,461; JZ. 46—60; SZ max. 1,3; Das Schmalz darf nicht ranzig riechen u. schmecken, die Peroxidzahl darf nicht größer als 4 sein. Best.: Fettsäureester (Myristin-, Stearin-, Palmitin-, Linol-, Ölsäure); Anw. als Salbengrundlage.

Schweinfurter Grün: Cuprum acetico-arsenicicum*.

Schweizers Reagenz: Cuprum oxydatum ammoniatum*. DAB 7: Einer Lsg. von 10 g Kupfer(II)-sulfat in 100 ml Wasser wird 6-N-Natronlauge bis zur alkal. Reaktion zugesetzt. Der Niederschlag wird abfiltr. u. mit kalt. Wasser sulfatfrei gewaschen. Das noch feuchte Kupfer(II)-hydroxid wird unter Rühren mit 6-N-Ammoniaklsg. bis zur vollständ. Lsg. versetzt. Anw.: zur Prüfung von Verbandmull, Watte u. Zellwolle.

Schwerer Wasserstoff: Deuterium*, s. auch Hydrogenium.

Schweres Wasser: Deuteriumoxid, s. Deuterium.

Schwermetalle: Metalle, deren spez. Gewicht über 5 liegt, alle übrigen werden als Leichtmetalle bezeichnet. Man kennt 11 Leichtmetalle und ca. 60 Schwermetalle. Die Dichte der Metalle variiert zwischen 0,5 (Lithium) u. 22,5 (Osmium).

Schwerspat: Nat. Bariumsulfat, s. dort.

Scilla maritima: Urginea maritima*.

Scillaren: Glykosid aus Bulbus Scillae, s. Urginea maritima.

Scillirosid: Glykosid aus der roten Meerzwiebel, s. Urginea maritima.

Sclerotium: *bot.* Dauerform des Pilzmyzels, aus dickem Geflecht v. dickwandigen Hyphen; z. B. ist das Mutterkorn (Secale cornutum DAB*) das Sclerotium v. Claviceps purpurea.

Sclerotium Clavus: s. Secale cornutum.

Scophedal®: (Merck), S.E.E., Kombination von Scopolamin, Eukodal u. Ephetonin; 1 ml Scophedal enth. 0,0005 g Scopolamin. hydrobromicum, 0,01 g Eukodal u. 0,025 g Ephetonin (Scophedal forte enth. in

1 ml die doppelten Mengen). Anw.: zur Schmerzbekämpfung, psychischen Beruhigung u. zur Narkosevorbereitung, haupts. intravenöse Injektion (kann aber auch subkutan u. intramuskulär injiziert werden). Die intravenöse Injektion muß sehr langsam erfolgen, und zwar dürfen in einer Minute nicht mehr als 0,5 ml injiziert werden. Scophedal kann auch in Kombination mit dem Morphin-Antagonisten Lorfan als Mischspritze gegeben werden (Eukodal-Lorfan-Verhältnis 50:1), dagegen darf es nicht mit Avertin kombiniert werden. Kontraindikationen: dekompensierte Herzfehler, Leber- u. Niereninsuffizienz, fortgeschrittene Lungentuberkulose, Kachexie, Delirium tremens, Halsphlegmonen, Glaukom.

Scopolia carniolica: Fam. Solanaceae, Glockenbilsenkraut, Skopoliakraut, Krainer Tollkraut (Südosteuropa, Ostalpen, Karpaten). Stpfl. v. **Rhizoma Scopoliae carniolicae:** Skopoliawurzel. Best.: l-Hyoscyamin (0,3—0,4%), Atropin, l-Scopolamin, Atroscin (d,l-Scopolamin) (Alkaloid-Gesamtmenge 0,4—0,5%), ferner Scopoletin* (Methylaesculetin), Betain, Cholin. Anw. wie Rad. Belladonnae. **Folia Scopoliae carniolicae:** Skopoliablätter. Best.: Alkaloide wie in Rhiz. Scopoliae, jedoch in geringerer Menge. Anw.: wie Fol. Belladonnae. HOM: Hyoscyamus Scopolia, d. frische, blühende Kraut. (Aufbewahrung: vorsichtig.)

Scopolamin: Hyoscin, $C_{17}H_{21}NO_4$. Alkaloid der Solanaceen, bes. enthalt. in **Hyoscyamus niger** u. **Datura stramonium, Atropa belladonna, Scopolia carniolica, Mandragora officinarum.** Darst.: Aus d. Mutterlaugen, die bei Umkristallisieren des Hyoszyamins aus der Bilsenkraut- u. Stechapfelsamen erhalten werden. F. 59°. Farbl. Kr., ll. in A., Ae., Chlf., wl. in Aq. Durch alkalische oder saure Verseifung wird es in Tropasäure u. Scopolin ($C_8H_{13}NO_2$) zerlegt. Anw.: z. Darst. der Skopolaminsalze.

Scopolaminum hydrobromicum: Scopolaminhydrobromid, Hyoscinhydrobromid; $C_{17}H_{22}BrNO_4 \cdot 3H_2O$; Mol. 438,3; F. 195—198°; farbl. Kr. od. weiß. kr. Pv., ll. in Aq., l. in A. (etwa 1:3), swl. in Ae. u. Chlf. DAB 7: Gehalt mind. 99,0%, berechn. auf d. getrock. Substanz; Schmelztemp. 199 bis 203°; Sulfatasche: max. 0,2%; Spez. Drehg.: $[\alpha]_D^{20°}$ = —24° bis —26°, c = 5,0. Darst.: Durch Auskristallisierenlassen einer Lsg. v. Scopolamin in verd. Bromwasserstoffsäure. Lsgen, die Scopolaminhydrobromid enthalten, dürfen nicht erhitzt werden. Wird Hyoscinum hydrobromicum verordnet, so ist Scopolaminhydrobromid abzugeben. Anw. med.: als Hypnoticum, bes. b. Erregungszuständen Geisteskranker, bei Parkinsonismus u. Paralysis agitans sowie b. Entziehungskuren der Morphinisten, ferner dient es in Verbdg. m. Morphinhydrochlorid als Basisnarkoticum. Dos. 0,0002—0,0005 g, auch subkutan; MD 0,001 g; MTD 0,003 g; Dos. let. wenige mg. Antid.: Magenpumpe, Emetica, Pilocarpin, Koffein, Tee, s. Tabellen etc. über „Gegenmittel"; äuß. als Mydriaticum wie Atropin.

Scopolaminum hydrochloricum: Scopolaminhydrochlorid, Hyoscinhydrochlorid, $(C_{17}H_{21}NO_4)HCl + 2H_2O$. Mol. 375,1. Farbl. Kr. od. kr. Pv., ll. in Aq., l. in A., fast unl. in Ae. Darst.: Durch Auflösen v. Scopolamin in verdünnter Salzsäure u. Auskristallisierenlassen. Anw. med.: wie Scopolaminhydrobromid. MD 0,0005 g; MTD 0,0015 g.

Scopolaminum hydrojodicum: Scopolaminhydrojodid, $(C_{17}H_{21}NO_4)HJ$. Mol. 431. Farbl. Kr., l. in Aq. u. A. Anw. med.: (selten) wie Skopolaminhydrobromid. MD 0,0005 g; MTD 0,0015 g.

Scopoletin: β-Methylaesculetin (Cumarinderivat). Farbl. Kr., l. in heiß. A. u. Eisessig. Die alkohol. Lsg. fluoresziert blau („Schillerstoff"). Nat. in vielen Solanaceen (s. Scopolia carniolica).

Scopoliablätter: Fol. Scopoliae carniolicae, s. Scopolia carniolica.

Scopoliawurzel: Rhizoma Scopoliae carniolicae, s. Scopolia carniolica.

Scordium HOM: s. Teucrium scordium.

Scorpio europaeus HOM: Skorpion (Euscorpius italicus).

Scrophularia nodosa: Fam. Scrophulariaceae, Braunwurz (Europa, selten Westasien, häufig Ostasien). Stpfl. v. **Herba Scropulariae:** Braunwurzkraut. Best.: Saponine, Flavonglykoside Diosmin u. Hesperidin nebst Aglykon Hesperetin, SS, Zucker, hoh. Vitamin-C-Gehalt. Anw. volkst.: äuß. b. Hautleiden u. Geschwülsten. HOM: Scropularia nodosa, d. frische, vor Beginn der Blüte gesammelte Pfl. **Radix Scrophulariae:** Braunwurz. Best.: Glykoside (Saponine ?), Bitterstoff. Anw. volkst.: wie Herba Scrophulariae.

Scrophulosis: Skrofulose, konstitutionelle Erkrankung der Haut u. der Lymphdrüsen.

Scrotum: (lat.) Hodensack; **scrotalis:** zum Hoden, Hodensack gehörend.

Se: *chem.* Selen, s. Selenium.

Seborrhoea: Seborrhoe, Schmerfluß, abnorm vermehrte Absonderung der Talgdrüsen.

Sebum: Talg, Unschlitt. Das feste Fett der Tiere, s. **Sebum ovile**; als **Pflanzentalg** werden die festen pflanzlichen Fette bezeichnet.

Sebum bovinum: (Sebum taurinum) Rindertalg.

Sebum ovile: Hammeltalg; das durch Ausschmelzen des fetthaltigen Zellgewebes gesunder Schafe gew. Fett. F. 45—50°; JZ 33—42; Säuregrad nicht über 5. Weiße, feste, schwach eigenartig riech. Masse. Best.: Palmitin-, Stearin- und Ölsäureglyceride.

Sebum salicylatum DAB 6: Salicyltalg. Darst.: Durch Lösen von 2 Salicylsäure, 1 Benzoesäure in 97 geschmolzenem Hammeltalg.

Sebum taurinum: (Sebum bovinum) Rindertalg.

Secale cereale: Fam. Gramineae, Roggen. Stpfl. v. **Amylum Secalis:** Roggenstärke. HOM: Secale cereale, die frischen Blütenähren.

Secale cornutum DAB 6: Scleroticum Clavus, Fungus Secalis, Mutterkorn, Kriebelkorn; das v. d. Pilz **Claviceps purpurea,** Fam. Hypocreaceae, im Fruchtknoten des Roggens, Secale cereale (u. anderer Gramineen) gebildete Dauermycelium (Sclerotium). Das Mutterkorn wird kurz vor der Fruchtreife des Roggens gesammelt. Mutterkorn ist dunkelviolett bis schwarz, oft matt bereift, meist schwach halbmondförmig gekrümmt, stumpf, dreikantig, ca. 10—35 mm lang u. 2,5—5 mm dick (Hauptausfuhrländer sind Rußland, Ungarn, Polen, Spanien, Marokko, Rumänien, Italien). Best.: Die bisher isolierten Alkaloide lassen sich in 3 Gruppen einteilen: 1. Ergotamingruppe: Ergotamin ($C_{35}H_{35}N_5O_5$), Ergosin ($C_{30}H_{37}N_5O_5$); 2. Ergotoxingruppe: Ergocristin ($C_{35}H_{39}N_5O_5$). Ergocryptin ($C_{32}H_{49}N_2O_2$), Ergocornin ($C_{31}H_{39}N_5O_5$); 3. Ergobasingruppe: Ergobasin (Ergometrin) ($C_{19}H_{23}N_3O_2$). In neuester Zeit wurden weitere Alkaloide isoliert: Ergostin-Ergostinin sowie Stereoisomere des Chanoclavins (Chanoclavin (I), Isochanoclabin(I) u. (Chanclavin(II). Im sterischen Bau stimmt das Ergostin mit Ergotamin und Ergocristin überein. Die Alkaloide leiten sich von der **Lysergsäure** ($C_{16}H_{16}N_2O_2$), die aus einem Indol- u. einem Chinolinkern besteht, ab. Sie sind Polypeptide mit mehreren Aminosäuren; so enthält Ergotamin außer Lysergsäure noch Reste von Phenylalanin, Prolin u. α-Hydroxy-alanin; Ergocornin; d-Prolin und l-Leucin. Lediglich Ergobasin ist kein Peptid, es besteht aus Lysergsäure und 2-Aminopropanol.

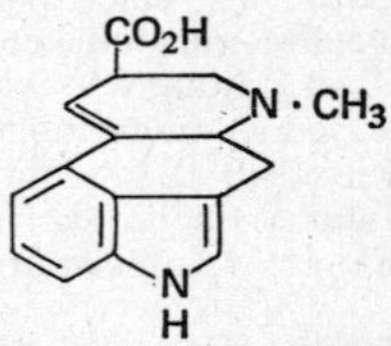

Lysergsäure

Die Hauptalkaloide Ergotamin, Ergosin, Ergocristin, Ergocryptin und Ergocornin sind linksdrehend, während die Isomere (Ergotaminin, Ergosinin, Ergocristinin, Ergocryptinin, Ergocorninin, Ergobasinin) rechtsdrehend sind. Auf den linksdrehenden Alkaloiden allein beruht die spezifische Uterus-Wirkung d. Mutterkorns, die Isomeren sind an der Wirkung nicht oder kaum beteiligt. Die Alkaloide der Ergotamin- und Ergotoxingruppe sind wasserunlöslich und haben außer der uteruskontrahierenden auch eine sympathicolytische Wirkung; letztere fehlt dem wasserlöslichen Ergobasin, das jedoch den Uterus stärker kontrahiert als Ergotamin

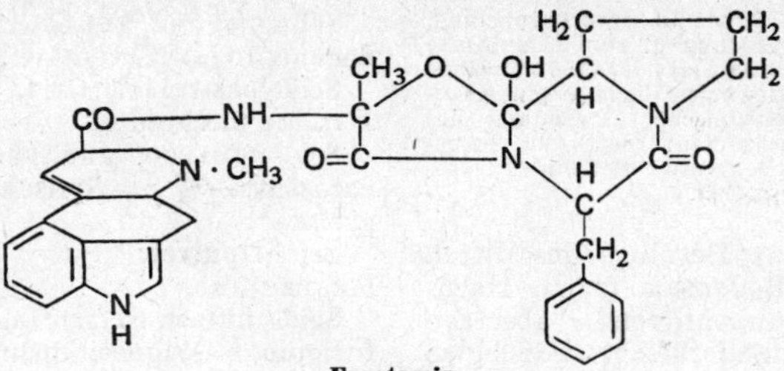

Ergotamin

bei rasch eintretender, aber auch schneller abklingender Wirkung.

Die wasserunlöslichen Alkaloide bewirken nicht nur eine Kontraktion der Gebärmuttermuskulatur, wodurch die Blutgefäße abgedrosselt werden und Uterusblutungen zum Stillstand kommen, sondern auch eine anhaltende Verengung der peripheren Arterien, so daß der Blutdruck ansteigt. Bei Dauerkontraktion kann es infolge Ischämie zu Nekrosen (Ergotismus gangraenosus) kommen.

Ferner finden sich im Secale cornutum noch die biogenen Amine Tyramin u. Histamin sowie Acetylcholin u. Cholin, die jedoch für die Secale-Wirkung ohne Bedeutung sind; weitere Inhaltsstoffe: Alkylamine, Uracil (2,6-Dihydroxypyrimidin), Agmatin, Betain, die Farbstoffe Ergochrysin u. Ergoflavin, Aminosäuren, Fermente, Ergosterin u. 30% fett. Öl. Der Aklaloidgeh. d. frisch. Mutterkorns ist je nach Herkunft (Heimat u. Mutterpflanze) sehr schwankend (etwa zwischen 0,025—0,2%) und nimmt beim Lagern allmählich ab, bis er schließlich

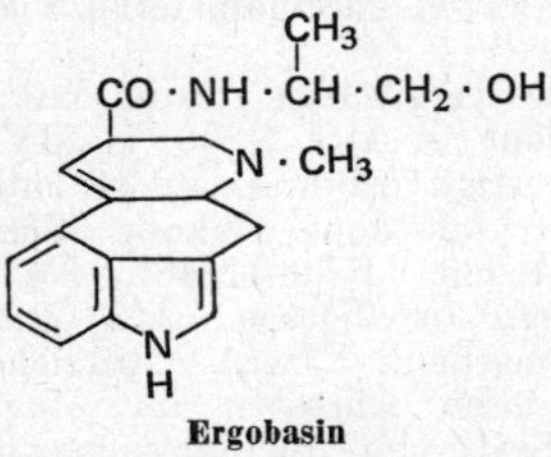

Ergobasin

ganz verschwindet. Deshalb darf nach DAB 6 Secale cornutum nicht länger als 1 Jahr u. nicht im gepulverten Zustand vorrätig gehalten werden. Auch die aus Mutterkorn hergestellten Präparate verlieren sehr schnell an Wirkungswert, besonders Extractum Secalis cornuti fluidum.

Das z. Z. hauptsächlich verwendete Secale-Alkaloid ist das wasserlösliche **Ergobasin** (Ergometrin), das z. Z. stärkste Uterustonicum überhaupt. Auf Ergobasin beruht die Wirkung der Secale-Infusa und anderer galenischer Secale-Präparate.

Secale cornutum und die wasserunlöslichen Alkaloide dürfen niemals vor oder während der Geburt gegeben werden, da sie Uterus-Dauerkontraktionen hervorrufen können, sondern stets erst nach erfolgter Geburt bei starken Blutungen. Das reine Ergobasin indessen ist auch während der Geburt als Wehenmittel indiziert.

Dos.: Secale cornutum pulv. 0,5 bis 1,0 g mehrmals tgl., jedoch nur wenige Tage hintereinander. Extr. Secalis cornuti fluid: 3mal tgl. 15—25 Tr.; Ergotamin oral ½—1 mg, parenteral ¼—½ mg (nicht während der Geburt!); Ergobasin (Ergometrin) als Wehenmittel $^1/_{10}$—¼ mg (Ergotamintartrat = Gynergen „Sandoz"®).

HOM: Secale cornutum u. Ergotinum (= Extr. Secalis cornuti fluidum). Betr. Mutterkorn-Vergiftung s. Tabelle „Vergiftungen u. Gegenmittel".

Geschichtl.: Mutterkorn war schon in der Antike als Mittel bei der Geburtshilfe u. als Abtreibungsmittel bekannt. Im Mittelalter traten häufig epidemieartige Massenerkrankungen (Ergotismus) auf, da das Mutterkorn infolge Unkenntnis im Brotgetreide mit vermahlen wurde (Kriebelkrankheit, St. Antoniusfeuer, „Ignis sacer"), die mit feuriger Rötung der Haut begannen und schließlich zum Brandigwerden u. Abfallen der schwarzgewordenen Glieder führte (Ergotismus gangraenosus), oder die Erkrankung begann mit Ameisenlaufen, „Kriebeln", Pelzigwerden der Finger u. Zehen, das sich dann über den ganzen Körper verbreitete, Durstgefühl, klonische Krämpfe, Kontrakturen in der Beugemuskulatur u. schließlich zu Dauerverkrüppelung, Erblindung, Verblödung u. zum Tod führte (Ergotismus convulsivus). 1582 erwähnt Lonitzer (Lonicerus) erstmalig in seinem Kräuterbuch die medizinische Anwendung des Mutterkorns (Kornzapfen). Die Entwicklungsgeschichte des Pilzes wurde 1853 durch Tulasnes aufgeklärt.

Sedativum(a): Beruhigendes Mittel.

Sediment: Bodensatz (z. B. Harnsediment); **sedimentieren** = absetzen lassen. **Sedimentierkelch:** Kelchglas z. Durchführung des Sedimentierens. **Sedimentierzentrifuge:** s. Zentrifugieren.

Sedimentum lateritium: Ziegelmehlsediment, rosagefärbtes Harnsediment aus harnsauren Salzen u. Uroerythrin, das sich in der Wärme wieder löst. Es tritt besonders nach reichlichem Alkoholgenuß und starkem Schweiß auf, pathol. bei Rheumatismus, Fieber usw., s. Anhang.

Sedum acre: Fam. Crassulaceae, Mauerpfeffer (Europa, Asien, Nordamerika). Stpfl. von HOM: Sedum acre, die frische blühende Pflanze. Best.: Alkaloid Semadin, ein weiterer noch nicht erforschter Wirkstoff, ferner Rutin (12,4%), Gerbstoff, Schleim, Gummi, Harz, Zucker (12,8%), organ. SS. Anw. volkst.: als Emetikum, Purgans, als blutdrucksenkendes Mittel sowie als Abortivum; äuß.: als Rubefaciens; hom. bei blutenden Hämorrhoiden und bei Fissura ani. Hom. werden ferner noch angew.: **Sedum alpestre** (Alpen-Seide). HOM: Sedum repens und **Sedum telephium** (knolliges Steinkraut, große Fetthenne). HOM: Sedum Telephium, von beiden die frische, blühende Pflanze.

S.E.E.: Scopolamin-Eukodal-Ephetonin „Merck", Basisnarcoticum s. Scophedal®.

Seekrankheit: Nausea.

Seerose: Nuphar luteum*.

Seesalz: Sal marinum*.

Seesand: Reag. DAB 7.

Segerkegel: Schmelzkegel, tetraedrische, ca. 5 cm hohe Körper aus verschiedenem keramischem Material (Silikate, Kaolin, Magnesiumoxid usw.), die auf die bei der Herst. keramischen Materials erforderlichen Hitzegrade „geeicht" sind. Der Schmelzpunkt eines Kegels ist dann erreicht, wenn sich die Spitze des Kegels bis zur Berührung der Unterlage geneigt hat (Hermann Seger, Keramiker, 1839—1893).

Seggenwurzel: s. Carex arenari.

Sehpurpur: Rhodopsin*.

Sehne: *med.* Tendo; **Sehnenscheidenentzündung:** Tendovaginitis.

Seidelbastrinde: Cort. Mezerei, s. Daphne mezereum.

Seidenpflanze, Indische: Asclepias curassavica*. **S., Syrische:** Asclepias syriaca*.

Seidlitzpulver: Pulvis aerophorus laxans DAB 6.

Seidschützer Salz: Magnesium sulfuricum, s. Magnesiumsulfat.

Seife: s. Sapo.

Seifengeist: Spirit. saponatus*.

Seifenholz: Cort. Quillaiae, s. Quillaja saponaria.

Seifenkrautwurzel: Rad. Saponariae s. Saponaria officinalis.

Seifenliniment, Flüssiges: Linimentum ammoniatum DAB 6.

Seifenpflaster: Emplastrum saponatum DAB 6.

Seifenrinde: Cort. Quillaiae, s. Quillaja saponaria.

Seifenspiritus: Spiritus saponatus DAB 6.

Seifenstein: Natrium hydroxydatum crudum, s. Natriumhydroxid.

Seifenwurzel (Rote): Rad. Saponariae, s. Saponaria officinalis.

Seifenwurzel, Weiße: Rad. Saponariae albae s. Gypsophila-Arten.

Seifen-Zahnputzpulver: Pulvis dentrifricius cum Sapone DAB 6.

Seignettesalz: Kalium-Natrium tartaricum.

Sekret: Absonderung v. Drüsen mit bestimmter Funktion, z. B. Speichel, Galle, Magensaft usw.

Sekretin: Hormon des Zwölffingerdarms, s. Hormone.

Sekretion, Innere: s. Hormone.

Sektion: Leichenöffnung, syn. Autopsie, Obduktion.

Sekundäre Alkohole: s. Äthanol.

Sekundär-Element: Akkumulator*.

Sekundär-Strom: s. Akkumulator.

Sekunden-Thermometer: s. Thermometer.

Selbstvergiftung: Autointoxikation.

Selen: Se, AtG. 78,96; II-, IV- und VI-wertig; Ordnungszahl 34, entdeckt 1817 von Jons Jakobs Berzelius (Schweden, 1779—1848). Nat.: in Spuren in Kiesen und Blenden (sulfidischen Erzen). Anreicherung bei deren Abrösten im Flugstaub als SeO_2, im Bleikammerschlamm. Darst.: Aus dem Bleikammerschlamm durch Erhitzen m. NHO_3 u. Red. des gebildeten SeO_2 mit Schwefeldioxid zu Se, das sich als rotes, am. Selen abscheidet. Wie Schwefel tritt auch Se in mehreren Modifikationen auf:

1. Als **amorphes rotes Se,** das sich aus seiner Lsg. in Schwk. in dunkelroten Kr. als
2. **kristallinisches rotes Se** (α- und β-Selen) abscheidet; dunkelrote monokline Kr.; D. 4,47, F. 144°; die roten Modifikationen des Selen (amorph wie kristallinisch) sind nicht metallisch, metastabil u. leiten den elektr. Strom nicht, während
3. **graues metallisches Se** die beständige Form des Se darstellt, die beim Erhitzen und langsamen Abkühlen des roten Selens entsteht.

Graues metall. Se: F.220°; D. 4,80, unl. in Schwk., leitet den elektr. Strom im Dunkeln nur sehr wenig, beim Belichten steigt d. Leitfähigkeit um das 1000fache, daher seine Verwendung als „Selenzellen", „Photozellen". HOM: Selenium, rotes Selen.

Die Verbindgen des Selens entsprechen denen des Schwefels. **Selensäure,** H_2SeO_4, wirkt in wäßr. Lsg. wie Schwfs.; ihre Salze heißen **Selenate.** Die **Selenige Säure** H_2SeO_3 erhält man durch Auflösen von Se in Salpetersäure, sie dient als Reagens für Alkaloide, ihre Salze heißen **Selenite. Selenhalogenide** sind die Verbdgen von Selen mit Chlor, Fluor, Brom u. Jod; **Selenwasserstoff,** H_2Se, entsteht bei Einwirkung von HCl auf Metall-Seleniden; es ist ein farbloses, stechend riech. Gas, noch giftiger als Schwfwst., F. —65,73°, Kp. —41,3°; krit. Druck 91 at; krit. Temp. 138°.

Sellerie, -wurzel, -kraut, -samen: s. Apium graveolens.

Seltene Erden: Seltene Erdmetalle*.

Seltene Erdmetalle: (Seltene Erden). Zu dieser Gruppe gehören neben dem **Lanthan, Scandium, Yttrium** u. **Actinium** 14 Elemente der Atom-Nummern 58—71, die sog. **Lanthaniden** (s. Tab.).

Durch d. gleichen Aufbau der äußeren Elektronenschalen haben diese Elemente eine sehr große chemische Ähnlichkeit, weitgehende Isomorphieerscheinungen führen zu gemeinsamen Vorkommen. Bes. die 14 Lanthaniden ähneln sich in ihrem chem. u. phys. Verhalten so sehr, daß sie nur äußerst schwer zu trennen sind. Die Seltenen Erdmetalle bilden, soweit sie bisher rein dargestellt werden konnten, graue, weiche Metallmassen, die an der Luft leicht oxidieren und Wasser unter Hydroxidbildung zersetzen, sie sind fast alle III-wertig. Ihre Oxide heißen „Seltene Erden". Das wichtigste Lanthanidenmineral ist der **Monazit,** $CePO_4$ (Südnorwegen). Zur Gewinnung der Metalle dienen aber haupts. dessen Verwitterungs- u. Ablagerungsprodukte, der **Monazitsand** (Brasilien, Südindien, Ceylon u. USA), aus dem die Metalle, nach Aufschließung mit Schwfs. (Umwandlung der Sulfate in Oxalate und Überführung dieser in Oxide) durch fraktionierte Kristallisation gewonnen werden. Für die techn. Verwertung ist fast nur das Cer wichtig, das in der Glühlampenindu-

Atom-Nummer	Seltene Erden	AtG.	Wertigkeit	Chem. Symbole
58	Cer	140,12	III, IV	Ce
59	Praseodym	140,9077	III	Pr
60	Neodym	144,24	III	Nd
61	Promethium	[145]	III	Pm
62	Samarium	150,35	II, III	Sm
63	Europium	151,96	III	Eu
64	Gadolinium	157,26	III	Gd
65	Terbium	158,9254	III	Tb
66	Dysprosium	162,50	III	Dy
67	Holmium	164,9303	III	Ho
68	Erbium	167,26	III	Er
69	Thulium	168,9342	III	Tm
70	Ytterbium	173,04	III	Yb
71	Lutetium (Cassiopeium)	174,97	III	Lu

strie (Auerlicht) sowie als Legierung in den Zündsteinen, in Form der Zeritsalze als Leuchtsalze für Scheinwerferkohlen verwendet wird. Über medizinische Verwendung einiger Ceriumsalze vgl. Cerium.

Geschichtl.: Die erste „Seltene Erde" wurde 1794 von dem finnischen Forscher Johann Gadolin, 1760—1852, in dem 1788 bei Ytterby in Schweden aufgefundenen Mineral Gadolinit entdeckt u. mit „Yttererde" bezeichnet. 1803 fand der schwedische Chemiker Jons Jakob Berzelius (1779—1848) das Cerium, das er „Ceriterde" nannte. Beide Erden hielt man zunächst für einheitliche Stoffe, bis es dem schwed. Chemiker Carl Gustav Mosander (1797—1858) in den Jahren 1839—1843 gelang, die Cerit- u. Yttererde weiter aufzuspalten u. daraus das Lanthan, Erbium, Didym, Terbium zu isolieren. Didym wurde 1885 von Auer von Welsbach (1858—1929) in Praseodym u. Neodym zerlegt. Weitere Entdecker v. selt. Erden waren Crookes, Nilson, De Marginac u. a.).

Semadin: Alkaloid aus Sedum acre*.

Semecarpus anacardium: Fam. Anacardiaceae, Tintenbaum (heim. Ostindien, kult. in d. Tropen). Stpfl. von **Fructus Anacardii orientalis** (Anavardia orientalia): Ostindische Elefantenläuse. Best.: Cardol, Anacardsäure, Gerbstoff, Harz, Farbstoff; die Samen enthalten ca. 47% fettes Öl. Anw. volkst.: als Hautreizmittel; techn.: zur Tintenherst. HOM: Anacardium, die reifen Früchte. (Aufbewahrung: Droge, Urtinktur, 2. u. 3. Dez.-Pot. vorsichtig.) **Cardolum pruriens** ist ein Alkohol-Äther-Extrakt aus d. Fruchtfleisch v. Fruct. Anacardii orientalis. Tiefschwarze, teerige Masse, die ebenfalls zu Einreibungen verwendet wird. Vorsicht, da stark Blasen u. Entzündungen erregend. (Vgl. Anacardium occidentale.)

Semen

— **Abelmoschi:** Moschuskörner, s. Hibiscus abelmoschus.

— **Amomi:** Fruct. Amomi, Piment, s. Pimenta officinalis.

— **Amygdali amarum:** Bitterer Mandelsame, s. Prunus amygdalus var. amara.

— **Amygdali dulce:** Süßer Mandelsame (Amygdale dulces), s. Prunus amygdalus var. sativa.

— **Anisi:** Fruct. Anisi, Anis, s. Pimpinella anisum.

— **Apii graveolentis:** Selleriesame, s. Apium graveolens.

— **Aquilegiae:** Akeleisame, s. Aquilegia vulgaris.

— **Arachidis:** Erdnuß, s. Arachis hypogaea.

— **Arecae:** Arekasame, s. Areca catechu.

— **Avenae excorticatum:** Fruct. Avenae excorticatus, Hafergrütze, s. Avena sativa.

— **Cacao:** Kakaobohne, s. Theobroma cacao.

— **Calabar:** (Semen Physostigmatis) Kalabarbohne, s. Physostigma venenosum.

— **Cannabis:** Fruct. Cannabis, Hanffrucht, s. Cannabis sativa.

— **Cardamomi:** Fruct. Cardamomi, Kardamomen, s. Elettaria cardamomum.

— **Cardui Mariae:** (Semen Silybi Mariani) Mariendistelsame, s. Silybum marianum.

— **Carobae:** Johannisbrotkerne, s. Ceratonia siliqua.

— **Carvi:** Fruct. Carvi, Kümmel, s. Carum carvi.

— **Castaneae equinae:** (Semen Hippocastani) Roßkastanie, s. Aesculus hippocastanum.

— **Cedronis:** Cedronsame, s. Simaba cedron.

— **Ceratoniae:** Johannisbrotkerne, s. Ceratonia siliqua.

— **Chenopodii anthelmintici:** Amerikanischer Wurmkrautsame, s. Chenopodium ambrosioides var. anthelminticum.

— **Cicutae virosae:** Wasserschierlingssame, s. Cicuta virosa.

— **Cinae:** Flor. Cinae, s. Artemisia cina.

— **Cocculi (indici):** Fruct. Cocculi, Kokkelskörner, s. Anamirta cocculus.

— **Coffea:** Kaffeebohne, s. Coffea arabica u. C. liberica.

— **Colae:** Nux Colae, Kolanuß, s. Cola acuminata u. C. vera.

— **Colchici:** Zeitlosensame, s. Colchicum autumnale.

— **Crotonis:** Crotonsame, s. Croton tiglium.

— **Cucurbitae:** Kürbissame, s. Cucurbita maxima, C. pepo u. C. moschata.

— **Cydoniae:** Quittensame, s. Cydonia oblonga.

— **Cynosbati:** Hagebuttensame, s. Rosa canina.

— **Daturae:** (Semen Stramonii) Stechapfelsame, s. Datura stramonium.

— **Dauci silvestris-** (Fruct. Dauci) Möhrensame, s. Daucus carota.

— **Erucae:** (Semen Sinapis albae) Weißer oder Gelber Senf, s. Sinapis alba.

— **Foenugraeci:** Bockshornsame, s. Trigonella foenum-graecum.

— **Genistae scopariae:** Semen Sarothamni scoparii*.

— **Harmalae:** Steppenrautensame, s. Peganum harmala.

— **Helianthi annui:** Sonnenblumenkern, s. Helianthus annuus.

— **Hippocastani:** (Semen Castaneae equinae) Roßkastanie, s. Aesculus hippocastanum.

— **Hordei decorticatum:** (Fruct. Hordei decorticatus) Geschälte Gerste, s. Hordeum vulgare.

— **Hyoscyami:** Bilsenkrautsame, s. Hyoscyamus niger.

— **Ignati:** (Faba St. Ignatii) Ignatiusbohne, s. Strychnos ignatius.

— **Lini:** Leinsame, s. Linum usitatissimum.

— **Lycopodii:** Lycopodium, Bärlappsporen, s. Lycopodium clavatum.

— **Moringae:** Behennuß, s. Moringa-Arten.

— **Myristicae:** (Semen Nucistae, Nux moschata) Muskatnuß, s. Myristica fragrans.

— **Nigellae damascenae:** Damascener Schwarzkümmel, s. Nigella damascena.

— **Nigellae (sativae):** Schwarzkümmel, s. Nigella sativa.

— **Nucistae:** Semen Myristicae, Muskatnuß, s. Myristica fragrans.

— **Nucis vomicae:** Semen Strychni*.

— **Paeoniae:** Pfingstrosensame, s. Paeonia officinalis.

— **Papaveris (album):** Mohnsame, s. Papaver somniferum var. album.

— **Petroselini:** Fruct. Petroselini*, Petersilienfrucht, s. Petroselinum sativum.

— **Physostigmatis:** Semen Calabar, s. Physostigma venenosum.

— **Pistaciae:** (Amygdalae virides) Pistazie, s. Pistacia vera.

— **Psyllii:** Flohsame, s. Plantago psyllium.

— **Quercus:** (Glans Quercus) Eichel.

— **Quercus tostum:** (Glans Quercus tosta) Geröstete Eichel, s. Quercus-Arten.

— **Ricini:** Rizinussame, s. Ricinus communis.

— **Rutae silvestris:** Semen Harmalae*.

— **Sabadillae:** Sabadillsame, s. Schoenocaulon officinale.

— **Sarothamni scoparii:** Ginstersame, s. Sarothamnus scoparius.

— **Sesami:** Sesamsame, s. Sesamum indicum.

— **Sinapis albae:** Semen Erucae*.

— **Sinapis (nigrae):** Schwarzer Senfsame, s. Brassica nigra.

— **Sinapis pulveratum exoleatum:** Pulvis Sinapis concentratus, Entöltes Senfmehl, s. Brassica nigra.

— **Spartii scoparii:** Semen Sarothamni scoparii*, s. Sarothamnus scoparius.

— **Staphidis agriae:** Semen Staphisagriae, Stephanskörner, s. Delphinium staphisagria.

— **Staphisagriae:** Stephanskörner, s. Delphinium staphisagria.

— **Stramonii:** Stechapfelsame, s. Datura stramonium.

— **Strophanthi:** Strophanthussame, s. Strophanthus gratus.

— **Strophanthi Kombe:** Kombe-Strophanthussame, s. Strophanthus kombe.

— **Strychni:** Brechnuß, s. Strychnos nux-vomica.

— **Syzygii Jambolani:** Jambulsame, s. Syzygium jambolanum.

— **Tiglii:** Semen Crotonis, s. Croton tiglium.

— **Tonco:** (Faba Tonca) Tonkabohne, s. Dipteryx odorata.

— **Trigonellae:** Sem. Foenugraeci*.

Semi...: (Vorsilbe) Halb.

Semicarbazid: Aminoharnstoff, Carbaminsäurehydrazid, Hydrazinderivat der Kohlensäure,

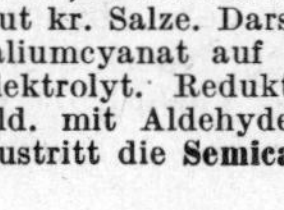

Farbl. Kr., F. 96°, ll. in A. u. Aq., unl. in Ae., bild. m. SS gut kr. Salze. Darst.: Durch Einwirkg. v. Kaliumcyanat auf Hydrazinsulfat od. durch elektrolyt. Reduktion v. Nitroharnstoff. Bild. mit Aldehyden u. Ketonen unt. Wasseraustritt die **Semicarbazone** (dient

nach Thiele z. Nachweis u. Abscheidg. v. Aldehyden u. Ketonen).

Semiologie: Semiotik*.

Semiotik: Semiologie, Lehre von d. Krankheitszeichen (Symptomatologie).

Semipermeabel: Halbdurchlässig; semipermeable Membran, s. Osmose.

Senecio-Arten: Fam. Compositae. **Senecio aureus:** Goldenes Kreuzkraut (Nordamerika). Stpfl. v. HOM: Senecio aureus, d. frische, z. Z. der Blüte gesammelte Pfl. **S. jacobaea:** Jakobskraut (Europa, Asien). Stpfl. v. **Herba Senecionis Jacobaeae:** Jakobskraut. Best.: Alkaloide Jakobin (Lebergift wie Senecionin), Jaconin, Jacodin sowie Quercetin, äth. Öl. Anw.: gegen Blutungen. HOM: Senecio Jacobeaa, die frische Pflanze. **S. vulgaris:** Grindkraut, Kreuzkraut (Europa, verbreitetes Unkraut). Stpfl. v. **Herba (Folia)** Senecionis vulgaris: Grundkraut. Best.: Alkaloide Senecin u. Senecionin (Lebergift). Anw.: gegen Blutungen, Koliken u. gegen Würmer.

Senega: Polygala senega*.

Senegalgummi: s. Gummi arabicum.

Senegasirup: Sirup. Senegae*.

Senegawurzel: Rad. Senegae, s. Polygala senega.

Senf, Mostrich: s. Mostardum.

Senf, Schwarzer, holländischer: Brassica nigra*.

Senf, Weißer: Sinapis alba*.

Senfbad: Senfumschlag, s. unter Brassica nigra.

Senfgas: s. Lost.

Senfgeist: Spirit. Sinapis*.

Senfmehl: Semen Sinapis pulveratum, s. Brassica nigra.

Senfmehl, Entöltes: Semen Sinapis pulveratum exoleatum, s. Brassica nigra.

Senföl (ätherisches): Ol. Sinapis, s. Brassica nigra.

Senföl (fettes): Ol. Sinapis pingue, s. Brassica nigra.

Senföl (künstliches): s. Oleum Sinapis unter Brassica nigra.

Senfpapier: Charta sinapisata*.

Senfsamen, Schwarzer, holländischer: Semen Sinapis, s. Brassica nigra*.

Senfsamen, Weißer: Semen Erucae, s. Sinapis alba.

Senfspiritus: Spirit. Sinapis*.

Senkspindeln: Aräometer*.

Senkungsreaktion: Zur Feststellung der Senkungsgeschwindigkeit der roten Blutkörperchen. Hierzu wird das aus einer Vene entnommene Blut mit 3,8%iger Natriumcitrat-Lösung vermischt im Verhältnis 1:4, in eine graduierte Pipette aufgezogen und das Herabsinken der suspendierten Blutk. nach 1, 2 u. 24 Stunden abgelesen. (Beschleunigung bei fieberhaften Erkrankungen, Entzündungen, aktiver Tuberkulose u. a.).

Sennalatwerge: Electuarium Sennae DAB 6*.

Sennasirup: Sirup. Sennae DAB 6*.

Sennesbälge: Folliculi Sennae, s. Cassia acutifolia u. C. angustifolia.

Sennesblätter: Fol. Sennae DAB, s. Cassia acutifolia u. C. angustifolia.

Sennesfrüchte: Folliculi Sennae ERG, s. Cassia acutifolia u. C. angustifolia.

Sennesschoten: Folliculi Sennae ERG, s. Cassia acutifolia u. C. angustifolia.

Sensibilisierung: Empfindlichmachen des Körpers, einzelner Organe oder Gewebe gegen körperfremde Antigene (artfremde Eiweißstoffe, tier. oder pflanzl. Gifte, Bakteriengifte usw.), entweder mittels Injektion oder mittels Einreibung oder Berührung, so daß bei späterer erneuter Einverleibung d. sensibilisierenden Stoffes eine Überempfindlichkeitsreaktion hervorgerufen wird. Vgl. Allergie, Antigen-Antikörper-Reaktion, Photosensibilatoren.

Sensible Nerven: Gefühlsnerven.

Sensorische Nerven: Sinnesnerven.

Sensorium: Bewußtsein (sensus = Sinn, Empfindung).

Sepala: *bot.* Kelchblätter, s. Blüte.

Separanda, sc. remedia: Abgesondert aufzubewahrende, giftige (differente) Arzneimittel, Tabula B des DAB 6.

Separatoren: s. Zentrifugieren.

Sepia officinalis: Fam. Cephalopodae-Decapodae, Tintenfisch (Nordsee, Mittelmeer, Atlantischer Ozean). Lieferant v. **Ossa Sepiae:** (Tegmina Sepiae) Sepiaknochen, Weißes Fischbein: die Rückenplatten des Tintenfisches. Best.: Bis 80% Calciumcarbonat, daneben geringe Mengen v. Calciumphosphat u. Natriumchlorid sowie leimartige Stoffe. Anw.: pulv. zu Zahnplvn.; techn.: als Poliermittel. (Die braune Malerfarbe **Sepia** ist der eingetrocknete Saft d. Tintenbeutels des Tintenfisches.) **Sepia** HOM: Der getrocknete Inhalt des Tintenbeutels des Tintenfisches.

Sepiaknochen: Ossa Sepiae, s. Sepia officinalis.

Sepsis: (griech. = Fäulnis) Infektion d. Körpers mit eiterbildenden (pyogenen) Bakterien, Streptokokken. Staphylokokken, Pneumokokken (Pyämie, Septikämie) = „Blutvergiftung".

Septicine: Stickstoffhaltige, organ. Verbdgen, die aus faulenden Eiweißstoffen entstehen, vgl. Ptomaine.

Septikämie: s. Sepsis.

Sequester: Abgestorbenes Knochenstück.

Sera u. Impfstoffe: n. Angabe d. DAB 7.

Serenoa repens: (Serenoa serrulata, Sabal serrulata) Fam. Palmae (Südstaaten Nordamerikas). Stpfl. v. **Fructus Sabalae serrulatae:** Sabalfrüchte, Sabal. Best.: Äth. Öl, fett. Öl, Harz, Mannit, Invertzucker, ein Alkaloid? Anw. volkst.: als Diureticum u. Tonicum sowie bei Lungenleiden. HOM: Sabal serrulatum, die frischen, reifen Beeren.

Serin: α-Amino-β-hydroxypropionsäure, $HOCH_2 \cdot CH(NH)_2 \cdot COOH$, Aminosäure, in den meisten Eiweißkörpern enthalten (u. a. in Serumalbumin, Fibrin, Casein, Lactalbumin, Seidenfibroin, aus dem es zuerst gewonnen wurde). Farbl. Kr., l. in Aq., unl. in A. u. Ae., s. Aminosäuren.

Serodiagnostik: Erkennung von Krankheiten aus der Prüfung des Blutserums.

Serologie: Lehre von d. Beschaffenheit d. Blutserums u. dessen Anwendungen, bes. in Hinsicht auf seine Antigene; zur S. gehören die **Serumdiagnostik** und **Serumtherapie.**

Serotonin: (syn. Enteramin) 5-Hydroxytryptamin. Ein körpereigenes Amin mit hormonartigem Charakter, das sich von Tryptophan ableitet; es findet sich im Epithel der Magenschleimhaut (enterochromaffine Zellen), im Blutserum u. in den Nervenzellen. Es kontrahiert die glatte Muskulatur, verengt die Kapillargefäße und wirkt daher blutdrucksteigernd u Blutungen hemmend.

Serpasil®: Reserpin*.

Serpentaria HOM: s. Aristolochia serpentaria.

Serpentinasbest: s. Alumen plumosum.

Serüle: Ampulle mit eingeschmolzener Glas-Injektionsnadel, die sterile Injektion gestattet (Behringwerke).

Serpyllum HOM: s. Thymus serpyllum.

Serum:

1. **Blutserum,** der v. den Blutkörperchen u. dem Fibrin befreite Teil des Blutes, s. Blut.
2. **Heilserum:** Antitoxinhaltiges Serum, dient zum Schutze gegen eine bestimmte Infektion od. zur Heilung einer bestimmten Infektionskrankheit (Immunserum). Zur Anw. gelangt das Serum v. Tieren (meist Pferden, Hammeln od. Rindern), die aktiv immunisiert wurden. Man unterscheidet **antibakterielles S.** (v. Tieren, die m. lebenden od. abgetöteten Erregern infiziert wurden) od. **antitoxisches S.** (v. Tieren, die mit Toxinen vorbehandelt wurden). Auch v. Menschen wird S. gew., das Rekonvaleszenten-Serum (z. B. Scharlach-S u. a.). Zur Konservierung wird d. Serum mit 0,5% Phenol oder Trikresol versetzt.

Der Geh. eines Serums an Antitoxinen wird in **Immunisierungs-Einheiten (I.E.)** od. **Antitoxin-Einheiten (A.E.)** angegeben. Die meisten Sera unterliegen der staatlichen Kontrolle hinsichtlich ihrer Unschädlichkeit, Keimfreiheit, Geh. an Konservierungsmitteln u. Geh. an wirksamen Stoffen u. hinsichtlich ihrer Haltbarkeit. Die Serumbehandlung wurde eingeführt durch Emil von Behring (1854—1917), zuerst bei Diphtherie, 1890. Vgl. Immunisierung und Vakzine.

Unter **Serum-Krankheit** (Serum-Reaktion, Serum-Schock) versteht man eine Allergie gegen das in dem injizierten Serum enthalt. Begleiteiweiß. Diese Eiweiß-Anaphylaxie kann angeboren oder erworben sein (vgl. Allergie u. Anaphylaxie). Es darf daher bei (auch nach Jahren) wiederholten Injektionen niemals ein Serum, das von dem gleichen Tier stammt, verwend. werden, also statt Pferde-S. nunmehr Rinder- oder Hammel-S. Für Tetanus u. Diphtherie steht das **Fermo-Serum** (Behringwerke) zur Verfügung, das allerdings nur vom Pferd hergest. werden kann. Bei diesem Serum sind durch fermentative Spaltung alle nichtantikörpertragenden Eiweiße entfernt u. die verbleibenden Immunglobuline in ihrem Molekül verkleinert worden. Die dadurch erreichte geringere Viskosität ermöglicht eine Verkürzung der Resorptionszeit u. damit einen rascheren Wirkungseintritt.

Unter **Simultan-Impfung** versteht man eine gleichzeitige aktive u. passive Schutzimpfung (vgl. Immunisierung).

Anaeroben-Serum, Pferde-Serum gegen Clostridium-Arten*. **Polio-Serum u. -Schluckimpstoff** s. unter Poliomyelitis; **Anti-Phalloidin-Serum** (Pasteur-Institut, Paris) gegen Knollenblätterpilzvergiftung (s. Amanita phalloides): Dos. 100 ml für einen Erwachs. von 70—80 kg Körpergewicht, möglichst umgehend je zur Hälfte intramuskulär und subkutan (1 Ampulle enth. 20 ml). **Schlangen-Serum** s. unter Schlangengifte.

Das DAB 6 führt folgende Schutz- u. Heilsera an (vgl. hierzu DAB 7!).

1. **Diphtherie-Serum,** gew. v. Pferden, Maultieren, Hammeln od. Rindern. In fl. od. fester Form. In 1 ml fl. Diphtherie-S. müssen mind. 350 I.E. enthalten sein, wenn das S. v. Pferden od. Maultieren gew. ist, u. 100 I.E. in 1 ml, wenn es v. Rindern od. Hammeln gew. ist. Dieses S. dient haupts. zur Schutzimpfung. Hochwertiges Diphtherie-S. enthält in 1 ml mind. 500 u. mehr I.E., u. die Gefäße müssen m. „D" gekennzeichnet sein. Festes Diphtherie-S. enthält in 1 g mind. 5000 I.E. (s. oben „Fermo-Serum").
2. **Meningokokken-Serum, Genickstarre-Serum,** gew. v. Pferden oder Maultieren, fl. Die Wertigkeit richtet sich nach der Komplement*-Bindung. Einfaches Meningokokken-S. muß mind. den Titer 1:100 haben. Ferner kommt noch Meningokokken-S. mit dem doppelten, vierfachen od. achtfachen Wertgehalt dieses Mindesttiters in den Handel.
3. **Tetanus-Serum,** gew. von Pferden, Maultieren, Rindern od. Hammeln, fl.; 1 ml muß mind. 600 A.E. enthalten, wenn es v. Pferden od. Maultieren gew. ist, u. mind. 300 A.E., wenn es v. Rindern od. Hammeln gew. ist. Hochwertiges Tetanus-S. enthält 1000 u. mehr A.E., u. die Gefäße müssen m. einem „M" gekennzeichnet sein. Ab 1. 7. 1950 wurde eine internationale Einheit (I.E.) festgesetzt, danach entsprechen 2 A.E. = 1 I.E. (s. oben Fermo-Serum); Tetanol®, Tetanus-Adsorbat-Impfstoff Behringwerke, an Aluminiumhydroxyd adsorbiertes, gereinigtes, Tetanus-Formoltoxoid mit hohem Antigengehalt, zur aktiven Immunisierung gegen Tetanus.
4. **Schweinerotlauf-Serum,** gew. von Pferden od. Maultieren, fl.; 1 ml muß mind. 100 I.E. enthalten.
5. **Geflügelcholera-Serum,** gew. von Pferden od. anderen Einhufern, fl.; 1 ml muß mind. 100 I.E. enthalten.

Serum-Albumine: s. Sanguis und Eiweißstoffe.

Serum-Globuline: s. Sanguis und Globuline.

Serum-Krankheit: s. Serum.

Serum Lactis: s. Milch.

Sesam: Sesamum indicum*.

Sesamöl: Ol. Sesami, s. Sesamum indicum.

Sesamsamen: Semen Sesami, s. Sesamum indicum.

Sesamum indicum: Fam. Pedaliaceae, Sesam (Urheimat wahrsch. Südafrika; kult. in Indien, Ostasien, Mittel- u. Vorderasien, Tropisch-Afrika, Nordafrika, Griechenland, Süd- und Mittelamerika). Eine der wichtigsten Ölpfln. Stpfl. v. **Semen Sesami:** Sesamsamen. Best.: Bis 57% fettes Öl. **Oleum Sesami:** Sesamöl, gew. durch kaltes Auspressen aus den Samen. Hellgelbes, fast geruchloses Öl. D. 0,917—0,920; E. —8° bis —6°; JZ 103—112; Säuregrad nicht über 8; VZ 187—193. Unverseifbare Anteile höchstens 1,5%. Best.: Glyceride der Öl- (ca. 50%), Linol- (ca. 36%), ferner der Stearin-, Palmitin-, Arachinsäure, ca. 0,1% Lecithin u. ca. 1% freie SS. Anw.: als Speiseöl und zu pharmaz. Zwecken. (Margarine muß in Deutschland 10% Sesamöl enthalten, da Sesamöl das einzige Öl ist, das die Furfurolreaktion ergibt: Schüttelt man 1—2 Tr. Sesamöl (bzw. eine Lsg. v. 5 ml Öl oder Fett in 5 ml Petroläther) mit 3 Tr. weingeistiger Furfurollsg. und 10 ml rauch. Salzsäure ½ Minute kräftig, so färbt sich die Säure himbeerrot (Baudouinsche Reaktion).

Sesqui-: Anderthalbfach; **Sesquioxide:** Verbdgn., bei denen 2 Metallatome m. 3 Sauerstoffatomen verbunden sind, z. B. Cr_2O_3 = Chromsesquioxid; **Sesquiterpene:** Kohlenwasserstoffe der Formel $C_{15}H_{24}$ und deren Hydrate; sie sind bes. in Pfln.säften und den äth. Ölen sehr verbreitet.

Setae Stizolobii: Die Brennhaare v. Fruct. Stizolobii, s. Mucuna pruriens.

Sevenkraut: Summitates Sabinae, s. Juniperus sabina.

Sexualhormone: männlich (Androgene): Androsteron, Testosteron; weiblich (Östro- u. Gestagene): Follikelhormon, Corpus-luteum-Hormon; diesen übergeordnet, sowohl Eierstock als auch Hoden anregend: Prolan, s. Hormone.

Seydlitzsalz: Magnesium sulfuricum, s. Magnesiumsulfat.

Sezernieren: Absondern.

Shepherd-Linn-Einheit: Dient zur Feststellung d. Wirkungswertes v. sog. „Vitamin-F"-Präparaten (s. Essentielle Fettsäuren unter Fettsäuren).

Shigella: Shigellen, Gattungsname der Ruhrbakterien, Erreger der Dysenterie; gramnegative, unbewegliche, sporenlose Stäbchen. (Kiroshi Shiga, Bakt., Tokio.)

Shikimmifrüchte: s. Illicium anisatum unter Illicium verum.

Shorea wiesneri: Fam. Dipterocarpaceae, Dammarbaum (Sumatra). Stpfl. v. **Dammar:** (Resina Dammar) Dammar, Ostindisches Dammarharz. Gelblich- od. rötlichweiße, tropfsteinartige Stücke oder dicke Klumpen v. schwach aromat. Geruch; ll. i. Chlf., Schwkst., Terpentinöl; tw. l. i. Ae. u. A.; in Chloralhydrat quillt es auf ohne sich zu lösen. Best.: Dammarolsäure. Dammar-Resen (α-Resen alkoholl., β-Resen alkoholunl.), ferner äth. Öl, Bitterstoff. Anw.: zu Pflastern (DAB 6: Emplastrum adhaesivum, Collemplastrum adhaesivum, Collemplastrum Zinci).

Si: *chem.* Silicium*.

Sialagogum(a): Syn. Salivantium(a), Speichelfluß anregendes Mittel, Kaumittel.

Siam-Benzoe: s. Benzoe.

Siccatus, -a, -um: Getrocknet.

Siccus, -a, -um: Trocken.

Sideritis hirsuta: Stachys recta*.

Sidotsche Blende: Leuchtendes Zinksulfid. Kr. Zinksulfid, dem Spuren von Schwermetallen (ca. 0,01%) beigemischt sind, hat, wie die Sulfide der Erdalkalimetalle, die Fähigkeit, nach Belichtung im Dunkeln weiterzuleuchten, ebenso nach Bestrahlung mit unsichtbaren Strahlen (Röntgenstrahlen, radioaktiven Strahlen, Kathodenstrahlen, ultraviolettem Licht). Die Sidotsche Blende wird daher zum Sichtbarmachen von Röntgenstrahlen und radioaktiven Zerfallsprodukten benutzt. Für die Zifferblätter der Uhren benutzt man Zinksulfid, dem Spuren einer Radium- oder Mesothoriumverbindung beigemischt sind, vgl. Leuchtfarben u. Spinthariskop.

Siebe: Das Sieben bezweckt die mechanische Trennung fester Stoffe nach der Teilchengröße. Die pharm. verwendeten Siebe bestehen aus grob- bis feinmaschigem verzinntem Drahtnetz, aus Roßhaar oder Seidenflor. Meist benutzt werden Siebe aus emailliertem Stahlblech mit auswechselbaren Siebeinlagen (Universal- oder Kreßner-Siebe).

Das DAB 7 schreibt folgende Siebe vor:

Sieb-nr.	Lichte Maschenweite nach DIN 4188, Bl. 1 (Febr. 1957)	Bezeichnung des Zerkleinerungsgrades
0	10,00 mm	sehr grob zerschnitten
1	4,00 mm	grob zerschnitten
2	3,15 mm	mittelfein zerschnitten
3	2,00 mm	fein zerschnitten
4	0,80 mm	grob gepulvert
5	0,315 mm	mittelfein gepulvert
6	0,160 mm	fein gepulvert
7	0,100 mm	sehr fein gepulvert

Siebröhren: *bot.* In Längsreihen angeordnete lebende Zellen, deren Zellquerwände siebartig durchlöchert sind.

Siebteil: *bot.* **Leptom:** Umfaßt Siebröhren, Geleitzellen u. Leptomparenchym. Leptom u. dem Leptom vorgelagerter Bast zusammen stellen das **Phloem** dar. Zuweilen wird das Leptom begrifflich dem Phloem gleichgesetzt.

Siedepunkt, Siedetemperatur: (abgek. „Kp" = Kochpunkt) Der Kp. eines Stoffes ist diejenige Temperatur, bei welcher der Stoff aus dem fl. in den gasförm. Zustand übergeht; er hängt wie der F. vom Druck ab u. wird in Graden Celsius b. 760 mm Hg-Druck angegeben. Er ist diejenige Temperatur, bei der d. Sättigungs-Dampfdruck gleich 1 atm. (760 mm Hg) ist. Für Wasser liegt er bei 100°C.

Siedepunktserhöhung: s. Gefrierpunktserniedrigung und Molekül.

Siedesalz: Natrium chloratum, s. Natriumchlorid.

Siedeverzug: Wenn Fln. über ihren Siedepunkt erhitzt werden, tritt die zunächst verzögerte Dampfbildung plötzlich u. stürmisch ein; es kommt zu heftigem „Stoßen" der Fl., das durch Verspritzen od. sogar Umkippen des Gefäßes zu Verlusten führen kann. Dieses kann vermieden werden, wenn man in das Gefäß vor d. Kochen einige **Siedesteinchen**

(erbsengroße Stücke v. gebranntem Ton, Glasscherben, Kieselsteine) gibt. Die dadurch b. Erhitzen entwickelten Luftbläschen verhindern den Siedeverzug.

Siegwurz, Lange: Allium victorialis*; **S., Runde:** Gladiolus communis und G. palustris*.

Signatur(a): Bezeichnung, Aufschrift auf Arzneigefäßen; die mit d. Namen des Patienten versehene Gebrauchsanweisung, die auf die Arzneigefäße geklebt wird; **signa, signetur:** abgek. „S" = signiere, mache die Aufschrift.

Signaturenlehre: „Signatura plantarum (naturae, rerum)", eine bis auf Urzeiten zurückgehende Heilmittellehre, die von Paracelsus wieder erneuert wurde. Nach ihr wollte man aus gewissen Äußerlichkeiten der Pflanzen wie Farbe, Geruch, Geschmack, Form der Blätter, Blüten, Wurzeln usw. auf die Heilwirkung schließen. So wirken nach dieser Lehre z. B. weiße Blüten auf das Gehirn, blaue Blüten auf die Augen, gelbe Blüten auf Galle u. Leber, Disteln sollen gegen stechende Schmerzen, Johanniskraut wegen seines „Blutes" u. seiner „durchstochenen" Blätter gegen Stichwunden gebraucht werden, die Knollen des Knabenkrautes dienen als Aphrodisiacum usw. „Die Natur zeichnet ein jegliches Gewächs, so von ihr ausgeht, zu dem, dazu es gut ist" (Paracelsus). Die Volksmedizin macht auch heute noch teilweise von der Signaturenlehre Gebrauch.

Sikimmifrüchte: s. Shikimmifrüchte.

Sikkative: Meist Mangansalze, z. B. Manganborat, MnB_4O_7, dienen als Zusatz zu Firnis, Leinöl usw., um schnelleres Trocknen zu erreichen.

Silane: H-Verbdgen des Siliciums, s. Silicium.

Silanole: Siliciumverbindungen mit OH-Gruppen, s. Silicone.

Silber: Argentum, Ag, AtG. 107,868, ein- u. zweiwertig (selten auch dreiwertig); F. 961°, Kp. 1980°; Ordnungszahl 47. Seit ältesten Zeiten bekannt. Weißes, glänzendes, weiches Metall, sehr dehnbar; l. i. Salpetersäure u. konz. Schwfs.; schwärzt sich an der Luft durch Bildung v. Silbersulfid. Vork. Nat.: gediegen in großen, kr. Stücken, gebunden als Silbersulfid Ag_2S, im Silberglanz, Silberkupfererz, Rotgüldigerz u. Bleiglanz. Darst.: Verschiedene Verfahren [Röstverfahren, Amalgamationsverfahren, Cyanidlaugerei, Extraktionsverfahren (Bleiarbeit)]. Für Laborzwecke gew. man reines Silber aus Werksilber (Münzen, Bruchsilber usw.), durch Lösen des Werksilbers in Schwfs. u. Fällen der Lsg. mit Kupfer od. Eisen, oder man löst mit Soda sorgfältig gereinigtes Werksilber in Salpetersäure, filtriert durch Glaswolle und fällt mit HCl oder Kochsalzlsg. das Silber als Chlorsilber aus. Das getrocknete Chlorsilber wird mit Soda ausgeschmolzen.

Um die Härte zu erhöhen, wird S. mit 10—20% Kupfer legiert. „Unechtes Blattsilber" (Rauschsilber) ist eine Legierung von Zink, Zinn u. Spuren von Cu.

Reines S. wirkt bakterizid, daher benutzt man Silber-Folien u. -Pulver zur Wundbehandlung sowie zur Entkeimung von Wasser, s. Katadyn-Verfahren. Silber-Aerosole (s. Aerosole) wendet man gegen Schnupfen, Keuchhusten, Akne vulgaris u. a. an.

Nachweis von Silberverbindungen: 1. HCl oder Chloride fällen weißes, käsiges AgCl, löslich in Ammoniak, unlösl. in Säuren, am Licht schwarzwerdend. 2. Schwefelwasserstoff fällt aus den Lsgen schwarzes Ag_2S, unl. in verd. Säuren. 3. Zink, Eisen, Kupfer, Quecksilber fällen aus Silbersalzlösungen feinverteiltes schwarzes metall. Silber, unl. in Salzsäure. 4. Alle Silberverbdgen (mit Ausnahme des Jodids u. Sulfids) sind in überschüssigem NH_3 ll. zu komplexen Verbindungen. 5. p-Dimethylaminobenzyliden-rhodanin weist Ag noch in außerordentl. großen Verdünnungen durch Trübung nach. Die Probiersäure der Goldschmiede besteht aus gleichen Teilen Salpetersäure u. Kaliumbichromat, sie ergibt auf Silber eine rote Färbung durch Bildung von Silberchromat. Der zu prüfende Gegenstand wird angefeilt und mit der angefeilt. Stelle auf den Probierstein (Kieselschiefer) ein Strich gezogen, der dann mit der Probiersäure betupft wird. Je nach der mehr oder weniger roten Färbung kann man ungefähr auf den Silbergehalt schließen. HOM: *Argentum*, molekulares metallisches Silber, das durch Umsetzen v. Silbersalzen mit Zink erhalten wird.

Silberacetat: Argentum aceticum, Essigsaures Silber, CH_3COOAg. D. 3,26. Herst. durch Auflösen von Silbercarbonat in heißer Essigsäure. Weiß. od. grauweiß. Pv., l. i. heißem Aq. Anw.: wie Silbernitrat.

Silberbromid: Argentum bromatum, Bromsilber, AgBr. Weiß. bis grünl. gelbes Pv. D. 6,473, F. 434°, swl. i. Aq., wl. i. NH_3, ll. i. Thiosulfat- u. Cyanidlsg., leicht reduzierbar u. von großer Lichtempfindlichkeit (färbt sich dunkelviolett bis schwarz), daher wird es in großem Umfang zur Herstellung von photogr. Platten, Filmen und Photopapieren verwendet. Darst.: durch Zusammengießen von Silbersalz u. Bromidlösungen.

Silberchlorid: Argentum chloratum, Chlorsilber, AgCl; D. 5,56; F. 450°; Kp. 1553°. Weiß. bis grauweiß. Pv., l. i. Ammoniak, Kaliumcyanidlsg. u. Natriumthiosulfatlsg. unter Bildung v. Komplexsalzen; unl. i. Aq. Darst.: durch Zusammenbringen v. Silbersalzlösungen mit Metallchloridlösungen od. HCl. Anw. med.: inn. bei Neurose, Chorea, Epilepsie, Keuchhusten. Dos. 0,02—0,05 g; auch zu subkutanen Injektionen bei Tabes; techn.: zur Versilberung u. in d. Photographie wie AgBr.

Silbercitrat: Argentum citricum, Zitronensaures Silber, Itrol®,

$$C_3H_4(OH)(COOAg)_3.$$

Mol. 512,71. Darst.: Durch Eintragen einer Silbernitratlsg. in eine Lsg. v. Zitronensäure u. Natriumbicarbonat. Weiß. Pv., swl. i. Aq. Anw. med.: als Wundantisepticum, auch geg. Gonorrhöe (Lsgen 1:5000 bis 1:10000).

Silbercyanid: Argentum cyanatum, Cyansilber, AgCN; D. 3,95, F. 350°. Weißes Pv., unl. i. Aq., l. i. Kaliumcyanidlsg. Anw.: zur galvan. Versilberung.

Silber-diäthyldithiocarbonat:

$$C_5H_{10}AgNS_2,$$

Mol. 256,1; Grüngelbes bis schwach graugelbes Pv., l. i. Pyridin, swl. i. Benzol u. Tetrakohlenstoff, unl. i. Aq. (Reagenz DAB 7, zur Prüfung auf Arsen, in Pyridin gelöst, 0,5%).

Silberdiamminnitrat-Lösung: DAB 7: Silbernitrat wird tropfenweise mit 6-N-Ammoniaklsg. versetzt, bis sich der Niederschlag gerade wieder löst (zur Identitätsprüfung von Isonicotinsäurehydrazid, sowie von Bärentraubenblättern, zum Nachweis von Schwefel u. reduzierenden Verunreinigungen in Benzin).

Silberdraht: Argentum filum, ∅ = 0,18—1,9 mm.

Silbereiweiß-Acetyltannat: Argentum albumino-acetylotannatum; DAB 7: Gehalt 5,6—6,4% organ. gebundenes Ag (107,9); dunkle, metallisch glänzende, im durchfallenden Licht rotbraune Lamellen von metallischem und adstringierendem Geschmack. Die Substanz ist in Aq. kolloid. lösl. Trocken u. vor Licht geschützt aufzubewahren. Anw. med.: als inn. u. äuß. Antisepticum, wirkt entzündungswidrig, sekretionsbeschränkend und bakterizid. Dos. inn. 0,25 g; zu Spülungen (Blasen-Sp. 0,2%, Urethralinjektion und Vaginal-Sp. 3—5%), b. Cystitis 0,2%. Rhino-Laryngologie 3%, als Wundsalbe 5%. Als „Rollkur" nach Konjetzny bei Gastritis, Ulcus ventriculi et duodeni in 0,25%iger Lösung (Targesin®). Mit zahlreichen Arzneistoffen unverträglich, s. Tabelle „Unverträgliche Arzneimischungen".

Silber(I)-fluorid: Argentum fluoratum, Silberfluorid, AgF, Mol. 126,87; gelbe kr. Masse, leicht zerfließlich, sll. i. Aq. Anw. med.: als Antisepticum.

Silber(II)-fluorid: Argentum bifluoratum, AgF_2, Mol. 145,87; weiß. bis bräunl. Pv., hygroskop.

Silberfulminat: Knallsilber, Silbersalz der Knallsäure, AgONC. Weiße Kr.-Nadeln, ll. i. Aq.; äußerst explosiv (schon bei Berührung). Anw.: zu Feuerwerkskörpern (Knallerbsen).

Silberglätte: Lithargyrum, Plumbum oxydatum, s. Blei(II)-oxid.

Silberjodat: Argentum jodicum, $AgJO_3$, Mol. 282,7; weiß. kr. Pv., unl. i. Aq.; Anw. in der Maßanalyse.

Silberjodid: Argentum jodatum, Silberjodid, AgJ, Mol. 234,78, D. 5,67, F. 557°, Kp. 1506°; gelbes, schweres Pv., unl. i. Aq., l. i. Kaliumcyanid- od. Thiosulfatlsgen. Anw. med.: früher als Antisyphiliticum, Anw. techn.: in der Photographie, sowie zur künstl. Wolken- und Regenbildung.

Silber, kolloides: Argentum colloidale DAB 6, Collargol®; fein verteiltes Silber mit Eiweißstoffen als Schutzkolloiden; Gehalt an Ag ca. 70%. Blauschwarze od. grünl. Blättchen; l. i. Aq.; wird durch Säuren od. Salze aus der Lsg. gefällt; zur wäß. Lsg. streut man das koll. Silber auf d. kalte Aq. auf (wie Argent. prot.). Anw. med.: inn. u. äuß. als starkes Antisepticum, zur Wundbehandlung bei Sepsis, Erysipel, Pneumonie, Typhus, Magengeschwüren; inn. 0,05—0,2 g in 1%iger Lsg.; zur intravenösen Injektion meist in ½- bis 1%iger Lsg., diese muß unbedingt frisch bereitet u. filtriert, möglichst auch zentrifugiert werden, da sonst Emboliegefahr besteht.

Silberlactat: Argentum lacticum, Milchsaures Silber, $AgC_3H_5O_3 \cdot H_2O$; weiß. bis gelbl. Pv., l. i. Aq., wl. i. A. Anw. med.: früher als Wundantisepticum (Lsg. 0,1%).

Silber, Milchsaures: s. Silberlactat.

Silbernitrat: Argentum nitricum, Salpetersaures Silber, Silber-Salpeter, Höllenstein, Lapis infernalis, $AgNO_3$, Mol. 169,9; DAB 7: Geh. mind. 99,0%, sll. i. Aq., l. i. A. 90% (etwa 1:14); D. 4,35, F. 212° (Zersetzung bei ca. 444°). Farbl., durchsichtige, tafelförmige Kr. **(A. nitr. crist.)** oder in Stäbchen gegossen **(A. nitr. fusum)**, l. i. 0,5 Aq. u. 40 A. Eiweiß wird durch Silbernitrat unter Bildung von Silberalbuminat ausgeflockt. Darst.: durch Auflösen v. metall. Silber in Salpetersäure. Anw. med.: als Antisepticum, Causticum; inn. in Lsg. u. Pillen bei Ulcus ventriculi, Darmkrankheiten, Tabes (Pillen mit Bolus anstoßen); Dos. 0,005—0,03 g; MD 0,03 g; MTD 0,1 g; vgl. Argyrie; äuß. als Ätzmittel bei schlechtheilenden Wunden, Geschwüren, Warzen, in 0,5%iger Lsg. bei Gonorrhöe, in 1%iger Lsg. prophylaktisch gegen Blennorrhöe der Neugeborenen; techn.: in d. Photographie, zur Herst. von Wäschetinte, als Haarfärbemittel (ammoniakalische Silbernitratlösung, durch langsames Zusammengießen von Silbernitratlsg. mit Salmiakgeist, wobei sich der gebildete Niederschlag v. Silberoxyd im Überschuß von NH_3 auflöst), zur galvanischen Versilberung. (Entfernung v. Argent.-nitr.-Flecken auf der Haut mit Sublimatlsg., Vorsicht!) HOM: Argentum nitricum. (Aufbewahrung: Ursubstanz, 1., 2., 3. Dez.-Pot. vorsichtig.)

Silbernitrat, Geschmolzenes: Argentum nitricum fusum, s. u. Silbernitrat u. S., salpeterhaltiges.

Silbernitratsalbe, Zusammengesetzte: Ungt. Argenti nitrici compositum ERG*, s. Unguenta.

Silbernitrat, Salpeterhaltiges: Argentum nitricum cum Kalio nitrico DAB 6. Lapis infernalis mitigatus. Darst.: Durch Zusammenschmelzen v. 1 Silbernitrat + 2 Kaliumnitrat. Gehalt 32,3—33,3% $AgNO_3$. Weiße oder grauweiße Stäbchen. Anw. med.: wie Argentum nitricum, aber milder wirkend.

Silberoxid: Silber(I)-oxid, Argentum oxydatum, Ag_2O. D. 7,14. Schweres, bräunlich-schwarzes Pv., unl. i. Aq. und A., ll. i. Salpetersäure und Ammoniak. Darst.: Durch Zusammenbringen von Silbernitratlsg. u. NaOH oder KOH.

Silberpapier: Mit Silbernitratlsg. getränktes Filtrierpapier; dient zum Nachweis v. Arsenwasserstoff, Arseniger Säure, Phosphor usw.

Silberpappelrinde: Cort. Populi albae, s. Populus alba.

Silberperchlorat: Argentum perchloricum, $AgClO_4$, Mol. 207,34; weiß. kr. Pv. oder farblose, leicht zerfließl. Krist., sll. i. Aq., l. i. A., Ae., Glycerin, Toluol, unl. i. Chlf. D. 2,8, F. 486° unter Zersetzung. Anw. techn.: in der Sprengstoffindustrie.

Silberphenolsulfonat: Argentum sulfophenolicum, $C_6H_5AgO_4S$; weiß. kr. Pv., ll. i. Aq., l. i. A.; Anw. med.: als Adstringens und Antisepticum (Lsg. in Aq. 0,2%).

Silberprobiersäure: Reine Salpetersäure u. Kaliumbichromat zu gleichen Teilen, s. Silber.

Silberproteinat: Argentum proteinicum DAB 6, Albumosesilber, Protargol®, gelbes bis braunes Pv., Geh. mind. 8% Ag., ll. i. Aq., unl. i. A. u. Ae., wl. i. Glycerin. Lsgen leicht zersetzlich, daher immer frisch bereiten u. kalt herstellen (Pv. auf Aq. aufstreuen u. untersinken lassen), wird durch Eiweiß u. Kochsalz nicht gefällt. Anw. med.: gegen Gonorrhöe (Lsg. 0,25—2%, prophyl. 10—20%), ferner bei Magen- u. Darmerkrankungen, äuß. zum Aufstreuen auf Wunden, Ekzemen od. in Salben bei Furunkeln u. Panaritien, sowie bei Nasen- u. Rachenkatarrhen. (Entfernung v. Protargolflecken s. Tabelle „Arzneifleckenentfernung".

Silbersalbe: Ungt. Argenti colloidalis DAB 6, s. Unguenta.

Silber-Salpeter: Argentum nitricum, s. Silbernitrat.

Silber, Salpetersaures: Argentum nitricum, s. Silbernitrat.

Silbertannenöl: Oleum Pini piceae, s. Abies alba.

Silberweide: Salix alba, s. Salixarten.

Silberzitrat: Argentum citricum, s. Silbercitrat.

Silber, Zitronensaures: Argentum citricum, s. Silbercitrat.

Silica-Gel: (Kieselsäuregel, Kieselgel) Aktive Kieselsäure, Adsorptions- und Trocknungsmittel. Anw.: zur Trocknung von Gasen, Reinigung von Flüssigkeiten, Wiedergewinnung von Lösungsmitteldämpfen als Gasmaskenfüllung, als Katalysatorträger, z. chromatograph. Adsorptionsanalyse, zur Trockenhaltung v. Kochsalz, Lebensmitteln, Chemikalien usw. Silica-Gel besteht aus harten, kleinen Körpern von 1—6 mm Größe, mit ultramikroskopisch kleinen Poren, die ein hohes Adsorptionsvermögen bedingen. Es wird in verschied. Körner- u. Porengrößen hergestellt. Wassergesättigtes Kieselgel kann durch Erhitzen wieder gebrauchsfähig gemacht werden, vgl. Blau-Gel.

Silicate: Salze der Polykieselsäure, s. Silicium.

Silicea HOM: s. Silicium.

Silicide: Verbindungen von Silicium mit einem Metall, z. B. Mg_2Si = Magnesiumsilicid.

Silicium: (lat. silex = Kiesel). Si, AtG. 28,086; IV-wertig, Ordnungszahl 14; D. 2,4; F. 1410°; Kp. 2630°; Härtegrad 7. In allen SS, auch in Flußsäure (ausgen. salpetersäurehaltige Flußsäure) praktisch unlöslich, dagegen leicht löslich in heißen Laugen unter H-Entwicklung u. Bildung von Silicikaten. Mit Fluor vereinigt es sich schon bei Zimmertemperatur unter Feuererscheinung, mit den übrigen Halogenen beim Erhitzen. Beim Erhitzen mit Metallen im elektr. Schmelzofen verbindet sich Si zu **Siliciden** (Mg_2Si, Ca_2Si usw.). Silicium tritt am. u. kr. auf; am. Si ist ein braunes bis graubraunes Pv.; kr. Si bildet dunkelgraue, glänz. Oktaeder oder graue, graphitartige Blättchen. Nat.: nur gebunden in Form v. Salzen verschiedener, sich von Anhydrid SiO_2 ableitenden Kieselsäuren, den Silikaten. Si ist nach dem Sauerstoff das verbreitetste Element, es bildet zu 25% die Erdkruste (Sand, Quarz, Gneis, Glimmer, Bergkristall, Olivin, Feldspat, Achat usw.). Darst.: Durch Red. von SiO_2 mit Magnesium oder Aluminium; techn.: durch Red. v. Quarz mittels Kohle oder von Calciumcarbid im elektr. Ofen. — Am. Si wurde 1823 von Berzelius, kr. Si 1854 von Wöhler und St. Claire-Deville hergestellt.

Nachweis von Silicium-Verbindungen: Schmilzt man Silikate od. SiO_2 mit Phosphorsalz am Platindraht, so lösen sich die gebundenen vorhandenen Metalle in dem entstandenen Metaphosphat auf, während SiO_2 als undurchsichtige Masse, dem „Kieselskelett", ausgeschieden wird und in der klaren Perle schwimmt.

Die **Wasserstoffverbindungen** des Siliciums heißen **Silane;** Monosilan (SiH_4) u. Disilan (Si_2H_6) sind Gase, Trisilan (Si_3H_8) u. Tetrasilan (Si_4H_{10}) sind Flüssigkeiten; Penta- u. Hexasilan sind ebenfalls flüssig, jedoch äußerst leicht zersetzlich, denn die Beständigkeit nimmt mit steigender Zahl der Si-Atome ab.

Kieselsäuren: Orthokieselsäure:

$$Si(OH)_4.$$

Darst.: Durch Zers. v. $SiCl_4$ mit Aq. Orthokieselsäure ist nicht beständig, sondern geht sofort unter Abgabe v. H_2O in Metakieselsäure oder Ortho-Kieselsäure, $H_6Si_2O_7$, über. Durch Zus.tritt mehrerer Moleküle der Orthokieselsäure bilden sich die **Polykieselsäuren,** die sich zu langen Ketten u. Ringen vereinigen, wobei immer 2 S-Atome durch ein O-Atom verbunden sind (s. Silicone). Ihre Salze heißen **Silikate.** Die einfachen Alkalisilikate sind wasserl. (Liquor Natrii silicici DAB, Liquor Kalii silicici ERG). Zu den Silikaten gehören Glas, Ton, Porzellan, Steingut, Ziegelstein, Zement, Fayence.

Terra silicea ist gereinigtes Kieselgur.

Silicea HOM: Gefällte, getrocknete Metakieselsäure.

Aqua silicata HOM: Eine gesättigte wäß. Lsg. v. Kieselsäurehydrat.

Siliciumalkyle: Siliciumverbindungen von der allgemeinen Formel SiR_4 oder Si_2R_6 (R = organ. Radikal), z. B. Siliciumtetraäthyl $(C_2H_5)_4Si$; sie entstehen bei Einwirkung von $SiCl_4$ auf Alkyl-Magnesium-Verbindungen (Grignard), s. auch Silicone.

Siliciumorganische Verbindungen: s. Silicone.

Siliciumcarbid: SiC, Carborundum, Siliciumkohlenstoff. Reines SiC ist farblos; techn. SiC meist blaugrüne Kr. od. graue, kr. Masse. D. 3,2; F. über 2700°; Härte 9—10. Darst.: Durch Erhitzen von Quarzsand mit Koks u. Kochsalz im elektr. Ofen. Anw.: als Schleifmittel (nächst dem Diamant der härteste Stoff); ferner zu elektr. Widerständen, Heizstäben, feuerfesten Ziegeln, Muffeln usw.

Siliciumchlorid: Siliciumtetrachlorid, Tetrachlorsilan, $SiCl_4$. Farbl., erstickend riechende, an der Luft rauchende Fl. D. 1,49; F. —67,7°; Kp. 56,7°. Darst.: Durch Erhitzen eines Gemisches von trockenem Quarz mit Kohle im Chlorstrom. Anw.: als Nebelstoff (mit Ammoniak), zur Herst. von Siliconen*, Zusatz von wetterfesten Farben u. a.

Siliciumchloroform: Trichlorsilan, $SiHCl_3$. Farbl. Fl., an feuchter Luft rauchend, D. 1,35; F. —128,2°; Kp. 31,5°, l. in Bzl., Schwk., Tetrachlorkohlenstoff, Chlf. Darst.: Durch Einw. von HCl-Gas auf Silicium bei ca. 380°.

Siliciumdioxid: SiO_2, Kieselerde, Kieselsäureanhydrid. Nat. als Infusorienerde, Kieselgur, Tripel, Bergkristall, Quarz, Opal, Diatomeenerde. Darst.: Am. durch Verbrennen v. am. Si od. Glühen v. Kieselsäuren; kr. durch Erhitzen v. Kieselsäuren od. am. Si auf etwa 1000°. Da SiO_2 nur v. Flußsäure gel. wird, schwer schmelzbar ist und einen außergewöhnlich niedrigen Ausdehnungskoeffizienten besitzt, wird es zur Herst. v. Quarzgeräten für d. chem. Analyse benutzt.

Siliciumfluorid: Siliciumtetrafluorid, SiF_4. Darst.: Durch Einw. v. Fluorwasserstoff auf Siliciumoxid od. Silikate od. durch Einw. von konz. Schwfs. auf ein Gemisch von Quarz und Flußspat, stechend riechendes, rauchendes Gas. Mit Aq. zersetzt sich SiF_4 unter Abscheidung gallertartiger Metakieselsäure u. Bildung v. Kieselfluorwasserstoffsäure, H_2SiF_6 (s. Acid. hydrosiliciofluoricum).

Silicium-Fluorwasserstoffsäure: Acid. hydrosiliciofluoricum, s. Hexafluorokieselsäure.

Siliciumhexachlorid: Hexachlorsilan. Si_2Cl_6. Farblose, an der Luft rauchende Fl. D. 1,58; F. 2,5°; Kp. 147°, wird von H_2O sehr leicht zersetzt. Darst.: Durch Überleiten von Chlor über geschmolzenes Silicium.

Siliciumoxid: Siliciummonoxid, SiO, entsteht beim Erhitzen von SiO_2 mit Kohlenstoff im Vakuum bei etwa 1500°; schwarze bis braunschwarze Masse, die sehr luft- u. feuchtigkeitsempfindlich ist u. starke reduzierende Eigenschaften besitzt. Anw.: als Malerfarbe (Monox), Schleif- u. Poliermittel, als Isoliermasse, zum Auskleiden elektrischer Öfen usw.

Siliciumtetrachlorid: Siliciumchlorid*.

Siliciumtetrafluorid: s. Siliciumfluorid.

Siliciumwasserstoffe: Silane, s. Silicium.

Silicofluoride: Hexafluorosilikate, s. Hexafluorokieselsäure.

Silicone: Siliciumorgan. Vbdgn., Poly-o. Organosiloxane; sie gleichen in ihrem Aufbau den Kohlenstoffverbindungen, jedoch ist hier C zum größten Teil durch Si ersetzt und die Si-Atome sind durch eine Brücke von O-Atomen miteinander verknüpft, während die Restvalenzen des Siliciums durch organ. Gruppen (Phenyl-, Methyl-, Äthyl- usw.) abgesättigt sind. Da sie in ihrer Bruttozusammensetzung R_2SiO der Formel der organ. Ketone R_2CO gleichen, wurden sie von ihrem Entdecker Frederick S. Kipping „Silicone" (aus Silico-Ketone) genannt. Die zur Darst. der Silicone erforderlichen Ausgangsverbindungen Silanole (R_3SiOH), Silandiole ($R_2Si(OH)_2$) u. Silantriole ($RSi(OH)_3$) gewinnt man durch Hydrolyse der entsprechenden Organosiliciumhalogenide. Zur Darst. d. letzteren läßt man Siliciumtetrachlorid auf Alkylmagnesiumhalogenide (Grignard-Verbindungen) einwirken oder man setzt nach der Rochowschen Synthese Alkylhalogenide bei höherer Temperatur (300°) mit Silicium um, wobei Kupfer oder Silber als Katalysator dienen und hydrolysiert anschließend die gewonnenen Organosiliciumhalogenide. Durch Kondensation der Silanole, Silandiole und Silantriole gelangt man schließlich zu Polymerisationsprodukten von Ring-, Ketten- u. Blattstruktur (s. Abb.), die man beliebig abändern u. „aufbauen" kann, und die je nach ihrer Molekülgröße und Molekülstruktur leicht flüssige, ölige, feste, harz- oder kautschukartige Substanzen darstellen, die techn. ausgedehnte Verwendung finden, da sie thermisch und chemisch außerordentlich beständig, feuchtigkeitsabstoßend, elektrisch nicht leitend u. nicht gesundheitsschädlich sind. Man erhält so Öle, Harze, Lacke, Fette, Kautschuk u. Kunststoffe aller Art.

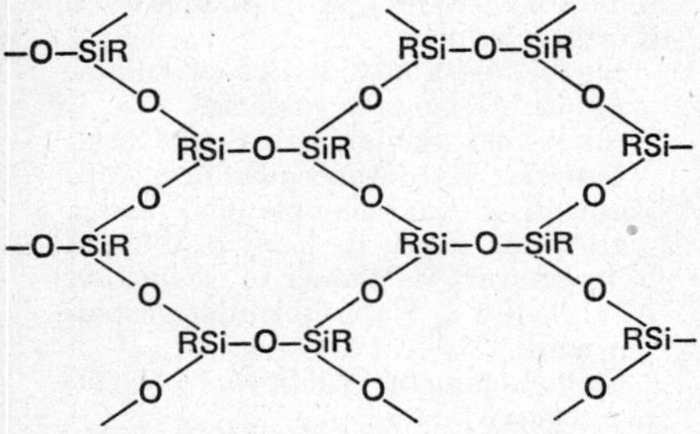

Für die Pharmazie von Bedeutung sind besonders die Silicon-Öle und -Fette. Silicon-Öle sind klare, farblose Fl., deren Viskositätsbereich außerordentlich groß u. wenig von der Temperatur abhängig ist. Sie sind wasserabstoßend, wärmebeständig, werden v. verd. SS u. Alkalien nicht angegriffen, von konz. SS u. Alkalien jedoch in der Wärme allmählich zersetzt. Flußsäure zerstört sie vollständig. Sie sind bis ca. 150° wärmebeständig, bei Luftabschluß vertragen sie noch Temperaturen bis 350—400°C. Besonders temperaturbeständig sind die Methylsiliconöle. Der Flammpunkt liegt bei 300—315°C, der Stockpunkt* zwischen —40° und —60°C. Sie sind unl. in Wasser, Methanol, Glykol, Cyclohexanol, Paraffin. liquid., mischbar mit Äthylalkohol, Cetylalkohol, Isopropylalkohol, Butanol, Aceton, Laurin- u. Stearinsäure, die höheren Glieder mit Viskosität bis 500 cST sind mischbar mit Äther, Benzin, Bzl., Chlf., Trichloräthylen, Tetrachlorkohlenstoff, Toluol, Cyclohexan, Amylacetat. Sie finden in der Dermatologie weitgehende Verw., da sie leicht in die Haut eindringen, ohne fettend zu wirken, ein größeres Wärmeableitungsvermögen als Vaselin haben, nicht ranzig werden und die Haut nicht entwässern. Eine pharmak. u. therapeutische Bedeutung als Arzneimittel kommt ihnen indessen nicht zu. Infolge ihrer Hydrophobie sind sie besonders dort angebracht, wo die Haut gegen wäßr. Sekrete, Feuchtigkeit u. Ätzmittel geschützt werden soll. Die Siliconöle geben mit Cetylalkohol, Stearylalkohol, Laurinsäure, Stearinsäure, Kakaoöl, Diglykolstearat, Glycerinmonostearat u. Wollfett gut haltbare Mischungen, sind mit Carbowachsen, Schmierseife und Glycerin mit Hilfe von Spans* u. Tweens* emulgierbar, mit Pflanzenölen, Paraffin. liquid. u. anderen Alkoholen mischen sie sich nicht. Penicillinsalben auf Silicongrundlage sind noch nach 6 Monaten zur Applikation geeignet. Ferner dienen die Siliconfette als Trennmittel, z. B. bei der Herst. von Pillen, Tabletten, Zäpfchen und Gelatinekapseln, da sich diese leicht aus d. siliconisierten Matrizen lösen lassen; durch Hydrophobierung von Büretten und Pipetten mit Siliconöl (nicht für alkal. Lösungen geeignet!) wird ein völlig ebener Meniskus erreicht. Aus siliconisierten Gläsern und Ampullen ist Entnahme bis zum letzten Tr. möglich; bei radioaktiven Flüssigkeiten bleibt beim Ablaufen aus silic. Gefäßen nichts an den Gefäßwänden zurück, so daß die Gefahr der Verseuchung stark vermindert wird, in siliconis. Nadeln u. Kanülen wird die Blutgerinnung stark verzögert; man benutzt Siliconöle zur Sterilisation ärztlicher Instrumente, da sich die Öle beim Erhitzen bis zu 250° nicht verändern; in der Dentalpraxis verwendet man S. zur Erzielung von Präzisionsgußstücken, zu Zahnwurzelfüllungen und Erhärtungsmassen, in d. Kosmetik zu Hautcremen, Pomaden, Lippenstiften, Sonnenschutzsalben sowie zu wasserfesten Dauerwellpräparaten; in der Tierheilkunde zur Beseitigung der Schaumbildung im Pansen bei Trommelsucht; techn.: zur Hydrophobierung von Baumaterialien (Dachziegeln usw.), zum Elastisch- u. Gleitfähigmachen von Gummischläuchen (auch von Kathetern), für Windschutzscheiben, als Schmier- u. Poliermittel usw. und als Entschäumungsmittel (z. B. bei der Penicillinherstellung und beim Eindampfen stark schäumender Pflanzenextrakte, wie Extr. Liquiritiae und Senegae).

Silikate: Salze der Poly-Kieselsäuren, s. Silicium.

Silikose: Steinstaublunge.

Siliqua, plur. -ae: Schote, Hülsenfrucht.

Siliqua dulcis: Fruct. Ceratoniae, s. Ceratonia siliqua.

Siliqua hirsuta: Fructus Stizolobii, s. Mucuna pruriens.

Silybum marianum (Carduus Marianus): Fam. Compositae, Mariendistel, Frauendistel (heim. im Mittelmeergebiet, kult. in Deutschland). Stpfl. v. **Fructus Cardui Mariae (Fructus Silbyi Mariae,** fälschlich Semen Cardui Mariae): Marienkörner, Stechkörner. Best.: Biogene Amine (Tyramin, Histamin), Flavone, Gerbstoffe, äth. Öl (ca. 0,8%), fettes Öl (ca. 20 bis 26%), Bitterstoff. Asche max. 5%. Anw. volkst.: gegen Leber- u. Gallenleiden, Koliken. HOM: Carduus marianus, die reifen Samen.

Siloxane: Wasserstoff-Sauerstoff-Verbindungen des Siliciums, s. Silicone (Organo-Siloxane).

Simaba cedron: Fam. Simarubaceae (Südamerika). Stpfl. v. **Semen Cedronis:** Cedronsamen. Best.: Cedrin (glykosidischer Bitterstoff), Cedronin, Quassein, Stärke. Anw.: gegen Malaria u. Wechselfieber. HOM: Cedron, die reifen Samen.

Simaruba amara: Fam. Simarubaceae (Guayana, Venezuela). Stpfl. v. **Cortex Simarubae Radicis:** Simarubawurzelrinde, Ruhrrinde. Best.: Bitterstoff, Gerbstoff, äth. Öl. Asche max. 6%. Anw.: als Amarum u. Adstringens. HOM: Simaruba, d. getrocknete Rinde.

Simarubawurzelrinde: Cort. Simarubae Radicis, s. Simaruba amara.

Similia similibus curentur: Grundsatz der Homöopathie, s. dort.

Simplex: Einfach.

Simultan-Impfung: s. Immunisierung.

Sinalbin: Glykosid, s. Sinapis alba*.

Sinapis alba: (Brassica alba) Fam. Cruciferae, Weißer Senf (heim. südl. Europa u. südwestl. Asien, kult. in Mitteleuropa). Stpfl. v. **Semen Erucae** (Semen Sinapis albae): Weißer Senf, Weißer Senfsame. Best.: Glykosid Sinalbin, $C_{30}H_{42}N_2O_{15}S_2$ (2,5%), das b. Gegenwart v. Wasser durch d. Enzym Myrosin in Sinapinbisulfat, Sinalbin-Senföl u. Traubenzucker gespalten wird. Da Sinalbin-Senföl nicht flüchtig ist, ist es geruchlos, schmeckt aber scharf u. wirkt blasenziehend. Ferner ist noch ca. 30% fettes Öl u. ca. 25% Eiweiß enthalten. Asche max. 6%. Anw.: zu hautreizenden Einreibungen; inn. b. Verdauungsstörungen; als Gewürz u. z. Herst. v. Speisesenf (Mostardum*). HOM: Sinapis alba, d. reifen Samen.

Sinapis nigra HOM: s. Brassica nigra.

Sinau: Alchemilla vulgaris*.

Singultus: Schlucken, Schluckauf.

Sinigrin: Myronsaures Kalium, Glykosid aus Semen Sinapis (s. Brassica nigra), das durch d. Enzym Myrosin b. Gegenwart v. Wasser in d-Glucose, Allyl-Senföl u. Kaliumbisulfat gespalten wird.

Siphonogamen: Embryophyta siphonogama*.

Sirupe: (Sirupi) Dickfl. Lsgen. v. Zucker in wäß., weingeist- od. weinhaltigen Fln., vielfach mit Drogen-Auszügen (arab. Arzneiform) DAB. Zuckergeh. ca. 60—70%. Weingeisthaltige od. saure Sirupe (Oxymel*), bisweilen auch m. geringerem Zuckergeh. Im allgemeinen werden Sirupe so zubereitet, daß man den Zucker in der betr. Fl. löst, einmal aufkocht, m. heiß. Aq. auf das vorgeschriebene Gewicht bringt u. dann heiß filtriert od. durchseiht.

Sirupus Althaeae: Eibischsirup. Darst.: Aus 2 T. grob zerschnitt. Eibischwurzel, 1 Weingeist, 45 Aq. u. 63 Zucker.

— **Aurantii:** Pomeranzensirup. Darst.: 1 T. fein zerschnitt. Pomeranzenschalen, 9 Weißwein, 12 Zucker.

— **Cerasi:** Kirschsirup. Darst.: Aus 7 T. Kirschsaft u. 13 Zucker.

— **Cinnamoni:** Zimtsirup. Darst.: Aus 2 T. fein zerschnitt. Ceylonzimt, 1 T. A., 10 T. Aq. u. 12 T. Zucker.

— **Ferri jodati:** Jodeisensirup. Geh. ca 5% Eisenjodür = ca. 4,1% Jod. Darst.: 12 T. Eisen werden in einem Glaskolben mit 50 T. Aq. übergossen u. in d. Gemisch 41 T. Jod unter fortwährendem Umschwenken u. unter evtl. Kühlung nach u. nach eingetragen. Die entst. grünliche Lsg. wird durch ein kleines Filter in 850 T. Zuckersirup, in dem 1 T. Zitronensäure aufgelöst wurde, filtriert und das Gewicht d. Sirups durch Nachwaschen des Filters mit Aq. auf 1000 T. gebracht. Jodeisensirup ist farblos oder hellgrünlich u. ist in kleine Flaschen einzufüllen, die an einem hellen Orte aufbewahrt werden. Anw. med.: bei skrofulösen Erkrankungen. Dos. ca. ½ Teelöffel mehrmals täglich; obsolet.

Sirupe Ferri oxydati: Eisenzuckersirup. Geh. 0,9—1% Eisen. Darst.: 100 T. Eisenchloridlsg. werd. mit 2500 T. Aq. verdünnt und nach u. nach unter Umrühren mit einer filtriert. Lsg. v. 70 T. Natriumkarbonat in 1500 T. Aq. versetzt, derart, daß bis nahe zum Ende der Fällung vor jedem neuen Zusatz die Wiederauflsg. des entstand. Ndschlgs. abgewartet wird. Nach Absetzen des Ndschlgs. wird die überstehende, klare u. farblose Fl. abgezogen, der Ndschlg. auf einem leinenen Spitzbeutel gesammelt u. über Nacht abtropfen lassen. Der Ndschlg. wird dann mit 400 T. Zucker u. 5 T. Kaliumtartrat versetzt u. auf dem Wasserbad solange erwärmt, bis eine klare Lsg. entstanden ist. Die halb erkaltete Lsg. wird sodann mit einer Mischg. v. 2 T. Aromat. Tinktur, 8 T. Pomeranzentinktur u. 2 T. Zimttinktur, in der 0,02 T. Vanillin gelöst wurden sowie mit 8 Tr. Essigäther versetzt u. mit Aq. auf 1000 T. gebracht. Anw. med.: zur Eisentherapie, kaum mehr gebräuchlich.

— **Ipecacuanhae:** Brechwurzelsirup. Darst.: 1 Brechwurzeltinktur u. 9 Zuckersirup.

— **Kalii sulfoguajacolici:** Sulfoguajakolsirup. Darst.: 6 Guajakolsulfosaures Kalium, 86 Zuckersirup. 3 Pomeranzenfluidextrakt, 5 Weingeist.

— **Liquiritiae:** Süßholzsirup. Darst.: Aus 4 fein zerschnitt. Süßholz, 1 Ammoniakfl., 20 Aq., 2 Weingeist, Zuckersirup nach Bedarf.

— **Mannae:** Mannasirup. Darst.: Aus 10 Manna, 2 Weingeist, 33 Aq. u. 55 Zucker.

— **Menthae piperitae:** Pfefferminzsirup. Darst.: Aus 2 T. fein zerschnitt. Pfefferminzblätter, 1 Weingeist, 10 Aq. u. 13 Zucker.

— **Rhamni cathartici:** Kreuzdornbeersirup. Darst.: Aus 7 Kreuzdornbeersaft u. 13 Zucker.

— **Rhei:** Rhabarbersirup. Darst.: Aus 10 in Scheiben zerschnitt. Rhabarber, 1 Kaliumkarbonat, 80 Aq., 20 Zimtwasser u. 120 Zucker.

— **Rubi Idaei:** Himbeersirup. Darst.: Aus 7 Himbeersaft u. 13 Zucker.

— **Senegae:** Senegasirup. Darst.: Aus 1 grob gepv. Senegawurzel, 1 Weingeist, 9 Aq. u. 12 Zucker.

— **Sennae:** Sennasirup. Darst.: Aus 10 T. mittelfein zerschnitt. Sennesblätter, 1 zerquetschten Fenchel, 5 Weingeist, 60 Aq. u. 65 Zucker.

— **simplex:** DAB 7 **Zuckersirup,** Herst.: Saccharose 64 T., Wasser 36 T.; D. 1,300 bis 1,324.

— **Thymi compositus:** Thymian-Hustensaft. Darst.: Aus 150 Thymianfluidextrakt, 3 Ammoniakfl., 6 Kaliumbromid, 6 Natriumbromid, 3 Ammoniumbromid, 832 Zuckersirup.

Sitosterin: $C_{29}H_{50}O$. Ein in Getreidekeimen vorkommendes Phytosterin. **β-Sitosterin,** $C_{22}H_{50}O$, kommt auch in der Chinarinde vor u. ist ein Dehydro-Derivat des Stigmasterins, vgl. Pro-Vitamine D.

Skammoniaharz: Resina Scammoniae u. Resina Ipomoeae, s. Convolvulus scammonia u. Ipomoea orizabensis.

Skammoniawurzel, Asiatische: Radix Scammoniae asiaticae, s. Convolvulus scammonia. **S., Mexikanische:** Radix Scammoniae (mexicanae), s. Ipomoea orizabensis.

Skatol: β-Methylindol, C_9H_9N, Zersetzungsprodukt der Eiweißkörper, entsteht aus dem Tryptophan, findet sich in den Faeces (deren charakteristischen Geruch bedingend), ferner auch im Zibet u. einigen Pfln.

Sklera: (griech.) Lederhaut, die äußere feste Hülle des Augapfels;

Skleritis: Lederhautentzündung.

Sklerenchym: *bot.* Gewebe, dessen Zellen tot und allseitig verdickt sind (Festigungsgewebe ausgewachsener Pflanzen, Steinzellen u. Fasern).

Skleroproteine: Gerüsteiweißstoffe, s. Eiweißkörper.

Sklerose: (griech. σκληρός = hart, starr) Krankhafte Verhärtung eines Organs od. Organteils, z. B. Arteriosklerose, Otosklerose, Koronarsklerose.

Skopolamin: s. Scopolamin.

Skopoliablätter: Fol. Scopoliae carniolicae, s. Scopolia carniolica.

Skopoliawurzel: Rhiz. Scopoliae carniolicae, s. Scopolia carniolica.

Skorbut: Scharbock, durch Vitamin-C-Mangel hervorgerufene Krankheit.

Skorbutskraut: Cochlearia officinalis*.

Skrupel: Altes Medizinalgewicht = 20 Gran = 1,218 g, s. Tabelle „Gewichte u. Maße".

Skorpion HOM: Scorpio europaeus.

Sm: *chem.* Samarium, s. Seltene Erdmetalle.

Smalte: Schmalte, Königsblau, Kaiserblau; *chem.* Kalium- u. Natriumsilikat, das durch Kobaltoxydul blau gefärbt ist (wurde schon von d. Ägyptern hergest.). Anw.: als Malerfarbe.

Smilax-Arten: Fam. Liliaceae. **Smilax utilis (S. saluberrima)** (Honduras, Mittelamerika) Honduras-Sarsaparille, **Smilax medica** (Mexiko) Mexiko-od. Verakruz-Sarsaparille u. a. S.-Arten. Stpfln. v. **Radix Sarsaparillae:** Sarsaparille, Sarsaparillwurzel. Best.: Die Saponine Parillin u. Sarsasaponin, die Phytosterine Sitosterin u. Stigmasterin, ferner Stärke (bis über 50%), Zucker, Harz, Spuren äth. Öls. Asche max. 8%. Anw.: früher als Antisyphiliticum (DAB 6: Decoctum Zittmanni, Decoctum Sarsaparillae compositum fortius und mitius). Jetzt haupts. als „Blutreinigungsmittel", Diureticum und Diaphoreticum, bei Rheuma, Hautleiden, Stoffwechselstörungen. HOM: Sarsaparilla, die getrockneten Wurzeln. **Smilax china** (Südostasien). Stpfl. v. **Rhizoma Chinae** (Rad. Chinae, Rad. Chinae pondorosae, Tubera Chinae): Chinaknollen, Chinawurzel. Best.: Saponin,

Gummi, Harz, Stärke. Anw.: wie Rad. Sarsaparillae.

Sn: *chem.* Zinn, s. Stannum.

Soda: Natrium carbonicum, s. Natriumcarbonat.

Soda, Entwässerte: Kalzinierte Soda, Natrium carbonicum crudum siccum*, s. Natriumcarbonat-Monohydrat.

Soda, Kalzinierte: Natrium carbonicum crudum siccum, s. Natriumcarbonat.

Soda, Kaustische: Natrium hydroxydatum, s. Natriumhydroxid.

Sodbrennen: Pyrosis (kommt sowohl bei Hyper- wie bei Anazidität vor).

Sodium: engl. u. franz. Bezeichnung f. Natrium.

Sodium Penicillin G: Amerikan. Arzneibuchname für Penicillin-G-Natrium*.

Sojabohne: Semen Sojae, s. Glycine soja.

Sojabohnenöl: Oleum Sojae, s. Glycine soja.

Sol: 1. s. Kolloide; 2. Abkzg. für solutio = Lösung.

Solanin: $C_{45}H_{73}NO_{15}$. Farbl. Kr.-nadeln, F. 286°, v. bitterem Geschmack; swl. in Aq., l. i. heiß. A., Chlf., Eisessig. Glyko-Alkaloid, das bei der Hydrolyse in d-Galaktose, d-Glucose, Rhamnose u. in Solanidin ($C_{27}H_{43}NO$) spaltet. In vielen Nachtschattengewächsen, u. zwar in allen Teilen der Pflanze. Solanin hat saponinähnliche Wirkungen, es bewirkt Hämolyse der roten Blutkörperchen u. ist ein Protoplasmagift; lokal u. innerlich stark reizend (Kratzen im Mund u. Schlund), es erregt das Zentralnervensystem (Krämpfe, Muskelzittern, dann Lähmung mit Temperaturabfall u. Dyspnoe); Tod infolge Atemlähmung. Kartoffeln enth. ca. 0,002—0,01% Solanin (Solatubin), unreife grüne u. alte auskeimende K. dagegen bis 0,06% (Keime bis 0,5%!), die schwerste Vergiftung hervorrufen können (Kopfschmerz, Brechdurchfall, Nieren- u. Gallenentzündung, Kreislaufstörungen, Tachycardie, Dyspnoe, Schwindel, evtl. leichte Krämpfe). Grüne oder angekeimte Kartoffeln dick abschälen (das Alkaloid sammelt sich an der Oberfläche an!), mit viel Wasser kochen, Kochwasser abgießen, Schalen u. Keime dürfen nicht verfüttert werden.

Sokotra-Aloë: s. Aloë perryi.

Solanum-Arten: Fam. Solanaceae. **Solanum dulcamara:** Bittersüß, Bittersüßer Nachtschatten, Waldnachtschatten (gemäß. Europa, Asien). Stpfl. v. **Stipites Dulcamarae** (Caules Dulcamarae): Bittersüßstengel, Bitterstiele. Best.: Glyko-Alkaloide Solacein (bis 1%) u. Solanein (bis 0,7%). Beide liefern bei d. Hydrolyse Solanidin (vgl. Solanin), ferner 2 Saponine (Dulcamaretinsäure u. Dulcamarinsäure), Dulcamarin (glykosidischer Bitterstoff), bis 11% Gerbstoff (in der Frucht 0,5% Solanin*). Asche max. 7%. Anw. volkst.: als Diureticum, Blutreinigungsmittel, gegen Rheuma, Gicht u. Hautleiden. HOM: Dulcamara, die vor d. Blütezeit gesammelten jungen Schößlinge m. Blättern. **Solanum lycopersicum** (Lycopersicum esculentum): Tomate, Paradiesapfel, Liebesapfel (heim. Peru kult. in allen Erdteilen). Stpfl. v. HOM: Solanum Lycopersicum, d. frische, zur Zeit d. Blüte gesammelte Kraut. Best.: in allen Organen Solanin* (in d. Frucht 0,004—0,007%), in Samen Spuren.

In d. Frucht ferner Saponin, Lycopin, Oxalsäure, Äpfelsäure, Carotin, Vitamin C, Tomatin*, Tomatidin*, Histamin.

Anw. des Krautes hom: gegen Kopfschmerzen, Rheuma, Influenza u. bei Augenleiden. **Solanum nigrum:** Nachtschatten, Schwarzer Nachtschatten (Europa, Asien, Amerika). Stpfl. v. **Herba Solani nigri:** Nachtschattenkraut. Best.: Solanin*, Saponine, Gerbstoff (d. schwarzen, ausgereiften Beeren sollen kein Solanin enthalten, wogegen spricht, daß bei Kindern nach Genuß der Beeren heftige Vergiftungserscheinungen auftraten; möglicherweise sind nur bestimmte Abarten giftfrei). Anw. volkst.: bei Augenentzündungen; äuß.: zu Umschlägen bei Hämorrhoiden, Geschwüren, Ekzemen usw. HOM (D_3): bei zerebralen Erregungszuständen sowie bei Ergotismus (s. Secale cornutum). HOM: Solanum nigrum, d. frische, z. Z. der Blüte gesammelte ganze Pfl. (Aufbewahrung aller hom. verwend. Solanum-Arten: Urtinktur, 1.—3. Dez.-Pot. vorsichtig.) **Solanum tuberosum:** Kartoffel. Stpfl. v. Amylum Solani. (Auch die

Kartoffelpflanze enth. in allen Teilen Solanin, s. dort.)

Solaröl: Das b. d. Braunkohlendest. zw. 130° u. 240° übergehende Destillat. Brennbar wie Petroleum. Anw.: als Motorenöl sowie als techn. Lsgsmittel.

Solarreflex: s. Plexus.

Solatubin: Bezeichnung für das in der Kartoffel enthaltene Solanin*.

Soldanellaharz: Resina Soldanellae, s. Calystegia soldanella.

Soldatenkraut: Folia Matico, s. Piper angustifolium.

Sole: Kochsalzhaltige (1,5—6%) Mineralwässer; **Sole** = Dispersionen, s. Kolloide.

Solidago virgaurea (S. Virga-aurea): Fam. Compositae, Goldrute, Heidnisch Wundkraut (Europa). Stpfl. v. **Herba Virgaureae** (Herba Consolidae sarracenicae): Goldrutenkraut. Best.: Saponine, Gerbstoff, Bitterstoff, Spuren äth. Öls. Asche max. 8%. Anw. als Diureticum b. Nierenleiden u. Wassersucht sowie bei Gicht u. rheumatischen Erkrankungen; äuß.: bei schlecht heilenden Wunden u. Geschwüren. HOM: Solidago Virga aurea, d. frischen Blüten.

Solidus(-a, -um): Fest.

Sol-Quellen: s. Aquae minerales.

Solu-Decortin®-H: Wasserlösliches Prednisolon-Präparat (Prednisolon-Natriumsukzinat) für Injektion und Infusion (Trockenampullen a 10, 25 u. 50 mg), s. Cortison unter Hormone.

Solustibosan®: Natrium-antimon-(V)-gluconat zur Behandlung von Kala-Azar, Orientbeule u. multipler Sklerose. Anw. erfolgt intramuskulär und intravenös.

Solutio (Plur. **solutiones**): Lösung.

Solutio Aluminii aceticotartarici: s. Aluminiumacetat-tartrat-Lösung.

Solutio Camphorae spirituosa: s. Campherspiritus.

Solutio Erlenmeyer: Erlenmeyers Bromwasser*.

Solutio Formaldehydi: s. Formaldehyd-Lösung.

Solutio Fowleri: (Liqu. arsenicalis Fowleri) Liqu. Kalii arsenicosi DAB6, s. Arsentrioxid.

Solutio Hydrogenii peroxydi: Hydrogenium peroxydatum solutum, s. Wasserstoffperoxid-Lösung.

Solutio Jodi spirituosa: s. Jodlösung, Alkoholische.

Solutio Kalii arsenicosi: Fowlersche Lösung, s. Arsentrioxid.

Solutio Natrii chlorati physiologica DAB: Physiol. Kochsalzlösung, s. Natriumchlorid.

Solutio Nitroglycerini: Nitroglycerinum solutum DAB6.

Solutio physiologica „Ringer": Ringersche Lsg., s. Natriumchlorid.

Solutio Sacchari tosti: (Tct. Sacchari tosti) Zuckerfarbe, Zuckercouleur, s. Saccharum.

Solutio Stanni chlorati: Bettendorfs Reagens*.

Solutus(-a, -um): Gelöst.

Solv.: (Abkzg. auf Rezepten) solve = löse oder solvatur = es werde gelöst.

Solvay-Verfahren: Soda-Herstellungs-Verfahren nach Ernest Solvay (1837—1922), s. Natriumcarbonat.

Solvendum: Bezeichnung für die Substanz, die in einer Fl. (Menstruum) zur Lösung (Solutio) gelangt.

Solventium(a): Syn. Expectorantium(a), lösendes Mittel b. Husten.

Soma: (griech.) Körper; **somatogen:** im Körper (neu) entstanden; **somatisch:** körperlich.

Somali-Myrrhe: s. Commiphora-Arten.

Somatotropes Hormon: Wachstumshormon, s. Hormone.

Sommereiche: Quercus robur, s. Quercus-Arten.

Sommerlinde: Tilia platyphyllos*.

Sommersprossen: Ephelides.

Somniferum(a): Schlafmittel.

Somnolenz: Krankhafte Schläfrigkeit, Benommenheit.

Sonnengeflecht: Plexus solaris, s. Plexus.

Sonnenhutwurzel, Rote: Rad. Echinaceae angustifoliae, s. Echinacea angustifolia.

Sonnenblume: Helianthus annuus*.

Sonnenblumenkernöl: Oleum Helianthi annui, s. Helinathus annuus.

Sonnenkraut: Herba Droserae, s. Drosera rotundifolia.

Sonnenstich: Heliosis, Insolation*.

Sonnentaukraut: Herba Droserae, s. Drosera rotundifolia.

Soor: Mundschwämmchen, Stomatomykose. Durch den Soorpilz (Candida albicans) verursachter grauweißer Belag der Mundschleimhaut besonders bei kleinen Kindern (kommt auch in der Vagina u. Vulva vor).

Sopor: Starker Grad von Bewußtseinstrübung (zwischen Somnolenz u. Koma), aus dem die Kranken nur durch starke Reize vorübergehend zum Bewußtsein erweckt werden können.

Sophorin: Cytisin*, s. Laburnum anagyroides.

Sorbide: Äther des Sorbit* (Furanderivate).

Sorbinsäure:

$$CH_3—CH=CH—CH=CH—COOH$$

Weiße Kr., ll. in A. u. Ae., l. in heiß. Aq., swl. in kalt. Aq.; wird aus Vogelbeeren (Sorbus aucuparia) gewonnen. Anw.: als Konservierungsmittel von Früchten, Margarine, Backwaren, Käse, Zuckerlösungen usw. (schützt vor Schimmelbefall, s. Konservieren.

Sorbit: Sorbitum, D-Sorbit, Sorbitol; $C_6H_{14}O_6$, Mol. 182,2; DAB 7: Gehalt mind. 98,0%, berechn. auf d. getrockn. Substanz; weiß. kr. Pv. von süß. Geschmack; sll. i. Aq., l. i. A. 90%, swl. i. Chlf. u. Aceton; F. (stabile Form): 96,7—97,2°, F. (instabile Form): 90,4—91,8°; Sorbit ist in viel. Früchten enthalten, bes. in den Vogelbeeren (Fruct. Sorbi aucupariae, s. Sorbus aucuparia.) Die wäß. Lsg. ist von glycerinartiger Konsistenz u. wird als Glycerinersatz, bes. i. d. Kosmetik, verwendet; ferner als Süßmittel für Zuckerkranke (Sionon®, Karion®); in 30%- iger Lsg. statt Glycerin zu Klistieren, intravenös zur Behandlung der Wassersucht, zur Herabsetzung des intraokularen Drucks bei Glaukom, als Nährstoff (Sorbit wird im Kohlenhydratstoffwechsel größtenteils in Glykogen umgewandelt); techn. zur Hektographenmassen, als Weichmacher u. Feuchthaltemittel, für Druckereiwalzen, als Gelatinierungsmittel usw. Durch Bakterien (Acetobacter suboxydans) wird d-Sorbit zu **L-Sorbose** (Hexo-Ketose, unvergärbar) oxidiert. Sorbit dient über Sorbose zur Synthese von Vitamin C.

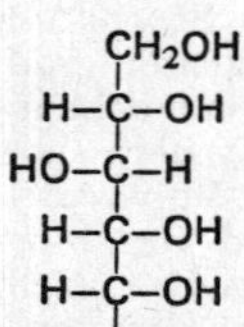

Sorbit

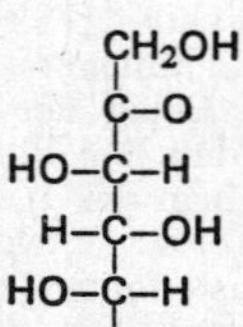

L-Sorbose

Sorbitane: Monoanhydrosorbite, entstehen aus Sorbit durch Austritt von 1 Mol. H_2O; die Sorbitane werden mit Fettsäuren verestert zu Salbengrundlagen verwendet, vgl. Polyaethylenglycola, Spans u. Tweens.

Sorbitol, Sorbose: s. Sorbit.

Sorbus aucuparia: (Pyrus aucuparia) Fam. Rosaceae, Eberesche, Vogelbeere (Europa, Nordafrika, Orient). Stpfl. v. **Fructus Sorbi aucupariae:** Vogelbeeren, Ebereschenbeeren, Droselbeeren. Best.: Parasorbinsäure, Sorbinsäure, Sorbit*, Sorbose*, Pektin, Carotinoid Sorbusin, Äpfelsäure, Zukker, Gerbstoff (Sorbitansäure) sowie hoher Gehalt an Vitamin C (in d. frischen Frucht 60—110 mg%), im Samen etwas Amygdalin. Parasorbinsäure wirkt toxisch u. ihr kommt wohl die diuretische u. abführende Wirkung der Vogelbeeren zu. Eingekochtes Vogelbeermus wirkt antidiarrhoisch, da durch den Kochprozeß die Parasorbinsäure zerstört wird u. nunmehr nur der Gerbstoff u. das Pectin zur Wirkung gelangt. Anw. der Vogelbeeren volkst. als Laxans, Diureticum u. Emmenagogum sowie als Vitamin-C-Spender früher gegen Skorbut.

Sorghum vulg.: s. Andropogon sorgh.

Soxhlet-Apparat: s. Extrahieren.

Sozojodol-Kalium: Sozojodol®, Kal. sozojodolicum, s. Kal dijodparaphenolsulfonicum; s.a. Salze bei Natrium, Hydrargyrum, Zincum. **Sozojodolsäure:** Acid. sozojodolicum, Dijodparaphenolsulfonsäure; in Aq. ll. Krist.; Anw. als Antisepticum u. Eiweißreagens.

Sozolsäure: Acid. o-phenolsulfonicum; farbl. Fl.; Anw. inn. wie Salicylsäure, äuß. als Antisepticum.

Spagirische Mittel: (von *σπάω* = trennen, ausziehen, *ἀγείρω* = vereinigen) Ursprünglich Arzneimittel der Alchimisten; heute gebräuchlich f. zus.gesetzte Arzneimittel auf mineralisch-chem. Basis (z. T. auch für galenische Mittel).

Spaltfrucht: *bot.* s. Fruchtformen.

Spaltöffnungen: *bot.* In d. Epidermis des Blattes, dienen dem Gasaustausch des Blattes. Sie werden durch 2 Schließzellen, die Chlorophyll führen, gebildet. Die angrenzenden Epidermiszellen, die sog. „Nebenzellen", weisen f. verschd. Familien charakteristische Formen u. Anordnung auf, z. B. aniso-, anomo-, dia- und paracytische Sp.

Spaltpilze: Schizomyketen, s. Bacteria.

Spanische Fliegen: s. Canthariden.

Spanischfliegen-Kollodium: Collodium cantharidatum*. **Sp.-Pflaster:** Emplastrum Cantharidum ordinarium*. **Sp.-Pflaster, Immerwährendes:** Emplastrum Cantharidum perpetuum*. **Sp.-Pflaster für tierärztlichen Gebrauch:** Emplastrum Cantharidum pro usu veterinario*. **Sp.-Tinktur:** Tinctura Cantharidum* (sämtlich DAB 6); **Spanischfliegenöl:** s. Oleum Cantharidis ERG.

Spanischer Pfeffer: s. Capsicum annuum.

Spanisch Hopfenöl: Ol. Origani cretici ERG*, s. Origanum creticum.

Spans und Tweens: Spans sind Ester von Sorbit bzw. Sorbitanhydriden mit Fettsäuren, wie Laurin-, Palmitin-, Stearin-, Ölsäure. Bei den Tweens handelt es sich um Polyoxyäthylenderivate von Spans. Beide Produkte sind nichtionogene, oberflächenaktive Substanzen, die als Emulgatoren zu Salbengrundlagen, als Lösungsvermittler, Netzmittel usw. Anw. finden, und denen z. T. auch eine pharmakologische Wirkung zukommt. Die Spans sind lipophile Stoffe, sie sind in Wasser unl., meist jedoch in Wasser dispergierbar. Die Tweens sind, bis auf wenige Ausnahmen, in jedem Verhältnis mit Wasser mischbar. Die zahlreichen im Handel befindlichen Spans u. Tweens (Herst. Atlas-Goldschmidt GmbH Essen) sind mit Nummern gekennzeichnet. So eignet sich z. B. Tween 61 (Polyoxyäthylen - sorbitan - monostearat) besonders gut zu Suppositorienmassen, da es befähigt ist, größere Mengen wäßriger, öliger oder alkoholischer Lösungen aufzunehmen und da es gut resorbierbar ist. Die öligen Tween 20 (Polyoxyäthylen - sorbitan - monolaurat) und Tween 80 (Polyoxyäthylen-sorbitan-monooleat) eignen sich besonders als Lösungsvermittler zur Löslichmachung von Aromen, ätherischen Ölen, Riechstoffen, Vitaminölen, Harzen, wasserunl. Arzneistoffen u. ä. in Wasser, Nachtrübungen, z. B. von Liquor Aluminii acetici u. Liquor Plumbi subacetici, von Elixieren usw., lassen sich verhüten oder verzögern. Außerdem sollen sie die fungizide Wirkung von Jod steigern. Span 20 (Sorbitan-monooleat) ermöglicht eine höhere Alkaloidauswertung bei der Extraktion von Drogen (Belladonna, Hyoscyamus, Ipecacuanha u. a.). Auch als Medium für Injektionslösungen sind Spans u. Tweens geeignet, so z. B. zur Herst. penicillinsalzhaltiger Präparate. Für die Bereitung abwaschbarer Salbengrundlagen lassen sich Kombinationen von Spans u. Tweens mit großem Vorteil verwenden, besonders da sie wegen ihres nichtionogenen Charakters nicht hautreizend sind. Tween 80 eignet sich auch für die Herst. von Augensalben u. Augenwässern.

Spargelwurzel: Radix Asparagi, s. Asparagus officinalis.

Sparteinum: l-Spartein, Lupinidin, Gelbl., bitter schmeckendes, anilinartig riech. Öl, l. in Ae. u. Chlf., unl. in Aq. Alkaloid aus Sarothamnus scoparius*. **Sparteinum sulfuricum** ERG: Sparteinsulfat $(C_{15}H_{26}N_2)H_2SO_4 + 5\,H_2O$. Mol. 422,4. Farbl. Kr. od. weißes kr. Pv., l. in 2 Aq. u. in 5 A.; die wäßrige Lsg. dreht den polarisierten Lichtstrahl nach links. Für eine 10%ige wäßrige Lösung ist $[\alpha]_D^{20°} = -21{,}5°$ bis $-22{,}5°$. Anw. med.: als Herz- u. Kreislauftonicum, coronargefäßerweiternd, jedoch kommt ihm eine digitalisähnliche Wirkung nicht zu, außer einem hemmenden Einfluß auf die Reizbildung im Herzen. Es wirkt erregend auf das Zentralnervensystem, auf das Atmungszentrum, auf die Darm- u. Uterusmuskulatur u. wirkt pupillenverengend. Dos. 0,05 bis 0,1 g, MD 0,2 g, MTD 0,6 g. Unverträgl. mit alkalisch reagierenden Stoffen, Gerbsäure u. gerbstoffhaltigen Zubereitungen, Jodiden (Fällung).

Spasmolyticum(a): Heilmittel, welches die Krämpfe der glatten Muskulatur zur Lösung bringt (z. B. Papaverin, Eupaverin®, Khellin).

Spasmus: Krampf; **spasmogen:** krampferzeugend; **spasmolytisch:** krampflösend.

Spatha: *bot.* Blütenscheide, Hochblatt, meist auffallend durch seine Färbung, das einen Blütenstand mehr od. weniger umhüllt, z. B. b. Araceen.

Spathsalbe: Unguentum Cantharidum pro usu veterinario DAB 6*.

Spathum ponderosum: Bariumsulfat, Schwerspat, Permanentweiß, s. Bariumsulfat.

Species: 1. *biolog.* Art; 2. *pharm.* Teegemische.

Species aromaticae DAB 6: Gewürzhafte Kräuter. Zstzg.: 2 T. fein zerschnitt. Pfefferminzblätter, 2 T. fein zerschnitt. Quendel, 2 T. fein zerschnitt. Thymian, 2 T. fein zerschnitt. Lavendelblüten, 1 T. fein zerschnitt. Gewürznelken, 1 T. grob gepv. Kubeben.

Species carminativae ERG: Blähungstreibender Tee. Zstzg.: Zerquetscht. Anis-Fenchel, Kümmel, Korianderfrüchte, grob zerschnitt. Angelikawurzel je 200 T.

Species diaphoreticae ERG: Schweißtreibender Tee. Zstzg.: Weidenrinde, Holunderblüten, Lindenblüten, Birkenblätter je 200 T., Spierblüten 100 T., Kamillen, Jaborandiblätter je 50 T. (sämtlich grob zerschnitten).

Species diureticae DAB 6: Harntreibender Tee. Zstzg.: Je 1 Teil grob zerschnitt. Liebstöckelwurzel, grob zerschnitt. Hauhechelwurzel, grob zerschnitt. Süßholz, zerstoßene Wacholderbeeren.

Species emollientes DAB 6: Erweichende Kräuter, Zstzg.: Je 1 T. Eibischblätter, Malvenblätter, Steinklee, Kamillen, Leinsamen, sämtlich grob gepv.

Species gynaecologicae „Martin" ERG: Martinscher Tee. Zstzg.: Faulbaumrinde, Schafgarbenkraut, Sennesblätter, Queckenwurzelstock je 250 T., grob zerschnitten.

Species laxantes DAB 6: Abführender Tee. Zstzg.: 32 T. mittelfein zerschnitt. Sennesblätter, 20 T. Holunderblüten, 10 T. zerquetschten Fenchel, 10 T. zerquetschten Anis, 5 T. Kaliumtartrat, 3 T. Weinsäure, 13 T. Aq.

Species laxantes St. Germain: Spec. laxantes DAB6.

Species Lignorum DAB 6: Holztee. Zstzg.: 5 T. Guajakholz, 3 T. Hauhechelwurzel, 1 T. Süßholz, 1 T. Sassafrasholz, sämtlich grob zerschnitten.

Species nervinae DAB 6: Beruhigender Tee. Zstzg.: 4 T. Bitterklee, 3 T. Pfefferminzblätter, 3 T. Baldrian, sämtlich grob zerschnitten.

Species pectorales DAB 6: Brusttee. Zstzg.: 8 T. Eibischwurzel, 3 T. Süßholz, 1 T. Veilchenwurzel, 4 T. Huflattichblätter, 2 T. Wollblumen, sämtlich grob zerschnitten sowie 2 T. zerquetschten Anis.

Species pectorales cum Fructibus ERG: Brusttee mit Früchten. Zerquetschter Fenchel 200 T., zerquetschter Kümmel 150 T., grob zerschnittene Feigen 100 T., Brusttee 550 T.

Species resolventes ERG: Zerteilende Kräuter. Melissenblätter. Dostenkraut, je 350 T., Kamillen, Lavendelblüten, Holunderblüten je 100 T., sämtlich grob zerschnitten.

Specificum(a): (lat.) Heilmittel gegen eine bestimmte Krankheit.

Speckstein: Natürliches Magnesiumsilikat, Talcum*.

Speik: Valeriana celtica, s. Valeriana-Arten.

Speiseröhre: Ösophagus.

Speiteufel: Russula emetica*.

Spektral-Analyse: s. Spektrum.

Spektralphotometrie: Spektrophotometrie, Verfahren zur quantitativen Analyse, wobei die Lichtabsorption der gelösten zu untersuchenden Substanz gemessen wird, mittels des Spektralphotometers mit Monochromator (Leitz Unicam). Die Messung erfolgt hierbei mit lichtelektrischen Zellen bei hoher Verstärkung für den ultravioletten u. sichtbaren Spektralbereich; mit dem Spektralphotometer lassen sich kleinste Mengen, noch 0,1 Mikrogramm, nachweisen, vgl. Photometrie, Spektrum, Extinktion, s. Abb.

Spektroskopie: s. Spektrum.

Spektrum: Farbenband, das entsteht, wenn ein zus.gesetztes Licht durch ein Glasprisma zerlegt wird. Hierbei treten v. der brechenden Kante des Prismas aus folgende Hauptfarben auf (nach Newton): Rot, orange, gelb, grün, blau, indigo, violett. Diese Farben, die **Spektralfarben,** sind nach ihrer Wellenlänge bestimmt und nicht weiter zerlegbar. Die Spektralfarben werden definiert durch die Angabe der Wellenlänge in nm ($= 10^{-9}$ m; alte Bez. mμ) oder in Å ($= 10^{-10}$ m). Das sichtbare Spektrum umfaßt die Wellenlängen 400—800 nm oder 4000 bis 8000 Å. Die jenseits dieser beiden Grenzen liegenden Gebiete werden als Ultrarot bzw. Ultraviolett bezeichnet.

Man unterscheidet die **Emissions-** u. **Absorptions-Spektrum:** Stoffe, die thermisch od. elektrisch (z. B. im Lichtbogen) auf hohe Temperaturen gebracht oder mit Kathodenstrahlen bestrahlt werden, strahlen Licht v. bestimmter Wellenlänge aus. Wird derartiges Licht im **Spektral-Apparat** (Spektroskop) durch ein Prisma zerlegt, so erkennt man im Spektrum farbige, für jeden Stoff charakteristische Linien od. Banden. Die Linien rühren von Elementen her, während die Banden Linienbündel sind und von emittierenden Molekülen herrühren. Man nennt diese Spektren **Emissionsspektren.** Feste, glühende Stoffe geben ein sog. „kontinuierliches Spektrum" in dem alle Farben des Lichtes vertreten sind. Glühende Dämpfe u. Gase geben ein „diskontinuierliches Spektrum" mit den für jedes Gas charakterist. Spektral-Linien.

Ein **Absorptionsspektrum** entsteht, wenn ein Teil des ausgesandten Lichtes beim Durchgang durch andere

Körper od. Gase, bevor es durch d. Prisma tritt, absorbiert wird, erkennbar an schwarzen Linien, z. B. den **Fraunhoferschen Linien** des Sonnenlichts. Nach dem Gesetz v. Kirchhoff u. Bunsen absorbieren glühende Dämpfe diejenigen Farben, die sie selbst aussenden.

Da jeder chem. Grundstoff ein charakteristisches Spektrum liefert, benutzt man diese Tatsache zur Be-

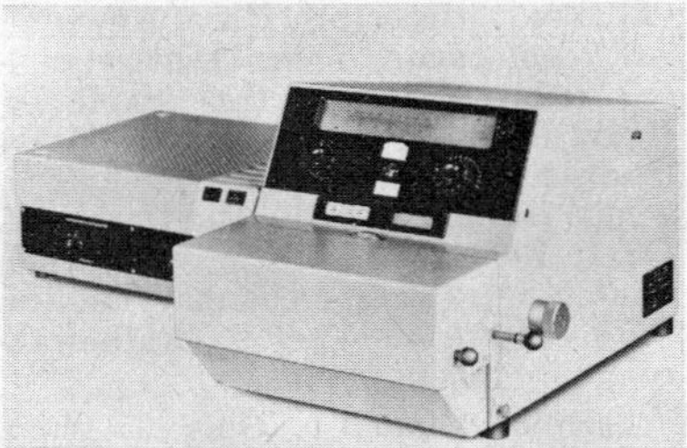

Spektralphotometer

Spektrographen wird das Spektrum mit einer Kamera photographiert, beim **Spektroskop** wird das Spektrum durch ein Fernrohr beobachtet. Für einfachere Untersuchungen haben sich die Hand- oder Taschenspektroskope bewährt.

Beim **Röntgenspektrum** benutzt man Röntgenstrahlen zur Analyse, indem man den zu untersuchenden Stoff in die Röntgenröhre bringt, die Strahlen statt durch ein Prisma durch ein Beugungsgitter beugt u. die Wellenlänge bestimmt (Spektral-Analyse entd. 1859 in Heidelberg v. Gustav Robert Kirchhoff, 1889—1882 u. Robert Wilhelm von Bunsen, 1811 bis 1899).

Spekulum: Röhrenförmig. Instrument aus Glas od. Metall, zur Einführung in Körperöffnungen zwecks Besichtigung u. Untersuchung (Mastdarm-, Scheiden-, Ohren-, Nasen-Sp.).

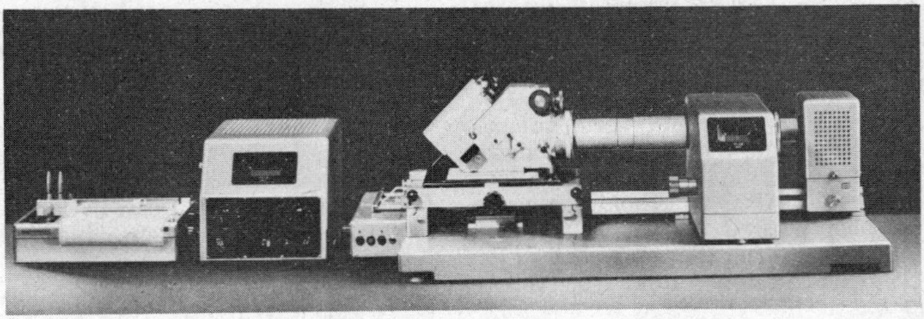

Chromatogramm/Spektralphotometer (Zeiss, Oberkochen)

stimmung eines Stoffes, bzw. zur Erforschung seiner Zstzg. in d. **Spektral-Analyse:** S. erkennt man Natrium an der gelben Doppellinie in seinem Spektrum, Kalium an der violetten Linie, Calcium liefert je eine Linie in Orange, Grün, Dunkelblau usw. Beim

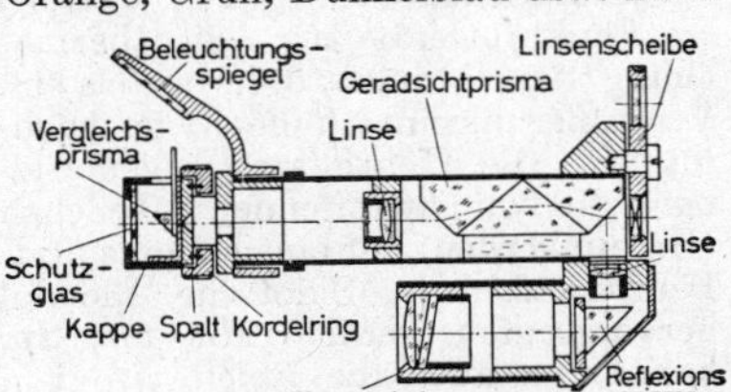

Schema des Hand-Spektroskops

Spelzen: *bot.* Hochblätter des Graminenährchens. Man unterscheidet Hüll-, Deck- u. Vorspelzen.

Spergularia rubra: (Arenaria rubra) Fam. Caryophyllaceae (Europa, Nordafrika, gemäß. Asien, Indien, Nordamerika). Stpfl. v. **Herba Arenariae rubrae:** Rotes Sandkraut. Best.: Saponine, Harz. Anw. volkst.: gegen Blasenkatarrh, Harn- u. Nierensteine.

Sperma: Samen, s. Spermium.

Spermaceti: Cetaceum, s. Walrat.

Spermacetöl: Walratöl, Oleum Cetacei, s. Walrat.

Spermatitis: Samenstrangentzündung.

Spermatophyten: *bot.* Embryophyta siphonogama*.

Spermatozoiden: *bot.* Männliche, mit Geißeln versehene Geschlechtszellen.

Spermatozoon (plur. **Spermatozoen**): Spermium, Samentierchen, s. Sperma.

Spermium: (Spermatozoon) Samenfaden, Samenzelle, Samentierchen (Spermien), das aus Kopf, Mittelstück u. Schwanz besteht. Hoden u. Sperma sind reich an Hyaluronidase*. Im Sperma finden sich ferner die Amine Spermidin u. Spermin, Zerfallsprodukte des Nucleins, d. sich kr. aus d. Samenflüssigkeit abscheiden. Spermin, $C_{10}H_{26}N_4$, verleiht dem Sperma den charakt. Geruch. Die sog. Sperma-Kristalle sind wahrsch. Sperminphosphat.

Spermöl: Walratöl, s. Walrat.

Spezifische Drehung: Nach DAB 7 ist die spezifische Drehung $[\alpha]_D^{20°}$ einer gelösten Substanz nach folgender Formel zu berechnen

$$[\alpha]_D^{20°} = \frac{\alpha \cdot 10}{c \cdot l}$$

worin α den abgelesenen Winkel in Grad, l die Schichtdicke der Lösung in Zentimeter und c ihre Konzentration in g/ml bedeuten. Bei der Herstellung der Lösung muß die Substanz genau gewogen und in einem Meßkolben zu einem bestimmten Volumen gelöst werden. Die Zahlenangaben der spezifischen Drehung beziehen sich bei allen Substanzen, bei denen der Trocknungsverlust bestimmt wird, auf die getrocknete Substanz. S. Polarisation.

Spezifisches Gewicht: s. Dichte.

Spezifische Wärme: (Wärmekapazität) Diejenige Wärme, welche nötig ist, um die Temperatur von 1 g eines Körpers um 1°C zu erhöhen. Wasser zwischen 14,5°C und 15,5°C besitzt die Spez. Wärme 1, vgl. Kalorie.

Sphärische Abberraton: s. Abberration.

Sphincter: Sphinkter, Schließmuskel.

Sphingomyeline: Diaminophosphatide, Sphingosinphosphatide; sie bestehen aus Cholinphosphorsäure u. Fettsäuren, letztere sind an den ungesättigten II-wertigen Aminoalkohol **Sphingosin** (statt an Glycerin) gebunden. Die Sph. finden sich in vielen Körperzellen, vor allem im Gehirn; aus der Gehirnmasse kann man sie durch Extraktion mit heißem Pyridin gewinnen.

Sphingosin: s. Sphingomyeline.

Spica: *bot.* Ähre, s. Blütenstand.

Spiegeleisen: Roheisen m. 5—20% Mangangehalt u. 4—6% C nebst Silicium (bis 1%).

Spiegelrinde: s. Quercus-Arten.

Spierkraut: Herba Spiraeae ulmariae, s. Filipendula ulmaria.

Spießglanz: Stibium sulfuratum nigrum, s. Antimontrisulfid.

Spießglanzbutter: Liquor Stibii chlorati ERG, s. Antimontrichlorid.

Spigelia-Arten: Fam. Logoniaceae, **Spigelia anthelmia:** (Brasilien, Antillen). Stpfl. v. **Herba Spigelia:** Spigelienkraut, Wurmgras. Best.: Gerbstoff, äth. Öl, Spigelein (Alkaloid). Anw.: als Anthelminticum. HOM: Spigelia, d. getrocknete Kraut. (Aufbewahrung: Droge, Urtinktur, 1. bis 3. Dez.-Pot. vorsichtig.) **Radix Spigeliae Anthelmiae cum Herba:** Indianisches Wurmkraut. Best.: Spigelein (Alkaloid), Gerbstoff, Harz. Anw.: als Anthelminticum. **Spigelia marylandica:** (südl. Nordamerika) Stpfl. v. **Radix Spigeliae marylandicae:** Marylandische Spigelienwurzel. Best.: Spigelein (Alkaloid), äth. Öl, Gerbstoff, Harz, Bitterstoff. Anw.: als Anthelminticum. HOM: Spigelia marylandica, d. getrocknete Wurzel. (Aufbewahrung: s. Spigelia.)

Spigelienwurzel: s. Spigelia-Arten.

Spiköl: Oleum Spicae, s. Lavandula latifolia.

Spilanthes oleracea: Fam. Compositae, Parakresse (heim. in Südamerika, kult. in Deutschland in Gärten). Stpfl. v. **Herba Spilanthis oleraceae:** Parakressenkraut. Best.: Spilanthen, Spilanthol, äth. Öl, Cholin, Gerbsäure, Harz. Anw. volkst.: b. Zahnfleischerkrankungen. HOM: Spilanthes oleracea, d. getrocknete, blühende Kraut.

Spinal: (lat. spina = Dorn, Rückgrat) Zur Wirbelsäule, zum Rückenmark gehörend; **Spinalanaesthesie:** s. Lumbalanaesthesie.

Spindelbaum: Euonymus atropurpureus*.

Spinne: s. Aranea avicularis = Vogelspinne, Aranea Diadema = Kreuzspinne.

Spinochrome: Farbstoffe in den Stacheln des Seeigels.

Spinthariskop: (von griech. σπινδήρ = Funke) Gerät zur „Sichtbarmachung" von Atomen, d. h. mittels ein. Vergrößerungslinse (50fach) beobachtet man die Lichtblitze (Szintillationen), die von auftreffenden α-Teilchen (Heliumkernen) auf einem Zinksulfid-Leuchtschirm (s. Sidotsche Blende) hervorgerufen werden. Mit dem Sp. kann man auch die Reichweite von α-Strahlen bestimmen sowie die Loschmidtsche Zahl* ermitteln.

Spiraea ulmaria HOM: s. Filipendula ulmaria.

Spiramycin: Antibioticum aus Streptomyces ambofaciens; Wirkungsspektrum: grampositive Bakterien, bes. Staphylokokken, Strepto-, Entero-, Pneumokokken sowie gegen Rickettsien, Spirochäten, Toxoplasma; **Dos.:** tägl. 2 g in 2—4 Einzelgaben, Kinder 50—100 mg pro kg. Körpergew. (Selectomycin®).

Spirane: (griech. σπεῖρα = Windung, Geflecht, „Brezel") Cyclische Verbindungen, deren Ringe ein Kohlenstoffatom gemeinsam haben z. B.:

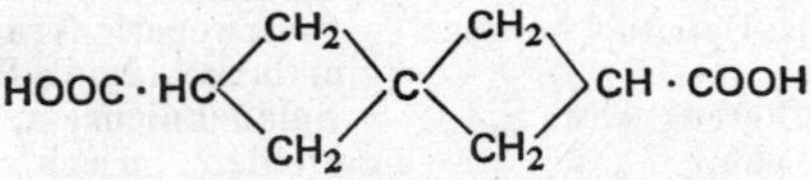

(Spiroheptandicarbonsäure).

Vielfach besitzen die Spirane asymmetrischen Bau, vgl. Stereochemie.

Spirige Säure: Salicylige Säure, Acidum salicylosum, s. Salicylaldehyd.

Spirillum: Spirillen, Gatt. Spirillaceae Schraubenbakterien, korkzieherartig, meist gramnegativ.

Spirituosa medicata: Arzneiliche Spirituosen, Lsgen von Arzneimitteln, die Weingeist als wesentlichen Best. enthalten. Sie werden durch Mischen, Lösen oder durch Dest. hergestellt.

Spirituosen: Getränke mit hohem Alkoholgehalt, z. B. Weinbrand, Whisky, Liköre. (Wein u. Bier sind keine Spirituosen, sondern alkoholhaltige Getränke.)

Spiritus: Weingeist, s. Äthanol.

Spiritus aethereus DAB6: Ätherweingeist. Zstzg.: 1 Äther u. 3 A. D. 0,800—0,804.

Spiritus Aetheris nitrosi DAB6: Versüßter Salpetergeist. D. 0,835—0,845. Darst.: 3 Teile Salpetersäure werden mit 5 T. A. vorsichtig überschichtet und die Fl. 2 Tage lang ohne Umschütteln stehengelassen. Danach wird die Fl., die sich inzwischen vermischt hat, aus einer Glasretorte auf dem Wasserbad destilliert u. das Destillat in einer Vorlage aufgefangen, die 5 T. A. enthält. Die Dest. wird abgebrochen, sobald in der Retorte gelbe Dämpfe auftreten. Das Destillat wird mit gebrannter Magnesia neutralisiert u. die Mischg. nach 24 Stunden auf dem Wasserbade bei anfänglich sehr gelindem Erwärmen der Dest. unterworfen. Das Destillat wird in einer Vorlage aufgefangen, die 2 T. A. enthält; die Dest. wird unterbrochen, sobald das Gesamtgewicht der in der Vorlage befindl. Fl. 8 T. beträgt. Spirit. Aeth. nitrosi ist klar, farblos oder gelbl., riecht ätherisch u. schmeckt süßl. brennend, in Aq. in jedem Verhältnis l. Die Aufbewahrung muß in kleinen dunklen, mit Glasstopfen verschloss. Flaschen an einem dunklen Ort erfolgen. Anw. med.: als gefäßerweiterndes Mittel bei Angina pectoris. Dos. 10—40 Tropfen.

Spiritus Angelicae compositus DAB6: Zusammengesetzter Angelikaspiritus. Zstzg.: 2,3 Angelikaöl, 0,8 Baldrianöl, 1 Wacholderöl, 20 Kampfer, 250 Aq., 725 A. D. 0,880—0,884.

Spiritus camphoratus: Campherspiritus DAB7: Zstzg.: 1 D,L-Campher, 7 A., 2 Aq. D. 0,879—0,883. Brechungsindex: n_D^{20} = 1,372—1,373.

Spiritus denaturatus: s. Äthanol.

Spiritus dilutus: Verdünnter Weingeist, s. Äthanol.

Spiritus Dzondii: Liquor Ammonii caustici spirituosus ERG*.

Spiritus e Saccharo: Rum, aus Zukkerrohrmelasse u. and. Rückständen der Zuckerrohrfabrikation (Schaum, Skimmings) gew. Trinkbranntwein, haupts. auf Jamaica, Martinique, Kuba, Brit.- u. Niederl.-Guayana). Das Original-Destillat enth. 70—80% Alkohol u. ist mit Zuckercouleur gefärbt. Rum-Verschnitt ist mit Weingeist u. Wasser vermischt. Rum, er muß mind. 5% echten Rum enth. Kunst-Rum ist eine Mischg. von Weingeist, Wasser u. Rumessenz (Gehalt mind. 38% A.).

Spiritus e Vino: Weinbrand. Geh. mind. 38% A.

Spiritus Formicarum DAB6 Ameisenspiritus. Zstzg.: 1 Ameisensäure, 14 A., 5 Aq. Geh. annähernd 1,25% Gesamt-Ameisensäure. D. 0,889—0,883.

Spiritus Frumenti: Getreidebranntwein, Whisky (A.-Gehalt mind. 47% u. höchstens 53%).

Spiritus fumans Libavii: Stannum bichloratum*.

Spiritus Jodi concentratus: Tinctura Jodi, Alkoholische Jodlösung, s. Jod.

Spiritus Jodi dilutus: (DAB7/DDR), Tinct. Jodi s. Jod.

Spiritus Juniperi DAB6: Wacholderspiritus. Zstzg.: 3 Wacholderöl, 747 A., 250 Aq. D. 0,877—0,881.

Spiritus Lavandulae DAB 6: Lavendelspiritus. Zstzg.: 3 Lavendelöl, 747 A., 250 Aq. D. 0,877—0,881.

Spiritus Melissae compositus DAB 6: Karmelitergeist. Zstzg.: 5 Tr. Zitronellöl, 5 Tr. Ätherisches Muskatöl, 2 Tr. Zimtöl, 2 Tr. Nelkenöl, 100 Aq., 300 A. D. 0,877—0,881.

Spiritus Menthae piperitae DAB 6: Pfefferminzspiritus. Zstzg.: 1 Pfefferminzöl u. 9 A. D. 0,831—0,835.

Spiritus Myrciae ERG: Bayrum (Bayöl). 8 T., Orangenblütenöl 0,5 T., Nelkenöl 0,5 T., Ammoniumkarbonat 2 T., Weingeist 565 T., Wasser 424 T., filtrieren.

Spiritus Nitri dulcis: Spiritus Aetheris nitrosi DAB 6.

Spiritus nitrico-aethereus HOM: Spirit. Aether. nitrosi DAB 6.

Spiritus Oryzae: Arrak, gew. durch Destill. von vergorenem Reis, haupts. auf Java u. in Ostindien, echter Arrak enth. ca. 50% A.

Spiritus Rosmarini ERG: Rosmarinspiritus; 3 T. Rosmarinöl, 747 T. A., 250 T. Aq., nach mehrtäg. Stehen filtrieren.

Spiritus russicus DAB 6: Russischer Spiritus. Zstzg.: 2 grob gepulv. Spanischer Pfeffer, 5 Ammoniakfl., 75 A., 2 Kampfer, 3 Terpentinöl, 3 Äther, 2 Glyc., 10 Aq.

Spiritus saponato-camphoratus DAB 6: fl. Opodeldok. Zstzg.: 60 Kampferspiritus, 175 Seifenspiritus, 12 Ammoniakfl., 1 Thymianöl, 2 Rosmarinöl.

Spiritus saponatus DAB 6: Seifenspiritus. Herst.: Durch Verseifung v. 6 Olivenöl, 7 Kalilauge, 30 A., 17 Aq. D. 0,920—0,930.

Spiritus Saponis kalini DAB 6: Kaliseifenspiritus. Zstzg.: Je 1 Kaliseife u. A.

Spiritus Sinapis DAB 6: Senfspiritus. Zstzg.: 1 Senföl u. 49 A. Geh. mind. 1,94% Allylsenföl. D. 0,828—0,832 (darf nicht in größerer Menge vorrätig gehalten werden).

Spiritus sulfurico-aethereus: Spiritus aethereus DAB 6.

Spiritus Vini gallici: Franzbranntwein, aus Wein od. Trestern hergest., meist aromatisierter Weingeist. Anw.: zu Einreibungen; **Sp. V. g. salinus:** Fr. mit Kochsalz (5%).

Spiritus Vini rectificatus: Spiritus dilutus*, s. Äthanol.

Spiritus Vini rectificatissimus: Spiritus, s. Äthanol.

Spirochaeta pallida: s. Treponema pallidum.

Spirochäten: Ordg.; korkzieherartige, gramnegative Bakterien. Sp. wurden früher zu den Protozoen gerechnet, da sie jedoch keine Chromosomenkerne enthalten u. geschlechtliche Vorgänge nicht nachgewiesen werden können (Vermehrung erfolgt durch Querteilung), gehören sie zu den Bakterien.

Spirotrypan®: s. Salvarsan.

Spirsäure: Acid. salicylicum, s. Salicylsäure.

Spitzwegerichkraut: Herba Plantaginis lanceolatae, s. Plantago lanceolata.

Splanchnicus(-a, -um): Zu den Eingeweiden (griech. *σπλάγχνον*) gehörend.

Splen: Syn. Lien, Milz.

Splintholz: *bot.* Äußerer, weicherer, noch leitungsfunktionsfähiger Teil ein. Stammes.

Spodium: Ebur ustum nigrum, s. Beinschwarz.

Spondylitis: Wirbelentzündung.

Spongia HOM: Geröst. Meerschwamm (Euspongia officinalis), s. Spongia marina. (Euspongia officinalis.)

Spongia lacustris: (Spongilla fluviatilis) Flußschwamm, Teichschwamm. HOM: Badiaga, der getrocknete Schwamm.

Spongia marina: Badeschwamm. Das Gerüst des Meerschwamms **Euspongia officinalis** (Fam. Porifera). Das elastisch-weiche, entfleischte, saugfähige Skelett besteht aus dem Eiweißstoff **Spongin,** der die Aminosäuren, Arginin, Glykokoll, Lysin, Serin, Valin, Cystin sowie 0,4—0,5% Brom u. 0,5—1,2% Jod enthält, ferner als Einlagerungen mikroskopisch kleine Kieselsäure- u. Kalkkristalle. Badeschwämme sind Hornkieselschwämme, Hauptgewinnungsgebiete Mittelmeer u. Westindien (Levanteschwamm, Zimokkaschwamm). HOM: Spongia, gerösteter Meerschwamm.

Spongia somnifera: „Schlafschwämmchen", die im Mittelalter, getränkt mit narkotisierenden Pflanzensäften, gebräuchlich waren.

Spongia usta: Carbo Spongiae*.

Sporadisch: Vereinzelt auftretend.

Sporae Lycopodii: Lycopodium, s. Lycopodium clavatum.

Sporangium: *bot.* Behälter, in dem die Sporen* entstehen.

Sporen: (griech. θπόρος = Same) Einzellige Keime zur Vermehrung oder zum Überstehen von Ruhepausen (Dauersporen) bei Mikroorganismen (Bazillen), Pilzen, Farnen, Moosen. **Exosporen** (Ektosporen, Konidien) entstehen durch Abschnürung von Zellen, z. B. bei Pilzen (Penicillium); **Endosporen** werd. in besonderen Behältern, den Sporangien gebildet, z. B. bei Farnen. **Zoosporen** oder Schwärmsporen sind mit Zilien versehene bewegliche Sporenz. b. Algen.

Sporenpflanzen: Kryptogamen*.

Sporentierehen: Sporozoen, s. Protozoen.

Sporophylle: *bot.* Sporangien tragende Blätter.

Spreading factor: Hyaluronidase*.

Sprenggelatine: s. Cellulosenitrat.

Springfrucht: *bot.* s. Fruchtformen.

Springwurm: Oxyuris vermicularis*.

Sproßpilze: Saccharomyzeten, Hefepilze.

Spulwurm: Ascaris lumbricoides*.

Spuren-Elemente: E., die im menschl., tier. u. pflanzl. Organismus in minimalsten, chem. kaum nachweisbaren Mengen vorkommen, jedoch physiologisch von Bedeutung sind. (Nachweis s. Polarographie). Wichtige Sp.-E. sind für Mensch und Tier u. a. Jod, Kupfer, Mangan, Kobalt, Eisen, Fluor, Zink, für die Pflanze außer diesen noch Molybdän, und vor allem Bor, das für die Mineralsalzaufnahme aus dem Boden wichtig zu sein scheint. Viele Pflanzenkrankheiten sind auf das Fehlen des einen oder anderen Spurenelements zurückzuführen. Die Bedeutung weiterer E. als Spuren-E. ist noch ungeklärt.

Sputum: Auswurf.

S.q.: (Abkzg. auf Rezepten) Sufficiens quantitas = genügende Menge.

Squalen: $C_{30}H_{50}$, ungesättigter Kohlenwasserstoff, aliphat. Triterpen, Isoprenderivat, wahrsch. Vorstufe von Cholesterin; kommt in gewiss. Fischleberölen (Haifischleber) vor, aber auch in pflanzl. Ölen (Olivenöl 0,5%) u. in d. Hefe. Farbl. unverseifbares Öl, Kp. 208°. D. 0,859.

S.R.: Abkzg. für Senkungsreaktion*.

Sr: *chem.* Strontium*.

ssp: Subspecies, Unterart.

St.: s. Stat.

Stabilisatoren: Substanzen, die man unbeständigen Materialien bzw. Zubereitungen, wie Emulsionen usw., beimischt, um diese beständig zu machen, s. Emulsiones unter „Arzneiformen“.

Stachys officinalis (St. betonica): Fam. Labiatae, Betonie, Heilziest, Flohblume (Europa, Asien). Stpfl. v. **Herba Betonicae:** Betonienkraut. Best.: Betonicin, Stachydrin, Turicin, Cholin, Bitterstoff, Gerbstoff (bis 15%). Anw. volkst.: gegen Erkältungskrankheiten, Gelbsucht, Blähungen, Durchfall u. a. HOM: Betonica, d. frische, blühende Kraut.

Stachys recta (Sideritis hirsuta): Fam. Labiatae, Ziest, Berufskraut (Europa). Stpfl. v. **Herba Sideritidis:** Ziestkraut, Eisenkraut, Berufskraut. Best.: Gerbstoff, Betonicin, Turicin, Cholin, Trigonellin, äth. Öl. Anw. volkst.: als Febrifugum u. Antidiarrhoicum. HOM: Stachys recta, die frische, blühende Pflanze.

STADA-Präparate: Standard-Präparate deutscher Apotheker, die in allen deutschen Apotheken nach gleicher Vorschrift und unter gleicher Bezeichnung hergestellt werden. „Stada-Grundstoffe“ sind Präparate, die für die Rezeptur bestimmt sind.

Stärke: Amylum*.

Stärke, Lösliche: Amylum solubile ERG*.

Stärkegummi: Dextrinum*.

Stärkekleister: s. Amylum.

Stärke-Mehl: Amylum*.

Stärkesirup: Kapillärsirup, Saccharum amylaceum, s. Glucose-Monohydrat.

Stärkezucker: Saccharum amylaceum, s. Glucose-Monohydrat.

Stagoskopie, d. h. Tropfenschau, eine Methode der quantitativen chemischen Analyse. Bei diesem Indikatorenverfahren wird einer Lsg. eines in charakteristischer Weise kristallisierenden Salzes die Lsg. einer anderen Substanz zugesetzt, mit der sie eine neue Verbdg. bildet. Solange beide Substanzen reagieren, können sich keine Kr. der zweiten Substanz bilden, erst wenn ein Überschuß der zugefügten Substanz vorliegt, kann man ihre charakteristischen Kr. nachweisen. Zu diesem Zweck wird 1 Tr. der Fl. entnommen, langsam eintrocknen lassen u. unter dem Mikroskop beobachtet; der erste Tr., der auskristallisiert, zeigt den Äquivalenzpunkt an.

Stahl: s. Ferrum.

Stahlquellen: Eisenquellen, s. Aquae minerales.

Stalagmometer: Gerät zur Bestimmung der Oberflächenspannung von Flüssigkeiten.

Stamen: *bot.* Staubblatt, s. Blüte.

Staminodien: *bot.* Steril ausgebildete Staubblätter, s. Blüte.

Stangenbohnen: Phaseolus vulgaris*.

Stangenschwefel: Sulfur in baculis (Sulfur fusum), s. Sulfur.

Stannate: Alkalisalze d. Zinnsäure, s. Stannum.

Stanni-Verbindungen: Zinn(IV)-Verbindungen, s. Stannum.

Stanni-Ammoniumchlorid: Stannum-Ammonium chloratum*.

Stannichlorid: Stannum bichloratum*.

Stannioxid: Stannum oxydatum*.

Stanniol: Stannum foliatum, Ausgewalztes Zinn, s. Stannum.

Stanno-Verbindungen: Zinn(II)-Verbindungen, s. Stannum.

Stannochlorid: Stannum chloratum*.

Stannum: Zinn, Sn, AtG. 118,69, II- u. IV--wertig. Ordnungszahl 50; D. 7,28; F. 231,91°; Kp. 2730°; Härtegrad 1,8. Silberweißes, glänz. Metall. Nat.: als Zinnstein (Kassiterit), SnO_2, in Europa, in Cornwall u. im Erzgebirge, ferner in China, Siam, Malayische Halbinsel, Australien. Zinn ist seit etwa 3000 v. Chr. bekannt u. wurde damals zur Herst. von Bronze benutzt. Darst.: Aus Zinnstein durch Rösten und Erhitzen mit Koks und darauffolgendem Ausseigern zwecks Abtrennung des Eisens und anderer metallischer Verunreinigungen; aus Weißblech u. a. verzinnten Gegenständen, indem man trockenes Chlorgas darüberleitet u. aus dem entstandenen $SnCl_2$ durch Elektrolyse das Sn abscheidet (Chlorentzinnung). Sn ist weich, dehnbar u. zu dünnen Folien (Stanniol) auswalzbar; l. in starken SS u. Basen; gegen Luft u. Wasser beständig u. wird auch v. schwachen SS (Fruchtsäften, Fischkonserven usw.) nicht angegriffen. Sn kommt in drei allotropen Modifikationen vor: **α-Sn** ist ein graues Pv. (D. 5,75), **β-Sn** entsteht aus dem Schmelzfluß in tetragonalen Kr.; **γ-Sn** ist rhombisch kr. u. sehr spröde, D. 6,54; in die graue *α*-Modifikation geht Zinn b. niederen Temperaturen (unterhalb von 13,2°) über, d. h. das Zinn zerfällt in graues Pv. (Pusteln), und dieses vermag bei Berührung weiteres Zinnmetall ebenfalls in die graue Modifikation zu verwandeln u. dadurch Zinngegenstände zu zerstören (Zinnpest). Beim Biegen von Zinn vernimmt man ein eigentümliches Knirschen, „Zinngeschrei". Mit den freien Halogenen verbind. sich Zinn zu Tetrahalogeniden (z. B. zu Zinnhydrochlorid = $SnCl_4$), mit Schwefel beim Erhitzen zu Zinnsulfiden, mit Phosphor zu Zinnphosphid (Sn_4P_3). bei starkem Erhitzen (ca. 1500°) verbrennt Zinn mit weißer Flamme zu Zinndioxid (SnO_2). Anw.: z. Überziehen anderer Metalle, bes. Eisen (Weißblech), sowie zu Legierungen, z. B. Bronze (Sn u. Cu), Britannia-Metall (88—90% Sn, 8—10% Sb, 2% Cu), Weichlot (40—70% Sn, 30—60% Pb). HOM: Stannum, gefälltes Zinn.

Wegen seiner Beständigkeit an feuchter Luft sowie geg. schwache SS u. Alkalien findet Zinn bzw. verzinntes Eisenblech (Weißblech) ausgedehnte Anw. in d. Nahrungsmittelindustrie. wird aber jetzt wegen der ziemlich nahe bevorstehenden Erschöpfung der Zinnlager mehr u. mehr durch Aluminium u. a. ersetzt.

Schmilzt man Zinnoxid mit NaOH, so erhält man Natriumstannat Na_2SnO_3; aus konz. wäßriger Lsg. dieses Salzes kristallisiert ein leichtlösl. Salz von der Formel

$$Na_2[Sn(OH)_6]$$

(Natrium-hexahydroxostannat), das als sog. „Präpariersalz" zum Beizen in d. Färberei verwendet wird. Die diesem Salz entsprechende Zinnsäure $H_2[Sn(OH)_6]$ ist frei nicht bekannt. Beim Ansäuern von Alkalistannatlösungen entstehen weiße, voluminöse, gelartige Niederschläge $[SnO_2] \cdot x\,H_2O$, die beim Stehen od. beim Erwärmen unter Wasserabspaltung in Orthozinnsäure, Orthodizinnsäure, Metazinnsäure, Metadizinnsäure und schließlich in das hochmolekulare $[SnO_2]x$ übergehen. Die frischen, in SS lösl. Niederschläge bezeichnete man früher als *α*- oder *a*-Zinnsäure, die gealterten, nicht mehr lösl. Niederschläge als *β*- oder *b*-Zinnsäure.

Nachweis von Zinn-Verbindungen: 1. Mit Soda auf Kohle geschmolzen ergeben sich weiche Metallkörner. 2. H_2S fällt aus Zinn(II)-Salzlsgen braunes Zinn(II)-sulfid, aus Zinn(IV)-Salzlsgen gelbes Zinn(IV)-sulfid, beide l. in Ammoniumsulfidlsg. 3. Zinn(II)-Salze fällen aus Mercurichloridlsg. weißes Mercurochlorid (Kalomel), im Überschuß feinverteiltes metallisches Hg. 4. Aus Stannochloridlsg. fällt

Goldlösung den „Cassiusschen Goldpurpur“ (s. Aurum).

Stannum aceticum oxydulatum: Zinn(II)-acetat, Stannoacetat,

$$Sn(CH_3 \cdot CO_2)_2,$$

Mol. 236,79; weiß. kr. Pv., unl. in Aq., l. in verdünnt. Essigsäure u. in verdünnt. Salzsäure; Anw. als Beize i. d. Färberei.

Stannum-Ammonium chloratum: Stanni-Ammoniumchlorid, Zinn(IV)-Ammoniumchlorid, $(NH_4)_2[SnCl_6]$, Pinksalz. Weiße Kr. od. kr. Pv., l. in Aq. Anw.: als Beize in d. Färberei.

Stannum bibromatum: Zinnbromür; Zinn(II)-bromid, Stannobromid, $SnBr_2$.

Stannum bichloratum: Stannum tetrachloratum, Zinnchlorid, Zinn(IV)-chlorid, Stannichlorid, Zinntetrachlorid, Spiritus fumans Libavii (nach Andreas Libavius, 1540—1616, der $SnCl_4$ zuerst herstellte), $SnCl_4$. Mol. 260,54. D. 2,229, E. —36,2°; Kp. 114,1°. Farbl., stark rauchende Fl., die zu 3 T. mit 1 T. Aq. oder beim Stehenlassen an feuchter Luft vermischt zu einer weichen, kr. Masse erstarrt, der sog. Zinnbutter (Butyrum Stanni, $SnCl_4 + 5H_2O$, F. 60°). $SnCl_4$ ist ein gutes Lösungsmittel für Brom, Jod, Phosphor, Schwefel u. dgl. u. find. in d. organ. Chemie Anw. als Katalysator für Chlorierungen u. Kondensationsreaktionen; techn. als Beize in d. Färberei (Rosiersalz), zur Seidebeschwerung, als Flammschutzmittel usw.

Stannum bisulfuratum cristallisatum: Zinn(IV)-sulfid (Aurum musivum) Kristallisiertes Zinnsulfid, Musivgold, Zinnbronze, SnS_2. Goldgelbe, fettige Schüppchen. Anw.: als Malerfarbe.

Stannum chloratum ERG: Zinnchlorür, Zinn(II)-chlorid, Stannochlorid, Zinnsalz, $SnCl_2 + 2H_2O$. Mol. 225,64. D. 2,71; F. 40,5°. Farbl. Kr., l. in A. u. salzsäurehaltigem Aq. Anw. med.: früher äuß. gegen Ekzeme; techn.: in d. Analyse, als Reduktionsmittel (vgl. Bettendorfs Reagens), in der Färberei, zur Herst. des Cassiusschen Goldpurpurs, zur galvan. Verzinnung.

Stannum limatum: St. raspatum, Zinnfeilspäne.

Stannum oxydatum: Zinndioxid, Stannioxid, Zinn(IV)-oxid, Zinnasche, Zinnsäureanhydrid, SnO_2. Mol. 150,7; D. 6,95; F. 1900°. Nat.: als Zinnstein (Kassiterit). Darst.: Durch Erhitzen v. geschmolzenem Zinn an d. Luft. Gelbl.-weiß. Pv., unl. in Aq., verd. SS u. Alkalien (l. in konz. Salz- u. Salpetersäure). Anw.: als Poliermittel f. Glas, Marmor, Stahl; z. Herst. v. Milchglas u. Email.

Stapenor®: Penicillinase-festes Staphylokokken-Penicillin, s. Penicillin.

Staphisagria HOM: s. Delphinium staphisagria.

Staphylitis: Entzündung des Gaumenzäpfchens (griech. σταφυλή = Traube).

Staphylokokken: Kokken in traubenförm. Haufen (Eitererreger), grampositiv, unbeweglich, nicht sporenbildend, fakultativ anaerob.

Star: (von erstarren) Grüner Star s. Glaukoma; Grauer Star s. Katarakt; Schwarzer Star s. Amaurosis.

Starch: (engl. = Stärke) Amylum Maidis*.

Starrkrampf: Tetanus.

Staßfurter Salz: Badesalz, aus den Abraumsalzen* bestehend.

Stat: Abkzg. „St“. Deutsche Einheit der Radiumstrahlung, s. Radium.

Stativ: Labor-Gerät, das zum Aufbau von Apparaten dient, mit Klem-

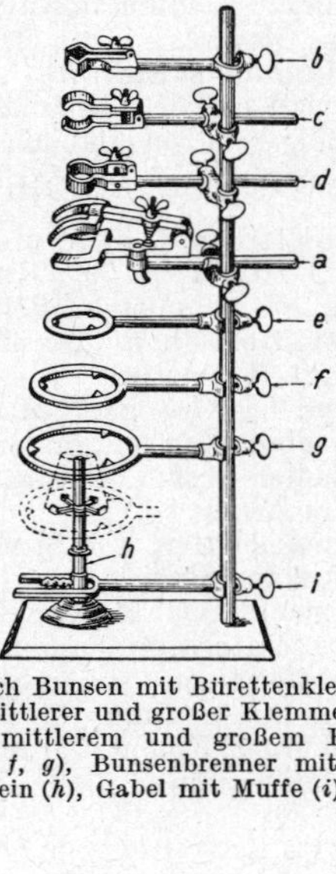

Stativ nach Bunsen mit Bürettenklemme (*a*): kleiner, mittlerer und großer Klemme (*b*, *c*, *d*,) kleinem, mittlerem und großem Ring mit Muffe (*e*, *f*, *g*), Bunsenbrenner mit Schornstein (*h*), Gabel mit Muffe (*i*).

men und Muffen zum Halten von Büretten, Kühlern usw., sowie mit Eisenringen verschied. Größe zum Aufstellen v. Kochflaschen, Tiegeln usw. Die Greifer und Klemmen werden zweckmäßig mit Schlauchstücken überzogen, um einen Bruch der einzuspannenden Glasgeräte zu verhindern.

Status nascendi: „in statu nascendi" = im Entstehungszustande, d. h. im Augenblick des Freiwerdens eines Elementes aus seinen Verbdgen; in diesem Zustand zeigt d. Element eine gesteigerte chem. Wirkung.

Staubbeutel: *bot.* Anthere, s. Blüte.

Staubblätter: *bot.* Bestehen aus d. Staubfaden (Filament) u. d. Staubbeutel (Anthere), s. Blüte.

Stauden: *bot.* s. perennierende Pflanzen.

Steapsin: Lipase*.

Stearate: Salze der Stearinsäure.

$$CH_3(CH_2)_{16} \cdot COOH,$$

als Glycerinester in tierischen u. pflanzlich. Fetten (Ol. Cacao); weiß., glänzend., geschmacklos. Pv. od. kr. Masse, unl. in Aq., wl. in Glycerin, l. in heiß. A., Chlf., Äther, Schwk. D. 0,94, F. 71,5°, Kp. 291°; Anw.: zur Herst. von Kerzen, Isoliermassen; kosmet. zu Cremes.

Stearin: bei der Fettspaltg. anfallendes Gemisch u. a. von Palmitin- u. Stearinsäure; techn. Rohstoff.

Stearinalkohol: Stearylalkohol*.

Stearinöl: Acidum oleinicum venale*; s. Ölsäure.

Stearinsäure: s. Stearate.

Stearylalkohol: Stearinalkohol, Octadecanol, Octadecylalkohol,

$$CH_3(CH_2)_{16}CH_2OH.$$

Farbl. Blättchen, l. in A. u. Ae., unl. in Aq.; D. 0,812; F. 59°; Kp. 210,5°. Anw.: zu Waschmitteln, Schaumverhütungsmitteln in d. Textilindustrie sowie in d. Kosmetik.

Stearyl: Die Gruppe $C_{17}H_{35}CO$—.

Stechapfel: Datura stramonium*.

Stechapfel, Großer: Datura arborea, s. Datura-Arten.

Stechapfelblätter: Fol. Stramonii, s. Datura stramonium.

Stechapfelkraut: Herba Stramonii recens, s. Datura stramonium.

Stechapfelsamen: Semen Stramonii, s. Datura stramonium.

Stechkörner: Frucht. Cardui Mariae, s. Silybum marianum.

Stechpalme: Ilex aquifolium, s. Ilex-Arten.

Stechpalmenblätter: Folia Aquifoliae, s. Ilex aquifolium.

Steh-Kolben: s. Kolben.

Steineiche: Quercus petraea (Quercus sessiliflora), s. Quercus-Arten.

Steinfrucht: *bot.* s. Fruchtformen.

Steinklee: Melliotus altissimus u. M. officinalis*.

Steinkohlenbenzin: s. Benzol.

Steinkohlenteer: Pix Lithanthracis DAB 6.

Steinkohlenteerlösung: Liqu. Carbonis detergens DAB 6.

Steinkohlenteersalbe: Unguentum Picis Carbonis*.

Steinöl: Ol. Petrae ERG*.

Steinsalz: s. Natrium chloratum crudum, s. Natriumchlorid.

Stellaria media: Vogelmiere, s. Alsine media.

Stellungsisomerie: Substitutionsisomerie, s. Benzolring u. Isomerie.

Stenokardie: Angina pectoris*.

Stenose: Verengung von Körpergängen od. Öffnungen (Darm, Ureter, Herzklappenstenose usw.).

Stephanskörner: Semen Staphisagriae, s. Delphinium staphisagria.

Stephanskraut: Delphinium staphisagria*.

Steppenrautensamen: Semen Harmalae, s. Peganum harmala.

Stercobilin: (stercus = Kot, bilis = Galle) $C_{33}H_{46}N_4O_6$. Farbstoff der Faeces, kommt mit Urobilin zusammen vor und entsteht durch Oxidation von Stercobilinogen.

Stercus, plur. Stercora: Kot, Exkremente; stercoral: kotig.

Stercus diaboli: Asa foetida, s. Ferula-Arten.

Stereochemie: Raumchemie, Stereoisomerie, befaßt sich m. d. räumlichen Lagerung v. Atomen od. Atomgruppen innerhalb eines Moleküls u. gibt Aufschluß über das verschd. chem. u. phys. Verhalten chemisch gleich zus.-gesetzter (isomerer) Stoffe. Man unterscheidet: 1. Geometrische, cis-trans- oder Äthylen-Isomerie; 2. optische oder Spiegelbild-Isomerie, auch Enantiomorphie; 3-Diastereomerie oder Epimerie (v. a. bei Zuckern).

Die opt. Isomerie ist an die Anwesenheit eines „asymmetrischen" C-Atoms m. 4 verschd. Substituenten gebunden. Nach der Theorie v. van't Hoff ist das C-Atom in der Mitte eines Tetraeders zu denken, an dessen Ecken die Substituenten sitzen. Sind an den Ecken 4 verschd. Radikale *a b c d* (s. Abb.) gebunden, so sind 2 spiegelbildlich gleiche Formen I u. II möglich, die sich miteinander nicht zur

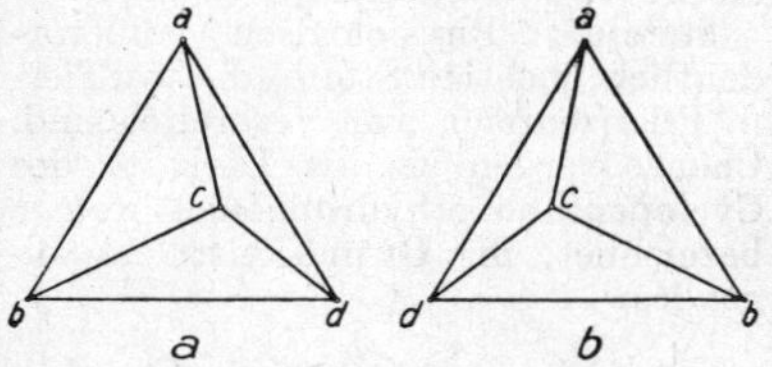

a b

Deckung bringen lassen (optische Antipoden). Isomerie tritt nicht auf, wenn nicht alle Substituenten verschd. sind. Derartige optische Antipoden gleichen einander in allen phys. u. chem. Eigenschaften, ausgenommen d. opt. Drehung. Antipodengemische (die meisten synth. hergestellten Substanzen) sind opt. inaktiv u. werden als r a z e m i s c h e Verbdgen (Razemate) bezeichnet. E n a n t i o m o r p h e Naturprodukte treten indessen vorwiegend nicht als Razemate, sondern opt. aktiv auf. Razemische Verbdgen können auf verschd. Wegen wieder in ihre opt. Antipoden gespalten werden.

Es gibt opt. aktive Verbdgen, in denen ein Molekül d. Funktion des asymmetrischen C-Atoms übernimmt (Molekularsymmetrie).

In Analogie zum C. wurde beim Zinn u. Silicium opt. Aktivität durch tetraedrischen Aufbau nachgewiesen. Molekülasymmetrie tritt ferner b. ebenfalls tetraedrischer Konfiguration b. Ammonium-, Phosphonium-, Arsonium-Verbdgen sowie b. Aminoxiden, Phosphinoxiden, Arsinsulfiden u. den Spiranen des Bors u. Berylliums auf. Opt. Isomerie zeigen außerdem gewisse Sulfoxide, Sulfinsäureester u. eine Reihe v. Komplexsalzen (Kobalt).

G e o m e t r i s c h e o d e r c i s - t r a n s - I s o m e r i e bedingt ein doppelt gebundenes C-Atom, dessen Substituenten in einer „cis- u. Trans-Stellung" angeordnet sind; z. B. ergibt die Äthylidendikarbonsäure,

HOOC · CH = CH · COOH,

in c i s - Stellung Maleinsäure, in t r a n s - Stellung Fumarsäure:

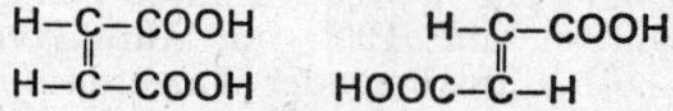

cis-Maleinsäure trans-Fumarsäure

also b. gleicher Konstitution verschd. chem. u. phys. Verhalten.

Stereomikroskop: s. Mikroskop.

Steril: 1. Keimfrei, 2. unfruchtbar.

Sterilisation: Keimfreimachung v. Gegenständen (Instrumenten, Verbänden usw.) oder von Substanzen bzw. Lösungen (Arzneimitteln, Injektionslösungen, Augentropfen, Salben usw.). Nach DAB heißt Sterilisieren einen Gegenstand von l e b e n d e n

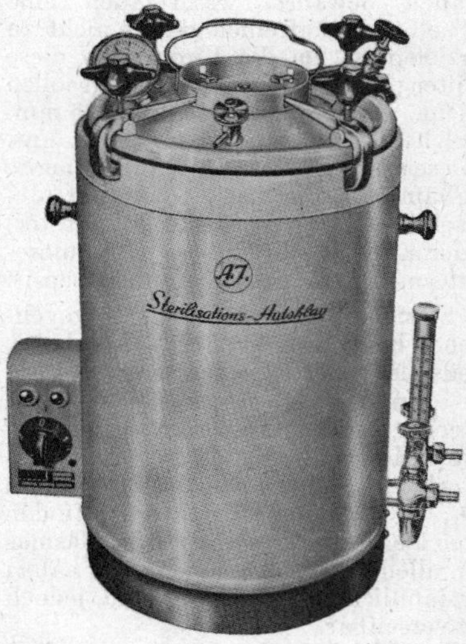

A. J. Sterilisations-Autoklav
(Keller-Apparatebau Weinheim)

K e i m e n freimachen. Unter St. ist im Grunde genommen nur die St. auf physikal. Wege zu verstehen, also durch Auskochen, Ausglühen, Abflammen oder durch Behandlung mit gespanntem Wasserdampf. Durch letzteren wird die Membran der Keime u. Sporen gelockert u. das darunterliegende Protoplasma koaguliert (die Luft ist vorher aus den Dampferhitzern zu entfernen, da diese die keimtötende Kraft herabsetzt). Meist genügt ein 8—12 Minuten langes Erhitzen auf 120° im Autoklaven (s. Abb.). „Strömender Wasserdampf" nach DAB wird selbst nach vielstündiger Einwirkung von manchen Bakterien überstanden, z. B. Tetanus, Botulismus, Gasbrand u. a.). Metallgegenstände werden am besten mehrfach durch die Bunsenflamme gezogen. Im Trockenschrank muß eine Temperatur von 180—200° mindestens 2 Stunden lang einwirken, um alle Keime u. Sporen zu vernichten. Für leicht zersetzliche Arzneimittel ist die fraktionierte St. (Tyndallisation) anzuwenden (s. Konservieren). Auch die keimfreie Filtration (Sterilfilter) hat sich in solchen Fällen bewährt, wenn auch eine absolute Keimfreiheit damit nicht zu erzielen ist, da die Viren auch diese Filter passieren. Die Filterporen sollen nicht größer sein als 0,0025 mm. Solche Filter bestehen aus gebrannt. Kieselgur (Berkefeld), Porzellanerde (Chamberlandkerzen), Glassinter (Jenaer Glasfilter), Tonerde (Pukallfilter) oder aus Asbest, Cellulose u. Celluloseestern, vgl. Konservieren und Asepsis.

Sterine: Stickstofffreie, polycyclische Kohlenwasserstoffe (Alkohole), teils tierischer (**Zoosterine,** z. B. Cholesterin*), teils pflanzlicher (**Phytosterine** z. B. Sitosterin* Stigmasterin*) Herkunft; **Mykosterine** sind Pilzsterine (z. B. Ergosterin, Provitamin D_2, s. Vitamine); die Sterine finden sich als Bestandteile des Protoplasmas in allen lebenden Zellen, sie haben fettähnlichen Charakter, sind jedoch unverseifbar.

Die Moleküle der Sterine enthalten vier hydrierte Kohlenstoffringe, von denen drei Cyclohexanringe sind, s. Steroide.

Sterkobilin, Sterkobilinogen: s. Stercobilin.

Sterlet: Acipenser ruthenus, s. Ichthyocolla.

Sternanis: s. Illicium verum.

Sternanisfrüchte: Fructus Anisi stellati, s. Illicium verum.

Sternanisöl: Oleum Anisi stellati, s. Illicium verum.

Sternkraut: Paris quadrifolia*.

Sternparenchym: *bot.* Schwammparenchym*, dessen Zellen sternförmig verzweigt sind.

Sternum: Brustbein; **sternal(-is):** zum Brustbein gehörend.

Stern- u. Runzelwurzel: s. Aletris farinosa.

Sternutatorium(a): Niesmittel (lat. sternutatio = Niesen).

Steroide: Physiologisch außerordentlich wichtige Stoffe, die im Tier- u. Pflanzenreich weit verbreitet sind. Chem. werden sie als Derivate des Cyclopentanoperhydrophenanthren bezeichnet, ihr Grundskelett ist folgendes:

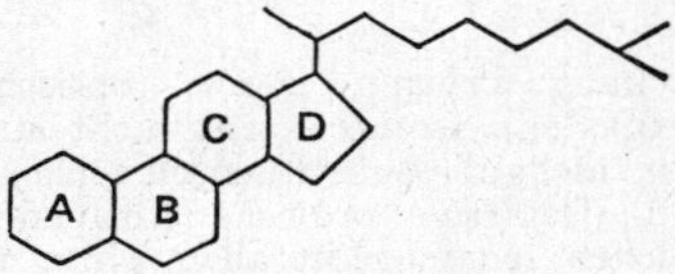

Zu den Steroiden gehören die Sterine*, Sexual- u. Nebennierenrindenhormone, Gallensäuren, Digitalisglykoside, Krötengifte, Saponine u. a.

Stethoskop: Hörrohr (zur Auskultation).

STH: Somatotropes Hormon, Wachstumshormon, s. Hormone.

Stibin: Antimonwasserstoff.

Stibio-Kalium tartaricum: Tartarus stibiatus DAB, s. Stibium.

Stibium: s. Antimon.

Stibium chloratum: s. Antimontrichlorid.

Stibium oxydatum: s. Antimontrioxid.

Stibium oxydatum album (diaphoreticum): Schweißtreibendes Antimonoxid, Kalium stibicum, Kaliummetantimonat, $KSbO_3$. Weiß. Pv., fast unl. in Aq. Anw. med.: früher als Emeticum u. b. Lungenblutungen.

Stibium sulfuratum aurantiacum: s. Antimonpentasulfid.

Stibium sulfuratum nigrum: s. Antimontrisulfid.

Stibophen: Natrium-Stibium-bisbrenzkatechin-disulfonicum, s. Antimon-bisbrenzkatechin-disulfonsaures Natrium DAB 7.

Stickgas: Stickstoff, Nitrogenium*.

Stickhusten: Keuchhusten, Pertussis.

Stickoxid: Stickstoffoxid, NO, s. Nitrogenium.

Stickoxydul: Stickstoffoxydul, Nitrogenium oxydulatum*.

Stickstoff: Nitrogenium*.

Stickstoffbakterien: s. Nitrifikation u. Wurzelknöllchen.

Stickstoffdioxid: NO_2, s. Nitrogenium.

Stickstoffoxid: NO, s. Nitrogenium.

Stickstoffpentoxid: N_2O_5, s. Nitrogenium.

Sticta HOM: s. Lobaria pulmonaria.

Sticta pulmonaria: Lichen pulmonarius, s. Lobaria pulmonaria.

Stiefmütterchen: Herba Violae tricoloris, s. Viola tricolor.

Stieleiche: Quercus Robur, s. Quercus-Arten.

Stigma: *bot.* Narbe d. Griffels, s. Blüte.

Stigmasterin: $C_{29}H_{48}O$, Phytosterin in den Calabarbohnen, s. Physostigma venenosum.

Stigmata Croci: Crocus, s. Crocus sativus.

Stigmata Maidis: Maisgriffel, s. Zea mays.

Stilben: trans-α,α'-Diphenyl-äthen,

$$C_6H_5 \cdot CH{=}CH \cdot C_6H_5.$$

Farbl. Kr. D. 0,954; F. 124°; Kp. ca. 306°, ll. in Bzl., l. in A., unl. in Aq. Gewisse Stilbenabkömmlinge zeigen starke östrogene Wirkung. Therapeutisch verwend. wird haupts. das Dihydroxy-diäthylstilben (Stilböstrol), das nat. Follikelhormon an Wirkung noch übertrifft, s. Diaethylstilboestrolum dipropionicum DAB u. Hormone.

Stilböstrol: s. Diäthylstilböstrol.

Stilus: Stylus*.

Stimulantium(a): Syn. Excitantium(a), Anregendes Mittel.

Stinkasant: Asa foetida, s. Ferula-Arten.

Stinknase: Ozaena.

Stinkstrauch: Anagyris foetida*.

Stipites: Sproßstücke von Pfln., auch künstlich stielförmig zugeschnittene andere Teile von Drogen. **St. Caryophyllorum:** Nelkenstiele, s. Syzygium aromaticum. **St. Cerasorum:** Stipites Cerasi acidi, Kirschenstiele, s. Prunus cerasus. **St. Dulcamarae:** Bittersüßstengel, s. Solanum dulcamara. **St. Jalapae:** Radix Scammoniae (mexicanae), s. Ipomoea orizabensis. **St. Laminariae:** Laminariastiele, s. Laminaria.

Stirn: Frons.

Stizolobium pruriens: Mucuna pruriens*.

Stocklack: s. Lacca.

Stockmalvenblüten: Flor. Malvae arboreae, s. Althaea rosea.

Stockrosenblüten: Flor. Malvae arboreae, s. Althaea rosea.

Stockpunkt: Temperaturgrad, bei dem ein Öl so steif wird, daß es unter Wirkung der Schwerkraft nicht mehr merklich fließt. Man stellt den St. fest, indem man das Öl mittels Kältemischungen einer langsamen Abkühlung unterwirft: man gibt in ein ca. 4 cm breites Reagensglas mittels Pipette das zu prüfende Öl, etwa 4 cm hoch, schließt das Reagensglas mit einem Korken, durch den ein Thermometer geführt ist, das in das Öl eintraucht und stellt das Ganze in eine Kältemischung. Von Zeit zu Zeit (etwa nach je 2° Abkühlung) nimmt man das Reagensglas heraus u. prüft, ob bei leichtem Neigen des Glases das Öl keine sichtbare Bewegung mehr zeigt (keinen Wulst bildet). Dieser Temperaturgrad gilt als der Stockpunkt des Öles. Die Prüfung wird hauptsächl. bei Schmierölen angewandt.

Stöchiometrie: (von griech. *στοιχεῖον* = Grundstoff u. *μετρέω* = messen) Lehre v. d. Gesetzmäßigkeiten, nach denen chem. Vorgänge hinsichtlich ihrer Gewichtsverhältnisse erfolgen u. deren Anw. zu Berechnungen, z. B. Aufstellung der Bruttoformeln, Formulierung der Schmelzpunkte, Siedepunkte, Dichten, Lichtbrechung usw.

Stör: Acipenser Sturio. Lieferant d. Ichthyocolla (Colla piscium).

Stoffwechsel: Die Gesamtheit der chem. u. physik. Vorgänge, die sich im Körper bei der Resorption der Nahrung u. Sauerstoffs, deren Abbau und Umwandlung zu neuer Körpersubstanz abspielen, s. Assimilation, Dissimilation, Intermediärstoffwechsel.

Stokes: (n. G. G. Stokes, 1819—1903) St, Einheit der kinemat. Viskosität; 1 St = 100 Centistokes (cSt), s. Viskosität.

Stokessche Flüssigkeit: Reagens DAB 6: Lsg. v. 2 Ferrosulfat u. 4 Weinsäure in 30 Aq. Kurz vor Gebrauch ist Ammoniakfl. bis zur schwach alkal. Reaktion zuzusetzen. Das Reagens muß stets frisch bereitet werden. Es dient zur Reduktion von Oxyhämoglobin u. Unterscheidung gegenüber CO-Hämoglobin bei der spektralen Untersuchung (William Stokes, Arzt, Dublin, 1804—1878).

Stolonen: *bot.* Verzweigte, unterirdische Triebe, Ausläufer.

Stoma: (griech.) Mund.

Stomachicum(a): Appetit u. Verdauung anregendes Mittel.

Stomachus: Magen.

Stomatitis: Entzündung der Mundschleimhaut.

Storax: s. Liquidambar orientalis.

Strahlenpilz: Actinomyces bovis*.

Stramentum Avenae: Haferstroh, s. Avena sativa.

Stramentum Papaveris: Mohnstroh, s. Papaver somniferum.

Stramonium HOM: s. Datura stramonium. **Str. e. seminibus** HOM: s. Datura stramonium.

Strangurie: Harnzwang.

Straßburger Terpentin: s. Terebinthina.

Streptokokken: (griech.) στρεπτός = Kette, κόκκος = Kugel) Kettenkokken, Kugelbakterien, die sich kettenförmig aneinanderreihen, grampositiv, unbeweglich. In diese Gattung gehören zahlreiche Krankheitserreger: Erysipel, Sepsis, Puerperalfieber, Scharlach, Wundinfektionen, Phlegmone, sowie die Gruppe der Enterokokken*.

Streptomyces: Gattung gramposit. aerober Bakterien, allg. als Pilze bezeichnet, die zur Familie Streptomycetaceae gehören, sie liefern zahlreiche Antibiotica (s. Streptomycin, Chloramphenicol, Aureomycin, Neomycin, Terramycin, Kanamycin, Actinomycin u. a.).

Streptomycin: Antibioticum, das aus dem Pilz **Streptomyces griseus** (Actinomyceten) gewonnen wird. Seine chem. Formel ist $C_{21}H_{39}N_7O_{12}$. Es handelt sich um ein Trisaccharid mit zwei Guanidinresten. Streptomycin wurde 1943 von Waksmann, Bugie u. Schatz (USA) entdeckt, die ihren ersten Bericht 1944 herausgaben. Die Gew. erfolgt unter ähnlichen Kautelen wie die des Penicillins. Als Nebenprodukt wird hierbei Vitamin B_{12} (s. d.) erhalten. Das gebildete Str. wird aus dem Substrat mittels Adsorption an aktive Kohle extrahiert, ausgewaschen u. konzentriert. Durch Hydrierung entsteht Dihydrostreptomycin (s. unten). Reines Streptomycin ist ein weißes hygroskop. Pv., hitzestabil u. optisch aktiv; ll. in Aq. unl., in A. Lösungen sind längere Zeit haltbar (bei Zusatz von Stabilisatoren, z. B. p-Hydroxybenzoesäureester, sind Lsgen jahrelang haltbar). Die **Wirksamkeit** erstreckt sich gegen grampositive, vor allem aber auch gegen gramnegative Erreger. **Hauptindikationen** sind: Tuberkulose aller Formen, vor allem Miliar-, Meningitis-, Lungen-, Darm-, Gelenk- u. Knochen-Tbc, ferner Tularämie, Granuloma inguinale (venereum), Friedländer-Pneumonie, Infektionen der Harnwege, Gonorrhöe. Str. wird hauptsächlich parenteral angewandt, oral nur bei bakteriellen Darmerkrankungen, z. B. Brechdurchfall; bei Meningitis tuberculosa intralumbal (Dihydrostr. kann wegen seiner starken neurotoxischen Wirkungen nicht intralumbal angew. werden). Alle Streptomycin-Salze enthalten wenigstens 650 mg wirksame Substanz pro Gramm Trockensubstanz, Dihydrostr. wenigstens 725 mg. Dos. 1 (bis 2) g tgl., i.m.; Langzeittherapie 3 · 1 g wöchentl., insges. 30—60 g (bei schwerer Lungen- oder Meningitis-Tbc bis 90 g u. mehr; audiometr. Kontrolle!); Rinde 30 mg/kg i.m. 1 g Streptomycin-Base entspricht 1 Million E. Die Ausscheidung des Str. erfolgt durch den Urin, jedoch geht die Ausscheidung langsamer vor sich als die des Penicillins. **Lokal** wird Str. meistens in Kombination mit anderen Antibiotica oder Chemotherapeutica, bei Wundinfektionen, Entzündung des äuß. Gehörganges, Konjunktivitis u. ähnl. angew. Als Nebenwirkungen treten neurotoxische, nephrotoxische u. allergische Reaktionen auf, Übelkeit, Erbrechen, Sehstörungen sowie Schädigungen des Gleichgewichtsapparates u. d. Gehörvermögens, beim Pflegepersonal kommen Kontaktdermatiden u. Conjunktivitis vor (prophylaktisch Gummihandschuhe u. Schutzbrille!). Dihydrostr. ruft weniger allergische Reaktionen hervor, hat aber ausgeprägtere Wirkung auf den Gehörapparat. Häufig wird Str. zusammen mit Dihydrostr. gegeben (Miscomycin®, Stellamycin®, Protomycin®). Da nach Str. die Bakterien eine besonders schnelle Resistenzsteigerung zeigen, kombiniert man Str. auch mit Sulfonamiden, PAS oder mit Penicillin (Hostamycin®, Fortecillin®, Supracillin®, Omnamycin®).

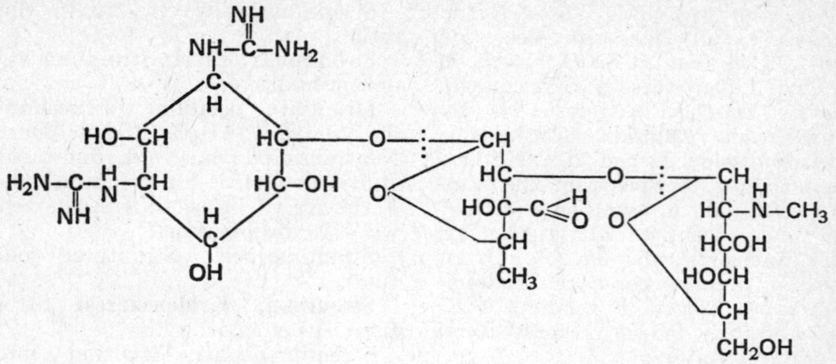

Streptidin *Streptose*)* *N-Methyl-glucosamin*

Streptomycin

*) Dihydrostreptose in Dihydrostreptomycin

Streptomycinsulfat: Streptomycinum sulfuricum,

$C_{42}H_{84}N_{14}O_{36}S_3$,

Mol. 1457; DAB 7: Gehalt mind. 87,5%, berechn. auf d. getrockn. Substanz; die mikrobiolog. Bestimmung der Wirksamkeit muß, berechn. auf die getrockn. Substanz, einen Gehalt von mind. 645 bis max. 820 I.E. je mg. ergeben. 1 mg Streptomycinsulfatstandard entspricht 780 I.E.; 1 I.E. ist in 0,001282 mg des Strept.-sulfat-Standards enthalten. Weißes bis fast weißes, hygr. Pv. von schwach bitterem Geschmack. sll. in Aq., praktisch unl. in absol. A. Spez. Drehung $(\alpha)_D^{20^\circ}$ = —78,0° bis —83,0° (= 2,0; Aq.). Aufbewahrung: Bei einer Temperatur unter 25° in sterilisierten und keimdichten Gefäßen. Vorsichtig aufzubewahren. (® Streptomycinsulfat „Bayer", „Hoechst", „Heyl".)

Dihydrostreptomycinsulfat: Dihydrostreptomycinum sulfuricum

$C_{42}H_{88}N_{14}H_{36}S_3$.

Mol. 1461; DAB 7: Die mikrobiolog. Bestimmung der Wirksamkeit muß, berechn. auf d. getrockn. Substanz, einen Gehalt von mind. 665 bis max. 820 I.E. je mg. ergeben. 1 mg Dihydrostreptomycinsulfat-Standard entspricht 760 I.E.; 1 I.E. ist in 0,001316 mg Dihydrostreptomycinsulfat-Standard enthalten. Weißes bis fast weißes Pv. von schwach bitterem Geschmack, ll. in Aq., praktisch unl. in A. Spez. Drehung: $(\alpha)_D^{20^\circ}$ = —82° bis —88° (Meßlsg. 2 g in 100 ml Aq.). Aufbewahrung: Bei einer Temperatur unter 25° in sterilisierten und keimdichten Gefäßen. Vorsichtig aufzubewahren. (Dihydrostreptomycin-Sulfat „Bayer", „Hoechst".)

Stress: (nach Selye, USA) Reaktionszustand des Organismus bei Überbeanspruchung, z. B. durch vermehrte Muskelarbeit, Wärme, Kälte oder durch irgendwelche Reize u. Schädigungen, wie Verletzungen, Verbrennungen, Blutverluste, Infektionen, Strahleneinwirkungen, Schocks usw. (stressor agents). Man bezeichnet die Gesamtheit der Reaktionen als Anpassungs- oder Adaptionssyndrom u. unterscheidet ein Stadium der Alarmreaktion, ein Stadium der Resistenz oder Gegenregulation u. ein Stadium der Erschöpfung (Endstadium). Hierbei spielt das Hypophysen- u. Nebennierenrindensystem eine bedeutende Rolle: der Körper sucht sich durch Mobilisierung des ACTH u. erhöhter Ausschüttung von Glycocorticoiden bzw. Cortison (Stress-Hormone) anzupassen. Die Anw. von ACTH hat bei Stress besondere Erfolge gezeigt.

Strobuli Lupuli: Hopfenzapfen, s. Humulus lupulus.

Strobuli Pini: Turiones Pini, Kiefernsprossen, s. Pinus silvestris.

Strobulus: *bot.* Zapfen.

Strontium: Sr, AtG. 87,62, II-wertig; D. 2,6; F. 757°; Kp. 1366°; Härtegrad 0,8; Ordnungszahl 38; 1793 von Klaproth entd., 1808 von Davy isoliert. Silberweißes, weiches Metall, dem Calcium ähnlich. Geht an d. Luft in Str.-Oxid, SrO, bei Feuchtigkeit in Str.-Hydroxid, $Sr(OH_2)$ über, mit H_2O entwickelt es Wasserstoff u. Str.-Hydroxid. Nat.: im Coelestin, $SrSO_4$, Strontianit, $SrCO_3$, auch in einigen Mineralwässern (Kreuznach). Darst.: Durch Elektrolyse des geschmolzenen Chlorids. *Nachweis*: Strontiumsalze färben die Flamme karmoisinrot (im Spektrum eine orange = 604,5 nm u. eine blaue = 460,7 nm Linie). Schwfs. fällt weißes kr. Strontiumsulfat, das in SS unl. ist (Barium muß vorher durch Kaliumdichromat ausgefällt werden). Str.-Salze werden in der Feuerwerkerei (Rotfeuer) verwendet.

Strontium bromatum ERG: Strontiumbromid, $SrBr_2 + 6H_2O$. Mol. 355,6. Geh. mind. 97,4%; D. 2,35. Farbl., sehr hygr. Kr., ll. in Aq. u. A., unl. in Ae. Darst.: Durch Neutralisieren von verd. Bromwasserstoffsäure mit Strontiumcarbonat u. Eindampfen zur Krist. Anw. med.: als Sedativum, bei Hyperazidität sowie als Röntgenkontrastmittel.

Strontiumbromid: Strontium bromatum ERG*.

Strontiumcarbonat: Strontium carbonicum*.

Strontiumcarbonat, Gefälltes: Strontium carbonicum praecipitatum*.

Strontium carbonicum: Strontiumcarbonat, Kohlensaures Strontium, $SrCO_3$. D. 3,7. Nat.: als Strontianit. Weiß. Pv., l. in kohlensäurehalt. Aq. u. SS. Anw. med.: als Antacidum. Dos. 0,3—2 g.

Strontium carbonicum praecipitatum: Gefälltes Strontiumcarbonat. Darst.: Durch Fällen von Strontiumchloridlsg. mit Natriumcarbonatlsg. Weiß. Pv., unl. in Aq., ll. in verd. SS. Anw.: in der Feuerwerkerei für Rotfeuer. HOM: Strontium carbonicum = Strontium carbonicum praecipitatum.

Strontium chloratum ERG: Strontiumchlorid, $SrCl_2 + 6H_2O$. Mol. 266,7. D. 1,93. Farbl. nadelförmige Kr., ll. in Aq. u. A. Darst.: Durch Auflösen von Strontiumcarbonat in Salzsäure und Eindampfen zur Krist. Anw. med.: selten bei Hunger-Osteopathien (Knochenerkrankungen), bisweilen als Röntgen-Kontrastmittel.

Strontium chloricum: Strontiumchlorat, $Sr(ClO_3)_2$; weiß. kr. Pv., sll. i. Aq., wl. i. A.; Anw. i. d. Feuerwerkerei (Rotfeuer), darf nicht mit oxidierbaren Substanzen zusammenkommen.

Strontiumchlorid: Strontium chloratum ERG*.

Strontiumhydroxid: Strontium oxydatum hydricum*.

Strontium jodatum: Strontiumjodid, $SrJ_2 + 6H_2O$. Darst.: Durch Neutralisieren von verd. Jodwasserstoffsäure mit Strontiumcarbonat. Farbl. Kr., ll. in Aq. u. A. Anw. med.: wie Kalium jodatum.

Strontiumjodid: Strontium jodatum*.

Strontium, Kohlensaures: Strontium carbonicum*.

Strontiumnitrat: Strontium nitricum*.

Strontium nitricum: Strontiumnitrat, Salpetersaures Strontium, $Sr(NO_3)_2$. Mol. 211,5. D. 3,0; F. 645°. Darst.: Durch Auflösen von Strontianit in verd. Salpetersäure. Farbl. Kr., sll. in Aq., l. in A. Anw.: in der Feuerwerkerei für Rotfeuer.

Strontiumoxidhydrat: Strontium oxydatum hydricum*.

Strontium oxydatum hydricum: Strontiumhydroxid, Strontiumoxidhydrat, $Sr(OH)_2 + 8H_2O$. Farbl. Kr. Darst.: Durch Umsetzen von Strontiumoxid mit Aq. Anw.: in d. Zuckerindustrie zur Entzuckerung der Melasse.

Strontiumsalicylat: Strontium salicylicum*.

Strontium salicylicum: Strontiumsalicylat, Salicylsaures Strontium,

$$[C_6H_4(OH)COO]_2Sr + 2H_2O.$$

Weiß. kr. Pv., l. in Aq., wl. in A. Darstellung: Durch Erhitzen von Salizylsäure mit Aq. u. Strontiumcarbonat. Anw. med.: als Darmantisepticum. Dos. 0,3 g mehrmals tgl.

Strontium, Salicylsaures: Strontium salicylicum*.

Strontium, Salpetersaures: Strontium nitricum*.

Strontiumsulfid: Strontium sulfuratum ERG*.

Strontium sulfuratum ERG: Strontiumsulfid, SrS. Mol. 119,7. D. 3,7. Geh. mind. 60%. Gelbl. oder fleischfarbenes Pv., das mit SS Schwfwst. entwickelt. Anw.: als Enthaarungsmittel (50%); techn.: zu Leuchtfarben.

g-Strophanthin: Strophanthin, Strophanthinum, Ouabain, 1,3,5,11,14,19-

Hexahydroxy-cardenolid-rhamnosid-(3); $C_{29}H_{44}O_{12} \cdot 8H_2O$; Mol. 728,80; Geh. Bezogen auf d. getrocknete Substanz mind. 95,0% herzwirksame Glykoside, berechnet als g-Strophanthin. Das Glykosid aus den Samen v. **Strophanthus gratus***. Farbl. glänz. Kr. od. weiß., kr. Pv. v. bitterem Geschmack, l. in Aq. (1:100) und in A. (1:30). Die wäß. Lsg. dreht d. polarisierten Lichtstrahl nach links. Für eine 1%ige wäß. Lsg. ist $[\alpha]_D^{20°}$ = —30° bis —33°. **k-Strophanthin** stammt von **Strophanthus kombe, h-Strophanthin** von **Strophanthus hispidus.** Med. verwendet werden nur das k- und g-Strophanthin. Im DAB 7 ist nur das g-Strophanthin offizinell, in anderen Pharmakopoen das k-Strophanthin. Anw. med.: ähnlich wie Digitalis, bei schweren Herzdekompensationen sowie bei akuter Herzschwäche (keine Kumulation; jedoch darf Str. niemals unmittelbar nach Digitalis verabfolgt werden, wegen der Summation der Wirkungen; Digitalis kann aber ohne Gefahr nach Str. gegeben werden, da Str. schnell ausgeschieden wird). Anw.: fast nur intravenös. Dos. ¼ bis ½ mg; MD inn. 0,00025 g; MTD 0,00075 g.

Strophanthus-Arten: (Name von griech. στρέφω = drehen u. ἄνδος = Blume, weil in der Knospe die Zipfel der Blumenkrone seilartig gedreht sind). Fam. Apocynaceae. **Strophanthus gratus** (Trop. Westafrika, in d. Wäldern an d. Küste, v. Sierra Leone bis zur Kongomündung). Stpfl. v. **Semen Strophanthi** DAB: Strophanthussame, der reife, v. seinem federbuschart. Fortsatz befreite, gelbe Same. Best.: 3—8% g-Strophanthin (ident. mit Ouabain*), das hydrolytisch in g-Strophanthidin u. Rhamnose spaltet (mind. 4%), ferner ca. 30% fett. Öl, Saponine, Cholin, Trigonellin, Harz. Asche max. 7%. Anw. med.: s. Strophanthin (Tct. Strophanthi). HOM: Strophanthus, d. reife v. d. Grannen befreite Same. (Aufbewahrung: Droge, Urtinktur, 2. u. 3. Dez.-Pot. vorsichtig.) **Strophanthus kombe** (trop. Ostafrika). Stpfl. v. **Semen Strophanthi Kombe** ERG: Kombe-Strophanthussame. Der von den Grannen befreite reife Same. Best.: k-Strophanthin, das in den meisten ausländischen Arzneibüchern off. ist, seine Wirkung ist jedoch nur halb so stark wie die des g-Strophanthin. Das genuine Hauptglykosid ist indessen k-Strophanthosid, das aus 1 Mol. Cymarose u. 2 Mol. Glucose besteht u. das ca. ¾ des Glykosidgehalts d. Droge ausmacht sowie dessen Spaltprodukt Cymarin (k-Strophanthosid wird durch α-Glukosidase in k-Strophanthin-β u. Glukose gespalten). Asche max. 6%. MD 0,3 mg, MTD 1 mg i.v. **Strophanthus hispidus** (Oberguinea) liefert das weniger verwendete h-Strophanthin. Die Strophanthus-Arten werden v. d. Eingeborenen zur Herstellg. v. Pfeilgiften benutzt, die im Gegensatz zu Curare (s. Strychnos-Arten) auch oral zur Wirkung gelangen. Die Samen von **Strophanthus sarmentosus** (Afrika) liefern Sarmentogenin*, das zur synth. Herst. von Cortison dient.

Strophanthussame: Semen Strophanti, s. Strophanthus gratus.

Strophanthussame: Semen Strophanthi kombe, s. Strophanthus kombe.

Strophanthustinktur: Tinctura Strophanthi DAB 6.

Strukturformel: Konstitutionsformel, chem. Formel, die ein Bild der gegenseitigen Bindungsverhältnisse d. Atome vermittelt, im Gegensatz zur **empirischen** od. **Molekularformel,** die lediglich die atomistische Zusammensetzung eines Moleküls wiedergibt, z. B.:

Empirische Formel Strukturformel

NH_3

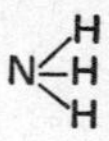

Strukturisomerie: s. isomer.

Struma: Kropf; **Strumitis:** Kropfentzündung.

Strychnin: Strychninum*.

Strychninnitrat: Strychninum nitricum*. **Strychnin, Salpetersaures:** Strychninum nitricum*. **Strychninsulfat:** Strychninum sulfuricum*. **Strychnin, Schwefelsaures:** Strychninum sulfuricum*.

Strychninum, Strychnin, Alkaloid aus den Samen v. **Strychnos nux vomica** (Brechnüssen) u. **Strychnos Ignatius** (Ignatiusbohnen), s. Strychnos-Arten; $C_{21}H_{22}N_2O_2$.

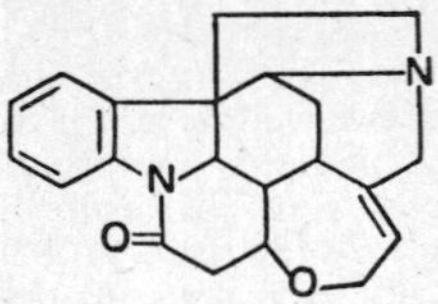

Strychnin

Mol. 334,42. F. 268°. Die Gew. geschieht durch Ausziehen der Samen mit schwefelsäurehaltigem Aq. und Ausfällen des Alkaloids mit Kalk. Farbl., außerordentl. bitter schmekkend. Kr., l. in A., wl. in Ae., swl. in Aq.; die Lsgn. sind opt. linksdrehend. Anw.: zur Herst. der Strychninsalze (Strychnin wurde 1818 von Pelletier und Caventou isoliert; Francois Magendie empfahl 1821 seine Anw. als Heilmittel). **Strychninnitrat:** Strychninum nitricum, Salpetersaures Strychnin,

$$C_{21}H_{23}N_3O_5,$$

Mol. 397,4. Farbl., sehr bitter schmekkende Kr. (noch in Verd. 1:670000). l. in 90 Aq. u. 3 sied. Aq., in 70 A. u. 5 sied. A., fast unl. in Ae., Chlf., Schwk., $[\alpha]_D^{20°}$ = —27° bis —31°. Darst.: Durch Erhitzen von Strychnin mit Salpetersäure. Anw. med.: Str. wirkt in kleinsten Dosen anregend auf die sensiblen Nerven, bei funktionellen Störungen des Seh- u. Hörvermögens, ferner b. Lähmungen, Kreislaufstörungen, Kreislaufkollaps, Magenatonie, bei Sehstörungen und beginnenden Erblindungen. MD 0,005 g; MTD 0,01 g. Größere Dosen bewirken eine abnorme Steigerung der Reflexerregbarkeit des Atem- und Brechzentrums und führen bis zu starrkrampfähnlichen Zuständen, wobei d. Tod durch Krampf der Respirationsmuskeln od. durch Lähmung des Rückenmarks eintritt. Dos. let. 0,02—0,1 g. Antid.: Künstl. Atmung, evtl. Aderlaß, Chloralhydrat (evtl. rektal), Evipan-Natrium, Luminal, Magenspülung (nach Beseitigung der Krämpfe) mit 1-promilliger Kal.-permanganatlsg., s. Tabelle „Vergiftungen u. Gegenmittel". HOM: Strychninum nitricum. (Aufbewahrung: Ursubstanz, 1.—3. Dez.-Pot. sehr vorsichtig.) (Strychnin dient ferner in großem Umfange zum Vergiften von Tieren, wie Ratten, Mäusen, Krähen, Raubtieren.)

Strychninum sulfuricum: Strychninsulfat, Schwefelsaures Strychnin,

$$(C_{21}H_{22}N_2O_2)_2 \cdot H_2SO_4 + 5H_2O.$$

Farbl. Kr., l. in Aq., wl. in A. Anw.: wie Strychninnitrat.

Strychnos-Arten: Fam. Loganiaceae. **Strychnos ignatii:** (Kletterstrauch, heim. auf den Philippinen). Stpfl. von **Semen Ignatii (Faba St. Ignatii, Faba febrifuga):** Ignatiusbohne. Best.: Strychnin (bis ca. 1,7%), Brucin (bis ca. 1,35%), Loganin, Chlorogensäure, Gerbsäure, Stärke. Anw.: als Tonicum u. Amarum wie Semen Strychni. HOM: Ignatia, die reifen getrockneten Samen. (Aufbewahrung: Droge, Urtinktur, 1.—3. Dez.-Pot. vorsichtig.) **Strychnos nux vomica:** Brechnuß (niedriger Baum in Vorderindien, Malabarküste, Hinterindien, Ceylon, Kotschinchina, Malaiischer Archipel, nördl. Australien). Stpfl. v. **Semen Strychni:** Brechnuß, Krähenauge, Nux vomica, die reifen Samen; diese sind scheibenförmig, fast kreisrund, ∅ ca. 2—2,5 cm, von graugelber, bisweilen grünlich schimmernder Farbe, mit seidenglänzender Haarepidermis, sehr hart (hornartig), aber in warm. Wasser leicht erweichend. Best.: Die Alkaloide Strychnin (ca. 1%), Brucin (ca. 1,5%), ferner d. Alkaloide Pseudostrychnin, Vomicin, Colubrin (Ges.-A.-Geh. ca. 3—5%), das Glykosid Loganin, Chlorogensäure, fettes Öl, Phytosterin, Eiweiß, Cholin, Zucker. Asche max. 3%. Anw. med.: als Tonicum u. Amarum, als anregendes Mittel bei Schwächezuständen (DAB 6: Extractum Strychni, Tinctura Strychni). HOM: Nux vomica, d. reifen Samen. (Aufbewahrung: Droge, Urtinktur, 2. u. 3. Dez.-Pot. vorsichtig.) *Geschichtl.*: Strychnos führt schon Dioskurides an, aber erst im 15. Jahrh. wurden die Samen in Europa bekannt, erstmalig beschreibt 1540 Valerius Cordus die „Krähenaugen", die damals ausschließlich zur Tiervergiftung dienten. **Hoang Nau** ist ein aus der Rinde von Strychnos malaccensis hergestelltes Pfeilgift, es enthält ebenfalls Strychnin u. Brucin. HOM: Hoang Nau, die getrocknete Rinde. **Strychnos toxifera:** s. Curare.

Studentenblumen: Flores Calendulae sine Calycibus, s. Calendula officinalis.

Stufenmessung: Messung d. Säurestufen, Bathometrie, pH-Messung, s. Wasserstoffionenkonzentration.

Stuhluntersuchung auf Blut: s. Benzidinprobe.

Stuhlzäpfchen: s. Suppositorien.

Sturmhut: Aconitum napellus*.

Styli: Bacilli medicati. **Styli caustici:** Ätzstifte, s. Arzneiformen.

Stylus: *bot.* Griffel, s. Blüte.

Stypticum(a): Syn. Hämostypicum, Blutstillungsmittel.

Styptizin®: s. Cotarninium chloratum.

Styrax: s. Liquidambar orientalis; **St., Amerikanischer:** s. Liquidambar styraciflua unter L. orientalis. **St.-Balsam:** Styrax, s. Liquidambar orientalis. **St. benzoides** und **St. tonkinense:** Stpfln. v. Siam-Benzoe, s. Benzoe. **St.-Benzoin:** Stpfl. v. Sumatra-Benzoe, s. Benzoe. **St. calamitus:** s. Liquidambar orientalis. **St. liquidus:** s. Liquidambar orientalis.

Styrol: Vinylbenzol, Phenyläthen, C_6H_5—CH = CH_2. Best. des Styrax (s. Liquidambar orientalis), auch im Steinkohlenteer; entsteht auch durch trockene Dest. von Zimtsäure, als techn. Ausgangsmaterial dient Äthylbenzol. Farbl., angenehm riech. Fl. mit A. u. Ae. mischbar, swl. in Aq. D. 0,9, Kp. 146°. Leicht polymerisierbar zu Polystyrolen, die als Kunststoffe ausgedehnte Verwendung finden (elektr. Isoliermaterial; Haushaltsgegenstände usw., Buna S usw.). Ferner findet Styrol Anw. in der Riechstoffindustrie.

Styron: Alcohol cinnamylicus*.

Styrylalkohol: Alcohol cinnamylicus*.

Sub: (lat.) Unter; **Subakut:** Weniger heftig verlaufend.

Subazidität: Verminderter Säuregeh. des Magensaftes (Hypoazidität).

Suber, Suber quercinum: Cortex Quercus suber, Kork, s. Quercus-Arten.

Subera: Korkstopfen.

Suberin: Korksubstanz.

Subkutan: Unter die Haut; **subkutane Injektion** = Einspritzung unter die Haut; **subkutane Infusion:** Eingießen größerer Flüssigkeitsmengen (physiol. Kochsalzlösung, Traubenzuckerlsg.) unter die Haut (1000 bis 1500 bis 2000 ml).

Sublimat: Hydrargyrum bichloratum*. **Sublimatpastillen:** Pastilli Hydrargyri bichlorati DAB 6.

Sublimation: Überführung eines flüchtigen festen Stoffes in den Dampfzustand und Wiederverdichten des Dampfes zu dem festen Stoff, dem „Sublimat", das auf diese Weise v. verunreinigenden, nicht flüchtigen Stoffen getrennt wurde. Der feste Stoff kann entweder sofort, ohne zu schmelzen, verdampfen (z. B. Salmiak, Kampfer, Jod) oder er kann zunächst schmelzen (z. B. Schwefel, Quecksilber(II)-chlorid) u. dann erst in den Dampfzustand übergehen.

Meist geht die Sublimation unterhalb des Schmelzpunktes vor sich. Die Subl.-Geschwindigkeit läßt sich durch Verminderung des Drucks wesentlich erhöhen (Vakuum). Ein zwecks Erzielung eines größeren Reinheitsgrades mehrfach durchgeführtes Verdampfen u. Wiederverdichten nennt man „fraktionierte Sublimation". Mit „Sublimationswärme" bezeichnet man diejenige Wärmemenge, die zur Sublimation von 1 g eines Stoffes nötig ist.

Sublingual(is, e): Unter der Zunge liegende Sublinguale. Anw. von Arzneimitteln (Tabletten) erfolgt, um den Magen-Darm-Kanal zu umgehen, wo manche Arzneistoffe eine unerwünschte Zersetzung erfahren.

Submers-Verfahren: Tieftank-, Untertauchverfahren, s. Penicillin.

Submikronen: s. Kolloide.

Subscriptio: (lat. subscribere = darunterschreiben) Auf Rezepten die Anweisung über Zubereitung und Abgabe einer Arzneiverordnung.

Subspecies: *bot.* Unterart, abgek.: ssp.

Substantive Farbstoffe: Direktfarbstoffe*.

Substituent: s. Synthese.

Substitution, Chemische: s. Synthese.

Substitutions-Isomerie: s. Benzolring.

Substitutionstherapie: Zuführung v. im Körper normalerweise vork. Stoffen bei Ausfall oder mangelnder Tätigkeit innersekretorischer Drüsen (Organotherapie, Implantation, Hormoninjektion).

Substrat: Grundlage, Nährboden (f. Bakterien u. Pilze); bei Enzymen diejenige Substanz, auf der sie spezifisch wirksam sind.

Subtilin: Antibioticum aus **Bacillus subtilis.** Anw.: bes. geg. Milzbrand u. Tbc.; da es auch hitzeresistente Bakt. tötet, wird es haupts. in d. USA zur Sterilisierung von Konserven benutzt.

Subtilis: Fein, z. B. pulvis subtilis.

Succade: Zitronat, s. Citrus medica subsp. Cedra.
Cedra subsp. Cedra.

Succinate: Salte der Bernsteinsäure, s. Acidum succinicum.

Succinit: Bernstein, s. Succinum.

Succisa pratensis: (Scabiosa succisa) Fam. Dipsaceae, Teufelsabbiß (Morsus Diaboli) (Europa). Stpfl. v. **Radix Morsus Diaboli** (Radix Scabiosae): Teufelsabbißwurzel. Best.: Saponin, Bitterstoff, Gerbstoff, ein Glykosid, Stärke, Saccharose. Anw. volkst.: als „Blutreinigungsmittel", als Diureticum, ferner bei Husten, Heiserkeit, Lungenleiden, Würmern u. a.; äuß.: bei Hautkrankheiten, Ekzemen, Geschwüren, Quetschungen usw. HOM: Scabiosa Succisa, die frische Wurzel.

Succinum: Bernstein, Electrum, Agtstein, d. fossile aus d. Tertiärzeit stammende Harz v. Pinus succinifera, Hauptfundorte sind d. Ostseeküsten („Blaue Erde" des Samlandes). Best.: Borneolester, Bernsteinsäureester, ferner Succinoabietinsäure, Schwefel. **Oleum Succini crudum:** Rohes Bernsteinöl, ein durch trockene Dest. aus Bernsteinabfällen gew., teerartiges Öl. **Oleum Succini rectificatum** ERG: Gereinigtes Bernsteinöl; gew. durch Dest. des rohen Bernsteinöls mit Wasserdampf. Hellgelbes, widerlich riech. Öl; opt. rechtsdrehend ($\alpha_D^{20°}$ = +21° bis +31°). D. 0,915—0,945. Anw. volkst.: als krampfstillendes Mittel.

Succinyl®: s. Curare.

Succus: (richtig „sucus") Saft.

Succus Aloes inspissatus: s. Aloe.

Succus Carnis recens: Maceratio Carnis, frischer Fleischauszug. Mazeration von Fleisch mit angesäuertem Aq.

Succus Citri: Zitronensaft, s. Citrus medica.

Succus Juniperi inspissatus: s. Juniperus communis.

Succus Liquiritiae: Süßholzsaft, s. Glycyrrhiza glabra*. **S. Liquiritiae depuratus:** Gereinigter Süßholzsaft. Darst.: Durch Ausziehen v. Süßholzsaft mit Aq. bei Zimmertemperatur u. Eindampfen der filtr., klaren Fl.

Suchtkraut: Galega officinalis*.

Sucrose: amerik. Bezeichng. für Rohrzucker.

Sudan III: Reag. DAB 7.

Sudanfarbstoffe: Wasserunlösliche Azofarbstoffe, l. in Ölen, Fetten, Wachsen, Harzen, Kohlenwasserstoffen. Alkoholen usw. Anw.: zum Färben von Kerzen, Wachsen, Lacken, Ölen, Schuhpflegemitteln usw., z. T. auch in der Mikroskopie.

Sudanglycerin: Zur Prüfung von Drogen auf Suberin, Kutin, fettes u. äth. Öl. Das Drogenpräparat wird mit Sudanglycerin mehrmals schwach erwärmt. Nach 30 Minuten sind verkorkte Zellwände, kutinisierte Schichten und Öle orangerot gefärbt. Herst. des Reagens: 0,50 g Sudan III werden mit 50 ml A. 96% zum Sieden erhitzt u. das Filtrat mit Glycerin zu 100 ml verdünnt.

Sudantee: s. Hibiscus sabdariffa.

Sudor: Schweiß.

Sudoriferum(a): Syn. Diaphoreticum(a), Schweißtreibendes Mittel.

Süßholz: Radix Liquiritiae, s. Glycyrrhiza glabra. **S., Asiatisches:** Glycyrrhiza uralensis*. **Süßholzsaft:** Succus Liquiritiae*. **Süßholzsaft, Gereinigter:** Succus Liquiritiae depuratus*. **Süßholzsirup:** Sirupus Liquiritiae DAB 6.

Süßkirsche: Prunus avium, s. Prunus-Arten.

Suffimentum: (lat. fumare = rauchen) Räuchermittel.

Suffusion: Flächenhafter Bluterguß unter der Haut.

Suffix: in der organ. Nomenklatur an den Stoff- bzw. Gruppennamen angehängte Nachsilbe, wie z. B. -ol, -al, -thiol.

Sugillation: Blutunterlaufung.

Suicid(ium): Selbstmord.

Suk(k)ulent: Saftreich. **Suk(k)ulente:** *bot.* Pfln. mit fleischig-saftigen (nicht schleimigen) Sprossen oder Blättern.

Sulfactin®: Dimercaprol, BAL, 2,3-Di-thio-propanol, zur i.m. Anw. b. Schwermetallvergiftungen; Dos. 2,5 mg pro kg Körpergewicht (Amp. zu 2 ml = 100 mg Dithiopropanol); bei bedrohlichen Zuständen 4—6 Ampullen intraglutäal pro die, vgl. BAL.

Sulfadiazin: s. Sulfonamide.

Sulfaguanidin: s. Sulfonamide.

Sulfonaminsäure: $H_2N \cdot SO_3H$, Amidosulfosäure, Monamid der Schwefelsäure. Farbl. Kr., l. in Aq. u. A.; D. 2,126. Darst.: Durch Umsetzung von Harnstoff oder Ammoniak mit Chlorsulfosäure. Anw. med.: als Calciumsulfamat, $Ca(SO_3NH_2)_2$, zur Calciumtherapie; vielseit. techn. Anw.: Kesselsteinentfernung, Metallbeizerei, Galvanotechnik, Gerberei, in Feuerlöschmitteln, als Flammschutzmittel, als Säureträger b. Schaumbäd. u. Badesalzen usw.

Sulfanilamid: s. Sulfonamide.

Sulfonilamide: s. Sulfonamide.

6-Sulfanilamido-2,4-dimethylpyrimidin: Sulfisomidin, s. Sulfonamide.

Sulfanilamidothiazol: Sulfathiazol, s. Sulfonamide.

Sulfanilguanidin: s. Sulfonamide.

Sulfanilsäure: Acidum sulfanilicum, 4-Amino-benzol-sulfonsäure,

$$HO_3S \cdot C_6H_4 \cdot NH_2,$$

Mol. 173,2; weiß. bis fast weiß. Pv., wl. in Aq. von 20°, l. in sied. Aq. (1 + 15), prakt. unl. in A., Ae., Benzol. Reagenz DAB 7, zur Identitätsprüfg. von Östradiol; DAB 6: zur Herst. d. Diazoreagenz (s. Tab. „Harnuntersuchung").

Sulfanilthiocarbamid, Sulfanilthioharnstoff: s. Sulfonamide.

Sulfa-Präparate: s. Sulfonamide.

Sulfa-Perlongit®: Perorales Depot-Sulfonamid, s. Sulfonamide.

Sulfapyridin: s. Sulfonamide.

Sulfapyrimidin: s. Sulfonamide.

Sulfa-Tardocillin®: Penicillin-Sulfonamid-Kombination (Tardocillin s. unter Penicillin) zur oralen Therapie gegen bakterielle Mischinfektionen mit grampositiven u. gramnegativen Keimen.

Sulfat-asche: Untersuchungsmethode nach DAB 7: Unter Sulfatasche werden die in Prozent angegebenen nichtflüchtigen Anteile verstanden, die beim Glühen einer mit konz. Schwefelsäure versetzten Substanz zurückbleiben.

Sulfatasen: Enzyme (Esterasen), die Ester d. Schwefs. (Phenolschwefelsäure, Chondroitinschwfs., Indoxylschwfs. usw.) spalten (Phenolsulfatase, Chondrosulfatase u. a.), sie kommen in Pilzen, Mollusken, Bakterien vor, bei höheren Tieren vor allem in den Nieren.

Sulfate: Salze der Schwefelsäure.

Sulfate de Quinidine: s. Chinidinsulfat.

Sulfate de Quinine: s. Chininsulfat.

Sulfathärte: Begriff bei der Trinkwasseruntersuchung, s. Aqua fontana.

Sulfathiazol: s. Sulfonamide.

Sulfathiourea: s. Sulfonamide.

Sulfhämoglobin: s. Hydrogenium sulfuratum.

Sulfhydrate: Syn. Hydrosulfide, Verbindungen nit der Atomgruppe —SH—, die sauren Salze des Schwfwst., z. B. Kaliumhydrosulfid KSH.

Sulfhydrylessigsäure: Thioglykolsäure*.

Sulfhydrylgruppe: SH-Gruppe, wichtiger Bestandteil von Eiweißstoffen und Enzymen.

Sulfide: Salze des Schwefelwasserstoffs.

Sulfinid: Saccharin*.

Sulfisomidin: s. Sulfonamide.

Sulfite: Salze der Schwefligen Säure.

Sulfobenzoesäure:

$$HSO_3 \cdot C_6H_4 \cdot COOH,$$

entst. beim Erhitzen von Benzoesäure m. konz. Schwfs.; 3 Isomere (o-, m-, p-S.), vgl. Saccharin.

Sulfocarbamid: Thioharnstoff*.

Sulfocyanate: Rhodanide*

Sulfoguajakolsirup: Sirupus Kalii sulfoguajacolici DAB 6.

Sulfoharnstoff: Thioharnstoff*.

Sulfonalum DAB 6: Sulfonal, Diäthylsulfondimethylmethan.

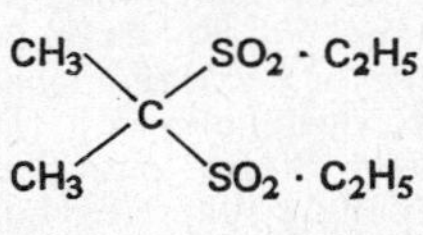

Mol. 228,27, F. 125—126°, wl. in Aq., ll. in sied. Aq. u. sied. A., l. in Ae. Farbl. Kr. Anw. med.: als Schlafmittel (nicht mehr gebräuchlich). Dos.

0,5—0,8 g; MD 1 g; MTD 2,0 g. S. wird langsam resorbiert und langsam wieder ausgeschieden, Wirkung tritt meist erst nach 2—3 Stunden ein, vgl. auch Methylsulfonalum DAB 6.

Sulfonamide: Sulfanilamide, Amide der Sulfonsäuren (Sulfanilsäure, s. Acid. sulfonicum), die durch die Sulfanilamid-Konfiguration

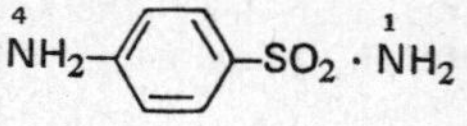

(p-Aminobenzolsulfonamid, Prontalbin) gekennzeichnet sind, An diese Sulfonamidgruppe und einer in p-Stellung dazu befindlichen Aminogruppe ist die Wirkung der Sulfonamide gebunden. Jedoch hat man auch Stoffe mit sulfonamidartiger Wirkung gefunden, die anders aufgebaut sind, in denen z. B. die Amidgruppe fehlt. Die Aminogruppe des Sulfonamidrestes kann durch andere Gruppen ersetzt sein, u. es sind auf diese Weise mit Hilfe aromatischer u. heterozyklischer Reste eine große Anzahl ähnlich wirkender Sulfonamide gewonnen worden. Sie sind derzeitig die wichtigsten Chemotherapeutica zur Bekämpfung bakterieller Infektionen (vgl. Antibiotica).

Wie die Wirkung im Körper zustande kommt (im Reagensglas ist die Wirkung auf Bakterien in normalen Nährböden äußerst gering), ist noch nicht restlos geklärt; sicher ist, daß die Bakterien nicht abgetötet, sondern nur schwer geschädigt werden, so daß sie nunmehr von den körpereigenen Abwehrstoffen (Phagozyten) leicht vernichtet werden können. Es scheint, daß die Sulfonamide auf Grund ihrer ähnlichen chem. Struktur die p-Aminobenzoesäure (Vitamin H′, s. dort), die ein wichtiger biologischer Wachstumsfaktor für die Bakterienzelle ist, verdrängen bzw. austauschen, wodurch die Bildung von Folsäure, Methionin u. anderer für Bakterien lebenswichtiger Stoffe verhindert wird. (Durch Zugabe dieser Stoffe kann die Sulfonamidwirkung völlig aufgehoben werden.) Das Sulfonamid ist als d. Antagonist zum Vitamin H′ zu betrachten. Für den Eintritt der Wirkung ist eine bestimmte Mindestkonzentration des Sulfonamids im Blut notwendig und muß aufrechterhalten werden. Man gibt daher die Sulfonamide in kurzen Abständen, etwa alls 4—6 Stunden, u. in großen Dosen, mehrere Gramm tgl. (Sulfonamid-„Stöße"). Die meisten S. sind schwerlöslich, wandern durch die Darmwand ins Blut, verteilen sich schnell und gleichmäßig in allen Geweben und Körperflüssigkeiten und werden ebenso schnell und unverändert durch die Nieren wieder ausgeschieden (meist zu 90% mit dem Harn). Substituiert man aber mit alkylsulfosauren Alkalisalzen (am N_4), so erhält man in Wasser sehr leicht lösliche u. gut resorbierbare Verbindungen. (Lediglich bei Darminfektionen werden noch die alten schwerlichen S. gebraucht, z. B. Sylfaguanidin). Als Nebenerscheinungen treten bisweilen Sulf- und Methämoglobinbildung, Kopfschmerzen, Benommenheit, Schwindelgefühl, Hauterscheinungen u. auch Anämie auf. Schwerl. S. können zu Konkrementbildung in den Nierenkanälchen führen, was durch reichliche Flüssigkeitsgaben u. Alkalisierung des Harns mit Na bic. verhindert werden kann. Hauptindikationen für S. sind: Pneumonien, Infektionen der Harn- u. Gallenwege, des Magen-Darm-Kanals, Streptokokken- u. Staphylokokkeninfektionen, Gonorrhöe, Typhus, Anaerobier-Infektionen (Gasbrand), Mittelohrentzündung, Wundinfektionen (hier auch äuß. als Puder) usw.

Das erst in neuerer Zeit häufig auftretende Versagen der Sulfonamid-Therapie führt man auf eine zunehmende Verbreitung sulfonamidresistenter Bakterienstämme zurück, jedoch kann hierdurch die therapeutische Bedeutung d. Sulfonamide nicht beeinträchtigt werden, wie auch die S. durch das Penicillin nicht verdrängt werden können. Die Heilwirkung der S. wurde im Jahre 1932 von Gerhard Domagk, F. Mietzsch und Klarer, die das Prontosil auffanden, entdeckt, p-Aminobenzolsulfonamid (Prontalbin) 1908 durch P. Gelmo ohne therapeut. Absicht dargestellt, 1950 erstmals ein diuret. u. 1956 ein antidiabet. wirkendes Sulfanamid therapeut. eingeführt; ab 1958 traten erste Depot-S. auf.

Sulfonamide

I. Verzeichnis der Freinamen (Nr. 1—41) mit zugeordneten offizinellen Namen von DAB 7 u. Ph. Eur. (* vor Ziffer), chem. Kurzbezeichnungen sowie Arzneipräparaten (®; Auswahl). Vorangestellte Ziffer = Nr. der Strukturformel.

1 **Azosulfanilamid:** Prontosil® solubile, Prontosil® S, Neoprontosil®, Rubiazol® injectable; s. a. Nr. 30
Formo-Sulfathiazol s. Sulfathiazol
Homosulfanilamid = Mafenid
Isosulfamerazin = Sulfaperin
2 **Mafenid** (Homosulfanilamid, Sulfamylon): Marfanil®, Mesudin®, Mesudrin®
3 **Phthalylsulfacarbamid** oder Sulfaloxsäure, Kondensationsprodukt mit Formaldehyd: Intestin — Euvernil®
4 **Phthalylsulfacetamid:** Thalisul®, Thalosid®
5 **Phthalylsulfathiazol:** Taleudron®, Sulfathalidine®
6 **Salazosulfapyridin:** Azulfidine®
*7 **Succinylsulfathiazol** Ph. Eur.: Colistatin®, Sulfasuxidine®
Sulfaäthylthiodiazol = Sulfaethidol
8 Sulfabenzolsulfon-methylamid: Neo-Uliron®, Diseptal B®
9 **Sulfacarbamid** (Sulfa(nil)harnstoff, Sulfanilylurea): Euvernil®
10 **Sulfacetamid** (Sulfanil(yl)acetamid): Albucid®, Beocid®, Cetazin®, Septuron®, Sulamyd®, Supracid®, Urosulfon®
11 **Sulfachlorpyridazin:** Nefrosulfin®, Sonilyn®
12 **Sulfadiazin** (Sulfa(nilamido)pyrimidin): Debenal®, Diazine®, Pyrimal®, Ornal® (je $^1/_3$ Sulfadiazin, Sulfaethidol, Sulfamerazin)
13 **Sulfadicramid:** Irgamid®
Sulfadimerazin = Sulfadimidin
14 **Sulfadimethoxin** (Sulfadimethoxypyrimidin): Madribon®, Madriquid®
Sulfadimethoxypyrimidin = Sulfadimethoxin
Sulfadimethyloxazol = Sulfamoxol
Sulfadimethylpyrimidin = Sulfadimidin
*15 **Sulfadimidin** Ph. Eur. (Sulfadimerazin, Sulfamethazin, Sulfadimethylpyrimidin): Diazil®, Vertolan®
16 **Sulfadoxin** (Sulformetoxin): Fanasil®
17 **Sulfaethidol** (Sulfaäthylthiodiazol): Sulfa-Perlongit®, Globucid®, Ornal® (s. Sulfadiazin), Harnosal® (Sulfaethdiol + Sulfamethizol)
18 **Sulfafurazol** (Sulfisoxazol): Gantrisin®; Acetylderivat: Lipo-Gantrisin®
19 **Sulfaguanidin** (Sulfanilguanidin DAB 7): Guanicil®, Resulfon®, Ruocid®
20 **Sulfaguanol:** Enterocura®
Sulfaharnstoff = Sulfacarbamid
Sulfaisodimerazin = Sulfisomidin
Sulfaisodimidin = Sulfisomidin
21 **Sulfalen** (Sulfamethoxypyrazin): Kelfizina®, Longum®
22 **Sulfaloxsäure** (Acidum sulfaloxicum; Sulfaloxic Acid) oder Phthalylsulfacarbamid: Enteromide® (Calciumsalz)
23 **Sulfamerazin** (Sulfamethyldiazin, Sulfamethylpyrimidin): Debenal® M, Methyldebenal®, Percoccide®, Pyrimal M®, Sumédine®; Dosulfin® (Sulfamerazin + Sulfaproxylin 1 + 1); Supranol® (Sulfamerazin + Sulfametoyl), Ornal® s. Sulfadiazin. Isosulfamerazin + Sulfaperin
Sulfameter = Sulfametoxydiazin
Sulfamethazin = Sulfadimidin
Sulfamethiazol = Sulfamethizol
24 **Sulfamethizol** (Sulfamethiazol, Sulfamethylthiadiazol): Lucosil®, Thioseptal®, Thiosulfil®, Urolucosil®; Harnosal® (Sulfamethizol + Sulfaethidol)

25 **Sulfamethoxazol** (Sulfisomezol, Sulfamethylisoxazol): Gantanol®
Sulfamethoxydiazin = Sulfametoxydiazin
Sulfamethoxypyrazin = Sulfalen
26 **Sulfamethoxypyridazin:** Davosin®, Kynex®, Lederkyn®, Midicel®, Myasul®, Novosul®
Sulfamethyldiazin = Sulfamerazin; Isosulfamerazin = Sulfaperin
Sulfamethylisoxazol = Sulfamethoxazol
Sulfamethylpyrimidin = Sulfamerazin; s. a. Sulfaperin
Sulfamethylthiadiazol = Sulfamethizol
27 **Sulfamethylthiazol:** Aseptil®, Novoseptal®, Ultraseptyl®
Sulfametin = Sulfametoxydiazin
Sulfametorin = Sulfametoxydiazin
28 **Sulfametoxydiazin** (Sulfamethoxydiazin, Sulfameter, Sulfametin, Sulfametorin): Bayer 5400®, Bayren(a)®, Durenat®, Kiron®
29 **Sulfametoyl:** Irgafen®; Supronal® (Sulfametoyl + Sulfamerazin)
Sulfamid: Sulfanilamid
30 **Sulfamidochrysoidin:** Prontosil® flavum, Pr.® rubrum, Rubiazol®, Streptocid®
31 **Sulfamoxol** (Sulfadimethyloxazol): Sulfabutin®, Sulfuno®, Tardamide®
Sulfamylon = Mafenid
Sulfanilacetamid = Sulfacetamid
*32 **Sulfanilamid** DAB 7 (Sulfamid): Gombardol®, Prontalbin®, Prontosil® album, Pyodron®, Streptocid® weiß, Streptozon®, Rubiazol® A
* 6-Sulfanilamido-2,4-dimethylpyrimidin DAB 7 = Sulfisomidin
Sulfanilamidopyrimidin = Sulfadiazin
* Sulfanilamidothiazol DAB 7 = Sulfathiazol
* Sulfanilguanidin DAB 7 = Sulfaguanidin
Sulfanilharnstoff = Sulfacarbamid
* Sulfanilthiocarbamid DAB 7 = Sulfathiourea
Sulfanilylacetamid = Sulfacetamid
Sulfanilylurea = Sulfacarbamid
33 **Sulfaperin** (Isosulfamerazin): Pallidin®, Sulfa-Merck®
34 **Sulfaphenazol:** Orisul®, Orsine®
35 **Sulfaproxylin:** Dosulfin® (Sulfaproxylin + Sulfamerazin 1 + 1)
36 **Sulfapyridin:** Eubasin®, Dagénan®
Sulfapyrimidin = Sulfadiazin
Sulfasomidin = Sulfisomidin
37 **Sulfathiazol** (Sulfanilamidothiazol DAB 7): Azoseptale®, Cibazol®, Eleudron®, Septoozl®; Formo-Sulfathiazol (Kondensationsprodukt mit Formaldehyd): Formo-Cibazol®
38 **Sulfathiourea** (Sulfanilthiocarbamid DAB 7): Badional®, Fontamide®
39 **Sulfatolamid:** Marbadal® (Sulfathiourea-Mafenid-Verbindung)
40 **Sulfinpyrazon:** Anturano®
Sulfisodimidin = Sulfisomidin
Sulfisomezol = Sulfamethoxazol
*41 **Sulfisomidin** DAB 7 (Sulfisodimidin; Sulfaisodimerazin, Sulfaisodimidin, Sulfasomidin): Aristamid®, Elkosin®, Mefanal®
Sulfisoxazol = Sulfafurazol
Sulformetoxin = Sulfadoxin

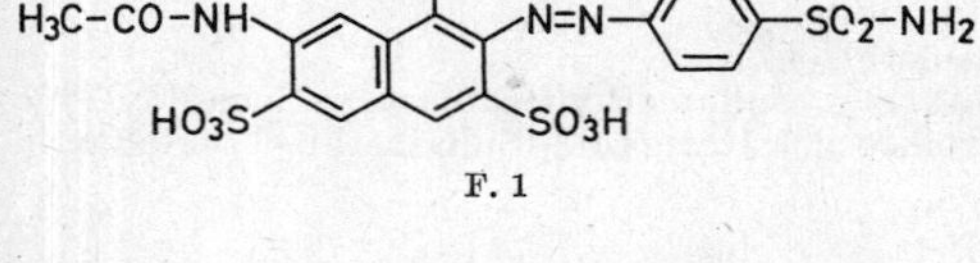

F. 1

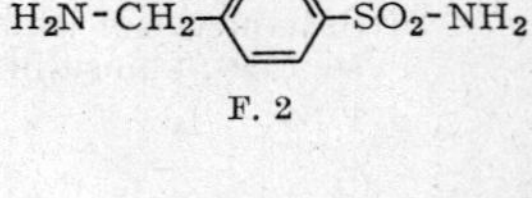

F. 2

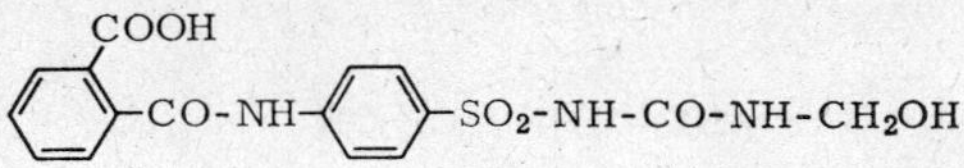

F. 3

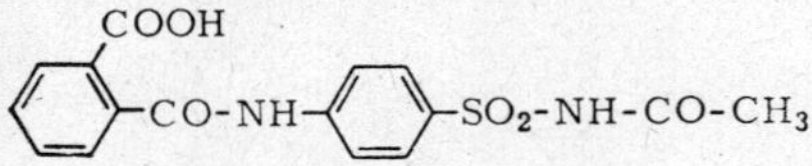

F. 4

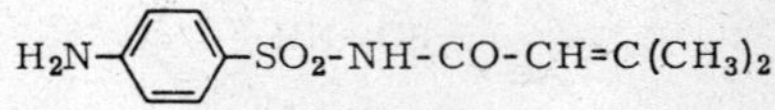

F. 13

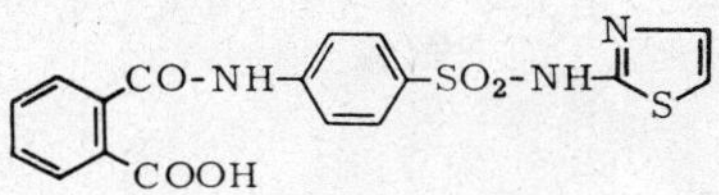

F. 5

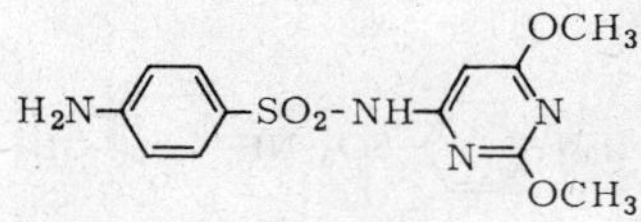

F. 14

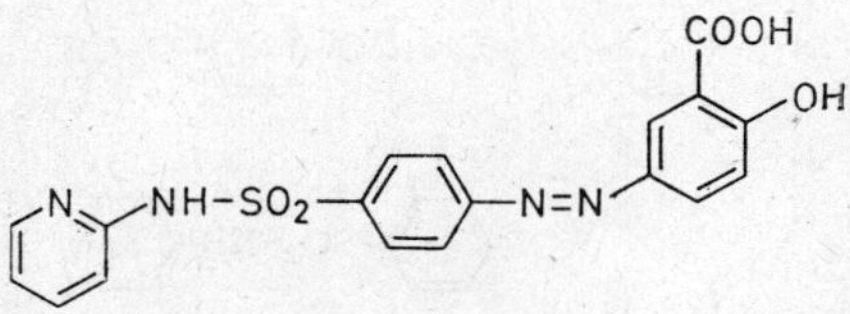

F. 6

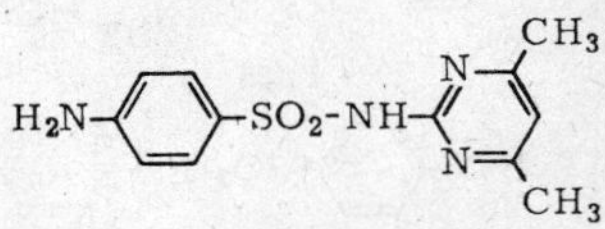

F. 15

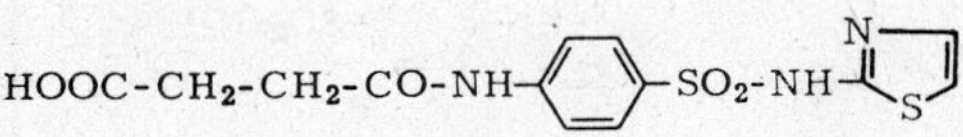

F. 7

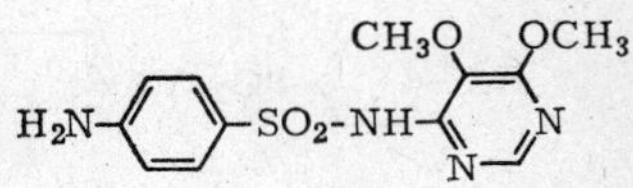

F. 16

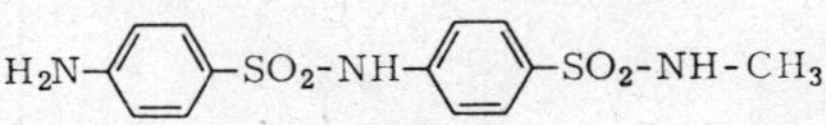

F. 8

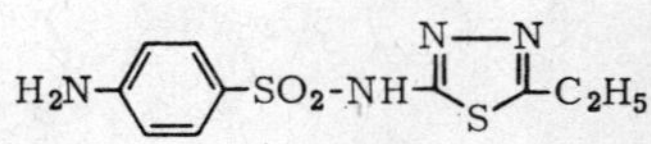

F. 17

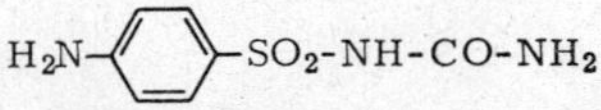

F. 9

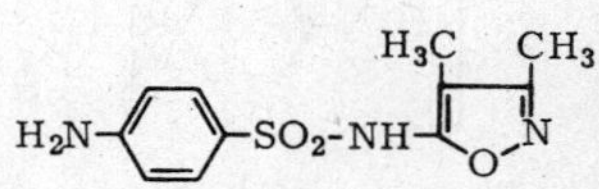

F. 18

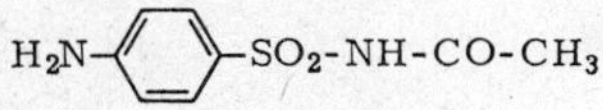

F. 10

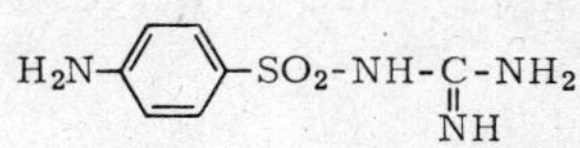

F. 19

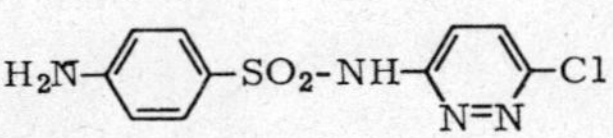

F. 11

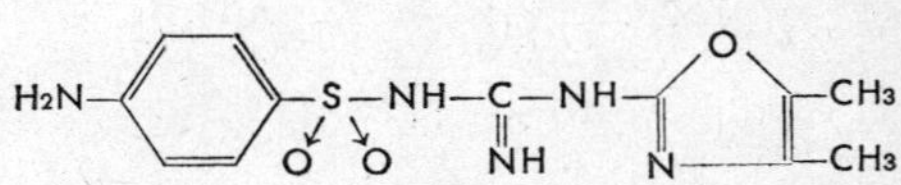

F. 20

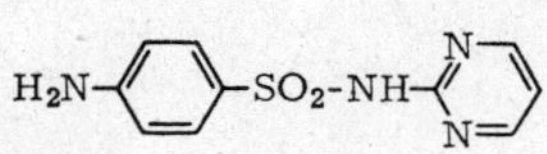

F. 12

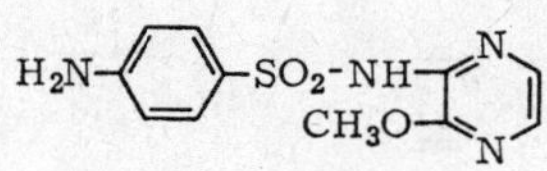

F. 21

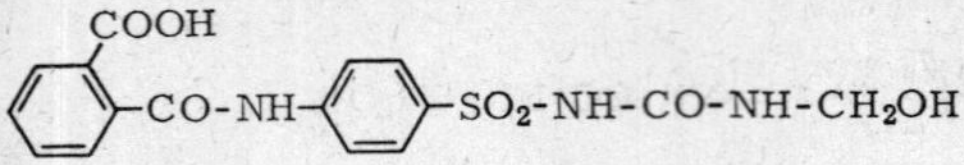

F. 22

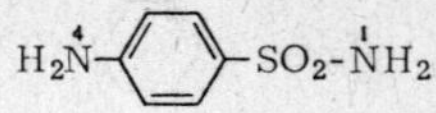

F. 32

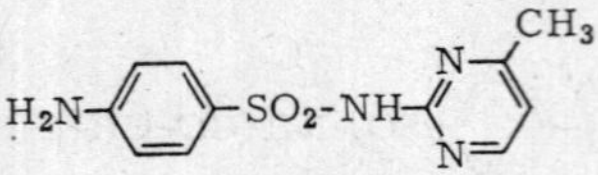

F. 23

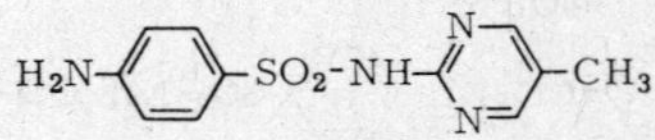

F. 33

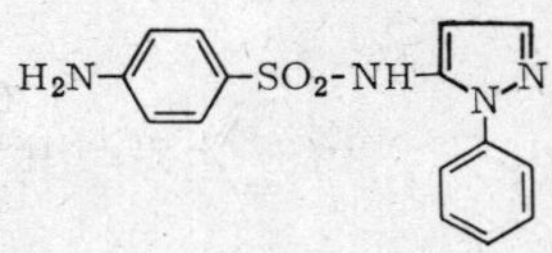

F. 34

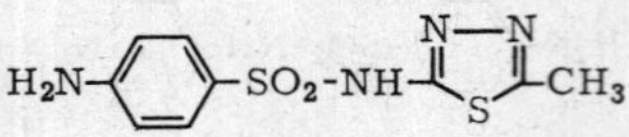

F. 24

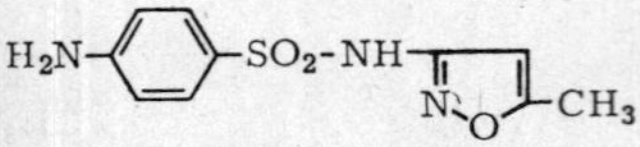

F. 25

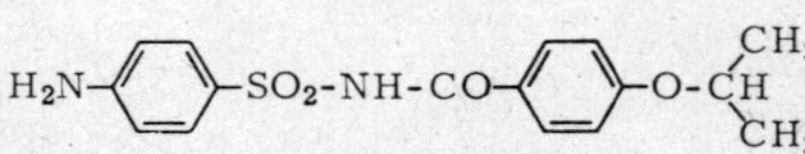

F. 35

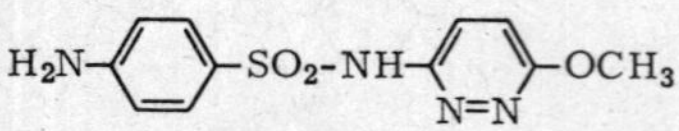

F. 26

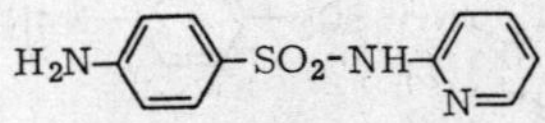

F. 36

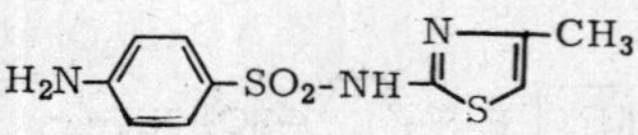

F. 27

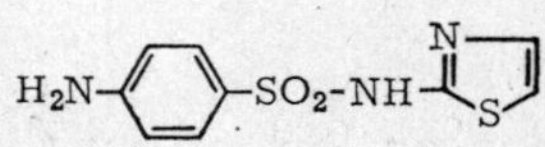

F. 37

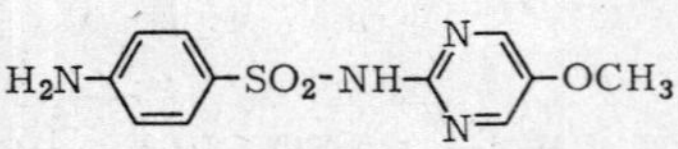

F. 28

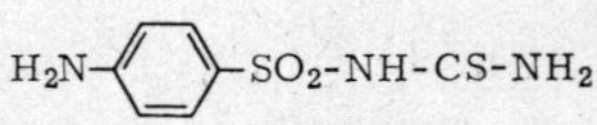

F. 38

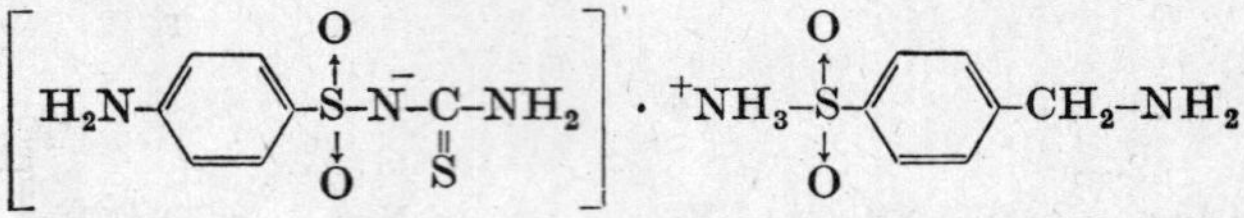

F. 39

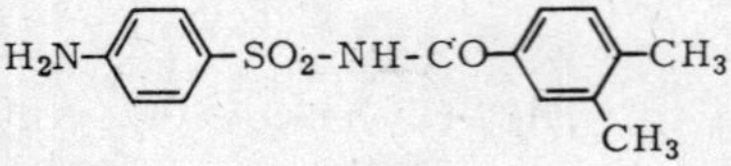

F. 29

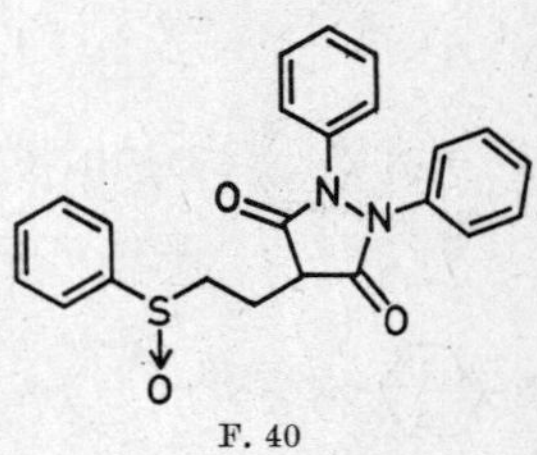

F. 40

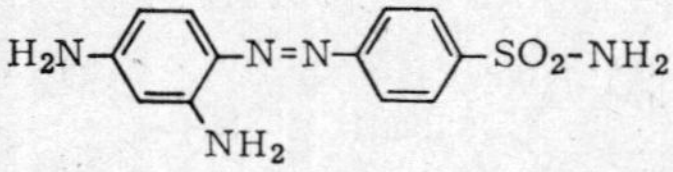

F. 30

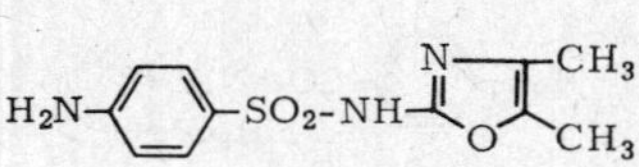

F. 31

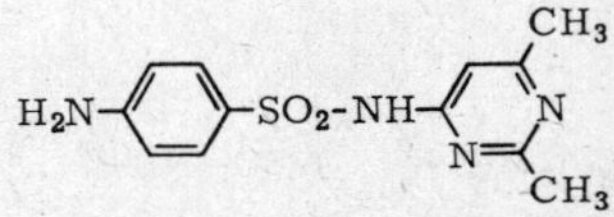

F. 41

II. Verzeichnis der Sulfonamid-Präparate® und ihrer Freinamen

(Ziffer verweist auf Nr. im Freinamen-Verzeichnis S. 653—654)

Albucid 10
Anturano 40
Aristamid 41
Aseptil 27
Azoseptale 37
Azulfidine 6
Badional 38
Bayer 5400 28
Bayren(a) 28
Beocid 10
Cetazin 10
Cibazol 37
Colistatin 7
Dagénan 36
Davosin 26
Debenal 12
Debenal M 23
Diazil 15
Diazine 12
Diseptal B 8
Dosulfin 23, 35
Durenat 28
Eleudron 37
Elkosin 41
Enterocura 20
Enteromide 22
Eubasin 36
Euvernil 9
Fanasil 16
Fontamide 38
Formo-Cibazol 37
Gantanol 25
Gantrisin 18
Globucid 17
Gombardol 32
Guanicil 19
Harnosal 17, 24
Intestin-Euvernil
Irgafen 29
Irgamid 13
Kelfizina 21
Kiron 28
Kynex 26
Lederkyn 26
Lipo Gantrisin 18
Longum 21
Lucosil 24
Madribon 14
Madriquid 14
Marbadal 39
Marfanil 2
Mefanal 41
Mesudin 2
Mesudrin 2
Methyldebenal 23
Midicel 26
Myasul 26
Nefrosulfin 11
Neoprontosil 1
Neo-Uliron 8
Novoseptale 27
Novosul 26
Orisul 34
Ornal 12, 17, 23
Orsine 34
Pallidin 33
Percoccide 23
Prontalbin 32
Prontosil 1, 30
Prontosil album 32
Prontosil flavum 30
Prontosil löslich 1
Prontosil rubrum 30
Prontosil S 1
Prontosil solubile 1
Pyodron 32
Pyrimal 12
Pyrimal M 23
Resulfon 19
Rubiazol 30
Rubiazol A 32
Rubiazol injectable 1
Ruocid 19
Septozol 37
Septuron 10
Sonilyn 11
Streptocid 30
Streptocid weiß 32
Streptozon 32
Sulamyd 10
Sulfabutin 31
Sulfa-Merck 33
Sulfa-Perlongit 17
Sulfasuxidine 7
Sulfathalidine 5
Sulfuno 31
Sumédine 23
Supracid 10
Supronal® 23, 29
Taleudron 5
Tardamide 31
Thalisul 4
Thalosid 4
Thioseptal 24
Thiosulfil 24
Ultraseptyl 27
Urolucosil 24
Urosulfon 10
Vertolan 15

III. Therapeutische Aufteilung

1. **Kurzwirkende Sulfonamide** (Stoßtherapie)

Sulfacarbamid
Sulfaethidol
Sulfafurazol
Sulfaisomidin
Sulfathiourae

2. **Mittel- und Langzeit-Sulfonamide** (verzögerte Exkretion)

Mittelzeit-Sulfonamide

Sulfamoxol
Sulfaphenazol

Langzeit-Sulfonamide

Sulfadimethoxin
Sulfametoxydiazin
Sulfamethoxypyridazin
Sulfaperin

3. **Sulfonamide mit erschwerter Resorption**

Formo-Sulfathiazol
Phthalylsulfacarbamid
Phthalylsulfathiazol

4. **Sulfonamid-Additionspräparate** (Auswahl)

Dosulfin®
Ornal®
Supronal®

5. **Sulfonamide für bestimmte Gebiete etc.** (Auswahl)

Salazosulfapyridin (Colitis ulcerosa, unspezif. Colitis)
Sulfadicramid
Sulfaphenazol

Geburtshilfe, Gynäkologie, Urologie

Aristogyn®
Colpan®
Defonamid®
Harnosal®
Hymerbis®
Lavra®
Malun®
Spasmo-Euvernil®
Sulfonamid-Spuman®
Uro-Gantrisin®

Ophthalmologie

Augentropfen, Augensalben mit Sulfisomidin

Hals-Nase-Ohren

Aristoplomb®
Aristamid-Ohrentropfen®
Badional-Gel®
Gantrisin-Bepanthen-Instillation®

Dermatologie

Aristamid® (Gel, Wundpuder)
Cibazol®
Pyodron®
Albucid® (Kinderpuder)
Jecor-Amid-Salbe®
Sulfa-Mel®
Badional® (Gel, Puder)
Pallidin-Gel®
Sulfosellan® (Puder, Salbe)

IV. Sulfonamide des DAB 7

Sulfaguanidin, Sulfanilguanidin: Sulfanilguanidinum, Sulfanilyl-guanidin, $C_7H_{10}N_4O_2S \cdot H_2O$, Mol. 232,3; Gehalt mind. 99,0% $C_7H_{10}N_4O_2S$ (214,2), berechnet auf die getrockn. Substanz. Weißes bis fast weißes kr. Pv. von schwach bitterem Geschmack, swl. in Aq. von 20°, l. in ca. 10 T Aq. von 100°, wenig l. in Ae., Aceton, l. in verd. Salzsäure unter Salzbildung, praktisch unl. in Alkalilaugen. Schmelzintervall: 188° bis 190°. Aufbewahrung: Vor Licht geschützt. Vorsichtig aufzubewahren.

(Resulfon®, Ruocid®, Sulfoguanil®, Guanicil®, bes. bei Darm-Infektionen), s. Formel 19.

Sulfanilamid: Sulfanilamidum, Sulfanilyl-amin,

$C_6H_8N_2O_2S$,

Mol. 172,2, Gehalt mind. 99,0%, berechn. auf d. getrocknete Substanz. Farbl. Kr. oder fast weißes, körniges oder kr., schwach bitter schmeckendes Pv., mit süßlichem Nachgeschmack, l. in ca. 200 T. Aq. von 20°, 2 T. Aq. von 100°, ca. 4 T. Aceton, ca. 30 T. A., swl. in Ae., Chlf., l. in verd. Salzsäure, verd. Alkalilaugen unter Salzbildung. Schmelzintervall: 163—167°. Anw.: Meist in Komb. mit Prontosil solubile b. Strepto-, Staphylo-, Meningokokken, Coli-Infektionen, Erysipel, Angina, Sepsis, Phlegmone, Infektionen d. Harn- u. Gallenwege (Prontalbin®, Gombardol®, Streptozon®). Aufbewahrung: Vor Licht geschützt. Vorsichtig aufzubewahren. Sulfanilamid ist unverträglich mit Eisen(III)-, Quecksilber- und Silbersalzen, mit denen es schwerlösliche Komplexverbindungen bildet; s. Formel 32.

Sulfathiazol, Sulfanilamidothiazol: Sulfanilamidothiazolum, 2-(Sulfanilylamino)-thiazol, $C_6H_9N_3O_2S_2$, Mol. 255,3; Gehalt mind. 99,0%, berechnet auf d. getrockn. Substanz. Weiß. bis schwach gelbl. Pv., swl. in Aq. v. 20°, l. in ca. 40 T. Aq v. 100°, ca. 50 T. Aceton, ca. 100 T. A., praktisch unl. in Chlf., Ae., l. in verd. Salzsäure, verd. Alkalilaugen, Alkalikarbonatlaugen. Ammoniakfl. unter Salzbildung. Schmelzintervall: 198—201°. Aufbewahrung: Vor Licht geschützt. Vorsichtig aufzubewahren. (Eleudron®, Cibazol®, bei Pneumonie, Gonokokken-, Meningokokken-, Coli-Infektionen), s. Formel 37.

Sulfathiourea, Sulfanilthiocarbamid: Sulfanilthiocarbamidum, Sulfanilylthioharnstoff, $C_7H_9N_3O_2S_2$, Mol. 231,3; DAB 7: Gehalt mind. 99,0%, berechnet auf die getrockn. Substanz. Weiß. kr. Pv., ll. in Aceton, wl. in A., swl. in Aq., l. in verd. Salzsäure, verd. Alkalilaugen. Ammoniakfl. unter Salzbildung. Schmelztemp.: 175—178°. Aufbewahrung: Vor Licht geschützt. Vorsichtig aufzubewahren. (Badional®, Fontamide®, bes. bei Infektionen der Harn- u. Gallenwege, lokal bei Otitis media, Wundinfektionen, Brandwunden in 50%iger Lsg., in Hautpudern 30%; zur Aerosol-Therapie wird die 50%ige Lsg. mit physiolog. Kochsalzlsg. 1:1 oder 1:2 verdünnt), s. Formel 38.

Sulfisomidin, 6-Sulfanilamido-2,4-dimethylpyrimidin: 2,4-Dimethyl-6-(sulfanilyl-amino)-pyrimidin;

$C_{12}H_{14}N_4O_2S$,

Mol. 278,3; Gehalt: mind. 98,0%, berechn. auf d. getrockn. Substanz. Weißes bis gelblich-weißes, kr., schw. bitter schmeck. Pv. mit süßlichem Nachgeschmack. F. bei ca. 239°, wl. in Aq. von 20°, l. in ca. 60 T. Aq. von 100°, wenig l. in A., Aceton, swl. in Ae., Chlf., l. in verd. Salzsäure, verd. Alkalilaugen, Ammoniakfl. unter Salzbildung. Aufbewahrung: Vor Licht geschützt. Vorsichtig aufzubewahren. (Aristamid®, Elkosin®, Mefanal®, bes. gegen Pneumonie, Sepsis, Coli-Infektionen), s. Formel 41.

Von den zahlreichen im Handel® befindlichen S. seien noch genannt:

Albucid (p-Aminobenzolsulfonacetylamid). Anw.: bes. bei Zystitis, Pyelitis, Gonorrhoe, infekt. Hautkrankheiten; Albucid-Augensalbe gegen infekt. Augenerkrankungen. F. 10.

Cibazol: s. Sulfanilamidothiazol. F. 37.

Davosin: (3-Sulfanilamido-6-Methoxypyridazin) Langwirkend. S. Anw.: bei akuten u. chronischen Infektionen des Urogenitaltraktus, Pyelitis, Zystitis usw., ferner bei Pneumokokken-Pneumonie, Pharyngitis, bakteriell. Dysenterie, Cholezystitis, Cholangitis, Tonsillitis, Otitis, Wundinfektionen. F. 26.

Durenat: (Sulfamethoxydiazin) Langwirkend. S. Anw.: bei Infektionen der Atmungsorgane, des Magen- u. Darm-Traktus, der Gallenwege, der Ohren, der Haut, Angina, Mischinfekte bei Grippe (Sulfameter). F. 28.

Eubasin: p-Aminobenzolsulfonamidopyridin. Farbl. Kr., wl. in Aq., l. in A., Aceton, verd. Mineralsäuren u. Laugen. Anw.: bei Pneumonie, Meningitis, Peritonitis, zusammen mit Na. bic. Sulfapyridin, Dagenan®.

Euvernil: N-Sulfanylcarbamid. Anw.: bei Infekt. d. ableit. Harnwege. F. 9.

Formo-Cibazol: Schwerlösl. Kondensationsprodukt von Cibazol und Formaldehyd. Anw.: bei infektiösen Darmerkrankungen (Enteritis, Bacillenruhr, Paratyphus). F. 37.

Gantrisin: 3,4-Dimethyl-5-sulfanil-amidoisoaxol, besonders gut wasserlöslich, gegen grampos. u. gramneg. Erreger. F. 18.

Globucid: p-Aminobenzolsulfon-amidoae-thylthiodiazol. Anw.: Lobär- u. Bronchopneumonie, Pleuritis, Angina, Pyelitis, Cholecystitis, Stirn- u. Nasenhöhlen-Affektionen. F. 17.

Irgafen: N_2-3,4-Dimethylbenzolsulfanilamid. Anw.: bes. bei Pneumokokkeninfektionen. F. 29.

Lederkyn: (Sulfamethoxypyridazin) Langwirk. S. Anw.: bei Pneumonie, Infekt. der Gallenwege, des Magen-Darm-Traktur, Erysipel, Wundinfektionen. F. 26.

Madribon: (2,4-Dimethoxy-6-sulfanilamido-1,3-diazin) Langwirkend. S. mit breiten Wirkungs-Spektrum, bakteriostatisch. Anw.: gegen grampositive u. gramnegative Erreger, Pneumo-, Staphylo-, Strepto-, Meningokokken, Esch. coli. Klebsiellen, Shigellen (Sulfadimethoxin). F. 14.

Marbadal: (4-Aminobenzolsulfothiocarbamid-Salz des 4-Aminomethylbenzolsulfonamids) Anw.: bei Infektionen durch aerobe u. anaebeor Keime, Strepto- u. Staphylokokenk, Diphtherie, Gasödem, Fluor vag. F. 39.

Marfanil: 4-Aminomethylbenzolsulfonamid salzs. Salz. Anw.: Anaerobier-Infektionen (Gasbrand); als Marfanil-Prontalbin-Puder (1 T. Marfanil, 9 T. Prontalbin) bei Wundinfektionen. F. 2.

Neo-Uliron: (4-(4′-Aminobenzolsulfonamido)-benzolsulfonmonomethylamid). Anw.: aus schließlich bei Pemphigus vulg., Dermatitis herpetiformis Dhuring, Lupus erythematodes, Akne rosacea. F. 8.

Pallidin (2-Sulfonamido-5-methyl-pyrimidin) Langwirkend. S (Sulfaperin). F. 33.

Prontosil: 4-Sulfonamido-2′,4′-, di-aminoazobenzol. **Prontosol solubile®**: Lsg. des Dinatriumsalzes der 4′-Sulfon-amido-phenyl-azo-7-acetylamino-1-oxy-naphthalin-3,6-disulfosäure (intramuskulär). Anw.: bei Infektionen der Harn- u. Gallenwege etc. F. 1, 30

Sulfa-Perlongit: (Aethylsulfanilamido-thiodiazol) Depot-Sulfonamid, Anw.: bei Infektionen der Harn- u. Gallenwege, Otitis media, Pneumonie, Angina tonsillaris. F. 17.

Supronal und **Solu-Supronal:** „De-Ma", Kombination von Marbadal (4-Aminobenzolsulfothiocarbamidsalz des 4-Aminomethylbenzolsulfonamids) und Debenal M (Sulfa-4-methylpyrimidin); von außerordentlich großer chem. therapeut. Polyvalenz, es wirkt gegen Aerobier u. Anaerobier (Mischinfektionen), Pneumokokken, Staphylokokken, Colibakterien sowie gegen nichttbc. Meningitis, Aktinomykose u. Toxoplasmose. F. 23. 29.

Taleudron: (2-(N_4-Phthaloylsulfanilamido)-thiazol) Anw.: bei intestinalen Infektionen, bazillärer Ruhr, Dysenterie, Paratyphus usw., Darmfisteln u. Abszessen. F. 5.

Sulfonisierung: Sulfurierung, s. Sulfonsäuren.

Sulfonsäuren: Organ. Verbdgen, die eine od. mehrere SO_3H-Gruppen enthalten; ihre Herst. durch direkte „Sulfurierung" (Sulfonierung) mit konz. Schwfs. ist nur b. aromatischen Kohlenwasserstoffen möglich; hier ist der Schwefel der Sulfogruppe an ein C-Atom des Benzolkerns gebunden (Benzolsulfonsäure, Benzolsulfosäure $= C_6H_5—SO_3H$). Es sind meist farbl., kr., hygr. u. in Aq. ll. Substanzen.

Sulforicinolsaures Natrium: Türkischrotöl*.

Sulfosalicylprobe: Harneiweißprobe, s. Tabelle „Harnuntersuchung".

Sulfosalicylsäure: Acidum sulfosalicylicum ERG*, 5-Sulfosalicylsäure, $C_7H_6O_6S + 2H_2O$, Mol. 254,2; weiß. kr. Pv., sll. in Aq., A., Ae.; Anw. in d. Harnanalyse zum Eiweißnachweis, ferner zur photometr. Bestimmung v. dreiwertigem Eisen u. Titan.

Sulfur: Schwefel, S, nichtmetallisches Element, AtG. 32,064, Ordnungszahl 16 (bereits im Altertum bekannt); II-, IV- u. VI-wertig. Nat.: in freiem u. in gebundenem Zustand. Freier S. findet sich haupts. auf Sizilien, in Nordamerika (Louisiana, Texas) u. in Japan (Hokkaido) in mächtigen Lagern; gebunden in Form von **Sulfiden** (in Eisen- u. Kupfer-Kies, im Bleiglanz, Zinkblende u. a.), in Form von **Sulfaten** (**Gips** $CaSO_4 + 2H_2O$, **Anhydrit** $CaSO_4$, **Bittersalz** $MgSO_4 + 7H_2O$, **Kieserit** $MgSO_4 + H_2O$, **Schwerspat** $BaSO_4$, **Glaubersalz** $Na_2SO_4 + 10H_2O$ u. a.); organ. gebunden findet sich S. als Best. der Eiweißstoffe im Pflanzen- u. Tierreich sowie in Stein- u. Braunkohle. Die **Schwefelbakterien** (Thiobakterien) sind imstande, den bei der Eiweißfäulnis gebildeten Schwfwst. zu oxidieren u. den gebild. Schwefel in ihrem Organismus abzulagern.

Gewinnung: 1. Bergmännisch durch Abbau der riesigen Schwefellager („Solfatare" auf Sizilien). 2. Durch Ausschmelzen in Meilern u. Ringöfen („calcaroni" u. „forni") u. anschließende Reinigung durch Dest. Auf diese Weise wird die **Schwefelblüte** (Sulfur sublimatum) u. der **Stangenschwefel** (Sulfur in baculis) gew. 3. Verfahren nach Frasch, in dem der S. durch Einleiten von überhitztem Wasserdampf in die Schwefellager geschmolzen u. durch Druckluft in eisernen Röhren hochgepreßt wird (Verfahren in Louisiana u. Texas). 4. Durch Oxidation von Schwfwst. in den Kokerei- u. Leuchtgasen (Claus-Verfahren) oder von künstlich aus Erdalkalisulfaten hergest. Schwfwst. Dieses Verfahren hat z. Z. größte Bedeutung. 5. Aus SO_2-haltigen Röstgasen durch Red. mit Koks.

Eigenschaften: S. tritt in mehreren allotropen Modifikationen auf, teils fest, fl. oder gasförmig: **Rhombischer**

oder α-S., der gewöhnliche natürliche S., der in gelben Brocken oder Stangen in den Handel kommt. Er verbrennt an d. Luft mit blauer Flamme zu dem stechend riech. Schwefeldioxid. Schwefel ist ein schlechter Leiter für Wärme u. Elektrizität, beim Reiben mit Leder oder Wolle wird er negativ elektrisch. Er ist ll. in Schwefelkohlenstoff, wl. i. A., Al., Bzl., unl. i. Aq. D. 2,06; bei 95,6° geht er in monoklinen Schwefel oder β-Schwefel über, der ebenfalls in Schwkst. leicht lösl. ist. Monokliner Schwefel schmilzt bei 119° zu einer dünnen hellgelben Flüssigkeit (γ-Schwefel), die oberhalb 160° dunkelgelb u. zähflüssig (μ-Schwefel), oberhalb 250° nimmt die Viskosität wieder ab, bei 400° ist die dunkelbraune Fl. wieder dünnflüssig u. siedet bei 444,6°. **Plastischer, amorpher S.** oder **γ-Schwefel,** eine braungelbe Masse, entsteht beim Abschrecken (Eingießen von geschmolzenem S. in kaltes Aq.).

Nachweis: (Sulfite, Sulfate, Thiosulfate) 1. Heparprobe: Probe mit etwas pulv. Soda auf Kohle mit etwas etwas pulv. Soda auf Kohle mit dem Bunsenbrenner schmelzen, nach dem Erkalten auf Silber bringen u. einige Tropfen Aq. hinzufügen. Bei Vorhandensein von S. bildet sich ein brauner bis schwarzer Fleck von Ag_2S, mit SS entwickelt die Sodaschmelze H_2S. 2. Fügt man zur alkal. Lsg. der Sodaschmelze Nitroprussidnatrium-Lsg., so entsteht eine blauviolette Färbung.

Anwendung: Med.: inn. als Laxans (DAB 6: Pulvis Liquiritae compositus); äuß.: bei Hauterkrankungen, Ekzemen, bes. Krätze (DAB 6: Unguentum contra Scabium; beim Auftragen auf die Haut entwickeln sich Spuren von H_2S, welche die Krätzemilben abtöten); techn.: zur Herst. von SO_2, H_2SO_4, CS_2, von S-Salzen, Feuerwerkskörpern, Schießpulver, Zündhölzern, zum Bleichen, zum Vulkanisieren des Kautschuks, zum Desinfizieren von Fässern, zur Vernichtung von Ungeziefer (SO_2-Dämpfe) sowie in großem Umfang zur Pflanzenschädingsbekämpfung usw. HOM: Sulfur = Sulfur sublimatum ERG.

Schwefeldioxid, Schwefligsäureanhydrid, SO_2. Darst.: Durch Verbrennen von nat. S., durch Rösten von sulfidischen Erzen. Farbl., stechend riechend., erstickend wirkend., nicht brennbares, giftiges Gas (auch starkes Pflanzengift), D. 2,211, ll. i. Aq. u. A., läßt sich leicht zu einer Fl. verdichten, die bei —10° siedet u. bei —72,5° zu weißen Kr. erstarrt; krit. Temp. 157,2°, krit. Druck 77,7 atm, krit. Dichte 0,51; nat. in Vulkangasen. Anw. techn.: zur Kälteerzeugung in Kühlmaschinen, als Lösungsmittel zum Bleichen, zum Desinfizieren, zur Ungezieferbekämpfung, s. Acidum sulfurosum.

Schwefeltrioxid, Schwefelsäureanhydrid, SO_3. Darst.: Aus $SO_2 + O_2$ bei 400—600° unter Zusatz von Katalysatoren bei der Schwefelsäure-Fabrikation (Kontaktverfahren), im Labor durch Erhitzen von Bisulfaten oder von rauchender Schwfs. oder durch Erwärmen von konz. H_2SO_4 mit Phosphorpentoxid (als wasserentziehendes Mittel). SO_3 kommt in drei Modifikationen vor: **α-Form** = F. 62,5°; **β-Form** = F. 32,5°, weiße, seidige, verfilzte Nadeln; **γ-Form** = F. 16,8°; Kp. 44,8°, eisartige Kr. Das SO_3 des Handels ist ein Gemisch von α- und β-SO_3, es ist stark hygr., raucht an der Luft, vereinigt sich mit H_2O unter starker Wärmeentwicklung zu H_2SO_4.

Schwefelwasserstoff: (Hydrogenium sulfuratum) H_2S. Nat.: in vulkanischen Gasen, in Mineralquellen, bei der Fäulnis organ. Stoffe, bei der Dest. von Steinkohlen. Darst.: Durch Einwirkung von SS auf Sulfide im Kippschen* Apparat; techn.: aus den Kokerei- u. Leuchtgasen. Farbloses, widerlich riechendes, äußerst giftiges Gas, verbrennt mit blauer Flamme zu SO_2 und H_2O. Kp. —60,8°. F. —85,6°, krit. Temp. 100,4°, krit. Druck 89 atm, krit. Dichte 0,31, 1 Liter wiegt 1,549 g, flüss. H_2S = D. 0,993; l. i. A., Ae., u. Aq. (Aqua hydrosulfurata*). In wäß. Lsg. sehr schwache zweibasische Säure, die 2 Reihen von Salzen, **Sulfide** u. **Hydrosulfide** (saure Salze), bildet. Wenige Atemzüge des reinen H_2S-Gases wirken unbedingt tödlich. 0,09% in der Luft sind bereits lebensgefährlich, die gerade noch erträgliche Grenze liegt bei etwa 0,01%. MAK-Wert = 20 ml/m³. H_2S ist ein Nerven- und

Blutgift; es verbindet sich mit dem Hämoglobin des Blutes zu Sulfhämoglobin, wodurch die Atmung unmöglich wird, das Blut ist braun bis schmutziggrün gefärbt, s. Tabelle (Anhang) „Gegenmittel". Nachweis: Außer durch den Geruch durch Bräunung bis Schwärzung von Bleiacetatpapier oder Silber. Anw.: in d. qualitativen u. quantitativen Analyse, da durch H_2S ein großer Teil der Metalle teils in saurer, teils in alkalischer Lösung als Sulfide gefällt werden.

Sulfur caballinum: Sulfur griseum*.

Sulfur chloratum: Chlorschwefel, Dischwefelchlorid, Schwefelchlorür, S_2Cl_2; rötl.-gelb. Öl von erstickendem Geruch, an feuchter Luft rauchend. D. 1,68; F. —76,5°; Kp. 137°. Darst.: Durch Einleiten von Chlor in geschmolzenen Schwefel. Anw.: zum Kaltvulkanisieren von Kautschuk.

Sulfur citrinum: Sulfur in baculis*.

Sulfur colloidale: Kolloidaler Schwefel, mit Eiweiß als Schutzkolloid. Grauweißes Pv., in Aq. zu einer milchähnlichen Fl. kolloid l.

Sulfur crudum: Sulfur sublimatum DAB 6.

Sulfur depuratum: Schwefel DAB 7; (Gereinigter Schwefel, Sulfur lotum, Gewaschene Schwefelblumen) feines, gelbes, geruch- u. geschmackloses Pv., das zwischen 118° und 120° schmilzt, Glührückstand max. 0,2%. (Wird Schwefel für äußerl. Zwecke verordnet, ist „Feinverteilter Schwefel", Sulfur praecipitatum, zu verwenden.)

Sulfur fusum: Sulfur in baculis*.

Sulfur griseum: (S. caballinum) Grauer Schwefel, Roßschwefel, die erdehaltigen Rückstände v. d. Sublimation des Rohschwefels.

Sulfur in baculis: (S. fusum, S. citrinum) Stangenschwefel, s. Sulfur (Gewinnung). Anw. bes. zum Desinfizieren u. Bleichen (durch Anbrennen des S. u. Erzeugung von SO_2.

Sulfur in filis: Schwefelfaden. Schwefelband; In geschmolzenen Schwefel getauchte Fäden oder Bänder aus Hanf, Baumwolle, Seide oder feste Papierstreifen. Anw.: zum Ausschwefeln von Bier- u. Weinfässern oder zur Raumdesinfektion.

Sulfur jodatum HOM: Jodschwefel. Darst.: Durch Zusammenschmelzen von 1 Sulfur depuratum mit 4 Jod.

Sulfur lotum: Sulfur depuratum*.

Sulfur praecipitatum, Feinverteilter Schwefel DAB 7: Feines, gelbes, geruch- u. geschmackloses Pv., das zwischen 118° u. 120° schmilzt u. in Schwefelkohlenstoff fast vollständig lösl. ist; Glührückstand max. 0,2%. Wird „Gefällter Schwefel" verordnet, ist „Feinverteilter Schwefel" abzugeben, für innerliche Zwecke ist „Schwefel" zu verwenden.

Sulfur sublimatum DAB: (S. crudum, Flores Sulfuris) Sublimierter Schwefel, Schwefelblüte, Schwefelblumen. Darst.: s. Sulfur (Gewinnung 2). Feines gelb. Pv. Asche max. 1%. Anw.: zur Darst. des Sulfur depuratum DAB; vet.: in Viehpulvern. HOM: Sulfur.

Sulfuratus (a, um): Bezeichnung f. die Salze des Schwefelwasserstoffs (Sulfide).

Sulfuricus(a, um): Bezeichnung für die Salze der Schwfs. (Sulfate).

Sulfurierung: s. Sulfonsäuren.

Sulfuryl: Die Gruppe SO_2, s. Säureradikale.

Sulphonal: Sulfonalum DAB 6.

Sulphur: Sulfur*.

Sultaninen: Sultanrosinen, Passulae majores, s. Vitis vinifera.

Sultankaffee: s. Kaffee-Ersatz unter Coffea.

Sumach, Amerikanischer: Rhus typhina, s. Rhus-Arten.

Sumach, Aromatischer: Rhus aromatica*.

Sumach, Chinesischer: Ailanthus glandulosa*.

Sumach, Giftsumach: Rhus toxicodendron*.

Sumatra-Benzoe: s. Benzoe.

Sumbulus moschatus: s. Ferula sumbul.

Sumbulwurzel: Radix Sumbuli, s. Ferula sumbul.

Summenformel: Bruttoformel*.

Summitates: Zweigspitzen. **S. Fabianae:** Herba Fabianae imbricatae, Pichi-Pichi-Kraut, s. Fabiana imbricata. **S. Cannabis:** Herba Cannabis indicae, s. Cannabis sativa var. indica. **S. Sabinae:** Herba Sabinae, Sadespitzen, s. Juniperus sabina. **S. Thujae** ERG: Lebensbaumspitzen, s. Thuja occidentalis.

Sumpfdotterblume: Caltha palustris*.

Sumpffieber: 1. Malaria, s. Plasmodium; Gelbfieber*.

Sumpfgas: s. Methan.

Sumpfklee: Menyanthes trifoliata*.

Sumpfporst: Ledum palustre*.

Super: über.

Superacidität: Hyperazidität, vermehrte Säureabsonderung im Magen.

Supercilium: Augenbraue; **Superciliar(is):** zur Augenbraue gehörend.

Superinfektion: Wiederholte Infektion mit dem gleichen Krankheitserreger, bevor Immunität eingetreten ist, vgl. Reinfektion.

Superoxide: Peroxide*.

Superphosphat: s. Calcium phosphoricum tribasicum.

Supersekretion: Hypersekretion, vermehrte Absonderung von Sekret, z.B. von Magensaft.

Suppositorien: DAB 7: Suppositorien sind verschieden geformte Arzneizubereitungen, die zum Einführen in den Mastdarm oder in die Scheide bestimmt sind und bei der Anwendung erweichen, sich verflüssigen oder zerfallen. Als Grundmasse dient bei rektaler Anw. Hartfett, bei vaginaler Anw. eine Mischung von 1 T. Gelatine, 2 T. Aq. u. 5 T. Glycerin. Andere Grundmassen, konsistenzverbessernde Zusätze u. Stabilisatoren sind gestattet. Supp. zur rektalen Anw. haben ein Gewicht von ca. 2 g, bei Kindern ca. 1 g, zur vaginalen Anw. ca. 3 g.

Suppuratio: Eiterung.

Supra: (lat.) Oben, oberhalb, darüber.

Supracillin®: Penicillin-Streptomycin-Präparat (500000 I. E. Clemizol-Penicillin + Streptothenat®, entspr. 0,5 g Streptomycin-Base) pro Inj.-Flasche bzw. pro Spritzamp. Anw.: bei Infektionen mit grampos. u. gramneg. Erregern.

Suprarenal: Die Nebennieren betreffend.

Suprarenes: Glandulae suprarenales, Nebennieren, s. Organotherapeutica.

Suprarenin: s. Adrenalin. **Adrenalin-Lösung** DAB 7: s. Adrenalin.

Suprareninum bitartaricum: s. Adrenalin-hydrogentartrat.

Suprareninum hydrochloricum: s. Adrenalin-hydrochlorid.

Supravitalfärbung: s. Vitalfärbung.

Sura: (lat.) Wade.

Suramin: s. Germanin.

Surfen®: Bis-2-methyl-4-aminochinolyl-6-carbamid-hydrochlorid, reizloses, nicht färbendes Chemotherapeuticum von geringer Toxizität, ll. in warmem Aq., wl. in kalt. Aq. Anw.: zur Behandlung von Wunden, Gewebsinfektionen, Spülungen infizierter Körperhöhlen.

Surinam-Bitterholz: Lign. Quassiae surinamense, s. Quassia amara.

Surinam-Quassiaholz: Lign. Quassiae surinamense, s. Quassia amara.

Surukuru: Lachesis mutus*.

Suspension: Aufschwemmung feinster Teilchen in einer Fl., suspendieren, s. Kolloide.

Suspensorium: Beutelartige Tragvorrichtung für Hodensack od. Brüste.

Sweerta chirata: (Ophelia chirata) Fam. Gentianaceae. Chirettakraut (Vorder- u. Hinterindien). Stpfl. v. **Herba Chirettae indicae:** Chirettakraut. Best.: Chiratin, Opheliasäure, Gerbstoff, Zucker, Wachs. Anw. volkstüml.: als Abführmittel, Fiebermittel, in d. Likörfabrikation als Bittermittel. HOM: Chirata indica, das getrocknete Kraut.

Sykosis: Bartflechte.

Sylvestren: $C_{10}H_{16}$. Best.: von Kien- u. Terpentinölen. Derivat des Cyclohexans.

Symbiose: Lebensgemeinschaft von Organismen verschiedener Art in enger gegenseitiger Abhängigkeit der Partner, sowohl zwischen Pfln. untereinander wie auch zwischen Tier u. Pfl.

Symbole, Chemische: Bezeichnung der chem. Elemente m. den Anfangsbuchstaben ihrer lateinischen Namen.

Sympathicolyticum(-a): Mittel, das die Erregung des Sympathicus* herabsetzt bzw. aufhebt.

Sympathicus: Nervus sympathicus, bildet zusammen mit dem Parasympathicus das sympathische (vegetative, autonome) Nervensystem, das dem Willen nicht unterworfen ist. Der S. regelt die unbewußten Funktionen des Körpers, wie die Weite der Blutgefäße u. der Pupillen, die Herz- u. Drüsentätigkeit, die Magen- u. Darmbewegungen usw.

Sympathikomimetikum(-a): (griech. μιμέομαι = nachahmen; so genannt, weil diese Mittel die gleiche Wirkung hervorrufen wie eine physiol. Sympathicuserregung) Arzneimittel, die eine Sympathicuserregung erzeugen, z.B. Adrenalin, Nor-Adrenalin, Ephedrin, Sympatol u. a.

Sympatol®: s. Hydroxyphenylmethylamino-äthanol-tartrat.

Sympetale Blüten: *bot.* s. Blüte.

Symphytum officinale: Fam. Boraginaceae, Beinwell, Schwarzwurz, Wallwurz, Beinheil (Europa). Stpfl. v. **Herba Symphyti** (Herba Consolidae): Beinwellkraut. Best.: Alkaloide Symphyto-Cynoglossin u. Consolidin (in geringen Mengen), Spuren äth. Öls, Schleim, Gerbstoff, Cholin. Anw. volkst.: gegen Lungenleiden. HOM:

Symphytum ad usum externum, die frische, blühende Pfl. **Radix Symphyti** (Radix Consolidae): Schwarzwurzel, Beinwellwurzel. Best.: Allantoin*, Asparagin*, Cholin, Inulin, Harz, etwas äth. Öl, Schleim, Gerbstoff, Fructose, keine Alkaloide. Anw. volkst.: äuß. zu Umschlägen b. Knochenverletzungen, schlecht heilenden Wunden (Allantoin-Wirkg.), Krampfadern, Sehnenscheidenentzündungen usw.; inn.: bei Blutungen, blut. Diarrhöen sowie auch bei Husten. HOM: Symphytum, die frische, vor Beginn der Blüte gesammelte Wurzel (Essenz von dunkelroter Farbe, zum innerlichen Gebrauch); HOM: Symphytum ad usum externum, die frische blühende Pflanze (Essenz grünlich-gelb, zur äußerl. Anwendg.).

Symplex: syn. Holoferment, s. Fermente.

Symplocarpus foetidus: (Dracontium foetidum) Fam. Araceae, Drachenkraut, Kugelkolben. Stpfl. v. HOM: Dracontium foetidum, die frische, bei Beginn der Blüte ges. Pfl. (Best.: äth. Öl, fett. Öl, Zucker, Stärke, Gummi. Hom. Anw.: als Antispasmodicum).

Symptomatische Behandlung: Behandlung nach den Symptomen, nicht nach den Ursachen einer Krankheit; vgl. Kausalbehandlung.

Synapse: s. Ganglioplegica.

Synchron: (griech.) Gleichzeitig.

Syndrom: Gruppe zusammengehöriger Krankheitssymptome.

Synergiden: *bot.* Zwei, auch als „Gehilfinnen" bezeichnete Zellen, die zus. mit der Eizelle im oberen Teil des Embryosacks* den sog. Eiapparat bilden.

Synergie, Synergismus: Zusammenwirken von Muskeln, innersekret. Drüsen usw., od. von Arzneimitteln, Giften in der gleichen Richtung unter Wirkungssteigerung. (Synergistische Arzneiwirkung; Gegensatz: antagonistische W.)

Synkarp: *bot.* s. Blüte.

Synstigminium bromatum: s. Dimethylcarbaminoyloxyphenyl-trimethylammoniumbromid (Prostigmin®; Int. Bez. Neostigmin).

Synthese: Chem. Synthese. Aufbau zusammengesetzter Stoffe aus einfacheren Stoffen, entweder durch **Substitution,** d. h. Ersatz von Atomen u. Atomgruppen im Molekül (Substituenten), durch andere, od. durch **Kondensation** od. durch **Polymerisation.**

Syphilis: (Name geprägt von Girolamo Fracastoro, 1478—1553, Verona) Lues venerea, Lustseuche, harter Schanker. Erreger: Treponema pallidum (frühere Bez. Spirochaeta pallida). Angeborene S. = S. connata (congenita), erworbene S. = S. acquisita.

Syringa vulgaris HOM: Frische Blüten v. Syringa vulgaris, Türk. (Span.) Flieder. Fam. Oleaceae (das äth. Öl der Blüte enth. Farnesol).

Systole: Rhythmische Zus.ziehung des Herzmuskels, vgl. Diastole.

Systral®: Antihistaminicum (Int. Bez. Chlorphenoxamin), s. Histamin.

Syzygium-Arten: Fam. Myrtaceae.

Syzygium aromaticum: (Caryophyllus aromaticus, Jambosa caryophyllus, Eugenia caryophyllata) Gewürznelkenbaum (heim. Molukken, kult. in fast allen Tropenländern, Sansibar' Madagaskar, Mauritius, Réunion), Stpfl. v. **Flores Caryophylli:** (Caryophylli) Gewürznelken, Nägelein. Best.: mind. 16% äth. Öl (Oleum Caryophylli, s. unten), Caryophyllin (Sapogenin), Gerbstoff, Fett, Harz, Spuren von Vanillin. Asche max. 8%. Anw. med.: als Stomachicum, zu Mundwässern u. als Gewürz. **Antophylli:** Mutternelken, Königsnelken, die nicht völlig reifen Früchte; sie enthalten etwas weniger äth. Öl als die Caryophylli u. dienen ebenfalls als Gewürz. **Oleum Caryophylli, Nelkenöl:** DAB 7: Das äth. Öl aus den an der Luft getrockneten Blütenknospen. Best.: 80—90% Eugenol, und Aceteugenol, α- und β-Caryophyllen, Salicylsäuremethylester u. a. Ester. D. 1,038 bis 1,063. Weiß. bis gelbliches, stark würzig riech. Öl, das sich allmählich bräunlich färbt; opt. aktiv $[\alpha]_D^{20°} = 0°$ bis —1,6°). Brechungsindex: $n_D^{20°}$ = 1,528—1,537. Anw. med.: als Desinfiziens und Anaestheticum in der Zahnheilkunde. **Stipites (Festucae) Caryophyllorum:** Nelkenstiele, die Blüten- u. Blütenstandsstiele von Syzygium aromaticum. Sie werden mit verwendet zur Gew. des äth. Öles, dienen ferner aber auch zur Verfälschung des Nelkenpulvers.

Syzygium jambolanum: Jambulbaum (Indien). Stpfl. v. **Cortex Syzygii Jambolani:** Syzygiumrinde, Jambulrinde. Best.: Harz, Gerbstoff, Gallussäure. Asche max. 3%. Anw. volkst.: als Adstringens; techn.: als Gerbmittel. HOM: Syzygium Jambolana e cortice, die getrocknete Rinde. **Fructus Syzygii Jambolani:** Jambulfrüchte. Best.: Äth. Öl, fett. Öl, Gerbstoff, Harz. Anw.: bei Diabetes mellitus. HOM: Syzygium Jambolanum, die reifen getrockneten Früchte. **Semen Syzygii Jambolani:** Jambulsamen. Best.: Gerbstoff (bis 19%), Gallussäure, Ellagsäure (Jambulol), Stärke, äth. Öl, Zucker, Harz. Anw.: bei Diabetes mellitus.

Syzygiumrinde: Cortex Syzygii Jambolani ERG, s. Syzygium jambolanum.

SZ: Säurezahl*.

Szintillation: s. Spinthariskop.

T

T.: Tritium*.

t.: Abkzg. für Tonne.

Ta: *chem.* Tantal, s. Tantalum.

TAB: Abkzg. für **T**yphus-Paratyphus **A** u. **B,** Aufschwemmung der abgetöt. Bakterien in physiol. Kochsalzlsg. zur Schutzimpfung*.

Tabacco indiano: Lobelia inflata*.

Tabacum HOM: s. Nicotiana tabacum.

Tabacum e seminibus HOM: s. Nicotiana tabacum.

Tabak: Nicotiana tabacum* und N. rustica*.

Tabak, Indianischer: Lobelia inflata*.

Tabakblätter: Folia Nicotianae, s. Nicotiana tabacum.

Tabes: Auszehrung; **T. dorsalis:** Rückenmarksschwindsucht.

Tabletten: Sie werden in den verschiedensten Formen hergest., durch Pressen unter Zusatz von Füll-, Binde-, Spreng- und Gleitmitteln, ferner können Geschmackskorrigentien, Farbstoffe u. Stabilisatoren verwendet werden, vgl. Pillen. Tabletten, die im Magen-Darm-Trakt wirken bzw. resorbiert werden sollen, läßt das DAB 7 auf Zerfallszeit prüfen, Tabletten für Injektionszwecke müssen keimfrei sein.

Lingual-, Sublingual- u. Buccal-Tabletten werden in der Mundhöhle resorbiert. Man verwendet ferner auch Tabletten zur Implantation in das Gewebe, zum Einlegen in den Bindehautsack des Auges (Augentabletten), sowie zur Einbringung in die Vagina oder in den Uterus (Vaginaltabletten). Bei „überzogenen" Tabletten oder Pillen (Dragees, Mantel-Tabletten) unterscheidet man magensaftlösliche und magensaftresistente Tabletten bzw. Pillen. Auch sie müssen auf Zerfallszeit geprüft werden (mittels Pepsinlösung z. B.).

Tabula A, B, C: Tabellen des DAB. Tab. A enthält die Maximaldosen (s. Tafel „Maximaldosen"); Tab. B die gewöhnlich „Gifte" genannten Arzneimittel, die unter Verschluß und sehr vorsichtig aufzubewahren sind; „Tab. C" enthält „diejenigen Arzneimittel, die von den übrigen getrennt und vorsichtig aufzubewahren sind".

Tacamahaca: s. Calophyllum inophyllum.

Tacamahak: s. Calophyllum inophyllum.

Tachykardie: (griech. ταχύς = schnell) Beschleunigte Herztätigkeit; Gegensatz: Bradykardie*.

Tachysterin: s. Provitamin D_2 unter Vitamine.

Taenia: (griech.) Bandwurm, Fam. Cestodes, gegliederte bandförmige, flachgedrückte Würmer, ohne Darm, bestehend aus Kopf (Skolex) u. Gliedern (Proglottiden). Am Kopf Saugnäpfchen, mit denen sich der Wurm an der Dünndarmwand festhält. Infektion erfolgt durch Genuß von ungarem finnenhaltigem Fleisch. Die blasenartigen **Finnen** entwickeln sich im Zwischenwirt aus den Larven, die aus den Eiern des Wurms hervorgehen. Die eierhaltigen Endglieder des Wurms gehen mit dem Kot des Wirts ab und gelangen mit Wasser, Pflanzenkost usw. zum Zwischenwirt. Taenia solium = Schweinebandwurm; Taenia saginata = Rinderbandwurm; Taenia echinococcus = Hundebandwurm; Diphyllobothrium latum = Fischbandwurm.

Taenifugum(a): Bandwurmmittel.

Täschelkraut: Herba Bursae pastoris, s. Capsella bursa-pastoris.

Takamina®: s. Adrenalin.

Taleudron®: s. Sulfonamide.

Talg: Sebum*.

Talgsäure: Acidum stearinicum, s. Stearinsäure.

Talkdiastase: Amylase des Schimmelpilzes Aspergillus oryzae.

Takata-Reaktion: Kolloid-Reaktion, Serum-Reaktion: Mit physiol. Kochsalzlösung verdünntes Serum wird mit Sodalösung alkalisch gemacht und mit fallenden Mengen Sublimat versetzt (Reihenuntersuchung). Das dabei gebildete Quecksilberoxid wird durch d. Serumproteine je nach ihrer Zusammensetzung verschieden gut kolloidal in Lösung gehalten. Zu- u. Abnahme bestimmter Eiweißkörper führen dagegen zur Ausflockung oder zu einem Farbumschlag in einer für bestimmte pathologische Zustände charakteristischen Art. Bei normalen Seren liegen die Grenzkonzentrationen, bei denen es gerade noch zur Flockung kommt, zwischen 120 und 70 mg%; Flockungen bei 50 mg% Sublimat und darunter sind sicher pathol. im Sinne eines progressiven Leberparenchymschadens, bei Lebertumoren liegen die Werte zwischen 75 u. 100 mg%. Zur Diagnose schwerer Leberschädigungen, schwerer Tbc. usw. **Abgestufte Takata-Reaktion nach Mancke und Sommer:** In 11 Reagensgläser gibt man je 0,1 ml Serum und je 0,4 ml 10%ige Sodalsg. Die 0,9%ige NaCl-Lsg. steigt von Glas 1 (0,8 ml) bis Glas 11 (1,8 ml) um je 0,1 ml an, während die 0,25%ige Sublimatlsg. von Glas 1 (1,2 ml) bis Glas 11 (0,2 ml) um je 0,1 ml abfällt. Nach 24 Stunden tritt in den positiven Gläsern eine mit bloßem Auge deutlich sichtbare Flockung auf. Trübungen bleiben unberücksichtigt. Flockung des zugefügten Serums in mindestens 3 Gläsern ist positiv. **Takata-Ara-Reaktion:** Liquor-Reaktion zur Feststellung von Gehirn- und Rückenmarksleiden. **Takata-Reagens:** 0,5%ige Sublimatlsg. + 0,02%ige Fuchsinlsg. aa, klare Fl. von roter Farbe, bei positiver Reaktion blauvioletter Niederschlag (Maki Takata, Internist; Kiyoshi Ara, Psych., Japan).

Talkspat: Magnesit, natürl. Magnesiumkarbonat, $MgCO_3$.

Talkstein: s. Talkum.

Talkum: Talcum, Talk, Speckstein, wasserhaltig. Magnesiumsilicat von wechselnder Zusammensetzung; weiß., fettig anzufühlendes Pv., prakt. unl. i. Aq. u. verdünnt. Säuren; DAB 7: Trocknungsverlust max. 1,0%, Glühverlust max. 5,0% (bei 800°); Anw. med.: zu Streupulvern, Pasten, Trokkenpinselungen; kosmet.: zu Schminken u. Pudern; techn.: als Klärmittel, als Füllstoff für Seifen.

Talusin®: (Proscillaridin) 3β-Rhamnosido-14β-hydroxy-$\Delta^{4'20'22}$-bufatrienolid, ein Glykosid aus Scilla maritima var alba; wirksamer u. weniger toxisch als γ-Strophanthin. Indikation: Dekompensierte u. kompens. Herzinsuffizienz, Altersherz, bei Unverträglichkeit der Digitalistherapie, zur Nachbehandlung des Herzinfarkts (3mal tägl. 1—2 Drag. a 0,25 mg).

Tamarinde: Tamarindus indica*.

Tamarindenmus: Pulpa Tamarindorum cruda, s. Tamarindus indica.

Tamarindenmus, Gereinigtes: Pulpa Tamarindorum depurata, s. Tamarindus indica.

Tamarindus indica: Fam. Leguminosae, Tamarinde (heim. trop. Afrika, jetzt in den Tropen überall kult.). Stpfl. v. **Pulpa Tamarindorum cruda (Fructus Tamarindi):** Tamarindenmus, das musartige Fruchtfleisch. Best.: 12—15% freie Säuren, haupts. Weinsäure, Zitronen-, Äpfelsäure u. a., ca. 8% Kaliumbitartrat, 25—30% Invertzucker, Pektin. **Pulpa Tamarindorum depurata:** Gereinigtes Tamarindenmus. Darst.: Rohes Tamarindenmus wird m. heiß. Aq. angerührt, durch ein Sieb gerieben u. auf dem Wasserbad zu einem dicken Extrakt eingedampft. Danach werden je 5 T. des noch warmen Muses m. 1 T. mittelfein gepv. Zucker vermischt. Gereinigtes Tamarindenmus muß schwarzbraun sein, muß sauer, darf aber nicht brenzlich schmecken. Best.: s. Pulpa Tamarindorum cruda. Anw. med.: als mildes Abführmittel (DAB 6: Electuarium Sennae). HOM: Tamarindus = Pulpa T.

Tampon: Gazestreifen oder Wattebausch zum Einlegen oder Ausstopfen von Wundkanälen oder Wundhöhlen = Tamponade.

Tanacetum vulgare: Chrysanthemum vulgare*.

Tanacetum vulgare HOM: s. Chrysanthemum vulgare.

Tangkohle: Fucus vesiculosus tostus, s. Fucus vesiculosus.

Tanigane®: Synth. Gerbstoffe.

Tannalbin DAB 6: Tannalbin®; eine Eiweiß-Gerbsäure-Verbdg., die durch Erhitzen auf 110—120° f. d. Magensaft schwerlöslich gemacht ist. Asche max. 0,2%. Bräunliches, am., geruch- u. geschmackloses Pv., swl. i. Aq. u. A. Geh. an Gerbsäure ca. 50%. Anw. med.: als Darmadstringens. Dos. 0,5 bis 1 g mehrmals tgl. **Tannalbin pro usu veterinario:** Tannalbin für tierärztliche Zwecke; ist aus techn. Eiweiß und Gerbsäure hergestellt, sonst wie Tannalbin DAB 6.

Tannate: Gerbsaure Salze.

Tannenbärlapp: Purgierbärlapp, Lycopodium selago, s. unter Lycopodium clavatum.

Tannennadelöl, Sibirisches: Ol. Pini sibiricum, s. Abies sibirica.

Tannenspitzen: Turiones Pini, s. Pinus sylvestris.

Tannigen DAB6: Tannigen®, ein Gemisch von Diacetyl- u. Triacetyltannin. Grauweiß. od. gelblichweiß., geruch- u. geschmackloses Pv., wl. i. Aq., l. i. A., ll. i. Natronlauge und Natriumkarbonatlsg. Anw. med.: als Darmadstringens. Dos. 0,5—1 g mehrmals tgl.

Tannin: Acidum tannicum, Gerbsäure, Acidum gallo-tannicum, Gem. von Estern der D-Glucose mit Gallussäure und Galloylgallussäure; gew. aus Gallen verschied. Pflanzen (chines., japan., türk. Galläpfeln); DAB7: gelblichweiß. bis bräunl. Pv., glänzend. Schuppen od. Nadeln, schwacher Geruch u. adstringierend. Geschmack; sll. i. Aq., l. i. warmem Glycerin (1:8), l. i. A. u. Aceton, prakt. unl. i. Ae., Chlf. u. Bzl.; die wäß. Lsg. dreht die Ebene des polaris. Lichts nach rechts; Asche max. 0,1%; die wäß. Lsg. der Gerbsäure wird durch Eiweiß, Alkaloide, Leim, Brechweinstein gefällt (s. Tabelle „Unverträgliche Arzneimischungen"); Ferrisalze geben blauschwarzen Niederschlag (Tinte). Anw. med.: als Adstringens u. Stypticum inn. u. äuß. (oral 0,2 g, Spülungen 1%, Pinselungen 20%; techn.: als Beize in der Färberei, in der Textilindustrie, in der Papierherstellung, zur Tintenfabrikation, zum Gerben, zur Herstellung von künstl. Schildpatt.

Tannoform DAB6: Tannoform®, Methylen-Ditannin. Darst.: Durch Einwirkung von Formaldehyd auf Gerbsäure. Leichtes, etwas rötlichbraunes, geruch- u. geschmackloses Pv., l. i. absol. A., unl. i. Aq.; F. ca. 230° unter Zers. Anw. med.: inn. als Darmadstringens. Dos. 0,5 g mehrmals tgl.; äuß.: als Antisepticum in Streupvn.

Tantal: Tantalum*.

Tantalum: Tantal, Ta, Metallisches Element. AtG. 180,9479. D. 16,6; F. 3030°; Kp. ca. 4100°; II-, III-, IV- u. V-wertig. Ordnungszahl 73. Nat.: meist mit Niobium zusammen in Niobiten u. Tantaliten (Ta_2O_2), haupts. in Finnland u. Australien. Hellgraues, glänzendes, sehr hartes Metall, das gegen SS u. Alkalien widerstandsfähig ist. Darst.: Durch Reduktion von Tantalkaliumfluorid mit Na. Entd. 1802 v. Anders Gustav Ekeberg (1767 bis 1813). Anw. techn.: in der Glühlampenindustrie, als Kathodenmaterial.

Tapiokastärke: Amylum Manihot*.

Taractan®: Psychosedativum. Int. Bez. Chlorprothixen.

Taraktogenos kurzii: Hydnocarpus kurzii*.

Taraxacum kok-saghiz: Stpfl. v. Kautschuk.

Taraxacum officinale: Fam. Compositae, Löwenzahn, Kuhblume (nördl. Halbkugel). Stpfl. v. **Herba Taraxaci (Folia Taraxaci):** Löwenzahnkraut. Best.: im Milchsaft Taraxacin (Bitterstoff), α- u. β-Lactucerol, Taraxacerin, Inosit, Kautschuk, Cerylalkohol, Harz Cholin (in Blättern u. Blüten Xanthophylle u. Carotinoide). Anw. volkst.: als Blutreinigungsmittel u. Diureticum b. Leber u. Gallenleiden, als Choleretcum. **Radix Taraxaci:** Löwenzahnwurzel. Best.: im Milchsaft wie oben genannt, außerdem Gerbstoffe, Phlobaphene, etwas äth. Öl u. Inulin; der Gehalt an Inulin ist stark schwankend, im Herbst bis zu 40%, im Frühjahr nur 1—2%. Im Frühjahr ist der Zuckergehalt größer. Anw. volkst.: als Blutreinigungsmittel, b. Gallen- u. Leberleiden; als Kaffee-Ersatz. **Radix Taraxaci cum Herba:** Löwenzahn. Anw. u. Best.: s. oben. Asche max. 14%. HOM: Taraxacum, die frische, zu Beginn der Blüte gesammelte ganze Pfl.

Tardocillin®: s. Depot-Penicilline unter Penicillin.

Targesin®: s. Argentum albuminoacetylotannatum, s. Silbereiweiß-Acetylotannat.

Tarsus: (lat.) 1. Fußknorpel, 2. Augenlidknorpel.

Tartarus ammoniatus: Kalium-Ammonium tartaricum, s. Kalium-Ammoniumtartrat.

Tartarus boraxatus ERG: Kalium taricum boraxatum*.

Tartarus depuratus: Kalium bitartaricum, s. Kaliumhydrogentartrat.

Tartarus emeticus: Tartarus stibiatus, s. Antimon.

Tartarus natronatus: s. Kalium-Natrium tartaricum.

Tartarus stibiatus: Brechweinstein, s. Antimon-Kaliumtartrat.

Tartarus stibiatus HOM: s. Antimonyl-Kaliumtartrat.

Tartarus stibiatus praecipitatus: Gefällter Brechweinstein, s. Antimonyl-Kaliumtartrat.

Tartrat: Salz der Weinsäure.

Tashiro-Indikator: s. Methylorange-Mischindikator-Lösung.

Taubnesselblüten, Weiße: Flores Lamii albi, s. Lamium album.

Taumellolch: Lolium temulentum*.

Taurin: Aminoäthansulfosäure,

$$H_2N \cdot CH_2 \cdot CH_2 \cdot SO_2H.$$

Farbl. Kr., l. in Aq., unl. in A. u. Ae. Oxidationsprodukt der Aminosäure Cystein, kommt mit Chlorsäure verbunden als Taurocholsäure in der Ochsengalle vor, s. Gallesäuren.

Taurocholsäure: (griech. ταῦρος = Stier, Ochs u. χολή = Galle) In der Ochsengalle vorkommende Verbdg., von Taurin u. Cholsäure s. Gallensäuren.

Tausendgüldenkraut: Herba Centaurii, s. Centaurium umbellatum.

Tautomerie: (von griech. το αυτός = dasselbe u. μέρος = Teil) Desmotropie, eine besondere Form der Isomerie, nämlich die Erscheinung, daß **einer** chem. Verbdg. je nach ihrem Verhalten verschiedene Konstitutionsformeln zukommen, die „tautomeren Formen" oder kurz „Tautomere" genannt. Während also bei der eigentlichen Isomerie zwei oder mehrere verschiedene Verbdgen das gleiche Molgewicht u. die gleiche Bruttoformel haben, kommen bei der Tautomerie **einer** Verbindung zwei verschiedene Formeln zu, z. B. sind im Acetessigester 92,6% der Moleküle in der Ketoform (CH_3—CO—CH_2—$COOC_2H_5$) und die restlichen Moleküle in der Enolform (CH_3—C(OH)=CH—COO C_2H_5) enthalten (Keto-Enol-Tautomerie).

Taxin: $C_{37}H_{25}NO_{10}$, Alkaloid aus Taxus baccata (Blätter, Stengel, Früchte). Gelbl. Kr., l. in A., Ae., Schwfk., swl. in Aq. Herzgift.

Taxus baccata: Fam. Taxaceae, Eibenbaum (Mittel-, Südeuropa, Algerien, Kleinasien, Nordpersien). Stpfl. v. HOM: Taxus baccata, d. frischen Blätter. Best.: Alkaloid Taxin* (0,7—2%, Herzgift), Alkaloid Milossin, Glykosid Taxicatin, Ephedrin (auch der Same enthält Taxin, nicht aber der Arillus). Anw. volkst.: als Wurmmittel u. Emmenagogum (Vorsicht! Stark giftig, Abkoch. v. 50—100 g Eibennadeln u. U. tödlich) sowie als Abortivum u. als Antiparasiticum beim Vieh; hom. bei Herz-, Leber- u. Hautleiden, Gicht u. Rheuma. (Aufbewahrung: Urtinktur, 1.—3. Dez.-Pot. vorsichtig.)

Tb: *chem.* Terbium, s. Seltene Erdmetalle.

Tb 1: s. Conteben.

TbB: Abk. f. Tuberkelbakterien (Mycobacterium tuberculosis*).

Tbc, Tbk: Abk. f. Tuberkulose.

Tc: *chem.* Technetium*.

Tct.: Abkürzung für Tinktur.

Te: *chem.* Tellur, s. Tellurium.

TEA: Abkzg. für Tetraäthylammonium*.

Technetium: Tc, früher als „Masurium" bez., gew. durch Bestrahlg. v. Molybdän mit Deuteronen. (1937 von C. Perrier u. E. Segre in Italien) oder durch Urankernspaltung, Ordnungszahl 43; bisher 20 Isotope; in der Natur bisher nicht aufgefunden, läßt sich leicht in metall. Form darstellen. D. 11,49; F. 2200°, AtG. 98, 9062.

Teclu-Brenner: s. Bunsenbrenner.

Tee, Abführender: DAB 6: Species laxantes DAB 6*. **T., Beruhigender:** Species nervinae DAB 6*. **T., Chinesischer:** Camellia sinensis*. **T., Grüner:** Thea viridis, s. Camellia sinensis. **T., Harntreibender:** Species diureticae DAB 6*.

Teer: s. Pix.

Teerfarbstoffe: Aus Steinkohlenteer gew. Farbstoffe, Anilinfarbstoffe.

Tegmina Sepiae: (lat. tegmen = Decke, Hülle) Ossa Sepiae, s. Sepia officinalis.

Teichmannsche Blutprobe, Teichmanns Haeminkristalle: s. Haemin.

Teichrose, Gelbe: Nuphar luteum*.

Tela Cellulosi: s. Verbandmull.

Tela depurata: s. Verbandmull.

Tela Gossypii: s. Verbandmull.

Tellurium: Tellur, Te, AtG. 127,60, II-, IV- u. VI-wertig. Ordnungszahl 52. D. 6,2; F. 452°; Kp. 1390°; Härtegrad 2,5; entd. 1782 v. Franz Joseph Müller von Reichenstein; Element: Klaproth 1789. Silberweiße, metall. glänzende kr. Masse, guter Elektrizitäts- u. Wärmeleiter. Nat.: gediegen u. in Verbdg. mit Pb, Ag, Au, Hauptfundorte in Siebenbürgen, Kalifornien, Brasilien. Darst.: Durch Lösen der Legierungen in SS und Red. mit SO_2. An der Luft verbrennt Te mit blauer, grüngesäumter Flamme zu Te_2O_2.

TEM®: Triäthylenmelamin (2,4,6-Trätihylen-imino-1,3,5-triazin); Cytostaticum zur Behandlung von Leukämien u. neoplastischen Erkrankungen.

Temoe Lawak: Rhiz. Curcumae domesticae, s. Curcuma-Arten.

Temperantium(a): Syn. Sedativum.

Templinöl: s. Albies alba.

Tempora: (lat.) Die Schläfen; **temporalis(-e):** zu den Schläfen gehörend.

Temulin: Alkaloid aus Lolium temulentum*.

Tenakel: Kolierrahmen, s. Kolieren.

Tendinitis: Sehnenentzündung.

Tendo: (lat.) syn. Tenon (griech.): Sehne.

Tendovaginitis: Sehnenscheidenentzündung.

Tenesmus: (griech. τείνω = spanne) Schmerzhafter Stuhl- oder Harndrang.

Tenside: Netz- u. Waschmittel, die vielfach auch Verbandstoffen zugefügt werden; DAB 7 läßt auf Tenside prüfen (es darf beim Schütteln mit d. Prüflsg. kein bleibender Schaum entstehen).

Tensilon®: Dimethyl-äthyl-(m-hydroxy-phenyl)-ammoniumbromid, quartäre Ammoniumbase, hebt die Wirkung von Curare* auf.

Tension des Wasserdampfes: Sättigungsdruck d. Wasserdampfes.

Tentamen: (lat.) Versuch; **T. suicidii:** Selbstmordversuch.

Tenuis(-e): (lat.) Dünn, zart.

Terata: (griech.) Mißbildungen; **Teratogen:** Mißbildungen erzeugend.

Terbium: s. Seltene Erdmetalle.

Terebinthina, Terpentin: (Balsamum Terebinthinae, Balsamum Pini). St.-pfln. sind verschd. Arten der Gattung Pinus, bes. **Pinus silvestris,** Kiefer, Föhre, wird haupts. in Deutschland u. Rußland benutzt. **Pinus nigricans,** Schwarzkiefer (Österreich). **Pinus pinaster** (Pinus maritima) (westl. Mittelmeergebiet, Südwest-Frankreich), Lieferant der französ. Droge (Terebinthina gallica). **Pinus palustris** (Pitch-pine-Kiefer), **P. caribaea, P. taeda, P. australis** sind d. Lieferanten des nordamerikanischen Terpentins. Der Terpentin entsteht teils in der Rinde, teils im jungen Holze, aus dem nach Verwundung (bis zum Kambium) der Balsam austropft u. aufgefangen wird. Terpentin ist dickfl., trübe u. v. eigenartigem Geruch. Er enthält kr. Ausscheidungen, die aus Abietinsäure (deutscher u. nordamerikanischer T.) od. Pimarsäure (französ. T.) bestehen u. b. Erhitzen im Wasserbad schmelzen, jedoch b. Erkalten sich wieder ausscheiden. T. ist unl. in Aq., l. in A., Ae., Aceton, Bzl., Chlf., Eisessig, Petroleumäther, Schwk., Toluol. Best.: 70—85% Harz (haupts. aus Abietinsäure u. Pimarsäure bestehend) u. 15—30% Terpentinöl (haupts. α-Pinen, $C_{10}H_{16}$). Anw.: zu hautreizenden Pflastern u. Salben (DAB 6: Emplastrum adhaesivum, Emplastrum Cantharidum ordinarium, Emplastrum Cantharidum perpetuum, Emplastrum Cantharidum pro uso veterinario, Emplastrum Lithargyri compositum, Ungt. basilicum). **Oleum Terebinthinae** DAB 6: Terpentinöl, das durch Wasserdampfdest. aus dem Terpentin gew. äth. Öl. D. 0,855 bis 0,872. Farbl. bis gelbliche Fl., opt. aktiv, je nach Herkunft rechts- oder linksdrehend ($\alpha_D^{20°}$ = +15° bis —40°) Best.: haupts. α-Pinen, $C_{10}H_{16}$ (65 bis 70%) u. β-Pinen (30—33%) sowie andere Terpene, wie Dipenten, Terpinolen u. je nach Herkunft Limonen, Camphen, Linalool, Bornylacetat, Cymol u. a. Anw. med.: zu Einreibungen b. Rheumatismus usw. (DAB: Spiritus russicus), ferner zu Inhalationen gegen Bronchitis; techn.: z. Herst. v. Lacken u. Firnissen. **Oleum Terebinthinae rectificatum** DAB 7: Gereinigtes Terpentinöl. D. 0,855—0,865. $\alpha_D^{20°}$ = +48° bis —40°; Brechungsindex: $n_D^{20°}$ = 1,467—1,478. Farbl. Fl. Darst.: Terpentinöl wird mit der dreifachen Menge erwärmten Kalkwassers kräftig durchgeschüttelt und dann destilliert. Anw. med.: inn. bei Lungenkrankheiten (3—30 Tr. 3mal tgl., am besten in Kapseln); parenteral zur unspezifischen Reizkörpertherapie; als Anthelminticum (unzuverlässig). HOM: Oleum Terebinthinae. Der Rückstand bei der Terpentinöldestillation ist das **Colophonium*.** Das beim Verdunsten des Terpentinöls an den Bäumen als Krusten zurückbleibende Harz kommt als **Resina Pini (Resina alba),** Fichtenharz, Burgunderharz,

Galipot, Barras in den Handel [früher von Picea abies (Picea excelsa) Fichte gew.]. Es wird f. pharmaz. Zwecke durch Schmelzen u. Durchseihen gereinigt u. dient ebenfalls wie Terpentin z. Herst. v. Pflastern. Asche max. 0,5%, l. in A., Ae., Aceton, schmilzt bei ca. 100° zu klar. Fl. **Terebinthina laricina (T. veneta):** Lärchenterpentin, Venetianischer Terpentin stammt v. **Larix decidua,** Fam. Pinaceae (Tirol, Steiermark). Dicke, gelbe bis bräunl. Fl., nicht körnig, l. in A., Ae., Chlf., Bzl., Aceton, Toluol, Eisessig, Benzin. Best.: 10—25% Terpentinöl, 75—90% Harz, das haupts. Laricinolsäure enthält. Anw.: wie Terpentin; techn.: bes. zu Klebemitteln. **Kienöl (Oleum Pini)** ist das durch trockene Dest. aus den Wurzeln u. Ästen der Kiefern gew. Öl. Es dient z. Herst. v. Lacken u. Firnissen sowie als Reinigungsmittel f. Lettern, wird aber auch vielfach zur Verfälschung des Terpentinöls benutzt. **Straßburger Terpentin** (Terebinthina argentoratensis) ist eine in den Vogesen gew. Terpentinsorte, stammt v. **Abies alba** (Abies pectinata)*.

Terebinthina argentoratensis: Straßburger Terpentin, s. Terebinthina.

Terebinthina canadensis: Balsamum canadense*.

Terebinthina laricina: Terebinthina veneta, s. Therebinthina.

Terebinthina veneta: T. laricina, Lärchenterpentin, s. Terebinthina.

Terminalia chebula: Fam. Combretaceae (Ostindien) u. andere Arten. Stpfl. von **Fructus Myrobalani:** (Fructus Terminaliae) Myrobalanen. Best.: bis 45% Gerbstoff, Ellagsäure, Gallussäure, Chebulinsäure. Anw. med.: als Adstringens; techn. zum Gerben.

Termitin: Vitamin T, s. Vitamine.

Termone: Stoffe, die das Geschlecht bestimmen, also die primären Geschlechtsmerkmale festlegen (Gynotermone u. Androtermone), vgl. Gamone. (Entd. b. d. Grünalge Chlamydomonas eugametos.)

Teropterin®: s. Folsäure unter Vitamine.

Terpene: Kohlenwasserstoffe, Hydroderivate d. Cymols u. ihre Substitionsprodukte. Farblose, mit Wasserdampf leicht flüchtige Öle mit charakteristischem Geruch. Bestandteile der meisten ätherischen Öle in Form von Alkoholen, Aldehyden, Ketonen, Oxiden, Säuren.

Terpentin: s. Terebinthina.

Terpentin, Straßburger: Terebinthina argentoratensis, s. Terebinthina.

Terpentin, Venetianischer: Terebinthina laricina, s. Terebinthina.

Terpentinöl: Ol. Terebinthinae, s. Terebinthina. **T., Gereinigtes:** Ol. Terebinthinae rectificatum, s. Terebinthina, **T., Geschwefeltes:** Ol. Terebinthinae sulfuratum ERG*. **T., Peroxidhaltiges:** Reagens DAB 6: z. Nachweis v. Blut im Harn. Durch Stehen an der Luft verharztes Terpentinöl; als **Terpentinöl-Ersatz** werden Schwerbenzine (z. B. Sangajol® oder hydrierte Naphthaline (Tetralin®* = Tetrahydronaphthalin, Dekalin® = Dekahydronaphthalin) u. a. organ. Lösungsmittel verwendet.

Terpineol: Gem. der isomeren Verbdgen α-, β- u. γ-Terpineol. Farbl., dicke, ölige Fl. v. fliederartigem Geruch. Anw.: in der Parfümerie.

Terpinhydrat: Terpinum hydratum DAB 6.

Terpinolen: p-Menthadien, $C_{10}H_{16}$. Farbl. Fl.; opt. inaktiv; D. 0,834; Kp. 183—185°, l. in A. u. Ae., unl. in Aq. Anw. techn.: zur Parfümierung von Schuhcremes, Bohnerwachs u. dgl.

Terpinolum ERG: Gem. v. Terpineol, Dipenten, Terpinen, Terpinolen. D. 0,870—0,896; Kp. 160—190°. Farbl. bis schwach gelbliche, ölige Fl., l. in A., unl. in Aq.; opt. rechtsdrehend: $\alpha_D^{20°} = 0°$ bis +15°. Darst.: Durch Kochen v. Terpinhydrat m. verd. Schwfs. Anw. med.: gegen Katarrhe. Dos. 0,2 g.

Terpinum hydratum DAB6: Terpinhydrat, $C_{10}H_{22}O_3$. Mol. 190,2; F. 116°. Farbl., glänz., geruchlose Kr. von schwach würzig-bitterem Geschmack, l. in A., ll. in sied. A., wl. in Aq., Chlf. u. Ae., sll. in sied. Essigsäure. Darst.: Durch Anlagerung v. Wasser an Pinen, indem man auf Terpentinöl b. Gegenwart v. SS u. A. Wasser einwirken läßt. Anw. med.: b. Bronchitis. Dos. 0,2—0,6 g mehrmals tgl.

Terra japonica: Gambir-Katechu, s. Uncaria gambier. **T. orellana:** Orleana, s. Bixa orellana. **T. silicea purificata** ERG: Gereinigte Kieselerde, Kieselgur*.

Terra sigillata: Siegelerde, in Münzenform gepreßter u. mit einem Siegel (sigillum) geprägter weißer, roter oder gelber Bolus. Ein im Mittelalter viel gebrauchtes Arzneimittel, bes. als Antidotum.

Terramycin: Oxytetracyclin, Antibioticum aus Streptomyces rimosus, entd. 1949 durch eine Forschergruppe der Firma Chase Pfizer & Co. in New York; universell wirksam gegen fast alle Krankheitserreger, insbesondere gegen Pneumonien aller Art, auch Virus-Pn., Sepsis, Furunkulose, Erysipel, Phlegmone, Aktinomykose, Endokarditis, Diphtherie, Tetanus, Framboesie, Keuchhusten, Scharlach, Masernkomplikationen, Oxyuriasis, Typhus, Infektionen der Harnwege sowie der Leber- und Gallenwege, Meningitis, Gonorrhoe, Lues, dermatologische Infektionen, Gasbrand, Rickettsiosen, Brucellosen, Tularämie u. a. bei geringer Toxizität. Gegen Tbc, Masern, Windpocken, Trichinose ist Terramycin nicht wirksam. Bei Diphtherie u. Tetanus darf auch bei Anw. von Terramycin auf die Serumbehandlung nicht verzichtet werden. Terramycin (Int. Bez. Oxytetracyclin) hat folgende chem. Struktur:

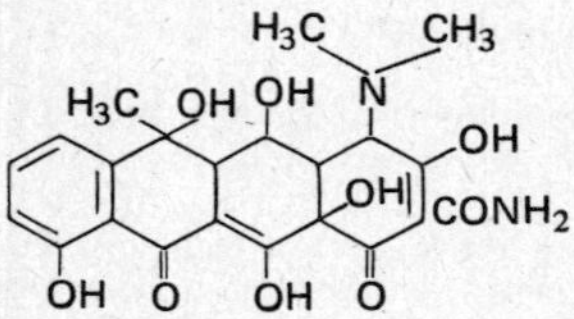

amphotere Substanz, die mit Basen u. SS Salze bildet. Med. angew. wird die freie Base u. das salzsaure Salz. Die reine Base ist in Aq. sehr wenig lösl., l. in A., Aceton, Propylenglykol. Terramycin ist in trock. Zustand sehr stabil u. bei Zimmertemperatur 60 Monate ohne Wirkungsverlust haltbar. Wäßrige Lösungen von pH 2,0 können bei 0°C ohne Wirkungseinbuße bis zu 30 Tagen aufbewahrt werd., während neutrale u. alkal. Lösungen nach wenigen Tagen hydrolysieren. Terramycin wird vom Magen u. Darm schnell resorbiert, bereits 1 Stunde nach oraler Gabe wird maximale Blutkonzentration erreicht, die für 8 bis 12 Stunden erhalten bleibt. T. wird peroral angew. (Kapseln, Tropfen, Dragees, Suspensionen), intramuskulär, intravenös, als subkutane Infusion sowie zur lokalen Behandlung in Form von Salbe, Augensalbe, Puder, Vaginaltabl. u. als Inhalation (20 bis 50 mg pro ml Lösungsmittel). Intralumbal u. intraperitoneal darf Terramycin nicht angew. werden. **Dos.:** Oral: für Erwachsene 1 g tgl., bei schweren Infektionen 2 g tgl. auf 4 Einzelportionen in 6stündigen Abständen verteilt, Säuglinge u. Kinder 20—40 mg/kg Körpergewicht pro Tag; intramuskulär: Erwachsene 2- bis 4mal tgl. 100 mg in 12- bis 6stündigen Abständen, Kinder in gleichen Abständen 5—10 mg pro kg Körpergewicht u. Tag; intravenös 250 bis 500 mg alle 12 Stunden, für Kinder 10—20 mg/kg Körpergewicht pro Tag in 12stündigen Abständen (Terravenös® 250 mg in spritzfertiger Lsg.), in lebensbedrohenden Fällen sehr viel höhere Dosen, bis zu tägl. 4±1 g, eine Dosierung, die jedoch keinesfalls überschritten werden darf. (Kristallines Terramycin, Herst. Pfizer, New York, in Deutschland Pfizer, Karlsruhe). Handelsformen ®: Terramycin „Pfizer", Terramycin-Depot Sterajekt, Terravenös, Terramycin S/F mit Multivitaminzusatz; Terracortil = Oxytetracyclin + Corticosteroid.

Tertiana: Malaria tertiana, s. Plasmodium.

Tesserales System: Reguläres Kristallsystem, s. Kristall.

Test: (engl. von lat. testis = Zeuge) Probe, Prüfung, Reagens.

Testa: (plur. testae) Schale.

Test-Blutkörperchen: Blutkörperchen mit bekannten Gruppen u. Faktoren-Zugehörigkeit zur Bestimmung unbekannten Serums bei der Blutgruppenbestimmung, s. Blutgruppen.

Testae Cacao: Kakaoschalen, s. Theoborma cacao*.

Testae Ostreae laevigatae: Conchae praeparatae*.

Testae siccati: Getrocknete Stierhoden, s. Organotherapeutica u. Hormone.

Testis, Testiculus: Testikel, Hoden, s. Organotherapeutica u. Hormone.

Testobjekt: Objekt, meist Diatomeen, zur Leistungsprüfung eines Mikroskopes.

Testosteron: 17β-Hydroxy-4-androsten-3-on,

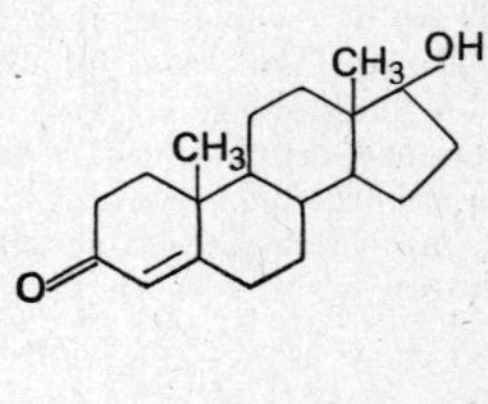

$C_{19}H_{28}O_2$. Mol. 288,4. Farbl. bis schwach gelbl. Kr. od. kr. Pv., ll. in A., Chlf., Aceton, wenig l. in Ae., fetten Ölen, praktisch unl. in Aq. Schmelztemp. 152—157°. Spez. Drehung: $[\alpha]_D^{20°}$ = +101° bis +105° (in Dioxan, c = 1,0). Aufbewahrung: Gut verschlossen und vor Licht geschützt. Vorsichtig aufzubewahren (Testoviron®), vgl. Hormone, Anw. s. Testosteronum propionicum.

Testosteronproponiat: Testosteronum propionicum,

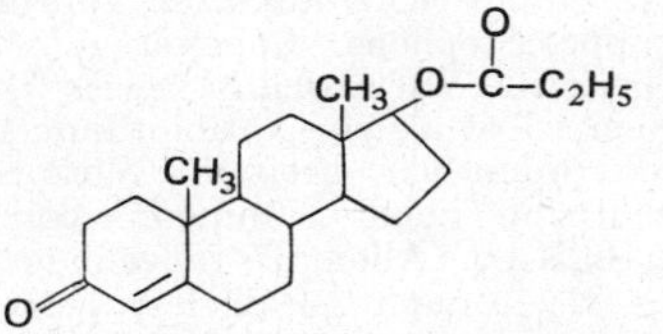

17β-Propionyloxy-4-androsten-3-on, $C_{22}H_{32}O_3$. Mol. 344,5. Farbl. bis schwach gelbl. Kr. oder kr. Pv., ll. in A., Ae., Chlf., Aceton, l. in fetten Ölen, praktisch unl. in Aq. Schmelztemp. 118—122°. Spez. Drehung: $[\alpha]_D^{20°}$ = +83° bis +90° (c = 1,0; Dioxan). Lichtabsorption: $E_{1cm}^{1\%}$ ‖ 485 (± 12) bei 241 nm (in Äthanol 96%). Sulfatasche: höchstens 0,1%. Aufbewahrung: Gut verschlossen und vor Licht geschützt. Vorsichtig aufzubewahren. Anw.: hormonale Ausfallserscheinungen beim Mann, periphere Durchblutungsstörungen, Herzinsuffizienz. Bei der Frau: Klimakterium, Frigidität, Mammakarzinom, Genitalkarzinom; Eiweißverarmung n. Operationskrankheiten. Ölige Lsg. zur intramuskulären Injektion, in Salben u. Ovula; alkohol. Lsg. zur transkutanen Anw., ferner zur buccalen Anw. u. zur Implantation (Testoviron®, Androteston®, Perandren®), vgl. Hormone.

Testoviron®: s. Testosteronum DAB.

Test-Serum: Serum mit bekannt. Antikörpergehalt, zur Bestimmung der Blutgruppen.

Tetanie: Neuromuskuläre Übererregbarkeit mit schmerzhaften tonischen Krämpfen ohne Bewußtseinsstörung, beruht auf Störungen des Kalk- u. Phosphorstoffwechsels.

Tetanol®: Tetanus-Adsorbat-Impfstoff Behringwerke, s. Serum.

Tetanus: (von griech. τείνω = spannen) Wundstarrkrampf, Starrkrampf, schwere Infektionskrankheit, Erreger: Clostridium tetani, grampositive, anaerobe, bewgl. Stäbchenförmige Bazillen, die sich überall im Erdboden, Straßenstaub, gedüngter Erde vorfinden u. in Wunden gelangen (vom Darm aus unschädl.). Inkubationszeit 4—14 Tage. Tetanus-Toxin ist eines der stärksten Gifte (etwa 500mal so stark wie Strychnin). Tetanus-Schutzimpfung s. Tetanus-Serum unter Sera.

Tetanus-Serum: s. Serum.

Tetra: (griech.) = vier; „Tetra" s. Tetrachlorkohlenstoff.

Tetraäthylammoniumbase: Quartäre Ammoniumbase, Ganglienblocker (s. Ganglioplegica). Anw.: als Bromid oder Chlorid bei peripheren Durchblutungsstörungen u. Hypertonie (Tetramon®).

Tetraäthylammoniumjodid: $[(C_2H_5)_4N]^+J^-$, weiß. kr. Pv., l. in A. u. Aq., unl. in Ae. Anw.: als Leitsalz bei polarograph. Bestimmungen (vor Licht geschützt aufbewahren).

Tetraäthylblei: Antiklopfmittel, s. Benzin, verbleites.

Tetraäthylthiuramdisulfid: Bis-(diäthylthiocarbamoyl)-disulfid, TTD

$$(C_2H_5)_2N-\underset{\underset{S}{\|}}{C}-S-S-\underset{\underset{S}{\|}}{C}-N(C_2H_5)_2$$

Weiß. Pv., geruch- u. geschmacklos, l. i. Aceton, Ae., Benzol, swl. i. Aq. Anw.: zu Alkoholentziehungskuren (nur unter ärztlicher Kontrolle!). Nach Einnahme dieser Substanz wird der hinterher genossene Alkohol nur bis zum Acetaldehyd oxidiert, bzw. der Abbau des Acetaldehyds verlangsamt, so daß die Symptome einer Acetaldehyd-Vergiftung auftreten (Blutandrang nach dem Kopf, Atemnot, Herzklopfen, Angstgefühl, Erbrechen usw.), und dem Trinker der A.-Genuß verleidet wird (Dos. anfangs tägl. 1,5 g, später 0,1—0,5 g). Graues Pv., wl. in Aq. u. A., l. in Ae., Bzl., Aceton (®: Antabus, Abstinyl, Exhorran, Aversan).

Tetraalkylammoniumsalze: s. quartäre Ammoniumbasen.

Tetraboran: s. Borane.

Tetrabrombrenzkatechinwismut: Noviform ERG (Int. Bez. Bibrocathol).

Tetrabromfluorescein-Natrium: Eosin*.

Tetrabrom-m-kresolsulfophthalein Bromkresolgrün*.

Tetrabromphenolphthalein-Natrium: Bromtetragnost*.

Tetrabromphenolsulfophthalein: Bromphenolblau*.

Tetracainhydrochlorid: Pantocain®, s. Butylaminobenzoyl-dimethylaminoäthanol-hydrochlorid.

Tetrachloräthylen: Perchloräthylen, Äthylentetrachlorid, $CCl_2=CCl_2$. Farbl., äther. riech. Fl., D. 1,624; Kp. 120,8°, ll. in A. u. Ae., unl. in Aq. Anw.: als Benzinersatz u. Lösungsmittel (nicht entflammbar).

Tetrachlorgoldsäure: Tetra-chlorgold(III)-Säure, s. Aurum chloratum.

Tetrachlorkohlenstoff: Carboneum tetrachloratum, „Tetra", Tetrachlormethan, Perchlormethan, CCl_4, Mol. 153,8, D. 1,592 bis 1,595, Kp. 76—77°; Brech.Ind.: $n_D^{20°}$ = 1,460 bis 1,461; Reagenz DAB 7: bei Prüfg. auf $Zinn^{2+}$ in Insulin u. Mediz. Kohle. Farbl., schwere, nicht brennbare Fl., sll. in A., Ae., Chlf., Bzl., fetten u. äth. Ölen, swl. i. Aq.; Dämpfe wirken narkotisch. Darst.: Durch Einwirkung v. Chlor auf Chlf., durch Chlorierung von Methan. Anw. med.: inn. als Wurmmittel (Dos. einmal 2,5 g, Vorsicht! MD 4,0 g; MTD 4,0 g); techn. als Lösungsmittel für Fette, Harze, Kautschuk usw.; zur Ungezieferbekämpfung; als Reinigungsmittel (Benzinoform), jedoch ist auch hierbei wegen seiner Giftigkeit Vorsicht geboten! MAK = 25 ml pro m^3 Luft (s. Tabelle über „Gegenmittel").

Tetrachlormethan: Carboneum tetrachloratum ERG*.

Tetrachlorsilan: Siliciumchlorid*.

Tetraclinis articulata (Callitris quadrivalvis): Fam. Cupressaceae, Baum (in Nordwestafrika). Stpfl. v. **Resina Sandaraca** ERG: Sandarakharz, der an der Luft erhärtete, aus der Rinde des Stammes u. der Äste ausgetretene Harzsaft. Walzen- od. tränenförmige, weingelbe, durchsichtige, meist staubbedeckte, Stücke, ll. in Isopropylalkohol, Amylalkohol, Aceton, heiß. Leinöl, tw. l. in Ae., Chlf., Methylalkohol, Schwk., Terpentinöl. Asche max. 0,5%. Best.: Äth. Öl, Bitterstoff, Pimarsäure u. andere Harzsäuren. Anw.: zu Pflastern u. Räuchermitteln; techn.: zu Lacken.

Tetracyclin: Antibioticum u. Grundkörper weiterer, abgeleiteter Antibiotica wie Demethylchlor-T., Rolitetracyclin, Metha- u. Doxycyclin sowie Chlortetracyclin (s. Aureomycin) u. Oxytetracyclin (s. Terramycin); wurde 1952 bei den Arbeiten zur Strukturaufklärung der 2 letzten Substanzen entdeckt durch die Forschergruppe Stephens, Conover u. Mitarbeitern. Tetracyclin erwies sich dabei selbst als ein Antibiotikum mit außerordentlich breitem Wirkungsspektrum. Seine Summenformel ist $C_{22}H_{24}N_2O_8$. Allen Tetracyclinen ist das Hydronaphthen-Skelett gemeinsam:

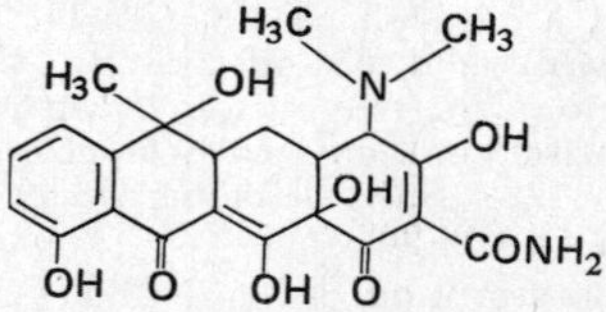

sie weichen jedoch trotz der starken chem. Ähnlichkeit in ihrer chem. Reaktionsfähigkeit weitgehend voneinander ab. Tetracyclin ist eine hellgelbe, bittere, amphotere kr. Substanz. Die Gewinnung erfolgt biosynthetisch mittels eines Fermentationsprozesses aus Streptomyces-Arten, der wie bei Penicillin unter strengsten sterilen Bedingungen durchgeführt werd. muß, oder halbsynthetisch aus Chlortetracyclin (Aureomycin) durch katalyt. Hydrierung u. Dechlorierung. Therapeutisch verwend. wird sowohl das Hydrochlorid wie die freie Base. Die Wirkung ist bakteriostatisch, in sehr hohen Konzentrationen auch bakterizid, gegen die meisten grampositiven u. gramnegativen Bakterien, Spirochaeten, Rickettsien, verschiedene Protozoen u. große Virus-Arten, nicht dagegen gegen Pilze u. Plasmodien (Malaria), gegen Tbc.-Bakterien nur in Verbindung mit den bekannt. Tuberculostatica. **Indikationen** s. Terramycin. **Anw.** oral u. parenteral, Dosierung wie bei Terramycin, vgl. ferner Aureomycin. Handelspräparate®: **1)** Tetracyclin: Achromycin, Hostacyclin, Supramycin (N), Tetracyn; **2)** Chlortetracyclin: Aureomycin; **3)** Demethylchlortetracyclin: Ledermycin; **4)** Oxytetracyclin: Terravenos, Terramycin, Macocyn; **5)** Rolitetracyclin (Pyrrolidino-methyl-tetracyclin: Reverin; **6)** Metacyclin (6-Methylen-5-hydroxytetra-cyclin): Rondomycin; **7)** Doxycyclin (6-Desoxy-5-hydroxytetracyclin): Vibramycin.

Tetracyclinhydrochlorid DAB 7: 4-Dimethylamino-1,4,4a,5,5a,6,11,12a-octahydro-3,6,10,12,12a-pentahydroxy-6-methyl-1,11-dioxonaphthacen-2-carboxamid-hydrochlorid,

$C_{22}H_{25}ClN_2O_8$;

Mol. 480,9; gelb. kr. geruchlos. Pv. v. bitterem Geschmack, l. i. Aq. (1:10), in 96%igem A. 1:100, prakt. unl. i. Ae. u. Chlf. $[\alpha]_D^{20}$ = —242° bis —258° (c = 0,01 in $^1/_{10}$ n-HCl). Gew. durch Hydrierung von Chlortetracyclin. 1 mg = 1000 I.E. Anw.: s. Tetracyclin.

Tetradynamie: *bot.* Viermächtigkeit, d. h. v. 6 Staubgefäßen sind 4 länger, z. B. bei den Kreuzblütlern-(Cruciferae).

Tetragnoste: Phenolphthalein-Derivate zur Röntgendarstellung der Gallenblase u. Prüfung der Leberfunktion, vgl. Chlor-, Brom-, Jod-Tetragnost.

Tetrahydrofurfurylalkohol: Alcohol tetrahydrofurfurylicus, 2-Hydroxymethyltetrahydrofuran, THFA,

$C_5H_{10}O_2$,

Mol. 102,13, Kp. 177—180°, D. 1,064; klare, farbl., viskose Fl. v. süßlicharomat. Geruch, ll. i. Aq., A., Ae., Aceton, Chlf.; hygroskop. Anw.: in der Papierchromatographie als Elutions- u. Steigflüssigkeit, Lösungsmittel für Celluloseester, Chlorkautschuk.

Tetrajodphenolphthalein-Natrium: Jod-Tetragnost ERG*.

Tetralin: Tetrahydronaphthalin,

$C_{10}H_{12}$.

Farbl. Fl. von eigenartigem, intensivem Geruch, l. in Benzin, Bzl., Amylalkohol, Ae., Terpentinöl, unl. in Aq. D. 0,973—0,977, F. —31°, Kp. 206°, Flammpunkt, 78°; besitzt sehr großes Lösungsvermögen: Wachse, Fette, Öle, Kautschuk, Jod, Schwefel, Campher, Harze u. dgl. Anw.: in d. Lack-, Schuhkrem-, Bohnerwachsfabrikation als Lösungsmittel (Terpentinölersatz), als Motormittel.

Tetramethylammonium bromatum: Tetramethylammoniumbromid,

$C_4H_{12}NBr$.

Mol. 154,06. Weiß. krist. Pv., l. i. Aq. u. A., unl. i. Ae., Chlf. u. Bzl. Anw.: als Leitsalz bei der polarographischen Bestimmung v. Alkali- u. Erdalkalimetallen.

Tetramethylthioninchlorid: Methylenum caeruleum (Methylenblau).

Tetramethylthiuramdisulfid: TMTD,

$(CH_3)_2NC(S)—SS—(S)CN(CH_3)_2$.

Farbl. Kr., l. i. A., Aceton, Bzl., Chlf., Schwk., unl. i. Aq. u. verd. SS; D. 1,29; F. 148°. T. wirkt fungicid u. wird in desodorisierenden und keimtötenden Seifen verwendet.

Tetramminkupfer(II)-hydroxid: Schweizers Reagens, s. Cuprum oxydatum ammoniatum.

Tetramminkupfer(II)-sulfat: s. Cuprum sulfuricum ammoniatum ERG.

Tetraoxychinon: (Tetrahydroxybenzochinon) $C_6H_4O_6$, blauschwarze, in auffallend. Licht gelb erscheinende, Kr., l. in heiß. Aq. u. A., wl. in kalt. Aq. Anw.: als Dinatriumsalz, als Indikator für die maßanalyt. Sulfatbestimmung.

Tetraoxyzyklohexancarbonsäure: Acid. chinicum ERG.

Tetraploidie: s. Polyploidie.

Tetrazol:

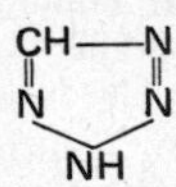

Farbl. Kr., F. 155°, ll. i. Aq. u. A., swl. i. Ae. Ein Derivat des T. ist das Cardiazol® (Pentetrazol, Pentamethylentetrazol). Tetrazol BAYER (TTC) ist 2,3,5-Triphenyl-tetrazoliumchlorid*.

Tetrazolpurpur: Neotetrazoliumchlorid, NTC, 2,2′-p-Diphenylen-3,3′-5,′-tetraphenylditetrazoliumchlorid,
Mol. 667,62; hellgelb., feinkr. Pv., l. in Aq. u. A., unl. in Chlf. Der gelbe Farbstoff wird durch Reduktionsmittel (Red.-Enzyme) in das purpurne bis schwarze, in Aq. unl. Formazon umgewandelt. Muskeln, Epithelialgewebe, Nieren, Lebergraue Hirnsubstanz, Krebsgeschwülste werden intensiv gefärbt, gekochte Zellen u. Zellkerne dagegen nicht. **Anw.:** für histologische, bakteriologische, mikrobiologische Untersuchungen.

Tetrosen: Monosaccharide mit 4C-Atomen, s. Kohlenhydrate.

Teucrium-Arten: Fam. Labiatae.

Teucrium chamaedrys: Edelgamander (Europa, Mittelasien). Stpfl. v. **Herba Chamaedrys:** (Herba Teucrii Chamaedryos) Edelgamanderkraut. Best.: Äth. Öl, Bitterstoff, Gerbstoff. Anw. volkst.: als Blutreinigungsmittel. HOM: Chamadrys, d. frische, blühende Kraut. **Teucrium marum:** Amberkraut, Katzengamander, Katzenkraut, Mastichkraut (Südeuropa). Stpfl. v. **Herba Mari veri:** Amberkraut, Katzengamander. Best.: Äth. Öl, Bitterstoff, Gerbstoff. Anw. volkst.: als krampflösendes Mittel und als Diureticum sowie zu Schnupfpvn. HOM: Marum verum, die frische, kurz vor dem Aufblühen gesammelte Pfl. **Teucrium scordium:** Knoblauch-Gamander, Lachenknoblauch (Mitteleuropa). Stpfl. v. **Herba scordii vulgaris:** (Herba Chamaedryos aquaticae) Knoblauchgamander. Best.: Äth. Öl, Bitterstoff. Anw. volkst.: gegen Hämorrhoiden u. gegen Würmer. HOM: Scordium, das frische, blühende Kraut.

Teufelsabbiß: Succia pratensis*.

Teufelsauge: Adonis vernalis*.

Teufelsdreck: Asa foetida, s. Ferula-Arten.

Teufelskirschen: Fructus Alkekengi, s. Physalis alkekengi.

Teufelsklaue: Rhizoma Filicis DAB 6, s. Dryopteris filix-mas.

Teufelswurzel: Tubera Aconiti ERG, s. Aconitum napellus*.

Teufelszwirn: Cuscuta europaea*.

„tex"-System: Dient nach der Internationalen Normenorganisation zur Gewichtsbestimmung von Verbandmull.

T-Gas: s. Äthylenoxyd.

Th: *chem.* Thorium*.

Thalamus: (griech.) Teil des Gehirns, „Sehhügel", große aus Kernen bestehende, graue, hügelartige Masse im Gehirn. Der Thalamus ist die Sammelstelle für alle zur Großhirnrinde ziehenden Sinnesbahnen u. das Koordinationszentrum der Empfindungen (Schmerz, Temperatur, Gleichgewicht, Geschmack usw.) u. deren Gefühlsbetonung (Lust, Unlust). Der Th. wird das „Tor des Bewußtseins" genannt. Unterhalb des Th. liegt als Teil des Zwischenhirns der **Hypothalamus,** von wo der Fett- u. Wasserstoffwechsel, das Wärmegleichgewicht, der Schlafmechanismus usw. reguliert werden.

Thalidomide: Internat. Bezeichn. für Phthalyl-glutaminsäure-imid-haltige Sedativa. In Deutschland u. in den meisten anderen Länder wegen (noch nicht einwandfrei geklärter) teratogener Wirkung aus dem Verkehr gezogen bzw. verboten.

Thalleiochinreaktion: s. Chinin.

Thallium: Tl, AtG. 204,37; I- u. III-wertig. D. 11,8; F. 302,5°; Kp. 1457°. Ordnungszahl 81. Entd. 1861 von Sir William Crookes 1832—1919, u. Claude Auguste Lamy, 1820—1878, Paris. Weiches, bleiähnliches Metall, oxidiert leicht an feuchter Luft. Nat.: in sehr geringen Mengen in Kiesen u. Glimmern; es ist in Salpetersäure u. Schwfs. l., unl. i. Salzsäure. Darst.: Durch Elektrolyse von Thalliumsalz-Lsgen. Nachw.: Th. zeigt im Spektroskop eine intensiv grüne Linie, auch die Gasflamme wird grün gefärbt (daher der Name: ϑαλλός = grünes Laub); Thalliumverbindungen sind sämtlich sehr giftig, auch bei äuß. Anw.: schon wenige mg können zu schweren Sehstörungen, Nervenschädigungen u. dem charakteristischen Haarausfall (früher als Depilatorium verwendet) führen. Dos. let. ca. 1 g. Anw. techn.: zur Schädlingsbekämpfung, bes. als Thallium(III)-sulfat, $Tl_2(SO_4)_3$ (ca. 2—3%), das z. B. in den Zeliokörnern enthalten ist; zur Holzimprägnierung ca. 0,2g Sulfat pro Lit. Aq. (Thall.-Präparate, die auch für Menschen u. Haustiere giftig sind, müssen blau gefärbt werden.)

Thallus: *bot.* Pflanzenkörper ohne Sprosse, Blätter, Wurzeln (Einzeller, Algen, Pilze, Schleimpilze, Flechten, Moose); Thallophyta = Thalluspflanzen.

Thea sinensis: Camellia sinensis*.

Theacylon ERG: Theacylon®, Kondensationsprodukt der Acetylsalicylsäure m. Theobromin,

$$C_7H_7O_2N_4 \cdot CO \cdot C_6H_4 \cdot O \cdot (CO \cdot CH_3)$$

Mol. 342,1; F. 197°. Weiß., kr. Pv., wl. i. Aq., A., Ae., l. i. Chlf. Anw. med.: als Diureticum. Dos. 0,5—1,0 g mehrmals tgl.

Thebaicum: Syn. Opium.

Thebainum: Thebain, Paramorphin,

$$C_{19}H_{21}NO_3.$$

Mol. 311; F. 193°. Best. des Opiums zu 0,2—0,5%. Glänz., weiße Kr., l. in A., ll. in Ae. u. Chlf., unl. in Aq. Thebain ist ein Krampfgift, mit ähnlichen Wirkungen wie Strychnin (Krämpfe, Tetanus). Es findet med. keine Anw. (s. Betäubungsmittelgesetz).

Theca: *bot.* Staubbeutel, s. Blüte; *med.* Kapsel, Hülle, z. B. Theca folliculi = Bindegewebskapsel des Graafschen Follikels.

Thein: Coffeinum*.

Thelitis: (griech.) Brustwarzenentzündung.

Thenards Blau: Kobaltoaluminat, s. Aluminium.

Theobroma cacao: (Theobroma = Götterspeise) Fam. Sterculiaceae, Kakaobaum (ein bis 5 m hoher Baum, heim. Trop. Zentral- u. Südamerika, kult. in allen tropischen Ländern). Stpfl. v. **Semen Cacao:** Kakaosamen, Kakaobohnen. Best.: ca. 40—50% Fett, 15% Eiweiß, 8% Stärke, 1—4% Theobromin, bis 0,4% Koffein, 7% Gerbstoff, ca. 2% Kakaorot (gerbstoffhaltiger Farbstoff), ca. 2% Zucker, Spuren äth. Öles. Asche max. 5%.

Die Kakaofrucht ist eine ca. 20 cm lange u. 10—12 cm breite gurkenartige Frucht, in deren breiartig. Fruchtfleisch 40—60 weiße, bitter schmeckende Samen eingebettet sind. Die Samen werden einer mehrtägigen Fermentation unterworfen, wobei sich die bitteren Gerbstoffe verändern u. die Samen die bekannte braune Farbe u. das charakt. Aroma annehmen.

Schokolade ist eine Mischung fetthaltiger Kakaomasse mit Zucker (Höchstmenge gesetzl. 60%). **Oleum Cacao:** (Butyrum Cacao) **Kakaobutter** DAB 7, das aus gerösteten und enthülsten Samen gepreßte, gelblichweiße Fett. Kakaobutter ist fest u. bei Zimmertemperatur spröde; sll. i. Ae., Chlf., Petroläther, wl. i. absol. A.; F. 32—35°; VZ: 192—197; JZ: 33—42; SZ: höchstens 2,0; unverseifbare Anteile höchstens 0,4%; Brechungsindex: $n_D^{40°}$ = 1,456—1,458. Best.: Glyceride der Stearin-, Palmitin-, Arachin- u. Ölsäure sowie andere SS in kleinen Mengen sowie Spuren von Phytosterinen. Als Verfälschungsmittel wurden u.a. festgestellt: Talg, Kokosfett, Wachs, Paraffin, Sesamöl. Anw.: zur Herst. von Suppositorien, Vaginalkugeln, auch für Augensalben und Lippenpomaden.

Pasta Cacao ERG: Die aus den Samen gew. Kakaomasse. Asche max. 5%, die sich in Essigsäure fast vollständig lösen muß **Cortex Cacao (Testae Cacao):** Kakaoschalen, die Samenschalen der Kakaobohnen. Best.: Theobromin, Coffein, Gerbstoffe, Fett. Anw.: als Tee-Ersatz sowie z. Gew. v. Theobromin*.

Theobromin: Theobrominum ERG*.

Theobrominnatriumacetat: Theobromino-natrium aceticum ERG*.

Theobrominnatriumbenzoat: Theobromino-natrium benzoicum ERG*.

Theobromin-Natriumsalizylat DAB 7: Theobromino - natrium - salicylicum DAB*.

Theobromino-natrium aceticum ERG: Theobrominnatriumacetat. Geh. mind. 60% Theobromin. Weiß., kr. Pv., ll. in Aq. Anw. med.: als Diureticum. MD 1,0 g; MTD 4,0 g.

Theobromino-natrium benzoicum ERG: Theobrominnatriumbenzoat. Geh. mind. 47% Theobromin. Weiß. Pv., sll. in Aq. Anw. med.: als Diureticum. Dos. 0,5 g.

Theobrominonatrium salicylicum, Theobromin-Natriumsalizylat. Besteht aus annähernd molaren Mengen Natriumtheobrominat ($C_7H_7N_4NaO_2$) und Natriumsalizylat; DAB 7: Gehalt 45,0—50,0% Theobromin ($C_7H_8N_4O_2$), entsprechend 50,5—56,1% Natriumtheobrominat, bezogen auf d. getrocknete Substanz. Weiß., fast geruchloses Pv. von süßlichem, dann schwach bitterem Geschmack, ll. in Aq., wl. in A. Anw. med.: als Diureticum, bei Herz- u. Nierenerkrankungen. Dos. 0,5 g, mehrmals tägl. (s. auch Theophyllin).

Theobrominum ERG: Theobromin, 3,7-Dimethylxanthin, $C_7H_8N_4O_2$. Mol. 180,1. Sublim. bei 295°. Nat.: Bis 4% in den Kakaobohnen. Weißes, kr., bitterschmeckendes Pv., swl. in Aq. u. A., l. in siedendem Chlf. Anw. med.: als Diureticum sowie bei Angina pectoris, da Th. wie auch alle Th.-Salze die Koronargefäße erweitert. Dos. 0,25 g.

Theocin: Theophyllin*.

Theophyllin: Theocin: 1,3-Dimethylxanthin, Isomeres des Theobromin, $C_7H_8N_4O_2$; Mol. 180,2; DAB 7: Gehalt mind. 99,5%, bezogen auf d. getrockn. Substanz; weiß. kr. Pv. von bitterem Geschmack; ll. in sied. Aq., wl. in kaltem Aq. u. Chlf., swl. in Ae. u. A.; Schmelzintervall: 270—274° (Metallblock: 272—273°). Alkaloid aus den Teeblättern; synth. aus Dimethylharnstoff u. Cyanessigester. Anw. med.: als Diureticum (stärkere Wir-

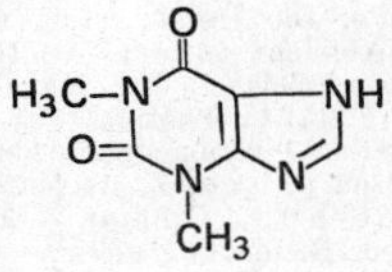

kung als Theobromin u. Koffein), zur Gefäßerweiterung. MD. 0,5 g; MTD. 1,5 g.

Theophyllin-Äthylendiamin: DAB 7: Labile Verbindung v. Theophyllin u. Äthylendiamin der Zusammenstzg.

$$(C_7H_8N_4O_2)_2 \cdot C_2H_8N_2$$

mit 1—2 Mol. Aq.; Gehalt: 78,0 bis 82,5% Theophyllin u. 12,5—13,8% Äthylendiamin; weiß. bis gelbl. weiß. Granulat od. Pv. von schwach ammoniakähnl. Geruch u. bitt. Geschmack. l. in Aq. (1:5), unl. in A.; Anw. med.: wie Theophyllin (haupts. zur i.v. Injektion, oral 0,2 g mehrmals tägl., i.v. und i.m. 0,4 g, einmal tägl.). MD 0,5 g; MTD 1,5 g; größte Einzelgabe bei i.v. Verabreichung 0,25 g, größte Tagesgabe bei i.v. Verabreichung 0,75 g; übl.: Aminophyllin.

Theophyllin-Äthylendiaminum DAB: Theophyllin-Äthylendiamin.

Therapeutischer Index: Verhältnis zwischen heilender und schädigender Wirkung eines Mittels. Je größer der Th. I., d. h. größer die Wirkungsbreite ist, desto ungefährlicher ist der Stoff, je kleiner der Th. I., d. h. je näher die therapeutische Gabe neben der toxischen liegt, desto gefährlicher ist ein Stoff.

Therapia: Therapie, Heilverfahren; Kausale Th.: Behandlung des Grundleidens; Symptomatische Th.: Behandlung eines bestimmten Symptoms einer Krankheit; Therapeutisch: Die Behandlung betreffend, behandelnd.

Theriaca: 1. Titel eines Werkes von Nikander (ca. 135 v. Chr.), in dem er die giftigen Tiere, die Wirkung ihrer Gifte u. Gegenmittel beschreibt; 2. Elektuarium theriaca, s. Theriak. Vgl. Alexipharmica (griech. $\vartheta\acute{\eta}\varrho$ = Wildes Tier).

Theriak: Electuarium theriacale, Electuarium Theriaca, Electuarium Mithridat. Wichtigstes u. berühmtestes Arzneimittel des Mittelalters, dessen Erfindung dem König Mithridates von Pontus (124—62 v. Chr.) zugeschrieben wird (verbessert von Andromachus, dem Leibarzt Neros, 54 n. Chr.). Der Theriak bestand aus 50—100 verschiedenen Best. (im Dispensatorium des Valerius Cordus aus 65 Best.). Die Herst. erfolgte unter behördlicher Aufsicht in den Apotheken, zuletzt in dieser Weise in der Kugel-Apotheke zu Nürnberg 1754. Theriak war noch mit 12 Best. in der Pharmacopoea germanica v. 1882 enthalten u. ist z. Z. noch im ERG aufgenommen (Geh. 1% Opium), jedoch hat er keinerlei med. Bedeutung mehr.

Therme: (griech.) Warme Quelle, Thermalquelle, s. Aquae minerales.

Thermit: s. Aluminium.

Thermochemie: (griech. $\vartheta\varepsilon\varrho\mu\acute{o}\varsigma$ = warm, heiß) Lehre von den Zusammenhängen zwischen Wärme und chemischer Energie bzw. von den Wärmetönungen der Reaktionen.

Thermolabil: Nicht wärmebeständig.

Thermometer: Instrument z. Messen der Temperatur. Seine Anwendung beruht auf der Tatsache d. Aus-

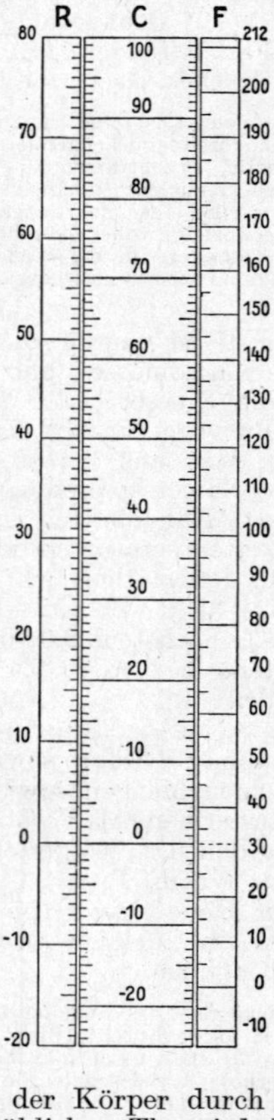

dehnung der Körper durch Wärme. Bei den üblichen Th. wird der Grad der Erwärmung an der Ausdehnung einer in einer luftleer gemachten Glasröhre eingeschlossenen Fl. gemessen, die meist aus Quecksilber, gefärbtem A. od. Toluol besteht. Jede Thermometerskala hat 2 **Fundamentalpunkte:**

den Gefrierpunkt und den Siedepunkt des Wassers; den Abstand der beiden Fundamentalpunkte nennt man den **Fundamentalabstand,** er ist nach **Celsius (C)** in 100, nach **Réaumur (R)** in 80 u. nach **Fahrenheit (F)** in 180 Grad eingeteilt. Der Gefrierpunkt wird bei C und R als Nullpunkt bezeichnet, während bei F der Nullpunkt 32° unter dem Gefrierpunkt des Wassers liegt. Der Nullpunkt ist die Temperatur des schmelzenden Schnees, der Siedepunkt die Temperatur der Dämpfe siedenden Wassers. Da Quecksilber bei —39° erstarrt und bei 356° siedet, benutzt man zur Messung von Temperaturen unter —39° Th., die mit A. gefüllt sind u. zum Messen von Temperaturen über 356° Th. aus Quarzglas, die über dem Quecksilber mit komprimiertem Gas (Stickstoff od. Kohlensäure) gefüllt sind; diese können dann bis 750° benutzt werden.

Um R-Grade in C-Grade umzuwandeln, muß man erstere mit $\frac{5}{4}$ multiplizieren; um C-Grade in R-Grade umzuwandeln, muß man erstere mit $\frac{4}{5}$ multiplizieren; um F-Grade in C- oder R-Grade umzuwandeln, muß man zunächst 32 abziehen u. dann den Rest mit $\frac{5}{9}$ bzw. $\frac{4}{9}$ multiplizieren; um C- oder R-Grade in F umzurechnen, muß man sie mit $\frac{9}{5}$ bzw. $\frac{9}{4}$ multiplizieren und dann 32 zuzählen. 212° F = 100° C = 80° R. Die Skala des **Fieberthermometers** enth. die in $^1/_{10}$ untert. Grade v. 35—42° C. Bei **Maximum-Th.** behält d. Quecksilberfaden d. höchsten Stand bei, bis er durch Schütteln zurückgeschlagen wird. Das **Minimum-Th.** enth. Alkoholfüllung und darin schwimmend ein Glasstäbchen, das bei sinkender Temp. mitgezogen wird, während bei steigender Temp. der Alkohol über dieses hinwegfließt. **Tropfpunkt-Thermometer** s. dort; **Beckmann-Thermometer** s. Kryoskopie. **Rotierendes Thermometer:** s. dort.

Thermopenetration: Diathermie*.

Thermophor: (griech. = Wärmeträger) Warme Kompresse, Wärmflasche.

Thermostabil: Wärmebeständig.

Thermostat: Mit Gas oder elektr. beheizter, wärmeisolierter Behälter, der Erhaltung einer gleichbleibenden Temperatur für längere Zeit ermöglicht, wobei mittels Wärmeregulatoren die Gas- bzw. Stromzufuhr geregelt wird, s. Abb.

Therphosa avicularis: Mygale avicularis, Vogelspinne, s. Aranea avicularis HOM.

Thevetia neriifolia: s. Thevetin.

Thevetin: $C_{42}H_{66}O_{18}$. Glykosid aus den Nüssen von *Thevetia neriifolia* (Apocynaceae, heim. Westindien u. Südamerika). Farbl., hygr. Kr.-Plättchen, l. in Aq. u. A. Thevetin besitzt eine strophanthinähnliche Wirkung, ist aber weniger giftig, wirkt schnell u. wird rasch ausgeschieden; Kumulation tritt nicht ein. Es wird oral u. i.v. bei Herzinsuffizienz mäßigen Grades angewandt, besonders in solchen Fällen, in denen Strophanthin u. Digitalis schlecht vertragen werden. Der nebenbei vorhandene laxierende Effekt unterstützt die entwässernde Wirkung bei kardialer Dekompensation. Dos. 1 mg; MTD 2 mg.

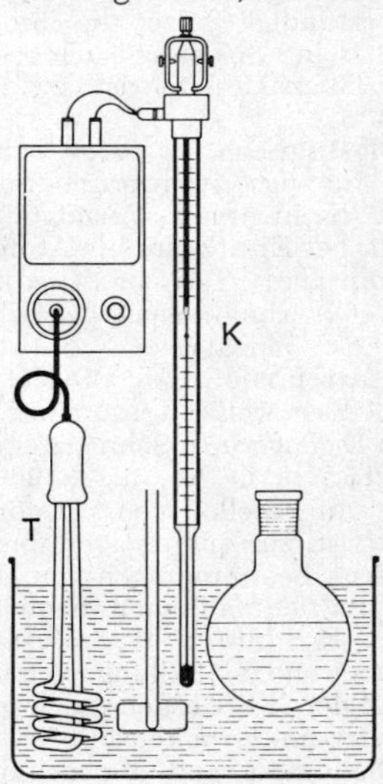

Thermostat, bestehend aus Wasserbad, Kontaktthermometer K, Relaisschalter R, Tauchsieder T, Metallrührer und 500-ml-Kolben.

THFA: s. Tetrahydrofurfurylalkohol.

Thiaminhydrochlorid: Vitamin B_1, s. Aneurinchloridhydrochlorid u. Vitamine; desgl. Th. nitrat.

Thiazinfarbstoffe: Farbstoffe, die sich von Thiazin (Thiodiphenylamin):

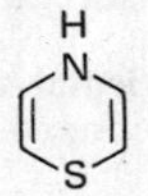

ableiten, z. B. Methylenblau, s. Methylenum caeruleum.

Thiazol: Bei 117° siedende Fl. von pyridinartigem Geruch, mit Aq., A., Ae. mischbar:

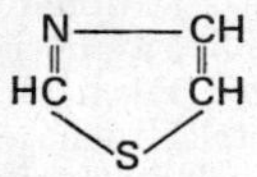

Thiazol reagiert neutral u. bildet mit SS beständige Salze, die infolge hydrolytischer Spaltung sauer reagieren. Ein Thiazolderivat ist z. B. Vitamin B_1.

Thio-: (griech. *το θεῖον* Schwefel); Bez. für das zweiwertige Schwefelatom -S- in organ. Verbdgn., in anorgan. bei Ersatz eines O-Atoms; s. a. Merkaptane; Thioverbindungen: Schwefelverbindungen, z. B. Thio-Alkohole, Thioäther.

Thioacetamid: $CH_3 \cdot CS \cdot NH_2$. Mol. 75,13. Fast weiße Kr. mit nur schwachem Eigengeruch. Schmelztemp. 110° bis 115°, ll. in Aq. u. A. 96%. Th. wird an Stelle von gasförmigem Schwfwst. zur qualitativen und quantitativen Bestimmungen von Metallen über Sulfidabfällungen benutzt. Th. liefert H_2S durch Hydrolyse, d. h. erst während der Fällung nach u. nach, so daß der H_2S-Geruch nur wenig hervortritt; das Arbeiten mit Th. ist daher bequemer und angenehmer, die Niederschläge sind gut filtrierbar. Die Fällungen werden in der Wärme erzeugt. Thiocetamid-Reagens DAB 7: 0,20 ml. Thiocetamid-Lsg. (4,0 g/100 ml) und 1,00 ml einer Mischung von 15,0 ml N-Natronlauge, 5,0 ml Aq. u. 20,0 ml Glycerin werden im Wasserbad 20 Sekunden lang erhitzt (bei Bedarf frisch herzustellen).

Thioäther: Alkylsulfide, Derivate des Schwefelwasserstoffs.

Thioalkohole: Merkaptane*.

Thiobakterien: Schwefelbakterien, s. Sulfur.

Thiocarbamid: Thioharnstoff*.

Thiocarbonylgruppe: =C=S-Gruppe.

Thiocol®: Kalium sulfonguajacolicum*.

Thiocyanate: Rhodanide*.

Thiocyansäure: Rhodanwassersäure, s. Rhodanide.

Thiodiphenylamin: Phenothiazin*.

Thioglykolat-Nährboden: s. Nährböden.

Thioglykolsäure: Sulfhydrylessigsäure, $HS \cdot CH_2 \cdot COOH$. Farbl. ölige Fl. von unangenehmem Geruch. D. 1,265—1,275, F. —16,3°, Kp. 104°; mit Aq., A., Ae. vollständig mischbar. Darst.: Durch Umsetzen von Chloressigsäure mit Kaliumsulfhydrat. Anw.: in der chem. Analyse (zur Prüfung auf Eisen-Ionen) sowie zu Dauerwellpräparaten.

Thioharnstoff: Thiocarbamid, Sulfocarbamid, Sulfoharnstoff, Schwefelharnstoff,

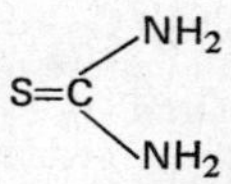

Weiße Kr., ll. in Aq., l. in A. u. Ae., ll. in heiß. A.; D. 1,4; Schmelztemp. 174—180°. Darst.: Durch Schmelzen von Rhodanammonium (ca. 160°).

Techn.: durch Einleiten von H_2S in eine wäßrige Aufschlämmung von Kalkstickstoff bei Gegenwart von Katalysatoren u. Ausfällung des Kalkes mit CO_2.

Th. hemmt die Bildung von Thyroxin in der Schilddrüse u. wird daher als Thyreostaticum med. verwendet, vgl. Thiouracil; Reagens DAB 7: (zur Identitätsprüfg. von Ascaridol); Anw. techn.: zur Herst. von Kunststoffen, Lichtpauspapieren, Imprägnierungsmitteln, in d. Photographie, zu Tonbändern, zu Kaltdauerwellpräparaten.

Thionin: Lauthsches Violett. Dunkelgrünes Pv., l. in A., wl. in Aq. Darst.: Durch Oxidation von p-Phenylendiamin mit Schwefel u. $FeCl_3$ in saurer Lsg. Anw.: als Redoxindikator in 0,05%iger Lsg., in 60%igem Alkohol (bei pH 15—17 Farbumschlag von violett nach farblos).

Thiophen:

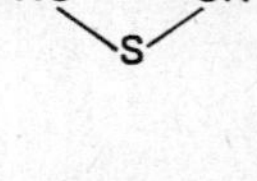

Farbl. Fl., unl. in Aq., ll. in A., Ae., Chlf., Bzl.; D. 0,0658; Kp. 84°; findet sich zu 0,15% im Teerbenzol; synth. durch Überleiten von Acetylen über Pyrit oder durch Umsetzen von Butan mit Schwefel bei 700° oder aus bernsteinsaurem Natrium u. Phosphortrisulfid. Thiophen weist phys. u. chem. große Ähnlichkeit mit Bzl. auf. Th. läßt sich leicht sulfurieren, chlorieren u. nitrieren. Anw.: zu Schädlingsbekämpfungsmitteln.

Thiophosphate: Salze der dreiwert. nicht existenzfähigen Thiophosphorsäure, H_3PS_4.

Thiosalze: Salze der Thiosäuren.

Thiosäuren: Sauerstoffsäuren, in denen die O-Atome durch zweiwertige S-Atome ersetzt sind.

Thioschwefelsäure: $H_2S_2O_3$. Unterschweflige Säure, nur in ihren Salzen, den „Thiosulfaten", bekannt (s. Natr. thiosulfuricum). Wäß. Lsgen der Thiosulfate zersetzen sich mit SS unter Abscheidung von Schwefel u. Schwefeldioxid.

Thioseconal®: i. v.-Kurznarkotikum mit Thiamyl-Na(5-Allyl-5-methylbutyl-thiobarbitursr. Na).

Thiosemicarbazone: Aldehydderivate des Thiosemicarbazids,

$$H_2N \cdot NH \cdot CS \cdot HN_2,$$

die sich z. T. als hochwirksame Tuberculostatica erwiesen haben, vgl. Conteben.

Thiosinaminum ERG: Thiosinamin, Allylthioharnstoff,

$$SC(NH_2) \cdot NH(C_3H_5),$$

Mol. 116,1, F. 78°. Weiße, schwach knoblauchartig riech. Kr., l. in Aq., ll. in A. u. Glycerin. Anw. med.: bei Lupus, Sklerodermie. Mittl. Dos. als Einspritzung 0,1 mg (1 ml der 10%igen Lsg. in Glyzerin).

Thiosulfate: s. Thioschwefelsäure.

Thiouracil:

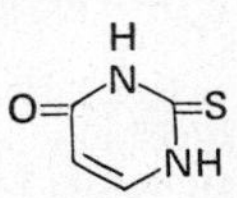

Cycl. Thioharnstoff; Thiouracil hemmt die Bildung von Thyroxin in d. Schilddrüse, die Drüse ist nicht mehr imstande, Jod organ. zu binden, d. Jodgehalt sinkt ab, der Grundumsatz normalisiert sich, wobei sich die Drüse gutartig vergrößert. Med. verwendet werden haupts. Methyl- u. Propylthiouracil. Dos. 0,05—0,8 g, Erhaltungsdos. 0,025—0,2 g. Die beiden Thiouracile sind zwar untoxischer als Thioharnstoff*, jedoch ist auch bei ihnen eine Kur nur unter ärztlicher Überwachung möglich, da bisweilen schwerere Nebenerscheinungen, u. a. Veränderungen des Blutbildes auftreten können. Thiouracile werden auch als Cytostatica verwendet, s. Methylthiouracil.

Thiozyanate: Rhodanide*.

Thixotropie: Man versteht darunter die Eigenschaft mancher Gele (s. Kolloide), sich beim Schütteln zu verflüssigen und bei Ruhigstellung wieder zu erstarren, sich bei erneutem Schütteln wieder zu verflüssigen, um schließlich bei Zugabe weiterer Elektrolyte völlig zu erstarren. Thixotrope Erscheinungen zeigen z. B. Aluminiumoxidhydrat, Eisenhydroxid, Kieselsäure, Gelatine, Vanadiumpentoxid, Bentonite u. a.

Thlaspi bursa pastoris HOM: s. Capsella bursa-pastoris.

Thomas-Mehl: Die bei der Eisenerzeugung anfallende gemahlene Thomas-Schlacke. Wegen ihres hohen Phosphorgehalts (10—25%) dient das Thomas-Mehl als wichtiges Düngemittel.

Thorium: Th, AtG. 232,0381; IV-wertig. Ordnungszahl 90; D. 11,7; F. 1827°, Kp. 4200°; entd. 1828 von J. J. Berzelius. Amorphes, schwarzes Pv., schmilzt zu grauer kr. Masse. Nat.: nur gebunden, haupts. im Monazitsand, aus dem es als **Thoroxalat** gefällt und mittels Ammoniumoxalat von den Seltenen Erden abgetrennt wird. Reines Th. ist in SS kaum l., in Alkalien völlig unl. Thorium ist radioaktiv (Halbwertszeit ca. 16 Milliarden Jahre), das Endprodukt der Thorium-Zerfallsreihe ist das Thorium D (Thoriumblei). Ein Zwischenprodukt ist d. **Mesothorium** (I u. II, entd. 1907 von O. Hahn), das wie Radium angewendet wird, aber wesentlich billiger ist. Mesothorium I: Isotop $^{228}_{88}Ra$ (Halbwertzeit 6,7 Jahre), Mesothorium II: Isotop $^{228}_{89}Ac$ (Halbwertzeit 6,13 Stunden). Anw. findet das Thorium als Thoriumnitrat zur Herst. von Gasglühstrümpfen (Auerlicht), in Form des Thoriumoxids, ThO_2, als Röntgenkontrastmittel.

Thoron: Tn, Thoriumemanation, Isotop des Radon, geht in Thorium A über (Halbwertzeit 54,5 Sekunden).

Threonin: α-Amino-β-hydroxybuttersäure

$$CH_3 \cdot CHOH \cdot CH(NH_2) \cdot COOH.$$

Lebenswichtige (essentielle) Aminosäure. In 100 g Protein der Milch sind 4,5%, im Ei 6%, im Fleisch 5%, im Weizenkleber 2,5% Threonin enthalten. Tägl. Bedarf des erwachsenen Menschen etwa 4,5 g.

Thrombin: Fibrinenzym, wodurch Fibrinogen* in den festen Faserstoff Fibrin* umgewandelt wird (Blutgerinnung), s. Blutgerinnung.

Thrombogen: Vorstufe des Fibrinenzyms Thrombin*, s. Blutgerinnung.

Thrombokinase: Blutgerinnung förderndes Enzym, aktiviert Thrombogen* zu Thrombin*, s. Blutgerinnung.

Thrombose: Durch einen „Blutpfropf" (Aderpfropf), d. h. durch Verklebung von Blutplättchen hervorgerufene Verengerung oder Verschließung von Blutgefäßen.

Thrombozyten: Blutplättchen, s. Blut.

Thuja occidentalis: Fam. Cupressaceae, Lebensbaum (Heim. Nordamerika, in Europa häufig kult.). Stpfl. v. **Summitates Thujae:** (Herba Thujae occidentalis, Frondes Thujae) Lebensbaumspitzen, Lebenskraut. Best.: Äth. Öl (bis 1% Oleum Thujae, s. u.), die Glykoside Thujin und Pinipikrin, Quercitrin, Quercetin, Gerbstoff, Harz, Phlobaphene. Asche max. 8%. Anw. volkst.: äuß. zu Einreibungen bei Rheuma, Gicht; inn. als Diureticum Diaphoreticum, Expectorans, Anthelminticum u. als Abortivum (gefährlicher als Summit. Sabinae), s. Tabelle „Vergiftungen u. Gegenmittel". HOM Thuja, d. frischen, zu Beginn der Blüte gesammelten Zweige mit d. Blättern. **Oleum Thujae:** Thujaöl, d. äth. Öl der Zweige. Best.- α-Thujon, β-Thujon, α-Pinen (ca. 80%), Camphen, l-Borneol, l-Fenchon.

Thujaöl: Oleum Thujae, s. Thuja occidentalis.

Thujon: Best. d. Oleum Salviae, s. Salvia officinalis.

Thulium: s. Seltene Erdmetalle.

Thyllen: *bot.* Vorstülpungen der Gefäßwände, wodurch diese verstopft werden u. nicht mehr an der Wasserleitung beteiligt sind (vor allem im Kernholz).

Thylose®: s. Methylcellulose.

Thymian: Herba Thymi, s. Thymus vulgaris. **Thymianfluidextrakt,** Thymianfluidextrakt DAB 7, s. Thymus vulgaris. **Thymianhustensaft:** Sirupus Thymi compositus DAB 6*. **Thymianöl:** Oleum Thymi, s. Thymus vulgaris.

Thymiansäure: s. Thymol.

Thymidin: Thymindesoxyribosid (Verbdg. aus Thymin u. Ribose), ein normaler Bestandteil der Zellkerne, es ist wichtig für die Bildung der roten Blutkörperchen. Zur Synthese des Thymidins scheint Vitamin B_{12} unentbehrlich zu sein. Farbl. Kr.-Nadeln swl. in Aq., A., Ae.

Thymin: 2,6-Dihydroxy-5-methylmidin, Bestandteil der Nucleinsäuren (außer Hefenucleinsäure).

Thymol: Thymolum, 2-Isopropyl-5-methyl-phenol, Thymiankampfer, Thymiansäure, Acid. thymicum, $C_{10}H_{14}O$, Mol. 150,2; DAB 7: Gehalt mind. 99,0%; Schmelztemp. 50° bis 52°; Kp. 233,4°. Best. des äth. Öles v. Thymus vulgaris (auch anderer Thymus-Arten; techn. wird es hauptsächlich aus Ajowanöl, s. Carum Ajowan, gew.). Farbl., nach Thymian riech. Kr ll. in A., Ae., Chlf., flüssigen Paraffinen, fetten Ölen, l. in Aq. 1:1100. Anw. med.: als Antisepticum (25mal wirksamer als Phenol); inn.: gegen Darmgärungen. Dos. 0,05 bis 1 g sowie in größeren Dosen als Bandwurmmittel; äuß.: zur Wundbehandlung, gegen Hautkrankheiten sowie zu Mundwässern u. Zahnpulvern u. -pasten. (Mit zahlreichen Arzneistoffen unverträglich, s. Tabelle „Unverträgliche Arzneimischungen".) HOM: Thymolum.

Thymolblau: (Thymolsulfophthalein),

Dunkelviolettes Pv., l. in A., wl. in Aq. dient in 0,04%iger alkoholischer oder wäßriger (Natriumsalz) Lösung als Indikator; Umschlagsgebiet pH 1,2—2,8 von rot nach gelb, qH 8—9,6 von gelb nach blau, s. Tabelle „Indikatoren".

Thymoleptica: s. Psychopharmaka.

Thymolphthalein: Reag. DAB 7.

Thymolum bijodatum ERG: Dithymoldijodid, Aristol®, $C_{20}H_{24}J_2O_2$. Mol. 550,03. Rotbraunes, geschmackloses Pv., ll. in Ae. u. fetten Ölen, wl. in A., unl. in Aq. u. Glyz. Anw. med.: als Antisepticum in Form von (meist 10%igen) Salben und Pudern.

Thymus-Arten: Fam. Labiatae. **Thymus serpyllum:** Quendel, Feldthymian, Feldkümmel (Europa, Mittelasien, Nordamerika). Stpfl. v. **Herba Serpylli:** Quendel. Best.: ca 1% äth. Öl (s. Ol. Serpylli) sowie Bitterstoff, Serpillin, ein Flavon, u. Gerbstoffe. Anw. volkst.: gegen Husten, Grippe, als Magenmittel, Blutreinigungsmittel, gegen Würmer, zu Kräuterbädern und Spülungen (Species aromaticae). HOM: Serpyllum, das frische, blühende Kraut. **Oleum Serpylli:** Quendelöl, das durch Dest. gew. äth. Öl. Best.: haupts. p-Cymol ($C_{10}H_{14}$), etwas Thymol u. Carvacrol sowie andere Kohlenwasserstoffe. Anw.: s. Herba Serpylli. **Thymus vulgaris, Thymian:** Gemeiner Thymian, Römischer Quendel, Gartenthymian (heim. Mittelmeergebiet, sonst häufig kult.). Stpfl. v. **Herba Thymi:** Thymian, Römischer Quendel. Best.: 0,5—1,7% äth. Öl. DAB 7: Gehalt an äth. Öl. mind. 1,2 ml/100 g, Asche max. 12%., ferner Gerbstoff (bis 10%), Harz, Bitterstoff. Anw. med.: gegen Husten, Keuchhusten, Bronchitis sowie bei Unterleibskrämpfen, Magen- u. Darmkatarrh, Kolik; volkst.: zu Kräuterbädern u. Spülungen (Species aromaticae, Extractum Thymi fluidum, Sirupus Thymi compositus), HOM: Thymus vulgaris, d. frische, blühende Pfl. **Oleum Thymi: Thymianöl,** das durch Dest. aus dem frischen blühenden Kraut haupts. in Südfrankreich gew. äth. Öl. Best.: 20—40% Thymol, das isomere Carvakrol, ferner p-Cymol, Borneol, Linalool, Menthen, Cineol, l-Pinen (nach DAB 6 Geh. mind. 20 Vol.% Thymol und Carvakrol). Farbl., gelbl. od. schwach rötl. Fl., nach Thymian riech., narkotisch und antiseptisch wirkend; D. 0,895. Anw.: s. Herba Thymi (DAB 6: Linamentum soponato-camphoratum, Mixtura aleosa-balsamica). **Thymianfluidextrakt:** Extractum Thymi fluidum; DAB 7: Herst.: 1 T. Thymian (Sieb 4) Mischung v. 1 T. Ammoniaklösg., 20 T. Glycerin, 70 T. Äthanol 90% u. 109 T. Aq., hiervon 2,5 T. Perkolation: 1 T. Droge = 2 T. Fluidextrakt; Gehalt mind. 0,18% äth. Öl.

Thymusdrüse, Getrocknete: Glandula Thymi siccata, Thymus siccatus, s. Organotherapeutica u. Hormone.

Thymusnucleinsäure: Desoxyribonucleinsäure, s. Nucleoproteide.

Thymus siccatus: Getrocknete Thymusdrüse, Glandula Thymi siccata, s. Organotherapeutica u. Hormone.

Thyreogen: Durch Schilddrüsentätigkeit bedingt.

Thyreoglobulin: s. Schilddrüsenhormon unter Hormone.

Thyreoidea (Glandula): Schilddrüse, s. Organotherapeutica u. Hormone.

Thyreoidinum siccum: Glandulae Thyreoideae siccatae DAB 6, s. Getrocknete Schilddrüsen, Organotherapeutica und Hormone.

Thyreoidismus: Thyreotoxikose*.

Thyreoiditis: Schilddrüsenentzündung.

Thyreostaticum(a): Substanz, die eine Überproduktion von Thyroxin in d. Schilddrüse verhindert, z. B. Methyl- u. Propylthiouracil, Thioharnstoff* u. a., s. Thiouracil u. Methylthiouracil.

Thyreotoxikose: Durch Überfunktion der Schilddrüse hervorgerufene Krankheit, Basedow-ähnlich (Thyreodismus), s. Basedowsche Krankheit.

Thyreotropes Hormon: Hormon des Hypophysen-Vorderlappens, s. Hormone.

Thyroxin: Hormon der Schilddrüse, s. Hormone.

Ti: *chem.* Titan, s. Titanium.

Tibia: Schienbein.

Ticarda®: 6-Dimethylamino-4,4-diphenyl-3-hexanon-hydrochlorid (Normethadon) + rac. p-Hydroxyphenyl-methylamino-propanol-hydrochlorid + oxyäthylierten Kokosfettalkohol. Anw.: bei Reiz- u. Krampfhusten jeder Genese. Ticarda unterliegt der BtmVV, jedoch können Rezepte wiederholt beliefert werden, wenn der Arzt vermerkt, wie oft u. bis zu welchem Zeitpunkt die Abgabe stattfinden soll.

Tiegel: Gefäße aus glas. Porzellan, Graphit, Quarz, Platin usw., ca. 25—60 mm hoch u. 25—80 mm breit, zum Schmelzen, Rösten, Veraschen, Glühen chem. Substanzen.

Tierkohle: Carbo animalis ERG*.

Tieröl, Ätherisches: Oleum animale aetherum ERG*.

Tieröl, Dippelsches: Oleum animale aetherum ERG*.

Tieröl, Rohes: Oleum animale crudum ERG*.

Tigerlilie: Lilium tigrinum*.

Tiglium officinale: Croton tiglium*.

Tilia-Arten: Fam. Tiliaceae, Linde.

Tilia argentea: Silberlinde. Die Blüten dieser Art und ihrer zahlreichen

Bastarde werden haupts. in Norditalien u. in den Balkanländern gesammelt. Sie zeichnen sich durch ein bes. starkes Aroma aus.
Tilia cordata (T. parvifolia): Winterlinde. **Tilia platyphyllos** (T. grandifolia): Sommerlinde (beide Arten in fast ganz Europa verbreitet und angepflanzt). Stpfln. v. **Flores Tiliae, Lindenblüten** DAB 7. Best.: Äth. Öl (ca. 0,04%, mit Farnesol, das den Geruch bedingt), Hesperidin, Wachs, Zucker, Gerbstoff, Schleim. Asche max. 7,0%. Anw. volkst.: als schweißtreibendes u. krampflösendes Mittel, bes. bei Erkältungskrankheiten, Grippe, Magenkrämpfen. HOM: Tilia euroqaea, die frischen Blüten v. Tilia cordata u. T. platyphyllos.

Tincturae, Tinkturen sind aus pflanzlichen oder tierischen Stoffen mit Hilfe von Alkohol, Ätherweingeist, Wein, Aceton oder Wasser hergestellte, dünnflüssige, z. T. gefärbte Auszüge oder Lösungen von Trockenextrakten in Äthanol. Auch weingeistige Lösungen solcher oder anderer Arzneistoffe können als Tinkturen bezeichnet werden. Tinkturen, die mit einer essigsäurehaltigen Fl. hergestellt sind, bezeichnet man als Essige DAB6. Die Tinkturen werden entweder durch Mazeration oder durch Digestion oder durch Perkolation hergestellt. Das DAB 7 schreibt Mazeration oder Perkolation vor. Tinkturen, deren Inhaltsstoffe in der Verordnung über die Abgabe

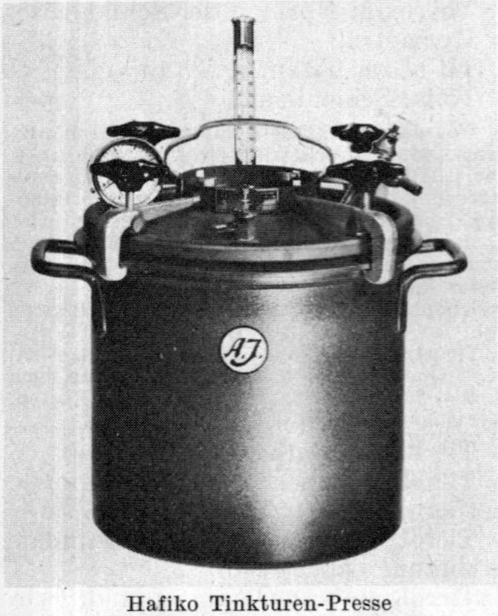

Hafiko Tinkturen-Presse
(H. Fischer & Co., Düsseldorf)

verschreibungspflichtiger Arzneimittel aufgeführt sind, werden im Verhältnis 1:10 und alle übrigen im Verhältnis 1:5 hergestellt. Art und Konzentration der verwendeten Extraktionsflüssigkeit sind anzugeben. Das beste Verfahren dürfte das Perkolationsverfahren sein. Ätherische Tinkturen dürfen nicht ausgepreßt werden, sondern sind unter Bedeckung des Filters sofort zu filtrieren (Rückstände nicht ins Feuer werfen!). Nach DAB6 wird der Alkoholgehalt der Tinkturen mittels der für jede Tinktur angegebenen Alkoholzahl bestimmt. Nach DAB 7 wird die Bestimmung des Alkoholgehaltes wie folgt bestimmt: 20,00 ml Tinktur werden, wenn nicht anders angegeben ist, in einem 150-ml Fraktionierkolben mit 30,0 ml Wasser verdünnt und davon 40—45 ml in ein Pyknometer von 50 ml Inhalt destilliert. Das Pyknometer wird mit Wasser aufgefüllt u. die Dichte der Fl. bestimmt. Aus der Tabelle Anlage II des DAB 7, welche die Übersicht über die Beziehungen zwischen Dichte, Volumprozent u. Gewichtsprozent bei Äthanol-Wasser-Mischungen enthält, ist der der Dichte entsprechende Äthanolgehalt in Volumprozent zu entnehmen. Dieser Wert mit 2,5 multipliziert ergibt bei Verwendung von 20,00 ml Tinktur den A.-Gehalt in Volumprozent in der untersuchten Tinktur.
Die weiteren Untersuchungen erstrecken sich auf den Gehalt an Methanol, Aceton, höheren Alkoholen, Schwermetall-Ionen u. auf den Trockenrückstand.

Tinctura Absinthii DAB6: Wermuttinktur (1 T. Wermut und 5 T. verd. A.). Farbe grünlichbraun. Alkoholzahl nicht unter 7,5.
— **Aconiti** ERG: Eisenhuttinktur (10 T. Eisenhutknollen u. 100 T. verd. A.). Geh. 0,045—0,055% Alkaloide, berechnet auf Akonitin. Farbe braungelb. MD 0,2 g; MTD 0,6 g.
— **Adonidis** ERG: Adonistinktur (10 T. Adoniskraut u. 100 T. verd. A.). Farbe braun mit grünem Schein. MD. 5,0g; MTD 15,0g. Mittlere ED 1,5g.
— **Alii sativi** ERG: Knoblauchtinktur (Frische Knoblauchzwiebeln 50 T A. 100 T.). Mittlere ED 5,0 g.
— **Aloes** DAB6: Aloëtinktur (1 T. Aloe u. 5 T. A.). Farbe dunkel grünl.-braun. Alkoholzahl nicht unter 9,5.
— **Aloes composita** DAB6: Zusammenges. Aloëtinktur (6 T. Aloe, je 1 T. Rhabarber, Enzianwurzel, Zitwerwurzel, Safran, 200 T. verd. A.). Farbe rotbraun. Alkoholzahl nicht unter 7,7.
— **amara** DAB6: Bittere Tinktur (3 T. Enzianwurzel, 3 T. Tausendgüldenkraut, 2 T. Pomeranzenschalen, 1 T. unreife Pomeranzen, 1 T. Zitwerwurzel, 50 T. verd. A.). Farbe grünl.-braun. Alkoholzahl nicht unter 7,5.
— **Ammi visnagae:** Khella-Tinktur Fruct. Ammi visnagae (mittelfeingepulv. 10 T., verd. A. 100,0 g)
— **Angosturae** ERG: Angostura-Tinktur Cort. Angosturae (grob gepulv.) 20 T., verd. A. 100 T. Farbe dunkelbraun. Mittlere Dos. 2,5 g.

Tinct. anticholerica ERG: Choleratropf. (Tct. Opii simpl. 10 T., Tct. Cascarillae 8, Tct. Ratanhiae 20 T., Tct. aromatica 30 T., Tct. Valer. aeth. 30 T., Ol. Menth. pip. 2 T.). Mittl. Dos. 2,5 g.

— **Arnicae** DAB 7: Arnikatinktur (1 T. Arnikablüten u. 10 T. A. 70%). Farbe gelbbraun; A.-Geh. 63,5 bis 69,0% (ml/ml).

— **Arning RF**: Tumenol-Ammonii 4 T., Anthrarobini 1 T., Aetheris 10 T., Tct. Benzoes 15 T.; zum Pinseln, vor dem Gebrauch schütteln.

— **aromatica** DAB 6: Aromatische Tinktur (5 T. Ceylonzimt, 2 T. Ingwer, je 1 T. Galgant, Gewürznelken, Malabar-Kardamomen, 50 T. verd. A.). Farbe rotbraun. Alkoholzahl nicht unter 7,7.

— **aromatica acida** ERG: Saure aromatische Tinktur (Ceylonzimt 10 T., Ingwer 4 T., Galgant 2 T., Gewürznelken 2 T., Malabar-Cardamomen 2 T., verd. A. 100 T., Salzsäure 4 T.). Farbe rotbraun.

— **Aurantii** DAB 7: Pomeranzentinktur (1 T. Pomeranzenschalen und 5 T. A. 70%). Farbe rötlichbraun. A.-Gehalt 63,5—67,0% (ml/ml); Geh. an äth. Öl mind. 0,15% (g/g).

— **Belladonna** ERG: Tollkirschentinktur (10 T. Tollkirschenblätter u. 100 T. verd. A.). Geh. mind. 0,03% Hyoscyamin. Farbe grünlichbraun. MD 1,0 g; MTD 3,0 g.

— **Benzoes** DAB 6: (1 T. Benzoe und 5 T. A.). Farbe rötlichbraun. Alkoholzahl nicht unter 9,0.

— **Calami** DAB 6: Kalmustinktur (1 T. Kalmus u. 5 T. verd. A.). Farbe gelb-braun. Alkoholzahl nicht unter 7,7.

— **Camphorae benzoica** ERG: Benzoehaltige Kampfertinktur (Anisöl 5 T., Kampfer 10 T., Benzoesäure 20 T., verd. A. 965 T.). ED 0,5 g = 27 Tropfen.

— **Cannabis indicae** ERG: Indischhanftinktur (5 T. Indischhanfextrakt u. 95 T. A.). Farbe dunkelgrün. MD 1,0 g; MTD 3,0 g.

— **Cantharidum** DAB 6: Spanischfliegentinktur (1 T. Spanische Fliegen, 10 T. Aceton, 0,1 T. Weinsäure). Geh. mind. 0,07% Cantharidin. Farbe grünlichgelb. MD 0,5 g; MTD 1,5 g.

— **Capsici** DAB 6: Spanischpfeffertinktur (1 T. Spanischer Pfeffer und 10 T. A.). Farbe rötlichbraun. Alkoholzahl nicht unter 10,8.

Tinct. Cardui Mariae „Rademacher" ERG: Unzerkleinerte Stechkörner 50 T., A. 50 T., Aq. 50 T. Farbe hellbraun, opalisierend; mittl. Dos. 2,5 g.

— **carminativa**: Blähungstreibende Tinktur: Zitwerwurzel 80 T., Kalmus 40 T., Galgant 40 T., röm. Kamillen 20 T., Kümmel 20 T., Anis 20 T., Lorbeeren 15 T., Gewürznelken 15 T., Muskatblüte 10 T., Pomeranzenschalen 5 T.; (all. grob gepulv.). Weingeist 500 T. Aqua Menthae pip. 500 T. Bei der Abgabe sind 9 T. dieser Tinktur 1 T. versüßter Salpetergeist hinzuzufügen. Farbe braun. ED 2,5 g.

— **Castorei** ERG: Bibergeil 10 T., A. 100 T. Farbe dunkelbraun, eigenartig würziger Geruch; mittl. Dos. 0,5 g = 28 Tropfen.

— **Catechu** DAB 6: Katechutinktur (1 T. Katechu u. 5 T. verd. A.). Farbe dunkelbraun. Alkoholzahl nicht unter 7,3.

— **Chelidonii „Rademacher"** ERG: Rademachersche Schöllkrauttinktur (5 T. frisches Schöllkraut u. 6 T. A.). Farbe grünlichbraun. Vorsichtig aufzubewahren. Mittl. Dos. 1 g.

— **Chinae** DAB 7: Chinatinktur (1 T. Chinarinde u. 5 T. verd. A.). Geh. mind. 0,74% Alkaloide, berechnet auf Chinin u. Cinchonin. Farbe rotbraun.

Chinae composita DAB 6: Zusammenges. Chinatinktur: Chinarinde (Sieb 4) 10 T., Pomeranzenschale (Sieb 4) 4 T., Enzianwurzel (Sieb 4) 2 T., Zimt (Sieb 4) 2 T., A. nach Bedarf (Perkolation); Gehalt: 0,40 bis 0,44 Alkaloide, berechn. als Chinin ($C_{20}H_{24}N_2O_2$); die Äthanolmenge wird nach folg. Formel berechnet:

$$x = \frac{T(a-0{,}42)}{0{,}42}$$

x = Gramm Äthanol 70%
T = Gramm des erhaltenen Perkolats
a = Prozent Alkaloide im Perkolat.

— **Cinnamomi** DAB 6: Zimttinktur (1 T. Ceylonzimt u. 5 T. verd. A.). Farbe rotbraun. Alkoholzahl nicht unter 7,5.

— **Colae** ERG: Kolatinktur (Semen Colae 20 T., verd. A. 100 T.). Farbe braunrot. Geh. mind. 0,25% Coffein u. Theobromin.

— **Colchici** DAB 6: Zeitlosentinktur (1 T. Zeitlosensamen u. 10 T. verd. A.).

Geh. mind. 0,04% Colchicin. Farbe gelb. Alkoholzahl nicht unter 7,7. MD 2,0 g; MTD 6,0 g.

Tinct. Colocynthidis DAB 6: Koloquinthentinktur (1 T. Koloquinthen und 10 T. A.) Farbe gelb. Alkoholzahl nicht unter 11,5. MD 1,0 g; MTD 3,0 g.

— **Convallariae** ERG: Maiglöckchentinktur (70 T. frisches, blühendes Maiglöckchenkraut und 84 T. A.). Farbe grünlich-grünlichbraun. MD 1,5 g; MTD 5,0 g.

— **Crataegi:** Weißdorn-Tinktur (Herba Crataegi oxyacanthae 30 T., Flores Crat. 30 T., Fruct. Crat. 40 T., 500 T. verd. A.).

— **Digitalis** DAB 6, **Digitalistinktur** DAB 7: 1 T. grob gepulv. Digitalisblätter u. 10 T. Ä. 70% (Perkolation). Farbe dunkelgrün. MD 1,5 g; MTD 5,0 g.

— **Ephedrae** ERG: Ephedratinktur (Herba Ephedrae 20 T., verd. A. 100 T.). Farbe grünlich-braun. MED 5,0 g.

— **Ferri chlorati aetherea** DAB 6: Ätherische Chloreisentinktur (1 T. Eisenchloridlsg., 2 T. Ae., 7 T. A. Die Mischung wird in weißen, nicht ganz gefüllten, gut verkorkten Flaschen den Sonnenstrahlen ausgesetzt, bis sie völlig entfärbt ist. Alsdann werden die Flaschen an einem vor direktem Sonnenlicht geschützten Orte stehengelassen, bis der Inhalt wieder gelb geworden ist). Farbe gelb.

— **Ferri pomati** DAB 6: Äpfelsaure Eisentinktur (1 T. Eisenhaltiges Apfelextrakt und 9 T. Zimtwasser). Farbe schwarzbraun.

— **Gallarum** DAB 6: Galläpfeltinktur (1 T. Galläpfel u. 5 T. verd. A.). Farbe braun. Alkoholzahl nicht unter 6,5.

— **Gelsemii** ERG: Gelsemiumtinktur (10 T. Gelsemiumwurzel u. 100 T. verd. A.). Farbe hellbraun. MD 1,0 g; MTD 3,0 g.

— **Gentianae** DAB 6: Enziantinktur (1 T. Enzianwurzel u. 5 T. verd. A.). Farbe gelbbraun. Alkoholzahl 7,3.

— **Gentianae composita:** Tinct. amara DAB 6.

— **Hyoscyami** ERG: Bilsenkrautblättertinktur (10 T. Bilsenkrautblätter und 100 T. verd. A.). Geh. mind. 0,007% Hyoscyamin. Farbe grünlichbraun. MTD 1,5 g; MTD 3,0 g.

— **Ipecacuanhae, Ipecacuanhatinktur** DAB 7: (Brechwurzeltinktur) Herst.: 1 T. grob gepulv. Ipecacuanhawurzel u. Ä. 70% nach Bedarf; die Tinktur wird durch Perkolation hergest., so daß aus 1 T. Droge ca. 9 T. Tinktur erhalten werden. Im Perkolat wird nach dem Filtrieren der Alkaloidgehalt bestimmt; mit Ä. 70% wird gegebenenfalls auf den gefordt. Gehalt eingestellt. Die Äthanolmenge wird nach folg. Formel berechnet:

$$x = \frac{T(a-0,2)}{0,2}$$

x = Gramm Ä. 70%
T = Gramm des erhalt. Perkolats
a = Prozent Alkaloide im Perkolat.

Äthanolgehalt: 63,5—69,0% (ml/ml).

Tinctura Jodi: Jodtinktur, s. Jod.

— **Jodi decolorata** ERG: Farblose Jodtinktur (85 T. Jod, 85 T. Natriumthiosulfat, 290 T. Aq., 125 T. Weingeistige Ammoniakflüssigkeit, 415 T. Weingeist). Jod wird mit dem Na.-thiosulfat in 85 T. Aq. gelöst u. der Lsg. die weingeist. Ammoniakfl. hinzugefügt. Nach der unt. Umschütteln erfolgt. Entfärbung, wird der A. hinzugefügt u. nach dreitäg. Stehen an einem kühl. Orte filtriert. Dem Filtrat wird der Rest d. Wassers zugesetzt. Sollte hierbei eine milchige Ausscheidung erfolgen, muß nochmals filtriert werden. Die Tinktur ist klar, farblos u. riecht nach Ammoniak. D. 0,990—1,000. Die Tinktur ist als Pinselung od. Einreibung unverdünnt anzuwenden.

— **Lobeliae** DAB 6: Lobelientinktur (1 T. Lobelienkraut u. 10 T. verd. A.). Farbe braungrün. Alkoholzahl nicht unter 8,0. MD 1,0 g; MTD 3,0 g.

— **Myrrhae, Myrrhentinktur** DAB 7: 1 T. Myrrhe (Sieb 4) u. 5 T. Äthanol 90% (Mazeration); Äthanolgeh. 82,0 bis 88,0%.

— **Opii, Opiumtinktur** DAB 7: (Tct. Opii simplex, Laudanum liquidum) 1 T. Opium, Mischung aus gleichen Volumenteilen 70%igem A. u. Aq. nach Bedarf. Die Tinktur wird durch Mazeration hergestellt, und zwar so, daß aus 1 T. Droge etwa 10 T. Tinktur erhalten werden. Im Mazerat wird nach dem Filtrieren der Morphingeh. bestimmt u. mit d. Alkohol-Wasser-Gemisch auf den vorgeschriebenen Gehalt eingestellt: Gehalt 0,95 bis 1,05% Morphin. MED 1,5 g, MTD 5,0 g. Äthanolgehalt: 31,5—34,0% (ml/ml); die Äthanol-Wassermenge wird nach folg. Formel berechnet:

$$x = T(a-1)$$

x = Gramm an Äthanol-Wasser-Mischung

T = Gramm des erhaltenen Mazerats
a = Prozent Morphin im Mazerat.

Tinct. Opii benzoica DAB: Benzoesäurehaltige Opiumtinktur (1 T. Anisöl, 2 T. Kampfer, 4 T. Benzoesäure, 10 T. einfache Opiumtinktur, 183 T. verd. A.). Farbe gelbbraun. Alkoholzahl nicht unter 7,4. Morphin-Geh. 0,05%.

— **Opii crocata** DAB: (Laudanum liquidum Sydenham) Safranhaltige Opiumtinktur (15 T. Opium, 5 T. Safran, 1 T. Gewürznelken, 1 T. Ceylonzimt, 70 T. verd. A., 70 T. Aq.). Gehalt 0,98—1,02% Morphin. Farbe dunkelgelbrot. Alkoholzahl nicht unt. 3,5. MD 1,5 g; MTD 5,0 g.

— **Pimpinellae** DAB 6: Bibernelltinktur (1 T. Bibernellwurzel u. 5 T. verd. A.). Farbe gelbbraun. Alkoholzahl nicht unter 7,3.

— **Ratanhiae, Ratanhiatinktur** DAB 7: 1 T. Rat.-Wurzel (Sieb 4), 5 T. Äthanol 70% (Perkolation); Äthanolgeh.: 63,5—67,0% (ml/ml); Ratanhiawurzel s. Krameria triandra.

— **Rhei aquosa** DAB 6: Wässerige Rhabarbertinktur (10 T. Rhabarber, 1 T. Borax, 1 T. Kaliumkarbonat, 90 T. Aq., 15 T. Zimtwasser, 9 T. A.). Farbe dunkelrotbraun.

— **Rhei vinosa** DAB 6: Weinige Rhabarbertinktur (8 T. Rhabarber, 2 T. Pomeranzenschalen, 1 T. Malabar-Kardamomen, 100 T. Xereswein, Zucker nach Bedarf). Farbe gelbbraun.

— **Secalis cornuti** ERG: Mutterkorntinktur (Grob gepulv. Mutterkorn 10 T., verd. A. 100 T.). Farbe dunkelbraun bis dunkelrot, klar mischbar mit Wasser u. A. Mittlere ED 2,5 g.

— **Scillae** DAB 6: Meerzwiebeltinktur (1 T. Meerzwiebel u. 5 T. verd. A.). Farbe gelb. Alkoholzahl nicht unt. 6,8.

— **stomachica:** Tinct. amara DAB 6.

— **Stramonii Seminis** ERG: Stechapfelsamentinktur (10 T. Stechapfelsamen u. 100 T. verd. A.). Geh. mind. 0,03% Hyoszyamin. Farbe bräunlich mit grünlicher Fluoreszenz. MD 1,0 g; MTD 3,0 g.

— **Strophanthi** DAB 6: Strophanthustinktur (1 T. Strophanthussamen und 10 T. verd. A.). Gehalt 0,39—0,41% wasserfreies g-Strophanthin. Farbe gelbbräunlich. Alkoholzahl nicht unt. 7,5. MD 0,5 g; MTD 1,5 g (vor der Mazeration müssen die Samen durch Petroleumbenzin im Perkolator entfettet werden).

Tinct. Strychni DAB 6: Brechnußtinktur (1 T. Brechnuß u. 10 T. verd. A.). Gehalt 0,246—0,255% Alkaloide, berechnet auf Strychnin und Brucin. Farbe gelb. Alkoholzahl nicht unt. 7,5. MD 1,0 g; MTD 2,0 g.

— **Tormentillae** DAB 6: Tormentilltinktur (1 T. Tormentillwurzel u. 5 T. verd. A.). Farbe rotbraun. Alkoholzahl nicht unter 7,7.

— **Toxicodendri** ERG: Giftsumachtinktur (10 T. Giftsumachblätter und 100 T. verd. A.). Farbe grünlich-gelbbraun. MD 0,5 g; MTD 1,5 g.

— **Valerianae, Baldriantinktur** DAB 7: 1 T. Baldrianwurzel (Sieb 4), 5 T. Äthanol 70%; durch Perkolation. Farbe braun. A.-Geh. 63,5—69,0% (ml/ml).

— **Valerianae aetherea** DAB 6: Ätherische Baldriantinktur (1 T. Baldrian u. 5 T. Ätherweingeist). Farbe gelb.

— **Valerianae composita:** Zusammengesetzte Baldrian-Tinktur, Berliner Tropfen (Tct. Valerian. Spirit. aether, Spirit. Menth. pip. aa).

— **Veratri** DAB 6: Nieswurztinktur (1 T. Nieswurz u. 10 T. verd. A.). Farbe dunkelrötlichbraun. Alkoholzahl nicht unter 7,7.

— **Zingiberis** DAB 6: Ingwertinktur (1 T. Ingwer u. 5 T. verd. A.). Farbe gelbbraun. Alkoholzahl nicht unt. 7,7.

Tinkal: nat. Borax*.

Tinktion: Färbung; **Tingieren:** Färben.

Tinnevelly-Sennesblätter: s. Cassia angustifolia.

Tintenbaum, Ostindischer: Semecarpus anacardium*.

Tintenfisch: Sepia officinalis*.

Tiomesteron: s. Emdabol.

Tisane, Plur. **Tisanes:** Ptisana (Ptisanes), in Frankreich gebräuchliche Arzneiform, die im wesentlichen unserem Infusum entspricht, meist durch Sirup, Honig od. Zucker gesüßt.

Tischlerleim: Knochenleim, Colla.

Titanium: Titan, Ti, AtG. 47,90; II-, III- u. IV-wertig, Ordnungszahl 22, D. 4,5; sehr hartes, silberglänzendes Metall, reinstes T. ist leicht schmiedbar u. duktil, luft- u. seewasserbeständig; F. 1670°; Kp. 3262°; l. in Flußsäure u. heißer Salzsäure, dagegen beständig gegen verdünnte Salzsäure u. Schwefelsäure, Salpetersäure in jeder Konzentration; entd. 1791 von Wilhelm Gregor, 1762 bis 1817, Pastor in Cornwall und 1795 von Martin Heinrich Klaproth (Titanerde) unabhängig voneinander. Nat.: im **Titaneisenerz** (Ilmenit), $FeTiO_3$, ferner als **Titandioxid***, TiO_2, in verschiedenen Kristallformen (Rutil, Anatas, Brookit). Hauptvork.: in Kanada, Indien, Norwegen. Darst.: Durch Red. von Titantetrachlorid mit metall. Natrium. Anw.: zur Herst. des bes. harten **Titanstahls,** ferner in der Elektrokeramik. *Nachweis:* H_2O_2 fällt aus schwefelsaurer Lsg. orangerotes Titanperoxid (TiO_3).

Titandioxid: Titansäureanhydrid, Titanweiß, TiO_2. Amorphes, weißes, in der Hitze gelbl. Pv.; D. 3,84; F. 1775°; unl. in Aq., verd. SS u. Laugen, langsam lösl. in heißer konz. Schwefelsäure u. geschmolzenem Natriumbisulfat. Darst.: Aus dem Eisentitanerz (Ilmenit). Anw.: als Malerfarbe (meist in Mischg. mit Bariumsulfat u. Zinkweiß). Titanweiß übertrifft an Deck- u. Färbekraft alle anderen weißen Farben u. ist unempfindlich gegen SS, Alkalien, Seewasser, Gase. Ferner findet es Anw. in d. Kunststoff-, Papier-, Linoleumindustrie sowie in der Kosmetik zur Herst. von Schminken, Puder, Cremes, Zahnpasten usw.

Titangelb: Thiazolgelb, $C_{28}H_{19}N_5Na_2O_6S_4$, Mol. 695,7; gelbbraun. Pv., ll. i. A. u. Aq. Anw.: als Reagens auf Magnesium, Chloride u. Bromide.

Titer, Titrieren: s. Maßanalyse.

Tithymalus cyparissias: Euphorbia cyparissias*.

Titration: s. Maßanalyse.

Titriplexe®: (E. Merck) Komplexbildende Substanzen zur titrimetrischen Bestimmung von Metallionen und zur Gesamthärtebestimmung des Wassers (nach Schwarzenbach). Titriplex I: Nitrilotriessigsäure; Titriplex II: Äthylendiamintetraessigsäure; Titriplex III: Dinatriumsalz der Äthylendiamintetraessigsäure, s. Chelate.

Titrisole®: Konzentrate z. Schnellherstellung gebrauchsfertiger Normallösungen (Genauigkeit des Titers ±0,2%) sowie Stammlösungen zur Herst. von Pufferlösungen (Genauigkeit des pH-Wertes ±0,02 pH), in Ampullen (Herst.: E. Merck, Darmstadt).

TKP: Abk. für Trikresylphosphat*.

Tl: *chem.* Thallium*.

Tm: *chem.* Thulium, s. Seltene Erdmetalle; *med.* Abk. für Tumor.

TMB-4: Trimedoximbromid; 1,1′-Trimethylen-bis- 4-(hydroxyiminomethyl)-pyridinium-hydroxid ; Antidot b. Vergiftungen mit organ. Phosphorverbindungen, Alkylphosphaten und -thiophosphaten (E 605), reaktiviert die blockierte Acetyl-Cholinesterase. Vgl. Toxogenin.

TMD: Tagesmaximaldosis.

TMTD: Abk. für Tetramethylthiuramdisulfid*.

TMV: Abk. für Tabakmosaik-Virus, s. Virus.

Tn: *chem.* Thoron.

TNT: Abk. für Trinitrotoluol*.

TOA: Abk. für **T**uberkulin-**O**riginal-**A**lt (Tuberkulin Koch), s. Tuberkuline.

α-Tocopherolacetat DAB 7: α-Tocopherolum aceticum, Vitamin-E-acetat. D,L-2,5,7,8-Tetramethyl-2-(4′,8′,12′-trimethyl-tridecyl)-6-acetoxy-chroman, $C_{31}H_{52}O_3$. Mol. 472,8. DAB 7: Gehalt mind. 97,0%. Klare gelbl. u. zähe Fl., ll. i. Ae., Chlf., Aceton, l. i. A., Methanol, prakt. unl. i. Aq. Dichte: 0,952—0,966. Brechungsindex: $n_D^{20°}$ = 1,496—1,499. Lichtabsorption! $E_{1cm}^{1\%}$ = 42—45 bei 285 nm, gemessen in absol. A. Aufbewahrung: Bei einer Temperatur unter 25°, gut verschlossen und vor Licht geschützt, α-Tocopherolacetat hat im Gegensatz zu α-Tocopherol keine antioxydativen Eigenschaften (s. Antioxydantia und Unguenta unter Arzneiformen). Anw.: Fertilitätsstörungen beim Mann und bei d. Frau, klimakterische Beschwerden, Sterilität, Durchblutungsstörungen, Angina pectoris, Bindegewebserkrankungen, Ephynal®, Evion®,

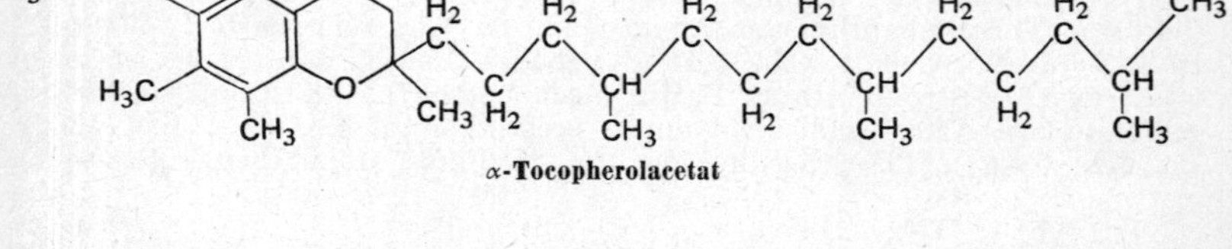

α-Tocopherolacetat

Ereton®, Vitemonta®; s. ferner Vitamin E unter Vitamine.

α-Tocopherolsuccinat: Saurer Bernsteinsäureester des α-Tocopherols,

$$C_{33}H_{54}O_5.$$

Mol. 530,80. Weißes, kr. Pv., fast geruch- u. geschmackl., ll. i. Chlf. u. Ae., l. i. A., fast unl. i. Aq., erweicht bei ca. 70°, F. 74—75°. Ultraviolettabsorption: $E_{1cm}^{1\%}$ bei 284,5 nm = 37—40 (0,01%ige Lsg. in absol. A.). Anw.: Überall dort, wo eine trockene, kr. Vitamin-E-Zubereitung erforderlich od. erwünscht ist, auch in solchen Fällen, in denen das reine α-Tocopherol od. α-Tocopherolacetat wegen ihrer öligen Konsistenz Unverträglichkeiten mit anderen Arzneistoffen zeigen. (In gut verschlossenen Gefäßen, mit Stickstoff überschichtet, aufzubewahren.)

α-Tocopherolum aceticum: s. α-Tocopherolacetat.

Toepfers Reagens: Dimethylaminoazobenzol in alkohol. Lsg. zur titrimetr. Bestimmung freier Salzsäure im Magensaft. Die Lsg. ist gelbrot und schlägt bei Zusatz von HCl (schon bei 0,02%) in Lachsrosa um, beim Erwärmen wird die Lsg. lilablau.

Toilette-Essig: s. Essig.

Tolbutamid: Int. Bez. für Artosin®, Rastinon® etc. s. Antidiabeticum.

Toleranz: Widerstandsfähigkeit des Organismus gegen schädigende Drogen bzw. Einflüsse, gegen Gifte (z. B. Alkohol, Arsen) oder gegen Arzneimittel (z. B. Morphium).

Tollkirschenblätter: Folia Belladonnae, s. Atropa belladonna.

Tollkirschenextrakt DAB: Extractum Belladonnae DAB 7. **T., Dickes** ERG: Extract. Belladonnae spissum ERG*. **Tollkirschentinktur** ERG: Tinctura Belladonnae ERG*. **Tollkirschenwurzel:** Rad. Belladonnae ERG, s. Atropa bella-donna.

Tollkraut: Folia Belladonnae, s. Atropa bella-donna u. Fol. Hyoscyami, s. Hyoscyamus niger.

Tollrübe: Radix Bryoniae, s. Bryonia-Arten.

Tollwut: Lyssa*.

Tolomanstärke: Amylum Cannae*.

Tolubalsam: Balsamum tolutanum.

Toluidin: $CH_3—C_6H_4—NH_2$. Drei Isomere: o- und m-Toluidin sind gelbliche Fl., p-T. ist fest; die T. finden in d. Technik ausgedehnte Anw. zu Farbstoffsynthesen sowie in der Textilindustrie und als Reagenzien auf Lignin, Phloroglucin und Nitrit.

Toluifera balsamum: Myroxylon balsamum var. genuinum*.

Toluifera pereirae: Myroxylon balsamum var. pereirae*.

Toluol: Toluolum, Methylbenzol, $C_6H_5 \cdot CH_3$; Mol. 92,14, D. 0,864 bis 0,867, Kp. 109—112°; Brech.-Ind.: $n_D^{20°}$ = 1,495—1,497; brennbar. Das erste Homologe des Benzols*. Es findet sich im Steinkohlenteer, in Erdölen und in den Kokereigasen, aus denen es haupts. gewonnen wird. Es wurde zuerst aus dem Tolubalsam isoliert (1844). Klare, farbl., flüchtige Fl. Es ist leicht entzündbar u. brennt mit stark rußender Flamme. Mischbar mit A. 96%, Ae., Aceton, Chlf; unl. i. Aq., mit einem Drittel seines Volumens A. ergibt es eine trübe Mischung, die sich auf Zusatz von weiterem A. klärt. MAK. = 200 ml pro m³ Luft. Anw. techn.: als Lsgsmittel, ferner dient es zur Darst. v. Saccharin, Benzoesäure, Benzaldehyd, Nitrotoluol, Codein, Fuchsin usw.

p-Toluolsulfonchloramidnatrium DAB: Chloramin DAB*.

Tomate: Solanum lycopersicum*.

Tomatidin: $C_{27}H_{45}NO_2$, Mol. 415,64, Steroidamin, Aglykon von Tomatin*. Kommt in den Blättern u. Wurzeln von *Solanum lycopersicum** vor u. soll zur Synthese von Testosteron, Progesteron u. Cortisonen geeignet sein.

Tomatin: Lycopersicin, $C_{50}H_{83}NO_{21}$; Mol. 1034,22; Glykosid aus den Blättern der Wildtomate (Lycopersicum pimpinellifolium, Südamerika) mit antimykotischer Wirkung.

Tombak: Sammelname für Kupfer-Zink-Legierungen mit verschied. Cu-Gehalt (zwischen 67—95%).

Ton, Weißer: Bolus alba, s. Aluminiumsilikate.

Tonca HOM: s. Dipteryx odorata.

Tonephin: Vasopressin, Hormon d. Hypophysen-Hinterlappens, s. Hormone.

Tonerde: Aluminium oxydatum, s. Aluminiumoxid. **T., Essigsaure:** Aluminium aceticum, s. Aluminiumacetat. **T., Essig-weinsaure:** Aluminium acetico-tartaricum, s. Aluminiumacetat-tartrat-Lösung DAB 7. **T., Salpetersaure:** Aluminium nitricum, s. Aluminiumnitrat. **T., Schwefelsaure:** Aluminium sulfuricum, s. Aluminiumsulfat.

Tonerdehydrat: Alumina hydrata, Aluminium hydroxydatum, s. Aluminiumhydroxid.

Tonerdelösung, Essigsaure: Liquor Aluminii acetici DAB 6, s. Aluminiumacetat.

Tonerdelösung, Essig-weinsaure: Liquor Aluminii acetico-tartarici, s. Aluminiumacetat-tartrat-Lösung.

Tonicum(a): Tonisierendes, kräftigendes Mittel, Roborans.

Tonkabohne: Semen Tonco ERG, s. Dipteryx odorata.

Tonkabohnenkampfer: Cumarinum ERG*.

Tonsilla: Tonsille, Mandel; **T. pharyngica:** Rachenmandel; **T. palatina:** Gaumenmandel; **T. lingualis:** Zungenmandel.

Tonsillitis: (Angina tonsillaris) Mandelentzündung.

Topfcurare: s. Curare.

Tophus: Knoten; **T. arthriticus:** Gichtknoten (infolge Einlagerung harnsaurer Salze).

Topinambur: Knollen von *Helianthus tuberosus,* knollige Sonnenblume; die kartoffelähnlichen Knollen enthalten keine Stärke, sondern Inulin, sie werden daher als Nährmittel für Zuckerkranke verwendet.

Topostasin®: Standardisiertes Thrombinpräparat aus Rinderplasma. Anw.: zur Blutstillung (oral in Pulverform zum Auflösen, als Spray, als Stäbchen zum Einführen in Wunden, als Streifen z. Bedecken d. Wundflächen).

Tormentilla HOM: s. Potentilla erecta.

Tormentilla erecta: Potentilla erecta*.

Tormentilltinktur: s. Tinctura Tormentillae DAB 6.

Tormentillwurzel: Rhiz. Tormentillae, s. Potentilla erecta.

Torr: (nach E. Torricelli, Physiker, 1608—1647, Florenz) 1 Torr ist der Druck von 1 mm Quecksilber auf 1 qcm Fläche; 760 Torr = 1 physikal. Atmosphäre.

Torula-Hefe: Torula utilis, Fam. Torulaceen, Wuchshefe, künstl. gezüchtet auf Holzzuckerwürze, Sulfitablaugen der Zellstofffabriken; Best. s. Faex., hinsichtl. des Eiweiß- und Vitamingehaltes heute der Bierhefe gleichwertig, daher in groß. Umfang in d. Nährmittel- u. pharm. Industrie verwendet.

Torulin: Vitamin B_1, s. Vitamine.

Torutilin: Vitamin T, s. Vitamine.

Totenkopf: Caput mortuum, s. Ferr. oxyd. rubrum.

Toxämie: Blutvergiftung.

Toxalbumin: s. Toxin.

Toxiferin: Toxiferin 1 ($C_{40}H_{46}N_4O_2$) Alkaloid aus Curare*; das bisher stärkste bekannte pflanzl. Gift, bereits 0,3 μg (= 0,0000003 g) lähmen einen 40 g schweren Frosch vollständig (isoliert 1941 von Wieland u. Pistor aus Calebassen-Curare), s. Curare.

Toxigen: (griech.) Durch Vergiftung entstanden.

Toxikologie: (griech. τόξον = gift. Pfeil, Gift) Lehre v. d. Giften u. Vergiftgn; **Toxisch:** Giftig; **Toxizität:** Giftigkeit; **Toxikose:** Vergiftung.

Toxin(e): Giftige Stoffwechselprodukte d. Bakterien, Tiere u. Pfln., die Krankheiten bzw. Tod verursachen. Sie sind teils enzymartig, teils alkaloidartig od. eiweißähnlich (Toxalbumine), vgl. Antitoxine.

Toxogonin®: Obidoxim (Int. Bez.); Antidot bei Vergiftungen m. organ. Phosphorverbindungen, Alkylphosphaten oder -thiophosphaten (Insektizide, E 605 = Parathion, Phosdrin u. a.). T. ist das Dichlorid des Bis-[4-hydroxyimino-methylpyridinium-(1)-methyl -äthers (LüH6), weiß. geruchloses, etwas bitter schmeckendes Pv., ll. in Aq. Toxogonin wirkt schneller u. zuverlässiger als PAM* infolge intensiverer Reaktivierung der Cholinesterase sowie dadurch, daß es durch Passieren der Bluthirnschranke auch die Esterasen des Zentralnervensystems erfaßt. **Dos':** 250 m5 (1 Ampulle) intravenös, nach 1—2 tunden, wenn nötig, nochmals die gleiche Dosis; bei Kindern 4—8 mg pro kg Körpergewicht. Neben Toxogenin wred. hohe Atropin-Injektionen verabreicht: 2—5 mg (je nach Pupillenweite) intravenös, im Abstand von 5—15 Minuten so lange wiederholen, bis Pupillenerweiterung eintritt u. etwaige kardiopulmonale Erscheinungen aufhören, bei Kindern 0,3—3 mg Atropin intravenös als Einzeldosis, s. Tabellen über „Gegenmittel".

Toxoide: Entgiftete Toxine (Anatoxine), wobei die toxophore Gruppe des Toxins zerstört (z. B. durch Formalin), die antigene Wirkung jedoch erhalten geblieben ist. Sie werden zur aktiven Immunierung (z. B. gegen Diphtherie u. Tetanus) benutzt.

Toxoplasmose: Eine durch den halbmondförmigen Erreger Toxoplasma gondii (Protozoen) hervorgerufene Erkrankung des Zentralnervensystems (Wasserkopf, Schwachsinn, Netzhautentzündung, Krampfzustände usw. sowie Totgeburten), meist infolge intrauteriner Infektion. Früher nur bei Tieren

(Wild, Vögel, Nagetieren) nachgewiesen, seit 25 Jahr. a. b. Menschen; n. neuesten Untersuchungen kommen auch Hunde, Katzen, Tauben u. a. als Infektionsquelle i. Betracht (Schmutz- u. Schmierinfekt.).

TPE-Gruppe: Abk. für Typhus-Paratyphus-Enteritis-Gruppe, s. Salmonella.

TPN: Triphosphorpyridinnucleotid = Codehydrase II, s. Codehydrasen.

Trachea: Luftröhre.

Tracheen: *bot.* Tote Wasserleitzellen, deren Querwände aufgelöst sind. **Tracheiden:** *bot.* Tote Wasserleitzellen, deren Querwände nicht aufgelöst sind, s. Gefäße.

Trachom: Durch Virus-Erreger hervorgerufene infektiöse Bindehautentzündung mit akutem, subakutem, chronischem u. Narbenstadium (Ägypt. Augenkrankheit). Anzeigepflichtig!

Trachylobium verrucosum: Stpfl. v. Copal*.

Trachyspermum ammi: neue Bez. für Carum ajowan.

Tradon®: s. Pemolin.

Tragacantha: s. Astragalus-Arten.

Tragant: Tragacantha, s. Astragalus-Arten.

Tralles Grade: s. Alkoholometer.

Trank, Wiener: Infusum Sennae compositum DAB 6.

Tranquillantien: Tranquillizer, s. Ataraktika.

Transferasen: s. Pherasen.

Transkutan: Syn. perkutan*.

Transplantation: Überpflanzung von lebendem Gewebe oder Organen (auch von Knochen, Nerven, Gefäßen) zur Deckung von Substanzverlust bzw. zum Verschluß von Wunden.

Transphosphorylasen: s. Fermente.

Transspiration: Schwitzen.

Transsudat: Ansammlung von zell- u. eiweißarmen Blutwasser in Körperhöhlen, ohne entzündliche Ursache (im Gegensatz zum Exsudat*).

Transurane: Künstliche radioaktive Elemente, die — direkt oder indirekt — aus dem Uran darstellbar sind und die im Periodensystem jenseits (trans) des Urans stehen (Ordnungszahlen 93 bis 102, Aktinidengruppe). Es wurden bisher 10 Transurane entdeckt: Neptunium, Plutonium, Americium, Curium, Berkelium, Californium, Einsteinium, Fermium, Mendelevium, Nobelium (s. unter den einzelnen Stichworten) mit bisher über 60 radioaktiven Isotopen. Sämtliche Transurane sind instabil.

Traube: (racemus) *bot.* Blütenstandsform, s. Blütenstand.

Traubenkernöl: Aus Weintraubenkernen durch Auspressen oder Extrahieren mit Benzin gew. Öl (Ausbeute 6—20%). Grünliches, goldgelbes Öl von süßl.-bitterem Geschmack; D. 0,912—0,93; F. —10°; VZ 176—195; JZ 130 bis 160. Best.: Palmitin-, Stearin-, Linol-, Ölsäure. Gutes Speiseöl, auch techn. verwendbar.

Traubenkirsche: Prunus padus*. **T., Virginische:** Prunus virginiana*.

Traubenkokken: Staphylokokken*.

Traubenkraut, Mexikanisches: Chenopodium ambrosioides var. anthelminticum*.

Traubensäure: Acidum racemicum, Acidum uvicum, Vogesensäure, razemische Weinsäure, d-l-Weinsäure. Ein Gemisch von d- u. l-Weinsäure, sie entsteht beim Erhitzen von d-Weinsäure (in der Natur kommt sie nicht vor) u. kann wieder in d- und l-Weinsäure aufgespalten werden. Farbl. Kr., ll. in Aq. u. A., F. 204°.

Traubenzucker: Saccharum amylaceum*, s. Glucose-Monohydrat.

Trauma: Wunde, Verletzung.

Traumaticinum DAB 6: Guttaperchalsg.; Lsg. von 1 T. kleingeschnitt. Guttapercha in 9 T. Chlf. Anw. med.: zum Verschließen kleiner Wunden wie Collodium. Tr. wird vielfach auch mit Arzneistoffen, wie Chrysarobin, Jodoform u. dgl. versetzt.

Traumatin: Pflanzl. Wundhormon (zweibasische, ungesättigte Fettsäure).

Trehalose: $C_{12}H_{22}O_{11} + 2H_2O$. Mol. 342,3 (wasserfrei). Ein nicht reduzierendes Disaccharid aus zwei Molekülen Glucose. Weiß. körniges Pv. von süßem Geschmack, l. in Aq. u. heiß. A., unl. in Ae. F. 970° (wasserfrei 200°); opt. rechtsdrehend. Nat.: in Trehala-Manna (Kokons einer in Syrien u. Persien heim. Rüsselkäferart), ferner in Pilzen, Preßhefen, Leprabakterien u. einigen höheren Pflanzen. Anw.: zu bakt. Nährböden.

Tremor: Zittern.

Trenn-Emulsionen: Fett-Emulsionen bzw. Silicone u. ä., mit denen Backformen, Suppositorien-Formen, in der Industrie Preßformen von Kunststoffen usw. eingestrichen werden, um eine leichte Herauslösung der Preßlinge zu ermöglichen, vgl. Silicone.

Trennrohrverfahren: 1938 von Klaus Clusius u. Gerhard Dickel erfund. Verfahren zur Trennung von Isotopen*. Das Verfahren beruht auf der sog. „Thermodiffusion", der zufolge in einem Gasgemisch mit verschiedenen Temperaturbereichen (das Trennrohr wird an einem Ende erhitzt, am anderen abgekühlt) sich die leichteren Moleküle im warmen, die schweren Moleküle im kälteren Bereich ansammeln. Je größer die Temperaturunterschiede im Gasgemisch sind, desto größer ist der Effekt der therm. Diffusion.

Treponema pallidum: (syn. Spirochaeta pallida) Erreger der Syphilis, s. Bakterien.

Tri: Trichloräthylen*.

tri: Präfix = drei.

Triaden: s. Periodensystem.

Triäthanolamin: Trihydroxy-triäthylamin, $C_6H_{15}H_{15}NO_3$, Mol. 149,19; Farbl. bis gelbl., nach Fisch riechendes Öl von glycerinartiger Konsistenz, an der Luft dunkler werdend u. Wasserdampf u. Kohlensäure anziehend; D. 1,124; F. 277—279°, l. in Aceton u. Chlf., wl. in Ae., Benzin u. Bzl.; mischbar mit Aq., A., Glycerin, Glykol; bildet mit Fettsäuren seifenartige Salze, die nicht nur in Wasser, sondern auch in Mineralölen u. Petroleum leicht löslich sind. Tr. u. Tr.-Seifen finden ausgedehnte Anw. in der Waschmittel- u. pharmaz. Industrie als Emulgatoren u. als Salbengrundlagen, zur Herst. von Waschmitteln u. kosmet. Präparaten (Rasiercremes, Hautcremes, Haarwaschmitteln, Brillantinen, Dauerwellpräparaten), ferner in d. Textil-, Leder-, Linoleumindustrie, als Polier-, Appretur-, Schmiermittel, zu Abbeizmitteln, Schädlingsbekämpfungsmitteln usw. Weiterhin wird es zur Absorption von CO_2 aus Industriegasen verwendet (Regeneration erfolgt durch einfaches Erwärmen der Lsg.).

Triäthylenglykol: Triglykol,

$$HO \cdot (CH_2)_2 \cdot O \cdot (CH_2)_2 \cdot O \cdot (CH_2)_2 \cdot OH.$$

Farb- u. geruchlose Fl., l. in Aq. u. A., D. 1,138; F. —5°; Kp. 230°. Dient zur Desinfektion u. Entkeimung von Räumen, als Zerstäubungsmittel (soll noch in einer Verd. 1:200 Mill. wirksam sein), ferner als Lösungsmittel für Celluloseester u. Harze.

Triäthylenmelamin: s. TEM®.

Triammoniumphosphat: Ammonium phosphoricum tribasicum, s. Ammoniumphosphat, tertiär.

Tribromäthylalkohol: Avertin*.

Tribromaldehydhydrat: Bromalum hydratum*.

Tribrommethan: Bromoformium*.

Tribromphenol: Phenolum tribromatum*.

Tribromphenolwismut DAB: Bismutum tribromphenylicum DAB*.

Tricalciumphosphat: Calcium phosphoricum tribasicum ERG*.

Tricarballylsäure: s. Propantricarbonsäure.

Tricarbonsäurezyklus: Citronensäurezyklus*.

Trichinose: Trichinenkrankheit, Erreger *Trichinella spiralis* (Ordnung Nematodes).

Trichloräthylen: „Tri", Äthylentrichlorid, Trichloräthylenum,

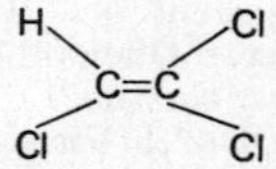

Klare, farbl., bewegliche Fl., von chloroformartig. Geruch, wl. in Aq., ll. in A. u. Ae., D. 1,462—1,467, F. —73°; Kp. 86—88°, an Licht leicht zers., nicht brennbar. Darst. durch Erhitzen v. Acetylentetrachlorid mit Calciumhydroxid. Aufbewahrung zur med. Verwendung in Ampullen, in denen es auch abgegeben wird. Längeres Erhitzen ist zu vermeiden. Als Konservierungsmittel dient Ammoniumcarbonat, höchst. jedoch 20 mg auf 100 ml oder 10—15 mg Thymol auf 100 ml. Anw. techn.: als Lsgs.-, Extraktions-, Reinigungsmittel (Fette, Öle, Harze, Lacke, Kautschuk usw.).

Trichloressigsäure: Acidum trichloraceticum, CCl_3—COOH, Mol. 163,4; DAB 7: Gehalt mind. 98,0%, farblose, leicht zerfließl. Kr., von schwachstech. Geruch, ätzend; sll. in Aq., A. 96%, Ae., Chlf.; Schmelztemp. 55—61°, Kp. ca. 196°; Aufbewahrung über Blaugel. Darst. durch Oxidation von Chloralhydrat mit rauch. HNO_3; Anw. med.: äußerl. als Ätzmittel (50%) bei Warzen u. Hornhaut; i. d. Harn- u. Blutanalyse als eiweißfällendes Mittel.

Trichlorisobutylalkohol: Alcohol trichlorisobutylicus ERG*.

Trichlormethan: s. Chloroform.

Trichlorphenol: Phenolum trichloratum*.

Trichlorsilan: Siliciumchloroform*.

Trichlortertiärbutylalkohol: Alcohol trichlorisobutylicus ERG.

Tricholinum citricum: Tricholincitrat, Cholincitrat

$$(C_5H_{14}ON)_3 \cdot C_6H_5O_7.$$

Mol. 501,61. Eine Verbindung aus drei Mol. Cholin und einem Mol. Citronensäure, als 65%ige Lösung im Handel, eine klare, viskose, grünlichgelbe Fl. von schwach aminartigem Geruch; mit Aq. mischbar, nicht mischbar mit Ae., Chlf., Bzl. **Anw.** wie Cholin* bei Lebererkrankungen, Leberschädigungen durch Vergiftungen, Avitaminosen, akuter gelber Leberatrophie, Arteriosklerose. Hyperthyreose, progressiver Muskeldystrophie. Dos. 3—4 g täglich in mehreren Einzeldosen verteilt.

Trichomonas: Gattung vielgeißeliger Flagellaten (s. Protozoen); T. intestinalis (im Dickdarm von Mensch u. Haustieren); T. tenax (in der Mundhöhle, bei Alveolarpyorrhoe usw.); T. vaginalis (im Vaginalschleim).

Trichomycin: Antibioticum aus Streptomyces hachijoensis (entd. 1952 in Japan); gelbes amorphes Pv., l. in Äthanol, Methanol. Butanol, Aceton, Pyridin, Eisessig u. in verdünnt. Laugen, unl. in Aq., Ae., Bzn., Chlf., Schwkst.; F. ca. 155°C. **Anw.:** lokal u. oral bei Amöbenruhr, Trichomonas- u. Pilz-Erkrankungen (Candida- u. Aspergillus-Arten); Trichonat®.

Trichophytie: Scherpilzflechte.

Tricuran®: s. Curare.

Trigeminusneuralgie: Gesichtsschmerz im Gebiet des Trigeminusnerven.

Triglyceride: Verbindungen des Glycerins, $C_3H_5(OH)_3$, in denen die drei OH-Gruppen mit Fettsäuren verestert sind. Die natürlichen Fette u. Öle bestehen im wesentlichen aus Gemischen von Triglyceriden.

Triglykol: Triäthylenglykol*.

Trigonella foenum-graecum: Fam. Leguminosae, Bockshornklee (Heim. Westl. Asien, kult. in Deutschland, Mittelmeergebiet, Indien, China). Stpfl. v. **Semen Foenugraeci:** (Semen Trigonellae) Bockshornsamen, Hornkleesamen. Best.: Ca. 30% Schleim (Mannogalaktan), ca. 6% fettes Öl, ca. 27% Eiweiß, ein gelber Farbstoff, Diastase, Vitamin C, Trigonellin* (Alkaloid, Methylbetain der Nikotinsäure), Cholin, Saponin, Spuren äth. Öls. Anw. med.: bei Lungenleiden, Fieber, Hämorrhoiden, gegen Magerkeit u. bei allgem. Schwächezuständen, äuß. zu Umschlägen b. Geschwüren, zu Klistieren; vet.: zu Freß- u. Mastpvln.; techn. wird in der Textilindustrie der Schleim als Appretur verwendet. HOM: Foenum graecum, d. reifen Samen.

Trigonellin: Nicotinsäure-methylbetain, $C_7H_7NO_2$, farbl. Kr., ll. in Aq., l. in A., unl. in Ae., eines der einfachsten Alkaloide, ohne physiol. Wirkung, weit verbreitet in d. Natur: In Bockshornsamen, Hafer, Erbsen, Hanf, Sojabohnen, Strophanthus-Samen, Kartoffeln, Dahlienknollen sowie im geröst. Kaffee u. a.

Trihexose: s. Kohlenhydrate.

Trijodmethan: s. Jodoform.

3,5,3'-Trijodthyronin: Hormon der Schilddrüse, s. Hormone.

Trikaliumcitrat: Kalium citricum*.

Trikaliumphosphat: Kal. phosphor. tribasicum*.

Trikalziumphosphat: Calcium phosphoricum tribasicum ERG, s. Calciumphosphat, tertiär.

Triketohydrindenhydrat: Ninhydrin*.

Trikresol: Gemisch aus o-, m-, p-Kresol.

Trikresylphosphat: TKP,

$$(C_6H_4—CH_3)_3PO_4;$$

geruch- u. farbl. öl. Fl.; D. 1,72 bis 1,179; F. 77,5—78°; Kp. 340°; l. in A., Ae., Chlf., Benzol, Eisessig, Lipoiden, fast unl. in Aq.; als Weichmacher und Schmiermittel in d. techn. Industrie. Ortho-Tr. führte infolge seiner Giftigkeit zu zahlreichen Vergiftungen, sowohl bei äuß. (Werkstoff) wie inn. (als Ölersatz, in Likören). (Meta- u. Para-Tr. sind ungiftig.)

Trilon®: s. Äthylendiamin-Tetraacetat.

Trimedoximbromid: s. TMB-4.

Trimer: Eine Verbdg., deren Moleküle aus drei gleichartigen Molekülen zusammengesetzt sind, bezeichnet man als trimer.

Trimethylamin: tertiäres Amin, $N(CH_3)_3$. Best. der Heringslake, auch in der Melasseschlempe, aus der es durch Dest. gew. wird, sowie im Scheidensekret u. in verschd. Chenopodium-Arten. Bei gewöhnlicher Temperatur farbl. Gas v. durchdringend fischartigem, ammoniakalischem Geruch, in Aq. sll. Bei niederer Temperatur farblose Fl., s. **T. solutum** ERG: Trimethylaminlsg. Geh. ca. 9,5 bis 10,45% Trimethylamin. Farbl., flüchtige Fl., d. n. Heringslake riecht, b. Annäherung v. Salzsäure weiße Nebel bildet u. m. Aq. u. A. in jedem Verhältnis mischbar ist. Anw. med.: nicht mehr verwendet, früher b. rheumatischen Erkrankungen u. b. akuter Pneumonie; techn.: zur Herst. von Cholin, Insektiziden, Desinfektionsmitteln.

Trimethylaminoessigsäure: Betainum*.

Trimethylammonium-acethydrazid-chlorid: Girard-Reagens T*.

Trimethylentrinitramin: Hexogen*.

Trimethylglykokoll: Betainum*.

Trimethyl-(β-oxyäthyl)-ammoniumchlorid: Cholinum chloratum DAB*.

Trimethyloxyäthylammoniumhydroxid: Cholin*.

Trimethyl-(β-oxyäthyl)-ammonium-D-hydrogentartrat: Cholinum bitartaricum DAB*.

Trimethylpyridine: s. Pyridinum.

Trimethylxanthin: s. Coffein.

Trinatrium-ortho-phosphat: Natrium phosphoricum tribasicum*.

Trinitrin: Nitroglycerinum*.

1,3,5-Trinitrobenzol: $C_6H_3(NO_2)_3$. Entsteht durch Erhitzen von m-Dinitrobenzol mit rauch. Salpetersäure. Farbl. Kr., ll. in A., Ae., Bzl.

Trinitroglycerin: Nitroglycerinum*.

Trinitrokresol: (2,4,6-Trinitro-m-kresol) $CH_3 \cdot C_6H(NO_2)_3OH$. Darst.: Durch Nitrierung von m-Kresol. Gelbe Kr.-Nadeln, ll. in A., Ae., Bzl.; F. 109,5°. D. 1,465; F. 109,5°, Sprengstoff (Cresylit).

Trinitrophenol: Acid. picrinicum, s. Pikrinsäure.

Trinitrotoluol: Trotyl, abgek. TNT,

$$C_6H_2(CH_3)(NO_2)_3,$$

Gelbl. Kr.-Nadeln oder weiße bis gelbl. kr. Masse; D. 1,645; F. 80,8°. Meist verwendeter Sprengstoff (z. T. mit Ammonium- oder Natriumnitrat gemischt).

Trinkwasser: Aqua fontana.

Triolein: Ölsäureglycerid,

$$C_3H_5(C_{17}H_{33}COO)_3$$

Gelbl. Öl, D. 0,915, JZ 86, F. —5°; Kp. 238°, ll. in Ae. u. Chlf., l. in A., unl. in Aq.

Trional®: Methylsulfonalum DAB 6.

Triosen: Monosaccharide mit 3 C-Atomen, s. Kohlenhydrate.

Trioxy-: Bez. f. Verbdgen, die 3 OH-Gruppen enthalten; exakt: Trihydroxy-.

Trioxybenzoesäure: Acidum gallicum, s. Gallussäure.

1,2,3-Trioxybenzol: s. Pyrogallol.

1,3,5-Trioxybenzol: s. Phloroglucin.

Trioxymethylen: Paraformaldehyd ERG*.

Trioxypropan: s. Glycerin*.

Trioxypurin: Harnsäure, Acid. uricum*.

Tripel: Mineral, haupts. aus Kieselgur bestehend, m. etwas Ton u. Eisenoxyd. Anw.: als Poliermittel f. Glas, Stein usw.

Tripelphosphat: Ammonium-Magnesiumphosphat*.

Tripeptide: Peptide, die aus drei Aminosäuren aufgebaut sind, z. B. Glutathion, das aus je einem Molekül Glutaminsäure, Cystein u. Glykokoll besteht, s. Peptide.

Triphenylmethan: Tritan,

$$(C_6H_5)_3CH;$$

farbl. Kr.-Blättchen, D. 1,014; F. 93°, Kp. 359°, ll. in heiß. A., Ae., Chlf., unl. in Aq.; Muttersubstanz der Triphenylmethanfarbstoffe (Fuchsin, Kristallviolett usw.).

2,3,5-Triphenyl-tetrazolium-chlorid: Abk. „TTC", Tetrazol Bayer.

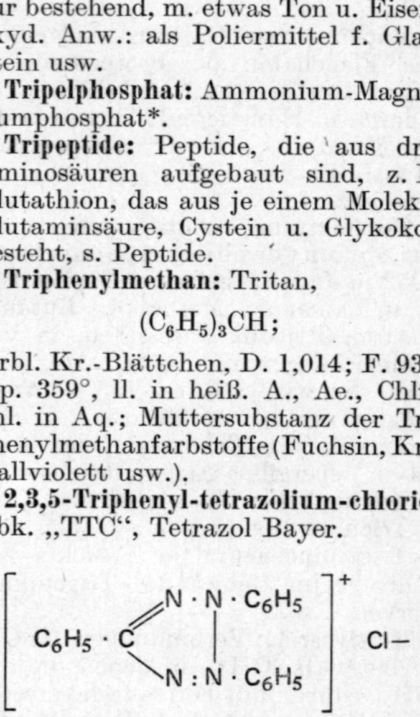

$C_{19}H_{15}ClN_4$; Mol. 334,82; farbl. Kr. od. kr. Pv., l. in Aq., A., Aceton, unl. in Ae.; F. 243—244° unter Zerstzg.; lichtempfindlich. Dient als Indikator für die Sichtbarmachung von Reduktionsprozessen (reduzierende Zucker, reduzierend wirkende Gewebe, wie Schilddrüse usw., die sich durch TTC intensiv rot färben), ferner zur Feststellung der Keimfähigkeit von Getreidekörnern (lebende Keimlinge färben sich innerhalb 8 Stunden karminrot), ferner zur Feststellung der Wirkung von Antibiotica auf Kleinlebewesen, von Permeabilitätsstörungen in den Zellwänden usw. Die Färbung kommt dadurch zustande, daß das farblose, wasserlösl. TTC vom lebenden Gewebe zu intensiv roten unlösl. Triphenylformazan reduziert wird.

Trisaccharide: s. Kohlenhydrate.

Tritan: s. Triphenylmethan.

Triterpene: Cyclische Kohlenwasserstoffe, $C_{30}H_{44}$, in Harzen u. Balsamen.

Triticum ystivum (T. sativum, T. vulgare): Weizen. Stpfl. v. Amylum Tritici (DAB*) u. Weizenkeimöl (s. Getreidekeimöl).

Triticum repens: Agropyrum repens*.

Triticum venenatum: Giftweizen. Herst. s. Avena venenata.

Tritium: T. (^{3}H) Künstl. radioaktives Wasserstoffisotop (schweres Deuterium, überschwerer Wasserstoff); AtG. 3,017; Halbwertszeit 12,5 Jahre; es wird durch Beschießung von Lithium 6 mit Neutronen gewonnen. T. ist wichtig als Markierungsmittel in der Biochemie.

Trituration: Trituratio, Verreibung.

Trivialnamen: Unwissenschaftliche, populäre Bezeichnungen, wie Bittersalz, Natron u. dgl.

Trochisci: Pastillen, s. Tabletten.

Trockeneis: Kohlensäureschnee, festes Kohlendioxid, s. Acidum carbonicum.

Trockenelement: s. Elemente, Galvanische*.

Trockenschrank: Abb. s. bei Sterilisation.

Trocknen: s. Konservieren.

Trocknende Öle: s. Olea pinguia.

Trommer: Methode z. Nachweis v. Traubenzucker im Harn, s. Tabelle „Harnuntersuchung".

Tropacocainum hydrochloricum DAB 6: Tropakokainhydrochlorid, Benzoyl-pseudo-tropein-hydrochlorid, Alkaloid aus Cocablättern,

$$(C_{15}H_{19}O_2N)HCl.$$

Mol. 281,8. Farbl. Kr. od. weiß., kr. Pv., sll. in Aq., wl. in kalt. A. Anw. med.: zur Lokalanästhesie, sowie zur Infiltrations- u. haupts. zur Lumbalanästhesie (Dos. 1 ml einer 5 bis 10%igen Lsg.).

Tropaeolin: Indikatoren: Tropaeolin 0 (Resorzingelb): Natriumsalz des Sulfanilsäureresorzins, braunes Pv., l. in Aq. u. A. Umschlagsgebiet: pH 11,1—12,5, gelb-rotbraun. Tropaeolin 00 (Neugelb): Natriumsalz des p-Sulfanilsäure-azo-diphenylamins; orangegelb. Blättchen. Umschlagsgebiet: pH 1,3—3,2. rot-gelb-orange. Tropaeolin D (Methylorange, Helianthin): Natriumsalz der p-Dimethylamino-azo-benzol-p-sulfosäure; orangegelbes Pv., l. in Aq., unl. in A. Umschlagsgebiet: pH 3,1—4,4, rotgelb-orange.

Tropakokain: Best. der Cocablätter, s. Erythroxylum coca. **Tropakokainhydrochlorid:** Tropacocainum hydrochloricum DAB 6.

Tropasäure: (D,L-Tropasäure)

$$C_6H_5 \cdot \underset{\displaystyle CH_2OH}{\underset{|}{CH}} \cdot COOH$$

Farbl. Kr., ll. in heiß. Aq., l. in A. u. Ae., kommt esterartig gebund. in verschied. Alkaloiden (Atropin, Hyoscyamine u. a.) vor.

Tropeine: s. Tropin.

Tropfengewichte: s. Tabelle.

Tropfenschau: Stagoskopie*.

Tropfglas: Vitrum patentatum, Vitrum guttatorium, Vitrum rostratum.

Tropfpunkt: Charakteristikum für die Schmelzbarkeit von festen Fetten. Salbengrundlagen, Vaseline usw.

Tropfpunkt-Thermometer nach Ubbelohde: Spezialthermometer, dessen Quecksilbergefäß v. einer Metallhülse umgeben ist. In dieser wird ein zweiseitig offenes Probegläschen mit der zu prüfenden Substanz (z. B. Salbengrundlage) so befestigt, daß das Quecksilbergefäß allseitig von der Substanz umgeben ist. Dann wird die an der unteren, kleineren Öffnung herausgepreßte Substanz glattgestrichen und das Thermometer in einem Luftbad vorsichtig erwärmt. Als Tropfpunkt wird diejenige Temperatur angesehen, bei der sich der erste Tropfen vom Probegläschen ablöst.

Tropftrichter: Scheidetrichter*.

Tropica: Malaria tropica, s. Plasmodium.

Tropin: $C_8H_{15}NO$. Stark alkal. Base, die bei der Hydrolyse des Atropins neben Tropasäure* entsteht. Die synth. Ester des Tropins bezeichnet man als Tropeine, z. B. Homatropin (Mandelsäure-tropinester).

Trotyl: Trinitrotoluol*.

Trübung: Nach DAB 6 ist Trübung das Höchstmaß der Trübung, die entsteht, wenn 5 ml einer Mischung von 4 ml $^1/_{100}$-Normal-Salzsäure und 96 ml Wasser mit 0,5 ml $^1/_{10}$-N-Silbernitratlösung versetzt werden. Trübungs- u. Farbvergleiche müssen mit gleichen Flüssigkeitsmengen bei Tageslicht od. unt. Verwendung einer Tageslichtlampe in der Durchsicht von oben nach unten erfolgen, Trübungsvergleiche gegen einen dunklen, Farbvergleiche gegen einen weißen Untergrund DAB 7; Fluoreszenzbeobachtungen müss. gegen einen dunklen Hintergrund erfolgen. Vgl. Fluoreszenz u. Opaleszenz.

Trugdolde: *bot.* s. Blütenstand.

α- **u.** *β*-**Truxillin:** $C_{33}H_{48}N_2O_8$. Alkaloide aus den Kokablättern, beide besitzen keine anästhetisierende Wirkung.

Trypaflavin®: s. Acridin.

Trypanblau: (Naphthylaminblau) Natriumsalz der Tolidindisazo-bi-1-amino-8-naphthol-3,6-disulfosäure. Blaugraues Pv., l. in Aq., swl. in A., unl. in Ae. u. Chlf. Anw.: in d. Mikroskopie zur Vitalfärbung* sowie bei den durch Piroplasma-Protozoen hervorgerufenen Erkrankungen der Rinder, Pferde, Hunde usw. (Texasfieber, Küstenfieber); cancerogene Wirkung.

Trypanosoma gambiense: eingeißl. Flagellaten, Erreger d. afrikan. Schlafkrankheit, Überträger Tsetsefliegen (Gattung Glossina), s. Germanin.

Trypsin: syn. Tryptase, Enzym, Proteinase, die im Saft der Pankreasdrüse vorkommt, zusammen mit der Proteinase Chymotrypsin u. einer Carboxypeptidase (bisweilen wird dieses ganze eiweißspaltende Enzymsystem als „Trypsin" bezeichnet). Das Trypsin wird zunächst in inaktiver Form („Tripsinogen") sezerniert und im Darmsaft durch die Enterokinase aktiviert. Anw. med.: man wendet den ganzen sog. Trypsin-Komplex zur Unterstützung der Darmtätigkeit an (mehrmals täglich 0,5—3 g in keratiniert. Kapseln); äuß. bisweilen zu Pinselungen von Geschwüren (wie Pepsin); techn. zu Waschmitteln.

Tryptophan: *β*-Indolyl-alanin, Aminosäure, die in den meisten Eiweißkörpern vorkommt,

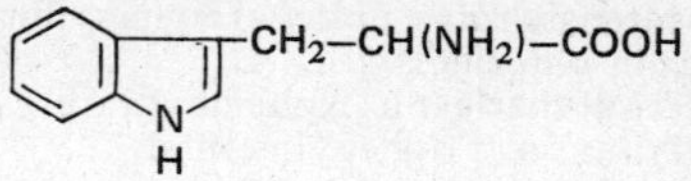

Farbl. Kr., ll. in heiß. A. u. heiß. Aq., wl. in kalt. Aq., unl. in Chlf. Anw. med.: bei Eiweißmangelschäden. Tryptophan wird im tierischen Organismus aus Indol u. Serin synthetisiert u. vermag über Kynurenin u. Kynureninsäure in Nicotinsäure bzw. Nicotinsäureamid (s. Vitamine) überzugehen. Tryptophan gibt die Xanthoproteinreaktion* u. Tryptophanreaktion: bei Zusatz v. Glyoxylsäure u. konz. Schwefels. Blauviolettfärbg.

Tschandu: Rauchopium, das in China durch einen besonderen Extraktions-, Räucher- u. Fermentationsprozeß aus dem Rohopium gewonnen wird.

Tsetse-Fliege: s. Trypanosoma gambiense u. Germanin.

TSH: Abkzg. für die engl. Bezeichn. „thyreostimulating hormone" = Thyreotropes Hormon (TTH), s. Hypophysenvorderlappen unter Hormone.

Tsuga canadensis: s. Abies canadensis.

Tswett-Chromatographie: Chromatographische Adsorptionsanalyse, s. Chromatographie.

TTC: 2,3,5-Triphenyl-tetrazoliumchlorid*.

TTH: Abk. für Thyreotropes Hormon, s. Hypophysenvorderlappen unter Hormone.

Tubawurzel: Radix Derridis, s. Derris elliptica.

Tuber(a): *bot.* Wurzel- od. Sproßknolle, zur Knolle gewordene Wurzel- od. Stammteile.

Tubera Aconiti ERG: Eisenhutknollen, s. Aconitum napellus. **T. Aconiti japonici:** Bishi-Knollen, s. Aconitum. **T. Ari (Aronis):** Aronwurzel s. Arum maculatum. **T. Chinae:** Chinaknollen, s. Smilax china. **T. Colchici:** Bulbus Colchici, Herbstzeitlosenknollen, s. Colchicum autumnale. **T. Jalapae** DAB 6: Jalapenwurzel, s. Exogonium purga. **T. Salep** DAB 6: Salep, s. Orchis morio.

Tuberculostaticum(a): Stoff (Chemotherapeuticum oder Antibioticum) der auf das Wachstum von Tuberkulose-Bakterien hemmend einwirkt, s.

PAS, Isonikotinsäurehydrazid, Streptomycin.

Tuberkelbakterien: Mycobacterium tuberculosis (Ordng. Actinomycetales, Fam. Mycobacteriaceae), entd. 1882 von Robert Koch (1843 bis 1910), abgek. TbB, Erreger der Tuberkulose. **Mycobycterium tuberculosis var. hominis:** grampositives, dünnes leicht gekrümmtes („fiedelbogenartig"), unbewegliches Stäbchen, ca. 0,5—4 μm lang, mit Lipoidwachshülle (daher Farbstoffe sehr schwer annehmend u. widerstandsfähig gegen A., SS u. Laugen), Erreger der Tuberkulose des Menschen. **Mycobacterium tuberculosis var. bovis,** nur 1—2 μm lang, Erreger der Tuberkulose der Rinder- u. Haustier-Tuberkulose, zuweilen auch der T. des Menschen. **Mikroskopischer Nachweis** mittels Färbung durch Ziehl-Neelsensche* Karbol-Fuchsin-Lösung:

1. Der durch Hitze fixierte u. lufttrockene Ausstrich wird mit der Farblösung übergossen u. dreimal (die nicht gefärbte Glasseite nach unten) durch die Flamme eines Bunsenbrenners gezogen bis zur Dampfbildung (nicht brodeln!). Farblösung etwa 5 Minuten einwirken lassen.
2. Farbstoff abgießen u. mit Wasser nachspülen.
3. Entfärben mit Salzsäure-Alkohol (3 ml HCl, 25%ig, in 100 ml 70%igem Alkohol) bis keine roten Farbwolken mehr abgehen.
4. Abspülen mit Wasser.
5. Nachfärben mit verdünnter Methylenblaulsg. 1 Minute (s. Loefflers Methylenblau-Lösung).

Die Mycobakterien bleiben rot gefärbt auf hellblauem Grund.

Tuberkuline: Aus Kulturen Tbk-. Bakterien hergestellte Präparate. Es sind eine große Anzahl Tuberkuline (mehr als 100) im Handel, die alle auf das Alt-Tuberkulin (AT.) von Robert Koch zurückgehen. Die Tuberkuline enthalten nicht die Tuberkelbakterien selbst, sondern deren Zerfallsstoffe u. Absonderungen. Die T. haben f. die moderne Tuberkulosebehandlung keine Bedeutung mehr, höchstens werden sie noch bisweilen zur Feststellung v. Tuberkulose b. jugendlichen Personen benutzt, jedoch sind auch diese Reaktionen durchaus unsicher (T. erzeugt nur im tuberkulös infizierten Körper entzündliche Reaktionen, entweder lokal an der Einführungsstelle oder allgemein mit Fieber u. Abgeschlagenheit oder als Herdreaktion am Ort der tub. Erkrankung. Bei perkutaner Einreibung oder intrakutaner Injektion entsteht auf der Haut bei Tb.-Erkrankten eine Hautrötung). Nach DAB 6 sind Tuberkuline nach den Angaben von R. Koch aus Tbk.-Kakterien-Kulturen auf fl. Nährböden durch Eindampfen auf ein Zehntel und darauf folgendes Filtrieren gewonnene Fln. Sie dürfen nur in staatlich anerkannten u. unter staatlicher Aufsicht stehenden Herstellungsstätten hergest. werden. Klare, hellgelbe od. braune Fl. v. eigenartig aromatischem Geruch, ll. in Aq.; sie dürfen 0,5% Phenol enthalten. **Feste Tuberkuline** sind aus fl. Tuberkulinen gew. Trockentuberkuline. Die sog. *Partialantigene* enth. die durch Alkohol oder Äther extrahierten getrennten Best. des T.: A (Eiweißgruppe); F (Fettsäuren u. Lipoide); N (Neutralfett u. Wachsalkohol). Grauweiße Pv., ll. in Aq. **Tuberkuline Koch** DAB 6: (Alt-Tuberkulin. AT, TOA = Tuberkulin-Original-Alt) Dieses wird hergest. aus Nährbrühe (m. 4% Glyc.), auf welcher 6—8 Wochen lang TB gewachsen sind; d. Kulturbrühe wird auf $^1/_{10}$ eingedampft u. filtriert; als Konservierungsmittel darf 0,5% Phenol zugefügt werden. **Tuberkulin A.F.** DAB 6: Albumosefreies Tuberkulin, das aus TB-Kulturen gew. wird, die auf einer besonderen, v. Albumosen u. Peptonen freien Nährsalzlsg. gezüchtet wurden; sonst Herst. wie b. Tuberkulin Koch. **Tuberkulin „GT":** Gereinigtes Tuberkulin „Hoechst", ein von allen unspezif. Ballaststoffen befreites Tuberkulin; zur Diagnose, Ablesen der Reaktion nach 2—3 Tagen (amerik. PPD, dän. PT). **Neu-Tuberkulin:** Besteht aus in Kugelmühlen zermahlenen, dann m. Kochsalzlsg. ausgezog. u. m. Glyc. aufgeschwemmten bzw. zu Emulsion verarbeiteten Tb-Bakterien.

Standard der Tuberkuline: Eine T-Einheit = $^1/_{100000}$ (10^{-5}) g Standard-Alt-Tuberkulin = 0,1 ml einer Tuberkulin-Verdünnung von 1:10000.

Bovo-Tuberkulin-Koch DAB 6: Perlsucht-Tuberkulin, gew. aus glycerinhaltigen Fleischbrühekulturen des TB vom **Typus bovinus;** es dient zur Tb-Untersuchung der Milchkühe.

Tuberkulin-Reaktion: s. Tuberkuline.

Tuberkulose: (von lat. tuberculum = Knötchen) Abgek. Tbc oder Tbk, durch Tuberkel-Bakterien* hervorgerufene Erkrankung, gekennzeichnet durch gefäßl. Granulationsgeschwülste (Tuberkeln), die zu käsigem Verfall (Nekrosen) neigen; Lungen-, Haut-, Genital-, Darm-, Miliar-T.

d-Tubokurarinchlorid: Intocostrin, s. Curare.

Tüpfel: *bot.* Kleine, unverdickte Stellen der Zellwand.

Tüpfelfarn: Polypodium vulgare*.

Tüpfelmethode: Analytisches Verfahren, bei dem man die Untersuchungslösung mit der Reagenslösung tropfenweise zusammenbringt auf saugfähig. Filtrierpapier (Tüpfelpapier) oder auf schwarz glasierte Tüpfelplatten mit näpfchenförm. Vertiefungen, es erfolgt dann die betr. Farb- oder Niederschlagsreaktion. Es lassen sich auf diese Weise noch äußerst geringe Substanzmengen (z. T. auch quantitativ) in Verdünnungen von 1 bis ca. 3 Mill. nachweisen. Anw.: haupts. zu schnellen Identitätsnachweisen.

Türkenblut: Resina Draconis, s. Daemonorops-Arten.

Türkenbundlilie: Lilium tigrinum*.

Türkische Gallen: s. Gallae.

Türkischer Pfeffer: Capsicum annuum*.

Türkischer Schwarzkümmel: Nigella damascena*.

Türkischrotöl: Sulforicinolsaures Natrium, Sulforicinat. Bräunl. klares, ölartiges Gemisch von Ricinusölsäure-Schwefelsäureester, Lactonen, Anhydriden der Ricinusölfettsäure u. a., das entsteht durch Behandeln von Rizinusöl mit konz. Schwefelsäure und nachfolgender Neutralisation mit NaOH oder NH_3, l. in Aq. Anw.: in d. Färberei als Beize (Neurotverfahren) u. Appreturmittel.

Türkisgrün: Rinmanns Grün*.

Tularämie: (Tulare, Landschaft in Kalifornien) Hasenpest, Nagetierseuche, die aber auch in Europa auftritt u. auch Menschen befallen kann.

Tumenol-Ammonium: Ammonium tumenolicum*, s. Ammonium, Tumenolsulfonsaures.

Tumor: Geschwulst.

Tungsten: Von dem schwed. Chemiker Cronstedt geprägter Name für Wolfram, heute noch in manchen Ländern (England, Spanien, Frankreich) gebräuchlich; s. Wolframium.

Tupeloholz, Tupeloquellholz: Lign. Tupelo, s. Nyssa sylvatica.

Turgeszenz: Prallheit, Spannung der Gewebe, infolge reichlichen Gehaltes an Fl. (Blut, Körpersäfte). *bot.* Infolge steigender Wasseraufnahme ausgeübter Druck des Zellsaftes auf die Zellwände **(Turgor).** Man nennt diesen Druck des Zellsaftes, der die Straffheit der Zelle bewirkt, **Turgordruck.**

Turiones Pini: Kiefernsprossen, s. Pinus sylvestris.

Turiones Sabinae: Summitates Sabinae, s. Juniperus sabina.

Turnbulls Blau: s. Ferrum cyanatum*.

Turnera aphrodisiaca: (Turnera diffusa var. aphrodisiaca) Fam. Turneraceae (Mexiko, Brasilien, Antillen). Stpfl. v. HOM: Damiana, die getrockn. Blätter (Best.: äth. Öl, Bitterstoff, Gerbstoff, Gummi; Anw. als Aphrodisiacum u. Diureticum).

Turpeth: Radix Turpethi, s. Ipomoea turpethum.

Turpethum minerale: (Paracelsus) Hydrargyrum sulfuricum basicum*.

Tusche: Verreibung von Lampenruß, unlösl. Körperfarbe oder Anilinfarbstoffen mit einer Lsg. von Gummi arabicum oder Schellack, zur Konservierung mit Zusatz von Formaldehyd oder Nipagin. Reagens DAB 7: Flüssige, schwarze Ausziehtusche, die bei der Betrachtung unter dem Mikroskop gleichmäßig tiefschwarz u. opt. leer erscheint. **Tusche-Aufschwemmung** DAB 7: 20 ml Tusche + 80 ml Aq. (zum Schleimnachweis bei der Drogenuntersuchung).

Tussilago farfara: Fam. Compositae, Huflattich, Brustlattich (Heim. Europa, nördl. Afrika, Asien, nach Amerika eingeschleppt). Stpfl. v. **Folia Farfarae: Huflattichblätter** DAB 7: Best.: Schleim, der b. Hydrolyse in Galaktose und Pentose gespalten wird, Inulin, Bitterstoff, Gerbstoff, Gallussäure, ein Phytosterin. Asche max. 22%. Anw. med.: gegen Husten, Bronchialkatarrh (DAB 6: Species pectorales). HOM: Farfara, d. frischen Blätter. **Flores Farfarae** ERG: Huflattichblüten. Asche max. 8%. Best.: Schleimstoffe, Xanthophyll, Gerbstoff, Spuren von äth. Öl. Anw.: wie Folia Farfarae.

Tussilago petasites: Petasites officinalis*.

Tussis: Husten.

Tutia grisea: Cadmia, s. Zincum carbonicum.

Tutocain®: p-Aminobenzoyl-dimethylaminomethyl-butanolhydro-chlorid, Lokalanaestheticum für vet.-med. Zwecke (Int. Bez. Butamin).

Tutofusin®: s. Blutersatz.

T-Vitamin Goetsch: s. Vitamine.

Tweens: s. Spans u. Tweens.

Tylose®: Wasserlöslicher Zellulosemethyläther. Anw.: als Emulgator. Schleim-, Binde-, Stabilisierungsmittel usw., vgl. Methylcellulose u. Carboxymethylcellulose.

Tympanum: (griech.) Paukenhöhle im Ohr.

Tyndall-Effekt: s. Kolloide.

Tyndallisieren: s. Sterilisation u. Konservieren.

Typhlitis: Blinddarmentzündung, s. Blinddarm.

Typhoral®: Polyvalente Typhus-Vakzine (Typhus-Paratyphus A u. B) zur oralen Immunisierung gegen Typhus.

Typhus abdominalis: Abdominaltyphus, Unterleibs-, Bauchtyphus, früher als „Nervenfieber" bezeichnete) Infektionskrankheit, Erreger: Salmonella typhi (Typhusbakterien). Anzeigepflichtig.

Typhus exanthemicus: Flecktyphus, Fleckfieber, Erreger: Rickettsia prowazeki; Anzeigepflichtig.

Tyramin: p-Hydroxyphenyläthylamin,

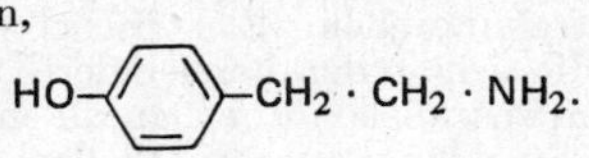

Entsteht durch Einwirkung von Bakterien auf die Aminosäure Tyrosin*, a. synth. darstellbar. hyramin kommt in faulend. Eiweiß, in Mutterkorn u. Mistel vor; es wirkt kontrahierend auf den Uterus u. auf die peripheren Blutgefäße. Reines Tyramin besteht aus farbl., bitter schmeckenden Kr., die bei 164° schmelzen; wl. i. Aq., ll. i. sied. A. Dimethyltyramin = Hordeninum*.

Tyrocidin: Antibioticum, Komponente des Tyrothricin, s. dort.

Tyrode-Lösung: Blutisotonische Lösung zum Blutersatz*, sowie zur Gewebszüchtung u. -Konservierung: In 100 ml Aq. dest. werden gelöst: in g: 0,8 NaCl, 0,02 KCl, 0,02 $CaCl_2$, 0,01 $MgCl_2$, 0,005 NaH_2PO_4, 0,1 $NaHCO_3$, 0,1 Glukose (Tyrode, Maurice Vejux, Pharmakologe, Cambridge, Mass. (USA) 1878—1930).

Tyrosin: Aminosäure, Eiweißspaltprodukt,

$$H_2C \cdot C_6H_4 \cdot CH_2 \cdot CH(NH_2)COOH,$$

Farbl. Kr.nadeln, swl. in Aq., l. in SS, NH_3, Alkalien, in A. fast unl.; F. 314—318°. Vorstufe von Tyramin u. wahrscheinl. auch von Adrenalin. Auch die Pigmentbildung der Haut (Melanin) wird auf Oxidationsprodukte des Tyrosins zurückgeführt.

Tyrosinase: Eine Phenoloxidase, die in tierischen u. pflanzlichen Geweben vorkommt und das Tyrosin über Dihydroxyphenylalanin (Dopa), Orthochinon u. Dihydroindol zu Melanin* (dunkl. Pigment) oxidiert (auch die Verfärbung v. Herbar-Pflanzen beruht auf Tyrosinase-Wirkung), vgl. Melanine u. Phenoloxidasen.

Tyrothricin: Antibioticum aus Bacillus brevis, einem grampositiven, sporenbildenden Erd-Bacillus (isoliert 1938 von Dubos). Tyrothrycin best. aus zwei cyclischen Polypeptiden, dem Gramicidin* u. Tyrocidin. Graubraunweiß. geruch- u. geschmacklos. Pv., unl. in Aq., l. in Alkoholen u. Ketonen; in Trockensubstanz u. in Lösungen sehr stabil, unverträglich mit SS u. starken Alkalien. Tyrothricin wirkt bakterizid u. bakteriostatisch; nur lokal anwendbar (keine Resorption; bei parenteraler Zufuhr Hämolyse). **Indikationen:** Wunden, Pyodermien, Verbrennungen, Impetigo, Furunkel, Abszesse, Ekzeme usw., vielfach komb. mit and. Antibiotica, wie Bacitracin, Neomycin, Tetracyclin u. a. in Form von Pudern, Salben, Aerosolen, Hals-Tabletten. (In dem dänischen Präparat „Tyrosolvin" ist das wasserunl. T. durch Bindung an Cetylpyridiumchlorid wasserlösl. gemacht.)

U

U: *chem.* Uranium*.

U.a.f.: Auf Rezepten Abk. für „ut aliquid fiat" = damit etwas geschehe (indifferente Verordnung bei abwartender Therapie).

Ubichinone: Eine neue Klasse fettlöslicher Wirkstoffe, bei denen es sich um Benzochinon-Derivate mit längeren isoprenoiden Seitenketten handelt, die dem Aufbau des Vitamin K ähneln, jedoch haben sie weder Vitamin- noch Hormon-Charakter. Sie kommen in vielen Organen u. Mikroorganismen vor u. spielen bei den biol. Oxidationsprozessen eine Rolle (Syn. Coenzym Q).

Ubiquitär: (lat.) überall verbreitet (z. B. ubiquitäre Keime).

Übelkeit: Nausea.

Überchlorsäure: Perchlorsäure, Acidum perchloricum, $HClO_4$. Farbl., an der Luft rauchende Fl., mit Aq. in jedem Verhältnis mischbar; D. 1,764; F. —112°. Beim Erwärmen färbt sie sich braunrot u. explodiert. Leicht oxidierbare Substanzen, wie Papier, Kohle, Holz, organ. Verbindungen werden explosionsartig unter heftiger Detonation oxidiert; auf der Haut erzeugt sie schmerzhafte u. schwer heilende Wunden. In verdünntem Zustande ist sie wesentlich beständiger, ihre Salze heißen Perchlorate, s. Kalium perchloricum. Darst.: Durch Einwirkung von konz. Schwefelsäure auf Kaliumperchlorat.

Überchlorsaures Kalium: Kalium perchloricum.

Übermangansaures Kalium: Kalium permanganicum, s. Kaliumpermanganat.

Übermangansäure: Hypermangansäure, Permangansäure, $HMnO_4$, s. Kaliumpermanganat.

Überschwefelsäure: Peroxy-dischwefelsäure*.

Ufer-Wolfstrapp: Lycopus europaeus, s. Lycopus-Arten.

Uganda-Aloë: s. Aloe.

Ulcus: (Mehrz. ulcera) Geschwür; **Ulcus cruris:** Unterschenkelgeschwür; **Ulcus duodeni:** Zwölffingerdarmgeschwür. **Ulcus ventriculi:** Magengeschwür.

Ule: (griech.) Narbe; **Ulosis:** Narbenbildung.

Uliron® ERG: s. Sulfonamide.

Ulitis: Zahnfleischentzündung (Gingivitis).

Ulmenrinde: Cortex Ulmi, s. Ulmus-Arten.

Ulmus-Arten: Fam. Ulmaceae. **Ulmus campestris:** Ulmus carpinifolia*. **Ulmus carpinifolia** (Ulmus campestris L. p. p. u. andere Synonyma): Ulme, Feldrüster (Europa bis Mittelitalien). Stpfl. v. **Cortex Ulmi:** Ulmenrinde, Rüsterrinde, Elmenrinde. Best.: Schleim, Gerbstoff, Phlobaphene, Gummi, Harz, Phytosterin. Anw. volkst.: als Adstringens; äuß.: zu erweichenden Umschlägen. HOM: Ulmus campestris, d. frische, innere Rinde der jungen Zweige.

Ultrafilter: Filter (nach Bechhold, Zsigmondy u. a.) aus Gelatine-, Agar-, Celluloseestern oder Collodium-Häutchen, die Bakterien, Viren u. sogar Eiweißmol. zurückhalten. Salzmol. unter 2 nm gehen gerade noch durch.

Ultrakurzwellen: Elektrische Wellen, die sich an den Bereich der Kurzwellen anschließen u. bis an die infrarote Strahlung reichen. Wellenlänge 10 m bis 1mm, Frequenz 30 Millionen bis 30 000 Millionen in der Sekunde.

Ultramarinblau: $Na_6(Al_6Si_6O_{24}) \cdot Na_2S_2$. Darst.: Durch Glühen einer Mischung v. Tonerde, Glaubersalz, Soda, Kohle u. Schwefel. (Im Altertum u. Mittelalter aus dem Lasurstein (Lapislazuli) gewonnen, der haupts. in China, Tibet, Sibirien vorkommt, daher auch der Name „ultra mare = jenseits des Meeres".) Ultramarin ist lichtecht u. wird v. Luft, Hitze u. Alkalien nicht angegriffen, dagegen v. SS leicht zersetzt. Es kommt in den verschiedensten Formen in den Handel: Als reines Ultramarin-Pv., m. Aq., Öl, Wasserglas angerührt, m. Kalk od. Kasein vermischt. Anw.: als Malerfarbe u. Waschblau; gelbl. Färbungen in Geweben (Wäsche), Papier, Zucker usw. werden durch eine Spur Ultramarin beseitigt (Komplementärfarben!).

Ultramaringelb: Barium chromicum*.

Ultramikroskop: s. Mikroskop.

Ultrarot: Infrarot, der jenseits von Rot liegende, unsichtbare Teil des Spektrums; Wellenlänge 0,8 μm bis 400 μm; haupts. Wärmestrahlen.

Ultraschallwellen: Schallwellen, deren Schwingungszahlen zwisch. 20000 (20 kHz) bis mehreren Millionen pro Sekunde liegen, also außerhalb der Hörgrenze des menschlichen Ohres. Zur Erzeugung von Ultraschallwellen benutzt man resonanzfähige, mechanische oder magnetisch angeregte Schwinger oder Quarzplatten (piezoelektrisches Prinzip). Die U. haben bedeutende physikalische, chemische u. biologische Wirkungen: sie erzeugen Temperatursteigerungen, durch Erschütterungen vermögen sie flüssige Mischungen u. Emulsionen zu homogenisieren, Schwebestoffe in Fl. zu verteilen; sie können Rohrzucker invertieren, Stärke in Dextrin verwandeln, C-Vitamin oxidieren; sie zerkleinern die Fettkügelchen der Milch, so daß sich kein Rahm mehr bildet, sie können Fl., z. B. Milch, entkeimen, da sie die Zellen der Bakterien sprengen; sie bauen Aldehyde, Fusel u. SS in alkoholischen Getränken ab (künstliches Altern); Ultrabeschallung von Samen u. Wurzelspitzen ruft bei den Pflanzen Wachstumshemmung u. Chromosomenänderungen hervor usw. Medizinisch verwendet man hochfrequente U.-Schallschwingungen (175 bis 800 kHz) zur Mikromassage bei Rheumatismus sowie bei Gelenkentzündungen (Arthritis deformans), Neuralgien, Nervenentzündungen, bei gewissen Hautleiden, Gefäßerkrankungen, Durchblutungsstörungen usw.

Ultraviolett: UV, der auf Violett folgende unsichtbare, kurzwellige Teil des Spektrums, Ultraviolette Strahlung ist wichtig f. d. Pigmentbildung in der Haut sowie zur Erzeugung v. Vitamin D aus dem Ergosterin der Haut (s. Vitamine). Med. zur Strahlungstherapie (Höhensonne, Quarzlampe) benutzt. DAB 7: Wird die Beobachtung im ultravioletten Licht vorgeschrieben, so ist eine Lichtquelle zu verwenden, die gefiltertes Licht vom Wellenbereich um 366 nm liefert (s. Abbildgn.).

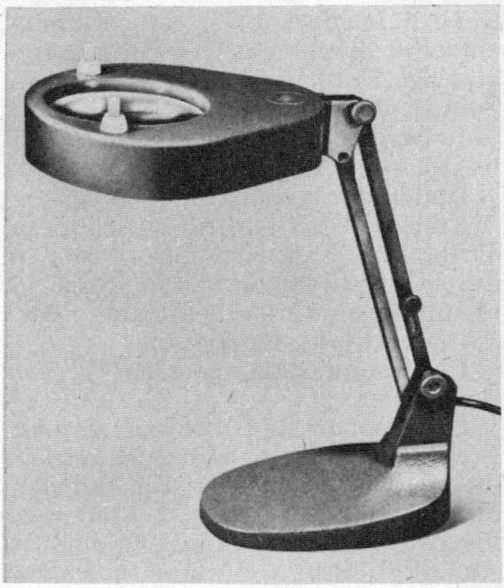

Telo-Stand-Leuchtlupe W-UV Strahler mit einer Wellenlänge von 366 nm-Weißlicht- mit Lupenlinse zur Vergrößerung der bestrahlten Objekte — Lupenlinse mit 100 mm ∅, 4 Dptr.
(Original Hanau)

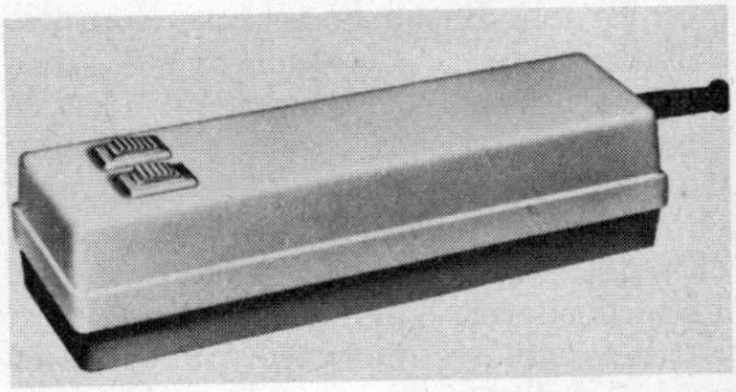

Fluotest
Gibt wahlweise UV-Strahlen mit einer Wellenlänge von 254 nm oder 366 nm ab. Die 2 UV-Strahler für die verschiedenen Wellenlängen sind einzeln oder zusammen schaltbar. Das Gerät erlaubt alle Fluoreszenz-Untersuchungen.
(Original Hanau)

Ultraviolglas: s. Uviolglas.

Ultravisibel: Unsichtbar, über die Sichtbarkeitsleistung eines gewöhnl. Mikroskops hinausgehend.

Ultrazentrifuge: (nach Svedberg-Uppsala) Z. mit Umdrehungen bis 60000 (u. mehr!) pro Minute, die imstande ist, Eiweißmoleküle auszuschleudern. Auch zur Trennung u. Größenbestimmung der Viren benutzt.

Ulzeration: Geschwürsbildung.

Umbella: *bot.* Dolde, s. Blütenstand.

Umbelliferon: α-Pyronderivat, farbl. Kr., ll. in sied. Aq., wenig l. in kalt.

Aq., l. in A. u. Alkalien, F. 228°; nat. frei in d. Rinde von Daphne mezereum, entsteht durch trockene Destillation aus Umbelliferon-Harzen. Anw. in Sonnenschutzsalben, da es ultraviolette Strahlen absorbiert (wie Aesculin), s. Methylumbelliferon.

Umbilicus: Nabel.

Umbra: Umbraun, Römischbraun, Erdbraun. Natürliche Erdfarbe, d. durch Verwitterung v. mangan- od. eisenhaltigem Gestein entsteht.

Umlauf: *med.* Panaritium.

Umstimmungstherapie: Reizkörpertherapie*.

Uncaria gambir (Ouruparia gambir, Nauclea gambir): Fam. Rubiaceae (heim. Südasien, angebaut auf den Sundainseln, Malakka, Ceylon sowie im östl. Afrika, Madagaskar u. in Amerika). Stpfl. v. **Gambir:** (malaiisch = bitter) Gambir-Katechu, Pale-Katechu, Gelbes Katechu, Catechu pallidum, Terra japonica. Extrakt aus den Blättern u. jungen Trieben; leicht zerreibliche, außen rotbraune, innen gelbe Würfel od. auch durch u. durch braune Massen v. mattem, muscheligem Bruch. Best.: Katechine (haupts. d-Katechin), Katechingerbstoffe, Gummi, Wachs, Quercetin, ferner Gambir-Fluorescin, wodurch sich Gambir v. Katechu (Acacia Catechu*) unterscheidet. Anw.: wie Katechu als Adstringens; techn.: in d. Ledergerberei; in großen Mengen wird es im Heimat- u. Anbaugebiet zum Betelkauen verwendet, vgl. Acacia catechu.

Undecan: $C_{11}H_{24}$. Farbl., brennbare Fl.; D. 0,74; F. —26,5°; Kp. 194,8°. Bestandteil des Erdöls.

Undecen: $C_{11}H_{22}$. Ungesättigt. aliphat. Kohlenwasserstoff, Best. d. Erdöls.

Undecylalkohol: $C_{11}H_{23}OH$. Farbl. Fl.; D. 0,833; F. 19°; Kp. 131°; l. in 70%igem A. Anw.: in d. Parfümerie (Veilchen-, Akazien-, Rosenduft).

Undecylensäure: Acidum undecylenicum

$$CH_2{=}CH(CH_2)_8 \cdot COOH$$

eine ungesättigte Fettsäure, die aus Rizinusöl bei Vakuum-Destillation entsteht. Schweißartig riechende Fl. od. Kr., D. 0,91; F. 24,5°; Kp. 275° (unt. Zersetzg.); l. i. A., Ae., Bzl., Chlf., unl. i. Aq. Anw. med.: als Antimycoticum u. Antihydroticum, bei Schuppenflechte; zum Vertreiben von Mücken; i. d. Parfümerie zu Jasmin- u. Rosenkompositionen. Als fungizide Substanz wird auch Undecylensäuremonoäthanolamid (Fungicid UMA®) zum Imprägnieren, als Spray u. zu Waschungen verwendet.

Undulation: Wellenbewegung; **Undulationstheorie:** Lehre v. d. Wellenbewegung des Lichtes (begründet v. Christian Huygens, 1629—1695).

Unedle Metalle: s. Metalle.

Ungarischer Pfeffer: Capsicum annuum*.

Unguenta: Salben. Zur Herstellung der Salben werden tierische, pflanzliche und mineralische Fette benutzt, haupts. Adeps suillus, Adeps Lanae anhydricus, Lanolin, Eucerin, Vaselin, Paraffin, ferner natürliche u. synthet. Wachse, Glycerin, Harze, Sorbit u. Sorbitester, Polyäthylenglykole (vgl. Spans u. Tweens), Fettalkoholsulfonate, Wollwachsalkohole, Cetylstearylalkohol, organische (Agar-Agar, Tragant, Alginate, Polysaccharide, Cellulosederivate, wie Tylose, Adulsin u. a.) u. anorganische (Bentonite, Aerosil), Schleime (Gele). **Reine Fettsalben** bestehen aus mineralischen (KW-haltige Salben) oder tierischen u. pflanzlichen Fetten (KW-freie Salben). Man unterscheidet ferner **Hydrophobe S.,** die kein Wasser aufnehmen (Grundmassen: Vaselin, Paraffin, Triglyzeride) u. **Hydrophile S.,** in die Wasser eingearbeitet werd. kann, z. B. Unguentum Alcoholum Lanae, Ungt. cetylicum, Ungt. emulsificans, Eucerinum anhydricum). **Fettfreie Salben** bestehen aus organischen u. anorganischen Schleimen (s. oben). Man bezeichnet sie auch als Hydrogele u. sie sind meist thixotrop, d. h. die Gele lassen sich durch Schütteln verflüssigen, gelatinieren aber wieder beim Stehen (Mucilago Tylose, Mucilago Bentoniti, s. Methylcellulose u. Bentonite). **Cremes** bestehen aus wasser- u. fetthaltigen Grundlagen (Emulsionen); **Pasten** sind puderhaltige Zubereitungen (Suspensionen). *Lipophile* Pasten (z. B. Pasta Zinci); *Hydrophile* Pasten, z. B .Lotio alba aquosa DRF), **Schüttelmixturen:** (Mixturae agitandae, Lotiones) bestehen aus Puder (Zinkoxid, Titanoxid) u. Flüssigkeit (Wasser*, evtl. mit Glycerin, Sorbit oder Tylose), z. B. Lotio alba DRF, Lotio cosmetica DRF; u. schließlich die **Wachssalben (Cerata),** die aus Wachs, Ceresin und ähnlichen Stoffen bestehen und denen Fett zugefügt ist, um sie geschmeidiger zu machen. Letztere sind bei gewöhnlicher Temperatur fest und erweichen auf der Haut. Zum Teil sind die Salben Emulsionen, und man unterscheidet „Wasser-in-Fett" (W/F)-Salben, die den W/Ö-Emulsionen entsprechen, und die „Fett-in-Wasser" (F/W)-Salben, die den Ö/W-Emulsionen entsprechen, s. Emulsionen, und schließlich die Pseudo-Emulsionen (Salben), die auf der Haut rasch zerfallen, z. B. Unguentum leniens, deren kühlende Wirkung durch das freiwerdende Wasser bedingt wird. Die Salben dienen verschiedenen Zwecken: zum Schutz und zur Abdeckung von Wunden und Hautstellen **(Decksalben),** zur Förderung der Sekretbildung auf Wunden sowie zur Herantragung von Arzneistoffen, entweder zur oberflächlichen Einwirkung auf die Haut oder zum tieferen Eindringen in die Hautschichten **(Resorptionssalben).** Je nach dem Verwendungszweck muß daher die Salbengrundlage gewählt werden. Letztere muß reizlos und chemisch indifferent sein, sie darf nicht ranzig werden und die Haltbarkeit und Wirkung der Arzneistoffe nicht beeinträchtigen, sie muß geschmeidig sein und durch die Hautwärme leicht erweichen, um die Wirkstoffe mehr o. weniger resorbierbar zu machen. Wird eine langsame und verzögerte Resorption gewünscht, so eignet sich am besten Vaseline als Grundlage, die allerdings den Nachteil hat, die Poren zu verstopfen und sich von haarigen Hautstellen schwer wieder entfernen zu lassen. Gelbe Vaseline eignet sich stets besser als weiße Vaseline, da letztere durch noch enthaltene Spuren des Bleichungsmittels mitunter reizend wirkt. Auch Adeps Lanae verzögert die Resorptionswirkung. Leicht resorbierbar sind Lanolin, infolge der Emulgierung, und Eucerin®. Wichtig ist auch der pH-Wert der Salben, denn die Salbe soll den physiologischen Säureschutz der Haut nicht stören; der pH-Wert einer Salbe liegt am besten bei etwa 3,7. Nach DAB 7 ist, wenn nichts anderes angegeben, als Salbengrundlage Wollwachsalkoholsalbe (Ung. Alcoholum Lanae) zu verwenden. Ergeben sich bei der Anfertigung wasserhaltiger Salben mit Wollwachsalkoholsalbe Schwierigkeiten, kann eine andere zweckentsprechende Salbengrundlage des Arzneibuches benutzt werden. Geeignete Stabilisatoren u. Antioxydantien können verwendet werden.

Unguentum Acidi borici, Borsalbe DAB 7: 3 T. sehr fein gepulv. Borsäure u. 97 T. weiß. Vaselin; Gehalt 2,7—3,3% Borsäure (DAB 6: 10%).

Unguentum ad decubitum: Unguentum plumbi tannici DAB 6.

Unguentum Alcoholum Lanae, Wollwachsalkoholsalbe DAB 7:

Wollwachsalkohole	6 Teile
Cetylstearylalkohol	0,5 Teile
Weißes Vaselin	93,5 Teile

werden auf dem Wasserbad geschmolzen und bis zum Erkalten gerührt. Bis zu 12 T. des Vaselins können durch dickflüssiges Paraffin ersetzt werden. Erstarrungspunkt am rotierenden Thermometer: 38—56°. Gelbl.-weiß. bis gelbl., weiche Salbe von schwachem Geruch. (Hydrophile Salbengrundlage; Unverträglichkeiten: Phenol, Teere, Schiefersulfonate bis zu gewissen Konzentrationen bei Gegenwart von Wasser.)

Unguentum Alcoholum Lanae aquosum, Wasserhaltige Wollwachsalkoholsalbe DAB 7:

Wollwachsalkoholsalbe	50 Teile
Wasser	50 Teile.

Das Wasser wird auf 60° erwärmt und in die auf gleiche Temperatur erwärmte Wollwachsalkoholsalbe eingearbeitet. Die Salbe wird bis zum Erkalten gerührt. Weiße, bei Zimmertemperatur weiche Salbe.

Unguentum Argenti colloidalis DAB 6: Silbersalbe. Zstzg.: 15 T. Kolloides Silber, 5 T. Aq., 73 T. Benzoeschmalz, 7 T. Gelbes Wachs.

Unguentum Argenti nitrici compositum ERG: Zusammengesetzte Silbernitratsalbe, Schwarze Salbe. Zstzg.: 10 T. Silbernitrat, Aq. nach Bedarf (z. Lösen des Silbernitrats), 50 T. Perubalsam, 940 T. Gelbes Vaselin.

Unguentum basilicum DAB6: Königssalbe. Zstzg.: 9 T. Erdnußöl, 3 T. Gelbes Wachs, 3 T. Kolophonium, 3 T. Hammeltalg, 2 T. Terpentin.

Unguentum Belladonnae ERG: Tollkirschenextrakt (Extract. Belladonnae spissum ERG) 10 T., Aq. 10 T., Wollfett 55 T. Gelb. Vaselin 25 T. Der Tollkirschenextrakt wird in dem Aq. gelöst u. die Lsg. mit d. übrigen Bestandteilen gemischt. (Zur Abgabe stets frisch zubereiten.)

Unguentum camphoratum ERG: Kampfersalbe (20%). Kampfer 20 T., Wollfett 54 T., Gelb. Vaselin 26 T.

Unguentum camphoratum vaselinatum ERG: (10%) 10 T. fein zerriebener Kampfer werden in 90 T. erwärmten gelb. Vaselin gelöst.

Unguentum Cantharidis ERG: Spanischfliegensalbe, Spanischfliegenöl (Ol. Cantharidis ERG) 60 T., Gelb. Wachs 40 T.

Unguentum Cantharidum pro usu veterinario DAB6: Spanischfliegensalbe f. tierärztlichen Gebrauch. Zstzg.: 2 T. mittelfein gepv. spanische Fliegen, 2 T. Erdnußöl, 2 T. Benzoeschmalz, 1 T. Gelbes Wachs, 2 T. Terpentin, 1 T. mittelfein gepv. Euphorbium. Die gepv. spanische Fliegen werden mit dem Erdnußöl und dem Benzoeschmalz 2 Std. lang auf dem Wasserbad in einer bedeckten Schale erwärmt, dann das Wachs u. der Terpentin zugesetzt u. zuletzt dem geschmolzenen u. wieder halb erkaltetem Gem. das Euphorbium zugefügt u. bis zum Erkalten gerührt.

Unguentum cereum DAB6: Wachssalbe. Zstzg.: 7 T. Erdnußöl, 3 T. Gelbes Wachs.

Unguentum cereum compositum ERG: Zusammengesetzte Wachssalbe. Zstzg. 150 T. Weiß. Wachs, 150 T. Walrat, 700 T. Mandelöl.

Unguentum Cerussae DAB6: Bleiweißsalbe. Zstzg.: 3 T. fein gepv. Bleiweiß, 7 T. Weißes Vaselin.

Unguentum Cerussae camphoratum DAB6: Kampferhaltige Bleiweißsalbe. Zstzg.: 1 T. fein gepv. Kampfer, 19 T. Bleiweißsalbe.

Unguentum contra decubitum ERG: Salbe gegen Aufliegen, Zinksulfat 5 T., Bleiacetat 10 T., Myrrhentinktur 2 T., Weiche Salbe 83 T. (Stets frisch zubereiten.)

Unguentum contra Scabiem DAB6: Krätzesalbe. Zstzg.: 1 T. Sublimierter Schwefel, 1 T. Birkenteer, 2 T. Schweineschmalz, 2 T. Kaliseife.

Unguentum diachylon DAB6: (Unguent. Hebrae) Bleipflastersalbe. Zstzg.: 2 T. Bleipflaster, 3 T. Weißes Vaselin.

Unguentum emulsificans, Hydrophile Salbe DAB7: (Emulgierende Salbe).

Emulgierender Cetylstearylalkohol	30 Teile
Dickflüssiges Paraffin	35 Teile
Weißes Vaselin	35 Teile

werden auf dem Wasserbad geschmolzen und bis zum Erkalten gerührt. Falls nach der angegebenen Vorschrift keine gut streichbare Salbe erhalten wird, dürfen dickflüssiges Paraffin und weißes Vaselin nach Bedarf bis zu 10% gegeneinander ausgetauscht werden. Weiche Salbe von schwachem, charakteristischem Geruch. Hydroxylzahl: 55—70.

Unguentum emulsificans aquosum, Wasserhaltige hydrophile Salbe DAB7:

Emulgierende Salbe	30 Teile
Wasser	70 Teile.

Die Salbe wird auf dem Wasserbad bei ca. 70° geschmolzen u. die Schmelze mit dem auf etwa gleiche Temp. erwärmten Wasser in kleinen Anteilen versetzt. Die Salbe wird bis zum Erkalten gerührt u. das verdampfte Wasser ersetzt. Der Zusatz von insgesamt 0,1% p-Hydroxybenzoesäureestern ist gestattet. (Bei Bedarf frisch herzustellen.) Weiße, bei Zimmertemp. weiche Salbe von schwachem, charakterist. Geruch. Aufbewahrung: kühl u. vor Licht geschützt. Unverträglich mit Antihistaminen, Alkaloiden, Farbstoffkationen.

Unguentum Glycerini DAB6: Glyzerinsalbe. Zstzg.: 10 T. Weizenstärke, 15 T. Aq., 100 T. Glyz., 5 T. A., 2 T. fein gepv. Traganth.

Unguentum Hebrae: Unguentum diachylon DAB*.

Unguentum Hydrargyri album, Quecksilberpräzipitatsalbe DAB7: Zstzg.: 27 T. Quecksilber(II)-chlorid, Ammoniakfl. nach Bedarf, 708 T. Aq., 80 T. Wollwachs, weiß. Vaselin nach Bedarf. Das Quecksilberchlorid wird in 540 T. warmem Wassers gel. u. die filtrierte u. erkaltete Lsg. unter Umrühren m. Ammoniakfl. vermischt, so daß diese ein wenig vorwaltet (ca. 40 T.). Der entstandene Ndschlg. wird auf einem gewogenen, glatten Filter gesammelt u. nach d. Ablaufen der Fl. allmählich m. 240 T. Aq. ausgewaschen. Nach dem völligen Abtropfen (unter Lichtabschluß) wird d. Ndschlg. zwischen Filtrierpapier so weit abgepreßt, daß sein Gewicht 75 T. beträgt, u. sodann noch feucht mit d. Wollwachs u. 75 T. weiß. Vaselin verrieben u. evtl. durch weitere Zugabe von weiß. Vaselin auf den vorgeschrieb. Gehalt an Quecksilber(II)-amidochlorid, $HgNH_2Cl$, gebracht (9,7—10,3%).

Unguentum Hydrargyri cinereum DAB 6: (Unguentum Hydrargyri, Ungt. mercuriale cinereum) Quecksilbersalbe, Graue Quecksilbersalbe. Geh. 30% Hg. Zstzg.: 30 T. Quecksilber, 5 T. Wollfett, 1 T. Olivenöl, 40 T. Schweineschmalz, 24 T. Hammeltalg. Das Quecksilber wird m. d. Gem. v. Wollfett u. Olivenöl so lange verrieben (extingiert) bis Quecksilberkügelchen unter d. Lupe nicht mehr wahrzunehmen sind; darauf wird das geschmolzene u. fast wieder erkaltete Gem. v. Hammeltalg u. Schweineschmalz zugefügt.

Unguentum Hydrargyri flavum, Gelbe Quecksilberoxidsalbe DAB 7: Zstzg.: 19 T. Quecksilber(II)-chlorid, 8,5 T. Natriumhydroxid, Aq. nach Bedarf, 60 T. Wollwachs, Weißes Vaselin nach Bedarf. Die filtrierte u. wieder abgekühlte Lsg. des Quecksilberchlorids in 380 T. warmem Aq. wird unter Umrühren in die Lsg. des Natriumhydroxids in 300 Aq. eingegossen u. dieses Gemisch unter häufigem Umrühren u. unter Lichtabschluß 1 Stunde lang stehengelassen. Der Niederschlag wird abfiltriert u. mit Aq. v. 30° so lange ausgewaschen, bis 5,0 ml des Filtrats nach dem Ansäuern mit 3-N-Salpetersäure durch 1,0 ml Silbernitratlsg. nicht verändert werden. Der gewogene Niederschlag, entsprechend ca. 15 T. Quecksilber(II)-oxid, wird mit Aq. zu 60 T. ergänzt u. mit dem Wollwachs u. 120 T. weiß. Vaselin verrieben. In dem gewogenen Salbenkonzentrat wird der Gehalt an Quecksilber(II)-oxid bestimmt. Durch weitere Zugabe von weiß. Vaselin ist die Salbe auf den vorgeschriebenen Gehalt einzustellen. Die Vaselinmenge ist nach folgender Formel zu berechnen:

$$x = \frac{E(a—5,0)}{5,0}$$

x = Gramm weiß. Vaselin
E = Gramm Salbenkonzentrat
a = Prozentgehalt an HgO im Salbenkonzentrat.
Gehalt: 4,8—5,2 HgO.

Unguentum Hydrargyri rubrum DAB 6: Rote Quecksilberoxidsalbe, Geh. 10% HgO. Zstzg.: 1 T. Quecksilberoxid, 9 T. Weiß. Vaselin.

Unguentum Kalii jodati DAB 6: Kaliumjodidsalbe. Zstzg.: 20 T. Kaliumjodid, 0,25 T. Natriumthiosulfat, 15 T. Aq., 165 T. Schweineschmalz. Wird Kaliumjodidsalbe m. freiem Jod zus. verordnet, so ist sie ohne Natriumthiosulfat frisch zu bereiten.

Unguentum leniens, Kühlsalbe: Cold Cream. **Neue Vorschrift nach** DAB 7: Gelbes Wachs 6,5 T., Walrat 8,0 T., Erdnußöl 60,0 T., Glycerinmonostearat 0,5 T., Aq. 25,0 T. In das auf ca. 60° erwärmte Gemisch von Wachs, Walrat, Erdnußöl u. Glycerinmonostearat wird das auf gleiche Temperatur erwärmte Wasser eingearbeitet. Die Salbe wird bis zum Erkalten gerührt. VZ: 130—140, SZ: höchstens 1,7.

Unguentum Majoranae ERG: Majoransalbe; Grob gepv. Majoran 20 T., Ammoniakflüssigkeit 1 T., Weingeist 10 T., Weiß. Vaselin 100 T.; der Majoran wird mit dem Weingeist u. der Ammoniakfl. befeuchtet, einige Stunden lang in einer gut bedeckten Schale stehengelassen, darauf das weiße Vaselin hinzugefügt und das Gemisch unter häufigem Umrühren im Wasserbad erhitzt, bis der Weingeist u. die Ammoniakfl. verflüchtigt sind. Das Kraut wird dann ausgepreßt u. die Salbe filtriert.

Unguentum mercuriale cinereum: Unguentum Hydrargyri cinereum DAB*.

Unguentum molle DAB 6: Weiche Salb. Zus.-stzg.: Gelb. Vaselin u. Lanolin zu gleich. Tln.

Unguentum ophthalmicum alcalinum ERG: Alkalische Augensalbe; Borax 1 T., Natriumhydrogencarbonat 2 T., Wollfett 10 T., Wasser 10 T., Weiß. Vaselin 80 T.; der Borax wird mit dem Natriumhydrogencarbonat fein verrieben; dem Gemisch wird nach und nach das Wollfett und das Vaselin hinzugefügt. Erst dann wird das Wasser zur Salbe in kleinen Anteilen ohne Erwärmung untergerührt. (Alkalische Augensalbe ist in der Apotheke herzustellen. Sie ist in Porzellankruken mit festem Deckel, der mit einem Pflasterstreifen verschlossen ist, abzugeben.)

Unguentum ophthalmicum compositum ERG: Zusammengesetzte Augensalbe; Schweineschmalz 70 T., Gelb. Wachs 12 T., Rot. Quecksilberoxid 7,5 T., Zinkoxid 3 T., Kampfer 2,5 T., Mandelöl 5 T.

Unguentum Picis Carbonis (Steinkohlenteersalbe): Steinkohlenteer 30 g, Polyäthylenglykol-Sorbitanoleat (s. Polyäthylenglycol-Sorbitanum oleinicum, Atlas Emulgator Tween 80®) 5 g, Zinkoxidpaste 965 g (USP 1955).

Unguentum Plumbi DAB6: Bleisalbe. Zus.-stzg.: 1 T. Bleiessig, 9 T. Weiche Salbe.

Unguentum Plumbi tannici DAB 6: (Unguentum ad decubitum) Bleitannatsalbe. Zstzg.: 1 T. Gerbsäure, 2 T. Bleiessig, 17 T. Schweineschmalz.

Unguentum Polyaethylenglycoli DAB 7: Polyäthylenglykolsalbe:

Polyäthylenglykol 300	1 Teil
Polyäthylenglykol 1500	1 Teil

werden unter Erwärmen auf dem Wasserbad gemischt und bis zum Erkalten gerührt. Falls nach der angegebenen Vorschrift keine gut streichbare Salbe erhalten wird, dürfen Polyäthylenglykol 300 und 1500 bis zu 10% gegeneinander ausgetauscht werden. Hydroxylzahl: 200—250.

Unguentum Rosmarini compositum DAB 6: Rosmarinsalbe. Zstzg.: 16 T. Schweineschmalz, 8 T. Hammeltalg, 2 T. Gelb. Wachs, 2 T. Muskatnußöl, 1 T. Rosmarinöl, 1 T. Wacholderöl.

Unguentum Tartari stibiati DAB 6: Brechweinsteinsalbe. Zstzg.: 1 T. fein gepv. Brechweinstein, 4 T. Weiß. Vaselin.

Unguentum Zinci, Zinksalbe DAB 7: Zstzg.: 1 T. Zinkoxid, 9 T. Wollwachsalkoholsalbe (Gehalt 9,5 bis 10,5% ZnO).

Unguis: (lat.) Nagel, Kralle, Huf.

Universalindikatorpapiere: mit Indikatormischlösungen getränkte Filtrierpapierstreifen zur kolorimetrischen pH-Bestimmung.

Unktion: (lat. unctio) Einreibung, Einsalbung.

Unschlitt: Sebum*.

Unterchlorige Säure: Hypochlorige Säure, HOCl, nur in wäß. Lsgen bekannt. Darst.: Durch Einleiten von Chlor in Wasser und Auffangen der gleichzeitig entstehenden HCl durch Quecksilberoxid. Die verd. wäß. Lsgen der Unterchlorigen Säure sind farbl., die konz. gelb-grünlich mit eigenartigem Geruch. Die Lsgen zersetzen sich rasch im Licht, besonders im Sonnenlicht, unter Bildung von HCl und O; HOCl gehört daher zu den stärksten Oxidations- u. Bleichmitteln. Die Salze der Unterchlorigen Säure heißen Hypochlorite, s. Natrium hypochlorosum und Kalium hypochlorosum.

Unterkühlung: Vorsichtige Abkühlung einer Fl. unter den Erstarrungspunkt, ohne daß Erstarrung eintritt. *Med.* Hypothermie, Hibernation artificielle*.

Unterleibstyphus: Typhus abdominalis*.

Unterphosphorige Säure: Acidum hypophosphorosum*.

Unterschenkelgeschwür: Ulcus cruris.

Unterschweflige Säure: Thioschwefelsäure*.

Unze: Altes deutsches (preußisches) Medizinalgewicht: 1 Unze = 8 Drachmen = 29,232 g (abgerundet 30 g); in England und Amerika heute noch gebräuchlich: 1 ounce = 8 drachmes = 28,3495 g (englisch) oder 31,103 g (amerikanisch); 16 ounces ergeben 1 Pound (lb), s. Tabelle „Maße und Gewichte".

Uracil: 2,4-Dihydroxy-pyrimidin, $C_4H_4O_2N_2$. Mol. 112,09,

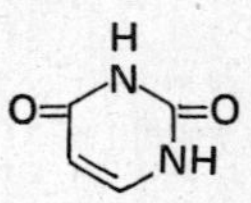

Bestandteil von Nucleinsäuren. Weiße Kr.-Nadeln oder weißes, geruchlos. Pv., l. in heiß. Aq. sowie in Ammoniaklsg. u. Alkalilaugen, wl. in kalt. Aq., fast unl. in A. u. Ae., F. ca. 335° (unter teilweiser Zers.).

Urämie: Harnvergiftung; Autointoxikation durch Überschwemmung d. Blutes m. stickstoffhaltigen Harnbestandteilen b. bestimmten Nierenleiden.

Uran: Uranium*.

Uranacetat: Uranium aceticum*.

Uranate: s. Uranium.

Uranblei: (Radium G, Radioblei) AtG. 206, Endprodukt der Uran-Zerfallsreihe.

Urangelb: s. Uranium.

Uranin: Künstlicher organ. Farbstoff, Natriumsalz des Fluoresceins (Fluorescein solubile). Rotes Pv., l. in Aq. m. gelber Farbe u. intensiv gelbgrüner Fluoreszenz. Anw.: zur Diagnose, zur Untersuchung unterirdischer Wasserläufe, s. Fluoresceinum.

Uranium: Uran, U, AtG. 238,03, D. 18,685; F. 1132°; III-, IV-, V-, VI-wertig, Ordnungszahl 92. Ein äußerlich dem Eisen ähnliches, schweres, sprödes, silberw. Metall, verhältnismäß. weich. Gepulv. Uran ist grau bis schwarz. 3 nat. Isotope: 238 (99,27%), 235 (0,72%), 234 (0,00548%). Nat.: als Uranpecherz (Uranpechblende), U_3O_8 z. im Karnotit (Uranvanadat) sowie in vielen anderen Mineralien; entd. 1789 v. Martin Heinrich Klaproth [geb. 1743 Wernigerode, gest. 1817 Berlin, Apotheker u. erster Chemieprofessor (seit 1809) an der Universität Berlin]. U. kommt nat. häufiger vor als Silber, Quecksilber oder Jod. Es reagiert bereits mit kalt., schneller mit heiß. Aq. und verbrennt beim Erhitzen unter Funkensprühen zu U_3O_8. Mit Halogenen, HCl u. Schwefel verbind. es sich leicht, von verd. SS wird es unt. H_2-Entwicklg. gelöst, mit HNO_3 reagiert es langsam, von Alkalilaugen wird es kaum angegriffen. Darst.: Behandl. des Erzes mit HNO_3 u. Erhitzen des gebild. Uranylnitrats zu UO_3 u. Reduzierung dieses mit Kohle im elektr. Ofen; durch Glühen des Chlorids mit Natrium im Eisenzylinder bei hohen Temperaturen oder aluminothermisch. Seit Entdeckung der Urankernspaltung (1939 durch Otto Hahn u. F. Strassmann) ist Uran das meistgesuchte Metall auf der Erde. Hauptausfuhrgebiet ist z. Z. das Kongo-Gebiet, größere Lagerstätten befinden sich ferner in Kanada (am Großen Bärensee), Brit.-Ostafrika, Brasilien u. Joachimsthal (Erzgeb.), vgl. Radioaktivität u. Radium. Das rotgelbe **Uran(VI)-oxid** (Urantrioxid) UO_3 hat sowohl saure wie bas. Eigenschaften: es bildet m. Basen die **Uranate,** m. SS die **Uranyle** (gekennzeichnet durch die Uranylgruppe UO_2). **Urangelb:** Ist uransaures Natrium (Natrium uranicum), $Na_2U_2O_7$. Gelbes Pv., ll. in SS. Anw.: in d. Porzellan- u. Emaillemalerei, zur Fabrikation fluoreszierender Gläser. Uran u. alle seine Verbdgen sind starke Gifte, die auch kumulativ wirken!

Nachweis von Uran: 1. Ammoniumsulfid fällt schwarzbraunes UO_2S, l. in verd. SS. 2. Kaliumferrocyanid fällt rotbraunes Uranylferrocyanid. **Transurane** s. dort.

Uranium aceticum: Uranacetat, Uranylacetat, Essigsaures Uranoxid,

$$(CH_3COO)_2 \cdot UO_2 + 2H_2O.$$

Gelbe Kr., l. in Aq. Darst.: Durch Auflösen von Urantrioxid in Essigsäure. Dient als Reagens, zur Bestimmung der Phosphorsäure.

Uranium nitricum: Urannitrit, Uranylnitrat, Salpetersaures Uranoxid,

$$UO_2(NO_3)_2 + 6H_2O.$$

Grünlichgelbe, fluoreszierende Prismen, ll. in Aq., A., Ae. Anw.: haupts. in d. Porzellanmalerei. HOM: Uranium nitricum.

Urannitrat: Uranylnitrat, s. Uranium nitricum.

Uran(VI)-oxid: Urantrioxid, s. Uranium. **Uranoxid, Essigsaures:** Uranium aceticum*. **Uranoxid, Salpetersaures:** Uranium nitricum*.

Uranpecherz: s. Uranium.

Urantrioxid: Uran(VI)-oxid, s. Uranium.

Uranylacetat: Uranium aceticum*.

Uranyle: s. Uranium.

Uranylnitrat: Uranium nitricum*.

Urari, Uvari: s. Curare.

Urate: Salze der Harnsäure (Acidum uricum*).

Urea pura ERG: Carbamidum (Harnstoff); U.

Urea nitrica: Carbamidum nitricum*

Urease: Enzym, das Harnstoff in Ammoniak u. Kohlensäure zerlegt. Nat.: in Bakterien, Pilzen, in d. Sojabohne u. amerikan. Jackbohne, nicht aber in tier. Organismus. Urease ist das erste kristallisiert gewonnene Enzym (Sumner 1926, vgl. Fermente). Durch die Zerlegung des Harnstoffes u. Freisetzung des geb. Stickstoffs als Ammoniak, wodurch der Stickstoff für die Pflanzen wieder assimilierbar wird, ist die Urease bzw. die Ureasespaltung von außerordentlicher Wichtigkeit für den Kreislauf des Stickstoffs.

Ureide: Harnstoff-Derivate, in denen H-Atome der NH_2-Gruppe durch Säure-Radikale ersetzt sind. Zu den Ureiden gehören viele Schlafmittel, z. B. Veronal, Adalin, Bromural u. a., vgl. Carbamidum.

Ureometer: Apparat zur Bestimmund des Harnstoffs nach Kowarski; vgl. Urometer.

Ureter: Harnleiter; **Ureteritis:** Harnleiterentzündung.

Urethane: Ester der Carbamidsäure.

Urethanum DAB 6: Urethan, Äthylurethan, Carbamidsäure-äthylester,

$$H_2N \cdot CO \cdot OC_2H_5.$$

Mol. 89,09; D. 1,048; F. 48—50°; Kp. 184°. Farbl. Kr., ll. in Aq., A., Ae., Chlf., Glyc. Darst.: Durch Erhitzen v. Harnstoffnitrat m. Äthylalkohol. Anw. med.: als Cytostaticum bei myeloischer (vom Knochenmark ausgehender) u. lymphatischer Leukämie (pro die 2—6 g). Es wird durch U. zwar keine Dauerheilung, wohl aber Arbeitsfähigkeit u. Verlängerung der Lebensdauer erreicht.

Urethra: Harnröhre; **urethralis:** zur Harnröhre gehörig.

Urethritis: Harnröhrenentzündung.

Urginea maritima: (Scilla maritima) Fam. Liliaceae, Meerzwiebel, Rattenzwiebel (heim. Mittelmeerländer). Stpfl. v. **Bulbus Scillae** DAB 6: (Bulbus Pancratii veri, Bulbus rusticus, Bulbus Urgineae) Meerzwiebel; die in Streifen geschnittenen, getrockneten, mittleren, fleischigen Blätter der bald nach der Blüte gesammelten Zwiebel der Varietät m. weißen Schuppen. Best.: Die Glykoside Scillaren A u. Scillaren B, die durch d. Trocknen weitgehend verändert werden (weshalb d. Angaben über d. Zstzg. stark auseinandergehen); ferner sind vorhanden: Scillipikrin (Bitterstoff), Saponin, Sinistrin, Sitisterin, Scillisterin, Fett, Schleim, Calciumoxalat (Raphiden). Asche max. 5%. Anw. med.: als schnell wirkendes Herzmittel (bes. b. Digitalisempfindlichkeit; s. Talusin®), als kräftiges Diureticum sowie als Expectorans. Die frische Meerzwiebel (Bulbus Scillae recens) dient zur Rattenvertilgung; hierfür wird haupts. die rote Varietät verwendet, da diese das für Ratten giftige Glykosid Scillirosid in größerer Menge enthält. Die weiblichen Ratten sind gegen dieses Gift empfindlicher als die männlichen. HOM: Scilla, die frische, rote Zwiebel. (Aufbewahrung: Urtinktur, 1.—3. Dez.-Pot. vorsichtig.)

Uricase: Uricooxidase; uricolytisches Enzym, welches Harnsäure in Allantoin umwandelt, das Endprodukt des Stickstoff-Stoffwechsels der meisten Säugetiere. Nur der Mensch u. die anthropoiden Affen bilden Harnstoff.

Uridin: Nucleosid des Uracils aus Ribonucleinsäure (Uracilribosid).

Urina: Urin, Harn.

Urinal: Urinflasche, flache Gummiflasche, die am Oberschenkel befestigt wird, zum Auffangen des Urins bei Incontinentia urinae.

Urobilin: $C_{33}H_{42}O_6N_4$. Rotbrauner Gallenfarbstoff, entsteht durch Oxidation aus dem Urobilinogen (Mesobilirubinogen), das im Harn u. Kot ausgeschieden wird u. an der Luft zu Urobilin oxidiert. Nachweis s. Tabelle „Harnuntersuchung".

Urobilinogen: Vorstufe des Urobilins*, s. Gallenfarbstoffe.

Urobilinogenurie, Urobilinurie: Auftreten von Urobilinogen* oder Urobilin* im Harn; Nachweis s. Tab. „Harnuntersuchung".

Uroerythrin: (Purpurin) Roter Harnfarbstoff, haupts. bei Fieber auftretend (Ziegelmehlsediment), s. Sedimentum lateritium u. Tab. „Harnuntersuchung".

Urogenital(is): Harn- u. Geschlechtsteile betreffend.

Urologie: Lehre von den Erkrankungen der Harnorgane.

Urometer: Aräometer z. Bestimmung der Dichte des Harns, vgl. Ureometer.

Uronsäuren: Aldehydcarbonsäuren d. Zuckerreihe, z. B. Glucuronsäure. Mannuronsäure, Galakturonsäure usw.

aus ihnen sind d. Polysaccharide aufgebaut, die den Hauptbestandteil der pflanzl. Schleime, Pektine, Gummen bilden.

Uroporphyrin: s. Porphin u. Porphyrine.

Uroskopie: Harnuntersuchung.

Urotropin®: s. Hexamethylentetramin.

Urtica ad usum externum HOM: s. Urtica-Arten.

Urtica-Arten: Fam. Urticaceae, Brennessel (Europa, Nordamerika). **Urtica dioica** (Zweihäusige Brennessel, Große Brennessel). **Urtica urens** (Kleine Brennessel). Beide Stpfln. v. **Herba Urticae:** Brennesselkraut, Nesselkraut. Im sauren Sekret der Brennhaare außer dem Nesselgiftstoff (s. nachst.) noch Histamin u. Spuren Ameisensäure; im Blatt Enzyme, Eisen, Carotin, außergewöhnlich viel Chlorophyll u. Xanthophyll, Glucokinine sowie reichlich Vitamin C. Asche max. 20%. Die wirksame Substanz der Brennhaare soll nicht freie Ameisensäure, wie bisher angenommen, sondern ein anderer toxischer N-freier, den Harzsäuren nahestehender Stoff sein, der schon in einer Menge von 0,1 μg die bekannte Hautentzündung, Schmerz u. Quaddel hervorruft (Nesselgiftstoff). Daneben ist noch Essig- u. Buttersäure vorhanden. Anw. volkst.: als Tonicum (wegen des hohen Chlorophyllgehaltes) sowie als Diureticum, Hämostypticum u. Galaktagogum, bes. b. Ruhr, Hämorrhoiden u. Blutungen aller Art; äuß. zu Hautreizungen (Urtikationen) bei chron. Erkrankungen, zu Umschlägen auf Wunden u. Geschwüre; kosmetisch: zu Haarwässern; techn.: zur Gew. v. Chlorophyll u. Faserstoffen. HOM: Urtica dioica, d. frische blühende Pfl. HOM: Urtica (urens), d. fr., blühende Pfl. HOM: Urtica ad usum externum, d. frische, blühende Pfl. v. U. urens.

Urticaria: Exanthem, Nesselausschlag.

Urtierchen: Protozoen*.

Urtitersubstanzen: Chem. reine Stoffe, die unmittelbar z. Herst. volumetrischer Lsgen dienen können, s. Maßanalyse.

Usninsäure: Flechtensäure,

$$C_{18}H_{16}O_7.$$

Gelbe Kr., in Aq. prakt. unl. (die Salze sind in Aq. lösl. aber nicht haltbar), l. in Fetten u. Ölen, wirkt antibakteriell; Anw. in Form von Salben, Pudern, Sprays gegen Haut- u. Schleimhauterkrankungen, Mykosen.

USP: United States Pharmacopoeia (auch Bezeichnung für amer. Patent).

Ustilago Mayidis HOM: Maisbrand, Sporen des Pilzes Ustilago Mayidis, s. Zea mays.

Uterus: Gebärmutter.

UV: Abkürzg. für Ultraviolett-Strahlung.

Uvasole®: Lösungsmittel für die Spektroskopie (E. Merck Darmstadt).

Uviolglas: Bariumphosphatchromglas, bes. durchlässig f. ultraviolette Strahlen (Jenaer Glaswerke Schott u. Gen.).

Uzarin: $C_{33}H_{44}O_{44}$. Glykosid (Steroid) a. d. Wurzel von Gomphocarpus fructicosus (Asclepiadaceae), Uzarawurzel, wirkt lähmend auf die glatte Muskulatur, bes. der Magen- u. Darm-Tractus. Anw.: als Antidiarrhoicum u. Antispasmodicum; (l. in A. (95%), swl. in Aq.)

V

V: *chem.* Vanadium*; *med.* Vena; *ophthalmol.* Visus = Sehschärfe; *phys.* Volt.

V.a.: Abk. auf Rezepten = vitrum album: Weißes Glas oder vitrum allatum; mitgebrachtes Glas. S. Vitrum u. Tab. „Abkürzungen auf Rezepten".

Vaccina: Kuhpockenlymphe*, wie auch allgemein f. Vakzine*.

Vaccinium-Arten: Fam. Ericaceae. **V. myrtillus:** Heidelbeere, Blaubeere, Bickbeere, Schwarzbeere (Mitteleuropa). Stpfl. v. **Folia Myrtilli** ERG: (Herba Myrtilli), Heidelbeerblätter, Bickbeerenblätter. Best.: Arbutin (bis 1,5%) u. freies Hydrochinon (bis 1%), ferner die Glykoside Myrtillin u. Neomyrtillin (beide nur im frischen Blatt) sowie das Glykosid Vacciniin, Vitamin C, Gerbstoff, Chinasäure. Asche max. 4%. Anw. volkst.: b. Zuckerkrankheit, als Adstringens bei Darmgärungen, Blasenschwäche, zu Spülungen bei Entzündungen d. Mundschleimhaut. **Fructus Myrtilli** ERG: Heidelbeeren, Schwarze Besinge, Bickbeeren, Blaubeeren. Best.: Gerbstoff (bis 7%), Zucker, Inosit, fett. Öl, Pektin (bis 30%), SS, Anthocyanglykosid Myrtillin (Farbstoff, nicht identisch mit M. des Blattes) reich an Vitamin B u. C u. Provitamin A. Asche max. 3%. Anw.: die getrockneten Beeren gegen Durchfall, Ruhr; Heidelbeersaft soll antibakterielle Wirkung haben, er wurde früher gegen Cholera gegeben, äuß.: b. Ekzemen u. zu Mundspülungen. HOM: Myrtillus, d. frischen, reifen Beeren. **V. vitis-idaea:** Preißelbeere (Nördl. Europa, Asien, Nordamerika). Stpfl. v. **Folia Vitis Idaeae** ERG: Preißelbeerblätter. Best.: Arbutin (s. Arbutinum), Urson, Hydrochinon, Gerbsäure, Äpfelsäure, Ellagsäure, Zucker. Asche max. 3%. Anw.: als Harndesinficiens wie Fol. Uvae Ursi, volkst.: b. rheumatischen Erkrankungen. **Fructus Vitis idaeae:** Preißelbeeren, Kronsbeeren. Best.: Äpfelsäure, Benzoesäure, Gerbsäure, Zucker. Anw. volkst.: als Adstringens b. Durchfall, auch b. Blutungen; haupts. zu Marmelade.

Vagina: Scheide. **Vaginal:** Zur Scheide gehörig.

Vaginalkugeln: s. Globuli vaginales.

Vaginal-Tabletten: s. Tabletten.

Vaginitis: Scheidenkatarrh.

Vagus: Nervus vagus, Teil des parasympathischen Nervensystems, dem Antagonisten des sympathischen Nervensystems, s. Sympathicus.

Vaku-Blitz: s. Aluminium.

Vakuolen: Hohlräume in d. Zellen.

Vakuum-Apparat: (lat. vacuus = leer) Apparat zum Eindampfen v. Fln. unter vermindertem Druck, bes. zur Extraktherst. sowie zum Trocknen leicht zersetzlicher oder leicht schmelzbarer Substanzen.

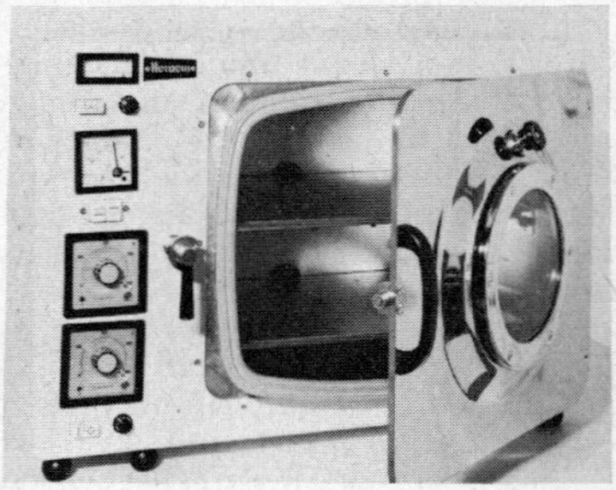

Vakuum-Trockenschrank (Heraeus, Hanau)

Vakuum-Destillation: s. Destillation.

Vakzination: Schutzpockenimpfung m. Kuhpockenlymphe*, s. Vakzine, Immunisierung, Serum.

Vakzine: Impfstoff, der aus Krankheitserregern hergest. ist u. entweder die wasserlösl. Gifte, Toxine u. Endotoxine, der Krankheitserreger enthält (z. B. Alt-Tuberkulin) od. die abgetöteten Krankheitserreger selbst (z. B. Cholera-, Typhus-Vakzine, Neu-Tuberkulin), während b. d. Kuhpockenimpfung (Vakzination) lebende Erreger, aber in abgeschwächter, unschädlicher Form verwendet werden. **Autovakzine:** Eigenimpfstoff, d. h. er besteht aus Kulturen, die aus dem Kranken selbst isoliert worden sind. Vgl. Immunisierung, Serum. **Polio-Vakzine:** (Salk-Serum), s. Poliomyelitis. (Die Vakzinen dienen zur aktiven Immunisierung* und werd. im Gegensatz zu den Heilsera außerhalb des lebenden Körpers hergestellt.)

Val: 1 Val ist gleich 1 Grammäquivalent = die dem Äquivalentgewicht numerisch entsprechende Grammmenge. **1 Millival** = $^1/_{1000}$ Val.

Valenz: Wertigkeit. Unter chem. Valenz versteht man die Anzahl von H-Atomen (oder anderer einwertiger Atome, wie Na, Cl usw.), mit denen sich ein Atom eines chem. Elementes zu einem Molekül verbindet, bzw. wieviel H-Atome in einem Molekül ersetzt werden können.

Valenzzahl: bezeichnet die elektrochemische Wertigkeit, die den Atomen bzw. Ionen zukommt. Man unterscheidet positive oder negative elektrochemische Wertigkeit und setzt d. Zahl (mit +- oder —-Zeichen) über d. Symbol.

Valeriana-Arten: Fam. Valerianaceae. **Valeriana officinalis:** Baldrian, Großer Baldrian (Europa, gemäßigt. Asien bis Japan, kult. in Deutschland, besonders in Franken (Schweinfurt), Thüringen (Kölleda), im Harz (Pansfelde), ferner kult. in Holland, Belgien, Rußland und auf dem Balkan). Stpfl. v. **Radix Valerianae:** (Rhizoma Valerianae) Baldrian, Baldrianwurzel; die Wurzeln m. Rhizomen u. Ausläufern. Sie sind von braun-grauer bis bräunlich-gelber Farbe von bekanntem eigenartigem Geruch (nur bei den trockenen Wurzeln) und von süßlich-würzig-bitterem Geschmack. Best.: Bis ca. 1,7% äth. Öl (nach DAB 7 mind. 0,5 ml in 100 g Droge). Asche max. 12,0%. Best.: haupts. Ester des Borneols mit Isovaleriansäure (s. Acid. valerianicum), Ameisen-, Essig-, Buttersäure, l-Camphen, l-Pinen sowie Azulene). Die sedative Wirkung beruht wahrscheinlich auf d. Gehalt an freier u. gebund. Isovaleriansäure u. einem Methylpyrrol-Keton. Vielleicht sind auch noch andere unbekannte Stoffe a. d. Wirkg. (Glykosid Valerid) beteiligt. Weitere Best. sind Gerbstoffe, Gummi, Schleim, Enzyme, Stärke, Zucker; in d. frisch. Wurzel sind noch zwei ätherl. Alkaloide Chatinin u. Valerin enth. Asche max. 10%. Der Geruch der Wurzel wird durch freie Isovaleriansäure bedingt, die sich in trocknen Wurzeln reichlicher vorfindet als in d. frischen. Anw. med.: Rad. Val. besitzt eine zentral-sedative Wirkung u. wird als Sedativum etwa seit dem 5. Jahrh. n. Chr. angewendet, bes. b. nervösen Schlafstörungen, Herzbeschwerden, Neurasthenie sowie b. Krämpfen, Koliken, Magenschmerzen sowie als Klistier gegen Würmer. Dos. pulv. 0,5—2,0 g mehrmals tgl., Tinct. 30—40 Tropfen. **Baldriantinktur** DAB 7 s. unter Tinkturen. HOM: Valeriana, d. getrocknete Wurzel. (Aufbewahrung: Urtinktur unter Penetrantia.) **Valeriana officinalis var. angustifolia:** Japanischer Baldrian (Japan). Stpfl. von **Oleum Valerianae** DAB 6: Baldrianöl, das ätherische Öl der Wurzeln. Gelbliche bis bräunl. Fl. v. baldrianartigem Geruch, opt. aktiv ($\alpha_D^{20°}$ = —20° bis —35°). D. 0,955—0,999; SZ nicht über 19,6; EZ 92,6—137,5. Best.: Kessylalkohol u. Kessylacetat, sonst ähnl. d. Öl der europ. Droge, jedoch ohne Bornylformiat. Anw. med.: wie Rad. Valerianae. **Radix Valerianae japonicae:** Japanische Baldrianwurzel, Kessowurzel. Best.: Bis 8% äth. Öl (s. Oleum Valerianae); besitzt im Gegensatz zur europäischen Droge einen mehr kampferartigen Geruch. Anw.: zur Gew. d. äth. Öles. **Valeriana celtica:** Gelber oder roter Speik, Keltische Narde (Europa); die Wurzel, die ca. 1% äth. Öl enth., wird in d. Kosmetik u. Parfümerie verwendet.

Valeriansäure: Acid. valerianicum*.

Valeriansäureguajakolester: Guajacolum valerianicum ERG*.

Valeryl: Die Gruppe $C_4H_4 \cdot CO$—.

Valin: α-Aminoisovaleriansäure,

$$(CH_3)_2CH \cdot CH(NH_2) \cdot COOH.$$

Essentielle Aminosäure, s. Aminosäuren. Farbl. Kr., l. in Aq., unl. in Ae., F. 315°; rechtsdrehend; wichtige Aminosäure, bes. für das Nerven- u. Muskelsystem. **Norvalin** ist α-Amino-n-valeriansäure

$$CH_3 \cdot CH_2 \cdot CH_2 \cdot CH(NH_2) \cdot COOH.$$

Valium „Roche"®: 7-Chlor-1,3-dihydro-1-methyl-5-phenyl-2 H-1,4-benzodiazepin-2-on; Int. Bez. Diazepam; Anw.: als Sedativum u. Ataraktikum,

s. Ataraktika. (Kontraindikation: Myasthenia gravis = Krankhafte Muskelschwäche.)

Vanadate: s. Vanadium.

Vanadin: Vanadium*.

Vanadinpentoxid: s. Vanadium.

Vanadinsäureanhydrid: Vanadinpentoxid, s. Vanadium.

Vanadin-Schwefelsäure: Reagens DAB 7: 0,20 Vanadin(V)-oxid werd. in 4,0 ml konzentr. Schwefelsäure gelöst, die Lsg. wird mit Aq. zu 100 ml verdünnt.

Vanadium: Vanadin, V, AtG. 50,9414 II-, III-, IV-, V-wertig. Ordnungszahl 23. D. 5,89; F. 1890°; Kp. 3000°. Stahlgraues, sehr hartes, beständiges Metall; widerstandsfähig gegen SS, Alkalien, Luftsauerstoff, wird aber von Flußsäure u. Salpetersäure angegriffen. Leicht legierbar. Nat.: Nur gebunden, aber sehr verbreitet als Vanadate, in Eisen-, Chrom-, Blei-, Zink-, Kupfererzen; Hauptfundstätten (Carnotit) in Utah und Rocky Mountains in USA, in Peru (Patronit), Südwestafrika, in Spuren auch in pfl. Aschen; entd. 1801 v. Anders Manuel del Rio [1769—1829, Mexiko]. Darst.: Aus den Oxiden m. Aluminium im Thermitverfahren. Anw.: z. Herst. v. bes. hartem Spezialstahl (Vanadinstahl), z. Herst. v. Schutzgläsern (Vanadiumoxid im Glasfluß bewirkt Absorption der ultravioletten Strahlen durch das Glas). **Vanadinsäureanhydrid** = **Vanadinpentoxid,** Vanadin(V)-oxid: V_2O_5. Mol. 181,9; die beständigste Vanadinverbindung. Braunes Pv., in Aq. unl., l. in SS mit roter Farbe, D. 3,357, F. 658°. Anw.: als Kontaktsubstanz, als Beize in d. Färberei; früher auch med. als Antisepticum. Reagens DAB 7: zum Nachweis von Peroxidverbindungen in Ae. u. Gelatine.

Vancomycin: Antibioticum aus Streptomyces orientalis (entd. 1955 von McCormick); weiß. Pv., l. in Aq. u. verd. Methanol, sonst unl. **Wirkung:** bakterizid (ca. 2—3%) u. bakteriostatisch gegen Staphylo-, Strepto-, Pneumokokken, Corynebakterien. Clostridien. **Dos.:** Erw. 500 mg alle 6 Stunden i.v., Kinder 45 mg pro kg Körpergew. i.v. täglich (Vorsicht bei Niereninsuffizienz!). ® Vancomycin Lilly.

Vanilla planifolia: (V. fragrans) Fam. Orchidaceae (heim. in Mexiko u. Zentralamerika, dort auch kult., ferner kult. auf Réunion [früher Isle de Bourbon], Madagaskar, Tahiti, auf den Seychellen, Java, Ceylon u. a. Tropengebieten). Stpfl. v. **Fructus Vanillae** ERG: Vanille, Vanillefrüchte, Vanilleschoten, die vor der Reife gesammelten u. dann fermentierten Früchte. Die Befruchtung erfolgt in den Heimatgebieten durch Insekten u. Kolibris, in anderen Ländern muß die Befruchtung künstlich durchgeführt werden. Die Früchte sind 16—25 cm lang, biegsam, flachgedrückt, von glänzendschwarzbrauner Farbe, bis 8 mm dick u. mit zahlreichen durch das Trocknen entstandenen Längsrunzeln versehen, am unteren Ende sitzt noch eine vom Stiel der Frucht herrührende Narbe; die Oberfläche ist mit zahlreichen Vanillinkristallen bedeckt, von bekanntem köstlichen Duft, der jedoch nicht heliotropartig sein soll. Best.: Vanillin*, ein Aldehyd, der erst durch die Fermentierung entsteht; in der frischen Frucht ist Vanillin nur in Form eines geruchlosen Glykosids (Glukovanillin) enthalten. Weitere Best. sind Vanillinsäure, Äpfel-, Wein-, Zitronen-, Benzoe-, Gerbsäure, Fett, Harz, Gummi. Asche max. 6%. Der Vanillingehalt ist je nach der Herkunft verschied.: Bourbon-(Réunion-) V. ca. 0,75—2,9%, Mexiko-V. 1,3—1,8%, Java-V. 1,5 bis 2,7%; als beste Sorte gilt die Mexiko-V., in Deutschland wird jedoch fast ausschließlich die Bourbon-Vanille verwendet. Anw.: als Aromaticum u. als Gewürz, früher bisweilen auch b. Hysterie. HOM: Vanilla, d. reifen, getrockn. Früchte.

Vanille: Fructus Vanillae ERG, s. Vanilla planifolia.

Vanillezucker: Vanilla saccharata ERG, s. Vanilla planifolia.

Vanillin: Monomethyläther des Protocatechualdehyds, 4-Hydroxy-3-methoxy-benzaldehyd $C_8H_8O_3$.

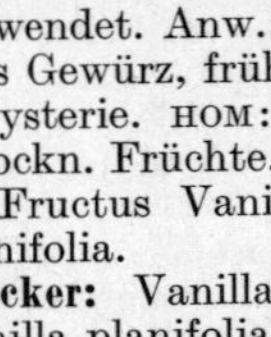

Mol. 152,2; F. 81—83°; Kp. 285°. Feine, weiße bis schwach gelbliche Nadeln v. vanilleartigem Geruch. DAB 7: Gehalt mind. 99,0%, berechn. auf die getrockn. Substanz; l. in ca. 100 Aq. v. 20°, leichter l. in heiß. Aq., sll. in A., Ae., Chlf. sowie in Kali- od. Natronlauge: es sublimiert ohne Zers., mit Eisen(III)-chloridlsg. gibt es eine blauviolette Färbung. V. kommt außer in Vanille auch in Styrax, Spierblüten u. a. vor. Darst.: Früher aus Vanille u. synth. aus Coniferin (aus dem Kambialsaft der Coniferen), heute ausschließlich aus Eugenol oder Guajakol. Anw. med.: zum Nachweis freier Salzsäure im Magensaft (Günzburgs Probe), Reagens DAB 7: Vanillin-Lösung 1 g/100 ml A. 90% zum Nachweis von Gerbstoffen bei der mikrosk. Untersuchung von Drogen; ferner in der Parfümerie sowie als Aromaticum u. Gewürz. **Vanillezucker** (Vanilla saccharata ERG, Saccharum Vanillae) soll mind. 1% Vanillin enthalten.

Vanillin-Salzsäure: Reagens DAB: 1%ige Lsg. v. Vanillin in Salzsäure.

Vanillinum saccharatum: Vanillezucker, s. Vanilla planifolia.

Varicella: Varizellen, Windpocken; Erreger: Varizellen-Virus, Ink.-Zeit 14—21 Tage.

Varietät: Abart.

Variola: Pocken, Blattern; Erreger: Pocken-Virus, Ink.-Zeit 8—14 Tage.

Variolation: s. Inokulation.

Variotin: Antibioticum aus Paecilomyces varioti Bainer var. antibioticus; ll. in A., wl. in Aq., fungistatische Wirkung, gegen Bakterien u. Hefen unwirksam. Anw.: in Salbenform gegen Dermatomykosen (Supral-Salbe®).

Varix: (Mehrzahl deutsch **Varizen**): Krampfader, Venenknoten.

Vas (Gen. **vasis,** Plur. **vasa**): Gefäß.

Vaselin(e): s. Vaselinum.

Vaselinöl, Gelbes: Oleum Vaselini flavum ERG*.

Vaselinöl, Weißes: Oleum Vaselini album ERG*.

Vaselinum: Ein aus den Rückständen der Erdöldest. durch Behandlung m. konz. Schwfs. gew. Produkt, vgl. Oleum Petrae. Natürliches Vaselin besteht aus verzweigt-kettigen Paraffinen u. hydroaromatischen Kohlenwasserstoffen (Naphthenen) nebst ein. geringen Gehalt an n-Paraffinen. Kunst-Vaselin besteht aus einer Mischung von Paraffin mit Mineralöl u. festen Paraffinen. Der 3. Nachtrag zum DAB 6 läßt auch Kunstvaselin zu, sofern dieses den phys. Kennzahlen u. chem. Prüfungen entspricht.

Vaselinum album, Weißes Vaselin DAB 7: Gemisch gereinigter, gebleichter, gesättigter Kohlenwasserstoffe. Gew. durch Bleichen des gelb. V. Weiße, höchstens grünlich durchscheinende, salbenartige, fast geruchlose Masse, die im geschmolzenen und ungeschmolzenen Zustand im Tageslicht höchstens schwach fluoresziert. Erstarrungstemperatur, gemessen am rotierenden Thermometer: 38—56°. Asche max. 0,05%. Die Substanz muß bei 60—61° zu einer klaren Fl. geschmolzen sein.

Vaselinum flavum, Gelbes Vaselin DAB 7: Gelbes Vaselin. Gemisch gereinigter, gesättigter Kohlenwasserstoffe. Gelbe, durchscheinende, salbenartige, fast geruchlose Masse, die im Tageslicht in geschmolzenem und ungeschmolzenem Zustand fluoreszieren kann. Erstarrungstemperatur, gemessen am rotierenden Thermometer: 38 bis 56°. Die Substanz muß bei 60 bis 61° zu einer klaren Fl. geschmolzen sein. Falls Vaseline ohne nähere Bezeichnung verordnet wird, ist weißes Vaselin zu verwenden; betr. Anw. als Salbengrundlage s. Unguenta.

Vasolimentum ERG: (Vasoliment®) Gem. aus 300 gereinigt. Ölsäure, 600 gelb. Vaselinöl u. 100 weingeist. Ammoniakfl. Anw.: als Einreibung, auch m. Zusätzen v. Salizylsäure, Ichthyol, Chlf., Äthyljodid, Jod, Kreosot u. a.

Vasomotoren: Gefäßnerven, beeinflussen d. Weite der Blutgefäße (Blutdruck). Vasokonstriktoren verengen, Vasodilatatoren erweitern die Gefäße.

Vasopressin: Hormon des Hypophysenhinterlappens, s. Hormone.

V.E.: Voegtlin-Einheit, s. Tabelle „Biologische Einheiten".

Vegetabilien: Pflanzen, Kräuter; **vegetabilisch:** zu Pfln. gehörig, aus Pfln. bereitet.

Vegetabilischer Mohr: Fucus vesiculosus tostus*.

Vegetation: Das Leben bzw. d. Wachstum der Pfln.; bisweilen Bezeichnung f. d. Pfl.welt überhaupt.

Vegetativ: Pflanzlich; med.: unbewußt, das vegetative Nervensystem* u. seine Funktionen betreffend.

Vegetatives Nervensystem: Autonomes Nervensystem, das dem Bewußtsein u. dem Willen entzogen ist (Sympathisches u. Parasympathisches Nervensystem), es reguliert die elementarsten Lebensfunktionen (Atmung, Stoffwechsel, Verdauung, Wasserhaushalt, Sekretion usw.; s. Sympathicus. Gegensatz: Animales* Nervensystem.

Vehiculum: Vehikel, Konstituens, b. Arzneien wirkungsloser Stoff, in dem die wirksamen Stoffe gel. bzw. verteilt sind (z. B. Emulsionen), s. Konstituens, Hilfsstoff.

Veilchen, Wohlriechendes: Viola odorata*.

Veilchenblüten: Flores Violae odoratae, s. Viola odorata.

Veilchenwurzel: Rhizoma Iridis, s. Iris-Arten.

Veilchenwurzel, Echte: Rhizoma Violae ERG, s. Viola odorata.

Veilchenwurzelöl: Oleum Iridis, s. Iris-Arten.

Vena: Vene, Blutader; die Gefäße, die das Blut zum Herzen hinführen.

Veneficium: (lat.) Giftmord.

Venenentzündung: Phlebitis.

Venenum (Plur. **venena**): Gift; **venenosus(a, um):** Giftig.

Venetianischer Terpentin: Terebinthina laricina ERG, s. Terebinthina.

Venter, -tris: Bauch; **ventral:** Bauchwärts, zum Bauch gehörend.

Ventriculus: 1. Magen, 2. Kammer (V. cordis = Herzkammer).

Venushaar: Adiantum capillus-veneris*.

Venushaar, Goldenes: Polytrichum commune*.

Verakruz-Sarsaparille: Smilax medica*.

Veratridin: Amorphes Veratin, s. Veratrinum.

Veratrin, Amorphes: Veratridin, s. Veratrinum.

Veratrin, Kristallisiertes: Cevadin, s. Veratrinum.

Veratrinum DAB 6: Veratrin, ein Gem. der beiden Alkaloide **Cevadin** (kr. Veratrin, $C_{32}H_{49}O_9N$, ca. 74%) u. **Veratidrin** ($C_{36}H_{51}NO_{11}$, ca. 26%) aus den Sabadillsamen (s. Schoenocaulon officinale). Weiß., lockeres Pv., od. weiße am. Massen, ll. in A., Chlf., Ae., Bzl., Amylalkohol, in Aq. nur in Spuren l.; beim Zerstäuben erregt V. heftiges Niesen; stark giftig! Anw. med.: äuß. als Antineuralgicum b. rheumatischen Schmerzen, Zahnschmerzen usw. (Wirkung infolge lokaler Betäubung) in 1%igen Lsgen, in A. od. Chlf. od. in 1%igen Salben (Vorsicht! Nicht auf Wunden bringen!); MD 0,002 g; MTD 0,005 g. Veratrin wirkt stark auf das Zentralnervensystem, Gefäßzentrum, es lähmt die peripheren, motorischen u. sensorischen Nerven. Anw.: auch in 0,5%iger Lsg. zur Insektenvertilgung (Kontaktgift).

Veratrol: Dimethyläther des Brenzcatechins, 1,2-Dimethoxybenzol, entsteht bei der trocknen Dest. von Veratrumsäure m. BaOH od. durch Methylierung v. Guajakol. Farbl. Kr.; D. 1,08; F. 22,5°, l. in A. u. Ae., wl. in Aq.

Veratrum-Arten: Fam. Liliaceae. **Veratrum album:** Weiße Nieswurz, Germer (Europa, Nordasien). Stpfl. v. **Rhizoma Veratri** DAB 6: Weiße Nieswurz, Germerwurzel, der getrocknete Wurzelstock m. Wurzeln. Best.: Hauptwirkstoffe sind die stark giftigen Alkaloide P r o t o v e r a t r i n u. G e r m e r i n, weniger giftig u. ungiftig sind die Alkaloide Jervin, Pseudojervin, Rubijervin, Veratridin (die Alkaloide sind größtenteils an Chelidonsäure gebunden, Gesamtgehalt an Alkaloiden ca. 1—1,6%), die Alkamine Germin, Protoverin, Veracevin, Zygadenin, ferner das bittere Glykosid Veratramarin, Fett, Stärke, Zucker. Germin ist ein Spaltprodukt von Protoveratrin u. Germerin und ist mit Cevin, dem Spaltprodukt des Cevadins (s. Veratrinum) verwandt. Protoveratrin wirkt stark blutdrucksenkend. Asche max. 12%. Veratrin ist in V. album nicht enthalten! Anw.: *med.* wird die Droge wegen der hohen Giftigkeit u. Unkontrollierbarkeit kaum mehr verwendet (für die frühere Anw. als Emeticum, Antineuralgicum, Antipyreticum, Antirheumaticum usw. stehen heute bessere Arzneimittel zur Verfügung). Die Veratrum-Alkaloide werd. auch von der Haut leicht resorbiert! Anw. *vet.*: noch als Emeticum u. bei Staupe der Hunde, im übrigen haupts. als Antiparasiticum, als

Krätze- u. Läusemittel, ferner zu Schnupfpulvern (Schneeberger), (DAB 6: Tinctura Verati). HOM: Veratrum, d. getrocknete Wurzelstock. **Veratrum officinale:** Schoenocaulon officinale*. **Veratrum viride:** Amerikanische Nieswurz (Nordamerika, v. Kanada bis Karolina). Stpfl. v. **Rhizoma Veratri viridis:** Amerikanische Nieswurzel. Best.: wie b. Veratrum album, jedoch höheren Gesamtalkaloidgehalt (mindest. das Doppelte wie Rhiz. V.). Anw.: (Vorsicht!), wie Rhiz. Veratri. HOM: Veratrum viride, d. getrocknete Wurzelstock m. daranhängenden Wurzeln; HOM: als Analepticum (Schwarze Nieswurz, s. Helleborus niger). (Aufbewahrung von Veratrum u. V. viride: Droge, Urtinktur, 2. u. 3. Dez.-Pot. vorsichtig.)

Verbandmull DAB 7: (Tela depurata) Verbandmull ist ein aus Baumwolle oder Zellwolle hergestelltes, gereinigtes u. gebleichtes Breitgewebe in Leinwandbindung. Die gebräuchlichsten Breiten sind 80 cm, 100 cm, 120 cm. Asche max. 0,2%. Absinkdauer höchstens 10 Sekunden. Bei Verbandmull aus mattierter Zellwolle darf die Asche max. nur 1,5% betragen. Hochgebleichter Verbandzellstoff: Flächengewicht höchstens 25,0 g/m²; Absinkdauer höchstens 10 Sekunden.

Benennung	Fadendichte je cm	Flächengewicht mind. g/m²
Verbandmull, 17-fädig	Kette 10 F. Schuß 7 F.	23,0
Verbandmull, 20-fädig	Kette 12 F. Schuß 8 F.	27,0
Verbandmull, 24-fädig	Kette 14 F. Schuß 10 F.	32,0

Verbandwatte DAB 7: Gereinigte, entfettete u. gebleichte Haare der Samenschale verschied. *Gossypium*-Arten. Aus Baumwolle: weiß, geruch- u. geschmacklos; sie besteht aus vorwiegend 10—35 mm langen, bandartig flachen, an den Rändern verdickten u. abgerundeten, häufig um ihre Achse gedrehten, einzelligen und bis zu 40 µm breiten gekräuselten Fasern mit weitem Lumen. Sterilisierte Verbandwatte kann schwach vergilbt sein. Asche höchstens 0,2%; Absinkdauer höchstens 10 Sekunden. Wasserhaltvermögen: mindestens 22 g Ag. pro g Watte. Aus Zellwolle: Gebleichte Fasern aus regenerierter Zellulose, die nach dem Viskose-Verfahren oder dem Kupferspinn-Verfahren hergest. werden. Beide Faserarten können mit Titandioxid mattiert sein. Asche: bei Watte aus glänzender Zellwolle max. 0,25%, bei Watte aus mattierter Zellwolle max. 1,5%. Absinkdauer höchstens 10 Sekunden; Wasserhaltevermögen: Mindestens 18 g Aq. pro g Watte. Verbandwatte aus Baumwolle und Zellwolle besteht aus einer Mischung gleicher Teile. Verbandwatte darf keine Blattreste, Frucht- oder Samenschalen u. andere Verunreinigungen enthalten. Vgl. Gossypium.

Verbandzellstoff, Hochgebleichter DAB 7: Von Lignin u. anderen Begleitstoffen befreite, hochgebleichte, miteinander verfilzte Cellulosefasern in Form mehrerer übereinanderliegender, gekreppter Einzellagen; er ist weich und weiß, ohne Geruch u. Geschmack; Flächengewicht: Höchstens 25,0 g/m²; Absinkdauer max. 10 Sekunden.

Verbascum-Arten: Fam. Scrophulariaceae, Königskerze, Wollblume, Wollkrautblume. **Verbascum phlomoides** u. **V. thapsiforme** (Europa). Stpfln. v. **Flores Verbasci** DAB 6: Wollblumen, Königskerzenblüten. Best.: Neutrales u. saures Saponin, ein Sapogenin, bis ca. 10% Invertzucker, etwas Rohrzucker, Farbstoff, Schleim, Spuren äth. Öles. Anw. volkst.: als Diaphoreticum u. Diureticum, bei Erkältungskrankheiten. Husten (DAB 6: Species pectorales). HOM: Verbascum, das frische zu Beginn der Blüte gesammelte Kraut v. V. thapsiforme. HOM: Verbascum ad usum externum, das frische, zu Beginn d. Blüte gesammelte Kraut. (1 Gewichtsteil der zerkleinerten Masse wird mit je der zweifachen Menge ihres Saftgehaltes 90%igem u. 60%igem Weingeist durchgearbeitet und wie beider Essenzbereitung nach § 3 des Hom. Arzneibuchs weiter behandelt.) **Folia Verbasci:** Wollkrautblätter, stammen außer von obigen auch von anderen V.-Arten, z. B. **V, thapsus,** Best.: Bitterstoff, Schleim, Wachs, Harz, Saponin. Anw. volkst.: wie Flores Verbasci.

Verbena officinalis: Fam. Verbenaceae, Eisenkraut (Europa, Asien, Nordamerika). Stpfl. v. **Herba Verbenae:** Eisenkraut. Best. die Glykoside Verbenalin (Cornin) u. Verbenin; ein Alkaloid, Gerbstoff, Bitterstoff, äth. Öl, Invertin. Asche max. 12%. Anw. volkst.: als Bittermittel, Diureticum, bei Krampfzuständen, Keuchhusten, Fieber, bei Anämie u. Chlorose sowie als Galaktagogum. HOM: Verbena officinalis, d. frische, blühende Kraut.

Verbrennung: *med.* Combustio.

Verbrennungswerte der Nahrungsstoffe: s. Kalorie.

Verdampfung: Vollständige Überführung einer Fl. in dampfförmigen Zustand durch Erwärmen (Kochen, Sieden). **Verdampfungswärme** ist d. Wärmemenge, die nötig ist, um 1 kg eines Stoffes vollständig zu verdampfen.

Verdichtung: Kondensation*.

Verdunstung: Verwandlung flüssiger u. auch fester Körper in den gasförmigen Zustand an der Oberfläche b. beliebiger Temperatur. Die dabei verbrauchte Wärmemenge wird der Fl. bzw. der Umgebung entzogen u. als **Verdunstungskälte** bezeichnet (benutzt z. B. b. Eismaschinen). Die **Verdunstungszahl** gibt die Verdunstungsgeschwindigkeit von Lösungsmitteln an, d. h. wievielmal leichter oder schwerer ein Lösungsmittel verdunstet als Äthyläther, dessen Verdunstungsgeschwindigkeit = 1 gesetzt wird. Ausführung: Man gibt 0,5 ml der zu untersuchenden Fl. auf eine Stelle Filtrierpapier (Schleicher u. Schüll Nr. 598) u. beobachtet an zugfreiem Ort u. gegen das Licht, in welcher Zeit der Fleck verschwunden ist (Stoppuhr). Verdunstungszahlen: Chloroform 2,5, Benzol 3, Methylalkohol 6,3, Amylalkohol 72, Benzylalkohol 1767.

Vergiftung: Intoxikation, s. Gifte sowie Tabellen.

Vergällung: s. Denaturieren.

Verhältniszahl: Quotient aus Esterzahl u. Säurezahl.

Vermicidum: Syn. Vermifugum*.

Vermifugum(a): Wurmmittel.

Vermis(is, Plur. vermes): Wurm.

Vernieren: Weißblechdosen, in denen sauere Speisen konserviert werden sollen, innen mit Lack überziehen, s. Konservieren.

Vernin: Guanosin*.

Vernisium: Vernix, Firnis; **Vernisium dermalium:** Hautfirnis (meist Lsgen v. Kasein od. Eiweiß od. dünne Anreibungen v. Amylum m. Arzneizusätzen).

Vernix: s. Vernisium.

Veronal®: Acidum diaethylbarbituricum, s. Diäthylbarbitursäure.

Veronal-Natrium®: Natrium diaethylbarbituricum, s. Diäthylbarbitursaures Natrium.

Veronica-Arten: Fam. Scrophulariaceae. **Veronica beccabunga:** Bachbungenkraut (fast ganz Europa, West- u. Nordasien bis Japan u. zum Himalaja, Nordafrika). Stpfl. v. **Herba Beccabungae:** Bachbungenkraut. Best.: Äth. Öl, Bitterstoff, Gerbstoff, Glykosid Aucubin. Anw. volkst.: als Blutreinigungsmittel u. Diureticum HOM: Veronica Beccabunga, d. frische blühende Pfl. **Veronica officinalis:** Ehrenpreis (Europa, Nordamerika). Stpfl. v. **Herba Veronicae** ERG: Ehrenpreiskraut. Best.: Glykosid Aucubin, äth. Öl, Bitterstoff, Gerbstoff. Asche max. 10%. Anw. volkst.: als Expectorans, auch b. Blasenleiden, Gelbsucht, Gicht, Rheumatismus. HOM: Veronica, d. frische, blühende Pfl. **Veronica virginica** (Leptandra virginica): Virgininaischer Ehrenpreis (heim. Nordamerika, Sibirien). Stpfl. v. **Rhizoma Leptandrae virginicae:** Leptandra-Wurzelstock. Best.: Äth. Öl, Bitterstoff, Zucker, Farbstoff, Dimethoxyzimtsäure. Anw. volkst.: als Laxans. HOM: Leptandra, die frischen zweijährigen Wurzeln.

Verreibungen, Homöopathische: Trituratio(nes); s. Homöopathie.

Verrenkung: Luxatio.

Verruca: Warze.

Verseifung: *chem.* Hydrolytische Spaltung eines Säureesters, der dabei in Säure u. Alkohol zerfällt; speziell Spaltung v. Fetten durch Alkalien (s. Sapo).

Verseifungszahl: Die VZ gibt an, wieviel mg Kaliumhydroxyd zur Bindung der in 1 g Fett, Öl, Wachs od. Balsam enthaltenen freien Säure u. zur Verseifung der Ester von 1 g Substanz nötig sind.

Verstopfung: *med.* Obstipation.

Vertebra: (lat.) Der Wirbel; **vertebral:** Zum Wirbel gehörend.

Verteilungschromatographie: siehe Chromatographie.

Vertigo: Schwindel (von lat. vertere = drehen).

Vesica, -ae: Blase. V. fellea = Gallenblase, V. urinalis = Harnblase; dermatolog.: Blase auf der Haut.

Vesicans (Plur. **vesicantia**): Blasenziehendes Mittel.

Vestalium: Cadmium*.

Veterinär: Tierärztlich; Tierarzt.

Vetivergras: Vetiveria zizanioides*.

Vetiveria zizanioides (Andropogon muricatus, Andropogon squarrosus): Fam. Gramineae, Vetivergras (trop. Asien, Indien, Burma, durch Kultur weit verbreitet, auch im trop. Amerika). Stpfl. v. **Radix Vetiveriae (Radix Ivarancusae):** Vetiverwurzel, Ivarancusawurzel, Mottenwurzel. Best.: Äth. Öl (s. Oleum Vetiveri), Bitterstoff, Vetiverin, Harz. Anw.: in d. Parfümerie, als Mottenmittel, zur Gew. des Vetiveröls. HOM: Anatherum muricatum, d. getrocknete Wurzelstock m. den anhängenden Wurzeln. **Oleum Vetiveriae (Oleum Ivarancusae):** Vetiveröl, Ivarancusaöl, das durch Dest. aus d. Wurzeln gew. äth. Öl. Dickfl., dunkelgelbes Öl v. myrrhenartigem Geruch. D. 1,015—1,04; l. in 80%igem A. Best.: Sesquiterpene, Vetiverol, Alkohole, Ketone, Benzoesäure, Palmitinsäure. Anw.: in d. Parfümerie.

Vetiveröl: Oleum Vetiveriae, s. Vetiveria zizanioides.

Vetiverwurzel: Radix Vetiveriae, s. Vetiveria zizanioides.

Vibrio, Vibrionen: Gattung der Schraubenbakterien (Spirillaceae); die V. sind kommaartig gekrümmte, gramnegative, polar begeißelte Stäbchen (einem Viertel einer Schraubenwindung entsprechend), meist Wasserbewohner. Vibrio comma syn. Vibrio Cholerae: Cholerabakterien, Kommabakterien, Erreger der Cholera (entd. 1883 von Robert Koch).

Viburnum prunifolium: Fam. Caprifoliaceae, Schneeballbaum (Nordamerika). Stpfl. v. **Cortex Viburni prunifolii** ERG: Amerikanische Schneeballbaumrinde, Viburnumrinde; d. getrocknete Rinde der Stämme u. Zweige. Best.: Harzartige Bitterstoffe, Baldriansäure, Stärke, Dextrin, Tannin, Ameisensäure, Zucker, Spuren eines Alkaloids. Asche max. 6%. Anw. als Antispasmodicum, b. Menstruationsschmerzen, Koliken, Krämpfen, meist in Form des Fluidextraktes (ERG: Extractum Viburni prunifolii fluidum.) HOM: Viburnum prunifolium, d. frischen Früchte.

Vicara®: Kunstfaser aus Maiseiweiß, s. Kunstseide unter Kohlenhydrate.

Vicinal: s. Benzolring.

A-Vicotrat®: Ölige Vitamin-A-Lösung, s. Vitamin A.

Viehsalz: s. Natriumchlorid.

Viktoriablau-Färbung: s. Virus.

Vigantol®: Vitamin D_3 (Vigantol-Öl mit 0,5 mg Vit. D_3 = 20000 I.E. in 1 ml; Vigantol forte (ölige Lsg.) in Tropfkapseln mit 10 mg = 400000 I.E. u. 15 mg = 600000 I.E. Vit. D_3). Anw.: zur Prophylaxe u. Therapie der Rachitis, s. Cholecalciferol-Cholesterinum DAB u. Vitamine.

Vina medicata: Med. Weine, s. Vinum.

Vinca-Alkaloide: aus Vinca rosea u. a. Spezies isolierte Wirkstoffe, v. a. Vinblastin u. Vincristin, die Anw. bei Lymphogranulom u. Krebs allg. finden; Nebenwirkungen!

Vinca minor: Fam. Apocynaceae, Immergrün (Süd- u. Mitteleuropa, Kaukasus, Kleinasien). Stpfl. v. **Herba Vincae pervincae:** Immergrünkraut. Best.: Alkaloide (Vinin u. a.), Vincin (Bitterstoff), Gerbstoff, Pektin, Karotin. Anw. volkst.: als Diureticum, Hämostypticum, Blutreinigungsmittel, hom.: als Tonicum. HOM: Vinca minor, d. frische, zu Beginn der Blüte gesammelte Pfl.

Vincetoxicum HOM: s. Cynanchum vincetoxicum.

Vinum: Wein, das durch alkoholische Gärung aus dem Saft der frischen Weintraube hergest. Getränk. Wein, auch Dessertwein (Süd-, Süßwein) muß den Bestimmungen des Weingesetzes vom 25. Juli 1930 u. den dazu ergangenen Ausführungsbestimmungen entsprechen. Die Untersuchung d. Weines ist nach den amtlichen Anweisungen vorzunehmen. Für arzneilich verwendete Weine erstreckt sich die Untersuchung haupts. auf: Spez. Gewicht, Alkoholgehalt, Extraktgehalt, Asche, Phosphorsäure (bei Dessertweinen), Schwefel (bei Rotweinen), Gesamtsäuregehalt, Glyzerin, Zucker, fremde Farbstoffe sowie auf evtl. Gehalt an Klärmitteln (Kaliumferrozyanid, Blausäure) u. Schädlingsbekämpfungsmitteln (Arsen). An Stelle des vorgeschriebenen Xeresweins (Sherry) darf zur Herst. arzneilicher Zubereitungen auch ein anderer Dessertwein verwendet werden, wenn er in Farbe u. Geschmack dem Xereswein ähnlich ist. **Weinähnliche Getränke:** Hierzu gehören die Obst- und Beerenweine, Malzweine; diese Getränke müssen jedoch aus der Bezeichnung die Rohstoffe erkennen lassen, die zur Herst. verwendet wurden, also z. B. Apfelwein, Johannisbeerwein, Malzwein. **Weinhaltige Getränke:** Mit Wein zubereitete Getränke, z. B. Wermutwein, Maiwein, Weinpunsch sowie d. Arzneiweine (s. weiter unten „Vina medicata"). **Best. des Weins:** Alkohol, Zucker, Weinsäure, Äpfelsäure, Milchsäure, Bernsteinsäure, Essigsäure sowie Salze dieser SS, ferner Glyz., Duftstoffe (Bukett), Farbstoffe, Gerbstoffe, Extraktivstoffe, Mineralstoffe, Stickstoffverbdgen. Im Liter Wein sind etwa enthalten: 870—920 g Aq., 60—120 g A. u. 20—30 g gel. Stoffe. **Alkoholgehalt:** Moselweine ca. 6,5—7,5%, Rhein- u. Frankenweine ca. 7—8%, Deutsche Rotweine ca. 7,5—9,3%, Bordeaux ca. 8,16%, Tokayer Ausbruch ca. 9,93%, Malvasier ca. 12,73%, Xeres ca. 16,09%, Portw. ca. 16,18%. Die Preßrückstände der Weinkelterung heißen Trester. **Tresterwein** (Lauer, Hansel, Glauern) ist ein durch Vergären v. Zuckerwasser über Trestern unter Zusatz v. Weinsäure hergest. weinähnliches Getränk (Herst. gewerbsmäßig verboten, nur als Haustrunk gestattet). **Verfälschungen** erfolgen haupts. durch Überzuckerung, durch Zusatz v. Tresterwein, Frucht- u. Rosinenweinen sowie durch Zusätze nicht erlaubter Chemikalien (z. B. Farbstoffen, Alaun usw.). **Vina medicata:** Med. Weine, Arzneizubereitungen, die durch Lösen od. Mischen v. Arzneimitteln m. Wein hergest. werden; meist erfolgt die Herst. der Weine in derselben Weise wie die der Tinkturen. Falls alkaloid- od. glykosidhaltige Drogen od. entsprechende Fluidextrakte verwendet werden, müssen die Weine vorher vom Tannin befreit werden, was am besten durch Zusatz v. weißer Gelatine geschieht (10 ml einer 10%igen Gelatinelsg. auf 1000 ml Wein). Das DAB 6 führt folgende Arzneiweine an: **Vinum camphoratum: Kampferwein** (1 T. Kampfer, 1 T. A., 3 T. Gummischleim, 45 T. Weißwein). **Vinum Chinae: Chinawein** (5 T. Chinafluidextrakt, 1 T. Pomeranzentinktur, 15 T. Zucker, 0,1 T. Zitronensäure, 80 T. Xereswein). **Vinum Condurango: Kondurangowein** (10 T. Kondurangofluidextrakt, 1 T. Aromatische Tinktur, 9 T. Zucker, 80 T. Xereswein). **Vinum Pepsini: Pepsinwein** (24 T. Pepsin, 20 T. Glyz., 3 T. Salzsäure, 20 T. Aq., 92 T. Zukkersirup. 2 T. Pomeranzentinktur, 839 T. Xereswein).

Vinum generosum: Edler Wein.

Vinyl: Einwertiges Radikal der Vinylverbindungen $CH_2{=}CH$—. **Vinylacetat:** $CH_3 \cdot COO \cdot CH{=}CH_2$. **Vinylacetylen:** $CH_2{=}CH \cdot C{=}CH$. **Vinylalkohol** (Äthenol): $CH_2{=}CHOH$. **Vinyläther:** $CH_2{=}CH \cdot OR$ (R = Alkyl, Methyl, Äthyl usw.).

Viocin®: s. Viomycin.

Vioform ERG: Vioform®, Jodchloroxychinolin, C_9H_5ClJNO, Mol. 305,52. F. 173—178°. Gelbbraunes, leichtes Pv., fast unl. in Aq., wl. in A. u. Ae., etwas leichter in sied. A. Anw. med.: wie Jodoform; inn. kaum verwendet (nach ERG MD 0,3 g; MTD 1,0 g), mittlerer Geh. als Wundsalbe 10%, als Wundpuder unverdünnt. Entfernung v. Vioformflecken s. Tabelle „Arzneifleckenentfernung".

Viola-Arten: Fam. Violaceae. **Viola odorata:** Wohlriechendes Veilchen (Europa). Stpfl. v. **Rhizoma Violae** ERG: (Radix Violae odoratae) Märzveilchenwurzelstock, Echte Veilchenwurzel. Best.: Saponine, Salicylsäure, äth. Öl, das Methylsalicylat enthält. Asche max. 12%. „Viola-Emetin" ist nach neueren Untersuchungen nicht vorhanden, die emitinähnliche Wirkung ist auf die Saponine zurückzuführen. Anw.: als Expectorans (Ersatz f. Rad. Ipecacuanhae). **Flores Violae odoratae:** (Flores Violarum) Veilchenblüten. Best.: Saponine, Anthocyan-Farbstoff, äth. Öl mit einem Salicylsäuremethylester abspaltend. Glykosid, ein Keton (Iron, Träger des Veilchenduftes), Schleim u. Zucker. „Viola-Emetin" ist nach neueren Untersuchungen nicht vorhanden. Anw. volkst.: als Expectorans, Nervinum. **Herba Violae odoratae:** Veilchenkraut. Best. Saponine, Spuren von äth. Öl. Anw. volkst.: als schweißtreibendes

Mittel. HOM: Viola odorata, d. frische, blühende Pfl. **Viola tricolor:** Stiefmütterchen, Dreifaltigkeitskraut, Freisamkraut (Nördl. Hemisphäre). Stpfl. v. **Herba Violae tricoloris** DAB 6: Herba Jaceae) Stiefmütterchen. Best.: Saponine, Violaquercitrin (gelber Farbstoff), Violanin (blauer Farbstoff), Spuren von äth. Öl, das aus Salicylsäuremethylester (wahrscheinlich an Gaultherin gebunden) besteht, Gerbstoff, Schleim, Zucker. Anw. volkst.: als Expectorans u. Diureticum, ferner als Blutreinigungsmittel b. chron. Hautleiden. Ausschlägen bes. i. d. Kinderpraxis (Milchschorf). HOM: Viola tricolor, d. frische, blühende Kraut.

Violursäure: Acidum violuricum, 5-Isonitrosobarbitursäure, Alloxan-(5) $C_4H_3N_3O_4$

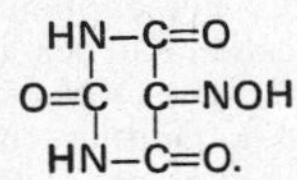

Gelbl. kr. Pv.; l. in Aq. u. Äthanol, kaum l. in organ. Lösungsmitteln. F. über 185° unter Zersetzung. Gut verschlossen u. vor Licht geschützt aufzubewahren. Anw. in d. Papierchromatographie zum Nachweis von Metallkationen.

Viomycin: Antibioticum aus Streptomyces puniceus (entd. 1951), chem. handelt es sich um eine organ. Base, die Neutralsalze bildet. Hauptsächl. verwend. wird das Viomycinsulfat (Viocin® Pfizer), eine krist. Substanz, ll. in Aq., wl. in organ. Lösungsmitteln, in sauerem Milieu stabiler als im alkalischen, es zersetzt sich bei ca. 280°. Viomycin ist ein ausgesprochenes Tuberkulostaticum, indiziert bei Streptomycin resistenz u. Capreomycin-Unverträglichkeit; V. wird nur intramuskulär angewend., daneben intrapleurale u. intrafistuläre Anw. möglich. **Dos.:** anfangs tägl. 0,5—1 g i.m., dann 3 mal 1 g wöchentl. (bis zur Gesamtdosis von 50 g); Kontraindikationen: Höheres Alter, Nierenschaden, Schwangerschaft, Hörschäden; ® Viocin Pfizer, Vionactan Ciba, Viothenat Grünenthal.

Vipera Berus HOM: Kreuzotter, s. Schlangengifte.

Virosen: Viruskrankheiten, s. Virus.

Virtuelles Bild: s. Mikroskop.

Virulent: Giftig, ansteckend.

Virulenz: Giftigkeit, bes. die krankheitserregende (Infektions-)Kraft der Bakterien.

Virus: Mehrz. „Viren" (lat. Gift, giftiger Schleim).

Größe ca. 8—250 nm, manche nähern sich der Größe kleinster Bakterien. Sie besitzen die mannigfachsten Formen: Kügelchen, Stäbchen, Quadern, Würfel, Nadeln, die makromolekularen Formen konnten in Kristall-Form gewonnen werden. Sie sind imstande, sich sehr rasch zu vermehren, aber anscheinend nur in lebenden Zellen, Atmung oder Gärungserregung konnte bisher nicht festgestellt werden. Sie sind die Erreger zahlreicher Krankheiten bei Menschen u. Tieren, z. B. Pocken, Masern, Influenza, Spinale Kinderlähmung, Scharlach, Maul- u. Klauenseuche, Staupe, Rinderpest, Papageien-Krankheit u. a. u. vieler Pflanzenkrankheiten, z. B. Blattrollkrankheit, Rübenkräuselkrankheit, Kartoffelabbau, Tabakmosaik-Krankheit (TMV = Tabak-Mosaik-Virus).

Es handelt sich vermutl. um Riesenmoleküle von Nucleoproteiden* (Desoxyribonucleoproteiden von ähnlicher Struktur wie die Gene). Sie sind auf künstlichen Nährböden nicht züchtbar u. werden v. den üblichen Bakterienfiltern nicht zurückgehalten. Lediglich durch Ultrafilter* u. Ultrazentrifuge* (nach Svedberg), die 1000 u. mehr Umdrehungen in d. Sekunde macht, konnten Viren abgetrennt werden. Sichtbar gemacht werd. können die Viren nur durch Färbung mit Viktoria-Blau (s. unten) u. durch das Elektronenmikroskop. Größe einiger Viren im Verh. zu roten Blutkörperchen: Durchmesser bzw. Länge mal Breite in Nanometer ($= 10^{-9}$m)

Rote Blutkörperchen	7500
Pocken-Virus	175—250
Grippe-Virus	120
Virus der Spinalen Kinderlähmung	12
Virus d. Maul- u. Klauenseuche	8—12
Molekül des Hühnereiweiß	1,8 × 0,6

Viktoriablau-Färbung nach Herzberg: Die 24 Stunden lang bei Zimmertemp. getrockn. Ausstriche werden kurz in dest. Wasser getaucht u. dann ca. ½ Stunde mit einer 3%ig. wäßrigen Viktoriablau-Lsg. (4 R = Tetramethylenblau-Farbstoff) bedeckt, dann ca. 5 Sekunden mit dest. Wasser abgespült u. an der Luft getrocknet: Die Viren erscheinen dann blauviolett auf hellem Untergrund.

Viruzid: Virustötend.

Visammin: Khellin*.

Viscera: (Einz. Viscus, -eris) Eingeweide; **visceral:** viszeral, die Eingeweide betreffend.

Viscinum: Viscin, das stark klebende kautschukartige Weichharz (Schleim) auf der Rinde u. in den Beeren der Mistel, s. Viscum album. Zähe, grünliche Masse, die früher (wie das Viscin aus japan. Ilexarten) als Vogelleim benutzt wurde; gereinigtes Viscin diente zur Herst. v. stark klebenden Pflastern.

Viscotoxin: Der Hauptwirkstoff der Mistel, s. Viscum album,

$$C_{34}H_{68}O_{18}N_{10}S.$$

Mol. 936; weißlich-graue am., stark schäumende Masse, ll. in Aq. u. Methylalkohol, wl. in A. u. Eisessig, unl. in Ae., Chlf., Bzl., Aceton. Viscotoxin ist ein Eiweißkörper (gibt mit Biuret-, Xanthoprotein-, Millon-Reagens positive Reaktion), der aus zahlreichen Aminosäuren besteht. Viscotoxin (Mistel-Herzstoff) ist ein starkes Herzgift, das u. a. auch blutdrucksenkend wirkt, jedoch nicht bei oraler Gabe. Für die angeblich blutdrucksenkende Wirkung der Mistel kommt es nicht in Frage. Bei lokaler Anw. (subkutane Injektion) ruft Viscotoxin eine heftig reizende u. nekrotisierende Wirkung hervor.

Viscum-Arten: Fam. Loranthaceae.

Viscum album: Mistel, immergrüner Halbparasit auf gewissen Laub- u. Nadelbäumen (Süd- u. Mitteleuropa, russ. Asien, Westpersien). Stpfl. v. **Herba Visci albi** ERG: Mistelkraut, die getrockn. jüngeren grünen bis gelbgrünen Zweige mit Blättern u. Blüten. **Folia Visci:** Mistelblätter (ohne Zweige u. Blüten); **Stipites Visci:** (Viscum quercinum) Mistelstengel, Hexenbesen, Weiße Mistel, Caules Visci). Best.: Viscotoxin* (etwa 0,01—0,02%), ferner Acetylcholin, Cholin, Vicsin (s. Viscinum), Viscinsäure, Harzalkohole, Visciresinol, α-Viscol (β-Amyrin), β-Viscol (Lupeol); in d. Blättern: Oleanolsäure, Urson, Inosit; in d. Beeren: Inosit, Viscin, Wachsalkohol, Visciresen, Zucker. Asche max. 10%. Anw.: als blutdrucksenkendes Mittel u. Herzmittel (wenn diese Wirkung bisher auch nur bei parenteraler Anw. bestätigt werden konnte, so scheint doch eine Wirkung auch bei peroraler Anw. tatsächlich vorhanden zu sein, jedoch können für diese orale Wirkung weder Viscotoxin noch Acetylcholin in Frage kommen, sondern möglicherweise andere, noch nicht bekannte Wirkstoffe, z. B. Flavone), ferner auch volkst. gegen Epilepsie, Krämpfe und Blutungen (neuerdings hat man auch eine anticarcinomatöse Wirkung der M. festgestellt).

Möglicherweise hat die Wirtspflanze auf die Wirkung d. Mistel Einfluß (Laubholzmistel auf Pirus malus, Tannenmistel auf Abies alba, Föhrenmistel auf Pinus silvestris u. Pinus nigra).

HOM: Viscum album, frische Beeren u. Blätter zu gleichen Teilen.

Viscum quercinum: Veraltete Bezeichnung für Stipites et Folia Visci, Herba Visci, s. Viscum album.

Viskoseseide: s. Kohlenhydrate.

Viskosität u. Viskosimetrie: Viskosität oder Zähigkeit ist eine allgemeine physikalische Eigenschaft des Stoffes. Man versteht darunter die „innere Reibung" oder den Widerstand, den die Stoffteilchen ausüben, wenn sie gegeneinander verschoben werden od. wenn ein fester Körper in einer Fl. bewegt wird. Die Viskosität nimmt mit steigender Temperatur ab u. bei steigendem Druck zu. Die Größe der Viskosität η eines Stoffes gibt an, welche Kraft in dyn der Bewegung einer Flüssigkeitsschicht von 1 cm^2 Fläche entgegenwirkt, wenn diese mit einer Geschwindigkeit von 1 $cm \cdot sec^{+1}$ parallel zu einer ruhenden Flüssigkeitsschicht im Abstand von 1 cm verschoben wird. η hat also die Dimension

$$dyn \cdot cm^{-2} \cdot sec = g \cdot cm^{-1} \cdot sec^{-1}.$$

Seine Einheit ist das „Poise" (nach dem französischen Arzt und Physiker Poiseuille, 1840):

$$1 \text{ Poise} = 1 \text{ P} = 1 \text{ g} \cdot cm^{-1} \cdot sec^{-1}.$$

Der hundertste Teil eines Poise ist das Centipoise = cP; 0,001 P = 1 Millipoise (mP), 1000 P = 1 Kilopoise (kP), z.B. hat bei 20°C Wasser = 0,01008 P, Äthylalkohol = 0,01250 P, Äthyläther = 0,00255 P, Glycerin wasserfrei = 14,90 P, Rizinusöl = 9,69 P, Melasse ca. 1000 P; Luft hat bei 0°C = 0,0001733 P. Von dieser Viskosität, die man als **dynamische V.** bezeichnet, ist zu unterscheiden die **kinematische V.**, die durch den Quotienten aus dynamischer V. η und der Dichte ϱ gegeben wird: kinematische V. = $\frac{\eta}{\varrho}$. Die Einheit der kinematischen V. ist das „Stokes" od. „Stok" (nach

d. englischen Physiker Stokes), 1 Stokes = 1 St = 100 *Centistokes* (cSt). Sind in einer Fl. disperse Festteilchen, die von adsorbierenden Flüssigkeitsteilchen umgeben sind, verteilt, so spricht man von *Strukturviskosität*. Die Bestimmung der Viskosität (zur Charakterisierung u. Reinheitsprüfung) erfolgt mittels des *Viskosimeters*. Für diese Apparate wurden verschiedene Typen entwickelt: beim *Kapillar-V.* mißt man die Ausflußgeschwindigkeit aus einem engen (Kapillar-)Rohr (nach Engler, Ostwald, Ubbelohde); beim **Höppler-V.** wird die Fallzeit von exzentr. fallenden Kugeln in einem im konstanten Winkel aufgestellten u. mit der zu untersuchenden Fl. gefüllten Fallrohr gemessen, wobei zwei eingeätzte Ringmarken d. Meßstrecke markieren. Die Zeit, die die Kugel zum Durchwandern dieser Strecke benötigt, wird mit einer Stoppuhr gemessen (Meßbereich 0,01 bis über 100000 cP bzw. cSt, Meßgenauigkeit ±0,1% bis ±0,5%, Temperaturbereich —60° bis +150°C); geeignet für Gase, Äther, Sirupe, Emulsionen, fließende Pasten, Paraffinum liquidum usw.). Mit der **Viskowaage** (Meßbereich 0,01 bis 100 Millionen cP) können Stoffe von

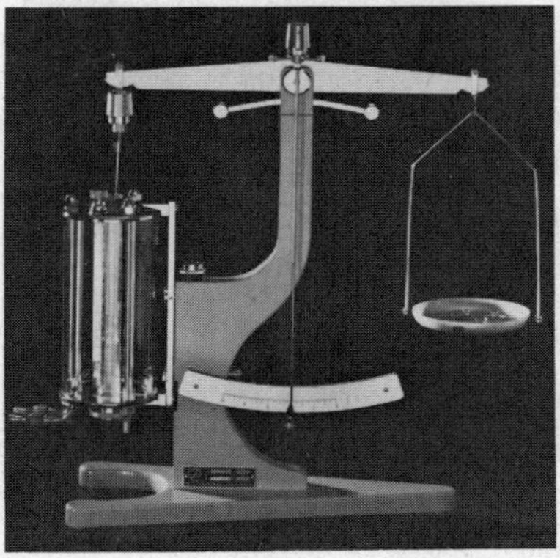

Viskowaage
(Herst. Gebr. Haake K. G., Berlin-Steglitz)

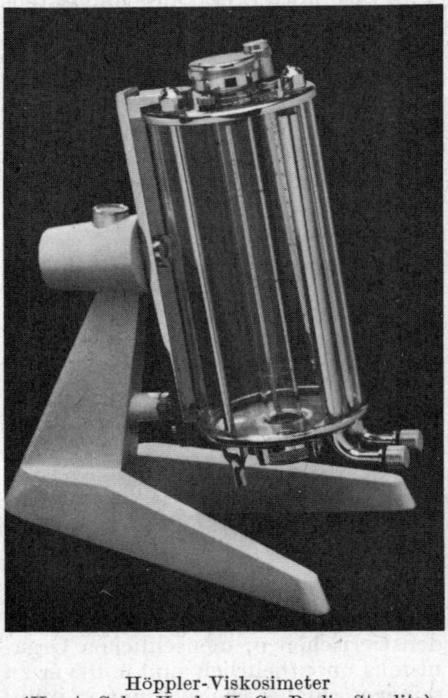

Höppler-Viskosimeter
(Herst. Gebr. Haake K. G., Berlin-Steglitz)

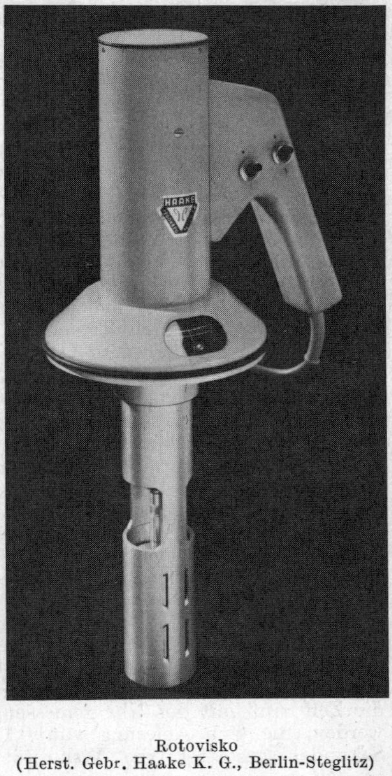

Rotovisko
(Herst. Gebr. Haake K. G., Berlin-Steglitz)

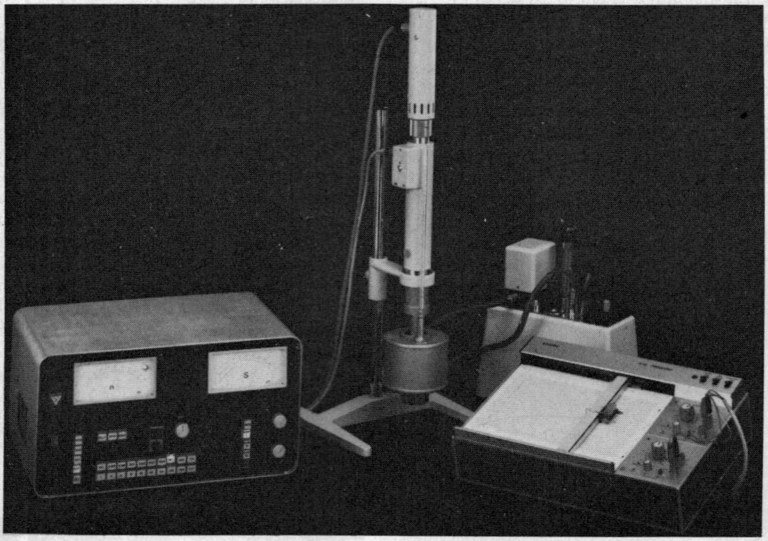

Viskotester
(Herst. Gebr. Haake K. G., Berlin-Steglitz)

gasförmiger bis zur halbfesten (Pasten) u. scheinbar festen (Pech) Konsistenz gemessen werden; beim **Rotations-Viskosimeter** dreht sich ein Meßkröper (Zylinder, Kegel oder Rührflügel) mit vorgeschriebener Geschwindigkeit in der Substanz. Der Viskosität entsprechend entsteht am Drehkörper ein Drehmoment, das elektrisch gemessen, angezeigt u. registriert wird (Rotovisko nach W. Heinz, Herst. Gebr. Haake, Berlin). Das Rot.-V. dient hauptsächlich zur Prüfung von Kunststoffen, Lacken, Schmierölen, Klebstoffen, zur Strukturaufklärung von Eiweißkörpern, zur Feststellung der Fließgrenze von Salben u. Gelees usw. Im DAB 7 werden Viskositätsbestimmungen für Polyäthylenglykole sowie für dünn- u. dickflüssige Paraffine gefordert.

Nach DAB 7 wird, falls nicht anders angegeben ist, bei 20° (±0,1°) in einem geeigneten Viskosimeter gemessen u. in Centipoise (cP) angegeben; die Zeit muß mit der Uhr gemessen werden, die eine Ablesung von 0,1 Sekunden gestattet, die Viskosität wird als Mittelwert aus mindestens 5 Messungen errechnet.

Ein neues, außerordentlich praktisches Rotationsviskosimeter ist der **„Viskotester"**, ein Handinstrument, mit dem die Viskosität unmittelbar in Gefäßen, Büchsen, Flaschen, Kesseln in wenigen Sekunden exakt gemessen werden kann (auch für thixotrope Substanzen geeignet).

Vitalfärbung: Methode zur Färbung von Organen, Geweben, Zellen usw. in lebenden Organismen, indem man den Lebewesen unschädliche organ. Farbstoffe einverleibt (z. B. Methylenblau, Sudanfarbstoffe, Karmin, Eosin, Trypanblau usw.). Bei der **Supravitalfärbung** indessen ist das zu färbende, aber noch frische bzw. noch lebende Objekt aus dem Organismus herausgenommen (z. B. Blut, Gewebeteile nach Operationen usw.).

Vitalstoffe: Unter dieser Bezeichnung faßt man alle lebensnotwendigen Wirkstoffe, wie Enzyme, Hormone, Vitamine, Mineralstoffe, Spurenelemente, die essentiellen Fett- u. Aminosäuren zusammen.

Vitamine:

Ergänzungsstoffe, akzessorische Nährstoffe, Nutramine, Stoffe, die für den tierischen u. menschlichen Organismus unentbehrlich sind u. die er zu seiner normalen Entwicklung in minimalen Mengen neben Eiweiß, Fetten, Kohlenhydraten und Mineralstoffen unbedingt benötigt. Da der Mensch u. die höheren Tiere die Vitamine nicht in ihrem Organismus synthetisieren können, müssen die Vitamine mit der Nahrung zugeführt werden. Indessen sind nicht die Pflanzen allein zur Synthese befähigt, so kann das Vitamin C von vielen Tierarten (mit Ausnahme von Mensch, Affe u. Meerschweinchen) im eigenen Körper aufgebaut u. mit der Nahrung zugeführte sog. Provitamine können im menschlichen u. tierischen Organismus in aktive Vitamine übergeführt werden, so Carotine durch Darmschleimhaut u. Leber in Vitamin A (mit Ausnahme bei Katze u. Hund) u. Ergosterin durch Ultraviolettbestrahlung in Vitamin D. Die Vitamine sind nicht nur unentbehrliche Nahrungsstoffe, sondern sie üben im Zellstoffwechsel auch spezif. Funktionen aus als Bestandteile von Enzymsystemen. Geringe Molekülveränderung führt z. T. zu **Antivitaminen,** die das Vitamin unwirksam machen u. eine Vitaminmangelkrankheit auslösen, die erst durch Gaben des betr. Vitamins aufgehoben werden kann. So ist das im Eiklar des Hühnereis vorkommende eiweißartige Avidin ein Antagonist des Biotins (s. Vitamin H), in gewissen Farnen, bes. in Pteris aquilina sowie in gewissen Fischarten u. Muscheln kommen Enzyme (Thiaminase) vor, die das Vitamin B_1 zerstören u. die Sulfonamide (s. dort) hindern die Folsäuresynthese der Bakterien. Welche Bedeutung die Vitamine für die Pfl. selbst besitzen, ist bis heute unbekannt. Der Name „Vitamine" wurde von Casimir Funk geprägt aus „vita" = Leben und „Amine", da er annahm, daß es sich bei den Vitaminen um Amine handle. Dies war jedoch nur bei dem von ihm entdeckten Vitamin B_1 der Fall, während alle anderen Vitamine den verschiedensten chem. Gruppen, wie Kohlenhydraten, Purinen, Sterinen u. a. angehören, Krankheitserscheinungen, die durch Fehlen bestimmter Vitamine hervorgerufen werd., bezeichnet man als **Avitaminosen,** diejenigen, die durch ungenügende Zufuhr von Vitaminen hervorgerufen werden, als **Hypovitaminosen** u. schließlich diejenigen, die durch eine Überdosierung von Vitaminen auftreten, als **Hypervitaminosen,** jedoch sind letztere bisher nur beim Vitamin D, und auch da nur äußerst selten, festgestellt worden. Man teilt die Vitamine ein in 1. **fettlösliche Vitamine:** A, D, E, (F), K, 2. **wasserlösliche** Vitamine: B_1, B_2, B_6, B_{12}, Antipellagra-Vitamin, Pantothensäure, Vitamin H', Vitamin H (Biotin), Folsäure, Vitamin C, Meso-Inosit. Neben den Buchstaben-Bezeichnungen werden heute die chem. Bezeichnungen gebraucht, u. die internationalen Einheiten werden heute meist durch Gewichtseinheiten ersetzt (s. Tab. „Biolog. Einheiten").

Vitamin A: Axerophthol, Retinol, Xerophthol, Antixerophthalmisches Vitamin, Antiinfektiöses Vitamin, Epithelschutzvitamin; fettlösl. gegen Erhitzen wenig empfindlich, wird aber durch Sauerstoff und ultraviolettes Licht zerstört. Bei gewöhnlicher Temperatur ein schwach gelbl., viskoses Öl, Kp. 136°; l. i. fetten Ölen, Methylalkohol, Bzl., Ae., Chlf., Aceton, Petroläther. Mit Hilfe stark oberflächenaktiver Substanzen kann Vitamin A in eine kolloidale Form übergeführt werden, die mit Wasser mischbar ist. $C_{20}H_{30}O$. Mol. 286,5. Strukturformel s. S. 732. Die öligen Vitamin-A-Zubereitungen enthalten d. Essigsäureester oder einen anderen geeigneten Fettsäureester d. synthetischen Vitamin A. Der Zusatz von Stabilisatoren ist gestattet. **Ölige Vitamin-A-Lösungen** DAB 7: Gehalt mind. 50000 I.E./Gramm Lsg.; 1 I.E. Vitamin A = 0,300 μg Vitamin A = 0,344 μg Vitamin-A-acetat. Der Vitamin-A-Gehalt muß dem angegebenen Wert entsprechen. Gelbe bis orangegelbe Fl., aus der sich die Vitamin-A-Ester, vorwiegend Vitamin-A-acetat, bei Zimmertemperatur ausscheiden können. Durch Erwärmen und Umschütteln des ungeöffneten Gefäßes in einem Wasserbad von etwa 60° kann wieder eine homogene Lsg. erhalten werden. Sofern nichts anderes verordnet wird, muß Vitamin A in Öl mit einem Vitamingehalt von 50000—55000 I.E./Gramm abgegeben werden. Aufbewahrung: Bei einer

Temperatur unter 25° gut verschlossen und vor Licht geschützt. Konz. Lsg., mit Ausnahme der zur unmittelbaren Abgabe an den Kranken bestimmten, sind unter einem indifferenten Gas aufzubewahren. Vorsichtig aufzubewahren. MD 50000 I.E. Vitamin A kommt in tierischen Organismen als freier Alkohol, hauptsächlich aber mit höhermolekularen Fettsäuren verestert vor. Und zwar als Vitamin A_1 (all-trans-Vitamin A_1) in Fischlebertranen, in der Leber der Säugetiere, in den Eingeweiden, Milch, Butter, Eigelb sowie in der Netzhaut; als Vitamin A_2 (all-trans-Vitamin A_2) in der Leber und in der Netzhaut von Süßwasserfischen und Süßwassercrustaceen.

Eine Vorstufe des Vitamin A ist das **Carotin** ($C_{40}H_{56}$, Strukturformel s. bei Carotine), das in der Leber zu Vitamin A umgewandelt wird. Man unterscheidet α-, β-, γ-Carotin sowie Kryptoxanthin, Torularhodin und andere Carotinoide; es sind gelbe bis gelbrote, fettlösl. Kohlenwasserstoffe, die sich in den Blättern u. Früchten vieler Pflanzen finden als Begleiter des Chlorophylls (Karotten, Spinat, Mangold, Salat u.a.) im Palmkernöl sowie auch in der Leber, Nieren, Milz, Milch, Butter. Die Provitamine werden im Darm durch das Enzym Carotinase in Vitamin A umgewandelt. Die Alkoholgruppe des Vitamin A ermöglicht die Bildung v. Estern, z. B. kommt Vitamin A im norwegischen Lebertran als Palmitinsäureester vor. Als Ester soll d. Wirkung des Vitamin A größer sein als im unveresterten Zustand. **Vorkommen:** hauptsächlichste Vitamin-A-Quelle ist der Lebertran, bes. die Leberöle des Heilbutts, Makrelen-Hechtes, Steinbutts, Schwertfischs u. a., ferner findet sich Vitamin A_2 in Milch, Butter u. Eidotter vor. Die Carotine sind im Pfln.reich außerordentlich verbreitet, bes. in den Gemüsen (s. o.). **Täglicher Bedarf des Menschen:** Vitamin A etwa 0,7 bis 1,7 mg (2000—5000 I.E.), für β-Karotin nimmt man 1—5 mg pro Tag an. Tagesbedarf für Kinder bis zu 10 Jahren 1500—3500 I.E., für Jugendliche bis zu 20 Jahren u. Erwachs. 4500 bis 6000 I.E., in der Schwangerschaft u. Stillzeit besteht erhöhter Bedarf, etwa 6000—8000 I.E. **Einheit:** Eine Internationale Einheit (I.E.) bzw. 1 USP-Einh. entspricht ca. 0,3 μg Vitamin-A-Alkohol bzw. ca. 0,344 μg Vitamin-A-Acetat; 1 g Vitamin A = 3,33 Millionen I.E. Die daneben noch gebräuchliche Ratteneinheit (R.E.) oder 1 Sherman-Einheit 0,66—0,8 I.E. Die internationale Provitamin-A-Einheit entspricht der Wirksamkeit von 0,6 γ β-carotin. Die therap. Dosen betragen ein Vielfaches des Tagesbedarfs. **Anw.:** Vitamin-A-Mangel ruft Hemeralopie (Nachtblindheit, vgl. Rhodopsin), Xerophthalmie, Keratomalazie (Hornhauterweichung), Hauterkrankungen (Hyper- u. Parakteratosen), Veränderungen an den Schleimhäuten der Atmungswege sowie Wachstumsstörungen hervor. Bei allen diesen Erkrankungen ist die Zufuhr von Vitamin A indiziert, ferner aber auch b. bestimmten Stoffwechselstörungen, Thyreotoxikose, zur Appetitsteigerung, zur Erhöhung der Resistenz gegen Infektionen u. a. (®: Arovit, Vogan, A-Vicotrat).

Gruppe der B-Vitamine: Vitamin B ist das zuerst entdeckte Vitamin (Casimir Funk 1911), u. d. Name „Vitamin" bezog sich anfangs ausschließlich auf diesen Stoff. Als später weitere lebenswichtige Faktoren entdeckt wurden, wurde d. Bezeichnung „Vitamin" allgemein auf diese übertragen u. auch beibehalten, als man erkannte, daß es sich b. diesen keineswegs immer um „Amine" handelte. Das klassische „Vitamin" erhielt nunmehr d. Bezeichnung „Antiberiberi-Vitamin" od. „Beriberischutzstoff", u. später, als man anfing, die Vitamine mit Buchstaben zu bezeichnen, erhielt es den Buchstaben „B". Bei fortschreitender Forschung ergab sich, daß „Vitamin B" kein einheitlicher Stoff war, sondern ein Komplex v. mehreren schwer voneinander trennbaren Wirkstoffen, so daß man gezwungen war, unter Beibehaltung des Buchstabens B diese Stoffe durch angehängte Zahlen zu kennzeichnen. Der Beriberischutzstoff wird nunmehr mit B_1 od. „Antineuritisches Vitamin" bezeichnet. Die B-Vitamine sind sämtlich wasserlöslich. Bisher haben sich von ihnen als physiologisch wichtig für den Menschen erwiesen: Vitamin B_1 (Aneurin), B_2 (Riboflavin, Lactoflavin), Antipellagra-Vitamin (Nikotinsäureamid), Panthothensäure, B_6 (Adermin), B_{12} (Cobalamin), Vit. H (Biotin), H' (p-Aminobenzoesäure), Inosit, Folsäure.

Vitamin B_1, Aneurin, Thiamin: Antineuritisches Vitamin, Antiberiberi-Vitamin, Torulin. Wasserlösl., hitzeempfindlich, jedoch gegenüber Luftsauerstoff beständig; durch Oxidationsmittel u. Alkalien leicht zerstörbar. Weiß bis schwach gelbl., kr. Substanz von hefeartigem Geruch, ll. in Aq. (1:1), wl. in A. (1:100), unl. in Ae., Bzl., fetten Ölen. Es bildet mit Salzsäure ein leicht kristallisierendes Salz, das in Aq. leicht, in A. schwer lösl. ist u. gegenüber der freien Base wesentlich hitzebeständiger ist (es kann längere Zeit auf 100° erhitzt werden). Vitamin B_1 kommt daher ausschließlich als salzsaures Aneurinchlorid in d. Handel. F. des reinen Vitamin B_1 = 221°, des Chlorhydrats = 240—244° (Zers. bei etwa 250°).

Bruttoformel des salzsauren Chlorids: $C_{12}H_{18}Cl_2N_4OS$, Mol. 337,3. Strukturformel s. S. 732. **Vork.:** Vitamin B_1 ist in pflanzl. u. tier. Material weit verbreitet, ganz bes. reichlich in der Hefe, im Silberhäutchen des Reiskorns, in den Weizen-, Roggen-, Gerstenkeimlingen, im Eigelb, in der Milch, Leber, Nieren, in grünem Gemüse, Nüssen, in geringen Mengen auch im Fleisch, Gehirn, Fisch, in Kartoffeln u. a. Aneurin findet sich im Körper als Pyrophosphorsäureester (Cocarboxylase) an Eiweiß gebunden u. ist als solch. wichtig für den Ablauf des Kohlenhydratstoffwechsels. **Aneurinchloridhydrochlorid** DAB7: Aneurinum hydrochloricum, Vitamin-B_1-chloridhydrochlorid, Thiaminhydrochlorid, 3-(4′-Amino-2′-methyl-pyrimidylmethyl)-5-(2″-hydroxyäthyl)-4-methyl-thiazolium-chlorid-hydrochlorid; DAB7: Gehalt mind. 98,0%, berechnet auf d. getrocknete Substanz. Kleine farbl. Kr. od. weißes bis fast weiß. kr. Pv. von hefeartigem Geruch u. bitterem Geschmack. Substanz zersetzt sich bei ca. 250° unter Braunfärbung; ll. in Aq., wenig l. in Methanol, wl. in A.; Aufbew.: Dicht verschlossen u. vor Licht geschützt. Strukturformel s. Seite 732. **Aneurinnitrat:** Vitamin-B_1-nitrat, Thiamin-mononitrat, $C_{12}H_{17}N_5O_4S$, Mol. 327,4. DAB7: Gehalt mind. 98,0%, berechn. auf die getrocknete Substanz; kleine farbl. Kr. od. weißes bis fast weiß. kr. Pv. von schwach hefeartigem Geruch u. bitterem Geschmack. Substanz zersetzt sich bei ca. 200° unter Braunfärbung; lösl. in ca. 35 T. kaltem Aq., in 3 T. sied. Aq., wenig l. in Äthanol und Methanol. **Täglicher Bedarf des Menschen:** Eine allgemeingültige Angabe läßt sich nicht machen, da der tägliche B_1-Bedarf weitgehend von der Intensität der Stoffwechselvorgänge abhängig ist. Zufuhr von Kohlenhydraten und Proteinen erhöht den Verbrauch von Vitamin B_1, Fette dagegen verzögern ihn. Man nimmt an, daß eine Mindestzufuhr von 1—2 mg nötig ist, um Beriberi zu verhüten. **Einheit:** Eine internationale Vitamin-B_1-Einheit entspricht 3 μg reinem Vitamin B_1, d. h. 1 mg B_1-Hydrochlorid entspricht 333 I.E. **Dosierung:** Bei Vitamin-B_1-armer Ernährung oder zur Prophylaxe 1 bis 2 mg u. mehr tägl., zur Behandlung von B_1-Hypovitaminose 20 bis 100 bis 300 mg tägl. oral oder 100 mg intramuskulär täglich od. mehrmals wöchentlich (für Tiere, Wiederkäuer, 1,5—3 mg pro kg Futter). **Anw.:** Infolge der maßgeblichen Beteiligung des Aneurins am intermediären Stoffwechsel stehen bei Vitamin-B_1-Mangel vor allem Störungen des Kohlenhydrat- und Wasserstoffwechsels im Vordergrund, Störungen d. Funktionen des Nerven- und Muskelgewebes, vor allem des Herzmuskels. Das Indikationsgebiet ist außerordentl. groß. Es gibt eigentlich keine Krankheit, bei der nicht Vitamin B_1 angewendet werden könnte, vor allem b. Beriberi, Neuritis u. Neuralgien aller Art, Depressionen, Schlaflosigkeit, Magen- u. Darmerkrankungen usw. (®: Betaxin „Bayer", Betabion „Merck", Benerva „Hoffmann-La Roche").

Vitamin-B_2-Komplex: Das Vitamin B_2 erwies sich wiederum als ein eigener Komplex von zahlr. zusammenwirkenden Faktoren, die z. T. chemisch und biologisch noch ungeklärt sind u. von denen sich bisher auch nur ein Teil als für den Menschen bedeutsam erwies. Unter Vitamin B_2 versteht man heute ausschließlich das Riboflavin (Lactoflavin).

Vitamin B_2, Riboflavin, Lactoflavin DAB7: (in d. amerikanischen Literatur mit Vitamin G bezeichnet). Orangegelbe, nadelförmige Kr., in Aq. wenig l. (etwa zu 0,025%), kaum l. in A., l. in NaOH unter Salzbildung, in anderen Lösungsmitteln völlig unl., l. in Aq. mit gelbgrüner Fluoreszenz, zersetzt sich schnell im Licht unt. Übergang in Lumichrom oder Lumiflavin, bis ca. pH 5; hitzebeständig. Es zeigt in neutraler od. saurer Lsg. keine spezifische Drehung, in alkal. Lsg. ist es dagegen linksdrehend, $(\alpha)_D^{20°} = -110°$ bis $-130°$ (alkohol. KOH). Lactoflavin gehört zu der Gruppe der Flavine oder Lyochrome. Chem. ist es 7,8-Dimethyl-10-(1'-D-ribityl)-isoalloxazin. $C_{17}H_{20}N_4O_6$, Zersetzungspunkt 280°; Mol. 376,4. Strukturformel s. S. 732. DAB 7: Lactoflavin, Gehalt mind. 97,0%, berechnet auf d. getrocknete Substanz; Lichtabsorption: max. bei 267 nm, 375 nm u. 444 nm, gemessen an der im DAB 7 unter Gehaltsbestimmung angegebenen Lösung. **Vork.:** Lactoflavin kommt in jeder Zelle d. Pflanzen- u. Tierreichs vor. Meist mit Phosphorsäure verestert als Riboflavin-5-phosphorsäureester (Flavinmononucleotid) u. als Bestandteil des Riboflavin-phosphorsäure-adenin-dinucleotids bildet es, durch Bindung an spez. Eiweißstoffe, die „gelben Fermente". Bes. reich an Lactoflavin sind das Corpus luteum, Hefe, Milch, Eier, Leber, Niere, Herzmuskel, Gehirn, Fischrogen, Getreidekeimlinge u. gewisse Kohlarten. Vitamin B_1 u. B_2 kommen nicht, wie vielfach angenommen wird, stets gemeinsam vor; das Verbreitungsgebiet ist vielmehr ganz verschieden. **Tägl. Bedarf des Menschen:** Der Mindestbedarf des Menschen an Lactoflavin wird auf 1—2 mg beziffert. Während L. für das normale Wachstum mancher Tiere (z. B. die Ratte, d. Huhn, den Hund) unentbehrlich ist, ist es für andere Tiere (z. B. f. d. Taube) nicht lebenswichtig. **Einheit:** 1 Ratteneinheit (R.E.) ist gleich 4 μg Lactoflavin. 1 Sherman-Bourquin-Einheit = 0,02 mg Lactoflavin. **Anw.:** Bei echter Lactoflavin-Avitaminose (Aribo-flavinose), die sich durch Bildung v. Rhagaden u. gelbl. Borken an d. Lippenschleimhaut in den Mundwinkeln, Rötung u. Schuppung der Lippen anzeigt, ferner bei Dermatosen, Muskel- und Wadenkrämpfen, Konjunktivitis, Trübung der Kornea u. Wachstumsstörungen der Säuglinge. **Dosierung:** tägl. oral 0,01 g, subkut. 0,03 g. Mit stark reduzierenden Substanzen ist Lactoflavin unverträglich.

Die früher angenommenen **Vitamine B_3, B_4, B_5 u. B_7** konnten bisher nicht isoliert werden u. sind wahrscheinlich gar nicht vorhanden bzw. werden die bei Tierversuchen festgestellten Ausfallserscheinungen u. Wachstumsstörungen, die man mit dem Fehlen dieser Vitamine erklärte, auf andere Stoffe zurückgeführt. Vitamin B_8 hat sich identisch mit Adenylsäure u. Vit. B_9 identisch mit Folsäure erwiesen.

Vitamin B_6, Pyridoxin: Adermin, Antidermatitisvitamin, Eluatfaktor, wasserlöslich, hitze-, alkali-, säurebeständig, empfindlich gegenüber Sauerstoff; ultraviolettes Licht zerstört das Vitamin rasch. Weiße Kr.; F. 204° bis 208°; F. des Chlorhydrates ca. 210° unter Zers. Chem. ist es 2-Methyl-3-hydroxy-4,5-bis-(hydroxymethyl)-pyridin. Vitamin B_4 kommt in 3 Formen vor: 1. als Pyridoxol (mit CH_2OH-Gruppe), 2. als Pyridoxal (mit CHO-Gruppe), 3. als Pyridoxamin (mit CH_2NH_2-Gruppe). Med. verw. wird das Pyridoxinhydrochlorid. **Pyridoxinhydrochlorid** DAB 7: Pyridoxinum hydrochloricum, Vitamin-B_4-hydrochlorid, 2-Methyl-3-hydroxy-4,5-bis-(hydroxymethyl)-pyridin-hydrochl.; $C_4H_{22}ClNO_3$, Mol. 205,6; ll. in Aq., wl. in A. 90%, wl. in Methanol; Sulfatasche max. 0,1%. Strukturformel s. S. 732. **Vork.:** Die wichtigsten Quellen für Vitamin B_4 sind Hefe, Getreidekeimlinge, Reiskleie, Melonen, Rübenmelasse, Fleisch, Leber, Eigelb, Fisch, grünes Gemüse. **Einheit:** Eine Ratteneinheit (R.E.) entspricht 7,5 μg Adermin. **Tägl. Bedarf des Menschen:** etwa 2—4 mg Vitamin B_6 ist wichtig für den Gewebsstoffwechsel, spez. der Leber, d. Nervensystems u. d. Haut. Es ist ferner ein Wuchsstoff für Bakterien, Pflanzen, Hefen u. Tiere. Mit Phosphorsäure verestert bilden Pyridoxine d. Cofermente vieler Decarboxylasen. Anw.: bei Chorea minor, Paralysis agitans, Epilepsie sowie bei d. neurologischen Symptomen der Pellegra und Beriberi, bei Neurasthenie, Hyperemesis gravidarum, Seekrankheit, Röntgenkater. Dos. oral ca. 20 bis 100 mg tgl., parenteral 50 bis 200 mg i.m., i.v. oder rektal (®: Benadon, Hexobion).

Vitamin B_{12}: Cyanocobalamin DAB 7: Antiperniciosa-Faktor, Extrinsic-Faktor, Animal protein factor, Erythrotin; nadelförmige, tiefrote Kr., lichtempfindlich, hygroskopisch, wl. in

Aq., A. u. Methanol, unl. in Azeton, Chlf., Ae. In stark saurem wie in stark alkal. Milieu verliert das Vitamin seine Aktivität, bei pH 4,5 sind seine Lösungen wärme- u. lichtstabil. Linksdrehend; $C_{63}H_{88}O_{14}N_{14}PCo$, Strukturformel s. S. 733; Lichtabsorption: max. bei 278 nm ($\pm$1 nm), bei 361 nm ($\pm$1 nm) u. bei 548 nm ($\pm$4 nm), gemessen an der zur Gehaltsbestimmung verwend. Lösg. Durch Schwermetallsalze, Alkalien, Oxidations- u. Reduktionsmittel sowie durch Ultraviolett-Licht wird das Vitamin zersetzt. Vitamin B_{12} enthält ca. 4,5% Kobalt. Vitamin B_{12} ist wesentlich am Eiweiß-, Fett-, Kohlenhydrat- und Nucleinsäure-Stoffwechsel beteiligt u. ist auch für die normale Erythrocytenbildung unentbehrlich. Es wurden noch weitere B_{12}-Faktoren aufgefunden: B_{12}a, B_{12}b (Hydroxocobalamin), B_{12}c (Nitritocobalamin), Rhodanocobalamin u. a. Für die Therapie am geeignetsten ist indessen das Hydroxocobalamin (Aquocobalamin), da es länger im Körper gespeichert wird u. damit Depotwirkung besitzt. Vitamin B_{12} ist ein Wachstumsfaktor für Mikroorganismen (s. Euglena-Test) sowie für junge Tiere. **Vork.:** vor allem in der Leber (es wurde 1948 aus der Leber isoliert), auch im Darminhalt u. vielen anderen Organen von Mensch und Tier. In Pflanzen ist das Vitamin bisher nicht aufgefunden worden. Von Mikroorganismen, vor allem von Aktinomyceten, kann es synthetisiert werden; so findet es sich z. B. in Kulturen von Streptomyces griseus (s. Streptomycin), Streptomyces aureofaciens (Aureomycin) und Streptomyces rimosus (Terramycin). **Tägl. Bedarf des Menschen:** Der gesunde Körper muß einen Mindestbestand an B_{12} besitzen, damit eine ungestörte Blutbildung gesichert ist. Der Tagesbedarf wird auf ca. 3 μg geschätzt, während der Schwangerschaft u. Stillzeit etwa 5—10 μg pro Tag. **Anw.:** Perniciöse Anämie u. andere Anämieformen sowie bei allgemeinen Schwächezuständen, Rekonvaleszenz, Röntgenkater, Leberparenchymschäden, Schwangerschaftstoxikosen, Wachstumsstörungen und Konzentrationsschwäche d. Schulkinder; ferner wird es zur Wachstumsbeschleunigung bei der Aufzucht von Haustieren, bes. für Schweine u. Geflügel, verwendet. Vit. B_{12} ist das wirksamste aller bisher bekannten Vitamine. **Dosierung** erfolgt exakt nach Gewicht. Schon die tgl. Zuführung weniger μg bewirkt Zurückgehen bzw. völlige Remission bei perniziöser Anämie. Als Erhaltungsdosis genügt bisweilen schon 1 μg. Dos. im allgem. 15—30 μg ein- bis zweimal wöchentl. bzw. 5—10 μg pro Tag. Vit. B_{12} ist nur bei parenteraler Verabreichung voll wirksam. Peroral muß es in sehr hohen Dosen gegeben werden unter gleichzeitiger Verabreichung gesunden menschlichen Magensaftes, der den intrinsic-factor = Apoerythein enthält, da das Vitamin sonst nicht resorbiert werden kann. Man hat für den intrinsic-factor eine Einheit (USP-Einheit) festgelegt: Nach der USP entspricht eine Intrinsic-factor-Einheit einer Menge eines Präparates v. nicht über 300 mg, die zusammen m. 15 μg kr. Vitamin B_{12} als tgl. Dosis d. vollständ. Ausheilung der perniziösen Anämie bewirkt (1 Apoerythein-Einheit = AEE ist die Menge A., die 1 μg Vit. B_{12} komplex bindet und vor Zerstörung schützt). Vitamin B_{12} wird auch mit Folsäure kombiniert angewendet, s. **Cyanocobalamin** DAB 7. (®: Cytobion „Merck“, Cytobion, Rubivitan „Bayer“, ferner Iloban = Leberextrakt mit Vit. B_{12} zur intraglutäalen Anw.).

Die biolog. Bestimmung v. Vit. B_{12} erfolgt durch Wachstumsteste mit Euglena gracilis od. Ochromonas malhamensis.

Vitamin B_{15}: Pangamsäure, Pangaminsäure, $C_{10}H_{19}NO_8$, Mol. 281,26; ll. in Aq., unl. in Ae., Chlf., Methylacetat u. anderen Fettlösungsmitteln.

Vork.: in Pflanzensamen, Aprikosenkernen, Reiskleie, Hefe, Ochsenblut, Pferdeleber. **Anw.:** bei pektanginösen Beschwerden, Leberzirrhose. Tagesbedarf ca. 2 mg.

Nicotinamid: Antipellagra-Vitamin, Nikotinsäureamid (Niacinamid), Pyridin-3-carbonsäureamid, Pellagra verhütendes Vitamin, Pellagraschutzstoff (in d. amerikan. Lit. als PP-Factor = Pellagra-Preventive-Factor bezeichnet). Farbl. Kr., ll. in Aq. (1 : 2), u. A., wl. in Ae., u. Glycerin, unl. in fett. Ölen, unempfindl. geg. Erhitzen u. geg. Oxidationsmittel, jedoch empfindlich gegenüber Alkalien, Silbersalzen und konz. SS; F. 126—132°. Bruttoformel: $C_6H_6N_2O$. **Vork.:** Das Nikotinsäureamid ist in d. Natur sehr verbreitet, vor allem in den Muskeln der Säugetiere, im Fischfleisch, in d. Nebennieren, in d. Leber, in Voll- u. Buttermilch, Hefe, Grünen Erbsen, Wirsing, Tomaten, Weizenkeimlingen, Erdnußmehl; dagegen enthalten Haferflocken, Mais, Roggenmehl, Speck, Öle das Vitamin nicht, Früchte nur in Spuren. Es ist ein Bestandteil der Codehydrasen I u. II, die für den Kohlenhydrat- und Eiweißstoffwechsel aller Zellen wichtig sind (Oxido-Reduktionsenzyme). Codehydrase wird durch Darmbakterien gebild. Menschl. Blut enthält 0,26—0,90 mg%. Milch ca. 1—5 mg/l Nikotinamid. **Tägl. Bedarf des Menschen:** Etwa 10—18 mg. **Anw.:** Gegen Pellagra, die durch Nikotinsäureamid schlagartig geheilt wird, ferner bei Hautleiden verschied. Ursache, Schleimhauterkrankungen, Magen-, Darm- u. Leberleiden, Röntgenkater, Serumexanthem, Stomatitis, Gingivitis, Diabetes Hyperemesis gravidarum, Sulfonamidschäden u. a. **Dos.:** oral 200—400 mg tägl. oder 100 bis 200 mg parenteral; Strukturformel s. Nicotinsäureamid DAB 7.

Pantothensäure: Küken-Antidermatitis-Vitamin; Filtrat-Faktor; Antigrauhaar-Faktor, Bios III. Hellgelbes viskoses Öl, ll. in Aq., A., Eisessig, wl. in Amylalkohol u. Ae., unl. in Bzl. u. Chlf., unempfindlich gegenüber Sauerstoff, hitze- und alkalilabil. Chem.: D(+)-N-(α,γ-Dihydroxy-β,β-dimethyl-butyryl)-β-alanin, $C_9H_{17}NO_5$, Mol. 219,24. Strukturformel s. S. 735. Biologisch wichtig ist nur die rechtsdrehende Form der Pantothensäure: $[\alpha]_D^{25°} = +37{,}5°$. **Vork.** Hefe, Leber, Niere, Herz, Reiskleie, Melasse, ferner in Algen, Schimmelpilzen, Austern, Würmern, im Weiselsaft der Honigbiene. **Einheit:** Eine Hefewachstumseinheit entspricht 0,08 μg pantothensaurem Calcium; 1 Hühnchen-Einheit entspricht 14 μg Pantothensäure. **Täglicher Bedarf des Menschen:** Ca. 10—50 mg (erhöht während der Schwangerschaft und Stillzeit). Die Pantothensäure ist für Lebewesen offenbar lebenswichtig, sie ist für den Aufbau und die normale Funktion der Gewebe unentbehrlich. Sie gewährleistet die Resistenz der Schleimhäute gegenüber Infektionen; als prosthetische Gruppe d. Coenzyms A* ist Pantothensäure von Bedeutung für die Acetylcholinbildung (Acetylierung) u. scheint auch für die Biosynthese der NNR-Steroide notwendig zu sein. Panthenol ist der Alkohol der Pantothensäure (Bepanthen®, Panteen-Haarwasser). Ihr Fehlen ruft bei Mikroorganismen (Hefe, Bakterien) Stillstand d. Vermehrung, bei Tieren Wachstumsstörungen und Wachstumsstillstand, bei Hühnern Hauterkrankungen und bei schwarzhaarigen Tieren Ergrauen der Haare hervor. (Die früher als bes. Vitamine angesehenen „Anti-Graue-Haare-Faktor“ u. „Filtratfaktor“ haben sich als identisch mit der Pantothensäure erwiesen.) Anw.: bei Stoffwechselstörungen, spez. Störungen der Leberfunktion, Entzündungen des Magen-Darm-Kanals sowie der Mundschleimhaut und der Atemwege (Bronchialkatarrh, Heuschnupfen), Allergien, Haarerkrankungen (Alopecia areata u. totalis, Depigmentation, Schuppenbildung usw.), zur Heilung v. Brand-, Schürf- u. infizierten Wunden, Decubitus, Analfissuren (inn. u. äuß. Applikation). Dos. 50—100 mg tägl. oral, s.c., i.v. oder i.m., in schweren Fällen 200—500 mg tägl., lokal in 5%iger Salbe oder Lsg., s. **Calcium-D-pantothenat** DAB 7.

Folsäure, Acidum folicum: Pteroylglutaminsäure, Folinsäure, Vitamin Bc, Vitamin M, Eluatfaktor aus Leber, Lactobacillus casein-Faktor. Orangegelbes kr., geruch- u. geschmackloses Pv., swl. in A., prakt. unl. in Aq. und in organ. Lösungsmitteln in heiß. Aq. (1 : 1000), l. in Alkalilaugen u. in Natriumcarbonatlösung unter Salzbildung. Chem. N-[4-(2′-Amino-4′-hydroxypteridyl-6′-methyl)-aminobenzoyl]-L-glutaminsäure, $C_{19}H_{19}N_7O_6$. Mol. 441,4. Spez. Drehung: $[\alpha]_D^{20°} = +18°$ bis $+23°$ (gemess. nach Vorschrift des DAB 7); Lichtabsorption: max. bei 256 nm, bei 283 nm u. bei 365 nm (nach Vorschrift des DAB 7). Beim Erhitzen über 200° verfärbt sich die Substanz und verkohlt bei ca. 250°, ohne zu schmelzen. Strukturformel s. S. 733. **Vork.** nat.

in d. Leber von Warmblütern, sonst findet sie sich nur als sog. Pteroylglutaminsäure-Konjugate mit mehreren Glutaminsäuregruppen, die durch enzymatische Einwirkung (Vitamin-Bc-Konjugase der Leber) in die wirksame Form übergeführt werden. Solche Konjugate find. sich in d. Nieren, Muskeln, Milch, Käse, in dunklen Blattgemüsen (daher der Name), Spinat, Blumenkohl, Spargelsaft, Hefe u. a. **Tägl. Bedarf des Menschen:** Etwa 1 bis 2 mg. **Anw.:** Bei perniziöser Anämie sowie bei den makrozytären Anämien, bei Sprue, Pellagra, Schwangerschaft. Man gibt tägl. ca. 10—30 mg per os oder 2—20 mg parenteral etwa 2—3 Wochen lang meist mit Vitamin B_{12} u. anderen B-Vitaminen zusammen, s. ® Cytofol, Folsan, Teropterin, Folban sowie Methotrexat.

Vitamin C: Acidum ascorbium: l-Askorbinsäure. Weiß., kr. Pv., ll. in Aq. m. stark saurer Reaktion, l. in Methanol, Äthanol, wl. in Aceton; F. 192—195°, unter Zers.; opt. rechts drehend: $[\alpha]_D^{20°} = +22{,}0°$ bis $+23°$ (Meßlösung 2,0 g: 100,0 ml Wasser). Ascorbinsäure ist chem. die Enolform des 3-Oxo-L-gulonsäure-γ-lacton, $C_6H_8O_6$, Mol. 176,1 und kommt nat. als solches (En-diol), aber auch in oxidierter Form als Dehydro-l-ascorbinsäure vor, die ebenfalls physiologisch aktiv ist u. leicht in Ascorbinsäure zurückverwandelt werd. kann. Strukturformel s. S. 733. Vitamin C ist außerordentlich empfindlich gegen Oxidationsmittel; ziemlich beständig in saurer Lsg.; unbeständig in neutralen und alkal. Lsgen; durch Einleiten v. Luft in neutrale od. schwach saure Lsgen. wird das Vitamin schnell zerstört (Konserven!). Am günstigsten sind Lsgen. mit einem pH = 5—6. Beim Arbeiten mit Vit. C sind Gefäße aus Kupfer, Kupferlegierungen und Eisen zu vermeiden (Oxidation). Vitamin C besitzt ein sehr starkes Red.-vermögen; so wird z. B. Jod in saurer Lsg. sofort entfärbt, ammoniakalische Silbernitratlsg. zu metallischem Silber reduziert. Vitamin C ist das erste Vitamin, das synth. dargestellt werden konnte.

1928 isoliert von Szent-Györgyi aus Rindernebennieren, Orangen, Paprika u. zunächst als Hexuronsäure bezeichnet; 1933 wurde die Strukturformel ermittelt (von Karrer, Haworth, Hirst), fast gleichzeitig erfolgte auch die erste Synthese, 1934 die erste fabrikmäßige Herst. durch Hoffman-La Roche. Heute wird Ascorbinsäure in groß. Mengen synth. aus D-Glucose hergest.

Vork.: Vitamin C ist in der Natur außerordentlich verbreitet, es findet sich in allen lebenden Zellen, bes. in Früchten u. Beeren: Zitronen, Orangen, Apfelsinen, Hagebutten, Sanddornbeeren, Paprika, Tomaten, Gladiolen, Vogelbeeren, Spinat, Brunnenkresse, Rhabarber, Rüben, Kartoffeln, grünen Erbsen sowie in frischen Tannen- und Kiefernnadeln; in tierischen Organen, bes. im Gehirn, Pankreas, Milz, Niere, Lunge, Herz, Thymus, in den Nebennieren, Hypophyse u. im Corpus luteum, auch im Glaskörper, Kammerwasser u. in der Linse des Auges. Die meisten Tiere können Ascorbinsäure in ihren Organismen synthetisieren, mit Ausnahme des Menschen, des Affen, Meerschweinchens und z. T. des Rehs, d. auf äußere Zufuhr angewiesen sind. **Tägl. Bedarf des Menschen:** Für Kinder 40—60 mg (Säuglinge 30 mg), f. Erwachsene 70 bis 125 mg und mehr tgl. Der Bedarf ist sehr variabel, da z. B. bei Infektionskrankheiten, während der Gravidität, der Laktationsperiode, während des Wachstums u. im Greisenalter sowie bei Vorhandensein von Karzinomen erheblich größere Mengen verbraucht werden, bis zu mehreren Gramm täglich. So konnte man mit hohen Dosen von 6—10 g rheumatische und Gelenkschmerzen lindern. Da Vitamin C ungiftig ist und ein Überschuß durch den Harn wieder ausgeschieden wird, sind hohe Dosen i. allg. unschädlich. Vitamin C beeinflußt sowohl d. Wirkung v. Hormonen wie auch die anderer Vitamine u. die der Enzyme. **Einheit:** Eine I.E. entspricht 0,5 mg l-Askorbinsäure; eine Meerschweinchen-Einheit (M.E.) ist gleich 0,5 mg l-Askorbinsäure (vgl. Tabelle „Biologische Einheiten"). Als „antiskorbutisches Vitheiten"). **Anw,:** Als „antiskorbutisches Vitamin" gegen Skorbut, (v. a. Präskorbut; C-Hypovitaminose) sowie b. Hämophilie, Infektionskrankheiten, schlecht heilenden Haut- u. Knochenverletzungen, Zahnkaries, b. Magen- u. Darmstörungen, bei

Herzinsuffiziens usw. Dos.: oral 0,05 g mehrmals tägl., i.m. 0,1—0,5 g. Vitamin C ist ferner am Aufbau des Zwischenzellgewebes (Kollagen), am Kohlenhydrat- u. Proteinstoffwechsel beteiligt, aktiviert die Bildung der Corticosteroide u. sorgt für Abdichtung der Kapillaren, s. **Ascorbinsäure** DAB 7.

Vitamin D: Gruppe der antirachitischen Vitamine. Fettlöslich. Man unterscheidet mehrere D-Vitamine u. Provitamine D; sie sind verschied. aktiv, u. gehören sämtlich zu den Sterinen und unterscheiden sich nur durch d. Struktur der Seitenketten. Während die eigentlichen Vitamine D in der Nahrung nur in minimalen Mengen enthalten sind, sind die Provitamine D im Tier- u. Pflanzenreich außerordentlich verbreitet, sie werden in d. Haut gespeichert u. werden durch Sonnenbestrahlung in d. Vitamine D umgewandelt. Das einzige bisher in der Natur aufgefundene Vitamin D ist das Vitamin D_3, während das Vitamin D_2, das auch als Calciferol bezeichnet wird und schon vorher bekannt war, durch Bestrahlung von Ergosterin gewonnen wird. Die Wirksamkeit beider ist verschieden; man nimmt an, daß Vitamin D_3 etwa die doppelte Wirksamkeit besitzt wie das künstliche Vitamin D_2. Nur die Vitamine D_2 u. D_3 haben für die Prophylaxe und Therapie der Rachitis Bedeutung (s. weiter unten Provitamine D_2 u. D_3). **Vit. D_1**, das in der Natur nicht vorkommt, ist eine Verbindung aus D_2 u. Lumisterin (letzteres ist unwirksam).

Vitamin D_2: Calciferol, Ergocalciferol: Bestrahltes Ergosterin. Farbl. Prismen, ll. in Ae., Chlf., Aceton, l. in 90%ig. A., wl. in fetten Ölen, prakt. unl. in Aq.; F. 113—118°; opt. aktiv: $[\alpha]_D^{20°} = +102{,}5°$ bis $+107{,}5°$ (in alkoholischer Lsg.).

Bruttoformel $C_{28}H_{44}O$. Mol. 396,7. Strukturformel s. S. 734. 1 g Calciferol entspricht in seiner antirachitischen Wirkung 40 Millionen I.E. Vitamin D.

Vitamin D_3, Colecalciferol (Int. Bez.), das natürl. Vit. D, kommt reichlich in Fisch-Leberölen (v. a. Thunfisch) vor, in geringen Mengen aber auch in anderen tierischen Fetten wie Eieröl, Milch, Butter und in den Fettgeweben. Synth. wird Vitamin D_3 durch UV-Bestrahlung von 7-Dehydrocholesterin hergestellt, $C_{27}H_{44}O$, Strukturformel s. **Cholecalciferol-Cholsteerin** DAB 7. **Vit. D_4** entsteht durch UV-Bestrahlung aus 22-Dihydro-ergosterin (Provitamin D_4) und **Vit. D_5** aus 7-DehydroSitosterin (Provitamin D_5) s. weiter unten Provitamine.

Tägl. Bedarf d. Menschen an Vitamin D: Für Erwachsene u. Kinder 400—800 I.E., während der Schwangerschaft u. Stillzeit 800—1000 I.E. **Einheit:** Der internationale Vitamin-D-Standard ist eine 0,01%ige Lsg. v. bestrahltem Ergosterin in Olivenöl. 1 I.E. entspricht der Menge des Vitamins, welche die antirachitische Kraft v. 1 mg dieser Standardlsg. besitzt u. ist gleich 0,025 μg reinem kr. Vitamin D_2. 1 Klinische Einheit entspricht 100 I.E.; 1 mg Vitamin D_2 = 40000 I.E. **Anw.:** Vitamin D wirkt vor allem auf den Mineralhaushalt, u. zwar auf den Stoffwechsel des Calciums u. der Phosphorsäure. Mangel an Vitamin D ruft Rachitis hervor. Hauptanw. zur Rachitisprophylaxe des Säuglings u. Kleinkindes, ferner Osteomalazie, Störungen der Knochen u. der Zähne sowie die Tuberkulose. Die therap. Dosis bei Rachitis beträgt 10000 I.E. = 0,25 mg (bis 0,5 mg) D_3 täglich; zur Stoß-Therapie 5—10 mg einmal peroral oder i.m.; zur Prophylaxe tägl. 0,2 mg. Bei übergroßen Dosen kann es zu toxischen Erscheinungen kommen, s. **Calciferol** DAB 7.

Provitamin D_2 = Ergosterin: Kommt in höheren Pilzen, im Kohl, Spinat, Muscheln, Austern, im Hefefett und im Mutterkorn, in der Skopoliawurzel, im Baumwollsaatöl, ferner auch im Hühnerei u. im Regenwurm vor. Bei der Bestrahlung mit ultraviolettem Licht entstehen weitere Umwandlungsprodukte des Ergosterins, die zwar auf die Rachitis ohne Einfluß sind, jedoch den Calcium- u. Phosphatstoffwechsel beeinflussen (s. AT 10® (Dihydrotachisterin)). Die Umwandlung des Ergosterins b. Bestrahlung geht in folgender Reihenfolge vor sich: Ergosterin → Lumisterin → Tachysterin → Präcalciferol → Calciferol (Vit. D_2) → Toxisterin → Suprasterine.

Provitamin D_3 = 7-Dehydro-cholesterin: Ist in der Schweineschwarte, in Enteneiern u. in d. Wellhornschnecke nachgewiesen worden. Synth. wird es durch Dehydrieren des Cholesterins gew.: es wird vor allem in der Haut gespeichert; damit ist es leicht der Bestrahlung durch das Sonnenlicht zugänglich, wodurch es in **Vitamin D_3** umgewandelt wird.

Vitamin E: Antisterilitäts- oder Fruchtbarkeitsvitamin, Antidystrophisches Vitamin, Fertilitätsvitamin, Tocopherol (von griech. τοκός = Geburt). Es wurden bisher mehrere E-Faktoren in der Natur aufgefunden: α-, β-, γ-, δ-, ε-Tocopherol, sie enthalten einen Chromankern und unterscheiden sich durch Zahl u. Stellung der Methylgruppen. Es sind ölartige Substanzen, die sich in fetten Ölen u. organ. Lösungsmitteln leicht lösen. Sie sind thermostabil, aber leicht oxydierbar. Techn. werd. sie als Antioxydantien verwendet, um das Ranzigwerden von Fetten u. Ölen zu verhindern; im 3. Nachtrag z. DAB 6 wird ein Zusatz von α-Tocopherol (bis zu 0,03%) bei gewissen Salben (nicht bei Vaselin!) sowie bei Vitamin-A- und Carotin-Präparaten zugelassen, s. **α-Tocopherolacetat** DAB 7. Strukturformel v. α-Tocopherol s. S. 734. Bruttoformel: $C_{29}H_{50}O_2$. α-Tokopherol ist ein blaßgelbes, bei 0° erstarrendes Öl. D. 0,953, ll. i. Ae., Chlf., Aceton, l. i. A. 90%, Methanol, prakt. unl. i. Aq.; opt. schwach rechtsdrehend. **Vork.:** Vitamin E gehört zu den verbreitetsten Vitaminen. Bes. reich an Vitamin E sind die Getreidekeimlinge, vor allem das Weizenkeim- u. Baumwollsamenöl; im menschlichen Körper vor allem in der Muskulatur, Placenta, Muttermilch u. Hypophyse; ferner ist es enthalten in den meisten Gemüsen, fetten Ölen, Schweinefett, auch in Milch und Butter. **Bedarf des Menschen:** Säugling ca. 5 mg, Erwachs. ca. 10—25 mg. Vit. E ist offenbar unentbehrlich für den normalen Energiestoffwechsel des Muskels, es beeinflußt den Fett- und Kohlenhydratstoffwechsel und wirkt über die Hypophyse auf die Fortpflanzungsorgane. Auch auf d. Gefäßsystem hat es Einfluß. **Einheit:** 1 I.E. = 1 mg dl-α-Tocopherolacetat. Eine Ratteneinheit (R.E.) entspricht etwa 2—3 mg α-Tokopherol und etwa 5—8 mg β- und γ-Tokopherol. Dos. heute in Gewichts-Einheiten. **Anw.:** Habit. und drohender Abort, Neigung zu Tot- u. Frühgeburten, weibl. Sterilität, männl. Sterilität, soweit sie durch Azoospermie bedingt ist, ferner bei Muskeldystrophie u. Durchblutungsstörungen. **Dos.:** 10—30 mg tgl. oral bei Fertilitätsstörungen, sonst wesentlich höhere Dosen bis 300 mg oral oder i.m. (®: Evion, Ephynal, Ereton, E-Viterbin). In der Tiermedizin bei symptomloser Sterilität, bei seuchenhaftem Verwerfen sowie in der Geflügel- und Pelztierzucht, s. α-Tocopherolacetat DAB 7 u. **α-Tocopherolsuccinat**).

Vitamin F: Es handelt sich hierbei nicht um ein eigentliches Vitamin, sondern um ein Gemisch ungesättigter Fettsäuren (Linolsäure, Linolensäure, Arachidonsäure), die in vielen fetten Ölen vorkommen. Bei mangelnder Zufuhr dieser essentiellen Fettsäuren treten gewisse Krankheitserscheinungen auf, wie Ekzeme, Milchschorf bei Kindern, Furunkulose, Psoriasis, auch Bronchialasthma, Erkrankungen der Leber- u. Gallenwege u. a.

Vitamin G: Amerikanische Bezeichnung f. Vitamin B_2*.

Vitamin H, Biotin: Hautschutzvitamin, Hautfaktor, Antiseborrhoisches Vitamin; Bios II, Coenzym R. Lange, farblose Nadeln, wl. i. kalt., besser in heiß. Aq., l. i. A., unl. i. Ae., Chlf. u. verd. Alkalilaugen; thermostabil, aber empfindlich gegen Sauerstoff und UV-Licht. F. 232—233°; $[\alpha]_D^{20°} = +91° \pm 3°$ (0,1 n-NaOH). $C_{10}H_{16}O_3N_2S$. Strukturformel s. S. 735. **Vork.:** Haupts. im Eidotter, in der Milch, Leber, Niere, Hefe, Reiskleie, Zuckermelasse; auch in Kompost u. Jauche. Im Hühnereiweiß kommt ein Protein, das **Avidin,** vor, das die Biotinwirkung aufhebt, durch Kochen aber inaktiviert wird. **Bedarf des Menschen:** Etwa 0,15—0,3 mg; der Bedarf ist abhängig von d. Eiweißzufuhr. Eine **Ratten-Einheit (R.E.)** ist diejenige Menge, die tgl. verabfolgt werden muß, um bei einer biotinfrei ernährten Ratte die Dermatitis innerhalb 4 Wochen zur Heilung zu bringen = 0,04 μg reinem Vitamin H, 1 mg α-Biotin entspricht 10000 R.E., 1 mg β-Biotin entspricht 27000 Ratten-Einheiten.

1 **Saccharomyces-Einheit (SE)** ist diejenige Biotin-Menge, die innerhalb v. 5 Std. bei 30° die Verdoppelung einer bestimmt. Zahl v. Hefezellen bewirkt, sie entspricht ca. 0,00004 μg Biotinmethylester. **Anw.:** Seborrhoe, bes. der Säuglinge, Akne, Furunkulose (die Erfolge d. Hefe bei letzteren Erkrankungen dürfte auf den Biotingehalt zurückzuführen sein).

Vitamin H': PAB, p-Aminobenzoesäure. Wasserlöslich, unempfindlich geg. Erhitzen u. gegenüber Luftsauerstoff. Farbl. Kr.; F. ca. 187°. Die p-Aminobenzoesäure ist v. größter Bedeutung f. d. Wirkungsmechanismus der Sulfonamide. Wird nämlich die COOH-Gruppe der p-Aminobenzoesäure durch die Sulfo-Gruppe (SO_3H) ersetzt, so gelangt man zur Sulfanilsäure, v. der sich die meisten Sulfonamide ableiten:

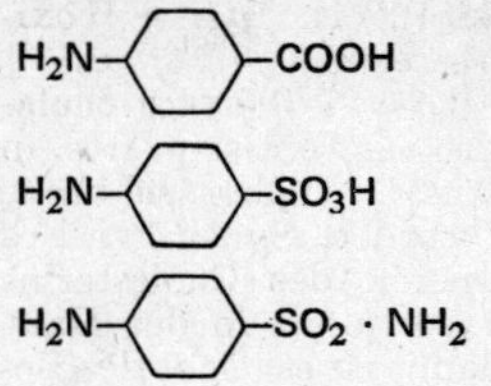

p-Aminobenzoesäure

Sulfanilsäure

Prontalbin.

Während die p-Aminobenzoesäure ein f. d. Bakterien unentbehrlicher Wachstumsfaktor ist, wird durch die Sulfanilsäure d. Wachstum der Bakterien gehemmt. Vgl. Sulfonamide.

Vitamin-K-Gruppe: Antihämorrhagische Vitamine, Koagulationsvitamine. Bisher wurden zwei nat. vorkommende K-Vitamine festgestellt:

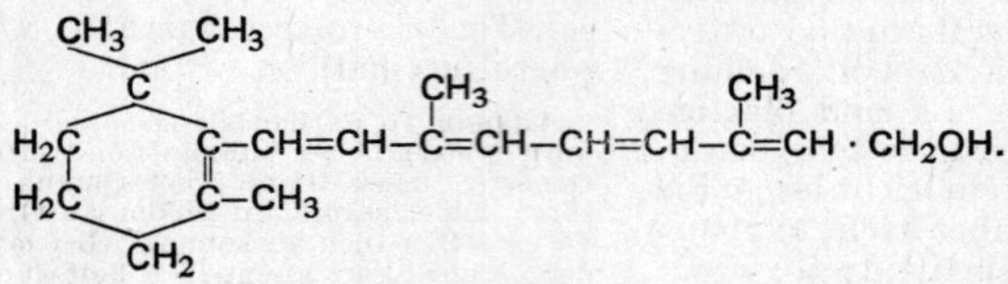

Vitamin A
(Axerophthol)

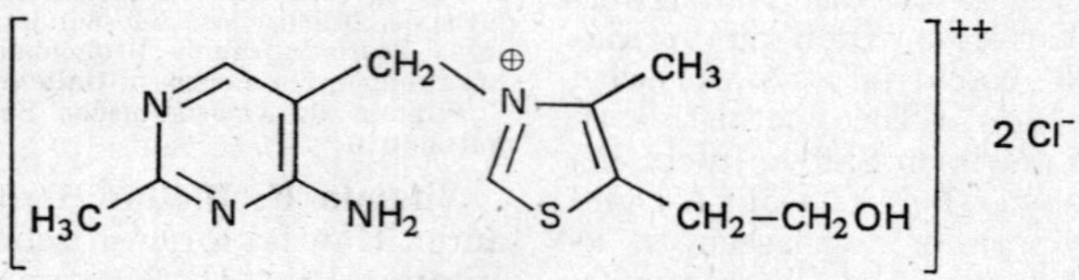

Pyrimidinrest Thiamin Thiazolrest

Vitamin B_1
Thiamin-oder Aneurinchloridhydrochlorid

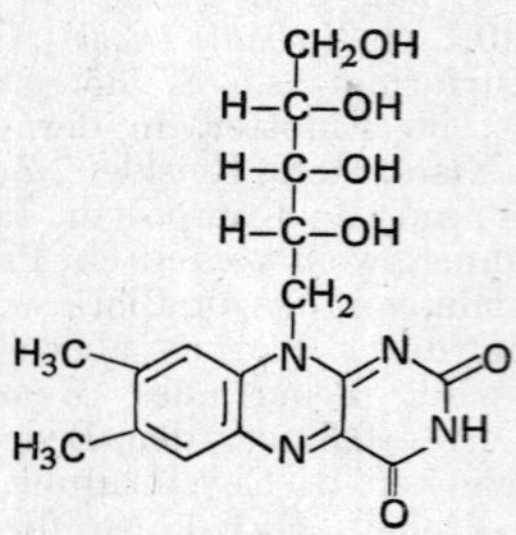

Vitamin B_2
Riboflavin Lactoflavin

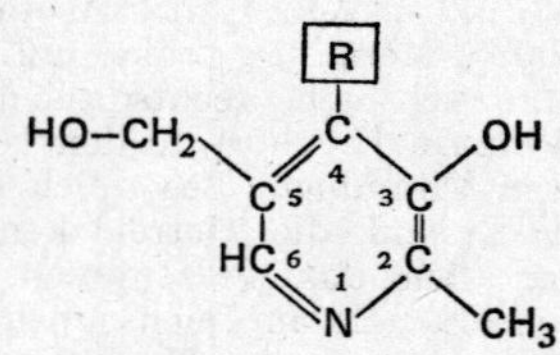

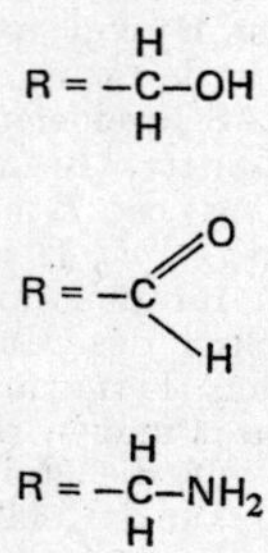

Pyridoxin

Pyridoxal

Pyridoxamin

Vitamin B_6
Pyridoxin

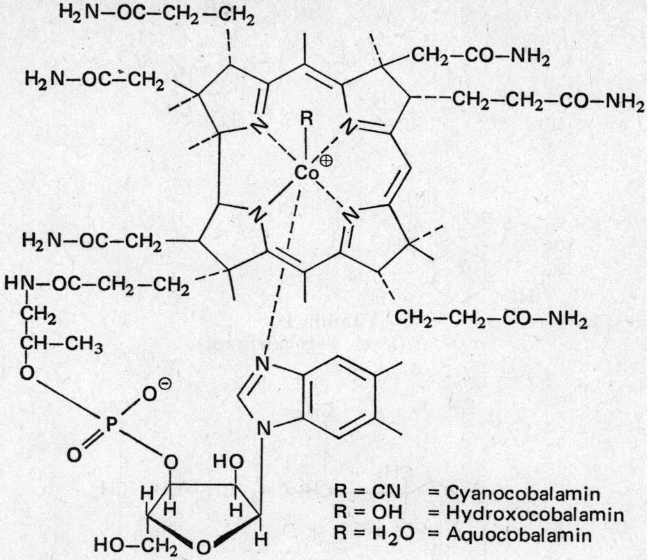

Vitamin B_{12}

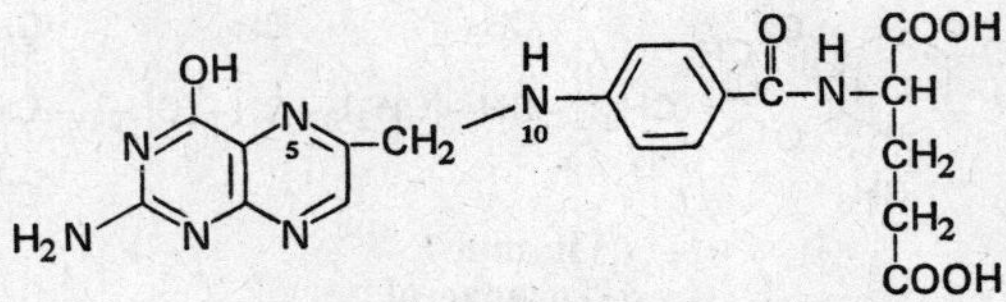

Pteridinrest p-Aminobenzoesäurerest Glutaminsäurerest

Folsäure
Acidum folicum

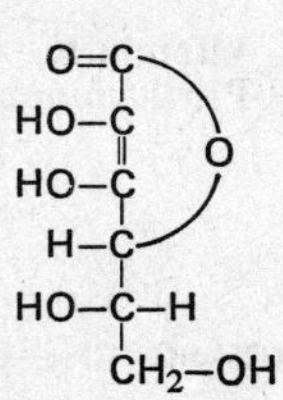

Vitamin C
L-Ascorbinsäure
Acidum ascorbicum

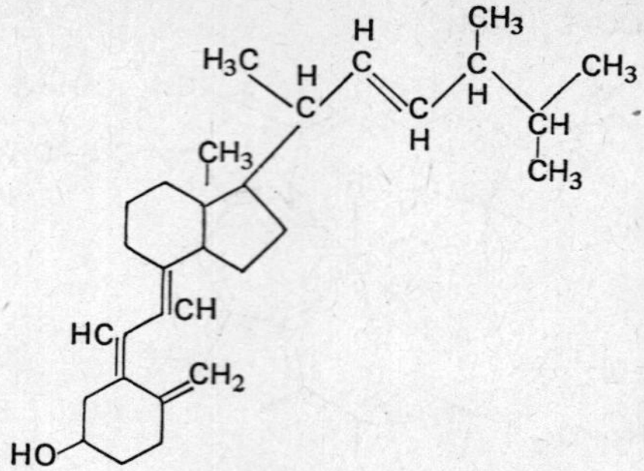

Vitamin D_2
Calciferol, Ergocalciferol

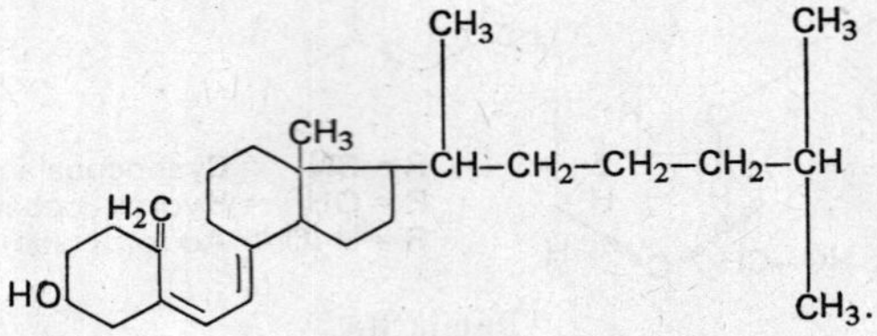

Vitamin D_3

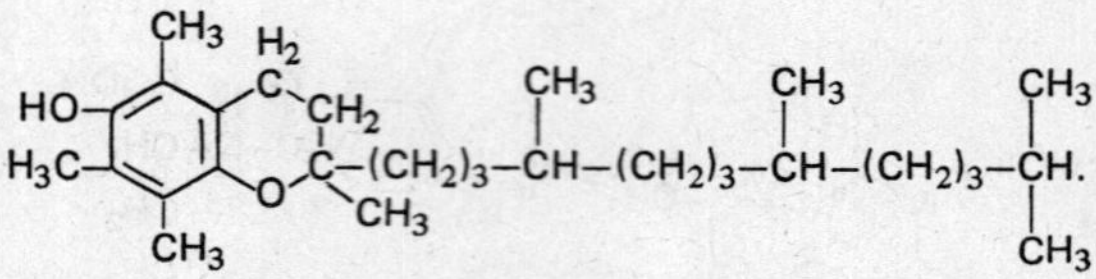

Vitamin E
α-Tocopherol

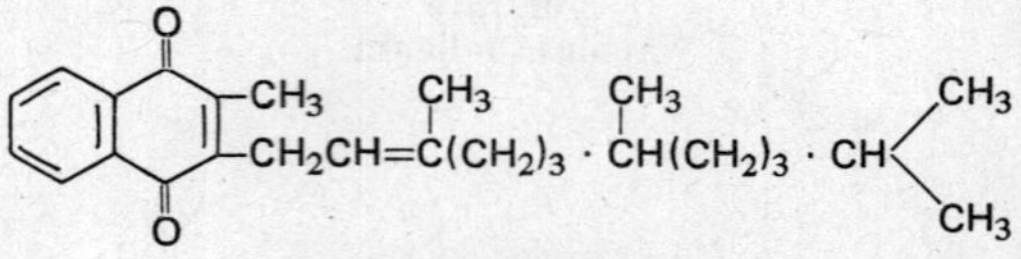

Vitamin K_1
α-Phyllochinon

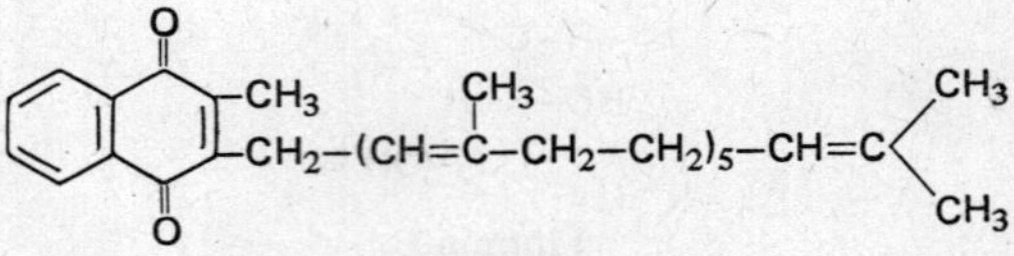

Vitamin K_2
β-Phyllochinon

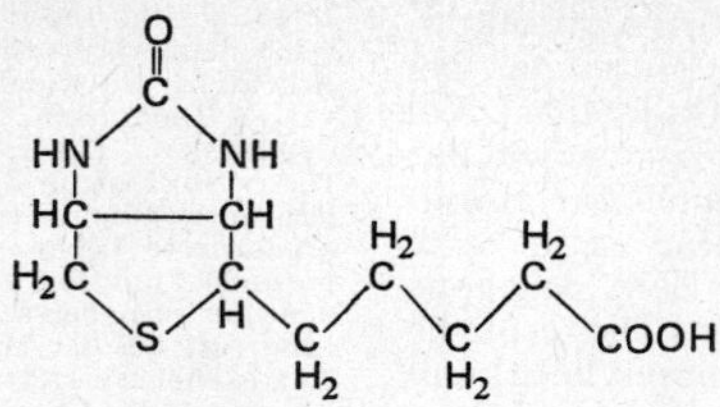

Vitamin H
Biotin

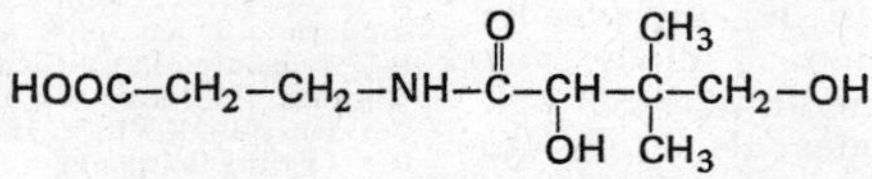

β-Alaninrest Pantoinsäurerest

Pantothensäure

Vitamin K_1 (α-Phyllochinon), zuerst aus dem Afalfaheu isoliert, und Vitamin K_2 (β-Phyllochinon, Farnochinon), das aus faulendem Fischmehl isoliert wurde, wo es anscheinend unter Einwirkung von Bakterien entsteht. **Vitamin K_1, Phytomenadion,** ist ein gelbes, bei Kälte erstarrendes Öl. Chem. ist es 2-Methyl-3-phytyl-1,4-naphthochinon. Bruttoformel $C_{31}H_{46}O_2$; F. ca. —20°, ll. i. fetten Ölen, wl. i. A., unl. i. Aq., empfindlich gegen Licht, Alkali, starke SS u. Oxidationsmittel. Strukturformel s. S. 734.

Vitamin K_2 (β-Phyllochinon, Farnochinon): 2-Methyl-3-difarnesyl-1,4-naphthochinon. Bildet gelbe Kr., die bei ca. 54° schmelzen. Löslichkeit wie Vitamin K_2. Vitamin K_2 unterscheidet sich von K_1 durch Ersatz der Phytolrest durch eine andere Seitenkette, Strukturformel s. S. 734.

Vork.: K_1 haupts. in Luzerne, Spinat, Kohl, Brennesseln, Alfalfaheu, Roßkastanien sowie in Tomaten, Erdbeeren, Hagebutten u. a. geringeren Mengen in d. Leber. K_2 wurde bisher nur in faulendem Fischmehl und in Bakterien, vor allem in Tuberkel- u. Kolibakterien, aufgefunden. Wesentlich stabiler sind die synth. hergest. **Vitamin K_3, Menadion** (s. Methylnaphthochinon) u. **Vitamin K_4** (2-Methyl-1,4-naphthohydrochinon, Menadiol, Karanum® öllöslich) und **2-Methyl**-1,4-naphthohydrochinon-diphosphorsäureester (wasserlösl., Synka-Vit®). Weitere synth. hergest. K-Vitamine sind: **Vitamin K_4** (2-Methyl-1-hydroxy-4-aminoaphthalin), **Vitamin K_4** (2-Methyl-1,4-diaminonaphthalin) und **Vitamin K_4** (3-Methyl-1-hydroxy-4-aminonaphthalin). **Bedarf des Menschen:** Ist schwer festzustellen, da die K-Produktion der Darmbakterien vollauf genügt, um den Bedarf des Menschen zu decken, er wird mit 1—4 mg angegeben. Allerdings erfolgt die Resorption aus dem Dünndarm nur b. Gegenwart v. Gallensäuren. **Einheit:** 1 Dam-Einheit = 0,04 μg 2-Methyl-1,4-naphthochinon oder 0,08 μg Vitamin K_1 oder 0,14 μg Vitamin K_2; eine Almquist-Einheit = 16 μg Vitamin K_1 oder 4,2 μg 2-Methyl-1,4-naphthochinon. **Anw.:** Die beiden Vitamine K beeinflussen die Blutgerinnung, indem sie den Prothrombingehalt d. Blutes u. damit d. Gerinnungsfähigkeit auf normalem Stand erhalten (dies ist nur dann möglich, wenn die Leber noch Prothrombin zu bilden vermag; bei schwerem Leberschaden, Leberzirrhose oder Leberatrophie ist Vitamin K ohne Erfolg). Daher ist die K-Zufuhr wichtig bei Operationen, falls durch Gallenleiden die Resorption von K. aus dem Darm gestört und damit die Gerinnungsfähigkeit des Blutes stark herabgesetzt ist. Man wendet es ferner an bei hämorrhagischer Diathese der Neugeborenen, Blutungsneigung bei

Leber-, Magen- und Darm-Erkrankungen, bei cholämischen Blutungen, bei Stauungsikterus und Gallenfistel, bei gynäkologischen Blutungen sowie zur Leberschutztherapie, auch zur Beeinflussung der Darmflora, wenn diese z. B. durch längere Zeit gegebene Antibiotica gestört ist. Die erbliche Bluterkrankheit (Hämophylie) kann durch Vitamin K nicht beeinflußt werden. **Dosierung:** b. leichteren Blutungen 1—5 mg Vitamin K_1 (Konakion®) oral; b. schweren Blutungen 10—20 mg Vitamin K_1 intravenös; bei K-Hypovitaminosen infolge von Darm- und Gallenerkrankungen tgl. 10—30 mg oral oder als Injektion. vgl. Methylnaphthochinon DAB 7.

Vitamin P: Permeabilitätsvitamin, Citrin, Faktor P. „Vitamin P" ist kein einheitlicher Körper, es kommt vielmehr einer Reihe von Substanzen P-Wirkung zu, so verschied. Flavonen, Flavonolen, Flavanonen, insbesondere den Flavanonglykosiden *Hesperidin* u. *Eriodictin*, deren aus Citrus-Schalen hergestelltes Gemisch man mit „Citrin" bezeichnet. Als der wirksamste aller dieser Stoffe erwies sich das **Rutin** = **Rutosid** (Int. Bez.; **Rutin** DAB 7)

$$C_{27}H_{30}O_{16} \cdot 3\,H_2O;$$

Strukturformel s. S. 586.

Rutin bildet gelbe Kr.-Nädelchen, l. i. A., swl. i. Aq., F. 215°. Vitamin-P-Substanzen sind weitverbreitet in Blüten u. Früchten, besonders in den Schalen der Citrus-Früchte, Grapefruit, schwarzen Johannisbeeren, Buchweizenkraut, blauen Pflaumen, Hagebutten, Paprika, u. a., meist zusammen m. Vitamin C. Rutin wurde zuerst aus Ruta graveolens isoliert (1842) von Apotheker Weiss-Nürnberg. Vitamin P normalisiert bzw. erhöht die Kapillarresistenz und vermindert die Permeabilität der Membranen. Es findet daher **Anw.:** (meist zusammen mit Vitamin C) bei hämorrhagischen Diathesen (Purpura), Hypertonien, ikterischen Blutungen, Netzhautblutungen, bei Apoplexiegefahr. Dos. 3mal tgl. 50—100 mg rein. krist. Rutin, s. **Rutin.**

Meso-Inosit: Bios I, Pflanzenwuchsstoff, Hexahydroxy-cyclohexan $C\,H_{12}O$. Farbl. Kr. von süßlichem Geschmack, l. in Aq., wl. in A., **F:** *e*25°. Meso-Inosit ist im Pflanzen- u. Tierreich außerordentlich verbreitet, bes. in Früchten, Getreidekörnern, Pflanzensamen, wilden Heferassen, Schimmelpilzen sowie in den Muskeln, Leber, Niere, Milch, Eiern, Blut. Dieser Stoff ist für das Wachstum von Einzellern notwendig, offenbar aber auch für höher organisierte Lebewesen, bei denen er für die normale Funktion von Magen und Darm Bedeutung zu haben scheint. Fehlen in der Nahrung ruft bei der Maus Alopezie und bei der Ratte Leberverfettung hervor. **Anw.:** bei Störungen des Leberstoffwechsels u. bei gewissen Formen von Bindegewebsentzündungen.

Vitamin T: Vit. B_T, Torutilin, Termitin (nach Goetsch): Ein in Fadenpilzen, Hefen sowie im Kopf der „Termitensoldaten" vorkommender Biokatalysator; kein eigentliches Vitamin, sondern ein Komplex aus Vitamin B_2, B_6, B_{12}, Folsäure, Pantothensäure, Biotin, Nikotinsäure, PAB u. a., noch unbek. Stoffen; auch Carnitin gilt als Vit. T. **Indik.:** Lebensschwäche der Frühgeborenen. Säuglingsatrophie u. -dystrophie, körperliche u. geist. Unentwicklung Jugendlicher, „schlechte Esser", allgemeine Erschöpfungszustände, zur Prophylaxe von Infektionskrankheiten usw. **Dos.:** bei Frühgeburten 1 bis 3mal 3 bis 10 Tropfen tägl., Jugendliche 3mal 20 Tr. täglich.

Literatur: C. Funk, Die Vitamine, 3. Aufl. 1924; Stepp, Kühnau, Schröder, Die Vitamine u. ihre klinische Anwendung, I (1952), II (1957); Hans Vogel, Chemie u. Technik der Vitamine, 3. Aufl. 1953 (herausgegeben v. H. Knobloch); Gulbrand Lunde u. Lars Erlandson (Oslo), Vitamine in frischen u. konservierten Nahrungsmitteln, 2. Aufl. 1943; Rudolf Abderhalden, Vitamine, Hormone, Fermente, Basel 1953; Wilh. Ziegelmayer, Handbuch der Nährwert-Kontrolle, 1946; Paul Karrer, Lehrbuch der organ. Chemie, 14. Aufl. 1963; Roche, Vitamin-Vademecum, 1965; Alfred Hotzel, Vitamine u. Vitamin-Präparate, 1949; Zeitschrift für Vitaminforschung, Bern; Merz, Grundlagen d. Pharmakologie, 8. Aufl. 1962; Trendelenburg u. Schütz, Lehrbuch der Physiologie, Abtlg. Stoffwechsel u. Ernährung, von Konrad Lang u. Otto F. Ranke, 1950; Györgyi, P-Vitamin Methods, New York I (1950), II (1951); L. J. Harris, Vitamins in Theory and Practice, New York. Cambridge, 1955; H. C. Heinrich, Vitamin B_{12} u. Intrinsic Faktor, Stuttgart 1957; J. Schepp, Vitamin D, seine Strukturformen, Wirkungen u. Anwendungen, Hannover 1953; Leuthardt, Lehrbuch d. physiol. Chemie, 15 Aufl. 1963; Zeitschrift für Vitamin-, Hormon- u. Fermentforschung, Wien.

Vitelline: Phosphoproteide, bes. im Eidotter, die Phosphorsäure direkt an das Eiweiß gebunden enthalten (ähnlich wie Casein).

Vitellum Ovi: Eigelb, Eidotter, s. Ovum.

Vitellus: (Vitellum Ovi) Eigelb, Eidotter, s. Ovum.

Vitex agnus-castus: Fam. Verbenaceae, Keuschlamm, Mönchspfeffer (Mittelmeergebiet). Stpfl. v. HOM: Agnus Castus, d. getrockneten, reifen Früchte (Best.: Alkaloid Viticin, Bitterstoff, Castin. äth. Öl). Anw.:

früher volkst. als Aphrodisiacum; hom.: bei Geschlechtsanomalien.

Vitiligo: Pigmentanomalie, scharf begrenzte weiße Herde mit bräunlichem Rand (Scheckhaut) an Gesicht, Händen, Genitalien, wahrscheinlich bedingt durch Störungen im innersekretorischen Drüsensystem.

Vitis vinifera: Fam. Vitaceae, Wein (Kulturpflanze), Stpfl. v. **Folia Vitis viniferae:** Weinblätter. Best.: Tartrate, Wein-, Äpfel-, Bernsteinsäure, Quercitrin und Quercetin, Gerbstoff, Zucker (ca. 2%). Anw. volkst.: als Diureticum bei Leber- u. Milzleiden, Neigung zu Verstopfung und ähnl. HOM: Vitis vinifera, die frischen Blätter. **Passulae majores:** Rosinen, Zibeben (Mittelmeergebiet). **Passulae minores:** Korinthen (Griechenland), s. **Traubenkernöl.**

Vitium: Fehler; **V. cordis:** Herzfehler (Herzklappenfehler).

Vitreosole: s. Kolloide.

Vitriol, Blauer: Cuprum sulfuricum crudum, s. Kupfer(II)-sulfat. **V., Grüner:** s. Ferrum sulfuricum crudum. **V., Weißer:** Zincum sulfuricum („Vitriol" = glasartig, von lat. vitrum).

Vitriolöl: Acidum sulfuricum fumans*.

Vitriolum album: s. Zincum sulfuricum.

Vitrum: Glas, Arzneiflasche; **V. allatum:** Mitgebrachte Arzneiflasche; **V. amplum:** Weithalsglas; **V. nigrum:** Dunkelfarbiges Glas; **V. patentatum:** Tropfflasche.

Viverra civetta: Zibetkatze, s. Zibethum ERG.

Vleminckxsche Lösung: Liquor Calcii sulfurati ERG, s. Calcium oxysulfuratum solutum.

Voegtlin-Einheit: Einheit des Hypophysenhinterlappenhormons, s. Tabelle „Biologische Einheiten".

Vogan®: s. Vitamin A.

Vogelbeerblätter: Folia Sorbi, s. Sorbus aucuparia.

Vogelkirsche: Prunus avium, s. Prunus-Arten.

Vogelknöterich: Polygonum aviculare*.

Vogelmiere: Stellaria media*.

Vogesensäure: s. Traubensäure.

Volatilis: Flüchtig.

Vollpipetten: s. Meßpipetten.

Volt: (Nach dem italienischen Physiker Volta) abgekürzt „V", Einheit des Potentials: 1 absolut. Volt = **1 V** *abs* = 1/300 elektrostat. Potentialeinheit. In Deutschland ist das internationale Volt = **V** *int* eingeführt, es wird verkörpert durch die Potentialdifferenz zwischen den Klemmen des Weston-Normal-Elementes, die gesetzlich zu 1,01830 int. Volt bei 20°C festgelegt ist.

Volta-Element: s. Elemente, Galvanische.

Voltameter: Coulombmeter od. Coulometer (nicht zu verwechseln mit Voltmeter*), Instrument zur Messung von Elektrizitätsmengen u. Strömen auf Grund der Menge von einem Strom in einer bestimmten Zeit abgeschiedenen Gases (Knallgas) oder der abgeschiedenen Metalle (Silber, Kupfer). Ein Strom hat die Stärke von 1 Ampere, wenn er, in gleichmäßiger Stärke fließend, in der Sekunde 1,118 Silber abzuscheiden vermag.

Voltampere: Einheit der elektrischen Leistung, 1 Volt × 1 Ampere = 1 Watt.

Voltmeter: Instrument zur Messung der elektr. Spannung.

Volumetrie: s. Maßanalyse.

Volumgewicht: Spezifisches Gewicht*.

Vomitivum(a): Brechmittel.

Vomitus: (syn. Vomitio, Emesis) Erbrechen; **V. gravidarum:** Erbrechen der Schwangeren; **V. marinus:** Seekrankheit; **V. matutinus:** Morgendliches Erbrechen.

Vorkeim: *bot.* Prothallium.

Vorsteherdrüse: Prostata (griech.).

Vulkanisierter Kautschuk: s. Kautschuk.

Vulnus (Plur. **vulnera**): Wunde.

Vulva: Die äußeren weiblichen Geschlechtsteile.

Vulvitis: Entzündung der Vulva.

Vulvovaginitis: Entzündung der äußeren Geschlechtsteile und der Scheide.

Vulvovaginal: Die äußeren weibl. Geschlechtsteile und die Scheide betreffend.

VZ: Verseifungszahl*.

W

W: *chem.* Wolfram*.

Waagen:
Die Waagen dienen zur Feststellung des Gewichts eines Körpers. In ihnen finden die Hebelgesetze praktische Anw.

Gleicharmige Waage: Gewöhnliche Waage. Sie besteht aus einer Grundplatte m. Tragsäule, auf der der Waagbalken (AB) m. den Waagschalen (W, W) u. der Zunge (Z) ruht. Der Waagbalken besitzt 3 Schneiden (S, A, B). Die beiden äußeren Schneiden dienen zur Aufhängung der Waagschalen; die mittlere Schneide ist nach unten gerichtet u. ruht in einer Hohlschneide, der **Pfanne** (P). Die Schneiden bestehen aus Stahl, die Pfanne aus Stahl od. Achat. Die Arme des Waagbalkens müssen gleich lang sein, die Schneiden müssen in einer geraden Linie liegen. Die Tragfähigkeit beträgt f. diese Waage nur einige Kilo (s. Abb.).

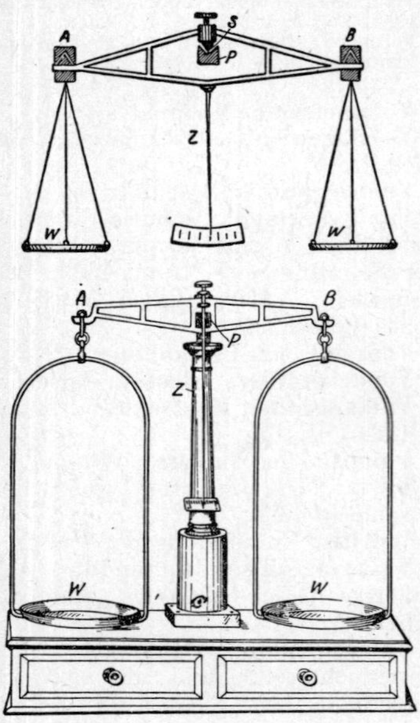

Gleicharmige Waage

Eine Waage ist um so empfindlicher, je länger u. je leichter ihr Waagbalken ist u. je näher dessen Schwerpunkt am Drehpunkt liegt.

Die analytische Waage ist eine hochempfindliche Präzisionswaage, die außer m. Auflegegewichten noch mit Reitergewichten versehen ist, die an beiden Hälften des m. Einschnitten

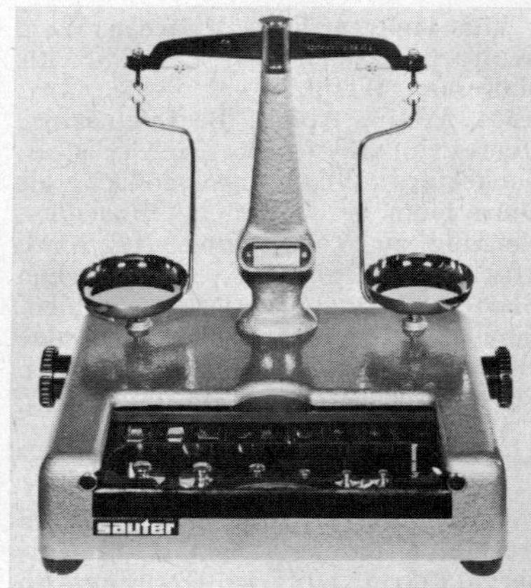

Präzisions-Dispensier-Waage (Empfl. 1 mg)
(Aug. Sauter, Ebingen)

versehenen Waagbalkens aufgehängt werden. An den Seiten des Waagbalkens sind kleine Schräubchen angebracht, um d. Länge des Waagbalkens berichtigen zu können. Die Waagschalen sind durch Gelenke m. d. Waagbalken verbunden, so daß die Schalen beim Schwingen immer in horizontaler Lage bleiben. Die Waage besitzt Arretierung u. befindet sich in einem Glaskasten, um sie vor Staub u. Luftzug zu schützen; der Glaskasten hat Stellschrauben, um horizontale Einstellung zu ermöglichen. Vielfach ist die Waage m. **Luftdämpfung** versehen, die sich unter den Waagschalen befindet, um Schwingungen der Schalen zu vermeiden. Die Gewichtsauflage der Bruchgramme erfolgt v. außen mittels Hebels. Die Zeigerablesung erfolgt mittels Lupe od. Projektionsvorrichtung. Die größeren Gewichte sind vergoldet od. versilbert, die Bruchgramm-Gewichte sind aus Platin od. Aluminium. Die Höchstbelastung beträgt 100 bis 200 g, die Empfindlichkeit bis 0,1 mg. Bei den einschaligen Analysenschnellwaagen ist nur noch die Schale zum Auflegen der zu wägenden Substanz zugänglich; der Gewichtsausgleich erfolgt automatisch durch Bedienungsknöpfe von außen. Die Gewichtswerte erscheinen auf der beleuchteten Projektionsskala im Inneren des Wägeraumes, der eine parallaxenfreie Ablesung ermöglicht.
(Der Meßwert wird automatisch mit Dezimalstellen angezeigt.) Aug. Sauter, Ebingen (s. Abb.). **Mikrowaagen** wiegen bis $^1/_{1000}$ mg. Mit der sogen. „Quarzfadenwaage“ (nach Nernst) lassen sich noch Gewichte von 1 Millionstelmilligramm = $^1/_{1000}$ μg nachweisen. Für analyt. Wägungen, bei denen Genauigkeit

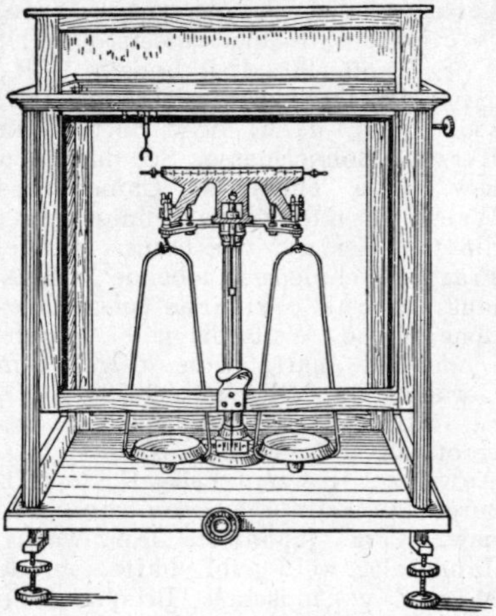

Einfache Analysen-Waage

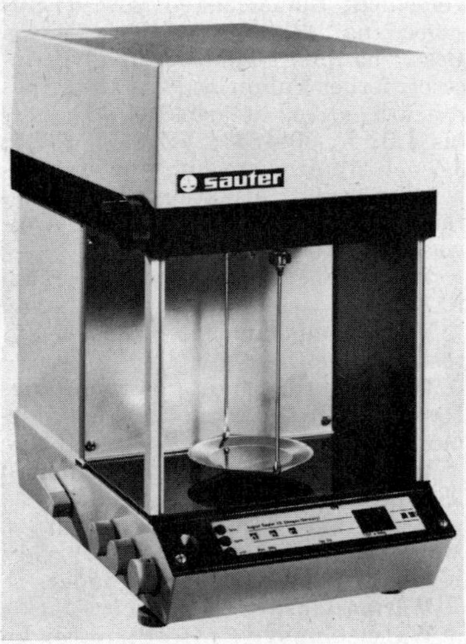

Moderne Analysen-Waage
(Werkfoto August Sauter KG)

bis 1 mg genügt, ist die **Torsionswaage** besonders praktisch, sie ist nach dem Prinzip der Federwaage gebaut, s. Abb.

Die Dezimalwaage: (Brückenwaage) dient zum Abwägen bes. schwerer Lasten. Sie beruht auf dem Prinzip des ungleicharmigen Hebels. Die Waage ist so gebaut, daß der Waagbalken CB = $^1/_2$ AC, CD = $^1/_{10}$ AC = $^1/_5$ CB, HS = $^1/_5$ HJ ist. Es braucht dann auf die Waagschale nur der zehnte Teil des Gewichts der Last gelegt zu werden.

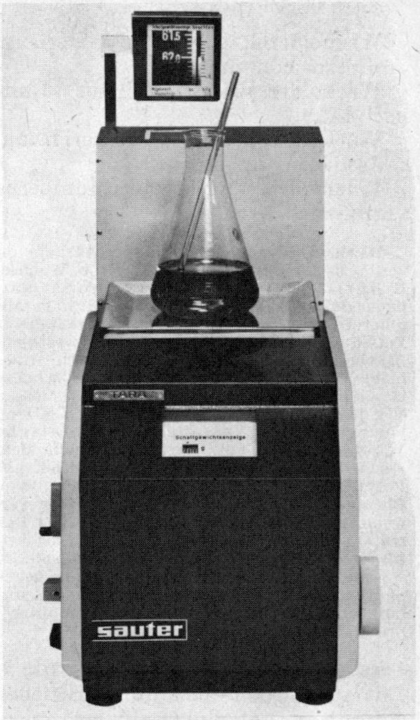

Apotheker-Waage Toppan
(Werkfoto August Sauter KG)

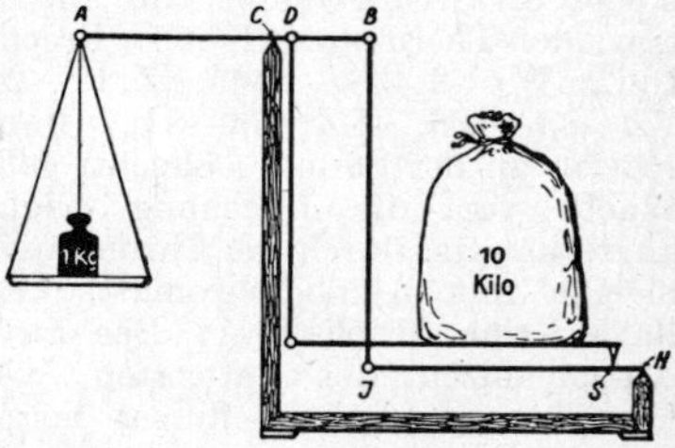

Dezimalwaage

Bei den **Zentesimalwaagen** beträgt d. Verhältnis CD : 1 C 100 : 1, so daß d. Gewicht auf d. Waagschale nur den 100. Teil der zu wägenden Last beträgt.

Mohrsche od. Dichtenw.: s. Spez. Gewicht.

Wacholder: Juniperus communis*.

Wacholderbeeren u. -Öl: s. Juniperus communis.

Wacholderholz: Lignum Juniperi s. Juniperus communis.

Wacholderholzöl: Oleum Juniperi e Ligno, s. Juniperus communis.

Wacholdermus: Succus Juniperi inspissatus DAB 6.

Wacholderöl: Oleum Juniperi, s. Juniperus communis.

Wacholderspiritus: Spiritus Juniperi DAB 6.

Wacholder-Teer: Pix Juniperi DAB 6, s. Juniperus oxycedrus.

Wacholder, Virginischer: Juniperus virginiana*.

Wachse: Man unterscheidet natürliche u. synthetische sowie halbsynthetische Wachse. Natürliche Wachse sind Produkte pflanzlicher oder tierischer Organismen od. mineralischer Herkunft; sie sind chem. Ester höherer Fettsäuren mit höheren (meist einwertigen) Alkoholen, sie enth. ferner freie Säuren, Alkohole, Ketone u. a., s. Cera. Die nat. Wachse lassen sich schwerer verseifen als Fette, lassen sich jedoch leicht mit Fetten mischen u. sind von geringerer Viskosität. Synthetische Wachse werd. aus Paraffinen nach dem Fischer-Tropsch-Verfahren gewonnen od. aus Polyäthylenen, durch Kondensation von Phenolen. Sie sind techn. meist besser verwendbar als die nat. W., sie besitzen ein höheres Ölaufnahmevermögen, bessere Lösbarkeit für Farbstoffe u. einen höheren Schmelzpunkt, sie sind gut emulgierbar u. beständig gegen Säuren u. Alkalien sowie geg. Fäulnis. Die sog. halbsynth. Wachse sind meist Veredlungsprodukte des natürl. Montanwachses*.

Cera alba, Gebleichtes Wachs DAB 7: Das aus Bienenwachs durch Bleichen gewonnene Produkt; ll. i. sied. Äther, Chlf. geschmolzenem Vaselin u. i. fetten Ölen, wl. i. A.; D. 0,956 bis 0,966, Erstarrungstemperatur am rotierenden Thermom.: 61—66°; Brech.-Ind.: $n_D^{75°}$ = 1,438—1,445, SZ. 17—24, VZ 83—106, EZ 66—82; (DAB 6 schrieb an der Sonne gebleicht. gelb. Wachs vor, die Bleichung erfolgt heute haupts. durch die Chromsäurebleiche mit Alkalidichromat). **Cera flava, Gelbes Wachs** DAB 7: Das durch Ausschmelzen der entleerten, von Honigbienen (Apis mellifica) hergestellten Waben gewonnene u. durch Waschen u. Filtrieren von allen Fremdkörpern (Blütenstaub, Sand, toten Bienen) befreite Produkt, ll. i. sied. Äther, Chlf., geschmolzenem Vaselin, fetten Ölen, wl. i. A.; D. 0,950—0,966, Erstarrungstemp. am rotierend. Thermom.: 61—66°, Brech.-Ind.: 1,438 bis 1,445, SZ 17—22, VZ 83—104, EZ 66—82, Verhältniszahl 3,0—4,3; **Cera Carnauba:** Carnaubawachs, Ausscheidungsprod. d. Blätter d. Wachspalme Corypha cerifera (Copernicia cerifera), Fam. Palmae (Brasilien). Harte, gelbliche bis graugrüne Massen. Best.: haupts. Cerotinsäuremyricylester, Carnaubasäure, Cerotinsäure, Kohlenwasserstoffe, D. 0,99; F. 80—90°, l. i. Benzin, Chlf., Terpentinöl, Bzl., Schwefelkohlenstoff, swl. i. Aq. u. A. Anw. techn.: zu Kerzen, Bohnermasse, Schuhkremen usw. **Cera chinensis:** Chinesisches Wachs, Insektenwachs, Chinese Wax; die von der auf der chines. Esche, Fraxinus chinensis, lebende Schildlaus Coccus ceriferus ausgeschiedene Masse. Weiß bis gelbl. durchscheinend, hart, von talgartigem Geruch. D. 0,97; F. 80—83°; VZ 81—93; JZ 1,4. Hauptbest.: Cerylcerotinat $C_{25}H_{51}$—CH_2—OOC—$C_{25}H_{51}$. Anw.: zur Kerzenfabrik., Lederpolituren, zum Imprägnieren von Seide usw. **Cera japonica:** Japanwachs, Japantalg, weiß-gelbl. harte, spröde Massen v. muschel. Bruch. Kein Wachs, sondern ein Fett. Es wird durch Auspressen aus den Früchten verschied. Sumacharten gew. (Rhus succedana, Rhus vernicifera u. a.). Best.: haupts. Palmitinsäureglycerinester, ferner Palmitins., Japans., Spuren äth. Öl u. Stearinsäure. D. 0,99 bis 1,0; F. 50—54°; VZ 217—237,5; JZ 5—15; Anw. techn.: zur Kerzen- u. Schuhkremfabrikation. **Cera mineralis:** s. Paraffine. **Wollwachs, Wollwachsalkohole:** s. dort.

Wachssalbe: s. Unguentum cereum DAB 6.

Wachstumhemmende Stoffe: s. Zytostatica.

Wachstumshormon: Hormon des Hypophysenvorderlappens, s. Hormone.

Wachstumshormon, Pflanzliches: Auxin, s. Hormone.

Wachstumsvitamin: Vitamin B_2, s. Vitamine.

Wachszylinder: s. Harnzylinder.

Wärmeeinheit: Kalorie*.

Wärmetönung: s. Reaktion, endotherme u. exotherme.

Wässer, Aromatische: Aquae aromaticae.

Waksman-Einheit: abgek. „W.E.“; 1 W.E. = 5 μg Neomycinsulfat, s. Neomycin.

Waldameise: Formica rufa*.

Waldhaselstrauch: Corylus avellana*.

Waldklapperschlange: Crotalus durissus, s. Crotalus-Arten.

Waldmeister: Asperula odorata*.

Waldnachtschatten: Atropa belladonna* u. Solanum dulcamara*.

Waldrebe: Clematis recta*.

Wallwurz: Symphytum officinale*.

Walnußblätter: Folia Juglandis, s. Juglans regia. **Walnußschalen:** Cortex Juglandis regiae nucum, s. Juglans regia.

Walrat DAB 7: Cetaceum (Cetus = Wal), Sperma Ceti, wachsartige Masse, die sich aus den Schädelhöhlen, Rückgratknochen u. aus dem Speck des Pottwals (Physeter macrocephalus) nach dem Töten des Tieres abscheidet, weiße, glänz. fettig anzufühlende Schuppen oder Stücke von schwachem, eigenartigem Geruch u. fadem Geschmack; ll. in Äther, Chlf., Benzin, Schwfk. sowie in erwärmten fetten Ölen; wl. i. A. ,unl. i. Aq.; D. 0,940 bis 0,945, VZ 118—129 (statt 30 Minuten wird in diesem Fall 2 Stunden lang erhitzt); JZ max. 5,0, SZ max. 1,0, SZ max. 1,0, Tropfpunkt 43—48°; Brech.-Ind. $n_D^{20°}$ = 1,430—1,435; unverseifbare Anteile: 45—52%; Best.: Palmitinsäure-cetylester (s. Cetylalkohol), Stearylalkohol, Myristylalkohol. Anw. med.: zu Kühlsalben (Unguentum leniens). **Oleum Cetacei: Walratöl:** Spermöl. Das bei der Gew. von Cetaceum herausgepreßte bzw. zurückbleibende Öl aus den Knochenhöhlen des Wals. Hellgelbes Öl, das zu 70—80% aus Wachsestern (Laurin-, Myristicin-, Palmitinsäure) u. ca. 20—30% aus deren Glyceriden besteht. D. 0,875—0,884, l. i. A., Chlf., Bzl., unl. i. Aq. u. A. Anw.: als Schmiermittel (auch als „Hydriertes Walratöl" oder „Synthetischer Walrat" im Handel).

Wange: (lat.) Gena.

WaR: Wassermannsche Reaktion*.

Warburgsches Atmungsferment: s. Atmungsferment.

Warze: Verruca.

Waschblau: Ultramarinblau*.

Waschholz, Waschrinde: Cortex Quillaiae, s. Quillaia saponaria.

Wasser: Aqua*. **W., Destilliertes:** Aqua destillata DAB*. **Mineral-W.:** s. Aqua mineralis. **Schweres W.:** s. Deuterium. **Wasserhärte:** s. Aqua.

Wasserandorn: Lycopus europaeus, s. Lycopus-Arten.

Wasserbad: Zum Abdampfen bzw. Eindampfen von hitzeempfindlichen Flüssigkeiten (nicht über 100° C). Das Wasserbad besteht aus einem halbkugelförmigen Gefäß aus Kupfer, emailliertem Eisen oder Jenaer Glas, mit eingesetzten konzentrischen Ringen, die je nach der Größe der darauf zu setzenden Abdampfschale herausgenommen oder eingesetzt werden. Das verdampfende Wasser muß von Zeit zu Zeit wieder ergänzt werden. Zweckmäßiger sind elektrisch beheizte Wasserbäder mit Temperatur- und Niveauregler.

Wasserblei: s. Graphit.

Wasserdost: Eupatorium perfoliatum u. E. cannabinum.

Wasserfenchelfrüchte: Fructus Phellandri, s. Oenanthe aquatica*.

Wassergas: Geruchloses, giftiges Gasgemisch aus 49,5% Wasserstoff, 39,8% Kohlenmonoxid, 0,6% Methan, 4,9% Kohlendioxid, 4,3% Stickstoff; es dient haupts. zum Schweißen, zur Gew. von Wasserstoff und wird auch als Stadtgas verwendet. Darst.: Durch Einblasen von Wasserdampf in glühenden Koks.

Wasserglas: Liquor Natrii silicici, s. Natrium silicicum u. Liquor Kalii silicici ERG, s. Kalium silicicum.

Wasserhanf: Eupatorium cannabinum* u. Rorippa nasturtium-aquaticum*.

Wasserknöterich: Polygonum amphibium, s. Polygonum-Arten.

Wasserkresse: Rorippa nasturtium-aquaticum*.

Wasserkümmel: Oenanthe aquatica*.

Wasserlinse: Lemna minor*.

Wassermannsche Reaktion: abgek. WaR, dient zum indirekten Nachweis einer syphilitischen Infektion (Komplementbindungsreaktion).

Wasserminze: Mentha aquatica, s. Mentha-Arten.

Wasserpfeffer: Polygonum hydropiper, s. Polygonum-Arten.

Wasserrohr: Arundo donax*.

Wasserscheu: Tollwut, s. Lyssa.

Wasserspalten: *bot.* (Hydathoden) Öffnungen in d. Epidermis, den Spaltöffnungen ähnlich, die sich aber nicht schließen können. Dienen der Ausscheidung fl. Wassers.

Wasserstoff: Hydrogenium*.

Wasserstoffacceptoren: Stoffe, die H aufnehmen können, z. B. Sauerstoff, Methylenblau.

Wasserstoffdonatoren: Stoffe, die H abgeben können, z. B. Leukofarbstoffe.

Wasserstoffexponent: pH, s. Wasserstoffionenkonzentration.

Wasserstoffionenkonzentration: In Wasser gel. Elektrolyte sind mehr od. minder in ihre Ionen zerfallen, sie sind dissoziiert. Starke Elektrolyte stellt man sich vollständig in ihre Ionen zerfallen vor, während schwache Elektrolyte noch undissoziierte Ionen enthalten. Die wichtigste Reaktion zwischen SS u. Basen in wäß. Lsg. ist die zwischen Wasserstoff (H^+) u. Hydroxyl (OH^-)-Ionen:

$$H^+ + OH^- \rightleftharpoons H_2O.$$

Reines Wasser zerfällt gemäß dieser Gleichung ebenfalls in seine Ionen, allerdings in sehr geringem, aber doch meßbarem Grad (Hydrolytische Dissoziation), wobei d. Anteile an H^+- u. OH^--Ionen gleich groß sind. Nach dem Massenwirkungsgesetz ist im Gleichgewichtszustand d. Verhältnis der dissoziierten Anteile zu den nicht dissoziierten Anteilen konstant:

$$\frac{[H^+][OH^-]}{[H_2O]} = Kw.$$

Kw ist die Dissoziationskonstante des Wassers, sie ist abhängig v. d. Temperatur u. beträgt b. 18°: 1×10^{-14}, d. h.: da H^+ u. OH^- zu gleichen Anteilen beteiligt sind, beträgt d. Konzentration f. jeden Anteil 10^{-7}. Da aber d. Wasser nur in sehr geringem Maße dissoziiert ist, kann H_2O praktisch der Konzentration d. Wassers gleichgesetzt werden. Daraus folgt, daß das Ionenprodukt d. Wassers stets 10^{-14} beträgt. Steigt nun d. Anteil der freien H-Ionen, etwa auf 10^{-4}, so muß d. Anteil der freien OH-Ionen auf 10^{-10} sinken, da ja stets d. Produkt der Gesamtionen 10^{-14} beträgt. Ist d. Anzahl der beiden freien Ionen gleich, ist also

$$[H^+] = [OH^-] = 10^{-7}$$

so reagiert d. Lsg. neutral. Ist d. Anteil der H-Ionen größer, ist also

$$[H^+] > 10^{-7} \text{ u. } [OH^-]' < 10^{-7},$$

so reagiert d. Lsg. sauer. Ist d. Anteil der OH-Ionen größer, so reagiert d. Lsg. alkalisch. In d. Praxis wird nun d. Wasserstoffionenkonz. nicht als solche angegeben, sondern durch ihren negativen Zehnerlogarithmus (nach Sörensen) ausgedrückt. Diese Zahl wird **Wasserstoffexponent** = **Wasserstoffionen-Exponent** genannt u. mit pH bezeichnet (p = Partialdruck, H = Wasserstoffionen). Wenn also die Kw 10^{-4} beträgt, so ist der Logarithmus —4 u. der negative Logarithmus 4; man schreibt also: pH = 4. Man kann sich den pH-Wert wie eine Thermometerskala vorstellen, deren Nullpunkt b. pH = 7 liegt. Bei 0 beginnen die stärkst. sauren Lsgen. u. werden bis 6 immer schwächer, d. h. je mehr d. pH-Wert ansteigt; bei 7 ist d. Lsg. neutral; von da an bis 14 wird sie immer alkalischer. Man sagt also: Eine Lsg. hat einen hohen Säuregrad bzw. einen niedrigen pH-Wert oder sie hat einen hohen Alkalitätsgrad bei einem hohen pH-Wert. Die nat., d. h. im Augenblick d. Messung vorhandene, Konzentr. freier H-Ionen bezeichnet man als **aktuelle** W., während man die Gesamtmenge der sich im Laufe einer Titration noch weiterhin abspaltenden H-Ionen (bis zu völlig. Ionisierung aller vorhand. Moleküle) die **potentielle** W. nennt. Bei stark. SS ist also die aktuelle W. viel höher als bei schwachen SS. Bei der pH-Bestimmung werd. immer nur die im Augenblick d. Messung vorhandenen Wasserstoffionen gemessen, also die aktuelle W.

Reaktion	H^+	pH	Beispiel
Stark sauer	10^0 —10^{-3}	0— 3	HCl
Schwach sauer	10^{-4} —10^{-6}	4— 6	$CH_3CO\,OH$
Neutral	10^{-7}	7	reines H_2O
Schwach alkalisch	10^{-8} —10^{-11}	8—11	Boraxlg.
Stark alkalisch	10^{-12}—10^{-14}	12—14	NaOH

Die **Messung des pH-Wertes** erfolgt 1. auf elektrometrischem Wege m. dem **Ionometer** (Kompensationspotentiometer) od. m. dem **Ionographen** (Röhrenvoltmeter), 2. auf kolorimetrischem Wege mittels Farbindikatoren (s. Tabelle „Indikatoren"), s. Potentiometrie.

Pufferung u. Pufferlösungen: Pufferlsgen. sind Gem. v. schwachen SS od. Basen m. ihren Salzen. Sie beruhen auf der Erfahrung, daß Salze v. schwachen SS b. Zusatz v. stärkeren SS nur eine geringe Veränderung ihres pH-Wertes erfahren. Der pH-Wert einer Natriumacetatlsg. vermindert sich z. B. durch Zusatz v. HCl nur sehr gering, da die starke Salzsäure durch Salzbildung (NaCl) abgestumpft u. nur die schwach dissoziierte Essigsäure frei wird. Dieser Vorgang wird als „Puffern" od. „Abstumpfen" bezeichnet. Gute Pufferlsgen. verändern ihren pH-Wert auch b. Verdünnung nur in geringem Maße; man kann mit ihrer Hilfe Lsgen. v. beliebigem pH-Wert herstellen u. diese Lsgen. vor zu starken Reaktionsänderungen schützen.

Wasserstoffperoxid-Lösung, Konzentrierte DAB 7: Hydrogenium peroxydatum solutum concentratum H_2O_2, Mol. 34,01; Gehalt 30,0—32,0% H_2O_2; klare, farblose, ätzende Fl., die einen schwachen Geruch haben kann; in starker Verdünnung schmeckt die Substanz schwach bitter u. sauer; der Zusatz von Schwefelsäure, Phosphorsäure oder Natriumpyrophosphat als Stabilisatoren ist gestattet; Glührückstand max. 50 mg/100 ml; Aufbewahrung vor Licht u. Wärme geschützt, in Gefäßen mit Druckausgleich; vorsichtig aufzubewahren. Nach DAB 7 muß die Lsg. auf Acidität, Schwermetallionen u. nichtflüchtige Bestandteile geprüft werden. S. Tabelle „Unverträgliche Arzneimischungen" unter Hydrogenium peroxydatum.

Wasserstoffperoxidlösung, Verdünnte DAB 7: Hydrogenium peroxydatum solutum; Herst.: Wasserstoffperoxid-Lösung, konzentrierte 100 T., Phosphorsäure, verdünnte 2 T., Wasser 898 T.; Gehalt: 2,8—3,2% H_2O_2; klare, farblose, schwach bitter u. sauer scheckende Fl. Aufbewahrung: vor Licht geschützt; Anw. als Desodorans u. Desinfiziens.

Wasserstrahlpumpe: Vorrichtung zur Erzeugung eines luftverdünnten Raumes (Vakuum). Die W., meist aus Glas, kann an jede Wasserleitung angeschlossen werden, zweckmäßig unter Zwischenschaltung einer **Woulffschen Flasche:** Aus einem erweiterten Rohr strömt Wasser in einen engen Raum, der mit der Außenluft in Verbdg. steht, durch das strömende Wasser wird die Luft aus dem Vakuumgefäß angesaugt. Mit der Wasserstrahlpumpe kann ein Vakuum von 10—14 mm Quecksilbersäule (normaler Luftdruck 760 mm) erzeugt werden.

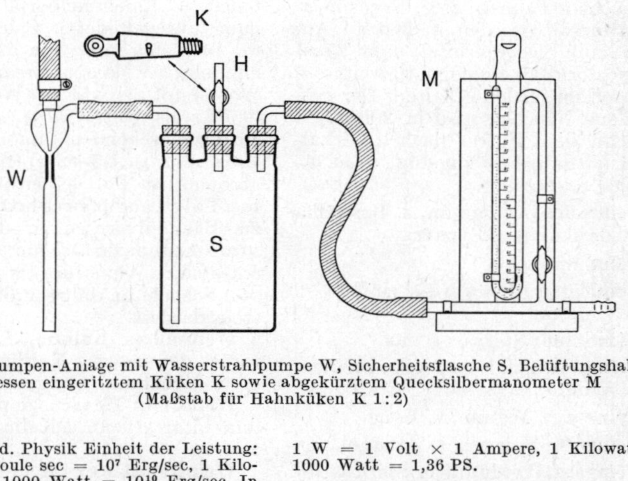

Wasserstrahlpumpen-Anlage mit Wasserstrahlpumpe W, Sicherheitsflasche S, Belüftungshahn H und dessen eingeritztem Küken K sowie abgekürztem Quecksilbermanometer M (Maßstab für Hahnküken K 1 : 2)

Watt: In d. Physik Einheit der Leistung: 1 Watt = 1 Joule sec = 10^7 Erg/sec, 1 Kilowatt (kW) = 1000 Watt = 10^{10} Erg/sec. In der Elektr. Einheit der elektrischen Leistung: 1 W = 1 Volt × 1 Ampere, 1 Kilowatt = 1000 Watt = 1,36 PS.

Wassersucht: Hydrops.

Watte: s. Verbandwatte.

Weber-van Deensche Blutprobe: s. Guajakprobe.

W.E.: Abkzg. für Waksman-Einheit*.

Wechselfieber: Malaria, s. Plasmodium.

Weckamine: Gruppe aromat. Amine, verwandt m. Ephedrin u. Adrenalin (enthalt. jedoch keinen Sauerstoff, was wahrscheinl. die Wirkung bedingt). Als starke zentrale Analeptica u. Kreislaufmittel wirk. sie stimulierend, regen d. Herztätigkeit an u. verscheuch. Müdigkeit u. Schlaf; sie sind die Antagonisten der Schlafmittel u. vermög. auch aus tiefem mit Schlafmitteln hervorgeruf. Schlaf zu wecken. Hierher: Amphetamin (Aktedron, Benzedrin, Elastonon), Methamphetamin (Isophen, Pervitin), die wegen Suchtgefahr dem BTM-Gesetz unterliegen. Die Weckamine werden auch, da sie den Appetit hemmen, z. T. als „Entfettungsmittel“ („Appetitzügler“) verwendet, s. Appetitzügler.

Wegerich: s. Plantago-Arten.

Wegwarte: Cichorium intybus*.

Weichsel, Türkische: Prunus mahaleb, s. Prunus-Arten.

Weidenrinde: Cortex Salicis, s. Salix-Arten.

Weigertsche Lösung: Mikroskopisches Färbemittel zum Färben v. elastischen Fasern: 2 g Fuchsin u. 4 g Resorzin werden in 200 ml Aq. gel. u. zum Sieden erhitzt, dann 25 ml Eisenchloridlsg. zugefügt u. weitere 5 Minuten im Sieden erhalten. Der entstandene Ndschlg. wird m. 200 ml A. gekocht, dem Filtrat nach d. Erkalten 4 ml Salzsäure zugefügt u. m. A. auf 200 ml ergänzt.

Weihrauch: Olibanum, s. Boswellia bhaw-dajiana u. B. carteri.

Wein: Vinum*.

Weinblätter: Folia Vitis vinifera, s. Vitis vinifera.

Weinbrand: Spiritus e vino*.

Weine, Medizinische: Vina medicata, s. Vinum.

Weinessig: Acetum, s. Essig.

Weingeist: Spiritus, s. Äthanol.

Weingeist, Verdünnter: Spiritus dilutus, s. Äthanol.

Weingeistige Ammoniakflüssigkeit: Liquor Ammonii caustici spirituosus, s. Ammoniak.

Weinrautenblätter: Folia Rutae, s. Ruta graveolens.

Weinsäure: Acidum tartaricum, Dihydroxybernsteinsäure, Weinsteinsäure,

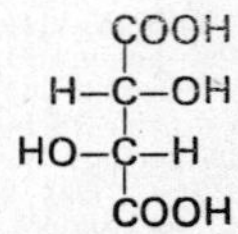

$C_4H_6O_6$, Mol. 150,1; DAB 7: Gehalt mind. 99,5%, berechnet auf die getrocknete Substanz; farblose Kr. od. weiß. kr. Pv. von saurem Geschmack; sll. i. Aq., ll. i. A. 90%, wl. i. Ae., swl. i. Chlf.; F. 170°, verkohlt bei weiterem Erhitzen unter Aufblähung u. Entwicklung von Karamelgeruch. Spez. Drehg.: $[\alpha]_D^{20°} = +11,9°$ bis 12,3° (c = 20,0), sie reduziert ammoniakalische Silberlösung.

Die natürliche u. officinelle rechtsdrehende Weinsäure (Acidum tartaricum) kommt in vielen Früchten, teils frei, teils in ihren Salzen (Tartraten) vor, besonders in den Weinbeeren, Vogelbeeren, Weichselkirschen, ferner im Löwenzahn, Weißdorn u. v. a.; Darst.: aus den Weintrestern, Weinhefe oder rohem Weinstein unter Zusatz von Calciumcarbonat u. Calciumchlorid und Zerlegung des gebildeten Calciumtartrats m. Schwefelsäure. Synth. durch Behandeln v. Maleinsäureanhydrid m. Wasserstoffperoxid u. Wolframsäure (0,5%) als Katalysator. Anw. med.: zu durstlöschenden Limonaden u. als Laxans (Dos. 1,5—2 g) (DAB 6: Pulvis aerophorus, Pulvis aerophorus mixtus, Pulvis aerophorus laxans); techn.: zu Backpulvern u. i. d. Färberei. HOM: Acdum tartaricum.

Gesch.: Weinsäure wurde zuerst von Scheele im Jahre 1769 aus Weinstein dargest.

Weinsaures Kalium, Saures: Tartarus depuratus, Kalium bitartaricum, s. Kaliumhydrogentartrat.

Weinstein: Tartarus depuratus, Kalium bitartaricum, s. Kaliumhydrogentartrat.

Weinsteinsäure: Acidum tartaricum, s. Weinsäure.

Weinsteinsalmiak: Kalium-Ammonium tartaricum*.

Weißdorn: Crataegus oxyacantha*.

Weißer Fluß: Fluor albus.

Weißer Ton: Bolus alba, s. Aluminiumsilikate.

Weißtannenöl: Oleum Pini piceae s. Abies alba.

Weitsichtigkeit: Fernsichtigkeit, Prespyopie, Hypermetropie.

Weizenkeimöl: s. Getreidekeimöl.

Weizenstärke: Amylum Tritici*.

Weltmann-Reaktion: Dient zur schnellen Orientierung, ob der Rest-Stickstoff erhöht ist: 3—4 ml Serum werden mit Trichloressigsäure enteiweißt u. filtriert. Zu 2 ml des Filtrats gibt man 4 Tr. Ehrlichsche Lösung* (Dimethylaminobenzaldehyd) bei positivem Ausfall tritt gelbgrüne Färbung ein (nur bei hohen Rest-N-Werten).

Werg: Abfallprodukt, das beim Hecheln v. Flachs u. Hanf entsteht. Im Labor bisweilen zum Abdichten verwendet.

Wermut: Artemisia absinthium*.

Wertigkeit: Valenz*.

Westindisches Arrowroot: Amylum Marantae*.

Westphalsche Waage: Mohr-Westphalsche Waage, s. Abb. S. 204.

Wetzsteinkristalle: Harnsäurekristalle, die sich aus saurem Harn beim Abkühlen ausscheiden, s. Tab. ,,Harnuntersuchung''.

Wickel: *bot.* Blütenstandsform, s. Blütenstand.

Widerton, Goldener: Polytrichum commune*.

Widmark-Methode: Bestimmungsmethode für Blutalkohol, s. Alcohol aethylicus.

Wiener Kalk: Gemahlener Dolomit (CaMg-carbonat), meist gebrannt (rein weiß) vielfach Fe- u. Mn-haltig (grau-bräunlich). Anw.: als Poliermittel.

Wiener Trank: Infusum Sennae compositum DAB 6.

Wiesenbertram: Achillea ptarmica*.

Wiesendermatitis: Durch Wiesengräser hervorgerufene Hautentzündung, s. Photosensibilatoren.

Wiesenknopf: Sanguisorba officinalis*.

Wildwässer: Akratothermen, s. Aquae minerales.

Wild Yam Root: Rhiz. Dioscoreae villosae, s. Dioscorea villosa.

Willstätter-Einheiten: Sie dienen zur Feststellung des Wirkungswertes von Enzymen (Amylasen, Lipasen, Proteinasen, s. Fermente). Willstätter, Richard, 1872—1942, Prof. organ. Chemie in Zürich.

Wilson-Kammer: (Nebelkammer) Gerät zur Sichtbarmachung der Bahnen einzelner Elektronen, α-Teilchen, Protonen, Röntgenstahlenquanten usw. (erfunden 1912 von C. R. T. Wilson, Physiker, Schottland).

Wimpertierchen: s. Protozoen.

Windpocken: Varicella*.

Windwasser: Aqua carminativa*.

Winterana canella: Canella alba*.

Wintereiche: Quercus petraea, s. Quercus-Arten.

Wintergrün, Doldiges: Chimophila umbellata*.

Wintergrünblätter: Folia Gaultheriae, s. Gaultheria procumbens.

Wintergrünöl: Oleum Gautheriae, s. Gaultheria procumbens.

Winterlinde: Tilia cordata, s. Tilia-Arten.

Winterschachtelhalm: Equisetum hiemale*.

Winterschlaf, Künstlicher: Hibernation artificielle*.

Wintersrinde, Echte: Cortex Winteranus verus, s. Drimys winteri.

Wirbel: *med.* Vertebra.

Wirkstoffe: 1) ,,Biokatalysatoren'', gemeinsame Gruppenbezeichnung f. Vitamine*, Hormone* u. Enzyme*. —

2) Wirkstoff: Der oder die Stoffe in einem Arzneimittel, welche die Wirksamkeit am oder im Körper hervorrufen. Lt. § 2 Arzneimittelgesetz sind Stoffe im Sinne dieses Gesetzes:

,,1. chemische Elemente und chemische Verbindungen sowie deren natürlich vorkommende Gemische und Lösungen,

2. Pflanzen, Pflanzenteile und Pflanzenbestandteile in bearbeitetem oder unbearbeitetem Zustand,

3. Tierkörper, auch lebender Tiere, sowie Körperteile, -bestandteile und Stoffwechselprodukte von Mensch und Tier in bearbeitetem Zustand,

4. Mikroorganismen, Viren sowie deren Bestandteile oder Stoffwechselprodukte.''

Wismut: Bismutum*.

Wismutacetat, Basisches: Bismutum subaceticum*.

Wismutalbuminat: Bismutum albuminatum*.

Wismut, Baldriansaures: Bismutum valerianicum*.

Wismut, Basisch benzoesaures: Bismutum benzoicum*.

Wismutbenzoat, Basisches: Bismutum benzoicum*.

Wismutbitannat: Bismutum bitannicum*.

Wismutcarbonat, Basisches: Bismutum carbonicum basicum*.

Wismut-cer-salicylat: Bismutum-Cerium salicylicum*.

Wismutchlorid, Basisches: Bismutum oxychloratum*.

Wismutgallat, Basisches: Bismutum subgallicum*.

Wismut, Gerbsaures: Bismutum tannicum*.

Wismuthydroxid: Bismutum oxydatum hydricum*.

Wismutjodid, Basisches: Bismutum oxyjodatum*.

Wismut-β-Naphtholat, Basisches: Bismutum-β-naphtholicum*.

Wismutnitrat: Bismutum nitricum*.

Wismutnitrat, Basisches: Bismutum subnitricum*.

Wismutoxychlorid: Bismutum oxychloratum*.

Wismutoxyjodid: Bismutum oxyjodatum*.

Wismutoxyjodidgallat: Bismutum oxyjodogallicum*.

Wismutpeptonat: Bismutum peptonatum*.

Wismutphenolat: Bismutum phenolicum*.

Wismutphosphat: Bismutum phosphoricum*.

Wismutsalicylat, Basisches: Bismutum subsalicylicum*.

Wismut, Salpetersaures, Neutrales: Bismutum nitricum*.

Wismutsubcarbonat: Bismutum carbonicum basicum*.

Wismutsubnitrat: Bismutum subnitricum*.

Wismutsubsalicylat: Bismutum subsalicylicum*.

Wismuttannat: Bismutum tannicum*.

Wismuttannat, Basisches: Bismutum bitannicum*.

Wismutvalerianat: Bismutum valerianicum*.

Wismutzitrat: Bismutum citricum*.

Witherit: Barium carbonicum nativum*.

Witch-Hazel: s. Hamamelis virginiana.

Wochenbett: Kindbett, Puerperium.

Wofatite®: s. Ionenaustauscher.

Wolf: Wundsein, Intertrigo.

Wolfsbeere: Paris quadrifolia*.

Wolframatophosphorsäure: Reag. DAB 7; s. Wolframsäure.

Wolframium: Wolfram, W, Ordnungszahl 74; AtG. 183,85; D. 19,1; F. 3410°; Kp. 5400°, II-, III-, IV-, V-, VI-wertig. Silberweißes, hartes, sprödes Metall, sehr beständig, fast unl. in SS, l. in einem Gem. v. Salpeter- u. Flußsäure. Nat.: Nur gebunden (Scheelit $CaWO_4$, Scheelbleierz $PbWO_4$, Wolframit (Mn, Fe)WO_4. Hauptfundstätten: China, Korea, Nordamerika, Erzgebirge. Darst.: Rösten der Erze mit Soda, Extrahieren der gebild. wasserl. Natriumwolframate, Ansäuern der Lösungen, wobei Wolfram(VI)-oxid WO_3 ausfällt, das dann durch Erhitzen mit Kohle im Wasserstoffstrom zu pulverförmigem W reduziert wird; das Pv. wird gepreßt, elektrisch gesintert u. zu fest. Metall gehämmert. Anw. techn.: zu Wolframstahl u. zu Glühlampendraht.

1781 isolierte Karl Wilh. Scheele, Apotheker in Köping (Schweden) aus dem 1758 von d. schwed. Chemiker Cronstedt entdeckten Wolframmineral (Tungsten) Wolframtrioxid (WO_3). das im Jahre 1783 von den span. Chemikern Fausto u. Joseph D'Elhuyar zu Wolframmetall reduziert wurde. Der Name „Wolframium" stammt von Berzelius.

Natrium wolframicum: Natriumwolframat, Wolframsaures Natrium, Na_2WO_4. Farblose, hygr. Kr., ll. in Aq. Anw. techn.: als Flammenschutzmittel f. Gewebe u. Holz; als Beize in der Färberei.

Wolframsäure: Acidum wolframicum, Scheelsäure, H_2WO_4, l. in Alkalien, ihre Salze heißen Wolframate. Anw.: für Wolframfarben u. Glühlampen. **Wolframatophosphor- o. Phosphorwolframsäure** $H_3[P(W_{12}O_{40})]$ Weiße bis gelbl.-grüne Kr., ll. in Aq. Reagens, für Alkaloide, Eiweißstoffe, Peptone, Aminosäuren, Harnsäure u. a. Scheiblers Reagens: 10 g Natriumwolframat (Na_2WO_4) werd. in 30 Aq. gelöst u. 5 g Phosphorsäure (25%ig) hinzugefügt, gibt mit Alkaloiden einen flockigen Niederschlag (mit Strychnin noch bei 1:200000, Chinin 1:100000).

Wolfseisenhut: Aconitum lycoctonum*.

Wolfsfuß, Virginischer: Lycopus virginiana, s. Lycopus-Arten.

Wolfstrapp: Leonurus cardiaca var. villosus* u. Leonurus lanatus*.

Wolfstrapp, Gemeiner: Lycopus europaeus, s. Lycopus-Arten.

Wohlverleih: Arnica montana*.

Wollblumen: Flores Verbasci DAB, s. Verbascum-Arten.

Wollfett: Aceps Lanae anhydricus, s. Wollwachs. **W., Wasserhaltiges:** Lanolin, s. Wollwachs.

Wollige Ballote: Leonurus lanatus*.

Wolliger Fingerhut: Digitalis lanata, s. Digitalis-Arten.

Wollkrautblätter: Folia Verbasci, s. Verbascum-Arten.

Wollwachs: Adeps Lanae anhydricus, Wollfett DAB 7: Die bei der Aufbereitung der Schafwolle gewonnene, gereinigte, salbenartige Masse. Der Zusatz von geeigneten Stabilisatoren ist gestattet; hellgelbe bis bräunlich-gelbe, zähe Masse v. schwachem, charakterist. Geruch; ll. i. Ae., Chlf., Benzin, wl. i. absolut. A., Tropfpunkt 36—42°, VZ. 88—102, Hydroxylzahl 20—40, SZ. max. 0,5, Asche max. 0,15%. Adeps Lanae anhydricus ist chem. kein Fett, sondern ein Wachs, denn es besteht aus mehreren Estern höherer Fettsäuren, wie Palmitin, Myristicin-, Ceratin-, Capronsäure mit den Alkoholen Cholesterin, Isocholesterin, Lanolinalkohol, Cetyl-, Ceryl-, Carnaubyl-, Lauryl-Alkohol. A.L. a. vermag über das Doppelte seines eigenen Gewichts Aq. aufzunehmen, es wird nicht ranzig u. nicht schimmelig, nimmt aber bei längerem Stehen an der Luft eine firnisartige Beschaffenheit an.

Gewinnung: Die durch Ausschleudern aus dem Wollwaschwasser erhaltene schmutzig-braune übelriechende Masse (die neben 7—15% Wollwachs noch Fette, Fettsäuren, Kalisalze u. Seifen enthält) wird ausgewaschen u. mit Alkalilauge emulgiert oder mit Cyclohexanol* entfettet u. erneut ausgeschleudert. Das dabei sich abscheidende Wollwachs wird mit Calciumchlorid behandelt, um noch vorhandene Seifenanteile in Kalkseifen überzuführen. Das unverseifte Wollwachs wird mit Aceton extrahiert und, nach dem Verdampfen des Acetons, mit Kaliumpermanganatlösung erwärmt, um den Geruch zu beseitigen, und durch Filtrieren mit Kohle gereinigt.

Anw. med.: als Salbengrundlage (auch kosmetisch zu Hautcremes u. zu sog. „überfetteten" Seifen usw.), weil es sich leicht in die Haut einreiben läßt; da es indessen von der Haut nur langsam resorbiert wird, ist seine Anwendung in der dermatolog. Praxis nicht immer empfehlenswert (vgl. Unguenta unter Arzneiformen). Durch Zusatz von Adeps suillus, Paraffinöl oder fettem Öl kann man das Wollfett geschmeidiger machen. So besteht **Lanolin** DAB 7 aus 13 T. Wollfett, 4 T. Aq. und 3 T. dickflüssig. Paraffin. **Unguentum molle** DAB 6 aus gelb. Vaselin u. Lanolin ana part. **Adeps Lanae crudus** ist das rohe Wollfett aus dem Wollschwachwasser, das lediglich mit Wasser ausgekocht und filtriert ist. Eine braune, widerlich riechende Masse. Es wird auch als Oesypus (Oesypum) bezeichnet. **Adeps Lanae cum Aqua** ist Lanolinum DAB 6. **Wollwachsalkohole** DAB 7: Alcoholes Lanae, Gemisch von Stearinen u. aliphat. Alkoholen aus dem Wollwachs. Hellgelbe bis bräunlichgelbe, wachsartige Masse von schwachem Geruch. Die Substanz erweicht beim Erwärmen und zeigt nach längerer Lagerung eine glatte, glänzende Oberfläche. Lösl. i. Ae., Chlf., siedendem absol. A., wenig l. i. A., i. Aq., praktisch unl. Tropfpunkt 67—72°; SZ höchstens 2; VZ höchstens 12; Hydroxylzahl 120—180. Anw.: als Salbengrundlage.

Wollwachsalkohole: Alcoholes Lanae, s. Wollwachs.

Wollwachsalkoholsalbe: Unguentum Alcoholum Lanae. **W., wasserhaltige:** Unguentum Alcoholum Lanae aquosum, s. Unguenta.

Woodsches Metall: s. Bismutum.

Woorari: (indianisch) s. Curare.

Woulffsche Flasche: s. Wasserstrahlpumpe.

Wrangenwurzel: Rhiz. Hellebori viridis, s. Helleborus-Arten, auch Rad. Angelicae.

WS: Abkzg. für Wirbelsäule.

Wuchsstoffe: Wachstumsfördernde Stoffe von verschiedenstem chem. Aufbau, die für das Wachstum normaler Zellen im Tier- u. Pflanzenreich unentbehrlich sind, ohne daß sie selbst als Baustoffe im Organismus Verwendung finden. Sie wirken also als Katalysatoren in minimalsten Mengen (auch patholog. Zellen werd. zum Wachstum angeregt). Zu den Wuchsstoffen gehören viele Vitamine (z. B. Pantothensäure, Folsäure, Biotin u. a.), Purine, Pyrimidine, Auxine (s. dort) sowie zahlreiche neue synth. organ. Verbindungen, so z. B. die 2,4-Dichlorphenoxyessigsäure*.

Wundbalsam: Bals. peruvianum.
Wundbenzin: Benzin.
Wundhormone: s. Nekrohormone.
Wunde: Vulnus.
Wundschwamm: Fungus Chirurgorum, s. Fomes fomentarius.
Wundstäbchen: Cereoli DAB 6, s. Bacilli.
Wundstarrkrampf: Tetanus*.
Wurali: (indian.) Curare*.
Wurmfarnextrakt: Extractum Filicis DAB 6.
Wurmfarnwurzel: Rhizoma Filicis, s. Dryopteris filix-mas.
Wurmgras: Herba Spigeliae, s. Spigelia anhelmia.
Wurmkraut: Artemisia cina* und Chrysanthemum vulgare*.
Wurmkrautblüten: Flores Tanaceti, s. Chrysanthemum vulgare.
Wurmkraut, Indianisches: Radix Spigeliae anthelmiae cum herba, s. Spigelia anthelmia.
Wurmkrautsamen, Amerikan.: Sem. Chenopodii anthelmintici, s. Chenopodium ambrosioides var. anthelminticum.
Wurmmittel: Wurmtreibendes Mittel, Helminthagogum(a), Anthelminthicum.
Wurmmoos, Korsikanisches: Alsidium helminthochortos*.
Wurmsamen: Flores Cinae DAB 6, s. Artemisia cina.
Wurmsamenöl: Oleum Chenopodii anthelmintici DAB 6, s. Chenopodium ambrosioides var. anthelminticum.
Wurmtang: Alsidium helminthochortos*.
Wurstvergiftung: s. Botulismus.
Wurzel: Radix*.
Wurzelbakterien: s. Wurzelknöllchen.

Wurzelknöllchen: Gallenartige Knöllchen an den Wurzeln der Leguminosen, die durch das Bacterium Rhizobium Leguminosarum (Bacterium radicicola) erzeugt werden. Diese Bakterien (auch Bakterioiden, Wurzelbakterien, Knöllchenbakterien genannt) leben von den Kohlenhydraten, anfangs auch vom Eiweiß, des Wirtes u. haben die Fähigkeit, den freien atmosphärischen Stickstoff zu assimilieren, mit dem sie die Wirtspflanze versorgen, wodurch die Pflanzen von der Zufuhr gebundenen Stickstoffs aus dem Boden unabhängig sind. Man kennt verschiedene Bakterienrassen, die nur speziell auf einer bestimmten Pflanze gedeihen (z. B. Lupinenrasse, Klee- oder Sojarasse usw.). Ähnliche Lebensgemeinschaften hat man auch zwischen anderen Pflanzen u. Bakterien beobachtet, z. B. bei tropischen Rubiaceen (Myobacterium Rubiacearum), bei Erlenarten, Sanddorn u. a.

Wurzelstock: Rhizom*.
Wutkrankheit: Tollwut, s. Lyssa.

X

X: *chem.* Xenon, s. Edelgase.

Xanthate: Xanthogenate, Salze der Xanthogensäure*.

Xanthen: Farbl. Kr.-Blättchen, F. 100,5°; Kp. 315°; l. i. Ae., Chlf., Bzl., swl. i. Aq., Grundkörper der Xanthenfarbstoffe (Rhodamine, Fluoresceine, Gallamine).

Xanthin: 2,6-Dihydroxypurin. Farbl. Kr., l. i. A. u. Essigäther, swl. i. Aq., nat. in Blut, Muskeln, Leber, Harn, in vielen Pflanzen (Kaffeebohnen, Teeblättern, Kartoffeln). Die am N methylierten Xanthine sind wichtige Naturprodukte, vgl. Theophyllin, Theobromin, Coffein.

Xanthinoxidase: Aldehydoxidase, Schardingers Enzym, oxidiert Aldehyde zu den entsprech. Carbonsäuren sowie die Hydroxypurine Hypoxanthin und Xanthin zu Harnsäure. X. gehört zur Gruppe der gelben Fermente und kommt nat. in Leber und Niere sowie in der Milch vor. Der Nachweis von X. dient zur Unterscheidung von frischer und gekochter Milch, s. Lac.

Xanthocillin: Antibioticum aus Penicillium notatum (isoliert 1948), besteht aus den Komponenten X und T, die chromatographisch getrennt werden können. Die X-Komponente ist chem. 1,4-Di-p-oxyphenyl-2,3-diisonitrilo-1,3-butadien, $C_{18}H_{12}N_2O_2$. Xanthocillin wirkt bakteriostatisch gegen gramnegative und grampositive Bakterien, Mykobakterien, Pilze. Gelbe Kr., geschmack- u. geruchlos, l. i. A., Aceton, NaOH, unl. i. Aq. u. Chlf., hitzestabil, aber sehr lichtempfindlich. **Anw.:** lokal zur Prophylaxe u. Therapie bakterieller Erkrankungen des Mund- u. Rachenraumes, meist mit Thyrothricin kombiniert (Tyrocid®), wird auch als Futterzusatz verwendet.

Xanthogensäure: (von ξανδός = gelb) $C_2H_5O \cdot C(S)SH$. Sauerstoffäthylester der Dithiokohlensäure. Farbl., unbeständiges Öl. Die Salze der X. heißen **Xanthogenate** (Xanthate), sie sind beständig u. in Aq. leicht löslich. Sie dienen z. T. als Schädlingsbekämpfungsmittel sowie als Flotationsmittel bei der Erzaufbereitung. Cellulosexanthogenat ist d. Ausgangsprodukt der Viscoseseidefabrikation (s. Kohlenhydrate).

Xanthogensaures Kalium: s. Kalium xanthogenicum.

Xanthophyll: Lutein, Dihydroxyderivat des α-Carotins, $C_{44}H_{33}O_2$. Gelber Farbstoff, Begleiter des Chlorophylls, auch im Eidotter, im gelben Fleck des Auges sowie in Getreidekörnern enthalten.

Xanthoproteinreaktion: Eiweißreaktion, z. Nachweis v. tyrosin- u. tryptophanhaltigen Eiweißstoffen: beim Aufkochen mit konz. Salpetersäure tritt Gelbfärbung auf, die auf Zus. v. NH_3 orange wird. (Gelbfärbg. der menschlichen Haut bei Betupfen mit HNO_3).

Xanthopsie: Gelbsehen (griech. ξανδός = gelb), vgl. Santoninum DAB 6.

Xanthopterin: s. Pterine.

Xenon: s. Edelgase.

Xereswein: Jerezwein, Sherry, ein gespriteter Süßwein, der in der Umgebung der spanischen Stadt Jerez de la Frontera (Andalusien) erzeugt wird. Vom DAB zur Herst. der Arzneiweine vorgeschrieben, vgl. Vinum.

Xeroform: Bismutum tribromphenylicum DAB 6.

Xerophthalmie: Augendarre, Austrocknung d. Binde- u. Hornhaut des Auges, Vitamin-A-Mangel-Krankheit, s. Vitamin A.

Xerophtol: Vitamin A, s. Vitamine.

X-Strahlen: Röntgenstrahlen*.

Xylem: *bot.* Holzteil, Hadrom, s. Leitbündel.

Xylenole: Dimethylphenole,

$$C_6H_3(CH_3)_2OH.$$

Sechs Isomere, die im Steinkohlenteer vorkommen. Farbl. Kr., l. i. A., wl. i. Aq.; sie sind giftiger als Kresole und wirken 15mal stärker bakterizid als Phenol. Sie werden als Desinfektionsmittel, Unkrautvertilgungsmittel zur Schädlingsbekämpfung und für antiseptische Seifen verwendet.

Xylidine: $(CH_3)_2C_6H_3NH_2$. Fünf Isomere, entstehen bei d. Reduktion von Nitroxylolen. m- und p-Xylidin, dienen zur Herst. von Azofarbstoffen.

Xylocain®: Lokalanaestheticum, Diäthylamino-2,6-dimethylacetanilid; Anw. zur Infiltrations- u. Oberflächenanästhesie wie Novocain, wirkt jedoch stärker, rascher u. länger anhaltend und verträgt auch langes Kochen; Int. Bez. Lidocain.

Xylol: Xylolum, C_8H_{10}, Mol. 106,2; D. 0,862—0,865, Brech.-Ind.: $n_D^{20°}$ = 1,496—1,497, Kp. 137—142°. Gem. der 3-isomeren Dimethylbenzole, mit vorwiegendem Geh. an m-Xylol, nebst geringen Mengen sonstiger Kohlenwasserstoffe, Klare, farbl., lichtbrechende Fl., die beim Entzünden mit leuchtender, stark rußender Flamme brennt. In jedem Verhältnis mischbar mit absol. A., Ae., Schwk., fetten und vielen ätherischen Ölen, prakt. unl. i. Aq. Es ist ein Best. des Rohbenzols und vieler Erdöle. Anw.: med. äuß. gegen parasitäre Hauterkrankungen; techn.: als Lsgsmittel; in der Mikroskopie als Aufhellungsmittel. Mit Türkischrotöl oder mit Seife emulgiertes Xylol wird zur Vernichtung von Stechmückenbrut in stehenden Gewässern (Verdünnung 1:20000) verwendet. **Reagens** DAB 7: Zur Best. des äther. Öles in Drogen.

Xylose: d-Xylose, Pentosezucker, Holzzucker, $CH_2OH(CHOH)_3CHO$. Weiße Kr. v. sehr süßem Geschmack, rechtsdrehend, F. 144°. Darst.: Durch Hydrolyse von Xylan (Holzgummi), das sich in Holz, Stroh, Kleie, Schalen von Aprikosenkernen usw. findet.

Y

Y: *chem.* Yttrium, s. Seltene Erdmetalle.

Yaborandiblätter: Folia Jaborandi, s. Pilocarpus-Arten.

Yagein: Harmin, s. Banisteria.

Yagé-Trank: s. Banisteria.

Yamswurzel: s. Dioscorea villosa.

Yatren®: s. Jod-hydroxychinolinsulfonsäure (Int. Bez. Chiniofon).

Yb: *chem.* **Ytterbium,** s. Seltene Erdmetalle.

Yeast: engl. Hefe, Bierhefe.

Yellowfieber: s. Gelbfieber.

Yerba Santa: Herba Santa, s. Eriodictyon glutinosum.

Ylang-Ylangöl: Oleum Canangae, s. Cananga odorata.

Yoghurt: s. Joghurt.

Yohimberinde, Yohimbeherinde: Cortex Yohimbehe, s. Pausinystalia yohimbe.

Yohimbin: Yohimbinum*.

Yohimbinhydrochlorid: Yohimbinum hydrochloricum DAB 6.

Yohimbinum: Yohimbin, Johimbin, Aphrodin, $C_{21}H_{26}N_2O_3$, das Hauptalkaloid der Yohimberinde (s. Pausinystalia yohimbe). Weiße, seidenglänz. Kr. oder lockeres Pv., von bitterem Geschmack, ll. i. A., Chlf., Essigäther, fast unl. i. Aq.; opt. rechts drehend. Anw.: zur Darst. des Y. hydrochloricum.

Yohimbinum hydrochloricum DAB 6: Yohimbinhydrochlorid,

$$C_{21}H_{26}N_2O_3 \cdot HCl.$$

Mol. 390,92. Weiß., kr. Pv., l. i. ca. 100 Aq. v. 20°, leichter in heiß. Aq. u. heiß. A.; opt. rechtsdrehend; für eine 1%ige wäß. Lsg. ist $[\alpha]_D^{20°} = +103°$ bis $+105°$. Darst.: Durch Auflösen v. Yohimbin in heiß., salzsäurehaltigem Aq. u. Auskristallisierenlassen. Anw. med.: als Aphrodisiacum, auch vet. MD 0,03 g; MTD 0,1 g, s. Tabelle „Unverträgliche Arzneimischungen".

Ysate®: Bezeichnung für durch Dialyse gewonnene Pflanzenfrischsäfte.

Ysopkraut: Herba Hyssopi. **Ysopöl:** Oleum Hyssopi, s. Hyssopus officinalis.

Ytterbium: s. Seltene Erdmetalle.

Yttererde: Nat.: Gemisch der seltenen Erdmet. (entd. 1794 von Gadolin, Finnland), s. Seltene Erdmetalle.

Yttrium: *R*,AtG.88,9059; III-wertig; Ordnungszahl 39; D. 4,34; F. ca. 1500°. Ein dem Aluminium ähnliches Metall. Nat.: In den Yttererden, s. Seltene Erdmetalle.

Yucca filamentosa: Fam. Liliaceae, Palmlilie, Bajonettbaum (heim. südl. Nordamerika u. Mittelamerika). Stpfl. von HOM: Yucca filamentosa, die frische Pfl. Best.: Saponine. Anw. volkst.: als Laxans; hom.: als Leber- und Magenmittel; techn.: als Faserpflanze.

Yxin®: (Tetryzolin) Augentropfen; Yxin ist eine 0,05%ige sterile isotonische Lösung von 2-(1,2,3,4-tetrahydro-1-naphthyl)-imidazolin-hydrochlorid (Int. Bez. Tetryzolin) mit Zusatz von Natriumchlorid, Borsäure, Natriumborat und einem Konservierungsmittel. Der pH-Wert ist auf 6,2 bis 6,5 eingestellt. Yxin-Augentropfen bewirken eine schnell einsetzende, starke u. lang anhaltende Gefäßverengung u. Schleimhautabschwellung. Anw.: zur symptomatischen Behandlung von allergischen Erkrankungen und Reizerscheinungen der Augen, da Yxin keine Erhöhung des Augeninnendruckes auslöst, kann es auch bei Glaukomen* zur Anw. kommen.

Z

Z: (oder OZ) Abkzg. für Ordnungszahl, Kernladungszahl, Atomnummer.

Zählkammern: Objektträgerartige Glasplatten mit Netzeinteilung (nach Thoma, Neubauer, Bürker, Türk, Fuchs-Rosenthal u. a.). s. Abbn.

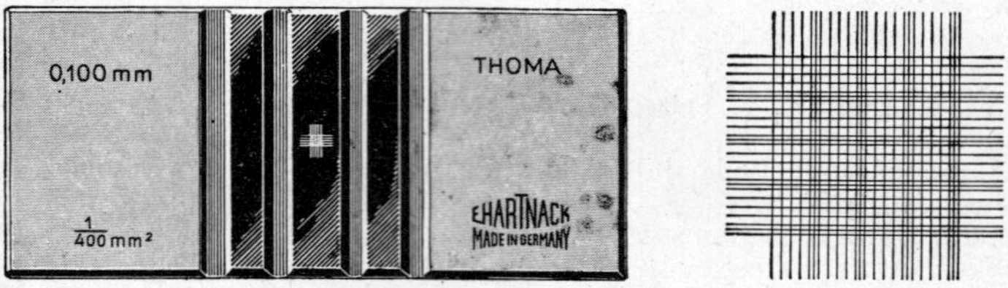

Zählkammer nach Thoma
Tiefe 0,1 mm, zum Zählen von roten und weißen Blutkörperchen, Hefezellen; zur Untersuchung der Cerebrospinalflüssigkeit nach Fuchs-Rosenthal (Tiefe 0,2 mm).
(Herst. E. Harnack, Berlin-Steglitz)

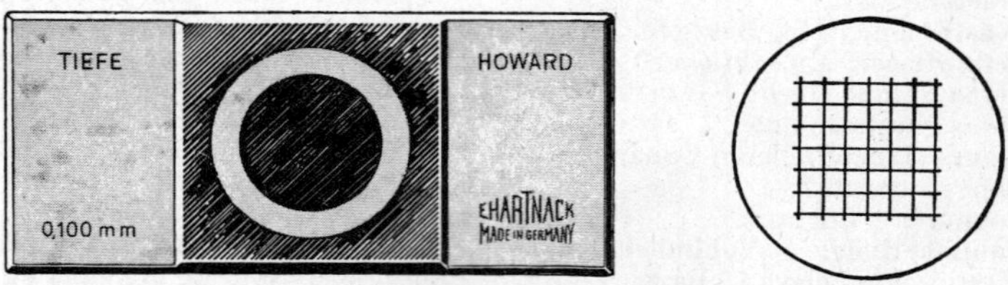

Zählkammer nach Howard
Tiefe 0,1 mm, zur Zählung u. Untersuchnng von Keimen, Pilzkolonien, Sporen usw., sowie zur Bestimmung der Wasserverteilung in Butter, Cremes usw. (Zur Untersuchung von Pulverdrogen, sowie zum Auszählen von Wurmeiern werden Zählkammern von 0,5 mm und anderen Tiefen benutzt).
(Herst. E. Harnack, Berlin-Steglitz)

Zahnkraut: Plumbago europaea*.

Zahnputzpulver: Pulvis dentifricius DAB 6.

Zahnputzpulver, Seifen-: Pulvis dentifricius cum Sapone DAB 6.

Zahnwurzel: Rhiz. Iridis, s. Iris-Arten.

Zansibar-Kopal: s. Copal.

Zaponlack (Kollodiumlack): Eine Auflösung von Zelluloid in einer Mischung von Azeton u. Amylazetat.

Zauberhasel: Hamamelis virginiana*.

Zauberstrauch, Virginischer: Hamamelis virginiana*.

Zaunrübe, Rotbeerige: Bryonia dioica*.

Zaunrübe, Weiße: Bryonia alba*.

Zaunwinde: Convolvulus sepium, s. unter Convolvulus arvensis.

Zea mays: Fam. Gramineae, Mais, Kukurut(z) (heim. Mexiko, viel angebaut, bes. in Nordamerika). Stpfl. v. **Amylum Maydis:** Maisstärke. **Stigmata Maidis:** Maisgriffel, Maishaar, die getrockneten Griffel der weiblichen Blüten. Best.: Saponine (2—3%), Gerbstoff (bis 13%), fettes u. äth. Öl, Harz, Bitterstoff, gummiartige Stoffe, Spuren eines Alkaloids, Enzyme. Asche max. 6%. Anw. volkst.: als Diureticum bei Blasen- und Herzleiden, als Entfettungsmittel. HOM: Stigmata Maydus, die frischen Maisnarben. **Ustilago Maydis:** Maisbrand, ein Pilz, der mit seinem Myzel in den

Halmen, Blättern, Blüten u. Körnern von Zea Mays lebt. Best.: 2 Alkaloide mit secaleähnlicher Wirkung, Cholin, Trimethylamin, Harze, Fettsäuren, Gerbstoff, Lezithin. Anw.: bei Uterus- u. Ovarialleiden, als Hämostypticum. HOM: Ustilago Maydis, die Sporen des Pilzes.

Zeaxanthin: 3,3'-Dihydroxy-β-carotin, $C_{40}H_{56}O_2$, zu den Carotinoiden gehöriger gelber Farbstoff, isomer mit Blatt-Xanthophyll; Farbstoff des Eidotters und des Maiskorns, aber auch in anderen Früchten und Blüten; l. i. Chlf., Bzl., Ae., Pyridin, Schwkst., unl. i. Aq.

Zeder, Virginische: Juniperus virginiana*.

Zedernholz: Lignum Cedri, s. Juniperus virginiana.

Zedernholzöl: Oleum Ligni Cedri, s. Juniperus virginiana.

Zehrwurz: Plumbago europaea*.

Zehrwurzel: Rhizoma Ari, s. Arum maculatum u. Arisaema triphyllum.

Zehr-Yoghurt: s. Joghurt.

Zein: Eiweißkörper des Maiskorns, Prolamin, enth. ca. 35% Glutaminsäure, ca. 22% Leucin u. Isoleucin, ca. 10% Prolin u. Hydroxyprolin u. a. Weiß. bis gelbl. Pv., l. i. 70%igem A., unl. i. Aq. Anw.: zu Klebstoffen usw. sowie zum Überziehen von Dragees u. Pillen (schwerlösl. i. Magensaft).

Zeitlose: Herbstzeitlose, Colchicum autumnale*.

Zeitlosensamen: Semen Colchici, s. Colchicum autumnale.

Zeitlosentinktur: Tinctura Colchici DAB 6.

Zellenlehre: Zytologie.

Zellgranula: Mitochondrien*.

Zellhorn: Celluloid*.

Zellkern: s. Protoplasma.

Zellobiose: s. Cellobiose.

Zellstoff: Cellulose, s. Kohlenhydrate.

Zellstoffwatte: s. Verbandwatte.

Zellulasen: s. Cellulasen.

Zelluloid: s. Celluloid.

Zellulose: s. Kohlenhydrate.

Zelluloseacetat: s. Celluloseacetat.

Zellulosenitrat: s. Cellulosenitrat.

Zement: Z. ist ein wasserbeständiger Kalkmörtel, ein Gem. v. Kalkstein u. Aluminiumsilikat (Ton), das sowohl an d. Luft wie unter Wasser steinhart wird (Hydraulischer Mörtel). **Beton** ist eine Mischung v. Zementmörtel m. Kies od. Schotter. **Portlandzement** ist ein nach besonderen Normen hergest. Zement, der aus Kalkstein u. Ton od. Tonmergel u. Kalkmergel u. Eisenoxid gemischt, gebrannt u. dann pv. wird.

Zentifolie: Rosa centifolia, s. Rosa-Arten.

Zentralnervensystem: Gehirn und Rückenmark.

Zentrifugieren: Abschleudern, Trennung v. Ndschlg. u. Fl. mit Hilfe v. Zentrifugen. **Siebzentrifugen:** Die Fl. wird durch eine siebartig durchlöcherte Trommel nach außen in einen die Trommel umgebenden Mantel geschleudert. **Sedimentierzentrifugen:**

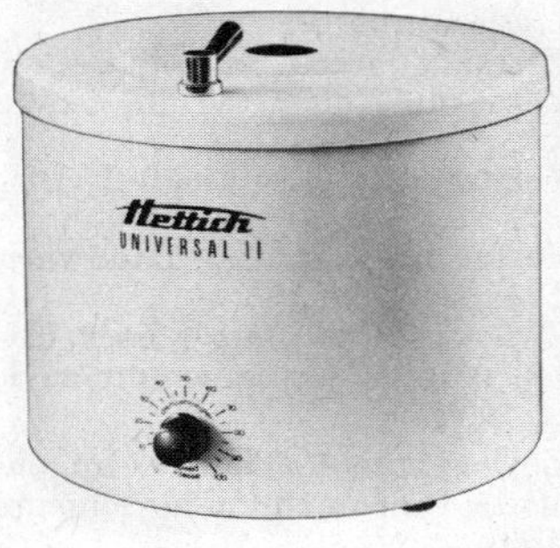

Labor-Zentrifuge.
(Andreas Hettich Tuttlingen)

Diese bestehen aus 2 oder 4 mit Glasröhrchen versehenen Metallhülsen die sich bei der Drehung horizontal stellen, wodurch der Niederschlag nach außen geschleudert wird und sich am Boden der Glasröhrchen festsetzt. Die überstehende Fl. wird dann abgegossen od. abgehebert. Bes. bei der Harnanalyse z. Gew. d. Sediments benutzt sowie auch zur Trennung v. Emulsionen. **Ultrazentrifuge,** s. dort.

Als **Universal-Zentrifuge** für Labor und Betrieb sollte ein möglichst vielseitiges Gerät mit verschiedenen Aufsätzen (Becherschleuder, Klär- und Trenntrommel) verwendet werden, das sich ggfs. auch zur schnellen Bestimmung des Fettstoff-Gehaltes von Flüssigkeiten (z. B. Öl-Wasser-Gemischen) eignet und eine Kammertrommel zur Klärung von Drogen-Extrakten, Impfstoffen, biochemischpharmazeutischen u. chemischen Produkten aufweist (vgl. Abb.).

Zeolithe: Natürliche Calcium- oder Alkali-Aluminiumsilikate, die imstande sind, die in der Erde vorhandenen Alkalisalze, bes. Kalium, zu binden, so daß sie nicht vom Wasser fortgeschwemmt werden u. der Pfln.ernährung erhalten bleiben. **Permutit®** ist ein künstlicher Zeolith. Natrium-Aluminiumsilikat, das z. Enthärtung d. Wassers benutzt wird und durch NaCl-Lsg. wieder regenerierbar ist, s. Ionenaustauscher.

Zephirol®: Lösung von hochmolekularen Alkyldimethylbenzylammoniumchloriden, l. in Aq.; stark schäumend. Anw.: zur Hände- u. Instrumentendesinfektion, in d. Chirurgie, Zahnheilkunde (in 1%iger Lösung).

Zer: Cerium*.

Zerebral: Das Gehirn betreffend, vgl. Cerebrum.

Zeresin: Paraffinum solidum DAB 6.

Zeroxyduloxalat: Cerium oxalicum ERG*.

Zerstreuung des Lichtes: Dispersion*.

Zestoden: Cestodes, Bandwürmer, s. Taenia.

Zeylonzimt, Echter: Cortex Cinnamomi DAB 7, s. Cinnamomum zeylanicum.

Zeylonzimtöl: Oleum Cinnamomi DAB 7, s. Cinnamomum zeylanicum.

Zibeben: Rosinen, Passulae majores, s. Vitis vinifera.

Zibet: Zibethum.

Zibethum ERG: Zibet, das Drüsensekret der nordafrikanischen Zibetkatze **Viverra Civetta.** Salbenartige, dunkelbraune Masse v. eigenartigem, etwas an Moschus erinnernd. Geruch, l. i. Ae., Bzl., Chlf., Petroläther, weniger l. i. A., Methylalkohol, Azeton, unl. i. Aq., SS u. Alkalien. Best.: Äth. Öl, Fett, Skatol. Asche max. 3%. Anw.: in der Parfümerie.

Zichorie: Cichorium intybus*.

Ziegenpeter: Parotitis epidemica (Mumps).

Ziehl-Neelsensche Karbol-Fuchsin-Lösung: Färbemittel DAB 6 z. Färbung der Tuberkelbakterien. 1 T. einer gesättigten Lsg. v. Fuchsin in absol. A. ist mit 9 T. einer 5%igen Lsg. von verflüssigtem Phenol zu versetzen. Technik der Färbung s. Tuberkelbakterien.

Ziestkraut: Stachys recta (Sideritis hirsuta)*.

Zigeunerkamille: Matricaria matricarioides, s. unter Matricaria chamomilla.

Zigeunerkraut: Hyoscyamus niger*.

Zigeunerlauch: Allium ursinum*.

Zigeunersamen: Semen Stramonii, s. Datura stramonium.

Zimizifugawurzelstock: Rhizoma Cimicifugae, s. Cimicifuga racemosa.

Zimt, Chinesischer: Cortex Cinnamomi chinensis ERG, s. Cinnamomum cassia.

Zimt, Echter: Cortex Cinnamomi DAB 7, s. Cinnamomum zeylanicum.

Zimt, Magellanischer: Magalhãesischer Zimt. Cortex Winteranus verus, s. Drimys winteri.

Zimt, Weißer: Cortex Canellae albae, s. Canella alba.

Zimtaldehyd: Cinnamylaldehyd ERG.

Zimtalkohol: Alcohol cinnamylicus. Styrylalkohol, Styron,

$$C_6H_5CH=CH \cdot CH_2OH$$

swl. i. Aq. (1:250), wl. i. 30%igem A. Mol. 134; F. ca. 33°. Als Zimtsäureester Hauptbestandteil des Storax u. anderer Harze und Balsame. Darst.: Durch Verseifung von Storax oder durch Reduktion von Zimtaldehyd. Weiße Kristallnadeln. Geruch nach Hyazinthen. Anw.: in d. Parfümerie.

Zimtbaum, Chinesischer: Cinnamomum cassia*.

Zimtbaum, Zeylon-: Cinnamomum zeylanicum*.

Zimtblüten: Flores Cassiae, s. Cinnamomum cassia.

Zimt-Kassie: Cortex Cinnamomi chinensis, s. Cinnamomum cassia.

Zimtöl, Chinesisches: Oleum Cinnamomi Cassiae ERG, s. Cinnamomum cassia. **Zimtöl, Zeylon-:** Oleum Cinnamomi, s. Cinnamomum zeylanicum.

Zimtrinde: Cortex Cinnamomi, s. Cinnamomum-Arten.

Zimtsäure: Acidum cinnamylicum ERG, α-Phenylacrylsäure, kommt in 2 stereoisomeren Formen vor:

$$C_6H_5CH=CH—COOH.$$

Mol. 148,1; D. 1,247; F. 134—135°. Kp. 300°. Farbl. kr. Pv. oder feine Kr.-Nadeln v. schwachem, zimtähnlichem Geruch, swl. i. kaltem Aq., ll. i. A., Aceton, Ae., Chlf., Schwefelkohlenstoff u. fetten Ölen. Nat. frei od. verestert in Balsamen, Harzen, äth. Ölen (Perubalsam, Tolubalsam, Storax, Kassiaöl u. a.). Darst. synth. durch Erhitzen von Benzaldehyd mit Essigsäureanhydrid u. Natriumacetat als Katalysator (nach Perkin) oder durch Oxidation v. Benzylaceton mit Chlorkalk. Anw. med.: früher bei Tbc; techn.: in d. Parfümerie u. als Konservierungsmittel. **Zimtsäureester** sind angenehm balsamisch od. fruchtartig riech. Substanzen oder Fl., die in vielen äth. Ölen enthalten sind. Darst.: aus Zimtsäure. Anw.: in d. Parfümerie.

Zimtsäure-benzylester: Benzylum cinnamylicum, Benzylcinnamat, Cinnamein: $C_{16}H_{14}O_2$, Mol. 238,29; weiß., aromatisch riech. Kr.; ll. i. A., Ae., fl. Ölen, fl. Paraffin, prakt. unl. i. Aq.; D. 1,106; kommt in Perubalsam, Tolubalsam, Storaxöl vor; Anw.: als Fixiermittel in der Parfümerie.

Zimtsirup: Sirupus Cinnamomi DAB 6.

Zimttinktur: Tinctura Cinnamomi DAB 6.

Zimtwasser: Aqua Cinnamomi DAB 6.

Zincum: Zink, Zn, AtG. 65,37. II-wertig; Ordnungszahl 30; D. 7,13; F. 419°; Kp. 908,5°; Härtegrad 2,5. Bekannt seit etwa 500 n. Chr. (Persien, China). Bläulichweißes, sprödes, beständiges Metall, das bei 100° bis 150° weich u. walzbar, oberhalb 200° wieder spröde u. pulverisierbar wird. An der Luft erhitzt verbrennt es mit bläulichweißer Flamme zu Zinkoxid (Flores Zinci, s. Zincum oxydatum). An feuchter Luft überzieht es sich mit einer fest anhaftenden Schicht v. basischem Zinkcarbonat bzw. Zinkoxid. wodurch das Metall vor weiterer Oxidation geschützt wird. Es findet daher ausgedehnte Verw. für Dachbedeckungen u. zum „Verzinken" v. Eisenblech od. Eisendraht. Nat.: Nur gebunden als Zinkblende (ZnS), Zinkspat (Edler Galmei, $ZnCO_3$), Kieselzinkerz (Kieselgalmei, $Zn_2SiO_4 + H_2O$), ferner als Zinkblüte, Spinell, Zinkvitriol u. a. Hauptfundstätten sind Oberschlesien, Belgien, Frankreich, England, Australien, USA, Rheinland, Baden, Harz. Darst.: Durch Rösten von Zinkoxid mit Kohle oder durch Elektrolyse v. Zinksulfatlsgen. Mit SS entwickelt metallisches Zink Wasserstoff, m. Ausnahme v. Salpetersäure, da das entstehende H die Salpetersäure reduziert. Aus den Lsgen. der Metallsalze (Kupfer, Zinn, Blei, Silber, Gold, Platin u.a.) scheidet Zink die betr. Metalle infolge seiner größeren Lösungstension als meist schwammige Pv. ab. Anw. findet Zink haupts. in seinen Legierungen (Zink + Kupfer = Messing, Tombak; Zink + Nickel = Neusilber; Zink + Kupfer + Zinn + Blei = Bronze u. a.), ferner zu galvanischen Elementen. Von SS u. Laugen, auch verdünnten, z. B. Essigsäure, Weinsäure, Zitronensäure usw., wird Zink leicht angegriffen, deshalb dürfen säuerliche Nahrungsmittel (z. B. Kartoffelsalat!) nicht in Zinkgefäßen aufbewahrt werden. Zinkvergiftungen äußern sich in schmerzhaften Entzündungen der Verdauungsorgane, Erbrechen usw., äußerlich rufen konz. Zinksalzlösungen (z. B. von Zinkchlorid) heftige und schmerzhafte Entzündungen hervor, s. Tabellenanhang ü. „Gegenmittel". (Zink ist auch empfindlich gegen Lösungen v. Ammoniumcarbonat, Kaliumchlorid, Ammoniumchlorid, Kupfersalze, Magnesiumsulfat u. a.) HOM: Zincum metallicum, das elektrolytisch gew., mit Aq., A. u. Ae. gewaschene Metall.

Zinkfeile, -granalien, -staub: Reag. DAB 7; s. a. Zinkgranalien.

Nachweis von Zink-Verbindungen: 1. Schwefelammonium fällt weiß. Zinksulfid, unl. in Aq. u. Essigsäure, l. in verd. Mineralsäuren unter Entwicklung v. H_2S. 2. Alkalihydroxide fällen weiß. Zinkhydroxid, $Zn(OH)_2$, l. im Überschuß d. Fällungsmittels. 3. Ferrozyankalium fällt aus salzsaurer Lsg. weißes Ferrozyanzink, unl. in Salzsäure u. Ammoniak, l. in Kalilauge. 4. Nachweis mit Dithizon, s. Diphenylthiocarbazon. 5. Mit Soda auf Kohle geglüht, ergibt Zink weiß. Zinkoxid, das sich in der Hitze gelb färbt. Beim Glühen m. Kobaltosalzen auf Kohle bildet sich grünes Kobaltozinkat (Rinmanns Grün).

Zincum aceticum ERG: Zinkacetat, Essigsaures Zink,

$$(CH_3 \cdot COO)_2Zn + 2\,H_2O.$$

Mol. 219,5; D. 1,735; F. 242°. Weiße, glänz., sich fettig anfühlende Blättchen, ll. i. Aq., wl. i. A. Darst.: Durch Lösen v. Zinkoxid in Essigsäure u. Abdampfen. Anw. med.: inn. als Emeticum u. Adstringens (selten); äuß. zu Augenwässern, Injektionen und gegen Hautkrankheiten; techn.: als Beizmittel und zur Holzkonservierung.

Zincum carbonicum: (Zincum subcarbonicum) Basisches Zinkcarbonat,

$$2\,ZnCO_3 + 3\,Zn(OH)_2$$

Darst.: Durch Fällung einer Zinksalzlsg. m. Alkalicarbonat. Weiß. Pv., unl. in Aq. Anw.: z. Darst. v. Zinksalzen. Nat.: Zinkcarbonat ist Edler Galmei. **Lapis Calaminaris** ERG: Galmei, besteht haupts. aus Zinkcarbonat u. Zinksilikat. Gelbl., rötl. od. bräunl. Pv., l. in Salzsäure u. Kalilauge. Anw. volkst. u. vet.: zu Wundplvn. u. Salben. **Tutia grisea:** Grauer Galmei, Graue Tutia, Cadmia, Nihilum griseum, besteht aus Zinkoxid, Zinkcarbonat u. Zinkstaub, Graues Pv. od. graue Stücke. Es ist ein Nebenprodukt der Zinkhütten u. wird haupts. v. Bergleuten als Wundantisepticum gebraucht.

Zincum chloratum: (Butyrum Zinci) **Zinkchlorid** DAB 7, Chlorzink, $ZnCl_2$. Mol. 136,29. Weiß., kr. Pv. od. weiße Stangen, zerfließt an d. Luft, ll. i. Aq. u. A., l. i. Ae., Aceton, Glyc. Darst.: Durch Lösen v. metallischem Zink in Salzsäure u. Eindampfen. Anw. med.: bisweilen als Antisepticum u. Causticum, zur Behandlung übelriech. Wunden u. Geschwüre; mit Zinkoxid vermischt ergibt es erhärtende Massen, die als Zahnfüllung dienen; techn.: als Konservierungsmittel für Eisenbahnschwellen sowie als Lötwasser, ferner zum Verzinken, zur Herst. v. Vulkanfiber, zum Zeugdruck.

Zincum cyanatum: Zinkcyanid, Cyanzink, $Zn(CN)_2$. Mol. 117. Weiß., am. Pv., unl. i. Aq. u. A., l. i. Mineralsäuren unter Entwicklung v. Cyanwasserstoff (Vorsicht!); v. verd. organ. SS wird es nicht zersetzt. Zinkcyanid ist ebenso giftig wie Blausäure! Darst.: Durch Fällung einer Zinksulfatlsg. mit Kaliumcyanid. HOM: Zincum cyanatum. (Aufbewahrung: Ursubstanz, 1. bis 3. Dez.-Potenz sehr vorsichtig.)

Zincum dijodparaphenolsulfonicum: Zincum sozojodolicum ERG*.

Zincum fluoratum: Zinkfluorid, ZnF_2; farbl. Kr., swl. i. Aq., ll. i. Ammoniaklsg.; D. 4,84; F. 872°. Darst.: durch Erwärmen von Zn und Fluor. Anw.: in der Galvanotechnik, in der Porzellanindustrie, zur Holzkonservierung.

Zincum jodatum: Zinkjodid, Jodzink, ZnJ_2. Mol. 319; D. 4,74. Weiße, körnige, sehr hygr. Masse od. Kr., ll. i. Aq. u. A. Darst.: Durch Eindampfen einer Mischung v. Zink, Jod u. Aq. Anw.: als Reagens, vgl. Chlorzinkjodlsg. u. Jodzinkstärkelsg.

Zincum lacticum ERG: Zinklaktat, Milchsaures Zink,

$$[CH_3\cdot CH(OH)\cdot COO]_2Zn + 3\,H_2O.$$

Mol. 297,5. Weiße, glänz., nadelförmige Kr., meist zu Krusten vereinigt od. weiß. Pv., l. i. Aq., unl. i. A.; beim Erhitzen über 100° verkohlt es unter Entwicklg. brauner, rauchartig riech. Dämpfe. Darst.: Durch Eintragen v. Zinkoxid in erwärmte verd. Milchsäure u. Eindampfen. Anw. med.: inn. bisweilen b. Epilepsie; äuß. zu Augenwässern u. Injektionen. MD 0,1 g; MTD 0,3 g.

Zincum oxydatum: Zinkoxid DAB 7, Reines, ZnO. Mol. 81,37. Weißes od. gelblichweißes, zartes, am. Pv., das beim Erhitzen gelb u. beim Erkalten wieder weiß wird, unl. i. Aq., ll. i. verdünnt. SS unter Salzbildg. Darst.: Durch Erhitzen von scharf getrocknetem, gefälltem bas. Zinkcarbonat. Anw.: s. Z. oxydatum crudum DAB.

Zincum oxydatum crudum DAB 6: Rohes Zinkoxid (Flores Zinci), Zinkweiß, Zinkblumen, Lana philosophica. Darst.: In den Zinkhütten durch Verbrennen von Zinkdampf an der Luft. Anw. med.: früher wurde das reine Zinkoxid innerlich als Sedativum u. krampflösendes Mittel verwendet; heute wird fast nur noch das rohe Zinkoxid äußerlich zu Streupulvern und in Salben benutzt (DAB: Pasta Zinci, Pasta Zinci salicylata, Unguentum Zinci, Gelatina Zinci. ERG: Oleum Zinci, Pasta Zinci mollis, Pasta Zinci oleosa „Lassar", Pasta Zinci sulfurata „Unna".)

Zincum permanganicum ERG: Zinkpermanganat, Übermangansaures Zink, $Zn(MnO_4)_2 + 6\,H_2O$. Mol. 411,3. Dunkelrote, dem Kaliumpermanganat ähnliche, sehr hygr. Kr., sll. i. Aq. Darst.: Durch Fällung einer Zinksulfatlsg. mit Bariumpermanganatlsg. und Eindampfen des Filtrats. Anw. med.: zu Einspritzungen b. Urethritis (0,025%).

Zincum peroxydatum ERG: Zinksuperoxid, Zinkperhydrol®, ein Gem. v. ZnO_2 u. ZnO zu gleichen Teilen. Weiß., schwach gelbstichiges, am. Pv., unl. i. Aq., ll. i. verd. SS unter Bildung v. H_2O_2. Darst.: Durch Einwirkung v. Wasserstoffsuperoxidlsg. auf Zinkoxid. Anw. med.: als reizloses Antisepticum, Adstringens u. Desodoranz in Form v. Streuplvn. od. Salben (10—50%).

Zincum p-phenolsulfonicum: Zincum sulfophenolicum ERG*.

Zincum phosphoratum: Zinkphosphid, Zinkphosphür, Phosphorzink, Zn_3P_2. Mol. 257; D. 4,95; F. über 420°; dunkelgraue Kr. od. Pv., schwach nach Phosphor riechend u. schmeckend, giftig; unl. in Aq., l. in HCl od. verd. H_2SO_4. Anw.: zur Vergiftung von Ratten, Feld- u. Wühlmäusen, in zahlreichen Industrie-Präparaten.

Zincum raspatum: Zinkfeile.

Zincum salicylicum ERG: Zinksalizylat, Salicylsaures Zink,

$$[C_6H_4(OH)COO]_2Zn + 3H_2O.$$

Mol. 393,5. Farbl., glänz. Nadeln, l. i. Aq. u. Ae., ll. i. A. Darst.: Durch Erhitzen einer Zinksulfatlsg. mit Natriumsalicylatlsg. u. Auskristallisierenlassen. Anw. med.: zu Injektionen gegen Gonorrhöe, sowie in Pudern u. Salben gegen Hauterkrankungen.

Zincum sozojodolicum ERG: Zincum dijodparaphenolsulfonicum, Sozojodolzink, $(C_6H_2J_2OHSO_3)_2Zn + 6H_2O$. Mol. 1023,3. Farbl. Nadeln od. kr. Pv., l. i. Aq., ll. i. A. Anw.: med. zu Injektionen gegen Gonorrhöe; gegen Schnupfen als Schnupfpv. (7%).

Zincum stearinicum ERG: Zinkstearat, Stearinsaures Zink,

$$(C_{17}H_{35}COO)_2Zn.$$

Mol. 632,31, Geh. 13—15,5% Zinkoxid (enth. meist auch etwas palmitinsaures Zink); l. i. Bzl. u. Xylol, unl. i. Aq., A. u. Ae.; F. 119—122°; feines weiß. Pv. von schwach eigenartigem Geruch. Anw.: als Puder bei Hautkrankheiten (50%) u. Brandwunden, auch in Salben, Cremes, Schminken; techn.: als Gleitmittel, Mattierungsmittel usw. sowie als Flammschutzmittel. Darst.: Durch Umsetzen von Zinksulfat mit stearinsaurem Alkali in wäß. Lsgn.

Zincum subcarbonicum: Zincum carbonicum*.

Zincum sulfophenolicum ERG: Zincum-p-phenolsulfonicum, Zinkphenolsulfonat, Zinkparaphenolsulfonat,

$$[C_6H_4(OH)SO_3]_2Zn + 7H_2O.$$

Mol. 537,8. Farbl. od. schwach rötl., an der Luft verwitternde Kr., ll. i. Aq. u. A. Anw. med.: zu Urethralinjektionen (0,1%) oder zu Verbandwässern (0,25%).

Zincum sulfuratum: Zinksulfid, Schwefelzink, ZnS; weiß. Pv., ll. in verd. SS. Nat. als Zinkblende, u. Wurtzit. Darst.: durch Umsetzung von Zinksalzen (Zinksalzlösung u. Ammoniumsulfidlösung). Anw.: als Malerfarbe, in der Linoleum- u. Kunstlederherstellung, in Glasfabrikation (Milchglas). Kristallis. ZnS (gew. durch Sublimation von ZnS bei 1180°), das Spuren von Schwermetallsalzen enthält, hat die Eigenschaft bei Belichtung im Dunkeln weiterzuleuchten, s. Sidotsche Blende.

Zincum sulfuricum: Zinksulfat DAB 7, Schwefelsaures Zink, Zinkvitriol, Weißer Vitriol, Vitriolum album, Weißer Galitzenstein, Nihilum album, Augennichts, $ZnSO_4 + 7H_2O$. Mol. 287,5; D. 1,97 (wasserfrei D. 3,74); F. 40°. Farbl., an trockener Luft verwitternde Kr., ll. i. Aq., unl. i. A. DAB 7: Geh. mind. 99,5%, berechn. auf die getrockn. Substanz. Darst.: Durch Rösten v. Zinkblende u. Ausziehen des Röstproduktes mit Aq. od. durch Auflösen v. Zink in verd. Schwfs., Anw. med.: früher als Emeticum; heute nur noch äuß. als Adstringens und Antisepticum, bes. bei Augenerkrankungen (Konjunktivitis), in 0,1%igen Lösungen, ferner zu Injektionen bei Gonorrhöe (0,5%). In konzentrierten Lsgen. wirkt Zinksulfat ätzend, weil es Eiweiß koaguliert. HOM: Zincum sulfuricum. (Aufbewahrung: Ursubstanz, 1.—3. Dez.-Pot. vorsichtig.) Techn.: als Beize in der Kattunfärberei, als Holzimprägnierungsmittel. Desinfektionsmittel, zur galvanischen Verzinkung.

Zincum sulfuricum siccatum ERG: Getrocknetes Zinksulfat. Weiß., mittelfeines, lockeres Pv.; 1 g getrocknetes Zinksulfat darf beim Trocknen im Trockenschrank bei 100° höchstens 0,01 g an Gewicht verlieren. Anw. med.: wie Zincum sulfuricum.

Zincum sulfurosum: Zinksulfit, Schwefligsaures Zink, $ZnSO_3 \cdot 2H_2O$; weiß. kr. Pv., swl. in Aq., durch Mineralsäuren wird es zerlegt unter Entweichung von SO_2. Anw.: früher als Antisepticum für Verbandsstoffe; techn.: als Färberbeize.

Zincum valerianicum ERG: Zinkvalerianat, Baldriansaures Zink,

$$(C_4H_9COO)_2Zn + 2H_2O.$$

Mol. 303,6. Kleine, weiße, glänzende, etwas fettig anzufühlende Kr., die schwach nach Baldriansäure riechen. l. i. 90 Aq. u. 40 A. Darst.: Durch Vermischen einer Anreibung v. Zinkoxid u. A. mit Baldriansäure, Auflösen des gebildeten Zinkvalerianats in verd. A. u. Auskristallisierenlassen. Anw. med.: als Antineuralgicum, bei Hysterie u. Epilepsie. MD 0,1 g; MTD 0,3 g. HOM: Zincum valerianicum. (Aufbewahrung: Ursubstanz, 1.—3. Dez.-Pot. vorsichtig im Raume für Penetrantia.)

Zineol: Eucalyptol.

Zingiber officinale: Fam. Zingiberaceae, Ingwer (ausdauernde, wahrscheinl. im trop. Asien heim. Staude, kult. in fast allen Tropenländern). Stpfl. v. **Rhizoma Zingiberis:** (Radix Zingiberis) Ingwer, Ginger. Der ganze vom Kork befreite, getrocknete Wurzelstock von in Westindien kult. Pflanzen.

Die Droge besteht aus geweihartig verästelten Stücken von ca. 10 cm Länge und 2 cm Breite, die an den Seiten zusammengedrückt sind. Sie sind weißlich bis gelblichgrau, fein längs gestreift, die Enden der Zweige mit vertieft. Stengelnarben versehen. Der Bruch ist gelblich, körnig und glatt, aus der Bruchfläche ragen jedoch kurze, steife Splitter der Leitbündel heraus; der Geruch ist kräftig würzig, der Geschmack brennend scharf u. würzig. (Die Entfernung der Korkschicht erfolgt, um das Trocknen an der Sonne zu erleichtern.) Nicht oder nicht vollständig geschälte Sorten sind als „Bedeckter“ oder „Schwarzer“ Ingwer im Handel. Der geschälte oder weiße Ingwer ist vielfach einem Bleichprozeß unterworfen worden oder mit Kalk oder Kreide eingerieben, was bei dem Jamaika-Ingwer indessen nicht der Fall ist.

Best.: Bis 3% (nach DAB 6: mind. 1,5%) äth. Öl, Gingerol (in dem sich das scharf schmeckende Keton Zingeron u. dessen Verbdgen. befinden), ferner Shogaol (ein ebenfalls scharf schmeck. Keton), Harz, Stärke, Zukker. Asche max. 7%. Als beste Sorte gilt der **Bengalische Ingwer** (nur auf den Seiten geschält); ferner sind noch im Handel: **Kotschinchina-Ingwer** (ganz geschält und meist gekalkt), **Jamaika-Ingwer** (ganz geschält, von besonders feinem Aroma), **Afrikanischer Ingwer** (halb geschält). Der Geh. an äth. Öl und Gingerol ist bei den verschiedenen Sorten wechselnd. Anw. med.: als Stomachicum und Geschmackskorrigens (DAB 6: Tinctura aromatica, Tinctura Zingiberis), ferner als Gewürz und Genußmittel (Confectio Zingiberis). HOM: Zingiber, der getrocknete Wurzelstock. **Oleum Zingiberis:** Ingweröl (engl. Ginger Oil), das durch Dest. aus dem getrockneten Wurzelstock gew. äth. Öl. Grünlichgelbes, dickliches Öl, opt. linksdrehend, l. i. A. u. Ae., unl. i. Aq.; D. 0,88. Best.: Zingiberen, Zingiberol, Citral, Borneol, Cineol, d-Camphen, d-Phellandren. Anw.: zur Likörfabrikation.

Zink: Zincum*.

Zinkacetat: Zincum aceticum ERG*.

Zinkacetatlösung, Alkoholische (10-prozentige Anreibung): Reagens DAB 6.: Anreibung: 1 gepv. Zinkacetat mit 9 absol. A. (zum Nachweis v. Urobilin, Schlesingers Reagens, s. Tab. „Harnuntersuchung“).

Zinkacetat, Weingeistige, gesättigte: Reagens DAB 6: Bei Bedarf ist zerriebenes Zinkacetat mit A. bis zur Sättigung zu schütteln u. das Gemisch zu filtrieren.

Zinkalium: Aluminium-Zink; Magnesium-Legierung mit 0,8—8,3% Zink u. 0,8—8% Magnesium.

Zinkate: Komplexsalze, die beim Versetzen von Zinksalzlösungen mit Alkalilaugen entstehen.

Zink, Baldriansaures: Zincum valerianicum ERG*.

Zinkblumen: Flores Zinci, Zincum oxydatum crudum.

Zinkcarbonat: Zincum carbonicum*.

Zinkchlorid: Zincum chloratum.

Zinkcyanid: Zincum cyanatum*.

Zink, Essigsaures: Zincum aceticum ERG*.

Zinkfeile: s. u. Zincum.

Zinkfluorid: Zincum fluoratum*.

Zinkgranalien: Reagens DAB 7. Geh. 99,5—100,5% Zn, unregelm. geformte, silberglänz. Körner. Anw.: bei der Prüfung auf Arsen zur Erzeugung v. nascierendem Wasserstoff.

Zinkjodid: Zincum jodatum*.

Zinkjodidstärkelösung: s. Jodzinkstärkelösung.

Zinkkautschukpflaster: Collemplastrum Zinci.

Zinklaktat: Zincum lacticum ERG*.

Zinklegierungen: s. Zincum.

Zinkleim: Gelatina Zinci.

Zink, Milchsaures: Zincum lacticum ERG*.

Zinköl: Oleum Zinci*.

Zinkoxid (Reines): Zincum oxydatum.

Zinkoxid, Rohes: Zincum oxydatum crudum.
Zinkparaphenolsulfonat: Zincum sulfophenolicum ERG*.
Zinkpaste: s. Pasta Zinci. **Zinkpaste, ölige, „Lassar“:** s. Pasta Zinci oleosa „Lassar“ ERG. **Zinkpaste, Weiche:** s. Pasta Zinci mollis „Unna“ ERG*.
Zinkperhydrol: Zincum peroxydatum ERG*.
Zinkpermanganat: Zincum permanganicum ERG*.
Zinkphenolsulfonat: Zincum sulfophenolicum ERG*.
Zinkphosphid: Zincum phosphoratum*.
Zinkphosphür: Zincum phosphoratum*.
Zinkprotamininsulin: s. Depot-Insuline unter Insulin.
Zinksalbe: Unguentum Zinci, s. Unguenta.
Zinksalicylat: Zincum salicylicum ERG*.
Zinksalicylsäurepaste: s. Pasta Zinci salicylata.
Zink, Salicylsaures: Zincum salicylicum ERG*.
Zink, Schwefelsaures: Zincum sulfuricum DAB*.
Zinkstaub: Reag. DAB 7.
Zinkstearat: Zincum stearinicum ERG*.
Zink, stearinsaures: Zincum stearinicum ERG*.
Zinksulfat: Zincum sulfuricum.
Zinksulfat, Getrocknetes: Zincum sulfuricum siccatum ERG*.
Zinksulfid: Zincum sulfuratum*.
Zinksulfit: Zincum sulfurosum*.
Zinksuperoxid: Zincum peroxydatum ERG*.
Zink, Übermangansaures: Zincum permanganicum ERG*.
Zinkvalerianat: Zincum valerianicum ERG*.
Zinkvitriol: Zincum sulfuricum.
Zinkweiß: Zincum oxydatum crudum DAB 6.
Zinkzyanid: Zincum cyanatum*.
Zinn: Stannum*.
Zinn(IV)-Ammoniumchlorid: Stannum-Ammonium chloratum*.
Zinnasche: Stannum oxydatum*.
Zinn-Bronze: Stannum bisulfuratum cristallisatum*.
Zinn-Butter: Butyrum Stanni, s. Stannum bichloratum*.
Zinnchlorid: Stannum bichloratum (fumans)*.
Zinn(II)-chlorid: Stannum chloratum ERG*.
Zinn(IV)-chlorid: Stannum bichloratum (fumans)*.
Zinnchlorür: Stannum chloratum ERG*.
Zinndioxid: s. Stannum oxydatum.
Zinnfeilspäne: Stannum limatum*.
Zinnkraut: Herba Equiseti, s. Equisetum arvense.
Zinnober: Hydrargyrum sulfuratum rubrum.
Zinnober, Grüner: Chromium oxydatum*.
Zinnoxid: Stannum oxydatum*.
Zinn(IV)-oxid: Stannum oxydatum*.
Zinnpest: s. Stannum.
Zinnphosphid: s. Stannum.
Zinnsäure: s. Stannum.
Zinnsäureanhydrid: Stannum oxydatum*.
Zinnsalz: Stannum chloratum ERG*.
Zinnsulfid: Stannum bisulfuratum cristallisatum*.
Zinntetrachlorid: Stannum bichloratum*.
Zinn(II)-Verbindungen: Stannoverbdgen, s. Stannum.
Zinn(IV)-Verbindungen: Stanni-Verbdgen, s. Stannum.
Zirbeldrüse: Epiphyse, Glandula pinealis, s. Organotherapeutica.

Zirkonium: Zirkon, Zr, AtG 91,22; II-, III-, IV-wertig; Ordnungszahl 40; D. 6,52; F. ca. 1855°; Kp. ca. 3000°; entdeckt von Berzelius 1824. Nat.: Nur gebunden, haupts. als **Zirkon** (Hyazinth), $ZrSiO_4$, haupts. in Norwegen u. Nordamerika, ferner als Wöhlerit u. Zirkonerde (ZrO_2). Darst.: Durch Erhitzen von Calciumzirkonfluorid, H_2ZrF_6, m. Kalium od. Natrium; es resultiert hierbei das Zirkon zunächst als schwarzes, am. Pv., das beim Schmelzen grauweiße, kr. Massen bildet. Reines Zirkon ist ein stahlartig glänzendes, weiches, biegsames, hämmerbares Metall. l. in Königswasser u. Flußsäure, während die anderen SS das Metall kaum angreifen. Das Metall verbrennt im Sauerstoffstrom bei Weißglut zu ZrO_2 u. erreicht dabei die für Metalle höchste Temp. von ca. 4650—4750°. Die Zirkonium-Verbindungen sind haupts. IV-wertig. Beim Erhitzen strahlt ZrO_2 ein blendend weiß. Licht aus (Nernst-Lampe, Zirkonlicht). Es dient ferner zur Herst. feuerfester Gefäße, Schmelztiegel u. als Zusatz zum Quarzglas (Zirkonglas) sowie als Röntgenkontrastmittel.

Zirkon: Zirconium*.

Zirkondioxid: s. Zirconium.

Zirkonglas: s. Zirconium.

Zirkonlicht: s. Zirconium.

Zirkulation des Protoplasmas: *bot.* Plasmaströmungen in verschiedene Richtungen, innerhalb d. wandständigen Endoplasmas od. innerhalb d. Plasmafäden einer Zelle, vgl. Rotation.

Zirrhose: Cirrhosis*.

Zitrat-Blut: s. Blut.

Zitrin: Vitamin P, s. Vitamine.

Zitronat: s. Citrus medica var. bajoura*.

Zitrone: Fructus Citri, s. Citrus medica.

Zitronellgras: Cymbopogon nardus.

Zitronellöl: Oleum Citronellae, s. Cymbopogon nardus.

Zitronenbaum: Citrus medica*.

Zitronenkraut: Folia Melissae, s. Melissa officinalis.

Zitronenmilch: s. Citronenmilch.

Zitronenöl: Oleum Citri, s. Citrus medica.

Zitronensäure: Acidum citricum, Citronensäure.

Zitronensaft: Succus Citri, s. Citrus medica.

Zitronenschale: Pericarpium Citri DAB 6, s. Citrus medica.

Zittmannsche Abkochung: Decoctum Zittmanni DAB 6.

Zitwerblüten: Flores Cinae, s. Artemisia cina.

Zitwersamen: Flores Cinae, s. Artemisia cina.

Zitwerwurzel: Rhizoma Zedoariae, s. Curcuma zedoaria.

Zitwerwurzelöl: Oleum Zedoariae, s. Curcuma zedoaria.

Zizyphus vulgaris: Fam. Rhamnaceae (östl. Mittelmeergebiet bis Indien u. Japan). Stpfl. v. **Fructus Jujubae:** Rote Brustbeeren, Jujuben. Best.: Zucker, Schleim, äpfelsaure u. weinsaure Salze. Anw. volkst.: als Schleimmittel bei Erkrankungen der Luftwege. (In gleicher Weise werden auch die Früchte v. **Zizyphus lotus,** Mittelmeergebiet, u. **Z. jujuba,** Trop. Afrika, verwendet.)

Zn: *chem.* Zink, s. Zincum.

ZNS: Abkzg. für Zentralnervensystem*.

Zoogloea: Bakterienmassen, die infolge gallertiger Umwandlung der äußeren Zellwandschichten schleimig zusammenfließen; meist v. charakteristischer Form.

Zoohormone: Hormone, die im Tierkörper gebildet werden.

Zoonosen: Krankheiten, die vom Tier auf den Menschen übertragen werden, z. B. Milzbrand, Tollwut, Trichinose, Psittakose.

Zoosporen: s. Sporen.

Zoosterine: s. Sterine.

Zootoxine: Tierische Gifte.

Zoster: Herpes zoster = Gürtelrose.

Zr: *chem.* Zirkon, s. Zirconium.

Zsigmondysche Filter: s. Filtrieren.

Zucker u. Zuckerarten: s. Saccharum u. Kohlenhydrate.

Zuckerahorn: Acer saccharinum, s. Saccharum.

Zuckeralkohole: Entstehen durch Reduktion von Monosacchariden (Aldosen, Ketosen) mit Natriumamalgam in verdünnter Schwefelsäure, wobei die Aldosen u. Ketosen durch Aufnahme von 2 Atomen Wasserstoff in die mehrwertigen Alkohole übergehen; so werden Tetrosen zu Tetriten, Pentosen zu Pentiten, Hexosen zu Hexiten usw. reduziert. Es sind meist farblose, kristallinische, wasserlösliche Substanzen, die sich z. T. in der Natur vorfinden, z. B. d-Sorbit u. d-Idit (in d. Vogelbeeren), d-Mannit (in Manna, Pilzen, Sellerie, Oliven, Algen u. a.), Dulcit (in Manna), Volemit (in d. Wurzeln von Primulaceen, Flechten).

Zuckerbirke: Betula lenta*.

Zuckercouleur: Saccharum tostum, s. Saccharum.

Zuckerfarbe: Saccharum tostum, s. Saccharum.

Zuckerharnruhr: Diabetes mellitus.

Zuckerkalk: Calcaria saccharata ERG*.

Zuckerkrankheit: Diabetes mellitus, s. Diabetes.

Zuckerrohr: Saccharum officinarum, s. Saccharum.

Zuckerrübe: Beta vulgaris, s. Saccharum.

Zuckersäure: 1. Oxidationsprodukt von Traubenzucker,

$$HOOC \cdot (CHOH)_4 \cdot COOH.$$

Farbl. Sirup, ll. i. Aq. u. A.; 2. volkst. Bezeichnung für Acidum oxalicum*.

Zuckersirup: Sirupus simplex, s. Saccharose.

Zuckerspiegel: s. Blutzucker.

Zugpflaster, Gelbes: Emplastrum Lithargyri compositum DAB 6.

Zugpflaster, Zusammengesetztes: Emplastrum Lithargyri compositum DAB 6.

Zweifach-Schwefel-Ammonium: Ammonium bisulfuratum*.

Zweihäusig: *bot.* Diözisch, männliche und weibliche Blüten auf verschiedene Individuen verteilt.

Zwerchfell: Diaphragma*.

Zwergbohne: Buschbohne, Phaseolus vulgaris var. nanus*.

Zwergholunderwurzel: Radix Ebuli ERG, s. Sambucus ebulus.

Zwetschge: Prunus domestica*.

Zwiebel: Allium cepa*; *bot.* Bulbus*.

Zwiebelkuchen: *bot.* s. Bulbus.

Zwiebelschuppen: *bot.* s. Bulbus.

Zwikker-Bodendorf-Reaktion: Farbreaktion zur Identifizierung von Barbituraten, Hydantoinen, Sulfonamiden, Pyridinen, Purinen.

Zwitterblüten: *bot.* Blüten mit männlichen u. weiblichen Geschlechtsorganen.

Zwölffingerdarm: (Die Bezeichnung stammt von Herophilos, ca. 300 v. Chr. in Alexandria) Intestinum duodenum.

Zyaneisenkalium: Kalium ferrocyanatum ERG*.

Zyanide: Salze der Zyanwasserstoffsäure.

Zyanidhaltiges Quecksilberoxyzyanid: Hydrargyrum oxycyanatum cum Hydrargyro cyanato DAB*.

Zyankalium: Kalium cyanatum ERG*.

Zyanose: Bläuliche Verfärbung der Haut infolge Kohlensäureüberladung des Blutes.

Zyanquecksilber: Hydrargyrum cyanatum DAB 6.

Zyansilber: Argentum cyanatum, s. Silbercyanid.

Zyanwasserstoffsäure: Acidum hydrocyanicum, s. Cyanwasserstoff.

Zyanzink: Zincum cyanatum*.

Zygomorph: *bot.* s. Blüte.

Zygote: Die durch Verschmelzung zweier Gameten* (Befruchtung) hervorgegangene Neuzelle.

Zyklische Kohlenwasserstoffe: s. Kohlenwasserstoffe.

Zyklon B: Schädlingsbekämpfungsmittel, das aus mit flüssiger Blausäure getränkter Zellstoffmasse, der als Warnmittel der stark riechende Chlorkohlensäuremethylester beigemischt ist, besteht. Die Masse wird in den zu entwesenden (nicht zu desinfizierenden, denn Bakterien werden nicht abgetötet) Räumen (auf Zeitungspapier u. dgl.) ausgebreitet, die Blausäure verdunstet langsam an der Luft, während die zurückbleibende Zellstoffmasse ungiftig ist.

Zylinder im Harn: s. Harnzylinder.

Zymase: s. Gärung.

Zymös: *bot.* s. Blütenstand.

Zypressenöl: Oleum Cupressi ERG, s. Cupressus sempervirens.

Zypressen-Wolfsmilch: Euphorbia cyparissias*.

Zystein: Cystein.

Zystin: Cystin.

Zystitis: (griech. κύστις = Harnblase) Blasenkatarrh, Blasenentzündung.

Zystolithe: (Cystolithe) *bot.* Stielartige Zellwandverdickungen m. traubenförmigen Calciumoxalatkristallen, z. B. in den retortenförmigen Epidermishaaren v. Cannabis sativa var. indica u. anderer Moraceen.

Zytochrome: Cytochrome, Histohämatine, Histohämine, in allen tier. u. pflanzlichen Zellen (mit Ausnahme einiger anaerob lebender Organismen) vorkommende Hämoproteide (Farbstoffe), die als Katalysatoren bei der Zellatmung tätig sind. Man unterscheidet Zytochrome a, b und c. Letzteres ist wasserlösl. u. kann leicht aus dem Gewebe extrahiert werden, während die Zytochrome a und b Enzyme darstellen, die fest an die Zellstruktur gebunden sind. Zytochrom a ist eng mit dem sauerstoffübertragenden Ferment vergesellschaftet. Die prosthetische Gruppe des Zytochroms b ist vermutlich Protohämin. Die Zytochrome sind nicht autooxidabel. Vgl. Atmungsferment.

Zytologie: Zellenlehre.

Zytoplasma: s. Protoplasma.

Zytostatica: Cytostatica, Stoffe, die auf das Wachstum u. die Vermehrung normaler oder pathologischer Zellen hemmend einwirken, z. B. Urethan*, Thiouracil*, Östradiol* sowie radioaktive Substanzen, vgl. ferner Mitosegifte.

Zytotoxisch: Zellschädigend.

Tabellenverzeichnis

Tabelle 1

Abkürzungen

A. A. R.	Antigen-Antikörper-Reaktion
AAT	Anionenaustauscher
ABDA	Arbeitsgemeinschaft der Berufsvertretungen Deutscher Apotheker
AB 0	Blutgruppensystem
ACD	Stabilisatormischung zur Spenderblut-Konservierung
ACE	Narkosegemisch aus Alkohol, Chloroform u. Äther
ACS	Antireticulo-endotheliales-cytotoxisches Serum
ACTH	Adrenocorticotropes Hormon
AcZ	Acetylzahl
ADB	Allgemeine Deutsche Biographie
ADH	Alkoholdehydrogenase (Anw. zur Bestimmung von Blutalkohol)
ADKA	Arbeitsgemeinsch. Deutscher Krankenhausapotheker
ADP	Adenosindiphosphat
AdW	Akademie der Wissenschaften
A. E.	Antitoxin-Einheit
A. E. C.	Atomic Energy Commission
AeDTA	Äthylendiamintetraessigsäure
AEE	Apoerythein-Einheit (betr. Vit. B_{12})
A. E. S. G. P.	Assoc. Européenne des Spécialités Grand Public (Europ. Fachverband d. Heilmittelindustrie)
AEV	Verband der Arbeiter-Ersatzkassen e. V.
AG	Antigen
AHG	Antihämophiles Globulin (betr. Blutgerinnung)
AK	Antikörper
Ak(ad).	Akademie
ALFT	Aluminiumhydroxid-gebundenes Formoltoxoid
ALV	Audiovisuelle Lehrmittel
AMP	Adenosinmonophosphat
AOAC	Association of the Official Analytical Chemists
AP, aP	Alkalische Phosphatase
6-APA	6-Aminopenicillansäure
APC	Adenoidal-Pharyngeal-Conjunctival(-Viren)
APF	Animal Protein Factor (betr. Vit. B_{12})
APG	Arbeitskreis Pharmazeut. Großhandelsverbände (Bonn)
APL	Anterior Pituitary Like Hormone
APV	Arbeitsgemeinschaft für Pharmazeut. Verfahrenstechnik e.V.
ARBO(R)	Arthropod Borne (durch Insekten übertragene Viren)
ARD	Acute Respiratory Disease(-Viren)
ASTM	American Society of Testing Materials
AT	Arzneitaxe; Alttuberkulin (vgl. TOA)
ATCC	American Type Culture Collection (bakt. Stammhaltung)
ATP	Adenosintriphosphat
Ax. E.	Axolotl-Einheit (betr. Schilddrüsenhormone)
AZ	Alkoholzahl
AZR	Aschheim-Zondek-Schwangerschaftsreaktion
BAdW	Bayerische Akademie der Wissenschaften
BAK	Bundesassistentenkonferenz
BAL	British Anti-Lewisit (= Dimercaprol)
BAN	British Approved Names
BCG	Bacille Calmette Guérin (bei Tbk.)
Be°	Baumé-Grad
BGA	Bundesgesundheitsamt (Berlin)

BKE	Brechkrafteinheit (Dioptrie, D)
Bkt.	Bakterien
Blk.	Blutkörperchen
BMJFG	Bundesminister(ium) für Jugend, Familie u. Gesundheit
BOD	Biochemical Oxygen Demand
BP	British Pharmacopoeia
BRK	Bayerisches Rotes Kreuz
BSG	Blutsenkung(sgeschwindigkeit)
BSI	British Standards Institution
BSR	Blutsenkungsreaktion
BTM	Betäubungsmittel
BtmVV	Verordnung für das Verschreiben von Betäubungsmitteln
BVA	Bundesversicherungsanstalt; B.V.A. = Bundesverband der Angestellten in Apotheken
BZ	Blutzucker; Buchner-Zahl
C., CZ	Chemisches Zentralblatt
C_5, C_6	Penta- und Hexamethonium (Ganglienblocker)
C_{10}	Dekamethonium (vgl. Curare)
C. A.	Chemical Abstracts
CA	Croup associated(-Virus)
Ca	Carcinoma, Karzinom, Krebs
Ca- u. CaNaEDTA	Kalzium- und Kalzium-Natrium-äthylendiamintetra-azetat
CARNO	Chemical Abstracts Registry No.
CCA	Chimpanzee Coryza Agent (RS-Virus)
CCS	Chlorphenyl-chlormethylsulfon (Kontaktinsektizid)
CEE	Central European Encephalitis(-Virus); Communauté Économique Européenne
CERN	Centre Européen de la Recherche Nucléaire
cf.	confer (lat.) = vergleiche, siehe
CG	Choriongonadotrophin
CGPM	Conférence Générale des Poids et Mésures
CGS	Zentimeter-Gramm-Sekunde-Maßsystem
CI	Colour Index
CIOMS	Council for Internat. Organizations of Medic. Sciences
Ck	Kreatinkinase
CNRS	Centre de la Recherche Scientifique (Frankreich)
CoA	Coeznym A
CODATA	Committee on Data for Science and Technology (Ffm.)
c. p. s.	counts per second
CSIRO	Commonwealth Scientific a. Industr. Research Organization
CUU	Computer-unterstützter Unterricht
D	Dioptrie, Dosis
DAB	Deutsches Arzneibuch
DAC	Deutscher Arzneimittel-Codex (1972f.; Ergänzungsbuch zum DAB)
DAdW	Deutsche Akademie der Wissenschaften (zu Berlin)
DAV	Deutscher Apotheker-Verein, -Verlag
DAZ	Deutsche Apotheker-Zeitung
DBS	Dibromsalicyl (Antimykotikum)
DC	Dünnschichtchromatographie
DCF	Dénominations Communes Françaises
DCI	Dénominations Communes Internationales
DD	Differentialdiagnose
DDT	Dichlor-diphenyl-trichloräthan (Insektizid)
DE	Digitalis-Einheit
DECHEMA	Deutsche Gesellschaft für chem. Apparatewesen e. V.
De-Ma	Supronal (Sulfonamid)
DFP	Diisopropylfluorophosphat (Glaukommittel)

DGF	Deutsche Gesellschaft für Fettforschung
DGK	Deutsches Grünes Kreuz
dH°	deutsche Härtegrade (Wasser)
DHE	Dihydroergotamin
Di	Diphtherie
DIHT	Deutscher Industrie- und Handelstag
DK	Dezimalklassifikation
DL, D. l., Dl	Dosis letalis
Dlm	Dosis letalis minima
DMSO	Dimethylsulfoxid
DNA	Desoxyribonucleic acid
DNA	Deutscher Normen-Ausschuß
DNS	Desoxyribonukleinsäure (engl. DNA)
DOC(A)	Desoxycorticosteron(acetat)
DOPA, Dopa	Dihydroxyphenylalanin
Dopamin	Dihydroxyphenyläthylamin
DPhG	Deutsche Pharmazeutische Gesellschaft
DPN	Diphosphopyridinnukleotid (= NAD)
DPT	Diphtherie-Pertussis-Tetanus
DRF	Deutsche Reichs- oder Rezeptformeln
DRK	Deutsches Rotes Kreuz
DST	Dihydrostreptomycin
DT	Diphtherie-Tetanus
E	Emmetropie (Normalsichtigkeit)
EC	Enzyme Commission (der IUB)
ECAO	Enteric Cytopathogenic Avian Orphan(-Virus)
ECBO	Enteric Cytopathogenic Bovine Orphan(-Virus)
ECCO	Enteric Cytopathogenic Cat Orphan(-Virus)
ECHO	Enteric Cytopathogenic Human Orphan(-Virus)
ECMO	Enteric Cytopathogenic Monkey Orphan(-Virus)
ECSO	Enteric Cytopathogenic Swine Orphan(-Virus)
ED	Einzeldosis
EDV	Elektronische Datenverarbeitung
EEG	Elektroencephalogramm
e. g.	exempli gratia (lat.) = zum Beispiel
EGWA	Einkaufsgenossenschaft Südwestdeutscher Apotheker eGmbH
EHG	Einzelhöchstgabe
EKG	Elektrokardiogramm
Elk	Elementarkörperchen (Virus)
EMC	Encephalomyocarditis (-Virus)
EMD	Einzelmaximaldosis (= Einzelhöchstgabe)
EMK	Elektromotorische Kraft
EP	European Pharmacopoea
Er	Erythrozytenzahl
ERC	Echo Rhino Coryza(-Viren)
EuAB	Europäisches Arzneibuch
EVKA	Europäische Vereinigung der Krankenhausapotheker
EVR	Electronic Video Recording
EW	Eingetragenes Warenzeichen, Eiweiß
EZ	Esterzahl
F., Fp.	Schmelzpunkt
FAD	Flavin-Adenin-dinukleotid
FAO	Food and Agriculture Organization (USA)
FCGU	Film- und Computer-unterstützter Gruppenunterricht
FD	Froschdosis (Digitalis)
FDA	Food and Drug Administration (USA)
FE	Froscheinheit (Digitalis)

FH	Follikelhormon
F. I.	Färbeindex (Hämoglobin/Ery-zahl)
FID	International Federation for Documentation
FIFARMA	Federación Latinoamericana de la Industria Farmacéutica
FIP	Fédération Internationale Pharmaceutique
FMB	Formulae Magistrales Berolinensis
FMG	Formulae Magistrales Germaniae
Fp.	Schmelzpunkt (Fusionspunkt)
FRH	Follikelreifungshormon
FSH	Follikelstimulierendes Hormon
FSME	Russ. Frühjahres-Sommer-Encephalitis(-Virus)
FSU	Follikelstimulierender Urin
ft.	Feet
FU	Freie Universität (Berlin)
GADA	Gemeinschaft aktiver alleinarbeitender deutscher Apotheker e. V.
GC	Gaschromatographie
GDCh	Gesellschaft Deutscher Chemiker (Ffm.)
GDH	Glutamat-dehydrogenase
GEPHA-Verband	Bundesverband des genossenschaftlichen pharmazeutischen Großhandels in Deutschland e. V.
GG	Gammaglobulin
GIIP	Groupement Internat. de l'Industrie Pharmaceutique des Pays de la Communauté Économique Européenne (CEE)
GIRP	Groupement Internat. de la Repartition Pharmaceutique
GLC	Gas Layer Chromatography (Gaschromatographie)
GMS	Glycerinmonostearat
Go	Gonorrhoe
GOD	Glucose-oxidase
GOT	Glutamat-Oxalacetat-transaminase
GPT	Glutamat-Pyruvat-transaminase
GU	Grundumsatz
HAB	Homöopathisches Arzneibuch
HAM	Höchstabgabemenge
Hb	Hämoglobin
HBDH	Hydroxybuttersäure-dehydrogenase
HCG	Human Chorionic Gonadotrophin
HCH	Hexachlorcyclohexan
HED	Haurerythemdosis (Rö-Strahlen), Hauteinheitsdosis
HHL	Hypophysenhinterlappen
HMG	Human Menopausal Gonadotrophin
HML	Hypophysenmittellappen
HT	Herztöne
HVL	Hypophysenvorderlappen
HWS	Halswirbelsäule
HWZ	Halbwertzeit
IAN	Internationale anatomische Nomenklatur
ICD	Internat. Classification of Diseases (ab 1968 in der BRD: „Internationale Klassifikation der Krankheiten, Verletzungen und Todesursachen")
ICH	Infectious Canine Hepatitis(-Virus)
ICNV	Internationales Komitee zur Nomenklatur der Viren
ICR	Interkostalraum. Zwischenrippenraum
ICSH	Interstitial Cell Stimulating Hormone
ICSU	Internat. Council of Scientific Unions
IE	Internationale Einheit, Immunitätseinheit
i. e.	id est (lat.) = das ist, das heißt
IFCC	Internat. Federation of Clinical Chemists

IFPMA	International Federation of Pharmaceutical Manufacturers Associations
IGGP	Internationale Gesellschaft für Geschichte der Pharmazie
IK	Immunkörper
IKS	Internationale Kontrollstelle für Heilmittel (Bern)
inf.	inferior (lat.)= der untere
INH	Isonikotinsäurehydrazid
INN	International Nonproprietary Names
IOPAB	Internat. Organization of Pure and Applied Biophysics
IPA	Isopropylalkohol
IPSF	International Pharmaceutical Student's Federation
IPTD	(p-Aminobenzolsulfonamido)-5-isopropyl-1,3,4-thiadiazol = Glyprothiazol (orales Antidiabetikum)
IR	Infrarot
ISBN	Internationale Standard-Buchnummer (10-stellig)
ISO	International Organization for Standardization
IU	International Unit
IUB	International Union of Biochemistry
IUBS	International Union of Biological Sciences
IUPAC	International Union of Pure and Applied Chemistry
IUPAP	International Union of Pure and Applied Physics
IUPS	International Union of Physiological Sciences
IWL	Institut für wissenschaftliche Lehrmethoden
JAMA	Journal of the American Medical Association
jato	Jahrestonne
KBR, KBB	Komplementbindungsreaktion
KH	Kohlenhydrat(e), Karbonathärte (Wasser)
L.	Lues
LAP	Leucin-aminopeptidase
LD	Letaldosis, letale Dosis
LDH	Lactat-dehydrogenase
LH	Luteinisierungshormon
LHT-System	Lwoff-Horne-Tournier-System zur Virenklassifizierung
LMC	lymphocytäre Choriomeningitis(-Virus)
LSD	Lysergsäurediäthylamid
LTH	Luteotropes Hormon, Lactogenes Hormon
LWS	Lendenwirbelsäule
MAK	Maximale Arbeitsplatzkonzentration
MAO(H)	Monoaminoxidase(-hemmer)
mc	Megacycles (bei kernmagnetischer Resonanz)
M	Mach, Masse, Molar
ME	Mäuseeinheit
MEDLARS	Medical Literature Analysis and Retrieval System (Computer-gestützte Auswertung, Speicherung und lfd. Bekanntgabe der wiss. Weltliteratur in Medizin und Biologie bei der National Library of Med. in Bethesda, Md., USA)
MIK	Maximale Immissionskonzentration
MINIA	Monkey Intranuclear Inclusion Agent (-Virus)
MKR	Meinicke-Klärungsreaktion (serol. Luesprobe)
MKS	Maul- und Klauenseuche
moto	Monatstonne
mp.	melting point (engl.) = Schmelzpunkt
MPG	Max-Planck-Gesellschaft
MPI	Max-Planck-Institut
MS	Multiple Sklerose
MSE	Meerschweincheneinheit
MSH	Melanocyten stimulierendes Hormon

MTS-Folie	Merbromin-Tanninsäure-Silbernitrat-Folie (bei Verbrennungen
MWG	Massenwirkungsgesetz
N-Faktor	Blutgruppenfaktor
NAD	Nicotinamid-Adenin-dinucleotid (früher DPN)
NADP	Nicotinamid-Adenin-dinucleotid-phosphat (früher TPN)
NAV	Verband niedergelassener Ärzte Deutschlands
ND	Normdosis
NDB	Neue Deutsche Biographie
NF	National Formulary
NFN	Nordisk Farmakopenaevn
NIH	National Institute of Health
NK	Norm(al)konzentration
NMR	Nuclearmagnetic resonance
N.	Nervus (Nn. = Nerven)
NN	Nebennieren (N. mark = NNM, N. rinde = NNR)
NND	New and Nonofficial Drugs
NORDAG	Norddeutsche Apothekergenossenschaft eGmbH
NOWEDA	Nordwestdeutsche Apothekergenossenschaft eGmbH
OMS	Organisation Mondiale de la Santé (= Weltgesundheitsorganisation, WGO, WHO)
OPPI	Organisation of pharmaceut. Producers of India
PAPOVA	Papilloma-Polyoma-Vacuolating Agents (-Virus)
PAS	p-Aminosalicylsäure; Perjod acid Schiff'reagent
PC	Papierchromatographie
PCNV	Provisorisches Komitee zur Nomenklatur von Viren
P-Faktor	Blutgruppenfaktor
PH	Prolactin-hormon
Ph.Eur.	Pharmacopoea Europaea
PI	Pharmacopoea Internationalis (WHO)
PIA	Pharmaceut. Industries Assoc. in the EFTA
Picorna	RNS-haltige pathogene Virengruppe („pico" = sehr klein, „rna" = RNS)
PKU	Phenylketonurie
PLT	Psittakose-Lymphogranuloma-Trachom (-Viren)
p. m.	post mortem (nach dem Tode); post meridiem (nachmittags)
PMA	Pharmaceut. Manufacturers Assoc. (USA)
PMAC	Pharmaceutical Manufacturers Assoc. of Canada
PMG	Postmenopausen-gonadotropin
PMS	Pregnant Mare Serum Gonadotrop(h)in
PP-Faktor	Nicotinsäureamid (Antipellagrafaktor)
PPLO	Pleuropneumonia-Like Organisms (-Viren)
ppm	parts per million (engl.; mg pro Liter)
PSP	Phenolsulfophthalein (bei Nierenfunktionsprobe)
PTA	Pharmazeut.-techn. Assistent(in); pharmac. Trade Assoc. of Singapore
PTB	Physikalisch-technische Bundesanstalt
PTH	Parathyreotropes Hormon
PVP	Polyvinylpyrrolidon (Plasmaersatz)
q. v.	quod vide (lat.) = siehe diese(s)
r	Internat. Röntgeneinheit
RES	Reticuloendotheliales System
Rest-N, RN	Rest-Stickstoff (Nichteiweiß-Stickstoff)
R_F	Retention factor, ratio to front (papierchromatogr. Stoffkonstante)
Rh-Faktor	Rhesus-Faktor (betr. Blutgruppen); Rh = pos., rh. = neg.
RI	Respiratory Infective (-Agents, -Viren)
RKW	Rationalisierungs-Kuratorium der Deutschen Wirtschaft

RL	Reallexikon der Medizin u. i. Grenzgebiete
RNA, RNS	Ribonukleinsäure
Rö	Röntgen
RR	Riva-Rocci (Methode zur Blutdruckmessung)
S	Sehschärfe (ophthalm.)
SAdW	Sächsische Akademie der Wissenschaften
SEE	Skopolamin-Eukodal-Ephedrin (Pränarkosemischung)
SH	Serumhepatitis
SHP	Société d'Histoire de la Pharmacie
SI	Système International (d'Unités), Internat. oder SI-Einheiten-System (Anw. gem. Gesetz über Einheiten im Meßwesen v. 2. 7. 1969)
SP, sP	saure Phosphatase
SR	Senkungsreaktion (Erythrocyten)
Stabi	Staatsbibliothek
STH	Somatotropes oder Wachstumshormon
TAB	Typhus-Paratyphus A u. B-Impfstoff
Tb, Tbc, Tbk	Tuberkulose
TbB	Tuberkulosebakterium
TCA, TCE	Trichloressigsäure
TEA	Tetraäthylammonium(-Verbindung)
TEM	Triäthylenmelamin
TGLiB	Tarifgemeinschaft der Apothekenleiter im Bundesgebiet und Westberlin
TH	Technische Hochschule
THG	Tageshöchstgabe
TKP	Trikresylphosphat
TLC	Thin Layer Chromatography (Dünnschichtchromatographie)
Tm	Tumor
TMD	Tagesmaximaldosis
TMTD	Tetramethylthiuramdisulfid
TMV	Tabakmosaikvirus
TOA	Tuberkulin (Original Alt)
TPE	Typhus-Paratyphus-Enteritis(-Gruppe)
TPN	Triphosphopyridin-nucleotid (jetzt NADP)
TRIC	Trachom-Inklusions-Conjunctivitis(-Viren)
TSH	Thyreostimulating Hormone
TTC	Triphenyltetrazoliumchlorid
TTH	Thyreotropes Hormon
TU	Technische Universität
Ty	Typhus
UCG	Urin-Choriongonadotropin
ULA	Union der leitenden Angestellten
UMSHP	Union Mondiale des Sociétés d'Histoire Pharmaceutique
UNESCO	United Nations Educational, Scientific and Cultural Organization
USAN	United States Adopted Names
USP	United States Pharmacopoeia, US-Patent
UV	Ultraviolett
V	Vene, Volt
VAA	Verband angestellter Akademiker der chem. Industrie
VdAK	Verband der Angestellten-Krankenkassen e. V.
VDI	Verein Deutscher Ingenieure
VdSO	Vereinigung Deutscher Sanitätsoffiziere (Deutsche Gesellschaft für Wehrmedizin und Wehrpharmazie)
vis	visible = sichtbar
VP	Versuchsperson; Voges-Proskauer(-Medium; bakteriol.)

WaR	Wassermann-Reaktion
WFPMM	World Federation of Proprietary Medicine Manufacturers
WGO	Weltgesundheitsorganisation (engl. WHO, franz. OMS)
WHO	World Health Organization
WIGESA	Wirtschaftliche Genossenschaft südwestdeutscher Apotheker
WIV	Wissenschaft, Industrie und Verwaltung (Fachgruppe WIV-Apotheker)
Wiveda	Genossenschaft Bayer. Apotheker eGmbH
WZ	Warenzeichen
X-rays	Röntgenstrahlen (engl.)
Z	Ordnungs- oder Kernladungszahl
ZAW	Zentralausschuß der Werbewirtschaft e. V.
ZMD	Zentralstelle für Mechanische Dokumentation (Ffm.)
ZNS	Zentralnervensystem

Tabelle 2

Abkürzungen auf Rezepten

a.	= ante	vor, bevor
a.	= auris	Ohr
aa āā, $\widehat{aa}$	= ana partes aequales	zu gleichen Teilen
āā ad	= ana partes aequales ad	zu gleichen Teilen auffüllen auf
abs., absol.	= absolutus	absolut, ganz rein
a. c.	= ante cenam (a. cibum)	vor der Mahlzeit
ad(d).	= adde, addetur, addentur	füge hinzu, fülle auf!
ad baln.	= ad balneum	zum (für das) Bad
ad caps. amyl.	= ad capsulam amylaceam	in Oblatenkapsel
ad caps. gelat.	= ad capsulam gelatinosam	in Gelatinekapsel
ad chart.	= ad chartam	in Papierbeutel
ad chart. cer.	= ad chartam ceratam	in Wachskapsel
add.	= adde, addetur, addentur	füge hinzu, fülle auf!
ad lib., adl.	= ad libitum	nach Belieben
adm.	= admove	füge hinzu!
ad man. med.	= ad manus medici	zu Händen des Arztes
ad oll. alb.	= ad ollam albam	in weiße Kruke
ad oll. all.	= ad ollam allatam	in mit (zurück) gebrachte Kruke
ad oll. gris.	= ad ollam griseam	in graue Kruke
ad oll. rel(at).	= ad ollam relatam	in zurückgebrachte Kruke
ad rat.	= ad rationem	auf Rechnung
ad sacc. pap.	= ad sacculum papyraceum	in Papierbeutel
ad scat.	= ad scatulam	in (eine) Schachtel
ad us. ext.	= ad usum externum	zum äußeren Gebrauch
ad us. int(ern).	= ad usum internum	zum inneren Gebrauch
ad us. med.	= ad usum medicinalem	zum arzneilichen Gebrauch
ad us. propr.	= ad usum proprium	zum eigenen Gebrauch
ad us. vet.	= ad usum veterinarium	zum tierarzneilichen Gebrauch
ad vitr.	= ad vitrum	in Flasche
ad vitr. all.	= ad vitrum allatum	in mit (zurück-)gebrachte Flasche
ad vitr. ampl.	= ad vitrum amplum	in Weithalsflasche
ad vitr. c. epist. vitr.	= ad vitrum cum epistomeo vitreo	in Flasche mit Glasstöpsel
ad vitr. gutt.	= ad vitrum guttatorium	in Tropfflasche (Tr.glas)
ad vitr. nigr.	= ad vitrum nigrum	in dunkle Flasche
ad vitr. pat.	= ad vitrum patentatum	in Tropfflasche (Tr.glas)
ad vitr. rost.	= ad vitrum rostratum	in Tropfflasche (Tr.glas)
aeq., aequal.	= aequalis	gleich
agit.	= agita	schüttele! bewege!
alb.	= album	weiß
albiss.	= albissimus	sehr weiß, rein weiß
alc(oh).	= alcoholus	Alkohol
alcoh. dep.	= alcohole depuratus	durch Alkohol gereinigt
alt. hor.	= alternis horis	jede zweite Stunde
A. M., a. m.	= ante meridiem	vormittags
amer.	= americanus	amerikanisch
Amp.	= Ampulla	Ampulle
anhydr.	= anhydricus	wasserfrei
appl. (icand.)	= applicandus	ist anzuwenden
Aq.	= Aqua	Wasser

Aq. bull.	= Aqua bulliens	kochendes Wasser
Aq. com(m).	= Aqua communis	Trinkwasser
Aq.dem(in).	= Aqua demineralisata	entmineralisiertes Wasser
Aq. dest.	= Aqua destillata	destilliertes Wasser
Aq. ferv.	= Aqua fervida	heißes Wasser
Aq. font.	= Aqua fontana	Trinkwasser (Brunnenwasser)
Aq. frig.	= Aqua frigida	kaltes Wasser
aquos.	= aquosus	wäßrig
aur.	= auris	Ohr
aut. simil.	= aut simile (similia)	oder ähnliches
Ax.	= Axungia	Fett
b.	= bis	zweimal (doppelt)
Bac.	= Bacillus, Baculus	Stäbchen, Stab
bib.	= bibe	trinke!
b. i. d.	= bis in die	zweimal täglich
bidest.	= bidestillatus	doppelt destilliert
bisdep.	= bisdepuratus	doppelt gereinigt
bisrect(if).	= bisrectificatus	doppelt rektifiziert
Bol.	= Bolus	Bissen
bull.	= bulliens	kochend
C	= centum	100
C	—	hom. Centesimalpotenz (z. B. C 4)
c.	= cum	mit
caerul.	= caeruleus	blau
calc.	= calcinatus	kalziniert, geglüht
cap.	= capiat	lasse den Patienten nehmen
Caps.	= Capsula	Kapsel
Caps. amyl.	= Capsula amylacea	Stärkekapsel, Oblate
Caps. cer(at).	= Capsula cerata	Wachskapsel
Caps. gelat.	= capsula gelatinosa	Gelatinekapsel
Caps. pap(yr).	= Capsula papyracea	Papierkapsel
cave	—	Vorsicht! Hüte dich!
c. bract.	= cum bracteis	mit Deckblättern
cc.	= concisus	zerschnitten, geschnitten
c. calicib.	= cum calicibus	mit Kelchen (Blütenkelchen)
cerat.	= ceratum	Wachssalbe, gewachst
c. f.	= cum formula	mit Rezeptformel auf Signatur
c. flor.	= cum floribus	mit Blüten
Chart. cerat., Ch. c.	= Charta cerata	Wachspapier (Kapsel)
Ch. c.	= Charta cerata	Wachspapier (Kapsel)
chem. (pur.)	= chemice (purus)	chemisch (rein), auf chemische Weise
chord. chir.	= chorda chirurgicalis	chirurgisches Nähmaterial
c. instill.	= cum instillatore	mit Tropfpipette (Tropfer)
cito (subito)	—	schnell! (Sofortige Anfertigung)
c. n.	= cum nomine	mit Name (Rezeptformel) auf der Signatur
coch. amp.	= cochleare amplum	ein voller Eßlöffel (ein Eßlöffel voll)
coch. mag.	= cochleare magnum	ein voller Eßlöffel
coch. med.	= cochleare medium	ein Dessertlöffel voll
coch. mod.	= cochleare modicum	ein Dessertlöffel voll

coch. parv.	= cochleare parvum	ein Kaffee(Tee)löffel voll
coct.	= coctus	gekocht
col.	= cola	koliere!
coll.	= collutorium	Mundwasser
collun.	= collunarium	Nasenspülung
collyr.	= collyrium	Augenspülung, Augenwäsche
comm.	= communis	gewöhnlich, üblich
comp., cp.	= compositus	zusammengesetzt
Compr.	= Compretten®	Tabletten (MBK-Präp.)
compr.	= compressus	zusammengepreßt
conc.	= concentratus	konzentriert
conc., concis,. cc.	= conciscus	geschnitten, zerschnitten
conc(is). gross.	= concisus grosse	grob zerschnitten
consp.	= consperge	bestreue!
Const.	= Constituentia	Arzneiträger, Vehikel (Bestandteile)
cont.	= contunde	zerstoße! zerdrücke!
cont.	= contusus	zerstoßen, zerdrückt
coq.	= coque, coquatur	koche; es werde gekocht!
coq. s. a.	= coque secundum artem	koche kunstgerecht (fachgerecht
corros.	= corrosivus	ätzend
Cort.	= Cortex	Rinde
cp.	= compositus	zusammengesetzt
crd.	= crudus	roh
crist.	= cristallisatus	kristallisiert
crud.	= crudus	roh
ctr.	= contra	gegen
cyath.	= cyathus	Weinglas
D	= quingenti	500
D	—	hom. Dezimalpotenz (z. B. D2)
d. (s. a. div.)	= da, detur, dentur	gib! es werde(n) gegeben!
d.	= dexter	rechts
d.	= dies	ein Tag
d.	= dosis	eine Dosis, eine Gabe
d. c. f.	= detur cum formula	es werde mit Rezeptformel auf der Signatur abgegeben!
Dct.	= Decoctum	Abkochung
Dec.	= Decoctum	Abkochung
Decoct.	= Decoctum	Abkochung
dent.	= dentur	man gebe!
dep.	= depuratus	gereinigt
dieb. alt.	= diebus alternis	einen Tag um den anderen, jeden 2. Tag
dieb. secund.	= diebus secundis	einen Tag um den anderen, jeden 2. Tag
digest.	= digestivus	verdauend
Dil., Dilut.	= Dilutio	Verdünnung, Dilution
dil.	= dilutus	verdünnt
D. in 2plo	= detur in duplo	es werde doppelt gegeben!
disp.	= dispensetur	es werde verabfolgt!
d(iv.)	= divide	teile!
div. i. part. aeq.	= divide in partes aequales	teile in gleiche Teile!
DL, D. L., D. l.	= Dosis letalis	tödliche Dosis
dos.	= dosis, doses	Gabe, Gaben

Dos. let.	= Dosis letalis	tödliche Gabe
Dr., Drag.	—	Dragées
DRF	= —	Deutsche Rezept(Reichs)-formeln
d. s.	= da, signa	gib und bezeichne!
d. sub. sig.	= da sub sigillo	gib versiegelt ab
d. t. d.	= dentur tales doses	solche Einzelgaben sollen gegeben werden
Elect.	= Electuarium	Latwerge, Mus
elect.	= electus	ausgelesen, ausgesucht
e. m. p.	= ex modo prescripto	nach Vorschrift
Empl.	= Emplastrum	Pflaster
Emuls.	= Emulsio	Emulsion
e paullo aq.	—	in etwas Wasser
Ess.	= Essentia	Essenz
examar.	= examaratus	entbittert
Excip.	= Excipientia (Excipientes)	Arzneiträger, Vehikel
excort., decort.	= excorticatus (de...)	entrindet, ausgeschält
express.	= expressus	ausgepreßt
exsicc.	= exsiccatus	ausgetrocknet
Extr.	= Extractum	Extrakt
f.	= fiat, fiant	es werde(n) gemacht
F. a. o.	= folio argenti obscurando	zu versilbern
fact(it).	= factitius	künstlich
ferv(id).	= fervidus	siedend
f. h.	= fiat haustus	es werde ein Getränk zubereitet
filtr.	= filtra	filtriere!
fiss.	= fissus	gespalten
f. l. a.	= fiat lege artes	es werde nach den Regeln der Kunst gemacht
flav.	= flavus	gelb
flext.	= fluidextractum	Extractum fluidum
Flor.	= Flores	Blüten
fluid.	= fluidus	flüssig
FMB	—	Formulae Magistrales Berolinenses
FMG	—	Formulae Magistrales Germaniae
fort.	= fortis, forte	stark, starkwirkend
frig. par.	= frigide paratus	kalt hergestellt
Fruct., Frct.	= Fructus	Früchte
ft.	= fiat	es werde gemacht; mache!
fus.	= fusus	gegossen
garg.	= gargarisma	Gurgelmittel
Glob. vag.(in).	= Globuli vaginalis	Vaginalkugeln
Gm.	= gramma	Gramm
gr.	= grosse	grob (z. B. gepulvert)
Gran.	= Granulum	Körnchen
gran., granul.	= granulatus	gekörnt, granuliert
gr. mod. pulv. (plv.)	= grosso modo pulveratus	grob gepulvert
gross.	= grosso	grob
gr. plv.	= grosse pulveratus	grob gepulvert
gtt(s)	= guttas (guttae)	Tropfen
H., h.	= hora	Stunde
Hb., Herb.	= Herba	Kraut
h. n.	= hac nocte	heute abend
hor. un. spat.	= horae unius spatio	stündlich

h. s.	= hora somni	beim (vor dem) Schlafengehen
i. bacill.	= in bacillis	in Stäbchen
i. bacul.	= in baculis	in Stangen
i. c.	= inter cibos	zwischen den Mahlzeiten, während der Mahlzeit
i. fasc.	= in fascibus (fasciculis)	in Bündeln (Bündelchen)
i. fol.	= in foliis	in Blättern
i. g.	= intra (musculum) glutaeum	intraglutäal, in den Gesäßmuskel
i. glob.	= in globulis	in Kugeln
i. gran.	= in granis	in Körnern
i. lacr.	= in lacrimis	in Tränen
i. lam.	= in lamellis	in Blättchen
i. m.	= intra musculum	intramuskulär, in den Muskel
inc(is).	= incisus	eingeschnitten
Inf.	= Infusum	Aufguß, Infus
inf.	= infunde	gieße auf!
Inj.	= Iniectio	Einspritzung, Injektion
inspiss.	= inspissatus	eingedickt
i. p.	= ipse paratus	selbst bereitet
i. p.	—	intraperitoneal
i. sort.	= in sortibus	naturell, nicht ausgelesen(e Ware)
it.	= iteretur	darf erneut abgegeben werden
i. tabul.	= in tabulis	in Tafeln
i. v.	= intra venam	intravenös, in die Vene
K. P.	—	Kassenpackung
L	= quinquaginta	50
l. a.	= lege artis	vorschriftsmäßig, kunstgerecht
laevig.	= laevigatus	geschlämmt
lb.	= libra	Pfund
leviss.	= levissimus	sehr leicht
Lign.	= Lignum	Holz
Lin., Linim.	= Linimentum	Liniment
Liq.	= Liquor	Flüssigkeit, Liquor
liq., liquid.	= liquidus	flüssig
liquef.	= liquefactus	verflüssigt, flüssig gemacht
liquid.	= liquidus	flüssig
M	= mille	1000
m.	= mane	morgends
m.	= misce, misceatur	mische! es werde gemischt!
m.	= mitte	schicke, sende, gib
mac.	= macera	mazeriere!
mane pr.	= mane primo	früh am Morgen
Mass.	= Massa	Grundmasse
max(im).	= maximus	größte (Sorte etc.)
m. dict.	= more dicto	wie angegeben
M. D. S., m. d. s.	= misce, da, signa	mische, gib, bezeichne!
m. d. u.	= more dictu utendum	nach Vorschrift zu gebrauchen
med.	= medius	mittlere (Sorte etc.)
m. et v., m. & v.	= mane et vespere	morgends und abends
M. F., m. f.	= misce (ut) fia(n)t	mische, damit werde, entstehe

min. conc., min. cc.	= minutim concisus	fein geschnitten
mist.	= mistura	Mixtur
mit.	= mitis	mild, mild wirkend
Mixt.	= Mixtura	Mixtur, Mischung
M. m.	= Morphinum muriaticum	Morphinhydrochlorid
m. p.	= modo praescripto	wie vorgeschrieben
M. pil. (q. s.)	= Massa pilularum (quantum satis)	Pillenmasse (genügend)
m. t. d.	= mitte tales doses	gib solche Dosen, Mengen
Muc.	= Mucilago	Schleim
mund.	= mundatus	geschält, gereinigt
mur.	= muriaticus	salzsauer
n.	= noctu	nachts
nat.	= naturalis, naturale	natürlich
Nebul.	= nebulae	Oblaten, Lebzelte (USA: Spray)
ne reit. (repet.)	= ne reiteretur (repetatur)	darf nicht wiederholt werden!
n. et m.	= nocte maneque	nachts und morgens
nigr.	= niger	schwarz
noctu	—	nachts (im Nachtdienst anzufertigen, angefertigt)
non rep.	= non repetatur	nicht zu wiederholen
norm.	= normatus	genormt
Nr., No, N°	= numero	in der Zahl (Menge) von…
obd.	= obduce	überziehe!
o. d., o. l.	= oculus dexter, oculus laevus	rechtes bzw. linkes Auge
Ol.	= Oleum	Öl
oll. alb. (gris.)	= olla alba (grisea)	weiße (graue) Kruke, d. h. Porzellan- bzw. Tonkruke
omn. hor.	= omni hora	alle Stunden, stündlich
omn. man.	= omni mane	jeden Morgen
O. P., OP	—	Originalpackung
ope	—	mit Hilfe
Oplx.	—	Oligoplex®
opt.	= optimus	beste (Sorte etc.)
o. s.	= oculus sinister	linkes Auge
o. u.	= oculi uterque	beide Augen
p.	= pulveratus, pulvis	gepulvert, Pulver
p. a.	= pro analysi	für die Analyse (d. h. chemisch bes. rein)
p. ae.	= partes aequales	gleiche Teile, zu gleichen Teilen
part. affect.	= partem effectam	(auf den) leidenden Teil
parv.	= parvus	klein
Past.	= Pasta	Paste
p. c.	= post cenam (cibum, cibos)	nach der Mahlzeit (dem Essen)
pct.	= praecipitatus	gefällt
p. d.	= pro die	täglich, pro Tag
penic.	= penicillus	Pinsel, Haarpinsel
P-Glas	—	Pipettenglas
p. gross.	= pulvis grossus	grobes Pulver
phial.	= phiala	Flasche
Pil.	= Pilulae	Pillen
plan. sol.	= plane solubilis	vollständig löslich
plv.	= pulvis	Pulver

plv. subt.	= pulvis subtilis	feines Pulver (feingepulvert)
P. M., p. m.	= post meridiem	nachmittags
p. o.	= per os	durch den Mund, oral
pond.	= ponderosus	schwer
Pot.	= Potio	Trank, Getränk
ppt.	= praecipitatus	gefällt
praec.	= praecipitatus	gefällt
p. r. n.	= pro re nata	bei Bedarf
pro baln.	= pro balneo	für das Bad
pro d.	= pro die	täglich, pro (für den) Tag
pro d(os.)	= pro dosi	für die Einzelgabe, pro Gabe
pro inf(ant).	= pro infantibus	für Kinder
pro inf(us).	= pro infusione	zur Infusion
pro inject.	= pro injectione (iniectione)	zur Injektion, Einspritzung
pro med.	= pro medico	für den Arzt
pro ord.	= pro ordinatione	für die Arztpraxis
pro rect.	= pro recto	rektal
pro stat.	= pro statione	für die ärztl. Station, für die Arztpraxis
pro us. ext.	= pro usu externo	zum äußeren Gebrauch
pro us. int.	= pro usu interno	zum inneren Gebrauch
pro us. med.	= pro usu medicinali	zu arzneilichem Gebrauch
pro us. vet.	= pro usu veterinario	zu tierarzneilichem Gebrauch
pt.	= perstetur	kann fortgesetzt (wiederholt) werden
pulv.	= pulvis, pulveratus	Pulver, gepulvert
pulv. subt.	= pulvis subtilis	feines Pulver
pur., p.	= purus	rein
puriss.	= purissimus	ganz rein, reinst
q., qq.	= quodque, quaque	jeder, jede, jedes
q. i. d.	= quater in die	viermal täglich
q. l.	= quantum libet	genügend viel
q. pl.	= quantum placet	genügend viel, soviel beliebt
q. q. h.	= quaque quarta hora	aller vier Stunden
qq. hor.	= quaque hora	jede Stunde, stündlich
Q. R.	= quantum rectum	die Menge ist richtig, richtige Menge
q. s.	= quantum satis	soviel als nötig
quot. op. sit.	= quoties opus sit	so oft als nötig, erforderlich
q. v.	= quod vide	siehe dies
q. v.	= quantum voleris	so viel man braucht, wünscht
Rad.	= Radix	Wurzel
raff.	= raffinatus	gereinigt, raffiniert
rasp.	= raspatus	geraspelt
Rec.	= recipe	nimm!
rec.	= recens	frisch
rec. par(at).	= recenter paratus	frisch bereitet
recrist.	= recristallisatus	umkristallisiert
rect(if).	= rectificatus	gereinigt, rektifiziert
rectfss.	= rectificatissimus	höchst gereinigt
reit.	= reiteretur	darf wiederholt werden!
Remed.	= Remedium	Mittel, Heilmittel
ren. sem.	= renovetur semel	einmal zu wiederholen

rep.	= repetatur	darf wiederholt werden!
Rhiz.	= Rhizoma	Wurzelstock, Rhizom
Rot.	= Rotula	Plätzchen, Kügelchen
Rp., Rec.	= recipe	nimm!
rubr.	= ruber, rubra, -um	rot
S., s.	= signa	bezeichne!
s.	= sine bzw. sive	ohne bzw. oder
s. a.	= secundum artem	kunstgerecht, fachgerecht
s. c.	= sub cutem	subkutan, unter die Haut
scat.	= scatula	Schachtel
scat. orig.	= scatula originalis	Originalpackung
sedens	—	„sitzend", d. h. Patient wartet auf die Zubereitung u. Aushändigung einer Arznei (im Sitzen)
Sem.	= semen	Samen
s. f.	= sub formula	mit Rezeptformel auf Signatur (abzugeben)
sicc.	= siccus, siccatus	trocken, getrocknet
sign., sig.	= signa, signetur	schreibe, es soll beschrieben werden (als Anleitung f. d. Patienten)
simil.	= similis, simile	ähnlich
sine calic.	= sine calicibus	ohne Hüllkelche (d. Blüte)
sine conf.	= sine confectione	ohne (Original-)Verpackg.
sine cop.	= sine copia	ohne Rezeptabschrift
Sir.	= Sirupus	Sirup
s. n.	= sub nomine	mit Rezeptformel auf Signatur (abzugeben)
s. n.	= secundum naturam	nach der Eigenart (Natur), der Natur entsprechend
s. o.	= sine olla	ohne Kruke (zu berechnen)
sol.	= solubilis	löslich
Sol., sol.	= Solutio	Lösung
sol(ut).	= solutus	gelöst
solv.	= solve	löse!
solv. len. cal.	= solve leni calore	löse bei milder Wärme!
s. o. s.	= si opus sit	wenn erforderlich
Spec.	= Species	Teemischung
Spir., Spirit.	= Spiritus	Weingeist, Zubereitung mit Wein
spirit.	= spirituosus	weingeisthaltig
spiss.	= spissus	eingedickt
s. pret.	= sine pretio	ohne Preis (Berechnung)
s. q.	= sufficiens quantitas	in ausreichender Menge
ss.	= semis	halb, eine Hälfte
s. s. n.	= sub suo nomine	mit Rezeptformel auf Signatur (abzugeben)
s. s. ven(en)., sub sign. ven.	= sub signo veneni	mit der Signatur „Gift" abzugeben
stat., statim	= statim	sofort, unmittelbar
subl.	= sublimatus	sublimiert
sub sig.	= sub sigillo	versiegelt, verschlossen
subt.	= subtilis, subtile	fein
subt(li)ss. pulv.	= subtilissime pulveratus	feinst gepulvert
subt. pulv. (plv.)	= subtiliter pulveratus	fein gepulvert
sum.	= sumat, sumatur	zu nehmen
Supp.	= suppositorium	Zäpfchen

s. v.	= sine vitro	ohne Glas, Flasche (zu berechnen)
S. V. R.	= Spiritus Vini rectificatus	gereinigter Weingeist
S. V. T.	= Spiritus Vini tenuior	verdünnter Weingeist (engl. Proof Spirit)
syr.	= syrupus	Sirup
Tabl.	= Tabulettae	Tabletten
tal. dos., t. d.	= tales doses	solche Einzelgaben
Tct., Tinct.	= Tinctura	Tinktur
t. d.	= tales doses	solche Einzelgaben
t. d. s.	= ter die sumendum	3mal täglich zu nehmen
ter.	= tere	reibe
t. i. d.	= ter in die	dreimal täglich
Tinct.	= Tinctura	Tinktur
titr.	= titratus	eingestellt (standardisiert)
tost.	= tostus	geröstet
tot.	= totus	ganz
Tr.	= —	Tropfen
tr.	= tinctura	Tinktur
Trit.	= Trituratio	Verreibung, Trituration
Tub.	= Tubera	Wurzelknollen
u. a. f.	= ut aliquid fiat	„damit (irgendetwas) geschehe", Bez. für indifferente Verordnung
Ugt., Ungt.	= Unguentum	Salbe
ult.	= ultime	höchstens
Ungt. ophthalm.	= Unguentum ophthalmicum	Augensalbe
us.	= usus	Gebrauch
ust.	= ustus	gebrannt
ut dict.	= ut dictum	wie angegeben, beschrieben
ut f.	= ut fiat	damit geschehe, werde
v.	= vitrum	Flasche
v.	= vel	oder
v. ampl.	= vitrum amplum	Weithalsflasche
v(ap). p(ar).	= vapore paratus	mittels (in) Dampf bereitet
v. c. epist. vitr.	= vitrum cum epistomeo vitreo	Flasche mit Glasstöpsel
venal.	= venalis	handelsüblich
v. epist. vitr. claus.	= vitrum epistomio vitreo clausum	Flasche mit Glasstöpsel
ver.	= verus	echt, wahr
verte	—	wende(um)!
vesp.	= vesper	abends
veterin.	= veterinarius	für Tiere bestimmt
v. gutt.	= vitrum guttatorium	Tropfglas
v. hom.	= vitrum homoeopathicum	homöopathisches Glas
v. h. p.	= via humida paratus	auf feuchtem Wege bereitet
vir.	= viridis	grün
v. nigr.	= vitrum nigrum	dunkle Flasche
vol.	= volatilis, -e	flüchtig
v. p.	= vapore paratum	mittels Dampf bereitet
v. pat(ent).	= vitrum patentatum	Tropfglas
v. pip.	= vitrum pipettatum	Pipettenglas
v. rost.	= vitrum rostratum	Tropfglas
v. s.	= vitrum simplex	einfaches Glas, Flasche
v. tect.	= vitrum tectum	Flasche mit Glasstöpsel
vulg.	= vulgaris	gewöhnlich
z. H. d. A.		zu Händen des Arztes

Tabelle 3

Chemische Elemente, ihre Symbole und Atomgewichte

(Bezogen auf $^{12}C = 12{,}0000$; Stand 1970)

Element	Symbol	Atomnummer	Atomgewicht	Element	Symbol	Atomnummer	Atomgewicht
Actinium ...	Ac	89	[227]	Lawrentium .	Lr	103	[256]
Aluminium .	Al	13	26.9815	Lithium	Li	3	6.941
Americium ..	Am	95	243 [241]	Lutetium ...	Lu	71	174.97
Antimon ...	Sb	51	121.75	Magnesium ..	Mg	12	24.305
Argon	Ar	18	39.948	Mangan	Mn	25	54.9380
Arsen	As	33	74.9216	Mendelevium	Md	101	[257] [258]
Astat	At	85	[210]	Molybdän ..	Mo	42	95.94
Barium	Ba	56	137.34	Natrium	Na	11	22.9898
Berkelium ..	Bk	97	[247] [249]	Neodym	Nd	60	144.24
Beryllium ..	Be	4	9.01218	Neon	Ne	10	20.179
Blei	Pb	82	207.2	Neptunium .	Np	93	237.0482
Bor	B	5	10.81	Nickel	Ni	28	58.71
Brom	Br	35	79.904	Niob	Nb	41	92.9064
Cadmium ...	Cd	48	112.40	Nobelium ...	No	102	[255]
Caesium	Cs	55	132.9055	Osmium	Os	76	190.2
Calcium	Ca	20	40.08	Palladium ..	Pd	46	106.4
Californium .	Cf	98	251	Phosphor ...	P	15	30.9738
Cer	Ce	58	140.12	Platin	Pt	78	195.09
Chlor	Cl	17	35.453	Plutonium ..	Pu	94	[238] [244]
Chrom	Cr	24	51.996	Polonium ...	Po	84	[209] [210]
Curium	Cm	96	[242] [250]	Praseodym ..	Pr	59	140.9077
Dysprosium .	Dy	66	162.50	Promethium	Pm	61	[145]
Einsteinium .	Es	99	[253] [254]	Protactinium	Pa	91	231.0359
Eisen	Fe	26	55.847	Quecksilber .	Hg	80	200.59
Erbium	Er	68	167.26	Radium	Ra	88	226.0254
Europium ...	Eu	63	151.96	Radon	Rn	86	[222]
Fermium ...	Fm	100	[257]	Rhenium ...	Re	75	186.2
Fluor	F	9	18.9984	Rhodium ...	Rh	45	102.9055
Francium ...	Fr	87	[223]	Rubidium ...	Rb	37	85.4678
Gadolinium .	Gd	64	157.25	Ruthenium .	Ru	44	101.07
Gallium	Ga	31	69.72	Samarium ..	Sm	62	150.4
Germanium .	Ge	32	72.59	Sauerstoff ...	O	8	15.9994
Gold	Au	79	196.9665	Scandium ...	Sc	21	44.9559
Hafnium	Hf	72	178.49	Schwefel	S	16	32.06
Helium	He	2	4.00260	Selen	Se	34	78.96
Holmium ...	Ho	67	164.9303	Silber	Ag	47	107.868
Indium	In	49	114.82	Silicium	Si	14	28.086
Iridium	Ir	77	192.22	Stickstoff ...	N	7	14.0067
Jod	J	53	126.9045	Strontium ..	Sr	38	87.62
Kalium	K	19	39.102	Tantal	Ta	73	180.9479
Kobalt	Co	27	58.9332	Technetium .	Tc	43	98,9062
Kohlenstoff .	C	6	12.01115	Tellur	Te	52	127.60
Krypton	Kr	36	83.80	Terbium	Tb	65	158.9254
Kupfer	Cu	29	63.546	Thallium ...	Tl	81	204.37
Kurchatovium	Ku	104	261	Thorium	Th	90	232.0381
				Thulium	Tm	69	168.9342
Lanthan	La	57	138.9055	Titan	Ti	22	47.90

Element	Symbol	Atomnummer	Atomgewicht	Element	Symbol	Atomnummer	Atomgewicht
Uran	U	92	238.029	Ytterbium ..	Yb	70	173.04
Vanadium ..	V	23	50.9414	Yttrium	Y	39	88.9059
Wasserstoff .	H	1	1.0080	Zink	Zn	30	65.37
Wismut	Bi	83	208.9806	Zinn	Sn	50	118.69
Wolfram ...	W	74	183.85	Zirkonium ..	Zr	40	91.22
Xenon	Xe	54	131.30				

(Aus: Holleman-Wiberg, Lehrbuch der Anorganischen Chemie, 81. Auflage, 1972, Walter de Gruyter & Co., Berlin 30)

Tabelle 4

Europäisches Arzneibuch

Die Monographien des Europäischen Arzneibuches Bd. I/II und deren Identitäten mit DAB 7-Monographien

Das Europäische Arzneibuch (englische Ausgabe „European Pharmacopoeia", französische Ausgabe „Pharmacopée Européenne"; deutsche Kurzbez. **Ph. Eur.**, **P. E.**, daneben auch noch „EuAB", „E.P." = Europäische Pharmakopöe) wird nach seiner gesetzlichen Einführung in folgenden acht Partnerstaaten des Europarats mit dem jeweils gültigen nationalen Arzneibuch dieser Länder vereint („integriert") sein:

Belgien	Italien
Bundesrepublik Deutschland	Luxemburg
Frankreich	Niederlande
Großbritannien	Schweiz

In der Bundesrepublik Deutschland mußten hierzu jeweils erst gültige deutsche Fassungen übersetzt und erarbeitet werden.

Am 1. Oktober 1974 tritt lt. VO vom 21. 6. 1974 Band I der Ph.Eur. in Kraft; der 1. Nachtr. '74 hebt 56 (52 ident.) Artikel des DAB 7 auf.

Der wünschenswert raschen Einführung und Anpassung an das „Arzneibuch" stehen neben weiteren Hemmfaktoren auch terminologische Nöte entgegen, nachdem die vom DAB 7 ausgelösten noch nicht einmal restlos beseitigt sind:

Das Europäische Arzneibuch verwendet die lateinischen Namen der WHO (wie in der Pharmacopoea Internationalis) mit der uns unvertrauten genetivischen Formulierung, z. B. Calcii acetas anstelle von Calcium aceticum usw. Die deutsche Fassung von Bd. I der Ph.Eur. behält diese Regelung bei.

Die anschließende Tabelle soll ein Hilfsmittel für die terminologische Orientierung und die Erkennung von identischen Artikeln bei Ph.Eur. und DAB 7 sein. In der linken Spalte sind die Artikel der Ph.Eur. in der (numerierten) Reihenfolge für Band I u. II samt englischer und französischer Bezeichnung enthalten. Die rechte Spalte enthält ggfs. die damit identischen Artikel des DAB 7, wobei neben der Hauptbezeichnung u. der Seitenzahl des betr. Artikels im DAB 7 die Synonyme folgen. Bei stofflichen Abweichungen, z. B. anderer Salzform, wird hierauf verwiesen.

Gesamtverzeichnis der Ph.Eur. I/II
Identische Monographien von Ph.Eur. und DAB 7
Aufgehobene DAB 7-Monographien = ●

Ph.Eur.	DAB 7
Band I (Nr. 1—76)	
● 1 Acaciae Gummi *e* Acacia *f* Gomme arabique	+ Arabisches Gummi (550) (Gummi arabicum)
● 2 Acidum acetylsalicylicum *e* Acetylsalicylic acid *f* Acide acétylsalicylique	+ Acetylsalicylsäure (278) (Acidum acetylosalicylicum)
● 3 Acidum ascorbicum *e* Ascorbic acid *f* Acide ascorbique	+ Ascorbinsäure (351) (Acidum ascorbicum; Vitamin C)

Ph.Eur.	DAB 7
● 4 Acidum boricum *e* Boric acid *f* Acide borique	+ Borsäure (374) (Acidum boricum)
5 Adrenalinii tartras *e* Adrenaline tartrate *f* Tartrate d' adrénaline	(Adrenalin-Base; 282)
6 Alumen *e* Alum *f* Alun	—
● 7 Ammonii chloridum *e* Ammonium chloride *f* Chlorure d' ammonium	+ Ammoniumchlorid (328) (Ammonium chloratum)
● 8 Amylum Maydis *e* Maize starch *f* Amidon de mais	+ Maisstärke (655) (Amylum Maydis)
● 9 Amylum Oryzae *e* Rice starch *f* Amidon de riz	+ Reisstärke (847) (Amylum Oryzae)
● 10 Amylum Solani *e* Potato starch *f* Amidon de pomme de terre	+ Kartoffelstärke (615) (Amylum Solani)
● 11 Amylum Tritici *e* Wheat starch *f* Amidon de blé	+ Weizenstärke (997) (Amylum Tritici)
● 12 Aqua purificata *e* Purified water *f* Eau purifiée	+ Demineralisiertes Wasser (981) (Aqua demineralisata)
● 13 Argenti nitras *e* Silver nitrate *f* Nitrate d' argent	+ Silbernitrat (893) (Argentum nitricum)
● 14 Barbitalum *e* Barbitone *f* Barbital	+ Diäthylbarbitursäure (464) (Acidum diaethylbarbituricum) (Barbital)
● 15 Barii sulfas *e* Barium sulphate *f* Sulfate de baryum	+ Bariumsulfat (362) (Barium sulfuricum)
● 16 Belladonnae Folium *e* Belladonna leaf *f* Feuille de belladone	+ Belladonnablätter (364) (Folia Belladonnae)
17 Belladonnae pulvis normatus *e* Prepared Belladonna *f* Poudre titrée de belladone	—
● 18 Benzocainum *e* Benzocaine *f* Benzocaine	+ p-Aminobenzoesäure-äthylester (316)
● 19 Borax *e* Borax *f* Borax	+ Natriumtetraborat (720) (Borax)
20 Calcii aminosalicylas *e* Calcium aminosalicylate *f* Aminosalicylate de calcium	
● 21 Calcii carbonas *e* Calcium carbonate *f* Carbonate de calcium	+ Calciumcarbonat (390) (Calcium carbonicum)

Ph.Eur.	DAB 7
● 22 Calcii chloridum *e* Calcium chloride *f* Chlorure de calciuu	+ Calciumchlorid (392) (Calcium chloratum)
● 23 Chininii chloridum *e* Quinine hydrochloride *f* Chlorhydrate de quinine	+ Chininhydrochlorid (419) (Chininum hydrochloricum)
● 24 Codeinii phosphas *e* Codeine phosphate *f* Phosphate de codéine	+ Codeinphosphat (445) (Codeinum phosphoricum)
25 Codeinum *e* Codeine *f* Çodéine	—
● 26 Digitoxinum *e* Digitoxin *f* Digitoxine	+ Digitoxin (477) (Digitoxinum)
27 Digoxinum *e* Digoxin *f* Digoxine	—
28 Dimercaprolum *e* Dimercaprol *f* Dimercaprol	—
29 Ergocalciferolum *e* Ergocalciferol	+ Calciferol (388) (Calciferolum) (Ergocalciferol) (Vitamin D_2)
30 Ergometrinii maleas *e* Ergometrine maleate *f* Maléate d' ergométrine	—
31 Ergotaminii tartras *e* Ergotamine tartrate *f* Tartrate d' ergotamine	—
● 32 Gentianae radix *e* Gentian root *f* Racine de gentiane	+ Enzianwurzel (512) (Radix Gentianae)
● 33 Hydrogenii peroxidum *e* Strong hydrogen peroxide solution *f* Solution concentrée de peroxyde d' hydrogène	+ Konzentrierte Wasserstoffperoxid-Lösung (984) (Hydrogenium peroxydatum solutum concentratum)
● 34 Hydrogenii peroxidum dilutum *e* Dilute hydrogen peroxide solution *f* Solution diluée de peroxyde d' hydrogène	+ Verdünnte Wasserstoffperoxid-Lösung (985) (Hydrogenium peroxydatum solutum)
35 Hyoscyami Folium *e* Hyoscyamus leaf *f* Feuille de jusquiame noire	—
36 Hyoscyami pulvis normatus *e* Prepared hyoscyamus *f* Poudre titrée de jusquiame	—
37 Iodum *e* Iodine *f* Iode	+ Jod (589) (Jodum)

	Ph.Eur.	DAB 7
	38 Ipecacuanhae pulvis normatus *e* Prepared Ipecacuanha *f* Poudre titrée d' ipéca	—
●	39 Ipecacuanhae radix *e* Ipecacuanha root *f* Racine d' ipécacuanha	+ Ipecacuanhawurzel (579) (Radix Ipecacuanhae)
●	40 Isoniazidum *e* Isoniazid *f* Isoniazide	+ Isonicotinsäurehydrazid (584) (Isonicotinoylhydrazinum)
●	41 Kalii bromidum *e* Potassium bromide *f* Bromure de potassium	+ Kaliumbromid (600) (Kalium bromatum)
●	42 Kalii chloridum *e* Potassium chloride *f* Chlorure de potassium	+ Kaliumchlorid (602)
●	43 Kalii iodidum *e* Potassium iodide *f* Iodure de potassium	+ Kaliumjodid (606) (Kalium jodatum)
	44 Magnesii oxidum levis *e* Light magnesium oxide *f* Oxyde de magnésium léger	+ Magnesiumoxid (648) (Magnesia usta)
●	45 Magnesii subcarbonas levis *e* Light magnesium carbonate *f* Carbonate de magnésium léger	+ Basisches Magnesiumcarbonat (646) (Magnesium carbonicum)
	46 Magnesii subcarbonas ponderosus *e* Heavy magnesium carbonate *f* Carbonate de magnésium lourd	—
●	47 Magnesii sulfas *e* Magnesium sulphate *f* Sulfate de magnésium	+ Magnesiumsulfat (652) (Magnesium sulfuricum)
●	48 Menadionum *e* Menadione *f* Menadione	+ Methylnaphthochinon (670) (Methylnaphthochinonum) (Menadion)
●	49 Morphinii chloridum *e* Morphine hydrochloride *f* Chlorhydrate de morphine	+ Morphinhydrochlorid (682) (Morphinum hydrochloridum)
●	50 Natrii aminosalicylas *e* Sodium aminosalicylate *f* Aminosalicylate de sodium	+ p-Aminosalicylsaures Natrium (320) (Natrium para-aminosalicylicum)
●	51 Natrii chloridum *e* Sodium chloride *f* Chlorure de sodium	+ Natriumchlorid (697) (Natrium chloratum)
●	52 Natrii hydrogenocarbonas *e* Sodium bicarbonate *f* Bicarbonate de sodium	+ Natriumhydrogencarbonat (703) (Natrium bicarbonicum)
●	53 Natrii iodidum *e* Sodium iodide *f* Iodure de sodium	+ Natriumjodid (710) (Natrium jodadum)
●	54 Natrii sulfas anhydricus *e* Anhydrous sodium sulphate *f* Sulfate de sodium anhydre	+ Entwässertes Natriumsulfat (718) (Natrium sulfuricum siccatum)
●	55 Natrii sulfas decahydricus *e* Sodium sulphate *f* Sulfate de sodium	+ Natriumsulfat (717) (Natrium sulfuricum)

Ph.Eur.		DAB 7
●	56 Papaverinii chloridum *e* Papaverine hydrochloride *f* Chlorhydrate de papavérine	+ Papaverinhydrochlorid (753) (Papaverinum hydrochloricum)
●	57 Paraldehydum *e* Paraldehyde *f* Paraldéhyde	+ Paraldehyd (762)
●	58 Phenacetinum *e* Phenacetin *f* Phénacétine	+ Phenacetin (782) (Phenacetinum)
●	59 Phenobarbitalum *e* Phenobarbitone *f* Phénobarbital	+ Phenyläthylbarbitursäure (787) (Acidum phenylaethylbarbituricum) (Phenobarbital)
●	60 Physostigminii salicylas Eserinii salicylas *e* Physostigmine salicylate *f* Salicylate d' ésérine	+ Physostigminsalicylat (803) (Physostigminum salicylicum)
	61 Pilocarpinii nitras *e* Pilocarpine nitrate *f* Nitrate de pilocarpine	(Pilocarpinhydrochlorid 866)
●	62 Procainii chloridum *e* Procaine hydrochloride *f* Chlorhydrate de procaine	+ Procainhydrochlorid (822) (p-Aminobenzoyl-diäthylamino-äthanol-hydrochlorid)
●	63 Pyridoxinii chloridum *e* Pyridoxin hydrochloride *f* Chlorhydrate de pyridoxine	+ Pyridoxinhydrochlorid (831) (Pyridoxinum hydrochloricum) (Vitamin-B_6-hydrochlorid)
●	64 Riboflavinum *e* Riboflavine *f* Riboflavine	+ Lactoflavin (624) (Riboflavinum) (Vitamin B_2)
●	65 Sennae Folium *e* Senna leaf *f* Feuille de séné	+ Sennesblätter (886) (Folia Sennae)
	66 Sennae fructus acutifoliae *e* Alexandrian senna pods *f* Fruit de séné de Khartoum ou d' Alexandrie	—
	67 Sennae fructus angustifoliae *e* Tinnevelly senna pods *f* Fruit de séné de l' Inde ou de Tinnevelly	—
	68 Stramonii Folium *e* Stramonium leaf *f* Feuille de stramoine	—
	69 Stramonii pulvis normatus *e* Prepared stramonium *f* Poudre titrée de stramoine	—
	70 Sulfadimidinum *e* Sulphadimidine *f* Sulfadimidine	—
	71 Suxamethonii chloridum *e* Suxamethonium chloride *f* Chlorure de suxaméthonium	—
●	72 Tetracainii chloridum *e* Tetracaine hydrochlorite *f* Chlorhydrate de tétracaine	+ Butylaminobenzoyl-dimethylamino-äthanol-hydrochlorid (384) (Butylaminobenzoyl-dimethylamino-aethanolum hydrochloricum) (Tetracainhydrochlorid)

Ph.Eur.	DAB 7
● 73 Thiaminii chloridum *e* Thiamine hydrochloride *f* Chlorhydrate de thiamine	+ Aneurinchloridhydrochlorid (330) (Aneurinum hydrochloricum) (Vitamin-B_1-chloridhydrochlorid)
74 Tubocurarinii chloridum *e* Tubocurarine chloride *f* Chlorure de tubocurarine	—
● 75 Zinci oxidum *e* Zinc oxide *f* Oxyde de zinc	+ Zinkoxid (1021) (Zincum oxydatum)
● 76 Zinci sulfas *e* Zinc sulphate *f* Sulfate de zinc	+ Zinksulfat (1026) (Zincum sulfuricum)
Band II (Nr. 77—200)	
77 Acidum hydrochloricum concentratum *e* Concentrated hydrochloric acid *f* Acide hydrochlorique concentrée	(nur als Reagens geführt)
78 Acidum hydrochloricum dilutum *e* Dilute hydrochloric acid *f* Acide hydrochlorique diluée	+ Verdünnte Salzsäure (877) (Acidum hydrochloricum dilutum)
79 Acidum phosphoricum concentratum *e* Concentrated phosphoric acid *f* Acide phosphorique concentrée	+ Konzentrierte Phosphorsäure (800) (Acidum phosphoricum concentratum)
80 Acidum phosphoricum dilutum *e* Dilute phosphoric acid *f* Acide phosphorique diluée	+ Verdünnte Phosphorsäure (801) (Acidum phosphoricum)
81 Aethinyloestradiolum *e* Ethinyloestradiol *f* Ethinyloestradiol	—
82 Aluminii sulfas *e* Aluminium sulphate *f* Sulfate d' aluminium	+ Aluminiumsulfat (311) (Aluminium sulfuricum)
83 Aminophenazonum *e* Aminophenazone *f* Aminophénazone	+ Dimethylamino-phenyldimethyl-pyrazolon (494) (Dimethylamino-phenyldimethyl-pyrazolonum) (Aminophenazon)
84 Amobarbitalum natricum *e* Amylobarbitone sodium *f* Amobarbital sodique	—
85 Atropini sulfas *e* Atropine sulfate *f* Sulfate d' atropine	+ Atropinsulfat (354) (Atropinum sulfuricum)
86 Benzylpenicillinum kalicum *e* Benzylpenicillin potassium *f* Benzylpénicilline potassique	+ Penicillin-G-Kalium (764) (Benzylpenicillin-Kalium)
87 Benzylpenicillinum natricum *e* Benzylpenicillin sodium *f* Benzylpénicilline sodique	+ Penicillin-G-Natrium (768) (Benzylpenicillin-Natrium)
88 Betamethasonum *e* Betamethasone *f* Bétaméthasone	—

Ph.Eur.	DAB 7
89 Bismuthi subcarbonas *e* Bismuth subcarbonate *f* Sous-carbonate de bismuth	—
90 Butobarbitalum *e* Butobarbitone *f* Butobarbital	—
91 Calcii gluconas *e* Calcium gluconate *f* Gluconate de calcium	+ Calciumgluconat (394) (Calcium gluconicum)
92 Carbonei dioxidum *e* Carbon dioxide *f* Anhydride carbonique	—
93 Cetrimidum *e* Cetrimide *f* Cétrimide	(nur Cetylstearylalkohol, 406, und emulgierender C., 407)
94 Chlorali hydras *e* Chloral hydrate *f* Hydrate de chloral	+ Chloralhydrat (425) (Chloralum hydratum)
95 Chloramphenicolum *e* Chloramphenicol *f* Chloramphénicol	+ Chloramphenicol (429) (Chloramphenicolum)
96 Chlortetracyclini hydrochloridum *e* Chlortetracycline hydrochloride *f* Chlorhydrate de chlortétracycline	—
97 Chorda resorbilis aseptica *e* Sterile catgut *f* Catgut stérile	(s. Chirurgisches Nahtmaterial, 686)
98 Cocaini hydrochloridum *e* Cocaine hydrochloride *f* Chlorhydrate de cocaine	+ Cocainhydrochlorid (413) (Cocainum hydrochloricum)
99 Coffeinum *e* Caffeine *f* Caféine	+ Coffein (447) (Coffeinum)
100 Coffeinum monohydricum *e* Caffeine monohydrate *f* Caféine monohydratée	—
101 Cortisoni acetas *e* Cortisone acetate *f* Acétate de cortison	+ Cortisonacetat (456) (Cortisonum aceticum)
102 Cyanocobalaminum *e* Cynocobalamin *f* Cyanocobalamine	+ Cyanocobalamin (458) (Cyanocobalaminum) (Vitamin-B_{12}-Cyanokomplex)
103 Cyclobarbitalum calcium *e* Cyclobarbitone calcium *f* Cyclobarbital calcique	+ Äthyl-cyclohexenyl-barbitursaures Calcium (297) (Calcium cyclohexenyl-aethyl-barbituricum) (Cyclobarbital-Calcium)
104 Demeclocyclini hydrochloridum *e* Demeclocycline hydrochloride *f* Chlorhydrate de déméclocycline	—
105 Desoxycortoni acetas *e* Deoxycortone acetate *f* Acétate de désoxycortone	+ Desoxycorticosteronacetat (460) (Desoxycorticosteronum aceticum)

Ph.Eur.	DAB 7
106 Dextrosum anhydricum ad usum parenterale *e* Anhydrous dextrose for parenteral use *f* Glucose anhydre pour administration parentérale	— (Glucose-Monohydrat, 541; = Saccharum amylaceum, Traubenzucker)
107 Dextrosum monohydricum ad usum parenterale *e* Dextrose monohydrate for parenteral use *f* Glucose monohydraté pour administration parentérale	—
108 Erythromycinum *e* Erythromycin *f* Erythromycine	—
109 Ferrosi sulfas *e* Ferrous sulphate *f* Sulfate ferreux	+ Eisen(II)-sulfat (508) (Ferrum sulfuricum)
110 Fila collagenis resorbilia aseptica *e* Sterile reconstituted collagen strands *f* Fils sterieles de colsagène reconstitué	(s. Chir. Nahtmaterial)
111 Fila non resorbilia aseptica *e* Sterile non-absorbable strands *f* Fils non résorbables stériles	wie vorst.
112 Filum bombycis tortum asepticum *e* Sterile braided silk suture *f* Soies tressées et stériles	wie vorst.
113 Filum lini asepticum *e* Sterile linen thread *f* Fil de lin stérile	wie vorst.
114 Filum polyamidicum-6 asepticum *e* Sterile polyamide-6 suture *f* Fil en polyamide-6 stérile	wie vorst.
115 Filum polyamidicum 6/6 asepticum *e* Sterile polyamide 6/6 suture *f* Fil en polyamide 6/6 stérile	wie vorst.
116 Filum polyestericum asepticum *e* Sterile polyester suture *f* Fil en polyester stérile	wie vorst.
117 Frangulae cortex *e* Frangula bark *f* Bourdaine	+ Faulbaumrinde (524) (Cortex Frangulae)
118 Gallamini triethiodidum *e* Gallamine triethiodide *f* Triéthiodure de gallamine	—
119 Griseofulvinum *e* Griseofulvin *f* Griséofulvine	—
120 Hydrargyri perchloridum *e* Mercuric chloride *f* Chlorure mercurique	+ Quecksilber (II)-chlorid (836) (Hydrargyrum bichloratum) (Sublimat)

Ph.Eur.	DAB 7
121 Hydrocortisoni acetas *e* Hydrocortisone acetate *f* Acétate d' hydrocortisone	—
122 Hydrocortisonum *e* Hydrocortisone *f* Hydrocortisone	—
123 Imipramini hydrochloridum *e* Imipramine hydrochloride *f* Chlorhydrate d' imipramine	—
124 Immunoglobulinum humanum antimorbillorum *e* Human measles immunoglobulin *f* Immunoglobuline humaine antirougeoleuse	(s. Sera u. Impfstoffe)
125 Immunoglobulinum humanum antitetanicum *e* Human tetanus immunoglobulin *f* Immunoglobuline humaine antitétanique	wie vorst.
126 Immunoglobulinum humanum antivaccinium *e* Human vaccinia immunoglobulin *f* Immunoglobuline humaine antivaccine	wie vorst.
127 Immunoglobulinum normale humanum *e* Human normal immunoglobulin *f* Immunoglobuline humaine normale	wie vorst.
128—135 Immunosera	
128 Immunoserum antibotulinum *e* Botulinum antitoxin *f* Immunosérum antibotulique	wie vorst.
129 Immunoserum anticlostridium oedematiens *e* Gas-gangrene antitoxin (oedematiens) *f* Immunosérum anticlostridium oedematiens	wie vorst.
130 Immunoserum anticlostridium perfringens *e* Gas-gangrene antitoxin (perfringens) *f* Immunosérum anticlostridium perfringens	wie vorst.
131 Immunoserum anticlostridium septicum *e* Gas-gangrene antitoxin (septicum) *f* Immunosérum anticlostridium septicum	wie vorst.
132 Immunoserum anticlostridium mixtum *e* Mixed gas-gangrene antitoxin *f* Immunosérum antigangréneux polyvalent	wie vorst.

Ph.Eur.	DAB 7
133 Immunoserum antidiphthericum *e* Diphtheria antitoxin *f* Immunosérum antidiphthérique	wie vorst.
134 Immunoserum antirabicum *e* Antirabies serum *f* Immunosérum antirabique	wie vorst.
135 Immunoserum antitetanicum *e* Tetanus antitoxin *f* Immunosérum antitétanique	wie vorst.
136 Kalii permanganas *e* Potassium permanganate *f* Permanganate de potassium	+ Kaliumpermanganat (608) (Kalium permanganicum)
137 Lactosum *e* Lactose *f* Lactose	+ Lactose (626) (Saccharum lactis) (Milchzucker)
138 Laevulosum *e* Laevulose *f* Lévulose	+ Fructose (536) (Lävulose)
139 Lanugo cellulosi absorbens *e* Absorbent viscose wadding *f* Ouate viscose hydrophile	+ Verbandwatte (aus Zellwolle; 988)
140 Lanugo cellulosi absorbens aseptica *e* Sterile absorbent viscose wadding *f* Ouate viscose hydrophile stérile	wie vorst.
141 Lanugo gossypii absorbens *e* Absorbent cotton wool *f* Coton hydrophile	+ s. unter Watte (987)
142 Lanugo gossypii absorbens aseptica *e* Sterile absorbent cotton wool *f* Coton hydrophile stérile	wie vorst.
143 Lidocaini hydrochloridum *e* Lidocaine hydrochloride *f* Chlorhydrate de lidocaine	—
144 Liquiritiae radix *e* Liquorite root *f* Racine de réglisse	+ Süßholzwurzel (907) (Radix Liquiritiae)
145 Methylis salicylas *e* Methyl salicylate *f* Salicylate de méthyle	—
146 Methylphenobarbitalum *e* Methylphenobarbitone *f* Méthylphénobarbital	+ Methyl-phenyl-äthyl-barbitursäure (671) (Acidum methyl-phenyl-aethyl-barbituricum) (Methylphenobarbital)
147 Methyltestosteronum *e* Methyltestosterone *f* Méthyltestostérone	+ Methyltestosteron (676) (Methyltestosteronum)
148 Natrii carbonas decahydricus *e* Sodium carbonate decahydrate *f* Carbonate de sodium décahydraté	+ Natriumcarbonat (Natrium carbonicum)

Ph.Eur.	DAB 7
149 Natrii carbonas monohydricus *e* Sodium carbonate monohydrate *f* Carbonate de sodium monohydraté	+ Natriumcarbonat-Monohydrat (695) (Natrium carbonicum siccatum)
150 Natrii phosphas *e* Sodium phosphate *f* Phosphate de sodium	+ Natriummonohydrogenphosphat (706 (Natrium phosphoricum)
151 Neomycini sulfas *e* Neomycin sulphate *f* Sulfate de néomycine	—
152 Neostigminii bromidum *e* Neostigmine bromide *f* Bromure de néostigmine	+ Dimethylcarbamoyloxyphenyltrimethylammoniumbromid (496) + dasselbe als Methylsulfat (498) (Dimethylcarbaminoyl-oxyphenyltrimethylammonium bromatum) (D. methylsulfuricum)
153 Nicethamidum *e* Nikethamide *f* Nicéthamide	+ Nicotinsäurediäthylamid (730) (Niketamid) (Nicotinoyldiaethylamidum)
154 Nicotinamidum *e* Nicotinamide *f* Nicotinamide	+ Nicotinsäureamid (728) (Nicotinoylamidum)
155 Nitrogenii oxidum *e* Nitrous oxide *f* Protoxyde d' azote	—
156 Noradrenalini tartras *e* Nordadrenaline tartrate *f* Tartrate de noradrénaline	+ Noradrenalinhydrogentartrat (734) (Noradrenalinum bitartaricum)
157 Oestradioli benzoas *e* Oestradiol benzoate *f* Benzoate d' éstradiol	+ Östradiolbenzoat (740) (Oestradiolum benzoicum)
158 Oestronum *e* Oestrone *f* Estrone	+ Östron (742) (Oestronum)
159 Oxygenium *e* Oxygen *f* Oxygène	—
160 Oxytetracyclini dihydras *e* Oxytetracycline dihydrate *f* Dihydrate d' oxytétracycline	—
161 Oxytetracyclini hydrochloridum *e* Oxytetracycline hydrochloride *f* Chlorhydrate d' oxytétracycline	—
162 Phenoxymethylpenicillinum *e* Phenoxymethylpenicillin *f* Phénoxymethylpenicillinum	—
163 Phenylbutazonum *e* Phenylbutazone *f* Phénylbutazone	—
164 Polymyxini B sulfas *e* Polymyxin B sulphate *f* Sulfate de polymyxine B	—

Ph.Eur.	DAB 7
165 Prednisolonum *e* Prednisolone *f* Prednisolone	—
166 Prednisonum *e* Prednisone *f* Prednisone	—
167 Progesteronum *e* Progesterone *f* Progestérone	+ Progesteron (828) (Progesteronum)
168 Ratanhiae radix *e* Rhatany root *f* Racine de ratanhia	+ Ratanhiawurzel (844) Radix Ratanhiae)(
169 Rhamni purshianae cortex *e* Cascara *f* Cascara	—
170 Scopolamini hydrobromidum Hyoscini hydrobromidum *e* Hyoscine hydrobromide *f* Bromhydrate de scopolamine	+ Scopolaminhydrobromid (884) (Scopolaminum hydrobromicum)
171 Secobarbitalum natricum *e* Secobarbitone sodium *f* Sécorbabital sodique	—
172 Streptomycini sulfas *e* Streptomycin sulphate *f* Sulfate de streptomycine	+ Streptomycinsulfat (898) (Streptomycinum sulfuricum)
173 Succinylsulfathizolum *e* Succinylsulphathiazole *f* Succinylsulfathiazole	—
174 Sucrosum *e* Sucrose *f* Saccharose	+ Saccharose (865) (Saccharum) (Zucker)
175 Tela gossypii absorbens *e* Absorbent cotton gauze *f* Gaze hydrophile de coton	s. Verbandmull (695)
176 Tela gossypii absorbens aseptica *e* Sterile absorbent cotton gauze *f* Gaze hydrophile stérile de coton	s. Verbandmull (695)
177 Testosteroni propionas *e* Testosterone propionate *f* Propionate de testostérone	+ Testosteronpropionat (934) (Testosteronum propionicum)
178 Theobrominum *e* Theobromine *f* Théobromine	(nur Th.-Natriumsalicylat, 839)
179 Theophyllinum *e* Theophylline *f* Théophylline	+ Theophyllin (941) (Theophyllinum)
180 Theophyllinum monohydricum *e* Theophylline monohydrate *f* Théophylline monohydratée	—
181 Theophyllinum et Ethylenediaminum *e* Theophyllin and Ethylendiamine *f* Théophylline et Ethylendiamine	+ Theophyllin-Äthylendiamin (943) (Theophyllinum-Aethylendiaminum)

Ph.Eur.	DAB 7
182 Thiopentalum natricum *e* Thiopentone sodium *f* Thiopental sodique	—
183 Tolbutamidum *e* Tolbutamide *f* Tolbutamide	—
184 Tuberculini derivatum proteinosum purificatum *e* Tuberculin purified protein derivative *f* Tuberculin purifiée	—
185 Tuberculinum crudum *e* Old tuberculin *f* Vieille tuberculine	—
186—199 Vaccina	
186 Vaccinum cholerae *e* Cholera vaccine *f* Vaccin cholérique	(s. Sera u. Impfstoffe)
187 Vaccinum cholerae cryodessicatum *e* Freeze-dried cholera vaccine *f* Vaccin cholérique cryodesséché	wie vorst.
188 Vaccinum influenzae adsorbatum *e* Influenza vaccine (adsorbed) *f* Vaccin grippal adsorbé	wie vorst.
189 Vaccinum influenzae inactivatum *e* Influenza vaccine (inactivated) *f* Vaccin grippal inactivé	wie vorst.
190 Vaccinum morbillorum *e* Measles vaccine (live attenuated) *f* Vaccin rougeoleux vivant atténué	wie vorst.
191 Vaccinum pertussis *e* Pertussis vaccine *f* Vaccin coquelucheux	wie vorst.
192 Vaccinum pertussis adsorbatum *e* Pertussis vaccine (adsorbed) *f* Vaccin coquelucheux adsorbé	wie vorst.
193 Vaccinum poliomyelitis inactivatum *e* Poliomyelitis vaccine (inactivated) *f* Vaccin poliomyélitique inactivé	wie vorst.
194 Vaccinum poliomyelitis perorale *e* Poliomyelitis vaccine (oral) *f* Vaccin poliomyélitique oral	wie vorst.
195 Vaccinum tuberculosis (BCG) cryodessiccatum *e* Freeze-dried BCG vaccine *f* Vaccin BCG cryodesséché	wie vorst.
196 Vaccinum typhoidi *e* Typhoid vaccine *f* Vaccin typhoidique	wie vorst.

Ph.Eur.	DAB 7
197 Vaccinum typhoidi cryodessiccatum *e* Freeze-dried typhoid vaccine *f* Vaccin typhoidique cryodesséché	wie vorst.
198 Vaccinum variolae cryodessiccatum dermicum *e* Freeze-dried smallpox vaccine (dermal) *f* Vaccin variolique cryodesséché (dermique)	wie vorst.
199 Vaccinum variolae fluidum dermicum *e* Liquid smallpox vaccine (dermal) *f* Vaccin variolique liquide (dermique)	wie vorst.
200 Zinci chloridum *e* Zinc chloride *f* Chlorure de zinc	(nur als Reagens)

Lt. 1. Nachtrag 1974 zum DAB 7 werden noch folgende Monographien gestrichen:

Arsen(III)-oxid (Anl. V, VI)

Dichlor-diphenyl-trichloräthan (Anl. VII)

Fowlersche Lösung (Anl. IV, V, VI)

Destilliertes Wasser (hierfür Aqua purificata Ph.Eur.)

Tabelle 5

Maximaldosen

Die nachfolgenden Tabellen, nach ihrer Herkunft in 5 getrennten Verzeichnissen gebracht, enthalten die authentischen Werte der maximalen Einzel- und Tagesgaben etc. aus den 5 für die heutige pharmazeutische Praxis grundlegenden (offizinellen) Arzneibüchern und deren Ergänzungsbüchern:

1 **Deutsches Arzneibuch 6. Ausgabe** 1926 (DAB 6)

2 **Ergänzungsbuch zum DAB 6** (Erg.-B. 6)

3 **Deutsches Arzneibuch 7. Ausgabe** 1968 (DAB 7)

4 **Deutscher Arzneimittel-Codex** (DAC); Ergänzungsbuch zum Deutschen Arzneibuch (1972f.) mit alphabetischem Verzeichnis aller bisher vorliegenden Monographien

5 **Pharmacopoea Internationalis** (P. I.), 2. Edit., 1967 (WHO)

Die hierfür gewählte Form der Darstellung, nämlich die Hervorhebung der Herkunft, entspricht dem unerläßlichen Sicherheitscharakter solcher (offizinellen) Tabellen, der von den üblichen, alphabetisch kompilierten Sammeltabellen ohne Angabe der Herkunft grundsätzlich vernachlässigt wird. Hinsichtlich der vom DAC und der PI miterfaßten Normdosen und Normkonzentrationen sei auch auf die beiden spezifischen Nachschlagewerke für Dosierungen „Haffner-Schultz, Normdosen der gebräuchlichen Arzneimittel", „Pädiatrische Dosistabellen von v. Harnack", beide bei WVG, Stuttgart, und „Arzneiverordnungen, Ratschläge für Ärzte und Studenten" (derzeit 12. Auflage); herausg. v. d. Mitgliedern der Arzneimittelkommission der Deutschen Ärzteschaft, Deutscher Ärzte-Verlag, Köln-Berlin, sowie auf das „Vademecum für Pharmazeuten" von R. Schmidt-Wetter, Editio Cantor Aulendorf i. Württ. und das „Pharmazeutische Taschenbuch", hrsg. von H. Kaiser, WVG, Stuttgart verwiesen.

Alphabetisches Gesamtverzeichnis

Acetamino-hydroxyphenyl-arsonsäure s. DAB 7
Acetanilidum s. DAB 6
Acetarsolum s. WHO
Acetonum s. DAC
Acetum Colchici s. Erg.-B. 6
Acetum Scillae s. Erg.-B. 6
Acidum Acetylsalicylicum s. WHO
Acidum agaricinicum s. DAB 6
Acidum agaricinum s. DAC
Acidum arsenicosum s. DAB 6
Acidum Ascorbicum s. WHO
Acidum diäthylbarbituricum s. DAB 6
Acidum Folicum s. WHO
Acidum Hydrochloricum Dilutum s. WHO
Acidum hydrocyanicum dilutum s. Erg.-B. 6
Acidum Lacticum s. WHO
Acidum Mersalylicum s. WHO
Acidum Nicotinicum s. WHO
Acidum phenyläthylbarbituricum s. DAB 6
Acidum silicicum praecipitatum s. DAC
Acidum silicicum praecipitatum leve s. DAC
Acidum undecylenicum s. DAC
Aconitinum s. Erg.-B. 6
Adrenalin s. DAB 7
Adrenalin, bei intravenöser und intramuskulärer Verabreichung s. DAB 7
Adrenalin-Lösung s. DAB 7
Adrenalin-Lösung bei intravenöser und intramuskulärer Verabreichung s. DAB 7
Äthyl-cyclohexenyl-barbitursaures Calcium s. DAB 7
Äthylenum chloratum s. Erg.-B. 6
Äthylmorphinhydrochlorid s. DAB 7
Äthylmorphinum hydrochloricum s. DAB 6
Agaricinum s. DAB 6
Alcohol cetylicus s. DAC
Alcohol isopropylicus s. DAC
Aminophenazonum s. WHO

Aminophyllinum s. WHO
Ammi visnagae fructus s. DAC
Amobarbitalum s. DAC, WHO
Amobarbitalum Natricum s. WHO
Amodiaquini Hydrochloridum s. WHO
Amphetamini Sulfas s. WHO
Ampicillinum s. WHO
Amyleni Hydras s. WHO
Amylenum hydratum s. DAB 6
Amylis Nitris s. WHO
Amylium nitrosum s. DAB 6
Antazolini Hydrochloridum s. WHO
Antifebrin s. DAB 6
Antimon-bisbrenzkatechin-disulfonsaures Natrium s. DAB 7
Apomorphini Hydrochloridum s. WHO
Apomorphinhydrochlorid s. DAB 7
Apomorphinum hydrochloricum s. DAB 6
Aqua Amygdalarum amararum s. DAB 6
Argentum nitricum s. DAB 6
Arsacetin s. DAB 6
Arsen (III)-oxid s. DAB 7
Arseni Trioxydum s. WHO
Arsenum jodatum s. Erg.-B. 6
Ascaridol s. DAB 7
Aspidinolfilicinum oleo solutum s. DAB 6
Atropini Sulfas s. WHO
Atropinsulfat s. DAB 7
Atropinum s. Erg.-B. 6
Atropinum methylobromatum s. Erg.-B. 6
Atropinum sulfuricum s. DAB 6
Auro-Natrium chloratum s. Erg.-B. 6

Barbitalum Natricum s. WHO
Barium nitricum s. Erg.-B. 6
Belladonnablätter s. DAB 7
Belladonnaextrakt s. DAB 7
Belladonnae Herba (Belladonnae Herbae Pulvis Standardisatus) s. WHO
Bemegridum s. WHO
Bendroflumethiazidum s. WHO
Benzathini Benzylpenicillinum s. WHO
Benzonaphtholum s. Erg.-B. 6
Benzylpenicillinum Kalicum s. WHO
Benzylpenicillinum Natricum, s. WHO
Betulae folia, s. DAC
Bismuthi Subcarbonas s. WHO
Bismuthi Subnitras s. WHO
Bismuthi Subsalicylas s. WHO
Bismutum β-naphtholicum s. Erg.-B. 6
Bromoformium s. DAB 6
Brucinum s. Erg.-B. 6
Busulfanum s. WHO
Butylaminobenzoyl-dimethylaminoäthanol-hydrochlorid s. DAB 7
Butyl-bromallyl-barbitursäure s. DAB 7
Butylchloralum hydratum s. Erg.-B. 6

Cadmium sulfuricum s. Erg.-B. 6
Calciferol s. DAB 7
Calcii arachinas s. DAC
Calcii Chloridum Crystallisatum s. WHO
Calcii Gluconas s. WHO
Calcii hypophosphis s. DAC
Calcii Para-aminosalicylas s. WHO
Calcii stearas s. DAC
Camphora s. WHO
Cantharides s. DAB 6
Carbacholum s. DAC, WHO
Carbimazolum s. WHO
Carboneum tetrachloratum s. Erg.-B. 6
Cerium oxalicum s. Erg.-B. 6
Chinidinsulfat s. DAB 7
Chinidinsulfat, bei intravenöser Verabreichung s. DAB 7
Chinolinum s. Erg.-B. 6
Chloralhydrat s. DAB 7
Chlorali Hydras s. WHO
Chloralum formamidatum s. Erg.-B. 6
Chloralum hydratum s. DAB 6
Chloramphenicolum s. WHO
Chlorcyclizini Hydrochloridum s. WHO
Chlorhexidini acetas s. DAC
Chloroformium (zum Einnehmen) s. DAB 6
Chloroformium e Chloralo hydrato s. Erg.-B. 6
Chloroquini Diphosphas s. WHO
Chloroquini Sulfas s. WHO
Chlorothiazidum s. WHO
Chlorpromazini Hydrochloridum s. WHO
Chlortetracyclini Hydrochloridum s. WHO
Cholecalciferol-Cholesterin s. DAB 7
Chromii trioxidum s. DAC
Citrophen s. Erg.-B. 6
Cloxacillinum Natricum s. WHO
Cnici benedicti herba s. DAC
Cocainum hydrochloricum s. DAB 6
Cocainum nitricum s. DAB 6
Codeini Phosphas s. WHO
Codeinphosphat s. DAB 7
Codeinum s. WHO, Erg.-B. 6

Codeinum hydrochloricum s. Erg.-B. 6
Codeinum phosphoricum s. DAB 6
Coffeinum s. WHO
Coffeinum et Natrii Benzoas s. WHO
Coffeinum et Natrii Salicylas s. WHO
Colchici semen, s. DAC
Colchicin s. DAB 7
Colchicinum s. DAB 6, WHO
Coniinum s. Erg.-B. 6
Coniinum hydrobromicum s. Erg.-B. 6
Convallariae herba s. DAC
Cortex Yohimbehe s. Erg.-B. 6
Cortisoni Acetas s. WHO
Crataegi fructus s. DAC
Cupri sulfas s. DAC
Cuprum aceticum s. Erg.-B. 6
Cuprum oxydatum s. Erg.-B. 6
Cuprum sulfuricum ammoniatum s. Erg.-B. 6
Curare s. Erg.-B. 6
Curcumae longae rhizoma s. DAC
Curcumae zantorrhizae rhizoma s.DAC
Cyanocobalaminum s. WHO
Cyclizini Hydrochloridum s. WHO
Cyclobarbitalum Calcium s. WHO
Cycloserinum s. WHO

Desoxycortoni Acetas s. WHO
Dexamethasonum s. WHO
Dexamphetamini Sulfas s. WHO
Diacetylmorphinum hydrochloricum s. DAB 6
Diäthylbarbitursäure s. DAB 7
Diäthylbarbitursaures Natrium s. DAB 7
Dienestrolum s. WHO
Diethylcarbamazini Citras s. WHO
Diethylstilbestrolum s. WHO
Digitalisblätter s. DAB 7
Digitalis Folium (Digitalis Folii Pulvis Standardisatus) s. WHO
Digitalis Tinctura s. DAB 7, WHO
Digitoxin s. DAB 7, WHO, Erg.-B. 6
Dihydrocodeinhydrogentartrat s. DAB 7
Dihydrocodeinonhydrogentartrat s. DAB 7
Dihydro-hydroxycodeinon-hydrochlorid s. DAB 7
Dihydromorphinonhydrochlorid s. DAB 7
Dihydrooxycodeinonum hydrochloricum s. DAB 6
Dijodohydroxyquinolinum s. WHO
Dimercaprolum s. WHO
Dimethylcarbamoyloxyphenyl-trimethyl-ammonium-bromid, bei oraler Verabreichung s. DAB 7
Dimethylcarbamoyloxyphenyl-trimethylammonium-methylsulfat bei parentaler Verabreichung s. DAB 7
Dionin s. DAB 6
Diphenhydramini Hydrochloridum s. WHO
Diphenhydramini Teoclas s. WHO
Diphenylhydantoin s. DAB 7
Duboisinum sulfuricum s. Erg.-B. 6

Edrophonii Chloridum s. WHO
Emetindihydrochlorid s. DAB 7
Emetini Hydrochloridum s. WHO
Emetinum hydrochloricum s. DAB 6
Ephedrin hydrochloricum s. Erg.-B. 6
Ephedrini Hydrochloridum s. WHO DAB 7
Ephetonin s. Erg.-B. 6
Epinephrini Bitartras s. WHO
Ergometrini Maleas s. WHO
Ergotamini Tartras s. WHO
Erythromycinum s. WHO
Estradioli Benzoas s. WHO
Ethinylestradiolum s. WHO
Ethisteronum s. WHO
Eucupin s. Erg.-B. 6
Eucupin bihydrochloricum s. Erg.-B. 6
Eukodal s. DAB 6
Eupaverin s. Erg.-B. 6
Extractum Aconiti Tuberis s. Erg.-B. 6
Extractum Adonidis fluidum s. Erg.-B. 6
Extractum Belladonnae s. DAB 6
Extractum Belladonnae spissum s. Erg.-B. 6
Extractum Calabar s. Erg.-B. 6
Extractum Cannabis indicae s. Erg.-B. 6
Extractum Chelidonii s. Erg.-B. 6
Extractum Colocynthidis s. DAB 6
Extractum Colocynthidis compositum s. Erg.-B. 6
Extractum Conii s. Erg.-B. 6
Extractum Filicis s. DAB 6
Extractum Hyoscyami s. DAB 6
Extractum Hyoscyami spissum s. Erg.-B. 6
Extractum Opii s. DAB 6
Extractum Secalis cornuti s. Erg.-B. 6
Extractum Stramonii s. Erg.-B. 6
Extractum Strychni s. DAB 6

Ferrosi gluconas s. DAC, WHO
Ferrosi Sulfas s. WHO
Ferrosi Sulfas Exsiccatus s. WHO
Filicis Maris Oleoresina s. WHO
Filmaronöl s. DAB 6

Flores Convallariae s. Erg.-B. 6
Folia Belladonnae s. DAB 6
Folia Digitalis s. DAB 6
Folia Hyoscyami s. DAB 6
Folia Stramonii s. DAB 6
Folia Toxicodendri s. Erg.-B. 6
Fowlersche Lösung s. DAB 7
Fructus Colocynthidis s. DAB 6
Fructus Colocynthidis praeparati s. Erg.-B. 6
Ftivazidum s. WHO
Fuchsinum s. DAC
Fungus Laricis s. Erg.-B. 6

Gallamini Triethiodidum s. WHO
Glandulae Thyreoideae siccatae s. DAB 6
Glutethimidum s. WHO
Griseofulvinum s. WHO
Guajacolum liquidum s. Erg.-B. 6
Guajacolum valerianicum s. Erg.-B. 6
Gutti s. DAB 6

Hamamelidis folia s. DAC
Heilbuttleberöl s. DAB 7
Heparinum s. WHO
Herba Adonidis vernalis s. Erg.-B. 6
Herba Conii s. Erg.-B. 6
Herba Convallariae s. Erg.-B. 6
Herba Lobeliae s. DAB 6
Herba Stramonii recens s. Erg.-B. 6
Heroin hydrochloricum s. DAB 6
Hexamethonii Tartras s. WHO
Hexobarbitalum s. WHO
Hexobarbitalum Natricum s. WHO
Hippocastani semen s. DAC
Histamindihydrochlorid s. DAB 7
Homatropinum hydrobromicum s. DAB 6
Hydralazini Hydrochloridum s. WHO
Hydrargyri sulfidum rubrum s. DAC
Hydrargyrum bichloratum s. DAB 6
Hydrargyrum bijodatum s. DAB 6
Hydrargyrum chloratum (zu Einspritzungen) s. DAB 6
Hydrargyrum cyanatum s. DAB 6
Hydrargyrum jodatum s. Erg.-B. 6
Hydrargyrum nitricum oxydatum s. Erg.-B. 6
Hydrargyrum nitricum oxydulatum s. Erg.-B. 6
Hydrargyrum oxycyanatum s. DAB 6
Hydrargyrum oxydatum s. DAB 6
Hydrargyrum oxydatum via hum. par. s. DAB 6
Hydrargyrum salicylicum s. DAB 6
Hydrargyrum sozojodolicum s. Erg.-B. 6
Hydrargyrum sulfuricum s. Erg.-B. 6
Hydrargyrum tannicum oxydulatum s. Erg.-B. 6
Hydrastininium chloratum s. DAB 6
Hydrastininum hydrochloricum s. DAB 6
Hydrastinum hydrochloricum s. Erg.-B. 6
Hydrochlorothiazidum s. WHO
Hydrocodoni Bitartras s. WHO
Hydrocortisoni Acetas s. WHO
Hydrocortisonum s. WHO
Hydromorphoni Hydrochloridum s. WHO
Hydroxyphenyl-methylamino-äthanol-tartrat s. DAB 7
Hyoscini Hydrobromidum s. WHO
Hyoscyami Herba (Hyoscyami Herbae Pulvis) s. WHO
Hyoscyaminum s. Erg.-B. 6
Hyoscyami Tinctura s. WHO

Injectabilia et Infundibilia s. DAC
Injectabiles et Infundibiles Glucosi solutiones s. DAC
Injectabiles et Infundibiles Laevulosi solutiones s. DAC
Injectabiles et Infundibiles Manniti solutiones s. DAC
Injectabiles et Infundibiles Sorbiti solutiones s. DAC
Injectabilis Natrii Lactatis solutio composita s. DAC
Iodum (in solution) s. WHO
Ipecacuanhae Radix (Ipecacuanhae Radicis Pulvis Standardisatus) s. WHO
Ipecacuanhae Tinctura s. WHO
Isoniazidum s. WHO
Isonicotinsäurehydrazid s. DAB 7
Isoprenalini Hydrochloridum u. Isoprenalini Sulfas s. WHO
Isopropyl-bromallyl-barbitursäure s. DAB 7

Jalapae brasiliensis resina s. DAC
Jalapae brasiliensis tubera s. DAC
Jodum trichloratum s. Erg.-B. 6

Kalii acetas s. DAC
Kalii Arsenitis Solutio s. WHO
Kalii Bromidum s. WHO
Kalii Chloridum s. WHO
Kalii citras s. DAC
Kalii dihydrogenophosphas s. DAC
Kalii hydroxidum s. DAC
Kalii hydroxychinolinii sulfas s. DAC
Kalii Iodidum s. WHO

Oculoguttae Zinci sulfatis s. DAC
Oleae folia s. DAC
Oleandri folia s. DAC
Oleum Cantharidis s. Erg.-B. 6
Oleum Chenopodii anthelminthici s. DAB 6
Oleum Hydnocarpi s. WHO
Oleum Jecoris Aselli s. WHO
Oleum Jecoris Hippoglossi s. WHO
Oleum neutrale s. DAC
Oleum Ricini s. WHO
Oleum Rutae s. Erg.-B. 6
Oleum Sabinae s. Erg.-B. 6
Opii Tinctura s. WHO
Opium (Opii Pulvis Standardisatus) s. WHO
Opium concentratum s. DAB 6
Opium, eingestelltes s. DAB 7
Opiumextrakt s. DAB 7
Opium pulveratum s. DAB 6
Opiumtinktur s. DAB 7
Optochin s. Erg.-B. 6
Optochin hydrochloricum s. Erg.-B. 6
Orexin-Tannat s. Erg.-B. 6
Ouabainum s. WHO
Oxophenarsini Hydrochloridum s. WHO
Oxycodoni Hydrochloridum s. WHO
Oxymel Scillae s. Erg.-B. 6
Oxytetracyclini Hydrochloridum s. WHO
Oxytocini Injectio s. WHO

Pantocain hydrochloricum s. Erg.-B. 6
Pantocain nitricum s. Erg.-B. 6
Papaverinhydrochlorid s. DAB 7, WHO
Papaverinhydrochlorid, bei intravenöser Verabreichung s. DAB 7
Papaverinum s. Erg.-B. 6
Papaverinum hydrochloricum s. DAB 6
Paraldehyd s. DAB 6, DAB 7
Pelletierinum tannicum s. Erg.-B. 6
Pentamidini Isethionas s. WHO
Pentetrazolum s. WHO
Pethidini Hydrochloridum s. WHO
Phanodorm s. Erg.-B. 6
Phanodorm-Calcium s. Erg.-B. 6
Phenacetinum s. WHO
Phenazonum s. WHO
Phenindamini Tartras s. WHO
Phenobarbitalum s. WHO
Phenobarbitalum Natricum s. WHO
Phenoxymethylpenicillinum s. WHO
Phentolamini Hydrochloridum s. WHO
Phentolamini Mesylas s. WHO
Phenyläthylbarbitursäure s. DAB 7
Phenyläthylbarbitursaures Natrium s. DAB 7
Phenylbutazonum s. WHO
Phenylhydrargyri boras s. DAC
Phenylhydrargyri nitras s. DAC
Phenyl-methylamino-propan-hydrochlorid s. DAB 7
Phenytoinum s. WHO
Pholcodinum s. WHO
Phosphorus s. DAB 6
Phosphorus solutus s. DAB 6
Phthalylsulfathiazolum s. WHO
Physostigminsalicylat s. DAB 7
Physostigminum salicylicum s. DAB 6
Physostigminum sulfuricum s. DAB 6
Picrotoxinum s. WHO, Erg.-B. 6
Pilocarpinhydrochlorid s. DAB 7
Pilocarpinum hydrochloricum s.DAB 6
Pilulae asiaticae s. DAB 6
Piperazini Adipas s. WHO
Piperazini Citras s. WHO
Piperazini Phosphas s. WHO
Plantaginis ovatae semen s. DAC
Plumbum aceticum s. DAB 6
Plumbum jodatum s. Erg.-B. 6
Podophyllinum s. DAB 6, DAC
Podophylli indici rhizoma s. DAC
Podophylli Resina s. WHO
Podophylli rhizoma s. DAC
Polymyxini B Sulfas s. WHO
Pralidoximi Iodidum s. WHO
Prednisoloni Acetas s. WHO
Prednisolonum s. WHO
Prednisonum s. WHO
Primaquini Diphosphas s. WHO
Primidonum s. WHO
Probenecidum s. WHO
Procainamidi Hydrochloridum s. WHO
Procaini Benzylpenicillinum s. WHO
Prochlorperazini Maleas s. WHO
Procyclidini Hydrochloridum s. WHO
Profenamini Hydrochloridum s. WHO
Progesteronum s. WHO
Proguanili Hydrochloridum s. WHO
Promethazini Hydrochloridum s. WHO
Prontalbin s. Erg.-B. 6
Prontosil rubrum s. Erg.-B. 6
Prontosil solubile s. Erg.-B. 6
Propanthelini Bromidum s. WHO
Propylenglycolum s. DAC
Propylthiouracil s. DAB 7, WHO
Psyllii semen s. DAC
Pulvis Ipecacuanhae opiatus s. DAB 6
Pyridostigmini Bromidum s. WHO

Pyridoxini Hydrochloridum s. WHO
Pyrimethaminum s. WHO

Quebracho cortex s. DAC
Quinidini Sulfas s. WHO
Quinini Hydrochloridum s. WHO
Quinini Sulfas s. WHO

Radix Belladonnae s. Erg.-B. 6
Reserpin s. DAB 7, WHO
Rhizoma Hellebori s. Erg.-B. 6
Riboflavinum s. WHO
Rutae graveolentis herba s. DAC

Santoninum s. DAB 6, WHO
Sarothamni scoparii herba s. DAC
Scammoniae mexicanae radix s. DAC
Scammoniae mexicanae resina s. DAC
Scopolaminhydrobromid s. DAB 7
Scopolaminum hydrobromicum s. DAB 6
Scopolaminum hydrochloricum s. Erg.-B. 6
Secale Cornutum (Secalis Cornuti Pulvis Standardisatus) s. WHO
Secobarbitalum Natricum s. WHO
Semen Calabar s. Erg.-B. 6
Semen Stramonii s. Erg.-B. 6
Semen Strophanthi kombé s. Erg.-B. 6
Semen Strychni s. DAB 6
Silicii dioxidum colloidale s. DAC
Sirupus Codeini s. Erg.-B. 6
Solasulfonum s. WHO
Sparteinum sulfuricum s. Erg.-B. 6
Stibium sulfuratum nigrum laevigatum s. Erg.-B. 6
Stibophenum s. WHO
Stramonii Herba (Stramonii Herbae Pulvis) s. WHO
Stramonii Tinctura s. WHO
Streptomycini Sulfas s. WHO
Strophanthi grati semen s. DAC
g-Strophanthin, bei intravenöser Verabreichung s. DAB 7
Strophanthinum s. DAB 6
Strychninnitrat s. DAB 7
Strychninum nitricum s. DAB 6
Succinylsulfathiazolum s. WHO
Sulfadiazinum s. WHO
Sulfadiazinum Natricum s. WHO
Sulfafurazolum s. WHO
Sulfaguanidinum s. WHO
Sulfamerazinum s. WHO
Sulfamerazinum Natricum s. WHO
Sulfamethoxypyridazinum s. WHO
Sulfanilamidum s. WHO
Sulfathiazolum s. WHO
Sulfathiazolum Natricum s. WHO
Sulfonalum s. DAB 6
Suprarenin (Adrenalin, Epirenan etc.) s. DAB 6
Suraminum Natricum s. WHO
Suxamethonii Chloridum s. WHO

Tartarus stibiatus s. DAB 6
Testosteroni Propionas s. WHO
Tetrachloroethylenum s. WHO
Tetracyclini Hydrochloridum s. WHO
Theobromino-natrium aceticum s. Erg.-B. 6
Theobrominum s. WHO
Theobrominum Natricum et Natrii Acetas s. WHO
Theobrominum Natricum et Natrii Salicylas s. WHO
Theophyllin-Äthylendiamin s. DAB 7
Theophyllin-Äthylendiamin, bei intravenöser Verabreichung s. DAB 7
Theophyllinum s. DAB 6, DAB 7
Theophyllinum Natricum et Natrii Acetas s. WHO
Thiamini Hydrochloridum s. WHO
Thiomersalum s. DAC
Thiopentalum Natricum cum Natrii Carbonate s. WHO
Thyroidea s. WHO
Tinctura Aconiti s. Erg.-B. 6
Tinctura Adonidis s. Erg.-B. 6
Tinctura Belladonnae s. Erg.-B. 6
Tinctura Cannabis indicae s. Erg.-B. 6
Tinctura Cantharidum s. DAB 6
Tinctura Colchici s. DAB 6
Tinctura Convallariae s. Erg.-B. 6
Tinctura Colocynthidis s. DAB 6
Tinctura Digitalis s. DAB 6
Tinctura Gelsemii s. Erg.-B. 6
Tinctura Hyoscyami s. Erg.-B. 6
Tinctura Jodi s. DAB 6
Tinctura Lobelia s. DAB 6
Tinctura Opii crocata s. DAB 6
Tinctura Opii simplex s. DAB 6
Tinctura Stramonii Seminis s. Erg.-B. 6
Tinctura Strophanthi s. DAB 6
Tinctura Strychni s. DAB 6
Tinctura Toxicodendri s. Erg.-B. 6
Titanii dioxidum s. DAC
Titanii dioxidum dispersum s. DAC
Tolbutamidum s. WHO
Tribromoethanolum s. WHO
Trihexyphenidyli Hydrochloridum s. WHO
Trimethadionum s. WHO
Trional s. DAB 6

Tripelennamini Hydrochloridum s. WHO
Tryparsamidum s. WHO
Tubera Aconiti s. Erg.-B. 6
Tubocurarini Chloridum s. WHO

Vancomycini Hydrochloridum s. WHO
Vasopressini Injectio s. WHO
Veratrinum s. DAB 6
Veronal s. DAB 6
Veronal-Natrium s. DAB 6
Vinum stibiatum s. Erg.-B. 6

Vioform s. Erg.-B. 6
Viomycini Sulfas s. WHO
Viride nitens (Brillantgrün) s. DAC
Ölige Vitamin-A-Lösung s. DAB 7

Yohimbinum hydrochloricum s. DAB 6

Zinci stearas s. DAC
Zinci undecylenas s. DAC
Zincum lacticum s. Erg.-B. 6
Zincum valerianicum s. Erg.-B. 6

1) Deutsches Arzneibuch 6. Ausgabe 1926 (DAB 6)

Anlage VIII, Tabelle A

enthaltend die größten Gaben (Maximaldosen) einiger Arzneimittel für den erwachsenen Menschen

Ist eines der nachstehenden Mittel in einer Arznei zum inneren Gebrauche (zum Einnehmen) in solchen Mengen enthalten, daß bei dem vorgeschriebenen Gebrauche die nachstehende größte Einzelgabe oder größte Tagesgabe, d. h. die sich auf 24 Stunden verteilende Menge, überschritten wird, so darf der Apotheker die Arznei nur dann abgeben, wenn der Arzt durch ein der Mengenangabe des betreffenden Mittels beigefügtes Ausrufungszeichen (!) sowie durch wörtliche Wiederholung der verordneten Menge zu erkennen gegeben hat, daß die Überschreitung der größten Gaben beabsichtigt ist.

Dies gilt auch für die Verordnung der nachstehenden Mittel in der Form von Einspritzungen in und unter die Haut und Schleimhaut, in die Muskulatur und andere Organe, in die Blutbahn, in den Rückenmarkkanal, in geschlossene Körperhöhlen und für die Einverleibung durch Suppositorien. Den Einspritzungen sind die Aufbringung auf die Schleimhäute, insbesondere durch Einstäubung, Einpinselung, Eintropfung, Eingießung, auch durch Klistier, gleichzuachten.

Wenn der Apotheker bei Berechnung der größten Gaben auf ärztliche Angaben stößt wie Tee- oder Kaffeelöffel, Kinder- oder Dessertlöffel, oder Eßlöffel, so hat er für 1 Tee- oder Kaffeelöffel 5 ccm für 1 Kinder- oder Dessertlöffel 10 ccm und für 1 Eßlöffel 15 ccm in Rechnung zu stellen.

	Größte Einzelgabe in Gramm	Größte Tagesgabe in Gramm
Acetanilidum	0,5	1,5
Acidum agaricinicum	0,1	—
Acidum arsenicosum	0,005	0,015
Acidum diaethylbarbituricum	0,75	1,5
Acidum phenylaethylbarbituricum	0,4	0,8
Aethylmorphinum hydrochloricum	0,1	0,3
Agaricinum	0,1	—
Amylenum hydratum	4,0	8,0
Amylium nitrosum	0,2	0,5
Antifebrin	0,5	1,5
Apomorphinum hydrochloricum	0,02	0,06
Aqua Amygdalarum amararum	2,0	6,0

	Größte Einzelgabe in Gramm	Größte Tagesgabe in Gramm
Argentum nitricum	0,03	0,1
Arsacetin	0,2	—
Aspidinolfilicinum oleo solutum	20,0	20,0
Atropinum sulfuricum	0,001	0,003
Bromoformium	0,5	1,5
Cantharides	0,05	0,15
Chloralum hydratum	3,0	6,0
Chloroformium (zum Einnehmen)	0,5	1,5
Cocainum hydrochloricum	0,05	0,15
Cocainum nitricum	0,05	0,15
Codeinum phosphoricum	0,1	0,3
Colchicinum	0,002	0,005
Diacetylmorphinum hydrochloricum	0,005	0,015
Dihydrooxycodeinonum hydrochloricum	0,03	0,1
Dionin	0,1	0,3
Emetinum hydrochloricum	0,05	0,1
Eukodal	0,03	0,1
Extractum Belladonnae	0,05	0,15
Extractum Colocynthidis	0,05	0,15
Extractum Filicis	10,0	10,0
Extractum Hyoscyami	0,15	0,5
Extractum Opii	0,075	0,25
Extractum Strychni	0,05	0,1
Filmaronöl	20,0	20,0
Folia Belladonnae	0,2	0,6
Folia Digitalis	0,2	1,0
Folia Hyoscyami	0,4	1,2
Folia Stramonii	0,2	0,6
Fructus Colocynthidis	0,3	1,0
Glandulae Thyreoideae siccatae	0,5	1,0
Gutti	0,3	1,0
Herba Lobeliae	0,1	0,3
Heroin hydrochloricum	0,005	0,015
Homatropinum hydrobromicum	0,001	0,003
Hydrargyrum bichloratum	0,02	0,06
Hydrargyrum bijodatum	0,02	0,06
Hydrargyrum chloratum (zu Einspritzungen)	0,1	—
Hydrargyrum cyanatum	0,01	0,03
Hydrargyrum oxycyanatum	0,01	0,03
Hydrargyrum oxydatum	0,02	0,06
Hydrargyrum oxydatum via hum. par.	0,02	0,06
Hydrargyrum salicylicum	0,15	—
Hydrastininium chloratum	0,05	0,15
Hydrastininum hydrochloricum	0,05	0,15
Kreosotum	0,5	1,5
Liquor Kalii arsenicosi	0,5	1,5
Lobelinum hydrochloricum	0,02	0,1
Luminal	0,4	0,8
Luminal-Natrium	0,4	0,8
Medinal	0,75	1,5
Methylsulfonalum	1,0	2,0
Morphinum hydrochloricum	0,03	0,1

	Größte Einzelgabe in Gramm	Größte Tagesgabe in Gramm
Narcophin	0,03	0,1
Natrium acetylarsanilicum	0,2	—
Natrium diaethylbarbituricum	0,75	1,5
Natrium nitrosum	0,3	1,0
Natrium phenylaethylbarbituricum	0,4	0,8
Nitroglycerinum solutum	0,1	0,4
Oleum Chenopodii anthelminthici	0,5	1,0
Oleum Crotonis	0,05	0,15
Opium concentratum und alle Zubereitungen, die etwa 50 Prozent Morphin und außerdem die Hauptmenge der übrigen Opiumbestandteile enthalten	0,03	0,1
Opium pulveratum	0,15	0,5
Papaverinum hydrochloricum	0,2	0,6
Paraldehyd	5,0	10,0
Phosphorus	0,001	0,003
Phosphorus solutus	0,2	0,6
Physostigminum salicylicum	0,001	0,003
Physostigminum sulfuricum	0,001	0,003
Pilocarpinum hydrochloricum	0,02	0,04
Pilulae asiaticae (0,001 g Acidum arsenicosum je Pille)	5 Stück	15 Stück
Plumbum aceticum	0,1	0,3
Podophyllinum	0,1	0,3
Pulvis Ipecacuanhae opiatus	1,5	5,0
Santoninum	0,1	0,3
Scopolaminum hydrobromicum	0,001	0,003
Semen Strychni	0,1	0,2
Strophanthinum	0,001	0,005
Strychninum nitricum	0,005	0,01
Sulfonalum	1,0	2,0
Suprarenin (Adrenalin, Epirenan etc.)	0,001	—
Tartarus stibiatus	0,1	0,3
Theophyllinum	0,5	1,5
Tinctura Cantharidum	0,5	1,5
Tinctura Colchici	2,0	6,0
Tinctura Colocynthidis	1,0	3,0
Tinctura Digitalis	1,5	5,0
Tinctura Jodi	0,2	0,6
Tinctura Lobeliae	1,0	3,0
Tinctura Opii crocata	1,5	5,0
Tinctura Opii simplex	1,5	5,0
Tinctura Strophanthi	0,5	1,5
Tinctura Strychni	1,0	2,0
Trional	1,0	2,0
Veratrinum	0,002	0,005
Veronal	0,75	1,5
Veronal-Natrium	0,75	1,5
Yohimbinum hydrochloricum	0,03	0,1

2) Ergänzungsbuch zum Deutschen Arzneibuch, Sechste Ausgabe (Erg.-B. 6)

Anlage II, Tabelle A

enthaltend

die größten Gaben (Maximaldosen) einiger Arzneimittel

für den erwachsenen Menschen

Allgemeine Bemerkungen

Die in der folgenden Tabelle enthaltenen größten Einzel- und Tagesgaben gelten für den erwachsenen Menschen und für den inneren Gebrauch.

Die dem inneren Gebrauch gleichzuerachtenden Anwendungsformen sowie die bei Verordnung von Tee-, Kaffee-, Kinder-, Dessert- oder Eßlöffeln in Rechnung zu stellenden Mengen sind aus den entsprechenden Vorschriften des Deutschen Arzneibuches zu ersehen.

Will man in einfachster Weise berechnen, wieviel den Kindern bis zu 12 Jahren von der für den Erwachsenen bestimmten Gabe ohne Gefahr verabfolgt werden kann, so teilt man die Anzahl der Jahre durch die Anzahl der Jahre + 12. Demnach würde ein Kind von 4 Jahren erhalten:

$$\frac{4}{4+12} = \frac{4}{16} = \frac{1}{4}$$

ein Kind von 12 Jahren

$$\frac{12}{12+12} = \frac{12}{24} = \frac{1}{2}$$

Von 12 bis 18 Jahren ist $^1/_2$ bis $^3/_4$ und von 18 bis 21 Jahren $^3/_4$ bis zu der vollen Dosis eines Erwachsenen zu verabfolgen.

Dem Apotheker wird empfohlen, bei etwaiger Überschreitung der Höchstgaben nach den im Deutschen Arzneibuch, 6. Ausgabe, S. 816 bzw. S. 446 im Neudruck 1947, angegebenen Bestimmungen zu verfahren.

	Größte Einzelgabe in Gramm	Größte Tagesgabe in Gramm
Acetum Colchici	2,0	4,0
Acetum Scillae	2,0	6,0
Acidum hydrocyanicum dilutum	0,1	0,3
Aconitinum	0,0002	0,0006
Aethylenum chloratum	1,0	3,0
Arsenum jodatum	0,025	0,04
Atropinum	0,001	0,003
Atropinum methylobromatum	0,001	0,003
Auro-Natrium chloratum	0,05	0,2
Barium nitricum	0,2	0,4
Benzonaphtholum	0,5	2,0
Bismutum β-naphtholicum	0,75	4,0
Brucinum	0,1	0,2
Butylchloralum hydratum	2,0	4,0
Cadmium sulfuricum	0,1	0,2
Carboneum tetrachloratum	4,0	4,0
Cerium oxalicum	0,2	0,6
Chinolinum	0,75	1,5
Chloralum formamidatum	4,0	8,0
Chloroformium e Chloralo hydrato	0,5	1,5

	Größte Einzelgabe in Gramm	Größte Tagesgabe in Gramm
Citrophen	1,0	3,0
Codeinum	0,1	0,3
Codeinum hydrochloricum	0,1	0,3
Coniinum	0,003	0,01
Coniinum hydrobromicum	0,005	0,015
Cortex Yohimbehe	3,0	10,0
Cuprum aceticum	0,1	0,3
Cuprum oxydatum	0,3	0,8
Cuprum sulfuricum ammoniatum	0,1	0,4
Curare	0,02	0,06
Digitoxinum	0,002	0,004
Duboisinum sulfuricum	0,0015	0,003
Ephedrin hydrochloricum	0,05	0,15
Ephetonin	0,05	0,15
Eucupin	0,25	0,75
Eucupin bihydrochloricum	0,3	0,9
Eupaverin	0,15	0,5
Extractum Aconiti Tuberis	0,02	0,06
Extractum Adonidis fluidum	1,0	3,0
Extractum Belladonnae spissum	0,05	0,15
Extractum Calabar	0,02	0,06
Extractum Cannabis indicae	0,1	0,3
Extractum Chelidonii	0,5	1,5
Extractum Colocynthidis compositum	0,2	0,5
Extractum Conii	0,05	0,2
Extractum Hyoscyami spissum	0,15	0,5
Extractum Secalis cornuti	0,5	1,5
Extractum Stramonii	0,15	0,15
Flores Convallariae	0,5	1,5
Folia Toxicodendri	0,05	0,15
Fructus Colocynthidis praeparati	0,3	1,0
Fungus Laricis	0,5	—
Guajacolum liquidum	0,5	2,5
Guajacolum valerianicum	1,0	3,0
Herba Adonidis vernalis	1,0	3,0
Herba Conii	0,3	1,5
Herba Convallariae	0,5	1,5
Herba Stramonii recens	1,0	3,0
Hydrargyrum jodatum	0,02	0,06
Hydrargyrum nitricum oxydatum	0,02	0,06
Hydrargyrum nitricum oxydulatum	0,02	0,06
Hydrargyrum sozojodolicum	0,05	0,1
Hydrargyrum sulfuricum	0,02	0,06
Hydrargyrum tannicum oxydulatum	0,05	0,1
Hydrastinum hydrochloricum	0,1	0,3
Hyoscyaminum	0,001	0,003
Jodum trichloratum	0,03	0,06
Kalium chromicum flavum	0,03	0,06
Kalium cyanatum	0,03	0,1
Monochlorphenolum (para)	0,1	0,2
Morphinum sulfuricum	0,03	0,1
Novalgin	0,6	1,8
Oleum Cantharidis	0,15	0,5

	Größte Einzelgabe in Gramm	Größte Tagesgabe in Gramm
Oleum Rutae	0,2	0,8
Oleum Sabinae	0,2	0,5
Optochin	0,3	1,0
Optochin hydrochloricum	0,3	1,0
Orexin-Tannat	0,5	1,5
Oxymel Scillae	6,0	15,0
Pantocain hydrochloricum	0,02	—
Pantocain nitricum	0,02	—
Papaverinum	0,15	0,5
Pelletierinum tannicum	1,0	—
Phanodorm	0,4	1,2
Phanodorm-Calcium	0,4	1,2
Picrotoxinum	0,005	0,01
Plumbum jodatum	0,3	1,2
Prontalbin	1,5	5,0
Prontosil rubrum	1,5	5,0
Prontosil solubile	0,25	0,75
Radix Belladonnae	0,2	0,6
Rhizoma Hellebori	0,2	1,0
Scopolaminum hydrochloricum	0,001	0,003
Semen Calabar	0,2	0,6
Semen Stramonii	0,2	0,6
Semen Strophanthi kombé	0,05	0,15
Sirupus Codeini	30,0	100,0
Sparteinum sulfuricum	0,2	0,6
Stibium sulfuratum nigrum laevigatum	1,0	3,0
Theobromino-natrium aceticum	1,0	4,0
Tinctura Aconiti	0,2	0,6
Tinctura Adonidis	5,0	15,0
Tinctura Belladonnae	1,0	3,0
Tinctura Cannabis indicae	1,0	3,0
Tinctura Convallariae	1,5	5,0
Tinctura Gelsemii	1,0	3,0
Tinctura Hyoscyami	1,5	3,0
Tinctura Stramonii Seminis	1,0	3,0
Tinctura Toxicodendri	0,5	1,5
Tubera Aconiti	0,02	0,06
Vinum stibiatum	1,5	5,0
Vioform	0,3	1,0
Zincum lacticum	0,1	0,3
Zincum valerianicum	0,1	0,3

3) Deutsches Arzneibuch 7. Ausgabe 1968 (DAB 7)

Höchstgaben von Arzneimitteln für den erwachsenen Menschen

Wird eines der nachstehenden Arzneimittel in einer Menge verordnet, daß bei vorgeschriebenem Gebrauch die größte Einzelgabe oder größte Tagesgabe, d. h. die sich auf 24 Stunden verteilende Menge, überschritten wird, so darf der Apotheker das Arzneimittel für einen Erwachsenen nur dann abgeben, wenn der Arzt bzw. Zahnarzt durch ein der Mengenangabe des betreffenden Arzneimittels beigefügtes Ausrufungszeichen (!) sowie durch wörtliche Wiederholung der verordneten Menge zu erkennen gegeben hat, daß die Überschreitung der Höchstgaben beabsichtigt ist.

Die Höchstgaben gelten, soweit im Einzelfall nichts anderes angegeben ist, für alle bei den betreffenden Arzneimitteln üblichen Anwendungsarten mit Ausnahme der Aufbringung auf die Haut.

Die angegebenen Höchstgaben sind nicht als die üblichen Dosen (Normdosen, mittlere Einzelgaben) anzusehen.

Bei der Berechnung der Höchstgaben flüssiger Arzneimittel sind folgende Mengen anzusetzen:

für den Inhalt eines Eßlöffels	15 ml,
für den eines Kinder- oder Dessertlöffels	10 ml,
für den eines Tee- oder Kaffeelöffels	5 ml.

Arzneimittel	Größte Einzelgabe in Gramm	Größte Tagesgabe in Gramm
Acetamino-hydroxyphenyl-arsonsäure	0,5	1,0
Adrenalin	0,001	—
Adrenalin, bei intravenöser und intramuskulärer Verabreichung	0,00015	—
Adrenalin-Lösung (1:1000)	1,0	—
Adrenalin-Lösung; bei intravenöser und intramuskulärer Verabreichung	0,15 ml	—
Äthyl-cyclohexenyl-barbitursaures Calcium	0,4	1,2
Äthylmorphinhydrochlorid	0,1	0,3
Antimon-biskrenzkatechin-disulfonsaures Natrium	0,1	0,3
Apomorphinhydrochlorid	0,02	0,06
Arsen(III)-oxid	0,005	0,015
Ascaridol	0,6	0,6
Atropinsulfat	0,005	0,01
Belladonnablätter	0,2	0,6
Belladonnaextrakt	0,05	0,15
Butylaminobenzoyl-dimethylamino-äthanol-hydrochlorid	0,02	0,04
Butyl-bromallyl-barbitursäure	—	0,6
Calciferol	—	0,015
Chinidinsulfat	0,3	1,5
Chinidinsulfat, bei intravenöser Verabreichung	0,3	0,9
Chloralhydrat	2,0	6,0
Cholecalciferol-Cholesterin	—	0,03

Arzneimittel	Größte Einzelgabe in Gramm	Größte Tagesgabe in Gramm
Codeinphosphat	0,1	0,3
Colchicin	0,002	0,005
Diäthylbarbitursäure	—	1,0
Diäthylbarbitursaures Natrium	—	1,0
Digitalisblätter	0,2	1,0
Digitalistinktur	1,5	5,0
Digitoxin	—	0,001
Dihydrocodeinhydrogentartrat	0,05	0,15
Dihydrocodeinonhydrogentartrat	0,015	0,15
Dihydro-hydroxycodeinon-hydrochlorid	0,03	0,1
Dihydromorphinonhydrochlorid	0,004	0,012
Dimethylcarbamoyloxyphenyl-trimethyl-ammonium-bromid, bei oraler Verabreichung	0,016	0,048
Dimethylcarbamoyloxyphenyl-trimethyl-ammonium-methylsulfat, bei parenteraler Verabreichung	0,001	0,005
Diphenylhydantoin	0,3	1,0
Emetindihydrochlorid	0,05	0,1
Ephedrinhydrochlorid	0,05	0,15
Fowlersche Lösung	0,5	1,5
Heilbuttleberöl	—	1,0
Histamindihydrochlorid	0,001	—
Hydroxyphenyl-methylamino-äthanoltartrat	0,15	—
Isonicotinsäurehydrazid	0,2	0,6
Isopropyl-bromallyl-barbitursäure	0,4	0,8
Methyl-cyclohexenyl-methyl-barbitursäure	0,75	1,5
Methyl-phenyl-äthyl-barbitursäure	0,4	0,8
Methyl-phenyl-piperidinocarbonoyl-äthanol-hydrochlorid	0,15	0,5
Methylthiouracil	0,15	0,5
Morphinhydrochlorid	0,03	0,1
Natriumnitrit	0,3	1,0
Natriumnitrit, bei subkutanerVerabreichung	0,1	0,5
Noradrenalinhydrochlorid	0,001	—
Noradrenalinhydrochlorid, bei intravenöser und iniramuskulärer Verabreichung	0,00025	—
Noradrenalinhydrogentartrat	0,001	—
Noradrenalinhydrogentartrat, bei intravenöser und intramuskulärer Verabreichung	0,00025	—
Eingestelltes Opium	0,15	0,5
Opiumextrakt	0,075	0,25
Opiumtinktur	1,5	5,0
Papaverinhydrochlorid	0,2	0,6
Papaverinhydrochlorid, bei intravenöser Verabreichung	0,05	0,15
Paraldehyd	5,0	15,0
Phenyläthylbarbitursäure	0,4	0,8
Phenyläthylbarbitursaures Natrium	0,5	1,0
Phenyl-methylamino-propan-hydrochlorid	0,015	0,03
Physostigminsalicylat	0,001	0,003
Pilocarpinhydrochlorid	0,02	0,04
Propylthiouracil	0,1	0,3
Reserpin	0,0015	0,003

Arzneimittel	Größte Einzelgabe in Gramm	Größte Tagesgabe in Gramm
Scopolaminhydrobromid	0,001	0,003
g-Strophanthin, bei intravenöser Verabreichung	0,0005	0,001
Strychninnitrat	0,005	0,01
Theophyllin	0,5	1,5
Theophyllin-Äthylendiamin	0,5	1,5
Theophyllin-Äthylendiamin, bei intravenöser Verabreichung	0,25	0,75
Ölige Vitamin-A-Lösungen	—	50000 I. E.

4) Deutscher Arzneimittel-Codex (DAC)

(Ergänzungsbuch zum Arzneibuch; 1972)

Aus dem Vorwort:

Der Deutsche Arzneimittel-Codex (DAC) ist gegenüber dem „Ergänzungsbuch 6" durch eine ausführliche deskriptive und analytische Darstellungsweise der Monographien modernen Anforderungen entsprechend und modernen Arzneibüchern vergleichbar gestaltet worden.

Herausgegeben von der Arbeitsgemeinschaft der Berufsvertretungen Deutscher Apotheker. Bearbeitet von der Kommission Deutscher Arzneimittel-Codex.

Der DAC ist in zwei Teile gegliedert.

Teil I enthält

codexeigene Verfahren (Zentrales Prüflaboratorium der Kommission DAC, 8 München 80, Maria-Theresia-Straße 28)
Angaben aus dem Europäischen Arzneibuch (EuAB)
Verzeichnis der Fließmittelgemische
Verzeichnis der Reagenzien und volumetrischen Lösungen und sonstige Anlagen

Teil II bringt Monographien von

Arzneistoffen
Arzneizubereitungen
Drogen und
Hilfsstoffen zur Arzneimittelherstellung,
die weder im EuAB noch in einem — etwa fortbestehenden — Deutschen Arzneibuch enthalten, die jedoch für Arzneimittelhersteller, Apotheken, andere Arzneimittel-Handelsbetriebe und Verbraucher von Bedeutung geblieben sind. Die Monographien des DAC sollen durch Festlegung von Qualitätsvorschriften zur Sicherung der Arzneimittelversorgung der Bevölkerung beitragen. Sie sollen gleichzeitig für solche Arzneimittel, für deren Identität, Reinheit und Gehalt gesetzliche Vorschriften nicht bestehen, die Rechtsbegriffe „gute Handelsware" und „Käufererwartung" untermauern und die fachlichen Grundlagen zur Auslegung dieser Begriffe geben. Damit dienen die Vorschriften des DAC der erhöhten Sicherheit und Redlichkeit im Arzneimittelverkehr.

Die „Allgemeinen Bestimmungen und Erläuterungen" des EuAB sowie des DAB 7 gelten auch für den Deutschen Arzneimittel-Codex.

Die Hauptüberschriften der Monographien sind in der lateinischen Ausdrucksweise des EuAB gefaßt.

Die Monographien des DAC

mit Angabe von größten Einzel- und Tagesgaben, Normdosis u./o. Normkonzentration

	größte Einzelgabe	größte Tagesgabe	Normdosis (ND), Normkonzentration (NK) (z. Einn. = zur Einnahme, z. Inj. = zur Injektion)
Acetonum	—	—	—
Acidum agaricinum	0,03 g	0,1 g	ND 0,01 g z. Einn.
Acidum silicicum praecipitatum	—	—	—
Acidum silicicum praecipitatum leve	—	—	—
Acidum undecylenicum	—	—	NK Hautpinselung 2%; Salbe, Puder 1%
Alcohol cetylicus	—	—	—
Alcohol isopropylicus	—	—	—
Ammi visnagae fructus	—	—	—
Amobarbitalum	0,5 g	1,0 g	ND 0,1 g z. Einn.
Betulae folia	—	—	ND 1,5 g pro Tasse Tee
Calcii arachinas	—	—	=
Calcii hypophosphis	—	—	ND 0,5 g in Sirup z. Einn.
Calcii stearas	—	—	—
Carbacholum z. Einn.	4 mg	12 mg	ND 2 mg
Carbacholum z. Inj.	0,4 mg	1 mg	ND 0,2 mg i. m., 2 mg s. c.
Carbacholum	—	—	NK 1% Augentropfen u. -salbe
Chlorhexidini acetas	—	—	ND 2 mg z. Einn. (Lutschtabl.)
„ „	—	—	NK 0,01% Augentropfen
„ „	—	—	NK 0,02% Nahtmaterial- u. Geräteaufbewahrung (sterile)
Chromii trioxidum	—	—	NK 1% Schleimhautpinselung
„ „	—	—	NK 2—5% Hautpinselung
„ „	—	—	NK 6—8% Ätzmittel
Cnici benedicti herba	—	—	—
Colchici semen	—	—	„Vorsichtig aufzubewahren“
Convallariae herba	0,5 g	1,5 g	—

Crataegi fructus	—	—	—
Cupri sulfas	—	—	NK 0,2% Augenwasser u. -salbe
Curcumae longae rhizoma	—	—	ND 0,1 g z. Einn.
Curcumae zantorrhizae rhizoma	—	—	ND 0,1 g z. Einn.
Ferrosi gluconas	—	—	ND 0,3 g (Einzelgabe)
„ „	—	—	ND 2,4—4,8 g (therapeut. Tagesgabe)
„ „	—	—	ND 0,6 g (prophylakt. Tagesgabe)
Fuchsinum	—	—	NK 0,4—1% in antisept. Lösungen
Hamamelidis folia	—	—	ND 1 g pro 10 g Dekokt z. Einn.
Hippocastani semen	—	—	—
Hydrargyri sulfidum rubrum	—	—	NK 0,5—1% in Salben u. Schüttelmixturen (Lotiones)
Injectabilia et Infundibilia (Defin., Herstellung, Behältnisse, Aufbewahrung, Kennzeichnung)			
Injectabiles et Infundibiles Glucosi solutiones	—	—	Dosierung: 0,5—2 g Glukose/kg Körpergewicht/Tag
Injectabiles et Infundibiles Laevulosi solutiones	—	—	Dosierung: in 24 Stdn. 5%-ige Lösung bis zu 3000 ml beim Erwachsenen (etwa 500 ml pro Stunde)
Injectabiles et Infundibiles Manniti solutiones	—	—	Dosierung, angewandte Konz. u. Infusionsgeschwindigkeit richten sich nach d. klin. Befunden u. d. Indikation: Beim Erwachsenen: In 24 Stdn. durchschnittl. 500—700 ml der 15%-igen oder 350—500 ml der 20%-igen Mannitlösung
Injectabiles et Infundibiles Sorbiti solutiones	—	—	Dosierung: 5%-ige Lösung in 24 Stdn. bis zu 3000 ml beim Erwachsenen; Infusionsgeschwindigkeit etwa 120 Tropfen pro Min. (bis zu 500 ml pro Stunde)
Injectabilis Natrii Lactatis solutio composita	—	—	Dosierung: 20—60 ml/kg Körpergewicht in 24 Stdn.
Jalapae brasiliensis resina	0,5 g	1,5 g	ND 0,1 g z. Einn.
Jalapae brasiliensis tubera	—	—	ND 0,5 g z. Einn.
Kalii acetas	—	—	ND 1,0 g z. Einn.
Kalii citras	—	—	ND 1,0 g z. Einn.
Kalii dihydrogenophosphas	—	—	—
Kalii hydroxidum	—	—	Dicht verschlossen, vorsichtig aufzubewahren!
Kalii hydroxychinolinii sulfas	—	—	NK 0,05% in Augentropfen
„ „ „	—	—	NK 0,1% in Lösungen zur Hautdesinfektion
„ „ „	—	—	NK 0,5—1% in Hautsalben u. -puder

	größte Einzelgabe	größte Tagesgabe	Normdosis (ND), Normkonzentration (NK) (z. Einn. = zur Einnahme, z. Inj. = zur Injektion)
Kalii lactatis solutio una-molaris	—	—	Dosierung: individuell nach Schwere des Falls
Kalii monohydrogenophosphas	—	—	ND 1,0 g z. Einn.
Kalii sulfas	—	—	ND 2,0 g z. Einn. in verdünnter Lösung
Lupuli strobuli	—	—	—
Lysinii monochloridum	—	—	ND 0,3 g dreimal tägl. z. Einn.
Magnesii chloridum	—	—	ND 0,5—1,5 g tägl. z. Einn.
Magnesii stearas	—	—	Hilfsstoff
Magnesii trisilicas	—	—	ND 1,0 g z. Einn. viermal täglich
Mannitum	—	—	ND 30 z. Einn. als Laxans
„	—	—	ND 50—60 ml einer 20—25%-igen Lösung als Injektion oder Dauertropfinfusion zur Nierenfunktionsprüfung als Clearance-Substanz
„	—	—	ND 250—500 ml von 10—20%-igen Lösungen zur Anregung der Diurese als Tropfinfusion innerhalb von 3—6 Stunden
„	—	—	ND 20%-ige Lösungen zur Behandlung von Glaukom (1,8 g/kg) u. zur Liquordrucksenkung (1 g/kg)
„	—	—	NK 3%-ige sterile Lösung zum Spülen in der Urologie
Merbrominum	—	—	(2—4%-ig als bakteriostat., nicht reizend wirkendes Antisepticum zur Haut- u. Wunddesinfektion)
Methylcellulosum ophthalmicum	—	—	—
Millefolii herba	—	—	ND Etwa 1,5 g pro Tasse heißes Wasser als Teezubereitung
Natrii acetas	—	—	ND 1,5 g z. Einn.
Natrii chloridi solutio isotonica	—	—	—
Natrii cyclamas	—	—	(Angaben über pharmazeutische Verwendung)
Natrii disulfis	—	—	Hilfsstoff (Antioxidans)
Natrii hypophosphis	—	—	ND 0,5 g z. Einn.
Natrii lactatis solutio una-molaris	—	—	mittl. Dosierung 156 mVal Natriumlactat/24 Stdn.; sonst individuell nach Schwere des Falles

Oculoguttae (Synonyme, Definition, Herstellung, Sterilisation, Abgabebehältnisse, Signatur)			
Oculoguttae Adrenalini neutrales	2 Tr. 1%-ige Lsg.	—	—
Oculoguttae Aethylmorphini	—	—	NK 5%-ige Lsg. (Dos. wie DAB 7)
Oculoguttae Argenti albumino-acetyltannatis	—	—	NK 5%-ige Lsg.
Oculoguttae Atropini	—	—	NK 0,2%-ige Lsg. (Dos s. DAB 7)
Oculoguttae Chloramphenicoli	—	—	
Oculoguttae Physostigmini salicylatis	—	—	NK 0,2%-ige Lsg. (Dos. wie DAB 7)
Oculoguttae Pilocarpini hydrochloridi	—	—	NK 1%-ige Lsg. (Dos. wie DAB 7)
Oculoguttae Tetracaini	—	—	NK 0,5%-ige Lsg. (Dos. s. DAB 7)
Oculoguttae viscosae	—	—	—
Oculoguttae Zinci sulfatis	—	—	—
Oleae folia	—	—	—
Oleandri folia	—	—	—
Oleum neutrale	—	—	—
Phenylhydrargyri boras	—	—	ND u. NK 0,3 mg z. Einn. (Lutschtabl., Halspastille)
„ „	—	—	4 mg in Vaginalovula
„ „	—	—	0,001% Konservierungsmittel in Augenarzneien
„ „	—	—	0,002% Konservierungsmittel in Arzneilösungen u. Blutkonserven
„ „	—	—	0,01% zur antiseptischen Wundbehandlung, zu Spülungen in der Gynäkologie, Urologie und bei HNO-Erkrankungen, als Konservierungsmittel in Schleimen
„ „	—	—	0,02% in Hustentropfen und ähnliche Lösungen, in der Dermatologie, Zahn- und Augenheilkunde
„ „	—	—	0,025% in Nasentropfen
„ „	—	—	0,03% zur Desinfektion gebrauchter Instrumente, zur Aufbewahrung von Thermometern, Instrumenten, Augenkontaktschalen
„ „	—	—	0,05% als Zusatz bei der Sterilisation von Instrumenten
„ „	—	—	0,2% in Glycerin zur antiseptischen Behandlung der Mundhöhle und der Vagina (Pinseln, Einträufeln)

	größte Einzelgabe	größte Tagesgabe	Normdosis (ND), Normkonzentration (NK) (z. Einn. = zur Einnahme, z. Inj. = zur Injektion)
Phenylhydrargyri nitras	—	—	NK 0,001% als Antisepticum, Konservierungsmittel und in Augen-
,, ,,	—	—	arzneien
,, ,,	—	—	NK 0,002% als Konservierungsmittel in Arzneilösungen und Blut-
,, ,,	—	—	konserven, in Augentropfen (auch bei längerer Anwendung)
Plantaginis ovatae semen	—	—	—
Podophylli indici rhizoma	—	—	ND 0,5 g. z. Einn.
Podophylli rhizoma	—	—	ND 0,5 g z. Einn.
Podophyllinum	0,05 g	0,20 g	ND 0,02 g z. Einn.
Propylenglycolum	—	—	—
Psyllii semen	—	—	ND 5 g z. Einn.
Quebracho cortex	—	—	—
Rutae graveolentis herba	0,5 g	1,0 g	—
Sarothamni scoparii herba	—	—	—
Scammoniae mexicanae radix	—	—	—
Scammoniae mexicanae resina	—	—	—
Silicii dioxidum colloidale	—	—	—
Strophanthi grati semen	—	—	ND 0,01 g z. Einn.
Thiomersalum	—	—	NK 0,1% in wäßriger oder alkoholischer Lösung, zur Hautdesinfektion,
,,	—	—	in Cremes gegen Hautpilzerkrankungen, in Salben und in Aerosolen
,,	—	—	NK 0,01—0,02% als Konservierungsmittel in biologischen Produk-
,,	—	—	ten, z. B. Blutplasma
,,	—	—	NK 0,005—0,01% in Augentropfen
,,	—	—	NK 0,01—0,02% in Augensalben
Titanii dioxidum	—	—	—
Titanii dioxidum dispersum	—	—	—
Viride nitens (Brillantgrün)	—	—	0,05—0,1%-ige Lösung zur Haut- und Wunddesinfektion
,, ,, ,,	—	—	1%-ige Lösung bei Epidermophytien und Trichophytien
,, ,, ,,	—	—	0,1-%ige Lösung bei Kälberruhr (inn.)
Zinci stearas	—	—	—
Zinci undecylenas	—	—	NK 20% in Salben und Pudern

5) WHO: Pharmacopoea Internationalis (P. I.)

Table of usual and maximal doses for adults (2. Edit. 1967, Appendix 64)

Angabe in g. Wenn nicht anders bezeichnet!

Anwendung:		
	i. a.	intraartikulär
	i. m.	intramuskulär
	i. v.	intravenös
	perling.	perlingual
	p. o.	peroral
	r.	rektal
	s. c.	subkutan
	subling.	sublingual

Originaltext zur Tabelle XIII der P. I.: This table (Table XIII) includes the usual and maximal, single and daily doses for adults of most of the drugs included in the *International Pharmacopoeia*. **These doses** vary according to the mode of administration as indicated, and **are expressed in grams (g), in micrograms (μg), in certain cases in millilitres (ml) or in biological International Units (IU).**

As a rule they are given without taking into account the weight of the subject; **in some cases they are based on body-weight (per kg).**

The usual doses are difficult to define within narrow limits since they vary according to the therapeutic effect desired, the susceptibility of the patient, the duration of the treatment, etc. Consequently, the usual doses shown in the table are intended to serve only as general guidance.

The maximal doses are those which are usually not reached because of the danger of poisoning, and they may not be exceeded without special precautions.

In some cases the maximal dose has not been stated, either because the drug has a low toxicity or because the maximal dose cannot be determined with sufficient precision in the present state of our knowledge.

The physician may prescribe larger doses than the maximal doses indicated in this table, on condition that he gives express indication of his wishes on the prescription.

Die Tabelle enthält in vorliegender Fassung die maximalen Einzel- und Tagesgaben; Werte in Klammern = Höchstwerte der üblichen Gaben (usual doses).

Arzneistoff (Dosisangabe in g, wenn	Anwendung nicht anders bezeichnet)	Maximal-Dosis Einzelgabe	Maximal-Dosis Tagesgabe
Acetarsolum	p. o.	0,25	1
Acidum Acetylsalicylicum	p. o., r.	1	8
Acidum Ascorbicum	p. o.	(0,25)	(1,0)
Acidum Ascorbicum	i. v. (Na-Salz)	(0,2)	(0,3)
Acidum Folicum	p. o.	(0,01)	(0,05)
Acidum Folicum	i. m. (Na-Salz)	(0,005)	(0,02)
Acidum Hydrochloricum Dilutum	p. o.	4	12
Acidum Lacticum	p. o.	(2)	(20)
Acidum Mersalylicum	i. m., i. v. (Na-Salz)	(0,2)	—
Acidum Nicotinicum	p. o., s. c. (Na-Salz)	0,20	0,80
Aminophenazonum	p. o.	0,50	1,50
Aminophyllinum	p. o., i. v., i. m., r.	0,50	1,50
Amobarbitalum	p. o.	0,50	1
Amobarbitalum Natricum	s. c., i. v., i. m., r.	0,25	0,75

Arzneistoff (Dosisangabe in g, wenn nicht anders bezeichnet)	Anwendung	Maximal-Dosis Einzelgabe	Maximal-Dosis Tagesgabe
Amodiaquini Hydrochloridum	p. o.	(0,6)	(1,2)
Amphetamini Sulfas	p. o.	0,02	0,04
Amphetamini Sulfas	s. c., i. m.	0,005	0,03
Ampicillinum	p. o., i. m., i. v. (Na-Salz)	(0,5)	(1—2)
Amyleni Hydras	p. o., r.	4	8
Amylis Nitris	Inhalation	0,20	1
Antazolini Hydrochloridum	p. o.	(0,1)	(0,4)
Antazolini Hydrochloridum	i. m.	(0,1)	(0,3)
Apomorphini Hydrochloridum	s. c., i. m.	0,005	0,01
Arseni Trioxydum	p. o.	0,005	0,015
Atropini Sulfas	p. o.	0,002	0,004
Atropini Sulfas	s. c.	0,001	0,003
Barbitalum Natricum	s. c.	0,75	1
Belladonna Herba (Belladonnae Herbae Pulvis Standardisatus)	p. o.	0,25	0,50
Bemegridum	i. m.	(0,05)	—
Bemegridum	i. v.	(0,05)	1
Bendroflumethiazidum	p. o.	(0,005)	(0,02)
Benzathini Benzylpenicillinum, Mill. E	p. o.	(0,2)	(1,6)
Benzathini Benzylpenicillinum, Mill. E	i. m.	(0,6)	(1,2)
Benzylpenicillinum Kalicum oder Benzylpenicillinum Natricum, Mill. E	i. m.	(0,3)	(1,5)
Bismuthi Subcarbonas	p. o.	(5)	(15)
Bismuthi Subnitras	p. o.	(1)	(10)
Bismuthi Subsalicylas	p. o.	(0,5)	(1,5)
Busulfanum	p. o.	0,006	0,006
Calcii Chloridum Crystallisatum	p. o.	2	8
Calcii Gluconas	p. o.	(4)	(10)
Calcii Gluconas	i. m., i. v.	(1)	(2)
Calcii Lactas	p. o.	(1)	(5)
Calcii Para-aminosalicylas	p. o.	(4)	(20)
Camphora	s. c.	1	5
Carbacholum	p. o.	0,004	0,006
Carbacholum	s. c.	0,0005	0,001
Carbarsonum	p. o.	0,30	1
Carbimazolum	p. o. Anfang	(0,015)	(0,06)
Carbimazolum	Erhaltung	(0,005)	(0,02)
Chlorali Hydras	p. o., r.	2	6
Chloramphenicolum	p. o.	(0,5)	(3)
Chloramphenicolum	i. m.	(0,5)	(3)

Arzneistoff (Dosisangabe in g, wenn	Anwendung nicht anders bezeichnet)	Maximal-Dosis Einzelgabe	Tagesgabe
Chlorcyclizini Hydrochloridum	p. o.	(0,005)	(0,3)
Chloroquini Diphosphas	p. o.	(0,6)	(1,5)
Chloroquini Sulfas	p. o.	(0,6)	(1,2)
Chlorothiazidum	p. o.	(0,5)	(2)
Chlorpromazini Hydrochloridum	p. o.	0,25	1
—Hydrochloridum	r.	(0,1)	—
—Hydrochloridum	i. v.	(0,025)	—
Chlortetracyclini Hydrochloridum	p. o.	(0,5)	(3)
Cloxacillinum Natricum	p. o., i. m., i. v.	(0,5)	(3)
Codeini Phosphas	p. o.	0,10	0,30
Codeinum	p. o.	0,05	0,20
Coffeinum	p. o.	0,30	1
Coffeinum et Natrii Benzoas	s. c.	0,50	2
Coffeinum et Natrii Salicylas	s. c.	0,50	2
Colchicinum	p. o.	0,001	0,003
Cortisoni Acetas	p. o., i. m.	0,15	0,30
Cyanocobalaminum	s. c., i. m.	(30μg)	(0,001)
Cyclizini Hydrochloridum	p. o.	(0,05)	(0,15)
Cyclizini Hydrochloridum	r.	(0,1)	(0,3)
Cyclobarbitalum Calcicum	p. o.	(0,4)	(0,8)
Cycloserinum	p. o.	(0,25)	(0,75)
Desoxycortoni Acetas	i. m.	0,01	0,03
Dexamethasonum	p. o.	(0,003)	—
Dexamphetamini Sulfas	p. o.	0,02	0,04
Dienestrolum	p. o.	(0,001)	(0,005)
Diethylcarbamazini Citras	p. o.	(0,25)	(0,5)
Diethylstilbestrolum	p. o.	(0,001)	(0,005)
Digitalis Folium (Digitalis Folii Pulvis Standardisatus)	p. o.	(0,75)	1,50
Digitalis Tinctura	p. o.	(1)	6
Digitoxinum	p. o.	0,0005	0,001
Digoxinum	p. o.	0,0015	0,002
Digoxinum	i. v.	0,001	0,0015
Diidohydroxyquinolinum	p. o.	1	2
Dimercaprolum, pro kg	i. m.	0,005	0,025
Diphenhydramini Hydrochloridum	p. o.	0,10	0,25
Diphenhydramini Teoclas	p. o.	0,10	0,25
Diphenhydramini Teoclas	r.	(0,05)	—
Diphenhydramini Teoclas	i. m.	(0,05)	—
Diphenhydramini Teoclas	i. v.	(0,05)	—
Edrophonii Chloridum	i. v.	0,03	0,03
Emetini Hydrochloridum	s. c.	0,10	0,10
Ephedrini Hydrochloridum	p. o.	0,05	0,15
Ephedrini Hydrochloridum	s. c.	0,04	0,12
Epinephrini Bitartras	perling.	0,001	0,005

Arzneistoff (Dosisangabe in g, wenn nicht anders bezeichnet)	Anwendung	Maximal-Dosis Einzelgabe	Tagesgabe
Epinephrini Bitartras	i. v.	(100μg)	—
Ergometrini Maleas	p. o.	0,001	0,003
Ergometrini Maleas	s. c., i. m., i. v.	0,0005	0,0015
Ergotamini Tartras	p. o.	0,002	0,006
Ergotamini Tartras	s. c., i. m.	0,0005	0,0015
Erythromycinum	p. o.	(0,5)	(2)
Estradioli Benzoas	i. m.	(0,005)	(0,005)
Ethinylestradiolum	p. o.	0,0003	0,0003
Ethisteronum	p. o.	(0,025)	(0,1)
Ferrosi Gluconas	p. o.	(0,6)	(2,4)
Ferrosi Sulfas	p. o.	(0,3)	(1,2)
Ferrosi Sulfas Exsiccatus	p. o.	(0,2)	(0,8)
Filicis Maris Oleoresina	p. o.	10	10
Ftivazidum	p. o.	1	2
Gallamini Triethiodidum	i. v.	0,08	—
Glutethimidum	p. o.	(0,5)	(1)
Griseofulvinum	p. o.	(0,5)	(1)
Heparinum, 10^3 IE	i. m., i. v.	(15)	(30)
Hexamethonii Tartras	p. o.	(0,4)	(1,5)
Hexamethonii Tartras	i. v.	(0,1)	—
Hexobarbitalum	p. o.	1	1
Hexobarbitalum Natricum	i. v.	1	1
Hydralazini Hydrochloridum	p. o.	(0,025)	0,20
Hydrochlorothiazidum	p. o.	0,10	0,20
Hydrocodoni Bitartras	p. o.	0,02	0,06
Hydrocodoni Bitartras	s. c.	0,015	0,045
Hydrocortisoni Acetas	i. a.	0,10	0,20
Hydrocortisonum	p. o.	0,10	0,20
Hydrocortisonum	i. v.	(0,01)	(0,1)
Hydromorphoni Hydrochloridum	p. o., s, c,	0,005	0,015
Hyoscini Hydrobromidum	p. o.	0,001	0,003
Hyoscini Hydrobromidum	s. c.	0,0005	0,001
Hyoscyami Herba Hyoscyami Herbae Pulvis)	p. o.	0,40	1,20
Hyoscyami Tinctura	p. o.	4	12
Iodum (in solution)	p. o.	0,03	0,10
Ipecacuanhae Radix (Ipecacuanhae Radicis Pulvis Standardisatus)	p. o.	2	2
Ipecacuanhae Tinctura	p. o.	(1,0)	(3,0)
Isoniazidum	p. o.	(0,15)	(1,0)
Isoprenalini Hydrochloridum oder Isoprenalini Sulfas	p. o., subling.	0,015	0,06
Kalii Arsenitis Solutio	p. o.	0,10	0,50
Kalii Bromidum	p. o.	2	6
Kalii Chloridum	p. o.	(1)	(10)
Kalii Iodidum	p. o.	2	6
Lanatosidum C	p. o., i. v.	0,001	0,001

Arzneistoff (Dosisangabe in g, wenn nicht anders bezeichnet)	Anwendung	Maximal-Dosis Einzelgabe	Maximal-Dosis Tagesgabe
Levothyroxinum Natricum	p. o.	0,0001	0,0004
Liothyroninum Natricum	p. o.	(100μg)	(100μg)
Lobelini Hydrochloridum	s. c.	0,02	0,05
Lobelini Hydrochloridum	i. v.	0,006	0,02
Lucanthoni Hydrochloridum	p. o.	(1)	(2)
Mecamylamini Hydrochloridum	p. o.	(0,0025)	0,06
Meclozini Hydrochloridum	p. o.	(0,05)	(0,05)
Menadionum	p. o., i. m.	(0,001)	(0,01)
Mepacrini Hydrochloridum	p. o.	0,30	0,60
Mephentermini Sulfas	p. o.	(0,025)	(0,075)
Mephentermini Sulfas	i. m.	(0,045)	—
Mephentermini Sulfas	i. v.	(0,03)	—
Meprobamatum	p. o.	0,80	2,40
Mepyramini Maleas	p. o.	(0,1)	(0,8)
Mercaptopurinum (pro kg)	p. o.	(0,003)	(0,003)
Methadoni Hydrochloridum	p. o., s. c.	0,015	0,045
Methamphetamini Hydrochloridum	p. o.	0,01	0,02
Methoxamini Hydrochloridum	i. m.	0,02	0,06
Methoxamini Hydrochloridum	i. v.	0,01	0,03
Methyltestosteronum	p. o., subling.	(0,025)	(0,1)
Methylthioninii Chloridum (pro kg)	i. v.	(0,004)	
Methylthiouracilum	p. o.		
	Anfang	0,20	0,60
	Erhaltung	0,20	0,60
Meticillinum Natricum	i. m., i. v.	(1)	(6)
Morphini Hydrochloridum o. Morphini Sulfas	p. o., s. c.	0,02	0,05
Nalorphini Hydrochloridum	s. c., i. m., i. v.	0,01	0,04
Natrii Bromidum	p. o.	2	6
Natrii Calcii Edetas	p. o.	(1)	(2)
Natrii Calcii Edetas	i. v.	1	2
Natrii Iodidum	p. o.	2	6
Natrii Para-aminosalicylas	p. o., i. v.	—	(24)
Natrii Salicylas	p. o.	2	12
Natrii Salicylas	i. v.	(1)	(3)
Neoarsphenaminum	i. v.	0,90	0,90
Neomycini Sulfas, Mill. IE	p. o.	(1)	(6)
Neostigmini Bromidum	p. o.	0,03	0,09
Neostigmini Methylsulfas	s. c., i. m.	0,003	0,006
Nicethamidum	p. o., s. c., i. m., i. v.	(0,5)	(2,0)
Nicotinamidum	p. o.	0,50	1
Nicotinamidum	i. v.	(0,05)	(0,25)
Nitrofurantoinum	p. o.	0,30	0,60
Noscapinum	p. o.	0,06	0,25
Noscapinum	r.	(0,03)	(0,09)
Nystatinum, Mill. IE	p. o.	(1)	(3)

Arzneistoff (Dosisangabe in g, wenn	Anwendung nicht anders bezeichnet)	Maximal-Dosis Einzel-gabe	Tages-gabe
Oleum Hydnocarpi (pro Woche)	s. c., i. m.	(7 ml)	—
Oleum Jecoris Aselli	p. o.	(15)	(30)
Oleum Jecoris Hippoglossi	p. o.	(0,05)	(0,5)
Oleum Ricini	p. o.	(30)	(30)
Opium (Opii Pulviis Standardisatus)	p. o.	0,20	0,50
Opii Tinctura	p. o.	2	5
Ouabainum	i. v.	0,0005	0,001
Oxophenarsini Hydrochloridum	i. v.	0,06	0,06
Oxycodoni Hydrochloridum	p. o.	0,02	0,06
Oxycodoni Hydrochloridum	s. c.	(0,005)	—
Oxytetracyclini Hydrochloridum	p. o.	(0,25)	(3)
Oxytocini Injectio, IE	i. m.	(2)	—
Papaverini Hydrochloridum	p. o.	0,20	0,60
Papaverini Hydrochloridum	i. m., s. c.	(0,1)	(0,3)
Pentamidini Isethionas, pro kg	i. m.	—	(0,004)
Pentetrazolum	s. c., i. m., i. v.	0,20	0,50
Pethidini Hydrochloridum	p. o., r.	0,10	0,30
Pethidini Hydrochloridum	s. c., i. m.	(0,1)	—
Pethidini Hydrochloridum	i. v.	(0,05)	—
Phenacetinum	p. o.	0,50	1,50
Phenazonum	p. o.	1	4
Phenindamini Tartras	p. o.	(0,05)	(0,1)
Phenobarbitalum	p. o.	0,30	0,60
Phenobarbitalum Natricum	i. m.	0,30	0,60
Phenoxymethyl-penicillinum	p. o.	(0,25)	(1,5)
Phentolamini Hydrochloridum	p. o.	(0,05)	(0,2)
Phentolamini Mesylas	i. v.	(0,01)	—
Phenylbutazonum	p. o.	0,20	0,60
Phenytoinum	p. o.	0,40	0,80
Pholcodinum	p. o., r.	0,06	0,12
Phthalylsulfathiazolum	p. o.	2	12
Picrotoxinum	i. v.	0,003	0,006
Piperazini Adipas	p. o.	—	(4)
Piperazini Citras	p. o.	—	(4)
Piperazini Phosphas	p. o.	—	(4)
Podophylli Resina	p. o.	0,05	0,10
Polymyxini B Sulfas, Mill. IE	p. o.	(0,5)	(2)
Polymyxini B Sulfas, Mill. IE	i. m.	(0,5)	(1,5)
Pralidoximini Iodidum	p. o., i. v.	(0,4)	(1,5)
Prednisoloni Acetas	p. o.	—	0,10
Prednisoloni Acetas	i. m.	—	(0,025)
Prednisolonum	p. o.	—	0,10

Arzneistoff (Dosisangabe in g, wenn nicht anders bezeichnet)	Anwendung	Maximal-Dosis Einzelgabe	Maximal-Dosis Tagesgabe
Prednisonum	p. o.	—	0,10
Primaquini Diphosphas	p. o.	0,03	0,05
Primidonum	p. o.	0,75	2
Probenecidum	p. o.	(0,5)	(2)
Procainamidi Hydrochloridum	p. o.	(1)	(4)
Procainamidi Hydrochloridum	i. m.	(1)	(4)
Procainamidi Hydrochloridum	i. v.	(1)	—
Procaini Benzylpenicillinum, Mill. IE	i. m.	(0,3)	(1,2)
Prochlorperazini Maleas	p. o.	(0,01)	(0,1)
Prochlorperazini Maleas	r.	(0,025)	(0,05)
Prochlorperazini Maleas	i. m.	(0,01)	(0,02)
Procyclidini Hydrochloridum	p. o.	(0,005)	(0,03)
Profenamini Hydrochloridum	p. o.	(0,1)	(0,5)
Progesteronum	i. m.	(0,025)	(0,06)
Proguanili Hydrochloridum	p. o.	0,60	0,60
Promethazini Hydrochloridum	p. o., r., i. m.	0,05	0,15
Propanthelini Bromidum	p. o.	0,03	0,12
Propylthiouracilum	p. o.	0,25	0,60
Pyridostigmini Bromidum	p. o., s. c., i. m.	0,18	0,45
Pyridoxini Hydrochloridum	p. o.	(0,05)	(0,5)
Pyridoxini Hydrochloridum	i. m., i. v.	(0,05)	—
Pyrimethaminum	p. o.	(0,05)	—
Quinidini Sulfas	p. o.	1	3
Quinini Hydrochloridum	p. o.	0,50	2
Quinini Sulfas	p, o.	0,50	2
Reserpinum	p. o.	0,001	0,005
Riboflavinum	p. o.	(0,005)	(0,01)
Santoninum	p. o.	0,10	0,30
Secale Cornutum (Secalis Cornuti Pulvis Standardisatus)	p. o.	1	5
Secorbarbitalum Natricum	p. o.	0,30	0,60
Solasulfonum	p. o.	(0,5)	(3)
Solasulfonum	i. m., s. c. 2 mal/Woche	—	(1,5)
Stibophenum	i. m., i. v.	(0,3)	(0,3)
Stramonii Herba (Stramonii Herbae Pulvis)	p. o.	0,25	1
Stramonii Tinctura	p. o.	2	8
Streptomycini Sulfas (Basenaequivalent)	i. m.	1	2
Succinylsulfathiazolum	p. o.	—	(15)
Sulfadiazinum	p. o.	(3)	(7)
Sulfadiazinum Natricum	i. v.	(4)	(7)
Sulfafurazolum	p. o.	(3)	(6)
Sulfaguanidinum	p. o.	(3)	(12)

Arzneistoff (Dosisangabe in g, wenn nicht anders bezeichnet)	Anwendung	Maximal-Dosis Einzelgabe	Maximal-Dosis Tagesgabe
Sulfamerazinum	p. o.	(3)	(7)
Sulfamerazinum Natricum	i. v.	(2)	(7)
Sulfamethoxypyridazinum	p. o.		
	Anfang	(1)	(1)
	Erhaltung	(0,5)	(0,5)
Sulfanilamidum	p. o.	(3)	(7)
Sulfathiazolum	p. o.	(3)	(7)
Sulfathiazolum Natricum	i. v.	(3)	(7)
Suraminum Natricum	i. v.	(1)	(2)
Suxamethonii Chloridum	i. v.	(0,02)	—
Testosteroni Propionas	i. m.	(0,025)	(0,05)
Tetrachloroethylenum	p. o.	5	5
Tetracyclini Hydrochloridum	p. o.	(0,25)	(2)
Theobrominum	p. o.	1	3
Theobrominum Natricum et Natrii Acetas	s. c.	1	3
Theobrominum Natricum et Natrii Salicylas	p. o.	1,50	3
Theophyllinum	p. o., r.	0,50	1
Theophyllinum Natricum et Natrii Acetas	i. m.	0,50	1,5
Thiamini Hydrochloridum	p. o., s. c.	(0,05)	(0,1)
Thiopentalum Natricum cum Natrii Carbonate	i. v.	1	1
Thyroidea	p. o.	0,25	0,50
Tolbutamidum	p. o.	1,5	4
Tribromoethanolum, pro kg	r.	0,10	0,10
Trihexyphenidyli Hydrochloridum	p. o.	0,01	0,02
Trimethadionum	p. o.	(0,3)	(1,8)
Tripelennamini Hydrochloridum	p. o.	(0,05)	(0,15)
Tryparsamidum	i. v.	(3)	(3)
Tubocurarini Chloridum	i. v.	(0,009)	—
Vancomycini Hydrochloridum, Mill. IE	i. v.	(1)	(2)
Vasopressini Injectio, IE	s. c., i. m.	(5)	(15)
Viomycini Sulfas, Mill. IE	i. m.	2	2

Tabelle 6

Richtdosen für Kinder*)

Die alte Regel:

$$\text{Kinderdosis} = \text{Erwachsenendosis} \times \frac{\text{Alter in Jahren}}{\text{Alter} + 12}$$

ergibt für Kleinkinder meist zu niedrige Dosen.

Es wird deshalb (nach Dr. med. A. Augsberger) folgende Formel empfohlen:

Kindern gibt man ab erstem Lebensjahr von einer Arznei (4 × Alter + 20) % der Erwachsenendosis.

(Ein dreijähriges Kind erhält demnach 4 × 3 + 20 = 32% = 1/3 der Erwachsenendosis; ein zwölfjähriges Kind 4 × 12 + 20 = 68% = 2/3 der Erwachsenendosis.)

Aber auch diese Formel kann nicht schematisch für alle Arzneistoffe, ganz besonders nicht für differente Mittel, angewendet werden. Es ist unmöglich, die Dosis eines Arzneimittels allein proportional dem Alter (oder dem Gewicht) eines Kindes festzusetzen, denn es gibt Stoffe, gegen die der Säugling oder das Kleinkind überempfindlich sind (z. B. Opiate, Analgetica, Antipyretica), aber auch andere, die der Säugling oder das Kleinkind besser verträgt (z. B. Atropin, Chinin, Jod, Sulfonamide). Unter diesem Vorbehalt kann man nachstehende Dosierungen als mittlere Richtdosen für Kinder betrachten:

Dosierungstabelle

Dosis in % der Erwachsenen-Dosis	Alter	Dosis in g bez. auf eine Erwachsenen-Dosis von 1 g
2	1 Monat	0,02
3	2— 3 Monate	0,03
5	4— 5 Monate	0,05
8	6— 8 Monate	0,08
15	9—12 Monate	0,15
25	2— 3 Jahre	0,25
40	4— 6 Jahre	0,40
50	7— 8 Jahre	0,50
60	9—12 Jahre	0,60

*) s. a. „Pädiatr. Dosistabellen“ (mittl. Gebrauchsdosen kinderärztl. verwendeter Medikamente), von G.-A. von Harnack (4. Aufl. 1974, Deutscher Apotheker-Verlag, Stuttgart) sowie „Arzneiverordnungen“, Ratschläge für Ärzte u. Studenten (hrsg. v. d. Mitgl. d. Arzneimittelkomm. d. Dt. Ärzteschaft, 12. Aufl. 1971, Dt. Ärzte-Verlag Köln).

Tabelle 7

Vergiftungen

Die Behandlung von Vergiftungen gehört in die fachlich dazu berufene Hand des Arztes (Notarztes) und der entsprechend ausgestatteten Entgiftungszentralen und Kliniken (siehe Tabelle 8).

Ein sofortiges Handeln von Laienhand ist jedoch vor dem Eintreffen des Arztes oft genug geboten. Es muß sich, sollen nicht schwerwiegende Folgen für den Vergifteten und Nachteile für den Helfer resultieren, stets an die Erste-Hilfe-Regeln halten. Nie sollte „in eigener Regie" allein gehandelt werden. Einschlägige Kenntnisse vermitteln Erste-Hilfe-Kurse, z. B. des Roten Kreuzes, aber auch Erste-Hilfe-Fibeln, die ständig verfügbar sein sollten (erhältlich bei den Dienststellen des Roten Kreuzes).

Für die Laienhilfe (vor Eintreffen des Arztes) bei Vergiftungsfällen mit chemischen Pflanzenschutz- und Schädlingsbekämpfungsmitteln gibt O. R. Klimmer wichtige u. exakte Hinweise, die für die meisten Vergiftungen Gültigkeit besitzen: Pflanzenschutz- u. Schädlingsbekämpfungsmittel; Abriß einer Toxikologie und Therapie von Vergiftungen; hrsg. zus. mit dem „Industrieverband Pflanzenschutz- und Schädlingsbekämpfungsmittel e. V.", Hundt-Verlag, Hattingen.

Weitere einschlägige Literatur unter anderem: W. Braun u. A. Dönhardt, Vergiftungsregister (Haushalts- u. Laborchemikalien, Arzneimittel, Symptomatologie u. Therapie), flexibles Taschenbuch, Georg-Thieme-Verlag, Stuttgart; W. Wirth, G. Hecht, Chr. Gloxhuber, Toxikologie-Fibel (für Ärzte, Apotheker, Naturwissenschaftler, Juristen und Studierende), derselbe Verlag. Ferner sei auf den Anhang „Behandlung von Vergiftungen" in dem bei Tabelle 5 zitierten Werk „Arzneiverordnungen" hingewiesen, ebenso auf M. Daunderer, „Akute Intoxikationen; Hausärztl. u. klin. Therapie"; 1974, Verlag Urban & Schwarzenberg, München—Berlin—Wien.
Die nachfolgende, bereits von früheren Auflagen her geläufige Tabelle A „Behandlung von Vergiftungen" enthält — alphabetisch nach den Giften etc. geordnet — eine umfängliche Beschreibung von Art und Weise der Behandlung und Gegenmaßnahmen bei Vergiftungen. In Tabelle B sind die zur Anwendung gelangenden Antidota mit Angabe ihrer Indikationen alphabetisch zusammengestellt worden.

A. Behandlung von Vergiftungen

Allgemeines

Bei Vergiftungen: sofort ins Krankenhaus! Zuerst und schnellstens versuchen, das noch nicht resorbierte Gift aus dem Körper zu schaffen. Dies geschieht (nur bei wachen Personen) durch:

Brechmittel: (**Nicht** bei Verätzungen u. Vergiftungen durch organ. Lösungsmittel)
Gaumen u. Rachen kitzeln (Finger, Federfahne, Pinsel)
oder
1 Eßlöffel **Kochsalz** in einem Glas warmem Wasser eingeben
oder
Apomorphinum hydrochloricum in Mischspritze mit Novadral aa 0,01 g subkutan, Schulkindern aa 0,005 g (**Nicht** bei Bewußtlosen u. Bewußtseingetrübten, **nicht** bei Säuglingen u. Kleinkindern sowie bei Alten!)

Magenspülung: mittels Gummischlauch in Bauch- oder Seitenlage mit lauwarmem Wasser, anschließend 2—3 Eßlöffel voll Carbo med. u. 2—3 Eßlöffel Natriumsulfat, in warmem Wasser gelöst, einlaufen lassen und dann sofort Schlauch entfernen (**Nicht** bei

Vergiftungen mit Säuren u. Ätzalkalien: Perforationsgefahr! und **nicht** bei Bewußtlosen! Spülwasser u. Erbrochenes für evtl. forensische Zwecke aufbewahren!

Entleerung des Darmes: 20—30 g **Glaubersalz** in ½ Lit. warmem Wasser eingeben, evtl. Klistiere.

Vorsicht mit Rizinusöl, Milch, Eiereiweiß, fett. Öl! Nur wenn es ausdrücklich angegeben! **Paraffinum liquidum** ist indessen fast immer unbedenklich (außer bei Phenol!). Ebenso salinische Abführmittel.

Bei **Hautvergiftungen u. -Verätzungen** den Vergifteten sofort entkleiden und den Körper bzw. die verätzten Stellen unter fließendem Wasser abwaschen unter Beifügung von Gegenmitteln (Säuren, Laugen, Milch, Seifenwasser); bei Pflanzengiften abreiben mit Alkohol, Äther, Benzin.

Augen-Verätzungen: sofortiges Auswaschen unter dem fließenden Wasserhahn, 10 Minuten lang, danach sofortige Überweisung an den Augenarzt.

Wunden: aussaugen (nur mit unverletzter Mundschleimhaut und sofortiges Ausspeien!), besser mit Schröpfkopf; Abbinden des verletzten Gliedes, Umschneiden des imprägnierten Gewebes (z. B. bei Quecksilbersalzen und Schlangengift).

Bei **Lähmung des Atemzentrums:** Künstliche Beatmung.

Antidotum Arsenici: (schnellstens) 1 Eßlöffel **Liquor Ferri sesquichlorati** in 100 g Aq. und 1 Eßlöffel **Magnesia usta** in 100 g Aq. anschütteln, beides zusammengießen und davon **viertelstündlich** einen Eßlöffel voll eingeben.

Antidotum universale: 1 Teil Magnesiumoxid, 1 Teil Acidum tannicum. 2 Teile Carbo medicinalis (pro dosi 5—6 gehäufte Kaffeelöffel voll = ca. 15 g),

Spezielles

Die angegebene **Dosis letalis** stellt keinen unbedingt genauen Wert dar, die Grenzen sind vielmehr individuell sehr verschieden, und die Angaben der Literatur differieren oft erheblich. Es werden bisweilen höhere Dosen vertragen als angegeben, wie andererseits auch Fälle bekannt sind, in denen wesentlich niedrigere Dosen bereits tödlich gewirkt haben. Im allgemeinen wurde aber stets die bekannt niedrigste tödliche Dosis genannt, immer bezogen auf einmalige **orale** Zufuhr, falls nicht anders angegeben.

Acetanilid: s. Anilin

Adrenalin: (Suprarenin) Max. Dos.: 0,001 g; Therapeut. Dos. intravenös 0,1 mg, subkutan 0,5 mg
Symptome: (*bei Überdosierung*) *Hochgradige Blutdrucksteigerung, danach schnell folgende Blutdrucksenkung, Blässe, Tachykardie, Dyspnoe*

Einatmung von Amylnitrit, oral Nitroglycerin; intravenös: Papaverin sulf. od. hydrochlor. 0,05 g

Aether: Let. Dos.: 70—100 g oral
Symptome: Starke Gesichtsrötung, Geruch der Atemluft, schwacher Puls, Untertemperatur, Herz- u. Atemlähmung, Koma

Magenspülung, Sauerstoffbeatmung, Analeptika: Lobelin, Cardiazol, Coffein, Pervitin, starker Kaffee, Apomorphin-Injektion, kalte Güsse über den Kopf, Lävulose i.v., **keine** Milch, **kein** Rizinusöl!, evtl. Paraffinöl 200

Aethusa cynapium: Hundspetersilie, s. Conium maculatum unter Schierling

Aethylalkohol: Let. Dos.: Branntwein (Cognac, Whisky, Korn usw.) ca. 300 bis 700 ccm, Kinder ca. 40 ccm; Absoluter Alkohol 20—50 ccm.

Erbrechen auslösen (durch Rachenwandreizung, **keine** Emetica), Freihalten der Atemwege, Magenausheberung nur unter Intubation; Infusion von

Symptome: Erregung, sinnloses Toben, Bewußtseinstrübung, Delirium, Bewußtlosigkeit, Erbrechen, Kreislaufschwäche, Koma	ca. 500 ml Lävulose 10%ig, keine Opiate, keine Barbiturate
Aetzalkalien: Ammoniak, Kalilauge, Natronlauge, Wasserglas, Soda. **Let. Dos.:** Laugen 10—20 g, Ammoniakgas 5,0—10,0 g/cbm, Salmiakgeist ca. 30 g *Symptome: In den Mundwinkeln, Zunge, Gaumen Aetzschorf (außer bei Ammoniak), starke Schmerzen im Schlund u. Magen, Erbrechen blutiger, schmieriger Massen, Durchfälle*	**Sofortige Klinikeinweisung** Verdünnter Essig (1:10), verdünnte Zitronensäure- oder Weinsäurelösung, sauere Limonaden, auf alle Fälle reichlich Wasser, schleimige Getränke (Salep), Öl, Milch, Eis, Lävulose. Keine Magenspülung (Perforationsgefahr!) **Am Auge:** Spülung unter dem Wasserhahn, dann sofort zum Augenarzt. Gegen Schmerzen: Atropin 0,0005 g, Dilaudid 0,001—0,002 g
Aetherische Oele: (häufig als Abortiva benutzt) *Symptome: Reizung der Schleimhäute, heftige Gastroenteritis mit blutigen Durchfällen, Zukkungen. Nystagmus, Benommenheit, epileptische Krämpfe, Atemlähmung, Albuminurie, Anurie*	Magenspülung mit Medizin. Kohle, Haferschleim. Brechmittel (s. Allgemeines), Evipan-Natrium, Atropin, künstliche Beatmung
Akonitin: Akonitknollen (Aconitum napellus), Eisenhut, Sturmhut; **Let. Dos.:** Akonitin 0,03—0,006 g, Tinct. Aconiti 4—30 g, Tubera Aconiti 2—4 g *Symptome: (Treten sehr schnell ein) Brennen u. Kribbeln, zunächst in Mund u. Schlund, dann von den Fingern u. Zehen ausgehend sich über die Haut des ganzen Körpers verbreitend, später Anaesthesie u. unerträgliches Kältegefühl. Übelkeit, Erbrechen, Speichelfluß, Durchfall, Dyspnoe, Bradykardie, Herzlähmung, Tod im Koma*	Länger durchzuführende Magenspülungen, Lobelin, künstl. Atmung, Kampfer. Bei Krämpfen: Chloralhydrat (Chloral. hydrat. 5 g, Sirup. Cort. Aurant. 25 g, Aq. dest. ad 75 g), davon 2 Eßlöffel voll auf einmal, evtl. nach 1 Stunde wiederholen; als Klistier: Chloral. hydrat. 2 g, Mucilago Gummi arab. ad 50 g. Warmhalten des Körpers. Bei Bradykardie Atropin 0,001 subkutan
Alkohol: s. Aethylalkohol u. Methylalkohol	
Alkylphosphate: s. Kontaktinsektizide (Phosphorsäureester)	
Aloe: (häufig als Abortivum benutzt) **Let. Dos.:** 10—20 g *Symptome: Gastroenteritis mit blutigen Durchfällen, Hämaturie, Anurie, Krämpfe, Herz- u. Kreislaufkollaps, Nierenreizung, Atemlähmung, bei Schwangeren Abortgefahr*	Magenspülung, Haferschleim, Analeptica, Diuretica, Sauerstoffbeatmung, evtl. Sedativa

Ammoniak, Salmiakgeist: s. Aetzalkalien	
Anemone-Arten: s. Ranunculaceen	
Anilin, Acetanilid, Nitrobenzol (Mirbanöl): **Let. Dos.:** 4—10 g *Symptome: Erbrechen, Leibschmerzen, Durchfall, Zyanose, Kopfschmerzen, Sehstörungen, Sinken der Körpertemperatur, Blut u. Harn schokoladenfarbig, Krämpfe, Delirien, Kreislauf- u. Atemlähmung; bei Inhalation: bläulich graue Verfärbung von Lippen, Nase u. Ohren*	**Keine Milch, kein fett. Öl, kein Alkohol!** Frische Luft, Sauerstoffinhalation, oral: 200 ml Paraffinum liquidum, Analeptica, Magenspülung mit Kohle oder 4%iger Kal.-permanganat-Lsg. bei äußerlicher Vergiftung mit Anilin: lauwarm abwaschen, Kleiderwechsel. Leberschutztherapie; evtl. Infektionsprophylaxe mit Penicillin + Austauschtransfusion; bei *Methaemoglobinaemie* 10—20 ml Thionin-Lsg. (Katalysin®) i.v., evtl. 500—1000 mg Vitamin C i.v.
Antihistamine: Tox. Dos.: über 500 mg. **Let. Dos.:** mehrere g, bei Kleinkindern 100—200 mg *Symptome: Sehstörungen, Trokkenheit u. Brennen im Mund, Erregung, Halluzinationen, Delirien, Krämpfe, Kreislaufkollaps. Atemlähmung, Koma*	Bei Krämpfen zunächst Luminal ca. Evipan (keine Phenothiazin-Derivate!), Magenspülung, Sauerstoffbeatmung, periphere Kreislaufmittel, keine Stimulantien
Antiklopfmittel: s. Blei	
Antikoagulantien: Heparin, Dicumarol u. ähnl. **Cumarin**verbindungen *Symptome: Blutungen im gesamt. Organismus (Gehirn, Urogenitaltractus, Haut, Gelenken, ins Augeninnere usw.)*	**Heparin:** Zuerst Protaminsulfatlsg. od. 5 ml 1%ig langsam i.v., evtl. mehrmals wiederholen (Blutgerinnungszeit prüfen!), Bluttransfusion; bei **Dicumarol** u. ähnl.: Erbrechen auslösen, Natriumsulfat als Laxans (1 Eßlöffel auf ½ Lit. Wasser; Vitamin K_1, ca. 10—20 mg (Konakion®) sehr langsam i.v., dazu evtl. orale Gaben; evtl. Austauschtransfusion.
Antimon, Tartarus stibiatus: Let. Dos.: 0,5—2 g *Symptome: Blutiges Erbrechen, Gastroenteritis, Kälte- u. Schwächegefühl, Zyanose, Kollaps*	Magenspülung mit ½%iger Tanninlsg., diese auch trinken, oder Eichenrindenabkochung (20 g: 1 Liter Aq.), schleimige Getränke, Milch, Eiweiß, Analeptica, Wärme, BAL (Sulfactin Homburg), s. Allgemeines
Apiol: (Abortivum) Toxische Dos. ca. 0,5—1 g *Symptome: Starke Schleimhautreizung, Gastroenteritis, Nierenreizung, Leberschädigung, Kreislaufstörungen, zentrale Lähmung*	Magenspülung, viel Wasser oder dünnen Tee, Leber- u. Nierenschutz
Aqua amygdalarum amararum: s. Blausäure	

Argentum nitricum: Höllenstein. **Let. Dos.:** 20—30 g *Symptome: Schorf im Mund u. Rachen, schwarzgraue Verfärbung der Haut, Magenschmerzen, Durchfall, Erbrechen weißer, sich am Licht schwarz färbender Massen, Krämpfe*	Magenspülung mit 1—3%iger Kochsalz-Lösung, Eiweißwasser (1 Hühnereiweiß auf 1 Tasse Wasser), Milch, Eis, Rizinusöl
Arsen, Arsenik, Acid, arsenicosum, Sol. Fowleri, Natr. arsenicosum, Natr. kakodylicum, Schweinfurter Grün, Scheelisches Grün, Auripigment: Let. Dos.: f. As_2O_3: 0,1—0,2 g *Symptome: Kopfschmerzen, Schwindel, Zusammenschnüren der Kehle, Erbrechen (Erbrochenes grün gefärbt bei arsenhalt. Farben); choleraähnliche Durchfälle, Kollaps*	Zuerst warme Kochsalzlösung (1 Eßlöffel auf 1 Glas Wasser) trinken u. wieder erbrechen lassen; nanach BAL (Sulfactin Homburg), Erw. 1—2 Ampullen intramuskulär; Kinder die Hälfte; Magenspülung mit Kohle, Antidotum arsenici (s. Allgemeines), Eiweiß, Milch, Brechmittel (auch wenn bereits Erbrechen erfolgte), Analeptica; evtl. Hämodialyse
Arsenwasserstoff (Arsin): Schon wenige eingeatmete Gasblasen wirken giftig. *Symptome: treten vielfach erst nach Stunden auf: Kopfschmerzen, Kratzen u. Brennen i. Halse, Kältegefühl, anhaltendes Erbrechen, choleraähnliche Durchfälle, Leberschwellung, Anämie*	BAL (Sulfactin Homburg) 1—2 Ampullen, Sauerstoffbeatmung, Aderlaß; Blutaustauschtransfusionen
Askaridol: s. Chenopodiumöl	
Atropin: s. Solanceengift	
Auspuffgas: s. Kohlenoxid	
Barbitursäure-Derivate: s. Schlafmittel	
Barium: Alle wasserlösl. Bariumverbindungen sind giftig. **Let. Dos.:** 0,8 bis 4 g (Tox. Dos. ab 0,2 g) *Symptome: Brechdurchfall, Schluck- u. Atembeschwerden, Schweißausbruch, Angstgefühl, Krämpfe, Lähmungen, Herzstillstand*	Magenspülung mit 2%iger Glaubersalzlösung, anschließend Natriumsulfatlsg. (20 g:500 Wasser) glasweise trinken lassen; Sauerstoffbeatmung; bei Koliken Atropin. sulf. 0,001 g subkutan. Kein Digitalis!
Belladonna: s. Solanaceengifte	
Benzin: Let. Dos.: 10—50 g *Symptom: bei Einatmung: nach hochgradiger Erregung tiefe Bewußtlosigkeit, Krämpfe, Geruch der Atemluft nach Benzin. Oral: brennendes Gefühl im Halse, Erbrechen, Herz- u. Kreislaufstörun) gen, Bewußtlosigkeit*	**Keine Milch, kein Rizinusöl, kein Alkohol, keine adrenalinhaltig. Kreislaufmittel.** Magenspülung, Coffein, Cardiazol. Coramin; Bei Erregung Luminal od. Chloralhydrat, evtl. Traubenzuckerinfusionen, bei peroraler Aufnahme sofort Paraffinum liquidum (ca. 3 mg/kg) u. Natr. sulfuric. (1 Eßlöffel auf $^1/_4$ Liter Wasser)

Benzol: Let. Dos.: 20—50 g
Symptome: Schwindel, Gastroenteritis, Krämpfe, Lähmungen, Blutungen in der Haut u. Zahnfleisch, Bewußtlosigkeit, häufig plötzlicher Tod

Frische Luft, künstliche Atmung, Analeptica (starker Kaffee, Coffein, Cardiazol, Lobelin); bei peroraler Aufnahme: Paraffinöl.

Bienengift: s. Insektenstiche

Bilsenkraut: s. Solanaceengifte

Bittermandelwasser: s. Blausäure

Blausäure, Cyankalium, Aqua amygdalarum amararum, Zyklon, Bittere Mandeln: Let. Dos.: HCN = 0,06 g, KCN = 0,2—0,3 g, Aqua amygd. amar. = 50 ccm. Bittere Mandeln 50 bis 60 Stück (Erwachsene), 5 bis 12 Stück (Kinder)
Symptome: Atemluft riecht nach Bittermandelöl, Schwindel, Pupillenerweiterung, Atemnot, Krämpfe, Gesicht grau, Lippen blaß; bei größeren Dosen plötzliches Zusammenbrechen mit Schrei, Exitus

Nur wenn keine Krämpfe zunächst 0,01 Apomorphin subkutan. Bei Krämpfen zuerst Magenspülung mit Kaliumpermanganatlsg. 1:1000, Wasserstoffsuperoxyd 3:1000, beides auch glasweise trinken lassen. Langsame intravenöse Injektion von 10 ml einer 3%igen Lsg. von Natrium nitrosum, anschließend 50 ml 10%ige Natriumthiosulfatlösung intravenös, Traubenzucker intravenös (bindet Blausäure!), evtl. mit Insulin; Inhalation von Amylnitrit, Analeptica (Cardiazol, Coramin), Lobelin 0,01 subkutan, künstliche Atmung. Atropin 0,001, Adrenalin 0,001 intramuskulär; falls Natr. nitrosum nicht zur Hand Methylenblaulösung; Hydroxocobalamin (s. Vit. B_{12}) i.m. **Kein Alkohol! Bei Einatmung von Blausäuredämpfen: kein Brechmittel u. keine Magenspülung!**

Blei, Bleiverbindungen, Bleiglätte, Bleiweiß, Mennige, Bleisulfat, Bleizucker, Bleitetraaethyl (Antiklopfmittel): **Let. Dos.:** 20—50 g
Symptome: bei akuter Vergiftung: Süßlicher Metallgeschmack, Speichelfluß, Erbrechen, Magenkrämpfe, Kolik mit Verstopfung, Atemlähmung, Enzephalitis, am 2. Tage Bleisaum am Zahnfleischrand. Bei chronischer V.: Fahles Hautkolorit, Kopfschmerzen, Koliken, Verstopfung, Bleisaum, Anämie. Anzeigepflichtig!
Bleitetraaethyl: Übelkeit, Schwindel, Blässe, Durchfälle, Koliken, Delirien, Kreislaufkollaps

Akut: Brechmittel + Glaubersalz oder Magenspülung mit Glaubersalzlsg.; $CaNa_2$-Edta (20 mg/kg Körpergewicht) als Tropfinfusion oder 2,0 g oral täglich (Vorsicht bei Nierenschäden!), 10—20 g Natriumcitrat oral tägl. Bei Koliken Atropin. **Keine** Opiate! **Kein** BAL! Vitamin D; bei Bleitetraaethyl den Vergifteten entkleiden u. Haut mit Petrol. reinigen u. dann mit Wasser u. Seife nachwaschen.

Botulismus: s. Lebensmittelvergiftung

Brechnüsse: s. Strychnin

Brechweinstein: s. Antimon	
Brom: s. Chlor	
Brucin: s. Strychnin	
Calabarbohnen: s. Physostigmin	
Cannabis sativa var. indica, Indischer Hanf, Haschisch, Marihuana: s. Morphium	Magenspülung, symptomatische Behandlung, evtl. leichte Sedativa
Cantharides: Kanthariden, Spanische Fliegen. **Let. Dos.:** Kanthariden 1 bis 3 g, Tct. Cantharid. ca. 30 g. Cantharidin 0,04—0,08 g. Vergiftung auch durch äußerl. Anwendung (Pflaster) *Symptome: Starke sexuelle Erregung, Speichelfluß, schwere Schleimhautschädigungen, Gastroenteritis, Erbrechen, blutige Durchfälle, Durst, Urämie, Kreislaufkollaps*	**Keine Milch, kein Fett!** Magen- u. Blasenspülungen, salinische Abführmittel (**kein** Rizinusöl!), Haferschleim, Eiweißwasser; gegen Schmerzen Dilaudid 0,001 g subkutan
Carbolsäure: s. Phenol	
Chenopodiumöl: (Ol. Chenopodii anthelmintici), Wurmsamenöl, Askaridol.: **Let. Dos.:** 8—10 g *Symptome: Ohrensausen, Benommenheit, Krämpfe, Koma*	Magenspülung, salinische Abführmittel (**kein** Rizinusöl!), Klistiere, Sauerstoff, Analeptica, evtl. Kochsalzinfusion
Chinin: (Abortivum) **Let. Dos.:** 6 bis 15 g (bei Kleinkindern 1—2 g) *Symptome: Übelkeit, Ohrensausen, Erbrechen, Erregung, Gehör- u. Sehstörungen (bis zur Taubheit u. Erblindung); Tod durch Herzstillstand oder zentrale Atemlähmung. Bei Schwangeren Abort-Gefahr!*	Magenspülung mit Tannin oder Tierkohle, Natriumsulfat, Brechmittel, starker Kaffee, 1 bis 2 Gläschen Schnaps, Analeptica (Coffein, Cardiazol, Coramin, Strychnin), Sauerstoff, bei Krämpfen Chloralhydrat oder Pentobarbital, bei Herzstillstand 1 mg Adrenalin intrakardial
Chlor, Brom: (Chlorkalk, Chlorwasser, Bromsalze) Chlorgas: MAK-Wert 7 mg/cbm. Let. Dos.: 2000 mg/cbm. Bromdämpfe: MAK-Wert 7 mg/cbm. Let. Dos.: 4000—8000 mg/cbm. Bromsalze: Let. Dos.: 40—50 g u. mehr. *Symptome: Husten, Schnupfen, Atemnot, Stimmritzenkrampf, Zyanose, Bluthusten, Kollaps, Pneumonie, Lungenoedem (die Symptome können noch Stunden später auftreten)!*	Frische Luft, Kleider entfernen, Inhalation einer Lsg. v. 2 g Natriumthiosulfat u. 0,5 g Na.bicarbonat in 100 Aq. EKG-Dauerüberwachung! 2×25 mg Prednisolon, Strophanthin $^{1}/_{8}$ mg i.v., Traubenzucker i.v., Dilaudid 0,001 g, Penicillin. Streptomycin; Aderlaß 500—600 ccm (nicht bei Kollaps!) Bei Vergiftung mit Chlorwasser od. Chlorkalk: Natriumthiosulfat messerspitzenweise in Wasser. Bei Vergiftung mit Bromsalzen (Bromismus): messerspitzenweise Kochsalz in viel Wasser trinken lassen, physiol. Kochsalzlsg. subkutan u. i.v. Bei Erregung: bromfreie Sedativa (Chloralhydrat, Barbiturate)

Chloraethyl: s. Chloroform	
Chloral, Chloralhydrat: s. Schlafmittel	
Chlorierte Kohlenwasserstoffe: s. Kontaktinsektizide	
Chlorierte Kohlenwasserstoffe: s. Kontaktinsektizide	
Chloroform, Chloraethyl: Let. Dos.: für Chloroform ca. 50 g oral. *Symptome: Geruch der Atemluft, Bewußtlosigkeit, weite Pupillen, schwacher Puls, Untertemperatur, Herz- u. Atemlähmung*	Frische Luft, Vorziehen der Zunge, künstliche Atmung, Herzmassage, Analeptica (Kampfer, Coffein, Cardiazol, Lobelin), Vorsicht bei Erbrechen u. Magenspülung. Evtl. Paraffin. liquid. (ca. 3 mg pro kg), Natr. sulfuric., Kohle. Haut, falls betroffen, mit Seife u. Wasser reinigen. **Kein Rizinusöl, keine Milch, kein Alkohol!** 10- bis 20%ige Traubenzuckerlsg. i.v.
Chlorsaures Kalium: (Kalium chloricum, Kaliumchlorat). **Let. Dos.:** 5 bis 15 g (Methämoglobinbildung) *Symptome: Leibschmerzen, Erbrechen brauner Massen, Graufärbung der Haut, Atemnot, Blutharn, Urämie, Kreislaufkollaps, Tod nach 6—12 Stunden*	Magenspülung, Eispillen, Abführmittel (Rizinus), Analeptica, alkalische Wässer. **Keine** Säuren, **keine** Limonaden od. kohlensäurehalt. Getränke, **keinen** Alkohol!, keine Opiate 5—20 ml Katalysin® (0,2%iges Thionin) i.v., Bettruhe, Sauerstoff, evtl. Blutaustauschtransfusion.
Chromsäure u. Chromsalze: Let. Dos.: Chromsäure oral 1—2 g, Chromate 6 bis 10 g *Symptome: Chromsäure s. Säuren, Chromate: Erbrechen gelblich-roter u. gelblich-grüner Massen, Magen- u. Darm-Koliken, schleimig-blutige Durchfälle, Krämpfe, Kollaps, Anurie, Urämie*	Chromsäure s. Säuren; Chromate: Brechmittel, Magenspülung, gebrannte Magnesia, Milch, Eiweiß, Ca-EDTA 20 mg pro kg Körpergew., Natr. bic. in großen Dosen, 5%ige Lävulose i.v., Analeptica; forcierte Diurese, evtl. Haemodialyse
Cituca virosa: Wasserschierling, s. Schierling	
Cocain: Let. Dos.: oral 0,6—2 g, subkutan: 0,2—0,3 g *Symptome: Zentrale Erregung, Angst, Atemnot, Pupillenerweiterung, rauschartiger Zustand mit pervers sexualen Empfindungen, danach Depression, Bewußtlosigkeit, Atemlähmung. (Bei Cocainschnupfern Geschwür in der Nase)*	Sauerstoffbeatmung, Hydrocortison. Bei peroraler Aufnahme: Magenspülung mit ½%iger Tanninlsg. oder Kaliumpermanganatlösung 1 : 1000; bei Erregung 2 g Chloralhydrat oral oder als Klistier, evtl. Evipan-Natrium-Narkose oder Valium® (kein Morphium!)
Codein: s. Morphium	
Coffein: *Symptome: Herzklopfen, Unruhe, rascher Puls, Angst, Schwindel, Schweißausbruch*	Magenspülung, Brechmittel, Amylnitrit einatmen lassen, Wärme evtl. Sedativa

Colchicum autumnale, Herbstzeitlose, **Colchizin: Let. Dos.:** Samen 5 g, Tinktur ca. 50 g, Colchizin 0,02 g *Symptom: (Erst nach mehreren Stunden) Übelkeit, Brechdurchfall, Schlingbeschwerden, Delirien, Dyspnoe, Krämpfe, später Lähmung, Oligurie, Tod infolge Herzlähmung*	Magenspülung mit Tanninlösung (1:2000), Glaubersalz, Brechmittel, Klistiere, Tierkohle, Sauerstoff, künstl. Beatmung, parenterale Wasser- u. Elektrolytzufuhr, Kreislaufkontrolle.
Coniin: s. Schierling	
Convallaria majalis (Maiglöckchen): s. Digitalis	
Creolin: s. Phenol	
Crocus sativus Safran: (Abortivum) **Let. Dos.:** 6—12 g. *Symptome: Brechdurchfälle, auch blutig, Koliken, Schwindel, Betäubung, Krämpfe, Delirien, Hämaturie, Gelbfärbung der Haut, bei Schwangeren schon bei geringen Dosen Abort*	Brechmittel, Magenspülung, Schleim
Crotonöl (Croton tiglium): **Let. Dos.:** 4—20 Tropfen *Symptome: Schwerste Gastroenteritis mit ruhrähnlichen Durchfällen, Entzündung der Mund- u. Rachenschleimhaut, Herz- u. Kreislaufschwäche, Kollaps; bei Schwangeren Abortgefahr*	Magenspülung, Schleim, Milch, Analeptica, Natriumsulfat, Flüssigkeitsersatz
Curare (u. andere Muskelrelaxantien): **Let. Dos.:** ab 2—3 mg pro kg Körpergewicht. *Symptome: Lähmung der quergestreiften Muskulatur in folgender Reihenfolge: Gesichtsmuskulatur (Augenlider), Schluckbeschwerden, Skelett-, Interkostal-, Zwerchfell-Muskulatur, Atemlähmung (peroral keine Vergiftungsgefahr)*	Sofort 0,5—2 mg Prostigmin (1—4 Ampullen) hebt die Curare-Wirkung schlagartig auf, ebenso Physostigmin. Sauerstoffbeatmung
Cyanide: s. Blausäure	
Cytisus: s. Goldregen	
Daphne mezereum: s. Seidelbast	
Datura stramonium, Stechapfel: s. Solanaceengifte	
DDT: s. Kontaktinsektizide (Chlorierte Kohlenwasserstoffe)	
Digitalis (Fingerhut) (Vergiftung meist durch Überdosierung, selten durch Einnahme der Pflanze) **Let. Dos.:** Folia D.: 2,5—5 g, Tinct. D.: ca. 30 ccm.	Magen- u. Darmspülung mit verdünnt. Kaliumpermanganatlsg. (2:1000) oder 2%iger Tanninlsg., Abführmittel, Tierkohle oral u. duodenal, Atropin 0,001 subkutan, Amylnitrit einatmen

Symptome: Hochgradige Bradykardie (Absinken der Pulsfrequenz unter 60—20 und weniger pro Minute), Übelkeit, Erbrechen, Sehstörungen (Grau- u. Gelbsehen), Mydriasis, Krämpfe, Konvulsionen, Tod infolge Herzstillstand

lassen; Kalium-Glukose-Infusionen (auch wenn kein nachweisbarer Kaliummangel vorliegt!); *absolute Ruhe*, horizontale Lage, Aufrichten u. überhaupt jede Bewegung vermeiden. Bei Stenokardie Nitroglycerin, Sedativa

Dimethylsulfat:
Symptome: Schwere Verätzungen an den Schleimhäuten, Leber-, u. Nierenschäden; bei Inhalation Pneumonie u. Lungenoedem mögl.

Sofort Kleider ausziehen, Waschen des Körpers mit verdünntem Salmiakgeist, Augen 10 Minuten lang unter dem fließenden Wasserhahn auswaschen, dann Spülen mit Natriumbicarbonatlsg., dies auch inhalieren lassen, evtl. alkalische Augensalbe Ruhe, Wärme; Krankenhaus-Einweisung

Dinitrokresol: (enthalt. in Spritzmitteln geg. Pflanzenschädlinge, z. B. Detal, Ditrosol, Slinon, Gilboform u. a.)
Symptome: Schweißausbruch, Durst, Müdigkeit, Dyspnoe, Tachykardie, Lippenzyanose, Krämpfe, Herz- u. Atemdepression, Exitus, Fieber

Magenspülung mit 5%iger Natriumbicarbonatlsg., anschließend Natriumsulfat, Kohle, Paraffin. liquidum, (**kein** Rizinusöl), Strophanthin, kühle Waschungen bzw. Bäder; Sauerstoffzufuhr, evtl. künstl. Beatmung, Unterkühlung, Sedativa, Bekämpfung der Acidose

Dinitrophenol: s. Dinitrokresol

Dionin: s. Morphium

E605: s. Kontaktinsektizide (Phosphorsäureester)

Eibe: s. Taxus baccata

Eisenhut: s. Akonitin

Eserin: s. Physostigmin

Ergotamin: s. Secale cornutum

Essigsäure, Essigessenz: s. Säuren

Eukodal: s. Morphium

Euonymus europaeus: s. Pfaffenhütlein

Euphorbia-Arten:
Symptome: Innerlich bei Einnahme d. Milchsaftes: Brennen in Mund u. Schlund, Brechdurchfall, Schwindel. Delirien, Krämpfe, Kreislaufschädigungen, Kollaps; bei äußerlicher Anwendung des frischen, zerquetschten Krautes od. des Milchsaftes: heftige Entzündung mit Blasenbildung, Gewebs-

Magen- u. Darmspülungen, Abführmittel, Tierkohle, Schleimmittel- bei Schmerzen Morphin, bei Kreislaufschwäche Analeptica; äußerlich: Anaesthinsalbe

zerstörung; an den Augen: Bindehautentzündung	
Filmaron, Farnwurzel, Wurmfarn, (Dryopteris filix-mas), Aspidinol-Filicin, Extractum Filicis: **Let. Dos.:** sehr schwankend, in der Literatur werden 4,5—25 g angegeben! *Symptome: Übelkeit, Leibschmerzen, Erbrechen, Durchfall, Benommenheit, Ohnmacht, Krämpfe, Delirien, Atemlähmung; Kreislaufschädigung, Leberschädigung; in schweren Fällen Erblindung (Filix-Amaurose)*	Schnellste Entleerung des Magen-Darm-Kanals, mittels Magnesium- od. Natriumsulfat (**kein** Rizinusöl!) Magenspülung mit Aufschwemmung von Magnesia usta u. Kohle; Chloralhydrat, Luminal; bei Atemstörungen Analeptica; Haferschleim, evtl. künstl. Atmung
Fleisch-, Fisch-Vergiftungen: s. Lebensmittelvergiftungen	
Fingerhut: s. Digitalis	
Fliegenpilz: s. Pilze	
Fluor (Fluorwasserstoffsäure, Fluoride): **Let. Dos.:** f. Fluoride 4—10g *Symptome: Bei Einatmen von Fluorwasserstoffsäure (Flußsäure) s. Chlor u. Brom. Äußerliche Verätzungen s. Säuren; Fluoride s. Säuren*	*Äußerliche Verätzungen:* Spülung mit 1%iger Calciumchloridlsg.; *Fluoride:* Magenspülung mit 1%iger Calciumchloridlsg., Kalkwasser, viertelstündlich 1—2 Eßlöffel, Kalkmilch, Magnesia usta, physiologische Kochsalz- u. Traubenzuckerlsg., Analeptica
Formaldehyd, Formalin (Lysoform): **Let. Dos.:** 10—40 ccm einer 40%igen Lsg.; MAK-Wert nicht über 5 ml/cbm. *Symptome: wie bei Säuren; Brechreiz, Würgkrämpfe, Magenschmerzen, Hämaturie, Anurie, Bewußtlosigkeit*	Magenspülung mit 50 g Harnstoff, viel Eiweiß (5—10 rohe Eier), danach 100 ml 2%ige Ammoniumcarbonatlsg., Harnstoff auch eßlöffelweise, Dilaudid, Anaesthesin, Bluttransfusion; *äußerlich:* Waschen mit verdünnt. Salmiakgeist; bei Inhalation: Einatmen von verdünnt. Ammoniakdämpfen od. 2%iger Ammoniumcarbonatlsg. (keine Sulfonamide)
Gas (Leuchtgas): s. Kohlenoxid	
Giftsumach: s. Rhus toxicodendron	
Giftlattich: s. Lactuca virosa	
Goldregen (Cytisus laburnum, Laburnum anagyroides) **Let. Dos.:** für Kinder 3—20 Samen. *Symptome: Speichelfluß, Durst, Brennen in Mund u. Rachen, Würgen, Schweißausbrüche, Halluzinationen, Delirien, klonische Krämpfe, Exitus infolge Atemlähmung*	Brechmittel, Magenspülung, Analeptica (Coffein, Lobelin), künstl. Atmung

Grubengas: s. Kohlenoxyd	
Grünspan: s. Kupfer	
Hahnenfuß: s. Ranunculus-Arten	
Hanf, Indischer, Haschisch: s. Morphium	
Haselwurz, Asarum europaeum: (bisweilen als Abortivum benutzt) *Symptome: Heftiges Erbrechen, Gastroenteritis mit heftigen Durchfällen, Übelkeit, Brennen in Mund, Rachen, Uterusblutungen, auf der Haut erysipelartige Rötungen*	Entleerung des Magen-Darm-Kanals, Abführmittel, Klistiere, Brechmittel, Schleimmittel, symptomatisch
Helleborus: Helleborus niger = Schwarze Nieswurz, Helleborus viridis = Grüne Nieswurz *Symptome: Erbrechen, Speichelfluß, Kratzen im Mund u. Rachen, Koliken, Ohrensausen, Sehstörungen, Atemnot, Herzschwäche, Herzstillstand (bei Helleborus viridis sind die Vergift.-Erscheinungen geringer)*	Magen- u. Darmspülungen, Brechmittel, gegen Kolikschmerzen Atropin
Herbstzeitlose: s. Colchicum autumnale	
Höllenstein: s. Argentum nitricum	
Holzgeist: s. Methylalkohol	
Hundspetersilie: s. Schierling	
Hydrargyrum bichloratum (Sublimat): s. Quecksilber	
Hyoscyamus niger (Bilsenkraut), Hyoscyamin: s. Solanaceengifte	
Hypnotica: s. Schlafmittel	
Insektenstiche, Bienen, Wespen, Hummeln, Hornissen, Ameisen: (Ein einziger Bienenstich kann u. U. allergisch-anaphylaktischen Schock, Kreislaufkollaps u. Tod hervorrufen!) *Symptom: Schwellung, Urticaria, Kehlkopfödem, zentrale Atemlähmung*	Entfernung des Stachels, Betupfen mit Salmiakgeist, Kühlsalben, Antihistamine, Calcium intravenös, Cortison, Prednisolon
Insulin: (bei Überdosierung) *Symptome: Gesichtsrötung, Hungergefühl, Schweißausbrüche, Zittern, hypoglykämische Krämpfe*	Oral: Traubenzucker, Rohrzucker, Traubensaft; intravenös: 40—100 ml einer 20%igen Traubenzuckerlsg., evtl. wiederholen; subkutan ½ ccm Suprareninlsg. 1:1000, evtl. Glukagon i.v.

Isonikotinsäurehydrazid, INH: (Bisweilen zu Selbstmord benutzt) **Let. Dos.:** über 100 mg pro kg Körpergewicht *Symptome: Erregung, Kopfschmerzen, Übelkeit, Krämpfe, Somnolenz, Herz-Kreislauf-Kollaps, Koma, Atemlähmung*	Sofort 0,5—1 g Nikotinsäureamid langsam intravenös injizieren, 300 mg Vitamin B_6 (Pyridoxinum hydrochloricum, Benadon, Hexobion) intramuskulär, dann erst Magenspülung; evtl. Blutaustauschtransfusion, Sauerstoffbeatmung; gegen Krämpfe Hexobarbital
Jod, Jodtinktur, Jodsalze, Lugolsche Lösung, Jodoform: Let. Dos.: Jod 3 bis 4 g, Jodtinktur ca. 30 g, Jodoform 8—10 g *Symptome: Verätzung der Mundschleimhaut (Braunfärbung) Schnupfen, Bronchitis, Kehlkopfödem, Gastroenteritis, blutige Durchfälle, Nierenblutungen, Anurie, Kollaps*	Magenspülung mit Stärkemehl bis die blaue Farbe des Spülmittels verschwindet, 1%ige Natriumthiosulfatlösung, Haferschleim, Milch, Eiweißlsg., Dilaudid 0,001 g+ 0,0005 g Atropin; Eispillen, Opium. Bei allerg. Schock: Fortecortin i.v., anschließend Tropfinfusion i.v. von Nor-Adrenalin u. Prednisolon. Calciumglukonatlsg. i.v.
Juniperus sabina: s. Sadebaum	
Kaffee, Koffein: s. Coffein	
Kalabarbohnen: s. Physostigmin	
Kalilauge: s. Aetzalkalien	
Kalium chloricum: s. Chlorsaures Kalium	
Kaliumpermanganat: Let. Dos.: 5 bis 15 g *Symptome: Starke Ätzwirkung evtl. mit Blutung (bereits bei schwachen Lösungen!), ödematöse Schwellung der Mund- u. Rachenschleimhaut, Gastroenteritis, blutiger Brechdurchfall, Kreislaufkollaps*	Magenspülung mit viel Milch, Zuckerlösung, Citronensaft, schleimige Getränke, Calcium, Corticosteroide; äußerlich: Abwaschen mit verdünnter 3%iger Wasserstoffsuperoxid-Lsg. unter Zusatz von etwas Essig
Kalomel: s. Quecksilber	
Kanthariden: s. Cantharides	
Karbolsäure: s. Phenol	
Kellerhals: s. Seidelbast	
Kleesalz: s. Oxalsäure	
Kloakengas: s. Schwefelwasserstoff	
Knollenblätterpilz: s. Pilze	
Kodein: s. Morphium	

Kohlenoxid, Kohlenmonoxid, Leuchtgas, Grubengas, Kohlendunst, Wassergas, Auspuffgas: Tox. Dos.: 0,2 Vol.-% CO in der Luft (nach einigen Stunden tödl. CO-Hb-Konzentration). **Let. Dos.:** über 0,2 Vol.-% in d. Luft (blitzartiger Tod in wenigen Sekunden). Kohlenoxyd ist geruchlos!

Symptome: Starker Schläfendruck, Kopfschmerzen, Beklemmung, Schwindel, Erbrechen, Ohrensausen, hellrote Hautfarbe, Bewußtlosigkeit, Exitus durch zentrale Lähmung

Frische Luft, Sauerstoff u. Kohlensäure-Inhalation, künstliche Beatmung (evtl. von Mund zu Mund, ununterbrochen. Kein Cardiazol, kein Alkohol, keine Narkotika! Osmotherapie (Einspritzung von 40—60 ml 20—40%igen Dextroselösungen) zur Bekämpfung des Hirnödems.

Kohlensäure, Kohlendioxid, CO_2: Tox. Dos.: 2% CO_2 in der Luft (Atembeschwerden, Kerze brennt rötlich). **Let. Dos.:** 8—10% CO_2 in der Luft, (Brennende Kerze erlischt!)

Symptome: Ohrensausen, Kopfschmerzen, Schwindel, Erregung, Herz- u. Kreislaufstörungen, Bewustlosigkeit, Erstickung

Vergifteten sofort an frische Luft bringen, Sauerstoffbeatmung, evtl. Micoren od. Lobelin

Kokain: s. Cocain

Kokkelskörner: s. Pikrotoxin

Kontaktinsektizide:

1. **Chlorierte Kohlenwasserstoffe** (Aldrin, Thiodan, Heptachlor, Lindan, Gamma, DDT, Endrin, Dieldrin):

Symptome: Übererregbarkeit, Erbrechen, Koliken, Krämpfe, Versagen von Herz u. Kreislauf, Kollaps, Koma, Atemlähmung

Keine Milch, **kein** Rizinusöl, **kein** Alkohol, **kein** Adrenalin! 100—200 ml Paraffinöl oral, Magenspülung, Natriumsulfat. Gegen Krämpfe Evipannatrium oder Luminal; 10 ml 10%ige Calciumgluconatlsg. oder Calciumthiosulfat intravenös

2. **Organische Phosphorsäureester (Alkylphosphate, Alkylthiophosphate, E 605)** (Phosdrin, Folidol, Bladafum, Systox, Gusathion, Parathion, Dimethoat, Malathion, Endothion, Bladan, Amiton usw.): **Let. Dos.:** f. E 605 liegt bei 6,13 mg reinen Wirkstoffs pro kg Körpergewicht (E 605 forte enth. 50% Wirkstoff)

Symptome: Schwindel, Nausea, Pupillenverengung, Kopfschmerzen, Erbrechen, Durchfälle, Koliken, Schweißausbruch, Dyspnoe, Krämpfe, Lungenödem, Koma

Atemwege freimachen, Sauerstoff, geg. Mund-zu-Mundbeatmung, evtl. Herzmassage, Acidose- u. Schockbehandlung, Kleider entfernen und benetzte Stellen mit Wasser u. Seife abwaschen (Selbstschutz durch Gummihandschuhe!). Wenn keine Zeichen eines Sauerstoffmangels mehr bestehen, sofort 2—5 mg Atropin u. 250 mg Toxogenin* (1 Ampulle zu 1 ml) i.v. Danach erst Magenspülung mit großen Mengen Kohle, danach weiter Kohle und 15—30 g Natriumsulfat in Wasser oral. **Kein Rizinusöl, keine Milch, kein Alkohol, keine Opiate!**

Fortsetzen der Atropin-Gaben in Abständen von 5—15 Minuten i.v., u. U. sind Dosen von 500 mg Atropin und mehr innerhalb 24 Stunden notwendig. Weiterführung der Atropini-

	sierung, evtl. mehrere Tage, um eines weiteren Vergiftungsschubes durch Nachresorption vorzubeugen. Toxogenin in zweistündigem Abstand 1—2 mal nachgeben, Toxogenin ist bei einigen Alkylphosphaten z. B. Dimethoat, Malathion, Endothion) wirkungslos. Bei Überdosierung evtl. Verschlimmerung des Vergiftungsbildes.
Kreolin, Kreosot: s. Phenol	
Kreuzotterbiß: s. Schlangengift	
Krotonöl: s. Crotonöl	
Küchenschelle: s. Ranunculus-Arten	
Kupfer, Kupfersulfat (Kupfervitriol), Grünspan, Kohlensaures, Essigsaures Kupfer: Let. Dos.: für Kupfersalze ca. 10—20 g; metallisches Kupfer ist praktisch ungiftig, jedoch bilden sich beim Stehen u. Kochen saurer Speisen (Kartoffelsalat!) in Kupfergeschirren saure Salze, die Vergiftungen hervorrufen *Symptome: Gastroenteritis, Erbrechen grüner u. blauer Massen, Verätzungen, Schwindel, Darmkoliken, blutige Durchfälle, Konvulsionen, Kollaps*	Magenspülung mit 1%iger gelber Blutlaugensalzlösung (Kaliumferrozyanid), **keine** Fette u. Öle, aber reichlich Milch, Eiereiweiß, gebrannte Magnesia, BAL oder CaEDTA intravenös (20 mg pro kg Körpergewicht), Bluttransfusion, Analeptica; bei Schock Prednisolon, Arterenol-Infusion. **Nach** der Magenspülung keine Milch! Evtl. Blutaustauschtransfusion oder Haemodialyse
Kurare: s. Curare	
Laburnum: s. Goldregen	
Lactuca virosa, Lactucarium (Giftlattich): *Symptome: Schweißausbruch, Pupillenerweiterung, Ohrensausen, Sehstörungen, Schwindel, Erbrechen, Beschleunigung der Atmung u. der Herztätigkeit*	Magenspülung, Brechmittel (s. Allgemeines), Tierkohle, Analeptica
Laugen: s. Ätzalkalien	
Lebensbaum (Thuja occidentalis): häufig als Abortivum verwendet *Symptome: Gastroenteritis, Nierenentzündung*	Magenspülung mit Tanninlösung Brechmittel, Tierkohle, Analeptica, Traubenzuckerinfusionen
Lebensmittel - Vergiftungen: *Fleisch, Hackfleisch, Wurst, Käse, verdorbene, in Fäulnis übergegangene Speisepilze* (Giftpilze siehe Pilze), *eingemachtes Fleisch, Gemüse usw. in Gläsern oder Konservendosen* (zeigt sich durch	Magenspülung, Brechmittel, sofortige Darmentleerung (1—2 Eßlöffel Rizinusöl, hohe Einläufe); Magenspülung (Vorsicht!), Kohle in reichlichen Mengen, Bolus alba, *Botulismus-Serum* (100 ml intravenös, Pferdeserum!),

Bombage = Aufbeulung der Dosen durch Fäulnisgase an!) *Symptome: Botulismus, die Symptome treten etwa 12 bis 24 Stunden nach dem Genuß auf: Schwindel, Speichelfluß, Schlingbeschwerden, verlangsamter Puls, Doppeltsehen, Lähmung der Augenlider, Erbrechen, Durchfälle (können auch fehlen), Atemlähmung.* **Austern** *können Bauchtyphus hervorrufen,* **Miesmuscheln** *bisweilen Lähmungserscheinungen,* **Flußneunaugen** *blutige Durchfälle (nur die Haut ist giftig, auch nach dem Kochen),* **Weinbergschnecken** *können giftig wirken, wenn sie Wolfsmilch- oder Tollkirschen-Blätter gefressen haben (die für sie selbst ungiftig sind). Botulismus ist anzeigepflichtig*!	Prostigmin 1 mg intramuskulär, evtl. wiederholen, Analeptica; Sauerstoffbeatmung
Leuchtgas: s. Kohlenoxid	
Lndan: s. Kontaktsinsektizide (Chlorierte Kohlenwasserstoffe)	
Lolium temulentum: s. Taumelloch	
Lythargyrum (Bleiglätte): s. Blei	
Lorcheln: s. Pilze	
Luminal: s. Schlafmittel	
Lysoform: s. Formaldehyd	
Lysol: s. Phenol	
Lytta vesicatoria: s. Cantharides	
Maiglöckchen (Convallaria majalis): s. Digitalis	
Mandeln, Bittere: s. Blausäure	
Marihuana: s. Morphium	
Medinal: s. Schlafmittel	
Meerzwiebel (Urginea maritima, Bulbus Scillae): s. Digitalis	
Mennige: s. Blei	
Methylalkohol (Methanol, Holzgeist): **Let. Dos.:** 50—100 ml (häufig auch geringere Dosen)	Sofort 40—50 ml Aethylalkohol (ca. 100 ml Branntwein, Cognak, Korn, Whisky usw.); Magenspülung mit

Symptome: Erbrechen, Zyanose, Sehstörungen bis zur Erblindung (starre, reaktionslose Pupillen), Bewußtlosigkeit, Koma, Atemlähmung

5%iger Natriumbicarbonatlösung, viertelstündlich 4 g Na.bi. oral (evtl. mehrere Stunden lang, bis Urin dauernd alkalisch reagiert), reichlich warme Flüssigkeit trinken lassen; Analeptica, Cardiazol, Coffein, bei Bewußtlosigkeit 2 mg Strychnin subkutan; **keine Lävulose!**

Miesmuscheln: s. Lebensmittel-Vergiftungen

Mirbanöl (Nitrobenzol): s. Anilin

Mohnkapseln: s. Morphium

Morphium, Opium, Dionin, Eukodal, Papaverin, Heroin: Let. Dos.: Morphin oral 0,3—0,4 g; i.v. u. s.c. ab 0,1 g. *Symptome: Atemdepression, Pupillenverengung, Kopfschmerzen, Erbrechen, Harnverhaltung, Verstopfung, Zyanose, Koma, Atemlähmung. Bei Kindern häufig nur Krämpfe*

Bei oraler Aufnahme: Magenspülung mit 0,05—0,1%iger Kaliumpermanganatlösung, danach Natriumsulfat 30 g in Aqua, mehrmals; Lorfan 5—10 mg (Kinder 0,1 mg/kg), alle ½—1 Stunde wiederholen, Analeptica (Coffein, Lobelin, Cardiazol, Pervitin), bei Krämpfen: Sauerstoff, evtl. kurzwirkende Barbiturate (Hexobarbital, Evipan-Natrium i.v.), bei Injektion: Umspritzung der Einstichstelle mit 1 mg verdünnt. Adrenalin, evtl. Aderlaß. **Nicht einschlafen lassen! Herumführen, Frottieren,** Riechmittel (Salmiakgeist)! Sauerstoffbeatmung

Muskarin (Fliegenpilz): s. Pilze

Mutterkorn (Secale cornutum) u. Mutterkorn-Präparate (Ergotamin usw.) (häufig als Abortivum gebraucht) **Let. Dos.:** Frische Droge 5—10 g, Ergotamintartrat 20—50 mg oral. *Symptome: Gastroenteritis, Brechdurchfälle, Koliken, Kopfschmerzen, Ameisenlaufen, Sehstörungen, Kribbeln, Bradykardie, Herz- und Kreislaufkollaps, Krämpfe, Koma, Uterusblutungen; bei Schwangeren Abortgefahr*

Brechmittel (10%ige Kochsalzlsg.), Magenspülung mit Kohle, Diuretica, Analeptica, künstliche Atmung; Lorfan 0,5—2 mg intravenös, evtl. nach 10 Minuten wiederholen, künstliche Atmung, Amylnitrit; bei Krämpfen Evipan-Natrium i.v., Hexobarbital

Nachtschattengewächse: s. Solanceengifte

Nahrungsmittel: s. Lebensmittelvergiftungen

Natronlauge: s. Ätzalkalien

Nieswurz, Schwarze u. Grüne: s. Helleborus

Nieswurz, Weiße: s. Veratrum album	
Nikotin: Let. Dos.: f. reines Nikotin **bei Einnahme** 0,02—0,05 g; diese Menge ist enth. in einem **Dekokt** von 4—12 g Rauchtabak oder 2—3 g Schnupftabak oder 2—3 Zigaretten oder einer mittelgroßen Zigarre! Selbstverständlich wirken die angegeb. Mengen dieser Tabaksorten auch beim Kauen oder Essen tödlich. Beim Rauchen gehen indessen nur Spuren von Nikotin mit der Tabakluft in den Körper über. *Symptome: Schwindel, Schweißausbruch, Speichelfluß, Erbrechen, Durchfall, Sehstörungen, Koliken, Krämpfe, Kreislauf- u. Atemlähmung*	Magenspülung mit ½- bis 1promilliger Kal.-permanganatlsg. oder 2%iger Tanninlsg.; bei Vergiftungen durch Tabak-Klistiere hohe Darmeinläufe mit Tierkohle; Analeptica; bei Krämpfen 25 mg Megaphen, mehrmals; bei Gefäßkrämpfen Nitroglyzerin oder Einatmung von Amylnitrit; Sauerstoffbeatmung evtl. Chloralhydrat
Nitrite: Na.nitrosum, Kal.nitrosum, Pökelsalz. **Let. Dos.:** 4—8 g *Symptome: Kopfschmerzen, Koliken, Pupillenerweiterung, blaugrüne Verfärbung der Schleimhäute (infolge Methämoglobinämie), Nausea, Erbrechen, Leibschmerzen, Herzklopfen, Herz- u. Kreislaufkollaps, Koma*	Magenspülung, 30 g Natriumsulfat, 1 g Vitamin C intravenös, Analeptica, Aderlaß, Katalysin 10 mg i.v. u. i.m., Bluttransfusion. **Kein Coffein, kein Alkohol!** Kreislaufkontrolle!
Nitrobenzol (Mirbanöl): s. Anilin	
Nitroglycerin: Let. Dos.: ca. 10 g, s. Anilin	
Nitrose-Gase (Stickoxid, Stickdioxid, Rauchende Salpetersäure): *Symptome: Starker Hustenreiz, Augentränen, Bronchitis, Atemnot, rosarotes schaumiges Sputum, Lungenödem, Tachykardie, Erstickung*	Sauerstoffinhalation von je 10—15 Minuten wiederholen, jedoch keine künstliche Atmung, keine Flüssigkeitszufuhr!, Kampfer, Coffein, Strophanthin, 60 ml Traubenzuckerlsg. 40%ig intravenös, Aderlaß (nicht bei Kollaps!); Infektionsprophylaxe mit Penicillin; **keine** Opiate!
Oleander (Nerium oleander): s. Digitalis	
Oleum Chenopodii: s. Chenopodiumöl	
Opium: s. Morphium	
Orthotrikresylphosphat: s. Trikresylphosphat	
Oxalsäure, Kleesäure, Zuckersäure' Kleesalz: Let. Dos.: Oxalsäure 5 bis 15 g *Symptome: Brennen im Mund u. Schlund, weißgraue Verschor-*	Magenspülung mit Calciumglukonatlsg., geschabte Kreide eingeben. Kalkwasser u. Milch $\overline{aa}$. Calcium gluconicum intravenös, Lävulose 5%ig i.v., Milch, Analeptica, Diuretica

fung der Schleimhäute, blutiges Erbrechen, blutige Durchfälle, Taubheit in den Gliedern, bes. an den Fingerspitzen, Schweißausbruch, Krämpfe, Kollaps, Krampf der Kaumuskeln, Tetanus	
Pantocain: s. Cocain	
Petroleum: s. Benzin	
Pfaffenhütlein (Euonymus europaeus): **Let. Dos.**: 30—40 Früchte (auch der beim Bearbeiten des getrockn. Holzes entstehende Staub ruft Vergiftungserscheinungen hervor). *Symptome:* (*meist erst nach etwa 16 Stunden*) *Heftige Gastroenteritis, Koliken, schleimige u. blutige Durchfälle, Kurzatmigkeit, Kreislaufstörungen, Krämpfe, Somnolenz, Koma*	Magenspülung mit aufgeschwemmter Kohle, Klistiere, Abführmittel (Natriumsulfat), Mucilaginosa, Analeptica; bei Krämpfen Chloralhydrat rektal. Kein Adrenalin, kein Ephedrin.
Phenol, Karbolsäure (Lysol, Kresol, Creolin): **Let. Dos.:** oral Phenol 10 bis 30 g, Lysol 30—100 g, per rectum wenige Gramm *Symptome: Erbrechen, Durchfall, Schwindel, Schlingbeschwerden, weißliche Verschorfung der Mundschleimhaut, Atemnot, Zyanose, dunkelgrüner Urin, Tachykardie, Krämpfe, Koma; bei großen Mengen Tod innerhalb weniger Minuten*	Zuerst Speiseöl (Oliven-, Erdnußöl) in reichl. Mengen (**keine Mineralöle, kein Rizinusöl!**) Lauwarme Magenspülung mit ½- bis 1promilliger Kaliumpermanganatlsg. oder mit Natriumsulfatlsg. (1 Eßlöffel voll auf 1 l), Magnesia usta, Kohle, Eiweißlsg., Calc. gluconicum, Infusion mit 5%iger Traubenzuckerlsg., Sauerstoff-Beatmung, Analeptica. Äußerlich: Abwaschen der Haut mit Schmierseife, Cortisonsalbe; **kein Alkohol!**
Phenothiazin-Derivate: s. Schlafmittel	
Phosdrin: s. Kontaktinsektizide (Phosphorsäureester)	
Phosgen: (Carboneum oxychloratum, $COCl_2$, Kampfstoff Grünkreuz) *Symptome: Blutauswurf (Blutsturz), Lungenödem*	Aderlaß, Sauerstoffinhalation, Kochsalzinfusion, Dextrose i.v., Atropin, Senfmehlteig auf Hals u. Brust. Keine künstliche Atmung. Benetzte Kleider ausziehen! Absolute Ruhe!
Phosphor: (Phosphorchloride, Phosphorsulfide, Phosphorpentoxyd) **Let. Dos.:** Phosphorus solutus DAB = 0,1 bis 0,5 g; MAK-Wert bei Phosphor-Dämpfen 0,1 mg/cbm *Symptome: Erbrechen von nach Knoblauch riechender, im Dunkeln leuchtender Massen, Durchfälle (z. T. blutig), Benommenheit, Kollaps*	**Kein Rizinusöl, keine Öle, keine Fette, keine Milch, kein Eigelb!** Paraffin. liquidum (ca. 3 ml/kg). Magenspülung mit 1promilliger Kaliumpermanganatlsg. oder 2promilliger Kupfersulfatlsg., Bittersalz, Glaubersalz; 1—2 Ampullen Prostigmin. Bei *Phosphor-Brandwunden:* kleinste Phosphorteilchen entfernen durch Betupfen mit Tetrachlorkohlenstoff, Abwaschen mit Natriumcarbonat- od. -bicarb.-

	Lsg. Magenspülung mit 5%iger Nabicarbonatlsg., Sauerstoff, Analeptica, Vitamin C, Katalysin
Phosphorwasserstoff (Phosphin): MAK-Wert: 0,05 mg/cbm *Symptome: Erbrechen, Magen- u. Kopfschmerzen, evtl. Durchfälle, Bewußtlosigkeit, Krämpfe, Tod durch Atemlähmung (nach 1 bis 2 Tagen)*	½ Liter 5%ige Natriumcarbonat-Lösung u. erbrechen lassen, oder Spülung. 20 g Natriumsulfat in einem Glas Wasser eingeben, Sauerstoffbeatmung Katalysin, Natriumthiosulfat, Calcium, Vitamin C. **Kein Rizinusöl!**
Phosphorsäureester: s. Kontaktinsektizide	
Physostigmin, Eserin, Kalabarbohnen: Let. Dos.: Physostigmin ca. 0,01 g *Symptome: Schweißausbruch, Speichelfluß, Brechdurchfall, verlangsamter Puls, Pupillenverengung, Krämpfe, Atemlähmung*	Kochsalzlsg. (1 Eßlöffel auf ein Glas warmen Wassers); Magenspülung mit 0,05—0,1%iger Kaliumpermanganatlsg., diese evtl. auch trinken lassen; Atropinsulfat 0,5—2 mg i.m. oder sehr langsam i.v.
Pikrinsäuret Let. Dos.: 5—20 mg *Symptome: Erbrechen gelblich-rötlicher Massen, Gastroenteritis, Kopfschmerzen, Koliken, Gelbfärbung der Haut, Schleimhäute u. Augenbindehäute, Methämoglobinämie u. -urie, Herz- u. Kreislaufstörungen, Kollaps*	Kochsalzlsg. (1 Eßlöffel auf 1 Glas Wasser), Paraffin. liquidum. **Kein Rizinusöl, keine Milch, kein Alkohol!** Sauerstoff. Kleider entfernen, benetzte Haut unter fließend. Wasser abspülen und mit Speiseessig oder Paraffinöl nachwaschen. Zur Rückbildung von Methämoglobin: Thionin 0,2%ig (Katalysin) 10 ml i.v. Methylenblau oral, vetl. i.v.
Pikrotoxin (Semen Cocculi, Kokkelskörner): **Let. Dos.:** Pikrotoxin ab 0,2 g. Kokkelskörner 2—4 g *Symptome: Speichelfluß, Erbrechen, Durchfall, Schwindel, Pupillenerweiterung, Delirien, Krämpfe*	Kochsalz (1 Eßlöffe auf 1 Glas warmen Wassers) oder sehr schwach gefärbte Kaliumpermanganatlsg. Vorsicht mit Magenspülung! Natr. sulfuric. Ruhe! Evtl. Hexobarbital, Evipan-Na., Chloralhydrat. Bei sehr schwerer Vergiftung leichte Narkose, evtl. über mehrere Tage!
Pilokarpin: s. Physostigmin	
Pilze = Giftpilze (Vergiftung durch verdorbene Speisepilze s. Lebensmittelvergiftungen)	
Knollenblätterpilz: (Amanita phalloides, Gift-Wulstling) Häufigste Verwechslung mit Champignon. Unterscheidungsmerkmale: Knollenblätterpilz hat **weiße** Lamellen, Champignon stets blaßrosa bis schokoladenbraun gefärbte; der Hut des Kn. ist grünlichweiß, der Hut des Champ. ist weißseidenhaarig bis grau. Die Gifte des Kn. werden durch Kochen, Braten, Backen **nicht** zerstört! **Let. Dos.:** 1 bis	Magenspülung, Tierkohle, Analeptica; **Anti-Phalloidin-Serum** (Institut Pasteur Paris) 120 ml für Erwachs., möglichst umgehend. Zur Hälfte intravenös u. intramuskulär (1 Ampulle enthält 20 ml). Leberschutztherapie (Humatin, Hydrocortison, Methionin, 10%ige Lävulose-Infusionen, Bepanthen). Luminal (keine Opiate!). **Schnellstens klinische Behandlung!**

2 Pilze, aber auch schon eine einzige Gabelspitze voll kann tödlich wirken! *Symptome: (treten erst nach 6 bis 20 Stunden auf!) explosionsartiges Erbrechen, reiswasserähnliche Durchfälle, Koliken, Schweißausbruch, Kreislaufkollaps; am 2. Tage Bewußtseinsstörungen, Krämpfe; am 3. Tag Leberschwellung, Ikterus*	
Fliegenpilz (Amanita muscaria), Muskarin: *Symptome: (bereits nach 15 bis 60 Minuten auftretend) Schweißausbruch, Rauschzustand, Verwirrung, Raserei, Speichelfluß, Erbrechen, Sehstörungen, Zyanose, Benommenheit*	Kochsalz (1 Eßlöffel auf 1 Glas Wasser) trinken u. wieder erbrechen lassen. Magenspülung unter Zusatz von Aktivkohle, danach Natriumsulfatlsg. + Kohle; Infusion von phhsiolog. Kochsalzlsg., Lävulose, Dextrose. Kein Atropin
Pantherpilz (Amanita pantherina), **Ziegelroter Rißpilz** (Inocybe lateraria), **Satanspilz** (Boletus satanas): enthalten ebenfalls Muskarin, Symptome u. Behandlung wie bei Fliegenpilz	
Lorchel (Helvella esculenta): ist gekocht ungiftig. Vergiftungen mit frischen Lorcheln werden wie Knollenblätterpilzvergiftung behandelt	
Pökelsalz: s. Nitrite	
Pulsatilla (Küchenschelle): s. Ranunculus-Arten	
Pyrazolon-Derivate: *Symptome: Benommenheit, Konvulsionen, Kreislaufkollaps, Atemlähmung, Erbrechen, Durchfall*	Magenspülung (Vorsicht!) mit Aktivkohle, danach 10—30 g Natriumsulfat; bei Krämpfen Hexobarbital, Evipan-Natrium i.v.; Sauerstoff, Glukose; Vitamin K oral oder i.v.
Pyrogallol: Let. Dos.: oral 15 g (Vergiftung erfolgt auch durch die Haut; tgl. höchstens 3 g einreiben!) *Symptome: Durchfall, Nierenentzündung, Methämoglobinurie, Koma uraemicum, Harn grünschwarz*	Frischluft, evtl. Sauerstoff, reichlich Speiseöl (Oliven-, Erdnußöl, **kein** Paraffinöl!); Magenspülung + Kohle od. Magnesia usta, Calciumglukonat, danach Natriumsulfat (1 Eßlöffel auf 1 Glas warm. Wassers), **kein** Alkohol; Kleider ausziehen, Haut mit fließ. warmen Wasser spülen, nachwaschen mit Glycerin od. Speiseöl; falls die Augen betroffen sind, sofort unter fließ. Wasser spülen und sofort zum Augenarzt!
Quecksilber, Quecksilbersalze: Sublimat, Kalomel, Quecksilberoxycyanid, Ceresan (Saatbeizmittel = Methoxy-	Sofort mehrere in Wasser geschlagene frische Eier, Milch, Kohle, Magnesia usta, dann Magenspülung

äthylquecksilberchlorid) **Let. Dos.:** Sublimat 0,2—1 g; Kalomel mehrere Gramm (zweiwertige Hg-Salze sind mehrfach toxischer als einwertige; metallisches Hg ist nur in Dampfform toxisch) *Symptome: Metallgeschmack, Speichelfluß, Stomatitis, Entzündung des gesamten Verdauungskanals, Koliken, anfangs gesteigerte Harnausscheidung, dann Anurie, Albuminurie, Urämie, Kollaps, Erbrechen, Durchfall (auch blutig)*	mit Natriumbicarbonat, Brechmittel (Rachen kitzeln!); BAL (*Sulfactin*) 3 mg/kg Körpergewicht intramuskulär, vierstündlich; Natriumsulfat, $CaNa_2$ EDTA. **Kein Kochsalz!** Bei Vergiftung durch Injektion schwer löslicher Hg-Salze: Ausschneidung des ganzen imprägnierten Gewebebezirks
Ranunculus-Arten R. acer (Hahnenfuß), R. sceleratus (Gift-Hahnenfuß), Anemone nemorosa (Buschwindröschen), Anemone pulsatilla (Küchenschelle) u. a. *Symptome: bei äußerlicher Anwendung der frischen Pflanzen: Hautentzündung, Schwellung, Blasen, brennender Schmerz (Wiesendermatitis); innerlich: Stomatitis, Übelkeit, Erbrechen, heftige Gastroenteritis, evtl. blutige Durchfälle, Entzündung der Nieren u. Harnwege, Kreislauf- u. Atemschädigung*	Innerlich: Magen- u. Darmspülung (keine Brechmittel!), Paraffin. liquid., Natriumsulfat + Kohle, schleimige Getränke, salinische Diuretica; bei Krämpfen: Hexobarbital, Evipan-Na. i.v. Kein Rizinusöl; äußerlich: Haut mit Wasser u. Seife waschen
Reserpin (Rauwolfia serpentina): *Symptome: Benommenheit, Pupillenverengung, Hautrötung, Blutdruckabfall; bei Kindern bisweilen Krämpfe*	Magenspülung, Analeptica (Coffein, Pervitin usw.)
Rhus toxicodendron (Giftsumach): *Symptome: äußerlich (bei Berührung der Pflanze): Rhus-Dermatitis, Entzündung der Schleimhäute; bei oraler Aufnahme des Rhusgiftes: Entzündung v. Mund, Rachen, Magen-Darm-Kanal; Übelkeit, Erbrechen, Gastroenteritis, blutige Durchfälle, Schwindel, Benommenheit, Nierenentzündung*	Äußer!ich: Keine Salbenl Mit heißem Wasser u. Seife abwaschen. Innerlich: Magenspülung mit 1promilliger Kal.-permanganatlsg. od. Kohleaufschwemmung, auch Tierkohle eingeben, evtl. intraduodenal; Mucilaginosa, salinische Diuretica, Analeptica
Sabadilla: s. Veratrin	
Sadebaum (Juniperus sabina): Abortivum. **Let. Dos.:** Droge ca. 20 g; äth. Öl 0,1—0,2 g *Symptome: äußerlich (bei Einreibung des Öls) schwere Dermatitis, Nekrosen; innerlich: Übelkeit, Erbrechen grüner, charakteristisch riechender Massen, Gastroenteritis*	Magenspülung, Haferschleim (keine Milch u. kein Öl), Analeptica, Wärmflaschen!, evtl. Sauerstoffbeatmung; bei Krämpfen vorsichtig Luminal od. Chloralhydrat, bei starken Blutungen Hämostyptica

mit blutigen Durchfällen, Nierenschädigung, Hämaturie, Bewußtlosigkeit, zentrale Lähmung. Bei Schwangeren Abort. Mortalität ca. 50% -	
Säuren: Let. Dos.: Chromsäure 15 bis 20 g, Essigsäure 20—50 g, Salzsäure 15—20 g, Salpetersäure 6—10 g, Schwefelsäure 5—10 g, Oxalsäure s. dort *Symptome: Verätzung der Mund- u. Rachenschleimhaut, Verschorfung, Erbrechen blutig-schwärzlicher Massen, Kehlkopfödem, Kreislaufkollaps, Verengerung der Speiseröhre, Schocktod*	Viel warmes Wasser trinken lassen **nicht** bei konz. Schwefelsäure!). Milch, Eiereiweiß, Magnesia usta. **Keine** Carbonate, **keine** Magenspülung (Perforationsgefahr); Seifenwasser; äußerliche Verätzungen mit Wasser oder verdünnten Alkalilösungen abwaschen. Augenverätzungen mit 2%iger Nabicarbonatlsg. waschen
Safran: s. Crocus sativus	
Salmiakgeist: s. Ätzalkalien	
Salpeter: s. Nitrite	
Santonin: (Artemisia cina, Flores Cinae, Wurmsamen). **Let. Dos.:** Santonin 1—2 g *Symptome: Violettsehen, später Gelbsehen, Benommenheit, Temperaturabfall, Übelkeit, Erbrechen, Koliken, Krämpfe*	Magenspülung, Klistiere, Analeptica Hexobarbital, Evipan-Na. i.v.; Kontrolle der Leber-, Kreislauf- u. Nierenfunktion. **Keine Öle, keine Milch!**
Sauerampfer: s. Oxalsäure	
Schierling: Gefleckter Schierling (Conium maculatum), **Coniin; Hundspetersilie** (Aethusa cynapium). **Let. Dos.:** v. Coniin 0,5—1 g; Droge 10—30 g. Häufig Verwechslung mit Petersilien-, Kerbel-, Selleriekraut, Petersilienwurzel, Anis- u. Fenchelfrüchten *Symptome: Brennen in Mund u. Schlund, Speichelfluß, Schwindel, Erbrechen, Pupillenerweiterung, Lähmung aufsteigend von den Beinen bis zur Schluck- u. Sprachlähmung, Atemstillstand*	Magenspülung mit Tannin, Brechmittel, Wärmflaschen!, Lobelin, evtl. künstl. Atmung, alle 1—2 Stunden 10 mg Picrotoxin (1:1000) subkutan oder 2 mg Strychnin stündlich
Wasserschierling (Cicuta virosa), Cicutoxin: Let. Dos.: Ein Rhizom der Droge *Symptome: Übelkeit, Brennen in Mund u. Rachen, Leibschmerzen, sehr heftige klonische Krämpfe, Pupillen erweitert u. starr, Schaum vor dem Mund, Atemlähmung (Mortalität ca. 50%)* -	Vorsichtige Magenspülung in der Narkose mit ½promilliger Kal.-permanganatlsg. od. mit aufgeschwemmter Tierkohle, Klistiere mit Chloralhydrat; im Lähmungsstadium Analeptica, künstl. Atmung

Schlafmittel, Sedativa: (Barbiturate, Chloral, Chloralhydrat, Hydantoine, Ureide, Phenothiazin). **Let. Dos.:** Barbiturate 4—10 g, Chloral u. Chloralhydrat 10—20 g, Hydantoine 20 bis 30 g, Ureide 12—20 g *Symptome: Narkose bis Koma, Zyanose, flache Atmung, Tachykardie, Herz- u. Kreislaufversagen, Atemlähmung*	Magenspülung in Seiten- oder Bauchlage (nur in frischen Fällen), Freihalten der Luftwege, Sauerstoffbeatmung (evtl. Intubation), sofern möglich Hämodialyse; Analeptica, Eukraton 50 mg i.v. alle drei Minuten, Cardiazol, Coramin. **Kein** Adrenalin!
Schlangengifte: (Kreuzotter, Sandviper, Schildviper, Juraviper) *Symptome: Lokales Ödem mit heftigen Schmerzen, blaurote Verfärbung, Entzündung der Lymphgefäße, Schwindel, Benommenheit, Schweißausbruch, Erbrechen, Kreislaufkollaps, Hämorrhagien* (*Biß der Kreuzotter selten tödlich!*)	Abschnüren der Bißstelle zentralwärts, Analeptica, starker Kaffee, Eiswasser, Ausschneiden der Bißstelle und Umspritzen mit Novocainlsg.; *Polyvalentes Schlangenserum* i.m. (Behringwerke, Pferdeserum!), wenn dieses nicht sofort erreichbar: Corticosteroide! Antihistaminica, Tetanusschutzimpfung; evtl. Bluttransfusion, Sauerstoffbeatmung, Periston-N
Schwefelkohlenstoff (Carboneum sulfuratum): *Symptome: Plötzliche Bewußtlosigkeit, Pupillenlähmung, Delirien, Erbrechen, blutige Durchfälle*	Frische Luft, Magenspülung (Vorsicht, da Aspirationsgefahr!), Laxantien (Paraff. liquid. od. Natriumsulfat); **kein Rizinusöl, keine Milch, kein Alkohol!**
Schwefelsäure: s. Säuren	
Schwefelwasserstoff, Kloakengas: MAK-Wert 20 ml/cbm *Symptome: Übelkeit, Erbrechen, Schwindel, Krämpfe, Atemnot, Bewußtlosigkeit*	Frische Luft, Sauerstoffbeatmung, Analeptica, Aderlaß, ¼ mg Strophanthin intravenös, Traubenzuckerlsg. i.v.; Infektionsprophylaxe mit Penicillin
Schweinfurter Grün, Scheelsches Grün: s. Arsen	
Scilla maritima (Meerzwiebel): s. Digitalis	
Scopolamin: s. Solanaceengifte	
Secale cornutum: s. Mutterkorn	
Seidelbast, Kellerhals (Daphne mezereum): **Let. Dos.:** ab 10—12 Beeren *Symptome: Brennen u. Kratzen in Mund u. Rachen, Speichelfluß, Schlingbeschwerden, Durstgefühl, Erbrechen, blutige Durchfälle, Hämaturie, Dyspnoe, Krämpfe, Kollaps; bei äußerl. Applikation der frischen Rinde oder des Saftes: Hautentzündung mit Blasenbildung*	Entleerung des Magen-Darm-Kanals, Tierkohle, Paraffin. liquid., Schleimmittel, salinische Diuretica, Analeptica; äußerlich: kühlende Salben, evtl. Atropinsulfat (0,5—1,0 mg oral oder subkutan)

Silbersalze: s. Argentum nitricum	
Solanaceengifte (Atropin, Scopolamin, Hyoscyamin, Homatropin): Let. Dos.: ca. 0,05—0,2 g; Tollkirsche: 3 bis 15 Beeren; Stechapfel: ca. 1 g Samen (ca. 100 Samen) *Symptome: Unruhe, Erregung (auch erotischer Art), Pupillenerweiterung, Lach- u. Tanzlust, Gesichtsröte, Erregung bis zur Raserei, Tachykardie, Trockenheit im Mund, Durst, dabei Schlingbeschwerden, Krämpfe, zentrale Atemlähmung, Koma*	Magenspülung (evtl. mit eingefetteter Sonde!), Tierkohle; Brechmittel; bei Krämpfen Evipan-Natrium, Luminal, Chloralhydrat (evtl. als Klistier); Prostigmin (1 Ampulle) intravenös oder Pilocarpin 5—10 mg subkutan; bei Koma u. Atemschädigung Analeptica, künstliche Atmung
Stechapfel: s. Solanaceengifte	
Stickoxid, Stickdioxid: s. Nitrose Gas	
Strophanthin: s. Digitalis	
Strychnin: Let. Dos.: 0,02—0,1 g *Symptome: Gesteigerte Reflexerregbarkeit, Schmerzen in den Kaumuskeln, Steifigkeit in den Gliedern, auffallende Schreckhaftigkeit, Angst, Zittern, Atemnot, Nackenstarre, tetanusähnliche Krämpfe mit Rückwärtsbeugung, voll erhaltenes Bewußtsein; Tod infolge Atemstillstand*	Sofort künstliche Beatmung, gegen Krämpfe Chloralhydrat (evtl. rektal), Evipan-Natrium, Luminal; erst nach Beseitigung der Krämpfe: Magenspülung mit 1promilliger Kal.-permanganatlsg. oder 1%iger Tanninlsg.; Lävulose-Infusionen, **keine** Milch, **kein** Rizinusöl!
Sturmhut: s. Akonitin	
Sublimat: s. Quecksilber	
Sumach: s. Rhus toxicodendron	
Suprarenin: s. Adrenalin	
Tabak: s. Nikotin	
Tartarus stibiatus (Brechweinstein): s. Antimon	
Taumellolch (Lolium temulentum): *Symptome: Schwindel, Taumeln, Kopfschmerzen, Ohrensausen, heftiges Erbrechen, Koliken, Dyspnoe, Bradykardie, Koma, Atemlähmung*	Magenspülung, Natriumsulfat, Analeptica, s. Lebensmittelvergiftungen
Taxus baccata (Eibe): (Abortivum) **Let. Dos.:** 60—100 g Taxusblätter als Decoctum *Symptome: nach ½ bis 1 Stunde beginnend: Erbrechen, Leib-*	Magenspülung, salinische Abführmittel, Analeptica, Coffein, Strophanthin, Schleimmittel, **kein** Rizinusöl

schmerzen, Koliken, Schwindel, Pupillenerweiterung, oberflächliche Atmung, Kreislauf- u. Atemlähmung	
Tetracain: s. Cocain	
Tetrachlorkohlenstoff: Let. Dos.: 5 bis 20 g *Symptome: Narkotische Wirkungen, Erbrechen, Durchfälle, Koma, Leber- u. Nierenschädigung, Atemlähmung*	Zuerst oral 200 ml Paraffinum liquidum. **Kein** Rizinusöl, **keine** Milch, **kein** Alkohol! Magenspülung (Vorsicht!), Analeptica, Traubenzucker-Infusion. **Kein** Adrenalin! evtl. Bluttransfusion (oder Blutersatz); Kontrolle des Wasser- u. Elektrolythaushalts
Thallium: (In Enthaarungsmitteln, Rattengiften, Zeliokörnern usw.) **Let. Dos.:** ca. 1 g *Symptome: Brechreiz (jedoch kein Erbrechen), schmerzhafte Obstipation, Schmerzen hinter dem Brustbein, Polyneuritis der Fußsohlen u. Unterschenkel, Durst, Schlaflosigkeit. Nach 2—3 Wochen Haarausfall; Tachykardie; Gehirnentzündung, Sehstörungen*	Magenspülung mit 1%iger Natriumjodidlösung oder 3%ige Natriumthiosulfatlösung, Brechmittel, salinische Abführmittel; Prednisolon; **kein** BAL (Sulfactin)! Euphyllin. Antidotum metallorum (haltbare Schwefelwasserstoff-Präparate Sauter oder Strzyczowski)
Thuja occidentalis: s. Lebensbaum	
Thebain: s. Morphium	
Tollkirsche: s. Solanaceengifte	
Trichloraethylen: s. Tetrachlorkohlenstoff	
Trikresylphosphat (ortho): **Let. Dos.:** 5—12 g *Symptome: Erbrechen, Durchfälle, Kribbeln u. Muskelschmerzen, polyneuritische Lähmungen, Kreislauf- u. Atemlähmung*	Kochsalzlsg. (10%), Magenspülung mit Kohle, anschließend 20—30 g Natriumsulfat instillieren (**Kein Rizinusöl, keine** Milch, **kein** Alkohol!) Kleider ausziehen; Atropin 0,5—1—2 mg langsam i.v.
Urginea maritima (Meerzwiebel): s. Digitalis	
Veratrin: (Semen Sabadillae, Läusesamen) *Symptome: Speichelfluß, brennende Schmerzen in Mund u. Magen, Brechdurchfall, Koliken, Dyspnoe, Schwindel, Sehstörungen, Konvulsionen, Atemlähmung*	Magenspülung mit Kohle, danach Natriumsulfat oder 1promilliger Kal.-permanganatlsg.; oral 2%ige Tanninlsg., alle 5 Minuten einen Eßlöffel voll; schwarzen Tee in reichlicher Menge, Analeptica, Sauerstoff, Atropin (1 mg subkutan); bei Krämpfen Hexobarbital od. Evipan-Na. i.v.; evtl. Barbiturate. **Keine Opiate, kein Strophanthin!**

Veratrum album, Weiße Nieswurz, Weißer Germer (Protoveratrin, Germerin): **Let. Dos.:** Rhiz. Veratri 1 bis 2 g *Symptome: Schmerzen, Brennen, Kratzen in Mund u. Rachen, auch an den Augen, Speichelfluß, Schluckbeschwerden, Erbrechen, heftige Durchfälle, Muskelzukkungen, Krämpfe, Erstickung*	Wiederholte Magenspülungen mit 1promilliger Kal.-permanganatlsg., Wärmflaschen!, Analeptica, Kampfer, Coffein, künstliche Atmung. Bei Bradykardie: Atropin 0,001 subkutan
Veronal: s. Schlafmittel	
Vitriol, Kupfervitriol: s. Kupfer	
Vitrioöl (Rauchende Schwefelsäure): s. Säuren	
Wassergas: s. Kohlenoxid	
Wasserglas: s. Ätzalkalien	
Wasserschierling: s. Schierling	
Weckamine: s. Coffein	
Wermut: s. Lebensbaum	
Wespenstich: s. Insektenstiche	
Wismut: Let. Dos.: Bism. subnitr. 8 g f. Erw.; 3—4 g f. Kinder *Symptome: Erbrechen, Kolik, schwärzlicher Saum am Zahnfleisch u. Zunge, Exantheme, Nierenreizung, Atemlähmung*	Magenspülung, Magnesia usta, BAL (Sulfactin); Mundentzündung mit Jodtinktur betupfen
Wolfsmilch: s. Euphorbia-Arten	
Wurmfarn: s. Filmaron	
Wurmsamen: s. Santonin	
Wurmsamenöl: s. Chenopodiumöl	
Wurstvergiftung: s. Lebensmittelvergiftungen	
Zephirol: Tox. Dos.: 5 ml der unverdünnten Lösung *Symptome: bei oraler Aufnahme: Erbrechen, Gastroenteritis; bei parenteraler Applikation: örtliche Nekrosen u. Ödeme, Hämolyse, Leber- u. Nierenschädigung, Krämpfe, Kreislaufkollaps*	Magenspülung, Eiweißlösung, Milch; Entfernung des nekrot. Gewebes; Analeptica; Penicillin-Infektionsprophylaxe; Sauerstoff, bei Krämpfen kurzwirkende Barbiturate (Evipan-Na.); in schweren Fällen Hämodialyse

Zink, Zinksalze: Let. Dos.: Zinkchlorid 3—5 g, Zinkphosphid 2—3 g, Zinksulfat 5—10 g
Symptome: Gastroenteritis, Erbrechen, Benommenheit, Metallgeschmack, Herz- u. Kreislaufversagen, Krämpfe

Bei Zinkchlorid u. Zinksulfatvergiftung: BAL (Sulfactin), Infusionen mit Periston-N u. 5%iger Lävulose; Hydrocortison 150 mg, *Bei Zinkphosphidvergiftung:* oral 5%ige Na-bicarbonatlsg., Erbrechen herbeiführen; Magenspülung mit 5%iger Na-bicarbonatlsg., 20 g Natriumsulfat, Sauerstoffbeatmung, Analeptica, Katalysin, Vitamin C

Zyankalium: s. Blausäure

Zyklon: s. Blausäure

B. Antidota. Mittel zur Behandlung von Vergiftungen (Auswahl)

Für die tägliche Berufsausübung in der Apotheke ist die Kenntnis der zur Behandlung von Vergiftungen gebräuchlichen Mittel und Gegenmittel = Antidota unerläßlich. Sie sind im allgemeinen Bestandteil der ärztlichen Bereitschaftstasche und im besonderen der Ausstattung des Notarztes und der klinischen Einrichtungen zur Behandlung von Vergiftungsfällen.

Mittel (Syn., Präp.)	Indikation (V: = Vergiftung durch, Vergiftungsbild oder -zustand; Kurzinformation)
Acetylpenicillamin	V: Quecksilber; s. a. Penicillamin
Acidum aceticum	s. Essigsäure
Adrenalin	Anw. als Vasokonstringens
Äthylen-diamin-tetra-essigsäure (EDTA)	s. Calcium-edetat-Na; EDTA-Na_2
Amylium nitrosum (Amylnitrit, Nitramyl)	V: Blausäure; s. a. Natriumnitrit und -thiosulfat
Angiotensin (Hypertensin)	Anw. als peripher wirksames Vasokonstringens
Antidotum metallorum Sauter	V: Quecksilber, Blei, Kupfer, Zink, Thallium, Chrom, Arsen
Apomorphinhydrochlorid	Anw. zur Brechreizauslösung
Aptin	s. Propanolol
Arterenol	s. Noradrenalin
Atropinsulfat	V: Alkylphosphate, Carbamate
Aurintrikarbonsäure	V: Beryllium
BAL (British Anti-Lewisite)	s. Dimercaprol
Bemegrid (Eukraton)	V: Schlafmittel, Atemdepression
Bolus alba	Anw. als Adsorbens für bas. Stoffe (Alkaloide)
Calciumedetat „Heyl"	s. Calciumedetat-Na
Calciumedetat-Na (Calcium-EDTA, Ca-Na_2-EDTA, Calcium „Vitis", Calciumedetat „Heyl", Mosatil, Calcium-Natrium EDTA)	V: zweiwertige Schwermetalle, v. a. Blei
Calciumgluconat	Anw. wie Calciumlactat
Calciumkarbonat	Anw. als Säurebinder

Mittel (Syn., Präp.)	Indikation (V: = Vergiftung durch, Vergiftungsbild oder -zustand; Kurzinformation
Calciumlactat	V: allerg. Zustände (Hölzer, Pflanzen, Jod, Thymol, synthet. Farbstoffe, Quecksilberverbindungen
Calcium-Natrium-EDTA	s. Calciumedetat-Na
Calcium-trinatrium-DTPA	s. DTPA-Calcium-trinatrium-salz
Calcium „Vitis"	s. Calciumedetat-Na
Ca-Na_2-EDTA	s. Calciumedetat-Na
Ca-Na_3-DTPA	s. DTPA-Calcium-trinatrium-salz
Campher (Kampfer)	Anw. als Analepticum
Carbo medicinalis (medizinische Kohle)	Anw. zur unspezif. Adsorption von Giftstoffen
Cardiazol	s. Pentetrazol
Copropamid + Crotethamid (Micoren)	V: Atemdepression
Crotethamid	s. Copropamid + Crotethamid
Deferoxamin	s. Deferoxaminium-methansulfonat
Deferoxaminium-methansulfo nat (Deferoxamin, Desferal, Desferrioxamin B-mesylat)	V: Eisen
Desferal	s. Deferoxaminium-methansulfonat
Desferrioxamin B-mesylat	s. Deferoxaminium-methansulfonat
Diäthylentriamin-pentaessigsäure	s. DTPA-Calcium-trinatrium-salz
Dikobalt-tetrazemat	s. Kelocyanor
Dimercaprol (BAL, Sulfactin)	V: Quecksilber, Arsen, Antimon, Wismut, Kupfer, Nickel, Gold
N, N-Dimethyl-p-aminophenol	Anw. als HCN-Antagonist (Entwicklungspräp.)
β, β-Dimethylcystein	s. D-Penicillamin
Ditripentat „Heyl"	s. DTPA-Calcium-trinatrium-salz
Dociton	s. Propanolol
DTPA-Calcium-trinatrium-salz ($CaNa_3$-DTPA, $CaNa_3$-Salz der DTPA, Ditripentat „Heyl")	V: Blei, Zink, Gold, Cadium, Mangan, radioaktive Metalle (v. a. Plutonium)
EDTA (Äthylendiamintetraessigsäure)	s. Calciumedetat-Na; EDTA-Na_2
EDTA -Na_2 (Äthylendiamintetraessigsäure-di-Na-Salz, Titriplex III, Trilon B)	V: Herzglykoside
Essigsäure (Acidum aceticum)	V: Laugenverätzungen (innerl., verdünnt); NH_3- bedingte Lungenreizung (Inhalation)
Etamivanum (Vanillinsäurediäthylamid, Vandid	Anw. als zentral wirksames Atem- u. Kreislaufanalepticum
Eukraton	s. Bemegrid
Gebrannte Magnesia	s. Magnesia usta
Gelusil-Lac	Anw. als innerl. Säurebinder
Glaubersalz	s. Natriumsulfat
Glukagon	V: Antidiabetica-bedingte Hypoglykämie
Hypertensin	s. Angiotensin

Mittel (Syn., Präp.)	Indikation (V: = Vergiftung durch, Vergiftungsbild oder -zustand; Kurzinformation)
Kaliumjodid (Kalium jodatum, KJ)	Anw. in 1%-iger Lösung zur Magenspülung bei Thalliumvergiftung
Kaliumpermanganat (Kalium permanganicum, $KMnO_4$)	Anw. in 0,1%-iger Lösung oral, oder als Zusatz bei Vergiftung mit Alkaloiden u. Glykolen (Bremsflüssigkeit)
Kampfer	s. Campher
Katalysin	s. Thionin
Kélocyanor (Dikobalt-tetrazemat, Co_2-EDTA; franz. Präp.)	V: Blausäure
Lefax	s. Silikon
Lethidrone	s. Levallorphan
Levallorphan (3-Hydroxy-N-allyl-morphinan, Nalorphin, Tartrat: Lorfan; Hydrochlorid: Lethidrone)	V: Atemdepression durch Opiumalkaloide (u. a. Morphinomimetica)
Levarterenol	s. Noradrenalin
Lorfan	s. Levallorphan
Magnesia usta (Gebrannte Magnesia)	Anw. als Säurebinder (50 g/500 ml Wasser)
Magnesiumperoxid (Magnesium peroxydatum)	Anw. als Säurebinder (10—30 g in Suspension)
Magnesiumsulfat (Magnesium sulfuricum)	Anw. als Abführmittel (nur bedingt!)
Mannit	s. D-Mannitol
D-Mannitol (Mannit, Osmofundin)	Anw. zur osmot. Diurese (i. v.-Infusion)
Medizinische Kohle	s. Carbo medicinalis
Mestinon	s. Pyridostigmin
Metalcaptase	s. D-Penicillamin
Methamphetamin (Pervtin)	Anw. als zentral wirkendes Atemanalepticum
Methylenblau (Methylthioniniumchlorid)	V: Methämoglobinbildung durch Nitrite, Anilin, Phenacetin
Micoren	s. Copropamid + Crotethamid
Mosatil	s. Calciumedetat-Na
Na_2-EDTA	s. EDTA-Na_2
Nalorphin	s. Levallorphin
Natriumbikarbonat	Anw. als Suspension oder i. v.-Infusion bei Vergiftung mit Aldehyden, Chloraten, Methanol
Natriumchlorid (Natrium chloratum, NaCl)	Anw. zur Brechreizauslösung (s. Einführung zu dieser Tabelle 14)
Natriumnitrit (Natrium nitrosum, $NaNO_2$)	V: HCN (nach vorheriger Inhalation von Amylnitrit, anschließend i. v.-Anw. von Natriumthiosulfat)
Natriumsulfat (Natrium sulfuricum, Glaubersalz)	Anw. als Abführmittel (20—30 g in verdünnter Lösung trinken)

Mittel (Syn., Präp.)	Indikation (V: = Vergiftung durch, Vergiftungsbild oder -zustand; Kurzinformation)
Natriumthiosulfat (Natrium thiosulfuricum, $Na_2S_2O_3$, S-hydril „Laves")	V: HCN. Anw. zus. mit Amylnitrit und Natriumnitrit; V: Thallium, orale Jodaufnahme
Neostigmin (Prostigmin)	V: Atropin, Tollkirschen, Schierling, Tubocurarin, Gallamintriäthyljodid (Flaxedil), Hexacarbacholinbromid (Imbretil)
Nitramyl	s. Amylium nitrosum
Noradrenalin (Levarterenol, Arterenol) ...	Anw. bei Kreislaufkollaps
Obidoxim(chlorid) (Toxogonin)	V: Alkylphosphate. Reaktivierung der Acetylcholinesterase
Osmofundin	s. D-Mannitol
PAM	s. Pralidoxim
Paraffinum subliquidum (Paraffinöl)	V: lipoidlösliche Gifte nach oraler Aufnahme (Benzin, Tetrachlorkohlenstoff, Trichloräthylen, Metaldehyd, DDT, Lindan etc.); zus. mit Kohle und Natriumsulfat
Pehanorm „Braun"	s. THAM
D-Penicillamin (ß, ß-Dimethylcystein, Metalcaptase	V: Quecksilber, Blei, Gold, Kobalt, Kupfer, Zink
Pentetrazol (Pentamethylentetrazol, Cardiazol)	Anw. als zentral wirkendes Analepticum
Pervitin....................	s. Methamphetamin
Pralidoxim (PAM, PAM-Bayer, Pyridin-2-aldoxim-N-methyljodid	V: Alkylphosphate. Reaktivierung der Acetylcholinesterase
Propanolol (Dociton; Aptin) .	V: Atropin
Prostigmin	s. Neostigmin
Pyridostigmin (Mestinon)	Anw. wie Neostigmin; auch bei paralyt. Ileus bei Thalliumvergiftung
Sab	s. Silikon
S-hydril „Laves"	s. Natriumthiosulfat
Silikon (Siliconentschäumer Bayer E, Lefax, Sab)	Anw. zur Entschäumung nach Einnahme von Waschmitteln
Sulfactin	s. Dimercaprol
THAM (Trispuffer, Tris-steril „Fresenius", Pehanorm „Braun", Tutofusin Tris „Pfrimmer", Trishydroxymethyl-1,3-propandiol)	V: orale Säureeinnahme u. Inhalation (Anw. oral, Aerosol, i. v.-Infusion); V: Barbiturate, Methanol, Salicylate; bei Herzstillstand nach Chinin und Chinidin

Mittel (Syn., Präp.)	Indikation (V: = Vergiftung durch, Vergiftungsbild oder -zustand; Kurzinformation)
Thionin (Katalysin; 7-Amino-3-imino-3H-phenothiazin) ..	V: Methämoglobinbildner (Anw. wie Methylenblau)
Titriplex	s. EDTA-Na_2
Toxogonin	s. Obidoxim
Trilon B	s. EDTA-Na_2
Trispuffer	s. THAM
Tris-steril „Fresenius“	s. THAM
Tutofusin Tris „Pfrimmer“ ..	s. THAM
Vandid	s. Etamivanum
Vanillinsäurediäthylamid	s. Etamivanum

Tabelle 8

Entgiftungszentralen und Kliniken europäischer Länder*)

(Behandlung und Beratung bei Vergiftungsfällen)
(Stand Juni 1974)

Klinik-Suchregister

Ständige Bitte an die Benutzer: Melden Sie uns bitte jede Adressenänderung und helfen Sie mit, diese Übersicht weiter zu vervollständigen**).

1 BUNDESREPUBLIK DEUTSCHLAND (BRD) UND WESTBERLIN

Zentren mit durchgehendem 24-Stunden-Dienst

Kinderkliniken

1 Berlin
2 Berlin
3 Bonn
4 Freiburg i. Br.
5 Homburg/Saar

Medizinische Kliniken

6 Berlin
7 Braunschweig
8 Hamburg
9 Kiel
10 Koblenz
11 Landstuhl/Oberpfalz (US-Zentrale)
12 Ludwigshafen a. Rh.
13 Mainz
14 München
15 Nürnberg

Zentren mit nicht durchgehendem Dienst

Kinderkliniken

16 Göttingen
17 Papenburg

Kliniken

18 Bremen
19 Münster i. Westf.

Beratungsstellen

2 DEUTSCHE DEMOKRATISCHE REPUBLIK

1 Berlin
2 Dresden
3 Erfurt
4 Greifswald
5 Jena
6 Leipzig
7 Magdeburg
8 Rostock

---

*) Herrn Dr. med. Max von Clarmann, München, wird für seine freundliche Unterstützung herzlich gedankt (Dr. v. Cl.: Leitender Arzt, Toxikol. Abt. der II. Med. Klinik rechts der Isar der Techn. Univ. München, 8 München 80, Ismaninger Str. 22).

**) Zuschriften erbeten an den Verlag oder Dr. Heinz Walter, 8 München 21, Josef-Schick-Str. 41 (Tel. 089/560514; 089/228271).

3 **Belgien:** Bruxelles

4 **Dänemark:**
1 Copenhagen
2 Hellerup

5 **England — Nordirland — Irland:**
1 Belfast
2 Cardiff
3 Cardiff
4 Dublin
5 Edinburgh
6 London
7 London

6 **Finnland:** Helsinki

7 **Frankreich:**
1 Bordeaux
2 Dijon
3 Grenoble
4 Lille
5 Lyon
6 Marseille
7 Nancy
8 Nancy
9 Nantes
10 Paris
11 Paris
12 Paris
13 Paris
14 Pontivy
15 Rennes
16 Rennes
17 Strasbourg
18 Toulon
19 Toulouse
20 Tours
21 Tours
22 Tours

8 **Italien**
1 Milano
2 Roma
3 Torino

9 **Niederlande:** Utrecht

10 **Norwegen:** 1—3 Oslo

11 **Österreich:** Wien

12 **Polen:**
1 Krakow
2 Lodz

13 **Portugal:** Lisboa

14 **Schweden:** Stockholm

15 **Schweiz:** 1—2 Zürich

16 **Spanien:**
1 Barcelona
2 Madrid

17 **Tschechoslowakei/CSSR:** Praha

Welt-Übersicht in:

I. Sunshine u. a.: Les Centres Anti-Poisons dans le Monde, Verlag Masson et Cie, Paris, 1966, 220 S.; 30,80 FF

1 BUNDESREPUBLIK DEUTSCHLAND (BRD)

Zentren mit durchgehendem 24-Stunden-Dienst

Kinderkliniken:

Berlin

1 1) Städtische Kinderklinik Charlottenburg, Beratungsstelle für Vergiftungserscheinungen im Kindesalter, *1 Berlin 19*, Platanenallee 23/25, Tel.: (030), 3040311/12/13; 3048797

2 2) Universitätskinderklinik, KAVH, Beratungsstelle für Vergiftungserscheinungen, *1 Berlin 19*, Heubnerweg 6

3 **Bonn**

Universitätskinderklinik, Informationszentrale gegen Vergiftungen, *53 Bonn*, Adenauerallee 119,
Tel.: (02221) Durchwahl 220108; Klinikzentrale 227061—66; Fernschr. 886146

4 **Freiburg (Br.)**

Universitätskinderklinik, Informationszentrale für Vergiftungen, *78 Freiburg*, Mathildenstraße 1
Tel.: Durchwahl (0761) 2014361; Pforte 2014301; Klinikzentrale 201-1

5 **Homburg (S.)**

Universitätskinderklinik Homburg/Saar, Informationszentrale für Vergiftungen, *665 Homburg (Saar)*,
Tel.: (06841) Durchwahl 162257; 162846

Medizinische Kliniken:

6 **Berlin**

Reanimationszentrum der Medizinischen Klinik und Poliklinik der Freien Universität im Klinikum Westend, *1 Berlin 19*, Spandauer Damm 130,
Tel.: (030) Durchwahl 3035-466/215; Klinikzentrale 3035-1

7 **Braunschweig**

Medizin. Klinik des Städt. Krankenhauses, *33 Braunschweig*, Salzdahlumer Straße 90,
Tel.: (0531) Durchwahl 62290; Klinikzentrale 61071

8 **Hamburg**

II. Medizinische Abteilung des Krankenhauses Barmbek, Giftinformationszentrale, *2 Hamburg 33*, Rübenkamp 148,
Tel.: (040) Durchwahl 6385345/46

9 **Kiel**

I. Medizinische Universitätsklinik, Zentralstelle zur Beratung bei Vergiftungsfällen, *23 Kiel*, Schittenhelmstraße 12,
Tel.: (0431), Durchwahl: 5973268; Klinikzentrale 5971

10 **Koblenz**

Städtische Krankenanstalten Kemperhof, Medizinische Abteilung, *54 Koblenz*, Koblenzer Straße 115—155,
Tel.: (0261) 44081, App. 311

11 Landstuhl/Oberpfalz
US-Entgiftungszentrale
Tel.: (06371), tagsüber 8233; nachts 8118

12 Ludwigshafen a. Rh.
Städtische Krankenanstalten, Entgiftungszentrale, *67 Ludwigshafen*, Bremserstraße 79,
Tel.: (0621) 5031, Durchwahl: 503431; Klinikzentrale 5031

13 Mainz
II. Medizinische Universitätsklinik, *65 Mainz*, Langenbeckstraße 1,
Tel.: (06131) Durchwahl 192741, 192416/18

14 München
Toxikol. Abt. der II. Medizinischen Klinik rechts der Isar der Technischen Universität München, *8 München 80*, Ismaninger Straße 22,
Tel.: (089) Durchwahl 41402211, Zentrale: 41401; Fernschreiber 0524404 klire d

15 Nürnberg
II. Medizinische Klinik der Städtischen Krankenanstalten, Toxikologische Abteilung, *85 Nürnberg 5*, Flurstraße 17, Abholfach,
Tel. :(0911) Durchwahl 3982451, 3982672

Zentren mit noch nicht durchgehendem 24-Stunden-Dienst

Kinderkliniken:

16 Göttingen
Universitätskinderklinik und -Poliklinik, *34 Göttingen*, Humboldtallee 38,
Tel.: (0551) Klinikzentrale 526 22 10/11 (Vermittlung an den diensthabenden Arzt)

17 Papenburg
Marienhospital — Kinderabteilung, *449 Papenburg*,
Tel.: (04961) Zentrale 2044 (Vermittlung an den diensthabenden Arzt).

Kliniken:

18 Bremen
Zentralkrankenhaus, Allgemeine Anästhesie-Abteilung, *28 Bremen*, St.-Jürgen-Straße,
Tel.: (0421) nur tagsüber 44923412 (Informationszentrum) Durchwahl oder 44925446, 44925316 (diensthabender Arzt); nur Mo.—Fr. 8—16 Uhr

19 Münster (Westf.)
Medizinische Klinik und Poliklinik Münster, *44 Münster*, Westring 3,
Tel.: (0251) Durchwahl 498667 oder 4982201/2202; nachts: 4981 (Klinikzentrale und Vermittlung an diensthabenden Arzt)

Beratungsstellen

Einschlägige Beratung und Information auch durch folgende Institutionen:
Bundesgesundheitsamt, Zentralstelle für Vergiftungsfälle, 1 Berlin 33, Postfach, Tel. 030 261 13 06.
Beratungsstelle für Arzneimittelschäden, 1 Berlin 45, Hindenburgdamm 30, Klinikum Steglitz, Institut für Klinische Pharmakologie, Tel. 030-798 2279/2280.

Arzneimittelkommission der deutschen Ärzteschaft, 69 Heidelberg 1, Bienenstraße 7, Postf. 2008, Tel. 066221-47 21 91/92.
Beratung über firmeneigene Präparate durch die Arzneimittelhersteller.

Beratungsstellen bei Drogenmißbrauch

Deutsche Hauptstelle gegen die Suchtgefahren e. V., 47 Hamm/Westf., Bahnhofstr. 2, Tel. 023 81-258 55, 252 69.

Über die Beratungsstellen und Kliniken, die ausführliche Auskunft an jugendliche Drogenkonsumenten, Gefährdete und Eltern unentgeltlich erteilen, hat das Bundesministerium für Jugend, Familie und Gesundheit Anfang 1973 eine Adressensammlung „Drogenberatung, wo?" herausgegeben, die beim Ministerium angefordert werden kann.
Alle Gesundheits- und Jugendämter sind verpflichtet, Auskunft zu geben. Dort sollte im Bedarfsfalle nachgefragt werden, auch bei den psychiatrischen Universitätskliniken und Landeskrankenhäusern.

2 DEUTSCHE DEMOKRATISCHE REPUBLIK (DDR)

1 Berlin

Institut für Pharmakologie und Toxikologie der Humboldt-Universität, Clara-Zetkin-Straße 94,
Tel.: 225411; nachts 225410

2 Dresden

Institut für Pharmakologie und Toxikologie der Mediz. Akademie „Carl Gustav Carus", Lingnerplatz 1,
Tel.: Zentrale 680; Durchwahl 683160

3 Erfurt

Institut für Pharmakologie und Toxikologie der Mediz. Akademie, Nordhäuser Straße 74,
Tel.: 26419

4 Greifswald

Institut für Pharmakologie und Toxikologie der Ernst-Moritz-Arndt-Universität, Friedrich-Loeffler-Straße 23d,
Tel.: 2211

5 Jena

Institut für Pharmakologie und Toxikologie der Friedrich-Schiller-Universität, Zentraler Platz 1,
Tel.: 27142

6 Leipzig

Institut für Pharmakologie und Toxikologie der Karl-Marx-Iniversität, Härtelstraße 16—18,
Tel.: 31916 oder 79600 (während der Arbeitszeit); 200032 (nachts)

7 Magdeburg

Institut für Pharmakologie und Toxikologie der Mediz. Akademie, Leipziger Straße 44,
Tel.: 48201

8 Rostock

Universitätskinderklinik, Rembrandtstraße 16/17,
Tel.: 396785; nach 19 Uhr sowie feiertags 396744 oder 3960 (Zentrale)

3 BELGIEN

Bruxelles

Centre national de Prévention et de Traitement des Intoxications. 15, rue J.-Stallaert, 1060 Bruxelles 5. Dr. Govaerts,
Tel.: 02/452929; 02/454545

4 DÄNEMARK

1 Copenhagen

Centrallaboratoriet, Rigshospitalet, Blegdamsvej, 2100 Copenhagen,
Tel.: lokal 3011; vom Ausland mit Vor 01376633

2 Hellerup

Statens Institut for Arbejdshygiene, Baunegardsvej 73—75, 2900 Hellerup,
Tel.: 9868 (Gentofte verlangen); tgl. 9—16 Uhr, Sa. 9—12 Uhr.

5 ENGLAND — IRLAND — NORDIRLAND

1 Belfast

Royal Victoria Hospital, Poisons Reference Service, Belfast BT 12 6BA, Northern Ireland. Prof. O. L. Wade,
Tel.: Belfast 30503

2 Cardiff

1) Cardiff Royal Infirmary, Poisons Information Centre, Cardiff (Wales). Dr. J. D. P. Graham,
Tel.: Cardiff 33101

3 2) Univ. of Wales, Hospital Heath Park, Toxicology Research, Cardiff

4 Dublin

Jervis Street Hospital, Poisons Information Centre, Dublin 1, Irland. Dr. J. Woodcock,
Tel.: Dublin 45588

5 Edinburgh

The Royal Infirmary, Poisoning Treatment Centre, Edinburgh 3, Lauriston Place, Scotland. Dr. Henry Matthew,
Tel.: 031/2292477. Fountainbridge: 2477

6 London

New Cross Hospital, Labor. of the Poisons Unit, Avonley Road, London S. E. 14. Dr. Roy Goulding,
Tel.: 01/4077600

7 London

Poisons Reference, Service New Cross Hospital, Avonley Road, London SE 14,
Tel.: 01/4077600

6 FINNLAND

Helsinki

Children's hospital, University of Helsinki. Prof. Visakorpi, Dr. Vilska,
Tel.: 418—411/2788

7 **FRANKREICH**

1 **Bordeaux**
Hôpital d'enfants. Tel.: 1656926100

2 **Dijon**
Hôpital général. Tel.: 1680300350

3 **Grenoble**
C. H. R. La Tronche. Tel.: 1657445370

4 **Lille**
Hôpital Albert Calmette, Centre antipoisons, Bd. Professeur Leclercq, 59 Lille. Prof. M. Marchand; 9—18 Uhr,
Tel.: (20) 545556; 1620573926

5 **Lyon**
Hôpital Edouard Herriot, Service de Toxicologie Clinique et de Médecine Légale; Centre antipoisons de Lyon; Place d'Arsonval, 69 Lyon 3e. Service d'information toxicologique. Prof. L. Roche,
Tel.: (9133) 78-847411; (78) 609950; PTT 253

6 **Marseille**
Hôpital Salvator. Centre antipoisons de Marseille. 249, Bd. Ste. Marguérite, 13 Marseille (9b). Dr. J. Jouglard,
Tel.: (91) 752525; 1691779095

Nancy

7 1) Clinique Toxicologique. Centre antipoisons de Nancy; Service de Réanimation-C. H. R.; 29, Ave. de Lattre de Tassigny, 54 Nancy. Prof. A. Larcan,
Tel.: (28) 529210; (1628) 526004; 526739

8 2) Institut régional d'hygiène; Prof. Senault,
Tel.: (96-28) 526739

9 **Nantes**
Hôpital. Tel.: 1640856945

Paris

10 1) Asitest, Centre Français d'Information toxicologie. 5 bis, rue Pajou, Paris 16e. Prof. E. Fournier; Dr. Boffet,
Tel.: JAS 5452

11 2) Centre Régional antipoisons de Paris. Hôpital Fernand-Widal, 200, rue du Faubourg-St. Denis, Paris 10e. Prof. M. Gaultier,
Tel.: BOL 6329

12 3) Région de Paris: Hôpital des Enfants Malades, Centre de Réanimation; Paris,
Tel.: SUF 6100

13 4) Région de Paris: Hôpital Saint-Vincent-de-Paul, Centre de Réanimation; Paris,
Tel.: DAN 4271

14 **Pontivy**
Hôpital. Tel.: 1097 (28 à Pontivy)

Rennes

15 1) C. H. R. Hôpital Pontchaillou, Centre antipoisons. 35 Rennes. Prof. Michaux; Dr. J. P. Curtes,
Tel.: (99) 59 22 22

16 2) Hôtel-Dieu. Tel.: 16 99 40 12 31

17 **Strasbourg**
Cité hospitalière. Tel.: 16 88 34 07 87

18 **Toulon**
Hôpital maritime

19 **Toulouse**
Hôpital Purpan, Service d'A. M. U., Centre d'Information toxicologique. 31 Toulouse. Prof. L. Lareng,
Tel.: (61) 42 33 33

Tours

20 1) Institut National de Médecine Agricole, Faculté de Méd., 37 Tours. Prof. Vacher,
Tel.: (16—17) 53 79 29

21 2) Hôpital Bretonneau. Tel.: 16 47 53 94 61

22 3) Région de Tours: Hôpital de Clocheville. Tel.: 15 47 53 02 91, poste 72

8 ITALIEN

1 **Milano**
Centro antiveneli, Servizi di informazione, Ospedale Maggiore, Piazza Ospedale Maggiore 3, Milano. Prof. Marrubini Bozza,
Tel.: 02-64 28 556

2 **Roma**
Centro antiveneli, Inst. di Med. Legale della Univ. di Roma, Viale Regina Elena 336; 00161 Roma. Prof. P. Mazzoni,
Tel.: (06) 49 06 63

3 **Torino**
Centro antiveneli dell'Univers. di Torino, Corso Polonia 14; 10. 126 Torino,
Tel.: 011-63 76 37

9 NIEDERLANDE

Utrecht
Rijks Instit. voor de Volksgezondheid, Sterrenbos 1, Utrecht. Nationaal Vergiftingen Informatie-Centrum. Dr. ANP. van Heyst,
Tel.: 030-78 91 11, App. 1222 u. 1375

10 NORWEGEN

Oslo

1 1) Farmakologisk Institutt, Univers. i Oslo, Giftkartoteket. Blindern, Oslo 3. Elsa Wickstrom; F. Dybing,
Tel.: 46 68 00 (ext.: 90 63) von 8.30 bis 15.30 Uhr; 46 18 70 (ext.: 76 28 oder 77 99) Tag u. Nacht

2 2) Yrkeshygienisk Institutt, Oydas Vei 8, Oslo 3,
Tel.: 466850

3 3) Statens Rettstoksikologiske Institutt, Sognsvannsveien 28, Oslo 3,
Tel.: 608580

11 ÖSTERREICH

Wien

I. Medizin. Klinik der Universität, Wien IX, Spitalgasse 23,
Tel.: Durchwahl (von der BRD aus) 0043222 — 4289/2529 (Prof. Dr. Deutsch; Entgiftungszentrum z. Zt. im Aufbau)

12 POLEN

1 Krakow

Klinika Chorob, Zawodowyck Oddzial Ostrych Zatruc, Ul. Kopernika 26, Krakow,
Tel.: 24170

2 Lodz

Vergiftungsnotruf Tel.: 59900

13 PORTUGAL

Lisboa

S. O. S. Centro Informativo de Intoxicaçoes, Avenida Elias Garcia 81, Lisboa. Dr. Filipo Vaz,
Tel.: 761176; 767777; 763456

14 SCHWEDEN

Stockholm

Karolinska Sjukhuset, Stockholm; Giftinformationscentralen; Dr. Birgitta Werner,
Tel.: 08/340500

15 SCHWEIZ

1 Zürich

Schweizerisches toxikolog. Informationszentrum („Toxcenter"), Bergstraße 2,
Tel.: Durchwahl (von der BRD aus) 004151 — 326666

2 Zürich

Centre Suisse d'Information Toxicologique („Centre anti-poison"); Institut de Médecine Légale de l'Université de Zürich, Zürichbergstraße 8, 8027 Zürich. Prof. F. Brobely,
Tel.: 051/326666

16 SPANIEN

1 Barcelona

Labor. de Toxicologie, Inst. Nacional de Toxicologia, Apartado de Correos 2.408 Bruch, 100—2°, Barcelona 9,
Tel.: 2585113

2 Madrid

Inst. Nacional de Toxocologia, Ministeria de Justicia, Farmacia 9, Madrid 4,
Tel.: 232 33 66

17 TSCHECHOSLOWAKEI (CSSR)

Praha

Clinic for Occupational Diseases, Poison Information Center, Praha 2, Vysehradska 49. MU Dr. Jarmila Filipova.
Tel.: 24 68 96

Laboratorien und Untersuchungsinstitute

(chemisch-analytische u. toxikologische Untersuchung eingesandter Proben, Asservate etc.; vor Einsendung ist eine Erkundigung bei der örtlichen oder nächsten Entgiftungszentrale stets zweckmäßig!)

Für eine Untersuchung können — je nach Art des Materials und der (gesetzlichen) Umstände — z. B. folgende, unten nach Orten zusammengestellte Einrichtungen in Frage kommen:

1. Universitätsinstitute für Gerichtliche Medizin oder Pharmakologie-Toxikologie
2. Chemische Untersuchungsanstalten der Gemeinden und Länder
3. Institutionen von Herstellerfirmen (v. a. bei eigenen Präparaten)

Berlin

Landesanstalt für Lebensmittel-, Arzneimittel- u. Gerichtl.-Chemische Untersuchungen, 1 Berlin 12, Kantstraße 79
Schering AG., Abt. Pflanzenschutz, 1 Berlin 65, Müllerstraße 170

Bonn

Pharmakolog. Institut der Universität, 53 Bonn, Reuterstr. 2B

Darmstadt

Chem. Fabrik E. Merck AG., Toxikolog. Abt., 61 Darmstadt

Frankfurt/M.-Höchst

Farbwerke Hoechst AG., 6202 Frankfurt/M.-Höchst

Göttingen

Institut für Toxikologie u. Pharmakologie der Universität, 34 Göttingen, Geiststr. 9

Ingelheim/Rhein

C. H. Boehringer, Chem. Fabrik, 6507 Ingelheim/Rhein

Leverkusen

Farbenfabriken Bayer AG., 509 Leverkusen-Bayerwerk, Ärztl. Abt., Betriebshygien. Untersuchungsstelle

Ludwigshafen/Rhein

Badische Anilin- und Sodafabrik (BASF), 67 Ludwigshafen/Rhein, Brunckstr. 80, Gewerbehygien.-Pharmakolog. Institut

München

Toxikolog. Abt. der II. Medizinischen Klinik rechts der Isar der Techn. Universität München, 8 München 8, Ismaninger Str. 22
Deutsches Arzneiprüfungs-Institut, 8 München 80, Maria-Theresia-Str. 28 (Einsendung von Proben etc. nur nach telefon. Absprache)

Wuppertal

Farbenfabriken Bayer AG., Toxikolog. Institut, 56 Wuppertal-Elberfeld, Friedrich-Ebert-Str. 217

Untersuchungsämter für Lebensmittel-, Arzneimittel- und gerichtliche Chemie

Aachen
Chemisches Untersuchungsamt der Stadt, Aachen, Peterstraße 57
Augsburg
Staatliche Chemische Untersuchungsanstalt, Augsburg, Annastraße 16 (Mittelbau)
Bentheim
Staatliches Chemisches Untersuchungsamt, Bentheim, Am Bahnhof 32
Berlin
Landesanstalt für Lebensmittel-, Arzneimittel- und gerichtliche Chemie, Berlin 12 (Charlottenburg), Kantstraße 79
Bielefeld
Chemisches Untersuchungsamt, Bielefeld, Goldbach 3
Bochum
Chemisches Untersuchungsamt der Stadt, Bochum, Freudenbergstraße 41
Bonn
Chemisches Lebensmitteluntersuchungsamt der Stadt, Bonn, Immenburgstraße 20
Braunschweig
Staatliches Chemisches Untersuchungsamt, Braunschweig, Hallestraße 1
Bremen
Staatliche Chemische Untersuchungsanstalt, Bremen, St. Jürgenstraße (Areal der Städt. Krankenanstalten)
Darmstadt
Staatliches Chemisches Untersuchungsamt, Darmstadt, Hügelstraße 26
Dortmund
Chemische Untersuchungsanstalt der Stadt, Dortmund, Hövelstraße 8
Düsseldorf
Chemische Untersuchungsanstalt der Landeshauptstadt, Düsseldorf, Lambertusstraße 1
Düsseldorf-Mettmann
Chemisches Untersuchungsamt des Kreises, Mettmann, Düsseldorfer Straße 26
Duisburg
Chemisches Untersuchungsamt der Stadt, Duisburg, Pulverweg 39
Emden
Chemisches Untersuchungsamt der Stadt, Emden, Neues Krankenhaus, Bolardusstraße 20
Erlangen
Staatliche Chemische Untersuchungsanstalt, Erlangen, Henkestraße 11
Eschweiler
Chemisches Untersuchungsamt des Landkreises Aachen in Eschweiler, Eschweiler, Steinstraße 87
Essen
Chemisches Untersuchungsamt der Stadt, Essen (Ruhr), Hufelandstraße 55
Flensburg
Städtisches Untersuchungsamt, Flensburg, Angelburger Straße 35
Frankfurt (Main)
Städtisches Lebensmittel-Untersuchungsamt, Frankfurt (Main) 1, Georg-Voigt-Straße 16
Freiburg i. Br.
Chemisches Untersuchungsamt der Stadt, Freiburg i. Br., Schloßbergstraße 15
Gelsenkirchen
Amtliche Lebensmitteluntersuchungsanstalt (Institut für Lebensmittelchemie) der Stadt, Gelsenkirchen, Kaiserstraße 4

Gießen
Staatliches Chemisches Untersuchungsamt, Gießen, Marburger Straße 54
Hagen
Chemisches Untersuchungsamt der Stadt, Hagen, Heidenstraße 17
Hamburg
Chemische und Lebensmitteluntersuchungsanstalt im Hygienischen Institut der Freien und Hansestadt Hamburg und Universitäts-Institut für Lebensmittelchemie, Hamburg 36, Gorch-Fock-Wall 15/17
Hamm
Chemisches Untersuchungsamt der Stadt, Hamm, Nordenwall 25
Hannover
Chemisches Untersuchungsamt der Landeshauptstadt, Hannover, Falkenstraße 23
Heidelberg
Städtisches Chemisches Untersuchungsamt für Stadt- und Landkreis Heidelberg (Außenstelle von Karlsruhe), Heidelberg, Czernyring 22a, Verwaltungsbau Schlachthof
Hildesheim
Staatliches Chemisches Untersuchungsamt, Hildesheim, Marktplatz
Kaldenkirchen
Chemisches Untersuchungsamt des Landkreises Kempen-Krefeld, Kaldenkirchen, Königspfad 7
Karlsruhe
Chemische Landesuntersuchungsanstalt, Karlsruhe, Kaiserstraße 2
Kassel
Staatliches Chemisches Untersuchungsamt, Kassel, Bodelschwinghstraße 2
Kiel
Nahrungsmitteluntersuchungsamt (chemisch) der Stadt, Kiel-Suchsdorf, Eckernförder Chaussee 119a
Kiel
Arzneiuntersuchungsstelle des Landes Schleswig-Holstein, Kiel 1, Gutenbergstraße 76—78
Koblenz
Chemisches Untersuchungsamt, Koblenz, Bahnhofstraße 47
Köln
Institut für Lebensmittel-, Wasser- und Luftuntersuchungen, Köln, Eifelwall 7
Konstanz
Chemisches Untersuchungsamt der Stadt, Konstanz, Luisenstraße 7
Krefeld
Chemisches Untersuchungsamt der Stadt, Krefeld, Steinstraße 97
Lübeck
Städtisches Untersuchungsamt, Lübeck, Katharinenstraße 35
Lüdenscheid
Städtisches Untersuchungsamt, Lüdenscheid, Staberger Straße 3
Lüneburg
Staatliches Chemisches Untersuchungsamt, Lüneburg, Wilschenbrucher Weg 6
Mainz
Chemisches Untersuchungsamt Rheinhessen, Mainz, Am Zollhafen 12
Mannheim
Chemisches Untersuchungsamt der Stadt (Außenstelle von Karlsruhe), Mannheim, C 6, 1
Moers
Chemisches Untersuchungsamt, Moers, Goethestraße 1
München
Deutsches Arzneiprüfungsinstitut; Zentrales Prüflaboratorium der Kommission Deutscher Arzneimittel-Codex, München 80, Maria-Theresia-Straße 28

München
Staatliche Chemische Untersuchungsanstalt, München 40, Lothstraße 21
Münster i. W.
Chemisches Landesuntersuchungsamt Nordrhein-Westfalen, Münster i. W., Sperlichstraße 19
Neuß/Rhein
Gemeinschaftliches Chemisches Untersuchungsamt für die Städte Mönchengladbach, Neuß, Rheydt und den Landkreis Grevenbroich, Neuß/Rhein, Königstraße 30/32
Nürnberg
Chemisches Untersuchungsamt der Stadt, Nürnberg, Hauptmarkt 1
Oberhausen
Chemische Untersuchungsanstalt der Stadt, Oberhausen, Schwartzstraße 60
Offenburg
Chemische Landesuntersuchungsanstalt, Offenburg (Baden), Gerberstraße 24
Oldenburg
Staatliches Chemisches Untersuchungsamt, Oldenburg, Philosophenweg 36
Opladen
Chemisches Untersuchungsamt des Rhein-Wupper-Kreises, Opladen, Düsseldorfer Straße 147
Osnabrück
Chemisches Untersuchungsamt der Stadt, Osnabrück, Iburger Straße 1
Paderborn
Öffentliches Untersuchungsamt, Paderborn, Postfach 840, Bleichstraße 33a
Pforzheim
Chemisches Untersuchungsamt der Stadt, Pforzheim, Westl. Karl-Friedrich-Straße 235
Recklinghausen
Chemisches Untersuchungsamt, Recklinghausen, Paulusstraße 45
Regensburg
Staatliche Chemische Untersuchungsanstalt, Regensburg, Donaulände 7
Remscheid
Chemisches Untersuchungsamt der Stadt, Remscheid, Hastener Straße 15
Saarbrücken
Chemisches Untersuchungsamt für das Saarland, Saarbrücken 1, Charlottenstraße 7
Siegen
Öffentliches Chemisches Untersuchungsamt, Siegen, Koblenzer Straße 73
Sigmaringen
Chemische Landesuntersuchungsanstalt, Sigmaringen, Hedingerstraße 2a
Speyer
Chemisches Untersuchungsamt, Speyer (Rhein), Kl. Pfaffengasse 9—11, Postfach 806
Stuttgart
Chemische Landesuntersuchungsanstalt, Stuttgart 1, Kienestraße 18
Stuttgart
Chemisches Untersuchungsamt der Stadt, Stuttgart 1, Stafflenbergstraße 81
Trier
Chemisches Untersuchungsamt, Trier, Dietrichstraße 8
Wiesbaden
Staatl. Chem. Untersuchungsamt, Wiesbaden, Hasengartenstraße 24
Würzburg
Staatliche Chemische Untersuchungsanstalt, Würzburg, Theaterstraße 23
Wuppertal-Barmen
Gemeinschaftl. Chemisches Untersuchungsinstitut für die Städte Wuppertal und Solingen, Wuppertal-Barmen, Sanderstraße 161

Tabelle 9

Berufskrankheiten

Siebente Berufskrankheiten-Verordnung (vom 20. Juni 1968)

Auszugsweise Wiedergabe

Auf Grund des § 551 Abs. 1 und 4 des § 840 der Reichsversicherungsordnung verordnet die Bundesregierung mit Zustimmung des Bundesrates:

§ 1

Berufskrankheiten sind die in der **Anlage** (s. Liste!) bezeichneten Krankheiten, die ein Versicherter bei einer der in den §§ 539, 540 und 543—545 der Reichsversicherungsordnung genannten Tätigkeiten erleidet.

§ 2

(1) Besteht für einen Versicherten die Gefahr, daß eine Berufskrankheit entsteht, wiederauflebt oder sich verschlimmert, so hat der Träger der Unfallversicherung mit allen geeigneten Mitteln dieser Gefahr entgegenzuwirken. Ist die Gefahr für den Versicherten nicht zu beseitigen, hat der Träger der Unfallversicherung ihn aufzufordern, die gefährdende Tätigkeit zu unterlassen. Der für den medizinischen Arbeitsschutz zuständigen Stelle ist Gelegenheit zur Äußerung zu geben.

(2) Stellt der Versicherte die Tätigkeit ein, weil die Gefahr für ihn nicht zu beseitigen ist, so hat ihm der Träger der Unfallversicherung zum Ausgleich hierdurch verursachter Minderung des Verdienstes oder sonstiger wirtschaftlicher Nachteile eine Übergangsleistung zu gewähren. Als Übergangsleistung wird ein einmaliger Betrag bis zur Höhe der Jahresvollrente oder eine monatlich wiederkehrende Zahlung bis zur Höhe der Vollrente, längstens für die Dauer von fünf Jahren, gewährt.

(3) Die Rente wegen Minderung der Erwerbsfähigkeit ist neben der Übergangsleistung zu gewähren.

§ 5

(1) Hat ein Arzt oder Zahnarzt den begründeten Verdacht, daß bei einem Versicherten eine Berufskrankheit besteht, so hat er dies dem Träger der Unfallversicherung oder der für den medizinischen Arbeitsschutz zuständigen Stelle unverzüglich anzuzeigen.

§ 7

(2) Die für den medizinischen Arbeitsschutz zuständige Stelle hat den Versicherten, wenn sie es für erforderlich hält, unverzüglich zu untersuchen oder für Rechnung des Trägers der Unfallversicherung durch einen Arzt untersuchen zu lassen und dem Träger der Unfallversicherung ein Gutachten zu erstatten. Sie kann dem Träger der Unfallversicherung ferner vorschlagen, bestimmte Beweise zu erheben. Diesen Vorschlägen muß der Träger der Unfallversicherung stattgeben, wenn er nicht schon selbst eine entsprechende Beweiserhebung eingeleitet hat.

Liste der Berufskrankheiten

Lfd. Nr.	Krankheiten
	A. Durch chemische Stoffe verursachte Krankheiten
1	Schleimhautveränderungen, Krebs oder andere Neubildungen der Harnwege durch aromatische Amine
2	Erkrankungen durch Arsen oder seine Verbindungen
3	Hornhautentschädigungen des Auges durch Benzochinon
4	Erkrankungen durch Benzol oder seine Homologen
5	Erkrankungen durch Nitro- oder Aminoverbindungen des Benzols oder seiner Homologen oder deren Abkömmlinge
6	Erkrankungen durch Blei oder seine Verbindungen
7	Erkrankungen durch Chrom oder seine Verbindungen
8	Erkrankungen durch Fluor oder seine Verbindungen
9	Erkrankungen durch Halogenkohlenwasserstoffe oder halogenierte Alkyl-, Aryl- oder Alkylaryloxyde oder -sulfide
10	Erkrankungen durch Kadmium oder seine Verbindungen
11	Erkrankungen durch Kohlenoxyd
12	Erkrankungen durch Mangan oder seine Verbindungen
13	Erkrankungen durch Methanol (Methylalkohol)
14	Erkrankungen durch Phosphor oder seine Verbindungen
15	Erkrankungen durch Quecksilber oder seine Verbindungen
16	Erkrankungen durch Salpetersäureester
17	Erkrankungen der Zähne durch Säuren
18	Erkrankungen durch Schwefelkohlenstoff
19	Erkrankungen durch Schwefelwasserstoff
20	Erkrankungen durch Thallium oder seine Verbindungen
21	Erkrankungen durch Vanadium oder seine Verbindungen
	Zu den Nummern 2, 4 bis 8, 10 bis 21: Ausgenommen sind Hauterkrankungen. Diese gelten als Krankheiten im Sinne dieser Anlage nur insoweit, als sie Erscheinungen einer Allgemeinerkrankung sind, die durch Aufnahme der schädigenden Stoffe in den Körper verursacht werden, oder gemäß Nummer 46 zu entschädigen sind.
	B. Durch physikalische Einwirkungen verursachte Krankheiten
22	Chronische Erkrankungen der Schleimbeutel durch ständigen Druck
23	Drucklähmungen der Nerven
24	Erkrankungen durch Arbeit in Druckluft
25	Erkrankungen durch Erschütterung bei Arbeit mit Preßluftwerkzeugen oder gleichartig wirkenden Werkzeugen oder Maschinen sowie bei der Arbeit an Anklopfmaschinen
26	Lärmschwerhörigkeit und Lärmtaubheit
27	Erkrankungen durch Röntgenstrahlen, durch die Strahlen radioaktiver Stoffe oder durch andere ionisierende Strahlen
28	Grauer Star durch Wärmestrahlung
	C. Durch gemischte (chemisch-physikalische) Einwirkungen verursachte Krankheiten
29	Erkrankungen der tieferen Luftwege und der Lungen durch Aluminium oder seine Verbindungen
30	Asbeststaublungenerkrankung (Asbestose)

Lfd. Nr.	Krankheiten
31	Asbeststaublungenerkrankung (Asbestose) in Verbindung mit Lungenkrebs
32	Erkrankungen durch Beryllium oder seine Verbindungen
33	Erkrankungen an Lungenfibrose durch Metallstäube bei der Herstellung oder Verarbeitung von Hartmetallen
34	Quarzstaublungenerkrankung (Silikose)
35	Quarzstaublungenerkrankung in Verbindung mit aktiver Lungentuberkulose (Siliko-Tuberkulose)
36	Erkrankungen der tieferen Luftwege und der Lungen durch Thomasmehl (Thomasphosphat)
	D. Durch Infektionserreger oder Parasiten verursachte Krankheiten
37	Infektionskrankheiten, wenn der Versicherte im Gesundheitsdienst, in der Wohlfahrtspflege oder in einem Laboratorium tätig oder durch eine andere Tätigkeit der Infektionsgefahr in ähnlichem Maße besonders ausgesetzt war
38	Von Tieren auf Menschen übertragbare Krankheiten
39	Wurmkrankheit der Bergleute, verursacht durch Ankylostoma duodenale oder Anguillula intestinalis
	E. Durch nicht einheitliche Einwirkungen verursachte Krankheiten
40	Augenzittern der Bergleute
41	Bronchialasthma, das zur Aufgabe der beruflichen Beschäftigung oder jeder Erwerbsarbeit gezwungen hat
42	Meniskusschäden nach mindestens dreijähriger regelmäßiger Tätigkeit unter Tage
43	Erkrankungen der Sehnenscheiden oder des Sehnengleitgewebes sowie der Sehnen- oder Muskelansätze, die zur Aufgabe der beruflichen Beschäftigung oder jeder Erwerbsarbeit gezwungen haben
44	Tropenkrankheiten, Fleckfieber, Skorbut
45	Abrißbrüche der Wirbelfortsätze
	F. Hauterkrankungen
46	Schwere oder wiederholt rückfällige Hauterkrankungen, die zur Aufgabe der beruflichen Beschäftigung oder jeder Erwerbsarbeit gezwungen haben
47	Hautkrebs oder zur Krebsbildung neigende Hautveränderungen durch Ruß, Rohparaffin, Teer, Anthrazen, Pech oder ähnliche Stoffe

Tabelle 10

Meldepflichtige Krankheiten

(Lt. Gesetz zur Verhütung und Bekämpfung übertragbarer Krankheiten beim Menschen, „Bundesseuchengesetz“, vom 18. Juli 1961). — Auszug.

Begriffsbestimmungen

§ 1. Übertragbare Krankheiten im Sinne dieses Gesetzes sind durch Krankheitserreger verursachte Krankheiten, die unmittelbar oder mittelbar auf den Menschen übertragen werden können.

§ 2. Im Sinne dieses Gesetzes ist

a) krank eine Person, die an einer übertragbaren Krankheit erkrankt ist,
b) krankheitsverdächtig eine Person, die unter Erscheinungen erkrankt ist, welche das Vorliegen einer bestimmten übertragbaren Krankheit vermuten lassen,
c) ansteckungsverdächtig eine Person, von der anzunehmen ist, daß sie Erreger einer übertragbaren Krankheit (Krankheitserreger) aufgenommen hat, ohne krank, krankheitsverdächtig oder Ausscheider zu sein.
d) Ausscheider eine Person, die Krankheitserreger dauernd oder zeitweilig ausscheidet, ohne krank oder krankheitsverdächtig zu sein,
e) ausscheidungsverdächtig eine Person, von der anzunehmen ist, daß sie Krankheitserreger ausscheidet, ohne krank oder krankheitsverdächtig zu sein.

Meldepflicht

§ 3. (1) Meldepflichtig ist jeder Fall einer Erkrankung, des Verdachtes einer Erkrankung und eines Todes an

1. Aussatz
2. Botulismus
3. Cholera
4. Enteritis infectiosa
   a) Salmonellose
   b) übrige Formen
5. Fleckfieber
6. übertragbare Kinderlähmung
9. Mikrosporie
10. Milzbrand
11. Ornithose
   a) Psittakose
   b) übrige Formen
12. Paratyphus A und B
13. Pest
14. Pocken
15. Rückfallfieber
16. Ruhr
   a) bakterielle Ruhr
   b) Amöbenruhr
17. Tollwut
18. Tuberkulose
   a) der Atmungsorgane (aktive Form
   b) der Haut
   c) der übrigen Organe
19. Tularämie
20. Typhus abdominalis

(2) Meldepflichtig ist jeder Fall einer Erkrankung und eines Todes an

1. Bruzellose
   a) Bangsche Krankheit
   b) Maltafieber
   c) übrige Formen
2. Diphtherie
3. Übertragbare Hirnhautentzündung
   a) Meningokokken-Meningitis
   b) übrige Formen
4. Hepatitis infectiosa
5. Kindbettfieber
   a) bei oder nach Geburt
   b) bei oder nach Fehlgeburt
6. Leptospirose
   a) Weilsche Krankheit
   b) Feldfieber
   c) Canicolafieber
   d) übrige Formen
7. Malaria
   a) Ersterkrankung
   b) Rückfall

8. Q-Fieber
9. Rotz
10. Scharlach
11. Toxoplasmose
12. Trachom
13. Trichinose
14. Wundstarrkrampf

(3) Meldepflichtig ist jeder Todesfall an

1. Grippe (Virusgrippe)
2. Keuchhusten
3. Masern

(4) Meldepflichtig ist jeder Ausscheider von Erregern von

1. Enteritis infectiosa (Salmonellose)
2. Paratyphus A und B
3. bakterieller Ruhr
4. Typhus abdominalis

(5) Eine Verletzung durch ein tollwutkrankes oder tollwutverdächtiges Tier sowie die Berührung eines solchen Tieres oder Tierkörpers gilt als Fall des Verdachts einer Erkrankung an Tollwut (§ 3 Nr. 17).

§ 4 (1) Zur Meldung sind verpflichtet

1. der behandelnde oder sonst hinzugezogene Arzt,
2. jede sonstige mit der Behandlung oder der Pflege des Betroffenen berufsmäßig beschäftigte Person,
3. die hinzugezogene Hebamme,
4. das Familienhaupt,
5. der Leichenbeschauer.

(2) In Krankenhäusern oder Entbindungsheimen trifft die Verpflichtung nach § 4 Nr. 1 den leitenden Arzt, in Krankenhäusern mit mehreren selbständigen Abteilungen den leitenden Abteilungsarzt. Auf Schiffen tritt der Schiffsführer, in Pflege- und Gefangenenanstalten, Heimen, Lagern, Sammelunterkünften und ähnlichen Einrichtungen tritt deren Leiter an die Stelle des Familienhauptes.

(3) Die Meldepflicht besteht für die in § 4 Nr. 2—5 bezeichneten Personen nur, wenn eine in der Reihenfolge des Absatzes 1 vorhergenannte Person nicht vorhanden oder an der Meldung verhindert ist. Die außerhalb eines Krankenhauses oder eines Entbindungsheimes tätige Hebamme ist in jedem Falle zur Meldung verpflichtet.

§ 5 (1) Die Meldung ist dem für den Aufenthalt des Betroffenen zuständigen Gesundheitsamt unverzüglich, spätestens innerhalb 24 Stunden nach erlangter Kenntnis zu erstatten. Dieses hat das für den gewöhnlichen Aufenthaltsort des Betroffenen zuständige Gesundheitsamt unverzüglich zu benachrichtigen, wenn der gewöhnliche Aufenthaltsort im Bereich eines anderen Gesundheitsamtes liegt.

(2) Tritt der meldepflichtige Fall während des Aufenthaltes der betroffenen Person in einem Krankenhaus ein, so ist die Meldung dem für das Krankenhaus zuständigen Gesundheitsamt zu erstatten. Abs. 1 Satz 2 finden Anwendung.

§ 6 (1) Ausscheider nach § 3 Abs. 4 haben jeden Wechsel der Wohnung und jeden Wechsel der Arbeitsstätte unverzüglich dem bisher zuständigen Gesundheitsamt anzuzeigen.

(2) Die in Absatz 1 genannten Ausscheider sind verpflichtet, bei jeder Aufnahme in ein Krankenhaus oder ein Entbindungsheim oder bei Inanspruchnahme einer Hebamme dem behandelnden Arzt oder der Hebamme mitzuteilen, daß sie Ausscheider sind.

(3) Im Falle der Geschäftsunfähigkeit oder der beschränkten Geschäftsfähigkeit eines der in Absatz 1 genannten Ausscheider treffen die Verpflichtungen nach Absatz 1 und 2 denjenigen, dem die Sorge für die Person des Ausscheiders zusteht. Im Falle des § 1633 des Bürgerlichen Gesetzbuches ist die Minderjährige verpflichtet.

(4) In den Fällen des § 3 sind die Aufnahme der Kranken, Krankheitsverdächtigen und Ausscheider in ein Krankenhaus oder ein Entbindungsheim sowie ihre Entlassung unverzüglich dem für den bisherigen Aufenthaltsort zuständigen Gesundheitsamt anzuzeigen. In der Entlassungsanzeige ist anzugeben, ob der Entlassene geheilt ist und ob er die Erreger einer übertragbaren Krankheit noch ausscheidet. Die Verpflichtung trifft den leitenden Arzt, in Krankenhäusern mit mehreren selbständigen Abteilungen den leitenden Abteilungsarzt, in Krankenhäusern ohne leitenden Arzt den behandelnden Arzt.

Tabelle 11

Impfungen bei Kindern

Die **BCG-Impfung** wird bereits im Neugeborenenalter ohne vorherige Testung durchgeführt, vorausgesetzt, daß die Wohngemeinschaft des Kindes tuberkulosefrei ist; sonst ggfs. stationäre Impfung erforderlich. Es werden zwei intrakutane Quaddeln mit BCG-Impfstoff am linken Oberschenkel gesetzt.

Die **Pockenschutz-Erstimpfung** soll in den ersten beiden Lebensjahren durchgeführt werden, als optimaler Termin gilt augenblicklich die Zeit zwischen dem 12. und 18. Monat. Ekzemgefährdete Kinder sollten schon mit 3—4 Monaten geimpft werden. Bei Verdacht der Zerebralschädigung soll die Impfung bis Ende des 2. Lebensjahres hinausgezögert werden, um die motorische Entwicklung des Kindes abzuwarten. Jenseits des 2. Lebensjahres gilt der Erstimpfling als „überaltert" und sollte 10—12 Tage vor der geplanten Pockenimpfung mit 1 ml Vaccine-Antigen s. c. oder i. m. vorgeimpft werden. Zusätzlich zur Hauptimpfung kann bei besonderer Gefährdung am gleichen Tag oder tags zuvor Gammaglobulin gegeben werden.

Die Impfungen gegen **Diphtherie, Pertussis, Tetanus, Poliomyelitis und Masern** können mit Einzel-, besser aber mit Mehrfach- bis Fünffachimpfstoffen durchgeführt werden, und zwar sollten Mehrfachimpfstoffe mit drei Impfungen im Abstand von 4—6 Wochen zur Grundimmunisierung angewandt werden, dazu eine Auffrischungsimpfung nach etwa einem Jahr. Bei **Masern-Auffrisch-Einzelimpfung** empfiehlt es sich, Lebend-Impfstoff zu nehmen, ebenso bei Kindern jenseits des 9. Lebensmonats und überall dort, wo mit einer einzeitigen Impfung ein rascher Schutz erzielt werden soll, als Inkubationsimpfung bis zum 3. oder 4. Tag. Postvakzinal ist in 30—50% mit Impfmasern am 7.—11. Tag zu rechnen, die ihrerseits mit Gammaglobulin (0,02 ml/kg) abgeschwächt oder verhütet werden können, Impfmasern sind nicht ansteckend.

In Amerika wurde ein neuer, gut verträglicher **Rötelimpfstoff** entwickelt, der auch in Deutschland zur aktiven Immunisierung erhältlich ist: eine Lebend-Rötelnvirus-Vakzine (subkutane Verabfolgung einer Ampulle). Die Impfung erzeugt ausreichende Antikörpertiter bei empfänglichen Personen. Titer allerdings niedriger als bei natürlicher Infektion. Mädchen sollten vor Erreichen der Geschlechtsreife geimpft werden. Serologische Vortestung auf schon vorhandene Rötelnantikörper ist zu empfehlen, um dann überflüssige Impfungen zu vermeiden.

Vor der Impfung erwachsener Frauen muß Gravidität zuverlässig ausgeschlossen und drei Monate lang nach der Impfung verhindert werden.

Impfkalender für das Kindesalter

	Tuberkulose	Pocken	Kinderlähmung	Diphtherie	Keuchhusten	Wundstarrkrampf	Masern	Polio Schluck	Röteln
0– 2 Mon.	+	—	—	—	—	—	—	—	—
3–12 Mon.	—	—	+	+	+	+	+	—	—
5–24 Mon.	—	+	—	—	—	—	—	+	—
1– 2 Jahre	—	—	+	+	—	+	+	—	—
4– 6 Jahre	+	—	+	+	—	+	+	+	—
12 Jahre	—	+	—	—	—	+	—	—	+
13–14 Jahre	+	—	+	—	—	+	—	+	—

Tabelle 12

Unverträgliche Arzneimischungen

(Galenische Inkompatibilitäten)

Eine Anzahl Arzneistoffe wirkt in Mischungen oder Lösungen derart aufeinander ein, daß ihre spezifische Wirkung verändert, abgeschwächt oder gänzlich aufgehoben wird. Pulvermischungen werden feucht oder zu festen, unlöslichen Massen, Lösungen fallen aus, werden gallertig oder verfärben sich. Es kommt zu Gasentwicklungen und Explosionen, es entstehen giftige Verbindungen (z. B. bei Quecksilbersalzen) usw. Die nachfolgend in Spalte I aufgeführten Substanzen reagieren mit den in Spalte II genannten ggfs. in obigem Sinne.

I	II
Acetanilid:	Antipyrin, Salipyrin, Natr. salicylicum, Resorcin, Chloralhydrat, Menthol, Thymol, Brom- u. Jodsalze.
Acidum acetylosalicylicum:	Brom- und Jodsalze (unl. Verbindungen), Antipyrin, Chloralhydrat (zerfl. Massen), Chininsalze, Ferrisalze, Hexamethylentetramin, alkal. reagierende Stoffe (Magn. usta, Natr. bic.).
Acidum amygdalicum:	Calcium-Salze (schwerlösliche Fällungen).
Acidum arsenicosum:	Jod, Eisen(III)-Salze in neutraler Lösung.
Acidum ascorbicum:	Alkalisch reagierende Stoffe, Oxidationsmittel, Eisen- und Silbergeräte (Verfärbung), Schwermetallsalze (Zersetzung); in Lsg. wird die Askorbinsäure schon durch den Luftsauerstoff leicht oxidiert. Die Lsgen. halten sich am besten bei gleichzeitiger Anwesenheit von Zucker (Sirup) und schwach saurer Reaktion. Unter Sauerstoffabschluß ist Askorbinsäure gegen Erhitzen unempfindlich.
Acidum boricum:	Alkal. reagierende Stoffe.
Acidum camphoricum:	Menthol, Phenol, Phenyldimethylpyrazolon (Verflüssigung).
Acidum chromicum:	Bleisalze, Silbersalze (Fällung). Cave: mit oxidierbaren Substanzen, wie Glyzerin, Zucker, Lycopodium, Kohle usw. Explosion!
Acidum citricum:	Theobromin- und andere Doppelsalze mit Natr. salicyl., Succus u. Extr. Liquiritiae (Fällung), Emulsionen, Bleisalze, Mineralsäuren.
Acidum diaethylbarbituricum:	Erhitzen mit Alkalien und Alkalikarbonaten, Hydrargyrum chloratum.
Acidum formicicum:	Alkal. reagierende Stoffe, u. a. Linimente, Sapo kalin., Spir. sapon.(-camph.), Spir. russic.
Acidum hydrochloricum:	Digitalisglykoside.
Acidum lacticum:	Kal. permang., Borax, Aqua Calcar., alkal. reagierende u. oxidierende Stoffe.

I	II
Acidum nitricum:	Kohlenhydrate, Phenole, Glyzerin, Harze, äth. Öle, Zellulose, Gummistopfen (Explosion).
Acidum nitrosum:	s. Spiritus Aetheris nitrosi.
Acidum picrinicum:	Jod, Schwefel, Kohle, Pflanzenpulver, Zucker, Stärke, Lycopodium, Harze, Öle, Alkohole, Phenole (Explosion), Novocainsalze, Alypinsalze, Larocain, Pantocain (Fällung).
Acidum salicylicum:	Eisensalze (Verfärbung), Zinkoxid in Schüttelmixturen (gelatiniert), Alkaloide (Fällung mit Ausnahme von Morphin und Codein), Resorcin, Naphthol, Urethan (Verflüssigung).
Acidum sulfuricum:	Vorsicht beim Mischen mit Wasser, Terpentinöl, Alkohol etc.
Acidum tannicum:	Alkalien (dunkle Färbung), Alkaloide (Fällung), Eisensalze (Tinte), Schwermetallsalze, Glykoside, Eiweiß, Gelatine (Fällung), Chromsäure, Salpetersäure, Kaliumpermanganat, Pikrinsäure, chlorsaures Kalium (Explosion!), Cornecain®.
Adrenalin:	s. Suprarenin.
Aether jodatus:	Ammoniakflüssigkeit, Wasser (Zersetzung).
Aethylmorphinum hydrochloricum:	Gerbstoffe, Bromide, Jodide, Eiweiß, Gelatine, Gummi, Schleim, Oxidationsmittel wie Salpetersäure, Chromsäure, Chlorkali, Kaliumpermanganat (Explosion!).
Albargin:	s. Targesin.
Albumen:	Alkalien, Säuren, Alkohol, Tannin, Gummi, Chloralhydrat, Metallsalze (Fällung).
Alkalien:	Alkaloide, Metallsalze (Fällung), Ammoniaksalze (Freiwerden von NH_3), Fette (Verseifung), Ester, Aspirin, Salol, Mesotan usw. (Spaltung), Sirupe (Verfärbung), leicht oxidierbare Stoffe (Zersetzung).
Alkaloide:	Gerbstoffe, Alkalien, Metallsalze, Borax, Jod, Jodide, Bromide, Salicylsäure (Fällung), Kaliumpermanganat, Nitrite, Spirit. Aetheris nitrosi (Zersetzung, Oxidation).
Alkohol:	Leim, Gelatine, Eiweiß, Gummi (Fällung); Chromsäure, Pikrinsäure, Kal. permanganic., chlors. Kalium (Explosion!).
Alumen:	Blei- u. Quecksilbersalze, Alkalien, Karbonate, Leim, Gelatine, Kalkwasser (Fällung).
Aluminium acetico-tartaricum:	Alkalisch reagierende Stoffe, Gerbsäure und gerbstoffhaltige Zubereitungen, Albumosesilber, Argolaval, Chinosol, Choleval, Hegonon, Ichthyol, Kollargol, Rivanol, Targesin, Thigenol, Tumenolammonium, Trypaflavin (Fällung).

I	II
Aminophenazon:	s. Dimethylamino-phenyldimethylpyrazolon.
Ammoniak, Liq. Ammon. caust.: ..	Jod, Chlorkalk (Explosion! auch bei allen Ammoniak enthaltenden Verbindungen); Formaldehyd (Fällung von Hexamethylentetramin); Alkaloide, Metallsalze (Fällung), Cornecain®.
Ammonium bromatum:	Codein-, Eupaverin-, Morphin-, Papaverin-, Strychninsalze, Natr. diaethylbarbituricum, Natr. phenylaethylbarbituricum, alkalisch reagierende Stoffe, Nitrite.
Ammonium chloratum:	Alkalisch reagierende Stoffe, bes. Natr. diaethylbarb. u. Natr. phenylaethylbarbit., Nitrite.
Ammonium jodatum:	Chinin-, Cocain-, Codein-, Eupaverin-, Morphin-, Novocain-, Papaverin-, Strychninsalze, Blei-, Kupfer-, Quecksilber-, Silbersalze, alkal. sowie sauer reag. Stoffe.
Amylenhydrat:	In Mixturen erfolgt Zersetzung.
Amylium nitrosum:	Alkaloide, Antipyrin, Jodide, Bromide, Alkohol. Aus Mixturen u. wäßrigen Lösungen wird es in öliger Schicht abgeschieden.
Ammonium sulfoichthyolicum, Ammonium bituminosulfonicum: ..	Alaun, Aluminiumacetatlösung, Aluminiumacetotartrat, Alypinsalze, Ammoniumrhodanid, Chinosol, Kaliumchlorid, Kaliumkarbonat, Kaliumrhodanid, Calciumchlorid, Kupfersalze, Larocain, Methylenblau, Natriumchlorid, Novocainsalze, Ormicet, Panthesin, Pantocainsalze, Percain, Psicain-Neu, Quecksilberchlorid, Rivanol, Silbersalze, Subkutin, Sulfosalicylsäure, Trypaflavin, Vleminckxsche Lösung, Zinksalze (Fällung), Alkalisch reagierende Stoffe (Zersetzung).
Anästhesin:	Cave Erhitzen mit Alkalien u. Alkalikarbonaten, Säuren u. sauren Salzlösungen, Vanillin, Heliotropin, Wismutsubnitrat, Resorcin, Sulfonamide.
Anthrarobinum:	Jod, Jodtinktur, Kaliseife (Zersetzung).
Antifebrin:	s. Acetanilid.
Antipyrin:	s. Phenyldimethylpyrazolonum.
Apomorphin:	Alkalien (Fällung unter Grünfärbung), Jodide, Kaliumpermanganat, Eisensalze (Oxidation), Tannin (Fällung).
Aqua Amygdalar. amararum:	Alkaloide, wie Atropin, Chinin, Kokain, Coffein, Strychnin, Scopolamin, auch Antipyrin, Apomorphin (Zersetzung); Silbersalze, Karbonate, Liqu. Ammonii anisatus, Liqu. Kal. arsenicosi, Kal. chloricum, Kal. permanganicum.
Argentum albumino-acetylotann.: .	s. Targesin.
Argentum colloidale:	Entwickelt mit H_2O_2 Sauerstoff (Explosion!).

I	II
Argentum nitricum:	Chloride, Bromide, Jodide, Acetate, Alkalien, Tannin (Fällung); Vorsicht beim trockenen Zusammenreiben mit Alkaloiden, Glykosiden, Kohlenhydraten, überhaupt organ. Stoffen, da Explosionsgefahr! (Bei Pillen immer Bolus alba verwenden.)
Atropin:	Magnesia usta, Magnesium carbonicum; s. ferner Alkaloide, Natr. diaethylbarbit., Natr.phenylaethylbarbit, alkal. reag. Stoffe.
Bismutum subnitricum:	Silbersalze, Alkaloide, Kalomel, Schwefel, Sulfide, Gerbstoffe, Novocain, Pantocain.
Borax:	Alkaloide, Alaun, Gummi arabicum (Fällung), Chloralhydrat (Zersetzung).
Bromoform:	Alkalien (Zersetzung).
Butylaminobenzoyl-dimethylamino-äthanol-HCl (Tetracain, Pantocain):	Basisch reagierende oder oxidierende Substanzen, Bromide, Jodide, Bleisalze, Gerbsäure, Silbersalze, Borax, Quecksilbersalze.
Calcaria chlorata:	Ammoniak u. Ammoniumsalze; Schwefel; organ. Substanzen (Explosion!).
Calcium bromatum:	Äthylmorphinhydrochlorid, Chininsalze, lösliche Karbonate, Codein-, Papaverinsalze, Phosphate, Sulfate, Strychninsalze (Fällung).
Calcium chloratum:	Albargin, Albumosesilber, Borax, Choleval, Ichthyol, lösliche Karbonate, Kollargol, Methylenblau, Natriumbikarbonat, Octinbitartrat, Phosphate, Pyoktanin, Rivanol, Targesin, Thigenol, Trypaflavin, Tumenolammonium, Yatren 105 (Fällung),
Calcium citricum:	Lösliche Karbonate, Phosphate, Sulfate (Fällung).
Calcium jodatum:	Albargin, Albumosesilber, Alypinsalze, Argolaval, Bleisalze, Chininsalze, Chinosol, Choleval, Ichthyol, Codeinsalze, Cocainsalze, Kollargol, Kupfersalze, Novocainsalze, Pantocain, Panthesin, Papaverinsalze, Percain, Psicain-Neu, blaues Pyoktanin, Quecksilbersalze, Rivanol, Silbersalze, Strychninsalze, Targesin, Thigenol, Trypaflavin, Tumenolammonium, Yatren 105 (Fällung).
Calcium lacticum:	Karbonate, Sulfate, Phosphate, Zitrate.
Calcium pantothenicum:	Alkalien u. Säuren.
Camphora, C. monobromata:	Phenol, Menthol, Thymol, Salol, Chloralhydrat, Resorcin (Verflüssigung), Phenyldimethylpyrazolon, Phenyl. salicyl.
Cardiazol:	Gerbstoffe (Fällung).
Chinin:	Acid. acetylosalic. s. ferner Alkaloide.
Chinosol:	Alkalisch reagierende Stoffe, Albargin, Albumosesilber, Argolaval, Borax, Chloramin, Choleval, Dijozol, Ichthyol, Jod,

I	II
	Kollargol, Leukichthol, Natriumbikarbonat, Natriumjodat, Natriumkarbonat, Quecksilberchlorid, Rivanol, Sozojodolkalium, Targesin, Thigenol, Tumenolammonium, Zinksalze (Fällung), Ferrisalze (Verfärbung), Kaliumpermanganat (Zersetzung).
Chlor, Chlorwasser:	Blei-, Quecksilber- u. Silbersalze; Alkalien; oxidierbare organ. Stoffe.
Chloralhydrat:	Alkalien, Ammoniak, Jodide, Bromide, Aq. Am. am. (Zersetzung); Antipyrin, Kampfer, Natriumsalicylat, Pyramidon, Acetanilid, Menthol, Phenacetin, Salipyrin (flüssige Massen).
Chlorkalk:	s. Calcaria chlorata
Choleval:	Schwermetallsalze, Aluminiumsalze, Salicylsäure, Gerbsäure, Silbernitrat, Jod, Pantocain, Albargin, Trypaflavin (Fällungen), Hydrogen. peroxyd. (Zersetzung).
Cocain:	Gibt mit Borax Fällung (ein Borsäurezusatz verhindert dies, z. B. bei Protargollösg.). Gerbsäure, Silber, Jodide. Hydrarg. oxydatum (Zersetzung); s. ferner Alkaloide.
Codein:	s. Alkaloide.
Coffein.-Natr. benz. u. salic.:	Sauer reagierende Stoffe, saure Fruchtsäfte, Säuren (Fällung); Antipyrin, Salipyrin, Pyramidon (wird feucht).
Collargol:	s. Choleval.
Cupr. acet., aluminat., sulfur.:	Alkalien, Gerbsäure, Jodide, Phosphate, Pantocain, Targesin.
Cyanocobalaminum:	s. Vitamin B_{12}.
Dekokte:	Schwermetallsalze (Fällungen).
Desoxycorticosteron. acet. (DOCA):	Oxidationsmittel, Alkalien, Säuren.
Digitalis (Infusa):	Gerbsäure, Metallsalze, Alkalien, Jod, Eisensalze (Ausfällung), aus physiolog. Gründen: Belladonna, Chinin, Nitroglycerin, Opium.
(Di)hydromorphinon-HCl, Dilaudid:	Alkalisch reagierende Stoffe.
Dimethylamino-phenyldimethylpyrazolon (Aminophenazon, Pyramidon):	Eisenchlorid, Silbernitrat, Amylnitrit‘ Spirit. Aetheris nitrosi, Salpetersäure, Bleisuperoxid, Jod, Apomorphin, Acid. acetylosalicyl., Phenylsalicylat, Thymol, Urethan, Quecksilberchlorid, ferner Gummi arabicum; Wein-, Zitronen-, Salicyl-, Gerbsäure.
Eisensalze:	Tannin und gerbsäurehaltige Pflanzenauszüge, Tinkturen (Tinte), Alkalien (Fällung), Mucilaginosa (Fällung), Antipyrin, Pyramidon, Salicylsäure, Phenol, Resorcin, Suprarenin, Alkaloide (Verfärbung), Jodide.
Emulsionen:	Zersetzung durch Salze, Säuren, Alkalien, Tinkturen.

I	II
Ephedrin-HCl (Ephetonin):	Albargin, Albumosesilber, Silbersalze, Sozojodolzink, Targesin, Zinkazetat, Zinksulfat (Fällung).
Eupaverin:	Alkalisch reagierende Stoffe, Aminophenazon, Bromide, Chininsalze, Jodide, diäthylbarbitursaures Natrium, phenyläthylbarbitursaures Natrium, Natriumsalizylat (Fällung). Es wird empfohlen, wäßrigen Eupaverinlösungen 1—2% Milchsäure zuzusetzen).
Formaldehyd solut.:	Ammoniak (Bildung von Hexamethylentetramin), H_2O_2, Silberverbindungen, Eiweiß, Rivanol, Trypaflavin, Tannin (Fällung).
Glykoside:	Säuren, Gerbsäuren, Jod, Bleisalze (Fällung).
Glyzerin:	Chloralhydrat (Zersetzung); Kaliumchlorat, Chromsäure, Pikrinsäure, Kaliumpermanganat, Chlorkalk (Explosion!).
Gummi arabicum:	Gerbsäure, Phenol, Thymol, Guajakol, Alkohol, Alkaloide (Fällung oder Verfärbung). Suprarenin, Morphin, Apomorphin, Opium, Oxalate, Silikate.
Hexamethylentetramin:	Gerbsäure, Silbersalze, Antipyrin, Salol (Verflüssigung), Acetylsalicylsäure.
Hydrarg. bichlorat. (Sublimat):	Alkalien, Alkaloide, gerbstoffhaltige Aufgüsse, organ. Substanzen, Ammoniak, Karbonate (Fällung); Metalle od. Metallsalze (Zersetzung od. Amalgambildung); Kaliumchlorat (Explosion!).
Hydrarg. chlorat. (Kalomel):	Bildet mit Zucker bei feuchter Luft Sublimat, daher stets mit Sacch. lactis verreiben! Ferner vermeiden Eiweiß, Alkalien, blausäurehaltige Stoffe, Magn. usta (ebenfalls Sublimatbildung); Pyrazolone (Bildung toxischer Verbindungen).
Hydrargyrum jodatum:	Alkalisch reagierende Stoffe, Alkaloide, sauer reagierende Stoffe, Oxidationsmittel, Reduktionsmittel, Arsenite, Bittermandelwasser, Bromide, Chloride, Hypophosphite, Jodoform, Mineralkermes. weinsaure Salze, Zucker (Zersetzung).
Hydrargyrum oxycyanatum:	Vorsicht beim Verreiben mit organischen Stoffen (Explosionsgefahr!); stets für sich verreiben!
Hydrogenium peroxydatum:	Jodide, Permanganate, Alkalien, koll. Silber (Sauerstoffentwicklung, Explosion!).
Hydromorphon:	s. Dihydromorphinon.
Hyoscyaminum:	Gerbsäure und gerbstoffhaltige Zubereitungen (Fällung), weißer Bolus, gebrannte Magnesia, Magnesiumsuperoxid, Natriumbikarbonat, diäthylbarbitursaures Natrium, phenyläthylbarbitursaures Natrium (Zersetzung). (In trockenem Zustande tritt die Zersetzung erst nach längerer Aufbewahrung in Erscheinung.).

I	II
Ichthyol:	s. Ammonium sulfoichthyolicum.
Infusa:	Schwermetallsalze, Alkalien (Fällung und Verfärbung).
Jodide:	Alkaloide, Quecksilbersalze, Argent. nitric. (Fällung); Liqu. Ammon. anis., Ammoniak (Explosionsgefahr, Jodstickstoff!), Kaliumchlorat, Kaliumpermanganat, Liquor Ferri sesquichlorati (Oxidation, Abscheidung von freiem Jod).
Jodum:	Alkaloide, Metallsalze, Tannin (Fällung); Amylum (Blaufärbung); äth. Öle, Chloralhydrat (Zersetzung), Ammoniak und ammoniakhaltige Verbindungen (Explosionsgefahr, Jodstickstoff!).
Kalium bromatum:	Alkaloide, Chloralhydrat, Kalomel (Zersetzung), Acetanilid, Pepsin, Paraldehyd.
Kalium chloricum:	Organische, leicht oxidierbare Stoffe, wie Zucker, Kohle, Tannin, Lycopodium, Schwefel, Glyzerin, Jod, Alkohol, Äther, Phenol (Explosion!).
Kalium jodatum:	Schwermetallsalze, Alkaloide, Liquor Kalii arsenicosi (Fällung); Kaliumchlorat, Kaliumpermanganat, Liquor Ferri sesquichlorati (Freiwerden von Jod).
Kalium nitrosum:	Acetanilid, Morphinsalze, Phenacetin, Phenyldimethylpyrazolon (Verfärbung), sauer reagierende Stoffe, Bromide, Gerbsäure und gerbstoffhaltige Zubereitungen, Hypophosphite, Jodide (Zersetzung).
Kalium permanganicum:	Alkaloide, Nipagin, Nipasol, Wasserstoffsuperoxid, Jod, Schwefel, Alkohol, Äther, Phenol, Lycopodium, Zucker, Tannin (Explosion!).
Kalium rhodanatum:	Äthylmorphinhydrochlorid, Bleiazetat, Ichthyol, Panthesin, Pantocainsalze, Percain, Psicain-Neu, Rivanol, Trypaflavin, Tumenolammonium (Fällung).
Kalium sozojodolicum:	Albargin, Albumosesilber, Alypinsalze, Argolaval, Chinosol, Choleval, Kollargol, Larocain, Novocainsalze, Panthesin, Pantocainsalze, Percain, Psicain-Neu, Rivanol, Silbersalze, Trypaflavin, Tumenolammonium, Tutocain (Fällung).
Karbonate:	Säuren, Schwermetallsalze.
Kokain:	s. Cocain u. Alkaloide.
Larocain hydrochloricum:	Alkalisch reagierende Stoffe, Bleisalze, Gerbsäure und gerbstoffhaltige Zubereitungen, Albargin, Albumosesilber, Argolaval, Ichthyol, Jod, Kollargol, Kupferazetat, Quecksilberchlorid, Silbersalze, Sozojodolsalze, Targesin, Trypaflavin, Tumenolammonium (Fällung).
Linimenta:	Säuren und saure Salze, Salizylsäureester, Jod, Metallsalze.
Liqu. Aluminii acetici:	Gerbsäuren, Silbersalze.

I	II
Liqu. Ammonii anisatus:	Alkaloide, Metallsalze (Fällung); Jodsalze.
Liqu. Ammonii caustici:	s. Ammoniak.
Liqu. Carbonis detergens:	Adeps Lanae, Eucerin u. ä., Aluminium-, Erdalkali- u. Schwermetallsalze (Fällung).
Liqu. Kalii arsenicosi:	Eisensalze, Jodsalze, Aqua Amygdalarum amar. (Fällung).
Liqu. Plumbi subacetici:	Salze, Opium, Jod, Tannin, Mucilago Gummi arabici (Fällung).
Luminal-Natrium:	Chloralhydrat.
Magnesia usta u. Magnesium carbonicum:	Atropin- u. Hyoscyaminsalze; Hydrarg. chlorat. (Zersetzung), Säuren.
Magnesiumsalze:	Lösliche Karbonate u. Phosphate (Fällung).
Menthol:	Kampfer, Phenol, Thymol, Salol, Naphthol, Chloralhydrat, Acetanilid, Resorcin (Verflüssigung).
Methyltestosteron:	Wasserabspaltende Mittel.
Migraenin:	s. Phenyldimethylpyrazolonum cum Coffeino citrico.
Mixtura gummosa:	Ferrisalze, Gerbsäure und gerbstoffhaltige Zubereitungen (Fällung), Apomorphinhydrochlorid, Guajakol, Kreosot, Morphinsalze, β-Naphthol, Thymol (Zersetzung).
Morphinsalze:	Alkalien, Liq. Ammon. anis., Eisensalze, Silbersalze, Quecksilbersalze, Nitrite (Zersetzungen); Gerbsäure (Fällungen).
Mucilago Gummi arabici:	Alkohol, Tinkturen, Äther, Metallsalze, Gerbsäuren (Fällungen).
Naphthol:	Kampfer, Menthol, Phenol, Antipyrin (Verflüssigung); Salicylsäure (Fällung).
Natrium arsenicosum:	Alkaloide (Fällung).
Natrium biphosphoricum:	Schwermetallsalze, Weingeist (Fällung).
Natrium bromatum:	s. Kalium bromatum.
Natrium carbonicum:	Alkali- u. Metallsalze, Alkaloide (Fällung), Hexamethylentetramin (Verflüssigung).
Natrium chloratum:	Blei- u. Silbersalze, organ. Silberverbindungen, Rivanol, Trypaflavin.
Natrium chloricum:	s. Kalium chloricum.
Natrium cinnamylicum:	Sauer reagierende Stoffe (Fällung).
Natrium citricum neutrale:	Chininsalze, Morphinsalze, Strychninsalze (Fällung).
Natrium diaethylbarbituricum:	Ammoniumsalze, Schwermetallsalze, sauer reagierende Stoffe, Belladonna-Alkaloide.
Natrium hypophosphorosum:	Eisenammoniumzitrat (Fällung), Oxidationsmittel (Oxidation).
Natrium jodatum:	s. Kalium jodatum.
Natrium nitrosum:	Gerbsäuren, Antipyrin, Ammoniumsalze, Bromide, Jodide (Zersetzung).
Natrium oleinicum:	Erdalkalisalze, Schwermetallsalze (Fällung); sauer reagierende Stoffe (Zersetzung).

I	II
Natrium perboricum:	Zusatz anderer wirksamer Stoffe ist zu vermeiden.
Natrium salicylicum:	Antipyrin, Salipyrin, Pyramidon (wird feucht), Alkaloide, Silbersalze (Fällung). Ferrisalze, Acetanilid, Chloralhydrat, Hexamethylentetramin.
Natrium sozojodolicum:	Albargin, Albumosesilber, Alypinsalze, Argolaval, Chinosol, Choleval, Kollargol, Larocain, Novocainsalze, Panthesin, Pantocainsalze, Percain, Psicain-Neu, Rivanol, Subkutin, Thigenol, Trypaflavin, Tumenolammonium, Tutocain (Fällung).
Natrium tartaricum:	Kaliumsalze, Calciumsalze (Fällung).
Nicotinoyldiaethylamidum:	Alkalien (Verseifung); Tannin (Fällung).
Nitroglycerinum solutum:	Alkalien, Oxidations- und Reduktionsmittel (Explosion!).
Noradrenalin-Salze:	Oxidationsmittel, alkalisch reagierende Stoffe.
Novocain:	Alkalikarbonate, Gerbsäuren, Jodide, Silbersalze, Quecksilbersalze (Zersetzung) (Silbernitrat mit **Novocain nitric.** kombinieren!).
Öle, Ätherische:	Jod (Zersetzung, evtl. Entzündung).
Oestradiolum, Oe. benzoicum:	Oxidationsmittel (Östronbildung), Alkalien, Mineralsäuren (Verseifung).
Orexinum tannicum:	Eisensalze (Schwarzfärbung).
Pancreatinum:	Gerbsäure und gerbstoffhaltige Zubereitungen, Schwermetallsalze (Fällung); alkalisch u. sauer reagierende Stoffe (Zersetzung oder Verminderung der Wirksamkeit).
Pantocain:	s. Butylaminobenzoyl-dimethylaminoäthanol-HCl.
Papaverin:	s. Alkaloide.
Paraldehyd:	Bromide, Jodide (Zersetzung).
Penicillin:	Reine Salze bei Zimmertemperatur sehr beständig, in Lösungen und bei höherer Temp. unbeständig; Erhitzen zerstört P. Zersetzend wirken Alkalien, Laugen, Schwermetalle, Oxidationsmittel.
Pepsin:	Alkohol (in größerer Menge), Alkalien, Metallsalze, Gerbsäuren (Fällungen).
Pepton:	Gerbsäure und gerbstoffhaltige Zubereitungen (Fällung).
Percain:	Blei-, Quecksilber-, Silbersalze, Bromide, Jodide, Gerbsäure, Rhodanide, Sozojodolsalze.
Phenacetin:	Chloralhydrat, Salicylsäure, Menthol (Verflüssigung). Nitrite (Verfärbung).
Phenol:	Antipyrin, Chloralhydrat, Naphthol, Kampfer, Phenacetin, Resorcin, Thymol, Menthol (Verflüssigung); Brom, Jod, Kollodium (Fällung); Eisensalze (Verfärbung); Alkalien (Zersetzung); Kal. per-

I	II
	manganic., Kal. chloric., Chromsäure, Pikrinsäure (Explosion), Trypaflavin.
Phenyldimethylpyrazolonum (Antipyrin); **Ph. cum Coffeino citrico** (Migraenin):	Gerbsäure und gerbsäurehaltige Zubereitungen, Chininsalze, Jod, Sublimat (Fällung); Acetylsalicylsäure, Kampfer, Salol, Hexamethylentetramin, Chloralhydrat, Phenol, Thymol, Menthol, Naphthol, Natriumsalicylat, Acetanilid, Urethan (Verflüssigung), Bromsalze.
Phenyldimethylpyrazolonum salicylicum (Salipyrin):	Eisensalze, Salpeter- und Salpetrige Säure, Amylnitrit, Ammoniak (Verfärbung). Kalomel (Bildung einer giftigen Verbindung bzw. Löslichmachen des Hg, das dann toxisch wirkt!). Acetanilid, Chloralhydrat, Menthol, Naphthol, Phenol, Hexamethylentetramin (Verflüssigung).
Phenylum salicylicum:	Antipyrin, Kampfer, Chloralhydrat, Hexamethylentetramin, Menthol, Salipyrin, Urethan, Thymol (Verflüssigung). Ferrisalze (Verfärbung).
Physostigmin:	s. Alkaloide.
Plumbum aceticum:	Chloride, Sulfate, Phosphate, Karbonate, Alkalien, Gerbsäure und gerbstoffhaltige Zubereitungen, Alkaloide, Mucilago Gummi arabici, Eiweiß, Jodide, Bromide, Benzoate, Chinosol, Albumosesilber, Choleval, Argolaval, Ichthyol, Kollargol, Methylenblau, Panthesin, Targesin, Yatren 105 (Fällung).
Polyaethylenglycola:	Resorcin, Gerbsäure, Acetylsalicylsäure, Salicylsäure, Phenole (Kresole, β-Naphthol, Natriumphenolat), Jodjodkalium, Quecksilbersalze (Fällungen); mit Resorcin u. Gerbsäure gleichzeitig Verfärbungen, ebenso mit Sulfonamiden, Chrysarobin, Cignolin, Quecksilberoxid, Theophyllin-Derivate, Anthrasol, Dimethylaminoantipyrin, Wismutoxyjodidgallat; aus Silbersalzen entst. kolloid. Silber; Bacitracin u. Penicillin werd. inaktiviert. Sulfanilthiocarbamid wird unter H_2S-Bildg. zersetzt. Durch Kreosot, Terpinhydrat, Thymol, werd. Verflüssigungen hervorgerufen; fern. sind Polyäthylenglykole unverträgl. mit mineral. u. pflanzl. Ölen, mit Ceresin, Gummi arabicum u. natürl. Wachsen; verschied. Kunststoffe (Celluloid, Plaste) werden durch P. gelöst.
Postonal:	Gerbsäure u. gerbstoffhaltige Zubereitungen (Fällung), Sulfonamide (Verfärbung); Acid. acetylosalicylium, Natr. salicylicum (Verflüssigung).
Progesteronum:	Reduktionsmittel.

I	II
Protargol:	Cocain, Zinksulfat (Fällung).
Psicain u. **Psician-Neu:**	Alkalisch reagierende Stoffe, Gerbsäure, Jodide, Rhodanide, Silbersalze, Sozojodolsalze, Kalium chloricum, Hydrarg. bichloratum, Hydrarg. oxycyanatum, Ichthyol, Plumb. aceticum, Zinc. salicylat.
Pyramidon:	s. Dimethylamino-phenyldimethylpyrazolon.
Resorcin:	Antipyrin, Salicylsäure, Salipyrin, Kampfer, Menthol, Pyramidon (Verflüssigung); Metallsalze (Verfärbung); Chininsulfat (Fällung).
Riboflavin:	Stark reduzierende Substanzen, Alkalien.
Rivanol:	Gerbsäure und gerbstoffhaltige Zubereitungen, Albargin, Albumosesilber, Ammoniumchlorid, Argolaval, Chloramin, Choleval, Hexal, Ichthyol, Jod, Kaliumchlorid, Kollargol, Natriumchlorid, Salicylsäure, Sozojodolkalium, Sozojodolnatrium, Sozojodolzink, Subkutin, Targesin, Thigenol, Tumenolammonium, Yatren 105, Zinkchlorid (Fällung).
Säuren:	Alkalien, Karbonate, Salze, Glykoside.
Salipyrin:	s. Phenyldimethylpyrazolonum salicylicum.
Salol:	s. Phenylum salicylicum.
Seifen:	Säuren, saure Salze, Metallsalze (Fällung).
Silbersalze:	s. Argentum nitricum, Targesin.
Sirupe:	Werden durch Alkalien und Säuren häufig mißfarbig.
Skopolamin:	s. Alkaloide.
Spiritus Aetheris nitrosi, Acid. nitros:	Antipyrin, Alkaloide, Jodide, Bromide.
Streptomycin:	Alkalien, Säuren.
Sulfonamide:	Bilden mit Silber-, Quecksilber- und Eisen(III)-Salzen schwerlösliche Komplexverbindungen; mit Postonal Verfärbungen.
Sulfur:	Kaliumchlorat, Kaliumpermanganat, Pikrinsäure, Chlorkalk (Explosion!): Metallsalze (Schwarzfärbung).
Suprarenin u. **Suprareninsalze:**	Alkalien (Rotfärbung), Ferrisalze (Grünfärbung); Gummi arabicum, Sublimat Verfärbung(, Fällung).
Targesin, Albargin:	Alaun, Aluminiumazetatlösung, Aluminiumacetotartrat, Chinosol, Ephedrinhydrochlorid, Ephetonin, Formaldehyd, Gerbsäure und gerbstoffhaltige Zubereitungen, Hexal, Jod, Kadmiumsulfat, Calciumchlorid, Calciumjodid, Larocain, Neohexal, Novocain, Panthesin, Pantocainsalze, Percain, Psicain-Neu, Rivanol, Schwermetallsalze, Silbersalze, Subkutin, Sulfosalizylsäure, Trypaflavin (Zersetzung).
Testoviron:	Alkalien, Mineralsäuren, Oxidationsmittel bei alkalischer Reaktion.

I	II
Theobromino-natrium salicylicum:	Alkalien, Säuren, Metallsalze, Phosphate, Alkaloide (Fällung).
Thymol:	Acetanilid, Antipyrin, Pyramidon, Bromkampfer, Chininsalze, Chloralhydrat, Menthol, Methylsulfonal, Kampfer, Phenol, Salol, Santonin, Urethan (Verflüssigung).
Tinkturen, alkaloidhaltige:	s. Alkaloide.
Tinctura Chinae und Ch. composita:	Tinct. Rhei und Tinct. Rhei vinosa (Fällung).
Tinct. Jodi:	Ammoniak und Ammoniaksalze (Explosion, Jodstickstoff!).
Tinct. Jodi decolorata:	Silberverbindungen, Chloramin, Ichthyol, Pantocainsalze, Percain, Psicain-Neu, Quecksilberchlorid, Rivanol, Trypaflavin, Tumenolammonium (Fällung).
Trichloräthylen:	Licht, Sauerstoff, Alkalien, Säuren, Magnesium.
Trypaflavin:	Quecksilberchlorid, Phenol, chlorabspaltende Substanzen (Natriumhypochloritlösung), Tumenolammonium, Gerbsäure, alkalisch reagierende Stoffe.
Tumenol-Ammonium:	Novocain, Pantocain, Rivanol, Trypaflavin, Argentum nitricum, alkalisch reagierende Stoffe, Zinksalze.
Unguentum Alcoholum Lanae:	Phenol, Teere, Schieferölsulfonate (bis zu gewissen Konzentrationen bei Gegenwart von Aqua).
Unguentum emulsificans aquosum:	Starke Elektrolyte, Farbstoffkationen.
Urethan:	Kampfer, Chloralhydrat, Naphthol, Natr. salicyl., Salol, Phenol (Verflüssigung), Antipyrin, Menthol, Thymol.
Vitamin B_{12}:	Reduzierende Substanzen (Ascorbinsäure und Alkalien).
Wasserstoffsuperoxid:	s. Hydrogenium peroxydatum.
Yatren:	Eisen (Verfärbung); Kupfer- u. Zinksalze (Fällung).
Yohimbinum hydrochloricum:	Alkalien und alkalisch reagierende Stoffe, Bromide, Jodide, Jod, verdünnte Salzsäure (Zersetzung, Verfärbung).
Zinksalze:	Alkalien, Eiweiß, Phosphate, Silbersalze, Bleiacetat, Chinosol, Tumenolammonium, Yatren 105 (Fällung).

Tabelle 13

Maße und Gewichte

Das Internationale System der Maßeinheiten (SI)

Dieses für die BRD durch das Gesetz über Einheiten im Meßwesen vom 2. Juli 1969 gültige SI(-System; „Système Internationale d'Unités") löst die bisher benutzten Maßsysteme „cgs" und „mks" (siehe unten Tab. A) ab. Es führt 7 Basis- oder Grundeinheiten ein, deren Anwendung in der BRD gesetzlich auf bestimmte Gültigkeitstermine fixiert worden ist und schreibt den Gebrauch der „SI-Präfixe" = Vorsilben für dezimale Vielfache und Teile (s. Tab. B) vor.

Diese für die pharmazeutische Berufspraxis, insbesondere für die pharmazeutisch-chemische Laborpraxis bedeutsamen Änderungen werden durch die gleichzeitige Übertragung auf das Gebiet der Klinischen Chemie und Klinischen Biochemie und die damit verbundene Einheitlichkeit der Befundangaben beider Gebiete besonders wichtig. Angesichts dieser fundamentalen Vereinbarungen werden die „Meßgrößen und Einheiten in der Klinischen Chemie" in einem eigenen Abschnitt gesondert beschrieben (siehe unten).

Tabelle A

SI-Grundeinheiten und Grundgrößen (Basiseinheiten u. -größen)

Grundeinheiten		**Grundgrößen**		
Name	Symbol	Name	Symbol (stets kursiv)	Dimension
Meter	m	Länge	*l*	L
Kilogramm	kg	Masse	*m*	M
Sekunde	s	Zeit	*t*	T
Ampère	A	elektr. Stromstärke	*I*	I
Kelvin	K	thermodynam. Temperatur	*T*	Θ
Candela	cd	Lichtstärke	*I*	J
Mol	mol	Stoffmenge	*n*	N

Tabelle B

SI-Präfixe = Vorsätze für Dezimale Teile und Vielfache

Dezimal-skala	Vorsätze		Gewicht		Länge	
	Vorsatz	Symbol	**Gesetzl. Maße (g)**	Syn-onyme	**Gesetzl. Maße (m)**	Syn-onyme
10^{-18}	Atto-	a				
10^{-15}	Femto-	f				
10^{-12}	Pico-	p	Picogramm pg	$\mu\mu g$, $\mu\gamma$, $\gamma\gamma$	Picometer pm	$\mu\mu$
10^{-10}	—	—	—	—	—	Ångström = 0,1 nm Å
10^{-9}	Nano-	n	Nano-gramm ng	$m\mu g$, μmg, $m\gamma$, $m\gamma g$	Nanometer nm	$m\mu$ „Milli-mü“
10^{-6}	Mikro-	μ	Mikro-gramm μg	mcg, μmg, γ, gamma	Mikro-meter μm	μ; „Mü“
10^{-3}	Milli-	m	Milligramm mg		Millimeter mm	
10^{-2}	Zenti-	c	Zentigramm cg		Zentimeter cm	
10^{-1}	Dezi-	d	Dezigramm dg		Dezimeter dm	
10^{1}	Deka-	da				
10^{2}	Hekto-	h				
10^{3}	Kilo-	k	Kilogramm kg		Kilometer km	
10^{5}	—	—	—	Doppel-zentner	—	Myria-meter
10^{6}	Mega-	M		Tonne		
10^{9}	Giga-	G				
10^{12}	Tera-	T				

Die internationalen Empfehlungen (IFCC, ISO, IUPAC) für Meßgrößen und Einheiten in der Klinischen Chemie

Erarbeitet von einer gemeinsamen Kommission der Schweizer., Österreich. und Deutschen Gesellschaft für Klinische Chemie (publ. in: Zs. f. Klin. Chem. u. Klin. Biochem., 12 (1974), Aprilheft, S. 180—192; auszugsweise Wiedergabe; Dt. Übersetzung d. o. a. Kommission*). Grundlage dieser Vorschläge**) ist das neugeschaffene Internationale System der Maßeinheiten (Système International d'Unités, **SI**), welches die bisher benutzten Maßsysteme (cm-g-sec = cgs; m-kg-sec = mks) ablöst. Dieses System ist 1960 durch Beschluß der Conférence Générale des Poids et Mésures mit zunächst 6 Grundeinheiten beschlossen und 1971 um das Mol als 7. Grundeinheit erweitert worden. Es umfaßt ferner ausführliche Regeln für Anwendung und Schreibweise. Durch die International Organization for Standardization (**ISO**) ist das System in einer allgemein anwendbaren Form empfohlen worden. Viele Staaten (u. a. Schweiz, Österreich, Bundesrepublik Deutschland) haben dieses Dokument offiziell angenommen und zum Teil gesetzlich vorgeschrieben (z. B. Einheitengesetz der BRD vom 2. Juli 1969, BGBl. I, S. 709; vgl. Pharmazie heute, Beil. der DAZ zur Fortbildung, Januar 1973: „Fieber bei + 39° Celsius oder bei 312 Kelvin?"); s. a. Bundesgesetz über das Maß- und Eichwesen in Österreich (Österr. Bundesgesetze 152/1950 vom 5. Juli 1950 und 174/1973 vom 20. März 1973).

Zusammenfassung der wichtigsten Empfehlungen

1. Das SI-Einheiten-System wird gemäß ISO-Empfehlung 1000-1973 angewendet.
Konsequenz: **Zeit in s** statt in min.
Druck in Pa (= Pascal) statt in mm Hg.

2. Bevorzugte Einheit für das **Volumen** ist das **Liter.**
Konsequenz: **mol/l** statt mol/cm³ oder mol/100 ml.

3. SI-Präfixe (SI-Vorsilben) (siehe Tabelle 13).

a) Für dezimale Vielfache und Teile von Einheiten sind die **SI-Vorsilben** anzuwenden.

b) Dabei sollen die Vorsilben bevorzugt werden, welche durch 3 teilbare Potenzen darstellen.

Konsequenz: **n, μ, m, k** statt h, da, d, c.

c) In den abgeleiteten Einheiten wird nur eine Vorsilbe benutzt.

Konsequenz: **nm** statt **mμm.**

d) Ist die abgeleitete Einheit ein Bruch, so wird die Vorsilbe im Zähler benutzt.

Konsequenz: mmol/l statt μmol/l.

---

*) Grundlage der Übersetzung bilden: Dybkaer, R., Nomenclature for quantities and units, in: Standard Methods of Clinical Chemistry, 6, 1970, S. 223—244.
**) Dybkaer, R. u. K. Jørgensen, Quantities and Units in clin. chem., Munksgaard, Copenhagen, 1966; offizielle IUPAC-Veröffentlichungen Nr. 20 = Quantities and units in clin. chem., Febr. 1972; Nr. 21 = List of Quantities in clin. chem., Febr. 1972. Nicht aufgenommen wurden Meßgrößen und Einheiten für die Enzymaktivität, da hierüber international noch keine Einigung besteht. Bei Festlegung auf der Basis der Sekunde bleibt noch offen, ob die Enzymaktivität als kohärente abgeleitete SI-Einheit oder als SI-Grundeinheit anzusehen ist. Die o. a. Empfehlungen der IFCC, ISO u. IUPAC enthalten in der übersetzten Bearbeitung zugleich eine Liste der einander gleichen deutschen und englischen Bezeichnungen.

e) Für die Anwendung der Vorsilben bildet das Kilogramm eine Ausnahme: die Vorsilben werden auf Gramm bezogen.
Konsequenz: **mg** statt μkg.

4. Stoffmengenkonzentration
Konzentrationen von Stoffen mit hinreichend genau bekannter chemischer Struktur sollen auf molekularer Basis, d. h. als Stoffmengenkonzentration, Stoffmengenverhältnis und Molarität angegeben werden (vorläufige Ausnahme bei Hämoglobin).
Konsequenz: **mmol**/l statt mg/l.

Kommentar

Klinisch-chemische Laboratoriumsergebnisse werden heute vermehrt auf der Grundlage einer dynamischen Betrachtungsweise interpretiert. Man beobachtet die Entwicklung der gemessenen Größen, berechnet Beziehungen zwischen diesen und stellt Bilanzen auf. Der Kliniker verfolgt direkt oder indirekt Stoffwechselprozesse, welche physikalischen und chemischen Gesetzen gehorchen. **Die biochemischen Reaktionen folgen den gleichen Regeln wie die rein chmischen,** was besagt, daß die Metaboliten in stöchiometrischen Verhältnissen, d. h. in wohldefinierten molekularen Beziehungen miteinander reagieren. Dementsprechend schlagen diese Empfehlungen vor, **Konzentrationen** soweit als möglich **als Stoffmengenkonzentrationen,** d. h. **auf molekularer Basis,** und nicht als Massenkonzentration **anzugeben.**

Die hierdurch geschaffene Gleichheit mit den für die chemische und pharmazeutische Laborpraxis gültigen Regelungen im Maß- und Einheitenwesen wird damit nachdrücklich der Beachtung empfohlen!

Herkömmliche Maße

Die folgenden Angaben und Definitionen schließen auch solche mit ein, die nicht mehr den heute gültigen gesetzlichen Forderungen genügen, jedoch noch vielerorts gebraucht werden.

1 Eßlöffel = 15 ml.
1 Kinder- oder Dessertlöffel = 10 ml.
1 Kaffee- oder Teelöffel = 5 ml. (Ein gestrichen voller Tee- od. Kaffeelöffel = ca. 3 g Salz od. Zucker, ca. 1 g Teeblätter, ca. 1,5 g Pflanzenpulver, 0,5 g Magn. usta.)
1 Messerspitze = ½—1 ml.
1 Schnapsglas = 50 ml
1 Weinglas = 100 ml.
1 Tasse = 150—200 ml.
1 Wasserglas = 150—200 ml
(Tinkturen sind ca. 10% leichter, Sirupe und starke Salzlösungen ca. 25% schwerer als Wasser.)
1 Fußbad = 5—10 Liter.
1 Sitzbad = 20—30 Liter.
1 Vollbad ca. 250 Liter.

Auf Grund der Zähigkeit liefert ein Normaltropfenzähler bei 15° C eine Flüssigkeitsmenge, die 1 g entspricht, mittels:

weniger als 20 Tropfen	dünne Sirupe
20 Tropfen	Wasser und wäßrige Flüssigkeiten
40 Tropfen	Fluidextrakte
40—50 Tropfen	ätherische und fette Öle
50—60 Tropfen	Spiritus und dessen Präparate, Tinkturen
80 Tropfen	Äther

Siehe auch Tropfentabelle!

Herkömmliche Gewichte

1 Gramm ist das Gewicht eines Kubikzentimeters destillierten Wassers bei 4° C; 1 kg ist das Gewicht eines Liters destillierten Wassers bei 3,98° u. 760 mm Hg.

1 g = 10 Dezigramm (dg) = 100 Zentigramm (cg) = 1000 Milligramm (mg).
10 g = 1 Dekagramm (Dag).
100 g = 1 Hektogramm (hg).
1000 g = 1 Kilogramm (kg) = 2 Pfund.
50 kg = 1 Zentner = 100 Pfund.
100 kg = 1 Doppelzentner = dz = 1 Dezitonne (dt).
1000 kg = 20 Zentner = 1 Tonne = t.
1 Pfund = 30 Lot = 300 Quentchen = 500 g.
1 mg = 1 Milligramm = $^1/_{1000}$ g = 10^{-3} g.
1 μg = 1 Mikrogramm = $^1/_{1000000}$ g = 10^{-6} g. (früher 1 γ)

Alte deutsche Medizinalgewichte (preußische),

die bis zum Jahre 1868 in allen Staaten Deutschlands in Gebrauch waren:
1 Gran = 0,0609 g (abgerundet 0,06 g).
1 Skrupel = 20 Gran = 1,218 g (abgerundet 1,25 g).
1 Drachme = 3 Skrupel = 3,654 g (aufgerundet 3,65 g).
1 Unze = 8 Drachmen = 29,232 g (aufgerundet 30,0 g).
1 Medizinal-Pfund (Libra) = 12 Unzen = 350,784 g (örtlich verschieden).

Englische und amerikanische Gewichte

Apothekergewichte (Troy):

1 grain (gr.) .... = 0,0648 g.
1 scruple = 20 graines = 1,296 g.
1 drachme = 3 scruples = 3,888 g.
1 ounce (oz) = 8 drachmes = 28,3495 g (englisch).
1 ounce (amerikanisch)..... = 31,103 g.
1 Pound (lb) = 16 oz = 7000 gr. = 453,5924 g (englisch).
(1 Pound engl. nach dem alten Apothecaries-System = 12 Troy ounces = 373,24 g).
1 Pound (amerikanisch) .... = 497,656 g.

Handelsgewichte (Avoirdupois)

1 ounce = 16 drachmes = 437,5 grains = 28,3495 g.
1 Pound = 16 oz = 7000 gr. = 453,5924 g.

Längenmaße

1 **Meter** ist gleich dem zehnmillionsten Teil des Erdquadranten bzw. der vierzigmillionste Teil eines Erdvollmeridians.
1 m = 10 dm = 100 cm = 1000 mm; 1 Kilometer (km) = 1000 m.
1 Zentimeter = 10 Millimeter (mm).
1 Millimeter = 1000 μm.
1 μm = 1000 nm.
0,1 nm = 1 Å (Ångström) = 10^{-10} m

Körper- und Hohlmaße

1 Kubikmeter (cbm, m³, Raummeter, Festmeter) = 1 Million ccm (cm³).
1 cbm = 1000 Liter (l) = 100 Dekaliter (dal) = 10 Hektoliter (hl).
1 Liter = 1000 ml = 100 Zentiliter (cl) = 10 Deziliter (dl) = 1,000028 ccm.
1 ml (Milliliter) = 0,001 Liter = 1,000028 ccm.

Englische und amerikanische Hohlmaße

	engl.	amerik.
1 Gallon (engl. „C“, amerik. „G“) = 8 Pints	= 4,564 Liter	= 3,7854 Liter
Pint (O)	= 20 fl. oz	= 16 fl. oz
	= 0,5682 Liter	= 0,473 Liter
1 Fluid Ounce (fl. oz) = 8 Fluid Drachme ...	= 28 ccm	= 29 ccm
1 Fluid Drachme (fl. drm) = 60 min.	= 3,55 ccm	= 3,697 ccm
1 Minim (min)	= 0,05919 ccm	= 0,0616 ccm

Europäisches Arzneibuch

Kennzeichnung der Löslichkeit nach Ph.Eur. (Bd. I/II)

	Lösungsmittelmenge (angenähertes Volumen) pro 1 Teil Substanz (Gewicht)
sehr leicht löslich	unter 1
leicht löslich	1— 10
löslich	10— 30
wenig löslich	30— 100
schwer löslich	100— 1000
sehr schwer löslich	1000—10000
praktisch unlöslich	über 10000

Kennzeichnung der Temperaturbereiche nach Ph.Eur. (Bd. I)

(Angabe in ° Celsius)

Tiefgekühlt	—15°— 0°
Kühlschrank	0°— 6°
Kalt	6°—15°
Raumtemperatur	15°—25°

Vergleichstabelle für poröse Filter-Größen nach Ph.Eur. (Bd. I)

Porositätsnr. n. Ph.Eur. (entspr. ISO-Vorschlag)	max. Porendurchmesser in μm	DAB Bez.	Ph. Gall.-Bez.	Brit. Ph.-Bez.
1,6	unter 1,6	5f	—	—
—	1— 2,5	5	—	5
4	1,6— 4	—	—	—
—	4— 6	—	5	—
10	4— 10	4f	—	4
16	10— 16	4	4	—
40	16— 40	3	3	3
—	40— 50	—	—	2
100	40—100	2	2	—
—	100—120	—	—	1
160	100—160	1	1	—
—	150—200	0	0	—
250	160—250	—	—	—
—	200—250	—	00	—

Porenweite bei Spezialfiltern n. Ph.Eur. (Bd. I)

Durchmesser in μm	Anwendungsgebiet
unter 2,5	Bakterienfiltration
4— 10	ultrafeine Filtration, Abtrennung von Mikroorganismen mit stärkerem Durchmesser
10— 40	Analytische Filtration, Feindispersion von Gasen, Feinfiltration von Quecksilber
40—100	Feinfiltration, Hg-Filtration, Feindispersion von Gasen
100—160	Filtration gröberer Substanzen, Dispersion und Waschen von Gasen
160—500	Grobfiltration, Dispersion und Waschen von Gasen

Tabelle 14

Biologische Einheiten, Testmethoden, Standard- und Referenzpräparate

Einheit, Methode	Wirkstoff
ACTH-Einheit	Adrenocorticotropes Hormon (=ACTH)
AEE (Apoerythein-Einheit)	Vitamin B_{12}
Allen-Doisy-E.	Östrogene
Almquist-Einheit	Vitamin K
Ansbacher-Einheit	Vitamin K
Anson-Einheit	Kathepsin
Antiprolan-Einheit	Antigonadotropin
Antitoxin-Einheit = A.E. (= Immunitäts-E.)	Serum
Apoerythein-Einheit	Vitamin B_{12}
Armour-Einheit	Trypsin
Armour-Standard	ACTH
Astwood-Einheit	Progesteron
Avena-Einheit = AE	Auxin, Wuchsstoff
Axolotl-Einheit = Ax.E.	Schilddrüsen-Hormon
Benzoat-Einheit = I.B.E.	Follikelhormon
Bessey-Einheit	Phosphatase
Blaueinheit n. Moore	Vitamin A
Bodansky-Einheit	Phosphatase
Butenandt-Einheit	Östrogene
Carr-Price-Einheit	Vitamin A
Christensen-Einheit	Plasmin
Chromatophoren-Einheit	ACTH
Clauberg-Einheit	Östrogene, Progesteron
Cod liver oil-Einheit	Vitamin A
Collip-Einheit	Parathormon
Corner-Allen-Einheit	Progesteron
Curative Einheit	Antistiffness-Faktor
Curtis-Doisy-Einheit	Östrogene
Cytotoxische Einheit	NNR
Dam-Einheit	Vitamin K
Dann-Einheit	Vitamin K
Digitalis-Einheit (D.E.)	Digitalis-Wirkstoffe
van Dyke-Chen-Einheit	Progesteron
Elektrometr. Einheit	Relaxin
Elritzen-Einheit	HML
Erhaltungsdosis	ACTH
v. Euler-Einheit	Substanz P
Fantl-Einheit	Prothrombin
Frosch-Antiprolan-Einheit	Antigonadotropin
Frosch-Dosis (F.D.)	Digitalis-Wirkstoffe, Choriongonadotropin, HML
Fuld-Gross-Einheit	Trypsin
Glykogen-Anthron-Einheit	Amylase
Goldblatt-Einheit	Angiotonin
Gomori-Einheit	Phosphatase
Grossberg-Einheit	Lipase
Hahnenkamm-Einheit = K.E.	Männl. Sexualhormone (= Androgene)
Hanson-Einheit	Parathormon
Hartmann-Einheit	NNR
Hatcher-Dosis	Digitalis

Head-Drop-Einheit = H.D.E.	Curare
Helferich-Einheit	Phosphatase
Hefewachstumseinheit	Pantothensäure
Hühnchen-Einheit	Pantothensäure
Hunde-Einheit, Hundetest	Antirenin, Cholecystokinin, Angiotonin, NNR, Renin, Enterogastron, Sekretin, Pankreozym
Immunitäts-Einheit = I.E.	Serum
Inaktivator-Einheit	Kallikrein
Indianopolis-Einheit	Angiotonin
Intrinsic-factor-Einheit	s. Vitamin B_{12}
Iowa-Einheit	Thrombin
Jorgensen-Wade-Einheit	thyreotr. Hormon
Junkmann-Schöller-Einheit	thyreotr. Hormon
Kälteresistenz-Einheit	NNR
Kaninchen-Einheit	Corpus luteum-Hormon. Vagotonin, Insulin, Progesteron, Prolactin, Choriongonadotropin
Kapaunenkamm-Einheit	Androgene
Katzen-Einheit (KE)	Digitalis-Wirkstoffe, Gastrin, Angiotonin Glukagon
Kaulquappen-Einheit	thyreotr. Hormon
Kay-Einheit	Phosphatase
King-Armstrong-Einheit	Phosphatase
Kirberger-Martini-Einheit	Phosphatase
Kröten-Einheit	Choriongonadotropin
Lactobacillus-lactis-Dorner-Einheit	Vitamin B_{12}
Landgrebe-Waring-Einheit	HML
Lipmann-Einheit	Pantothensäure
Loomis-Einheit	Plasmin
Lovibond-Blaueinheit	Vitamin A
Maclagan-Einheit	Serum (Thymoltrübungstest)
Mäuse-Einheit = M.E.	mammogenes Hormon, Insulin
Mäusekrampf-Einheit	Insulin
Mäuse-Uterus-U.	Choriongonadotropin
Marrian-Parkes-Einheit	Östrogene
Meerschweinchen-Einheit = M.S.E.	Schilddrüsen-Hormon, Vitamin C, Relaxin, Renin, thyreotr. Hormon, Kallidin
Mellanby-Einheit	Thrombin
Moore-Blau-Einheit	Vitamin A
NIH-Einheit	Thrombin
Nörby-Einheit	Amylase
Ovulations-Einheit	LSH
Owren-Einheit	Thrombin
Oxford-Einheit = OE	Penicillin
Pernow-Einheit	Substanz P
Phoxinus-Einheit	HML
Ratten-Einheit = R.E.	Vitamine und Hormone, FSH, Choriongonadotropin, NNR
Rattenuterus-Einheit	Choriongonadotropin
Reace-Turner-Einheit	thyreotr. Hormon
Rowlands-Parkes-Einheit	thyreotr. Hormon
Saccharomyces-Einheit = SE	Vitamin H
Samenblasentest	Androgene
Schering-Einheit	Hyaluronidase
Seegers-Einheit	Prothrombin
Seligman-Einheit	Phosphatase
Sherman-Einheit	Vitamin A

Sherman-Bourquin-Einheit	Laktoflavin
Shinovara-Einheit	Phosphatase
Somogyi-Einheit	Amylase
Street-Close-Einheit	α-Amylase
Stärke-Jod-Einheit	Amylase
Tauben-Einheit = T.E.	Laktationshormon, Aneurin
Thayer-Doisy-Einheit	Östrogene
Toronto-Einheit	Heparin
Vesiculardrüsentest	Androgene
Viskosimetr. Einheit	Trypsin
Viskositäts-Reduktions-Einheit = VRE	Hyaluronidase
Voegtlin-Einheit = V.E.	HHL-Hormone
Wachstums-Einheit	NNR
Waksman-Einheit = WE	Neomycin
Wohlgemuth-Einheit	Amylase
Xenopus-laevis-Einheit	Choriongonadotropin
Zwergmaus-Einheit	Wachstumshormon

Digitalis

Eine Frosch-Dosis (F.D.) ist die kleinste Menge Digitalis-Wirkstoffe pro Gramm Körpergewicht eines Landfroschs, die bei Injektion in den Brustlymphsack innerhalb 4 Stunden durch systolischen Herzstillstand tötet. (Diese Dosis liegt für *Digitoxin* bei 3,65 μg, für *Gitalin* bei 6 μg,)

Eine Digitalis-Einheit entspricht der Wirkungsstärke von 0,1 g eines internationalen Standardpräparates (seit 1950). Einstellung an der Katze.

Unter einer Katzeneinheit (KE) oder Meerschweincheneinheit (ME) versteht man die pro kg Tier gerade zum Tode führende Menge.

Frosch-Dosen pro mg Wirkstoff

Digitoxin	=	300
Gitoxin	=	120
Digilanid A	=	400
g-Strophanthin	=	2000
Convallotoxin	=	3200

Serum

1 Immunitäts-Einheit = *I.E.* (Immunisierungs-Einheit, Antitoxin-Einheit = A.E.) entspricht derjenigen Serummenge, welche die 100fach tödliche Toxinmenge unwirksam macht. Zur Einstellung und Prüfung dient ein Standard-Antitoxin von bekannter Stärke.

Antibiotica

Einheiten s. in den nachfolgenden Tabellen „Internationale biologische/pharmakologische Standard- und Referenzpräparate".

Vitamine

Vitamin: A: *1 Internationale Einheit* (*I.E.*) bzw. *1 USP-Einheit* entspricht ca. 0,3 μg Vitamin A bzw. ca. 0,344 μg Vitamin-A-Acetat = 0,55 Vitamin-A-Palmitat; 1 g Vitamin A = 3,333 Millionen I.E. Eine internationale Provitamin-A-Einheit = 0,6 μg rein. krist. β-Carotin.

Vitamin-B-Gruppe:

Vitamin B_1: *Eine Internationale Einheit* (*I.E.*) entspricht 3 μg reinem Vitamin B_1; 1 mg B_1-Hydrochlorid ist gleich 333 I.E.

Vitamin B_2 (Lactoflavin): *Eine Ratten-Einheit* (*R.E.*) ist gleich 4 μg Lactoflavin. *1 Sherman-Bourquin-Einheit* = 0,02 mg Lactoflavin

Vitamin B_6 (Adermin): Eine *Ratten-Einheit* entspricht 7,5 μg Adermin.

Pantothensäure: Eine *Hefewachstumseinheit* entspricht 0,08 μg pantothensauerem Calcium. Eine *Hühnchen-Einheit* entspricht 14 μg Pantothensäure.

Vitamin C (Askorbinsäure): Eine *Internationale Einheit* (*I.E.*) entspricht 50 μg L-Askorbinsäure oder einer *Meerschweinchen-Einheit* (*M.S.E.*).

Vitamin D: Internationaler Vitamin-D_3-Standard s. nachst. Tabellen. Eine *Internationale Einheit* (*I.E.*) entspricht 0,025 μg reinem kr. Vitamin D_3.

Vitamin E (Tokopherol): Eine I.E. entpsirhct 1 mg synth. d,L-α-Tokopherolacetat bzw. 1,10 mg d,L-α-Tokopherol.

Eine *Ratten-Einheit* (*R.E.*) entspricht etwa 2—3 mg α-Tokopherol und etwa 5—8 mg β- und 8—10 mg μg-Tokopherol.

Vitamin H (Biotin): Eine *Ratten-Einheit* (*R.E.*) entspricht 0,04 μg reinem Vitamin H. Eine *Saccharomyces-Einheit* (*SE*) ist diejenige Biotin-Menge, die innerhalb von 5 Stunden bei 30° die Verdoppelung einer bestimmten Zahl von Hefezellen bewirkt. 1 mg α-Biotin = 10000 R.E.; 1 mg β-Biotin = 20000 R.E.

Vitamin K (Koagulationsvitamin): Eine *Dam-Einheit* = 0,04 μg 2-Methyl-1,4-naphthochinon oder 0,08 μg Vitamin K_1 oder 0,14 μg Vitamin K_2; eine *Almquist-Einheit* = 16 μg Vitamin K_1 oder 4,2 μg 2-Methyl-1,4-naphthochinon. 1 *Ansbacher Einheit* = 20 Dam-Einheiten.

Hormone

Schilddrüse (Thyroxin): Eine *Meerschweinchen-Einheit* (*M.S.E.*) ist diejenige Menge, die bei täglicher Verabfolgung am 7. Tag einen Gewichtsverlust von 10% hervorruft, bei 75% der Versuchstiere. 1 g Thyroxin soll 4000 M.S.E. entsprechen (nach Rotter). Eine *Axolotl-Einheit* (*Ax.E.*) ist diejenige kleinste Menge, die einen mexik. Axolotl bei tägl. Verabfolgung innerhalb 4 Wochen aus einem kiemenatmenden Molch in einen lungenatmenden Salamander verwandelt.

Nebenschilddrüse (Parathormon): Eine *Collip-Einheit* ist $^1/_{100}$ der Hormonmenge, die bei einem 20 kg schweren Hund, subkutan injiziert, den Blutcalciumspiegel nach 16—18 Stunden um 5 mg pro 100 g Blutserum erhöht.

Pankreas (Insulin): Von dem „Expert Committee on Biological Standardization" wurde ein „*Viertes Internationales Standard-Präparat für Insulin*" eingeführt. 1 I.E. entspricht 0,04167 mg dieses 4. Internationalen Standardpräparates. Eine I.E. wird definiert als $^1/_3$ derjenigen kleinsten Insulindosis, die bei einem gesunden, 2 kg schweren Kaninchen, das 24 Stunden gehungert hat, innerhalb von 3 Stunden nach sukutaner Injektion den Blutzucker auf die sog. Krampfgrenze von 45 mg-% herabsetzt.

ACTH (Adrenocorticotropes Hormon): Der Armour-Standard = 1 I.E. entspricht 1 mg des 3. internationalen Standardpräparates. 1 *ACTH-Einheit* ist diejenige kleinste Menge, die bei 26—28 Tage alten hypophysenlosen Rattenweibchen nach viertägiger Injektion die Lipoide in der Nebennierenrinde wieder auftreten läßt.

Hypophysenvorderlappen

Laktationshormon, Prolactin: Eine *Internationale Einheit* (*I.E.*) entspricht 0,04545 mg eines Prolactinstandardpräparates. Eine *Tauben-Einheit* (*T. E.*) entspricht etwa 10 I.E. (nach Voss und Babald).

Choriongonadotropin: 1. HCG: Aus *menschl.* Schwangerenharn. Eine I.E. entspricht 1,279 μg des Standard-Trocken-Pulvers (1963). 2. Aus dem Serum trächtiger Stuten (*Serum-Gonadotropin*): Eine I.E. entspricht 3,569 μg des Standard-Trockenpulvers (1966).

Wachstumshormon, STH: 1 *Ratten-Einheit* (*R.E.*) oder 1 *Mäuse-Einheit* (*M.E.*) ist diejenige kleinste Menge, die bei hypophysenlosen Rattenweibchen bei täglicher Injektion innerhalb von 15 Tagen eine Gewichtszunahme von 15 g hervorruft; 1 I.E. = 1 mg des Standardpräparates.

Hypophysenhinterlappen

Oxytozin, Vasopressin, Adiuretin: Eine *Voegtlin-Einheit* (*V.E.*) entspricht 0,5 mg eines Standardpulvers, das aus dem Hypophysen frisch geschlachteter Rinder gewonnen wurde (Azetontrockenpulver, von dem 1 g = 6,4 g frischer Drüse entspricht).

Keimdrüsen

Östrogene: Eine *Internationale Einheit* (*I.E.*) entspricht 0,1 μg = 0,0001 mg des internationalen Standard-Präparates Östron.

Eine *Internationale Benzoat-Einheit* (*I.B.E.*) entspricht 0,1 μg des internationalen Standardpräparates Östradiolmonobenzoat.

Gestagene: Eine *Kaninchen-Einheit* (*K.E.*) ist gleich 0,75 mg Progesteron; eine *Internationale Einheit* (*I.E.*) ist gleich 1 mg kr. Progesteron.

Androgene: Eine *Kapaun-Einheit* (*K.E.*) ist diejenige kleinste Menge, die, 2 Tage hintereinander einem Kapaun injiziert, ein Kammwachstum von ca. 20% hervorruft, diese Menge entspricht 0,1 mg eines reinen kr. Androsteron-Standardpräparates.

Vergleichssubstanzen und Referenzpräparate des Europäischen Arzneibuches (Ph.Eur.)

Folgende 38 von der Europäischen Arzneibuch-Kommission für die Ph.Eur. erarbeitete Vergleichssubstanzen und Referenzpräparate werden in Bd. II der Ph.Eur. aufgeführt und sind im Sekretariat der Ph.Eur., F 67-Strasbourg (Europarat) erhältlich (eingeklammerte Zahl nach dem Präparat entspricht der lfd. Numerierung der Ph.Eur.-Monographie in Tabelle 4):

Digitoxinum (26)
Digoxinum (27)
Ergometrinii maleas (30)
Ergotaminii tartras (31)
Aethinyloestradiolum (81)
Benzylpenicillinum natricum (87)
Betamethasonum (88)
Chlortetracyclini hydrochloridum (96)
Cortisoni acetas (101)
Demeclocyclini hydrochloridum (104)
Desoxycortoni acetas (105)
Erythromycinum (108)
Hydrocortisoni acetas (121)
Lanugo gossypii absorbens (141)
Methyltestosteronum (147)
Neomycini sulfas (151)
Oestradioli benzoas (157)
Oestronum (158)
Oxytetracyclini dihydras (160)
Oxytetracyclini hydrochloridum (161)
Phenoxymethylpenicillum (162)
Polymyxini B sulfas (164)
Prednisolonum (165)
Prednisonum (166)
Progesteronum (167)
Streptomycini sulfas (172)
Testosteroni propionas (177)
Vaccinum morbillorum (190)

außerdem

Anhydrotetracyclin-hydrochlorid
Epianhydrotetracyclin-hydrochlorid
Epitetracyclin-hydrochlorid
Hautpulver
Hydrocortisonum
Öle zur Viskosimeter-Eichung
Prednisoloni acetas
Saponin
Testosteronum
Tetracyclin-hydrochlorid

Standardpräparate DAB 7 (DDR)

Das DAB 7 der DDR beschreibt für die folgenden Stoffe inländ. verfügbare Standards und zugehörige Standardhalter:

Chrom-51 (wäßr. $Na_2{}^{51}CrO_4$-Lsg.)
Gold-198 (wäßr. $H^{198}AuCl_4$-Lsg.)
Hautpulver
Heparin
Insulin
Jod-131 (wäßr. $K^{131}J$-Lsg.)
Calciferol
Kobalt-60 (wäßr. Lsg. von $^{60}Co(NO_3)_2$ oder $^{60}CoCl_2$)
Phosphor-32 (wäßr. $Na_2H^{32}PO_4$-Lsg.)
Sporenerde
Streptomycin
Cäsium-137 (wäßr. $^{137}CsCl$-Lsg.)

Internationale biologische/pharmakologische Standard- und Referenzpräparate

Wirkstoff/Präparat	Internationale Einheit (IE) in mg	Bezugsform*)	Einführungsjahr Standard (St.) oder Referenz (Ref.)
Antibiotika			
Amphotericin B	0,001 064	Amp. 100 mg (940 IE/mg)	1963 (1 St.)
Bacitracin (Zink-B.)	0,013 51	Amp. 100 mg (74 IE/mg)	1964 (2 St.)
Chlortetracyclin (HCl)	0,001	Amp. 60 mg (1000 IE/mg)	1953 (1 St.)
Cefalotin (-Na)	0,001 0661	Amp. 50 mg (938 IE/mg)	1965 (1. Ref.)
Colistin (-methansulfonat)	—	Amp. 75 mg	1966 (1. Ref.)
Colistin(-sulfat)	—	Amp. 75 mg	1965 (1. Ref.)
Demethylchlortetracyclin	0,001	Amp. 80 mg (1000 IE/mg)	1962 (1. Ref.)
Dihydrostreptomycin (-sulfat)	0,001 219	Amp. 200 mg (820 IE/mg)	1966 (2 St.)
Erythromycin (-dihydrat)	0,001 053	Amp. 200 mg (950 IE/mg)	1957 (1. St.)
Gramicidin	0,001	Amp. 55 mg (1000 IE/mg)	1966 (1. Ref.)
Gramicidin S	0,001 002	Amp. 50 mg (998 IE/mg)	1962 (1. Ref.)
Hygromycin B	0,000 8928	Amp. 40 mg (1120 IE/mg)	1966 (1. St.)
Kanamycin(-sulfat)	0,001 232	Amp. 50 mg (812 IE/mg)	1959 (1. Ref.)
Kanamycin B	—	Amp. 5 mg	1964 (1. Ref.)
Lincomycin(-HCl)	0,001 1351	Amp. 50 mg (881 IE/mg)	1965 (1. Ref.)
Neomycin(-sulfat)	0,001 47	Amp. 100 mg (680 IE/mg)	1958 (1. Ref.)
Novobiocin	0,001 031	Amp. 100 mg (970 IE/mg)	1965 (1. St.)
Oleandomycin (Chlf.-Addukt)	0,001 176	Amp. 75 mg (850 IE/mg)	1964 (1. St.)
Nystatin	0,000 333	Amp. 75 mg (3000 IE/mg)	1963 (1. St.)
Oxytetracyclin (-dihydrat)	0,001 1364	Amp. 100 mg (880 IE/mg)	1966 (2. St.)
Paromomycin (-sulfat)	0,001 333	Amp. 75 mg (750 IE/mg)	1965 (1. Ref.)
Penicillin (Benzylpenicillin-Na)	0,000 5988	Amp. 30 mg (1670 IE/mg)	1952 (2. St.)
Penicillin K (89,9% reines n-Heptylpenicillin-Na, 9,6% Dihydropenicillin F, 0,5% Penicillin F)	—	Amp. 20 mg	1951 (1. Ref.)
Phenoxymethylpenicillin	0,000 59	Amp. 75 mg (1695 IE/mg)	1957 (1 St.).
Procain-Benzylpenicillin in Öl mit Aluminiummonostearat	—	Phiolen 10 ml	1966 (2. Ref.)

*) Antibiotika-Präp. erhältlich beim Internat. Laboratorium für biolog, Standardpräparate, National Institute for Medical Research, Mill Hill, London. oder (betr. Hygromycin u. Tylosin) Central Veterinary Laboratory, Weybridge, England.

Wirkstoff/Präparat	Internationale Einheit (IE) in mg	Bezugsform*)	Einführungsjahr Standard (St.) oder Referenz (Ref.)
Ristocetin	—	Amp. 45 mg	1960 (1. Ref.)
Ristocetin B	—	Amp. 5 mg	1964 (1. Ref.)
Spiramycin	0,000 3125	Amp. 50 mg (3200 IE/mg)	1962 (1. Ref.)
Streptomycin(-sulfat)	0,001 282	Amp. 175 mg (780 IE/mg)	1958 (2. St.)
Tetracyclin(-HCl)	0,001 01	Amp. 200 mg (990 IE/mg)	1957 (1. St.)
Triacetyl-oleandomycin	0,001 2	Amp. 100 mg (833 IE/mg)	1962 (1. Ref.)
Tylosin	0,001	Amp. 40 mg (1000 IE/mg)	1966 (1. St.)
Vancomycin(-sulfat)	0,000 993	Amp. 50 mg (1007 IE/mg)	1963 (1. St.)
Viomycin(-sulfat)	0,001 37	Amp. 35 mg (730 IE/mg)	1959 (1. Ref.)
Enzyme, Hormone, Vitamine			
Choriongonadotropin (getrocknetes aktiv. Prinzip aus dem Harn schwangerer Frauen)	0,001 279	Amp. 7 mg in Lactose (5300 IE/Amp.)	1963 (2. St.)
Corticotropin (gerein. Hormon von Schweine-HVL)	1,0	Amp. 50 μg in 5 mg Lactose (1 IE/mg)	1962 (3. St.)
Erythropoetin	1,48	Amp. 14,80 mg (0,6757 IE/mg)	1965 (1. Ref.)
Heparin (Na-Salz des gerein. akt. Prinzips v. Rinderlunge)	0,0077	Amp. 20 mg (130 IE/mg)	1958 (2. St.)
Hyaluronidase getrocknet, von Rindertestes)	0,1	Röhrchen zu zehn 20 mg-Tabl. des mit Lactose verdünnten Enzyms (etwa 200 IE/Tabl.)	1955 (1. St.)
Insulin (gerein., 52% Rinder-, 48% Schweinepankreas)	0,041 67	Amp. 110—125 mg (24 IE/mg)	1958 (4. St.)
Menopausenhormon (getrocknetes aktives Prinzip aus dem Harn v. Frauen nach der Menopause)	0,2295	Amp. 9 mg in Lactose (40 IE follikelstimulierendes und 40 IE luteinisierendes Hormon pro Ampulle)	1964 (2. Ref.)
Oxytocische, vasokonstriktorische und antidiuretische Substanzen (pulverisierter, acetongetrockneter Rinder-HHL)	0,5	Amp. 30 mg (2 oxytocische, 2 vasokonstriktorische, 2 antidiuretische IE/mg)	1957 (3. St.)
Prolactin (getrockn. aktives Prinzip von Schafs-HVL)	0,045 45	Amp. 10 mg (22 IE/mg)	1962 (2. St.)
Serumgonadotropin (gefriergetrocknetes aktives Material)	0,003 569	Amp. 5,71 mg in Lactose (1600 IE/Amp.)	1966 (2. St.)

*) erhältlich beim National Institute for Medical Research, Mill Hill, London.

Wirkstoff/Präparat	Internationale Einheit (IE) in mg	Bezugsform*)	Einführungsjahr Standard (St.) oder Referenz (Ref.)
Streptokinase-Streptodornase (getrockn. aktives Material)		Amp. 1 mg mit 5,5 mg Lactose (3100 IE bzw. 2400 IE/Ampulle)	1964 (1. St.)
Streptokinase	0,002 090		
Streptodornase	0,002 700		
Thyreotropin (gerein. Hormon von Rinder-HVL)	13,5	Röhrchen zu zehn 20 mg-Tabl. einer Mischg. von 1 Tl. Hormon zu 19 Tln. Lactose (etwa 1,48 IE/Tabl.)	1954 (1. St.)
Vitamin B_{12}	—	Röhrchen zu zehn 20 mg-Tabl. Cyanocobalamin	1959 (1. Ref.)
Vitamin D_3	0,000 025	Fläschchen zu 6 g einer Lsg. in Pflanzenöl (1000 IE/g)	1949 (2. St.)
Wachstumshormon (getrockn. aktives Prinzip aus Rinder-HVL)	1,0	Amp. 30 mg (1 IE/mg)	1955 (1. St.)
Pharmakologische Präparate			
Digitalis (getrocknete, pulverisierte Blätter von Digitalis purpurea)	76,0	Amp. 2500 mg (0,013 16 IE/mg)	1949 (3. St.)
Dimercaprol (BAL; 2,3-Dimercaptopropanol)	—	Amp. 2 ml	1952 (1. Ref.)
Mel B (Melaminyl-4-phenylarsenodithioglycerin)	—	Amp. 100 mg	1954 (1. Ref.)
MSb (Natrium-p-melaminyl-phenylstibonat, polymerisiert)	—	Amp. 500 mg	1954 (1. Ref.)
Neoarsphenamin	—	Amp. 300 mg	1940 (Ref.)
Oxophenarsin	—	Ampullensätze mit 120 mg Oxophenarsin-Amp., 100 mg wasserfreies Na-carbonat-Amp., 500 g wasserfreie Saccharose-Amp.	1951 (1. Ref.)
Protamin	—	Amp. 60 mg	1954 (1. Ref.)
Pyrogen (getrockn., gerein. O-Antigen der Shigella dysenteriae)	—	Amp. 2 mg	1958 (1. Ref.)
Sulfarsphenamin	—	Amp. 300 mg	1951 (3. Ref.)

*) erhältlich beim National Institute for Medical Research, Mill Hill, London.

Tabelle 15

Indikatoren

Name des Indikators	Umschlags-gebiet pH	Farb-umschlag
Kresolrot	0,2— 1,8	rot-gelb (1. Stufe)
Metanilgelb	1,2— 2,3	rot-gelb
Thymolblau (Thymolsulfophthalein)	1,2— 2,8	rot-gelb (1. Stufe)
Tropäolin 00 (Natriumsalz der Diphenyl-amino-azo-p-benzolsulfonsäure)	1,4— 3,2	rot-gelborange
Benzylorange (p-Benzolsulfonsäureazo-benzylanilin, Kaliumsalz)	1,9— 3,3	rot-gelb
Dimethylaminozobenzol, Methylgelb, Di-methylgelb	2,8— 4,4	rot-gelb
Bromphenolblau (Tetrabromphenolsulfo-phthalein)	3,0— 4,6	gelb-blauviolett
Methylorange	3,1— 4,4	rot-gelb
Bromkresolgrün	3,8— 5,4	gelb-blau
Methylrot(p-Dimethylamino-azobenzol-o-karbonsäure)	4,2— 6,3	rot-gelb
Bromkresolpurpur (Dibrom-o-kresolsulfo-phthalein)	4,8— 6,8	gelb-violett
Lackmus, Azolitmin	5— 7	rot-blau
Bromthymolblau (Dibromthymolsulfo-phthalein)	6,0— 7,6	gelb-blau
Phenolrot (Phenolsulfophthalein)	6,8— 8,4	lachsorange-violettrot
Kresolrot (o-Kresol-sulfophthalein)	7,2— 8,8	gelb-purpur (2. Stufe)
Thymolblau (Thymolsulfophthalein)	8,0— 9,6	gelb-blau (2. Stufe)
o-Kresolphthalein	8,2— 9,8	farblos-rotviolett
Phenolphthalein	8,2—10,0	farblos-rot
Thymolphthalein	9,3—10,5	farblos-blau
Alizaringelb R (4-Nitro-benzol-(l-azo-5)-salizylsäure, Natriumsalz)	10,0—12,1	gelb-lila

Tabelle 16

Tropfentabelle

Die Angaben beziehen sich auf Raumtemperatur und einen Tropfenzähler, bei dem 20 frei aus dem senkrecht gehaltenen Tropfenzähler fallende Tropfen destilliertes Wasser von 20° 1,00 g (±0,10) wiegen (lt. DAB 7).

Substanz	1 g entspricht etwa Tropfen	1 Tropfen wiegt etwa mg
Adrenalin-Lösung	20	50
Äther	88	11
Allylsenföl	43	23
Äthanol 96%	63	16
Äthanol 90%	60	17
Äthanol 80%	58	17
Äthanol 70%	56	18
Äthanol 45%	47	21
Aluminiumacetat-tartrat-Lösung	26	38
Ameisensäure, verdünnte	25	40
Ameisensäure, wasserfreie	38	26
Ammoniaklösung	23	43
Anisöl	41	24
Arnikatinktur	55	18
Ascaridol	43	23
Baldriantinktur	57	18
Benzin	86	12
Campheröl, starkes	42	24
Campherspiritus	54	19
Chinatinktur, zusammengesetzte	56	18
Chloroform	58	17
Digitalistinktur	57	18
Erdnußöl	48	21
Essigsäure	57	18
Eucalyptusöl	53	19
Fenchelöl	46	22
Formaldehyd-Lösung	33	30
Fowlersche Lösung	33	30
Glyzerin	24	42
Wasserfreies Glyzerin	23	43
Heilbuttleberöl	46	22
Ipecacuanhatinktur	56	18
Jodlösung, alkoholische	64	16
Jodlösung, wäßrige	24	42
Kümmelöl	48	21
Lavendelöl	53	19
Lebertran	43	23
Leinöl	42	24
Milchsäure	36	28
Myrrhentinktur	60	17
Natriumlactat-Lösung	24	42
Nelkenöl	43	23
Nicotinsäurediäthylamid	37	27
Ölsäureoleylester	46	22

Substanz	1 g entspricht etwa Tropfen	1 Tropfen wiegt etwa mg
Olivenöl	48	21
Opiumtinktur	45	22
Paraffin, dickflüssiges	50	20
Paraffin, dünnflüssiges	50	20
Paraldehyd	57	18
Pfefferminzöl	52	19
Pomeranzentinktur	56	18
Phenol, verflüssigtes	37	27
Phosphorsäure, konzentrierte	19	53
Phosphorsäure, verdünnte	20	50
Polyäthylenglykol-Sorbitanoleat	39	26
Ratanhiatinktur	54	19
Rizinusöl	40	25
Salzsäure, verdünnte	20	50
Terpentinöl, gereinigtes	54	19
Thymianfluidextrakt	48	21
α-Tocopherolacetat	47	21
Wacholderbeeröl	54	19
Wasser	20	50
Wasserstoffperoxid-Lösung, konzentrierte	20	50
Wasserstoffperoxid-Lösung, verdünnte	20	50
Zimtöl	39	26
Zitronenöl	53	19

Tabelle 17

Lebensmittel-Nährwerttabelle

Der genießbare Teil von 100 g eingekaufter Ware enthält (g)

Lebensmittel	Eiweiß	Fett	Kohlenhydrate	Kalorien
Brot				
Vollkornbrot, Grahambrot	7	1	46	239
Pumpernickel	6,5	0,6	48	230
Weißbrot (Brötchen, Semmel)	7	1	58	278
Zwieback, eifrei	10	4	6	403
Knäckebrot	10	1	77	383
Stärke- u. Getreideprodukte				
Weizenmehl	11	1,5	75	370
Roggenmehl	9	0,4	80,6	357
Hafermehl, -flocken	14	7	66,5	402
Kartoffelstärke	1	0,1	83	361
Gerstengraupen	10	1	74,5	371
Reis	7,9	0,5	77,8	356
Hafergrütze	13,4	5,9	67	385
Weizengrieß	10	1	75	370
Milch, Butter, Käse, Fett				
Kuhmilch	3,4	3,6	5	65
Magermilch	4	0,2	5	35
Sahne (Rahm)	3	10	4	215
Buttermilch	4	1	4	36
Kondensierte Milch (7,5% Fett)	7	8	10	141
Quark, mager	17	1,2	2	88
Margarine	1	80	1	752
Fettkäse 40%	24	22	3	316
Camembert	19	23	2	301
Butter	1	84	0,8	777
Schweineschmalz	0,3	99,7	—	947
Erdnußöl, Olivenöl, Kokosfett	—	99	—	927
Eier im Durchschnitt	11	10	1	147
Fleisch				
Rindfleisch, mittelfett	15	18	—	238
Schweinefleisch, mittelfett, ohne Knochen	18	21	—	269
Kalbfleisch	16	8	—	140
Hammelfleisch, mittelfett	13	20	0,3	246
Leber	18	4	2,9	132
Hirn	10	8	1	125
Schinken ger., roh	16	29	—	344
Speck, durchwachsen	8	60	—	605
Speck, fett	2	80	—	770
Salamiwurst	17	47	—	523
Gans	10	20	—	230
Hase	17	2	0,4	99
Brathuhn	15	4	—	107
Fische				
Aal	9	18	—	209
Karpfen	10	4	—	83
Hering grün	11	12	—	161

Lebensmittel	Eiweiß	Fett	Kohlenhydrate	Kalorien
Fische				
Seebarsch	10,9	0,5	—	49
Flußbarsch	7	0,3	—	31
Schellfisch	9,5	0,2	—	41
Forelle	10,1	1,1	—	52
Ölsardinen	24	14	1	240
Bismarckhering	17	13	1,5	203
Bückling	14	9	—	146
Gemüse				
Blumenkohl	2	0,3	2	17
Rosenkohl	4	1	6	42
Grünkohl	2	1	3	23
Weißkohl	1	0,2	3	19
Wirsing	2	0,4	3	24
Spinat	2	0,3	2	18
Spargel	1	0,1	2	15
Kopfsalat	1	0,2	1	10
Kohlrabi	1	0,2	3	18
Möhren, Karotten	1	0,3	6	29
Rote Rüben (Bete)	1	0,1	6	29
Radieschen	1	1	2	20
Rettich	1	0,1	3	15
Linsen	24	1	56	354
Erbsen, gelbe	22	1	59	359
Bohnen, weiße	21	2	56,1	346
Zwiebel	1	0,1	9,4	42
Topinambur	1,7	0,15	16	74
Gurke	0,6	0,2	1	7
Tomate	1	0,5	3	18
Sauerkraut	2	0,3	4	26
Paprikaschoten	1	—	4	22
Pilze, im Durchschnitt	3,3	0,4	4,5	36
Pilze, getrocknet	20	3	40	280
Kartoffeln	2	—	15	68
Obst				
Apfel	0,4	—	11	48
Birne	0,4	—	13	56
Pfirsich	0,5	1	10	42
Pflaumen	0,8	—	12	50
Weintrauben	0,7	—	16	70
Erdbeeren	0,9	2	7,6	37
Preiselbeeren	0,3	2	11,6	57
Apfelsine	0,6	1	7	39
Banane	0,9	—	14	61
Mandeln	18	54	16	650
Trockenobst, Backobst im Durchschnitt	3	1	64	275
Honig, Kakao				
Bienenhonig	0,4	—	81	305
Marmelade	0,2	—	66	261
Kakao, wenig entölt	20	25	38	472

Tabelle 18

Kurzgefaßte Anleitung zur qualitativen Harnuntersuchung

Allgemeine Eigenschaften des Harns

Zusammensetzung: Normaler Harn enthält ca. 96% Wasser und ca. 4% feste Bestandteile. Letztere setzen sich zusammen aus ca. 60% organischen und ca. 40% anorganischen Stoffen. 1500 ml normaler Harn enth. ca. 35 g organische Bestandteile: (Harnstoff ca. 30 g, Harnsäure ca. 0,7 g, Kreatinin ca. 1,5 g, ferner Hippursäure, Kreatin, Cystin, Indikan) u. ca. 25 g anorgan. Bestandteile (Natriumchlorid, Sulfate, Ammoniak, Magnesia, Kalk), ferner Harnfarbstoffe, Enzyme, Hormone, Vitamine.

Menge: Innerhalb 24 Stunden: Männer ca. 1500 bis 2000 ml, Frauen ca. 1200 bis 1700 ml, vermehrt bei Diabetes mellitus oder Diabetes insipidus sowie nach großer Flüssigkeitsaufnahme, vermindert bei Fieber, Nephrosen sowie nach großen Anstrengungen. Kinder scheiden *verhältnismäßig* mehr Harn ab als Erwachsene.

Konservierung: Eine je nach Analysenumfang bemessene Menge des 24-Stunden-Harnes (i. allg. 200 ml) wird entweder mit einem Thymolkristall, mit einigen Tr. Toluol oder — besser — mit 0,2% Nipagin M konserviert u. bei etwa 4°C aufbewahrt. Vor Analysenbeginn ist der Harn auf Zimmertemp. zu bringen.

Farbe: Normal bernsteingelb.

Farbentöne nach Vogel:

1. blaßgelb 2. hellgelb	blasse Harne
3. gelb	normal gefärbter Harn
4. rotgelb 5. gelbrot 6. rot	hochgestellte Harne
7. braunrot 8. rotbraun 9. braunschwarz	dunkle Harne

Blaßgelbe Harne können beim Gesunden auftreten nach besonders reichlicher Flüssigkeitsaufnahme sowie nach Gebrauch von harntreibenden Mitteln. Pathologisches Vork. z. B. bei Diabetes insipidus (mit niedrig. spez. Gewicht), bei Diabetes mellitus (mit hohem spez. Gewicht), bei Anämie, Nephritis, Schrumpfniere, auch bei nervösen Zuständen.

Dunkle und hochgestellte Harne scheiden Gesunde bes. nach schwerer körperlicher Arbeit mit viel Schweißabsonderung, nach reichlicher Mahlzeit und geringer Flüssigkeitsaufnahme aus. Pathologisch tritt die dunkle (braunrote, burgunderrote, gelbrote, ziegelrote) Farbe auf bei Fieber, Herzkrankheiten, Verdauungsstörungen.

Rosa bis blutrot gefärbte Harne, im reflektierten Licht meist grünlich schimmernd, deuten auf Gehalt an Blut bzw. Hämoglobin.

Gelbgrüne bis gelbbraune Farbe, mit gleichgefärbtem Schaum, wird meist durch Gallenfarbstoffe hervorgerufen, mitunter auch durch Blut und Methämoglobin (Vergiftung mit Arsenwasserstoff).

Blaue, grüne oder grünblaue Färbung, wird durch pathologische Indikanausscheidung hervorgerufen (Indikanurie, Cholera, Typhus).

Harnverfärbung durch Einnahme von Arzneimitteln:

Goldgelb (nach Zusatz von Alkalien rot): Sennesblätter, Rhabarber, Frangula, Cascara, Salicylsäure, Santonin, Phenolphthalein.

Gelbrot-burgunderrot-dunkelrot: Antipyrin, Antifebrin, Sulfonal, Istizin, Prontosil, auch Pilze.

Rosarot: Pyramidon, Veramon und ähnl.

Grünlichgelb-grünlichschwarz: Extractum Filicis, Thallium.

Dunkelgrün bis schwarzgrün: Bromoform, Salol, Pyrogallol, Arbutin.

Blau, grünblau: Methylenblau (gefärbte Bonbons oder andere gefärbte Zukkerwaren).

Braun bis braunschwarz: Chinin, Phenol, Kresol, Thymol, Brenzkatechin, Resorcin, Tannin, Naphthalin (auch nach äußerlichem Gebrauch!); Guajakol und Azobenzol färben den Harn rotbraun bis schwarz.

Konsistenz: Normal dünnflüssig und leicht schäumend. Dickflüssiger Harn deutet auf Eitergehalt.

Geruch: normal: fleischbrühartig,
ammoniakalisch: ammoniakalische Gärung in der Blase,
obstartig: Aceton,
faulig: Eiter, Blut, Faeces,
widerlich merkaptanartig: nach Genuß von Spargel, Knoblauch, Rettich,
nach Schwefelwasserstoff: bei schwerer Cystitis oder bei Vorhandensein von Bact. coli,
veilchenartig: nach Einnehmen von Terpentinöl, Eukalyptusöl, Eukalyptol.

Reaktion, pH-Bestimmung: Zur einfachen Bestimmung, ob sauer oder alkalisch, genügt gutes Lackmuspapier. Zur genaueren Bestimmung des pH-Wertes benutzt man das Universalindikatorpapier „Merck“, das gestattet, ganzzahlige pH-Werte von 1—10 unmittelbar abzulesen oder die Spezialindikatorpapiere „Merck“, die eine Ablesegenauigkeit bis 0,2 pH ermöglichen. Normaler Harn ist sauer oder schwach sauer; verstärkt sauer nach Fleischnahrung; bei Fieber, Diabetes, harnsaurer Diathese, Skorbut, Leukämie sowie bei Magenkarzinom, auch nach schwerer körperlicher Arbeit, reagiert der Harn verstärkt sauer. Alkalisch nach überwiegender Gemüsekost, nach Genuß von alkalischen Wässern und Fruchtsäften sowie bei Blasenkatarrh. Auch wenn der Harn unmittelbar nach reichlicher Mahlzeit entleert wird, reagiert der Harn vielfach schwach alkalisch.

Spezifisches Gewicht: Normal zwischen 1,012—1,030 (meist zwischen 1,015 bis 1,022) bei 15°C. Man mißt mit der Eintauchspindel (Urometer), die auf 15° geeicht ist u. einen Meßbereich von 1,000 bis 1,040 aufweist und korrigiert das bei anderer Temperatur abgelesene Gewicht, indem man für je 3 Grade über der für die Spindel geltenden Normaltemperatur 0,001 zur abgelesenen Dichte zuzählt und bei niedrigerer Temperatur abzieht. Morgenharn ist konzentrierter als Abendharn; diabetischer Harn meist zwischen 1,030 und 1,040 und höher, kann aber auch normale Dichte haben. Messung auch mit der Mohr-Westphalschen Waage.

Identität: Um festzustellen, ob es sich bei einer Flüssigkeit überhaupt um Harn handelt, prüft man 1. den Geruch (der beim Kochen stärker hervortritt), 2. ob beim Sieden eine Trübung oder Sedimentalabscheidung auftritt, die bei Harn durch Erdalkalihydrogenphosphate u. -hydrogencarbonate hervorgerufen wird; 3. ob Harnstoff vorhanden ist, s. weiter unten unter Harnstoff-Nachweis.

Durchsichtigkeit: Normaler Harn ist klar u. durchsichtig, bisweilen etwas fluoreszierend. Nach mehrstündigem Stehen scheiden sich kleine Wölkchen (Nubecula) aus Schleim, Epithelien etc. ab. Nach rd. 24 Stunden sedimentieren kr. Niederschläge aus Harnsäure u. deren Alkali- sowie Erdalkalisalzen als „Sedimentum lateritium“ (Ziegelmehlsediment), Calciumoxalat, Ammoniumurat, Magnesiumsalze u. a. m., die sich beim Erwärmen wieder lösen. Wird der Harn bereits trübe entleert oder wird dabei rasch trübe, so liegen häufig pathologische Ursachen vor und eine Sedimentuntersuchung ist ratsam. Eine milchige Harntrübung kann auf Fettausscheidung beruhen, wie sie bei eitrigen Erkrankungen des Harntraktes (Pyelitis, Cystitis) auftritt.

Trüber Harn wird durch Vorproben (s. 1—6) auf mögliche Trübungsursachen hin untersucht.

1. Klärung durch Erwärmen deutet auf harnsaure Salze,
2. nimmt Trübung beim Erwärmen zu, werden einige Tropfen verd. Essigsäure zugefügt (bei Klärung waren Phosphate zugegen, bei CO_2-Entwicklung außerdem Karbonate),
3. führt auch der Zusatz der Essigsäure nicht zur Klärung, wohl aber Zusatz von HCl, so war oxalsaurer Kalk zugegen,
4. führten die Proben 1—3 nicht zur Klärung, so wird eine neue Probe mit KOH versetzt. Sofortige Klärung deutet auf Harnsäure,
5. erfolgt auch auf KOH keine Klärung, sondern zunehmende gelatinöse Trübung, so deutet dies auf Eiter,
6. erhitzt man den mit KOH versetzten Harn stark, so fallen die Phosphate aus; färben diese sich beim Erkalten rot, so kann Blutfarbstoff zugegen sein.

Erfolgt nach 1—6 keine Klärung, so rührt die Trübung wahrscheinlich von der Anwesenheit von Bakterien (Cystitis) her; weitere Anhaltspunkte liefern ggfs. die Nitritprobe u. die Diazoreaktion nach Ehrlich.

Für die folgenden Nachweisreaktionen ist nur klarer, ggfs. durch Kieselgurschicht klar filtrierter Harn zu verwenden!

Nachweisreaktionen

Eiweiß

1. Kochprobe: Einige ml Harn werden im Reagensglas zum Sieden erhitzt und einige Tropfen verdünnte Essigsäure (5—10%ig) zugefügt. (Aufbrausen deutet auf Karbonate.) Darauf setzt man weiter stets einen Tropfen Essigsäure zu und kocht wieder auf, bis eine evtl. Eiweißausfällung nicht mehr zunimmt. Positiv, wenn die beim Erhitzen auftretende Trübung auf Zusatz von weiteren Tropfen Essigsäure nicht verschwindet. Eine anfängliche Trübung rührt von Erdphosphaten her und hat nichts zu bedeuten. Besser ist es, statt Essigsäure die Sörensen-Pufferlösung (56,5 ml Eisessig + 136,1 g Natriumacetat, ad 1000 ml Aqua) zu verwenden (pH 4,6). Hierbei fallen Erdphosphate und Urate nicht aus. Ist die Trübung nur gering, so vergleicht man mit einem daneben gehaltenen Reagensglas mit ungekochtem Harn. Nachweisgrenze bei ca. 0,01%.

2. Bödeker-Probe mit Ferrozyankalium und Essigsäure: 10 ml Harn versetzt man mit 10 Tropfen 30%iger Essigsäure und 1—3 Tropfen 10%iger Ferrocyankaliumlsg., ohne zu erwärmen. Positiv, wenn ein gelblich-weißer, feinflockiger Niederschlag entsteht, bei sehr geringem Eiweißgehalt erst nach einigen Minuten, evtl. auch nur Opaleszenz. Man kann die Mischung von Essigsäure und Ferrozyankaliumlsg. auch mit dem Harn überschichten, es entsteht dann eine ringförmige Trübung an der Berührungsstelle. Zuverlässig und empfindlich noch für 0,001% Eiweiß!

3. Hellersche Ringprobe: 5 ml konz. HNO_3 werden mit 5 ml Harn vorsichtig überschichtet. Positiv, wenn an der Berührungsstelle über einer bräunlichen ringförmigen Färbung ein weißlicher, trüber Ring entsteht, der sich bei geringem Eiweißgehalt erst nach einigen Minuten bildet. Empfindlichkeit 0,002%. Verschwindet der Ring auf Zusatz von A., so rührt er v. Harzsäuren (Kopaivabalsam) her, während der Eiweißring nicht verschwindet. Grünlich gefärbter Ring deutet auf Gallenfarbstoffe hin.

4. Sulfosalizylsäureprobe: Einige ml Harn werden mit einigen Tropfen einer wäß. Lsg. von Sulfosalizylsäure (1:20) versetzt od. einige Kr. reiner Sulfosalizylsäure dem sauren Harn zugefügt. Positiv: Auftretende Trübung, bei geringen Mengen Opaleszenz, bei größeren Mengen intensive Trübung u. Niederschläge, die beim Erhitzen bleiben (v. Albumosen herrührende Trübungen lösen sich auf). Äußerst empfindliche Probe; Nachweisgrenze bei ca. 0,0015%.

5. Schnelltests: „Albustix" (Ames-Merck): Prinzip = Farbreaktion von Bromphenolblauimprägnierten Teststäbchen; Empfindlichkeit 20 mg%.
„Urei-Test" (Boehringer, Ma.): Prinzip = Farbreaktion von Tetrabromphenolphthalein-äthylester-imprägnierten Teststäbchen; ferner **Combur- u. N-Combur-Test.**
„Nobamin"-Teststrips: Prinzip wie bei „Albustix".

Kohlenhydrate

Während normaler Harn keine Kohlenhydrate enthält (gelegentlich und dann nur in Spuren Glucose; manchmal auch Pentosen nach reichl. Obstgenuß), können bei zahlreichen u. verschiedenen Erkrankungen folgende Zucker auftreten, deren Nachweis z. T. erheblicher diagnost. Wert zukommt:

1. Pentosen
2. Hexosen a) Monosaccharide (Glucose, Fructose, Galaktose etc.)
   b) Disaccharide (Laktose, Maltose, Rohrzucker)
   c) Polysaccharide (Harndextrin, Glykogen etc.).

Häufig kommen mehrere Kohlenhydrate nebeneinander vor, die sich durch gleiches oder ähnl. reaktives Verhalten beim Nachweis gegenseitig stören u. die Befunde verfälschen. Deshalb sollen stets mehrere chem. Nachweisreaktionen sowie gleichzeitig die Gärprobe durchgeführt werden, um aus den differenzierten Resultaten zu eindeutigen Befunden zu gelangen. Die nachstehende Tabelle über das Verhalten der einzelnen Zucker bei den chem. Reduktionsproben (Trommer, Fehling, Nylander usw.) u. der Gärprobe kann deshalb bei der endgültigen Festlegung der Befunde entscheidend sein.

Kohlenhydrat	Reduktionsprobe	Gärprobe
Glucose	+	+
Fructose	+	+
Galaktose	+	—
Maltose	+	+
Laktose	+	—
Rohrzucker	— (erst nach HCl-hydrolyse positiv)	+
Mannose	+	+
Trehalose	—	+
Pentosen	+	—

Vor den Proben ist Eiweiß stets zu entfernen, evtl. zugesetztes Chloroform durch leichtes Erwärmen zu vertreiben (hierbei entweichen aber auch Aceton u. Acetessigsäure!). Man verwendet zweckmäßig Proben aus dem 24-Stunden-Harn. Diabetes-Harn ist i. allg. sehr blaß, riecht fade obstartig, schmeckt süßlich und hat eine höhere Dichte. Schwangeren-Harn (Milchzuckerhaltig!) gibt positive Reduktionsproben. Nach reichl. Obstgenuß können sowohl Fructose als auch Pentosen (normal) im Harn auftreten. Hierzu stelle man entsprechende Nachweise gesondert an.

Glucose

(Dextrose, Glykose, Trauben- o. Harnzucker)

1. Trommer-Probe: Man mischt gleiche Teile Harn u. 15%ige KOH (NaOH) u. tropft solange 10%ige Kupfer(II)-sulfatlsg. zu, bis Ndschlg. gerade ungelöst bleibt, so daß eine blaugrüne, schwach trübe Fl. entsteht. Umschütteln. Nunmehr obere Flüssigkeitspartie schwach erwärmen bis zum gelinden Kochen. Positiv, wenn gelbrote, wolkige Trübung entsteht; erst beim Erkalten entstehende Trübung (Nachtrommer) ist nicht beweisend.

2. Fehling-Probe: Man mischt je 5 ml Fehlingsche Lsg. I und II, erhitzt zum Sieden u. fügt 10 ml des 1:1 mit Aq. verd. u. ebenfalls erhitzten Harns hinzu. Positiv: Gelbroter Ndschlg. v. gelbem bis rotem Kupfer(I)-oxid. Empfindlicher als Trommer. (Fehling I: 7 g Kupfer(II)-sulfat, dest. Wasser ad 100 ml; Fehling II: Kaliumnatriumtartrat 35 g, NaOH 10 g, dest. Wasser ad 100 ml).

Die Proben nach Trommer und Fehling sind nicht ganz eindeutig, da auch nach dem Einnehmen gewisser Arzneimittel, wie Phenacetin, Salol, Chloralhydrat, Bärentraubenblätter, Salicylsäure, Kopaivabalsam u. a., ähnliche Reaktionen eintreten können, auch Kreatinin, Harnsäure, Glucuronsäure wirken störend. (Um diese zu beseitigen gibt man vor der Probe zu 18 ml Harn 2 ml Alkohol u. eine Messerspitze Kohle u. filtriert.) Auch Ascorbinsäure, Penicillin u. Tetracycline können positive Reduktions-Proben hervorrufen.

3. Haines-Probe: (Reagens: 2 g kristall. Kupfer(II)-sulfat werden in 15 Aq. gelöst und mit 15 g Glycerin und 150 g 5%ige Kalilauge versetzt). 5 ml dieser Lsg. werden gekocht und im schräggehaltenen Reagensglas vorsichtig 10—15 Tr. Harn aufgeschichtet (dessen Phosphate vorher durch Zusatz einiger Tr. 10%iger NaOH gefällt und abfiltriert worden sind). Positiv, wenn an der Berührungsstelle ein gelbroter Ring entsteht (sofort bei mindestens 0,1% Zucker, bei weniger nach einigen Sekunden bis 1. Minute). Empfindlichkeit 0,03%.

4. Nylander-Probe: 10 ml eiweißfreier Harn werden mit 3 ml Nylander-Reagens etwa 3 Minuten lang gekocht. Positiv, wenn Gelb-Braun-Schwarzfärbung auftritt (durch Ausfällung von metall. Wismut). Je nach dem Zuckergehalt variiert die Farbe, anfangs weiß (Erdphosphatniederschlag), bei sehr geringem Zuckergehalt grauweiß mit dunklem Saum. Probe noch deutlich bei 0,05% Zuckergehalt. Jedoch kann auch diese Reaktion durch Arzneimittel, wie Antipyrin, Rheum, Salol, Terpentinöl, Sennesblätter, Arbutin, Chinin, Eucalyptol, auch durch Gewürze sowie durch Phenolphthalein gestört werden.

5. Gärprobe: Hierzu kann nur frischer, nicht konservierter Harn verwendet werden. Er muß sauer bis neutral reagieren, alkalischer Harn wird mit etwas Weinsäure angesäuert und schwach erwärmt. Der Harn wird mit einem Stückchen Preßhefe (die völlig stärke- und zuckerfrei sein und vorher auf Reinheit und Wirksamkeit geprüft werden muß) versetzt und in ein Einhorn-Gärungsröhrchen sorgsam eingefüllt, so daß in der senkrechten Röhre keine Luftblasen enthalten sind. An der Biegung wird das Röhrchen mit einigen Tropfen Quecksilber abgeschlossen. Dann stellt man das Röhrchen an einem ca. 30—37° warmen Ort (evtl. Brutschrank) beiseite. Positiv, wenn nach einigen Stunden CO_2-Entwicklung erfolgt, nach 24 Stunden ist der Versuch beendet. Unbedingt zuverlässige Probe, die noch einen Zuckergehalt bis 0,05% sicher nachweist! Kann auch zur quantitativen Zuckerbestimmung verwendet werden, indem man aus dem Volumen des entwickelten Gases die vorhandene Glucosemenge berechnet. Harn, der Blut, Eiter, Eiweiß enthält, eignet sich nicht für diese Probe. (Zur Kontrolle gibt man in ein anderes Gärröhrchen etwas in Wasser aufgeschwemmte Hefe und in ein weiteres Gärröhrchen 1%ige Traubenzuckerlsg. mit einem Stück Hefe. Im ersten Röhrchen darf sich keine Kohlensäure entwickeln (die eine Eigengärung der Hefe anzeigen würde), im zweiten Röhrchen muß sich CO_2 entwickeln, um die Gärfähigkeit der Hefe zu beweisen.)

6. Schnelltests

„Clinistix“ (Merck-Ames): Prinzip = enzymat.-kolorimetr. Reaktion (Glucoseoxidase u. Peroxidase mit Chromogen-Farbstoff-Gemisch auf Teststreifen; Grenzwert 35 mg% Glucose). Anwendung kann auch „Merckotest® Blutzucker“ finden.

„Glukotest“ (Boehringer, Ma. — E. Lilly), auch TesTape, Sucrindex: Prinzip ähnl. dem vorst.; Testpapier in Rollenform; Grenzwert 20 mg% Glucose; ferner **Gluketur-, Combur-, N-Combur-** u. **Ratio-Test** sowie **S-Glukosetest.**

„Clinitest“ (Merck-Ames): Prinzip = modif. Benedict-Probe mit Reagenstabl. (Grenzwert bei 150 mg% Glucose).

„Galatest“-Reagens (Denver Chem. Company): Prinzip = Nylander-Probe mit Trockenreagens (Grenzwert bei 100 mg% Glucose).

Fructose (Lävulose, Fruchtzucker)

Fructose reduziert und ist vergärbar, sie ist opt. linksdrehend: $[\alpha]_D^{20°} = -91°$ bis $-93{,}5°$ (je nach Konzentration und Temperatur).

Seliwanoffsche Probe: Einige Körnchen Resorcin werden in ca. 3 ml 25%iger Salzsäure gelöst. Man erhitzt diese Resorcin-Salzsäure mit gleichen Teilen frischem Harn zum Sieden: positiv, wenn sich die Lsg. sofort tiefrot färbt und einen roten, in Alkohol lösl. Niederschlag gibt (Kontrollprobe mit Traubenzuckerlösung).

Bangsche Probe: Man gibt zu 1—2 Tropfen (höchstens 0,2 ml) Harn ein kleines Körnchen getrocknete Ochsengalle (Fel tauri depuratum siccum) u. ca. 3 ml rauchende Salzsäure (Dichte 1,19) u. kocht ½—1 Minute lang über freier Flamme; bei Anwesenheit von Fructose färbt sich die Lsg. tiefviolett. Die Probe ist äußerst empfindlich u. zeigt noch 0,02 g Fructose an. (Indessen gibt auch Rohrzucker diese Reaktion u. nach längerem Kochen auch Traubenzucker mit sehr schwacher Färbung, andere Zuckerarten geben diese Reaktion nicht.)

Milchzucker (Lactose)

Milchzucker reduziert, ist aber nicht vergärbar, spez. Drehung ist $[\alpha]_D^{20°} = +52°$ bis $+52{,}6°$.

Probe nach Wöhlk: Man fügt zu 5 ml Harn die halbe Menge konzentrierte Ammoniakflüssigkeit u. 3—5 Tropfen 20%ige Kalilauge und erhitzt im Wasserbad 30 Minuten lang auf 60—70°C. Im positiven Fall tritt Rotfärbung ein (Maltose reagiert ebenso positiv, Trauben- u. Fruchtzucker ergeben eine gelblich-braune Färbung). Lactose u. Glucose lassen sich durch die Rubner-Buchner-Probe unterscheiden (s. einschläg. Literatur).

Pentosen:

Pentosen reduzieren, sind aber nicht vergärbar.

Orcinprobe nach Bial: Bialsches Reagens: 1 g krist. Orcin wird in 500 ml 32%ig. Salzsäure gelöst u. 25 Tropfen Eisen(III)-chloridlsg. (10%ig) hinzugefügt. Von diesem Reagens werden ca. 5 ml zum Sieden erhitzt und, ohne weiter zu erhitzen, einige Tropfen (ca. 1 ml) Harn hinzugefügt; im positiven Fall tritt sofort, spätestens in 10 Min., grüne Färbung auf, die mit Amylalkohol extrahierbar ist.

Ketonkörper

Aceton und Acetessigsäure:

Die Proben 1—3 zeigen stets Aceton und Acetessigsäure an. Eine sichere Probe zum Nachweis von **Aceton** allein ist die unter 4, eine solche für Acetessigsäure s. unter 5.

1. Legal-Probe: Der unkonservierte Harn wird mit einigen Tropfen einer frisch bereiteten Nitroprussidnatriumlösung versetzt und einige Tropfen NaOH-Lsg. zugefügt. Die Lsg. färbt sich tiefrot (Kreatinin). Positiv, wenn bei Zufügung von einigen Tropfen Eisessig die Färbung in bordeauxrot, später in violettblau, übergeht; Grenzwert bei ca. 0,0004% Aceton. Acetonfreier Harn wird grünlich gefärbt.

2. Ringprobe nach Lange: 5 ml Harn werden mit 10 Tropfen frisch bereiteter, gesättigter wäßriger Nitroprussidnatriumlösung und darauf mit 15 Tropfen Eisessig versetzt und gemischt. Dann schichtet man vorsichtig (zweckmäßig durch langsames Hinablaufenlassen an der Wand des Reagensglases) 1—2 ml Ammoniakflüssigkeit darüber. Positiv, wenn an der Berührungsstelle beider Flüssigkeiten ein violetter Ring entsteht, bei Anwesenheit größerer Mengen Aceton oder Acetessigsäure sofort, bei geringeren Mengen nach spätestens 2 Minuten. Der Ring färbt sich später dunkel bis schwarz.

3. Jodoformprobe nach Lieben-Lorber: 3 ml Harn werden mit 1,5 ml Natronlauge versetzt, vom entstandenen Phosphatniederschlag abfiltriert und das Filtrat mit der gleichen Menge $^1/_{10}$-n-Jodlösung versetzt. Positiv, wenn deutliche Trübung und Jodoformgeruch auftritt. (Normaler Harn gibt höchstens schwache Opaleszenz.) Da auch Alkohol diese Reaktion ergibt, ist sie bei Harnen, die gärfähigen Zucker enthalten, nicht anwendbar.

4. p-Nitrophenylhydrazinprobe (nach Kaiser und Wetzel): In ein Glasbecherchen (ca. 2,5 cm hoch, 1,5 cm weit, am Rand plangeschliffen) werden 4 ml Harn gegeben. Dann bedeckt man das Becherchen mit einem Deckglas (Objektträger), auf dessen Unterseite ein dünner Ring von Vaseline aufgetragen ist, in dessen Mitte sich ein Tropfen des Reagens befindet (ca. 0,025 g p-Nitrophenylhydrazin werden in 1 ml verdünnter Essigsäure unter Erwärmen gelöst, abgekühlt und filtriert). Sodann wird das Becherchen in ein größeres mit Wasser von 40° gefülltes Becherglas eingehängt, so daß der obere Rand des Mikrobechers noch etwa 5 mm über den Wasserspiegel herausragt. Positiv, wenn in dem Reagenstropfen die charakteristischen Kristalle von Aceton-p-nitrophenylhydrazon entstehen, je nach der Menge des vorhandenen Acetons in 1 Minute bis ½ Stunde. Die Kristalle stellen zitronengelbe, lange, meist gerade, spitze oder abgestumpfte Nadeln dar, die oft T- oder V-förmig aneinandergelagert sind. Sie sind meist mit bloßem Auge, bestimmt aber durch eine Lupe erkennbar; sie werden auf einen Objektträger gelegt und unter dem Mikroskop geprüft. Bei einem Acetongehalt von 0,1% scheiden sich die Kristalle bereits nach 1 Minute ab, bei 0,005% nach ca. 25 bis 30 Minuten.

5. Eisenchlorid-Proben (spezif. für Acetessigsäure)

a) nach Gerhardt: zu mit verd. H_2SO angesäuertem Harn tropft man 10%ige $FeCl_3$-Lsg. hinzu, filtriert die ausfallenden Eisenphosphate ab und tropft ins klare Filtrat erneut $FeCl_3$-Lsg.; positiv = bordeauxrote Färbung (Medikamente können stören). Probe ist auch mit Ätherauszug aus angesäuertem Harn direkt durchführbar.

b) nach Arnold-Lipliawski: empfindliche u. spezifische Probe, doch nur mit frischem Harn durchführbar. Nach Vermischen von 6 ml Lsg. I mit 2 ml konz. HCl u. 3 ml Lsg. II setzt man der Mischung 9 ml Harn u. 1 Tr. konz. NH_4OH hinzu: eine ziegelrote Färbung tritt ein. Aus diesem Reaktionsgemisch entnimmt man — je nach geschätzter Acetessigsäurekonzentration — zwischen 0,5 und 2 ml, fügt 15—20 ml konz. HCl, 3 ml Chloroform u. 2—4 Tr. $FeCl_3$-Lsg. hinzu, verschließt das Reagensglas, mischt ½ Minute bewußt langsam den Inhalt (Emulgierung vermeiden!) u. läßt dann absetzen. Positiv = violette bis blaue Chloroformschicht, negativ = gelb bis gelb-rötlicher Ton. Stark gefärbte Harne sind vor der Probe mit Aktivkohle zu entfärben. Reagens: Lsg. I = 1%ige wäßr. Lsg. von p-Aminoacetophenon (ggfs. zwecks besserer Haltbarkeit mit 2% HCl); Lsg. II = 1%ige wäßrige, frisch bereitete Kaliumnitritlsg.

6. Schnelltests

„Acetest‘‚-Tabletten (Ames): Prinzip = Farbreaktion entspr. der Legal-Probe (Grenzwert Aceton 60 mg%, Acetessigsäure 20 mg%).

„Ketostix“-Teststreifen (Ames): Prinzip wie vorst.; imprägnierte Teststreifen (Grenzwert 70 mg% Aceton, 5 mg% Acetessigsäure).

Ferner auch **Ketur-** u. **Gluketur-Test.**

Harnstoff

Einige Tr. Harn auf Objektträger bringen, einen Tr. HNO_3 zufügen, vorsichtig erwärmen u. zur Kristallisation beiseite stellen. Harnstoffnitrat-Kristalle unter dem Mikroskop zeigen sich als rhombische Täfelchen. Einige Kr. im Reagensglas zum Schmelzen bringen, 2 Tr. KOH u. 2 Tr. 5%iger Kupfersulfatlsg. (Fehling I) zufügen. Positiv, violette Färbung (Biuretreaktion, auch als Erkennungsprobe für Harn überhaupt dienend). Schnelltest: **Merckotest Harnstoff.**

Harnsäure

Murexid-Probe: Harnsediment im Porzellantiegel mit einigen Tr. Salpetersäure versetzen u. eindampfen. Positiv, orangerote Färbung, auf Zusatz von 1 Tr. Ammoniaklsg. purpurfarben, auf weiteren Zusatz von KOH in violett umschlagend. (Die Reaktion beruht auf der Oxidation der Harnsäure zu Alloxan- u. Dialursäure, die sich mit Ammoniak zu Murexid, dem Ammoniumsalz der Purpursäure, vereinigen.) Schnelltest: **Urica-quant.**

Indikan

Obermayer-Probe: 20 ml saurer Harn werden mit 5 ml einer 10%igen Bleiacetatlösung versetzt, geschüttelt u. filtriert. Zum Filtrat wird ein gleiches Volumen Obermayers Reagens zugefügt, umgeschüttelt u. 2 ml Chlf. zugegeben; man läßt 5 Minuten stehen und schüttelt dann nochmals 20- bis 30mal kräftig durch. Positiv, wenn sich das Chlf. tiefblau färbt (Indigo). Einfache aber sichere Methode.

Obermayers Reagens: rauch. HCl mit 0,2% $FeCl_3$.

Gallen- und Harnfarbstoffe

Normaler Harn ist frei von *Bilirubin* (= Gallenfarbstoff). Sein Vorkommen weist auf eine mechanische Behinderung des Galleabflusses (Gallensteine, Geschwülste) oder auf eine übermäßige Gallenfarbstoffbildung hin (gesteigerter Erythrocytenzerfall, z. B. bei hämolyt. Ikterus oder perniciöser Anämie). Das mit der Galle physiologisch in den Darm gelangende Bilirubin wird dort in *Sterkobilin* und *Sterkobilinogen* (entsprechen Urobilin und Urobilinogen) umgewandelt, kehrt durch Rückresorption via Pfortader und Leber zum geringen Teil in den Blutkreislauf zurück und tritt schließlich in Spuren — normal — im Harn als *Urobilinogen* auf (beim Stehen im Licht Übergang in *Urobilin*). Beide Farbstoffe treten vermehrt auf bei Aufhebung eines Gallenstaues, Leberparenchymschäden, hämolyt. Erkrankungen, Darmkrankheiten mit erhöhter Urobilinresorption, ferner bei Pneumonie, Malaria, Scharlach, Lungeninfarkt, akuter Bleivergiftung u. a. m.; Verminderung bis Fehlen tritt ein bei teilweisem bis völligem Gallenstau sowie bei fehlender bakterieller Bilirubinumwandlung im Darm. Grundsätzlich sollte eine diagnostisch-pathogenetische Bewertung der Befunde ebenso wie ihre Bekanntgabe an Patienten dem behandelnden Arzt überlassen werden.

Urobilinogen und Sterkobilinogen

Ehrlich-Probe: Reagens = 2%ige Lsg. von p-Dimethylaminobenzaldehyd in 20%iger Salzsäure. Man fügt 3 Tr. Reagens zu 3—5 ml frischem, jedoch auf 20° abgekühlten Harn. Positiv, wenn Rosa- bis Rotfärbung (karmesinrot) auftritt. Beim Schütteln wird auch der Schaum rot. Die Probe muß in der Kälte ausgeführt werden, da auch normaler Harn beim Erwärmen mit dem Reagens Rotfärbung hervorruft infolge seines Indoxylgehalts. Der in der Kälte gebildete rote Farbstoff muß sich mit Amylalkohol oder Chloroform ausschütteln lassen, nur dies ist für Urobilinogen beweisend! Sulfonamide, PAS, Nitrit, Senna- und Rheum-Extrakte rufen braune bis gelbe Färbungen hervor, die die rote Reaktion überdecken. Hexamethylentetramin, Formaldehyd und Eiweiß verhindern die Rotfärbung.

Urobilin und Stercobilin

Fluoreszenzprobe nach Jaffe-Schlesinger: Harn erforderlichenfalls zunächst von Bilirubin befreien, indem man auf 20 ml Harn 2 ml 10%ige Calciumchloridlsg. und 2 ml verdünnte Ammoniaklsg. zusetzt und abfiltriert. Filtrat mit einigen Tr. verd. Essigsäure schwach ansäuern u. hierauf mit gleichem Vol. einer Anreibung von 1 g Zinkacetat mit 9 g 96%igem A. (Schlesinger-Reagens), die vorher gut durchgeschüttelt wurde, versetzen. Positiv, wenn grüne Fluoreszenz (oft erst nach einigen Stunden) auftritt (seitlich mit Taschenlampe beleuchten). Sehr empfindlich.

Bilirubin

Normaler Harn enthält keinen Gallenfarbstoff; ist Gallenfarbstoff enthalten, so ist der Harn gelb bis braun gefärbt (Bilirubin) oder grün-braungrün (Biliverdin). Beim Schütteln des Harns färbt sich auch der Schaum gelb (der Schaum normalen Harns ist weiß). Gelber Schaum entsteht auch nach Einnahme von Rhabarber und Senna.

Gmelin-Probe: Reagens = 100 ml reine Salpetersäure mit 6 Tr. rauchender Salpetersäure. Man nimmt hiervon 5 ml u. schichtet 5 ml Harn sehr vorsichtig darüber. Positiv, wenn an der Berührungsstelle ein smaragdgrüner Ring entsteht, der nach unten in Blau, Violett und Gelb übergeht. Grüne Färbung unbedingt charakteristisch für Gallenfarbstoffe.

Methylenblau-Probe (n. Kalk u. Wildhirt): empfindliche Routineprobe. Beim Zusatz von 2 Tr. 0,25%iger wäßr. Methylenblaulsg. zu 5 ml Harn schlägt die Farbe von Blau nach Blattgrün um (= positiv).

Schnelltest

„Ictotest" (Ames): Prinzip = blau-violette Farbreaktion zwischen Bilirubin (5 Tropfen Harn, mit Spezialfilterblättchen aufgesogen) u. Reagenstablette (haltbare Diazoverbindung: p-Nitrobenzol-diazonium-p-toluolsulfonat); ferner für Urobilinogen: **Bilugen-** u. **Ugen-Test;** für Bilirubin: **Bilur-** u. **Bilugen-Test.**

Blut

1. Almén- oder Guajakprobe: 5 ml schwach angesäuerten Harn aufkochen und nach dem Abkühlen 3—10 Tr. Guajakharztinktur u. 20 Tr. alten, verharzten (peroxidhaltigen) Terpentinöls zugeben, mehrmals umschütteln, einige Minuten stehenlassen. Positiv, wenn sich die Mischung grün-blau färbt; bei Zugabe von A. geht die Farbe auch auf diesen über. Sehr empfindliche Probe (1:25000). Der Harn muß unbedingt gekocht werden, da auch Oxidationsmittel, oxidierende Fermente und Eiter diese Reaktion geben, übrigens auch schon ohne Zusatz von Terpentinöl.

2. Benzidinprobe: 10 ml Harn versetzt man mit 1 ml Eisessig, schüttelt die Mischung mit $^1/_3$ des Volumens Schwefeläther kräftig durch. Der Äther wird dann abgehoben (nachdem man evtl. durch Zusetzen einiger Tropfen Alkohol eine bessere Trennung der Ätherschicht erreicht hat) und in einem zweiten Reagensglas mit ½—1 ml Benzidinlsg. (1 g Benzidin*, 3 ml Eisessig u. 3 ml 3%ige H_2O_2-Lösung, stets frisch bereiten!) geschüttelt. Positiv, wenn nach wenigen Sekunden eine intensiv grüne bis tiefblaue Färbung (je nach dem Hämoglobingehalt) auftritt. Außerordentlich empfindliche Reaktion, Kontrollversuch zweckmäßig! Merck liefert hierfür ein besonderes „Benzidin zum Blutnachweis".

Schnelltests

„Occultest" (auch „Ames-Bluttest"): Prinzip = Farbreaktion durch Erythrocyten-Peroxidase, die o-Tolidin zu o-Tolidinblau oxidiert (Reagenstabletten).

„Hemastix" (in USA; Ames): Teststreifen; Prinzip wie vorstehend.

„Heglostix" (Ames): Prinzip = Farbreaktion eines am unteren Ende eines Teststreifens befindl., mit o-Tolidin, Cumolhydroperoxid, Citratpuffer u. Farbverstärker imprägnierten Celluloseblättchens.

Diazoreaktion nach Ehrlich

Nachweis der bei einigen Krankeiten auftretenden „Diazokörper" als Eiweißzerfallsprodukte im Harn. Prinzip: Sulfanilsäure bildet mit Nitrit Diazobenzolsulfonsäure, diese mit den pathologischen Stoffwechselprodukten einen roten Farbstoff.

Positiv besonders bei Typhus, Masern, Trichinose, in den letzten Stadien der Tuberkulose, bisweilen auch bei schwerer Pneumonie, Sepsis und Karzinom.

Ausführung: Zu 10 ml frischem Harn fügt man 10 ml Sulfanilsäurelösg. + 2 bis 3 Tr. der Nitritlösung, schüttelt schnell durch und setzt zu dem entstandenen Schaum sofort 5 ml Ammoniakflüssigkeit. Positiv, wenn orangerote bis intensiv scharlachrote Farbe auftritt, die beim Umschütteln in den Schaum übergeht. (Eine bräunliche Farbreaktion ist nicht positiv!)

Diazoreagens: Sulfanilsäurelösung: 0,5 g Sulfanilsäure, 5 ml 25%ige Salzsäure, ad 100 ml dest. Wasser; Nitrit-Lösung: 0,5 g Natriumnitrit ad 100 ml dest. Wasser.

Nitrit

Enthält bakterienreicher Harn (bei „Bakteriurie") mikrobielle Nitritbildner, v. a. Bacterium coli, dann wird physiologisch ausgeschiedenes Nitrat zu Nitrit umgesetzt.

1. Griess-Ilosvay-Probe: Man verwendet das „Nitrit-Reagens", von dem vor Gebrauch gl. Tle. von Lsg. I und II gemischt werden (Lsg. I: 0,5 g Sulfanilsäure in 150 ml 30%iger Essigsäure; Lsg. II: Lsg. von 0,1 g γ-Naphthylamin in 20 ml koch. Wasser — nach Abgießen vom blauvioletten Rückstand — mit 30%iger Essigsäure auf 150 ml auffüllen). Gleiche Teile Harn und Reagensgemisch färben sich beim Zusammengießen rot = positiv.

2. Schnelltests

„Nitur"-Test (Boehringer, Ma.): Teststreifen; Empfindlichkeit bei 0,1 mg% Nitrit; ferner **N-Combur-** u. **Ratio-Test.**

„Tronitesmo"-Tabletten (Atesmo, Zürich): Prinzip wie bei Griess-Ilosvay-Probe; Reaktion auf Tüpfelplatte (Färbung der Tablette); Empfindlichkeit bei 0,01 mg% Natriumnitrit.

Barbiturate:

Nach Zwikker und Mohrschulz. 50 ml Harn werden mit etwas Weinsäure oder einigen Tropfen 1/10-n-Salzsäure angesäuert und im Scheidetrichter mit Chloroform ausgeschüttelt. 5 ml des mit wasserfreiem Natriumsulfat getrockneten Chloroformauszugs versetzt man tropfenweise mit 1 ml 20%iger absolut alkoholischer Kobalt(II)-nitratlösung u. fügt tropfenweise 1%ige Kalilauge (absolut alkoholisch) hinzu. Tiefblaue Färbung zeigt Barbiturate an. (Die Probe kann durch Anwesenheit von Sulfonamiden gestört werden, die ebenfalls in den Chloroformauszug übergehen u. mit dem Reagens ähnliche Blaufärbung hervorrufen. Es ist daher zweckmäßig, eine Vorprobe auf Sulfonamide durchzuführen, indem man den Harn oder den mit Wasser aufgenommenen Rückstand des Chloroformauszugs mit der gleichen Menge Ehrlichs Aldehydreagens (s. Urobilinogen) versetzt: Eine mehr oder weniger intensive Gelbfärbung zeigt Sulfonamide an. Barbiturate reagieren nicht mit Ehrlichs Reagens.)

Tabelle 19

Fleckenentfernung

Allgemeines: Flecken trachte man möglichst sofort zu entfernen. Bei ihrer Beseitigung können leicht neue, zusätzliche Schäden durch zu kräftige mechanische Einwirkung (Bürsten, Reiben etc.) oder durch die chemischen Hilfsmittel und Lösemittel entstehen. Deshalb sollte man — wenn irgend möglich — zunächst das beabsichtigte Verfahren an einem kleinen, weniger auffälligen Fleck erproben. Häufig genug läßt sich zwar der Fleck entfernen, aber die Prozedur hinterläßt ausgebleichte oder verfärbte Stellen im Stoff, Fettringe oder andere ausnahmslos unerwünschte Erscheinungen. Immer sollte man deswegen — abgesehen von unaufschiebbaren aktuellen Notbehelfen — auch an eine Beratung durch einen Reinigungsfachmann denken, da es weder Universalmittel noch nie versagende Verfahren gibt.

In der Tabelle sind die wesentlichen Flecke machenden Subtsanzen und die Möglichkeiten zu ihrer Entfernung zusammengestellt worden. Sie wird durch ein Synonymenverzeichnis vervollständigt.

Synonymen-Liste

Albargin:	s. Silberflecke
Alkalien:	s. Laugen
Argentum nitricum:	s. Silberflecke
Aurum colloidale:	s. Gold.
Bonbons:	s. Zucker
Essig:	s. Säuren
Extrakte:	s. Fluidextrakte
Fehling'sche Lösung:	s. Kupfersalze
Gentianaviolett:	s. Teerfarbstoffe
Grasflecke:	s. Chlorophyll.
Grünspan:	s. Kupfersalze
Haines' Lösung:	s. Kupfersalze
Höllenstein:	s. Silberflecke.
Honig:	s. Zucker.
Indikatoren:	s. Anilinfarben, Teerfarbstoffe.
Kopaivabalsam:	s. Kanadabalsam.
Kopierstifte:	s. Anilinfarben, Teerfarbstoffe.
Lippenstift:	s. Fette, Teerfarbstoffe.
Lugol'sche Lösung:	s. Jod.
Methylenblau:	s. Anilinfarben, Teerfarbstoffe
Mineralöle:	s. Paraffinöl
Nußschalen:	s. Tannin.
Obst:	s. Säuren.
Protargol:	s. Silberflecke.
Rizinusöl:	s. Paraffinöl.
Rost:	s. Eisen.
Salben:	s. Fette u. spezif. Arzneimittel.
Schminke:	s. Fette, Teerfarbstoffe.
Sublimat:	s. Quecksilbersalze.
Tabak:	s. Nikotin.
Terpentin:	s. Harz.
Tintenstift:	s. Kugelschreiber, Teerfarbstoffe.
Vaseline:	s. Paraffinöl.
Wäschetinte:	s. Silberflecke.
Wagenschmiere:	s. Teer.
Wein:	s. Säuren.

Anilinfarben, Indikatoren:	Chlorlauge, Eau de Javelle, verd. Salzsäure, Kaliumpermanganatlsg. (1:1000) u. nachwaschen m. warmer Oxalsäurelsg.; betupfen mit 10%iger Natriumbisulfitlsg. u. nachwaschen; s. auch Teerfarbstoffe.
Apiol:	Alkohol, Äther, mit Ammoniak versetzte H_2O_2-Lösung.
Bier:	Auswaschen mit heiß. Wasser, evtl. mit H_2O_2 oder mit Natriumperboratlösung, gut nachwaschen.
Bleiessig:	H_2O_2, Natriumperborat (evtl. entstehende gelbe Flecke lassen sich mit KOH oder NaOH beseitigen).
Blut:	3%ige H_2O_2-Lsg. oder 20%ige Kleesalzlsg. und Nachspülen mit heißem Wasser. Frische Blutflecke lassen sich auch mit kaltem Wasser und Seife entfernen oder auswaschen mit Chinosollösung.
Brandflecke:	Sehr vorsichtig schwache Boraxlösung auftupfen, dann mit 3%iger Wasserstoffsuperoxidlösung nachwaschen.
Brom:	Weingeistige Ammoniaklsg. (Spirit. Dzondii) und nachwaschen.
Chlorophyll, Grasflecken:	Warmer absoluter Alkohol, ammoniakalische H_2O_2-Lsg., evtl. auch Chlorkalk od. Bisulfitlsgen.
Chromsäure, Kaliumdichromat: ...	Mit einigen Tr. Schwfs. versetzte konz. Natriumthiosulfatlsg. u. auswaschen.
Chrysarobin, Cignolin:	Angewärmtes Benzol, Chlf., absol. Alkohol, Eisentinkturen.
Eier, Eiweiß:	Flecke eintrocknen lassen und dann ausbürsten; mit warmem Wasser auswaschen, evtl. mit Quillajarindenabkochung oder heißer Boraxlösung (1:100).
Eisen, Eisenchlorid, Rost:	Heiße Kleesalzlsg., heiße Natriumpyrophosphatlsg. (Antifer).
Entwickler:	Mit 2%iger Kaliumpermanganatlösung betupfen, bis Flecke braun sind, danach mit Lösung von 10% Natriumbisulfit + 1% Salzsäure behandeln und mit Wasser reichlich auswaschen.
Erdbeerflecke:	Mit verdünnter Boraxlösung oder mit Chlorwasser auswaschen.
Esbachs Reagens:	Von der Haut: H_2O_2 u. Liqu. Ammon. caust. ana partes.
Fette:	Seifenwasser, Salmiakgeist, Seifenrinde, Benzin, Pottasche, Tetrachlorkohlenstoff, Trichloräthylen, evtl. mit Filtrierpapier bügeln. Erst eine Schicht von gebrannter Magnesia oder weiß. Bolus unter den Fleck legen, dann mit dem Lösungsmittel befeuchten; die Unterlage saugt Fett u. Lösungsmittel auf. Kalkreste von Linimenten erst mit verdünnter Essigsäure entfernen. Bei alten Flecken ist das Verfahren, immer mit neuen Unterlagen, mehrmals zu wiederholen. Fett im Fuß-

	boden: Einschmieren mit Ton u. mit Schmierseifenlösung auswaschen.
Firnis:	Terpentinölersatz oder Benzin oder Aceton; Magnesiumbrei, dann ausbürsten.
Fliegenschmutz:	Mit Brei aus Schlemmkreide, Wasser u. Salmiakgeist bedecken und leicht abreiben.
Fluidextrakte, Extrakte:	Verdünnter Alkohol und Nachwaschen mit Seifenspiritus.
Fruchtsäfte:	Mit verdünntem Alkohol oder verdünnter Zitronensäurelösung oder mit H_2O_2 auswaschen.
Giemsa-Lösung:	Seifenspiritus.
Gold:	Betupfen mit 20%iger Cyankaliumlösung und sehr gut auswaschen (größte Vorsicht!).
Haarfärbemittel:	Zitronensäurelösung, evtl. wie bei Pyrogallol.
Harz, Terpentin:	Absol. Alkohol oder eine Mischung von Alkohol mit Amylalkohol, Äther, Benzol, Chloroform, Trichloräthylen, Terpentinölersatz.
Heidelbeerflecke:	Mit schwacher H_2O_2-Lösung befeuchten und erwärmen; mit Natriumthiosulfatlösung betupfen, danach mit Essig und auswaschen.
Ichthyol:	(In Wäsche) mit warmem Seifenwasser auswaschen.
Jod, Lugolsche Lösung:	10%ige Ammoniaklsg. od. 10%ige Natriumthiosulfatlsg.
Kaffee u. Kakao:	Mit konzentriertem Salzwasser auswawaschen, mit Wasser gut nachwaschen; bei Milchkaffee zuerst das Fett mit Benzin oder Tetrachlorkohlenstoff herauslösen.
Kaliumpermanganat:	Verd. schweflige Säure, verd. Salzsäure, Oxalsäurelsg., 5%ige Schwefelammoniumlösung. Gut nachwaschen! Etwas Natriumbisulfit ($NaHSO_3$) auf den Fleck streuen, mit verdünnter Salzsäure benetzen u. gut auswaschen.
Kalk:	Auswaschen; bei bunten Stoffen mit Essig betupfen und auswaschen.
Kanadabalsam, Kopaivabalsam:	Äther, Alkohol, Amylalkohol, Benzol, Chloroform, Tetrachlorkohlenstoff, Azeton, Essigäther.
Karbolfuchsinlsg.:	Seifenspiritus.
Karbolgentianaviolettlsg.:	absol. Alkohol.
Klebstoff:	(Uhu u. dgl.) Fleck auf saugfähige Unterlage legen (Filtrierpapier, Löschblatt), mit Aceton betupfen, mit Kernseife auswaschen u. gut nachspülen. (Nicht für synth. Fasern geeignet!)
Kugelschreiber:	mit wäßr. Mischung von 3%ig. H_2O_2 u. Ammoniak (je ein Löffel pro ½ l) befeuchten u. reichlich nachspülen.
Kupfersalze:	Warme 20%ige Jodkaliumlsg. oder 10%ige Essigsäurelsg., mit warmer Kochsalzlsg. nachwaschen.

Lanolin:	Äther, Benzin, Aceton, Benzol, Chloroform.
Lauge, Alkalien:	Mit Filtrierpapier oder Watte abtupfen, dann mit verdünnter Essigsäure behandeln u. mit Wasser nachwaschen.
Lebertran:	Benzol, Tetrachlorkohlenstoff, Benzin u. Nachwaschen mit Seifenspiritus oder Auswaschen mit warmem Seifenwasser oder Quillaiarindenabkochung.
Leim:	Mit heißem Wasser aufweichen u. mit heißem Wasser auswaschen.
Loefflers Methylenblaulsg.:	Seifenspiritus.
Lorbeeröl:	Wie Fett- und Chlorophyllflecken.
Lysol:	Mit einer Mischung von Salmiakgeist und Spiritus auswaschen.
Mastisol:	Äther, Aceton, Chloroform.
Milch:	Zunächst mit Äther-Alkohol Fett herauslösen, dann mit verd. Salmiakgeist das Kasein, dann mit Wasser nachwaschen.
Moderflecke:	Mit Salmiakgeist u. danach mit konz. Kleesalzlösung vorsichtig abtupfen u. mit Wasser nachwaschen.
Nikotin, Tabak:	Zitronensaft oder Chloroform oder H_2O_2, evtl. schweflige Säure. Gut nachwaschen!
Ölfarben:	Terpentinöl, besser Terpentinölersatz, Benzin, das zurückbleibende Farbpulver ausbürsten.
Paraffin-, Mineral- o. Rizinusöl, Vaseline:	Äther, Benzin, Benzol, Chloroform, Tetrachlorkohlenstoff (Filtrierpapier unterlegen.)
Perubalsam:	Mit angewärmtem Chloroform befeuchten, ausdrücken und dann nacheinander mit Alkohol, Seifenspiritus und Seifenwasser auswaschen.
Pikrinsäure:	Lsg. v. Kalium sulfuratum etwa 1 Minute einwirken lassen u. dann mit Seifenwasser nachwaschen od. Brei v. Magnesiumkarbonat u. Wasser auflegen u. dann vorsichtig verreiben.
Prontosil:	Auswaschen m. Seifenwasser, evtl. schwache Natriumhydrosulfitlösung, gut nachspülen.
Pyoktanin:	Eau de Javelle u. salzsäurehaltiges Aq. abwechselnd; danach Natriumthiosulfatlsg.
Pyrogallol:	10%ige Ferrosulfatlsg. einwirken lassen, bis die Flecken schwarzblau sind, dann auswaschen u. mit Kleesalzlsg. behandeln (bei alten Flecken unwirksam).
Quecksilbersalze:	Jodtinktur aufträufeln u. das gebildete Quecksilberjodid mit Jodkaliumlsg. auswaschen.
Resorcin:	10%ige Zitronensäurelsg.
Rhabarber:	Von der Haut: warmer Essig; aus Wäsche: heißes Benzol (Vorsicht!).
Rivanol:	**Leinen, Baumwolle:** Man stellt eine Lösung her, die in einem Liter 1 g Kalium-

	permanganat und ca. ½ Liter 6%igen Essig enthält. Die fleckigen Stoffe läßt man in dieser Löusng in einem Holzbottich oder unversehrtem emailliertem Gefäß (kein Metallgefäß!) etwa 3—4 Stunden unter zeitweiligem Umrühren liegen und spült gut mit Wasser nach. Die durch ausgeschiedenes Manganoxid gebräunte Faser wird weiß, wenn man sie nunmehr einige Zeit in Natriumbisulfitlösung (40 g auf 1 Liter Wasser) liegen läßt. Dann mit Essigwasser (Essig und Wasser zu gleichen Teilen) behandeln und gut nachspülen. **Wolle, Kunstwolle, Halbwolle:** In einen Holzbottich gießt man kochendes Wasser und fügt pro Liter ½ Liter 6%igen Essig hinzu, läßt die Stoffe unter öfterem Umrühren ½ Stunde darin liegen und spült danach gründlich mit warmem Wasser aus. Stark gebräunte Flecke, die dadurch noch nicht entfernt wurden, legt man nachträglich nochmals in warmes Wasser, dem pro Liter ½ Liter 6%iger Essig und 1 Eßlöffel voll 3%ige Wasserstoffsuperoxidlsg. zugefügt sind.
Rotwein:	Mit H_2O_2- oder Natriumperboratlösung betupfen u. mit Wasser nachspülen.
Ruß:	20%ig. Weinsäurelösung.
Säuren (Wein, Obst, Essig):	Auswaschen, evtl. Eau de Javelle oder 10%ige Sodalsg. oder mit verd. Salmiakgeist auswaschen.
Salvarsan:	Seifenwasser; nur frische Flecken lassen sich entfernen.
Schweiß:	10%ig. Boraxlsg., schwache Galleseifenlauge.
Senf:	trockenen Fleck mit Äther-Chloroform entfetten. Dann mit 30%ig. warmem, NH_4OH-haltig. Äthanol sowie Seifenwasser behandeln; auswaschen.
Silberflecke:	Albargin u. Protargol: frisch mit Seifenwasser; älter, auch Silbernitrat mit 10%ig. KJ-Lsg. einweichen bis zur Gelbfärbung, dann mit Natriumthiosulfatlsg. nachwaschen oder mit Lsg. von rotem Blutlaugensalz auswaschen, dasselbe auch mit Höllensteinflecken auf der Haut (oder — vorsichtig — mit Cyankalilsg. u. gut abspülen; auch mit NH_4Cl-haltig. Sublimatlsg.).
Stempelfarbe:	Glycerin + Alkohol, mit Kernseife nachwaschen.
Stockflecke:	Mit einer Lösung von 3 Natriumkarbonat u. 7 Natriumchlorid i. 90 Wasser befeuchten und an der Sonne trocknen lassen. Kupferstiche reinigt man durch Hineintauchen in eine Lsg. von 1 T. H_2O_2 u. 4 T. Wasser, danach schnell mit Wasser auswaschen u. an der Sonne trocknen las-

	sen. Stahlstiche legt man in eine 10%ige Lsg. von Natriumphosphat, wäscht aus u. trocknet.
Tannin (Kastanien, Obst, Nußschalen):	Eau de Javelle, Oxalsäurelsg., Chlorwasser oder 30%iger Bleiessig. Gut nachwaschen.
Targesin:	20%ige Natriumthiosulfatlsg.
Teer, Wagenschmiere:	Seifenwasser oder Terpentinöl, letzte Reste mit Benzin oder Alkohol entfernen. Harte Flecke zuvor mit warmem Öl erweichen.
Teerfarbstoffe, (Gentiana- u. Methylviolett, Methylenblau, Kopierstift, Indikatoren):	Zunächst mit Seifenspiritus versuchen. Wenn ohne Erfolg, dann Auswaschen mit Eau de Javelle oder mit 10%iger Salzsäure, reichlich nachwaschen. Evtl. Flecke mehrere Stunden in 0,1%ige Kaliumpermanganatlsg. legen u. dann mit Wasser nachwaschen; s. a. Anilinfarben.
Thiol:	Seifenwasser.
Tinte:	Gallustinten: Wiederholtes Auswaschen mit Zitronensäurelösung, in naturfarbiger Wolle vorsichtig mit verdünnter Salzsäure, Weißzeug: heiße Kleesalzlsg. Anilintinten: Mit H_2O_2 befeuchten und mit Salmiakgeist auswaschen; lauwarmes Eau de Javelle, Schwefeldämpfe, konz. Weinsäurelösung.
Traumaticin:	Chloroform, Schwefelkohlenstoff, Äther-Alkohol.
Trypaflavin:	Frische Flecke auf der Haut lassen sich durch warmes Seifenwasser entfernen; eingetrocknete Flecke auf der Haut entfernt man mit Benzin, Benzol, H_2O_2 oder Chlorkalklsg. Aus weißem Leinen u. Baumwollstoffen entfernt man die Flecke mit „Aflavol"; aus wollenen Stoffen lassen sich frische Flecken durch Auswaschen mit warmem Seifenwasser entfernen. Bei bereits eingetrockneten Flecken wird der Stoff, nachdem er mit warmem Wasser gewaschen wurde, mit einer Mischung von 2 g Salzsäure pro Liter Wasser behandelt und nachgespült.
Tumenol:	Seifenwasser.
Tusche:	Erst mit 20%ig. Sodalsg., dann mit Natriumdithionitlsg. behandeln, gut auswaschen.
Urin:	Aus dem Labormantel: mit verd. Salzsäure befeuchten u. mit H_2O_2 auswaschen, nachspülen; aus Wäsche: mit verd. Salmiakgeist und lauwarmem Wasser auswaschen.
Vioform:	In Wäsche: mehrstündiges Einweichen in 2%iger Essigsäurelsg., gut nachspülen, darauf etwa 1 Std. in 2%ige Thiosulfat-

	lsg., wiederum auswaschen u. danach mit Seifenwasser etwa 10 Minuten kochen u. mit Wasser nachspülen.
Wasserglas:	Sofort mit feuchtem Tuch entfernen, auswaschen.
Wismut:	10%ige Lsg. v. Zitronen-, Wein- od Oxalsäure od. verd. Salzsäure.
Zucker, Honig, Bonbons:	Mit warmem Wasser aufweichen u. auswaschen.

Tabelle 20

Hochschulen mit pharmazeutischen Lehreinrichtungen

A. In der Bundesrepublik Deutschland

	Universität	Institute und Anschriften	
1	Freie Universität Berlin	Pharmazeut. Institut 1 Berlin 33 (Dahlem), Königin-Luise-Str. 2/4 Inst. für Pharmakognosie u. Phytochemie 1 Berlin 33 (Dahlem), Königin-Luise-Str. 2/4	1
2	Rheinische Friedrich-Wilhelms-Universität Bonn	Pharmazeut. Institut 53 Bonn, Kreuzbergweg 26 Pharmazeut. Institut 53 Bonn-Endenich, An der Immenburg Institut f. Pharmazeut. Biologie 53 Bonn, Nußallee 6	2
3	Technische Universität Braunschweig	Inst. für Pharmazeut. Chemie mit Pharmaziegeschichtl. Seminar 33 Braunschweig, Beethovenstr. 55 Institut für Pharmazeut. Biologie 33 Braunschweig, Pockelsstr. 4 Institut für Pharmakol. u. Toxikologie 33 Braunschweig, Pockelsstr. 4	3
4	Friedrich-Alexander Universität Erlangen–Nürnberg	Institut für Angewandte Chemie 852 Erlangen, Schuhstr. 19	4
5	Johann Wolfgang Goethe-Universität Frankfurt/M.	Pharmazeut. Institut 6 Frankfurt/M., Georg-Voigt-Str. 14 Inst. für Galenische Pharmazie 6 Frankfurt/M., Georg-Voigt-Str. 16 Pharmakognostisches Institut 6 Frankfurt/M., Georg-Voigt-Str. 16	5
6	Albert Ludwigs-Universität Freiburg i. Br.	Pharmazeut. Institut 78 Freiburg i. Br., Hermann-Herder-Str. 9 Inst. für Pharmazeut. Biologie 78 Freiburg i. Br., Schänzlestr. 9/11	6
7	Universität Hamburg	Inst. für Pharmazeut. Chemie 2 Hamburg 13, Laufgraben 28 Inst. für Angewandte Botanik, Abt. Pharmakognosie 2 Hamburg 13, Bundesstr. 43	7
8	Universität Ruperto Carola Heidelberg (von Karlsruhe übernommen)	Pharmazeut.-chem. Institut Inst. für Pharmazeut. Verfahrenstechnik Inst. für Pharmazeut. Biologie 69 Heidelberg, Im Neuenheimer Feld	8
9	Universität Fridericiana Karlsruhe (nach Heidelberg verlegt)	Pharmazeut.-chem. Institut Inst. für Pharmazeut. Verfahrenstechnik 75 Karlsruhe, Kaiserstr. 12	9
10	Christian Albrechts-Universität Kiel	Pharmazeut. Institut 23 Kiel, Gutenbergstr. 76—78 Inst. für Pharmazeut. Biologie 23 Kiel, Grasweg Inst. f. Geschichte d. Med. u. Pharmazie 23 Kiel, Brunswiker Str. 2a	10

	Universität	Institute und Anschriften	
11	Johann Gutenberg-Universität Mainz	Fachbereich Pharmazie 65 Mainz, Saarstr. 21	11
12	Philipps-Universität Marburg	Fachbereich Pharmazie und Lebensmittelchemie 355 Marburg (Lahn), Wilhelm-Roser-Str. 2 Inst. f. Pharmazeut. Chemie u. Lebensmittelchemie 355 Marburg (Lahn), Marbacher Weg 6 Inst. f. Pharmazeut. Technologie 355 Marburg (Lahn), Marbacher Weg 6 Inst. f. Pharmakognosie 355 Marburg (Lahn), Pilgrimstein 4 Inst. f. Geschichte der Pharmazie 355 Marburg (Lahn), Roter Graben 10	12
13	Ludwig Maximilians-Universität München (s. a. Passau)	Inst. f. Pharmazie u. Lebensmittelchemie 8 München 2, Sophienstr. 10 Inst. f. Pharmazeut. Arzneimittellehre 8 München 2, Karlstr. 29 Pharmaziegeschichtl. Abteilung	13
14	Westfälische Wilhelms-Universität Münster	Inst. f. Pharmazeut. Chemie 44 Münster (Westf.), Hittorfstr. 58—62 Inst. f. Pharmazeut. Technologie 44 Münster (Westf.), Hittorfstr. 58—62 Inst. f. Pharmakognosie 44 Münster (Westf.), Hittorfstr. 56	14
15	Philosophisch-Theologische Hochschule Passau	Abt. für Chemie und Pharmazie, 839 Passau, Michaeligasse 13 (1. und 2. Sem.; koord. mit München)	15
16	Universität des Saarlandes	Inst. f. Pharmazeut. Chemie Inst. f. Pharmakognosie u. Analyt. Phytochemie Inst. f. Pharmazeut. Technologie 66 Saarbrücken	16
17	Eberhard Karls-Universität Tübingen	Fachbereich Pharmazie 74 Tübingen, Auf der Morgenstelle Pharmazeut. Institut 74 Tübingen, Auf der Morgenstelle	17
18	Bayerische Julius Maximilians-Universität Würzburg	Inst. f. Pharmazie u. Lebensmittelchemie 87 Würzburg, Am Hubland	18

Verband der Direktoren pharmazeutischer Hochschulinstitute
Vorsitzender Prof. Dr. Dr. h. c. K. E. Schulte, 44 Münster (Westf.), Hittorfstr. 58—62
Zentralstelle für die Vergabe von Studienplätzen, 46 Dortmund, Postfach 8000
Fachverband Pharmazie, 78 Freiburg i. Br., Steyerer Str. 2, Vorstand W. Knepel
International Pharmaceutical Students Federation (I. P. S. F.)
Präsident: Miss Veronica Davis, Tweenwalls, Tredington; Shipston-on-Stour, Warwickshire, England
Vizepräsident und Referent für Studienaustausch:
Mr. John Forristal, 18 Leinster Road West, Rathmines; Dublin 6, Ireland

B. In der Deutschen Demokratischen Republik

	Universität	Institute und Anschrifen	
1	Berlin/DDR	Bereich Pharmazie der Sektion Chemie der Humboldt-Universität Berlin, DDR-112 Berlin, Goethestraße 54	1
2	Greifswald	Sektion Pharmazie der Ernst-Moritz-Arndt-Universität Greifswald, DDR-22 Greifswald, Ludwig-Jahn-Straße 17	2
3	Halle	Sektion Pharmazie der Martin-Luther-Universität Halle, DDR-402 Hylle/Saale, Weinbergweg. 7 Lehrstühle in 5 Wissenschaftsbereichen: Pharmazeutische Chemie Pharmazeutische Technologie Pharmazeutische Biologie Pharmakologie Ökonomie und Organisation	3
4	Leipzig	Nur für die Fachapothekerausbildung*) Bereich Pharmazeutische Technologie der Sektion Biowissenschaften der Karl-Marx-Universität Leipzig, DDR-701 Leipzig, Brüderstraße 34	4
5	Leipzig	Für die 3jährige Ausbildung der Pharmazie-Ingenieure (entspricht PTA, jedoch höherer Verantwortungsbereich): Ingenieurschule für Pharmazie, DDR-7031 Leipzig, Schönauerstraße 106.	5

Ausbildungsgang für Pharmazeuten in der DDR: 4jähriges Studium (in 1—3) mit mehrwöchigen Berufspraktika während des Studiums, jedoch keine Praktikantenzeit mehr.

Nach 3 Jahren Abschluß als „Pharmazeut mit Hochschulabschluß" „m. HA"; (selten); nach 4 Jahren Abschluß als „Diplompharmazeut" (mit Anfertigung der Diplomarbeit im 4. Studienjahr).

2 Jahre nach Abschluß als Pharmazeut m. HA Erteilung der Approbation als Apotheker unter Anrechnung des Diplomjahres und eines weiteren Jahres „pharmazeutischer Tätigkeit" (für die eine solche in der Apotheke nicht gefordert ist, sondern nach Ablegung des Diploms auch in der Industrie, Forschung, dem Blutspendewesen etc. absolviert werden kann).

*) Ein Teil der Absolventen kann — ungeachtet der generellen Verpflichtung zu beruflicher und gesellschaftswissenschaftlicher Fortbildung für jeden Apotheker — nach volkswirtschaftlichen Notwendigkeiten zum **„postgradualen Studium für den Fachapotheker"** delegiert werden, das über 4 Jahre neben der vollen Berufsausübung stattfindet und mit einer Prüfung abschließt, die zur Bezeichnung als „Fachapotheker für Arzneimitteltechnologie bzw. für Arzneimittelkontrolle bzw. für Arzneimittelversorgung" berechtigt. Generell ist eine Erweiterung des Studiums auf 5 Jahre (im letzten Jahr Anfertigung der Diplomarbeit) vorgesehen.

PTA-Lehranstalten im Bundesgebiet und in West-Berlin

(Private Lehranstalten sind durch (*) gekennzeichnet

	Land	Lehranstalten und Anschriften	
1	Baden-Württemberg	Berufsfachschule für PTA Biberach/Riß, Raustraße 12 Berufsfachschule für PTA 78 Freiburg, Friedrichstraße 51 Naturwissenschaftlich-technische Akademie — Prof. Dr. Grübler 7972 Isny/Württ. (*) Seidenstraße 12—35 Berufsfachschule für PTA 75 Karlsruhe, Südenstraße 51 Berufsfachschule für PTA 68 Mannheim, Hermann-Heinrich-Ufer 3 Berufsfachschule für PTA an der Kerschensteinerschule 7 Stuttgart-Feuerbach, Steiermärker Straße 76	1
2	Bayern	Private Lehranstalt für PTA 8 München 2, Luisenstraße 29 Private Lehranstalt für PTA 8 München 80, Simon-Knoll-Platz 3 Lehranstalt für PTA 85 Nürnberg, Sulzbacher Straße 102 Lehranstalt für PTA 839 Passau Neuburger Str. 109 Fachschule für PTA 87 Würzburg, Bibrastraße	2
3	Berlin	Lette-Verein (*), Stiftung öffentlichen Rechts 1 Berlin 30, Viktoria-Luise-Platz 6	3
4	Hamburg	Berufsfachschule für PTA an der Gewerbeschule Steinhauerdamm 2 Hamburg 22, Steinhauerdamm 4	4
5	Hessen	Stiftung Collegium Pharmazeuticum (*) 6 Frankfurt/Main, Rotlintstraße 45 Lehranstalt für PTA an der Kreisberufsschule des Landkreises Kassel 35 Kassel, Humboldstraße 26	5
6	Niedersachsen	Gewerbliche Berufsfachschule für PTA 296 Aurich, Schulzentrum Aurich-West Pharmazieschule Dr. B. Heinemann (*) 33 Braunschweig, Altewiekring 24 Private Berufsfachschule für Chemie und Pharmazie Dr. v. Morgenstern (*) 33 Braunschweig, Fallersleber-Tor-Wall 14 Staatl. anerkannte private Chemie- und Pharmazieschule Dr. K. Blindow (*) 4967 Bückeburg, Obertorstraße 10 Private Berufsfachschule für Chemie und Pharmazie Dr. v. Morgenstern (*) 314 Lüneburg, Am Schwalbenberg 18	6

	Land	Lehranstalten und Anschriften	
7	Nordrhein-Westfalen	Lehranstalt für PTA an den Berufsbildenden Schulen des Kreises Arnsberg 577 Arnsberg, Feauxweg Lehranstalt für PTA an den Berufs- und Berufsfachschulen 5789 Bigge, Bahnhofstraße 26 Lehranstalt für PTA an der Berufs- und Berufsfachschule 532 Bonn-Bad Godesberg, Plittersdorfer Straße 48 Lehranstalt für PTA 46 Dortmund-Marten, Martener Str. 352 Lehranstalt für PTA an der Gertrud-Bäumer-Schule 41 Duisburg, Klöcknerstr. 48—50 Staatl. anerkannte Lehranstalt für PTA 43 Essen, Bernestraße 7 (Gesundheitsamt) Lehranstalt zur Ausbildung PTAen der Stadt Gelsenkirchen 466 Gelsenkirchen-Buer, Flurstraße 100 Lehranstalt für PTA 58 Hagen, Körnerstraße 41 Lehranstalt für PTA 47 Hamm, Am Ebertpark 7 Rhein. Bildungszentrum e. V. 5 Köln, Hohenstaufenring 16—18 Staatl. anerkannte Lehranstalt für PTA der Stadt Krefeld an den städtischen Krankenanstalten 415 Krefeld 1, Lutherplatz 40 Städt. Lehranstalt für PTA 495 Minden, Artilleriestraße 9 Lehranstalt für PTA 44 Münster/Westf., Albersloher Weg 27 Technikerschule Siegerland, Abt. PTA-Lehranstalt 59 Siegen, Fischbacherbergstraße 2 PTA-Lehranstalt 565 Solingen Blumenstraße 88 Lehranstalt für PTA an der Volksschule 519 Stolberg-Dorff, Dorfstr. 23	7
8	Rheinland-Pfalz	Naturwissenschaftliches Technikum Dr. F. Künkele Abt. Pharm.-technische Lehranstalt (*) 674 Landau/Pfalz, Neustadter Straße 2 Staatl. Lehranstalt für PTA 55 Trier-Kürenz, Soterstraße 3	8
9	Saarland	Staatliche Lehranstalt für PTA 6606 Gersweiler/Saar, Krughüttenstraße (Waldschule)	9
10	Schleswig-Holstein	Berufsfachschule für PTA 235 Neumünster, Parkstraße 12—18	10

Walter de Gruyter
Berlin · New York

Eckhart Buddecke

Grundriß der Biochemie

Für Studierende der Medizin, Zahnmedizin und Naturwissenschaften

4., neubearbeitete Auflage
Groß-Oktav. XXXII, 516 Seiten. Mit mehr als 400 Formeln, Tabellen und Diagrammen. 1974. Plastik flexibel DM 36,– ISBN 3 11 004796 9
(de Gruyter Lehrbuch)

Die progressive Zunahme des biochemischen Fachwissens erfordert eine überschaubare und zusammenfassende Darstellung der Biochemie als Hilfsmittel für den Unterricht. Der Grundriß der Biochemie von E. Buddecke gliedert den Wissensstoff in die Kapitel „Stoffe und Stoffwechsel", „Stoffwechselregulation" und „Funktionelle Biochemie der Organe und Gewebe" mit dem Ziel, durch knappe Darstellung, gesicherte Fakten und gezielte Stoffauswahl dem Leser einerseits eine rasche Information zu bieten, andererseits jedoch auf die vielfältigen Beziehungen und Anwendungsmöglichkeiten der Biochemie zur klinischen Chemie und Molekularpathologie hinzuweisen, um damit dem Studierenden der Medizin und Zahnmedizin sowie der anderen Gebiete der Naturwissenschaften das Verständnis klinischen Fachwissens zu erleichtern.

W DE G

Walter de Gruyter Berlin · New York

Karl Höll

Wasser

Untersuchung · Beurteilung · Aufbereitung · Chemie · Bakteriologie · Biologie

Unter Mitarbeit von Helmut Peter und Dietrich Lüdemann

5., völlig neubearbeitete und erweiterte Auflage

Groß-Oktav. XX, 423 Seiten. Mit 24 Abbildungen in 129 Einzeldarstellungen. 1970. Gebunden DM 58,– ISBN 3 11 002710 0

Karl Höll

Water

Examination · Assessment · Conditioning · Chemistry · Bacteriology · Biology

With the collaboration of Helmut Peter and Dietrich Lüdemann

Translated from the 5th German edition by M.R.F. Ashworth

1972. Large-octavo. XVIII, 389 pages. With 14 figures and 9 tables. Cloth DM 76,– ISBN 3 11 003728 9

Daubner – Peter

Membranfilter in der Mikrobiologie des Wassers

Groß-Oktav. VIII, 216 Seiten. Mit 26 Abbildungen, 2 Farbtafeln und 36 Tabellen. 1974. Gebunden DM 62,– ISBN 3 11 003521 9

Preisänderungen vorbehalten